# 药理研究方法学

主编 魏伟

中国健康传媒集团
中国医药科技出版社

## 内容提要

本书主要阐述了药物药理学研究的研究思路和设计原则，涉及药理学研究的新理论、新进展、关键研究技术和方法。内容分为总论和各论两篇。上篇总论共8章，主要介绍药物药理学研究的总体研究思路和设计原则；下篇各论共15章，介绍治疗各系统疾病药物的药理学研究思路和设计原则及相关方法与技术要点，并予以举例。

本书注重药理研究思路、设计原则与关键方法技术的密切结合，理论新颖、研究思路清晰、设计原则科学、可参考性和可操作性强。可供全国高等院校、科研院所、新药研发企业、药品质量监管机构等从事药学、药理学研究的科研工作者和研究生学习参考，也可为从事新药创制与审评、合理用药相关行业人员提供帮助。



**图书在版编目（CIP）数据**

药理研究方法学／魏伟主编．—北京：中国医药科技出版社，2021.5

ISBN 978－7－5214－2590－1

Ⅰ.①药…　Ⅱ.①魏…　Ⅲ.①药理学－研究方法　Ⅳ.①R96－3

中国版本图书馆 CIP 数据核字（2021）第120052号

**策划编辑**　刘丽英

**责任编辑**　刘丽英

**美术编辑**　陈君杞

**版式设计**　南博文化

出版　**中国健康传媒集团**｜中国医药科技出版社

地址　北京市海淀区文慧园北路甲22号

邮编　100082

电话　发行：010－62227427　邮购：010－62236938

网址　www.cmstp.com

规格　889×1194mm $^{1}/_{16}$

印张　56 $^{1}/_{4}$

字数　1944千字

版次　2021年5月第1版

印次　2021年5月第1次印刷

印刷　三河市万龙印装有限公司

经销　全国各地新华书店

书号　ISBN 978－7－5214－2590－1

**定价　258.00元**

# 本书编委会

**主　　编**　魏　伟

**编　　委**　（以姓氏笔画为序）

王　春　王宏林　毛新良　左从林　左建平　朱　焰　向　明　刘昭前　刘培庆
孙妩弋　严尚学　李和平　杨　波　杨宝学　吴　铁　吴华勋　吴育晶　汪庆童
张　菁　张玲玲　张慧灵　陈　忠　陈镜宇　郑青山　胡长平　胡晓敏　秦正红
顾景凯　涂佳杰　黄志力　常　艳　谢强敏　缪朝玉　戴　岳

**编写人员**　（以姓氏笔画为序）

丁　玲（浙江大学药学院）
马　旸（安徽医科大学）
马金玲（北京昭衍新药安全性评价中心）
王　迪（中南大学湘雅药学院）
王　春（安徽医科大学）
王宏林（上海交通大学医学院）
王婷婷（吉林大学生命科学学院）
毛新良（广州医科大学）
尹华静（国家药品监督管理局药品审评中心）
左从林（北京昭衍新药安全性评价中心）
左建平（中国科学院上海药物研究所）
朱　焰（上海市计划生育科学研究所）
向　明（华中科技大学同济医学院）
刘　红（中南大学湘雅药学院）
刘昭前（中南大学湘雅医院）
刘培庆（中山大学药学院）
孙妩弋（安徽医科大学）
严尚学（安徽医科大学）
李　慧（北京大学基础医学院）
李　鑫（复旦大学附属华山医院）
李志勇（海军军医大学）
李卓明（中山大学药学院）
李和平（北京昭衍新药安全性评价中心）
李禄金（上海中医药大学）
杨　波（浙江大学药学院）
杨　娟（上海中医药大学）
杨宝学（北京大学基础医学院）
肖　峰（安徽医科大学）
肖琳琳（北京昭衍新药安全性评价中心）
吴　铁（广东医科大学）
吴华勋（安徽医科大学）
吴育晶（安徽医科大学）
何世君（中国科学院上海药物研究所）
汪　仪（浙江大学基础医学院）
汪庆童（安徽医科大学）
张　菁（复旦大学附属华山医院）
张世红（浙江大学基础医学院）
张延林（北京昭衍新药安全性评价中心）

张贤政（安徽医科大学）
张玲玲（安徽医科大学）
张祖斌（苏州大学药学院）
张素才（北京昭衍新药安全性评价中心）
张海飞（北京昭衍新药安全性评价中心）
张慧灵（苏州大学药学院）
陈　忠（浙江中医药大学）
陈泽卡（复旦大学附属华山医院）
陈渊成（复旦大学附属华山医院）
陈镜宇（安徽医科大学）
林　芳（苏州大学药学院）
周　虹（北京大学基础医学院）
郑青山（上海中医药大学）
胡长平（中南大学湘雅药学院）
胡姗姗（安徽医科大学）
胡晓敏（国家药品监督管理局药品审评中心）
宫新江（国家药品监督管理局药品审评中心）
祝田田（中南大学湘雅药学院）
秦　群（中南大学湘雅医院）
秦正红（苏州大学药学院）
顾景凯（吉林大学生命科学学院）
涂佳杰（安徽医科大学）
黄志力（复旦大学基础医学院）
常　艳（安徽医科大学）
梁美婷（广东医科大学）
童擎一（华中科技大学）
谢诒诚（浙江大学基础医学院）
谢淑武（上海市计划生育科学研究所）
谢强敏（浙江大学基础医学院）
疏金玲（安徽医科大学）
缪朝玉（海军军医大学）
戴　岳（中国药科大学）
戴学栋（国家药品监督管理局药品审评中心）
魏　伟（安徽医科大学）

# 前言

preface

随着我国经济的快速发展、人民生活水平的日益提高，人们对医疗健康的需求也更为迫切。为满足广大群众的医疗健康需求，近年来我国新药创制得到不断重视和加强，并取得丰硕成果。而开展以临床需要为导向，发现新药的药效学、药动学特点和机制，为研发安全有效创新药服务的药理学研究，则是整个新药创制过程中的重要环节之一。在药理学研究中，其研究思路的确立与科学设计则显得尤为重要，如果没有科学的研究设计与思路，则很难得到一个科学的有利于推动新药临床研究和上市的研究结果。

目前有关介绍药物的药理作用、机制、临床应用等内容的药理学教材，以及介绍药物的基础与临床应用新进展的药理学著作和介绍动物模型建立、细胞分子实验等具体操作步骤和方法技术的药理实验方法等著作较多，均已面世多年。但尚缺少一部有关阐述药物药理学研究的科学思路和设计原则，以全面、科学地诠释药物的药理学特点，在指导开展药理学研究中发挥“纲举目张”作用的药理学著作。为此，我们组织全国药理学教学科研领域的专家们历时近3年撰写了《药理研究方法学》这部学术著作。

由于本书是药理学研究的科学方法论述，重点阐述了药理学研究思路、设计原则和方法技术及观察指标的选择，并非介绍药物药理学实验的具体方法技术操作步骤。因此，在本书编写内容安排上注重科学与技术结合，理论与实践结合，布局了药理研究方法学的总论和各论两篇内容。上篇总论主要介绍了药物药理学研究有关的总体研究思路和设计原则，包括药效学研究设计、药动学研究与药效学关系设计、药物安全性研究与药效学和药动学关系设计等共八章内容；下篇各论主要以治疗各系统疾病为导向，针对各种疾病分别在概述该疾病有关知识及其治疗药物等基础上，重点介绍了药物药理学研究思路和设计原则及相关方法与技术要点，并列举相应的实例，具体包括治疗神经精神系统疾病药物的药理学研究、治疗呼吸系统疾病药物的药理学研究、治疗消化系统疾病药物的药理学研究等共十五章内容。

编者们在撰写本书内容上尽量考虑研究思路、设计原则与方法技术的密切结合，重视各种因素对药理学研究结果的影响，如小分子药物和大分子生物药的特性，敏感动物的选择，合适细胞的选择，与临床疾病表现相关的指标选择，与临床使用相关的给药途径、给药时间的选择，量效和时效关系，生理浓度和药理浓度设计，阳性对照选择，药动学特性以及与药效学和毒理学关系设计，针对疾病关键病理机制和药物特性的药理作用特点和作用机制研究的设计等。全书内容力求科学新颖，精练实用，可读可操作，期望对广大读者有所帮助。

由于参与本书编撰的编写者均工作在第一线，长期聚焦药理学、药动学、毒理学、新药审评等方面工作并开展了系统深入研究，有着深刻的认识和丰富的经验，能够把握其核心要义，并愿意将本人研究的体会和经验奉献给读者，从而确保本书具有较高的参考价值。本书可供全国高等院校、科研院所、新药研发企业、药品质量监管机构等从事药学、药理学研究的科研工作者和研究生学习参考。

在此，特别对参与本书编撰工作的国家药品监督管理局药品审评中心、北京大学、北京昭衍新药安全性评价中心、吉林大学、中国科学院上海药物研究所、复旦大学、海军军医大学、上海交通大学、上海中医药大学、上海市计划生育科学研究所、浙江大学、苏州大学、中国药科大学、华中科技大学、中南大学、中山大学、广州医科大学、广东医科大学、安徽医科大学等各位专家两年多来所付出的辛勤劳动和智慧表示最衷心感谢！

虽然我们尽心尽力撰写，但由于编撰此类著作尚属首次，书中难免存在不足，期望各位同道和读者多多批评指正，以便今后修订不断完善！

魏　伟

2021 年 5 月

# 目录
contents

## 上篇　总论

## 下篇 各论

# 上篇　总论

第一章

# 药效学研究设计

## 第一节 概 述

药物效应动力学（pharmacodynamics，PD）简称药效动力学或药效学，是研究药物对机体的作用、作用机制及临床应用等。药效学研究主要包括临床前药效学研究与临床药效学研究。临床前药效学与临床药效学既有区别又密切联系，两者研究目的和内容基本相同。临床前药效学研究是药物对疾病动物模型疗效评价研究，研究对象包括动物、组织器官、细胞和分子等，以明确药物的治疗作用和阐明药物作用机制。临床药效学研究是对药物进行临床疗效评价或新药上市后再评价，通过在人体进行药物系统性研究，以证实或发现药物的临床治疗作用和安全性。

### 一、药效学研究目的

药效学研究目的主要是确定药物有效性和提高药物临床疗效。临床前药效学研究目的一是明确药物是否有治疗作用，二是阐明药物的药理作用机制。通过临床前疾病动物模型药效学研究，初步明确新药是否有效及其作用强弱；与临床治疗药物比较，在药效学上的优缺点和特色；通过药物对组织器官、细胞和分子的影响，揭示药物作用机制，为药物临床试验提供科学和可靠的实验依据。药效学研究结果结合药动学、毒理学等研究结果，确定新药有无开发前景及进一步进行人体试验。临床前药效学研究是评价药物能否进入临床，以及如何开展后续临床研究的重要依据。围绕新药特点、靶点特点、疾病特点开展科学、合理的临床前药效研究，应揭示新药与临床疾病治疗的相关性及其机制。明确新药有效性与临床疾病治疗的关系，有助于新药能够尽快开展人体试验，提高临床试验的成功率，降低开发风险。临床药效学研究目的是确定药物对临床疾病的治疗作用和安全性，为临床筛选疗效高、毒性小的药物，从而达到安全、合理用药。

### 二、药效学研究主要内容

新药的药效学研究主要是对药物治疗作用的研究和药理作用机制的探讨，包括整体药效学研究、体外药效学研究及作用机制研究等。药物治疗作用研究主要观察药物对疾病的治疗作用，包括对疾病模型的治疗作用和对临床患者的治疗作用。

#### （一）评价药物对疾病的治疗作用

**1. 评价药物对疾病模型的治疗作用** 评价药物对疾病动物模型的治疗作用是临床前药效学研究必不可少的阶段。针对不同系统、不同疾病的药物，动物模型建立和评价指标是不同的。动物病理模型如心律失常动物模型、高血压动物模型、动物肿瘤模型、感染动物模型、自身免疫病动物模型等，如评价抗心律失常药物对心律失常动物模型的治疗作用，通过计量指标（如血压、呼吸深度、心电图等）和计数指标（如心率、死亡率等）观察药物对临床表现改善情况，以评价药物疗效。

**2. 评价药物对临床患者的治疗作用** 评价药物对临床患者的治疗作用属于药物临床研究阶段。首先按照一定的入选和排除标准选择一定的临床患者，入选的患者按照药物临床用药途径服用一定疗程的药物。通过主要疗效指标和次级疗效指标观察药物对患者临床症状和体征改善情况，以评价药物对临床疾病的治疗作用。

### （二）阐明药物的作用机制

药物作用机制主要包括药物改变理化环境、酶促或酶抑作用、影响代谢、影响细胞膜的通透性、影响活性物质释放、作用于受体以及调控受体介导的信号转导通路等作用机制。药物作用及机制的探讨主要通过整体研究和体外研究。整体研究中主要观察药物对特异器官、组织及细胞的作用，如药物对中枢神经系统表现为兴奋还是抑制；对心血管系统心肌和血管平滑肌细胞功能的影响；对呼吸系统呼吸道平滑肌和气道上皮细胞功能的作用；对造血系统红细胞、白细胞计数，白细胞分类，血小板数及药蛋白数等的影响；对肝脏功能和肾脏功能的影响等。体外机制研究主要探讨药物对离体器官、分离培养的组织细胞或肿瘤细胞的作用，如培养肿瘤细胞进行抗肿瘤药物体外筛选，研究药物分子靶点，揭示药物对细胞上受体介导的信号转导通路的影响，阐明药物对基因表达的影响等。体外机制研究共同特点是方法简便、敏感性高、用药量少、结果判断更直接。

## 三、药物作用范围和作用方式

### （一）药物作用范围

药物作用的范围包括局部作用与全身作用。药物在吸收入血液之前对其所接触组织的直接作用，称为局部作用，例如普鲁卡因的局部麻醉作用等。给药后，药物进入血液循环后，分布到机体相应部位所发生的作用称为全身作用，如服用抗菌药物等所产生的抗菌作用。局部作用与全身作用并没有严格区别，由于机体各个系统组织都是由神经、体液联系，药物局部作用往往通过神经反射与体液传递产生全身影响。根据用药目的，采用不同的用药范围，如果希望药物发挥局部作用，应设法使药物停留在用药局部，例如把具有血管收缩作用的肾上腺素加入具有局部麻醉作用的普鲁卡因中，可减慢普鲁卡因的吸收而达到延长局部麻醉的效果。如果希望药物发挥全身作用，则应设法使药物充分吸收，可采用静脉注射给药等。

### （二）药物作用方式

药物对机体的作用主要包括兴奋作用与抑制作用、直接作用与间接作用等。药物使机体功能增强的作用称为兴奋作用；药物使机体功能减弱的作用称为抑制作用。药物对所接触的器官、组织、细胞直接产生的作用称为直接作用，如去甲肾上腺素激动血管平滑肌上的 $\alpha$ 受体使血管收缩、血压升高，为直接作用。通过直接作用的结果，产生的继发性作用称为间接作用，例如洋地黄的直接作用是使心缩加强、血液循环改善，而间接作用是引起肾脏尿量增多。由于机体内环境的相对恒定和相互联系，药物的直接作用对某一器官的影响，必然产生对其他器官的相互反应而呈现药物的间接作用。

## 四、药效学研究需要关注的内容

**1. 药物作用**　是指药物与机体的初始作用，如沙丁胺醇选择性激动 $\beta_2$受体。

**2. 药理效应**　是药物与机体相互作用引起机体生理、生化功能或形态等的变化，是药物作用的结果，是机体反应的表现。使机体、器官原有功能水平提高或增强的，为兴奋作用，如肾上腺素使心率加快、心肌收缩力加强、血管收缩、血压上升等。使机体、器官原有功能水平降低或减弱的，为抑制作用，如质子泵抑制药奥美拉唑能够抑制胃酸分泌。

**3. 疗效**　即治疗效果，是药物治疗疾病的结果。药物通过改变患者的生理、生化功能或病理过程，促进患者机体恢复。疗效与药理效应不同，例如具有扩张冠状动脉药理效应的药物，不一定都有缓解心绞痛的疗效。

**4. 对因治疗和对症治疗**　对病因明确的疾病，用药治疗目的在于消除原发致病因子，彻底治愈疾病，即为对因治疗，如细菌感染性疾病，用抗生素杀灭体内致病菌，以治疗疾病。对病因未明的疾病，但必须用药治疗，用药目的在于改善症状，称为对症治疗，如自身免疫病类风湿关节炎，其病理机制没有完全阐明，用非甾体抗炎药治疗，可以有效缓解患者关节红肿、疼痛等临床症状。

总之，药效学研究是新药研发中的重要环节，通过临床前研究和临床试验来探索药物的有效性和安全性。临床前药效学研究可在合适的疾病动物模型研究中，确定受试药物有无治疗作用，阐明受试药物作用特点，并揭示其作用机制。近年来，随着对新药临床试验的要求进一步提高，新药临床研究难度在增加。规范、设计科学的临床前药效学研究将为后期临床试验提供有效的支持性数据，可减少新药后期研发的风险。

## 第二节　药效学研究设计思路

### 一、新药临床前药效学研究总体思路

#### （一）明确临床定位和临床目的，针对性地进行实验设计

药物药效学研究前要综合考虑立题依据是否科学充分、药物作用特点、临床适应证、目前临床治疗现状及同类品种情况等。药物开发的最终目标是满足临床需求，药效学实验设计要始终以临床为主线，紧密围绕临床需要，明确新药临床定位和临床目的，进行针对性地药效学研究设计，并将临床定位和药物作用机制相结合，以阐明药物作用特点和作用机制，为临床试验提供充分依据。

#### （二）实验设计应紧跟学科进展和关注学科间联系

药效学实验设计时必须紧跟学科进展、关注学科间联系。首先，紧跟临床研究进展，了解疾病病理机制的研究前沿、诊疗手段变化、目前治疗措施等，例如类风湿关节炎（rheumatoid arthritis，RA）是一种慢性、系统性、以关节滑膜炎症病变为主要表现的全身性自身免疫性疾病。随着免疫学和分子生物学技术的发展，目前认为 RA 病理过程有 5 个阶段：①疾病开始于致病抗原被 T 细胞所识别并激活 T 细胞。②T 细胞增殖和 B 细胞的活化和增殖，滑膜新生血管形成及细胞因子产生。③炎症反应的开始和持续进展，大量炎症细胞向滑膜组织聚集，形成滑膜炎症，细胞因子大量产生，进一步放大炎症反应。④滑膜炎症反应加剧，血管翳形成并侵入软骨，软骨细胞被激活释放蛋白酶，破坏软骨。⑤软骨下骨组织侵蚀，关节结构破坏。其次，紧跟药理学研究进展，了解新药治疗疾病的作用机制，然后围绕这些可能的作用机制进行研究，如慢性胃炎分为萎缩性胃炎和非萎缩性胃炎，不同类型疾病的药物治疗不同，药效学实验设计也是不同的。再次，实验设计应跟踪药理学研究新技术和新方法，如 2 型糖尿病药物药效学评价，目前国内可获得自发性糖尿病模型，应在自发性糖尿病模型上观察受试物对 2 型糖尿病的疗效。检测指标方面，不仅关注血糖值，也要测定糖化血红蛋白、糖耐量、胰岛素敏感性等指标。

#### （三）明确研究药物的基本特征

开展药效学研究首先要明确研究的药物在新药分类上是属于化学药物、生物制剂还是中药天然药物。了解药物的理化性质，如药物溶解度、熔点、挥发性、吸湿等，药物在常温下氧化、还原、分解化学反应特征如何，药物是脂溶性还是水溶性。药物的稳定性影响药物质量及体内过程。熟悉药物吸收、分布、代谢、排泄的药动学特点。药物的上述理化性质和药动学特点都与药物作用密切相关。其次要明确临床上是治疗哪个系统疾病的药物，如是心血管系统药物、抗肿瘤药物、神经系统药物、解热抗炎药物、生殖泌尿系统药物、内分泌及营养药物，还是免疫抑制、增强或调节药物。明确是治疗哪个疾病的药物，如治疗神经系统疾病的药物，是抗老年痴呆、抗帕金森、抗衰老还是增强学习记忆的药物等。

#### （四）根据药效学申报资料要求和药物的作用特点进行研究设计

根据指导原则的要求，药效学研究从药物的治疗作用和机制多方面来说明药物的特点。应结合药物自身的作用特点选择合适的方法，进行实验设计。对于一个新化合物的药效学研究，不能单纯为满足申报要求而进行

设计，应选择合适的体外和体内研究方法，筛选潜在的活性，如治疗 RA 的抗炎免疫药物，首先初步了解和推测药物可能的作用靶点及机制。体内实验显示药物有抗炎作用，再根据药物的结构，进一步推测可能为环氧化酶-2（COX-2）抑制剂，再设计对 COX-2 选择性抑制的相关实验，因此如何根据药物的作用特点进行针对性的药效学实验是需重点考虑的。此外也可通过已有上市药物相关文献或同类药物文献了解药物可能作用的细胞和分子靶点，初步预测药物的作用特点和作用机制，为下一步的药效学研究设计提供依据。针对同一类疾病，类型不同，临床表现不一致，药效学实验设计也应有所区别，例如肿瘤用药，应首先明确临床定位，若为抑制肿瘤生长，应考虑针对哪类肿瘤进行药效学研究等。

## 二、不同分类药物的临床前药效学研究设计思路

### （一）化学药物临床前药效学研究设计思路

从天然矿物、动植物中提取的有效成分，以及经过化学合成或生物合成而制得的药物，统称为化学药物。化学药物结构明确，以化合物作为物质基础，以发挥药效作为应用基础。化学药物临床前药效学研究首先要明确药物名称，药品注册分类，申报临床应用的剂型、规格，申报临床拟用适应证等。明确临床治疗药物在国内外上市的情况、已上市同类药物用法、用量、药理作用及作用机制等。

**1. 整体动物、离体器官及组织选择** 动物选择应注意疾病模型与临床疾病的一致性，通过品系、性别及年龄等因素，选择对疾病敏感的动物。常用小鼠、大鼠、豚鼠、家兔等。动物样本量设计应以能够科学合理地解释所获得的研究结果，恰当地反映有生物学意义的作用，并符合统计学要求为原则。小动物每组一般不少于 10 只，大动物每组一般不少于 6 只。离体器官及组织选择应注意敏感性、重现性和可行性，以及与人疾病相关性等因素。

**2. 受试化学药物剂型、给药途径与剂量设计** 受试化学药物剂型尽量与临床拟用剂型一致。整体动物实验的给药途径首先应考虑与临床拟用途径一致。整体动物药效学研究的药物剂量设计与产生主要药效学的剂量或人拟用有效剂量相一致，并观察剂量与药效的关系。由于不同种属的动物对药效学反应的敏感性存在种属差异，因此药效学研究剂量应包括主要药效学的有效剂量或治疗范围。体外研究应确定受试物的浓度-效应关系。

**3. 对照组、药效指标观察时间点和观察时间** 对照组包括阴性对照组和阳性对照组，阴性对照一般选用溶媒和（或）辅料做对照。为了说明受试药物的特性与已知药物的异同，可选择已经上市的疗效明确的同类药物作为阳性对照药。结合受试药物药效学和药动学特性、实验动物、临床研究方案等因素选择观察时间点和观察时间。

### （二）生物药物临床前药效学研究设计思路

生物药物主要包括单克隆抗体和重组融合蛋白。治疗性单克隆抗体是新药研发的热点，单克隆抗体药物已广泛应用于治疗自身免疫性疾病、肿瘤、心血管疾病、器官移植等，并取得较好的疗效。重组融合蛋白是利用基因工程的方法，有目的地把两段或多段编码功能蛋白的基因连接在一起，进而表达所需蛋白。这种通过在人工条件下将两个或多个基因编码区首尾连接，由同一调控序列控制构成的基因表达后所得的蛋白质产物称为融合蛋白，如细胞因子重组融合蛋白的结构特点就是将细胞因子功能活性域与其他分子的活性域融合，各组分可发挥协同作用，使融合蛋白的生物学活性较各单体大大增强。此外，还有长效化生物产品。生物优化药物是生物药发展趋势，长效化是生物优化（bio-better）的重要手段。长效化生物产品是基于重组融合蛋白，通过分子改造、化学修饰、固定化等手段对半衰期较短的重组蛋白药物进行创新性改造而获得。相比于半衰期较短的重组蛋白，长效化生物产品具有副作用减少、半衰期延长、靶向性增强等优势。目前已有多种重组蛋白药物应用于临床治疗多种疾病，如糖尿病、矮小症、病毒性肝炎、中性粒细胞减少症、血友病等。

与小分子化学药物相比，单克隆抗体药物和重组融合蛋白相对分子质量大，与靶点的结合具有更高的特异性和选择性，药理作用机制明确以及治疗效果显著等。在体内主要以分解代谢的方式进行消除，这就导致生物药物在机体的吸收、分布、消除等药动学特点与传统的小分子化学药物存在较大差异。在药效学研究设计中要考虑以下因素：

**1. 给药途径** 因分子量较大，导致膜通透性较差，在胃肠道系统中易于分解。生物药物口服生物利用度几

乎可以忽略，因此这类药物主要的给药方式是注射给药，包括静脉注射、皮下注射或者肌内注射等。静脉推注或静脉滴注是生物药物最主要的给药方式，能够保证药物快速到达全身各部位，同时能够达到较高的血药浓度。皮下注射和肌内注射也是生物药物常用的给药方式。动物实验研究发现，通过淋巴管进行吸收转运是生物药物最主要的吸收方式，淋巴系统的多孔性使得相对分子质量较大的生物药物能够在细胞间液对流作用下进行转运，因此目前认为生物药物主要是在淋巴系统中以对流转运的方式进行吸收。由于淋巴液的流动极其缓慢（在人体中约120ml/h），药物由给药部位进入血管的时间较长，因此药物达峰时间远长于小分子药物，需1～8天。生物药物在采用皮下或肌内注射给药方式时生物利用度较高，通常在50%～100%范围内。皮下或肌内注射给药后生物药物的生物利用度随给药剂量的增加而增加。

**2. 用药频率** 生物药物分子量增大、稳定性较高，在机体内具有较长的半衰期。如长效化融合蛋白药物在保留了原有蛋白生物学活性前提下，一方面借助融合伴侣长效机制，另一方面使得药物分子量得到扩增，不易在血液中被巨噬细胞吞噬，能够有效延长药物半衰期，是一种缓慢释放而延长药物代谢半衰期的有效手段。因此可以有效减少给药频率，提高依从性及整体疗效。

**3. 免疫原性与抗抗体产生** 进入体内的生物药物可以作为抗原，产生第二抗体，即抗抗体，而引起免疫反应。随着人源化程度的增加，生物药物免疫原反应发生概率逐渐减少。此外，给药途径、剂量、疗程长短等因素对免疫原反应的发生也具有影响。相对于静脉注射而言，皮下注射以及肌内注射可能导致更高的免疫原性反应。给药剂量与药物的免疫原性之间存在特殊关系，随着给药剂量增加抗抗体的生成反而减少，如在人体研究中发现给予人源化TNF-α单抗（CDP571）0.1～5mg/kg治疗克罗恩病，人体内抗CDP571抗体滴度随给药剂量的增加而降低。随着用药疗程增加，免疫原性发生率也逐渐增大，例如英夫利昔单抗在给药初期的两个月内很少发生免疫原性反应，而当用药12个月后在90%患者体内均检测到抗英夫利昔单抗的抗体。

**4. 运输与储藏环境** 生物药物需要冷链管理，储存、运输条件苛刻，任何运输和储存条件的细微变化均可影响生物药物的安全性和有效性，如在储存、运输中湿度、温度、氧气、光照、微生物等条件不适当均可能引起生物制剂的失活，影响生物制剂的药理特性，不利于其药效学评价。

**5. 风险评估与不良反应** 随着生物药物在国内临床广泛使用，生物制剂使用中出现的相关安全性问题开始显现。需要对生物制剂临床使用的风险进行评估。生物制品安全性问题包括正常用法用量下出现的不良反应，此为临床使用中不可控的风险来源。另外是使用不规范而导致的严重安全事件，包括使用对象不当、对禁忌证掌握不严、用药部位和途径不正确、给药剂量过多、误用与剂型不符的药物或稀释液、储存不当、不安全注射、非正常渠道购买生物制剂等。临床规范性使用生物制剂并注意监护可有效避免生物制剂不良反应和安全事件的发生，因此有必要对其进行风险管理。

### （三）基因治疗药物药效学研究设计思路

基因治疗是指通过分子生物学方法，将正常或有治疗作用的基因导入靶细胞，以纠正或补偿因基因缺陷和异常引起的疾病，从而达到治疗或者改善某种疾病的目的。基因治疗在癌症及许多遗传性疾病治疗方面有着重要意义。基因治疗需要选择、获取目的基因和靶点细胞，再利用适宜载体将目的基因导入靶细胞，以促进外源基因在体内发挥作用。

**1. 目的基因选择** 目的基因选择是基因治疗的首要问题，导致疾病发生的异常基因序列是用于基因治疗的目的基因，目的基因需有明确的遗传分子机制且该基因的异常是疾病发生的根源。对于单基因遗传病，如Leber先天性黑矇、地中海贫血症等，突变基因单一，发病机制较为明确，因此基因治疗在这些疾病中发展迅速。用于治疗视网膜色素变性基因RPE65突变导致的Leber先天性黑矇疾病的药物Luxturna以RPE65为目的基因，利用腺相关病毒将正常RPE65基因导入患者体内，从而起到治疗的效果。近年，肿瘤的基因治疗也取得了一定的进展，如95%以上的B细胞淋巴瘤和B淋巴细胞白血病相关B细胞均表达CD19抗原，而其他非B细胞没有CD19的表达，因此以CD19为目的分子，制备特异性识别表达CD19的功能性T细胞，CD19 CAR在T细胞中的表达改变T细胞的特异性，从而直接针对表达CD19的靶细胞进行作用，实现对B淋巴细胞肿瘤的治疗目的。

**2. 基因药物载体**　在基因治疗中，除了选择目的基因，还需要合适的载体来递送基因。由于基因药物在体内很容易降解，为了有效地将基因药物递送至靶组织、靶细胞及靶细胞器发挥作用，开发安全高效的基因药物载体体系是十分必要的。超过70%的基因药物载体为病毒载体。逆转录病毒载体、腺病毒载体和腺相关病毒载体是目前应用较为广泛的载体。病毒载体具有免疫原性高、安全隐患较大以及生产困难等缺点，但是病毒载体具有较高的转染效率，高转染效率是基因药物研发的关键因素，因此病毒载体凭借其独特的优势仍然极具吸引力。非病毒载体包括脂质体、阳离子多聚物、壳聚糖聚合物、无机纳米粒子，介导基因治疗需要克服细胞膜、内涵体-溶酶体系统和核膜三道屏障，因此非病毒载体基因转染效率低。

### （四）细胞治疗产品药效学研究设计思路

细胞治疗技术是目前国际医学前沿的发展领域之一，近年来，细胞治疗类产品不断取得新的研究成果，给人类某些疑难疾病的治疗提供了新的希望。细胞治疗产品是按照药品进行研发与注册申报的人体来源的活细胞产品。细胞治疗包括干细胞治疗和免疫细胞治疗，是基于基因编辑技术发展起来的、有别于传统药物治疗的新治疗思路与方法。细胞治疗产品的研发与评价日益受到国内外制药企业及各国政府部门的高度关注，并基于目前的认知以及药物非临床研究评价的通用原则，提出了细胞治疗产品非临床研究评价的一般性技术规范和指导原则。国家药品监督管理局药品审评中心发布《细胞制品研究与评价技术指导原则》（试行）（简称《指导原则》），提出了细胞治疗产品从早期研发到生产，从药学研究、非临床研究到临床研究阶段应遵循的一般原则和基本要求，初步规范了细胞治疗产品的研究、开发与评价方法，并将逐步完善、细化与修订。《指导原则》鼓励研发机构申报细胞治疗产品，进一步推动我国细胞治疗药品产业的发展和壮大，如以CAR-T为代表的免疫细胞治疗在治疗恶性肿瘤方向进展较快。经过基因修饰后的CAR-T细胞可以特异性地识别肿瘤相关抗原，使效应T细胞的靶向性、杀伤活性和持久性较常规应用的免疫细胞大幅提高。细胞治疗产品药效学研究设计应考虑如下因素。

**1. 细胞治疗产品的风险**　细胞治疗产品是具有复杂的生物学特性和临床适应证的活细胞产品，应充分考虑细胞产品的特征、药理作用机制、拟定的临床适应证以及安全性、有效性数据，确定科学合理的药效学评价方案。细胞治疗产品存在一定风险，其风险主要取决于细胞来源、类型、性质、功能、生产工艺、非细胞成分、非目的细胞群体、生产过程中的污染和（或）交叉污染的防控，以及治疗途径、临床适应证等。不同细胞治疗产品可能会存在不同程度的风险，应根据不同的风险制订相应控制方案。根据已有的非临床数据、人体数据或结合同类产品相关信息制定风险控制措施。

**2. 细胞治疗产品的质量和活性状态**　细胞治疗产品在进入机体发挥作用时，必须具有一定的存活度和活性状态，才能正常发挥其有效功能。细胞来源、物理及化学处理或基因修饰/改造对细胞特性改变程度、体外暴露于特定培养基时间等都影响细胞的增殖、分化、迁移能力、存活情况及免疫识别和免疫应答能力。另外细胞代次、非细胞成分的毒性作用以及生物活性分子或结构材料组成也影响细胞的存活状态和功能。细胞治疗产品质量研究包括细胞特性分析、功能性分析、纯度分析等方面。细胞特性研究包括细胞鉴定（基因型、表型等）、分化潜能研究、表面标志物的表达、生物学活性、对外源性刺激的应答和表达产物的定性与定量的研究等方面。细胞功能性研究应结合细胞治疗产品作用机制、临床应用的适应证或其他可替代的指标建立合理有效的检测方法。细胞纯度是指活细胞百分含量、亚细胞类别百分含量等。如果细胞进行了基因修饰/改造或分化诱导，可进行功能性细胞的比率及非目的细胞群体的检测。

**3. 细胞治疗产品安全性**　在非临床研究中，根据细胞来源和制备工艺过程的特点，可选择针对外源性因子、细胞恶性转化的可能性、成瘤性和致瘤性、相关杂质、病毒载体回复突变等方面开展研究，以评价细胞治疗产品引起宿主细胞或细胞治疗产品本身发生肿瘤的风险。细胞种类、细胞亚群分型的分化状态、基因修饰细胞中转导基因的表达等因素都可能诱导或增强宿主体内形成肿瘤的潜能。

**4. 细胞治疗产品动物选择**　细胞治疗产品进行非临床药效学评价时，并非首选非人灵长类动物，也并非必须选择啮齿类与非啮齿类。所选择动物对产品的生物反应要与预期人体反应接近或相似。在进行正式非临床研究前，建议通过体外研究（如功能分析、免疫表型分型、形态学评价）和体内预试验，以确定所选动物种属与产品具有生物学相关性。另外根据细胞治疗产品的特性，在采用疾病动物模型进行非临床药效学研究同时，也可同时考察相关安全性终点，以评价产品的潜在毒性。动物选择如有限制，可考虑使用动物源替代品进行非临床研究，尤其对全新靶点的细胞治疗产品，采用替代产品进行药效研究具有重要意义，也可以利用已有人体试验数据评价细胞治疗产品的有效性与安全性。如果已有的人体试验数据经过科学评估后，可以提示细胞治疗产品的有效性与安全性，则细胞治疗产品的有效性评价可以免除不必要的动物实验。

**5. 符合伦理并建立“知情与保密”管理体系** 细胞治疗产品进行临床药效学评价时，细胞来源、获取和操作过程应当符合伦理。应建立“知情与保密”管理体系，一方面让供者充分了解细胞的用途和使用情况，另一方面让供者个人信息得到充分保护。对于制备过程中不合格及临床试验剩余的细胞治疗产品或供体细胞，必须采用妥善、合法并符合伦理和生物环境安全性的处理方式予以处理。还应建立产品可追溯的管理体系，以确保产品从供者到受者全过程的可追溯性。

**6. 细胞治疗产品临床研究分期设计** 由于细胞治疗产品的特殊性，传统的Ⅰ、Ⅱ、Ⅲ期临床研究分期设计不能完全适用于细胞治疗产品开展临床研究。可根据产品的具体特性自行拟定临床研究分期和研究设计，一般按研究进度可分为早期临床试验阶段和确证性临床试验阶段两部分。早期临床试验阶段的研究内容原则上应包括初步的安全性评价、药动学研究、初步的药效学研究和剂量探索研究。建议在早期临床试验阶段尽可能获得较为充分的研究证据以支持后续确证性临床试验，必要时鼓励与药品审评机构沟通交流，以确保确证性临床试验方案设计的合理性，有利于研究结果的评价、分析和判断。

**7. 对于细胞治疗产品临床试验中受试者的选择考虑** 由于细胞治疗产品的风险不确定性和给药方式复杂性，早期临床试验应充分考虑患者疾病的严重程度和疾病的不同阶段以及现有治疗手段，选择不能从现有治疗手段中获益的受试者，并减少受试者可能承担的风险。

**8. 临床药效学评价的必要性和评价指标的选择** 细胞治疗产品的复杂性和特殊性常使该类产品在非临床研究和临床研究之间存在较大的种群和个体差异，非临床研究阶段甚至可能没有合适的体内外疾病模型进行药效学评价，因此在早期临床试验阶段初步评估产品有效性是十分必要的。评价指标的选择应根据细胞治疗产品的特点和作用机制，选择经过验证的、可能提示潜在有效性的短期效应或长期结局，有利于后续确证性研究的开展。

**9. 剂量探索研究设计考虑** 不同于传统小分子药物，细胞治疗产品剂量-暴露-效应关系较复杂，因此对于细胞治疗产品的剂量探索研究设计具有其特殊性。在安全剂量范围内探索获得最佳的有效剂量范围是剂量探索研究的主要目的，是否需要确定最大耐受剂量应根据细胞治疗产品的具体情况而定。早期临床试验的初始剂量设置可参考既往临床使用经验，首次人体试验应采用单次给药方式。在保证受试者安全的基础上，尽量减少受试者在无效剂量中的暴露。给药剂量增幅的设定应综合考虑临床前数据中与剂量变化有关的风险和活性以及现有的临床数据，可选择半对数递增方法，也可自主选择设定。应设定足够的给药间隔和随访时间，以观察急性和亚急性不良事件。

## 第三节　药效学研究设计原则

临床前药效学研究应遵循实验设计基本原则，紧密围绕研究目标，采用公认的、科学的、合理的方法开展研究。对于新的、尚无评价标准的适应证，对研究者提出了更高的要求，需要有临床和药理学专业知识，掌握学科新进展的全面性知识。在对疾病病理机制充分了解的基础上，查阅疾病模型和研究方法、技术和手段等，针对疾病和受试药物可能的作用特点进行实验，为新药研发提供足够的药效学信息。随着对疾病病理机制、药物作用靶点不断认识，研究技术方法不断更新，不同药物对同一适应证的作用特点或作用机制也不一致，那么临床前药效学评价方法也是不同的。因此，难以用统一的指导原则涵盖某一适应证的大多数受试药物的药效学研究。

### 一、药效学研究设计基本原则

#### （一）随机化、对照和重复原则

**1. 随机化** 为了使比较组之间在大量不可控制的非研究因素分布方面尽量保持平衡一致，统计学采取的主要措施是随机分组，又称随机化（randomization）。随机分组是药效学评价动物实验设计的一个重要原则，是指每个实验对象在接受处理（用药、化验、分组、抽样等）时，都有相等的机会。随机可减轻主观因素的干扰，减少或避免偏性误差，使一切干扰实验因素分配到各组时只受纯机遇的抽样误差的影响。而不受实验者主观因素的影响。只有随机化的实验数据才能进行统计学处理。否则实验结果不可靠，统计学处理无意义。四种常见的随机化方法包括简单随机化、区组随机化、分层随机化、整群随机化。简单随机抽样，也叫纯随机抽样，是从总体中不加任何分组、划类、排队等，完全随机地抽取调查单位。特点是每个样本单位被抽中的概率相等，简单随机抽样是其他各种抽样形式的基础，通常用在差异程度小和数目较少的实验研究。药物非临床动物药效学评价常采用简单随机化方法。

**2. 设立对照**　对照是质量控制实验的手段之一，目的在于消除无关变量对实验结果的影响，增强实验结果的可信度。药效学评价中动物实验研究必须设立对照组。对照包括阴性对照和阳性对照，用生理盐水或药物溶媒代替实验药物称阴性对照或空白对照。为了说明受试药物特性与已知药物的异同，可选用阳性对照药。选择阳性药的主要目的是为了验证实验的可靠性。应根据不同实验研究目的选择不同的阳性药。选择公认有效的、已上市的、疗效确切的药物作为阳性对照或标准对照。必要时还需设置同类药物对照，如治疗自身免疫病的生物制剂新药，若有同类生物制剂上市，则应与该上市生物制剂进行药效学、药动学和安全性等方面的对比研究，以证明开发该药物的优势和特点。阳性药选择不当，则无法起到阳性对照作用，如阳性药作用不公认，或与模型机制不对应。某药物适应证定位于糖尿病肾病，但选择阳性对照药并不是用于该糖尿病肾病的药物，因此作用不公认。另外，所有药效学实验均选择同一个阳性药，而已知该药对所有评价实验指标并不是都有作用，因此也无法起到阳性对照作用。

**3. 重复原则**　除了随机和对照外，重复原则是实验设计过程中必须遵循的又一个重要原则。由于个体差异等影响因素的存在，同一种处理对不同的受试对象所产生的效果不尽相同，其具体指标的取值必然有高低之分，只有在大量重复实验的条件下，该处理的真实效应才会比较确定地显露出来。因此，在实验研究中，必须坚持重复的原则。重复原则就是控制某种因素的变化，在同样条件下重复试验，然后观察该因素对实验结果影响的程度。重复（replication）有两层含义：一是指实验样本量必须足够大，在相同实验条件下有充分的重复，以避免实验结果的偶然性，即足够的重复数。在临床前药效学评价中，动物数应有足够的数量，药物效应能够在动物身上重现。二是指任何实验结果的可靠性应经得起重复实验的考验，即良好的重复稳定性或称重现性。重复实验是检查实验结果可靠性的唯一方法，是为了排除随机误差对实验结果的影响，在相同条件下进行 2 次或以上的独立实验，目的是为了降低以个体差异为主的各种实验误差。重复数和重现性两者含意不同又紧密联系。有了足够的重复数才会取得较高的重现性，必须选择相应适当的重复数。

另外，临床前药效学研究中的重复原则还包含重复测量和重复取样。重复测量是指受试对象接受某种处理后，在不同时间点或对称的不同部位上被重复观测某定量指标的数值大小，目的是了解随时间推移的动态变化趋势下定量指标的分布情况。重复取样就是在同一个时间点从同一受试对象身上或同一个样品中取得多个标本，目的是了解各标本中某定量观测指标值的分布是否均匀或检测方法是否具有重现性。遵守重复原则能避免个体差异的影响，使研究结果具有普遍性。重复的目的有两个，一是稳定标准差，获得实验误差估计值。二是可使均值接近真实值，使实验组与对照组差异能够准确地显露出来。在正确地估计实验误差与了解组间差异的基础上，便可科学地做出统计推断，结论较为可靠。

### （二）动物选择

动物选择是否得当直接关系新药临床前药效学研究的成功和研究结果的科学可信。对实验动物的三个特殊要求包括遗传背景清楚，人工培育；生活环境设施应达国家标准；专门用于科研、教学、生产、检定和实验等。常用实验动物主要有小鼠、大鼠、豚鼠、仓鼠、兔、犬、猴、猫、小型猪、鸡等。动物选择应与实验方法相匹配，同时还应注意品系、性别及年龄等因素。实验动物选择一般原则为：

**1. 动物的性别、年龄、体重选择**　根据实验目的，选定敏感动物后，选用与实验动物模型要求相适应的实验动物规格，包括年龄、体重和性别等。如建立胶原性关节炎动物模型一般选择雄性 DBA/1 小鼠，排除了雌激素的影响。如果研究不同性别对类风湿关节炎病程的影响，可以同时选择雌性和雄性小鼠建立动物模型。评价抗脑衰老或改善老龄动物认知能力的药物药效学时，应选择老龄动物。研究促进生长或发育的药物药效学或儿科药物药效学时，应选择幼龄动物。研究霉菌复合物调节肠道菌群的作用，需要选择断奶仔猪等。无特殊要求的实验，一般选择正常、健康、性成熟动物，同性别体重差异应在平均体重的20%之内。

**2. 实验动物质量要求及与疾病相似度** 实验动物选择和应用需符合国家对相应等级动物的质量规定要求，具有实验动物质量合格证明。选用与人的机能、代谢、机构和疾病特点相似的动物。选用人兽共患疾病的实验动物和传统应用的实验动物，如选用鸡来研究治疗禽流感的药物。

**3. 整体动物研究尽量采用清醒动物** 如果使用麻醉动物，应注意麻醉药物的选择和麻醉深度的控制，如在研究评价镇咳药物时，麻醉过深则明显抑制咳嗽反射，从而影响实验结果。在研究药物对子宫影响时，最好不用乙醚和三氯甲烷，而应选用戊巴比妥钠。因乙醚和三氯甲烷对子宫有明显抑制作用，而戊巴比妥钠只要剂量适当，不影响子宫活动。

### （三）疾病动物模型

采用动物模型进行药效学评价避免了人体实验造成的风险和伦理问题，利于研究发病率低和病程长的疾病，可严格控制实验条件，排除复杂因素，样品收集方便，结果分析容易。动物模型与临床定位和药物作用特点相符，与功能主治紧密相关。动物模型应能反映临床疾病的病理生理学过程。根据疾病不同及是否反映临床疾病的病理生理过程，动物模型分三种情况：①有合适动物模型，如RA有多种动物模型用于评价药物疗效，但因每种动物模型都不能完全模拟RA的全部特征，每个模型都有局限性，因此一般采用多个实验动物模型，评价药物的潜在治疗作用及作用机制。治疗RA的疾病调修抗风湿病药物一般具有抑制炎症和免疫调节作用，在开展药效学评价时可以选择1个急性炎症模型（角叉菜诱导大鼠足肿胀模型）、1个亚急性炎症模型（皮下包埋棉球诱导的肉芽肿模型）、1个疼痛动物模型（醋酸或福尔马林诱导的疼痛模型）、2个慢性炎症免疫动物模型（佐剂性关节炎模型及胶原诱导性关节炎）。②无较好的动物模型，如银屑病、晕动病等。③无恰当的动物模型，如精神病、神经官能症、头痛等。疾病动物模型包括自发模型、诱发模型、移植模型、转基因动物模型、基因敲除模型等。

**1. 自发模型** 自发性动物模型主要是指突变系的遗传疾病和近交系的肿瘤模型，如自发性高血糖小鼠、肥胖症小鼠和高血压大鼠。自发性模型的建立最为简单，某些品系的动物在生长过程中会自发疾病，如通过选择性近亲交配培育出高血压兔、大鼠和小鼠。遗传性高血压大鼠（genetical hypertension，GH）又称新西兰种高血压大鼠，是从Wistar大鼠经选择性近亲交配而得。高血压发生早，出生后2天血压即比对照鼠高，6周龄时有心肌肥厚。米兰种高血压大鼠（Milan hypertensive strain，MHS）是从Wistar大鼠经选择性近亲交配而得。高血压逐代缓慢升高，平均每代升高1.95mmHg。

**2. 诱发模型** 实验性动物模型主要指通过化学、物理、生物等因素，采用一定诱导剂诱发动物产生类似人疾病临床表现的疾病模型，如动物发热模型、动物佐剂性关节炎模型等，都属于诱发模型。采用不同的佐剂诱导建立关节炎动物模型，完全弗氏佐剂可以诱导大鼠佐剂性关节炎（adjuvant-induced arthritis，AA）模型。尾根部和皮内注射同源或异源性Ⅱ型胶原能引起大鼠和小鼠等动物的胶原诱导型关节炎（collagen-induced arthritis，CIA）。采用去氧皮质酮建立内分泌性高血压模型，去氧皮质酮为盐皮质激素，具有明显的水钠潴留作用，使细胞外液增加，血压升高。大鼠一侧肾脏切除后皮下注射去氧皮质酮，附加饮用1%氯化钠溶液可形成持续性高血压。

**3. 移植模型** 在评价抗肿瘤药物的药效学研究中，常常采用肿瘤移植建立动物肿瘤模型。移植性肿瘤动物模型（animal models of transplantation tumor）是把动物或人的肿瘤移植到动物体内。通常把可移植性肿瘤简称为移植瘤或瘤株。移植性肿瘤分为同种和异种移植两大类：将动物肿瘤移植于同系或同种动物体内称为同种移植。小鼠肿瘤移植瘤模型具有成瘤率高、实验周期短、来源容易、重复性好、实验成本低、受体动物免疫功能正常等优点，因此被广泛使用。

**4. 基因工程模型** 利用转基因、基因打靶、基因编辑等技术已经产生大量的基因工程动物。如血管紧张素原基因工程高血压动物模型，是将大鼠的血管紧张素原基因转入小鼠体内，导致血压升高，而且血压升高的水平与体内血管紧张素原的表达量成正相关。采用基因打靶（gene targeting）技术将动物内源基因定向敲除造成基因敲除模型，如高血压基因敲除动物（gene knock out animals of hypertension）是将血管紧张素转换酶基因高转，而建立高血压动物模型，证明血管紧张素转换酶与高血压发生有一定相关性。

随着以 CRISPR-Cas9 为代表的新型基因编辑技术的出现及发展应用，利用 CRISPR-Cas9 等技术构建大、小鼠等动物模型，可极大地缩短模型构建的实验周期和成本费用，并首次实现了对非人灵长类进行精准基因编辑，使得构建精确基因修饰非人灵长类动物模型成为可能。目前新型基因编辑动物模型相继出现，如 Mecp2 基因突变食蟹猴、IL2RG 基因编辑绒猴、OCT4-GFP 和 Actin-Cherry 的基因敲除食蟹猴等。

### （四）疾病动物模型选择原则

模型选择要考虑与临床的相关性，如敏感动物、发病机制、致伤因素、损伤程度、模型的可获得性、成熟度和公认性等。

**1. 选用敏感动物建立疾病模型** 动物模型要选用与人体解剖、生理反应和功能类似的动物，如狗、猫对呕吐反应敏感，常用来评价引起催吐和镇吐的药物的作用，而鼠类和兔则不能；豚鼠对铜、汞离子的急性毒性很敏感，而大鼠小鼠则较耐受；非肥胖型糖尿病小鼠（non-obese diabetic，NOD）是自发胰岛素依赖性糖尿病小鼠品系，可以作为人类 1 型糖尿病动物模型；MRL/lpr 小鼠和 NZB/WF1 小鼠是建立系统性红斑狼疮模型的最佳动物。DBA/1 小鼠是建立胶原性关节炎动物模型的敏感动物，Lewis 大鼠是建立佐剂性关节炎的合适动物等。可以选用鸡来建立禽流感动物模型。发热动物模型可以选择家兔和大鼠。

**2. 根据不同疾病类型选择相应的动物模型** 应根据人体发病机制来选择与人体反应比较接近的、与疾病相关性强的动物模型，如骨质疏松，应明确何种骨质疏松，是原发性（老年性、绝经后）还是继发性，6 月龄大鼠已达峰值骨量，因此可以选择 6～9 月龄区间的大鼠建立老年性骨质疏松模型。评价治疗 RA 药物的药效学，可以选择急性炎症模型和慢性炎症模型。急性炎症模型包括小鼠耳肿胀模型、大鼠角叉菜胶性足肿胀模型、大鼠皮下气囊炎症模型、大鼠微血管白细胞滚动与黏附测定的模型等。小鼠耳肿胀模型是局部血管扩张、血流和血管通透性升高的炎性水肿。大鼠角叉菜胶性足肿胀模型是局部 $PGE_2$ 增加所致。大鼠皮下气囊炎症模型可定量研究药物对炎性渗出、白细胞游走、炎症介质的生成以及与炎症有关的生化指标影响。大鼠微血管白细胞滚动与黏附测定，可用于黏附分子抑制剂以及抗炎药作用的研究。慢性炎症模型包括大鼠气囊肉芽肿模型、大鼠棉球肉芽肿模型、免疫性炎症模型（大鼠佐剂性关节炎、大鼠胶原性关节炎）等。大鼠气囊肉芽肿、大鼠棉球肉芽肿模型是评价药物抗结缔组织增生作用的模型。大鼠佐剂性关节炎和胶原诱导性关节炎的病理改变和免疫异常比较接近人类 RA，是筛选和研究治疗关节炎药物的常用慢性炎症免疫模型。

**3. 根据药物作用特点和药效学评价目的** 根据不同药物作用特点确定疾病模型，抗肿瘤药物药效学实验，应选择肿瘤动物模型；心血管系统中治疗高血压药物药效学评价实验，应选择自发或诱导性高血压动物模型；抗炎药物的药效学评价研究，应选择急性或慢性炎症模型；基因工程类药物药效学评价研究，应选择靶向基因的转基因或基因敲除动物模型等。

**4. 应在多个模型上进行验证** 一个药效学评价往往需要几个模型。选用一种以上动物模型进行药效实验。每一方面药理作用要选用 2～3 种动物模型或者细胞模型进行实验。药效学动物模型一般以整体动物为好，但也可以用离体实验模型，只要特异性好，能反映药理作用的本质，则可以采用。要注意整体动物模型和体外模型药理反应之间的差别。如对于病毒，体外筛选的有效药很多，而体内有效的药物很少。

### （五）分组和样本量设定原则

实验组数及每组动物数设定应能够科学合理解释所获得实验结果，科学反映有意义的结论，并符合统计学要求。分组要遵循均衡原则，均衡是指各种可能产生混杂效应的非试验因素对各组的影响是均等的。分组时要保证模型的成功和组间均衡，模型的成功应通过相应指标来评价，组间均衡要求在动物分组、性别分配、标本的采集等过程遵循均衡性原则。实验组与对照组除干预措施外，其他能影响结果的条件如年龄、性别、病情、病程等应尽可能相同或相似。药效学研究中能够做到均衡性原则，可以提高各组间的可比性，提升研究结果可信度。样本量设定要求每组动物数设定应相等，包括实验组和对照组，不设对照或使用少量动物作对照均违背设计原则。小动物每组一般不少于10～15只，大动物每组一般不少于6～8只。有些特殊药物药效学要求动物雌雄各半。

### （六）给药剂量和给药方式

不同种属动物对药效学反应的敏感性存在种属差异，因此药物药效学的剂量应包括有效剂量或治疗范围。根据不同实验、不同动物种属的反应性设计合适药物剂量，或根据预实验结果来确定剂量。在整体动物模型上进行药效学评价应至少设计高、中、低3个剂量。高剂量是动物药效剂量，低剂量原则上相当于临床起效或弱效剂量，中剂量应结合作用机制和特点在高剂量和低剂量之间设立，以考察剂量-效应关系。采用临床等效剂量，根据体表面积折算法计算在同等体表面积单位时的剂量，该方法适用于安全系数小的药物如抗癌药等。根据临床用量的体重计算剂量，如根据人用剂量按体重计算，该方法是常用方法。根据半数致死量计算，如可用1/20～1/10预摸有效剂量，该方法具有合理安全窗。此外，也可以根据现有文献估计剂量。对于特殊药物药效学实验，根据实验目的可能还需设计更多不同的剂量组。如为了更全面的量效关系研究，可以设计5个或更多剂量。体内外药效学研究要同时观察浓度-效应关系和时间效应关系，并比较动物体内产生主要药效学的剂量与人拟用有效剂量。剂量设计不能过高或过低，例如为了追求阳性结果，提高给药剂量，使得给药剂量远高于临床人拟用剂量，无法说明人临床拟用剂量是否有效，同时也给毒性实验剂量设计带来困难。能否得到有效剂量范围，包括起效剂量、最佳有效剂量和量效关系是判断剂量设置是否合理的重要标准。另外，开始给药时间、疗程和给药间隔对判定剂量设置是否合理也有重要作用。

治疗性给药、预防性给药和防治结合给药是主要给药方式。药效学研究尽可能采用治疗性给药，以模拟临床实际用药情况。对于某些药物的药效学研究，必须采用治疗性给药，如降脂、降压类药物，应在模型成功后进行治疗性给药实验。缺血性脑卒中急性期，也应采用治疗性给药实验。

### （七）给药途径

给药途径能直接影响药物的吸收、分布、代谢和排泄，影响药物的作用强度和速度。给药途径不同药物吸收程度不同，因而使药物作用强度不同。药物经不同给药途径所致的吸收程度是：吸入、舌下、直肠、肌内注射较为完全，口服次之，皮下较差，皮肤表面吸收程度最差。依据药效出现时间从快到慢的顺序一般为：静脉滴注、吸入、腹腔注射、舌下、肌内注射、皮下注射、口服、直肠、皮肤。给药途径不同，药物作用性质也可能发生改变。如口服硫酸镁有泻下作用，而静脉滴注则有抑制中枢和骨骼肌松弛作用。整体动物药效学研究，给药途径原则上应与临床拟用途径一致，如不一致则应说明理由。如果有多个临床拟用途径时，分别采用相应的给药途径。对于在动物中难以实施的特殊临床给药途径，给药途径与临床拟用途径不符，可根据受试物的特点选择，并说明理由。例如前期科研采用了不同的给药途径，如静脉给药途径，但最后药物开发时确定的给药途径为口服，此时若完全采用前期静脉途径的研究资料作为新药申报资料，由于给药途径不一致，可能无法说明临床拟用途径的有效性。在药效学评价中，有时根据用药目的和药物特性来选择特殊用药途径。

**1. 吸入给药** 吸入给药的途径是经肺上皮细胞或呼吸道黏膜吸收，直接进入血液循环。吸入给药的特点是起效速度快，与静脉注射相当。其次肺的表面积大，可避免首过消除，尤其适合肺部疾病，可使药物直接作用于病变部位。吸入给药按剂型分类包括干粉吸入剂、气雾剂、喷雾剂和吸入溶液等。吸入给药途径主要适用于呼吸道疾病如哮喘、肺气肿、支气管扩张和慢性支气管炎治疗药物。吸入给药代替口服给药可以避免溶解性差、生物利用度低、消化道刺激性、不必要的代谢、食物影响和剂量差异等胃肠道问题。主要缺点是药物剂量不易控制，用法较繁琐。

**2. 舌下含服给药** 舌下含服给药是指使药剂直接通过舌下毛细血管吸收入血的一种给药方式。对某些药物来说，经口腔黏膜吸收有特殊意义。舌下含服给药无首过消除，药物可以通过毛细血管壁被吸收，药物分子能顺利通过较大分子间隙，吸收完全且速度较快。适用于比较紧急的急救治疗方法。例如硝酸甘油用于防治各种类型的心绞痛，口服无效，发作时舌下含服1片，2～5分钟即发挥作用。舌下用药时身体应靠在座椅上取坐位或半坐位，直接将药片置于舌下或嚼碎置于舌下，药物可快速崩解或溶解，通过舌下黏膜吸收而发挥速效作用。应注意不可仅把药物含在嘴里，因为舌表面舌苔和角质层很难吸收药物，而舌下黏膜中丰富的静脉丛才利于药物的迅速吸收。

**3. 直肠给药**　直肠给药是指通过肛门将药物送入肠管，通过直肠黏膜迅速吸收进入大循环，发挥药效以治疗全身或局部疾病的给药方法。直肠给药的主要方法有三种：保留灌肠法、直肠点滴法、栓剂塞入法。在患儿呕吐或意识消失情况下，经常通过直肠给药。经直肠吸收的药物，约有50%不经过肝脏。但直肠吸收往往不规则、不完全。

### （八）给药疗程和给药频次

**1. 给药疗程**　首先根据药物起效时间来设计用药疗程。起效快的药物适当缩短用药疗程，起效慢的药物，可适当延长用药时间。给药时间过长，不仅可能引起不良反应，还会带来不必要的浪费。用药时间过短，药物达不到应有的疗效，可能会产生错误的结论。其次根据研究目的来设计用药疗程。观察药物急性作用时采用短期给药，需要观察药物长期疗效时要延长给药时间。

**2. 给药频次**　根据药物药动学特点，特别是半衰期、达峰浓度和达峰时间等参数来确定给药频次。不同药物给药频次不同，对于某些时间依赖性化学药物，其半衰期短，需要增加给药频次，在动物药效学研究中可每天给药一次。抗菌药物包括浓度依赖性和时间依赖性。浓度依赖性抗菌药如氨基糖苷类、喹诺酮类、两性霉素B、甲硝唑等，其杀菌活力在一定范围内随药物浓度增加而增加，具有首次接触效应和较长的抗菌后效应，24小时曲线下面积（$AUC_{24h}$）与疗效的关系非常密切，可以减少给药次数，或单次给药，增加每次给药剂量，使$AUC_{24h}$/最小抑菌浓度（*MIC*）和最大药物浓度（$C_{max}$）/*MIC*比值达较高水平，以达到最大杀菌作用。时间依赖性抗菌药如青霉素类、头孢菌素类等β-内酰胺类、大部大环内酯类、四环素类、万古霉素等，其药物半衰期短，药物浓度在一定范围内与杀菌活性有关，药物浓度达到*MIC*的4～5倍时，杀菌活性和杀菌速率达饱和状态，但杀菌活性与药物浓度超过*MIC*的时间长短有关，需多次给药，使给药间隔时间缩短，达到最佳疗效。生物制剂，体内半衰期较长，可达数周，则给药频次应适当减少，可每周1～2次或间隔更长时间。

### （九）药物作用特点和作用机制研究

药物可通过以下方面产生药理效应：改变细胞周围环境的理化性质，补充机体所缺乏的各种物质，影响神经递质或激素，作用于特定靶点受体、酶、离子通道、载体、核酸、免疫系统和基因等。通过药物作用机制阐明药物作用特点，药物作用机制研究主要包括四个水平，即整体研究、离体组织器官研究、细胞研究及分子研究等。

**1. 整体研究**　整体研究主要探讨药物作用部位，即药物主要作用于机体哪些器官、组织、细胞或受体。主要研究方法是通过动物疾病模型整体给药后，采用一定技术和方法，观察药物对动物器官、组织、细胞或受体的影响。

**2. 离体组织器官研究**　离体组织器官实验中常用的离体器官有心脏、血管、肠段、子宫及神经肌肉标本，用离体标本可比较直观地观测药物的作用，如离体蛙心或兔心用于观测药物对心脏活动（包括心率、输出量、收缩力等）的影响。豚鼠和狗乳头肌是观测药物对心肌功能（如收缩性、兴奋性、自律性）影响的较好实验标本。兔主动脉条对α-受体兴奋药十分敏感，是测定作用于α-受体药作用的一个理想标本。已被广泛用来鉴定和分析拟交感药和其对抗药的作用。在离体组织器官实验中，要注意不同动物的不同组织器官需要最适宜的营养环境，如渗透压不同动物对等渗浓度要求不同。冷血动物用0.6%～0.75%生理盐水溶液，温血动物用0.8%～0.9%生理盐水溶液。组织器官不同，对生理溶液中离子的成分和浓度要求亦不同，其他还有pH、能量、氧气等。

**3. 细胞研究**　细胞研究是在细胞水平研究药物作用机制的方法，是揭示和阐明药物作用的分子机制最常用和直接的方法。如抗肿瘤药物的体外研究，就是利用细胞培养技术，将肿瘤细胞悬液与受试药物混合培养，通过分析肿瘤细胞的增殖、凋亡、能量代谢、受体或信号分子表达等，探讨药物抗肿瘤作用及机制。免疫药理学研究方法也是在细胞水平观察免疫增强或免疫抑制药物对免疫功能改变。在抗生素作用机制研究中，利用透射电子显微镜观察抗生素对细菌形态的改变、对细菌细胞器的影响等都是在细胞、亚细胞水平探索药物作用机制。

**4. 分子研究**　生物化学、分子生物学、医学物理、材料科学等新理论、新技术的发展与融入，为新药研究设计和药物分子作用机制的研究提供了重要的方法和手段。分子研究主要探讨药物作用于特定靶点受体、酶、离子通道、载体、核酸和基因等，如研究药物与受体的相互作用，根据药物的亲和力和内在活性，可将药物分为受体激动药与拮抗药。激动药能与受体结合并激动受体而产生相应的效应，与受体有亲和力和内在活性。拮抗药能阻断受体活性的配体，与受体有较强的亲和力，但无内在活性。深入开展针对不同靶标分子分型的临床前药效研究也非常重要，如小分子靶向抗肿瘤药物病理机制研究，要对受试瘤中分子分型如基因突变、基因拷贝数或基因表达水平等进行关注。临床前阶段靶标分子分型的研究有助于临床试验受试者的筛选，从而可提高临床试验的成功率。

举例用动物或人的细胞或组织体外研究治疗 RA 药物对分子靶点的作用，体外实验包括白细胞趋化运动测定、体外诱导单核细胞释放炎性细胞因子（IL-1、IL-6、IL-8 与 TNF-α 的测定、花生四烯酸代谢途径中主要炎症介质磷脂酶 A 、花生四烯酸、PGE2、LT3）的测定等。因不同时相的炎症过程涉及一系列复杂的生理生化反应，如白细胞的激活、黏附、趋化、聚集、吞噬、合成与分泌炎症介质等。可在细胞、分子水平上进行体外实验，观察药物对炎症细胞的功能及炎症介质的产生与作用的影响。白细胞趋化运动实验可提供较稳定的趋化因子的浓度梯度，较好地将细胞的趋化运动与其化学运动分开。体外诱导单核细胞释放炎性细胞因子的测定实验，可同时检测药物对炎性细胞因子诱导的影响。花生四烯酸代谢途径中主要炎症介质的测定实验中测定较多的与炎症相关的指标，每个指标的方法不同。如药物作用于细胞的某一受体，要标记该受体，并检测药物对该受体的活性和毒性的影响。用结合实验研究受体的拮抗作用，功能性实验（如血小板和中性粒细胞的聚集）可确定炎症介质的抑制作用，酶分析实验（环氧化酶、脂氧合酶、磷脂酶）用来测定同工酶的抑制选择性。

### （十）疗效评价指标选择原则

**1. 疗效指标定义与分类** 有效性是药物存在和上市的基础，是批准药物上市的基本要求和必要条件。评价药物的有效性主要是通过有效性指标的观测和评价来实现的。有效性指标又称为疗效指标，统计学又称为有效性变量，是反映受试药物用于动物疾病模型或患者所表现出获益的主要观测和评价工具。疗效指标是用于评价药物有效性的主要观察和测量工具，如在关节炎模型中，药物对模型动物的关节肿胀和病变程度的影响是评价药物作用的主要指标，其中关节病理组织学是疗效评价指标的重要指标。疗效指标可以是反映疾病变化的疾病临床终点如死亡、残疾、功能丧失、影响疾病进程的重要临床事件（如心肌梗死、骨折的发生），也可以是评价社会参与能力（残障）、生活能力（残疾）、临床症状和（或）体征、心理状态等内容的相关量表或其他形式的定量、半定量或定性的指标，也可以是通过某些仪器和测量手段获得的某些客观数据或检查结果，主要包括病理生化等指标如病理检查结果、细菌培养、血脂、血压、CT 影像学资料等。

不同的疗效指标反映疾病临床结局变化的层面和重要性不同，其观察和测量的方法不同，疗效比较方法和统计分析方法不同，在药物有效性评价中的作用和地位也不同。

（1）终点指标和替代指标

1）终点指标：一般是指能够反映集体功能变化特征性指标以及与生存状态相关的疾病临床终点等特征的指标，如死亡、总生存时间、某些重要的临床事件（如终末期肾功能不全、脑卒中、急性心肌梗死、骨折）等发生。由于疾病终点对受试对象影响最大，因此又称为疗效的硬终点。如果药物对该类疗效指标有效，往往说明药物有效性价值较大。但由于该类疗效指标发生率低，多数药物疗效评价需要的研究时间长、样本量大、研究成本高，有时还存在伦理学风险，导致疾病终点指标观测存在困难或不合理。因此常以易于观察和测量的疗效指标替代临床结局指标评价药物的有效性。

2）替代指标：有些终点指标如总死亡率等作为主要疗效指标评价时，药效学评价难度较大。因此常常选择替代终点作为主要疗效指标进行研究设计，如血压、低密度脂蛋白胆固醇和糖化血红蛋白等。替代指标能够替代结局指标，反映和预测结局指标变化。替代指标应该是根据流行病学、治疗学、病理生理学或其他科学证据，能够合理预测受益或者对结局指标存在疗效的指标。例如降压药物常被认为是降低或延迟“终点事件”（心脑血管事件）的发生，但在实际降压药的药效学评价中，多采用替代指标“血压降低值/血压达标”来评价药物的疗效。但要注意虽然替代指标可以降低药物研发成本和研究难度，能够广泛使用的替代指标不多。替代指标有时可能因为选择不当而导致假阴性或假阳性的研究结果。因此，选择替代指标需要特别谨慎，尤其是“新”替代指标。一个疗效指标能否成为获益的替代指标，需要考虑以下几点：①指标与获益的关联性和生物学合理性。②在流行病学研究中该指标对结果预测价值。③药物对替代指标的影响与药物对临床结局的影响程度一致。流行病学和病理数据支持的替代疗效指标，对替代疗效指标的疗效有时只有在相对有限范围内显示其实际获益，包括血压（降低脑卒中、心脏病发作和心血管死亡）、胆固醇（降低死亡和急性心肌梗死）、CD4 计数和病毒载量（艾滋病长期存活）以及肿瘤完全缓解（长期无病生存）等。

（2）主要疗效指标和次要疗效指标　根据研究目的和不同疗效指标的重要性，把疗效指标应分为主要疗效指标、次要疗效指标等。主要疗效指标即主要终点（primary endpoint），是能确切反映药物有效性的指标，是评价药物有效性最可信证据。主要疗效指标能够反映药物研究的主要目的，应根据药效学研究目的选择易于量化、客观性强、重复性高，并有公认标准的指标。药物对疾病动物模型疗效评价中，评价药物疗效的主要疗效指标一般应该是终点或公认的替代终点。药效学评价中虽然通常指定 1 个主要疗效指标，但有时也需要选择多个主要疗效指标，如在某些适应证的药物有效性评价时，需要设计2 个或多个主要疗效指标（如1 个为 A、1 个为 B，或更多），可以在研究设计时预先规定，研究结果只要显示对其中一个有效即可确定药物的有效性（结果可以是 A 有效性，或者是 B 有效性，或者 A 和 B 都有效）。

次要疗效指标又称为次要终点（secondary endpoint），是重要支持性疗效指标，或与次要目的相关的疗效指标。在实验方案中，对次要指标也需明确定义，并对这些指标在解释研究结果时的作用以及相对重要性加以说明。一个实验中，可以设计多个次要指标，但不宜过多，足以达到实验目的即可。有时，还可以根据对疗效评价的重要性分为重要的次要疗效指标和一般的次要疗效指标。探索性实验也可以使用与主要疗效终点指标相关的次要疗效指标探索药物的有效性和量效关系。

（3）复合疗效指标和全局性指标　复合疗效指标是指当一个药物的疗效获益是多个方面时，根据适应证特点，有时可以使用多个单一指标组成的复合指标作为主要疗效指标，而不是把其中一个指标作为主要疗效指标。在一般情况下，复合疗效指标中的各个指标在临床意义上应具有可比性。如果复合疗效的各个单一终点指标在发生率上存在巨大差异，则不宜放在一起组成复合疗效指标。需要注意的问题是复合疗效指标中各个疗效指标应该是药物效应同一个影响方向（均为正向疗效），而不能是相反的作用方向（不良反应等）。如继发性关节炎全身评分就是复合指标。将多个指标组合成单一复合指标的方法需在方案中详细说明。当药物通过多机制发挥作用时，选择复合疗效指标是合适的。构成复合疗效指标的多个单一指标应具有关联性。

全局评价指标是指将客观指标和研究者对受试者疗效的总印象有机结合的综合指标。通常是等级指标，其判断等级的依据和理由应在实验研究方案中明确。全局评价指标可以评价某个治疗的总体有效性或安全性，带有一定的主观成分，因此，其中的客观指标常被作为重要的指标进行单独分析。以全局评价指标为主要疗效指标时，应该在研究方案设计时考虑该全局评价指标与主要研究目的相关性、信度和效度、等级评价标准。不建议将“综合疗效和安全性”的全局评价指标作为主要疗效指标。在用全局性指标进行疗效评价时，应对其中的客观指标加以考虑，这些客观指标应作为附加主要疗效指标，或至少应该是重要的次要疗效指标加以考虑。全局指标评价的作用是综合了受益与风险，并反映用药时权衡了药物的风险与受益的决策过程。

**2. 主要疗效指标**

（1）主要疗效指标的特点　主要疗效指标一般具有以下特点：①关联性与特异性。与研究目的一致，能够针对性反映研究药物的作用。②敏感性。能够较好地反映药物作用于机体产生的最小药效作用及随时间变化的应答性。③准确性。所获得数据与真实情况接近程度较高。④精确性与可重复性。能准确反映药物引起的疾病变化，且多次观测数据可重复性较好。⑤实用性。指标较为简单，容易观测和收集等。

（2）主要疗效指标选择原则　主要疗效指标选择有很多原则和要求，一般包括以下几个方面：①疗效指标选择应该与药物拟治疗适应证、研究目的和临床定位相一致。②主要疗效指标应该能够评价出有意义的结论。能够比较出组间有意义的显著性差异。③主要疗效指标不宜太多。但有些适应证应选择多个不同维度、相关性较低的主要疗效指标。④主要疗效指标应具有较好的可信度，并被广泛采用、容易理解和接受等。⑤主要疗效指标符合统计学的要求，对研究目的的假设检验有足够把握度。⑥主要疗效指标应该尽量选择易于量化、重复性高、观测方法明确具体、操作简单的指标。

**3. 次要疗效指标** 在新药临床前和临床研究中，应该设计次要疗效指标，包括定义该指标，解释其在研究结果中的作用等。次要疗效指标可以为主要结论提供支持，但不能作为疗效确证性依据。次要疗效指标可以是多个，但也不宜过多，足以达到研究目的即可。有时需要根据重要性把次要疗效指标分为重要的次要疗效指标和一般的次要疗效指标。重要的次要疗效指标可以对主要疗效指标起到重要的支持作用，对主要研究目的起辅助支持作用。

次要疗效指标选择的原则：①在生物学和（或）临床上重要，但统计把握度不足的指标。②可能是重要的，但是与主要终点高度相关的指标。③主要疗效指标的复合终点指标中的某一个组成部分，可以作为次要疗效指标，如慢性心功能衰竭以总死亡率和因为急性发作住院率为主要疗效指标，而其中的急性发作住院率可以为次要疗效指标之一。④主要疗效指标病程中检测点疗效分析，如胶原诱导性关节炎动物模型主要疗效指标一般是炎症高峰期或炎症晚期关节炎指数或关节肿胀度，发病初期的关节炎指数或关节肿胀度评价一般应该是重要的次要疗效指标。⑤有些安全终点有时可以作为次要疗效终点。无论是主要疗效指标还是次要疗效指标，均是对应同一个药效学实验来说的。有些疗效指标，在某一实验中是主要疗效指标，而在另一个实验中可能是次要疗效指标。

### （十一）疗效指标观测方法和观察时间

**1. 疗效指标观测方法** 检测指标的选择应与临床定位和药物自身特点相符，与功能主治紧密相关，根据不同药物作用特点确定检测指标。检测指标应公认、敏感、特异、客观、定量，采用已有机器检测方法，尽量不采用主观性强的方法。如组织病理学检查作为药效学评价指标时，应尽量半定量。同一疗效指标，根据不同的评价要求，其观测方法可能不同。在疗效指标制定中，应该明确制定疗效指标观测的环境、时间、地点、次数、观测的时间窗、观测时间间隔、观测值的记录和收集要求、观测质量控制和规定等。如复发事件作为疗效指标，可以是简单的二分类指标（任何指定时间段内的复发），也可以是第一次复发的时间、复发率（在观察的时间单位内的复发数）等，这些观测方法需要在确定主要疗效指标的同时一并确定下来。观测指标要客观。新药的疗效评价必须靠客观指标反映出来，如生理、生化指标，病理切片，X 线检查等。为使客观指标更精确，仪器应尽量先进，灵敏感度高，每次药品应用同一批号，温度和湿度都应得到适当控制。

**2. 疗效指标观察时间** 结合受试物的药效学和药动学特性、受试动物等因素选择疗效指标检测频次和检测时间点。在药物治疗中应动态多次检测疗效指标，选择多个时间点。检测时间点过少，无法评价疗效指标的动态变化情况，无法获得科学的结论。如降血糖或降血脂药物研究，必须多个时间点动态观察，才能正确评价药物的降血糖或降血脂疗效。在探索药物作用与时间关系时，需要增加检测时间点以观察药物起效时间和不同时间疗效变化的动态情况。在药物治疗中应科学合理选择疗效指标检测时间点。应根据已有的同类研究结果或不同研究目的选择合理的检测时间，如模型形成时间、药物的起效时间、时效关系时间等。如肝纤维化模型形成时间较长，用药需达到一定疗程后才能起效，此时检测时间要根据模型形成和药物起效时间等因素进行确定。

### （十二）药物疗效评价和安全性评价

**1. 药物疗效评价** 有效性是新药疗效评价的关键，运用综合评价和数理统计方法，构建药物疗效多维评价方法和评价体系，全面评价药物的有效性。药物有效性通过疗效指标来评价，可以是通过某一疗效指标的直接测量结果的疗效评价，更多的是在直接测量结果基础上转化而来的、特定的评价方法的疗效评价。同一疗效指标，可以转化出多种疗效评价方法，不同的疗效评价方法在药物有效性确定中的作用和地位不同。如某一适应证的评价量表，以治疗前后的减分值为主要疗效指标，而以 50% 的减分率为次要疗效指标等。疗效评价体系包括临床表现改善的疗效评价、生化指标疗效评价、结局疗效评价等。根据详细的实验记录，选用合适的统计方法，对数据进行定性和定量分析。

（1）定性评价 是对评价资料作“质”的分析，是运用分析和综合、比较与分类、归纳和演绎等逻辑分析的方法，对评价所获得的数据、资料进行思维加工。质反应药理效应表现出反应性质的变化，一般用全或无，阳性或阴性表示，如死亡与生存、惊厥与不惊厥等。以定性评价方法进行新药疗效评价往往存在很大程度的主观性。为了减少主观性，评价资料可以分级进行定量评价，制定疗效评价量表，通过量值加权转化为量化资料，对有效性进行评价。如关节炎动物模型中，对关节病理骨质侵蚀的评价就是采用由定性转化为定量的骨质侵蚀评分：0 为正常；1 为微量侵蚀，1~2 个小的浅部位；2 为少量侵蚀，1~4 个中等大小和深度部位；3 为中等侵蚀，5 个以上部位，局部侵蚀到骨皮质；4 为重度侵蚀，多重损伤，局部或完全侵蚀到骨皮质；5 为广泛损伤，皮质穿透骨长度的 25% 以上。

（2）定量评价　药物疗效定量评价通常依据统计学分析方法，收集和处理数据资料，对疗效评价指标做出定量结果的价值判断。量反应药理效应呈连续增减的量变，可用数或量的分级表示，如血压升降、平滑肌舒缩等。常用统计软件包括 SPSS 统计软件和 SAS 统计软件等。数据计量资料通常以均数加减标准差表示，两组间比较和多组间比较常分别采用 $t$ 检验和单因素方差分析等。

**2. 药物安全性评价**　开展新药药效学研究的同时，同样需要对药物的安全性进行初步评价。应结合药物药效、毒理、药物代谢以及其他研究资料进行综合评价药物安全性，为下一步新药临床研究设计提供依据。药物安全性评价主要包括两点。

（1）治疗指数评价　半数致死量（median lethal dose，$LD_{50}$）和半数有效量（median effective dose，$ED_{50}$）的比值，比值越大相对安全性越大，反之越小。该指标的药物效应及毒性反应性质不明确，这一安全指标并不可靠。

（2）安全范围及安全指数评价　即 $LD_{50}$与 $ED_{50}$之间的距离，其值越大越安全，反之越小。

## （十三）时效关系评价和量效关系评价

**1. 药物时效关系评价**　药物起效时间、不同时间与药物疗效的关系也是药物有效性评价的重要内容。药物的效应随时间变化呈现动态变化，变化的过程称为药物的时间-效应关系。时效关系可分为三期：从给药开始到效应出现为潜伏期；从效应出现到效应消失为持续期；从效应消失到体内药物完全消除为残留期，此期体内残留的药量虽不足以产生明显的效应，但对随后用药可产生影响。一般情况下，药物的时效关系与药物在体内的吸收、分布、生物转化和消除等过程密切相关，且多与药物的血浆浓度密切相关。但有些药物需在体内转化成有活性药物后才产生疗效，也有些药物的代谢物仍具有药理活性，这些药物的时效关系与血药浓度的相关性有时不明显。以效应为纵坐标、时间为横坐标，可绘制反映时间-效应关系的曲线，称时效曲线。

**2. 药物量效关系评价**　在药效学评价中，分析药物的量效关系对全面客观评价药物的药理学特征和指导临床合理用药具有极为重要的意义。在一定的剂量范围内，同一药物剂量大小与血药浓度的高低以及作用的强弱呈正比例的关系，药物的效应随着剂量的增加而增强，这种剂量与效应之间的关系呈规律性的变化，称为量效关系。药物剂量与效应之间的一般规律是：无效剂量—最小有效剂量—最大有效剂量—最小中毒剂量—致死剂量。在药理学研究中，常需要分析药物的剂量与其所产生的某种效应之间的关系，这种关系可以用曲线来表示。以效应强度为纵坐标、剂量或浓度对数值为横坐标，可绘制反映药物剂量-效应关系的曲线，称量效曲线。量效曲线说明量效关系存在下述规律：①药物必须达到一定的剂量才能产生效应。②在一定范围内，剂量增加，效应也增强。③效应的增加并不是无止境的，而有一定的极限，这个极限称为最大效应或效能，达到最大效应后，剂量再增加，效应也不再增加。④量效曲线的对称点在 50% 处，此曲线斜率最大，即剂量稍有变化，效应就产生明显差别。所以药理学研究常用半数有效量（$ED_{50}$）和半数致死量（$LD_{50}$）来衡量药物的效价和毒性。多数药物的量效曲线并非呈简单的直线关系。

在分析药物的量效关系时要明确几个剂量的概念：①最小有效剂量（阈剂量或阈浓度），出现疗效所需的最小剂量。②治疗量，指药物的常用剂量，是临床常用的有效剂量范围，一般为介于最小有效剂量和极量之间的剂量。③极量，引起最大效应而不发生中毒的剂量（即安全用药的极限）。④常用量，比阈剂量大，比极量小的剂量。一般情况下治疗量不应超过极量。⑤最小中毒量，超过极量，刚引起轻度中毒的量。⑥半数致死量 $LD_{50}$，引起半数动物死亡的剂量。⑦效价，药物达到一定药理效应所需的剂量，反映药物与受体的亲和力，其值越小则强度越大。常用产生 50% 最大效应时的剂量来表示，称半数有效量（$ED_{50}$）。⑧效能，药物达最大药理效应的能力（增加浓度或剂量而效应量不再继续上升），反映药物的内在活性。药物的最大效能与效应强度含义完全不同，二者并不平行。

## 二、药效学研究的特殊方法及其设计原则

### （一）药动/药效模型研究方法

药动/药效（pharmacokinetics/pharmacodynamics，PK/PD）模型是将药动学和药效学结合，用于研究药理效应随时间变化规律的一种模型。PK/PD 模型的应用主要涉及药理学和毒理学研究、药物安全性评价、药物的作用机制研究、给药方案的设计、药效评估以及新药开发等多个方面。将 PK/PD 模型引入药效学评价研究中，不仅能够优化给药方案，最大程度发挥药物的效应，也能够为新药的开发提供研究基础。PK/PD 模型是通过测定药物浓度、时间和效应数据，拟合药物浓度及其效应的经时过程曲线，从而将药动学和药效学的数据结合起来。采用 PK/PD 模型研究的药物包括抗菌药物、作用于中枢神经系统的药物、作用于内分泌系统的药物、心血管系统药物、抗肿瘤药物等。尤其是在抗菌药研究方面 PK/PD 模型研究方法被广泛运用。PK/PD 模型能更加真实和全面的描述药物、宿主、病原微生物之间的动态相互变化关系。PK/PD 模型是提高抗菌药物的药效、降低毒副作用和耐药性的重要手段，是合理用药的基础。

对 PK/PD 模型的深入研究，不仅可加快新药的研发速度，为临床用药的安全性和有效性提供更加科学的理论依据，而且对预测最佳治疗剂量和用药间隔具有重要的指导意义。有多种途径可建立 PK/PD 模型。

**1. 体外动态模型**　体外动态模型是通过体外模拟药物在体内的吸收、分布、代谢和排泄的过程，使细胞或病原菌暴露在药物浓度处于动态变化的环境中，通过分析、拟合药物的时间-效应曲线，实时动态变化的药物浓度和细胞（细菌）浓度，从而研究药物在不同的暴露浓度下对某一特定细胞或病原菌的药动/药效学关系。体外动态模型现多采用单室模型进行研究。模型装置包括一个无菌容器，内有适量培养基，外接三个通道，每个通道密封，保证整个操作在无菌条件下进行。细胞或细菌在培养基中生长繁殖，通过调节泵的流速，模拟药物浓度在动物机体内的变化规律。在不同时间点从模型内取出液体，测定药物浓度和细胞或细菌数量。体外动态模型具有灵活、适应性强，可重复性高，低成本等特点，避免了人与动物或动物间的种属差异问题，并且由于接种物的浓度比在动物体内的要高，便于用作细菌耐药性的研究。与体外静态模型相比，体外动态模型能够模拟药物在动物机体的变化规律，但是体外模型不能完全的模拟机体内环境，药效学参数不能直接反映动物体内情况，并且体内生长环境不同于体外环境，这可能导致细胞或细菌在体内和体外生长时表型的差异。

**2. 半体内模型**　半体内模型多在动物皮下埋植组织，收集组织渗出液和病理组织渗出液，动物给药后定时抽取组织笼内样品和采集血清，测定组织液和血清中的药物浓度，并在体外进行含药血清或组织液对致病菌的药效评价。然后，将体内药动学参数和体外药效学参数相结合，通过 PK/PD 模型分析确定 PK/PD 参数临界点的值，计算给药剂量。半体内模型的药物效应可以通过测量超过 24 小时曲线下面积以及疗效指标进行评价，如细胞增殖反应、细胞凋亡百分比、抑菌作用、杀菌作用。半体内模型中的药物浓度变化是通过动物机体的吸收、分布、代谢和排泄来实现的，这比体外动态模型所获得的药动学参数更加客观。

**3. 体内模型**　体内模型是首先建立动物疾病模型，然后用不同的药物剂量或给药间隔进行给药，定时抽取样品液（如组织液、炎性渗出液），对其药物浓度和细胞或细菌数量进行测定，最后对药动、药效学参数进行处理，分析药物效应与 PK/PD 参数的相关性。使用体内模型来研究 PK/PD 同步关系，不仅可以模拟动物治疗过程，而且还将动物机体的免疫功能考虑到实验结果中，这比从体外动态模型和半体内模型中所获得的药动学参数更加客观。体内模型存在个体差异的，则需要有大量的动物实验支撑结果，并且体内模型的研究结果大部分都不能准确获得药物在局部组织器官浓度变化。

通过 PK/PD 研究可以更为全面和准确地了解药物的效应随剂量（浓度）和时间而变化的规律，可以获得药效暴露量、起效时间及维持时间，可以给临床试验的给药剂量和给药间隔提供重要的参考依据，如舒尼替尼在小鼠有效抑制 VEGFR2 磷酸化的最小血药浓度（50～100ng/ml）基本等于其在人体抗肿瘤生长所需最小血药浓度（≥50ng/ml）。40mg/kg 舒尼替尼给药 1 次能产生有效抑制靶标磷酸化的血药浓度达 12 小时，20mg/kg 给药 1 次产生有效血药浓度仅为 6 小时，提示必须一日给药 2 次方可产生与 40mg/kg 相当的抑瘤作用。GW771806

10mg/kg，口服完全抑制 VEGF 激活的小鼠肺中 VEGFR2 磷酸化达 8 小时，则采用每日 2 次的给药方式，给药 21 天后可抑制 HT-29 肿瘤生长 76%。PK/PD 数据还可结合毒代动力学（toxicokinetics，TK）数据在临床前推测药物的安全范围，回顾性分析表明用暴露量计算的安全范围比用剂量准确，如某化合物在裸鼠的药效剂量 50mg 的 *AUC* 是 12900ng·h/ml，在犬中最大耐受剂量为 200mg，该剂量下的 *AUC* 为 2500ng·h/ml，按剂量计算的安全范围是 4 倍，而按暴露量计算的安全范围仅约 0.19 倍。

## （二）血清药理学研究方法

血清药理学研究方法是使用药物给予动物灌胃后一定时间所得血清进行体外研究的方法。血清药理学研究方法针对具有复杂成分的药物或复方药，间接从血清中反映药物在体内的整体作用。血清药理学研究方法在中药药效学研究应用较为广泛。该方法主要优点包括：①降低了药物成分复杂、有效部位与成分难以判断以及分离带来的作用机制研究难度；②直接使用含药血清进行试验，间接避免了直接使用成分复杂药物进行体外实验可能得到的阴性结果；③能较直观反映药物在机体内的药效学作用。

血清药理学研究中动物给药剂量与给药时间可先采取常规方法进行预试，并将该方法与高效液相色谱法（high performance liquid chromatography，HPLC）测血药浓度结合最为理想。含药血清最好选择新鲜血清，可以避免血清在处理过程中有效成分的丢失，保证了含药血清的最初性质不受外界其他因素的影响。血清药理学方法研究药物药效学所得结果与动物选择、给药剂量与时间、取血时间与血清的处理等均有紧密的关系。

**1. 实验动物的选择**　血清药理学方法在药效学研究中，对于常用实验动物的选择以及选择正常动物还是模型动物进行实验，应根据药物在动物体内代谢动力学特点、药物成分的复杂性以及药效学研究目的进行选择。

（1）动物性别　一般情况下不同性别动物对药物吸收的差别不明显，但是针对治疗女性疾病的药物，如治疗女性乳腺或生殖系统疾病的药物研究，应选择雌性动物。治疗男性疾病药物，如治疗男性生殖系统疾病或前列腺炎的药物研究，要选择雄性动物。

（2）动物种属　常选择包括 SD 大鼠、豚鼠、家兔、犬等动物种属，最好选择与体系中种属亲缘接近的动物，如研究含药血清对小鼠皮肤成纤维细胞的增殖作用的影响，应选择小鼠或大鼠。

（3）动物是否造模　采用血清药理学方法进行药效学研究时，大部分选择正常动物。但是对特殊疾病如肿瘤，也选择模型动物。采用荷瘤模型小鼠与正常小鼠进行补肾化瘀解毒复方药物灌胃给药，分别将荷瘤模型小鼠与正常小鼠血清作用于肺癌 A549/DDP 耐药细胞，结果显示荷瘤模型小鼠含药血清对肺癌 A549/DDP 耐药细胞内 $Ca^{2+}$ 浓度抑制作用明显高于正常组，说明造模与否的动物含药血清药理作用存在一定差异。一些来自天然药物有效部位成分或复方，由于成分较为复杂，其吸收、分布、代谢、排泄时间在正常动物和疾病模型存在差异，若要模拟人类病理状态下服药后的情况，选择模型动物进行实验是需要的。

**2. 量效关系**　含药血清药理作用强度主要与动物的给药剂量、实验体系中含药血清浓度等有关。

（1）给药剂量　如何确定一个合适的给药剂量尤为重要。参考公式：给药剂量 = 在体试验的给药剂量 × 反应体系中被稀释的倍数，可以弥补含药血清进入体系中损失的含药量。一般而言，随着动物给药剂量的增加，吸收入血的药物就越多，血药浓度也越高。在体内的含药量与药物作用增强，呈一定剂量依赖性，但药效作用并不能通过无限增加给药量而无限增加。

（2）含药血清浓度　在反应体系中，并不是含药血清浓度越高就越好。在细胞等体外培养体系中应采用同种单一血清，且含药血清浓度不宜过高，以 10% 的浓度为最佳条件。如研究不同浓度平肝潜阳方含药血清对血管平滑肌细胞活性的影响，虽然不同浓度的血清都能抑制细胞生长，以 5% 浓度的含药血清抑制率最为明显。

**3. 时效关系**

（1）给药时间　根据药物在动物体内达到最高血药浓度的时间、吸收 *AUC* 和消除半衰期等参数，适当延长动物给药时间，使血清药物浓度达到稳态，血清中药物浓度维持时间比较长，可保障含药血清疗效稳定，不至于得到假阴性。如研究肝癌患者在不同服药时间后的含药血清对肝癌细胞增殖的影响，患者服药时间分别为 2、

4、6 周，结果发现随着服药时间的延长，含药血清肝癌细胞的抑制作用也有所增加，其中以服药 6 周的血清抑制率最高。

（2）取血时间　血清中的药物浓度一般采用 HPLC 分析。取血时间的选择要考虑药物在体内达到最高血药浓度的时间、吸收 *AUC* 和消除半衰期等参数，考虑药物在体内是否有新的代谢产物。如研究家兔与大鼠灌胃给药后不同时间取血，比较不同时间所取含药血清药理作用，结果发现给药后 60 分钟的含药血清作用最强。给家兔红花提取物灌胃后 60 分钟的含药血清对豚鼠离体心脏的心搏幅度与冠脉流量作用最强。大鼠灌胃 60 分钟后所取血清中含药浓度最高，药理作用也最强。大多数药物在多次给药后的血药浓度均高于一次给药后的浓度，因此建议给药次数为每日 2 次，连续给药 3 日，取血时间为末次给药后 1 小时。

**4. 血清处理**

（1）灭活与冰冻处理　血清药理学方法进行药效学研究，对含药血清进行处理才可以运用于实验。一般采取高温灭活的方式处理含药血清，可以除去血清本身含有的补体等干扰实验的活性成分，从而保留药物本身的作用，如含药血清采取 56℃ 水浴加热灭活 30 分钟，尤其与细胞有关的离体实验。含药血清是否需要灭活与实验所选指标以及药物本身性质有关，如采用新鲜灭活与未灭活以及冰冻 3 周 3 种方式处理含药血清进行体外抑菌实验，结果发现新鲜未灭活的含药血清对幽门螺杆菌有明显抑制作用，灭活及冰冻 3 周的含药血清药效作用均下降，说明新鲜未灭活的含药血清抗菌效果最好。此外，也可将含药血清冰冻保存一段时间后再进行相关实验，但长时间低温保存可能会使含药血清中有效成分损失致活性下降。

（2）其他处理方法　采用有机试剂处理含药血清，通过使蛋白质变性去除血清中的酶、激素等，以减少血清中非药物的干扰。与正常含药血清相比，经乙醇、丙酮、甲壳素等预处理的血清，药物活性虽没有有效去除，但药效学作用均下降，药物作用中的有效成分因为处理失去或减少了原有疗效。

## 第四节　药效学研究要求与评价

### 一、药效学研究基本要求

药效学研究基本要求，包括研究人员、实验室、实验动物、实验记录、总结报告等基本要求。研究人员包括研究负责人和团队成员。研究负责人应具有较高的药理学、毒理学专业知识，具有丰富的工作经验和较高资历。研究负责人和研究团队应掌握本领域药效学研究的相关技术和方法，以确保实验设计科学、合理、数据可靠，结论客观准确。药效学研究实验室应拥有本专业领域的学术技术平台，建立药效学评价体系和质量控制体系，具备本专业领域药效学研究的相关仪器设备等。实验动物种属、性别、年龄、健康状况、饲养条件、等级、特殊动物模型等应符合新药申报注册相关法规、指导原则等要求。

实验记录应真实、完整、详细、准确、规范，防止漏记和随意涂改。形态学检查或仪器主动记录的数据应有照片和记录图。对实验中出现的新问题或特殊现象应详细说明。不得伪造编造数据。记录内容包括实验名称、实验方案和实验日期。实验动物记录包括动物种属、性别、年龄、健康状况、饲养条件、等级、提供单位及合格证、实验前观察与处理以及随机分组方法等。实验用药记录包括含量、浓度、给药剂量或容积，给药途径、次数和时间，阳性对照药选择依据、处方、功能主治，生产厂家和批准文号，实验用其他药品的名称、规格、生产厂家和批准文号等。实验试剂和仪器，包括试剂生产厂家和批准文号，仪器型号、规格和性能等。

药效学研究总结报告在内容上应与药效学研究方案保持一致。总结报告内容包括方案设计、实验动物选择与分组、对照药选择、给药剂量和方法、疗效指标选择、药物疗效和安全性等。同时对结果进行分析，并结合国内外同品种的研究情况对其安全有效性进行比较、分析与评价。药物药效学研究总结报告资料要完善。如新药的特定治疗作用和其他药理作用（包括毒副作用）都应如实、全面地写入报告，特别是毒副作用不得删节或隐瞒。为获得科学、客观、可靠的研究结果，新药临床前药效学评价尽量采用两种动物模型和多项药理指标进行评价。实验总结报告应有研究负责人签名及单位盖章。

## 二、电子数据采集

随着互联网和计算机技术的不断发展，电子数据采集技术在药物药效学研究中越来越多地被采用。电子数据具有数据及时录入、实时发现数据错误、加快研究进度、提高数据质量等优势，因此采用电子数据采集技术以保证数据质量。移动电子设备如平板电脑、智能手机、扫描仪等已具备作为电子数据终端的条件。电子数据采集系统作为计算机化系统，由相关的软硬件及其配套环境组成，包括功能性软件、配套的硬件设施、研发和使用人员的资历和培训、设备运行管理及系统应用环境等。电子数据采集系统的基本要求包括：

**1. 数据质量与真实完整性**　确保数据质量及其真实完整性是使用电子数据采集系统的根本要求。数据质量和真实完整性是对药物有效性和安全性进行正确评价的基础，是核心要素。

**2. 源数据核查确认**　源数据核查确认是确保数据真实完整性的必要措施之一。

**3. 电子签名**　电子数据采集系统应具有电子签名功能，其适用于要求电子签名的所有电子记录，包括产生、修正、维护、存档、复原或传递的任何形式的电子表格。

**4. 数据库的锁定**　电子数据采集系统应该具备防止核查过或确认过的清洁数据被更改的锁定功能。

**5. 数据存储和导出**　电子数据采集系统应当能储存、导出或转换成符合实验稽查要求、药品审评要求的数据格式。

## 三、药物作用的特异性和两重性

### （一）药物作用的特异性

在一定剂量下，药物对不同器官、组织或细胞的作用存在差异性，即药物作用的特异性，也称为药物的选择性作用。药物作用的特异性取决于药物的化学结构，即构效关系。大部分药物生物活性与其结构特征紧密相关。靶向作用的器官、组织或细胞上有药物的作用靶点，作用靶点包括受体、离子通道、酶、载体等。一些特殊类型药物的靶点包括结构蛋白和细胞内蛋白。一些化疗药物的靶点还包括 DNA、细胞壁等。有些药物作用具有组织器官或细胞分子的选择性。

### （二）药物作用的两重性

药物作用的两重性包括药物治疗作用和不良反应。药物剂量在一定范围内发挥治疗作用的同时，也会出现与治疗目的无关的、并给患者带来不适或痛苦的有害反应，即药物不良反应。不良反应包括副作用、毒性反应、变态反应、后遗效应、致畸作用、停药反应及特异质反应等。

**1. 药物的治疗作用**　以能够达到治疗、预防疾病，减轻患者痛苦为目的的药理效应称为药物的治疗作用。治疗作用的产生可以是用药即时出现，也可以在几周乃至数月出现，这与疾病的特点，药物作用机制和药物体内过程都有关。例如静脉注射地西泮治疗癫痫持续状态，常能很快显效，而苯妥英钠控制癫痫的发作则需几个月甚至数年的坚持治疗。远期疗效有时比近期疗效更有价值，特别是寿命延长、死亡率下降是最好的参数指标。治疗作用常常是标本兼治的过程。

**2. 药物的不良反应**　药物在发挥治疗作用的同时也有不利的一面，造成机体、生理生化和功能紊乱等不良反应。不良反应常和治疗作用伴随发生。不良反应如副作用、毒性反应（急性毒性、慢性毒性、致癌、致畸胎、致突变）、变态反应、特异质反应、后遗效应、停药反跳、药物耐受、药物依赖等。毒性作用一般是药理作用的延伸，大多数药物的毒性作用是可以预知的。但是有不少不良反应和不同人的过敏体质有关，或与其特殊的遗传体质有关，可以引起过敏反应，如过敏性休克、过敏性皮炎、过敏性溶血性贫血。此外，药物也可以引起药源性疾病，大多数药物不良反应是可逆的，但有些是不可逆的，其危害性或后果较严重，即药源性疾病。如氨基糖苷类引起的神经性耳聋，广谱抗生素引起的菌群失调、二重感染，肼苯哒嗪引起的红斑狼疮，长期大量应用糖皮质激素引起的库欣综合征等，都是药源性疾病。

## 四、新技术和新方法的应用在药物作用机制的研究中发挥的作用

近年来，一些新技术和新方法的应用在药物作用机制的研究中发挥重要作用。如各种组学技术、激光共聚焦技术、细胞高内涵技术、流式细胞技术、免疫磁珠细胞分选技术、荧光能量共振转移技术、活体生物发光成像技术、纳米材料技术、温滴定微量热法等技术已经广泛应用到药物分子作用机制研究设计中。荧光蛋白芯片技术可研究药物对细胞因子、趋化因子等蛋白表达和分泌的影响。放射自显影技术将配基（如药物）用放射性核素标记，可研究受体的分布和数量。利用蛋白激酶与一定量氚标记的 cAMP 结合，而内源性 cAMP 可竞争置换出氚标记的 cAMP，再通过微孔滤膜把结合的和游离的氚标记的 cAMP 分开，再用液体闪烁计数器测定放射性，从而可换算成体内 cAMP 含量，可分析作用于 G 蛋白偶联受体药物作用机制。在抗生素作用机制研究中，利用透射式电子显微镜对金黄色葡萄球菌超薄片进行观察，可以看到青霉素类抗生素使其细胞形态的改变，还可看到氨基糖苷类抗生素使肺炎杆菌核糖体数目减少，这些都是在亚细胞水平对药物作用机制的探索。细胞高内涵分析利用整合的显微镜、图像处理技术及可视化工具从细胞或细胞群中提取数据，获得定量分析结果，如细胞、单个细胞中靶标的空间分布以及细胞器形态，也能够结合单个细胞的多重检测结果，同时分析单次实验中的多个细胞亚群。等温滴定微量热法（isothermal titration calorimetry，ITC）技术是近年来发展起来的一种研究生物热力学与生物动力学的重要方法，它通过高灵敏度、高自动化的微量量热仪连续、准确地监测和记录一个变化过程的量热曲线，原位、在线和无损伤的同时提供热力学和动力学信息。可用于分析分子与分子间或药物与分子间亲和力。激光扫描共聚焦荧光显微镜（laser scanning confocal microscopy，LSCM）是一种利用计算机、激光和图像处理技术获得生物样品三维数据、较先进的分子细胞生物学的分析仪器。主要用于观察活细胞结构及特定分子、离子的生物学变化，研究细胞内分子间共定位情况以及实时定量测定等。荧光共振能量转移（fluorescence resonance energy transfer，FRET）技术用于检测分子间相互作用，当供体分子荧光光谱与受体分子的激发光谱相重叠时，供体荧光分子的激发能诱发受体分子发出荧光，同时供体荧光分子自身的荧光强度衰减。FRET 程度与供、受体分子的空间距离紧密相关，一般为 7~10nm 时即可发生 FRET，随着距离延长，FRET 呈显著减弱。这些新技术和新方法的应用，使药理学的研究达到更高更新的水平。

## 五、药效学研究的总结与展望

开展新药临床前药效学研究，首先要严格按照新药注册所需要的药效学研究的要求及规范执行，做好实验研究的全程原始资料的记录。其次整体动物实验一般应根据药物治疗疾病的适应证，选用敏感动物建立疾病模型。确定评价模型建立成功的指标，进一步分组及动物给药，包括预防给药和治疗给药。然后确定评价药物的疗效指标。疗效指标是药效学实验设计中的重要内容，主要疗效指标选择有很多的原则和要求。不同研究目的，主要疗效指标选择不同。不同类型的疗效指标药效学评价时有不同的要求和需要注意的问题，需要在疗效指标选择和应用中充分重视。不同药效学评价对疗效指标选择的要求不同。疗效指标的选择应该与药物拟治疗适应证、研究目的和临床定位相一致。特别是与药物疗效评价关系较为密切的主要疗效指标和重要的次要疗效指标选择。实验设计中，首先应该在有效性指标中确定有限的一个或几个为主要疗效指标。然后，再根据研究目的确定能够辅助主要疗效指标说明其有效性的次要疗效指标。疗效指标包括疗效指标设定、疗效指标观测方法以及疗效评价方法。最后测定和评价疗效指标，获得第一手原始资料，包括手写的资料和实验仪器显示的原始资料。进一步统计分析资料，得出该类新药治疗该疾病模型的药效学作用的结论。另外总结该实验中的研究经验、评价研究方法的优缺点、研究过程中的注意事项。

此外，近年来国际经济全球化发展也促使我国药物创新研究的国际化。目前我国新药研发的自主创新能力仍然不足，新药创制处于产业整合和国际产业技术一体化的双重时期。国家药品监督管理局药品审评中心也制定了一系列新的政策进一步加快我国药物创新国际化。这些政策鼓励国内医药企业、临床试验机构参与国际多中心临床试验、加快仿制药质量一致性评价等。这些新的政策也将引领产业转型，极大推动我国药物创新国际化，加速推进药物非临床研究质量管理规范（good laboratory practice，GLP），也势必推动新药临床前药效学研究国际一体化。首先建立与国际接轨的、规范化的药效学研究和评价技术平台。目前国内一些国家级药物、药学

重点实验室建立了针对心脑血管疾病、糖尿病、自身免疫性疾病、神经退行性疾病、肿瘤、感染性疾病等与国际接轨规范化的药效学研究和评价技术平台。可从分子、细胞、器官和整体水平多层次开展药物体外活性检测、体内疗效评价和作用机制研究，有效促进创新药物研发国际化。其次引入国际"规范"促进创新药物药效学研究国际化。借鉴世界卫生组织（World Health Organization，WHO）、美国 FDA 以及欧洲药品管理局（European Medicines Agency，EMA）、人用药品注册技术规范国际协调会（International Council for Harmonization，ICH）等发布的药物研发技术指南，如奈瑟菌治疗淋病的临床前药效学评价是参照 WHO 指南；治疗骨质疏松症的新药临床前药效学评价是参照 FDA 相关指南；研发用于治疗慢性丙型肝炎病毒感染的抗病毒药物参照美国 FDA 药品评价研究中心 2016 年发布的药理学/毒理学研究行业指导原则；基因治疗药物临床前研究参照 EMA 发布的基因治疗药品质量、临床前及临床研究的指导原则；某些抗癌药物药效学研究可参照 ICH 发布的临床前研究相关指导原则——抗癌药物临床前评价及药理学研究。

（张玲玲　肖峰　魏伟）

## 参考文献

[1]魏伟,吴希美,李元建. 药理实验方法学[M]. 第 4 版. 北京:人民卫生出版社,2010.
[2]闫莉萍,王海学,王庆利. 抗肿瘤药物非临床药效学研究的一般考虑[J]. 中国新药杂志,2014,23(2):147-149.
[3]周巧仪,张桂君,方炳虎. 药动/药效同步模型在兽用抗菌药物研究的应用概况[J]. 动物医学进展,2016,37(4):104-110.
[4]肖永红. 利用抗菌药物 PK/PD 优化感染治疗[J]. 中国抗生素杂志,2017,42(12):1033-1039.
[5]陈钱,黄成然,陈凯,等. 血清药理学方法应用的研究进展[J]. 吉林医药学院学报,2015,36 (1):65-68.
[6]Reinisch W,Gottlieb K,Colombel JF,et al. Comparison of the EMA and FDA Guidelines on Ulcerative Colitis Drug Development[J]. Clin Gastroenterol Hepatol,2019,17 (9):1673-1679.
[7]Lindström-Gommers L,Mullin T. International Conference on Harmonization:Recent Reforms as a Driver of Global RegulatoryHarmonization and Innovation in Medical Products[J]. Clin Pharmacol Ther,2019,105 (4):926-931.

# 第二章

# 药动学研究与药效学关系设计

## 第一节 药动学与药效学简介

### 一、药动学

药物代谢动力学（pharmacokinetics，PK），简称药代动力学或药动学，是研究药物进出体内过程的学科，包括对药物吸收、分布、代谢和排泄（absorption，distribution，metabolism and excretion，ADME）的过程规律及速率的研究。从治疗的角度来看，作用部位的药物浓度是十分重要的，其浓度应维持在治疗窗范围内。目前临床尚无法通过常规分析手段测定作用部位的药物浓度，这样血药浓度就成为药动学研究的主要对象。如果血药浓度与作用部位的药物浓度呈线性关系，则血药浓度可反映药物在作用部位的浓度；如果这两种浓度之间不存在线性关系，则血药浓度就无法反映药物在作用部位的浓度。

#### （一）血浆药物浓度

血浆药物浓度是药动学研究的重点，一方面血液是为数不多的既可以多次获取，又能用于药物浓度分析的体液；另一方面血液循环系统是药物吸收和处置过程的中心场所。在本章中，血浆药物浓度通常指血浆或血清药物浓度。

血浆是由水溶性小分子（如葡萄糖、无机离子、药物）和非水溶性大分子（如蛋白质）组成的，许多药物可以与血浆蛋白结合。在血浆中，药物通常有两种存在方式：一种是溶解于血浆中的游离型药物，它是发挥药效的物质基础；另一种是与血浆蛋白相结合的结合型药物，它是药物的储库，在体内两种形态药物间存在着动态平衡。由于药物总浓度更易测定，因此药动学研究中的血浆药物浓度通常指的是药物总浓度，即结合药物浓度和游离药物浓度之和。

#### （二）药物的体内过程

药物由给药部位进入机体产生药效，然后再由机体排出，其间经历吸收、分布、代谢和排泄，这个过程称为药物的体内过程。图 2-1-1 描述了口服片剂在体内的 ADME 过程。当片剂口服进入胃肠道之后，片剂崩解为小颗粒，药物被释放出来。随后药物溶解到胃肠液中，穿过胃肠道上皮细胞层，通过门静脉进入肝脏，发生首过效应（first pass effect）。未经代谢的药物随着血液进入整个循环系统，进而分布到机体的不同组织和器官。药物的分布速率和分布范围，对于早期血浆药物浓度具有重要影响。药物在组织中分布的越广，血浆药物浓度就越低。同时，血浆药物浓度也会受到药物消除的影响，消除的主要途径是肝脏代谢和肾脏排泄，即消除速率越快血浆药物浓度就越低。因此，药物在体内的药动学过程由 ADME 多因素共同决定。

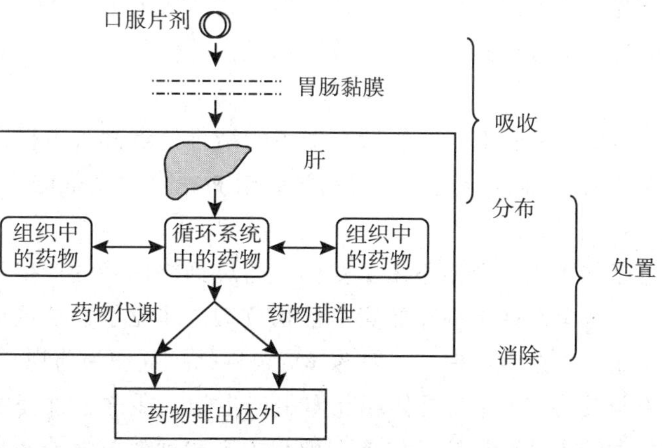


**图 2－1－1　药物的体内过程**

## 二、药效学

药物效应动力学（pharmacodynamics，PD），简称药效动力学或药效学，是研究药物对机体的作用及作用机制，以阐明药物防治疾病规律的学科，其着重研究药物反应的开始、强度和持续时间，以及这些反应与作用位点的药物浓度之间的关系。下面介绍一些专业名词，并阐述药物浓度-药效的关系。

### （一）药物与受体的相互作用

药效反应，指药物通过与组织中特定受体的特殊位点结合，改变受体构象，产生和传递信号，最终发生生化或生理效应的反应。超过 95% 的受体是蛋白质，也存在少量其他类型的受体。绝大部分情况下，配体与受体的结合是可逆的，从配体-受体结合物中解离出的配体仍为原来形式，且配体与受体的结合可被其他特异性配体置换。少数情况下药物可以与受体形成不能解离的共价键，需待受体被代谢时才能失去作用。

在药物-受体相互作用过程中，药物的化学结构会对药效产生重要影响，药物结构的微小变化可能降低或破坏药物的活性。例如，手性药物根据构型不同可分为 *R* 型及 *S* 型，这两种异构体中仅有一种是有效的，另一种无效甚至有副作用。

### （二）受体的信号转导过程

由于亲脂性细胞膜的物理屏障作用，药物通常无法直接与胞内受体结合而发挥药效。因此，药效反应过程的第一步是与细胞膜外或者膜上受体结合，产生最初刺激。随后这种刺激信号将被传递到细胞内部，通过有序的逐级传递，初始信号得以放大或减弱，该过程称为信号转导。以下概述了一些重要的传导机制。

**1. 离子通道途径**　药物与受体的相互作用，可使位于细胞膜上的离子通道开启或关闭，信号通过细胞内离子浓度的变化来传递。例如，乙酰胆碱与受体的相互作用导致细胞膜上的离子通道开放，$Na^+$ 进入细胞，产生动作电位。

**2. G 蛋白偶联途径**　大量药物的信号传导都涉及 G 蛋白（鸟嘌呤核苷酸结合蛋白）的激活。膜上的受体与药物相互作用，触发 G 蛋白激活，而活化的 G 蛋白可以产生多种作用，包括酶的刺激或抑制作用、离子通道的打开或关闭等，这些事件通常导致细胞内第二信使的浓度发生变化。接下来，第二信使通过一系列复杂的步骤逐级传递信号，最终实现信号的放大。其中，第二信使包括 3′,5′-环腺苷酸（cAMP）、钙离子（$Ca^{2+}$）和磷酸肌醇（IP）等。

**3. 酪氨酸激酶途径**　药物与受体的相互作用激活与受体相关的酪氨酸激酶，激活的酪氨酸激酶可使关键大分子磷酸化，这些大分子往往是受体本身的一部分，从而实现信号的传递。

另外，有些亲脂性药物可以直接或者通过转运体穿过细胞膜与细胞内的受体结合。例如多种类固醇，如糖皮质激素和性激素等。

### （三）激动剂和拮抗剂

通过模拟内源性配体来激活受体的药物被称为激动剂。在较低的血药浓度下，组织中存在大量的游离受体。此时药物浓度是限制药效的主要因素，随着药物浓度的增加，药物与游离受体不断地结合，反应呈比例地增加。

在较高的药物浓度下，较多的受体被占据，受体数量则成为限制药效的主要因素，药物浓度的增加不再导致药效的显著增强。最终，所有的受体都被占据，此时药效达到最大并保持不变。因此，药物浓度和药效之间的关系通常呈S形曲线图。

部分激动剂与受体结合后激活效率较低，即使所有受体的结合位点都被占据也无法完全激活受体。由于部分激动剂可与完全激动剂竞争受体的结合位点，从而减弱或阻断完全激动剂的作用，在临床上常用作缓冲剂，避免完全激动剂的作用对机体刺激过大。

不同于激动剂，拮抗剂可以与受体结合但不激活受体，通过抑制信号的产生和传递，发挥药效。根据与受体结合是否可逆，拮抗剂可分为竞争性拮抗剂和非竞争性拮抗剂。非竞争性拮抗剂与受体结合是不可逆的，相当于灭活部分受体，因此基于用药安全性考虑，一般选择竞争性拮抗剂作为药物。

总之，药效主要是由药物与其特定的结合受体相互作用产生的。在这个过程中受体的构象会发生变化，导致初始信号产生，然后通过各种转导过程将信号传递到细胞内。这种效应随着药物浓度的增加而加强，直到全部受体的结合位点被占据，效应达到最大。对于一定浓度的药物，其药效作用取决于药物自身属性（作用机制和受体亲和力）和组织特异性（受体数目、密度和信号在转导过程中的放大或减弱）。下面是研究药效学的一个重要方程，可用体内药物浓度的函数来表示药效反应：

$$E=f_{pD}(C) \qquad (2-1-1)$$

式中，$E$为药效或药物反应，$C$为药物浓度，$f_{pD}$为药效学函数，药效学函数是包含药物的内在属性和组织特异性的方程。在方程中，$E$是因变量，依赖于方程的所有其他变量。作用位点处的药物浓度$C$是自变量，因为它独立于方程中的所有其他成分。这个表达式适用于所有药物浓度下的药效评估，且能确定最佳反应所需的药物浓度。

## 三、量效关系

对于大多数药物来说，体内的药物浓度通常与给药剂量成正比。因此，以给药剂量的对数为横轴、药效为纵轴绘制的曲线，类似于药物浓度-药效曲线，如图2-1-2所示。与药物浓度-药效曲线不同，给药剂量-药效曲线是药物的药动学特性（药物ADME过程的速率及程度）与药效学特性（内在药效和受体亲和力）的综合曲线。应注意，低剂量给药时，增加给药剂量药效变化明显，随着给药剂量的不断增大，药效逐渐接近最大值，这时增加给药剂量对药效的影响变小。所以临床上应选择合适的给药剂量：一方面，由于量-效曲线进入平台期后增加给药剂量并不能显著提高药效；另一方面，高浓度药物会增加毒性反应的可能性。毒性的产生可能是因为药物与多种不同类型的受体结合，特别是在药物浓度较高的情况下，常会产生对机体有害的副作用。基于上述两个原因，实际用药时应选择合适的给药剂量和方案以获得最佳的药效与副作用的平衡。

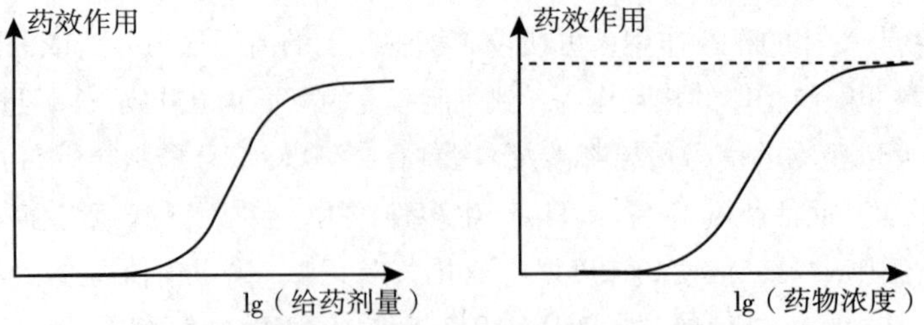


**图2-1-2　给药剂量-药效曲线（左）和药物浓度-药效曲线（右）**

临床研究中，药动学和药效学模型的发展为选择最佳给药方案提供了理论基础。将药动学与药效学方程相结合，可以得到给药剂量-药效关系的表达式：

$$E=f_{pD}[f_{pk}(dose,time)] \qquad (2-1-2)$$

注意，在这个方程中，血浆药物浓度已经取代了药效学方程中作用部位的药物浓度，这是假定作用部位的药物浓度总是与血浆药物浓度成正比。该方程能够在任何给药剂量下估测出药物反应的全过程。它可以用于药物早期研发阶段，以评估不同给药剂量间的药效差异，来选择最佳给药剂量。同时，也可用于预测药物在临床前研究中的药效，这将有助于提高药物开发试验的成功率。

## 四、治疗窗

药物浓度太低不产生治疗效应，浓度太高则产生难以耐受的毒性。在这两个浓度之间限定一个合理治疗区域，该浓度区域常称为“治疗窗”。

### （一）治疗窗的确定

治疗窗的具体说明如下：

1. 最低有效浓度（minimal effective concentration，MEC）是有效给药浓度的下限；若血浆药物浓度低于MEC，机体极有可能处于亚治疗状态。

2. 最大耐受浓度（maximum talerated concentration，MTC）是最佳给药浓度的上限；高于MTC的血浆药物浓度极有可能产生不良反应或毒性。

3. 药物的起效时刻可认为是血浆药物浓度达到最低有效浓度的时刻。

4. 药物的作用时间可认为是血浆药物浓度保持在治疗窗内的时间。

为了更好的应用治疗窗，就必须了解它是如何得到的。治疗窗主要是通过检测患者的血浆药物浓度，关注其对治疗效果及毒副作用的影响。

以给药剂量为横坐标、患者服用药物后的疗效为纵坐标，绘制变化曲线（图2－1－3），再将不同给药浓度下产生不良反应的患者的数据也添加到同一图表中。最后，得到了两条相似的S形曲线：治疗曲线在左，毒性曲线在右。该图表明不良反应的产生需要较高的给药浓度（如果无此特征，则药物对该疾病无治疗作用）。有趣的是，如果给药浓度足够高，100%的患者会产生毒性反应，但在高给药浓度的情况下，却不是100%的患者有治疗效果。我们把高浓度给药后没有治疗效果的患者称为无反应者。

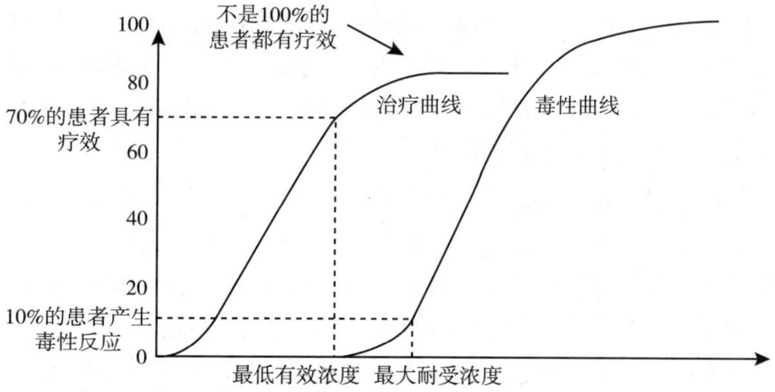


**图2－1－3　给药浓度与患者的毒副反应关系示意图**

在图2－1－3中，治疗窗为高于MEC，且低于MTC的给药浓度范围。在此范围中，超过70%的患者获得治疗效果，小于10%的患者产生毒性反应。为保证用药安全，实际应用治疗窗概念时，还应考虑特殊疾病及药物的潜在毒副作用。

### （二）治疗窗的局限性

1. 治疗窗代表了大部分患者最适合的药物浓度范围，但是某些患者会在低于MEC的给药浓度下产生疗效；而另一些患者却在低于MTC的给药浓度下产生毒性反应；还有些患者在远高于MTC的药物浓度下，也不会有任何疗效。

2. 治疗窗概念不适用于在药物浓度增大时药效发生显著变化的药物，此类药物的药效是一种有或无的反应，即给药浓度高于某一浓度时产生极大药效，而当药物浓度低于这一浓度时，则完全没有药效。

3. 治疗窗仅适用于在同一时间点血浆药物浓度与作用部位的药物浓度基本一致的药物。例如，有些药需要很长一段时间才能到达它们的作用部位，也就是说在这段时间内，血浆药物浓度可能达到MTC以上，却不代表一定产生了药效。

### （三）治疗指数（TI）

与治疗窗相同，治疗指数也常用于评价药物安全性。表达式为50%的患者产生毒性的给药剂量与50%的患者产生治疗作用的给药剂量之比：

$$TI=\frac{TD_{50}}{ED_{50}} \tag{2-1-3}$$

式中，$TD_{50}$是半数患者产生毒性的给药剂量，$ED_{50}$是半数患者产生治疗效果的给药剂量。如果一种药物的治疗指数为100，表明产生毒性的给药剂量大约是产生有效治疗剂量的100倍，即该药的安全性范围较大。相反，治疗指数为3，则表明该药物有较小的安全性范围，治疗指数小的药物治疗窗也较窄。

# 第二节　药动学过程

## 一、药物的给药、吸收和生物利用度

在临床上，药物的给药途径有很多种，选择适合的给药途径，有助于在最佳的治疗时间内将药物运送到作用部位。给药方式可分为全身给药和局部给药。全身给药是指药物通过循环系统被运送到作用部位。局部给药是指将一种药物直接应用于作用部位，给药量比全身给药要少得多。在药动学中，药物吸收是药物体内过程的第一步。

### （一）药物的给药途径

**1. 血管内给药**　血管内给药包括静脉和动脉两种给药方式。静脉给药，通常是在需要药物立即起效或高精度给药时使用，也适用于其他给药途径吸收不良或不吸收的药物。动脉给药并不常见，仅用于针对特定器官的治疗。

**2. 血管外给药**　血管外给药包括口服、肌内注射、皮下注射、经皮、鼻腔和肺吸入等给药方式。

口服给药是最常见的给药途径。常规口服给药有肝脏首过效应，口腔和舌下等特殊给药途径是利用口腔中相对多孔、通透性良好的黏膜吸收入血，无肝脏首过效应。

肌内注射和皮下注射给药适用于在胃肠道环境中会被破坏或因极性太大而无法经胃肠道吸收的药物。虽然肌内注射和皮下注射给药有一定的吸收过程，但一般会比口服给药途径更快进入血液。

经皮给药是一种无肝脏首过效应的给药方式。透皮贴剂可以在较长的时间内持续释放药物，适用于消除迅速且需要频繁使用的药物，但要求药物具有高亲脂性，可以穿透皮肤角质层。

鼻腔给药是利用鼻腔内黏膜面积大、通透性高的特点来传递药物。这一区域的血管很丰富，药物能够迅速吸收入血，常作为蛋白质和肽类药物的给药方式。

肺吸入给药，由于肺泡表面积大、通透性好，利于药物吸收，适用于治疗哮喘或其他呼吸道疾病的药物。

### （二）药物的吸收

一般来说，药物主要通过被动扩散跨膜吸收，该过程是由膜两侧的药物浓度梯度驱动。同时膜上可能会存在一些转运体，比如肠上皮细胞同时存在摄取转运体和外排转运体，可分别促进药物的吸收和外排。另外，肠细胞和肝细胞内还含有一些药物代谢酶，部分药物在经过这些细胞时可被酶代谢，未被代谢的药物则进入体循环。

### （三）生物利用度

生物利用度（bioavailability，*F*）是指药物活性成分从制剂释放吸收进入血液循环的程度和速度。进入全身循环的药物量占总给药剂量的比例*F*，可以是没有药物进入循环系统（0）到所有药物均进入循环系统（1）之间的任意值。若一种药物的*F*值为0.80，意味着80%的药物进入循环系统。只有进入循环系统达到有效剂量的药物才能够发挥药效，因此药物的有效剂量可定义为生物利用度*F*和给药剂量的乘积：

$$有效剂量=F\cdot 给药剂量 \tag{2-2-1}$$

影响药物生物利用度的主要因素有：①药物的理化特性；②药物剂型和处方；③生物因素，如药物是否是膜转运体或药物代谢酶的底物。

## 二、药物的分布

药物的分布是指药物经吸收进入全身循环，再迅速地分布到血浆中，并被运送到周围组织的过程。药物的分布速率主要取决于药物的理化性质、器官血流量以及膜的通透性。药物分布不仅与药物效应有关，而且与药物毒性关系密切，对安全有效用药具有重要意义。也就是说，血浆药物浓度是获取药物在体内分布随时间变化信息的重要“窗口”。

### （一）基本概念

**1. 分布体积**　血浆（约3L）、细胞外液（约为15L）和全身体液（约为40L）是药物分布研究中三个重要生理体积概念，其中全身体液体积等于细胞外液与细胞内液体积之和，代表了药物能分布的最大体积。

（1）血浆　在体循环里，药物分布于血浆中。药物在全血各细胞成分中的分布，取决于药物的物理化学性质和细胞膜的通透性。

（2）细胞外液　毛细血管上皮细胞的细胞膜通常非常松散，甚至允许极性大的药物和大分子的药物（如蛋白质分子）通过。因此，大多数药物能够分布在细胞外液中。然而，某些组织的毛细血管膜，如中枢神经系统、胎盘和睾丸组织中的细胞膜更紧密，可能会阻止一些药物的通过，特别是大分子和极性大的药物。

（3）细胞内液　进入细胞外液的药物能否进入细胞中发挥作用，主要取决于药物的理化性质。分子量小的亲脂性药物可以很容易地穿透细胞膜，分布于全身体液。而极性大的药物和大分子药物则不能通过被动扩散穿过细胞膜。

综上所述，药物能够透过体内大部分的毛细血管膜，药物分布的体积大致等于细胞外液的体积；而药物在细胞外液中分布的能力主要取决于其理化特性，小的亲脂性药物分子很容易穿过生物膜并分布在全身体液中。另外，摄取转运体或者外排转运体可能会影响药物的组织分布。

**2. 药物的富集现象**　药物的分布主要是由被动扩散驱动的。理想状态下，整个分布体系内的药物浓度是一致的。但实际情况是，药物经常以可逆的方式与血浆或组织中的蛋白质或其他大分子结合，而与血浆蛋白结合的药物不能够分布到组织中。因此，药物与血浆蛋白和组织大分子的结合对药物的分布规律有重要影响。与血浆蛋白结合的药物被富集在血浆中，而与组织大分子结合的药物被富集在组织中。药物的浓度因组织不同而有所差异，通常药物在易结合的组织中浓度最大。

总的来说，药物分布主要由游离药物浓度梯度所驱动。分布过程中药物的存在状态有两种，一是分布于血浆和组织的游离药物，二是被血浆蛋白和（或）组织大分子结合的药物。理论上当药物分布完成，分布于血浆和组织的游离药物浓度应该是相同的。实际上，摄取转运体和外排转运体也可能参与其中，它们可能促进或限制药物的分布，使情况更为复杂。

**3. 表观分布容积**　分布完成后，组织中药物浓度（$C_t$）与血浆中药物浓度（$C_p$）的比值将保持不变，不同药物间的比值存在很大差异。并且由于药物与不同组织的亲和度不同，不同组织的实际药物浓度也会不同。由于无法测定单个组织的药物浓度，但是血药浓度和体内的药物量（$A_b$）是很容易得到的。当$A_b$不变时，血药浓度越高，说明药物在组织中的分布越少，反之，则说明药物在组织中的分布较多。$A_b$与$C_p$的比值称为表观分布容积（$V_d$），$V_d$的单位为体积单位。

$$V_d = \frac{A_b}{C_p} \tag{2-2-2}$$

**4. 血浆蛋白结合**　进入体内的药物很大一部分都会与血浆中某些蛋白结合，形成药物蛋白复合物。这种结合是可逆过程并且发生得很快，药物可在结合型和游离型之间迅速达到平衡。如果游离型药物浓度因为药物的分布、消除而下降，结合型药物就会迅速解离以维持平衡。通常情况下，血浆药物浓度指总药物浓度，检测总药物浓度方法简单经济。但药理毒理学研究中，血浆药物浓度通常指游离药物浓度，因为只有游离药物能够通过细胞膜扩散到药物的作用部位，并与受体发生相互作用。

**5. 影响血浆蛋白结合的因素** 药物与蛋白质的相互作用方程见式（2－2－3）。

$$[D]+[P] \underset{k_2}{\overset{k_1}{\rightleftharpoons}} [DP] \quad (2-2-3)$$

式中，［D］为游离药物浓度，［P］为游离蛋白结合位点数量，［DP］为药物蛋白复合物浓度，$k_1$和$k_2$分别为正向和反向过程的速率常数。

这一过程具有容量限制，具体是指：由于蛋白质上的结合位点有限，所以药物结合作用受到蛋白质结合位点数量的限制。将方程（2－2－3）变形可得

$$Cp_u+(P_T-Cp_b) \underset{k_2}{\overset{k_1}{\rightleftharpoons}} Cp_b \quad (2-2-4)$$

式中，$Cp_u$为未结合药物浓度，$P_T$为蛋白结合位点数量，$Cp_b$为药物蛋白复合物浓度或结合药物浓度。

图2－2－1所示是结合药物与游离药物浓度之间的典型关系。在低游离药物浓度下，结合药物的增加和游离药物的增加成正比。随着游离药物浓度的进一步增加，蛋白质位点会发生一定程度的饱和，可结合的药物会减少。最终，在高游离药物浓度下，蛋白质上的所有结合位点都被占据，结合药物浓度保持不变。

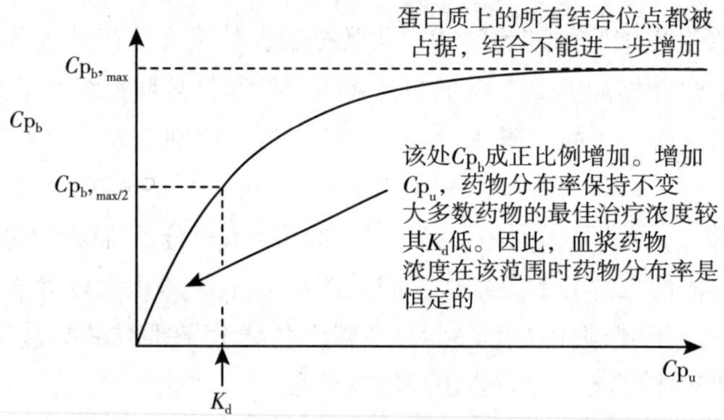


**图2－2－1 结合药物浓度与游离药物浓度的关系**

## （二）药物分布律

药物分布律，即药物在组织中分布随时间变化的规律。图2－2－2为静脉注射给药后，药物在血浆及组织中的分布图。在分布相，随着药物向组织分布，组织中药物浓度增加，最终达到一种平衡。在后分布相，组织药物浓度与血浆药物浓度平行下降。

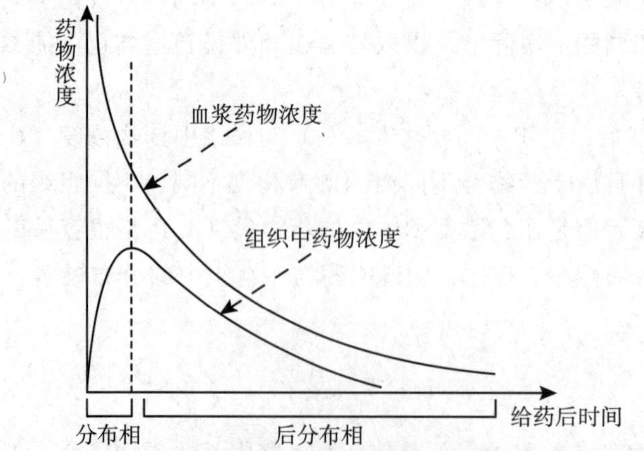


**图2－2－2 静脉注射后药物在血浆和组织中的药物浓度-时间示意图**

**1. 灌注型药物分布** 灌注是指药物通过循环或淋巴系统到达器官或组织的过程。对于灌注型药物，组织对药物的任何吸收都会导致静脉血中药物浓度降低。灌注型药物分布是一个一级过程，组织对药物的任何吸收都会导致静脉血中药物浓度降低，动脉血中药物浓度会随着药物在体内的分布和消除而不断变化。当药物在组织

中分布完成时，药物在组织与动静脉血中的浓度保持平衡。

**2. 扩散型药物分布** 一些组织，如大脑、胎盘和睾丸，它们的上皮细胞连接非常紧密，使得大分子药物扩散缓慢。在这种情况下，亲水性药物的分布会比亲脂性药物慢。但并非所有药物在这些组织的分布都会受到扩散的影响，小分子亲脂性药物，比如静脉麻醉药，可以很容易地通过细胞外途径进行扩散，然后以灌注方式分布于大脑。

### （三）药物在中枢神经系统的分布

药物在中枢神经系统的分布受血脑屏障的限制。血脑屏障是指血液与脑组织、血液与脑脊液、脑脊液与脑组织三种屏障的总称。它是由结构骨架和功能组分两部分构成。结构骨架由毛细血管内皮细胞组成，它们紧密连接在一起，阻止了除极性小分子外其他药物的细胞旁路通道。这从本质上限制了药物从血管膜扩散到细胞外，限制了小亲脂药物分子和极性分子向大脑的扩散。功能组分主要由摄取和外排转运系统构成，也包括药物代谢酶，但它们在控制药物进入大脑方面的作用还不完全清楚。转运体 OAPT1A2、P-gp、MRP4 和 BCRP 位于血脑屏障毛细血管内皮细胞的顶端。摄取转运体 OAPT1A2 的功能是将必需营养物质运送至中枢神经系统，另外也可将某些极性药物从血液输送到大脑。而外排转运体 P-gp、MRP4 和 BCRP 可将通过毛细血管膜的药物泵回体循环，限制药物进入中枢神经系统。

## 三、药物的消除

90% 以上药物的代谢和肾排泄是一级消除过程。半衰期和清除率都是衡量药物消除速率的指标。一种药物的清除率越大，它的半衰期就越短。反之，清除率越小，半衰期越长。

**1. 清除率** 清除率（clearance，CL）可以衡量肝脏和肾脏将药物从体内消除的效率，清除率越高，消除越快。但只有存在于血浆中的药物，才有机会被肾脏和肝脏消除。药物的表观分布容积反映了药物在血浆和身体其他部分的相对分布，也是决定药物消除率和半衰期的重要因素。如果一种药物的表观分布容积很大，那么大部分药物就会分布于组织中，而不能被肝和肾清除。清除率大，分布体积小，则消除速率快，半衰期短；清除率小，分布体积大，则消除速率慢，半衰期长。

**2. 总清除率** 总清除率是体内诸消除器官在单位时间内清除药物的血浆容积，即单位时间内有多少毫升血浆中所含药物被机体清除，是肾、肝和其他所有组织清除率之和。

（1）肾清除

1）肾小球滤过：约 20% 的肾脏血会流向肾小球，速度约为 1.2L/min。此时，肾小球的血液将受到流体静压力，这种压力会迫使血浆中的水和大部分药物通过毛细血管膜进入肾小管。肾小球毛细血管极具渗透性，直径小于 4nm 的中性分子可以自由通过，直径在 4~8nm 的化合物的滤过量与其大小成反比，直径大于 8nm 的化合物则无法被滤过。除了分子大小，渗透性还与电荷相关。由于肾小球毛细血管壁带有负电荷，会排斥带负电荷的分子，因此，阴离子的渗透性低于中性分子。而血浆蛋白包括白蛋白，直径约为 7nm，带负电荷，所以几乎不能被滤过。另外，与血浆蛋白结合的药物不会被过滤。

2）肾小管分泌：肾小管分泌可进一步促进药物清除，使药物从围绕肾小管的毛细血管进入肾小管腔。在许多情况下，这一过程是通过转运体的作用完成的，转运体大多集中在近端小管细胞中。摄取转运蛋白（OAT1、OAT3、OCT2）存在于肾小管膜基底外侧，而外排转运蛋白（P-gp、MRP2、MRP4）存在于肾小管膜顶侧（图 2-2-3）。这两种转运体系统可以协同工作，促进肾小管分泌和药物排泄。肾小管的分泌过程分为两阶段：先通过摄取转运体将药物从血液转移到肾小管膜细胞；再通过外排转运体将细胞中的药物外排至肾小管中。

3）肾小管重吸收：当原尿到达远端肾小管时，约 80% 的水被重新吸收。因此，原尿中的药物浓度高于周围毛细血管中的药物浓度，药物沿浓度梯度扩散回体循环。肾小管重吸收的程度由以下 3 个因素决定。①药物的亲脂性：亲脂药物很容易通过管状膜，并被重新吸收回体循环。这突出了肝脏代谢对药物清除的重要性。因为经肝脏代谢产生的代谢物极性强，不易被肾小管重吸收。②pH：大多数药物是弱酸或弱碱性的，原尿的 pH 和药物的 $pK_a$ 共同决定了药物是电离形式还是非电离形式。由于只有非电离形式的药物才能够通过管状膜扩散，因此尿 pH 可以影响药物在肾小管的重吸收。③原尿流速：原尿流过肾小管的速度越快，重吸收的机会就越有限。如摄取大量的水、乙醇和咖啡因等利尿剂，可以减少肾小管重吸收，增加肾脏的清除率。

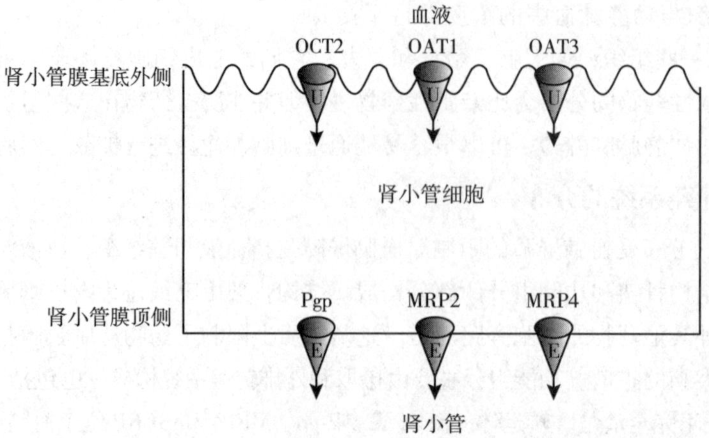


图 2-2-3　肾小管内转运体作用机制示意图

（2）肝清除　肝清除是药物代谢消除的主要方式。药物经过肝脏代谢产生的极性代谢物不会经历重吸收过程，因此可以随尿液排出体外。大多数前体药物是亲脂的，通过代谢或生物转化后的代谢物水溶性一般比前体药物高。当代谢物的水溶性较低时，会在肾小管内结晶，导致肾脏严重损伤，甚至尿血。虽然药物代谢可以被称为“药物解毒”，但药物代谢产物仍可能具有药理活性或毒性。正常情况下，毒性代谢物会在肝脏中与谷胱甘肽结合而失活，但当毒性代谢物的量超过肝谷胱甘肽的还原能力时，将会导致肝中毒甚至肝坏死。

（3）Ⅰ相和Ⅱ相代谢　虽然许多组织中含有药物代谢酶，并有代谢药物的能力，但肝脏中代谢酶的种类和数量最多。因此，肝脏是药物代谢的主要器官。参与肝代谢的各种酶促反应可分为两大类：Ⅰ相代谢和Ⅱ相代谢。Ⅰ相代谢为非合成反应，通常包括氧化、还原、水解、羟基化和去甲基化等反应。细胞色素 P450（CYP）酶系统是迄今为止最重要的Ⅰ相代谢酶，负责消除约 70% 的药物。Ⅱ相代谢是合成反应，即母药或Ⅰ相代谢产物与葡萄糖醛酸、硫酸或谷胱甘肽等极性分子相结合。UDP-葡糖苷转移酶（UGTs）是最重要的Ⅱ相酶，约有 10% 的药物被其代谢而后消除。前体药物、Ⅰ相或Ⅱ相代谢物，均可通过胆汁排泄。

1）CYP450 单氧化酶系、CYP450 单氧化酶系是肝微粒体中催化药物代谢的活性成分，由一系列同工酶组成。根据其氨基酸序列、底物专一性和可诱导性，各种同工酶可被分为不同的家族，对于外源性物质代谢有重要意义的主要是 CYP1、CYP2 和 CYP3 三个族。至今人体中已有 30 多种 CYP450 同工酶被分离鉴定，其中包括一些主要的药物代谢酶如 CYP2E1、CYP2C19、CYP2C9、CYP2D6、CYP3A4 在大多数人群中占人体总 CYP450 的 50%，CYP2D6 和 CYP2C19 与代谢多态性有关。

2）肝脏药物转运体：摄取转运蛋白 OATP1B1、OATP1B3、OATP2B1、OAT2、OCT1 以及外排转运蛋白 P-gp、MRPs、BCRP 均存在于肝脏中，并参与药物的肝脏清除（图 2-2-4）。摄取转运体主要在肝细胞膜的基底侧表

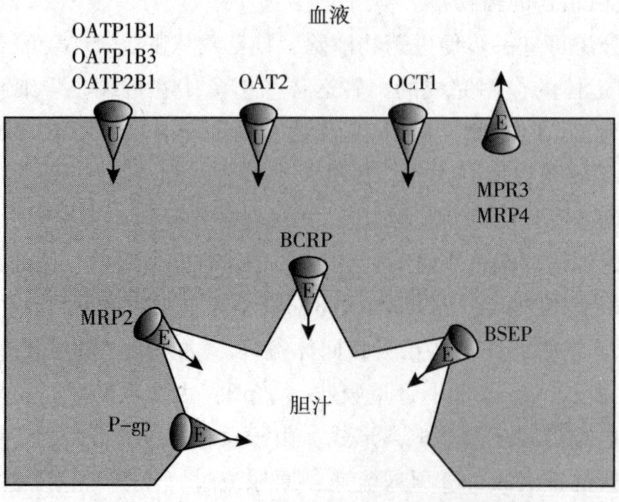


图 2-2-4　肝脏内转运体作用机制示意图

达，它们协助药物进入肝细胞而启动肝脏清除的第一步。外排转运体主要位于管状膜上，是通过将药物、药物代谢物以及药物的葡萄糖醛酸、硫酸和谷胱甘肽结合物分泌到胆汁中来完成肝脏清除。转运体的上述功能有时也被称为Ⅲ相代谢。

## 第三节 非房室模型分析

许多药动学研究都关注特定条件对清除率、表观分布容积、生物利用度与半衰期等参数的影响。与房室模型相比，非房室模型分析更加便捷，并具有以下优势：

（1）需要的血浆样品更少。

（2）对于样品的采集时间要求较宽松。

（3）模拟过程更加直观，建模过程更简单。

（4）避免了房室模型模拟中经常发生的问题，即药物在某些情况下表现出一室模型的特征，但在另一些情况下表现出多室模型的特征。

下面从非房室模型分析的药动学参数开始讨论。

### 一、药动学中的重要参数

#### （一）有效剂量

在药动学表达式中，由于给药剂量是一定的，因此认为给药剂量为常数。有效剂量是指到达患者循环系统的药物总量，其可能由于以下原因或给药剂量的不同有所差别：

**1. 成盐因子** 许多药物以成盐的方式进行给药，因此给药剂量中包括了药物及与之成盐的酸或碱。为了计算给药剂量中药物所占的比例，将给药剂量通过成盐因子（$S$）进行校正。

**2. 生物利用度** 当通过血管外给药时，药物在进入循环系统之前会损失一部分药物。例如口服给药时，吸收过程中会损失部分药物，包括在胃肠液中被破坏、穿透细胞膜能力较差、在肠上皮细胞中被外排或被代谢、肝脏的首过效应等。在给药剂量中到达循环系统的比例即为药物的生物利用度（$F$）。

综上所述，到达循环系统中的有效剂量为：

$$\text{有效剂量} = S \cdot F \cdot D \qquad (2-3-1)$$

式中，$S$ 为成盐因子，$F$ 为生物利用度，$D$ 为给药剂量。

#### （二）药物吸收速率

除血管内给药途径外，其他给药途径都存在药物吸收过程，通常情况下吸收是一级速率过程。例如，在口服给药途径中，吸收速率是一个关于胃肠道内药物总量（$A_{GI}$）的一次函数，系数为一级吸收速率常数（$k_a$），可以表达为：

$$\text{吸收速率} = k_a \cdot A_{GI} \qquad (2-3-2)$$

吸收可能发生在药物最初到达胃肠道并溶解于胃肠液的过程中，由于在最初阶段大量药物存在于胃肠液中，此阶段吸收速率最大。随着药物被逐渐吸收，胃肠液中的药物总量减少，吸收速度也变慢。最终，所有药物被吸收，吸收过程终止，不会再对药-时曲线产生任何影响。对于一级吸收过程，吸收半衰期为 $0.693/k_a$，吸收时间为3~5个吸收半衰期。

吸收过程中的基础药动学参数为吸收的一级速率常数（$k_a$）以及到达循环系统的药物剂量比例（即生物利用度，$F$）。由于药物的吸收受制剂类型以及辅料影响，因此，当对比其他药动学参数时，$k_a$ 与 $F$ 不需要是常量。其他影响药物吸收的因素也会影响 $k_a$ 与 $F$，例如胃肠液的流动性以及配伍药物等。

#### （三）药物消除速率

药物消除速率是指单位时间内从体内消除的药物的表观分布容积。药物的消除是一级速率过程，速率取决于血浆药物浓度以及体内药物总量。当血浆药物浓度高时，消除速率大；当血浆药物浓度低时，消除速率小。

消除过程可以表达为：

$$消除速率 = k \cdot A\mathrm{b} \tag{2-3-3}$$

式中，$k$ 为总消除速率常数，$A_b$ 为体内药物总量。消除过程还可以通过消除率表示：

$$消除率 = CL \cdot C_p \tag{2-3-4}$$

式中，$CL$ 为总消除率，$C_p$ 为血浆药物浓度。

消除率是消除过程最基本的药动学参数，总消除速率常数是二级药动学参数，代表着消除速率。消除速率常数取决于消除率以及分布容积。

## 二、非房室模型分析的药动学参数

### （一）平均滞留时间

静脉注射后，药物分子在体内会发生巨大的变化：一些药物分子会立刻被完全消除，而其他的药物分子可能会在体内滞留更长的时间，甚至在给药后会在体内滞留几周以上。平均滞留时间（mean residence time，*MRT*）为药物分子在体内滞留的平均时间，测量 *MRT* 需要假设在药物处置过程中不存在房室过程。

药物的 *MRT* 是药物存在于体内的平均时间，当药物通过静脉注射给药时，药物的消除遵循一级消除。

*MRT* 是全部滞留时间平均分配到体内全部药物的结果：

$$MRT = \frac{AUMC}{AUC} \tag{2-3-5}$$

*MRT* 可由血浆药物浓度-时间曲线下面积（*AUC*）与血浆药物浓度与时间的乘积对时间做图得到的曲线下面积（*AUMC*）计算得到。*AUC* 指 $C_p$ 对时间曲线下面积，*AUMC* 指 $C_p \cdot t$ 对时间曲线下面积（图 2-3-1）。

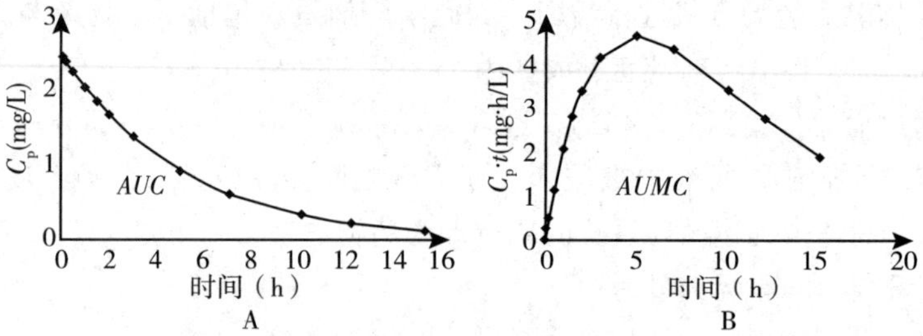


**图 2-3-1 血浆药物浓度与时间的曲线**

A. 血浆药物浓度-时间曲线；B. 血浆药物浓度与时间乘积-时间曲线

### （二）其他重要的药动学参数

其他重要的药动学参数包括平均消除速率常数、平均消除半衰期以及稳态下的表观分布容积。

平均消除速率常数：

$$k = \frac{1}{MRT} \tag{2-3-6}$$

消除半衰期：

$$t_{1/2} = \frac{0.693}{k} \tag{2-3-7}$$

消除率：

$$CL = \frac{S \cdot F \cdot D}{AUC} \tag{2-3-8}$$

稳态下表观分布容积：

$$V_{d,ss} = \frac{CL}{k} = \frac{S \cdot F \cdot D/AUC}{1/MRT} = \frac{S \cdot F \cdot D \cdot MRT}{AUC} = \frac{S \cdot F \cdot D \cdot AUMC}{AUC^2} \tag{2-3-9}$$

# 第四节　房室模型

药动学主要研究体内药物浓度随时间变化的规律，即血浆药物浓度与时间的函数，该函数由给药剂量以及ADME的进程决定，通过房室模型可以将这一过程合理直观地表示出来。

## 一、房室模型的分类

药物进入血液后，通过血液进入到组织中，开始药物的分布。不同组织对药物的摄取能力不同，但药物在组织与血浆中的比例会逐渐增加，直至平衡。该平衡被视为分布的结束。药物分布速率常数是一级速率常数，它决定了药物的分布过程。组织的灌注速率决定了组织摄取药物的能力，因此药物分布速率主要取决于组织的灌注速率。房室模型能够简便地将该过程表示出来，将摄取药物速率不同的组织分为不同房室，速率相近的组织视为一个房室，每个房室都是由一个或多个药物分布速率相近的组织组成的虚拟结构。

在房室模型中，任何时刻同类型房室内的各处药物浓度都是一致的。根据摄取速率的不同，房室可分为三种类型：第一种是摄取药物速率很快的组织，即药物灌注良好的组织；第二种是摄取药物速率很快但药物灌注能力较差的组织；第三种是摄取药物极其缓慢的组织。任何药物的体内过程均可由这三种模型来描述。

### （一）一室模型

一室模型将人体视为一个整体，即一个中央室。中央室模型中所有组织以极高速率摄取药物，药物在组织中的分布极快以至于观测不到分布过程对血浆药物浓度的影响。例如，当静脉注射给药时，即使在注射的最初阶段，血浆药物浓度也仅受药物消除过程的影响，以单指数形式下降，不存在分布相。一室模型可通过组织容积、包含的药物总量以及药物浓度进行表示，分别以 $V_1$、$A_1$ 与 $C_1$ 表示。由于一室模型认为药物的分布是在瞬间完成的，因此药物浓度等于血浆药物浓度（$C_1=C_p$），$A_1$ 等于体内药物总量（$A_b$），$V_1(A_1/C_p)$ 等于药物的表观分布容积（$V_d$）。

**1. 静脉推注在一室模型中的药动学**　外周静脉注射是最常见的一种直接给药途径，该途径能够确保药物在血浆中迅速达到治疗浓度，生物利用度为100%，血浆药物浓度相比于其他途径更容易预测。静脉注射主要分为两类：静脉推注与静脉滴注。静脉推注是将全部剂量在同一时间给药，快速推注可能导致血浆药物浓度较高，因此给药过程通常持续在一分钟以上。静脉滴注是在较长时间段内以恒定速度完成给药，具体分为：给药时程在0.5~2小时的普通滴注、给药间隔在8~12小时的间断性滴注和以恒定速率持续静脉滴注几日的持续性滴注。

进行静脉推注给药后，血浆药物浓度仅受一级消除影响，药时曲线表现为平滑的单指数线性下降，在半对数坐标轴内呈直线。

给药后（$t=0$），体内初始药物总量（$A_{b_0}$）等于有效剂量。药物分布瞬间完成，初始血浆药物浓度（$C_{p_0}$）等于 $A_{b_0}/V_d$，或 $S\cdot F\cdot D/V_d$。房室内药物浓度等于血浆药物浓度（$C_p$），房室内药物总量（$A_1$）等于体内药物总量（$A_b$），房室内容积（$V_1$）等于：

$$V_1=\frac{A_1}{C_1}=\frac{A_b}{C_p} \tag{2-4-1}$$

但是由于定义：

$$\frac{A_b}{C_p}=V_d \tag{2-4-2}$$

因此对于一室模型：

$$V_1=V_d \tag{2-4-3}$$

**2. 半衰期**　半衰期是指血浆药物浓度或体内药物总量降低至50%所需要的时间，消除速率遵循一级过程：

$$t_{1/2}=\frac{0.693}{k} \tag{2-4-4}$$

**3. 消除时间**　血浆药物浓度以及体内药物总量仅受消除作用影响，且消除速率为一级过程。因此，消除初始剂量的任何部分所需的半衰期与一级过程中完成该部分所需的半衰期相同。

**4. 血管外给药在一室模型中的药动学** 血管外给药依赖循环系统将药物运送至作用部位，其中药物进入循环系统的过程称为药物的吸收。经典血管外给药的药时曲线如图2－4－1所示。给药后，血浆药物浓度由于药物的吸收作用而逐渐上升（$A$）并达至峰值（$B$），该点处血浆药物浓度称为$C_{max}$，对应的时刻为$T_{max}$，随后血浆药物浓度开始下降（$C$和$D$）。

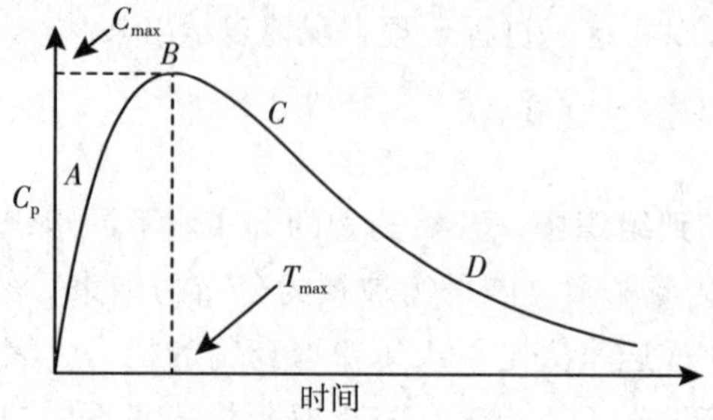


**图2－4－1 经典血管外给药后血浆药物浓度-时间曲线**

## （二）二室模型

二室模型将人体分为两个房室：中央室与周边室。中央室包含血浆与组织，能够快速摄取药物，药物的分布可认为在瞬间完成；周边室为摄取速率低于中央室的组织。周边室的容积、药物总量以及药物浓度分别以$V_2$、$A_2$、$C_2$表示。药物向周边室分布以及由周边室向中央室的重新分布均遵循一级过程，由中央室或周边室的药物总量决定。分布与重新分布的速率常数分别由$k_{12}$与$k_{21}$表示。在静脉注射给药后，药物向周边室进行分布，因此可以观察到血浆药物浓度在最初阶段快速下降。

**1. 静脉推注在二室模型中的药动学** 许多药物的分布符合二室模型，这是因为在静脉注射后血浆药物浓度在前期会迅速下降，导致药时曲线分为两相，这一特点在半对数坐标轴上更为明显。由于在简单的一室模型中，血浆药物浓度在单一因素影响下呈单指数下降，所以不能用于预测这一行为。在二室模型中，药物向体内某些组织分布较慢。

**2. 药物的组织分布** 具有二室模型药动学特征的药物，按其分布速率的不同将组织分为两组。一组组织类似于一室模型，摄取药物速率极高，以至于注射后的前期阶段，无法在血样中观察到药物向组织分布的过程。这些组织通常灌注良好，并且药物浓度的组织-血浆比值迅速达到平衡，维持不变。与此同时药物也向另一些灌注较差的组织中进行分布，这些分布过程导致最初血浆药物浓度的下降，虽然在该过程中药物的消除也同时存在，但是药物的分布在血浆药物浓度下降中占主导地位。

在这些组织中，分布过程十分缓慢，组织/血浆药物浓度比在该过程中持续增加，最终达到平衡。在这时，分布过程完成，组织/血浆药物浓度比维持不变。接下来，药物的一级消除导致血浆药物浓度缓慢下降，该过程为消除相。如图2－4－2所示药物浓度在中央室与周边室中变化过程，需要注意的是药物浓度在组织之间各不相同，在两组组织中均可能高于、低于或等于血浆药物浓度，这取决于药物转运体及其他影响因素。药物向中央室组织中的分布是瞬间完成的，而药物向周边室组织分布的过程则较为缓慢，并伴随着血浆及中央室组织中药物浓度的快速下降。

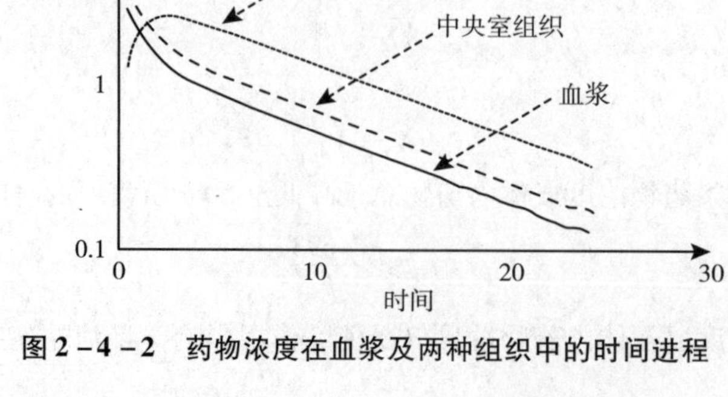


**图2－4－2 药物浓度在血浆及两种组织中的时间进程**

**3. 药物的房室分布**　根据药动学模型，假设机体由两个房室组成，中央室包括血浆及分布过程十分迅速的组织，其浓度等于血浆药物浓度。因为能够发生消除的器官通常灌注效率高，所以药物的消除过程通常被假定发生在中央室。其次，周边室由分布过程较慢的组织构成，按照定义其药物浓度均一且始终一致。房室之间的药物流动遵循一级速率且由房室药物总量驱动。药物从中央室向周边室扩散称为分布（速率常数为 $k_{12}$），药物从周边室向中央室扩散称为重新分布（速率常数为 $k_{21}$）。静脉注射后，假设药物向中央室瞬间完成分布，这时全部药物存在于中央室，并在中央室始终均匀分布。在零时刻，没有药物存在于周边室，两室之间的浓度梯度驱动药物向周边室扩散，周边室药物浓度逐渐增加，而中央室药物浓度逐渐减少（由于分布与消除）。最终，当周边室药物浓度等于中央室药物浓度时，药物浓度达到平衡。此时中央室由于消除作用，药物浓度逐渐减少，因此，药物从周边室重新向中央室扩散。周边室的药物浓度是指周边室所有组织中的平均药物浓度。

### （三）三室模型

三室模型是二室模型的扩展。当大量药物以极慢的速率向吸收较差的组织（如脂肪、骨骼等）分布时，这些组织共同构成了第三房室，即深层组织房室。在深层组织房室中，容积、药物总量与药物浓度分别以 $V_3$、$A_3$ 与 $C_3$ 表示，分布和重新分布速率常数分别由 $k_{13}$ 与 $k_{31}$ 表示。在三室模型中，存在三种组织，分别是中央室、周边室和深层组织房室。中央室的组织摄取药物速率极高，在血浆的药时曲线中，不存在分布相。周边室的组织摄取药物速率较慢，并且向这些组织的分布导致了药时曲线前期的快速下降，在分布相中，血浆药物浓度的下降由药物的消除所控制。深层组织房室对药时曲线的影响只有在大部分药物被消除后才会体现，并且血浆药物浓度下降十分缓慢。初期，药物向第三房室的组织分布速度慢，对血浆药物浓度没有明显的影响，该房室的重新分布速度也十分缓慢。但在后期，第三房室中包含了体内一大部分的药物，该房室向血浆重新分布时，会导致血浆药物浓度的下降速率降低，例如，地高辛与氨基糖苷类药物的药动学符合三室模型。

## 二、非线性药动学

### （一）线性药动学概念

线性药动学是指药物的转运和消除都符合一级动力学过程。其主要特征是每次给药后的血浆药物浓度与给药剂量成正比。大多数临床药物都遵循线性药动学规律。

线性药动学的一些重要特征：①*AUC* 与剂量成正比；②血浆药物浓度与给药速率成正比；③平均稳态血浆药物浓度与给药速率成正比。

当 ADME 不符合一级动力学过程，或者药物的药动学参数随剂量变化时，就会出现非线性药动学。非线性药动学极大地增加了药物开发、治疗药物使用和生物利用度评估的复杂性（图 2－4－3）。

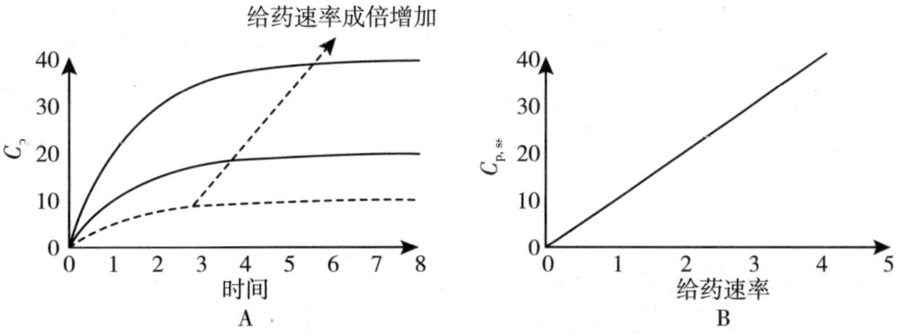


**图 2－4－3　血浆药物浓度与给药速率的关系**

A. 给药速率与血浆药物浓度；B. 稳态血浆药物浓度与给药速率

### （二）ADME 的非线性过程

当治疗药物浓度可以使参与 ADME 中的一种酶或蛋白达到饱和时，就会出现非线性药动学。

### （三）代谢能力受限的药动学

临床中最常见的非线性药动学类型是饱和代谢，也称作能力受限代谢。下面为了理解非线性药动学的成因，对酶的代谢动力学进行阐述。

**1. 酶促反应动力学** 酶促反应动力学通常遵循米氏方程，代谢率（$V$）与血浆药物浓度（$C_p$）之间关系如下：

$$V = \frac{V_{max} \cdot C_p}{K_m + C_p} \tag{2-4-5}$$

如图2-4-4所示，$V$ 与 $C_p$ 呈双曲线关系，最大速率一半时的浓度等于药物的 $K_m$ 值。代谢速率受到两种条件限制。

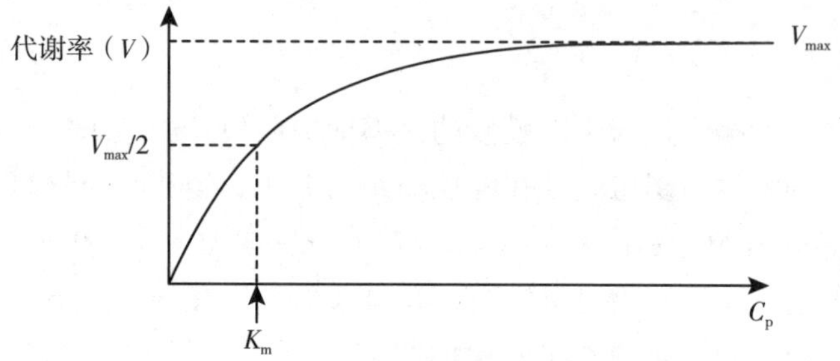


**图2-4-4 代谢率与血浆药物浓度的关系**

在较低的药物浓度（$C_p << K_m$）下，存在过量的酶，随着药物浓度的增加，药物代谢速率可以呈比例增加：药物代谢速率与血浆药物浓度成比例，代谢是一个明显的一级过程。$C_p << K_m$，$K_m + C_p \approx K_m$。

$$V = \frac{V_{max} \cdot C_p}{K_m + C_p} = \frac{V_{max} \cdot C_p}{K_m} = constant \cdot C_p \tag{2-4-6}$$

当药物浓度非常高时（$C_p >> K_m$），酶完全饱和，其速率在其最大值 $V_{max}$ 处保持不变。代谢是一个零级过程。$C_p >> K_m$，$K_m + C_p \approx C_p$。

$$V = \frac{V_{max} \cdot C_p}{K_m + C_p} = \frac{V_{max} \cdot C_p}{C_p} = V_{max} \tag{2-4-7}$$

大多数药物的治疗浓度远远低于它们的 $K_m$ 值。因此，临床应用的大多数药物的酶代谢均遵循一级动力学，药物动力学呈线性。然而，仍有少数药物的治疗性血浆药物浓度接近或超过其 $K_m$ 值。

**2. 血浆药物浓度时间分布** 静脉注射后，代谢饱和的药物血浆药物浓度随时间呈半对数下降。如图2-4-5所示，图中不同的线表示剂量连续成倍增加。可以看出最小剂量与线性药动学观察到的相似：$\ln C_p$ 与时间呈直线关系。随着剂量的增加，血浆药物浓度的初始下降幅度远小于线性药动学的下降幅度。当浓度较高时，初始下降呈凹形，这是因为酶在较高浓度下达到饱和，代谢率不能随着浓度的增加而增加，此时速率小于一级过程的速率，*AUC* 随剂量不成比例地增加。对于代谢饱和的药物，初始血浆药物浓度与剂量成正比，因为它只与药物的分布相关，与药物的消除特性无关。

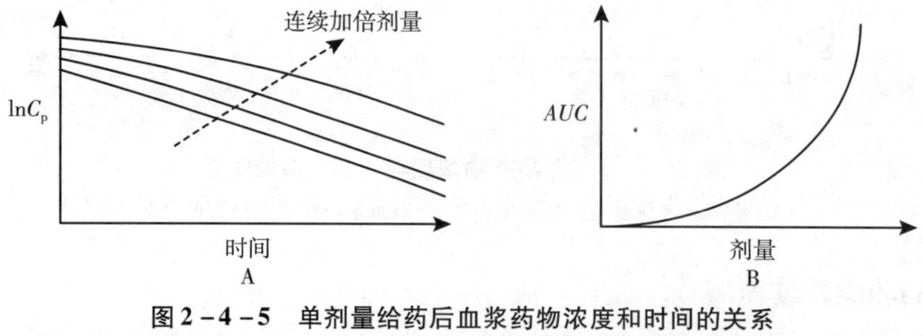


**图2-4-5 单剂量给药后血浆药物浓度和时间的关系**

A. 血浆药物浓度随时间变化半对数图；B. *AUC* 随着剂量变化示意图

图 2－4－6 表示延长给药后非线性代谢的典型血浆药物浓度分布。不同的曲线表示剂量连续成倍增加。第一次加倍会使稳态血浆药物浓度增加 3～4 倍。进一步加倍会导致血浆药物浓度增加 8 倍以上。图 2－4－6B 显示了稳态血浆药物浓度与较大范围给药速率之间的关系。给药速率的增加会导致稳态血浆药物浓度不成比例地增加。在高给药速率下，血浆药物浓度趋于无穷大。

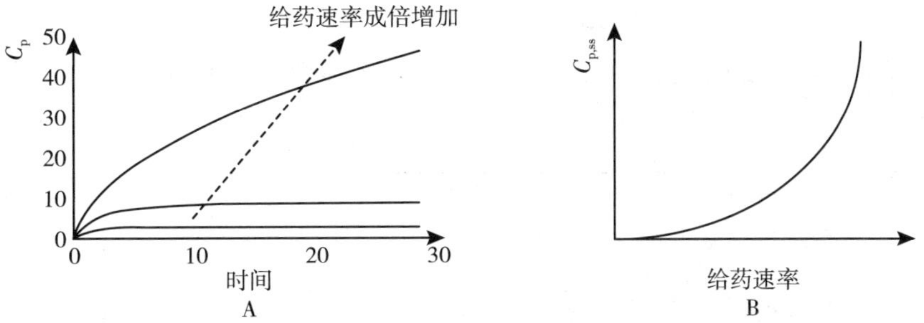


**图 2－4－6 非线性消除对药动学的影响**

A. 血浆药物浓度与时间关系；B. 稳态血浆药物浓度与给药速率关系

# 第五节 群体药动学模型

许多研究为了解释个体间药动学差异，对影响药动学的因素进行了量化，如患者的年龄、性别、疾病状态与伴随用药治疗等。群体药动学分析是一种模型的外推过程，它通过将大量数据归纳为少量参数来描述全部数据，目的是为了评估目标数据在人群中的平均值、个体差异的程度以及随机残差变异。

药物浓度与时间的关系通常可以通过几项指数项之和来表示。药动学分析的房室模型中，机体被视为几个均匀的房室，药物在房室之间的扩散速率遵循一级动力学过程，而房室的数量就是前面提到的指数项的数量。一室模型适合用于描述药物在体内均匀分布的情况，这种关系可以通过下列单指数方程式进行描述：

$$A = 给药剂量 \cdot e^{-kt} \quad (2-5-1)$$

该方程式表述了典型的体内药物总量（$A$）的时间进程，是初始剂量、时间（$t$）与一级消除速率常数（$k$）的函数。速率常数等于消除清除率（$CL_E$）与药物分布容积（$V_d$）之比，因此式（2－5－1）可通过血浆药物浓度（$C_p$）表达为：

$$C_p = \frac{给药剂量}{V_d} \cdot e^{-\left(\frac{CL_E}{V_d}\right) \cdot t} \quad (2-5-2)$$

如剂量、时间等由于测量或控制而已知的条件，称为固定效应。$CL_E$ 与 $V_d$ 称为固定效应参数，因为它们量化了固定效应对于变量 $C_p$ 的影响。因此，如果已知消除清除率与分布容积，就可以对任何剂量静脉给药后任意时间点的血浆药物浓度进行预测。

## 一、个体数据的拟合

根据测得的一系列随时间变化的药物浓度构建一个模型并获得模型参数（$CL_E$，$V_d$）的初始估值，以缩小实测浓度和预测浓度之间的差异。用于判断模型与数据最佳拟合的三个常用标准是普通最小二乘法（ordinary least squares，OLS）、加权最小二乘法（weighted least squares，WLS）和扩展最小二乘法（extended least squares，ELS）。这些标准是通过最小化目标函数（objective function，O）来实现的：

最小二乘法（$\hat{C}_i$ 表示 $C_i$ 在该模型中的预测值）：

$$O_{OLS} = \sum_{i=1}^{n} (C_i - \hat{C}_i)^2 \quad (2-5-3)$$

加权最小二乘法（$W$ 表示为实测浓度的倒数）：

$$O_{\mathrm{WLS}} = \sum_{i=1}^{n} (W_i - \hat{C}_i)^2 \tag{2-5-4}$$

扩展最小二乘法：

$$O_{\mathrm{ELS}} = \sum_{i=1}^{n} [(W_i - \hat{C}_i)^2 + \ln var(\hat{C}_i)] \tag{2-5-5}$$

最佳拟合的正确标准依赖于假定因变量 $C$ 的方差（$var$），个体数据的模型能够最小化实测值和模型预测值之间的差异（图 2-5-1）。

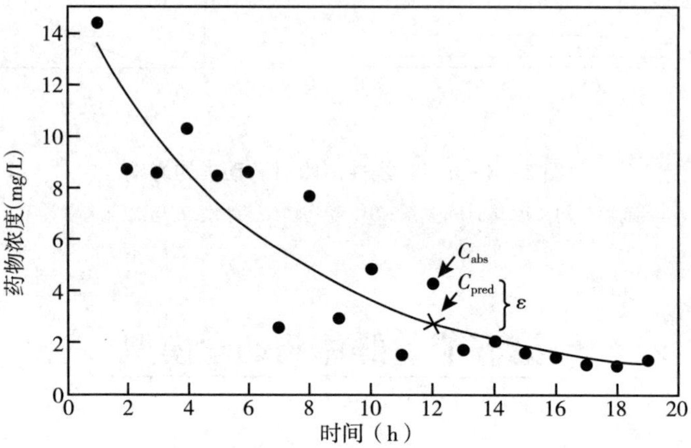


**图 2-5-1　单室模型拟合的血浆药物浓度-时间曲线**

$C_{\mathrm{obs}}$ 表示实际测得的浓度；$C_{\mathrm{pred}}$ 表示由药动学模型预测的浓度

实测值是一个测量值，该测量值与模型预测值相差的数值称为残差。实测值与预测值不符的原因有很多，包括模型不准确，或者测得的血浆药物浓度有误差。分别对所有误差源进行模拟十分困难，因此假设每个观察值与其预测值之间的差异都是随机的。当数据来自个体并且误差具有累加性时，误差用 $\varepsilon$ 表示。

$$C = \frac{剂量}{V_{\mathrm{d}}} \cdot \mathrm{e}^{-\left(\frac{CL_{\mathrm{s}}}{V_{\mathrm{d}}}\right) \cdot t} + \varepsilon \tag{2-5-6}$$

## 二、群体药动学参数

群体药动学参数通过个体间差异和残差来定量地描述群体平均药动学。残差则包括个体间差异，模型误设和测量误差，该信息对于设计给药方案是必要的。

因为患者的身体状态不同，所以需要根据受试者间差异性的大小来进行个体化给药。例如，为了选择初始剂量，需要知道给药剂量与所达到的浓度之间的关系，以及患者体内预期的药理学反应，如果知道了决定药代动力学的性别、年龄、体重、肾功能与肝功能等之间关系的药动学固定效应参数，便易获得相关信息。

## 三、群体分析方法

进行群体分析时使用的动力学模型与用于分析来自个体患者数据的动力学模型相似，需要一个表示浓度、剂量及时间关系的模型，这种关系不依赖于固定效应参数的个体差异。存在多种测定群体药动学参数的方法，下面概述其中的几种。

**1. 单纯聚集法（Naïve Pooling method）**　如果研究目的完全集中在对群体参数的估计上，那么最简单的方法是将所有数据组合起来，把它们当作来自一个单一的个体。为了数据具有可比性，剂量需要符合一定标准。如果单次静脉给药，则可适用方程（2-5-6）。最小化的流程与图 2-5-1 所描述的类似。

这种方法的优点是简单便捷，并且可以用于较少数据和每个个体数据点不同的数。该方法的缺点是不能确定个体间变异的固定效应来源，也无法区分个体内和个体间的差异，个体间的不平衡会导致参数的偏差。

尽管该方法具有掩盖个体行为的倾向，但它仍可作为平均药动学参数的粗略标准。使用这种方法，如果某一个体有偏离吸收、分布或消除的中心趋势，建议制作 Spaghetti 图。

**2. 两阶段法（Two-Stage method）** 之所以称为两阶段法，是因为它分为两个步骤进行。第一步是假设一个模型，如方程（2-5-6）给出的模型，用 OLS 估计每个患者的参数。按照图 2-5-1 描述的最小化过程在每一位患者身上独立重复进行（图 2-5-2）。

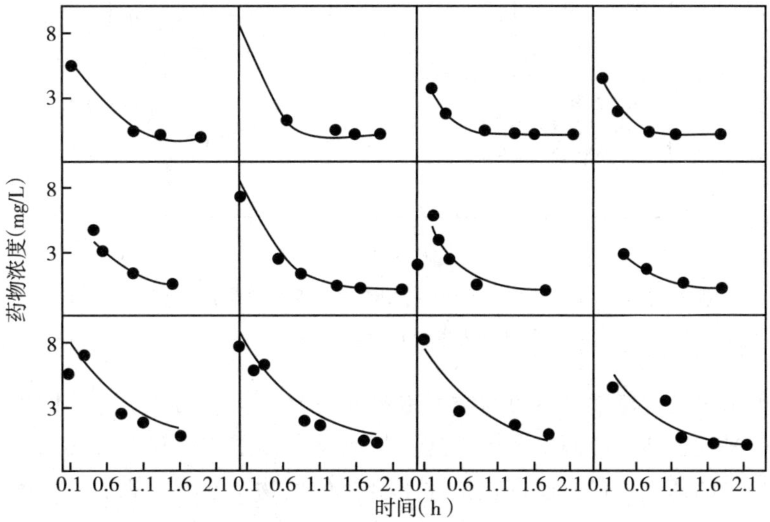


**图 2-5-2　单室模型拟合每个患者的药物浓度-时间曲线**

下一步是通过计算每个参数，方差和协方差的平均值，来估算受试者的群体参数。固定效应参数和相关协变量之间的关系可以通过回归方法研究。尝试应用不同模型研究药物 *CL* 和肌酐清除率（$CL_{CR}$）之间的关系，线性关系最适用，例如方程（2-5-7）给出的，见图 2-5-3。

$$CL = \mathrm{INT} + \mathrm{SLOPE} \cdot CL_{CR} \qquad (2-5-7)$$

式中的截距提供了非肾清除率的估值。对于具有给定肌酐清除率的个体，可以得到药物清除率的预测值。药物清除率的真实值（$CL_{true}$）与典型值（$CL_{pred}$）之间的偏差需要使用体内差异性的统计模型。INT 表示回归线的截距，SLOPE 表示斜率。

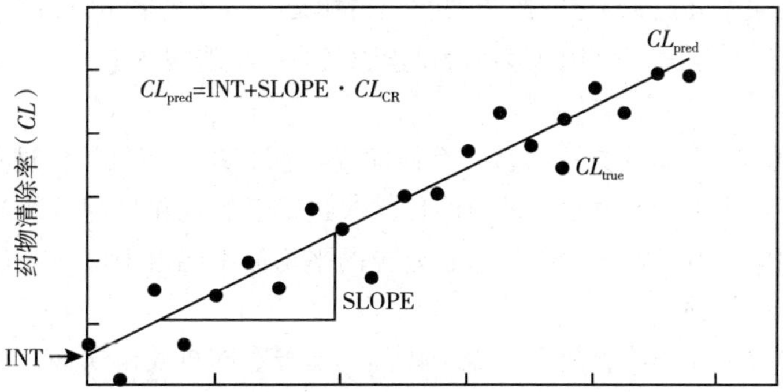


**图 2-5-3　药物清除率与肌酐清除率的线性回归分析**

这种方法的优点是简单易行，大多数研究人员都较为熟悉。因为每一个体的参数均被估算出，所以这些估计值基本没有偏差或偏差很小。由于考虑个体差异，可以应用药动学-药效学模型，并且协变量也可以包含在模型中。该方法的缺点在于受试者间的方差-协方差参数是有偏差的，包含了个体间差异性、个体内差异性、测定误差、时间误差、模型设定误差以及来自个体参数估算过程的差异等因素。此外，所有受试者都需要相同的结构模型，并且必须在适当的时间获得大量血液样本以实现对第一步（假设模型）的准确估算。

**3. 非线性混合效应建模法（nonlinear mixed-effects modeling method，NONMEM）** 该方法常使用 NONMEM 软件，如图 2－5－4 所示。

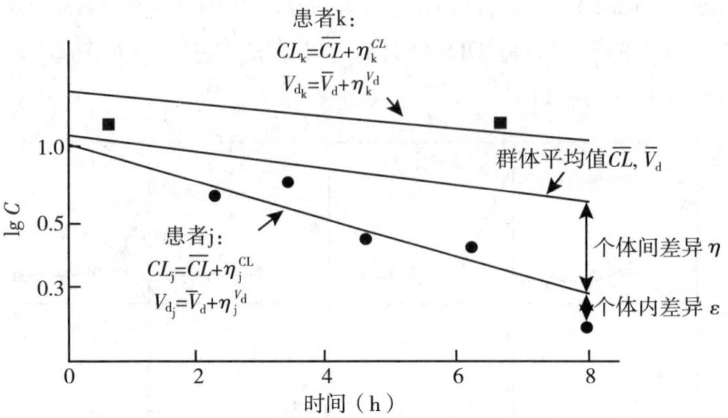


**图 2－5－4 静脉推注后，NONMEM 中使用单室模型统计图解**

●代表患者 j，■代表患者 k

它基于以下原理：如果患者群体中个体药动学参数分布符合群体平均值和个体间方差的描述，那么个体的药动学参数可以通过群体平均值和相应偏差进行表述。偏差是群体平均值和个体参数之间的差异，并且是一个预期平均值为 0、方差为 $\omega^2$ 的随机变量。该方差描述了群体的生物变异性。患者 j 的清除率和分布体积由下式表示：

$$C_{ij}=\frac{剂量}{V_{d_j}}\cdot e^{\left(\frac{CL}{V_d}\right)\cdot t_{ij}}+\varepsilon_{ij} \tag{2-5-8}$$

其中

$$CL_j=\overline{CL}+\eta_j^{CL} \tag{2-5-9}$$

$$V_{d_j}=\overline{V}_d+\eta_j^{V_d} \tag{2-5-10}$$

式中，$\overline{CL}$和$\overline{V}_d$分别为清除率和分布容积的群体平均值，而 $\eta_j^{CL}$ 和 $\eta_j^{V_d}$ 是患者 j 的清除率和分布容积与群体平均值之间的差异。这些方程可以通过在方程中用 k 代替 j 来应用于患者 k，其他患者依此类推。然而，存在两个级别的随机效应：第一级，在参数模型中，我们需要描述的第一个等级，因为它能帮助模拟参数中不确定的个体间差异；第二级表示随机误差（$\varepsilon_{ij}$），与经典药动学分析相近，表示患者 j 中预期药物浓度与测量值的偏差。假设每个 $\varepsilon$ 变量均值为 0、方差为 $\sigma^2$，$\eta$ 中的每一对要素都具有一个能被测定的协方差，该协方差可以衡量两个随机变量之间统计学关联性。

NONMEM 是同时对平均参数、固定效应参数、个体间变异性和残余随机效应进行估算的一阶段分析（one-stage analysis），拟合的程序要使用 ELS 方法。模型的任何改进都会表现在目标函数的减少上。增加模型中的自变量，通常用于表征个体间的动力学差异。这意味着差异的平均值不能由未增加变量的模型来表征，并且这些差异是随机个体间变异性的一部分。

一阶段分析的优点是可以估计个体参数、参数个体间的差异、随机残留误差，在模型中引入协变量，并且可以使用药动学-药效学模型。由于允许个体差异，因此该方法可以应用于常规数据、较少的数据和各患者数据不均衡的情况。这些模型非常灵活，在同时考虑研究点间差异的前提下，能将许多研究合并到一起进行分析，可以用于研究所有固定效应协变量关系和任何个体间差异或残差结构。

该方法的缺点主要来自统计学算法的复杂性以及需要大量时间将模型与数据进行拟合。NONMEM 中使用一级方法能导致参数的估算出现偏差，尤其是当个体间差异性的分布不正确时。目标函数和模型适应性取决于残差，其中 NONMEM 是通过平均药动学参数的预测浓度，而不是每个个体的预测浓度来确定的。

# 第六节　基于生理的药动学模型简介

基于生理的药动学（PBPK）模型也称为血流或灌注模型，是以解剖结构和生理数据为基础的药动学模型。模型用动力学方法描述数据，认为血流是药物分布到身体各处的原因。PBPK模型采用的是“自下而上”的方法，其中涉及的数据参数来源于基本原理、文献及体外数据，而不是所有参数均从实验数据中外推得到的“自上而下”方法。本节介绍PBPK模型的基本原理，重点讨论独立器官的药代动力学方程：包括描述药物的吸收、分布和消除。PBPK模型的生理学过程和药理学过程均可由独立参数来表示，适用于不同身体大小（例如，从新生儿到成人）和不同物种（例如，动物到人）间的缩放动力学。现阶段基于生理的药动学模型较容易建立，也可以使用商业软件帮助构建。另外，即使是复杂的药动学模型也可以使用这些基本方程，并借助软件及微积分方程进行运算，但构建普遍适用的PBPK模型是相当困难的。

在已报道的文献中大多数药动学模型都是房室模型。虽然这些模型在许多药理学领域被广泛应用，但无法很好地反映病人的生理状况（如在术前期、围手术期和术后期中的变化）。如动脉血和静脉血中药物浓度的差异，高动力循环和低动力循环对药物的分布和疗效的影响等这些问题都很难用房室模型来回答。

## 一、建模策略

传统上使用“自上而下”的方法建立房室模型，模型中的所有信息均来自于一个给定的药动学过程和协变量数据集。相反，PBPK模型可以使用“自下而上”的方法建立，其中模型信息来自已经证实的生理和药理原理以及体外数据，甚至可以仅根据生理和物理化学性质来预测一个新化学药物的动力学，另外也可以将新的数据、已知的生理学和药理学原理综合起来，建立一个模型。

完整的生理药动学模型可以代表身体的主要器官。如Semi-PBPK或‘Recirculatory’models（“再循环”模型）中可以将身体的不同区域或器官归为一类并使用单一的动力学系统表示。当身体中某一个器官需要研究时，可以把身体其余器官及组织概括为一、二、或三室模型后再进行研究。

## 二、PBPK模型与房室模型

生理上的药动学模型与普通的房室模型都是由“隔室”构成的，但它们的连接方式不同。假设药物的浓度在一个给定的隔室中是均匀的，那么来自该隔室的样本可以代表该隔室的任何部分。当使用三个以上的隔室时，该房室模型将很难解析，因此具有三个以上隔室的模型是很罕见的。普通房室模型的局限性是：同一种药物对于有些患者是通过一室模型来描述，而对于有些患者是通过二室模型来描述，即普通房室模型不具有特异性。

## 三、商用的PBPK模型软件

目前市售的PBPK模型商用软件包括GastroPlus™（美国）、Simcyp® simulator（英国）和PK-Sim®（德国）等。对于口服药物而言，这些商用软件可以预测食物和剂型对药动学参数的影响，也可以预测器官功能性障碍和药物-药物的相互作用。另外，该软件可以利用某年龄段的血液流速、器官容积、结合蛋白浓度和药物代谢能力等信息来研究儿童的相关疾病。

GastroPlus™是市面上第一个适用于整体的PBPK模型软件，最初是房室吸收和转运（Compartmental Absorption and Transit，CAT）模型，通过Simulation Plus（www. simulations-plus. com）进一步发展到高级房室吸收和转运（Advanced CAT，ACAT）模型。高级房室吸收和转运模型将胃肠道分为九个隔室，依次为胃、十二指肠、空肠（第二房室）、回肠（第三房室）、盲肠和上行结肠。该模型可以研究药物的溶解、释放、消除和体内代谢稳定性等。另外，从体外、体内或计算机外推获得的相关制剂和药物特异性数据被加入到溶解和吸收模型中，再根据文献相关数据及软件使用者输入的数据，可构建出模型中每个胃肠隔室的生理参数和特征数据，推算出药物的体内暴露量，进而获得相应的药物-时间曲线。

Simcyp®最初用于预测药物代谢机制，逐渐发展到包括药物吸收在内的药动学参数预测。该软件使用了建立在 CAT 模型上的溶解、吸收和代谢的高级模型。Simcyp®可以预估生理上的个体间变异情况。另外 Simcyp®也考虑平均值、进食后的胆汁酸浓度和所建模型本身的缺陷等因素对药物溶解度和溶出速率的影响。

PK-Sim®吸收模型是在弥散模型的基础上建立的，该模型将胃肠道看作一个具有空间特异性的单向通路。

## 四、药动学数据的来源

房室模型的相关参数通常来自模拟人体单一部位（如手臂静脉血）的血浆药物浓度数据，但这样的数据集很难推算出 PBPK 模型中的所有参数。数据的来源归纳如下：

### （一）组织中药物浓度

动物处死后采集的组织样本中的药物浓度可以直接测量，但是药物的组织匀浆数据很难表示出血管内、细胞外和细胞内的药物浓度差异。微透析技术提供了一种估算细胞外游离药物浓度的方法，但该技术需要药物浓度在组织中各部分达到平衡，才可以计算出该组织中的药物分布容积。

### （二）局部静脉血药物浓度

药物在各个器官中的动力学参数，是通过同步测量动脉血和局部静脉血中的药物浓度（即进出器官的血液中的药物浓度）来计算的。样品采集可以通过留置针完成，该方法可以采集时间点密集的血样。

## 五、血流数据获取

PBPK 模型的解剖结构说明药物可以经过血流进出组织器官，因此血流量是 PBPK 模型不可或缺的，它对某些药物或血流量急剧变化引发的相关疾病来说是十分重要的。血流量值可以从以下几个方面获得：

### （一）数据库和出版物

关于血流量（和器官大小）的最早记录来自《辐射生物学》中的“标准人”，即年龄在 20～30 岁，体重 70kg，身高 170cm 的成年人。这些数值是有参考价值的，但没有考虑受试者之间的体型和器官分布的差异性。Price 等人认为使用 NHANES 数据库中的数据开发出的软件，可以用于“实际”人群的器官大小和血流量的估测。另外，也可以用于大鼠、犬、猴子、绵羊和猪等动物（尽管没有考虑器官的大小差异）的估测。

### （二）直接从实验中测量

在动物实验中，微球、流动测试探针或示踪剂动力学均可以用来测量血流量。在示踪动力学中，可以使用超声法（如经颅多普勒）和成像法。目前在何种情况下使用血流量实验测量值，何种情况下使用文献中的血流量值尚不清楚。

## 六、基本关系

血管中药物的输送速率（drug transport rate，$J$）是血流量（blood flow，$Q$）和血液中药物浓度（drug concentration in the blood，$C$）的函数：

$$J = Q \cdot C \tag{2-6-1}$$

如果以恒定速率将药物给至血管中（例如，以恒定速率滴注），血药浓度与滴注速率（$J$）成正比，与血流量成反比：

$$C = \frac{J}{Q} \tag{2-6-2}$$

在给定的一个药物滴注速率条件下，较低的血流量会产生相对较高的血药浓度，这种反比关系是药代动力学研究中药物在血液中循环的基本特征。

## 七、各器官的微积分方程

PBPK 模型可以将人体各器官的动力学连接起来，也可以将各器官单独考虑。

在简单的器官模型中假设药物不断进入血管，然后被输送到某一个非消除器官并在该器官内均匀分布。在任何时刻器官中的含药量“$t$”都等于该器官的药物输入率和输出率之差的积分：

$$\text{amount}\ (t) = \int_0^t (J_{\text{in}} - J_{\text{out}}) \qquad (2-6-3)$$

将方程式（2－6－1）代入方程式（2－6－3），以便描述器官中的血浆药物浓度与血流量的关系：

$$\text{amount}\ (t) = \int_0^t (Q \cdot C_{\text{art}} - Q \cdot C_{\text{ven}}) \qquad (2-6-4)$$

对上述方程求导数可以求出该组织中药物含量变化率（amount，$A$）的方程：

$$\frac{\mathrm{d}A}{\mathrm{d}t} = Q \cdot C_{\text{art}} - Q \cdot C_{\text{ven}} \qquad (2-6-5)$$

方程（2－6－5）两边除以该组织的表观体积（apparent volume of the tissue，$V$），可以进一步求出静脉中药物浓度的变化率：

$$\frac{\mathrm{d}C_{\text{ven}}}{\mathrm{d}t} = \frac{Q \cdot C_{\text{art}} - Q \cdot C_{\text{ven}}}{V} \qquad (2-6-6)$$

组织的表观体积是组织的实际物理体积（real physical volume of the tissue，$V_{\text{real}}$）与药物在血液和组织间的分配系数（represented by convention，$K_{\text{p}}$）的乘积：

$$\text{V} = V_{\text{real}} \cdot K_{\text{p}} \qquad (2-6-7)$$

已知组织的实际体积，采用“自下而上”的方法，来测量组织匀浆中的药物浓度可以确定分配系数，该系数在确定血液和组织浓度-时间关系时可以作为相关参数。如方程式（2－6－6）所示，向动脉血中不断注入药物，静脉血中的药物浓度会增加到与动脉血相同的平衡值。另外，器官的表观体积和血流量将影响药物浓度的变化速率。

## 八、细胞膜对药物分布的影响

药物分布情况较为复杂时，扩散屏障的阻碍可导致药物能进入组织部位却很难快速扩散到整个组织中。在这种情况下，组织可以被分成两个（或多个）“隔室”，以便更准确地描述药物在组织中不同隔室的分布体积。

扩散屏障通常是指某种形式的“膜”，对于机体来说“膜”是药物与组织间的隔层。例如毛细血管壁是最常见的药物屏障。在存在屏障的情况下，最初的分布体积（$V_1$）可以代表组织中的血管间隙，后期的分布体积（$V_2$）可以代表组织中细胞内外的总体积。如果细胞膜严重影响药物的分布，那么 $V_1$ 就会接近细胞外体积。另外，组织中可能还有其他影响药物分布的因素，如核膜或其他未知膜。假设整个膜的分布是均一的，该系统可以使用如下方程描述：

$$\frac{\mathrm{d}C_{\text{ven}}}{\mathrm{d}t} = \frac{Q \cdot C_{\text{art}} - Q \cdot C_{\text{ven}} - PS \cdot C_{\text{ven}} - PS \cdot C_{\text{tissue}}}{V_1} \qquad (2-6-8)$$

$$\frac{\mathrm{d}C_{\text{tissue}}}{\mathrm{d}t} = \frac{PS \cdot C_{\text{ven}} - PS \cdot C_{\text{tissue}}}{V_{\text{tissue}}} \qquad (2-6-9)$$

“膜阻碍”仅考虑了整个膜的渗透性这一个因素对药物分布的阻碍，但实际上膜屏障包括膜的流动性和渗透性，均可对药物的分布产生影响。

首先考虑简单的限流消除的组织。对于该模型，$CL$ 应与动脉浓度有关，且不能超过流量（flow，$Q$）。

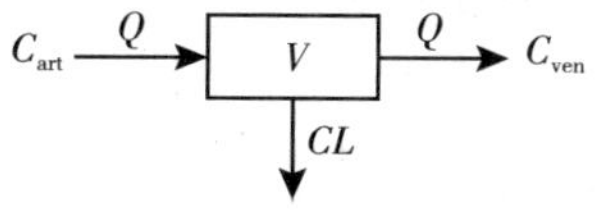

$$\frac{dC_{ven}}{dt}=\frac{Q\cdot C_{art}-Q\cdot C_{ven}-CL\cdot C_{art}}{V} \tag{2-6-10}$$

消除可以表示为萃取率（$E$），其取值范围为0~1。在这种情况下，组织的 $CL$ 是 $Q$ 和 $E$ 的乘积：

$$CL=Q\cdot E \tag{2-6-11}$$

$E$ 可由动脉和静脉的药物浓度计算，是该器官的血流和内在清除率（$CL_{int}$）的函数：

$$E=\frac{C_{art}-C_{ven}}{C_{art}}=\frac{CL_{int}}{Q+CL_{int}} \tag{2-6-12}$$

一般在模型中使用 $E$，不用 $CL$。特别在灌注组织实验中，如果采用“自下而上”的方法，或者在拟合血液时作为参数时，会采用 $E$。重要的是，$CL$ 的变化并不影响组织的平衡速度。然而，在不断向动脉注射药物的过程中，消除器官中的静脉药物浓度会增加到与动脉血中药物浓度相等（$1-E$）的稳态（图2-6-1）。

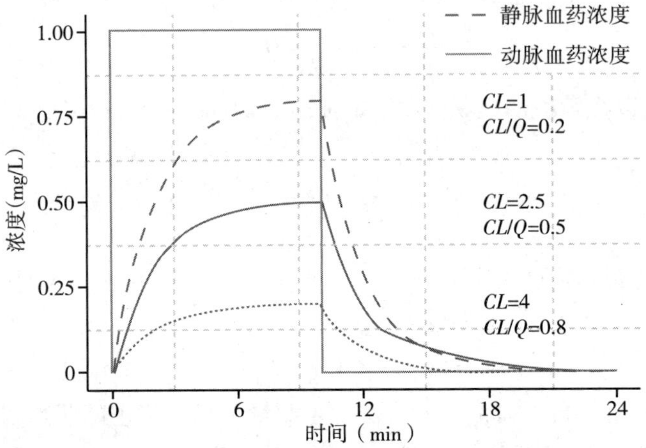


**图2-6-1　药物在血管灌注组织中的流动分布图**

## 九、复杂器官模型

前面提到的器官模型可以描述多种药物的动力学。但是口服药物需要更复杂的模型进行描述，如能够充分搅拌的肝脏模型，其首过效应发挥了重要作用，并且在蛋白结合、消除能力和血流之间存在更复杂的相互作用。

### （一）整体器官模型

整个身体模型的复杂性将取决于以下三个方面：“自上而下”方法中器官数据的可用性；“自下而上”方法中重要的器官；或两者的结合。虽然不同组织在解剖学上有很大差异，但是可以将它们结合成一个单元来进行研究。这种结合应以药物的理化性质和药理特性作为依据。除了一些特殊的器官，大多数器官都可以看作一个单元。肺是一个重要器官，可以与其他器官串联并存在于任何全身模型中。特别是静脉注射时，肺是首过消除的重要器官。同样，从肠道、脾脏和胰腺流出的血液分别通过门静脉流向肝脏。为了建立一个整体器官模型，将描述各个器官输入和输出的模型通过血液流动在解剖学上连接起来，任何器官的血液流量等于心输出量减去其他器官的所有血液流量之和。

### （二）生理学参数校正

以生理学为基础的药动学模型，其中的生理学参数（如器官大小和血流）与药理学参数（如自由分数、萃取比、内在清除）不同。无论是同物种还是跨物种之间，都需要根据体型或组成的差异对生理学参数进行校正。

**1. 同一物种**　在同一个物种间形体大小的差异遵循异速生长的标准原理，一般的异速生长方程是 $y=a+\log(wt)\times b$，其中 $b$ 为等位基因系数。器官大小可以按体重的固定比例缩放（$b=1$），而血流可以按异速系数0.75缩放。

**2. 不同物种**　PBPK 模型适用于跨物种的动力学研究，可以通过动物模型中得到的数据推测人体的药代动力学过程。这其中不仅要解释物种间体型大小的差异，还要解释物种间体型组成的差异以及血浆蛋白结合的差异。

### （三）软件

任何能够处理微分方程的通用软件平台都可以制作 PBPK 模型。这些软件可以分为以下几种：［STELLA®，Berkeley Madonna™］只能进行模拟，可用于拟合单个受试者的数据；NONMEM，SAdapt，Monolix，WinBugs，Stan 等可用于整合物种间的数据软件，拟合群体 PBPK 的例子并不常见，因为模型的大小使拟合时间难以处理。

# 第七节　PD 模型和 PK-PD 结合模型的介绍

药物在体内的过程通常采用药动学-药效学（PK-PD）结合模型描述。从理论上讲，该模型能够描述和预测任何给药途径、任一剂量药物在体内的时效关系。该模型可用于设计给药剂量和给药间隔等，还可以用来初步预测尚未研究的药物在体内的药效。

对于单次给药，一旦确定了合适的 PK-PD 模型及相关模型参数，就可以模拟药物在体内的效应，进而制定出最佳的给药方案。

理论模型用于描述药物体内行为时主要有以下难点：无法准确测量药物在作用部位的浓度、难以描述药物与机体的相互作用以及受体从激活到产生效应之间发生的一系列的复杂变化等。相比药动学过程，药效学的过程更为复杂。药物与其受体的相互作用可能导致一系列截然不同的效果，最终的药效可能会立即出现，也可能需要几天甚至几周的时间才能显现出来。因此，与药动学相比，有关 PD 模型的设计更具挑战性和多样性。过去十几年，各种各样的体内药效学模型被开发出来，而想要成功地应用于体内研究，就需要精确的客观数据，最好是连续测量的数据。然而实际情况下，这一要求很难实现。因此，生物标志物概念的提出，在很大程度上解决了这一问题。生物标志物可以定义为一种能够对药物的体内行为进行客观测量的生物学特性。

用于建立药效学模型的生物标志物应具备以下特点：①可有效评估相关药效；②客观性，而不依赖患者或健康者的主观评价；③持续性；④敏感性；⑤特异性；⑥可重现性；⑦在与治疗效应相同的浓度范围内发生；⑧可在同一患者身上重复，以便在较长时间内对效应进行评估。

分析技术的进步使各种内源性化合物作为生物标志物成为可能。

本节讨论的是药物作用的受体理论、经典的药效学模型、用于评价药物药效学特性的参数，以及模拟体内药物效应 PK 模型的发展与应用。

## 一、经典 PD 模型

经典的受体理论是理解体内药物 PD 模型的重要基础。该模型主要是通过研究药物在体外环境中的作用而建立的。在体外环境中，可以很容易地测量药物效应和作用部位的药物浓度。此外，药物的体外研究不受体内平衡和其他竞争过程的干扰。

正如本章第一节所述，大多数药物是通过与受体可逆结合的方式来发挥药效。激动剂与其受体的相互作用导致受体构象的改变，从而产生信号，然后引发其他行为，产生生物学反应（图 2－7－1）。刺激的产生和最终效应之间发生的系列事件构成了反应链。效应过程可以是一个简单的直接过程，如离子通道的打开或关闭，也可以是一个漫长的转导过程，包括几个事件的级联和第二信使的作用。影响药效的因素包括药物特异性和组织（系统）特异性。药物特异性是指药物与受体相互作用的能力（亲和力）和药物使单位受体产生刺激的能力（内在效能）。组织特异性是指受体的数量或密度，以及将初始信号转化为效应过程的复杂程度。在理想情况下，药效学模型应该同时包含这两方面的影响。

1937 年，克拉克建立了受体激动剂类药物的药效-时间关系的第一个数学模型。多年来，这个模型被 Ariens（1954 年）、Stephenson（1956 年）和 Furchgott（1966 年）修改过，但是原始模型的关键变量仍然存在。在他们研究的基础上，提出了两种与人体药物评价相关的模型。第一个是 Ariens 模型，即内在活性模型。第二个模型

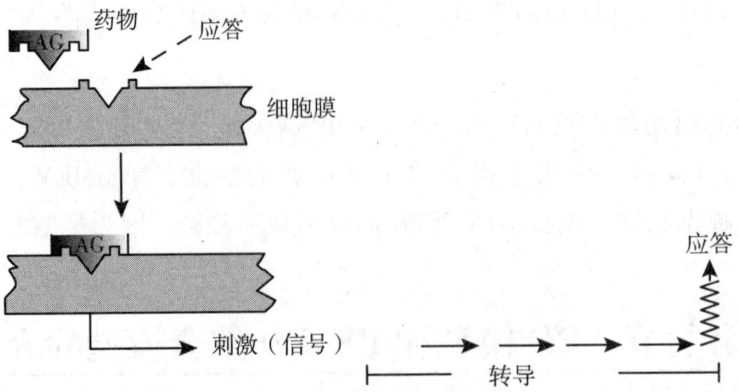


**图 2-7-1　药物与受体相互作用的示意图**

是效能模型，比第一个模型更复杂，包含了药物储备受体对药效的影响。这两种模型都是基于一种假设，即药物作用是药物与其受体结合特性的函数。因此，经典的受体理论是两个模型的基础。

### （一）受体结合

基于经典的受体理论，与受体结合的药物才能发挥药效作用，药物与受体结合的过程遵循质量守恒定律。少数药物无法与受体结合，将处于游离状态，无法发挥药效。

$$C + R \underset{k_{off}}{\overset{k_{on}}{\rightleftharpoons}} RC \qquad (2-7-1)$$

式中，$C$ 为药物摩尔浓度，$R$ 为未结合受体的药物摩尔浓度；$RC$ 为药物与受体结合的复合物的摩尔浓度；$k_{on}$为正向过程的速率常数；$k_{off}$为反相过程的速率常数。

平衡建立后，正向与反向过程的速率相等：

$$(R_T - RC) \cdot C \cdot k_{on} = RC \cdot k_{off} \qquad (2-7-2)$$

式中，$R_T$为受体总摩尔浓度。

可得：

$$RC = \frac{R_T \cdot C}{K_d + C} \qquad (2-7-3)$$

或

$$\frac{RC}{R_T} = \frac{C}{K_d + C} \qquad (2-7-4)$$

$K_d$为 $k_{off}/k_{on}$，药物解离常数，可用于衡量药物对受体的亲和力。在药物浓度一定的情况下，$K_d$越小，药物对受体的结合率越大，亲和力越大。$K_d$等于 50% 受体被结合时的药物浓度。

由于受体数量是有限的，式（2-7-3）中 $RC$ 的浓度受机体受体总浓度（容量）的限制。因此，受体占用率与药物浓度之间的关系成双曲线形状，这是一种典型的容量受限过程（图 2-7-2）。低药物浓度时，有大量的自由受体，复合物的浓度与药物浓度成正比。随着药物浓度的逐渐升高，开始出现饱和状态，复合物的浓度不再随着药物浓度的增加而增加。最终，所有的受体饱和，复合物的浓度达到最大值，药物浓度的增加对复合物的浓度没有进一步的影响（图 2-7-3）。

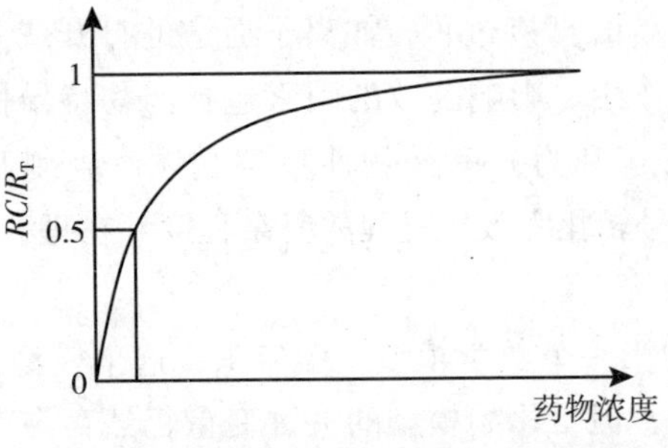


**图 2-7-2　受体占用率与药物浓度之间的关系**

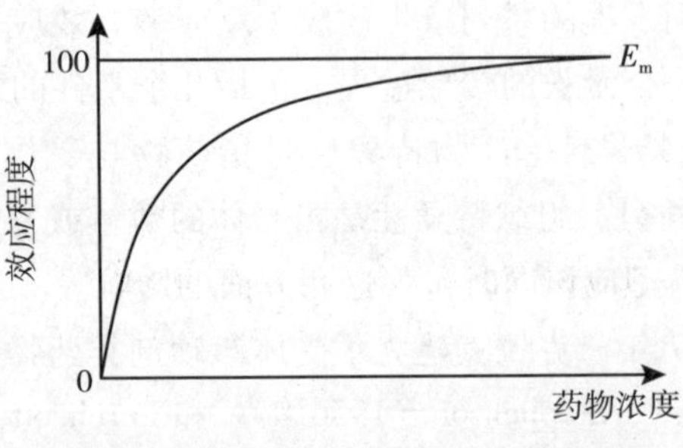


**图 2-7-3　药效与药物浓度的关系**

### （二）药效-药物浓度模型

下面提出的两个模型都是药效与浓度关系的模型，它们在容量受限这一性质的原因假设上有所不同。

**1. 内在活性模型（intrinsic activity model）**　最简单的药效学模型即内在活性模型，假定药效的受限性质是由受体数量限制的。在该模型中，假设效应程度与受体占用率成正比。具体地说，假设最大效应的比例（$E/E_m$）与所占总受体的比例（$RC/R_T$）成正比，比例常数则是内在活性。

$$\frac{E}{E_m}=\alpha \cdot \frac{RC}{R_T} \tag{2-7-5}$$

式中，$\alpha$ 为内在活性常数。

药物能够达到的最大效应（$E_{max}$）可能等于或小于机体能产生的最大效应（$E_m$）（图 2－7－4）。内在活性是机体的最大效应和药物的最大效应之间的比例常数。完全激动剂的内在活性为 1；对于部分激动剂，0 < 内在活性 < 1。例如，一种药物只能产生机体最大效应的 60%（$E_{max}=0.6E_m$），则 $\alpha$ 值为 0.6（图 2－7－4）。拮抗剂的内在活性为 0。根据这个模型可知，对于不同的完全激动剂类药物（$\alpha=1$），只要其受体占有率相同，它们的药效作用也相同。

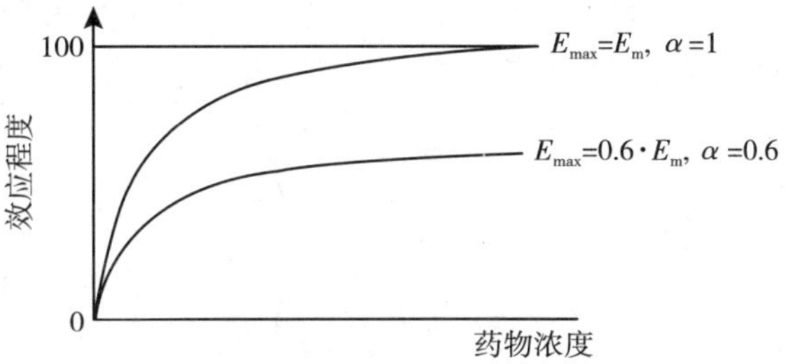


**图 2－7－4　不同类药效-浓度关系图**

将 $RC/R_T$ 代入式（2－7－4），得：

$$\frac{E}{E_m}=\frac{\alpha \cdot C}{K_d+C} \tag{2-7-6}$$

注意：当药效达到最大药效的一半时，将相关数值代入式（2－7－6）得 $EC_{50}=K_d$，即产生最大效应的 50% 的药物浓度 = 占用 50% 时的药物浓度

公式中具体参数的意义如下：

（1）$E_m$ 为机体的最大效应。

（2）$E_{max}$ 为药物的最大效应；对于完全激动剂，$E_{max}=E_m$。

（3）$EC_{50}$ 是产生一半药物最大效应的药物浓度。

（4）$K_d$ 为导致 50% 受体占用的药物浓度。

（5）$\alpha$ 为内在活性效应系数。

**2. 效能模型（efficacy model）**　效能模型取代了上述简单模型，因为简单模型不能解释某些药物在未与全部受体结合时却能产生最大效应的现象。为了解释这种结果：

（1）引入了“储备受体”的概念，即某些药物产生最大效应时未被占用的受体。

（2）将药物效应分为两个阶段。第一阶段，药物与受体相互作用，发生构象变化并产生刺激。第二阶段，组织将刺激转化为生物反应，这一过程可能涉及信号转导和第二信使的作用。

（3）假设不同的药物在受体占用率相同时引起的药效强度是不同的。与药效较低的药物相比，药效高的药物在每个被占据的受体上能够产生更大的效应。而具有高疗效的药物能够在受体不足的情况下产生机体的最大效应。药效低的药物可能需要占据所有受体才能产生完全反应，甚至有些药物即使在所有受体都被占据时也无法产生机体的最大效应（部分激动剂）。

（4）假设机体效应浓度关系的容量受限性质是由受体占用饱和程度（弱激动剂和部分激动剂）或反应链下

游的未知过程引起的：例如，可能是第二信使的消耗。

产生刺激的程度取决于两个因素：受体被占据的比例（药物浓度和亲和力），以及效能（$e$），即药物将其与受体结合转化为刺激的效率。刺激值（$S$）可以表示为：

$$S = e \cdot \frac{RC}{R_T} \tag{2-7-7}$$

药物的效能值（$e$，efficacy）是一个比例常数，它将受体占用与产生刺激联系起来。因为刺激并不代表最大效应的比例（$E/E_m$），所以它的值可以大于1（$E/E_m$不能大于1）。因此不同于内在活性模型，本模型的效能值可以大于1。与内在活性模型中完全激动剂相比，该模型中不同完全激动剂之间的效能值可能存在差异，因而能够区分不同完全激动剂的功效。

机体将刺激转化为生物反应。这可能是一个快速、简单的过程，也可能是一个长时间的级联反应。药物效应占机体最大效应的比值是初始刺激值的函数，可以表示为：

$$\frac{E}{E_m} = f(S) \tag{2-7-8}$$

为了符合药效和药物浓度之间的关系中容量受限这一特征（如前所述，$E/E_m$的最大值为1），方程的右边必须是0（刺激没有产生效应）到1（刺激产生的最大效应）的值，所以双曲函数［$E/E_m = S/(1+S)$］经常用于解释刺激大小和生物效应程度之间的关系。将方程（2-7-7）和方程（2-7-8）组合得到

$$\frac{E}{E_m} = f\left(\frac{e \cdot RC}{R_T}\right) \tag{2-7-9}$$

由方程（2-7-4）代入 $RC/R_T$ 得到：

$$\frac{E}{E_m} = f\left(\frac{e \cdot C}{K_d + C}\right) \tag{2-7-10}$$

药物的效能（受体结合转化为初始刺激的效率）不仅取决于药物本身，还取决于受体的数量。药物的效力可以用单位受体来表示。这就是所谓的内在效能（$\varepsilon$，intrinsic efficacy）。

将

$$\varepsilon = \frac{e}{R_T} \tag{2-7-11}$$

代入方程（2-7-10）可以写成

$$\frac{E}{E_m} = f\left(\frac{\varepsilon \cdot R_T \cdot C}{K_d + C}\right) \tag{2-7-12}$$

由方程（2-7-12）可以看出，这个模型将药物特性和组织特性分离开来，给定药物浓度产生的效果取决于：

（1）药物特性　$\varepsilon$是药物能够将其与受体结合转化为刺激的效率，与内在效能低的药物相比，内在效能高的药物占用较少的受体就能产生特定的效应。

（2）药物特性　药物对受体的亲和力，$K_d$是亲和力的倒数。它等于50%受体被占据时的药物浓度。$K_d$越小，亲和力越高，反之亦然。

（3）组织特性　受体总浓度，$R_T$。

（4）组织特性　能将初始刺激转化为生物反应的复杂过程

图2-7-5显示了与此模型相关的典型量效关系。效能为1和10的药物是部分激动剂，因为它们不能产生机体最大效应。需要注意的是，在低浓度下，疗效较高的药物在同等浓度条件下能够产生较大的效应。在非常高的浓度下，完全激动剂的效应强度没有差异，但部分激动剂产生的最大效应较低。此外，尽管左边的两条曲线都代表了完全激动剂的效应，但由于药物效能不同，因此曲线没有重叠。

图2-7-6显示了药物的亲和力大小对一系列具有相同效能的完全激动剂的影响。在相同浓度下，亲和度越大（$K_d$越小），药效作用越大。图2-7-5和图2-7-6说明药物自身特性由亲和力和效能共同组成。

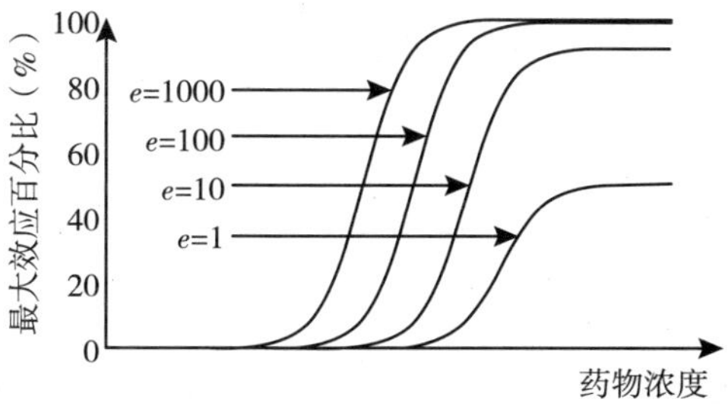


**图 2-7-5　效能模型相关的典型量效关系**

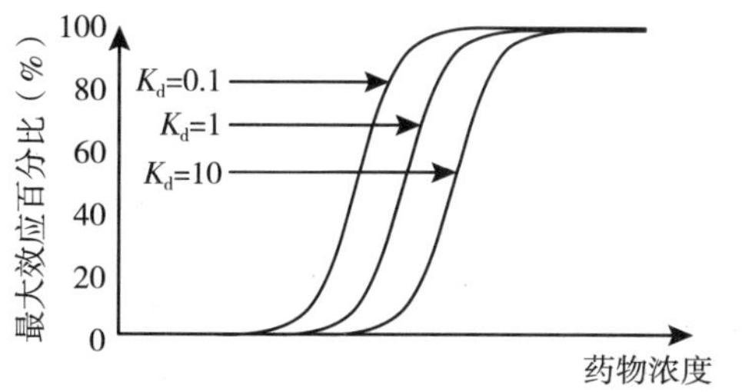


**图 2-7-6　不同亲和力的一系列激动剂对药物浓度的曲线图**

本节介绍的一些药效学术语总结如下：

（1）受体亲和力（affinity）　药物的受体亲和力用于评价药物与受体结合的能力，数值上是药物受体结合效应的解离常数（即 $1/K_d$）。$K_d$ 等于一半受体被占据时的药物浓度。与受体亲和力相对较低的药物相比，受体亲和力高的药物（$K_d$ 较小）在较低浓度就能占据一半的受体。

（2）效能（efficacy）和内在效能（intrinsic efficacy）　效能是药物将其与机体受体的相互作用转化为刺激的效率的表现。不同完全激活剂的效能通常也不一样，部分激动剂的效能较低，拮抗剂的效能为零。内在效能可定义为每单位受体的效能，因此，与效能不同，它只取决于药物，是药物与受体相互作用产生刺激的能力的纯粹量度。亲和度和内在效能是控制药物效应浓度关系的特异性参数。它们在反应链中的各自角色如图 2-7-7 所示。

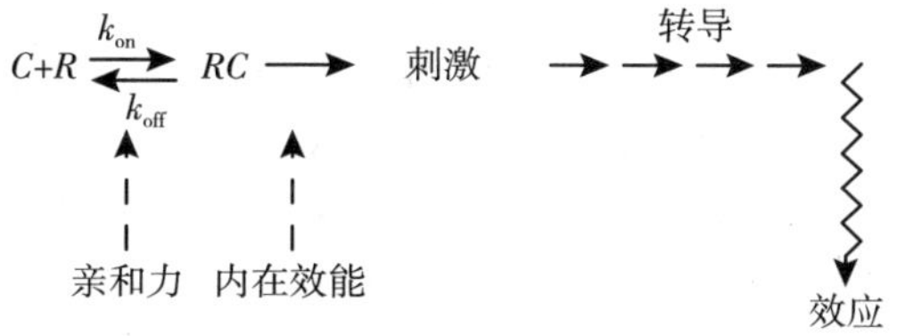


**图 2-7-7　亲和度和内在效能在反应链中的角色**

（3）内在活性（intrinsic activity）　内在活性是药物能产生对机体效应的那一部分。完全激动剂的内在活性为 1，能够产生最大机体响应。部分激动剂的内在活性介于 0 和 1 之间，拮抗剂的内在活性为 0。与单纯的效能相比，任何一种完全激动剂的内在活性都为 1。

（4）药物效价强度（potency）　是药物达一定药理效应的剂量，用于评价药物达到最大药理效应的能力。效价强度强的药物与效价强度弱的药物相比，能在较低的浓度下产生一定的药理反应。药物效价强度受药物亲和力和内在活性的影响。亲和力决定了在一定药物浓度下药物可与多少受体结合，而内在活性决定了结合后对受体的激活能力。药物效价强度还受两个组织特异性因素控制：机体中存在的受体数量以及刺激如何转化为后续生物反应。在同一生物体中，两种药物的药物效价强度取决于亲和力和内在效能。

（5）$EC_{50}$　$EC_{50}$ 是产生药物最大药效一半时的药物浓度。在内在活性模型中，$EC_{50}=K_d$（导致 50% 受体占用的药物浓度）。注意，在效能模型中，如果一种药物具有很高的效能，其 $EC_{50}$ 将远远小于 $K_d$ 值。

## 二、临床使用的经验药效学模型

由于药物在作用部位的浓度难以测定和受体获得刺激后的下游信号传递过程十分复杂，以及体内平衡机制的潜在参与，使得对临床药物效应的评估十分困难。Wagner 认识到药效-浓度关系的能力受限性质，提出了基于 Hill 方程的经验能力受限模型，来描述药效与浓度之间的关系。最初，基于配体受体结合理论，此方程用于解释氧和血红蛋白的结合过程。在药效学中，它被称为 $E_{max}$ 或 Sigmoidal（反曲）$E_{max}$ 模型。

### （一）$E_{max}$ 模型和 Sigmoidal $E_{max}$ 模型

简单的 $E_{max}$ 模型及其 Sigmoidal $E_{max}$ 模型是临床研究中最常用的药效学模型之一。$E_{max}$ 模型概括为：

$$E=\frac{E_{max}+C}{EC_{50}+C} \qquad (2-7-13)$$

式中，$E$ 为药效作用，$E_{max}$为药物的最大效应，$C$ 为药物浓度，$EC_{50}$为产生 50% 最大效应的药物浓度。

该模型为经验模型，对影响效应浓度关系的容量受限或饱和特性的因素不作任何假设。然而，$E_{max}$模型与简单的内在活性模型非常相似。后者假设药效与受体占用率成正比，结合了刺激产生和转导的过程，但不包含储备受体的概念。将方程（2－7－13）与简单内在活性模型方程（2－7－6）进行比较，可以看出模型的相似性。

$$E=\frac{\alpha \cdot E_{m} \cdot C}{K_{d}+C} \tag{2-7-14}$$

药物的最大效应（$E_{max}$）等于内在活性（$\alpha$）乘以系统的最大效应（$E_m$）。内在活性表示药物可能产生的机体总效应的那一部分：能产生机体最大药效的药物称为完全激动剂，$\alpha=1$。对于部分激动剂来说，$0<\alpha<1$。能产生最大效应 50% 的药物浓度（$EC_{50}$）等于当一半受体被占据时的药物浓度（$K_d$）。尽管 $E_{max}$模型与内在效能模型相似，但它是完全根据经验得出的。它不考虑受体获得刺激后的下游信号传递过程的影响，例如，它被用来评估拮抗剂（β 受体阻断剂）的药效。

如图 2－7－8 所示，药效-浓度的双曲线关系与酶反应速率的 Michaelis-Menton 模型类似。在低浓度时，系统远低于饱和状态，而且药效几乎随浓度成线性增加。随着浓度的进一步增加，可以观察到系统的部分饱和，这种效应不再随浓度成比例增加。最终，当系统完全饱和时，达到最大的效应。与 Michaelis-Menton 动力学一样，决定药效-浓度关系性质的是浓度与 $EC_{50}$（Michaelis-Menton 方程中的 $K_m$）之间的关系。当药物浓度远低于 $EC_{50}$（药效低于最大效应的 20%），药效与浓度之间的关系呈线性关系。随着浓度的增加，药效随浓度的增加呈非线性，最终，在高浓度下，药效趋于最大值。此外，在给予接近最大药效的剂量后，药效无显著增加，因为在药物浓度较高时，效应随浓度变化不大。

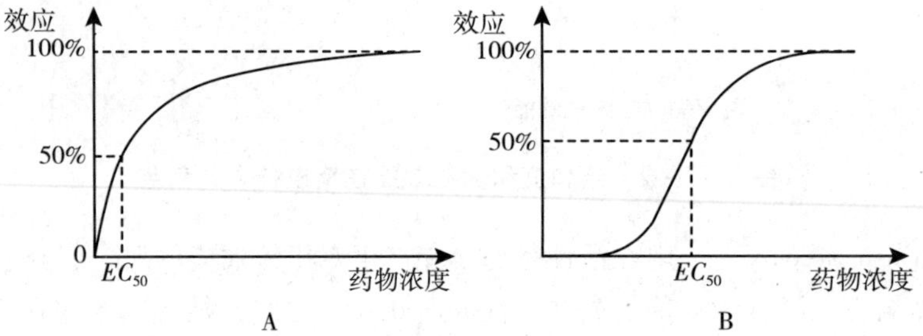


**图 2－7－8　$E_{max}$模型（A）和反曲 $E_{max}$模型（B）的量效关系图**

方程（2－7－13）可进一步调整，以考虑到每个受体可与多个药物分子结合：

$$E=\frac{E_{max}+C^{n}}{EC_{50}^{n}+C^{n}} \tag{2-7-15}$$

其中 $n$ 为每个受体结合的药物分子数或反曲线的斜率。由方程（2－7－15）表示的模型称为 S 型 $E_{max}$（反曲 $E_{max}$）模型，其结果是效应与浓度呈 S 型关系。参数 $n$ 影响药效-lg 药物浓度的曲线斜率，故称为斜率因子。从图 2－7－9 可以看出，随着 $n$ 的增加，斜率因子变大。从理论上讲，$n$ 代表每个受体结合的药物分子的数量，但它通常是非整数值。下面是对模型参数的总结：

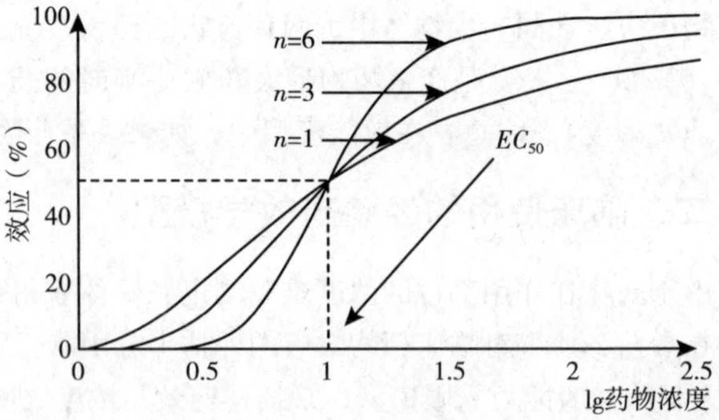


**图 2－7－9　反曲 $E_{max}$模型中不同结合率药物的量效关系**

（1）$EC_{50}$，药物产生其最大效应的 50% 时的浓度，它是对药物效能的一种衡量。它取决于药物的亲和力和内在效能，也取决于机体如何将受体的刺激转化为后续信号反应。

（2）$E_{max}$用于评价效能，不仅受药物效能影响，还依赖于生物机体特异性。具体来说，这将取决于受体的数量以及受体激活所产生的信号是如何传递从而产生效应的。如果在同一机体中测量一系列药物的 $E_{max}$值，则可以进行药物效能比较，从而提供其相对内在活性的值，以区分完全激动剂和部分激动剂。

（3）$n$ 是表示药效-lg 药物浓度的曲线斜率的因子。

基线效应和药物诱导：S 型 $E_{max}$ 模型的基本方程（2－7－15）预测，当药物浓度为 0 时，激动剂的效应为零，且药效随浓度的增加而增加。在许多情况下，这并不适用。首先，可能存在正（非零）基线响应。例如，抗高血压药物会改变静息血压，降低基线效应。S 型 $E_{max}$ 模型可以很容易地适应这两种情况：

$$E = E_0 \pm \frac{E_{max} + C^n}{EC_{50}^n + C^n} \qquad (2-7-16)$$

$E_0$ 是系统的基线状态，由于这个基线值的响应，药物的效应会增加或减少。

### （二）$E_{max}$ 模型的线性化

在使用计算机软件进行非线性回归分析之前，$E_{max}$ 模型的线性形式依然可行。在因毒性而无法达到药物最大效果的情况下，这些模型仍然有价值。有两种线性模型存在：线性模型和对数模型。

线性模型：注意方程（2－7－13）中，当 $C$ 远小于 $EC_{50}$ 时，$C$ 可忽略不计，分母约等于 $EC_{50}$，得到线性模型，其中药效与浓度之间存在线性关系：

$$E = \frac{E_{max} \cdot C}{EC_{50}} \qquad (2-7-17)$$

或

$$E = \alpha \cdot C \qquad (2-7-18)$$

其中，$\alpha$ 是一个比例常数，等于 $E_{max}/EC_{50}$。这可以在图 2－7－10 的低浓度下看到。线性模型的最大药效范围为 0～20%。该模型的缺点是，随着浓度的增加，药效将以比例的方式无限地增加，与临床观察不符。

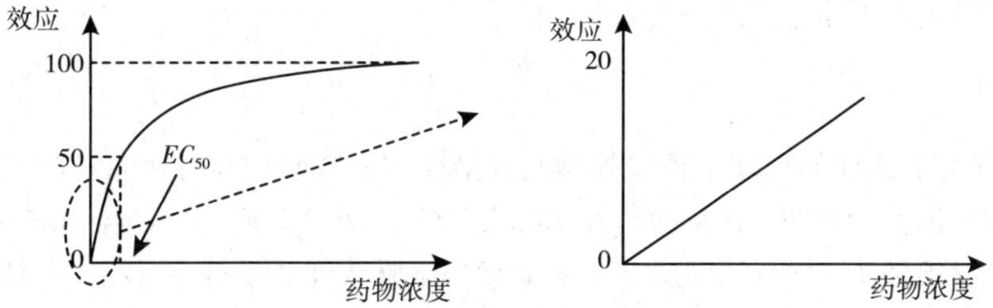


**图 2－7－10　线性模型的量效关系图**

对数模型：在对数模型中，响应表示为浓度对数的函数。然而，在 20%～80% 的响应范围内，响应与浓度对数之间存在线性关系（图 2－7－11）。对数模型是

$$E = a + b\lg C \qquad (2-7-19)$$

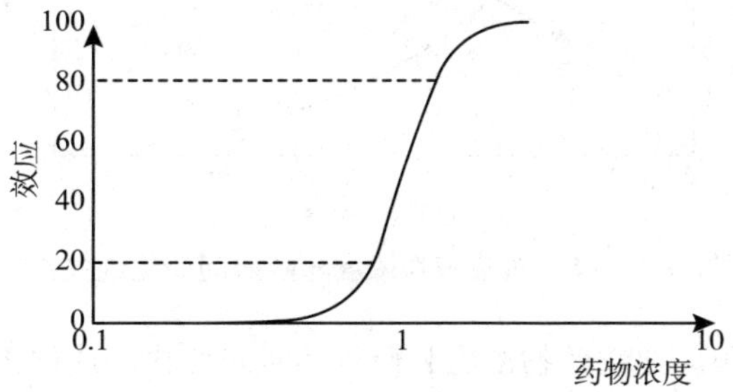


**图 2－7－11　对数模型的量效关系**

## 三、PK-PD 结合模型

创建一个药物效应的完整模型，必须将一个描述给药后的任何时间的血浆药物浓度的药动学模型与描述在作用部位任一浓度药物所产生效应的药效学模型相连接（图 2－7－12），现以静脉推注的单室模型为例进行阐述。

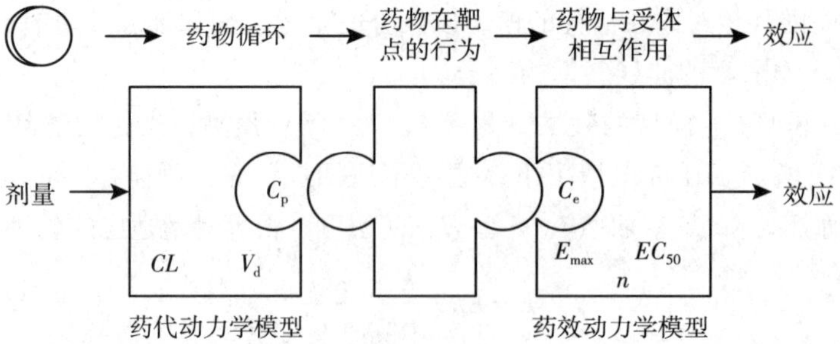


**图 2－7－12　通过 PK-PD 模型相连接建立的完整的药效-剂量关系**

药物的药动学参数，如清除率和表观分布容积，决定了给药后任一时间的血浆药物浓度。药效学参数，如 $E_{max}$ 和 $EC_{50}$，决定了作用部位任一浓度所产生的药效作用。将它们结合在一起时，就可以推算出给药后任何时间的药物效应。将这两个模型结合起来最简单的方法是假设作用点的药物浓度始终与血浆药物浓度保持平衡（图 2－7－13）。

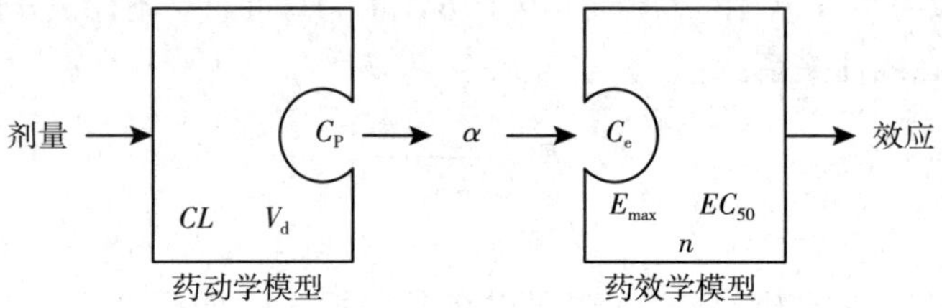


**图 2－7－13　药动学模型和药效学模型之间的直接关联**

因此，可以用血浆药物浓度作为药效公式的自变量：

$$E=\frac{E_{max}\cdot C_p}{EC_{50}+C_p} \tag{2－7－20}$$

图 2－7－13 显示了静脉推注的药动学单室模型与药效学 $E_{max}$ 模型结合时血浆药物浓度与药效的关系。图 2－7－14中的时间单位是消除半衰期，浓度单位是 $EC_{50}$ 等价量。单位时间内，初始血浆药物浓度下降了 50%，在随后的每个单位时间又下降了 50%。相比之下，初始效应下降幅度要小得多。在一个消除半衰期内（一个单位时间），初始效应仅下降 10%。

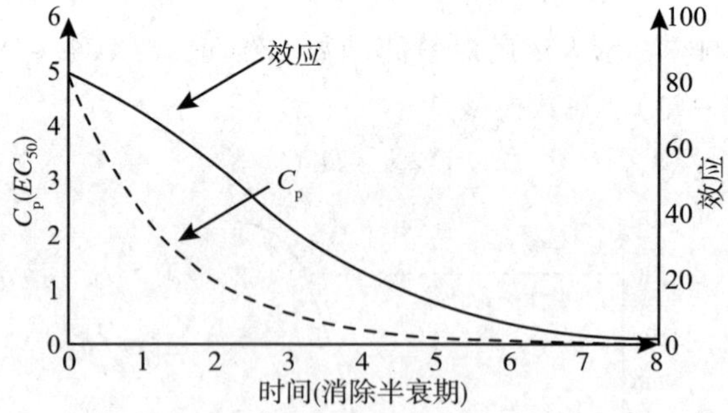


**图 2－7－14　血浆药物浓度与随时间变化的关系图**

图 2－7－15 是不同给药剂量下，血浆药物浓度和药效随时间变化的曲线图。横坐标时间的单位是药物的消除半衰期，纵坐标浓度的单位是药物的 $EC_{50}$。图 2－7－15A 为小剂量给药后，血浆药物浓度（虚线）相近或低于药物的 $EC_{50}$，效应（实线）几乎与血浆药物浓度平行下降。图 2－7－15B 为大剂量给药后，血浆药物浓度（虚线）远高于 $EC_{50}$，药效作用（实线）下降远慢于血浆药物浓度下降，进一步说明了药效和药物浓度以不同斜率下降。从低剂量（10 个单位）和高剂量（1000 个单位）给药后的血浆药物浓度和药效作用随时间变化可以看出，高剂量的初始血浆药物浓度为 100 个浓度单位，是药物 $EC_{50}$ 的 100 倍。在这些条件下，最大响应为 100%，系统是饱和的。因此，即使药物从体内排出，仍有足够的药物维持最大的效应。当药物浓度远远大于药物的 $EC_{50}$（或当效应在最大效应附近）时，药效的下降幅度要比血浆药物浓度的下降幅度小得多，并且反应会

持续进行。在这些条件下，初始响应下降50%需要数个消除半衰期。相比之下，在$EC_{50}$附近达到初始浓度的小剂量可产生约50%的最大响应，药效的下降与血浆药物浓度的下降大致相同。这种现象可应用于设计给药方案。

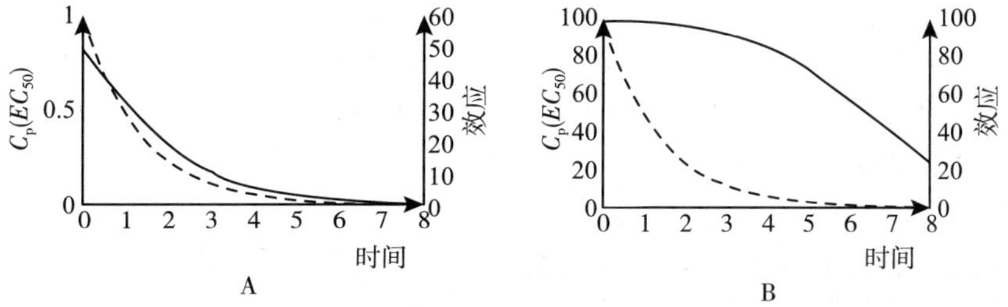


**图2-7-15　给药后血浆药物浓度和效应随时间变化的曲线**

A. 小剂量；B. 大剂量

## 第八节　基于机制的PK-PD模型

Sigmoidal $E_{max}$模型是广泛应用于临床药理学研究的PK-PD模型之一，该模型已被证明对各种药物（包括激动剂和拮抗剂）的体内过程的模拟具有一定价值，为个体药物模型的开发提供了易于理解的量效关系，在一定程度上，有助于确定药物的给药剂量。

实际上，Sigmoidal $E_{max}$模型假定药效仅取决于药物浓度，因此，不能区分不同完全激动剂的作用效果，也不能解释从受体激活到效应出现之间的时间延迟，但可以通过引入效应室解释该问题。然而，在某些情况下，效应的延迟可能基于药效学，而不是药动学。综上所述，不能简单地将Sigmoidal $E_{max}$模型的药物浓度-效应关系作为给药剂量确定的依据。

通过开发一系列基于PK-PD机制的药效学模型，弥补了Sigmoidal $E_{max}$模型的不足，下面对其中一些模型进行介绍。

### 一、生物相分布模型

生物相分布模型指通过一个假设的生物相室，将血药浓度与作用位点的药物效应联系起来的数学模型，见图2-8-1。

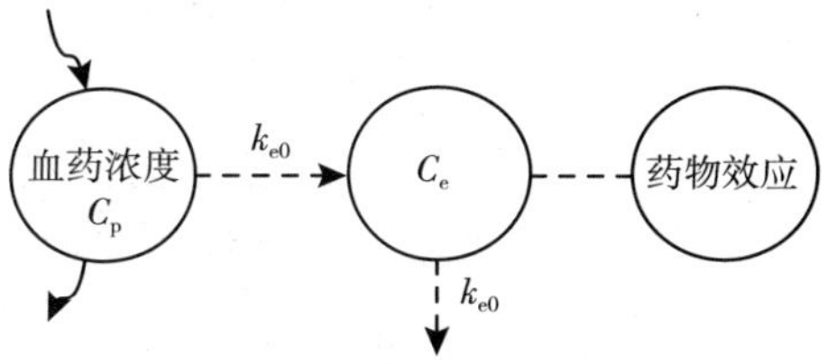


**图2-8-1　生物相分布模型示意图**

多数情况下，药物从血液分布到其作用位点的过程受速率限制，随着血药浓度的变化药物效应的变化相对延迟。如图2-8-2所示，对比两条曲线可以看到，药物效应的峰值相对于血药浓度峰值有所延迟。生物相分布模型可用来解释上述延迟现象。

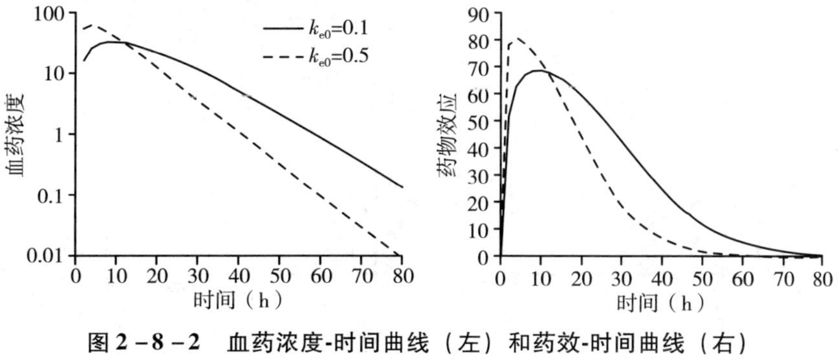


**图2-8-2　血药浓度-时间曲线（左）和药效-时间曲线（右）**

在$E_{max}$模型中有公式：

$$E = E_0 \pm \frac{E_{max} \cdot C_p}{EC_{50} + C_p} \tag{2-8-1}$$

在生物相分布模型中，生物相室药物浓度（$C_e$）的变化率被定义为

$$\frac{dC_e}{dt}=k_{eo}\cdot C_p-k_{eo}\cdot C_e \tag{2-8-2}$$

$k_{eo}$为一级分布常数，包含药物吸收和消除过程。药物效应达到峰值的时间与$k_{eo}$相关，$k_{eo}$值越小，达峰时间越晚。由于进出生物相室的药量可以忽略，药物的药动学不受影响。公式（2-8-2）中的$C_e$可认为是$C_p$，代入公式（2-8-1）中得到生物相分布模型公式。

生物相分布模型适用于药物分布引起的延迟反应。由于它是描述药物延迟反应的一种方法，因此常被错误地用于描述其他与药物分布无关的限速步骤，从而导致拟合值与真实情况不符。

## 二、激动剂操作模型

Black 和 Leff 的激动剂操作模型（OMA）将受体理论纳入体内药物作用模型中，可以依据此模型预测药物效应和亲和性参数，与药物相结合的受体浓度表示为：

$$RC=\frac{R_T\cdot C}{K_d+C} \tag{2-8-3}$$

式中，$RC$为药物-受体复合物的浓度，$C$为药物浓度，$R_T$为受体总浓度，$K_d$为药物的解离常数，是药物亲和力的倒数，数值上等于一半受体被占据时药物的浓度。此时，药物-受体相互作用被认为是被占据的受体数量的函数：

$$\frac{E}{E_m}=f\left(\frac{RC}{R_T}\right) \tag{2-8-4}$$

式中，$E$为药物产生的效应，$E_m$为系统可能产生的最大效应。

$E_{max}$模型在数学上等价于内在活性模型，该模型假定效应和受体占有率之间存在线性关系，所有完全激动剂都会产生相同程度的药物效应，并且在一定占有率下，对于不同的药物也会产生相同的效应。但实际情况并非如此，许多药物在受体未饱和时就能够产生最大效应。

Black 和 Leff 的激动剂操作模型引入了备用受体的概念，并增加了一个用于表示药物疗效的术语，从而区分具有不同疗效的完全激动剂。该模型说明不同药物在某一特定水平的受体占用率下效应是不同的，并可能在受体未饱和时观察到最大效应。

如图 2-8-3 所示，假设药物浓度与受体占位之间存在正常的双曲、容量受限关系，同时使用双曲、容量受限关系来模拟药物受体复合物浓度和效应之间的关系。

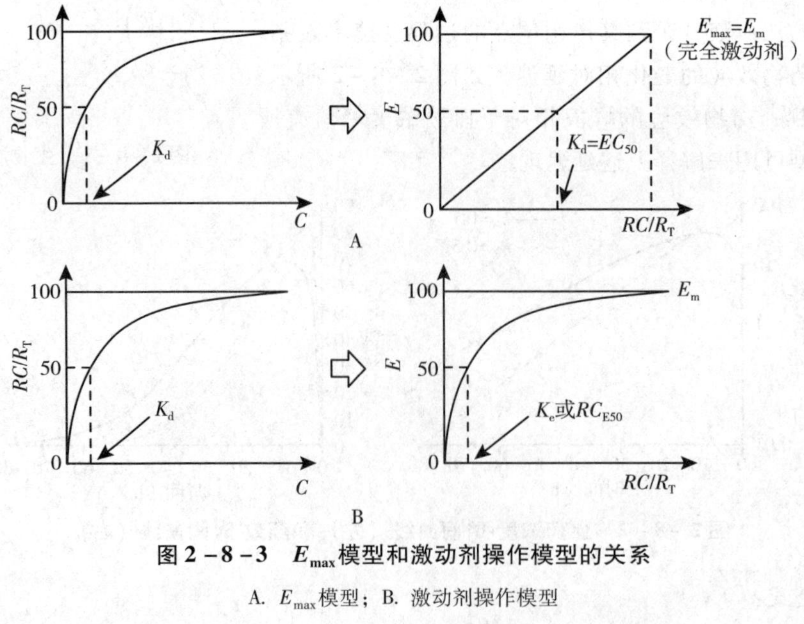


**图 2-8-3　$E_{max}$模型和激动剂操作模型的关系**

A. $E_{max}$模型；B. 激动剂操作模型

$$\frac{E}{E_m}=\frac{RC}{K_e+RC} \tag{2-8-5}$$

式中，$K_e$是产生 50% $E_m$时药物受体复合物浓度，也可表示为 $RC_{E50}$。$RC_{E50}$是疗效的衡量标准，$RC_{E50}$值低的药物能够在较低的药物受体复合物浓度下达到系统最大效应的一半。

将式（2-8-3）代入式（2-8-5）可得：

$$E = \frac{E_m \cdot \tau \cdot C}{K_d + C \cdot (1+\tau)} \tag{2-8-6}$$

式中，$\tau$ 表示转导率，为 $R_T$与 $RC_{E50}$的比值，$\tau$ 越大，药物的药效越大。

当药物达到最大效应时，药物浓度 $C >> K_d$，此时，表达式为：

$$E_{max} = \frac{E_m \cdot \tau}{1+\tau} \tag{2-8-7}$$

$$EC_{50} = \frac{K_d}{1+\tau} \tag{2-8-8}$$

具有高内在活性的完全激动剂，在相对较低的浓度下，可以产生较大的效应。因此，这种完全激动剂具有较低的 $RC_{E50}$值，较高的 $\tau$ 值。假设 $\tau = 99$，则 $EC_{50} = K_d/100$，$E_{max} = 99\% E_m$。此时，$EC_{50}$远低于 $K_d$（受体占有率为 50% 时的药物浓度），说明该药物具有较高的疗效；这种药物能够产生最大的系统效应，当产生最大效应的一半时，仅占用 1%（1/99 ×100%）的受体。如果药物具有很低的 $\tau$（例如：0.01），$EC_{50}$几乎等于 $K_d$，该药物产生的最大效应仅为系统最大效应的 1%。当 $\tau = 1$ 时，受体全部被占用，激动剂产生的最大效应是系统最大效应的一半，原因可能是该激动剂为部分激动剂或该激动剂作用于低受体浓度或受体已脱敏的组织中。

激动剂操作模型还可以包括一个与 Sigmoidal $E_{max}$模型相似的斜率因子（$n$），表达式为：

$$E = \frac{E_m \cdot \tau^n \cdot C^n}{(K_d + C)^n + C^n + \tau^n} \tag{2-8-9}$$

$$E_{max} = \frac{E_m \cdot \tau^n}{1+\tau^n} \tag{2-8-10}$$

$$EC_{50} = \frac{K_d}{(2+\tau^n)^{1/n} - 1} \tag{2-8-11}$$

在临床研究中，$E_m$和 $n$ 值可以利用完全激动剂和 Sigmoidal $E_{max}$模型来确定，然后对效应-浓度数据进行建模以确定 $\tau$ 和 $K_d$。

## 三、生理周转模型

Sigmoidal $E_{max}$模型及其导出模型（$E_{max}$和线性模型）或激动剂操作模型可用来模拟药物的直接作用。基于机制的 PK-PD 模型阐明的是受体激活和初始刺激产生之后下游反应链发生的事件。例如，利用已经建立的模型研究药物的长期传导过程、间接作用、不可逆作用、耐受性以及药物对随时间变化的潜在疾病的影响（疾病进展模型）。为解决这些问题，开发的各种模型中，大多数都结合了生理周转模型，该模型描述的是生物因子（$R$）的合成和降解过程。在药效学模型中，生物因子（$R$）通常是指直接参与介导生物反应的物质，是实际存在的某种物质，通常被称为效应变量。在该模型中，$R$ 可以指多种不同的物质，包括内源性化合物、酶、白细胞、红细胞和胃酸分泌物等。

生理周转模型是在一定的假设前提下形成的，如图 2-8-4 所示，假定生物因子的储备量非常大，并且不会被耗尽，因此，$R$ 的形成可以看成是一个恒速（零级）过程，速率常数为 $K_{in}$；假定生物因子的降解或转移是一级过程，其速率取决于生物因子自身，速率常数为 $K_{out}$。$R$ 随时间变化的方程为：

$$\frac{dR}{dt} = K_{in} - K_{out} \cdot R \tag{2-8-12}$$

通常情况下，系统处于稳定平衡状态，$R$ 为常数并处于基线水平 $R_0$，此时：

$$R_0 = \frac{K_{in}}{K_{out}} \tag{2-8-13}$$

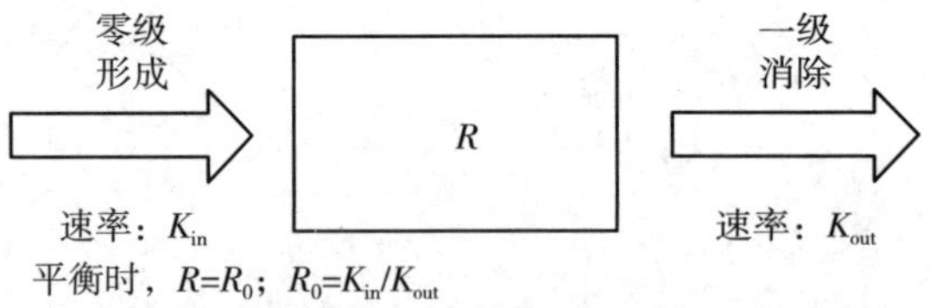


**图 2-8-4　生物因子（R）合成和降解的生理周转模型**

### （一）药物作用点

药物或疾病等外部因素可通过对 $K_{in}$ 或 $K_{out}$ 的间接作用或对 $R$ 的直接作用而干扰生理系统。这些作用会破坏系统平衡，使 $R$ 发生变化。抑制 $K_{in}$，刺激 $K_{out}$ 或直接破坏生物因子，都会导致生物因子的水平下降。相反，刺激 $K_{in}$ 或抑制 $K_{out}$ 会提高生物因子的水平。

### （二）系统破坏后恢复

假设外部影响只是暂时的，一旦影响被移除，系统将恢复至平衡状态，$R$ 值回到正常的基线水平。图 2-8-5 显示了在外部影响下 $R$ 减少到其正常基线值的 50% 之后，$K_{in}$ 和 $K_{out}$ 对基线恢复的影响。可以看出，系统恢复至初始基线水平所需时间取决于 $K_{out}$ 的值，与 $K_{in}$ 无关。而生物因子降解或消除过程是一级过程，恢复至平衡状态需要 3～5 个消除半衰期。这种情况类似于静脉输注动力学，药物在体内到达稳定状态的时间取决于药物的消除半衰期，而与输注速率和稳态血浆药物浓度无关。与输注模型相似，该系统恢复平衡所需的时间也与初始状态无关。此外，基线变化的大小对恢复平衡的时间也没有影响。

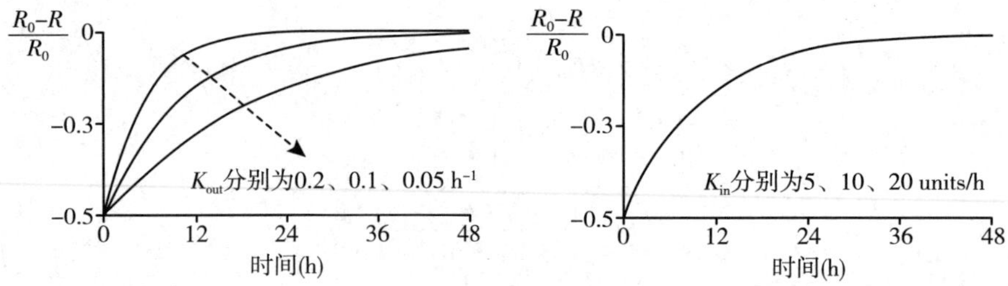


**图 2-8-5　$K_{in}$ 和 $K_{out}$ 的改变对基线恢复时间的影响**

## 四、间接作用模型

生物因子 $R$ 是直接介导生理系统反应的天然配体，而药物通过影响 $R$ 的浓度而发挥作用，因此这类药物是通过间接作用发挥药效的。例如，华法林是通过抑制凝血因子的合成从而使血液凝固，凝血因子的浓度和华法林的作用直接相关。

发挥间接作用的药物的药效学模型除了药物直接作用模型（例如 $E_{max}$ 模型），还包括上述的生理周转模型。药物干扰生理周转模型的四种方式产生了四种基本的间接作用模型（图 2-8-6）：抑制 $K_{in}$：模型Ⅰ；抑制 $K_{out}$：模型Ⅱ；刺激 $K_{in}$：模型Ⅲ；刺激 $K_{out}$：模型Ⅳ。

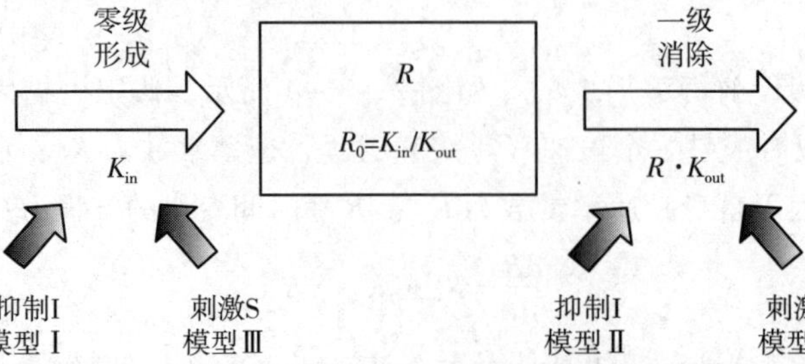


**图 2-8-6　四种间接作用模型**

利用药物的直接作用模型（$E_{max}$ 或 Sigmoidal $E_{max}$ 模型）模拟生物因子 $R$ 对生理系统产生的作用，为了区分这四种模型，将“效应”分为刺激（$S$）或抑制（$I$），以受影响的速率常数的分数变化来衡量。这种直接作用的方程是：

$$I = \frac{I_{max} \cdot C_p}{IC_{50} + C_p} \tag{2-8-14}$$

$$S = \frac{S_{max} \cdot C_p}{SC_{50} + C_p} \tag{2-8-15}$$

式中，$I$ 和 $S$ 表示速率常数的分数变化；$I_{max}$是药物能够产生最大可能的抑制作用［0（没有抑制）$< I_{max} <$ 1（完全抑制）］；$IC_{50}$是指产生50% $I_{max}$时的药物浓度；$S_{max}$是药物能够产生的最大刺激作用（$S_{max} > 0$）；$SC_{50}$是产生50% $S_{max}$时的药物浓度；$C_p$ 是假设在直接作用情况下的血浆药物浓度。将药物对 $K_{in}$或 $K_{out}$的作用［式（2-8-12）］纳入式（2-8-14）中，对于模型Ⅰ，药物的抑制作用可表示为：

$$\frac{dR}{dt} = K_{in}\left(1 - \frac{I_{max} \cdot C_p}{IC_{50} + C_p}\right) - K_{out} \cdot R \tag{2-8-16}$$

其余三个间接模型的方程以此类推。由于模型方程是微分方程，不能得到确切的数值，但对于理解间接作用模型的特征具有重要的作用。

## （一）间接作用药物效应的特点

利用四个间接作用模型对单室模型通过静脉输注得到的数据进行模拟，图2-8-7显示了三种剂量水平下四个间接作用模型的典型效应曲线。从图中我们可以得到两个明显的特征：第一，效应是在达到最大血浆药物浓度之后发生的（静脉输注时，达到最大血浆药物浓度的时间位于零点）。第二，尽管最大效应（$R_m$）随着剂量的增加而增加，但达到最大效应的时间也随着剂量的增加而增加。

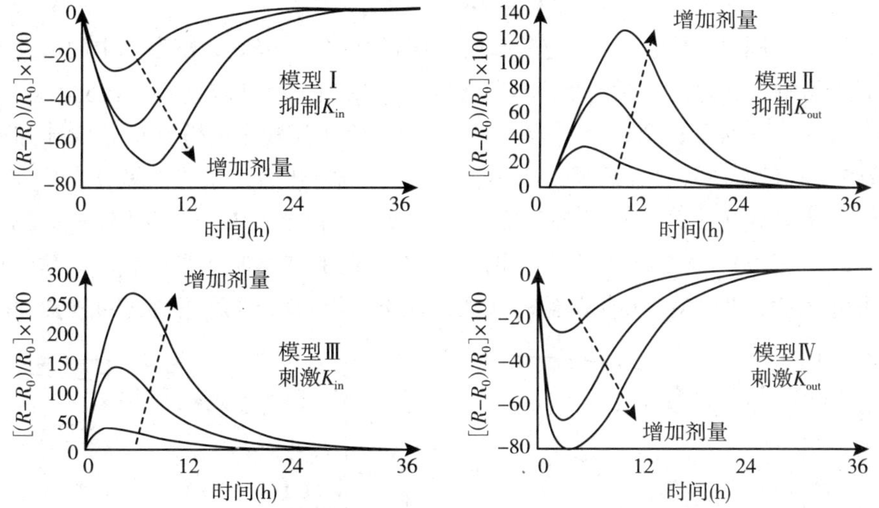


**图2-8-7　三种剂量水平下四个间接作用模型的典型效应曲线**

四种模型有共同点，也有不同点，下面将对模型的特点进行简单的描述，即模型参数是如何影响药物的应答时间过程（起效、幅度和持续时间），以及如何影响给药方案的设计。本文以模型Ⅰ（抑制 $K_{in}$）为例进行讨论。

## （二）用模型Ⅰ说明间接作用模型的特点

在间接作用模型Ⅰ中，药物通过抑制零级速率常数（$K_{in}$）间接抑制生物因子 $R$ 的生成。该模型已经被广泛应用于评估抗凝药物对易脑卒中患者的凝血时间的影响。当没有药物存在的情况下，系统处于平衡状态，效应处于基线值（$K_{in}/K_{out}$），在静脉给药后，假设没有分布延迟，药物会直接抑制 $K_{in}$从而导致效应变量下降，这时，药物的作用使得效应变量本身减少，而效应变量的高低取决于 $K_{out}$值。下面将通过静脉给药单室模型与间接作用结合阐述间接作用模型的特点。

**1. 反应时间进程** 假设在一次实验中，将药物的消除半衰期设置为1小时，产生效应的时间过程如图2-8-8所示，血浆药物浓度（虚线）在零点时达到峰值，但最大效应大约在5小时才会出现，而此时药物已经几乎被全部消除。这说明，对于间接作用的药物，药物发挥药效的时间超过了药物在体内存在的时间。此外，在这次实验中，大约需要16小时恢复至原始状态的90%左右，而当这种外力作用一旦消除，系统将需要大约4个$K_{out}$消除半衰期才能恢复至平衡状态。

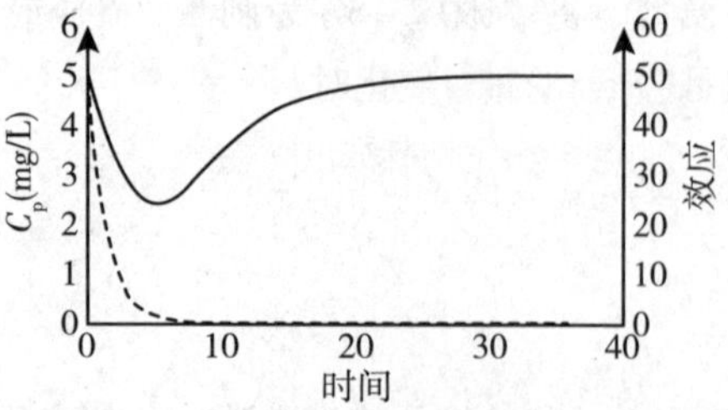


**图2-8-8　静脉注射后血浆药物浓度（虚）和效应（实）曲线**

**2. 剂量效应** 如上文所述，最大效应随剂量的增加而增加，达到最大效应的时间也是随剂量的增加而增加，这是四个间接作用模型的共同特征，这种特征可以用来区分产生效应的延迟是由间接作用还是药物分布缓慢造成的。在效应室模型中，最大效应的时间随剂量的变化保持不变，而在间接作用模型中并非如此，因为较大的剂量会产生更大的系统饱和（例如受体）。这样，药物的直接作用时间会延长，$K_{in}$被抑制的时间也会延长，导致最大效应发生的时间会延后。因此，产生效应的时间会随着剂量的增加而增加。

**3. 药物的最大效应和最大可达效应** 在达到最大效应时，效应变量的产生速率等于消除速率，$R$值瞬间改变的速率为0，结合式（2-8-13）和式（2-8-14），此时：

$$R_m = R_0\left(1 - \frac{I_{max} \cdot C_p}{IC_{50} + C_p}\right) \tag{2-8-17}$$

随着剂量的增加，当$C_p >> IC_{50}$时，药物的抑制效果（$I$）接近$I_{max}$，$R_m$接近药物所能达到的最大效应（$R_{max}$），此时

$$R_{max} = R_0(1 - I_{max}) \tag{2-8-18}$$

若药物的$I_{max}$趋近于1，则$R_{max}$趋于0，效应从基线变化到100%。因此，模型Ⅰ中的最大效应为0。

**4. 生理系统参数的影响** 在之前介绍的生理周转模型中，发现平衡被破坏后，系统完全恢复的时间与$K_{out}$有关，与$K_{in}$无关。如图2-8-9所示，图2-8-9A显示$K_{in}$的变化对间接作用模型并无影响。图2-8-9B显示的是$K_{out}$的改变对系统恢复的影响，需注意的是，$K_{out}$影响的是作用的开始和系统的恢复，$K_{out}$值越大，作用越快，$T_{Rm}$越短，恢复越快，这对给药方案的设计具有重要意义，例如，较小的$K_{out}$会导致较长的作用时间，可以减少给药次数。图2-8-9C显示的是当系统的$K_{out} > K$时，$K_{out}$对作用的持续时间影响较小。这说明，消除是一个速率限制过程，并与作用时间密切相关，药物的给药间隔是基于药物的药动学特征而不是药效学特征。

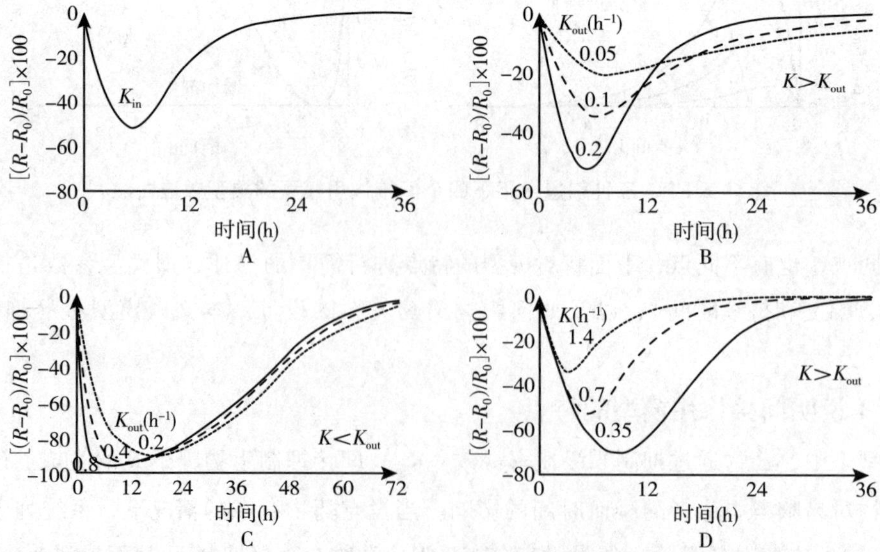


**图2-8-9　速率的改变对系统恢复的影响**

$K_{in}$和$K_{out}$的初始值决定了效应变量$R$的基线值，而当任一参数的初始值改变时，基线和效应变量的绝对变化也

将受到影响。从图2-8-10A中可以看出，$K_{in}$初始值越低，基线越低，效应变化曲线向下移动，结合图2-8-9A，可以得到$R$值的相对变化对于任意$K_{in}$值都是相同的。而从图2-8-10B中可以看出，随着$K_{out}$初始值的增加，基线降低，效应变化曲线也向下移动，结合图2-8-9B，可以得到$K_{out}$值越小，$R$值的相对变化越大，返回基线的时间就越长。

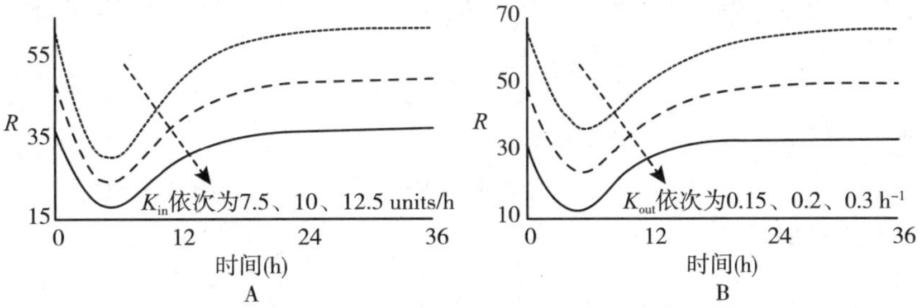


**图2-8-10　$K_{in}$（A）和$K_{out}$（B）变化对效应变量（$R$）绝对值的影响**

**5. 药动学影响消除速率常数**　消除速率常数是衡量药物消除的指标。从图2-8-9d中可以看出，消除速率越慢，得到的最大效应越大，$T_{Rm}$增加，药物作用的时间就会延长。此外，$K$值不影响效应变化的初始斜率。

**6. 药效学参数影响$IC_{50}$和$I_{max}$**　$IC_{50}$对效应变化的影响与剂量对其影响基本相同。$IC_{50}$值降低相当于剂量的增加，因此，当$IC_{50}$降低时，最大效应及达到最大效应的时间增加，相反，随着$I_{max}$值的增加，最大效应增加，但达到最大效应的时间保持不变。另外，随着$I_{max}$的增加，$R_m$会成比例的改变。

**7. 静脉输注的系统稳态时间**　在持续静脉输液期间，系统到达稳定状态的时间如图2-8-11所示。图2-8-11A和图2-8-11B分别显示的是模型Ⅰ（抑制$K_{in}$）和模型Ⅳ（刺激$K_{out}$）效应随时间的变化，模型Ⅰ中，对于不同的输注速率，到达稳态的时间基本相同；相反，模型Ⅳ中，到达稳态的时间随着输注速率的增加而减少。这是由于$K_{out}$控制效应到达稳态的时间，在模型Ⅳ中，$K_{out}$是药物作用的对象，更大的输注速率会更大程度的刺激$K_{out}$，因此，仅需要较短的时间就可以达到稳定状态。同理，模型Ⅲ（刺激$K_{in}$）达到稳态时间也是恒定的，而模型Ⅱ（抑制$K_{out}$）达到稳态的时间随着输注速率的增加而增加。

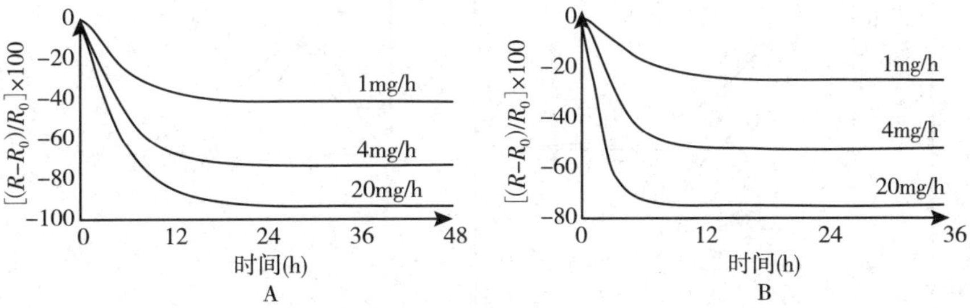


**图2-8-11　间接效应模型Ⅰ（A）和Ⅳ（B）中输注速率对到达稳态时间的影响**

## 五、转运室模型

转导是指将药物与受体的相互作用转化为可测量的生物效应的过程。在转导过程中，药物与受体相互作用产生的刺激沿着一系列级联反应传递，这些级联反应包括：G蛋白激活、第二信使转运、离子通道激活及基因转录等。如果这个过程进行缓慢，就会造成时间上的延迟，由于转导而产生的延迟效应的时间曲线可以通过引入转运室来确定。图2-8-12显示的是有三个转运室的模型。

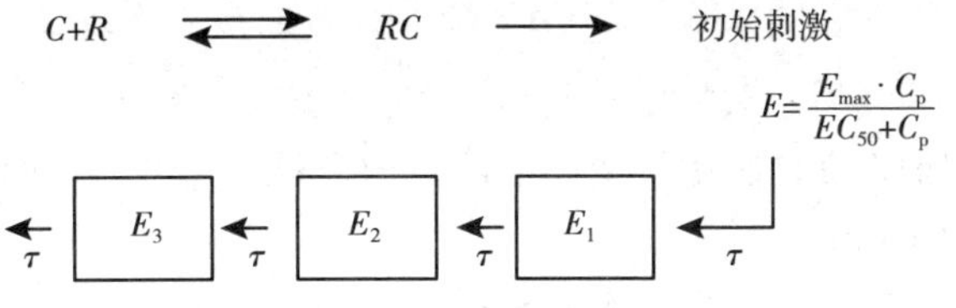


**图2-8-12　转运室模型示意图**

由药物与受体相互作用而产生的初始刺激或生物信号（$E$）可以使用之前介绍的模型来模拟，如 $E_{max}$ 模型。而后，这种刺激或信号传递至各个转运室。在转运室模型中通常有两个参数：刺激通过所有转运室的平均通过时间（$MTT$）和转运室数量（$n$）。通过各个转运室的时间（$\tau$）通常为一个固定值：$MTT/(n+1)$。利用一级动力学模拟转运室模型，则将 $\tau$ 看作转导过程的一级速率常数，得到每个转运室的转导效应（$E$）方程：

$$\frac{dE_n}{dt}=\frac{1}{\tau}\cdot(E_{n-1}-E_n) \quad (2-8-19)$$

式中，$E_n$ 是第 $n$ 个转运室的效应，$\tau=MTT/(n+1)$。

图 2-8-13 显示了利用 4 个转运室模拟得到的数据，可以看出，当刺激通过连续的转运室时，效应峰值会逐渐降低，曲线会逐渐变宽并更对称。

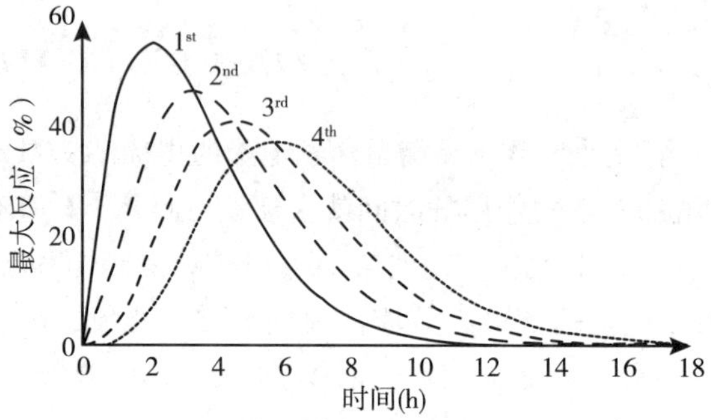


**图 2-8-13　模拟 4 个转运室的转导效应**

图 2-8-14 是在平均通过时间一定的情况下，分别模拟 1 至 4 个转运室的转导效应。随着转运室的增加，达到最大效应的时间延迟也相应增加。此外，四室模型的效应峰值为 37%，二室模型的效应峰值为 35%，可见当采用更多的转运室时，最终的最大效应会提高。

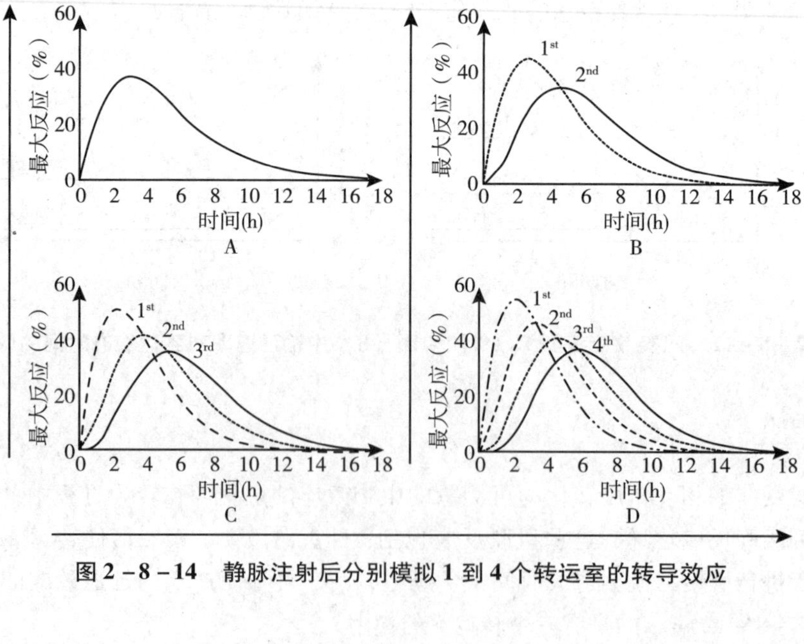


**图 2-8-14　静脉注射后分别模拟 1 到 4 个转运室的转导效应**

## 六、耐受模型

耐受性是指机体在反复接触药物后，对特定药物浓度产生的效应降低。从受体激活到效应产生过程中一系列变化，都可能引起耐受性，例如，受体脱敏、受体下调及内源性化合物（如第二信使）的耗竭等，这些物质均在介导反应过程中起着重要的作用。

由于与耐受性相关的生物学过程比较复杂，大多数模拟耐受性的模型都是经验模型，例如，利用衰变函数和生长函数分别模拟受体下调和受体脱敏模型。本节只讨论药效学方面的耐受性，其起效和持续时间进程以及耐受性程度对于剂量的确定和调整具有重要的作用。药效学的耐受性存在多种模型，其中之一是稳态耐受性的补偿或反调节模型。

### （一）反调节模型（Counter-regulatory Force Model）

假设药物本身或药物的疗效使机体产生了一种反调节化合物，该化合物可以产生与药物相反的作用，或作为药物的拮抗剂或部分激动剂。尼古丁是一个典型的模拟耐受性的例子，其耐受性是由假设的尼古丁拮抗剂作为反调节化合物形成的，假定这种拮抗剂或称之为耐受性介质是由中央室的药物形成的，且其含量不会被耗竭、不会影响中央室的药物，此时，这种介质的产生和消耗均是一级过程，由血浆药物浓度驱动：

$$\frac{dC_m}{dt} = C_p \cdot k_{1m} - C_m \cdot k_{m0} \qquad (2-8-20)$$

式中，$C_m$是介质的浓度，$k_{1m}$是介质形成的一级速率常数，$k_{m0}$是介质消耗的一级速率常数。通常，$k_{1m}$和$k_{m0}$是相等的，因此，在稳态条件下，可以假设介质的浓度与血浆药物浓度相同。这个模型与效应室模型非常相似，介质消耗的速率常数控制着耐受性的发生和消退。因此，在给定的药物浓度下，耐受性需要3～5个$t_{1/2}$，$k_{m0}$才能达到最大效应，而一旦药物被撤除，则需要同样的时间才能恢复。

尼古丁的耐受性模型采用的是线性药效学模型，假设尼古丁浓度总是比$EC_{50}$低很多：

$$E = E_0 + S \cdot C_p \qquad (2-8-21)$$

式中，$E$为心率，$E_0$为静息心率，$C_p$为尼古丁血浆药物浓度，$S$为斜率。

若将介质模拟为非竞争拮抗剂，则药物的总体效果可以表示为：

$$E = E_0 + \frac{S \cdot C_p}{1 + C_m/C_{m50}} \qquad (2-8-22)$$

### （二）前体池耐受模型（Precursor Pool Model of Tolerance）

如果药物是通过作用于一种内源性化合物（前体）发挥作用，当这种化合物在反应过程中被耗尽，机体就会对这种药物产生耐受性。只有当内源性化合物的数量恢复至正常的静息值时，药物才会发挥作用。

可以利用间接作用模型对这种现象建模，但不同的是，在耐受性的前体池模型中，假设效应变量的产生不是零级过程，而是由前体（$P$）通过一级速率常数（$k_p$）产生，并以一级过程被消耗（图2－8－15）。此外，假设药物是通过刺激$k_p$来增加效应变量的数量，那么，这种直接作用（$E$）可以被看成是一种刺激作用，则方程可以表示为：

$$\frac{dR}{dt} = k_p(1 + E) - k_{out}R \qquad (2-8-23)$$

前体池通常采用周转模型模拟，如图2－8－15所示，假设前体的产生是一个零级过程，而转换为反映变量的过程是一级过程。

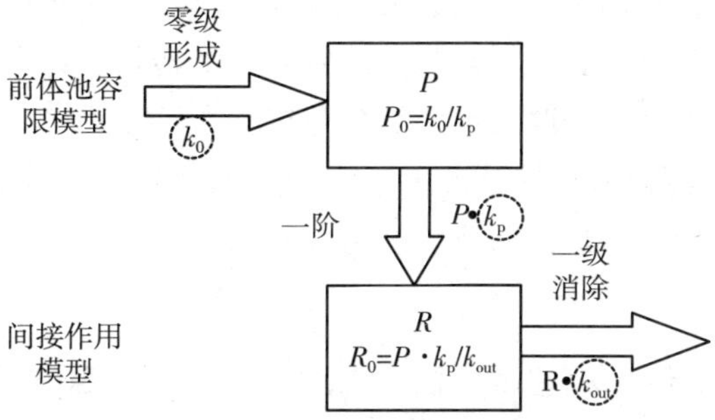


图2－8－15　前体池容限模型

药物对$P$的影响：在没有药物的情况下，前体池处于平衡状态，$P_0 = k_0/k_p$；当药物刺激$k_p$提高效应变量时，$P$降低；一旦药物作用停止，$P$逐渐恢复平衡（$P_0$），该恢复过程是由$k_p$决定的。如果在$P$恢复平衡之前，再次给药，则第二次给药将不会产生与第一次给药时相同的作用效果。

药物对 $R$ 的影响：在没有药物的情况下，$R$ 处于基线值 $R_0 = k_p * P_0 / k_{out}$；当药物刺激 $k_p$时，$R$ 增加；由于 $P$ 恢复至 $P_0$需要一定的时间，因此 $R$ 可能在恢复时会达到比基线值（$R_0$）更低的值，这一过程称为反弹。

## 七、不可逆药物效应

不可逆药物效应是指一些药物与目标受体共价结合，并破坏受体，受体相应的功能只有在新受体合成后才能恢复。目标受体可能是蛋白质、DNA、酶或任何发育阶段的细胞。质子泵抑制剂就是其中典型例子之一，药物与胃黏膜壁细胞的 $H^+$,$K^+$-ATP 泵相结合并破坏，只有当新的质子泵合成时，才可以恢复正常的质子转运功能。质子泵周转时间长于 24 小时，因此，即使大多数质子泵抑制剂有很短的半衰期，也可以每天给药一次。部分用于癌症化疗的药物也属于具有不可逆效应的药物，包括与 DNA 结合的烷基化剂，以及能够破坏骨髓中正在发育的白细胞的药物。

前面提到的生理周转模型已经被用来模拟部分药物的不可逆效应。在该模型中（图 2 -8 -16），与药物的相结合的物质设定为效应变量（$R$），同样，假定效应变量由零级过程产生，速率常数为 $k_{in}$，以一级速率常数 $k_{out}$消耗，表达式是：

$$\frac{dR}{dt} = k_{in} - R \cdot k_{out} - C \cdot k_{irr} \cdot R \qquad (2-8-24)$$

式中，$C$ 为药物浓度，$R$ 为效应变量，$k_{irr}$为效应变量与药物浓度相关的二级速率常数。

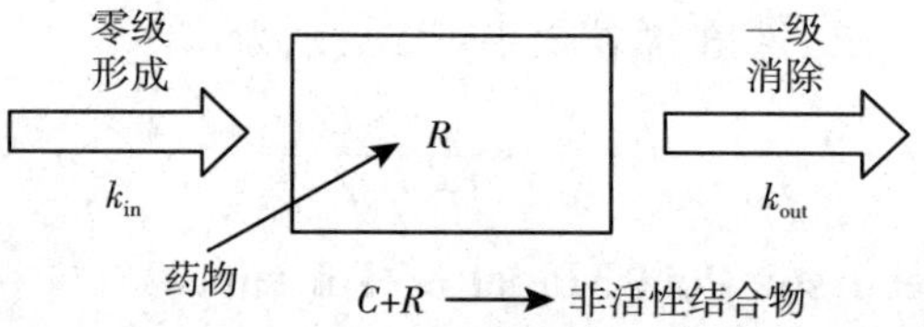


**图 2 -8 -16　不可逆药物作用模型**

## 八、疾病进展模型

许多慢性疾病病情不是一成不变的，如帕金森病、阿尔兹海默症和骨质疏松症是随着时间推移而逐渐恶化的。而对于术后疼痛或受伤后修复，即使没有药物治疗，自身也可以逐渐恢复。在许多情况下，用于治疗这些疾病的药物对健康的、无疾病个体是没有任何影响的。因此，药物作用于这些疾病的模型必须包括一个潜在疾病模型。除此之外，疾病进展模型还包括药物直接作用引起的效应模型和药物与疾病相互作用的模型。

药物的直接作用可以用之前讨论的任何直接作用模型来模拟，比如 Sigmoidal $E_{max}$ 模型或线性模型，如有必要，可以通过增加一个效应室或者转运室来解释疾病对药物产生效应的延迟问题。

理论上，药物与疾病的相互作用有两种方式：①药物可以缓解症状而不改变疾病的潜在影响，就是所谓的对症行为。当不使用这种药物时，疾病又会恢复至原来的状态。②药物可以阻止或者延缓疾病状态，称之为保护行为。当不使用这种药物时，疾病状况的改善也依然会存在。

疾病进展模型表示的是在缺乏药物治疗的情况下，疾病是如何随时间的变化而变化的。有三种进展模型：线性模型、指数衰减或零渐进模型及非零最大疾病状态指数模型。

### （一）线性模型

线性模型通常用来模拟慢性疾病，假设疾病以恒定的速度恶化，并且可以无限进行，给定时间的疾病状态（$S_t$）下：

$$S_t = S_0 + \alpha \cdot t \qquad (2-8-25)$$

式中，$S_t$是疾病在 $t$ 时间下的状态，$S_0$是疾病在初始时的状态，$\alpha$ 表示的是疾病状态随时间变化的速率。

**1. 对症药物**

$$S_t = S_0 + \alpha \cdot t - E_t \qquad (2-8-26)$$

式中，$E_t$是药物的作用。

如图2-8-17所示，在线性模型中，由于对症药物使疾病立即发生变化，曲线向下移动，但斜率不变。一旦药物停止作用，疾病状态又恢复原始状态。

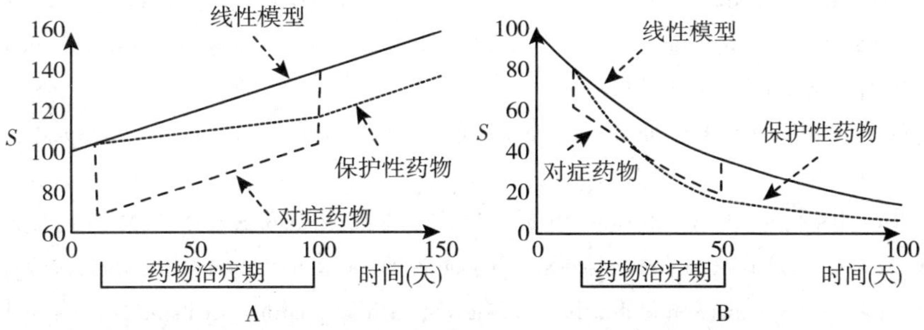


**图2-8-17 线性（A）和指数（B）疾病模拟模型**

**2. 保护性药物**

$$S_t = S_0 + (\alpha - E_t) \cdot t \tag{2-8-27}$$

保护性药物是通过降低斜率影响疾病进展的，可以看出，和对症药物相比，保护性药物的作用更加缓和。此外，当药物停止作用后，斜率恢复至原来的值，但疾病状态比治疗前要低很多，且没有反弹。

### （二）指数衰减或零渐进模型

有一些疾病会随着时间的推移逐渐消失，这类疾病的模型是通过在疾病模型中添加一个衰减函数建立的：

$$S_t = S_0 \cdot e^{-k_{prog} \cdot t} \tag{2-8-28}$$

式中，$k_{prog}$是疾病发展的一级速率常数，在这个模型中，$S$最终衰减为0，因此称之为零渐近模型。

**1. 对症药物**

$$S_t = S_0 \cdot e^{-k_{prog} \cdot t} - E_t \tag{2-8-29}$$

**2. 保护性药物**

$$S_t = S_0 \cdot e^{-(k_{prog} + E_t) \cdot t} \tag{2-8-30}$$

### （三）非零最大疾病状态指数模型

一些退行性疾病恶化至最大的状态时，疾病模型可以用指数增长模型来建立，药物对疾病的治疗作用可以通过对$k_{prog}$的影响来模拟：

$$S_t = S_0 \cdot e^{-(k_{prog} - E_t) \cdot t} + S_{SS} \cdot (1 - e^{-(k_{prog} - E_t) \cdot t}) \tag{2-8-31}$$

该模型已经被应用于安慰剂以及抗抑郁药等。在生理周转模型的基础上，可以提出能够模拟药物对疾病状态影响的模型。在此应用中，效应变量是疾病状态。在正常健康情况下，$S_t$是恒定值，可视为用于评估疾病的生物标志，$K_{in}$和$K_{out}$也是如此。而疾病则被认为是$K_{in}$或$K_{out}$减少导致稳态被破坏。实际上，这些疾病进展模型基本上是模型Ⅰ和Ⅱ。目前，该模型已被用来模拟几种降糖药物在治疗2型糖尿病中的作用。

（王婷婷　顾景凯）

## 参考文献


[1] Illum L, Watts P, Fisher AN, et al. Intranasal delivery of morphine[J]. J Pharmacol Exp Ther, 2002, 301(1): 391-400.

[2] Choi MK, Song IS. Organic cation transporters and their pharmacokinetic and pharmacodynamic consequences[J]. Drug Metab Pharmacokinet, 2008, 23(4): 243-253.

[3] Polli JW, Baughman TM, Humphreys JE, et al. P-glycoprotein influences the brain concentrations ofcetirizine (Zyrtec), a second-generation non-sedating antihistamine[J]. J Pharm Sci, 2003, 92(10): 2082-2089.

[4] Sheiner LB. The population approach to pharmacokinetic data analysis: rationale and standard data analysis methods[J]. Drug Metab Rev, 1984, 15(1-2): 153-171.

[5] Vozeh S, Katz G, Steiner V, et al. Population pharmacokinetic parameters in patients treated with oral mexiletine[J]. Eur J Clin Pharmacol, 1982, 23(5): 445-451.

[6] Clarke WP, Bond RA. The elusive nature of intrinsic efficacy[J]. Trends Pharmacol Sci, 1998, 19(7): 270-276.

[7] Wagner JG. Kinetics of pharmacologic response I Proposed relationships between response and drug concentration in the intact animal and man[J]. J Theor Biol, 1968, 20(2): 173-201.

[8] Hill A. The possible effects of the aggregation of the molecules of haemoglobin on its dissociation curves[J]. J Physiol, 1910, 40: Ⅳ-Ⅶ.

[9] Clarke WP, Bond RA. The elusive nature of intrinsic efficacy[J]. Trends Pharmacol Sci, 1998, 19(7): 270-276.

[10] Black JW, Leff P. Operational models of pharmacological agonism[J]. Proc R Soc Lond B Biol Sci, 1983, 220(1219): 141-162.

[11] Dayneka NL, Garg V, Jusko WJ. Comparison of four basic models of indirect pharmacodynamic responses[J]. J Pharmacokinet Biopharm, 1993, 21(4): 457-478.

[12] Sands CD, Chan ES, Welty TE. Revisiting the significance of warfarin protein-binding displacement interactions[J]. Ann Pharmacother, 2002, 36(10): 1642-1644.

[13] Krzyzanski W, Jusko WJ. Mathematical formalism and characteristics of four basic models of indirect pharmacodynamic responses for drug infusions[J]. J Pharmacokinet Biopharm, 1998, 26(4): 385-408.

[14] Mager DE, Jusko WJ. Pharmacodynamic modeling of time-dependent transduction systems[J]. Clin Pharmacol Ther, 2001, 70(3): 210-216.

[15] Gårdmark M, Brynne L, Hammarlund-Udenaes M, et al. Interchangeability and predictive performance of empirical tolerance models [J]. Clin Pharmacokinet, 1999, 36(2): 145-167.

[16] Sharma A, Ebling WF, Jusko WJ. Precursor-dependent indirect pharmacodynamic response model for tolerance and rebound phenomena[J]. J Pharm Sci, 1998, 87(12): 1577-1584.

[17] Chan PL, Holford NH. Drug treatment effects on disease progression[J]. Annu Rev Pharmacol Toxicol, 2001, 41: 625-659.

[18] Post TM, Freijer JI, DeJongh J, et al. Disease system analysis: basic disease progression models in degenerative disease[J]. Pharm Res, 2005, 22(7): 1038-1049.

# 第三章

# 药物安全性研究与药效学和药动学关系设计

## 第一节　概　述

### 一、药物安全性研究概念及意义

#### （一）药物安全性研究评价的概念

药物安全性评价是指通过一系列的毒性试验揭示药物的毒性特点以及与之相关的药物暴露水平。药物毒性特点包括：靶器官毒性，如肝毒性、肾毒性等的发生、发展规律及是否可恢复，引起毒性的量效关系及药物毒性的敏感观察指标（包括生物标志物）。

非靶器官毒性（特殊毒性），如遗传毒性、致癌性、生殖毒性等；特殊毒性在临床上难以开展研究，主要依靠非临床试验进行评价。

药物安全性评价通常采用大于临床用药剂量、长于临床用药周期的暴露方式给予动物药物，以发现并评价药物对动物机体潜在的毒性作用，为临床试验的起始剂量、后续试验剂量设计、安全性观察指标选择以及临床应用提供支持。

#### （二）药物安全性评价的价值：避免药害事件

反应停事件：反应停（沙利度胺，Thalidomide）由联邦德国格兰泰药厂研制，1957 年上市用于治疗孕妇妊娠引起的呕吐和恶心，欧洲至少 15 个国家使用这种药物，很多孕妇服药后恶心、呕吐症状得到了明显的改善，它成为“孕妇的理想选择”，于是“反应停”被大量地销售，仅在联邦德国就有近 100 万人服用过“反应停”，但随即而来的是，许多出生的婴儿出现短肢畸形，被称为“海豹肢畸形”。1961 年，这种症状终于被证实是孕妇服用“反应停”所导致，于是该药被禁用，但受其影响的婴儿已多达 1.2 万名。经过媒体的进一步披露，人们才发现，这起药害事件产生是因为在“反应停”上市前没有开展生殖毒性研究。

美国食品药品监督管理局（Food and Drug Administration，FDA）的 Frances Oldham Kelsey 阻止了反应停在美国上市，由于没有足够的动物及临床试验证明反应停的安全性。

美国 Juno Therapeutics 的 CAR-T（chimeric antigen receptor T-cell immunotherapy）临床试验：2017 年 FDA 叫停了 Juno 公司的 CAR-T 疗法 JCAR015 Ⅱ 期临床试验，该试验导致 2 名白血病患者因为神经毒性而死亡，Juno 随后表示，另外 1 名病人也因神经毒性原因死亡。分析认为病人有可能存在白血病细胞侵入中枢神经系统造成中枢神经系统白血病，中枢神经系统的白血病细胞“吸引”CAR-T 细胞进入中枢神经系统进行杀伤，大量肿瘤细胞短时间在脑中迅速裂解，引起了此次严重不良事件。

毫无疑问 CAR-T 治疗是迄今肿瘤治疗的最大突破之一，特别是对血液肿瘤，具有替代自体骨髓移植的疗法，但由于几乎所有的临床前研究模型都是在免疫缺陷鼠上开展的，难以揭示免疫细胞的相互作用和毒性，这样在临床前看起来是安全的，而在临床上恰恰会发生严重毒性反应。

### （三）药物安全性评价面临的新挑战

**1. 创新药物复杂性带来的安全性问题** 已经有多个CAR-T产品上市，更多的在研发中，临床发现CAR-T治疗最常见的不良反应是细胞因子释放综合征（cytokine release syndrome，CRS）及神经毒性，这些毒性反应与CAR-T的结构设计、临床应用方式密切相关，CAR-T的第一代至第四代设计越来越复杂，引入的调节因素更多，潜在的风险更多，目前的临床前评价手段难以预测其安全性。

溶瘤病毒很可能也是一个肿瘤的突破性疗法，病毒载体可以在肿瘤内增殖并杀伤肿瘤，而对正常组织没有损伤；T-Vec（talimogene laherparepvec）是第二代单纯疱疹（herpes simplex virus type 1，HSV-1）载体的溶瘤病毒并加载了GM-CSF（granulocyte-macrophage colony stimulating factor）发挥免疫增强作用，该类药物结构复杂，在体内发挥溶瘤作用、免疫调节作用，给安全性评价增加了难度。

**2. 对安全性评价的新要求** 由于科学技术进步，对药物安全性的认识更加深入，对安全性评价提出了新要求；如肠道菌群一直被认为是维持人体健康所不可缺少的，同时也可影响药物的代谢，其组成变化多端，是药物治疗个体差异的来源之一。近年来，由于微生物组学的技术发展，促进了对肠道菌群在疾病及药物代谢中作用的研究。已有结果显示，肠道菌群影响药物代谢，进而影响药物毒性。更值得毒理学关注的是治疗药物可以影响肠道菌群的正常组成与功能，并引起不可预测的结果。由于肠道菌群与机体之间相互作用的复杂性，肠道微生物对药物代谢影响的研究还远远不足。

安全性评价最重要的使命是能够将非临床毒理学研究结果转化到临床，降低人体试验及应用的风险。针对日益复杂的创新药物，需要更好地规划及设计毒理学研究，采用更多的新技术、新方法，如人源化动物模型及疾病模型动物的应用、替代分子的应用、体外试验的应用等，使毒理学结果能更好地支持临床。

## 二、药物安全性研究的法规和技术指导原则

药物非临床安全性评价一般应遵从中国的《药物非临床研究质量管理规范》，如果向其他国家注册应遵从注册国的药物非临床研究质量管理（good laboratory practice，GLP）规范。GLP规范是通过对药物安全性评价实验的设计、实施、监督、记录、归档、报告等一系列行为和实验室的规范要求，从而确保实验数据的真实、完整、可靠，实现非临床试验的可重建性，提高新药的研究质量，确保公众用药安全。

GLP规范的核心内容可以概括为几个方面：组织架构清晰，人员责任明确，并具备相应的资质，且经过规范的培训；实验设施、仪器设备和实验材料（包括实验系统和受试药物）质量可靠，符合规范的要求；严格执行标准操作规程和试验方案，及时、清楚地记录实验过程，并如实、完整的报告实验结果；质量保证人员独立、并有效的履行监督检查职责，为法规依从性提供可靠的保障。

我国GLP规范从1994年开始起草，2003年由国家食品药品监督管理局（State Food and Drug Administration，SFDA）正式颁布实施，2017年进行了一次较大的修订，实现了与国际上先进且广泛认可的GLP体系的接轨。

支撑药物安全性评价的技术体系主要由国际及国内大量的指导原则构成。人用药品注册技术要求国际协调会（International Council for Harmonization，ICH））成立以来，已逐渐在药品注册领域发展成为国际上最核心的技术规则制订机构，美、欧、日药品监管部门均按照ICH的技术指南进行审评，世界其他药品监管机构也全部或部分接受基于ICH技术指南开展审评；2017年6月我国正式加入ICH，意味着我们将逐步全面执行ICH指导原则。ICH中关于药物非临床安全性评价（safety guidelines）指导原则有10个，是对药物非临床评价的最基本要求，包括致癌试验（S1）、基因毒性研究（S2）、毒代动力学和药代动力学（S3）、一般毒性试验（S4）、生殖毒性（S5）、生物技术产品的安全性（S6）、安全药理学研究（S7）、免疫毒理学研究（S8）、抗癌药物的非临床评价（S9）、光安全性评价（S10）；与安全性评价直接相关的还有非临床安全性研究（M3），基因毒性杂质评估和控制（M7）。

我国药品注册管理部门也制定了大量与安全性评价相关的指导原则，其中部分与ICH指导原则基本相似或一致，可以转为遵从ICH指导原则，并参考我国的指导原则；有些是针对我国药物研发的特殊需求制定的，应予继续遵从。FDA及欧洲药品管理局（European Medicines Agency，EMA）也制定了大量的指导原则，可以供我们在药物评价中借鉴使用。

# 第二节　药物安全性研究设计思路

药物安全性评价是对药物风险的连续评估过程，是非临床与临床研究结果交互验证的过程。针对不同风险的产品，在不同的开发阶段，安全性评价的试验要求不一样，安全性试验的设计也因产品而异。

## 一、药物安全性风险分析及安全性评价策略

在规划安全性评价之前，应分析新药的安全性风险；安全性风险可能来源于其对靶点的作用，药物分子自身结构特性及联合用药的安全性，工艺带来的风险（如杂质），剂型及给药途径带来的风险；应系统研究文献，尽可能掌握作用机制及类似产品的研究进展，以支持针对性实验规划及个性化设计。

### （一）创新分子

创新分子包括针对新靶点的全球首创药物（first in class），作用机制不清楚或不明确的分子，分子修饰后药物的药理学发生巨大变化的新分子；由于对靶点的功能认知少、对新分子的药理毒理学作用认识不足，因此存在更多的安全隐患，不仅应开展必要的药理学机制研究，也应开展更多的非临床安全性评价以降低临床研究的风险。

### （二）Me-too 及 Me-better 药物的安全性评价

作用于同一靶点的不同分子，其综合优势应不低于已上市的同类药，以显示其临床价值；其研发的目标应是改善安全性或提升有效性，在临床前开发中应与上市产品进行充分比较，包括药学、药理比较，代谢比较以及毒性比较，通过药物分子特性（如血浆稳定性）、与靶标结合特性（如选择性和亲和力）、药理活性、代谢特点、靶器官分布特性、毒性反应及暴露量等综合分析潜在的安全性差别。

### （三）改良型新药

对于改良型新药，应分析其对原研药所做的改变以及可能带来的安全性风险。风险主要包括：

**1. 药物全身暴露量的变化及安全性**　如改剂型药物，可能会改变药物的生物利用度、影响药动学特性（系统暴露量变化），甚至改变药物的分布。

**2. 局部安全性**　对于改变给药途径，需要考察给药局部组织的毒性。

改良型新药安全性评价的目的是构建改良型新药与原研药物之间的安全性结果转化的桥梁，应先分析已有的安全性信息（包括文献），必要时开展体内、体外试验。

### （四）临床需求迫切药物的临床前安全性评价策略

当研究药物的适应证为危及生命的或严重的疾病（如晚期癌症、耐药性 HIV 感染、先天性酶缺乏疾病）且缺少有效的治疗手段时，其毒理学评价和临床试验也应遵循具体问题具体分析的原则，适当放宽评价标准，以促进和完善药物的研究和开发。

## 二、循序渐进的原则

药物安全性评价是贯穿于药物整个生命周期的研究过程，在不同的阶段应开展不同的研究，以支持对安全性信息的特定需求。

### （一）药物毒性筛选

约 50% 的候选药物是因为毒性而停止开发的，彰显出药物毒性筛选的重要性；最常见的毒性是肝脏、心血管、皮肤、神经系统，生殖及遗传毒性，大约占 40%；在药物发现早期需要筛选药物的潜在毒性，及早淘汰毒性过大药物。

一般毒性筛选可以采用细胞、组织材料来进行；观察药物对细胞生存及其功能的影响，如线粒体功能、

DNA 复制或含量；也可以给予动物进行毒性探索，开展单次及多次给药的毒性探索试验。

药物以及其代谢产物引起的遗传毒性，也要及早筛查排除。如果产品涉及育龄妇女，生殖及胚胎毒性需要早期探索，如开展基因治疗药物在生殖组织中的分布及是否存在垂直传播。如果产品拟用于局部，应探索局部毒性，如眼刺激试验、皮肤刺激试验、局部淋巴结试验。如果结构分析可能有光毒性，应测试光毒性。其他的毒性筛选试验，应结合物质的特点及作用机制选择毒性筛选试验，如对代谢酶的及转座子的抑制作用。

对于作用于新靶点的药物需要更多地探索与新靶点结合带来的生物学效应及可能引起的其他脱靶毒性反应。对于同一靶点的新分子，特别是开发的着眼点在于降低毒性，那就要与同类药物采用适当的方法进行比较研究。

在毒性筛选中发现分子具有不可接受的毒性，应分析毒性的可能来源，指导下一步药物开发，比如进行分子结构改造，以降低其毒性。

开展药物毒性筛选试验，不需要执行 GLP 规范，但实验设计应合理、实施应规范，降低假阳性和假阴性风险；毒性筛选试验通常采用小试产品，并适当控制杂质。

**（二）临床前安全性评价**

临床前安全性评价的直接目的是评价药物的毒性特点，支持临床试验剂量设计及选择监测临床不良反应的指标，充分的临床前安全性评价将有助于临床试验的顺利开展。针对每个药物需要开展哪些临床前试验需要结合药物的特点进行个性化考虑，ICH 的指导原则 M3 为非临床试验提供了一般性要求。临床前通常需要开展如下研究：

单次给药毒性试验，是指一次或 24 小时内多次给予药物后所引起的毒性；当该毒性信息可从其他试验中获得时，不要求进行单独的单剂量试验。

重复给药毒性试验，根据临床试验方案的要求，开展支持拟定临床试验周期的毒性试验，原则上采用两种哺乳类动物（其中一种为非啮齿类）进行毒性试验，试验期限应不短于临床试验期限。

毒代动力学试验是反映药物毒性与暴露量关系的重要参数，通常结合毒性试验开展，除关注原型药外，对于主要代谢产物也应给予测定。

安全药理学核心组合试验（包括对心血管、中枢神经、呼吸系统的影响评估），通常应在开展人体试验前完成；如果可行，安全药理试验也可以结合在其他的毒性试验中开展以节约动物。

局部耐受性试验：可以与一般毒性试验结合开展，对于注射用药，中国的法规通常需要开展溶血及全身过敏反应试验。

是否需要开展其他试验，应结合药物特点及临床试验方案的具体情况而定。

**（三）临床试验过程中及支持上市的非临床安全性评价**

临床试验过程中应开展相应周期的重复给药毒性试验以支持更长周期的临床试验，结合后期临床试验所涉及的人群变化等方案内容调整，以及临床试验中发现的毒性反应，开展必要的非临床安全性试验以支持方案设计，如补充的安全药理试验、生殖毒性试验等。

支持上市还需要开展更长周期的毒性试验、致癌试验（必要时），以及其他必要的安全性评价试验。

**（四）上市后的非临床安全性评价**

药物上市后，如果出现生产工艺及产品质量变化，必要时应开展毒性试验以评估其带来的安全性风险。

临床应用中发现毒性反应，通过非临床研究确证毒性反应与药物的关系，以及毒性机制的研究，为指导临床用药提供支持。

## 三、个性化原则

**（一）化学药物安全性评价的一般考虑**

通过化学合成的药物或从天然矿物、动植物中提取的有效单体都属于化学药物的范畴，其广泛应用到临床的各种适应证。目前我国化学药物主要分为5类。

注册分类1：境内外均未上市的创新药。指含有新的结构明确的、具有药理作用的化合物，且具有临床价值的药品。

注册分类2：境内外均未上市的改良型新药。指在已知活性成分的基础上，对其结构、剂型、处方工艺、给药途径、适应证等进行优化，且具有明显临床优势的药品。

注册分类3：境内申请人仿制境外上市但境内未上市原研药品的药品。该类药品应与参比制剂的质量和疗效一致。

注册分类4：境内申请人仿制已在境内上市原研药品的药品。该类药品应与参比制剂的质量和疗效一致。

注册分类5：境外上市的药品申请在境内上市。

对于创新药类别的化学药物，应选择代谢情况与人更接近的动物开展试验，并考虑药理学作用。通常开展的试验包括单次给药毒性试验、重复给药毒性试验、遗传毒性试验、生殖毒性试验和制剂安全性试验，根据ICH M3（R2）的指导原则，在重复给药毒性试验中关注雌雄生殖器官的毒性研究，可以指导在临床Ⅰ期前是否需要完成生育力的生殖毒性研究。临床长期使用的化学药物，通常在上市之前还需要进行致癌性的研究。

对于改良型药物来说，如缓释型新药，在进行安全性评价之前，需要根据与普通制剂的药效、组织分布及代谢试验对比，了解缓释制剂的特性，为安全性评价提供参考，进行毒理学试验时也以对比研究为主，考察缓释制剂较普通制剂在毒性方面的优势。美国生命科学公司开发的白蛋白结合紫杉醇纳米粒注射混悬液（Abraxane）于2002年经FDA批准上市，与普通紫杉醇相比，Abraxane在血浆的暴露量明显降低，在肿瘤组织的分布量明显增加，显著提高疗效，降低了骨髓毒性；但在猪和犬的毒性试验中Abraxane可见与白蛋白相关的过敏反应症状。

对于3类的仿制化学药物，首先需要和参比制剂进行药代比较研究，确定其代谢情况是否一致，尤其是半衰期、暴露量和达峰浓度等参数，如果基本一致，可根据品种特性决定是否需要进行毒性对比研究。

对于4类的仿制化学药物，需要进行制剂安全性的研究，并与参比制剂进行对比研究，说明两者的一致性。

对于5类的进口药品，需要综合分析现有的临床前安全性评价数据和临床数据，指导后续可能的临床试验，通常是不需要进行临床前的安全性评价。

### （二）生物药物的一般考虑

生物制品是指以微生物、细胞、动物或人源组织和体液等为起始原材料，用生物学技术制成，用于预防、治疗和诊断人类疾病的制剂。由于生物制品的复杂性，需要根据品种特性个性化地进行安全性评价的设计。本节就几类常见生物制品的安全性评价进行介绍。

**1. 抗体药物安全性评价的一般考虑** 目前抗体药物主要包括单克隆抗体、双特异性抗体和抗体药物偶联物等。抗体药物通常进行相关动物种属的安全性评价研究，主要包括安全药理试验、单次给药毒性试验、重复给药毒性试验（免疫原性和免疫毒性研究）、根据品种特性和临床拟用适应证和人群决定是否进行生殖毒性试验，当常规用于生殖毒性试验的动物（小鼠、大鼠、兔）不是相关动物种属时，需要考虑进行猴的生殖毒性试验。对于生物技术药物，一般不考虑开展遗传毒性试验，标准的致癌试验通常不适用于抗体药物的评价，如果产品在啮齿类动物具有生物活性且无免疫原性，其他毒性研究又未提供评价潜在致癌性的充分信息，则应该考虑用一种啮齿类动物进行试验。

双特异性抗体可特异性地结合两种不同的抗原，其作用机制主要包括免疫细胞的招募和激活，受体共刺激或抑制，促进蛋白复合物形成等。在进行该类抗体的安全性评价时除动物种属的选择外，免疫毒性指标观察尤其是细胞因子的释放需要格外注意。Amgen公司的Blinatumomab是抗CD3和CD19抗体，不含Fc结构，通过体外药理学活性检测，确定与除黑猩猩之外的其他种属包括大小鼠、犬、非洲绿猴、食蟹猴、恒河猴和狒狒均不结合，在安全性评价时进行了黑猩猩每次输注2小时的重复给药毒性试验，选用小鼠的替代分子进行重复给药试验并进行了小鼠的生殖毒性研究。给药后可观察到T淋巴细胞和B淋巴细胞明显降低，IL-6、IL-2、INF-γ等细胞因子在给药后1～2小时释放明显增加，尤其以首次给药后最为明显。

抗体药物偶联物（antibody-drug conjugates，ADC）是将重组抗体、小分子化学药物通过连接物（linker）连接，利用抗体对靶细胞的特异性结合能力，输送高细胞毒性化学物质，以此来实现对癌细胞的有效杀伤。ADC的安全性评价需要考虑单克隆抗体的靶向性、连接物的稳定性和小分子的毒性。通常ADC的主要毒性反应主要来源于小分子部分，如果小分子的毒性未进行充分评估的话，需要在毒性试验中进行研究。在毒代动力学研究中进行小分子、总抗体和ADC的药物浓度检测，支持其作用特点和毒性特点。Roche公司的Kadcyla由靶向Her2的曲妥珠单抗和细胞毒素美登素衍生物DM1偶联而成，用于治疗Her2阳性的转移性乳腺癌患者。DM1对癌细胞的杀伤效力是常规化学药物的1000倍。临床前安全性评价进行了大鼠和食蟹猴的短期重复给药试验，由于大鼠不是Her2靶点的相关动物种属，所以长周期的重复给药试验选用食蟹猴进行，并开展了食蟹猴的胚胎毒性研究，对小分子单独进行了遗传毒性研究。从试验结果分析，Kadcyla的毒性主要来源于小分子DM1，但对于ADC品种，同样也要关注药物的脱靶毒性。

在抗体药物的安全性评价中，体外组织交叉试验也是其中一项非常重要的试验，选用人体组织进行组织交叉试验的目的是考察抗体与非靶组织是否存在潜在结合情况。通过人组织和不同动物种属组织的交叉反应性的比较，可以帮助确定相关动物种属，并为后续的毒理学试验中药物安全性的评估提供参考依据。

抗体药物等生物类药物在临床前研究中尤其在重复给药毒性试验中，较易产生抗药抗体（anti-drug antibodies，ADA），ADA不仅会引起药物暴露量变化（通常是加快药物清除）而干扰毒性观察，还可能会引起毒性反应，ADA产生在不同药物间存在很大的差异，一般取决于生物大分子的结构和生产工艺等。ADA包括抗Fc段抗体、抗特异性部位抗体或抗糖基化抗原的抗体。

抗药抗体的检测通常分为以下步骤：

A：筛选试验（“桥联”，直接或竞争性ELISA）。

B：确证试验（特异性测定，包括滴度的测定）。

C：鉴定试验（抗体类型，是否为中和抗体）。

**2. 细胞治疗及基因治疗药物安全性评价的一般考虑**

（1）细胞治疗产品的安全性评价　细胞治疗产品主要指人体来源的活细胞产品，包括干细胞类的产品以及基因修饰或改造后的细胞。细胞治疗产品的风险主要取决于细胞的来源、类型、功能、生产工艺、非细胞成分、生产过程中的污染等，因此在进行细胞治疗产品的安全性评价时，需要考虑多种影响因素，主要包括细胞的来源、类型及临床用途，细胞的代次、增殖、分化能力及免疫应答的能力，非细胞成分的毒性作用，基因修饰/改造对细胞特性的影响等。

细胞治疗产品主要进行相关动物种属或模型动物的单次或重复给药毒性试验，其中可以包含安全药理指标的观察，免疫原性和免疫毒性的考察；致瘤性/促瘤性试验；制剂安全性试验，对于基因修饰或改造的细胞治疗产品，可根据产品的特性需要进行有复制能力的病毒的产生和插入突变，特别是致癌基因活化等特性带来的安全性风险。

细胞治疗产品非临床安全性评价应根据细胞治疗产品的生物反应与预期人体反应接近或相似性选择合适的动物种属开展试验，采用临床给药途径，使细胞可以到达治疗部位。由于免疫功能正常的动物对人源细胞可能存在免疫应答，因此，可以考虑使用免疫缺陷动物或人源化动物进行安全性的评估。由于细胞治疗产品的效应与疾病环境间存在复杂的关系，因此有时也可考虑采用疾病动物模型进行临床前安全性评价。使用动物来源的替代细胞进行安全性评价，有助于认识细胞的体内过程以及与毒性的关系，可根据评价的需要加以考虑。各种产品的细胞分化状态不同，基因修饰/改造细胞的转基因表达（例如多种生长因子），可能存在诱导或增强宿主体内形成肿瘤的可能性，所以在评价该类产品时需要考虑致瘤性试验以及对肿瘤的生长抑制的影响试验。

FDA于2017年正式批准诺华的CAR-T产品Kymriah上市，Kymriah是以CD19为靶点的CAR-T治疗产品，用于治疗3~25岁复发或难治性急性淋巴细胞白血病。其安全性评价选用的人源化免疫系统重建小鼠，负荷人急性B细胞淋巴瘤细胞，单次给予Kymriah后，持续观察7个月，观察CAR-T细胞和肿瘤细胞的存留，评价长期的毒性反应和致瘤性的风险。

（2）基因治疗产品的安全性评价 基因治疗（gene therapy）是指将外源基因导入靶细胞，以纠正或补偿因基因缺陷或基因表达异常引起的疾病，基因治疗类产品主要包括裸 DNA 及 DNA 重组药物（包括病毒和非病毒载体）。基因治疗产品的安全性评价应兼顾生物制品一般性要求和产品的特殊要求来开展，首先开展概念验证性试验（proof of concept，POC），包括体内外的药理学试验，药代/药效的探索性研究，和初步的毒性探索以及分布研究，以期获得药理学活性剂量范围，确定适合进行安全性评价的动物种属以及病毒载体和表达产物的关联性和合理性。选用相关动物种属进行安全药理试验，单次给药毒性试验和重复给药毒性试验，关注免疫原性和免疫毒性。如果在生殖器官中有分布，需要考虑进行生殖毒性试验。

动物种属的选择需要考虑对病毒载体的敏感性，对表达产物的生物学反应以及与人体反应的相似性，必要时，可以在人类疾病的动物模型上开展基因治疗产品的安全性评价。用于安全性评价的常规标准动物可能不一定适合基因治疗产品的安全性评价，如棉鼠被用于评估腺病毒的活性和安全性，叙利亚仓鼠适合评估溶瘤腺病毒的安全性。人源化的动物也被用于基因治疗产品的评价中，如 CD155 转基因小鼠，可表达 CD155 受体，该受体是脊髓灰质炎病毒的靶标，IFNARKOCD46 转基因小鼠表达人 CD46，用于评价麻疹病毒载体。

基因治疗产品的安全性评价时需要考虑三个方面，首先是评价病毒载体的安全性以及病毒载体在血液和组织中的分布情况；病毒载体在体内的脱落情况，其次是评价基因表达产物的安全性，表达产物在体内的分布情况，持续时间和水平；最后评价整体的安全性，关注靶组织和非靶组织，以及可能存在的免疫毒性、对生殖细胞的影响。给药方式也是安全性评价中的关注点，如果将转导的细胞或载体直接注射到脑和心脏等重要的组织器官中，不仅要关注基因治疗产品的潜在毒性问题，而且要考虑与给药程序和给药装置相关的风险问题。

**3. 疫苗的安全性评价的一般考虑** 疫苗指含有抗原、能够诱导人体产生特异性主动免疫的制剂，它可以保护机体免受感染原和毒素的损伤。疫苗包括灭活疫苗、减毒活疫苗、重组蛋白疫苗、多糖结合疫苗、DNA 疫苗和病毒载体疫苗、新佐剂疫苗等。

通常疫苗安全性评价的试验包括单次给药毒性试验，重复给药毒性试验（结合进行免疫原性、免疫毒性、局部刺激性研究）、主动过敏试验、Ⅰ-Ⅱ-Ⅲ段联合的生殖毒性试验。对于活的细菌减毒苗或病毒类疫苗，需要考虑病毒或细菌在体内的存在时间和分布情况。一般疫苗不进行遗传毒性、安全药理和致癌性试验，如果有潜在的担忧或相关信息提示，则要考虑开展。

由于疫苗的主要作用是通过诱导免疫系统产生抗体或活化 T 细胞发挥治疗或预防作用，因此疫苗的安全性需要关注免疫相关的反应，包括免疫原性和免疫毒性，所以在相关动物种属的选择上也尽量选用与人免疫系统接近的动物，接种后可产生与人体相同或相近的免疫应答，且对疫苗预防的感染原或毒素敏感的动物。由于幼年动物免疫器官的发育状态不明确，与婴儿或儿童之间的相关性可能存在一定差异，因此不推荐仅采用幼年动物进行拟用于婴儿和儿童的疫苗的毒理学研究。

疫苗的安全性评价中会伴随免疫原性的研究，验证疫苗对给药动物是否有效，并可评价疫苗效应与毒性反应之间的关系。实验动物应对疫苗有较好的免疫应答，并应与人体的反应接近。免疫原性研究包括细胞免疫和体液免疫，有的疫苗主要通过诱导体液免疫应答起到预防作用，有的疫苗主要通过诱导细胞免疫应答发挥作用，也有的疫苗兼而有之。进行免疫原性评价时，应对体液和细胞免疫及其程度进行检测，以全面评价疫苗诱导机体免疫应答的特点，并可对安全性进行部分预测。对于含有多种抗原的疫苗，如多价肺炎疫苗，在进行免疫原性研究时，应考察不同抗原间是否有干扰作用。对于病毒疫苗，还应进行中和抗体的测定，以反映疫苗的实际效力。

疫苗的免疫毒性评价主要包括不良免疫刺激、超敏反应、自身免疫反应等。不良免疫刺激是指药物对免疫系统某些成分的非抗原特异性的、过度增强的或难以控制的活化作用。疫苗及疫苗中的佐剂一般会诱导特定类型的免疫系统激活，但其应当在适度的范围内，否则就会引起安全性方面的担忧。与疫苗有关的超敏反应类型主要为 IgE 介导的Ⅰ型超敏反应，临床上疫苗引起的过敏反应与疫苗组成、免疫剂量、免疫程序和免疫接种者的身体状况等多种因素有关，其发生率虽然较低，但症状通常比较严重，可以引起过敏性休克甚至死亡。有文献报道，引起过敏性休克的疫苗包括乙型脑炎疫苗、狂犬病疫苗、水痘减毒活疫苗、乙型肝炎疫苗、流行性出血热疫苗、麻疹疫苗、甲型肝炎疫苗等，其中乙肝疫苗和乙脑减毒活疫苗引起死亡的发生率相对较高。疫苗引起的自身免疫反应，一种是疫苗诱发的自身免疫性疾病，另一种是疫苗加重已存在的自身免疫紊乱。因此给予动物疫苗后，应进行抗核抗体的检测，以评价可能导致的自身免疫反应的风险。

由于疫苗常见的不良反应为局部疼痛、红肿、硬结等刺激性反应，尤其是应用传统佐剂的疫苗，因此注射局部的刺激性应作为疫苗安全性评价的重点观察指标。

### （三）特殊途径给药的安全性评价

特殊给药途径的药物在进行临床前安全性评价时，应遵循药物评价的一般要求，并特别关注给药局部的反应；应采用合适的给药装置、可靠的给药方法，确保将药物准确地递送到目标部位并尽量避免给药操作带来的影响。

**1. 吸入给药**　吸入药物对于呼吸系统疾病的治疗有独特优势，尤其针对慢性阻塞性肺病、哮喘等肺部疾病，药物经吸入直达靶部位、起效迅速、全身暴露少、毒性反应少及用药方便。经吸入途径治疗呼吸系统之外的其他疾病也有明显优势，除使用便捷性之外，吸入给药具备肺脏表面积大、便于吸收、肺部代谢酶少、绕过肝脏首过效应、药物经肺直接进入动脉血、起效迅速等优势。吸入药物的临床前安全性评价，首要解决的问题是准确给药。为达到准确给药的目的，需要在任何非临床吸入实验之前，进行气雾特征实验，这也是吸入途径非临床评价实验区别于其他给药途径实验的首要特征。气雾特征实验需要摸索并建立最适的气溶胶发生条件，确保稳定的气溶胶持续发生，包括浓度稳定和粒径，且具备可重复性，以确保在较长给药期间给药剂量不出现较大偏差。此外，发生过程中需要针对二氧化碳、温度、湿度等动物呼吸环境参数进行检测，以确保给药过程动物不发生窒息，减少环境变化导致的应激。吸入给药系统参数复杂、使用复杂，非临床评价中 GLP 的依从性是需要重点关注的问题。

临床上吸入制剂存在多种剂型，包括：干粉吸入剂、气雾剂、喷雾剂、柔雾剂等，使用上分别对应不同的发生器。在非临床评价中，针对不同的吸入制剂，也需要适配不同的发生器，并探索相应的发生条件。最终的气雾特征应与临床接近，空气动力学粒径应控制在 1～5μm 之间，几何标准差应控制在 1.5～3 之间，只有适合粒径的粒子才可实现肺部的暴露。

吸入给药的剂量是吸入非临床评价的核心问题。不同于其他途径给药，吸入给药的剂量是一个经计算而得的近似值，天然地存在不确定性。呼吸毒理学家协会对吸入给药剂量算法进行了统一的规范，公式可简略表达为：供试品实际递送剂量 = 气溶胶中药物浓度 × 给药时长 × RMV/动物平均体重（body weight，BW），其中 RMV = 0.608 × (BW)^0.852。

毒性试验中的观察指标中，除了常规的指标外，需要额外关注呼吸功能的检测，包括潮气量、呼吸频率和每分钟呼气量等指标。针对肺组织的病理检查是毒性检测的主要指标，肺灌洗在有些条件下也可提供额外的毒性信息，并可供机制研究。此外，应对动物吸入试验天然存在的一些不足有明确的认识。临床上的吸入给药均为经口吸入，但非临床实验中，尤其啮齿类动物实验中，大小鼠等动物只能经鼻呼吸，且啮齿类动物的上呼吸道结构、下呼吸道的巨噬细胞活性与人均存在一定程度的差异。这种差异导致在解读非临床毒性数据时必须非常小心，才能将非临床数据合理外推至临床。

**2. 眼部给药**　由于眼睛精细的解剖特点，对给药技术要求非常高，眼科毒性的观察方法也有别于一般毒性，眼科药物的安全性评价需要专科的设备、器械和专业化技术人员。在眼科药物的安全性评价中，根据眼的结构差异和品种的特性选择合适的相关动物。猴、犬和猪等大动物的眼球与人相似，其中，猴的眼球质地和结构与人最接近。猴的睫状肌小梁网血管丰富，造成的青光眼模型与人接近。荷兰兔和 Long Evans 大鼠是国际上常用的进行眼部药物评价的动物种属。

眼部给药要求精准、容量合理，防止损伤相邻组织、引起药物及眼内容物溢出。通常采用与临床用药一致的给药途径，包括结膜囊滴眼给药、球结膜下注射、玻璃体腔注射、视网膜下腔注射、脉络膜上腔注射等。不同给药途径的给药体积差别比较明显，对于猴而言，滴眼给药的最大体积为 10μl，球结膜下注射体积可为 300～800μl，玻璃体和视网膜下腔注射的体积为 50～100μl。给药体积过大可能会导致临床不相关的毒性出现；为最大程度暴露眼毒性，一般采用双眼同时给药并提高给药频率。

安全性评价试验中除了常规的毒理学指标外，眼科检查可直接在活体动物中反复观察眼内结构，可与病理学指标相结合综合评估眼局部毒性。常规眼科检查应至少包括眼附属结构（眼睑和结膜）、眼前段（角膜、前房、虹膜和玻璃体等）和眼后段（玻璃体、视网膜等）检查，一般采用裂隙灯生物显微镜检查和间接/直接检验镜检查。系统的眼科检查包括但不限于角膜荧光素钠染色、角膜厚度测量、眼压测定、眼底照相、荧光素血管造影、视觉系统电生理检查（视觉诱发动作电位、视网膜电图）和光学相干断层扫描等。在眼科药物的安全性评价中，也需要结合药物的体内分布情况，进行全面的考察，在药物能到达靶部位的前提下，进行全身毒性和眼局部毒性的研究，为临床研究提供支持性数据。

# 第三节 药物安全性研究设计原则

## 一、药物安全性试验设计的基本原则

药物非临床安全性评价试验设计应符合随机、对照、重复的原则，试验设计应满足有关技术指导原则的要求，并结合产品特点具体问题具体分析，涉及动物使用还应充分考虑动物福利原则。药物非临床安全性评价试验设计要重视与其他临床及非临床试验设计和研究结果的衔接，使安全性试验结果与其他试验研究互为说明、补充和（或）印证。在开展毒性试验设计前，应充分了解产品的作用机制、相关产品的非临床及临床研究结果，使得试验设计达到预期发现毒性的目的。毒性试验设计前应特别关注如下信息，并处理好与其他试验的关系。

### （一）与临床试验的关系

非临床安全性评价的重要目的是支持拟定的临床试验方案，在非临床试验设计前应充分了解药物的临床定位及适应证，拟开展的临床试验目标、临床试验方案或初步方案，以便针对性设计毒性试验。

**1. 临床定位及适应证** 临床定位及适应证与受试者的年龄、性别、基础生理状态、观察指标等有关，在试验设计中结合考虑动物选择及观察指标设置。

**2. 临床试验周期** 临床试验周期直接决定了非临床重复给药毒性试验的给药期限。原则上毒性试验的期限应不短于临床试验期限，直至达到推荐的重复给药毒性试验的最长期限。

**3. 给药间隔** 临床给药间隔可以作为毒性试验给药间隔的参考，但也需要结合其他非临床试验结果如 PK（pharmacokinetics）/PD（pharmacodynamics）试验来确定。

**4. 给药途径** 动物试验理想的给药方式应该与临床的最终用药一致，即动物给予受试物与人具有同样途径、同样的给药次数（一天 1 次、一天 3 次等）。但由于受到各种条件的限制，有时难以满足与人体的一致性，此时应评估这种不一致对临床的支持作用，是否依然直接反映人体安全性。

**5. 给药剂量** 剂量设计还要考虑试验目的，如需要获得未见不良反应的剂量（no observed adverse effect level，NOAEL），剂量设计时要充分考虑低剂量的合理性。在剂量设计时应参考前期临床试验的暴露量、暴露饱和剂量或最大可行剂量（maximum feasible dose，MFD）。当临床剂量超过 1g/d，毒性试验应以暴露量达到临床暴露量的 10 倍、2000mg/（kg · d）、MFD 三者中的最低者作为高剂量。在任何种属中进行的单次给药或重复给药毒性试验，通常都可以接受将暴露量达到临床全身暴露的 50 倍（通过基于原型或前药的药理活性分子）的剂量作为最高剂量。

**6. 观察指标** 早期的非临床安全性评价试验通常设计全面的毒理学观察指标，以更好地发现可能的毒性反应，为早期临床试验的风险控制指标设置提供依据。后续的安全性评价则需要综合临床试验中发现的不良反应，以及早期非临床评价中的指标异常，进行针对性的设计，并进行可能的毒性机制探索研究。在试验的设计中，类似产品或相同靶点药物的非临床及临床研究数据，可为新药的非临床研究设计提供参考，应予以关注。

### （二）与药效学的关系

在临床前毒理试验的给药剂量、给药间隔、给药方式、监测指标上都应考虑主要药效学的研究结果。临床前重复给药毒性试验原则上至少应设低、中、高 3 个剂量组，低剂量原则上相当或高于动物药效剂量或临床使用剂量的等效剂量，药效试验的有效剂量直接决定了临床前毒理试验的剂量设置。

原则上临床前毒理试验的给药频次和间隔应与临床保持一致，但是，在没有可参考的临床研究情况下，临床前的药效学的研究结果可以为毒理试验的给药间隔设计提供很好的参照和指导，有时将药效试验与毒理试验整合，观察在发挥疗效同时的安全性信息。如在溶瘤病毒药物的临床前毒理试验中，病毒的直接溶瘤作用和机体免疫作用同等重要，最为理想化的毒性评价动物模型，应该是荷瘤的免疫功能正常动物。这样既可以观察到药效，也能充分观察溶瘤效应及免疫反应带来的毒性反应。

在采用药效学实验结果时，应分析药效试验结果对毒性试验设计的指导价值。药效试验的供试品质量要求虽然可以低于毒理学试验，但其生物利用度及活性应能满足要求以展现药物的疗效。

### （三）与药动学的关系

药动学研究结果是毒理学试验设计的基础，在开展支持注册的临床前安全性评价前，需要获得药动学研究结果的支持。人与动物代谢相关性是选择动物的主要依据之一，对于创新性的药物，可利用体外药代动力学手段预先对动物种属进行筛选，以选择药物代谢特点与人体最接近的动物，提高试验结果的临床预测价值。从单次药动学中考察消除半衰期，以及生物半衰期（参考药效学数据）等，可为毒理试验的给药间隔提供参考依据，同时考察药物在体内动力学过程是线性还是非线性，以利于解释药效学和毒理学研究中的发现。

如果组织分布结果显示药物组织半衰期长于血浆半衰期，组织或器官中药物浓度高，蓄积时间长，以及在药效靶组织或毒性靶组织分布的药物，可考虑进行多次给药后特定组织的药物浓度研究，以支持安全性评价中组织病理学改变的结果解释。代谢研究揭示原型药及代谢产物在体内的暴露水平，指导 TK 试验设计，并有助于分析人与动物的体内代谢差异及可能的毒理学意义。

生物技术药物的药动学研究，有助于揭示其免疫原性，抗药抗体的产生影响药物在动物体内的系统暴露，导致系统暴露量与毒性反应相关性降低。药物的排泄途径往往与毒性相关，对于大分子药物除常出现药理学作用的放大外，其肾脏毒性主要由 ADA 介导。在毒理试验中还应考虑代谢酶的影响，以 CYP450 酶为例，CYP450 酶系与药物作用产生毒性反应的机制一般为以下三大类。第一种机制，通常药物进行代谢后毒性降低，但由于外源化合物抑制 CYP450 酶系的活性，导致某些不能被 CYP450 酶系其他亚型或其他酶系代谢的药物在体内大量积蓄，造成肝损伤。通常这些药物的治疗指数较低，有效剂量与中毒剂量接近，且药物大多具有潜在的毒性。第二种机制是 CYP450 与药物作用后产生的亲电子或氧自由基代谢产物与细胞膜发生化学反应，导致肝直接中毒损伤。第三种机制是由于 CYP450 的代谢产物与 DNA 及各种蛋白质分子发生结合反应，诱导产生自身抗体，引起免疫病理损伤导致肝损伤。

### （四）与制剂的关系

制剂是药物毒性的物质基础，不同的处方、工艺改变、质量差异、配制方法等都将影响药物的安全性。

**1. 生物利用度及代谢特点** 制剂质量直接影响药物的生物利用度，进而影响药物暴露水平。制剂工艺及质量变化影响药物吸收，从而影响药物的药代特性，如达峰时间（maximum time，$T_{max}$）及达峰浓度（maximum concentration，$C_{max}$）的变化。

**2. 局部耐受性** 局部安全性除来源于活性成分外，也与制剂处方及质量密切相关。

**3. 杂质的安全性** 杂质的基因毒性及一般毒性需要给予关注。

**4. 辅料的全身及局部安全性** 对于新辅料需要系统评价其安全性，可以结合制剂的毒性试验观察，必要时开展独立的毒性研究。

**5. 处方组成** 不同处方对生物利用度、主要成分的活性都会产生影响。

**6. 制剂的生产工艺** 特别是大分子药物，不同生产工艺，其产品的活性等质量属性可能会发生变化。

**7. 特殊制剂的安全性**　特殊制剂可以将活性成分被动或主动靶向到某些器官，可能会引起该器官的毒性反应。

**8. 保存条件与稳定性**　保存及运输条件对制剂的质量可能产生影响，进而影响其安全性。

**9. 配制方法**　当毒性试验需要对供试品制剂进行配制时，需要确认配制条件对活性成分稳定性的影响，并确保配置后制剂的均一性达到要求。当需要使用助溶剂时，应设置必要的对照，以辨别毒性的来源。

考虑到制剂质量对药物安全性评价的重要性，在关键毒性试验中通常使用中试产品，并建立质量标准，确保产品质量与临床样品的可比性，使得毒性试验结果能支持临床研究。

## 二、药物安全性试验设计的关注要点

### （一）相关动物选择

两个动物种属的重复给药毒性试验是当前业内的共识，Olson 等大量的调查与总结表明，采用啮齿和非啮齿 2 种动物进行毒理学试验，所表现出来的毒性反应和人体的毒性反应之间的一致性可达 71%，而单用啮齿动物毒性试验，其研究结果和人体不良反应的一致性概率仅 43%，单用非啮齿动物的一致性概率为 63%。因此，为了增加动物试验预测人体毒性反应的全面性和准确性，一般毒性试验都要求采用 2 个动物种属进行。当不存在基于药物机制或代谢的物种差别时，通常采用大鼠和犬进行小分子药物或中药非临床安全性评价。

相关动物种属的选择应充分考虑药物的代谢特性与人体的相似性，以及动物对药物的敏感性，能展现药物的药理学反应及毒性。在没有相关动物时可以采取其他策略如转基因动物模型及构建替代分子，尽可能探索药物的毒性机制及毒性反应，以支持临床研究。

对于小分子化学药物，通常需要获得人与多种动物的代谢产物及转化速度的比较研究，必要时还需要比较生物利用度、分布、代谢及消除特性，以及排泄途径，选择与人体代谢最接近的动物开展试验。

对于大分子药物，受氨基酸序列及分子结构影响，其与化学药物表现为不同的代谢与消除特征。不同种属的动物，同类受体在结构或功能上可能存在不同差异，同时，大分子药物的免疫原性对药代、药效和安全性评价也会产生影响，因此，在选择实验动物时，应考虑是否具药理活性，及对大分子药物亲和性、特异性及受体分布与人体最接近的相关动物开展试验。

转基因动物模型包括过表达目标蛋白的转基因动物、缺乏特定基因且不表达相关蛋白的敲除（knock-out，KO）动物以及插入特定人类基因的敲入（knock-in，KI）动物。Keliximab 和 Lenoliximab（抗 CD4 单克隆抗体）都只对人类和黑猩猩的 CD4 产生交叉反应，临床前安全性评价使用了表达人类 CD4 的 KO/KI hud4 转基因小鼠，进行了单次和多次剂量毒理学研究，以及完整的生殖和发育毒理学研究，但也出现了抗药抗体。

替代分子在分子结构、作用靶点及表位、亲和力、生物学作用等方面应与人用分子尽量相似。免疫抑制药物依法利珠单抗（Efalizumab）只与人及黑猩猩结合，研究者开发了替代分子（muM17），并使用 muM17 开展了皮下给予小鼠 1 个月和 6 个月的毒性研究。此外证实了 muM17 可以穿过胎盘屏障进入胎仔体内。2003 年，该药被批准用于斑块性银屑病的治疗，但在 2009 年，由于进行性多灶性白质脑病的风险，依法利珠单抗被自愿撤市，这一不良事件在 muM17 毒理学研究中是没有预测到的。

转基因动物模型或替代分子在生物技术药物非临床评价中被广泛使用，其在药物的药理学及作用机制研究中发挥了很好的作用，但其在毒性发现的研究中的作用显得较弱。

### （二）分组

为消除非实验处理因素的干扰，临床前安全性评价试验应严格采取随机分组的原则，可以根据试验设计，采用如下的分组方法。

配对比较法随机分组，在需要将实验动物分成两组时适用，是指在分配动物之前，先将动物按性别、年龄、体重、胎仔数或其他有关因素加以配对，以基本相同的两个动物为一对配成若干对，然后，再将每一对动物随机分配于两组中，这样两组动物数必然相同，而且它们的胎仔数、性别、年龄以及体重等根本情况也基本相同，从而尽可能减少两组动物的生物差异性。

随机区组法随机分组，是配对设计的扩大，将动物分成3组以上时适用。先将动物配成若干个区组（或窝）后，再把每区组动物随机分配各试验组去。

完全随机分组，利用随机数字表将每个实验对象随机分配在各组。此方法在实验例数较少时往往不能保证组间的一致性。

但是在实际操作中，还有些特殊之处，如生殖毒性试验采用Z字形分组法，在幼龄动物试验中要考虑窝效应。在长期致癌试验中，因为动物数较多（可达到每性别300只以上），更需要注意动物分组的均一性，可采用随机区组法随机分组。

### （三）给药途径、给药容量及间隔

给药剂量或给药容量常会受到给药途径限制，每个给药途径的常用推荐容量（最大容量）见表3－3－1。

**表3－3－1　给药途径的常用推荐容量（最大容量）**

| | 经口给药 | 皮下注射 | 腹腔注射 | 肌内注射 | 静脉注射 | 静脉输注 |
|---|---|---|---|---|---|---|
| 小鼠 | 10（50） | 10（40） | 20（80） | 0.05*（0.1）* | 5 | （25） |
| 大鼠 | 10（40） | 5（10） | 10（20） | 0.1*（0.2）* | 5 | （20） |
| 兔 | 10（15） | 1（2） | 5（20） | 0.25（0.5） | 2 | （10） |
| 犬 | 5（15） | 1（2） | 1（20） | 0.25（0.5） | 2.5 | （5） |
| 猴 | 5（15） | 2（5） | －（20） | 0.25（0.5） | 2 | （－） |
| 狨猴 | 10（15） | 2（5） | －（20） | 0.25（0.5） | 2.5 | （10） |
| 小型猪 | 10（15） | 1（2） | 1（20） | 0.25（0.5） | 2.5 | （5） |

注：常用推荐容量单位为ml/kg，特殊情况，即加“*”处单位为ml/点。

**1. 口服**　口服给药是安全性试验中最常见途径之一，当采用助溶剂等特殊配方时，需要考虑对生物利用度的影响以及对胃肠道的刺激性。混悬液可以提供较高的药物含量，但应确保其均一性，食物的存在也可能影响口服吸收。

**2. 静脉给药**　溶液是首选配方，一般pH应为3～8，给予方式包括快速注射（bolus injection）、缓慢注射（slow injection）或输注（infusion）。快速静脉注射通常在1分钟内完成注射操作，对于啮齿类动物，给药速度应不超过3ml/min。

原则上重复给药毒性试验中动物应每天给药，特殊类型的受试物就其代谢特点、毒性特点和临床给药方案等原因，可根据具体药物的特点设计给药频率。

### （四）观察指标

一般毒理指标参照见表3－3－2，还应结合受试物的特点及其他试验中已观察到的改变或背景信息，在不影响正常毒性观察和检测的前提下增加合理的指标。实验动物相关指标的历史背景数据在重复给药毒性试验中具有重要的参考意义。

**表3－3－2　一般毒理指标参照表**

| 项目类别 | 指标 |
|---|---|
| 1. 临床观察 | 外观、体征、行为活动、腺体分泌、呼吸、粪便性状、给药局部反应、死亡情况等 |
| 2. 摄食量、体重、眼科检查 | |
| 3. 体温和心电图检测（非啮齿动物） | |
| 4. 血液学检测 | 红细胞计数、血红蛋白、红细胞容积、平均红细胞容积、平均红细胞血红蛋白、平均红细胞血红蛋白浓度、网织红细胞计数、白细胞计数及其分类、血小板计数、凝血酶原时间、活化部分凝血活酶时间等 |
| 5. 血液生化学检测 | 天门冬氨酸氨基转换酶、丙氨酸氨基转换酶、碱性磷酸酶、肌酸磷酸激酶、尿素氮（尿素）、肌酐、总蛋白、白蛋白、血糖、总胆红素、总胆固醇、三酰甘油、γ-谷氨酰转移酶、钾离子浓度、氯离子浓度、钠离子浓度 |
| 6. 尿液观察和分析 | 尿液外观、比重、pH、尿糖、尿蛋白、尿胆红素、尿胆原、酮体、潜血、白细胞 |

续表

| 项目类别 | | 指标 |
|---|---|---|
| 7. 组织病理学检查的脏器组织 | (1) 需称重并计算脏器系数的器官 | 脑、心脏、肝脏、肾脏、肾上腺、胸腺、脾脏、睾丸、附睾、卵巢、子宫、甲状腺（含甲状旁腺） |
| | (2) 需进行组织病理学检查的组织或器官 | 肾上腺、主动脉、骨（股骨）、骨髓（胸骨）、脑（至少3个水平）、盲肠、结肠、子宫和子宫颈、十二指肠、附睾、食管、眼、胆囊（如果有）、哈氏腺（如果有）、心脏、回肠、空肠、肾脏、肝脏、肺脏（附主支气管）、淋巴结（一个与给药途径相关，另一个在较远距离）、乳腺、卵巢和输卵管、胰腺、垂体、前列腺、直肠、唾液腺、坐骨神经、精囊（如果有）、骨骼肌、皮肤、脊髓（3个部位：颈椎、中段胸椎、腰椎）、脾脏、胃、睾丸、胸腺（或胸腺区域）、甲状腺（含甲状旁腺）、气管、膀胱、阴道、所有大体观察到异常的组织、组织肿块和给药部位 |

完整的数据链是预测临床药物毒性的必要条件。非临床安全性评价时，应对异常病理指标进行充分分析和解读，分析病变特点、可能的原因及导致毒性损伤的可能机制，同时应充分考虑种属特异性病变或动物自发性病变，以提示临床使用的风险点。

近几年随着基因组学、蛋白组学和代谢组学等分子生物技术的飞速发展，药物研发人员和药品监管机构均对生物标志物在药物临床前安全性评价中的研究给予高度重视。2008 年和 2010 年，FDA 和 EMA 分别共同认可从生蛋白（clusterin）、肾损伤分子-1（Kim-1）、三叶因子-3（TEF-3）、白蛋白（albumin）和肾乳头抗原-1（RPA-1）作为药物肾小管损伤生物标志物，以及尿总蛋白（uTP）、$\beta_2$-微球蛋白（$\beta_2$-MG）、血清半胱氨酸蛋白酶抑制剂 C（CysC）作为药物肾小球损伤生物标志物。2012 年 FDA 认可血清/血浆中心肌肌钙蛋白 T（cTnT）和肌钙蛋白 TI（cTnI）作为药物诱导的心脏毒性生物标志物。

### （五）动物福利

动物试验的设计应充分考虑 3R 原则，即 Reduction（减少）、Replacement（替代）、Refinement（优化）。研究者应充分利用已有的数据、试验方法的合理设计及实验动物的合理重复利用，减少动物使用数量。

## 三、各种安全性试验的设计要点

### （一）安全药理试验

安全药理试验主要评估药物对中枢神经系统、呼吸系统和心血管系统的影响，目前心血管呼吸系统的试验主要采用清醒动物的遥测技术。

**1. 动物种属选择** 应选择相关动物及敏感动物开展试验，以心血管功能为例，通常不能选择啮齿类动物，在成年大鼠心脏不表达 hERG 通道，导致最为关注的靶点缺失，不能有效预测临床。比格犬由于其心血管参数接近人类、温顺易操作的特点，非临床评价实践中作为常用动物；但当评价生物药时，选择非人灵长类可能更合适。神经功能方面，非临床评价阶段主要以功能组合试验（functional observation battery，FOB）或 Irwin 等方法观察药物对动物行为活动及刺激反应的影响，啮齿类动物可以满足试验要求，所以通常选择啮齿类动物。

**2. 观察时间选择** 应参考药动学及药效学特征选择合适的观察点，原则上，$T_{max}$附近最易出现受试物相关的功能改变，所以 $T_{max}$附近应重点关注、密集观察。此外，最少要持续观察到不良反应的恢复或部分恢复，以评价受试物副作用的持续时间。给药轮次之间，洗脱时间常规不低于 7 个半衰期。

**3. 剂量设计** 安全药理试验需要考察受试物的量效关系，一般情况下应设计 3 个剂量组，剂量水平应涵盖产生中度不良反应的剂量到临床药效剂量之间的范围。最高剂量应尽可能为临床试验提供比较宽的安全窗，但不宜引起严重毒性，导致目标系统功能改变，从而影响对受试物直接作用的判断。此外，对于生物药的安全药理试验，ICH 指导原则建议可以结合重复给药毒性试验进行，也可以单独展开。一般认为单独开展的安全药理，实验精度更高。在单独开展的安全药理试验中，根据 ICH 指导原则，在没有毒性反应的前提下，可以在限制剂量水平进行单剂量研究。

**4. 追加/补充试验** 当核心组合试验、临床试验、流行病学、体内外试验以及文献报道提示药物存在潜在的与人体安全性有关的不良反应时，应进行追加和（或）补充的安全药理学研究。追加的安全药理学试验是除了核心组合试验外，反映受试物对中枢神经系统、心血管系统和呼吸系统影响的深入研究。追加的安全药理学试验根据已有的信息，具体情况具体分析选择追加的试验内容。补充的安全药理学试验是出于对安全性的关注，在核心组合试验或重复给药毒性试验中未观察泌尿肾脏系统、自主神经系统、胃肠系统等相关功能时，需要进行的研究。

**5. 给药途径** 给药途径的选择应满足安全药理的实验目的，可以首先考虑与临床拟用一致的途径，其次可以考虑充分暴露的替代给药途径，并予以说明。

**6. 给药次数** 一般采用单次给药，但若主要药效学研究表明该受试物在给药一段时间后才能起效，或者重复给药的非临床研究和（或）临床研究结果出现令人关注的安全性问题时，应根据具体情况合理设计给药次数。

### （二）单次给药毒性试验

**1. 受试物** 通过作为最早期的毒性探索试验，应采用能反映临床试验安全性的样品，不要求有严格的质量控制和标准。

**2. 试验动物** 对于化学药，单次给药毒性试验应采用至少两种哺乳动物进行试验，一般应选用一种啮齿类动物和一种非啮齿类动物。若未采用非啮齿类动物进行试验，应阐明其合理性。对于中药、天然药物，根据具体情况，可选择啮齿类和（或）非啮齿类动物进行试验。对于生物技术药物，要求选用相关动物种属，受试物在该类动物上由于受体或抗原决定簇的表达，发生类似于与人受体或抗原决定簇表位结合的交叉反应，并能表现出药理学活性，即药理作用与人体反应一致。当无相关种属时，应考虑使用表达人源受体的相关转基因动物或者使用同源蛋白的替代分子。

**3. 性别** 通常采用两种性别的动物进行试验，雌雄各半。若采用单性别动物进行试验，应阐明其合理性。

**4. 年龄** 通常采用健康成年动物进行试验。如果受试物拟用于或可能用于儿童，必要时应采用幼年动物进行试验。

**5. 动物数** 应根据动物种属和研究目的确定所需的动物数，一般小动物每组/每性别 5 只，大动物为每组每性别 1 只。

**6. 体重** 试验中的每批动物初始给药时的体重差异不宜过大，啮齿类动物初始给药时体重不应超过或低于平均体重的 20%。

**7. 给药途径** 通常情况下给药途径应至少包括临床拟用途径。如不采用临床拟用途径，应说明理由。

**8. 给药剂量** 给药剂量应包括从未见毒性反应的剂量到出现严重毒性反应的剂量，或达到最大可行剂量。

**9. 特殊考虑** 考虑胃内容物会影响受试物的给药容量，而啮齿类动物禁食时间的长短会影响受试物的肠道内吸收和药物代谢酶活性，从而影响毒性的暴露。因此，动物经口给药前一般应进行一段时间的禁食，不禁水。

**10. 观察时间** 给药后，一般连续观察至少 14 天，观察的间隔和频率应适当，以便能观察到毒性反应的出现时间及恢复时间、动物死亡时间等。如果毒性反应出现较慢或恢复较慢，应适当延长观察时间。

**11. 观察指标** 包括临床症状（如动物外观、行为、饮食、对刺激的反应、分泌物、排泄物等）、死亡情况（死亡时间、濒死前反应等）、体重变化（给药前、观察期结束时各称重一次，观察期间可多次称重，动物死亡或濒死时应称重）等。记录所有的死亡情况，出现的症状以及症状的起始时间、严重程度、持续时间，体重变化等。

所有的试验动物应进行大体解剖。试验过程中因濒死而安乐死的动物、死亡动物应及时进行大体解剖，其他动物在观察期结束后安乐死并进行大体解剖。当组织器官出现体积、颜色、质地等改变时，应进行组织病理学检查。

在一些情况下，为获得更为全面的急性毒性信息，可设计多个剂量组，观察更多的指标，如血液学指标、血液生化学指标、组织病理学检查等，以更好地探索毒性靶器官或剂量反应关系。

### （三）重复给药毒性试验

重复给药毒性试验是研究动物重复接受受试物后的毒性特征，它是非临床安全性评价的最重要内容。重复给药毒性试验可以：①预测受试物可能引起的临床不良反应，包括不良反应的性质、程度、量效和时效关系，以及可逆性等；②判断受试物重复给药的毒性靶器官或靶组织；③如果可能，确定 NOAEL；④推测第一次临床试验（first in human，FIH）的起始剂量，为后续临床试验提供安全剂量范围；⑤为临床不良反应监测及防治提供参考。

**1. 受试物** 应采用工艺相对稳定、纯度和杂质含量能反映临床试验拟用样品和（或）上市样品质量和安全性的样品。

**2. 试验动物** 对于化学药和中药、天然药物，通常采用两种试验动物，一种为啮齿类，另一种为非啮齿类。理想的动物应具有以下特点：①对受试物的代谢与人体相近；②对受试物敏感；③已有大量历史对照数据，来源、品系、遗传背景清楚。在重复给药毒性试验前应采用合适的试验方法对试验动物种属或品系进行选择。通常，啮齿类动物首选大鼠、非啮齿类动物首选 Beagle 犬，特殊情况下可选用其他种属或品系动物进行重复给药毒性试验，必要时选用疾病模型动物进行试验。对于生物技术药物，要求相关动物种属，是指受试物在该类动物上由于受体或抗原决定簇的表达，发生类似于与人受体或抗原决定簇表位结合的交叉反应，并能表现出药理学活性，即药理作用与人体反应一致的动物。当无相关种属时，应考虑使用表达人源受体的相关转基因动物或者使用同源蛋白的替代分子。一般选择正常、健康、性成熟动物。

**3. 性别** 通常采用两种性别的动物进行试验，雌雄各半。若采用单性别动物进行试验，应阐明其合理性。

**4. 年龄** 通常采用健康成年动物进行试验。如果受试物拟用于或可能用于儿童，必要时应采用幼年动物进行试验。

**5. 动物数及年龄** 应根据动物种属和研究目的确定所需的动物数。动物数应符合试验方法及结果分析评价的需要。应根据试验期限和临床拟用人群确定动物年龄，一般大鼠为 6～9 周龄，Beagle 犬 6～12 月龄，猴 3～5 岁，动物年龄应尽量接近。

**6. 体重** 试验中的每批动物初始给药时的体重差异不宜过大，同性别体重差异应在平均体重的 20% 之内。

**7. 给药途径** 通常情况下给药途径为临床拟用途径。如不一致，应说明理由。

**8. 给药剂量** 通常应包括低、中、高三个剂量组，以及 1 个溶媒（或辅料）对照组，必要时设计空白对照组和（或）阳性对照组。高剂量原则上使动物产生明显的毒性反应，低剂量原则上相当或高于动物药效剂量或临床使用剂量的等效剂量，中剂量应结合毒性作用机制和特点在高剂量和低剂量之间设立，以考察毒性的剂量-反应关系。

**9. 给药频率** 根据临床给药方案、毒性特点、药物的代谢动力学特点等设计给药频率。

**10. 试验期限** 根据拟定的临床疗程、适应证、用药人群等进行设计，通常试验期限与所支持的临床试验及上市申请有关。

**11. 观察指标** 包括临床症状（如动物外观、行为、饮食、对刺激的反应、分泌物、排泄物等）、死亡情况（死亡时间、濒死前反应等）、体重、摄食量、眼科检查、血液学检查、血液生化检查、尿液观察和分析、毒代动力学分析、骨髓涂片、大体解剖、脏器重量和组织病理学检查。此外，可根据药物特点，增加其他检测指标。对于生物技术药物，还要增加免疫原性和免疫毒性等指标。

**12. 恢复期** 观察恢复期动物，以了解毒性反应的可逆性和可能出现的迟发毒性；应根据受试物代谢动力学特点、靶器官毒性反应和恢复情况确定恢复期的长短，一般情况下应不少于 4 周。

**13. 综合评价** 重复给药毒性试验是药物非临床安全性研究的有机组成部分，是药物非临床毒理学研究中综合性最强、获得信息最多和对临床指导意义最大的一项毒理学试验。对其结果进行评价时，应结合受试物的药学特点，药效学、药动学和其他毒理学的试验结果，以及已取得的临床试验结果，进行综合评价。对于重复给药毒性试验结果的评价最终应落实到受试物的临床不良反应、临床毒性靶器官或靶组织、安全范围、临床需重点检测的指标，以及必要的临床监护或解救措施。

## （四）生殖毒性试验

生殖毒性试验的目的是通过动物试验反映受试物对哺乳动物生殖功能和胚胎发育过程的影响，预测其可能产生的对生殖细胞、受孕、妊娠、分娩、哺乳等亲代生殖功能的不良影响，以及对子代胚胎-胎儿发育、出生后发育的不良影响。生殖毒性研究在限定临床研究受试者范围、降低临床研究受试者和药品上市后使用人群的用药风险方面发挥重要作用。

**1. 受试物** 应采用制备工艺稳定、符合临床研究质量标准规定的样品，一般用中试样品。

**2. 试验动物** 应采用哺乳动物进行生殖毒性试验。在选择动物种属和品系时，应考虑动物的背景资料、实用性、与人的相关性等。通常应采用与其他毒理学试验相同的动物种属和品系。大鼠实用性好、与其他试验结果的可比性高并已积累了大量的背景资料，因此可作为生殖毒性试验首选的啮齿类动物。在胚胎-胎仔发育毒性研究中，一般还需要采用第二种哺乳动物，其中家兔已积累了丰富的背景资料，且容易获得和实用，因此家兔为优先选用的非啮齿类动物。对于生物技术药物，可能仅有的相关种属为非人灵长类，如无相关种属动物，可采用表达人源受体或靶点的相关转基因动物。

**3. 组别** 为观察量效关系，至少应设三个剂量组，必要时可增加剂量组。高剂量应出现一些轻微的母体毒性反应，或为最大给药量/最大耐受量。低剂量应为生殖毒性试验的 NOAEL。

**4. 给药途径** 一般情况下，给药途径应与临床拟用途径一致。如果拟用途径有多种，不同给药途径的药动学特点（包括分布）类似，建议采用暴露量较高的给药途径。此外，腹腔注射时可能会对子宫或胎仔产生直接作用，故采用妊娠动物进行试验时，一般不用该途径。

**5. 给药频率** 应参考临床给药方案、药动学参数，确定给药频率。

**6. 对照组** 应设溶媒（或辅料）对照组，其给药途径、频率应与受试物组相同。当其可能产生作用或影响受试物的作用时，应另设空白对照组。此外，根据具体情况考虑是否设阳性对照组，如新的动物系统、较长时间未进行过试验、新的试验设施等。

**7. 毒代动力学研究** 毒代动力学研究将有助于分析动物毒性结果、有利于了解药物和（或）代谢产物通过血睾屏障、胎盘屏障和乳汁分泌带来的毒性风险，建议药物进行毒代动力学研究，尤其是妊娠动物。

由于生殖毒性试验，考察的是生殖方面的全生命周期，所应关注动物成年期和从受孕到幼仔性成熟的发育各阶段给药，即从某一代受孕到其下一代受孕间的时间周期。为方便试验，可将一个完整生命周期过程分成以下几个阶段：

A. 从交配前到受孕（成年雄性和雌性生殖功能、配子的发育和成熟、交配行为、受精）。

B. 从受孕到着床（成年雌性生殖功能、着床前发育、着床）。

C. 从着床到硬腭闭合（成年雌性生殖功能、胚胎发育、主要器官形成）。

D. 从硬腭闭合到妊娠终止（成年雌性生殖功能、胎仔发育和生长、器官发育和生长）。

E. 从出生到离乳（成年雌性生殖功能、幼仔对宫外生活的适应性、离乳前发育和生长）。

F. 从离乳到性成熟（离乳后发育和生长、独立生活的适应能力、达到性成熟的情况）。

常用的生殖毒性试验方案针对各个给药阶段，主要包括：生育力与早期胚胎发育、胚胎-胎仔发育、围产期发育（包括母体功能）。

**1. 生育力与早期胚胎发育毒性试验（Ⅰ段）**

（1）试验目的 包括上述生命周期的 A 阶段和 B 阶段，对雌雄动物由交配前到交配期直至胚胎着床给药，以评价受试物对动物生殖的毒性或干扰作用。评价内容包括配子成熟度、交配行为、生育力、胚胎着床前阶段和着床等。对于雌性动物，应对动情周期、受精卵输卵管转运、着床及胚胎着床前发育的影响进行检查。对于雄性动物，应观察生殖器官组织学检查方法可能检测不出的功能性影响（如性欲、附睾精子成熟度等）。

（2）动物选择 至少采用一种动物，推荐用大鼠。动物数应满足数据分析的需要，通常大鼠不少于 20 只/（性别·组）。

（3）给药期 一般情况下，交配前给药期可定为雄性动物 4～10 周，雌性动物 2 周；雄性动物给药期应持续整个交配期直至安乐死，雌性动物至少应持续至胚胎着床（妊娠第6~7天）。应对交配前给药期长短的选择进行说明并提供依据。

（4）动物处理　建议雌雄动物按1∶1交配。一般情况下，雌性动物在妊娠第13~15天安乐死，雄性动物在交配成功后安乐死。

（5）观察指标　试验期间进行体征和死亡情况的观察，测定体重和体重变化、摄食量（交配期除外），交配期间至少每日进行阴道涂片检查，以检查是否对交配或交配前时间有影响。

试验结束时，剖检所有亲代动物，保存肉眼观察出现异常的器官，必要时进行组织学检查，同时保留足够的对照组动物的相应器官以便比较，保存所有动物的睾丸、附睾或卵巢、子宫，必要时进行组织学检查，根据具体情况进行评价，建议计数附睾中的精子数并进行精子活力检查，计数黄体数、活胎、死胎、吸收胎并计算着床数。

**2. 胚胎-胎仔发育毒性试验（Ⅱ段）**

（1）试验目的　包括上述生命周期的C阶段至D阶段，妊娠动物自胚胎着床至硬腭闭合给药，评价药物对妊娠动物、胚胎及胎仔发育的影响。评价内容包括妊娠动物较非妊娠雌性动物增强的毒性、胚胎胎仔死亡、生长改变和结构变化等。

（2）动物选择　试验通常采用两种动物　一种为啮齿类动物，推荐用大鼠；另一种为非啮齿类动物，推荐用家兔。应说明动物选择的合理性。妊娠动物数应满足数据分析的需要，通常大鼠不少于20只/组，家兔不少于16只/组。

（3）给药期　由胚胎着床到硬腭闭合（即到C阶段末）给药。通常，大鼠为妊娠第6~15天给药，家兔为妊娠第6~18天给药。

（4）动物处理　在大约分娩前安乐死并检查雌性动物，正常情况下，大鼠约为妊娠第20/21天，家兔约为妊娠第28/29天。检查所有胎仔的存活和畸形情况。当所用技术方法要求分别检查软组织和骨骼改变时，最好是每窝分配50%的胎仔进行骨骼检查。不管使用何种方法，至少应对50%的大鼠胎仔进行内脏检查。对于家兔，检测软组织改变，采用新鲜显微解剖技术较适合，此时100%的家兔胎仔需进行软组织和骨骼检查。

在评价胎仔的内脏和骨骼异常情况时，若高剂量组与对照组无显著性差异，一般不需要对中、低剂量组动物进行检查，但建议保存固定的标本以备检查。

（5）观察指标　试验期间进行体征和死亡情况的观察，测定体重和体重变化、摄食量（交配期除外），如果在其他毒性研究中已证明有意义的指标，在该试验中也需要考虑。

试验结束时，剖检所有成年动物，保存肉眼观察出现异常的器官，必要时进行组织学检查，同时保留对照组动物相应器官以便比较。计数黄体数、活胎、死胎、吸收胎并计算着床数，测定胎仔体重，胎仔顶臀长、胎仔异常（包括外观、内脏、骨骼）和胎盘肉眼观察。

**3. 围产期毒性试验（Ⅲ段）**

（1）试验目的　包括上述生命周期中的C阶段至F阶段，检测从胚胎着床到幼仔离乳给药对妊娠/哺乳的雌性动物以及胚胎和子代发育的不良影响；由于对此段所造成的影响可能延迟，试验应持续观察至子代性成熟阶段。评价内容包括妊娠动物较非妊娠雌性动物增强的毒性、出生前和出生后子代死亡情况、生长发育的改变以及子代的功能缺陷，包括F1代的行为、性成熟和生殖功能。

（2）动物选择　至少采用一种动物，推荐用大鼠。妊娠动物数应满足数据分析的需要，通常大鼠不少于20只/组。

（3）给药期　雌性动物给药期应从胚胎硬腭闭合至哺乳结束（即上述生命周期中的C阶段至E阶段），通常，大鼠为妊娠第15天至离乳（出生后第21天）。该段试验并不完全包括由离乳期至青春期阶段给药，也不研究育龄期缩短的可能性。为了检测可能用于婴幼儿和儿童期药物的不良影响，应考虑具体情况，选择特定年龄段子代直接给药，进行相关试验研究。

（4）动物处理　雌性动物分娩并饲养其子代至离乳，每窝选择雌、雄子代各1只，饲养至成年，然后进行交配检测其生殖能力。

(5) 观察指标　试验期间对母体动物进行体征和死亡情况的观察，测定体重和体重变化、摄食量（交配期除外），如果在其他毒性研究中已证明有意义的指标，在该试验中也需要考虑。此外需要进行动物的妊娠期和分娩状态的观察。

终末检查时，剖检所有成年动物，保存肉眼观察出现异常的器官，必要时进行组织学检查，同时保留足够的对照组动物相应器官以便比较，观察着床和畸形，对出生时存活或死亡的子代进行观察，记录子代出生时体重。对离乳前后的存活率和生长/体重、性成熟程度和生育力进行考察，应说明是否进行了窝仔动物剔除，对子代进行体格发育、感觉功能和反射和行为的检测。

根据受试物、拟用适应证及临床用药等特点，可以考虑其他试验方案，以全面、合理地反映受试物的生殖毒性特点。

全程给药试验方案，将生育力和围产期试验连贯在一起全程给药，则可对生殖过程从 A 到 F 各阶段的情况进行评价。假如该试验中包括了对胎仔的检查，且在足够高的给药剂量下得出了明确的阴性结果，可不再进一步进行啮齿类动物生殖毒性试验。

统计数据时，应考虑组间比较的单位，通常用窝而不是胎仔个体为单位，若亲代两种性别动物均给药，则用交配对（也即两代试验研究中亲代的配对）为单位。统计数据出现的“统计学意义”的改变，应解释这种改变是否具有生物学意义，由于对一些低发生率的异常改变，更要参考实验室背景数据。

### （五）遗传毒性试验

遗传毒性试验是指用于检测通过不同机制直接或间接诱导遗传学损伤的受试物的体外和体内试验，这些试验能检测出 DNA 损伤及其损伤的固定。

**1. 受试物**　对于中药、天然药物，受试物应采用能充分代表临床试验拟用样品和（或）上市样品质量和安全性的样品。对于化学药物，受试物应采用工艺相对稳定、纯度和杂质含量能反映临床试验拟用样品和（或）上市样品质量和安全性的样品。对于生物技术药物，通常认为不会直接与 DNA 或其他染色体物质发生相互作用，所以不要求进行遗传毒性试验。当受试物的作用机制或药物特点具有遗产潜在危害时，应考虑采用已有和相关的试验系统进行研究。

**2. 遗传毒性试验内容**　根据试验检测的遗传终点，可将检测方法分为三大类，即基因突变、染色体畸变、DNA 损伤；根据试验系统，可分为体内试验和体外试验。由于没有任何单一试验方法能检测出所有的与肿瘤发生相关的遗传毒性机制，因此，通常采用体外和体内试验组合的方法，以全面评估受试物的遗传毒性风险。这些试验相互补充，对结果进行判断时应综合考虑。标准试验组合应反映不同遗传终点，应包含以下内容：

(1) 细菌回复突变试验（简称 Ames 试验）　该试验已证明能检出相关的遗传学改变和大部分啮齿类动物和人类的遗传毒性致癌剂。

(2) 哺乳动物细胞体外和（或）体内试验　哺乳动物细胞体外试验中，体外中期相染色体畸变试验、体外微核试验、体外小鼠淋巴瘤 L5178Y 细胞 Tk 基因突变试验（简称小鼠淋巴瘤细胞试验，MLA）已经过充分验证并广泛应用，且同样适合于检测染色体损伤。若实验室对这些方法已进行了充分的验证，当用于标准试验组合中时，这几个试验可互相替换。

推荐的两种标准试验组合：

组合一：①一项细菌回复突变试验；②一项检测染色体损伤的体外细胞遗传学试验（体外中期相染色体畸变试验或体外微核试验），或一项体外小鼠淋巴瘤细胞 Tk 基因突变试验；③一项体内遗传毒性试验，通常为啮齿类动物造血细胞染色体损伤试验，用于检测微核或中期相细胞染色体畸变。

组合二：①一项细菌回复突变试验；②采用两种不同组织进行的体内遗传毒性试验，通常为一项啮齿类动物造血细胞微核试验和第二项体内试验。

以上两种试验组合同等适合，可根据受试物特点自主选择。体内试验可采用单次给药或重复给药的试验设计。如果试验设计科学合理，采用重复给药时可将遗传毒性终点指标整合入一般毒性试验中；当在体内评价一项以上的遗传毒性终点指标时，也可将它们整合在一项试验中。但是，整合的前提条件是试验设计（例如剂量、采样）对于重复给药试验是合适的，并且需要获得充分的支持信息。完成上述任何一种标准试验组合，若试验结果为阴性，通常可提示受试物不具有遗传毒性。对于标准试验组合结果为阳性的受试物，根据其治疗用途，可能需要进一步的试验。

**3. 标准试验组合的调整**　标准试验组合在一些特殊情况下不适合，需要根据情况进行调整。

（1）当受试物对细菌有高毒性时（如某些抗生素），仍应进行细菌回复突变试验，因为致突变性可能出现在较低的、毒性较小的浓度。同时，还应进行一项体外哺乳动物细胞试验，即采用标准试验组合一。

（2）标准试验组合通常可检出具有遗传毒性作用警示结构的受试物，因为大部分“警示结构”被定义为与细菌诱变性有关。但是，对于具有某些特殊警示结构的化合物，需要对标准组合方案进行调整。附加试验的选择或方案的调整取决于这些具有警示结构受试物的化学性质、已知活性和代谢信息。

（3）某些特殊的受试物，如一些放射影像剂、抗酸铝合剂、一些吸入用药、一些皮肤或其他局部用药，毒代或药动学研究提示其不被全身吸收，仅根据体外试验进行评价可能是合适的。

**4. 生殖细胞诱变剂的检测**　遗传毒性对生殖细胞的影响也极其重要。标准试验组合中不包含专门检测生殖细胞诱变剂的试验。但是，比较研究结果显示，从定性的角度，大多数生殖细胞诱变剂能在体细胞试验中检出，因此体内体细胞遗传毒性试验的阴性结果通常可提示受试物对生殖细胞无影响。体内体细胞试验结果为阳性时，在综合评价及指导用药时应关注受试物对生殖细胞的影响。

**5. 体内外试验具体要求**　无论体外、体内试验，方法学均应经过充分验证。各实验室应建立历史背景对照数据库（包括阴性和阳性对照数据库）。

（1）体外试验基本要求

1）细菌回复突变试验中采用的菌株，细菌回复突变试验至少应采用5种菌株，包括用于检测组氨酸靶基因中鸟嘌呤-胞嘧啶（G-C）位点碱基置换或移码突变的4种组氨酸营养缺陷型鼠伤寒沙门菌（TA98；TA100；TA1535；TA1537/TA97/TA97a），以及用于检测组氨酸或色氨酸基因中腺嘌呤-胸腺嘧啶（A-T）位点碱基置换与检测交联剂的鼠伤寒沙门菌TA102或大肠埃希菌WP2 uvrA或大肠埃希菌WP2 uvrA（pKM101）。

2）体外试验中受试物的最高浓度主要取决于受试物对细菌/细胞的毒性和溶解度。对不受溶解度或细胞毒性限制的受试物，细菌回复突变试验应达到的最高浓度为5毫克/皿（液体受试物为5微升/皿），哺乳动物细胞试验为1mmol/L或0.5mg/ml（选用较低者）。

3）体外试验应关注重现性。当采用标准的、已广泛应用的常规体外试验方法时，若这些试验经过了充分验证且进行了有效的内部质量控制，得到明确的阳性或阴性结果，通常不需要重复试验。但是，若得到可疑结果，则需要进一步试验。

4）体外试验结果评价，由于细菌回复突变试验的阳性结果提示DNA反应性，为评估对患者用药的潜在风险，需进行充分的追加试验以评价体内致突变和潜在致癌性，除非通过恰当的风险获益分析证明是合理的。

（2）体内试验基本要求

1）检测染色体损伤的体内试验：采用骨髓细胞分析染色体畸变或检测含微核的嗜多染红细胞的体内试验方法均可用于检测染色体断裂剂。由于细胞分裂后期的一个或多个染色体相对滞后也能形成微核，因此微核检测方法也能检测一些非整倍体诱导剂。

大鼠和小鼠均适用于骨髓微核试验。微核也可通过小鼠外周血中未成熟红细胞（如嗜多染红细胞）或大鼠血液新生网织红细胞测定，也可使用已证明了对检测断裂剂/非整倍体诱导剂具有足够灵敏度、来源于其他种属动物的骨髓或外周血的未成熟红细胞。啮齿类动物给药后，取外周血淋巴细胞进行体外培养，也可用于分析染色体畸变。

2）其他体内遗传毒性试验：第二项体内试验可作为第二种标准试验组合的一部分，并可用作追加试验以在评价体外或体内试验结果时提高证据权重。体内组织和试验的选择应根据多种因素来确定，例如受试物可能的作用机制、体内代谢特征或者被认为是相关的暴露组织等信息。由于肝脏的暴露和代谢能力，肝脏是代表性的首选组织。第二种体内试验经常以评价DNA损伤为终点指标作为替代终点。目前，已有大量应用经验的试验包括：DNA 链断裂试验如单细胞凝胶电泳试验（彗星试验）和碱洗脱试验、转基因小鼠体内突变试验、DNA 共价结合试验。

3）给药途径：一般情况下，给药途径应与临床拟用途径一致。若不一致，应说明理由。但是，为获得全身暴露，在适当时可进行调整，如局部给药的受试物。

4）性别的选用：短期给药（通常是给药 1～3 次）的体内遗传毒性试验一般可单用雄性动物。若已有的毒性、代谢或暴露资料提示在所用动物种属上存在毒理学意义的性别差异，则应采用两种性别的动物。

当遗传毒性试验整合在重复给药毒性试验中时，应对两种性别动物进行采样，如果毒性、代谢方面没有明显性别差异，可仅对单一性别进行评价。

5）剂量选择：通常应对有代表性的三个剂量水平进行分析检测。对于短期试验（通常是给药 1～3 次），推荐的最高剂量是：限度剂量 2000mg/kg（若可耐受），或最大耐受量（为产生毒性的剂量，而基于同样的给药方案，比该剂量稍高即预期会出现死亡）。剂量选择时还应考虑骨髓红细胞生成的抑制。最高剂量之下的其他剂量一般剂量间距为 2～3 倍。对于多次给药试验，可以考虑结合在重复给药毒性试验中进行。

6）体内试验结果的评价与体外试验相比，体内试验方法具有考虑与人体应用相关的吸收、分布、排泄的优点，而且体内代谢相对于体外试验中的代谢系统更具有相关性。因此，体内试验在遗传毒性试验中具有更重要的意义。如果体外与体内试验的结果不一致，对其结果差异应采用具体问题具体分析的原则进行分析与评价，如代谢差异、受试物在体内快速和高效排泄等。

体内试验结果的意义与受试物在靶组织中是否有足够的暴露直接相关，尤其是当体外试验为确定的阳性结果而体内试验结果为阴性时，或者是当未进行体外哺乳动物细胞试验时更为重要。受试物在靶组织中具有足够暴露的证据包括可疑组织的毒性，或毒代动力学资料。如果受试物在靶组织中无法达到足够的暴露量，则常规的体内遗传毒性试验的意义较小。

### （六）致癌性试验

**1. 致癌性试验必要性**

（1）给药周期　如果临床预期连续用药 6 个月或更长时间或间歇频繁用药，则需要进行致癌性试验。尽管连续用药少于 6 个月，如果存在潜在致癌性因素，也可能需要进行致癌性试验。

（2）导致暴露时间延长的释药系统。

（3）有潜在的致癌性风险的药物。

（4）构效关系提示致癌性风险

（5）重复给药毒性试验中有癌前病变。

（6）局部组织反应或其他病理生理变化的药物或其代谢产物在组织内长期滞留。

（7）抗肿瘤药物拟用于非带瘤患者的辅助治疗或非肿瘤适应证长期使用时，通常需要进行致癌性试验。

动物致癌性试验的结果与人体的相关性仍然存在一些争议，作用机制的研究对评价动物出现的肿瘤与人体的相关性是有价值的。当动物致癌性试验出现阳性结果时，可能需要做进一步的研究，探讨其作用机制，以帮助确定是否存在对人体的潜在致癌作用。

**2. 致癌性试验方法**　选择具体致癌性试验方法时应具体问题具体分析。鉴于致癌过程的复杂性，任何单一的试验方法都不能预测所有人用药物的潜在致癌性。基本方案包括一项长期啮齿类动物致癌性试验，加上另一项其他类型的试验作为补充，以提供长期致癌性试验不易得到的其他信息。补充的致癌性试验有两类，一类是短期或中期啮齿类动物试验，尽量使用能提供致癌终点的体内模型，包括啮齿类启动-促进模型，或用转基因啮齿类动物致癌模型（包括 p53 +/- 缺失模型、TgAC 模型、TgHras2 模型、XPA 缺失模型）或新生啮齿类动物致癌模型。这几种试验方法的选择应基于致癌机制，如其机制被认为与人类致癌有关，可用于人体危险性评估。这类试验应作为对长期致癌试验的补充并提供长期致癌试验不能得到的额外信息。另一类就是第二种啮齿类动物长期致癌性试验。

**3. 致癌性试验的时间安排**　当需要进行致癌性试验时，通常应在申请上市前完成。若对患者人群存在特殊担忧，在进行大样本临床试验之前需完成啮齿类动物的致癌性试验。

对于开发用于治疗某些严重疾病（如艾滋病）的药物，申请上市前可不必进行动物致癌性试验，但在上市后应进行这些试验。这样可加快治疗危及生命或导致严重衰弱疾病药物的上市，尤其是没有满意的治疗方法时。

**4. 致癌性试验设计**

（1）动物选择　建议和前期毒理试验的动物一致，动物要有足够的自发病/自发肿瘤背景数据，微生物级别符合要求（一般要求SPF级动物），动物供应充足、稳定，具有该品系动物的前期研究资料，两年生存率符合要求。

（2）动物数　每组每性别至少50只，如果需要试验中期安乐死动物，则动物数需要相应的增加，如每组每性别增加10只；如果动物生存率较低，动物数可以增加至每组每性别65只，甚至70只。

（3）开始给药年龄　动物离乳后，经适应饲料和环境后尽早开始给药，通常5~6周龄。

（4）双重对照组　部分法规规定，需要设计双重对照组，如果实验室已有稳定的背景数据，可以设计一个对照组。如果某溶媒，在实验室没有开展过致癌性试验，除了设计溶媒对照组外，应设立空白对照组。设计双重对照组有其好处，可以弥补实验室历史对照不足，更好判定罕见肿瘤的发生率，充分评估药物致癌性，减少动物遗传漂变的影响。

（5）饲养方式　尽管常用的啮齿类动物属于群居性，但单笼饲养也有较多优点：便于观察，摄食量便于观察，摄食摄水不受干扰，便于计算食物利用率；不会出现尸体啃噬动物，且动物识别简单。

（6）剂量设置　一般设置三个剂量水平，高剂量应能够得到毒性反应，而不至于严重毒性甚至死亡；高剂量可体重增长量降低10%，低剂量无毒性反应；中间剂量有轻微反应，如酶水平改变或轻度体重增长量降低。高剂量选择依据主要有：人体暴露量的25倍；当人体最大推荐剂量不超过500mg/d时，限制剂量1500mg/(kg·d)；最大可行剂量；吸收饱和；根据临床症状、死亡、毒性靶器官、体重和（或）体重增长降低而得到的MTD。其中，对于短期或中期啮齿类动物试验，高剂量选择或安全性界定，尚未达成采用暴露倍数的共识，目前更适宜采用MTD。

（7）检测指标　临床观察、体重、食量、肿块触诊需要检测；临床病理的血细胞计数或血涂片用于造血系统肿瘤的鉴别诊断，脏器重量无需检测；其他检测指标，如血清激素水平、尿液检测等可根据药物特点而增加；对所有主研究组动物的所有组织脏器进行组织病理学检查。

（8）终末动物数　美国FDA在2001年发布的FDA工业指南草案《啮齿类动物药物长期致癌性实验设计、分析和解释的统计学方面》指出，开始动物数是50只，要求80~90周是50%存活率；根据开始动物数，存活率可调整，但要求在此期间有20~30只动物存活；当在80~90周之后，存活率低于50%或存活数低于20~30时可提前结束；也有建议低剂量组或对照组动物存活率低于20%~25%时提前结束。EMA（CPMP/SWP/2877/00）期望在终末安乐死用于病理评价的动物是每组每性别25只；如果大多死亡发生在90周以后，或大多死亡或濒死动物也可用于病理评价，终末动物数少一些也是可以的。OECD（Organization for Economic Cooperation and Development）TG 451规定，当低剂量组和对照组存活率低于25%时应提前结束；仅是高剂量组因毒性而死亡不应提前结束试验；可对对单个性别实施提前结束。OECD（guiance document No. 116）规定，当低剂量组或对照组动物存活率低于25%时应考虑提前结束，每个性别单独考虑。EPA（Environmental Protection Agency）712-c-98-211（1998）规定，任何一组大鼠在18个月时存活率低于50%，在24个月时低于25%应考虑提前结束。考虑以上各种法规要求的不一致，建议在试验方案中明确标准，且在试验过程中与监管部门及时沟通。

（9）其他考虑

1）动物自由摄食摄水，饲料应该满足种属动物正常生长和寿命的营养需求。

2）饮食限制：致癌性试验期间，应提供统一的商品化饲料；应提供检测报告（包括重要的矿物质）；当预期生存率比较低时，应考虑饮食限制。饮食限制可延迟年龄相关的退行性疾病，如肾病，这在所有品系的大鼠中均常见，且已证实是饮食相关的，但饮食限制也可能造成动物对受试物致癌性的敏感性降低，且更容易表现出化合物相关的毒性反应；由此产生向人体外推的困难。如果能够提供足够的关于热量限制或低蛋白饲料饮食的历史对照数据，在长期致癌性试验中也可以采取该饲养方式。③分组：可采用分层随机方式；因总体动物数较多，分层随机可保证入组时各组动物的体重均匀。

（10）结果分析　致癌性试验中生存分析和肿瘤发生率的统计分析是致癌性试验结果分析的关键。相对于通常情况下发病率的比较而言，肿瘤发生率的比较有其特殊性和复杂性。目前，国内尚没有明确的指导原则和标准，相关的应用和实践也较少。《啮齿类动物药物长期致癌性实验设计、分析和解释的统计学方面》中涉及的相关统计方法，包括生存分析和肿瘤发生率。

1）生存分析：生存分析的主要内容包括估计生存率及中位生存时间，绘制生存曲线等。其分析方法包括非参数法、参数法和半参数法。

非参数法：主要有 Kaplan-Meier 法（KM 法）和 Life-Table（寿命表法）；两组或多组生存率之间的比较，常用的方法为 log-rank 检验。其中，KM 法是直接用概率乘积法定理估计生存率，故称乘积极限法（product-limit method）：主要有 Weibull 分布法、对数正态回归分析法和对数 Logistic 回归分析法

半参数法：Cox 模型分析法。

2）肿瘤发生率：主要涉及以下三种统计方法。Cochran-Arimitage 趋势检验，又称为 R＊2 列联表资料线性趋势卡方检验，用来考察肿瘤发生率是否随着给药剂量的增加而呈现出线性增加的趋势。该趋势检验基于两项假设，一是同一给药组所有动物在整个试验期间发生肿瘤的风险相同，二是各给药组间动物死亡率相似。

Peto 分析，用来分析对照组和给药组之间的肿瘤发病率的差异，统计方法有 3 种，包括发生率法（rate-onset method），患病率法（prevalence method）和死亡率法（death-rate method）。该检验要求病理学家根据动物死亡原因对肿瘤类型进行明确分类，分为 fatal tumor 和 incidental tumor。并且需要对试验合理划分阶段。假阳性发生率较高。

Poly-K 分析，是改良版的 Cochran-Arimitage 趋势检验，通过对不同动物赋予不同的权重来体现动物在整个试验期间发生肿瘤的风险大小，从而校正了各组死亡率不同对结果可能造成的影响。

设第 $i$ 组中第 $j$ 只动物的权重为 $W_{ij}$，如果某只动物在试验期间发生了肿瘤，则该动物的权重 $W_{ij}=1$；如果某只动物没有发生肿瘤，则该动物的权重 $W_{ij}=(T_{ij}/T_{\max})^3$，其中 $T_{ij}$ 表示这只动物的生存时间，$T_{\max}$ 表示从试验开始到所有动物被处死时经历的时间，也就是整个研究所持续的时间；指数部分的数字被设定为 3 或 6，是由于许多肿瘤的发生率能够由时间项的 3 次到 5 次多项式进行拟合。选择指数 3 时，此时该检验称为 Poly-3 趋势检验。

### （七）光毒性试验

光毒性反应是光敏反应中最常见的一种反应，其临床表现与晒伤相似，表现为红斑、水肿、皮肤瘙痒和色素沉着，严重者可产生局部坏死、溃烂或表皮脱落。光毒性是由光诱导的非免疫性的皮肤对光的反应，是指药物吸收光能量被活化导致皮肤损伤的作用。皮肤给药光毒性试验的目的是观察受试物接触皮肤或应用后遇光照射是否有光毒性反应。主要关注点如下：

**1. 光照**　吸收自然光线（波长范围为 290～700nm），吸收 UV/可见光。

**2. 光暴露**　药物吸收光能量后产生活性物质，在光暴露组织（如皮肤、眼睛等）有充分的暴露。

**3. 药物结构**　若文献报道受试物的化学结构或某些组成（包括药物和赋形剂）有光毒性作用，或其化学结构与已知光敏剂相似，或曾有报道其具有或可疑具有光毒性作用，建议进行皮肤给药光毒性试验。

### （八）制剂安全性试验

制剂安全性试验主要包括刺激性、过敏性、溶血性试验，是指药物制剂经皮肤、黏膜、腔道、血管等非口服途径给药，对用药局部产生的毒性（如刺激性和局部过敏性等）和（或）对全身产生的毒性（如全身过敏性和溶血性等）。

药物的原形及其代谢物、辅料、有关物质及理化性质（如 pH、渗透压等）均有可能引起刺激性和（或）过敏性和（或）溶血性的发生，因此药物在非临床研究中原则上是要求临床制剂，以提示临床应用时可能出现的制剂安全性风险。

刺激性试验应选择与人类皮肤、黏膜等反应比较相近的动物，如兔、小型猪等。过敏性试验应选择比较敏感的豚鼠，也可以选择大鼠、小鼠。

**1. 刺激性试验**

（1）给药部位　一般应选择与临床给药相似的部位，并观察对可能接触到受试物的周围组织的影响。

（2）给药途径　一般应与临床用药途径一致，否则应加以说明。

（3）对照组　以生理盐水和（或）赋形剂作为阴性对照，必要时采用已上市制剂作对照。

（4）给药浓度、剂量与体积　可选择几种不同浓度，至少应包括临床拟用最高浓度。如果技术上难以达到临床拟用最高浓度，如皮肤刺激性试验，在给药面积不变的情况下，可通过改变给药频次进行剂量调整，而不应通过增加厚度来达到增加给药量的目的。

设计给药浓度、剂量与体积时，应根据临床用药情况，并考虑受试动物给药部位的解剖和生理特点，保证受试物在给药部位的有效暴露。

（5）给药频率与周期　应根据临床用药情况，一般给药周期最长不超过 4 周。建议进行恢复期观察，同时评价给药局部及周围组织毒性反应的可逆性。

（6）观察指标　肉眼观察应详细描述局部反应，包括红斑、水肿、充血程度及范围，计分表示。同时观察动物的一般状态、行为、体征等。

组织病理学检查应详细描述给药部位的病理变化，并半定量分析、判断，提供相应的组织病理学图片。

**2. 过敏性试验**　过敏又称超敏反应，指机体受同一抗原再刺激后产生的一种表现为组织损伤或生理功能紊乱的特异性免疫反应。过敏性试验是观察动物接触受试物后的全身或局部过敏反应。

应根据药物特点、临床适应证、给药方式、过敏反应发生机制、影响因素等确定进行何种过敏性试验。

Ⅰ型过敏反应：对于注射剂，需要进行主动全身过敏试验（active systemic anaphylaxis，ASA）和（或）被动皮肤过敏试验（passive cutaneous anaphylaxis，PCA）。对于透皮吸收剂，需进行主动皮肤过敏试验（active cutaneous anaphylaxis，ACA）。

Ⅱ和Ⅲ型过敏反应：可结合在重复给药毒性试验中观察，如症状、体征、血液系统、免疫系统及相关的病理组织学改变等。

Ⅳ型过敏反应试验：经皮给药制剂，应进行包括豚鼠最大化试验（guinea-pig maximization test，GPMT）或豚鼠封闭斑贴试验（Buehler test）或其他合理的试验方法如小鼠局部淋巴结试验（murine local lymph node assay，LLNA）等。

建议选择多个剂量，至少应包括临床最高给药浓度。应设立阳性对照组和阴性对照组，必要时采用已上市制剂做对照。

**3. 溶血性试验**　溶血是指药物制剂引起的溶血和红细胞凝聚等反应。溶血性反应包括免疫性溶血与非免疫性溶血。溶血性试验是观察受试物是否能够引起溶血和红细胞凝聚等。溶血性试验使用临床浓度，如果是血管内给药途径的药物，直接采用临床浓度，对于非血管给药途径药物，可能需要临床浓度或（和）临床浓度 1∶3 稀释后的浓度。药物 pH、渗透压、药物溶剂、操作震荡等会影响溶血结果，还有免疫反应引起的免疫性溶血。如出现溶血时，应进行进一步研究。

## （九）毒代动力学研究

通过检测一系列时间点的血药浓度，来定量分析目标物［药物原型和（或）其主要代谢产物］的暴露量，是对毒性反应的物质基础的研究，是解释种属、剂量、性别间的毒性差异与药物暴露量的关系，也是药物临床前研究结果向临床转化的桥梁；通常毒代动力学试验是伴随毒性研究进行的，有时也会单独设计。通常用血浆（全血或血清）的药时曲线下面积（$AUC$）和 $C_{max}$ 评价药物的暴露程度。

**1. 采集时间**　对于 4 周的重复给药毒性试验，通常检测首次和末次给药的毒代动力学数据，而对于 4 周以上的毒代动力学研究通常需要在给药过程中至少增加一次毒代动力学检测。

根据药物早期的动力学数据或对相关资料的评估，在最后一次毒代样本采集时，可适当延长采集时间来充分评估动物经过长期给药后的体内暴露情况。通常设计 6～8 个时间点来对试验系统的药时曲线过程进行描述，在伴随的毒代动力学研究中采集时间点应尽量达到所需频度，但不能影响试验系统的正常生理状况、进而影响毒性研究的观察。在每个试验中时间点的多少取决于可以准确的估算暴露量，可以通过前期预试验或剂量探索研究中得到的信息作为参考。通常情况下，在大动物的毒性试验中，样本从主研究试验动物收集，而啮齿动物的毒性试验中，可从卫星组试验动物收集。

**2. 剂量设计** 设计合适的剂量水平，以达到足够的暴露量，并参照毒理学对剂量设计的要求。低剂量通常设计为无毒性反应剂量，其暴露水平最好能高于临床患者的体内暴露水平。中剂量通常根据毒性研究的目的设计成暴露量是低剂量的一定倍数。高剂量通常取决于毒理学特点，根据给药途径不同，应设计成产生最大暴露量的最低给药剂量。

**3. 动物数量** 要求至少可以产生足够的毒代动力学数据，通常采用两个性别。数量和毒性研究主试验数量相当（每性别每剂量至少有 4 只动物）。

**4. 给药途径** 通常采用与临床一致的给药途径，对于一些特殊的给药途径如吸入、局部涂抹等给药途径，毒代动力学如何研究取决于药动学的研究结果。

**5. 样本检测** 毒代样本检测通常是检测药物原型，有时需要考虑原型的存在方式，比如高蛋白结合的化合物，需要测定游离的药物浓度。在有些情况下检测药物代谢产物的系统暴露量也是相当重要的：

（1）当研究的药物是“前药”或者代谢产物是首要的活性成分时。

（2）当有一个或更多有药理或毒理作用的代谢产物，其对于组织或器官有明显的作用时。

（3）当给药化合物被非常广泛地代谢，估计毒性研究中总的暴露量时测定血中或组织中主要代谢产物浓度是唯一可行的方法。

另外，如果在前期体外药动学研究中发现某一种或几种代谢产物是人类所独有的，在临床前研究中并没有覆盖或涉及这些代谢产物，且占比高于 10%，则需要对这些代谢产物单独合成后对其进行专门的毒理和毒代动力学研究。

**6. 分析方法** 目前进行毒代动力学检测的主要定量分析方法是色谱法（chromatographic assay，CC）和配体结合试验（ligand binding assay，LBA），用来开展毒代动力学检测的方法需要满足特异性并有足够的精密度和准确度。非临床研究检测的待测物和基质最好与临床研究时相同，并且需要按照有关生物分析方法验证的指导原则进行方法学验证。

**7. 数据的统计** 毒代动力学参数通常包括 $AUC$、$C_{max}$、$T_{max}$ 等。通常需要计算平均值（或中位数）和标准差，有时动物个体数据比每组的统计数据更有意义。比较不同剂量之间的暴露量可评估药物剂量关系，通过多次给药后的暴露量来评估是否存在蓄积现象。

**8. 毒代动力学研究结果对临床试验的指导意义** 毒代动力学研究是为获知受试物在毒性试验中不同剂量水平下的全身暴露程度和持续时间，预测受试物在人体暴露时的潜在风险。暴露范围（margin of exposure，MOE）是从动物毒理学研究中获得的 NOAEL 与预测或估计的人类暴露水平的比率。MOE 越大，危险性越小，它通常用于人类健康风险评估。

利用种属间尺度概念可以将动物的数据外推得到人的数据。基于种属间的相似性，有两种方法可以将动物数据外推到人身上：①生理药动学方法（physiologically based pharmacokinetics，PBPK）；②异速放大方法。生理药动学方法需要建立基于解剖学、生化和生理参数的模型，由于生理模型的复杂性、数据的可靠性和成本的不足，它们在药物开发中的应用有限。与生理药动学方法相反，异速放大法是经验的总结，是基于种属之间的生理变量与它们的体重相关的原则。根据毒代动力学数据的异速放大法所作的预测可以产生更实际的估算值。例如，我们从大鼠、犬和猴子身上获得了化合物 A 一定范围口服剂量的毒代动力学参数，毒代动力学参数经剂量调整后在对数-对数刻度上随体重进行回归，得到的口服后清除率显示了物种间的良好相关性，为人口服清除率提供了一个很好的预测。

毒代动力学作为安全性研究的一部分，支持种属间进行推算是在早期临床前研究中进行毒代动力学检测的主要原因之一。基于剂量从动物推算到人可能效果并不好，从血浆药物浓度和异速放大方法可以得到更好的预测值。

# 第四节　药物安全性研究结果的评价与分析

## 一、毒性反应及毒性靶器官

通过毒性试验结果的综合分析，判断毒性靶器官，并推测其与人体的相关性是毒理学研究的首要目标。在分析毒性反应时，关注毒性试验中各项指标的平均值数据和个体数据的意义。啮齿类动物毒性试验中组均值的意义通常大于个体动物数据的意义，非啮齿类动物试验由于动物数少，个体差异比较大，因此单个动物的试验数据往往具有重要的毒理学意义。在分析数据时要结合实验室的背景数据，对照组数据和药前数据进行多重比较分析，关注各指标的剂量-反应相关性，判断统计学差异的指标是否具有生物学意义；同时关注毒性反应的出现时间、严重程度和持续时间，以及可逆（或不可逆）程度、种属或性别差异等，综合考虑多项毒理学指标的检测结果，分析其中的关联和受试物作用机制，以正确判断药物的毒性反应。此外毒性反应的分析也要结合组织分布结果、代谢动力学的参数，如果是生物制品需要分析抗药抗体的产生情况，为毒性反应和毒性靶器官的判断提供重要的参考依据。毒性试验中的病理组织学检查是判断药物的毒性反应和毒性靶器官的关键性指标，根据病理组织学的改变，结合临床病理指标以及生物标记物等一系列指标，判断药物的毒性靶器官。

## 二、非靶器官毒性

药物的非靶器官毒性在非临床安全性评价中也具有非常重要的意义，如发育及生殖毒性，无法设计相应的临床研究进行观察，只能依赖动物试验的研究结果加以判断。这些特殊的毒性包括生殖与发育毒性、遗传毒性、致癌性、局部毒性、免疫毒性等，开展哪些特殊毒性试验依据药物的适应证、用药人群、用药周期、给药途径等特性来确定。对于特殊毒性试验结果的解释及外推到人，要充分分析动物与人的相关性，以及动物试验方法与人使用方法的差别。

## 三、毒性试验的安全剂量

在药物的毒性试验中，根据动物出现的毒性反应，判断药物的安全剂量是药物临床前评价中至关重要的，是临床试验起始剂量设计的最重要基础信息之一。拟用于不同适应证的药物，对安全剂量的要求上略有不同。在非抗肿瘤药物的安全性评估中，通常需要得到 NOAEL，该剂量主要通过以下几方面进行判断：①明显的毒性反应，如明显临床症状、肉眼和显微镜下可见的损害；②毒性反应指标的变化情况，如血清肝酶水平升高；③过度放大的药效反应；④毒性反应的可恢复性。NOAEL 不等同于未观察到反应的剂量（no observed effect level，NOEL），后者是指任何反应，而不只是毒性反应。在 NOAEL 剂量下动物观察到的某些反应可能是可以接受的药效学作用，且不会带来安全性担忧。

对于抗肿瘤药物，尤其对于晚期癌症，通常会根据动物对毒性的耐受情况，以及临床患者可接受的不良反应，确定安全剂量，包括最大耐受剂量（maximum tolerated dose，MTD），啮齿动物的 10% 动物严重毒性剂量（dose severely toxic to 10% of animals，STD10）和非啮齿动物的最高非严重毒性剂量（highest non-severely toxic dose，HNSTD）。

## 四、毒性试验结果对临床试验的指导意义

### （一）临床起始剂量的选择

首次临床试验是第一次验证在此之前获得的所有动物数据与人体的相关性，在物种差异尚未完全明确的情况下，它是安全性风险最高的一个临床试验，因而在首次临床试验起始剂量的选择上需要格外慎重。

临床起始剂量的拟定通常是通过临床前动物试验中获得安全剂量进行计算。首先要确定进行重复给药毒性试验的不同动物种属中的NOAEL，采用相应的换算系数换算为人体等效剂量（HED），对于多数全身给药的药物，可以基于体表面积进行剂量折算，对于局部给药的药物，考虑给药局部的药物浓度和药物总量进行计算，对于血管内给药的分子量大于100kDa的蛋白，可直接采用千克体重的剂量进行计算。最终得出最低HED的动物被认为是最敏感的动物，但应该考虑更能预测人体的风险相关动物种属的结果，综合判断采用哪个HED进行首次人体临床试验的最大推荐起始剂量（maximum commended starting dose，MRSD）的计算更为合适。进行MRSD计算时安全系数通常是选择10，如果可见严重的、不可监测的、不可逆的毒性反应，或非线性药动学特征等时应考虑增大安全系数。

对于某些作用机制和作用靶点认识有限、临床前数据的预测价值低的药物，其安全性风险可能更高，此时可以选用最低预期生物效应剂量（minimal anticipated biological effect level，MABEL）或药理学活性剂量（pharmacologically active dose，PAD）进行临床起始剂量的拟定。MABLE和PAD在概念上具有一定的相似性，均为产生生物效应的剂量或浓度，但PAD没有明确是最小生物学效应。MABLE通常是综合多项生物效应数据，结合预测的人体PK/PD模型推算得到。当缺乏完整的非临床研究数据、无法建立PK/PD模型时，MABLE主要依据体外试验的平衡解离常数（$K_D$）数据进行推算，推算公式一般选用业界和监管机构常用的公式，即$RO=[C]/K_D+[C]$，$RO$为受体占有率、$C$为人体血浆中的药物浓度、$K_D$为受体配体平衡解离常数。一般采用20%的$RO$来推算确定临床起始剂量，但有时需要根据药物作用特点，选择更高或更低百分比的$RO$。基于MABEL确定临床起始剂量时，当推算MABLE的临床前数据不充足或可靠性较差时，需要考虑采用安全系数，但当MABLE已经是一个极低的保守剂量，且受试者为患者时是否采用安全系数仍存在一定的争议。

### （二）临床安全性观察指标

临床前动物试验通常在较高的剂量下获得可能存在的潜在的毒性反应，为临床的安全性提供参考。有的受试物在动物体内呈非线性动力学代谢过程，或是在非相关动物种属上观察到的毒性反应，可能是与人体无关的毒性反应，动物试验对一些在人体中发生率较低的毒性反应或仅在小部分人群中出现的特异质反应也很难预测，而且有些毒性反应在动物中难以观察，如头痛、头昏、头晕、皮肤瘙痒、视物模糊等，因此动物试验的结果不一定完全再现于人体临床试验，但如果没有试验或文献依据证明受试物对动物的毒性反应与人体无关，在进行药物评价时必须首先假设人最为敏感，动物毒性试验中动物的毒性反应将会在临床试验中出现。

根据临床前的动物毒性试验结果，结合药学特点，药效学、药动学结果综合评价，推测受试物可能存在的临床不良反应、临床毒性靶器官或靶组织、临床重点检测的指标，以及必要的临床监护或解救措施。临床研究中除了常规的观察指标外，也要结合临床前试验结果，确定相应的毒性靶器官的生物标志物的检测，以期早期预测可能存在的毒性反应，如心脏毒性的生物标志物主要包括心肌肌钙蛋白、B型利钠肽、缺血修饰白蛋白等，肝脏毒性的生物标志物主要包括α-谷胱甘肽-S-转移酶、苹果酸脱氢酶、角蛋白18等，肾脏毒性的生物标记物主要是肾损伤分子-1、白蛋白、尿总蛋白、$\beta_2$-微球蛋白、半胱氨酸蛋白酶抑制剂、丛生蛋白、三叶因子-3和肾乳头抗原-1等。

在许多免疫系统激动剂或基因修饰的免疫细胞类产品中，临床前研究中可能会发现CRS，此类反应会在临床上会引发严重的不良反应，甚至危及生命，可监测C反应蛋白来快速做出应对措施，同时也可采取皮质醇激素和（或）IL6R阻断剂进行治疗，降低CRS的风险。

## 五、药物安全性评价

药物的研究开发是一个包括动物和人体有效性、安全性评价的逐步递进的过程，需要随时根据已有的数据，对药物风险/效益的比较进行评估。

药物的有效性评估与患者的临床受益是相互关联又有所区别的，患者的临床受益需要有效性作为基础，但这种狭义的有效，却不一定使患者受益，例如，针对恶性肿瘤的化疗药物，有些可以使肿瘤缩小，但未必可以使患者生存期延长。因此，针对药物评价所进行的风险/效益评估，需要考虑药物对于终点指标的影响及是否使患者真正受益。

药物的安全性评价，其最主要的数据来源应该是药物临床研究的结果，但还应关注非临床安全性研究的结果，非临床研究中近似无毒剂量和有毒剂量与临床最大剂量的关系、毒代动力学研究结果、动物试验的毒性靶器官与临床不良反应的关系等。结合有效性的数据，安全性的风险是否可以容忍，还需进一步进行综合分析。对不同的疾病与同种疾病不同的严重程度，治疗所期望的疗效以及可以承受的风险，是明显不同的。例如，抗感冒药与恶性肿瘤的化疗药相比，对安全性的要求会高很多，那些需要化疗的肿瘤患者，可以接受恶心、呕吐、骨髓抑制及脱发等不良反应，但对于感冒患者是万万难以接受的。同样，对于临床抢救用药，所期望的疗效也比一般的感冒药高很多。因此，在药物的评价中，对于疗效的可接受性、对于安全性的可接受性，都会因疾病类型和严重程度的不同而变化，其利弊权衡的平衡点，也就自然有所不同。

此外，新开发的药物不能仅局限于药物的安全性和有效性，还应与现有的治疗手段进行比较综合评估。有些疾病（或疾病的某些阶段）目前尚缺乏有效的治疗手段，对此利弊权衡，就需要通过对药物的疗效与疾病的自然缓解进程进行比较，要对药物的安全性与疾病本身的风险进行比较，才能够真正明确药物治疗是否真的使患者受益同时又承担了比疾病进程更小的风险。

（左从林　马金玲　张延林　张素才　肖琳琳　张海飞）

## 参考文献


[1] Bonifant CL, Jackson HJ, Brentjens RJ, et al. Toxicity and management in CAR T-cell therapy[J]. Molecular Therapy-Oncolytics, 2016(3):16011-16017.

[2] Titov A, Petukhov A, Staliarova A, et al. The biological basis and clinical symptoms of CAR-T therapy-associated toxicities[J]. Cell Death and Disease, 2018, 9:897-911.

[3] Roth JC, Cassady KA, Cody JJ, et al. Evaluation of the Safety and Biodistribution of M032, an Attenuated Herpes Simplex Virus Type 1 Expressing hIL-12, After Intracerebral Administration to *Aotus* Nonhuman Primates[J]. Human Gene Therapy Clinical Development, 2014, 25(1):16-27.

[4] Fukuhara H, Ino Y, Todo T. Oncolytic virus therapy: A new era of cancer treatment at dawn[J]. Cancer Science, 2016, 107(10):1373-1379.

[5] Li H, He J, Jia W. The influence of gut microbiota on drug metabolism and toxicity[J]. Expert Opinion on Drug Metabolism & Toxicology, 2016, 12(1):31-40.

[6] Wilson ID, Nicholson JK. Gut Microbiome Interactions with Drug Metabolism, Efficacy, and Toxicity[J]. Translational Research, 2017, 179:204-222.

[7] Muller PY, Milton M, Lloyd P, et al. The minimum anticipated biological effect level (MABEL) for selection of first human dose in clinical trials with monoclonal antibodies[J]. Current Opinion in Biotechnology, 2009, 20(6):722-729.

[8] Olson H, Betton G, Robinson D, et al. Concordance of the Toxicity of Pharmaceuticals in Humans and in Animals[J]. Regulatory Toxicology and Pharmacology, 2000, 32(1):56-67.

[9] Bugelski PJ, Herzyk DJ, Rehm S, et al. Preclinical development of keliximab, a Primatized™ anti-CD4 monoclonal antibody, in human CD4 transgenic mice: characterization of the model and safety studies[J]. Human & Experimental Toxicology, 2000, 19(4):230-243.

[10] Sharma A, Davis CB, Tobia LA, et al. Comparative pharmacodynamics of keliximab and clenoliximab in transgenic mice bearing human CD4[J]. Journal of Pharmacology and Experimental Therapeutics, 2000, 293(1):33-41.

[11] Dépis F, Hatterer E, Ballet R, et al. Characterization of a surrogate murine antibody to model anti-human CD3 therapies[J]. mAbs, 2013, 5(4):555-564.

[12] Wu B, Joshi A, Ren S, et al. The application of mechanism-based PK/PD modeling in pharmacodynamic-based dose selection of muM17, a surrogate monoclonal antibody for efalizumab[J]. Journal of pharmaceutical sciences, 2006, 95(6):1258-1268.

[13] Bugelski PJ, Martin PL. Concordance of preclinical and clinical pharmacology and toxicology of therapeutic monoclonal antibodies and fusion proteins: cell surface targets[J]. British Journal of Pharmacology, 2012, 166(3):823-846.

[14] Diehl KH, Hull R, Morton D, et al. A good practice guide to the administration of substances and removal of blood, including routes and volumes[J]. Journal of Applied Toxicology, 2001, 21(1): 15-23.

[15] Dieterle F, Sistare F, Goodsaid F, et al. Renal biomarker qualification submission: a dialog between the FDA-EMEA and Predictive Safety Testing Consortium[J]. NATURE BIOTECHNOLOGY, 2010, 28(5): 455-462.

[16] Dieterle F, Perentes E, Cordier A, et al. Urinary clusterin, cystatin C, $\beta_2$-microglobulin and total protein as markers to detect drug-induced kidney injury[J]. Nature Biotechnology, 2010, 28(5): 463-469.

[17] Ennulat D, Adler S. Recent Successes in the Identification, Development, and Qualification of Translational Biomarkers: The Next Generation of Kidney Injury Biomarkers[J]. Toxicologic Pathology, 2015, 43(1): 62-69.

[18] Newby LK, Rodriguez I, Finkle J, et al. Troponin measurements during drug development-considerations for monitoring and management of potential cardiotoxicity: An educational collaboration among the Cardiac Safety Research Consortium, the Duke Clinical Research Institute, and the US Food and Drug Administration[J]. American Heart Journal, 2011, 162(1): 64-73.

[19] Pond AL, Scheve BK, Benedict AT, et al. Expression of Distinct ERG Proteins in Rat, Mouse, and Human Heart[J]. Journal of Biological Chemistry, 2000, 275(8): 5997-6006.

第四章

# 药物的动物实验研究设计

## 第一节　常用医学实验用动物

### 一、医学实验用动物概念

医学实验用动物是指用于科学研究、教学、生产、检定以及其他科学实验的各种动物，又称广义实验动物。医学实验动物携带的微生物被控制，遗传背景明确或者来源清楚，经人工长期家养驯化，按科学要求定向培育。具有较强的敏感性、较好的重复性和反应的一致性。

### 二、医学实验用动物分类

实验动物的选择，是医学科学研究中首要考虑的问题。了解不同种类实验动物的特点，有助于准确的根据实验要求选择合适的实验动物。根据遗传学控制方法，按照基因纯合程度，医学实验用动物可分为近交系、封闭群、突变系和杂交群四大类。

**（一）常用医学实验用动物**

**1. 小鼠**　小鼠属于哺乳纲，啮齿目，鼠科，鼠属，小家鼠种动物。小鼠体型小、繁殖力强、生长期短，是医学科学研究中使用最广泛和最常用的哺乳类实验动物。小鼠遗传资源丰富，通过自发突变、诱发突变和转基因技术等途径培育并保存了多个突变品系。

（1）常用近交系小鼠

BALB/c 小鼠：生产性能好，繁殖期长，易群养。主要亚系包括 BALB/c、BALB/cJ、BALB/cCd、BALB/cAnN 等。医学动物实验中常用的是 BALB/c 小鼠，主要用于单克隆抗体、肿瘤学、生理学、免疫学、核医学等领域研究。BALB/c 小鼠有自发性高血压，易患慢性肺炎。对鼠伤寒沙门菌、麻疹病毒敏感。对放射线极为敏感。由于 $IgG_1$ 和 IgA 量的增加，6 月龄以后多数 BALB/c 小鼠个体易出现免疫球蛋白过多症。腹腔注射矿物油后可以引起浆细胞瘤（发牛率 0%~60%）。较难诱发免疫耐受性。BALB/cJ 小鼠焦虑情绪较高、社会性低，成年 BALB/cJ 小鼠可用于构建焦虑样、低社会性动物模型。

C57 小鼠：主要包括 C57L、C57BL（C57BL/6 和 C57BL/10）、C57BR 等。医学实验中常用的 C57 小鼠品系为 C57BL/6 小鼠，C57BL/6 小鼠又可分为 C57BL/6J 和 C57BL/6N 两个亚系。C57BL/6J 是医学实验中应用最广泛的动物品系之一，主要用于肿瘤学、生理学、免疫学、遗传学等领域研究。C57BL/6J 小鼠骨密度较低，原始造血干细胞衰老速度较慢。易发生眼畸形及其他眼相关疾病。年龄相关听觉丧失 1 基因缺失，导致内层和外层毛细胞紊乱，易发生迟发性听觉丧失。烟酰胺核苷酸转氢酶基因外显子 7 11 缺失，导致胰岛素分泌减少，易形成轻度到中度高血糖，常用于构建 2 型糖尿病模型。干扰素产量高，较易诱发免疫耐受性。对放射物质抵抗力较强，对鼠痘病毒有一定的抵抗力，对结核杆菌和百日咳组织胺易感因子敏感。C57BL/6 小鼠对吗啡容易成瘾，可用于酒精性疾病和吗啡成瘾的研究。易形成动脉粥样硬化，常用于构建动脉粥样硬化模型。C57BL/6J 属于饮食诱导的肥胖小鼠，适合肥胖、代谢综合征和脂肪肝模型的研究。乳腺肿瘤自然发生率低且化学物质难以诱发乳腺和卵巢癌。常被认作“标准”的近交系，为许多突变基因提供遗传背景。

DBA 小鼠：包括 DBA/1 和 DBA/2 两个亚系，目前主要用于肿瘤学、遗传学、免疫学等研究。DBA/1 小鼠对结核菌敏感，对鼠伤寒沙门菌补体抗性较强。DBA/2 小鼠红细胞多，血压较低，维生素 K 缺乏，肾上腺脂质贮存少，心脏有钙盐沉着，对鼠斑疹伤寒补体 C5 较敏感。应用Ⅱ型胶原可以诱导 DBA/1 小鼠产生自身免疫性反应，常用于构建关节炎动物模型，成模率较高。给予高脂高胆固醇饲料，可以诱导 DBA/1 小鼠动脉粥样硬化，但严重程度不如 C57BL 小鼠。

C3H/He 小鼠：主要包括 C3H/HeN 和 C3H/HeJ。常用于肿瘤学、心血管、免疫和炎症、感觉神经学等研究。C3H/He 小鼠视网膜变性 1 基因突变，6 周龄时可引起小鼠失明。小鼠体内脂多糖应答位点突变，对内毒素耐受，对革兰阴性菌（如沙门菌）高度敏感。C3H/He 小鼠自发肝癌和乳腺癌发病率较高。

CBA 小鼠：包括 CBA/Ca、CBA/CaJ、CBA/J 和 CBA/N 等。CBA 小鼠自发肿瘤发生率低，易被诱导肿瘤发生。CBA/Ca 小鼠被广泛用于白血病研究，苯或放射线照射易诱导粒细胞白血病。CBA/CaJ 和 CBA/J 小鼠体内年龄相关听觉丧失 1 基因缺失，常用于耳毒性模型的构建和老年性耳聋的研究。CBA/N 小鼠 B 淋巴细胞功能缺陷，可以进行骨髓移植修复，常用于研究 B 淋巴细胞的产生、功能和异质性。

FVB 小鼠：又称 FVB/N 小鼠。FVB 小鼠繁殖能力强，受精卵细胞核仁大，有利于进行核仁注射，广泛用于转基因鼠的母本，但 FVB 小鼠易焦虑，不适合作为某些行为研究模型和研究行为的转基因母本。FVB 小鼠视网膜变性 1 基因为纯合子，易较早发生视网膜退化。小鼠携带 Fv1b 等位基因，对 Friend 白血病病毒 B 株敏感。易发生哮喘样气道反应，产生大量的抗原特异性 IgE。自发肿瘤率低，化学诱导易发鳞状细胞癌。

SWR 小鼠：SWR 小鼠受精卵细胞核仁大，有利于进行核仁注射，广泛用于转基因鼠的母本。免疫功能正常，常作为免疫学功能异常小鼠的对照。对多发性硬化和实验性脑脊髓炎比较敏感，可用于构建实验性脑脊髓炎模型。用高脂高胆固醇模型饲料可以诱导动脉粥样硬化，呈现中度敏感性。结核杆菌感染后，进展速度快，存活时间短，肺中淋巴细胞较多且分化不明显，适用于构建进行性致死性肺结核模型。4 ~ 6 周龄时发生自发性卵巢颗粒细胞瘤，可用于构建人类婴儿、儿童和年轻女性的卵巢颗粒细胞瘤动物模型。在低氧情况下不易发生自主复苏反应，可作为研究复苏的动物模型。

（2）常用封闭群小鼠

昆明（KM）小鼠：昆明小鼠是我国生产量、使用量最大的封闭群小鼠。抗病力和适应力很强，繁殖率和成活率高。广泛应用于药理学、毒理学、微生物学，是目前使用最广泛的实验用动物。

ICR 小鼠：适应性和繁殖力强、生长速度快、实验重复性较好，是国际通用的封闭群小鼠。常用于进行免疫药物筛选，复制病理模型。ICR 小鼠外周血象和骨髓细胞具有较好的稳定性，适用于血液学实验。目前主要用于药理学、毒理学、感染及免疫学研究等。

NIH 小鼠：体型小、繁殖力强、抗病力和适应力强。广泛用于药理学、毒理学和细菌学研究，以及生物制品和药品的鉴定。

（3）常用突变系小鼠

Nude 小鼠：即裸小鼠，是一种淋巴细胞功能缺陷小鼠。生长发育慢，繁殖力低，主要特征表现为无毛和无胸腺。成熟 T 淋巴细胞的辅助、抑制及杀伤功能缺乏，免疫球蛋白 IgG 含量低，B 淋巴细胞正常但功能缺陷，免疫力低下，易患病毒性肝炎和肺炎。常用于构建人类肿瘤和免疫缺陷疾病模型。

SCID 小鼠：即重度联合免疫缺陷小鼠。SCID 小鼠体重发育正常，但胸腺、脾、淋巴结重量不及正常小鼠的 30%，T、B 淋巴细胞免疫功能缺陷，易死于感染性疾病。主要应用于免疫细胞分化和功能、异种免疫功能重建、人单抗生产、自身免疫病及免疫缺陷病、病毒学及肿瘤学等研究。

NOD/Lt 小鼠：即非肥胖糖尿病小鼠。NOD/Lt 小鼠会出现酮尿、糖尿，血糖、血胆固醇过多，烦渴、多尿、贪食。临床指征与人类 1 型糖尿病类似，主要用于糖尿病研究。

NOD/SCID 小鼠：即非肥胖糖尿病重症联合免疫缺陷小鼠，是在 SCID 小鼠的基础上与 NOD/Lt 小鼠回交的免疫缺陷鼠。NOD/SCID 小鼠先天免疫缺陷且缺乏 T、B 淋巴细胞。可以植入各种肿瘤细胞且较少发生排斥反应及移植物抗宿主病。目前常用于肿瘤学、血液学、免疫学、胚胎干细胞、艾滋病及肝炎等研究。

B-NDG 小鼠：通过敲除 NOD-SCID 小鼠体内白细胞介素 2 受体基因得到 B-NDG 小鼠，具有重度免疫缺陷表型，免疫缺陷程度最高的工具小鼠。无成熟 T、B 淋巴细胞和功能性 NK 细胞，细胞因子信号传递能力缺失。适合人造血干细胞、外周血单核细胞的移植和生长。B-NDG 小鼠人源肿瘤细胞移植模型建模率显著升高。重度免疫缺陷程度：Nude 小鼠 < SCID 小鼠 < NOD/SCID 小鼠 < B-NDG 小鼠。

MRL/lpr 小鼠：MRL/lpr 小鼠体内淋巴增殖基因突变导致 Fas 基因转录表达异常，不能诱导凋亡。T、B 淋巴细胞和巨噬细胞出现凋亡缺陷，进而 T 淋巴细胞增生，全身淋巴结肿大。纯合子 MRL/MpJ-Faslpr/J 小鼠可自发产生系统性自身免疫病，目前主要用于构建系统性红斑狼疮等自身免疫病模型。

BALB/cA-nu 小鼠：BALB/cA 近交系小鼠中发现的自发性突变小鼠。全身无毛，发育迟缓，抵抗力低下，易发生严重感染。胸腺缺失，为第 11 对染色体隐性遗传。T 淋巴细胞免疫缺陷，B 淋巴细胞功能正常，具有较高的 NK 细胞活力。无接触敏感性，无移植排斥反应，广泛用于免疫生物学、免疫病理学、移植免疫、肿瘤免疫、麻风、胸腺功能研究和寄生虫感染等研究，还可用于建立人移植瘤模型，进行抗肿瘤药物的化学治疗研究。

**2. 大鼠**　属于脊椎动物门，哺乳纲，啮齿目，鼠科，大鼠属动物。大鼠性情较温顺，嗅觉灵敏，对噪音敏感。繁殖力强，易饲养，在医学动物实验中的使用率仅次于小鼠。

（1）常用近交系大鼠

Lewis 大鼠：Lewis 大鼠血清中甲状腺素、胰岛素和生长激素含量高。能移植淋巴瘤、肾肉瘤、纤维肉瘤等多种肿瘤，也用于器官移植。接种豚鼠髓磷脂碱蛋白后，对实验过敏性脑脊髓炎敏感。易感染诱发自身免疫性心肌炎、自身免疫性复合性肾小球肾炎、实验过敏性脑炎和药物诱发的关节炎。

SHR 大鼠：即自发性高血压大鼠。SHR 大鼠自发性高血压和高血压性心血管发病率高，无明显原发性肾脏或肾上腺损伤。SHR 大鼠血压升高由多基因遗传决定，与人类高血压病十分类似，是研究高血压病发病机制和筛选降压药物较为理想的动物模型。

ACI 大鼠：即 August 大鼠。生殖能力差，对新环境适应较慢，驯养期长。血清甲状腺素低，收缩压低。泌尿系统和生殖系统先天性畸形发生率高。自发性乳腺癌发生率低，但对雌激素诱发乳腺癌的敏感性高。主要用于行为学、生殖或泌尿系统畸形、雌激素与肿瘤关系等方面研究。

Fisher 344 大鼠：即 F344 大鼠，是国际上广泛使用的近交系大鼠。F344 大鼠原发和继发性脾脏红细胞免疫反应性低。自发肿瘤的种类较多，可诱导发生膀胱癌、食道癌和卵黄囊癌，适用于各种肿瘤学研究，是研究乳腺癌、睾丸间质细胞瘤及白血病的良好动物模型。还可作为酮体尿症和视网膜退化模型。目前广泛用于生理学、毒理学、肿瘤学等研究。

WKY 大鼠：WKY 大鼠为 SHR 大鼠的正常血压对照组动物，雄鼠动脉收缩压为 140～150mmHg，雌鼠动脉收缩压为 130mmHg。主要用于高血压研究。

（2）常用封闭群大鼠

Wistar 大鼠：性格温顺、性周期稳定、繁殖力强，对疾病抵抗能力较强，自发性肿瘤发病率低。是医学动物实验大鼠类最为常用及生物医学研究中使用历史最长的品系，广泛用于生殖生理学、毒理学、药理学、免疫学和微生物学等方面研究。

SD 大鼠：SD 大鼠生殖力强、生长发育快，对疾病抵抗能力较强，对性激素感受性高，自发肿瘤率低。广泛用于营养学、行为学、内分泌学和药理学等方面研究。

（3）常用突变系大鼠

Nude 大鼠：即裸大鼠，是一种淋巴细胞功能缺陷大鼠。Nude 大鼠一般特征与 Nude 小鼠相似，但并非像裸小鼠那样完全无毛，而是体毛稀少。先天性无胸腺，被棕色脂肪取代，T 淋巴细胞功能明显丧失，B 淋巴细胞功能正常。Nude 大鼠易患呼吸道疾病，相较于 Nude 小鼠，Nude 大鼠可移植肿瘤体积大且取血量多，便于实施某些外科小手术。常用于构建人类肿瘤、免疫缺陷疾病等模型。

SHR/Ola 大鼠：是自发性高血压大鼠。无明显原发性肾脏或肾上腺损伤，血压高于 200mmHg。心血管疾病发病率高。SHR/Ola 是筛选抗高血压药物的良好动物模型。

SHR/sp 大鼠：即易脑出血和脑栓塞的自发性高血压大鼠（易卒中型自发性高血压大鼠），SHR/sp 大鼠出生后迅速发生严重高血压，90% 以上出现脑出血和脑栓塞，常用于高血压病研究。

SHR/N-cp 大鼠：SHR/N-cp 大鼠胰岛增生，肝细胞脂变，肾病和内耳毛细胞丧失，雌性肥胖大鼠还出现肾上腺皮质肥大。常用于构建肥胖症和糖尿病研究的遗传动物模型。

常用医学实验用动物分类及应用领域见表 4－1－1。

**表 4－1－1　常用医学实验用动物分类及应用领域**

| 动物种属 | 动物品系 | | 应用领域 |
|---|---|---|---|
| 小鼠 | 近交系小鼠 | BALB/c 小鼠 | 单克隆抗体、肿瘤学、生理学、免疫学、核医学 |
| | | C57 小鼠 | 肿瘤学、生理学、免疫学、遗传学 |
| | | DBA 小鼠 | 肿瘤学、遗传学、免疫学 |
| | | C3H/He 小鼠 | 肿瘤学、心血管、免疫和炎症、感觉神经学 |
| | | CBA 小鼠 | 研究 B 淋巴细胞的产生、功能和异质性 |
| | | FVB 小鼠 | 转基因鼠的母本 |
| | | SWR 小鼠 | 转基因鼠的母本 |
| | 封闭群小鼠 | KM 小鼠 | 药理学、毒理学、微生物学 |
| | | ICR 小鼠 | 安全评价、药理学、毒理学、感染及免疫学 |
| | | NIH 小鼠 | 药理学、毒理学和细菌学研究，以及生物制品和药品的鉴定 |
| | 突变系小鼠 | Nude 小鼠 | 构建人类肿瘤、免疫缺陷疾病模型 |
| | | SCID 小鼠 | 免疫细胞分化和功能研究，异种免疫功能重建、人单抗生产、人类自身免疫病及免疫缺陷性疾病，病毒学及肿瘤学 |
| | | NOD/Lt 小鼠 | 1 型糖尿病动物模型 |
| | | NOD/SCID 小鼠 | 非肥胖糖尿病重症联合免疫缺陷小鼠 |
| | | B-NDG 小鼠 | 免疫缺陷程度最高的工具小鼠 |
| | | MRL/lpr 小鼠 | 构建系统性红斑狼疮等自身免疫病模型 |
| 大鼠 | 近交系大鼠 | Lewis 大鼠 | 易感染实验过敏性脑炎和药物诱发的关节炎 |
| | | SHR 大鼠 | 自发性高血压模型 |
| | | ACI 大鼠 | 行为、生殖或泌尿系统畸形、雌激素与肿瘤的关系 |
| | | Fisher 344 大鼠 | 自发肿瘤多，适用于研究肿瘤和白血病 |
| | | WKY 大鼠 | 为 SHR 大鼠的正常血压对照组动物 |
| | 封闭群大鼠 | Wistar 大鼠 | 生殖生理学、毒理学、药理学、免疫和微生物学 |
| | | SD 大鼠 | 营养学、行为学、内分泌学和药理学 |
| | 突变系大鼠 | Nude 大鼠 | 构建人类肿瘤、免疫缺陷疾病模型 |
| | | SHR/O1a 大鼠 | 筛选抗高血压药物 |
| | | SHR/sp 大鼠 | 易脑出血和脑栓塞的自发性高血压 |
| | | SHR/N-cp 大鼠 | 构建肥胖和糖尿病研究的遗传动物模型 |

### （二）其他医学实验用动物

**1. 豚鼠**　属哺乳纲，啮齿目，豚鼠科，豚鼠属。实验豚鼠由野生豚鼠驯化而成，性情温驯，胆小怕惊。豚鼠的迟发性超敏反应与人类相似，是过敏性休克和变态反应研究的首选动物。此外，豚鼠对许多病原微生物和抗生素都极为敏感，也是病理学和药理学研究的首选。

**2. 家兔**　属哺乳纲，兔形目，兔科，穴兔属。家兔性情温顺、胆小、怯懦、惊疑，易饲养、抗病力强、繁殖率高，是常用的实验动物。家兔最大用处是产生抗体，制备高效价和特异性强的免疫血清。也可用于炎症、发热、休克等实验。在实验室中经常用的家兔有四种：大耳白兔：耳朵大，肤色白，血管透明清晰，但是抵抗力差。中国本兔（白家兔）：体小力弱，但抵抗力比大耳白兔稍强。青紫蓝兔：容易饲养，生长期短，体质强壮，抵抗力强。新西兰白兔：是近年来引进的优良品种。

**3. 犬**　属脊椎动物门，哺乳纲，食肉目，犬科，犬属。狗嗅觉灵敏，对外环境适应力强，易于驯养。犬的神经系统和血液循环系统很发达，适用于失血性休克、弥漫性血管凝血、急性心肌梗死、急性肺动脉高血压、条件反射等实验。广泛用于病理学、生理学、外科学、免疫学、药理学、毒理学、生物化学、营养学等研究。

**4. 猪**　小型猪和猪都属于哺乳纲，偶蹄目，不反刍亚目，野猪科，猪属。普通家猪躯体大，不便用作实验，医学动物实验中常见的猪为小型猪。猪的心血管、免疫系统、消化器官、眼球、肾脏、皮肤等在组织生理和营养代谢方面与人类有极为相似的地方，因此广泛应用于肿瘤学、心血管、免疫学、糖尿病、遗传学等研究。

**5. 非人灵长类动物**　属哺乳纲、灵长目。非人灵长类动物在组织结构、生理、代谢功能等方面同人类极为相似，是人类的近属动物，更易解决人类疾病，了解发病机制。医学动物实验使用最广泛的非人灵长类动物是猕猴。猕猴品种包括恒河猴、熊猴、断尾猴、红面猴、台湾岩猴、蛮猴、苏拉威西猴等。主要应用于寄生虫病、生殖生理学、药理学、毒理学、口腔医学、细菌性疾病、营养代谢、内分泌学等领域研究。

**6. 猫**　属哺乳纲，真兽亚目，食肉目，猫科。猫适应性强，生理学特性及对疾病的反应与人类相似，广泛应用于生理学、毒理学、药理学、心血管功能、血液病等研究。

**7. 鸡**　属鸟纲，鸡形目，雉科。医学实验常用鸡的品种包括航鸡、白洛克、九斤黄、澳洲黑等。可用于构建高脂血症、动脉粥样硬化等动物模型。广泛应用于疫苗生产与鉴定、药物评价、肿瘤学、传染病、内分泌学、营养学、老年学、环境污染、遗传学等领域研究。

**8. 鸽**　属鸟纲，鸽形目。鸽子的听觉和视觉非常发达，对于姿势的平衡反应也很敏感。生理学上常用鸽子来观察迷路和姿势的关系。鸽具有良好的记忆，敏锐的视觉和稳定的行为，是行为学研究的常用模型。

**9. 羊**　属哺乳纲，偶蹄目，牛科动物。山羊性情温顺，适应性较强，饲养方便，颈静脉表浅粗大，易于采血，医学上的血清学诊断、微生物学、免疫学、泌乳生理学均采用山羊血。山羊血还用于放射生物学、实验外科手术、肺水肿模型、心血管疾病研究和呼吸系统中肺阻塞模型的建立。

**10. 果蝇**　属节肢动物门，昆虫纲，双翅目，果蝇科，果蝇属。生活史短、繁殖力强、容易饲养及有许多遗传标记因子。主要应用于遗传学与发育生物学、神经生物学、基因组和功能基因的研究。其中遗传学研究常用黑腹果蝇。

**11. 秀丽隐杆线虫**　属线形动物门，线虫纲，小杆线虫目，广杆线虫属。秀丽线虫是第一个完成全基因组测序的动物，遗传背景清楚、虫体小、容易操作，便于长期保藏，发育的各个阶段虫体呈透明状，其药靶基因与人类基因的同源性达到60%~80%。目前广泛用于功能基因组学和功能蛋白组学研究、疾病的线虫模型及药物筛选、信号通路研究等。

**12. 斑马鱼**　属脊椎动物门，鱼纲，硬骨鱼目，鲤科，鲐鱼属。斑马鱼是典型的脊椎动物，在器官水平和细胞水平上与哺乳动物相似，胚胎和幼鱼身体透明，常作为发育生物学研究的动物模型。斑马鱼还可用于化学药品致癌性检测及癌症研究，以及人类疾病动物模型、药物筛选、细菌及病毒感染、行为学研究。

**13. 剑尾鱼**　属脊椎动物门，辐鳍鱼纲，鳉形目，花鳉科，剑尾鱼属。剑尾鱼体型小、繁殖期短、繁殖力强、易饲养，对水环境中的一些化学毒性物质较敏感，对多种水生动物病原菌敏感。主要用于水环境检测及化学品毒性检测、动物疾病模型、遗传生物学研究。

**14. 蟾蜍和青蛙**　属两栖纲，无尾目。蟾蜍和青蛙广泛应用于教学实验。蟾蜍和青蛙的心脏在离体情况下仍可有节奏地搏动很久，可用于心功能不全实验。蛙舌与肠系膜是观察炎症和微循环变化的良好标本。

**15. 龟、蛇、蜥蜴**　龟属于爬行纲、龟鳖目，蜥蜴属于爬行纲、有磷目、蜥蜴亚目，蛇属于爬行纲、有磷目、蛇亚目。爬行动物疾病依靠行为来调节体温，常用于研究体温调节机制，如研究最低临界温度以下引起的冷麻醉生理生化机制和温度依赖型的性别分化机制。爬行类动物的毒液是致死性蛋白质和酶的混合物，被用作癌症患者的止痛剂，以及神经药理学研究。

其他医学实验用动物分类及应用领域见表4-1-2。

表 4-1-2 其他医学实验用动物分类及应用领域

| 动物种属 | 应用领域 |
| --- | --- |
| 豚鼠 | 过敏性休克和变态反应研究的首选动物 |
| 家兔 | 产生抗体，制备高效价和特异性强的免疫血清 |
| 犬 | 失血性休克、弥漫性血管凝血、急性心肌梗死、急性肺动脉高血压、条件反射等实验 |
| 猪 | 肿瘤学、心血管、免疫学、糖尿病、畸形学、遗传学 |
| 非人灵长类动物 | 寄生虫病、生殖生理、药理学、毒理学、口腔医学、细菌性疾病、营养代谢、内分泌学 |
| 果蝇 | 遗传学与发育生物学、神经生物学、基因组和功能基因 |
| 秀丽隐杆线虫 | 功能基因组学和功能蛋白组学研究、疾病的线虫模型及药物筛选、信号通路 |
| 斑马鱼 | 发育生物学研究的动物模型 |
| 剑尾鱼 | 水环境检测及化学品毒性检测、动物疾病模型、遗传生物学 |
| 猫 | 神经、生理、毒理学、药理学、心血管功能急性实验、血液病 |
| 鸡 | 构建高脂血症、动脉粥样硬化的动物模型 |
| 鸽 | 行为学研究等 |
| 羊 | 血清学诊断、微生物学、免疫学、泌乳生理学、放射生物学研究、实验外科手术、制作肺水肿模型、心血管疾病研究和呼吸系统中肺阻塞模型 |
| 蟾蜍和青蛙 | 观察炎症和微循环变化 |
| 龟、蛇、蜥蜴 | 体温调节机制；毒液作为癌症患者的止痛剂以及用于神经药理学研究 |

## （三）基因工程动物

基因工程动物是指人为地运用基因工程技术有目的地在基因水平改造动物的遗传物质组成，引起动物新性状出现，并能有效的遗传下去，形成新的可供生物科学研究和其他目的所用的动物模型。根据外源基因在染色体上的整合情况，基因工程动物被分为转基因动物、基因敲除动物、基因敲入动物和染色体工程动物。

**1. 转基因动物** 转基因动物是应用技术手段将特定的外源基因或经过改造的自身基因导入动物受精卵或胚胎内，使之可以在动物染色体基因组内稳定的整合，并能遗传下去的动物。目前制备转基因动物的方法主要有显微注射法、精子载体法、反转录病毒感染法、胚胎干细胞法、人工酵母染色体法、电转移法等。转基因动物模型能够最大限度地模拟体内基因发挥作用的真实环境，从而更加容易和准确地探讨该基因的生物学功能及表达调控机制。例如，将人乙型肝炎表面抗原基因导入小鼠，可获得转人乙型肝炎表面抗原基因小鼠，既可以模拟患者的带毒状态又不导致发病。

**2. 基因敲除动物** 应用基因敲除技术和胚胎干细胞技术制作出来的个体基因组特定位点上的目的基因被删除或灭活的一类动物。基因敲除动物可分为完全基因敲除动物、条件性基因敲除动物和诱导性条件性基因敲除动物。

（1）完全基因敲除动物 是指所有组织细胞中，将靶基因的某些重要外显子或功能结构域，甚至所有外显子敲除，导致靶基因的表达缺失。例如低密度脂蛋白受体基因与载脂蛋白 E 基因的缺失会导致人在早期易患心脏病，血浆中低密度脂蛋白和胆固醇浓度升高。敲除小鼠体内这两种基因，小鼠早期心脏病患病率明显高于对照组，且疾病指征与人相似。

（2）条件性基因敲除动物 条件性基因敲除是指在特定的细胞或组织中敲除目的基因，而在其他的细胞和组织中目的基因表达正常。例如，将小鼠体内滑膜细胞中 G 蛋白偶联受体激酶 2 条件性敲除，可以深入研究 G 蛋白偶联受体激酶 2 对关节炎小鼠滑膜细胞功能的影响。

（3）诱导性条件性基因敲除动物 将某个基因的修饰限制于动物某些特定类型的细胞或发育的某一特定阶

段，实现对动物基因组的时空特异性修饰。失活前，目的基因可以正常表达。例如，构建紧密连接蛋白Claudin-7诱导性条件性基因敲除小鼠模型，通过他莫昔芬诱导小鼠肠道上皮细胞Claudin-7蛋白缺失，研究Claudin-7在肠道炎症和肿瘤中的作用。

**3. 基因敲入动物**　基因敲入是在目的基因位置引进点突变，或将报告基因或需要表达的功能性cDNA通过同源重组的方式引入目的基因的特定位点，从而使报告基因或其他cDNA的表达与目标基因的表达一致。例如，我国利用CRISPR/Cas9基因编辑技术，首次将人突变的亨廷顿基因，即人外显子1中包含150 CAG重复序列插入猪的亨廷顿蛋白内源性基因中，培育亨廷顿舞蹈病基因敲入猪，精准地模拟出人类神经退行性疾病。此外，人源基因替换小鼠内源基因或将人源cDNA插入到小鼠内源基因ATG位置，可构建人源化小鼠模型。

**4. 染色体工程动物**　动物染色体工程指是指按预先的设计，消减、添加或替代同种或异种动物细胞染色体的技术。例如，利用染色体工程方法制备的新型染色体移位白血病小鼠模型，可用于研究白血病发病机制。

**5. 基因工程动物的应用**

（1）建立诊断和治疗人类疾病及遗传病的基因工程动物模型　基因工程动物可以在动物原来遗传背景的基因上按照实验目的，改变某种基因的表达水平构建人类疾病动物模型。基因工程动物构建的模型不但能从动物整体水平或组织器官水平进行研究，更能深入到细胞水平和分子水平，为发病机制、药物筛选和临床医学研究提供了比较理想的实验动物体系。基因工程动物建立过程的本身就可进行疾病机制的研究。如镰刀状细胞贫血、地中海贫血、肝炎、免疫缺陷和老年痴呆等疾病均已建立相应的动物模型。此外，基因工程动物还可用于某些病毒性疾病的机制研究。

（2）建立研究基因治疗的动物模型　基因治疗是一种将外源正常基因导入靶向目标，以纠正或补偿因基因缺陷或异常引发的疾病，从而达到治疗多种疾病的目的。通过基因工程动物模型研究基因治疗方法并不断完善。早期临床试验结果表明，基因疗法在治疗白血病、血友病、地中海贫血、帕金森症、阿尔茨海默病等有效。

（3）生产用于人类器官移植的转基因动物器官　人体移植器官短缺是一个世界性难题，最早用小鼠进行实验，之后用于研究较多的是猪。目前最理想的供体是转基因猪，现在已经生产出了可为人类提供器官的转基因猪。中国科学院遗传发育所等单位合作研究了转有人类促衰变因子和CD59基因的转基因猪，并在非人灵长类动物上进行异种脏器移植实验获得成功。转基因猪的肝脏可用于无法接收肝脏移植手术的急性患者进行离体灌注。转基因动物还可用于进行异种细胞核移植、生物反应产生药物和营养保健品等。

（4）药用蛋白的生产　将在医学领域中有价值的生物活性蛋白基因导入家畜或家禽的受精卵，在发育成的转基因动物体液或血液、乳、尿、腹水中收获基因产物，便可获得大量有价值的生物活性蛋白。目前，主要通过转基因动物“乳腺生物反应器”生产人类用蛋白。迄今已有多种人体蛋白在家畜乳腺中表达，这些蛋白可用于治疗人类相关疾病。如抗凝血酶、$\alpha_1$-抗胰蛋白酶、α-葡萄糖苷酶、凝血因子Ⅸ、纤溶酶原活性因子、活性蛋白C、凝血因子Ⅷ等。其他如乙型肝炎病毒抗原、卵泡刺激素、促黄体生成素等也都能按需要利用转基因动物生产，为医药、食品及畜牧业的发展开辟了极为广阔的天地。

**6. 基因工程动物存在的问题**　动物基因工程技术目前已取得较大进展，研究也不断深入，但仍然存在着许多亟需解决的问题。

（1）基因工程动物的成活率低　基因工程动物技术存在的主要问题是基因工程动物成活率低。基因工程动物在获得生产性状提高的同时，也留下一些后遗症，如死胎和畸形率较高，患关节病、胃溃疡、肾病和生殖力丧失症的动物较为普遍。另外，基因工程动物产品安全性问题及法规制定尚处于探索阶段。

（2）理论基础积累不足和技术不完善　外源基因在宿主细胞组中的整合率很低，且外源基因的整合位点不可控制。已整合的外源基因很容易从宿主基因中消失，遗传给后代的概率也较低。因此外源基因有时不能表达或表达混乱，得不到预期的表型效应，容易引起动物异常。

基因工程动物分类及应用领域见表4-1-3。

表4-1-3　基因工程动物分类及应用领域

| 基因工程动物分类 | 应用领域 |
| --- | --- |
| 转基因动物 | 建立人类疾病动物模型；生产用于人类器官移植的转基因动物器官；药用蛋白的生产；应用于生物材料和环保等方面；改良动物生产性状 |
| 基因敲除动物 | 建立诊断和治疗人类疾病及遗传病的动物模型 |
| 基因敲入动物 | 建立诊断和治疗人类疾病及遗传病的动物模型 |
| 染色体工程动物 | 定向育种或创造人工新物种；动物多倍体诱导；雌雄核发育和性别控制 |

## 三、实验用动物研究设计的原则和选择

### （一）动物实验研究设计的原则

实验动物的选择恰当与否关系到实验的成功率、实验结果的准确性和可重复性。在选择实验动物时应注意以下原则。

**1. 考虑伦理道德与“3R”原则**　现代动物实验必须考虑伦理道德与“3R”原则。其中，reduction（减少）是指在不影响实验数据的情况下尽量减少动物的使用量；replacement（替代）是指使用其他的实验材料或方法替代动物开展实验；refinement（优化）是指通过改进和完善实验程序，尽量减少对动物的伤害。同时还要充分考虑动物实验过程中的动物福利和伦理问题，确保实验结果的稳定和可靠。

**2. 查阅与课题相关的实验动物和动物实验两方面的文献**　通过查阅文献了解课题领域使用过的实验动物及研究结果，有利于充分利用他人的研究成果和研究课题思路进一步确定后续计划，避免重复研究。

**3. 根据课题研究内容和目的，选用相匹配的标准化动物**　要使动物实验的结果可靠、有规律，应选用经遗传学、微生物学、营养学、环境卫生学控制而培育的标准化实验动物。

**4. 选择对实验处理敏感的实验动物**　实验研究常选用那些对实验因素最敏感的动物作为实验对象。因不同种系实验动物往往会出现一些特殊反应，故应根据实验目的不同选择品系。

**5. 选用与人类相似的实验动物**　医学科学研究的目的在于解决人类疾病，所以要选择与人类相似的实验动物。

**6. 选用解剖、生理特点符合实验目的要求的动物**　很多实验动物具有某些解剖生理特点，为实验所要观察的器官或组织等提供了很多便利条件，是保证实验成功的关键。

**7. 实验动物的个体选择**　除应注意以上五点原则以外，还应考虑个体动物的年龄、性别、生理状态和健康状况等。

（1）年龄和体重　年幼动物一般较成年动物敏感。应根据实验目的选用适龄动物。实验动物体重和年龄有一定的相关性，选择发育正常、体重符合要求的实验动物。急性实验易选用成年动物。慢性实验易选用年轻一些的动物。

（2）性别　同一品种（系）不同性别对同一致病因素刺激的反应也不同。在实验研究中，如对性别无特殊需要时，选用雌雄各半。如已证明无性别影响时，亦可雌雄不拘。

（3）生理状态　不同生理状态对外界刺激反应不一致，如妊娠、授乳期等。

（4）健康状况　健康状况不好的动物不能用来实验，对实验结果会有很大的影响。

**8. 动物实验数量要求**　一般情况，计量研究中小鼠每组不少于10只，大鼠每组不少于8只，豚鼠或兔每组不少于6只，猪或犬每组不少于5只，猕猴每组不少于4只。计数研究中小鼠每组不少于30只，大鼠每组不少于20只，但需要根据药物和疾病特性等因素及预实验结果综合考虑动物数量设计。

**9. 动物实验结果的外推**　肯定一个实验结果最好采用两种以上的动物进行比较观察。所选动物中，一种为啮齿类动物，一种为非啮齿类动物。常用的实验动物选择是小鼠、大鼠、犬、猴和小型猪。

### （二）常见实验用动物的选择

**1. 药物药效学研究**

（1）小鼠　可用于肿瘤、心室颤动、慢性支气管炎、肝炎、肝硬化、尿崩症、免疫、计划生育、疼痛、炎

症、学习记忆、前列腺增生、性激素、疟疾等研究。

（2）大鼠　可用于肿瘤、高血压、心肌梗死、慢性支气管炎、溃疡、肝炎、肝硬化、放射病、肾上腺、白内障、致畸实验、营养实验、炎症、免疫、糖尿病、烧伤、烫伤、依赖性等研究。

（3）兔　可用于肝癌、心血管病、消化道炎症、气管炎、甲状腺、癫痫、角膜炎、致热原、动脉硬化等研究。

（4）豚鼠　可用于过敏、肝癌、心肌梗死、肺水肿、肝炎、哮喘、结核、真菌、组胺实验、感染等研究。

（5）犬　可用于胰腺炎、高血压、肝癌、糖尿病、条件反射、消化系统、冠心病、心力衰竭、脑血管病、尿崩症等研究。

（6）猫　可用于肝癌、心律失常、中毒性肝炎、脑生理、血压生理、动脉硬化等研究。

（7）猕猴　可用于依赖性、疫苗、神经生理、行为科学、动脉硬化、致癌、疟疾、繁殖等研究。

**2. 药动学研究**　进行临床前药动学研究，目的在于了解新药在动物体内动态变化的规律及特点，为临床合理用药提供参考。选择动物时，必须选用成年健康的动物，常用的有大鼠、小鼠、兔、豚鼠、犬、猕猴等。首选动物及其性别应尽量与药效学或毒理学研究用动物一致。

**3. 药物安全性评价**　药物安全性评价实验包括急性毒性、长期毒性、生殖毒性、致突变、致癌、刺激过敏等。不同的实验要用不同的实验动物，实验要求也不完全一致。

（1）动物的进化程度越高，对药物毒性的敏感性越好。

（2）实验动物年龄方面，选用未成年的动物较为合适，便于发现药物对生长及各器官（包括对性器官）成熟的影响。

（3）实验动物性别方面，因不同性别的动物对毒性物质的反应有差异，选择雌雄各半为宜。

（4）实验动物数量方面，要求不宜太少，同时设立对照组。

（5）实验动物种属方面，要求至少采用两种不同种属的动物。一种为啮齿类动物（大鼠、小鼠等），另一种为非啮齿类动物（犬、猴等）。一般选择大鼠和犬。

## 第二节　动物模型的制备

### 一、制备动物模型的意义

动物模型是为了满足医学科学研究需要所建立的与人类疾病发生、发展具有相似机制和表现的实验对象。人类疾病具有多样性和复杂性，由于受到伦理学和方法学的限制，以人体为实验对象来研究疾病的发生、发展以及评价药物的治疗效果是不现实的。动物模型的使用更有利于人们了解疾病的发病机制、发展规律，有助于防治措施（如新药筛选）的研究，很大程度上推动了现代生物医学的发展。

动物模型的优势主要体现在以下五个方面。

**1. 可以获得在人体无法获得的实验数据**　在肿瘤发病机制的研究中，往往需要化学试剂或物理方法进行人为干预，而这些在人体上是绝对禁止的。新药筛选实验中，在不了解药物安全性的情况下不能进行人体实验。动物模型是人类疾病的缩影，可供研究者按照实验需求进行手术干预、行为学观察、样本采集、药物干预等相关操作，克服在人类研究中经常遇到的伦理道德、社会限制和研究方法等问题。

**2. 短期内再现人类疾病**　在临床上某些疾病具有潜伏期长（如艾滋病）、进展缓慢（如慢性支气管炎）以及发病率低（如遗传性疾病）等特点，这给研究疾病的发生和发展、评价药物的治疗效果带来了困难。相对于人类而言，动物的生命周期一般很短，因此使用动物模型能够在短时间内再现人类疾病，为全面研究疾病的过程提供便利。

**3. 便于研究单一因素在疾病发生中的作用**　人类疾病的发生具有复杂性，往往是多种因素共同作用的结果，并且一种疾病往往伴随多种并发症，如类风湿关节炎患者，可能同时又患有血管炎、心脏病、肺病或肾脏损伤等疾病。除此之外，遗传、性别、年龄、生活习惯、生活地区等因素都会对疾病的发生和发展产生影响，不利于研究单一因素在疾病发生中的作用。在这方面，使用动物模型具有以下优势：①所使用实验动物的品种、品系、体重、性别、周龄、活动性、健康状况等可控；②动物的饲养条件，如温度、湿度、噪音、光照时间、微生物种类和数量等可控；③动物的饮食结构，如蛋白质、脂肪、碳水化合物、维生素、无机盐、水等营养物质的比例可控；④造模方法，如化学因素、物理因素、生物因素诱导等可控；⑤根据研究需要，可以构建基因敲除/敲入动物，研究该基因在疾病发生发展中的作用。动物模型具有这些优势，可以有效排除其他因素的干扰，使实验过程可控、实验重复性好，实验结果更加可靠。

**4. 为临床罕见病提供数据** 在临床上某些罕见疾病（如新型病毒感染、大面积烧伤、辐射损伤等），由于缺乏临床观察和实验数据支持，给这类疾病的诊断和治疗造成了困难。动物模型可以很好地解决这一问题，可以根据实验需要，在动物身上人为诱导这类疾病的发生，对于推进人类对此类疾病的认知具有重要意义。

**5. 有助于全面认识疾病的本质** 对于一些人畜共患病，同一致病因素在人体和动物身上的表现往往不同，通过对比这类致病因素对人和动物造成损害的区别，有利于揭示人体所发生的病理变化，更加全面地认识疾病的本质。

## 二、动物模型的分类

人类疾病极其复杂，在研究某些疾病的发生、发展、转归及其病理、生理改变中还存在许多困难。动物模型可以很大程度上模拟疾病的过程，用来评价新的治疗方法对该疾病的治疗效果，快速推进现代生物医疗的发展。在人类疾病研究中，常用的实验动物模型按产生原因不同分为以下五类。

### （一）自发性动物模型

实验动物没有进行任何人为干预，在自然条件下产生的疾病模型。自发性动物模型主要包括突变系的遗传疾病模型和近交系的肿瘤疾病模型。突变系的遗传疾病很多，如裸鼠、高血压大鼠、肥胖症小鼠等。近交系的肿瘤疾病模型，如C3H小鼠，在6～10月龄时乳腺癌发病率可高达85%～100%。自发性动物模型在疾病的发生发展方面与人类相应的疾病最为相似，实验结果更易于外推到人。但是由于这类动物模型的疾病产生时间差异通常较大，因此所需要动物的数量较多，并且实验周期长，目前主要应用于病因学的研究。

### （二）诱发性动物模型

诱发性动物模型指人为使用物理、化学、生物或复合致病因素干预动物的正常生理过程，对动物特定部位造成一定的损害，从而在短时间内模拟人类疾病出现的某些形态、功能或分子的改变，即人为地诱发动物形成类似人类疾病的模型。如手术方法切除动物膝关节内侧半月板，造成动物产生软骨磨损、骨刺等类似人骨关节炎的症状。腹腔注射四氯化碳诱导动物发生急性肝损伤等。诱发性动物模型类似于人类疾病细胞动力学特征，可根据需要有目的的用诱导剂诱发疾病，具有重复性好、造模方法简便、实验条件容易控制等特点。常用于自身免疫病、肿瘤、传染病、新药筛选、病理机制和药理机制的研究。其中物理因素诱发的动物模型，通常造模周期短、成本低，且成模率与实验人员的熟练程度有关，在医学科学研究中占有十分重要的地位。化学和生物因素诱发的动物模型诱导周期较长，成模率与动物个体差异有关，且有的诱导剂有毒，在实验中应注意安全。复合因素诱发的动物模型通常成模率高，但操作相比单因素诱发的动物模型复杂，实验者可根据具体实验需要，选择合适的方法制作动物模型。

**1. 物理因素诱发** 指应用机械力、温度、湿度、光照、压强、辐射等物理因素作用于动物，使动物出现类似某些人类疾病表现的造模方法。如在机械力作用下产生骨折、韧带拉伤等模型。通过改变气压造成高空病、潜水病等。改变温度可在动物身上模拟烧伤和冻伤。γ射线辐射可诱发昆明小鼠大脑发生氧化应激，造成神经细胞发生凋亡。使用85～110dB SPL中强噪声可诱发豚鼠发生噪音性耳聋等。

**2. 化学因素诱发** 指使用化学试剂建立动物模型的方法。使用化学致癌剂可诱发动物产生各种肿瘤。化学毒物可诱发动物发生各种中毒症状。强碱、强酸可致皮肤烧伤等。化学因素诱发动物模型的成模率受到动物品种、品系、年龄、性别、健康状况、耐受性等因素的影响。实验者在造模前需要进行预实验，摸索出合适的动物条件和试剂条件，从而提高模型的成功率。

**3. 生物因素诱发**　生物因素包括病毒、细菌、寄生虫、细胞、生物分子等各种致病原，通过接种而使健康动物发生相应疾病。如接种细菌、病毒于敏感动物体内，使其产生各种传染病。从流行病学、病理学等不同角度研究，全面观察对比动物与人在疾病易感性和临床表现等方面的异同。

**4. 复合因素诱发**　指通过两种或两种以上致病因素诱发的动物模型。如在大鼠气管滴入细菌脂多糖联合烟熏，可诱发大鼠慢性支气管炎。复合因素诱发的疾病模型通常成模率高，造模周期短，但存在造模复杂、干扰因素多等问题，造模过程中应注意排除干扰因素，保证模型的均一性。

### （三）生物医学动物模型

生物医学动物模型指利用健康动物的某些特定生物学特征，提供与人类某些疾病表现类似的动物模型。某些健康动物由于具备特定的生理结构或生物学特点，与人类疾病的某些特征高度相似，因此被用来研究人类疾病。如兔的甲状旁腺位置不固定，有些附着在主动脉弓附近，并且摘除甲状旁腺不影响甲状腺功能，因此甲状旁腺摘除实验应用较多。沙鼠是研究脑卒中的理想实验动物，因为其脑基底动脉环不完整，因此左右脑的供血相对独立，可以结扎一侧颈动脉来制备脑缺血和脑梗死模型。鹿的正常红细胞是镰刀型，常用于镰刀型红细胞贫血的研究。

### （四）抗疾病型动物模型

抗疾病型动物模型指某些动物对一些特定的疾病具有天然的抗性，因此这类动物模型可以用来研究该动物对此疾病具有抵抗力的机制。如血吸虫病对绝大多数哺乳动物都具有感染性，而居于洞庭湖流域的东方田鼠却不会感染吸虫病，因而可用于血吸虫感染的机制和抗病机制的研究。

### （五）基因修饰动物模型

基因修饰动物模型也称遗传工程动物模型。该类模型在阐明药物毒性作用机制时，其药物毒性反应的灵敏性高，能极大地缩短毒性评价时间。但该类动物繁殖困难、饲养成本高，主要用于研究基因功能或疾病发病机制的研究。基因修饰动物模型主要分为以下三类。

**1. 转基因动物模型**　目前，转基因动物模型主要局限于单个基因的转移，随着遗传操作技术的发展，在未来将可能实现多个基因的同时转移，这将大大推动转基因动物模型的应用。转基因动物模型已经广泛应用于疾病发病机制、基因功能、新药筛选、药效学评价等多方面的研究。例如在致癌实验中常用到转基因动物模型，敲除 P53 基因，动物患癌症的几率大大增加，在此基础上构建了 $P53^{+/-}$ 小鼠模型，用于评价遗传毒性药物的致癌性。除此之外，Tg. rasH2 转基因模型和 Tg. AC 模型在评价药物的致癌性中也得到了广泛的应用。2004 年开始，我国成功构建了具有自主知识产权的 Tg. C57-ras 转基因动物模型（2013 年获得专利），得到国内外致癌实验机构的认可。

**2. 基因敲除动物模型**　基因敲除包括某个或某些基因的完全敲除、部分敲除和基因调控序列的敲除。利用基因转座子技术、打靶技术、DNA 剪切技术等都可以制备基因敲除动物。基因敲除动物常用来研究特定基因对疾病发生、发展和转归的影响。如在 BALB/c 小鼠中同时敲除 4E-BP1 和 4E-BP2 基因会影响小鼠骨骼肌能量代谢，对衰老小鼠的骨骼肌质量和功能产生有益的影响，由此证明 4E-BP1 和 4E-BP2 基因是治疗肌肉萎缩症的潜在靶点。除此之外，基因敲除动物还在人类器官移植和免疫学方面有较多的应用。基因敲除技术是伴随基因打靶技术和胚胎干细胞技术发展起来的。美国科学家马里奥·卡佩基（Mario R. Capecchi）、奥利弗·斯密斯（Oliver Smithies）和英国科学家马丁·埃文斯（Martin J. Evans）证实了哺乳动物细胞中同源重组的存在，为基因敲除技术奠定了理论基础，同时由于他们在“基因靶向”技术方面做出的贡献，在 2007 年被授予诺贝尔生理或医学奖。目前应用广泛的基因敲除技术主要有：转座子技术、TALEN 靶向基因修饰技术、CRISPR/Cas9 技术等。

**3. 克隆动物模型**　克隆动物技术是将动物的胚胎细胞或成体细胞的细胞核分离出来，经显微手术移植到去掉细胞核的卵母细胞中，在适宜的环境中，重新发育成正常胚胎的技术。这种胚胎被移植到生殖周期相近的母体之中，不经过雄雌配子结合，由一个细胞无性发育而成的遗传信息与细胞核供体相同的动物。动物克隆技术是由细胞核移植技术、胚胎培养技术和胚胎移植技术等结合而成的，根据细胞核供体的来源不同，培育的克隆动物又分为胚胎细胞克隆动物和体细胞克隆动物。如果在细胞克隆前对供体细胞进行转基因或基因敲除修饰，培育的动物叫基因修饰克隆动物。2019 年中科院神经科学研究所宣布成功创建了世界首批生物节律紊乱体细胞克隆猴模型，这批表现出节律紊乱的克隆猴模型将用于睡眠障碍、抑郁症等重大疾病的治疗和药物研发，有助于缩短药物研发周期，提高新药研发效率，加快新药创制与研发的进程。

## 三、动物模型的制备原则

动物模型对于正确认识人类疾病的发病机制和特点以及评价新型药物的有效性具有重要作用，这就要求科研人员在制备动物模型时，要进行合理的设计。在制备动物模型时应遵循以下原则：

**1. 相似性**　在动物体上制备人类疾病模型，目的在于从中找出可以推广应用于人体的有关规律。外推法要冒风险，因为动物与人不是同一种生物。例如，在动物体上无效的药物不等于临床无效，反之亦然。因此，设计人类疾病动物模型的一个重要原则是，所制备的模型应尽可能近似于人类疾病。能够找到与人类疾病相同的动物自发性疾病当然最好。例如母猪自发性冠状动脉粥样硬化是研究人类冠心病的理想模型。但这种与人类完全相同的动物自发性疾病模型中毕竟是少数，往往需要人工加以复制。为了尽量做到与人类疾病相似，首先要注意动物的选择。例如，小鸡最适宜做高脂血症模型，因为它的血浆三酰甘油、胆固醇及游离脂肪酸水平与人十分相似，低密度和极低密度脂蛋白的脂质构成也与人相似。其次，为了尽可能做到模型与人类相似，还要在实践中对方法不断加以改进。例如，结扎兔的阑尾血管，固然可以使阑尾坏死、穿孔并导致腹膜炎，但这与人类急性梗阻性阑尾炎合并穿孔和腹膜炎不一样。如果给兔结扎阑尾基部而保留原来的血液供应，由此而引起的阑尾穿孔及腹膜炎就与人的情况相似，因而是一种比较理想的方法。复制的动物模型还需进行一系列检查，才能判定是否与人相似。

**2. 重复性**　理想的动物模型应是规范化的，能够准确地重复再现。为了增强动物模型制备时的重复性，应对影响因素进行严格控制，力求一致性。影响制备模型的因素很多，主要有动物因素和环境因素。动物因素包括遗传因素（品种、品系）、性别因素（雌、雄）、年龄因素（胎儿期、哺乳期、生长期、成年期、老年期）、疾病因素等。环境因素包括营养因素（饲料、水）、气候因素（温度、湿度、气压、风速）、理化因素（声音、照明、气味）、居住因素（房舍、笼具、垫料）、人为因素（实验方法、药品纯度、仪器灵敏度、操作熟练程度）等。这些因素的一致性是动物模型制备重现性的可靠保证。

**3. 可靠性**　制备的动物模型应力求近似于人类疾病，具备该种疾病的主要表现和体征，即可特异地、可靠地反映某种疾病或某种功能、代谢、结构变化。应经实验室检查或 X 线摄片、心电图、病理切片等证实。若易自发出现某些相应病变的动物，不应加以选用，易产生与复制疾病相混淆的疾病者也不宜选用。如铅中毒可用沙鼠作为动物模型，因为一般只有铅中毒时才会使沙鼠出现相应的肾病变，而大鼠不宜用来复制此模型，因它本身易患进行性肾病，容易与铅中毒所致的肾病相混淆。

**4. 适用性**　复制动物模型时应考虑今后临床应用和便于控制疾病的发展。如大、小鼠不适用于实验性腹膜炎模型的制备，因为它们对革兰阴性菌有较高的抵抗力，不易成模。有的动物对某一致病因子特别敏感，实验中无法控制，极易死亡。如给犬腹腔注射粪便滤液引起腹膜炎，犬很快死亡（8% 犬在 24 小时内死亡），来不及做实验治疗观察，而且粪便剂量及细菌菌株不易控制，因此不能准确地重复实验结果。

**5. 易行性和经济性**　复制动物模型时应遵循经济易行的原则。尽管灵长类动物与人最相似，制备的疾病模型也很相似。但由于稀少，价格昂贵，实验中多不采用。现在科研工作者多采用许多小型动物，如大鼠、小鼠、地鼠、豚鼠等，同样可复制出相似于人类疾病的模型，而且它们遗传背景大多明确，体内微生物可控制，模型性状显著且稳定，质量和规格可任意选择，价廉易得，便于管理。

## 四、动物模型的制备

### （一）自发性疾病动物模型

自发性疾病动物模型指所使用的实验动物在没有经过任何人为处置（药物、手术等）的前提下，在自然情况下能够自发产生相应疾病的动物模型。自发性疾病动物模型的最大优点是疾病的发生、发展与人类疾病高度相似。在自发性疾病动物模型的开发中，以小鼠和大鼠为载体的各种自发性疾病模型应用得最多，广泛应用于自身免疫病、代谢相关疾病、心血管疾病、内分泌疾病和肿瘤等研究，在人类相关疾病发病机制研究以及相应药物开发中具有重要价值。

**1. 自发性肿瘤动物模型** 指没有经过实验因素诱导，在自然情况下能够产生肿瘤的动物模型。由于所使用实验动物的种属及品系不同，自发性肿瘤发生的类型和发病率也会有差异。在研究中选用自发性肿瘤动物模型有一定优点：①相比诱发性肿瘤动物模型，自发性肿瘤动物模型与人类的肿瘤发生、发展更为相似，有利于将动物实验结果反推用到人；②自发性肿瘤动物模型是在自然情况下产生的，可以通过观察发现新的致癌因素以及研究遗传因素在肿瘤产生上的作用。但自发性肿瘤动物模型也存在一些缺点，如肿瘤在动物中发生情况可能参差不齐，需要通过较长时间观察才能获得大量肿瘤学材料，同时实验耗费也较大。因此，在肿瘤实验研究中，一般选用发病率高的动物作为研究对象。最具代表性的自发性肿瘤动物模型为C3H小鼠乳腺癌模型，其肿瘤自发率高达90%。C3H小鼠对致肝癌因子敏感，10月龄乳腺癌发病率为97%，14月龄雄性小鼠肝癌发病率为85%，因此，C3H小鼠是肝癌和乳腺癌发病机制及治疗研究方面的理想动物模型。能够自发产生肿瘤的动物品系见表4-2-1。

**表4-2-1　自发性肿瘤动物模型**

| 品系 | 特点 |
|---|---|
| A/J小鼠 | 肺部肿瘤高发品系，原发性肺肿瘤发病率雄鼠为6%，雌鼠为32% |
| A/He小鼠 | 肺部肿瘤发病率高，乳腺肿瘤发病率中等 |
| AB/Jena小鼠 | 未交配的雌鼠中淋巴细胞瘤发生率为25% |
| AKR、AKR/J、AKR/Cum小鼠 | 淋巴细胞白血病高发品系；6~8月龄时，雄鼠发病率为76%~90%，雌鼠发病率为68%~90% |
| AL小鼠 | 15月龄小鼠的乳腺癌发生率为20% |
| BALB/c/ola小鼠 | 原发性肺癌发病率为25% |
| CBA/Ca小鼠 | 120周龄雄鼠肝癌发生率高达100% |
| CBA/J/ola小鼠 | 小鼠乳腺肿瘤发生率为33%~65%，雄鼠肝细胞瘤发生率为25%~65%，雌鼠淋巴细胞癌发生率为15% |
| C3H小鼠 | 自发肝癌和乳腺癌发病率高，14月龄的雄鼠肝癌发病率为70%~90%，未交配的雌鼠肝癌发病率为59%，交配的雌鼠肝癌发病率为30%~38%；6~10月龄小鼠乳腺癌发病率可高达85%~100% |
| C57BL/6J/ola小鼠 | 老龄小鼠淋巴瘤发生率为20%~25%，其中雌鼠白血病发病率为7%~16% |
| C57BL/10J小鼠 | 淋巴瘤发生率为30% |
| C57BR/cdJ小鼠 | 雄鼠肝癌发生率为25% |
| C57L小鼠 | 在繁殖鼠中，B型网织细胞瘤发生率为54.5% |
| C58/LwN小鼠 | 白血病高发品系，一年内龄的小鼠白血病发生率为95% |
| CD2F1小鼠 | 自发乳腺癌品系，乳腺癌发病率可高达70%，并且小鼠出生后10个月可观察到明显肿瘤，小鼠11月龄左右开始出现死亡 |
| DBA/1JN小鼠 | 经产雌鼠乳腺癌发生率为61.5%，其中超过12个月龄的繁殖小鼠乳腺肿瘤发生率可达75% |
| DBA/2/ola小鼠 | 经产雌鼠乳腺癌发生率为50%~60%，雌雄小鼠白血病发生率分别为34%和18% |
| DBA/2N小鼠 | 繁殖鼠乳腺肿瘤发病率为66% |
| GRS/A小鼠 | 繁殖雌鼠中乳腺肿瘤的发生率接近100%；雄鼠肺癌发生率为38%，淋巴瘤发生率为15% |
| SHN小鼠 | 自发乳腺癌品系，小鼠在4月龄时开始出现乳腺癌症状，生长至12个月时，乳腺肿瘤的发病率可达100% |
| HRS/J小鼠 | 在8~10月龄时，小鼠（hr/hr）淋巴瘤发生率为45%，在18月龄时，淋巴瘤发生率为71% |
| NH/LwN小鼠 | 在极高龄鼠中肺部肿瘤发生率为30%~40% |
| NZO小鼠 | 雄鼠肿瘤发生率：肺部27%，十二指肠15%；雌鼠肿瘤发生率：肺部34%，十二指肠20%，卵巢颗粒细胞瘤5.5% |

续表

| 品系 | 特点 |
|---|---|
| SJL/J 小鼠 | 网织细胞肉瘤发生率：未经产雌鼠（13 月龄）为91%，繁殖鼠（13 月龄）为88%，在12 月龄的雄鼠中为91% |
| SWR/J 小鼠 | 原发性肺肿瘤发生率约为50% |
| 129/ter Sv 小鼠 | 睾丸畸胎瘤发病率为30%，多发于怀孕第12～13 天 |
| 615 小鼠 | 雌鼠乳腺癌发生率为10%～20%，雄鼠肺癌发生率为10%～20% |
| TA2 小鼠 | 乳腺癌高发品系。未经产的雌鼠自发性乳腺癌发病率为41%，繁殖鼠自发性乳腺癌发病率可高达81% |
| ACI 大鼠 | 雄鼠自发性肿瘤发生率：睾丸46%，肾上腺16%，垂体5%，皮肤和耳道6%；雌鼠自发性肿瘤发生率：垂体21%，子宫13%，乳腺11%，肾上腺6% |
| BN 大鼠 | 雄鼠自发性肿瘤发生率：膀胱35%，胰腺腺瘤15%，脑垂体腺瘤14%，淋巴网状组织肉瘤14%；雌鼠发生性肿瘤发生率：上皮瘤28%，输尿管22%，脑垂体腺瘤26%，肾上腺皮质腺瘤19% |
| BUF 大鼠 | Yoshida 腹水瘤发病率为16%；在老年大鼠中，脑垂体瘤发病率为30%，肾上腺皮质瘤发病率为25%，甲状腺癌发病率为25% |
| LOU/CN 大鼠 | 自发性浆细胞瘤（免疫球蛋白分泌肿瘤）品系，8 月龄以上大鼠发病率，雄鼠为30%，雌鼠为16% |
| LOU/MN 大鼠 | 免疫细胞瘤发病率：雄鼠为0.7%，雌鼠为2.1% |
| F344 大鼠 | 乳腺癌发生率：雌鼠41%，雄鼠23%；脑下垂体肿瘤发生率：雄鼠36%，雌鼠24%；睾丸间质细胞瘤85%，甲状腺瘤22%，单核细胞白血病24%，雌鼠乳腺纤维瘤9%，多发性子宫内膜肿瘤21% |
| M520 大鼠 | 大于18 日龄的大鼠，子宫瘤（雌鼠）发病率为12%～50%，间质细胞瘤发病率为35%，肾上腺髓质瘤发病率为65%～85%，脑垂体前叶瘤20%～40%，皮质瘤20%～45% |
| OM 大鼠 | 大鼠甲状腺癌发生率为33%；其中18 个月龄的大鼠脑垂体瘤发病率为8%～18%，乳腺瘤发病率为26%～30%；大于18 个月龄大鼠的肾上腺皮质瘤发生率可高达94% |
| WAG 大鼠 | 在31 月龄的老年雌鼠中，腺瘤的发生率为69%，甲状腺髓质瘤发生率为40%，肾上腺皮质腺瘤发生率为29%，乳腺纤维腺瘤发生率为21% |
| WF 大鼠 | 雄鼠结肠癌发生率为38%，雌鼠脑垂体瘤发生率为27%，结肠癌发病率为27%，乳腺癌发病率为21%，白血病发病率为9% |
| WN/N 大鼠 | 大鼠在18 月龄后，垂体肿瘤发病率：雌鼠为93%，雄鼠为38%；肾上腺髓质瘤发病率：雄鼠为45%，雌鼠为28% |
| COP 大鼠 | 自发胸腺癌 |

**2. 自发性高血压动物模型**　目前应用最多的自发性高血压动物是SHR 大鼠，由Wistar 大鼠筛选培育而成，与人类高血压的发病机制和并发症等极为类似，是目前国际上公认的最接近于人类原发性高血压的动物模型。在SHR 大鼠的基础上还衍生出SHR/SP、SHR/SR 等自发性高血压大鼠（表4－2－2）。

**表4－2－2　自发性高血压动物模型**

| 疾病类型 | 品系 | 特点 |
|---|---|---|
| 高血压 | SHR 大鼠 | 由Wistar 大鼠筛选培育而成。SHR 大鼠具有高血压发病率高的特点，且血压的变化与大鼠周龄成正相关。达到一定的周龄后，高血压的发病率可达到100%。与人类高血压的发病机制、并发症等极为类似，是目前国际上公认的最接近于人类原发性高血压的动物模型。广泛用于高血压发病机制及抗高血压药物筛选等研究 |
| 高血压<br>脑卒中 | SHR/SP 大鼠 | 易患脑卒中的自发性高血压大鼠。由SHR 大鼠筛选培育而成，90%以上SHR/SP 大鼠死于脑卒中。严重高血压（超过200mmHg）一般发生在10～15 周龄 |
| 高血压 | SHR/SR 大鼠 | 抗脑卒中的自发性高血压大鼠。由SHR 大鼠筛选培育而成，虽然SHR/SR 大鼠的血压可逐渐升高至200mmHg 左右，但只有不到10%的SHR/SR 大鼠死于脑卒中，为SHR/SP 的相应对照品系鼠 |
| 高血压 | DS 大鼠 | Dahl 盐敏感大鼠。DS 大鼠摄取高盐饮食后即可发生高血压，是遗传因素与环境因素共同作用而引起高血压的经典模型 |
| 高血压 | BHR 大鼠 | 临界高血压大鼠。由SHR 大鼠杂交得到，其收缩压处于140～160mmHg 水平，且不随年龄增加。在高盐饮食和环境刺激（应激）的长期作用下可发生严重的高血压。因此，BHR 大鼠适用于研究高盐饮食和环境因素在高血压形成中的作用 |

续表

| 疾病类型 | 品系 | 特点 |
|---|---|---|
| 高血压 | MHS 大鼠 | 米兰种高血压大鼠 |
| 高血压 | SHM 大鼠 | 蒙特斯种高血压大鼠 |
| 高血压 | SBH 大鼠 | 以色列种高血压大鼠 |
| 高血压 | LH 大鼠 | 里昂种高血压大鼠 |
| 高血压 | GH 大鼠 | 遗传性高血压大鼠。由 Wistar 大鼠筛选培育而成。GH 大鼠与正常血压的品系相比，心率快 20%，心脏重量大 50%，而体脂肪含量较低。GH 大鼠遗传性高血压发病机制可能与肾前列腺素的分解代谢有关 |
| 高血压伴血栓 | STR 大鼠 | 自发性血栓形成大鼠。自发性高血压同时伴有自发性血栓形成，且发生严重高血压的过程相当缓慢，主要死因是脑血栓 |
| 高血压伴动脉脂肪沉积 | ALR 大鼠 | 易患动脉脂肪沉积症大鼠。该鼠为自发性高血压同时伴有动脉脂肪沉积，在给予高胆固醇饮食后很快发生高胆固醇血症，并在小动脉发生动脉脂肪沉积 |
| 高血压伴心肌缺血 | MIR 大鼠 | 心肌缺血性大鼠。该鼠为自发性高血压同时伴有心肌缺血。MIR 大鼠会自发发生缺血性心脏病，并出现典型的充血性心力衰竭的症状，心肌显示广泛和散在的缺血性损害 |

**3. 自发性肥胖/糖尿病动物模型** 主要包括自发性 1 型糖尿病模型、自发性 2 型糖尿病模型、自发性肥胖伴糖尿病模型以及自发性肥胖模型（表 4－2－3）。

**表 4－2－3 自发性肥胖和糖尿病动物模型**

| 疾病类型 | 品系 | 特点 |
|---|---|---|
| 1 型糖尿病 | NOD 小鼠 | 自发性非肥胖糖尿病小鼠。NOD 小鼠于 3～5 周龄时开始出现胰岛炎症，于 13～30 周龄时出现明显的糖尿病症状，且雌鼠的发病率远高于雄鼠。NOD 小鼠自发性糖尿病是遗传、免疫和自由基损伤共同作用的结果，其特点与 1 型糖尿病患者类似 |
| 1 型糖尿病 | BB 大鼠 | BB 大鼠糖尿病的发病率为 50%～80%，通常在 60～120 日龄时发病，其发病与胰岛 B 细胞自身免疫性破坏有关，并伴有严重高血糖、低胰岛素和酮血症 |
| 1 型糖尿病 | DP 大鼠 | 糖尿病倾向大鼠。由 BB 大鼠近交筛选得到。DP 大鼠临床症状表现为胰岛炎症、糖尿病、甲状腺炎、辅助 T 细胞减少、细胞毒 T 细胞缺失等异常 |
| 2 型糖尿病 | GK 大鼠 | 非肥胖型 2 型糖尿病大鼠。由 Wistar 大鼠筛选培育而成，GK 大鼠在 3 周龄出现胰岛 B 细胞减少、胰岛素分泌减少和肝内胰岛素敏感性降低等异常。GK 大鼠成年后与正常 Wistar 大鼠相比，胰岛 B 细胞减少约 50%，空腹血糖高出 50%～55%，并伴有糖尿病肾病 |
| 肥胖伴 2 型糖尿病 | OLETF 大鼠 | 肥胖伴有 2 型糖尿病大鼠。OLETF 大鼠在 9 周龄前胰岛中出现淋巴细胞浸润，10～40 周龄期间出现胰岛增生伴纤维化，40 周龄后出现胰岛萎缩，并伴有基膜增厚、系膜增生、纤维素样帽状淤积等肾脏改变，与人类 2 型糖尿病非常相似 |
| 肥胖伴 2 型糖尿病 | Zucker 大鼠 | 自发性肥胖伴糖尿病早期大鼠。Zucker 大鼠有瘦型和肥胖型两个亚系。肥胖型 Zucker 大鼠除了胰岛素抵抗、糖耐量试验异常、空腹血糖正常的特点外，还表现为高血脂、生殖能力降低等一系列肥胖并发症，与人类肥胖和 2 型糖尿病早期阶段非常类似 |
| 肥胖伴 2 型糖尿病 | ZDF 大鼠 | 肥胖 2 型糖尿病大鼠。由 Zucker 大鼠近交筛选得到，具有 Zucker 大鼠的大多数特点，雄性 ZDF 肥胖开始于 6～7 周龄，在 7～10 周龄时血糖可达 400～500mg/dl，10～12 周龄时血糖逐步升高，而血浆胰岛素浓度逐渐降低，可以低至 1ng/ml 或更低。雌性 ZDF 大鼠可见胰岛素升高，但是空腹血糖并不升高，需要采用高脂饲料（高脂肪饮食）诱导。用于基因性肥胖型 2 型糖尿病及其并发症的研究 |
| 2 型糖尿病 | NSY 小鼠 | NSY 小鼠在 24 周龄时胰岛素分泌功能已严重受损，48 周龄的累积发病率雄性为 98%，雌性 31%，具有 2 型糖尿病特征 |
| 肥胖或 2 型糖尿病 | db/db 小鼠 | 纯合子 db/db 小鼠在 3～4 周龄时即可出现糖尿病征兆，3～8 周龄时，体重最高可达到约 50g 以上，12 周龄时，血糖含量可高至 500mg/100L 血液。当小鼠血糖含量超过 250mg/100L 血液时出现糖尿病样症状 |
| 肥胖或 2 型糖尿病 | ob/ob 小鼠 | 纯合子 ob/ob 小鼠表现肥胖、高血糖和高胰岛素血症 |
| 2 型糖尿病 | KK 小鼠 | KK 小鼠是糖尿病典型的多基因疾病动物模型，其糖尿病的发生受多基因控制，具有高血糖症、高胰岛素血症、胰岛素抵抗等症状 |
| 肥胖 | Yellow（Ay/a）小鼠 | 是最早培育的肥胖小鼠，出生后 4～8 周是体重增长高峰，体重可比对照组小鼠高 80%～90%，24 周龄时体重可达 60g。Yellow（Ay/a）小鼠表现为代谢率低、饮食亢进，其体重增长与棕色脂肪组织的线粒体缺陷，产热作用障碍所致的能量保存有关 |

**4. 其他自发性动物模型**　其他自发性动物模型还包括特应性皮炎、白内障、系统性红斑狼疮、冠状动脉硬化性心脏病和心肌病等自发性动物模型（表4－2－4）。

**表4－2－4　其他自发性动物模型**

| 疾病类型 | 品系 | 特点 |
|---|---|---|
| 特应性皮炎 | Nc/Nga 小鼠 | Nc/Nga小鼠是特应性皮炎自发品系，其症状表现与人类特应性皮炎非常相似，8周龄时，小鼠的颊、耳、眼睑、鼻、背等部位皮肤出现粗糙和红斑，随后可进展为糜烂、渗出、溃疡、结痂。17周龄时达到顶峰，出现T淋巴细胞和巨噬细胞浸润，是理想的特应性皮炎动物模型 |
| 特应性皮炎 | DS-NH 小鼠 | 9周龄时出现明显的搔抓行为，面颈部、前肢屈侧和胸部皮肤出现红斑和糜烂，25周龄时达到高峰。皮肤病理检查显示皮损处出现T淋巴细胞、巨噬细胞、肥大细胞和嗜酸性粒细胞等浸润 |
| 白内障 | RCS 大鼠 | RCS大鼠是一种较成熟的视网膜退化动物模型，与人类视网膜色素变性有许多相似之处。8周龄的RCS大鼠，后极部视网膜色素上皮细胞开始丢失；10周龄时，毛细血管内皮细胞增厚，内皮窗消失。白内障的发生率为24%，小眼睛畸形发生率为4% |
| 白内障 | PETH 大鼠 | PETH大鼠携带视网膜营养不良基因，引发持续性玻璃体膜动脉继发反应，3月龄大鼠中常发生自发性白内障 |
| 白内障 | STAR/N 小鼠 | 白内障发病率达100% |
| 系统性红斑狼疮 | NZBWF1/J 小鼠 | NZBWF1/J小鼠是由雌性NZB/BINJ与雄性NZW/LacJ交配产生的F1代。26%的F1代小鼠有典型的狼疮细胞，形态学上与人的基本一致。狼疮细胞出现在5～9月龄，雌性（48%）出现狼疮细胞的比例高于雄性（2%） |
| 系统性红斑狼疮 | BXSB/MpJ 小鼠 | 雄性小鼠发病早且严重，2月龄的雄性BXSB/MpJ小鼠外周血浆细胞增加而T淋巴细胞水平低；3月龄时尿蛋白含量增加；4月龄时血清可测出抗核抗体（ANA），ANA滴度随小鼠月龄增加逐渐升高。在16～25周龄时，雄性BXSB/MpJ小鼠体内可检测出抗红细胞抗体 |
| 系统性红斑狼疮 | MRL/lpr 小鼠 | 发病时间在14～16周，出现抗dsDNA抗体升高。极少数在12周发病，20周左右20%～30%会出现皮损，尿蛋白增高。35～36周会出现死亡 |
| 冠状动脉硬化性心脏病 | WHHLMI 兔 | 2月龄的WHHLMI兔即可出现冠状动脉粥样硬化，并且冠状动脉狭窄的发生率随着兔周龄的增加而增加，30月龄的WHHLMI兔冠状动脉狭窄发生率可高达97%，WHHLMI兔的心肌梗死90%以上是由冠状动脉狭窄引起，与人类心肌梗死的发生非常类似 |
| 心肌病 | BIO 14.6 地鼠 | BIO 14.6地鼠可自发出现扩张型心肌病，病理学检查显示出现心肌细胞肥大和心肌纤维化等表现，与人类较为相似。BIO 14.6地鼠在出生后30～40天即可出现心肌变性溶解症状，60～90天出现心肌纤维化，150天出现心肌肥大，250天可出现明显的扩张型心肌病，出生一年以后可出现充血性心力衰竭 |

## （二）诱发性动物模型

诱发性动物模型指在实验条件下使用诱发因素（化学致癌物、射线、病毒等）诱发动物发生疾病。常用的实验动物为大鼠，其他应用动物有小鼠、豚鼠、兔、旱獭、犬、恒河猴等（表4－2－5）。

**表4－2－5　诱发性动物模型举例**

| 疾病分类 | 疾病名称 | 诱发因素 | 造模方式 |
|---|---|---|---|
| 肿瘤 | 食管癌、胃癌 | 甲基苄基亚硝胺 | 将甲基苄基亚硝胺配成0.005%～0.2%浓度的水溶液，选用Wistar大鼠进行灌胃（1mg/kg），每日1次，灌胃27天左右出现第一个食管乳头状瘤，7个月食管癌发病率为53%。小鼠灌胃（0.25mg/kg），每日1次，3个月后全部小鼠出现前胃乳头状瘤，7～8个月前后胃癌发病率为85%～100% |
| 消化 | 肝硬化 | $CCl_4$ | 用色拉油配制50% $CCl_4$油溶液，在Wistar大鼠皮下多点注射（0.5ml/100g），每周注射2次，同时将10%乙醇溶液作为其唯一饮用水源；当大鼠体重降低达到10g以上时暂停注射，并改用自来水为饮用水源，直到体重恢复后继续上述过程，$CCl_4$注射14周后，成模率为86% |
| 呼吸 | 哮喘 | 卵清蛋白 | 选用BALB/c小鼠，在第1天腹腔注射含100μg OVA与氢氧化铝凝胶混合液300μl；于第8和第15天加强致敏2次。在第22和28天分别给予小鼠20μl含2.5% OVA的生理盐水溶液滴鼻激发 |
| 泌尿 | 慢性肾衰竭 | 腺嘌呤 | 使用生理盐水配制腺嘌呤混悬液，选用SD大鼠，采用灌胃给药（250mg/kg）方式，每日1次，连续给药21天后眼眶取血，检测BUN、Scr及UA的含量用来评价慢性肾衰竭模型的成模率 |

续表

| 疾病分类 | 疾病名称 | 诱发因素 | 造模方式 |
|---|---|---|---|
| 心血管 | 心肌梗死 | 左冠状动脉前降支结扎 | 一般选用成年犬、兔或大鼠造模。动物麻醉后开胸，剪开心包膜，暴露心脏，用无损伤镊提夹左心耳，暴露左冠状动脉前降支根部，使用锦纶线高位双重结扎。结扎后可见冠状动脉前降支分布区域苍白，在 ECG 检查中，当Ⅱ、aⅣ等导联 ST 段弓背状抬高大于 2mm 时，提示造模成功 |
| 神经 | 癫痫 | 匹罗卡品 | 大鼠腹腔注射氯化锂（125mg/kg），18～20 小时后再给予匹罗卡品腹腔注射（30mg/kg），30 分钟后若无发作按同样剂量注射，直至发生 4～5 级大发作，最多可给药 4 次，发作 90 分钟后用地西泮进行镇静 |
| 造血 | 再生障碍性贫血 | 辐射和药物 | 选用 SD 大鼠，在造模第 1 天全身辐射 1.2 分钟（直线加速器剂量率为 240cGy/min，SSD = 100cm），分别于第 4、6 和 8 天腹腔注射环磷酰胺 35mg/kg 和氯霉素 43.75mg/kg，共计 3 次。造模 9 天后，大鼠出现白细胞、红细胞、血小板等计数明显降低表现 |
| 内分泌及代谢 | 甲状腺肿大 | 丙基硫氧嘧啶 | 使用生理盐水溶解丙基硫氧嘧啶，选用 SD 大鼠（100～200g），在大鼠腹腔内注射丙基硫氧嘧啶（1mg/100g），每日 1 次，连续注射 4 周后，大鼠出现甲状腺重量增加，血中 $FT_4$ 水平降低，$TT_3$、$FT_3$ 水平升高等表现，可用于研究甲状腺功能减退时功能和代谢等方面的变化 |
| 骨骼 | 膝骨关节炎 | 关节手术 | 制备骨关节炎动物模型多选用大鼠或兔，将动物麻醉后，取膝关节内侧入路，切开表皮，将髌骨向外侧脱位，屈曲膝关节暴露并切断前后交叉韧带，同时切断内侧副韧带，摘除内侧半月板，将髌骨复位后逐层缝合肌肉和皮肤。术后连续 3 天注射青霉素抗感染，给动物足够空间自由活动，手术后 6～8 周可成模 |
| 儿科 | 维生素 D 缺乏性佝偻病 | 饮食控制维生素 D 摄入 | 多选用出生 20～21 天断奶的大鼠，饲养于避光环境，并使用不含维生素 D 的饲料喂养。大鼠在饲养 20～30 天时血清钙磷含量降低，碱性磷酸酶水平增高；骨 X 线片显示先期钙化带模糊，干骺端毛糙，出现毛刷状改变；骨病理切片显示软骨细胞向骨干呈舌岛状增生，骨化线参差不齐，提示佝偻病动物模型建立成功 |
| 五官科 | 单疱病毒性角膜炎 | HSV-1 病毒 | 选用新西兰大白兔，双眼用 1% 丁卡因麻醉后，用 6 号注射针头在角膜中央表面做“井”字划痕，划痕长 6mm，深度达前弹力层，或用 6mm 环钻于角膜中央作印记，手术刀刮除环内角膜上皮，而后在结膜囊内滴入 50μl HSV-1 病毒悬液，轻轻按摩，每日检查眼睛情况，该模型可用于病毒性角膜炎的实验研究 |

## （三）基因修饰动物模型

随着人们对疾病发病机制研究的深入，发现许多基因与人类疾病的发生密切相关，通过在动物体内对该基因进行修饰，可以研究它们的疾病发生发展中的作用。表 4－2－6 列出一些基因修饰动物模型在疾病研究中的应用。

**表 4－2－6　基因修饰动物模型举例**

| 疾病类型 | 修饰基因 | 特点 |
|---|---|---|
| 肿瘤 | p53 敲除 | p53 基因具有抑制肿瘤的作用，敲除 p53 基因，动物患癌症的几率大大增加。利用基因打靶的方法可构建纯合 p53 敲除小鼠，$p53^{-/-}$ 小鼠可发生骨肉瘤、B 细胞淋巴瘤、软组织肉瘤等，其中 6 月龄的 $p53^{-/-}$ 小鼠肿瘤发生率可达到 75%，10 月龄的 $p53^{-/-}$ 小鼠胸腺 T 细胞淋巴瘤死亡率 100%。$p53^{+/-}$ 杂合小鼠也对肿瘤易感，18 月龄的 $p53^{+/-}$ 杂合小鼠肿瘤发生率为 50% |
| 肿瘤 | MMTV-PyMT 转基因 | MMTV-PyMT 转基因小鼠是乳腺癌研究的经典动物模型，该模型与人类乳腺癌的发生和发展很类似，并具有重复性和公认性较好的优势。9 周龄雌性小鼠开始出现可触及的肿瘤，并且肿瘤数目随小鼠周龄的增加而增多。13 周左右时，小鼠 5 对乳房全部发瘤，雌性和雄性小鼠均有腺癌发生，雌性荷瘤小鼠发生肺转移的概率为 80%～94%，雄性小鼠还会发生精囊腺癌。小鼠 11 周左右出现肺转移瘤，17 周小鼠全部死亡 |
| 肿瘤 | c-Myc 转基因 | c-Myc 基因与人类肿瘤关系密切，能够促进细胞分裂，使细胞无限增殖。c-Myc 转基因小鼠出生几个月后就发生淋巴瘤而致死，小鼠经多西环素诱导后可发生脑部和胰腺肿瘤，常用于淋巴的发育、淋巴瘤发生、免疫球蛋白表达调控机制的研究 |
| 帕金森病 | LRRK2 转基因 | 多数 LRRK2 转基因小鼠表现出黑质纹状体功能、多巴胺神经传递功能障碍，行为学减退 |

续表

| 疾病类型 | 修饰基因 | 特点 |
|---|---|---|
| 帕金森病 | α-Syn 转基因 | α-Syn 的异常聚集参与帕金森病多巴胺能神经元变性过程，在帕金森病发病机制中起到重要作用。α-Syn 转基因小鼠表现出类似人类帕金森病的表现，如纹状体内酪氨酸羟化酶活性降低以及多巴胺能神经元末梢丢失、免疫反应性包涵体形成、运动障碍等 |
| 2 型糖尿病 | GK/IRS-1 双基因敲除 | IRS-1 小鼠表现为胰岛素抵抗，但由于巨细胞代偿性增生，胰岛素分泌增多，糖耐量正常，巨细胞特异 GK 表达降低的小鼠，显示轻度糖耐量异常，而两者杂交产生的 GK/IRS-1 双基因剔除小鼠表现 2 型糖尿病症状，既有胰岛素抵抗又有糖耐量异常，可用于 2 型糖尿病发病机制和药物筛选的研究。 |

### 五、动物模型的局限性

应用于医学动物实验的动物模型，应具备人类疾病再现性好、复制率高、专一性好的特点。但由于实验动物与人之间存在的差异性，任何一种动物模型都不能完全复制人类疾病的所有表现，只可能在一个局部或一个方面与人类疾病相似。为了更好地模拟人类疾病的发病特点，常选用几种动物模型同时进行实验。

## 第三节　药物剂量与给药途径确定原则

### 一、药物剂量确定原则

动物实验中，给动物的药物剂量，是实验开始时应确定的一个重要问题。剂量太小，作用不明显；剂量太大，可能引起动物中毒死亡。动物实验所用的药物剂量，一般按 mg/kg 体重或 g/kg 体重等计算，应用时须从已知药液的浓度换算出相当于每 kg 体重应注射的药液量，以便给药。给药剂量可以按下列方法来确定。

1. 参考有关文献、实验教材、实验参考书提供的药物剂量。由于药物批号不同、动物、环境条件的差异，可通过预实验调整用药剂量。

2. 对于新药剂量的确定，先用小鼠探索中毒剂量或致死剂量，然后用小于中毒量的剂量，或取致死量的若干分之一为应用剂量，一般为 1/10～1/5，通过预实验来确定。新药研究至少设 3 个剂量组。三者最好成等比，能反映量效关系。给药容量相等，浓度不等。参考半数致死量（$LD_{50}$）：在 $LD_{50}$ 的 1/10、1/20、1/40 等范围内设置高、中、低剂量组。

3. 植物药粗制剂的剂量多按生药折算。

4. 化学药物可参考化学结构相似的已知药物，特别是结构和作用都相似的药物剂量。

5. 确定剂量后，如第一次实验作用不明显，动物也没有中毒的表现（如体重下降、精神不振、活动减少或其他表现），可以加大剂量。如出现中毒现象，作用也明显，则应降低剂量。一般情况下，在适宜剂量范围内，药物的作用常随剂量的加大而增强。所以，最好同时用几个剂量做实验，以便迅速获得有关药物作用的较完整资料。如实验结果出现剂量与作用强度之间毫无规律时，则应慎重分析。

6. 用大动物进行实验时，开始的剂量可采用按给鼠类剂量进行体表面积换算，后期可根据动物的反应调整剂量。

7. 确定动物给药剂量时，要考虑给药动物的年龄大小和体质强弱。一般确定的给药剂量适用于成年动物，年老和幼小动物应减小剂量。

8. 确定动物给药剂量时，要考虑因给药途径不同，所用剂量也不同。如口服量为 100 时，灌肠量应为 100～200，皮下注射量为 30～50，肌内注射量为 25～30，静脉注射量为 25。

### 二、人与动物以及动物与动物间药物剂量的换算

人与动物对同一药物的耐受性相差很大，正常情况下，动物的耐受性要比人大，即动物单位体重的用药量

大于人单位体重用药量。目前常用的是根据人与动物以及动物与动物间换算系数（$R_{ab}$）计算（表4－3－1）。药理实验设计中主要用标准体重，在±20%范围内基本适用。

**表4－3－1　动物a到动物b的mg/kg剂量折算表**

| 动物品种 | 小鼠b (0.02kg) | 仓鼠b (0.08kg) | 大鼠b (0.15kg) | 豚鼠b (0.4kg) | 家兔b (1.8kg) | 家猫b (2.5kg) | 猕猴b (3.0kg) | 比格犬b (10.0kg) | 狒狒b (12.0kg) | 微型猪b (20.0kg) | 成人b (60.0kg) |
|---|---|---|---|---|---|---|---|---|---|---|---|
| 小鼠a | 1.00 | 0.600 | 0.50 | 0.375 | 0.25 | 0.240 | 0.25 | 0.15 | 0.15 | 0.111 | 0.081 |
| 仓鼠a | 1.67 | 1.00 | 0.833 | 0.625 | 0.417 | 0.400 | 0.417 | 0.25 | 0.25 | 0.185 | 0.135 |
| 大鼠a | 2.0 | 1.20 | 1.00 | 0.75 | 0.50 | 0.48 | 0.50 | 0.30 | 0.30 | 0.222 | 0.162 |
| 豚鼠a | 2.67 | 1.60 | 1.33 | 1.00 | 0.667 | 0.64 | 0.667 | 0.40 | 0.40 | 0.296 | 0.216 |
| 家兔a | 4.00 | 2.40 | 2.00 | 1.50 | 1.00 | 0.96 | 1.00 | 0.60 | 0.60 | 0.444 | 0.324 |
| 家猫a | 4.17 | 2.50 | 2.08 | 1.56 | 1.04 | 1.00 | 1.04 | 0.625 | 0.625 | 0.463 | 0.338 |
| 猕猴a | 4.00 | 2.40 | 2.00 | 1.50 | 1.00 | 0.96 | 1.00 | 0.60 | 0.60 | 0.444 | 0.324 |
| 比格犬a | 6.67 | 4.00 | 3.33 | 2.50 | 1.67 | 1.60 | 1.67 | 1.00 | 1.00 | 0.741 | 0.541 |
| 狒狒a | 6.67 | 4.00 | 3.33 | 2.50 | 1.67 | 1.60 | 1.67 | 1.00 | 1.00 | 0.741 | 0.541 |
| 微型猪a | 9.00 | 5.40 | 4.50 | 3.38 | 2.25 | 2.16 | 2.25 | 1.35 | 1.35 | 1.00 | 0.73 |
| 成人a | 12.33 | 7.40 | 6.17 | 4.63 | 3.08 | 2.96 | 3.08 | 1.85 | 1.85 | 1.37 | 1.00 |

注：表中数值为换算系数$R_{ab}$值。

假设大鼠（标准体重200g）某药的灌胃剂量为200mg/kg，计算该药小鼠（标准体重20g）的灌胃剂量。计算过程如下：

根据表4－3－1，大鼠a行，小鼠b列的$R_{ab}$值为2，故：

$$小鼠灌胃剂量 = 大鼠灌胃剂量 \times R_{ab} = 200 \times 2 = 400\text{mg/kg}$$

## 三、药物的配制

涉及药物研究的动物实验，药物需要用溶剂、助溶剂或赋形剂将受试物配制成一定剂型后给动物使用。不同的给药途径和药物剂型，药物的配制方法也不同。

### （一）药物配制溶剂选择原则

1. 首先要考虑药物溶剂对实验用动物是否存在一定的毒性，与受试物有无反应，再考虑制成的溶液是否稳定。

2. 首选溶剂是水或生理盐水，当药物难溶于这两者后可以考虑0.5%羧甲基纤维素钠、10%聚乙二醇-15羟基硬脂酸酯、含2%吐温-80的PBS等。

3. 对于需要注射的药物，一般水溶性药物要求在注射后达到速效，因此大多配成水溶液或水的复合溶液，例如在水溶液中另加乙醇、丙二醇、甘油等。

4. 有些药物不宜制成水溶液，如在水中难溶或为注射后能延长药效等，可制成油溶液、水或油混悬液、乳浊液，但这些注射液一般仅供肌内注射用。

### （二）常用溶剂

**1. 注射用油**　注射用大豆油、精制麻油、精制红花油、精制茶油、精制棉籽油、中链油、注射级别的油。

**2. 注射用乳化剂**　吐温-80、司盘-80、卵磷脂及豆磷脂等。聚醚188是乙烯氧化物和丙烯氧化物的镶嵌聚合物，是一种优良的非离子型表面活性剂，水溶性，毒性很小，价格较低，能与许多药物形成固液体，是目前制备静脉脂肪乳剂良好的乳化剂。

## 四、药物给药途径的确定

目前临床给药途径多样，其中常见的给药途径有注射（静脉注射、肌内注射、皮下注射、皮内注射及腔内注射等）给药、经胃肠道给药、皮肤给药、呼吸道给药、腔道给药等。

动物给药的途径和方法可根据动物种类、实验目的和药物而定，实验用动物给药途径，首先要与临床使用的给药途径一致。在有多种剂型可以选择的情况下，根据药物理化性质和生物学特点选择。不同给药途径可以影响药物吸收的量和速度，吸收速度快慢比较如下：静脉注射 > 吸入注射 > 肌内注射 > 皮下注射 > 直肠黏膜 > 口服 > 皮肤。

实验用动物给药途径如下：

**1. 注射给药**

（1）皮下注射　皮下注射给药是将药液推入皮下结缔组织，经毛细血管、淋巴管吸收进入血液循环的过程。皮下注射的部位，一般小鼠在背部，大鼠在背部或侧下腹部，豚鼠在大腿内侧、背部和肩部等皮下脂肪少的部位，兔在背部或耳根部，猫、犬常选用大腿外侧。蛙可在脊背部淋巴腔注射。

（2）皮内注射　局部脱去被毛，消毒后，用皮试针头紧贴皮肤皮层刺入皮内，然后再向上挑起并再稍刺入，即可注射药液。注射后可见皮肤表面鼓起一白色小皮丘。

（3）肌内注射　肌内注射一般选用肌肉发达、无大血管经过的部位，多选臀部。大、小鼠体小、肌肉少，很少采用肌内注射给药，如必须肌内注射给药，常在股部注射。

（4）腹腔注射　无法口服吸收的药物，可以选择腹腔注射。但油乳剂、有沉淀、半固体药物不宜腹腔注射。

（5）淋巴囊注射　蛙类常采用此法，其皮下有数个淋巴囊，注入药物易吸收。腹部淋巴囊和头背淋巴囊常作为蛙类给药部位，一般多选用腹部淋巴囊给药。

（6）静脉注射　家兔一般选用外侧耳缘静脉注射。小鼠和大鼠一般采用尾静脉注射，鼠尾静脉有 3 根，两侧及背侧各一根，左右两侧尾静脉较易固定，应优先选择。

**2. 经口给药**

（1）口服法　把药物放入饲料或溶于饮水中让动物自动摄取。此法优点在于简单方便，缺点是不能保证剂量准确。一般适用于动物疾病的防治或某些药物的毒性实验，制备某些与食物有关的人类疾病动物模型。

（2）灌胃法　灌胃法是用灌胃器将药物灌到动物胃内。灌胃法给药剂量准确，在急性实验中，多采用灌胃法。

**3. 呼吸道给药**　呈粉尘、气体及蒸气或雾等状态的药物或毒气，均需要通过动物呼吸道给药。如实验时给动物乙醚作吸入麻醉、用锯末烟雾制作慢性气管炎动物模型等，特别在毒理学实验中应用更为广泛。

**4. 皮肤给药**　鉴定药物或毒物经皮肤的吸收作用、局部作用、致敏作用和光感作用等，常采用经皮肤给药方法。一般将实验动物，如家兔的背部一定面积的皮肤脱毛后，将一定量的药液涂在皮肤上，使药液经皮肤吸收。

**5. 脊髓腔内给药**　通过脊髓蛛网膜下腔插管给药，减少药物经过体循环所致的多种器官功能的影响，以便获取药物对脊髓影响的直接证据。

**6. 脑内给药**　常用于微生物学动物实验，将病原体等接种于被检动物脑内，观察接种后的各种变化。

**7. 直肠内给药**　常用于动物麻醉或观察药物对结肠炎的治疗作用。如兔直肠内给药时，常采用灌肠用的胶皮管或用 14 号导尿管代替。

**8. 关节腔内给药**　常用于关节炎动物模型，如将干细胞注射入骨关节炎动物模型的关节腔。

## 五、阳性对照药和阴性对照药的选择原则

### （一）阳性对照药的选择和原则

临床上阳性药物对照试验是将受试药物与已知活性的有效药物进行对照的临床试验，根据试验的目的常分为优效性试验和非劣效性或等效性试验两种。

在动物实验中，阳性对照组通常是将模型动物给予一定的有效药物加以处理，研究药物疗效如何。如果阳性对照药无效，可能此模型或者给药方式有问题。如果阳性对照药有效，而被测试的药物没有效，则说明被测

药物在此动物模型上无有效作用。而且，被测药物与阳性药物对照，可看出孰优孰劣，经过对比，可以突出被测药物的作用。值得注意的是，不是每一个实验都能找到合适阳性对照组。同一受试药物在几个药效学实验模型中可采用不同的阳性对照药物。阳性对照药选择原则如下：

**1. 合法性**　已批准上市的药物。

**2. 安全、有效、可比性**　其功用、主治、给药途径与受试药相似。特殊情况下，在合理范围内可适当灵活掌握。如在研究某些靶向药物时，没有特定针对该类靶点的药物，可以选择公认疗效较好的能间接针对该类靶点的药物。

**3. 择优选用**　有多种同类药可供选用时，应择优选用公认疗效较好的药物。

**4. 阳性药**　阳性药必须出阳性结果，用以验证所用方法和指标的可靠性、准确性，防止假阴性。

#### （二）阴性对照药的选择

一般可选用溶媒或辅料进行阴性对照。阴性对照组溶媒或辅料的选择要和给药组溶媒或辅料的选择一致。例如实验中用0.5%羧甲基纤维素钠溶解药物，通常模型组动物也应给予等量的不含药物的0.5%羧甲基纤维素钠溶液。

### 六、药物给药时间的确定

在药物的动物实验中，某些药物由于给药时间不同，其疗效和不良反应亦有显著差异，而且药物的生物利用度、血药浓度、代谢或排泄等都有其昼夜节律性的改变。确定最佳用药时间，对提高疗效和减少不良反应有重要意义。

根据实验目的，可分为预防性给药和治疗性给药。预防性给药指在建立模型之前给予药物，观察药物对疾病的预防作用。治疗性给药指在疾病模型成立后给予药物，观察药物对疾病的治疗作用。药物的给药间隔，通常依据临床上该药的使用情况作为参照。但对于新药研究，给药次数的确定依赖于若干因素，其中比较重要的是药物半衰期。

**1. 超短半衰期（$t_{1/2}<1$ 小时）和短半衰期（1 小时$\leq t_{1/2}\leq 4$ 小时）的药物**　应视治疗指数的高低设计给药时间间隔，如普萘洛尔（半衰期2~3小时）治疗指数高，每次给药量可增大；治疗指数低的药物如肝素，需参照半衰期的长短在一日内多次给药。

**2. 中长半衰期（4 小时$<t_{1/2}<$8 小时）的药物**　主要考虑治疗指数和用药是否方便。治疗指数高的药物需1~3个半衰期给药一次，治疗指数低的药物为避免药物蓄积中毒，给药时间间隔不宜短于其半衰期。

**3. 长半衰期（8 小时$<t_{1/2}<$24 小时）的药物**　按半衰期给药，如磺胺甲噁唑 $t_{1/2}$为 12 小时，给药时间间隔为 12 小时，每日给药两次。

**4. 超长半衰期（$t_{1/2}>$24 小时）的药物**　对治疗指数低的药物如洋地黄，以每日小剂量给药 1 次较为宜，峰谷浓度变化小。

大多数药物可适当参考药物半衰期的长短，确定给药间隔时间。但对半衰期过短或过长的药物不能完全由半衰期决定。此外，不同给药途径的药物吸收速度不同，一般规律是静脉注射>吸入>肌内注射>皮下注射>口服>直肠>贴皮。不同给药途径因吸收、分布等方面的差异，影响药物的作用强度，甚至产生质的差异，如硫酸镁口服导泻，而肌内注射可产生中枢神经系统的抑制作用，用于抗惊厥。为此，实验动物用药应按照临床给药情况和实验目的，选用合适的给药途径。灌胃有首过消除效应，注射没有，所以生物利用率有区别，会有量的差异。而体内再分布或作用有明显靶向性的药物，使药物体内分布不均，不同受体作用不同，会有质的差异。

## 第四节　药物的动物实验研究设计方法和评价

### 一、动物实验设计的原则

动物实验设计的三大原则是对照、随机化和重复。

### （一）对照原则

对照是动物实验设计的首要原则。除去受到处理因素的影响，其他一切影响效应指标在实验组与对照组中应尽量相同，以排除混杂因素的影响，便于做出科学的论断。在选择对照组时，应注意与实验组的可比性。除处理因素外，应力求组间其余各种条件均保持一致。如动物的年龄、性别、体重、窝别、品系、种属等组间应一致。在实验条件方面，喂养、处理步骤和使用仪器等组间应一致。在操作或观察者方面，如果要求两个人操作或由两个人观察结果，不能仅由一个人操作或观察实验组，另一人操作或观察对照组，而应每人操作或观察实验组和对照组的各一半。在时间方面，为了保证组间一致，实验组和对照组的工作时间应同时进行。对照组与实验组的动物数应均衡，不要相差太大。对照的种类有很多，常用的有以下5种。

**1. 自身对照**　即在同一个体（如动物）观察给药前后某种观测指标的变化，或者两种药物一前一后交叉比较。自身对照比组间对照效率高，且个体差异的影响比较少。

**2. 组间对照**　指在实验中设立若干与研究组相平行的组，以便将实验组的结果与其相比较，这种与实验组相平行的组别称为对照组。对照组可以根据处理方法不同，分为模型对照、假处理对照和阳性对照等。组间对照是药理学实验中最常用的对照方法，可以是两两对照，也可以是多组对照，要根据实际工作需要确定。

**3. 模型对照**　是设定不给药物处理的对照组，用于观察不给药（或不加处理）时实验对象的反应和观察指标的变化。

**4. 假处理对照**　对实验对象进行与实验组同样的处理，但是不给药物。设立这种对照的目的在于消除实验过程对实验结果的影响，如麻醉、注射、手术等处理过程，特别是在制备动物病理模型时，应考虑设置假处理对照组。

**5. 阳性对照**　是在同样的实验条件下，设立同类药物中已知标准品实验组，以检查实验方法及技术的可靠性。阳性对照在药理实验中应用非常普遍。

### （二）随机化原则

随机化原则即随机而定，是使每个实验对象在接受处理（如分组、用药等）时，都有相等的机会。实验研究中，不仅要求有对照，还要求各组间除了处理因素外，其他可能产生混杂效应的非处理因素在各组中尽可能保持一致，保持各组的均衡性。在实验过程中，虽然可以通过不同方法控制实验条件，但各种差异造成的影响仍然不可避免，特别是在动物实验中，动物间的个体差异是无法排除的客观存在，对这种差异，就可以通过随机的方法，将不同性别、体重、活动状态的动物合理地分配到各实验组中，防止这种差异影响实验结果。因此，随机是减小实验材料差异最基本的方法。通过随机的方法，可将客观存在的各种差异对实验结果的影响降低到最小，贯彻随机原则是提高组间均衡性的一个重要手段，也是资料统计分析时进行统计推断的前提。随机化抽样的目的就是要使总体中每个研究对象都有同等机会被抽取分配到实验组或对照组。在动物实验研究时，一般采用完全随机分配或分层随机分配。小动物实验大多数先配对或配伍组，然后“对”内或“伍”内进行随机分配，但大动物多半先分层，然后在层内随机分配。常用的随机分组方法主要有随机数字表法、随机数字法和均衡随机法。①随机数字表法：可以从任意地方开始，向任意方向按顺序取得数据，每个数据代表一个被分配的个体，然后根据数据确定分配的组别。②随机数字法：应用计算机自动生成随机数字，由这些数字代表每一个待分配的个体，根据数字确定分配的组别。这种方法适用性强，使用方便，是药理学实验中常用的方法。③均衡随机法：先将能控制的因素（如性别、年龄、体重等）均衡的分档，然后在每一档中随机取出等量动物分配到各组，以使各种因素均能得到随机安排。

### （三）重复原则

重复是保证实验结果可靠的重要措施之一。重复具有两方面的含义：即重现性和重复数。重现性是指在同样的条件下，可以得到相同的实验结果。只有能够重现的实验结果，才是科学可靠的结果；而不能重现的结果可能是偶然结果，这种偶然获得的结果，是没有科学价值的。重复数就是实验要有足够的次数或例数。例如，进行动物实验，每一次实验都需要使用一定数量的动物，对于其他实验，也应该进行一定次数的重复。在实验中要求一定的重复数，具有两方面的意义，一方面是消除个体差异和实验误差，提高实验结果的可靠性。因为在生物学实验中，仅根据一次实验或一个样本所得的结果，往往难以下结论。在适当的范围内重复越多，获得的结果越可靠。另一方面是对实验结果的重现性验证。因此，设置一定的重复数，是实验研究的基本要求。除用随机抽样的方法缩小误差外，重复实验是保证实验结果可靠的另一基本方法。实验要求一定重复数，其目的是使均数逼真，稳定标准差，统计推断才具有可靠的前提。

## 二、动物实验设计的基本要素

任何一项动物实验均包括 3 个基本要素，即实验对象、处理因素和实验效应。

**1. 实验对象** 根据实验目要求及处理因素的特点选择不同的实验动物。一般根据以下原则进行选择：①选择结构、功能、代谢和疾病特点与人类相似的实验动物（相似性原则）；②选择与实验设计、技术条件、实验方法等相适应的标准化实验动物（相匹配原则）；③选择干扰因素少、对实验处理敏感的实验动物（易化性原则）；④选择在结构、功能上存在某种特殊差异的实验动物（差异性原则）；⑤选择最易获得、最经济、最易饲养管理的实验动物（易获性原则）。并注意实验动物的年龄、体重、性别、生理及健康状况应符合实验要求，此外，还应根据统计学原理确定每组实验动物数量。

**2. 处理因素** 动物实验中可以存在一种或一种以上的处理因素，处理因素可以根据强弱划分不同的等级，如药物剂量的高低、给药频率的高低、干预时间的长短等。需要注意的是，在动物实验中处理因素强度的选择不宜太弱，以免无法观察到预期的实验终点。同时还应该注意非处理因素的标准化，防止对实验结果造成不必要的影响。

**3. 实验效应** 实验效应需要通过一定的指标反映。因此，要认真考虑对实验效应指标的选择和观察。实验效应指标的选择应当按照客观性、合理性、灵敏性及精确性原则进行。指标的观察要避免偏性，通常采用盲法观察。

## 三、动物实验药效学评价观察指标

动物实验的药效学评价对于药物能否进入临床试验阶段至关重要。进行药效学评价的目的是检测药物能否达到预期的治疗效果。药效学评价需要明确受试药物的理化性质、给药方式、剂量、给药时间等特点，分析比较受试药物与现有同类药物有哪些优势和不足，明确药物有哪些不良反应和副作用，为药物临床试验提供重要依据。动物实验药效学评价指标的选择通常根据实验内容和目的进行选择。在确定实验观察指标时，要考虑选择指标的可行性、特异性、灵敏度、精确度和认可性等问题。动物实验药效学评价的一般观察指标包括以下几项。

（1）动物整体观察指标 包括动物体重变化、被毛和皮肤状态、呼吸频率、粪便状态、眼睛状态、营养状态、发育状态、精神状态等的观察和测量。

（2）病理学检查 病理学为掌握疾病的本质、疾病的诊断、治疗和预防奠定科学的理论基础。病理学检查所提供的信息由于客观、直观、资料和结果可长期保存，对于评价动物模型的发病特点和药物的安全性是必不可少的。毒性靶器官的确定、病变性质的认识、病变程度和范围的大小以及病变是否可逆的判断等都离不开病理诊断。

1）大体解剖：实验后对动物进行尸体解剖是动物实验中的重要方法。对死亡动物的外观、各组织器官的形状、大小、重量、质地、色泽、表面及切面的形态、与周围组织的关系等进行观察以肉眼为主，必要时留取影像资料。在进行组织病理学检查前，一般要选择肝、肾、脑、肺、脾、心、睾丸等主要器官或者是毒性靶器官进行称重，计算器官系数。如果动物发生毒性反应，受损器官重量可以发生改变，器官系数也随之改变。

2）显微镜下形态学观察：为探讨器官、组织或细胞所发生的疾病过程，采用某种病理形态学检查的方法，检查所发生的病变，探讨病变产生的原因、发病机制、病变的发生发展过程，用显微镜进一步检查病变。通过显微镜观察组织器官的形态改变，判断病理性改变，为疾病的诊断及预后提供依据。

3）免疫组化：免疫组织化学技术是利用抗体与抗原的特异性结合来鉴定组织或细胞内某种物质，并利用酶作用于底物所产生的颜色反应或用发光物质来显示的一种技术。基本原理是抗原与抗体特异性结合，通过化学反应使标记抗体的显色剂显色来确定组织细胞内抗原，对其进行定位、定性及定量的研究。

（3）血液学指标 血液学指标是判断动物生理功能变化和疾病进展情况的重要依据。血液学指标的主要项目包括全血量检测、血红蛋白、红细胞计数、淋巴细胞百分含量、白细胞计数（包括单核白细胞、嗜中性白细胞、嗜酸性白细胞、嗜碱性白细胞）、血小板计数、红细胞比容、网织红细胞计数、凝血时间检测等。血液学指标检测的目的在于可以发现许多全身性疾病的早期迹象，诊断是否肥胖、电解质紊乱、贫血、病毒或细菌感染，是否有血液系统疾病，反映骨髓的造血功能等。

（4）器官功能指标　主要反映疾病的发生和发展过程中器官的损伤情况，器官功能指标的检测有助于评价动物模型的成功与否，也可用来评价受试药物的治疗效果。主要包括肝、肾、心脏等器官的检测。

1）肝功能指标：谷丙转氨酶、谷草转氨酶、总胆红素、结合胆红素、非结合胆红素、碱性磷酸酶、总蛋白、白蛋白等。

2）肾功能指标：尿量、血肌酐、尿肌酐、尿素氮、尿酸、尿液指标（颜色、透明度、红细胞、白细胞、蛋白质、比重）等。

3）心功能指标：射血分数、左心室短轴缩短率、每搏输出量、心输出量、左心室舒张末期和收缩末期内径、舒张末期和收缩末期左心室后壁厚度、舒张末期和收缩末期左心室前壁厚度等。

4）肺功能指标：吸气时间、呼气时间、呼气峰值时间比率、吸气末端暂停、呼气末暂停、潮气量、气道狭窄指数、呼吸暂停、呼气中期流速、松弛时间、最大吸气流速、最大呼气流速、呼吸频率、每分钟通气量等指标。

5）脾功能指标：脾脏外观、重量、脾脏指数和免疫学指标等。

（5）免疫学指标　免疫学检测是机体识别自体与异体抗原，对自身抗体形成天然免疫耐受，对异体抗原产生排斥作用的一种生理功能的检测。当进行动物实验时，很多药物均可影响动物的细胞免疫和体液免疫。

1）细胞免疫：T细胞是介导细胞免疫的主要细胞类型。检测细胞免疫的方法很多，如细胞流式检测外周血T细胞亚群变化（如幼稚T细胞、细胞毒T细胞、Th1、Th2、Th17、Treg、Tfh等）、酶联免疫吸附法（ELISA）检测T细胞相关细胞因子（如白介素-1、白介素-10、白介素-17等）变化等，可根据实验目的选择合适的检测方法和指标。

2）体液免疫：B细胞是介导体液免疫的主要细胞类型。检测指标包括B细胞亚群（如成熟B细胞、记忆B细胞、浆细胞、调节性B细胞等）变化、血清免疫球蛋白（包括IgG、IgA、IgM、IgD和IgE）的测定等。

（6）行为学指标　用来评价动物的沟通行为、情绪表达、社交行为、学习行为、繁殖行为等。检测方法包括：跳台实验、避暗实验、跑道回避实验、Morris水迷宫实验、穿梭箱回避实验、旷场实验等。

（7）影像学检测指标

1）心电图：动物心电图与人体心电图在图形判断和影响心电图波形的因素等方面有所不同，应注意对比，常用于心律失常、心肌缺血等的诊断。

2）X线成像（X-ray）：X线成像常用来检测动物骨骼、肺部和心血管的病变，具有操作简便、灵敏度好、结果直观等优势。

3）电脑断层扫描（CT）：其密度分辨率高，能更好地显示器官，可连续扫描若干层，可作冠状、矢状重建。CT图像空间分辨力不如X线图像高，无法较强的分辨与正常组织密度相近的病变组织，对黏膜与肌肉，肠胃处病变容易出现漏诊的情况。

4）超声成像：主要用于心脏、腹部器官及关节腔血流信号的检查，其中B超检查最为常用。

5）核磁共振成像（MRI）：利用磁共振现象从机体中获得电磁信号，并重建出机体信息，磁共振成像技术可以得到任何方向的断层图像，几乎适用于全身各系统的不同疾病。

6）活体实时成像：活体实时成像系统可采集荧光标记样本的信号进行成像，可实时观测进入动物体内的药物或细胞的分布情况和留存时间等。

## 四、药物动物实验设计方法

疾病动物模型是评价药物的重要工具。对于新药来说，疾病动物模型可以用来评价药物的安全性、有效性以及质量可控性，为药物上市提供重要的临床前资料。对于已经上市的药物来说，疾病动物模型可以用来探索新的适应证和作用机制。在设计实验的时候应该注意动物、疾病动物模型、给药途径、药物剂量以及观察指标的选择等问题。对于一些新开展的研究，为了避免不必要的浪费，可以先选择不同种类/品系的实验动物进行预实验，根据预实验结果来确定所使用的实验动物种类/品系。

### （一）预实验

由于前期资料的缺乏以及实验成功的不确定性，有些实验样本量的大小以及实验方案是无法确定的。为了避免浪费、探索不同实验条件下各种因素的影响以及制定最佳的实验方案，进行小规模的预实验很有必要。通过预实验可以建立并改进实验方法，选择最佳实验动物模型和检测指标，避免盲目性，提高实验的效率、稳定性、灵敏性和成功率，为后续正式实验提供有用的资料。

### （二）动物的选择

根据研究目的选择相应的等级、种属、年龄、性别、体重的动物，一般选择对研究药物的反应与人接近的动物品系，如前期采用大、小鼠，后期再选用等级更高的灵长类动物，如猴子、狒狒等。

### （三）疾病动物模型的选择

疾病动物模型是指各种医学科学研究中建立的具有人类疾病模拟表现的动物。宜使用成熟的、规范的、公认的动物模型，且遵循相似性、可重复性、可控性及经济性等原则。

### （四）给药途径的选择

宜与推荐的临床用药途径保持一致。从新药研发角度来说，能口服最好。然而并非所有药物或者病症都适合口服，在具体实验研究中我们应该选择最合适的给药方式。

### （五）药物剂量的选择

药物剂量过高容易引起动物中毒现象，药物剂量太低则药物的疗效不明显，而且有些药物在不同剂量会显示出完全不同的效果。因此，除了设置阴性对照组和阳性对照组外，还应该设置药物不同剂量组。在设计剂量时，主要有以下三种方法。

**1. 不同剂量法**　药理研究中常采用不同剂量分组用药，可阐明药物的剂量-效应关系，要保证不同剂量组之间除了药物剂量不同外，其他条件都要一致。在一个实验中一般设置3~5个剂量组，剂量的设置可采用等差法（如10mg、20mg、30mg、40mg）或等比法（如10mg、20mg、40mg、80mg）。如果药效随剂量的增加而增强，就充分说明是由药物引起的。

**2. 不同制剂法**　指采用药效学的方法，将提取的不同有效组分、不同提取部位或者通过不同提取方式提取的产物进行效果的对比，目的是找出最有效的成分及最佳工艺。

**3. 不同组合法**　目的是分析药物间的相互作用，多采用正交设计法来安排组合方式。也可采用不同组合研究酸碱度、添加剂等对主药药效的影响。

### （六）对照组的设立

对照原则是药物动物实验设计的基本原则之一，药物动物实验至少应该包括阴性对照组和阳性对照组，药物动物实验中的对照类型如表4-4-1所示。

**表4-4-1　药物动物实验中的对照类型**

| 对照类型 | | 定义 | 注意事项 |
|---|---|---|---|
| 阴性对照组 | 空白对照 | 不给予任何处理的对照 | 通过设置空白对照，能排除动物自身或其他因素对实验的影响，说明实验变量的作用 |
| | 自身对照 | 实验与对照在同一对象上进行，即不另设对照组 | 主要是要看清楚实验因素处理前后现象变化的差异，实验处理前的对象状况为对照组，实验处理后的对象变化则为实验组 |
| | 假处理对照 | 与实验组经历同样的处理过程，但不用药或不进行关键处理，如麻醉、灌胃、假手术等操作 | 假处理对照所使用的药物溶媒、注射方法、灌胃剂量、手术部位等都应与用药组保持一致，以便排除目的药物以外的干扰因素的影响 |

续表

| 对照类型 | | 定义 | 注意事项 |
|---|---|---|---|
| 阳性对照组 | 标准品对照 | 用标准品或经典药物作为对照 | 该药物的有效性目前已经是明确的，如镇咳药用可待因，利尿药用氢氯噻嗪等，只是为了说明新疗法的有效性 |
| | 弱阳性对照 | 用常规疗法、老药、老方案作为对照 | 如在抗休克的研究中，甲组给予补钾、输液、供氧、纠酸以及皮质激素治疗并加用某种新药，乙组以同样的治疗方案处理但不加新药，此时乙组产生的一定治疗效果不能算作假处理，应该作为弱阳性对照 |

### （七）观察指标的选择

观察与疾病密切相关的客观指标，保证特异性、灵敏性和重现性，并准确记录。如研究药物的抗肿瘤效果，我们一般需要观察并记录肿瘤体积和小鼠体重，同时还需要一般特征如外观、行为、心、肝、肾等重要器官的肉眼和病理观察。

（常　艳　魏　伟）

## 参考文献


[1]魏伟,吴希美,李元建. 药理实验方法学[M].第4版. 北京:人民卫生出版社,2010.

[2]Breger LS,Fuzzati Armentero MT. Genetically engineered animal models of Parkinson's disease:From worm to rodent[J]. Eur J Neurosci,2019,49(4):533-560.

[3]Sanz G,Singh M,Peuget S,et al. Inhibition of p53 inhibitors:progress,challenges and perspectives[J]. J Mol Cell Biol,2019,11(7):586-599.

[4]Swearengen JR. Choosing the right animal model for infectious disease research[J]. Animal Model Exp Med,2018,1(2):100-108.

[5]Cyranka M,Veprik A,McKay EJ,et al. Abcc5 Knockout Mice Have Lower Fat Mass and Increased Levels of Circulating GLP-1[J]. Obesity (Silver Spring),2019,27(8):1292-1304.

[6]Liu G,Wang Y,Zheng W,et al. P11 Loss-of-Function is Associated with Decreased Cell Proliferation and Neurobehavioral Disorders in Mice[J]. Int J Biol Sci,2019,15(7):1383-1395.

[7]Terauchi Y,Iwamoto K,Tamemoto H,et al. Development of non-insulin-dependent diabetes mellitus in the double knockout mice with disruption of insulin receptor substrate-1 and beta cell glucokinase genes. Genetic reconstitution of diabetes as a polygenic disease[J]. J Clin Invest,1997,99(5):861-866.

[8]Yan DY,Liu C,Tan X,et al. Mn-Induced Neurocytes Injury and Autophagy Dysfunction in Alpha-Synuclein Wild-Type and Knock-Out Mice:Highlighting the Role of Alpha-Synuclein[J]. Neurotox Res,2019,36(1):66-80.

[9]Yan L,Nielsen FH,Sundaram S,et al. Dietary Selenium Supplementation Does Not Attenuate Mammary Tumorigenesis-Mediated Bone Loss in Male MMTV-PyMT Mice[J]. Biol Trace Elem Res,2020,194(1):221-227.

[10]Longo F,Mercatelli D,Novello S,et al. Age-dependent dopamine transporter dysfunction and Serine129 phospho-α-synuclein overload in G2019S LRRK2mice[J]. Acta Neuropathol Commun,2017,5(1):22.

[11]Tomas X,Facenda C,Vaz N,et al. Thoracic wall trauma-misdiagnosed lesions on radiographs and usefulness of ultrasound,multidetector computed tomography and magnetic resonance imaging[J]. Quant Imaging Med Surg,2017,7(4):384-397.

[12]Erdö F,Trapp T,Mies G. Immunohistochemical analysis of protein expression after middle cerebral artery occlusion in mice [J]. Acta Neuropathol,2004,107(2):127-136.

[13]Wong KP,Sha W,Zhang X. Effects of administration route,dietary condition,and blood glucose level on kinetics and uptake of $^{18}$F-FDG in mice[J]. J Nucl Med,2011,52(5):800-807.

[14]Chang Y,Wu Y,Wang D,et al. Therapeutic effects of TACI-Ig on rats with adjuvant-induced arthritis via attenuating inflammatory responses[J]. Rheumatology (Oxford) ,2011,50 (5):862-870.

[15]Yin YB,de Jonge HR,Wu X,et al. Mini-gut:a promising model for drug development[J]. Drug Discov Today,2019,24(9):

1784-1794.

[16] Broccatelli F, ECA Hop C, Wright M. Strategies to optimize drug half-life in lead candidate identification[J]. Expert Opin Drug Discov, 2019, 14(3): 221-230.

[17] Eslam M, George J. Genetic Insights for Drug Development in NAFLD[J]. Trends Pharmacol Sci, 2019, 40(7): 506-516.

[18] Kremer JM. Let's re-examine these MTX points once again[J]. Ann Rheum Dis, 2016, 75(8): e54.

第五章

# 药物临床试验设计

## 第一节 概 述

### 一、药物临床试验分类与研究方法

#### （一）药物临床试验定义与目的

**1. 药物临床试验定义** 药物临床试验是指在人体进行的研究，用于回答与研究药物预防、治疗或诊断疾病相关的特定问题。通常采用两类方法对药物临床试验进行分类描述。按研发阶段分类，将药物临床试验分为Ⅰ期、Ⅱ期、Ⅲ期和Ⅳ期临床试验。按研究目的分类，将药物临床试验分为临床药理学研究、探索性临床试验、确证性临床试验、上市后研究。

**2. 药物临床试验目的** 临床药理学研究的目的是评价耐受性，明确并描述药动学及药效学特征，探索药物代谢和药物相互作用，以及评估药物活性。探索性临床试验的研究目的是探索目标适应证后续研究的给药方案，为有效性和安全性确证的研究设计、研究终点、方法学等提供基础。确证性临床试验的研究目的是确证有效性和安全性，为支持注册提供获益/风险关系评价基础，同时确定剂量与效应的关系。上市后研究的目的是改进对药物在普通人群、特殊人群和（或）环境中的获益/风险关系的认识，发现少见不良反应，并为完善给药方案提供临床依据。

#### （二）药物临床试验的分类

**1. 注册分类1和2的新药**

（1）临床试验的病例数应当符合统计学要求和最低病例数要求。

（2）临床试验的最低病例数（试验组）要求：Ⅰ期为20~30例，Ⅱ期为100例，Ⅲ期为300例，Ⅳ期为2000例。

（3）避孕药的Ⅱ期临床试验应当完成至少100对6个月经周期的随机对照试验；Ⅲ期临床试验完成至少1000例12个月经周期的开放试验；Ⅳ期临床试验应当充分考虑该类药品的可变因素，完成足够样本量的研究工作。

**2. 注册分类3和4的仿制药**

（1）口服固体制剂应当进行空腹给药和进食后给药生物等效性试验，一般各为18~24例。

（2）难以进行生物等效性试验的口服固体制剂及其他非口服固体制剂，应当进行临床试验，其病例数至少为100对。

（3）缓释、控释制剂应当进行单次和多次给药的人体药动学的对比研究和必要的治疗学相关的临床试验，临床试验的病例数至少为100对。

（4）注射剂应当进行必要的临床试验。需要进行临床试验的，单一活性成分注射剂，临床试验的病例数至少为100对；多组分注射剂，临床试验的病例数至少为300例（试验药）；脂质体、微球、微乳等注射剂，应根据注册分类1和2的要求进行临床试验。

**3. 注册分类5的进口药**

（1）应当进行人体药动学研究和至少100对随机对照临床试验。

（2）多个适应证的，每个主要适应证的病例数不少于60对。

（3）避孕药应当进行人体药动学研究和至少500例12个月经周期的开放试验。

（4）属于下列两种情况的，可以免予进行人体药代力学研究：①局部用药，且仅发挥局部治疗作用的制剂；②不吸收的口服制剂。

## 二、药物临床试验的设计原则

### （一）设计基本原则

依据《药物临床试验质量管理规范》（Good Clinical Practice，GCP）、《药品注册管理办法》、国家药品监督管理局（National Medical Products Administration，NMPA）相关指导原则和药物临床试验批件要求，以及试验药物的药学、药效学、药动学、毒理学等临床前研究资料，国内外相关文献资料，前期临床试验结果进行设计。根据临床试验分期、试验目的、药物特性，目标疾病的不同，采取不同的试验设计。

### （二）临床试验方案的主要内容

**1. 概要资料**

（1）试验方案的题目，方案编号和日期。方案任何修改应当有修改编号和日期。

（2）申办者与监查员（如与申办者非同一个人）的姓名和地址。

（3）被授权为申办者签署试验方案和方案修改人员的姓名和头衔。

（4）申办方医学专家的姓名、头衔、地址和电话号码。

（5）负责实施试验的研究者的姓名、头衔，以及试验单位的电话号码。

（6）负责试验单位所有医学决定的有资格医生（如与研究者不是同一人）的姓名、头衔、地址及电话号码。

（7）临床实验室和其他医学和（或）技术部门，以及参与试验的机构的名称和地址。

**2. 背景资料**

（1）试验用药品的名称和描述。

（2）非临床研究中有潜在临床意义的发现，临床试验中与试验有关的发现摘要。

（3）对人类（如有）已知的和潜在的风险和利益的摘要。

（4）所用的给药途径、剂量、给药方案和治疗时间的描述和理由。

（5）按照方案、GCP和适用管理要求进行试验的陈述。

（6）试验人群描述。

（7）与试验相关，并提供试验背景资料的文献和数据。

**3. 详细描述试验的目标和目的**

**4. 试验设计的科学完整性和试验数据的可靠性**　主要取决于试验设计。试验设计的描述应当包括以下内容：

（1）试验期间主要终点和次要终点（如有）的详细说明。

（2）实施试验的类型/设计的描述（如双盲，安慰剂对照平行设计）和试验设计、程度及步骤的系统示意图。

（3）减少/避免偏倚所采取的措施的描述，包括：①随机化；②盲法。

（4）试验治疗和试验用药品的剂量、剂量方案的描述，包括试验用药品的剂型、包装、标签的描述。

（5）对象参加试验的预期持续时间；全部试验周期，包括随访的次序和期限的说明。

（6）关于终止个别受试者、部分试验和全部试验的“终止规则”或“终止标准”的描述。

（7）试验用药品，也包括安慰剂和对照药物的可计数性。

（8）保持试验治疗随机化编码和破盲程序。

（9）直接记录在CRF上的所有数据（即不是先前写下的数据或电子记录数据）和被考虑作为源数据的鉴别。

**5. 受试者的选择和退出**

（1）受试者的入选标准。

（2）受试者的排除标准。

（3）受试者的终止标准（即停止试验用药品治疗/试验治疗）和程序说明：

1）什么时候和怎样停止受试者的试验/试验用药品治疗。

2）从退出受试者收集的数据的类型和时间选择。

3）是否和如何替换受试者。

4）退出试验用药品治疗/试验治疗的受试者的随访。

**6. 受试者的治疗**

（1）所给予的治疗，包括所有试验药品的名称、剂量、给药方案、给药途径/方法和疗程，包括受试者在每个试验用药品治疗/试验治疗组/试验追踪阶段的随访期。

（2）在试验前和（或）试验期间允许的（包括急救治疗）和不允许的药物治疗/治疗。

（3）监查受试者依从性的程序。

**7. 有效性评价**

（1）有效性参数的说明。

（2）评价、记录和分析有效性参数的方法和时间选择。

**8. 安全性评价**

（1）安全性参数的说明。

（2）评价、记录和分析安全性参数的方法和时间选择。

（3）记录和报告不良事件与并发疾病的程序，以及发出报告的程序。

（4）经历不良事件后受试者的随访形式和期限。

**9. 统计分析**

（1）描述将采用的统计方法，包括计划进行中期分析的时间选择。

（2）计划招募的对象数目。如为多中心试验，应当说明每个试验点计划招募的对象数。样本大小的选择理由，包括试验的把握度计算和临床方面的理由。

（3）所采用的显著性水平。

（4）终止试验的标准。

（5）处理缺失数据、未用数据和不合逻辑数据的程序。

（6）报告偏离原定统计计划的程序［原定统计计划的任何变更应当在方案中和（或）在最终报告中说明并给出理由］。

（7）列入分析对象的选择（如所有随机化的对象，所有给药的对象，所有合格的对象，可评价的对象）。

**10. 直接访问源数据/文件** 申办者应当确保在方案中或在其他书面协议中说明了研究者/研究机构应当允许试验有关的监查、稽查、IRB/IEC 审评和管理部门视察，直接访问源数据/文件。

**11. 质量控制和质量保证**

**12. 伦理学描述与试验有关的伦理学考虑**

**13. 数据处理和记录保存**

**14. 财务和保险**

**15. 结果发表办法**

**16. 其他补充**

## 第二节 Ⅰ期临床试验设计与研究方法

药物Ⅰ期临床试验是新药临床试验的最初阶段，即初步的临床药理学及人体安全性评价试验（或称早期人体试验）。为了引导创新药物的快速开发、控制新药研发过程中的临床风险，美国食品和药物管理局（FDA）于

2006年1月颁布了“探索性新药研究（Exploratory IND Studies）”指导原则，提出在进行传统的Ⅰ期临床试验之前，开展小规模人体“微剂量”研究的思路，一种名为“探索性新药临床研究”的试验（又称零期临床试验）。这种试验涉及非常有限的暴露人数，没有治疗的目的，试验周期较短，试验内容形式多样化（如药动学或影像学的临床试验，研究药理学作用的临床试验，疗效相关作用机制的临床试验等）。

## 一、零期临床试验

随着创新药物的研发体系的建立和发展，能够快速筛选、降低成本、减少风险、促进更多的有效化合物上市的“探索性新药研究方法”愈来愈受到大家的重视。创新药物是指具有自主知识产权专利的药物，从实验室发现新的分子或化合物开始，需经过动物实验了解其安全性以及毒性反应、在动物体内的代谢过程、作用部位和效果，再通过首次人体试验和各期临床试验，证实安全有效及质量可控之后才可以获得药物监管部门的批准，通常经历10～15年的时间，耗资可达数十亿美元。近年来，为适应市场需要，国内外医药公司和科研工作者致力于开发以抗肿瘤药物、大分子药物为主导的创新药物，但据文献报道大约只有10%创新药物能最后进入市场，而在研究越早期阶段停止问题药物的研发，越能最大程度地降低损失。如何早期从一组候选化合物中确定最有价值的先导化合物进行后续的研发？如何提高临床前试验结果的预测价值？这些在动物体内安全的药物在人体内一定安全吗？它们在人体的组织分布特点如何？是否能在人体内有效地与靶点结合？按照传统模式，回答上述问题需要至少完成传统的Ⅰ期所有试验，甚至需要Ⅱ期和Ⅲ期的确认，不仅需要大量受试者暴露于试验药物之中，还需要花费大量时间和金钱，而临床试验过程中一旦药物出现安全性问题，后果更是不堪设想。

### （一）零期临床试验的概念

传统的临床研究常由动物数据推测药物在人体进行临床试验的起始剂量，但人和动物间代谢酶种类及数量、代谢途径等均不同，药物在动物体内的吸收、分布、代谢及排泄与人体有很大差异，因此，这种简单的推断往往使临床试验，尤其对于创新药物的临床试验风险增加。

零期临床试验是指活性化合物在完成临床前试验后未正式进入临床试验之前，研发者使用微剂量在少量健康志愿者或者患者（通常为6～15人）进行的药物试验，收集必要的有关药物安全及药动学的试验数据，以评估研发药物是否具有进一步开发为新药或生物制剂的可能性，是从临床前试验过渡到Ⅰ期临床试验的中间环节。

进行零期临床试验的目的在于通过对化合物或剂型进行研究，获得包含蛋白结合率、酶抑制率等的人体药动学数据和包含与靶点的结合情况相关的药效学数据，以及采用各种影像学研究手段获得的人体组织分布情况，以便早期从一组候选化合物中确定最有研发价值的先导化合物进行Ⅰ期临床试验及后续的研发。另外，尽早了解先导化合物在人体的代谢特征，对于非临床安全性研究的动物选择、提高动物试验结果的预测价值也非常有意义。

零期临床试验是一种受试者少、周期短、给药剂量低微的不以治疗为目的的临床试验新模式。通过零期临床试验，新药研发者可以实现以下目标：①初步验证非临床研究中发现的药物作用机制是否在人体上同样适用；②提供重要的药动学（pharmacokinetics，PK）信息；③从与人体特定治疗靶标相互作用的许多先导化合物中确定最有希望的候选药物；④探索药物在人体内的生物分布特征；⑤初步了解药物在人体的安全性情况。简言之，零期临床试验最根本的目的就是在药物研发的最早期临床阶段，有效地筛选出可继续研发、有前景的候选药物，为药物研发节约大量的资金投入，并大大缩短研发时间，明显提高新药研发的效率。

零期试验通常有三种应用类型：①用于评价分子靶向抗肿瘤药对人体肿瘤或替代组织的药效学作用，验证非临床试验模型中发现的作用机制；②用于比较研究两种以上相同作用靶点的结构类似物的异同选择；③用于研发新型显影探针等技术，用于评价药物在人体组织内的分布、结合及靶向作用等。在涉及药动学的零期临床试验中，通常采用微剂量（microdose）设计。微剂量是指剂量低于产生药理学效应（动物试验）剂量的百分之一，且最大剂量不超过100μg（蛋白类受试物最大剂量不超30nmol）。

### （二）零期临床试验的研究方法

零期临床试验的研究方法主要包括：微剂量研究（micro-dose studies）和药理学相关剂量研究（pharmacologically relevant dose）。

微剂量研究在人体进行的探索性药物研究，是使用低于1/100动物实验数据的剂量值计算人体产生药理效果的剂量，目的是了解受试药品在人体药动学特点、评价其在人体的生物学分布及靶向效果、测定其剂量范围和给药次数及顺序、明确两种以上药物衍生物状态下的药代和药效，同时对开发新型的显影探针或显影技术有很大帮助。美国FDA和欧洲EMEA对微剂量的定义是：低于通过临床前毒理学研究获得的动物安全性数据而推导出的拟用于人体可能产生临床药理学效应剂量的1/100，且最大剂量不超过100μg的剂量，对于蛋白类产品，剂量需≤30nmol。

药理学相关剂量研究在动物体内进行的探索性药物研究，属临床前研究的范畴，其目的在于评价受试药品的药理作用，进行试验前应有临床前安全数据（敏感物种2周毒理学实验结果）。药理学相关剂量研究通常连续用药不超过7天，起始剂量为敏感物种1/50的NOAEL（未观察到的副作用剂量）（$mg/m^2$），最大剂量为1/4或1/2的NOAEL或出现靶指标的变化或副作用。药理学相关剂量研究不仅对了解受试药品在人体的作用机制有极大的帮助，还能够在I期试验之前提供人体内药代-药效相关数据，为确定采用单制剂或混合制剂、评价作用于同一靶向的两种以上药物及衍生物的人体内药效提供参考，对进一步研发选择有希望的先导化合物提供科学依据。

### （三）零期临床试验与传统I期临床试验的区别

由于试验目的不同，零期临床试验与传统的I期临床试验在受试者人数、受试时间、受试药物剂量、受益评估等方面存在很大区别。

零期临床试验涉及伦理道德方面的问题主要在于：①不以考察受试物的疗效为目的，受试者一般难以从试验中获得治疗利益；②常会给受试者带来一定的危害；③开展时，所获毒理学研究基础较少等。因此，必须考虑有限的毒理学数据无法最大限度地保障受试者的安全。必要时，要考虑给予受试者一定的经济补偿等权益。开展零期临床试验的基本目的是提高新药开发的效率。由此可见，零期临床试验实际上可归类为创新性药物筛选的最早期探索性临床试验。

### （四）零期临床试验的检测方法

由于零期临床试验是微剂量试验，因此需要有超灵敏和精确的检测手段来实现对药物及其代谢产物浓度的测定、药物与特定受体或酶的结合情况，以确定药物PK/PD的特征、提供药物与其靶点作用的信息、评定药物的作用机制、通过对药物生物分布的研究提供药物初步的安全性和有效性的信息等，目前应用的主要分析方法有：

**1. 定量分析方法** 主要包括加速器质谱仪测定法（acceleratormadd spectrometry，AMS）、高效液相色谱串联质谱仪测定法（liquidchromatography-mass spectrometry/mass spectrometry，LC/MS/MS）和电感耦合等离子体光学发射光谱仪测定法（inductively coupled plasma-optic emission spectrometer，ICP-OES）。

**2. 半定量分析方法** 主要包括正电子发射计算机断层显像仪（positron emission tomography，PET-CT）、免疫测定法（immunoassays）和分子印迹（molecular imprintingpolymer，IMP）。

### （五）适合零期临床试验的药物种类

目前国际公认零期试验主要用于恶性肿瘤新药的研发。通常，具有以下特点的化合物，尤其是毒性较大的抗肿瘤创新药物，可考虑进行此种探索性新药研究。

1. 具有可信的靶向（靶指标的变化可产生预期的效果）。
2. 治疗窗较宽。
3. 预期在低剂量、短暴露时间调整药效（用药时间≤7天）。
4. 相对小样本的情况下（6~15个）可评价药效的靶向效果。

### （六）零期临床试验的优势与不足

零期临床研究尚处于起步阶段，其出发点在于节约成本，提高新药开发效率，为促进创新药物的开发提供机遇。零期临床研究的优势在于：试验前进行不需要扩大的毒理学研究，且给药剂量很低，可以得到监管部门的快速批准，因此可明显地缩短开发时间周期，将非临床研究所需时间缩短至3~6个月；受试者数量少，给药时间短、费用低；可能带来的临床试验风险较传统的Ⅰ期试验小；可更早获得候选化合物对靶点的活性，利于更早地进行研发决策；提供早期准确的人体PK数据，预测准确试验剂量、精确估计临床研究用样品、精确估计临床试验中的剂量递增；对于有毒副作用的问题新药能及时发现、及早终止。因此，零期临床研究对创新药物，特别是对创新抗肿瘤药物的研发有很大的帮助。

作为新药探索性研究，零期临床试验尚存在以下问题需要进一步探讨：国内目前无零期临床试验指导原则，尽管有少数新药产品获批进行临床试验前在少量受试者进行小规模的试验，但属于小规模Ⅰ期临床试验，目的是研究安全性和最大耐受剂量，与零期临床试验存在本质的不同；缺乏合理的研究设计和专业的研究人员；缺乏具备高灵敏度和精确性的研究设备和相关经验的研究人员；缺乏对试验方法和结果分析确认的可信度，如研究用药剂量远远低于治疗剂量，研究是否能准确地预测治疗剂量下的药动学参数，即微剂量和治疗剂量范围内的药物代谢是否能保持线性关系？试验受试者人数很少，沿用传统临床试验评价方法，其评价结果是否能准确判断候选品的优劣，判断误差有多大，组内组间变异性有多大？通过试验获得反应药物与靶点相互作用的影像学数据结论是否充分？

零期试验作为探索性研究，具有一定的优势，也存在一定的局限。目前以欧洲和美国为代表的国际市场对探索性研究持提倡态度。依据我国国情建立相关指导原则，完善和发展快速筛选、降低成本、减少风险的创新药物研发体系，促进更多的有效化合物上市，对真正促进我国创新药物研发具有重要意义。

## 二、Ⅰ期临床试验方案设计要点与方法

### （一）试验目的

研究人体对新药的耐受程度，观察新药的不良反应情况，确定药物的安全剂量范围及其药动学特征，为Ⅱ、Ⅲ期临床试验安全有效用药方案的制订提供科学依据。

### （二）试验背景

1. 临床试验的理论依据，包括NMPA批文、法规文件、相关指导原则等。

2. 试验药物研制概况及试验药物的药学背景，包括药物的成分、结构或组方、制备工艺等。

3. 临床前研究包括临床前研究的适应证，药理（包括药效学、药动学）和毒理实验的结果。依据药效实验结果，推算临床使用剂量；依据急性毒性、长期毒理实验结果设计不良反应观察指标。

4. 同类药物或者相近药物的研究情况，国内外试验药物疾病治疗的临床研究进展（诊断标准、观察指标）。

Ⅰ期临床试验是在动物药理毒理试验基本成功的基础上，首次应用在人体上，用来初步评价新药的人体耐受性和药动学试验。Ⅰ期临床试验主要目的是观察随人体给药剂量增加而出现副作用的情况，新药在人体药动学性质以及收集有效性的早期证据。通过Ⅰ期临床试验，观察人体对新药的耐受程度、药动学和药效学，探索药物最大耐受剂量（maximal tolerable dose，MTD）、剂量限制性毒性（dose-limiting toxicity，DLT），为制定Ⅱ、Ⅲ期临床试验设计和给药方案提供依据。

### （三）人体耐受性试验

**1. 受试对象**　选择年龄18～40岁的健康志愿者（必要时也可选择少量轻症患者）为受试对象；通常男女各半，试验人员应注意性别与药物耐受性有无明显差异。试验前经体检验证符合要求者方可参加试验。某些药物因毒副作用太大或药效在患者的反应与健康者差异较大（如抗癌药、抗心律失常药及降血压药等），可直接在患者身上进行试验。

**2. 剂量设计及试验分组**　是Ⅰ期临床试验成败的关键，必须由负责临床观察的医师与有经验的临床药理研究人员通过认真分析该药的非临床药理、毒理的研究结果，及了解已知的同类药物（或结构接近）临床用药方案的基础上，共同研究制定。给药剂量的确定应由多部门、多专业背景的资深专家共同探讨。每一个新化合物临床试验的风险都会因其创新程度、化学结构、作用机制、给药途径、与生物靶点的结合强度，以及非临床研究所用的动物种属等因素而不同。

因此，必须根据药物的特点具体情况具体分析。申请人和研究者应综合分析所有的非临床研究数据，充分分析其临床风险，设计出科学安全的剂量。

（1）初始剂量的确定　初始剂量通常也称新化合物在健康成年志愿者中开展首次临床试验的最大推荐起始剂量（maximum recommended starting dose，MRSD）。以毒理试验剂量为基础估算 MRSD；以生物暴露量为基础估算 MRSD；以最低预期生物效应剂量（minimal anticipated biological effect level，MABEL）推算 MRSD。

（2）最大剂量的确定　一般有下列几种方法：采用临床应用的同类药（或结构接近的药物）单次最大剂量；采用非临床动物长期毒性试验中引起症状或脏器可逆性损害剂量的 1/10；采用非临床动物急性毒性试验的最大耐受剂量的 1/5～1/2。

（3）试验分组及剂量递增　把受试对象分为若干组，从初始剂量开始，组间剂量距离视药物毒性大小和试验者的经验而定，一般早期剂量递增较快，剂距较大，逐步剂距缩小，总的来说药物毒性较小，剂距可稍大，而毒性较大的药物剂距应缩小，以避免出现严重不良反应。在初始剂量至最大剂量间一般设 3～5 个剂量组为宜。试验时，剂量由小到大，逐组进行；在确定前一剂量组安全耐受前提下，开始下一剂量组；每人只能接受一个剂量，不得在同一受试者中进行剂量递增的连续耐受性试验。各组受试人数，在低剂量时，每组可仅试验 2～3 例，接近治疗量时，每组 6～8 例。一般的耐受性试验中止的判断标准是出现半数以上轻度不良反应或出现 1 例中/重度不良反应（抗肿瘤药除外），最大耐受量的判断标准为未出现不良反应的最大剂量。当试验达到最大剂量仍无不良反应时，试验即可结束。当剂量递增到出现半数以上轻度不良反应或出现 1 例中/重度不良反应（抗肿瘤药除外）时，虽未达最大剂量，亦应终止试验。

（4）多次给药的人体耐受性试验的设计　当药品在临床上预期将连续多次应用时，一般需进行多次给药的人体耐受性试验。多次给药的人体耐受性试验可根据药品的特点在Ⅰ期临床试验时进行，也可结合Ⅱ期临床试验进行，其剂量应根据单次给药的人体耐受性试验结果来确定。通常根据单次给药耐受性试验结果及预期临床常用剂量，预做 2 个剂量组，观察时间一般为 5～10 天，观察指标（包括指标采集时间、次数）参考单次给药结果调整。如果试验中达到中止标准，应再调低剂量进行另一组试验；如果试验结束未发生明显不良反应，应再调高剂量进行另一组试验。根据结果确定多次给药的最大耐受剂量。

**3. 给药途径**　按照试验药物临床批件的给药途径确定。与后续临床试验及批准上市药物给药途径一致。

**4. 观察指标**　应根据具体药物的药理作用特点，进行全面的临床（症状、体征）及实验室观察，包括神经、心血管、呼吸、消化、肝肾功能及血液系统等，并认真填写好各项记录表格。此外，尚需根据非临床动物毒性研究资料，以及同类药物或结构接近药物的临床毒副反应情况，对某些方面的毒副反应进行重点的观察。

**5. 耐受性试验评价中的问题**

（1）安慰剂的设置　Ⅰ类新药的人体耐受性试验中，受试者常可受“知情同意书”等的暗示，产生一些头晕、胃肠道不适等主观症状；为了排除这些偏因的干扰，在各组受试者中可少数人使用安慰剂（设盲，单盲或双盲），这样就能帮助分析判断受试者的主诉症状是否由受试药品所引起。

（2）统计学分析应与临床实际相结合　人体耐受性试验中，观察到的症状、体征和实验室检查数据常可受试验环境、试验时间等而产生波动，试验前后的数据在统计学分析时可呈现“统计学意义”，此时，应进行分析：①检测数据的变动和差异是否仍在正常参考值范围内；②进行组间比较，注意有无剂量依赖关系，如果检测数据仍在正常参考值范围内，亦未见该变异有剂量依赖关系，则可以认为这些变化可能无临床意义。

（3）要重视个例的检测数值　异常人体耐受性试验中，选用的剂量是预测的治疗量或治疗量以下，因此，群体产生同样的有实验指标改变的不良反应机会比较少，而个例的异常更有价值。所以试验中发现异常数值时，应立即将样本进行重复实验，以判断该结果的可靠性，并且对剂量的相关性进行分析。在充分的分析后，确定该检测结果的变化是否属该药的不良反应。

### （四）人体药动学研究

**1. 单次给药的药动学研究设计要点**

（1）受试对象　选用的受试者一般男女各半，避免因性别不同而影响数据的可比性（如药物消除明显有性别差异者，可以不同性别组作比较)；年龄 18～45 岁：按体重指数（BMI）= 体重（kg)/身高$^2$（$m^2$）计算，一般在19～24 范围内。正常受试者应无心血管、肝、肾、消化道、精神神经和药物过敏等疾病和病史。抗肿瘤药则在肝、肾功能仍属正常的肿瘤患者身上进行试验。一般要求每个剂量组例数为 8～12 例。按照 GCP 原则制订试验方案并经伦理委员会讨论批准，受试者必须自愿参加试验，并签署书面知情同意书。

试验操作步骤：受试者在试验前 1 日进入Ⅰ期临床试验监护室（病房)，晚上进统一清淡饮食，然后禁食（10 小时以上）不禁水。次日早上空腹（注射用药一般不需空腹）口服药物，用 200～250ml 温水服用（如需收集尿样，则在用药前应排空膀胱)。服药后 2 小时方能饮水，2～4 小时后进统一清淡饮食或清淡午餐。并按试验方案在用药前、后不同时间采集血样和（或）尿样，如不当日进行分析测定，样品均应贮存在 －20℃冰箱中待测。试验期间受试者均应在监护室（病房）内（特别是试验第 1 天)，应避免长时间卧床、剧烈运动，禁饮茶、咖啡及其他含咖啡饮料和禁止吸烟。

（2）给药途径与剂量　给药途径应与后续临床试验及批准上市一致。试验采用单剂量给药法，剂量设在耐受性试验证明无明显不良反应及拟推荐临床应用的剂量范围内，一般选用低、中、高三种剂量。剂量的确定主要根据Ⅰ期临床耐受性试验的结果，并参考动物药效学、药动学及毒理学试验的结果，以及经讨论后确定的拟在Ⅱ期临床试验时采用的治疗剂量推算。高剂量组剂量必须接近或等于人最大耐受的剂量。如该药体内转运过程具有零级动力学特征时，应通过不同剂量组试验，获得出现非线性动力学的剂量水平。根据研究结果对药物的药动学特性作出判断，如呈线性或非线性药动学特征等，为临床合理用药及药物监测提供有价值的信息。

（3）样本采集时间点的设计　不同来源的样本在采集时有不同的要求。取样点的设计对保证试验结果的可靠性及药动学参数计算的合理性均有十分重要的意义。

1）血样：一个完整的血药浓度-时间曲线，应包括药物各时相的采样点，即采样点应包括给药前采空白血样品，给药后的吸收相、峰浓度附近和消除相。血管内给药-静脉给药（包括静脉推注及静脉滴注)，一般在注射完毕（Co）及注射后不同时间点内采血，其中 Co 是必需的，因为静脉给药时的最高浓度对给药方案的拟订有较大的参考价值，其他各取血点可视该药的体内分布、消除速度而定（参考动物药动学数据及同类药的 $t_{1/2}$)，一般保证各时相有 3～4 个时间点。

非血管内给药一般在吸收相至少需要 2～3 个采样点，峰浓度附近至少需要 3 个采样点，消除相至少需要 3～5 个采样点。一般不少于 11～12 个采样点。应有 3～5 个消除半衰期的时间，或采样持续到血药浓度为 $C_{max}$ 的 1/20～1/10。

2）尿样：如果同时收集尿样时，则应收集给药前尿样（排空膀胱）及给药后不同时间段的尿样。取样点的确定可参考动物药动学试验中药物排泄过程的特点，应包括开始排泄时间、排泄高峰及排泄基本结束的全过程。给药前排空膀胱（0 时)，然后每 2～4 小时分段收集尿液，测定尿药浓度，一般收集时间为 24～48 小时，有需要时应再延长。

3）预试验：为保证最佳的采样点，建议在正式试验前进行预试验工作，然后根据预试验的结果，审核并修正原设计的采样点。

（4）药动学参数的计算　经过人体药动学研究，选择科学合理的数据处理及统计方法。如用计算机处理数据，应注明所用程序的名称、版本和来源，并对其可靠性进行确认。根据试验中测得的各受试者的血药浓度-时间数据绘制各受试者的药-时曲线及平均药-时曲线，并通过数学模型拟合，进行药动学参数的估算，求得药物的主要药动学参数，以全面反映药物在人体内吸收、分布和消除的特点，国内常以房室模型和统计距法获得有关参数。

主要药动学参数有：$T_{max}$（实测值)、$C_{max}$（实测值)、$AUC_{0-t}$、$AUC_{0\to\infty}$、$V_d$、$K_e$、$t_{1/2}$、$MRT$、$CL$ 或 $CL/F$。可从尿药浓度估算药物经肾排泄的速率和总量。

（5）药动学研究结果的分析与评价　通过人体药动学研究结果的分析，应对受试药品的体内过程（基本特征，是否具有非线性动力学特征、性别差异等）作出评价。主要参数（*AUC*）的个体差异较大者（*RSD* > 50%)，提示必要时需作剂量调整或进行血药浓度监测；*AUC* 集中于高低两极者提示可能有快代谢型、慢代谢型的遗传性代谢差异。应对药动学参数进行分析，说明其临床意义，并对Ⅱ期临床试验方案提出建议。

1）新药在人体内转运过程的特征通过3个或3个以上剂量的人体药动学研究，明确该药的体内转运是属一级速率或零级速率过程，即线性动力学或非线性动力学特征。

a：线性动力学 $C_{max}$（或 $C_0$）及 $AUC$ 值随剂量的增加按比例地增加，而 $t_{1/2}$ 不改变。呈线性动力学特征的药物，临床上增加用药剂量时可预测可能达到的 $C_{max}$，能控制剂量处于安全浓度范围。

b：非线性动力学在某剂量下，呈线性动力学特征，但超过某剂量时，其 $C_{max}$ 或 $C_0$ 及 $AUC$ 呈超比例增加，而 $t_{1/2}$ 延长。具有非线性动力学特征的药物，递增用药剂量宜小，且常在血药浓度监测下调整剂量，才能达到安全用药的目的。

2）阐明新药的吸收、分布与消除的基本情况

吸收：非血管内给药时，$C_{max}$、$T_{max}$ 及 $AUC$ 可反映药物的吸收速率和吸收程度，如果以静脉注射剂作参比，可获得该新药的绝对生物利用度。

分布：通过试验获得的 $V_d$ 值，可提示该新药的分布广泛程度，如仅限于血液循环内（$V_d \leqslant 5L$）、分布于全身体液（$V_d$：18～36L）、药物在深部组织储存（$V_d > 36L$，如地高辛 $V_d$ 可达600L）。

消除：$CL$ 及 $t_{1/2}$ 均可反映药物在体内的消除。$CL$ 值大或 $t_{1/2}$ 短均表明药物消除快，反之即消除缓慢；从24小时或48小时尿中原形药和代谢物的排出量，可初步阐明药物在体内的主要消除方式和速度，但详细地阐明新药的体内代谢消除过程，则有待深入研究。

**2. 多次给药的药动学研究设计要点** 临床大多数药物都是多次给药，故必须对药物多次给药后的药动力学规律进行研究。

（1）受试对象　选择同单剂量。

（2）给药剂量和次数　进行多次给药试验时，一般根据Ⅰ期临床试验的耐受性试验，单次给药的药动学试验的结果和准备在Ⅰ期临床试验中拟应用的治疗剂量来确定多次给药试验的剂量，并确定每日服药次数，给药天数和总剂量。

（3）试验的操作步骤　试验期间内受试者均应在Ⅰ期临床病房监护下进行给药，采集生物样本，提供统一清淡饮食。每次给药时间要定时，并避免进食的干扰和影响。

（4）样本采集时间点的设计　主要根据单次给药药动学中求得的消除半衰期，估算试验药物可能达到稳态浓度的时间，一般为5～7个半衰期。在达稳态浓度之后应连续测定至少3日的谷浓度，以确定是否已达稳态浓度，为此，采样点宜安排在不同天的早上空腹给药前采样，以排除饮食、时辰、活动等因素的干扰。当确定体内血药浓度已达稳态浓度后，则在最后1次给药后，采集包括吸收相、分布相和消除相的系列样本（与该药单次给药的药动学试验采样点），以得到稳态血药浓度-时间曲线。

（5）药动学参数的计算　根据试验中测得的谷浓度及稳态血药浓度-时间曲线数据，求得多次给药的药动学参数，包括 $T_{max}$、$C_{max}$、$CL$、平均稳态血药浓度（$C_{av}$）、稳态血药浓度-时间曲线下面积（$AUC_s$）及波动系数（$DF$）等系列药动学参数。

（6）药动学研究结果的分析与评价　新药通过多次给药的药动学研究结果的分析，观察和了解新药多次给药后稳态浓度（$C_{ss}$）的速率和程度，药物谷、峰浓度，谷、峰浓度的波动系数，药物的吸收、分布和消除规律是否发生改变，特别是是否存在药物在体内的蓄积作用。

## 第三节　Ⅱ～Ⅳ期临床试验设计与研究方法

### 一、Ⅱ～Ⅳ期临床试验方案设计特点

#### （一）新药Ⅱa期与Ⅱb期临床试验

基于新药Ⅰ期临床试验尚不能明确究竟采用何种剂量进行新药Ⅱ期临床试验时，需要选用若干个剂量（一

般依据新药Ⅰ期临床试验的结果，在其确定的较合适的剂量上、下各设一个剂量点，即低、中、高三个剂量）开展新药Ⅱ期临床试验。这种用于探索药物剂量的新药Ⅱ期临床试验被称为新药Ⅱa期临床试验。

若基于新药Ⅰ期临床试验的结果，已经明确此新药较合适的使用剂量，增大样本含量后进行临床试验是为了评估药物的有效性和安全性，此时的临床试验被称为新药Ⅱb期临床试验。一般情况下，若不特别说明，新药Ⅱ期临床试验指的就是新药Ⅱb期临床试验。

### （二）新药Ⅱ期临床试验

Ⅱ期临床试验属于有效性初步评价的临床试验，其目的是初步评价药物对目标适应证患者的有效性和安全性，也包括为Ⅲ期临床试验研究设计和给药剂量方案的确定提供依据。此阶段的研究设计可以根据具体的研究目的采用多种形式，如包括多中心随机双盲阳性药对照临床试验。根据Ⅰ期临床试验的结果，应为Ⅱ期临床试验方案（给药方案、观察指标、不良反应事项等）提出合理建议。由于Ⅱ期临床试验方案需多方面综合分析，因此，Ⅰ期临床试验结束后，须由专科有经验的研究医师，以试验数据结合该类药品临床应用的经验，设计较合理的Ⅱ期临床试验的给药方案。

### （三）新药Ⅲ期临床试验

Ⅲ期临床试验设计特点与“新药Ⅱ期临床试验设计特点”基本相同。所不同的是：样本量扩大。一般来说，若新药Ⅱ期临床试验中的样本量平均为240例，则新药Ⅲ期临床试验的样本含量大约是480例。另外，基于新药Ⅱ期临床试验的结果和取得的经验，还应适当调整受试对象的纳入标准和排除标准；记录更为贴切的非试验因素的取值；适当扩大特殊受试人群和选择更合适的评价指标。从而验证药物的有效性和安全性，并为药品标识、药品说明书和医生处方提供初步证据。

### （四）新药Ⅳ期临床试验

Ⅳ期临床试验属于新药上市后再评价的一种形式，它本身并非是一个真正意义上的“临床试验”，而属于“临床观察、总结、分析与评价”。其目的是考察在非严格监督的广泛使用（样本量在2000例及以上）条件下药物的疗效和不良反应，评价此药物在普通或特殊人群中使用的利益和风险关系，以及改进用药剂量等多项内容。

由新药Ⅱ期和Ⅲ期临床试验的受试对象纳入标准和排除标准可知，对受试对象的要求条件是比较严格的，就年龄范围来看，一般不包括幼儿和儿童，也未包括70岁以上的老人；就人群来看，一般不包括孕妇和其他特殊人群。但在药物上市后，其药物使用说明书上规定的人群常常会比新药Ⅱ和Ⅲ期临床试验中规定的人群更宽泛。这说明新药Ⅳ期临床试验/观察是通过扩大受试人群，对前期临床试验中未研究过的人群（如儿童和老年人）开展研究/观察，从而对上市前临床试验所得结果和结论的偏差进行校正，尤其是探讨和发现此药物的远期疗效和罕见不良反应，弥补先前临床试验资料和信息的不足，为临床合理用药提供依据。

新药Ⅳ期临床试验/观察设计特点：新药上市后，一般来说，由临床医生判断患者是否使用此药物；但也不能排除患者及其家属的心理需求和所掌握的知识和信息对其影响。因此，新药Ⅳ期临床试验/观察的手段是临床观察，而不是临床试验。也就是说，研究者无法采取“随机、对照、双盲”等技术手段来实施真正意义上的临床试验，只能被动地观察服用此药物的患者所产生的效应。

## 二、Ⅱ~Ⅳ期临床试验设计要点与方法

### （一）试验背景

1. 临床试验的理论及政策依据，包括NMPA批件、法规文件、相关指导原则等。

2. 试验药物研制概况及试验药物的药学背景，包括药物的成分、结构或组方、制备工艺、中药各组分及生药含量等。

3. 临床前研究包括临床前研究的适应证，药理（包括药效学、药动学）和毒理实验的结果。依据药效实验结果，推算临床使用剂量；依据急性毒性、长期毒理实验结果设计不良反应观察指标。

4. 同类药物或者相近药物的研究情况，国内外试验药物治疗疾病的临床研究进展（诊断标准、观察指标），该药物有关的前期临床试验结果，特别是适应证、效应指标和可能出现的副作用等。

5. 关于试验可能的风险及获益分析等。

### （二）试验目的

试验目的明确，其决定试验类型、受试者选择、给药方法、合并用药、分析指标等内容的确定，也决定数据收集和管理、统计分析方法的确定。试验目的应根据药物的特点、临床定位、疾病自身特征、临床试验阶段等进行设定。

1. Ⅱ期临床试验是探索性试验，是对试验药物的目标适应证、剂量效应、治疗方案等进行探索，初步评价药物的有效性和安全性，为Ⅲ期临床试验研究设计和给药方案的确定提供依据。

2. Ⅲ期临床试验是确证性试验，根据Ⅱ期临床试验的结果，进一步验证药物对目标适应证的治疗效果和安全性，为药物注册申请提供充分依据。

3. Ⅳ期临床试验是新药上市后应用研究阶段。其目的是考察在广泛使用条件下的药物疗效和不良反应，评价在普通或者特殊人群中使用的利益与风险关系及给药剂量调整等。

撰写方案时应避免笼统地表述为评价药物的有效性和安全性，应具体说明试验的受试因素（药物）、受试对象（目标人群）、研究效应（指标），以及设计方法，是探索性还是确证性临床试验。应明确试验需要回答的主要问题，一般一个试验确定一个主要目的，根据需要可以确定次要目的。不同的试验目的，试验设计完全不同，包括纳入、排除人群，用药方案，对照药的选择、疗程、剂量、观察时点、疗效评价标准等方面均不相同。

### （三）试验设计要求

试验设计应遵循随机、对照、重复原则，需明确设计类型（平行组设计、交叉设计、析因设计、成组序贯设计等），随机化分组方法（完全随机化分组、分层随机化分组、配对随机化分组等），盲法的形式（单盲、双盲等），多中心还是单中心设计。

**1. 设计类型**

平行组设计：为临床试验常用的设计方法，将受试者随机地分配到试验各组，如安慰剂对照组与试验组、阳性药对照组与试验组、三臂试验（安慰剂组、阳性药组、试验药组）或平行剂量反应研究（零剂量组、低剂量组、中剂量组、高剂量组）等。

交叉设计：为一种特殊的自身对照设计，将每个受试者随机分配到两个或多个不同试验阶段分别接受指定的处理（试验药或对照药）。每个试验阶段需有足够的洗脱期，以消除上一治疗阶段的延滞效应对后一阶段试验的影响，并保证每个阶段的基线具有可比性。这种设计可节省受试者例数，适用于控制病情的药物，但由于周期较长易引起脱落且需交叉重复给药，一般不适用于自限性疾病、进行性疾病或有望治愈的疾病。

析因设计：为一种多因素的交叉分组设计，既可分析因素的单独效应，又可分析其交互效应，临床试验中，评价联合用药效应时，通过试验用药物及剂量的不同组合，对两个或多个试验用药物同时进行评价，不仅可检验每个试验用药物各剂量间的差异，而且可以检验各试验用药物间是否存在交互作用，或探索两种药物不同剂量的最佳组合，分析药物间的协同或拮抗作用。采用此设计时注意处理因素不超过4个，且各因素包括的水平数也不宜过多，否则，所需样本数量太多。

成组序贯设计：将整个试验分成若干个连贯的分析段，每个分析段受试者数相等，且试验组与对照组的受试者数比例与总样本中的比例相同，每完成一个分析段，即对主要变量（包括有效性和安全性）进行分析，一旦可以做出结论（差异有统计学意义或为无效结论）即停止试验，否则继续进行。临床试验中一般不推荐采用本法，仅用于试验药与对照药疗效相差较大、病例稀少且疗程较长或试验药物预期不良反应发生率较高的情况。

加载设计：在现有标准治疗的基础上，给予试验药物或安慰剂的设计方法。这种设计一般基于伦理学原则，不宜中断受试者已接受的标准治疗，当仅采用安慰剂对照难以实施或试验药必须采用联合用药情况下可采用本设计方法，设计时应注意基础或标准治疗的标准化和一致性，加载设计取得的是联合用药的效果，评价时要恰如其分。其缺陷是由于标准治疗的“天花板”效应可能导致疗效不易显现，或干预因素较多不易分析发生不良反应的因果关系。

**2. 假设检验**　一般设计为优效性检验，或非劣效性检验，或等效性检验，假设检验的选择须考虑试验目的、对照药的选择，因其决定样本含量估计、无效假设和备选假设确定、统计学分析和结论推断等。重要的是非劣效性等效性界值的确定，应在方案中明确由临床研究者和统计人员共同商定，一旦确定不得随意更改。

**3. 病例数**　所需要的样本含量的依据有两个方面：其一，我国有关的政策法规和指导原则；其二，根据拟采用的设计类型、比较类型和主要评价指标的情况，并依据相应的计算公式或统计软件计算出来。具体操作时可参照如下方法：在计算的样本含量 $n_1$ 和国家规定的参考数量 $n_2$ 之间，取其较大者。另外，还应将预期的脱落率考虑在内。假定 $m = \max(n_1, n_2)$，且脱落率为 20%，则最终的样本含量为：$n = m/(1-0.2) = m/0.8$。

各期临床试验的病例数首先要满足法规的最低要求，同时还要符合统计学要求，具体设计时要根据临床试验目的、设计类型、主要指标（定量或定性指标）、临床认为有意义的差值 $\delta$、主要指标的数量、试验组与对照组的样本分配比例、统计方法（检验统计量、检验假设、Ⅱ型错误概率等），同时应考虑脱落率，还要根据安全性评价对暴露量的要求，对样本含量做出估计，确定总的例数、试验组和对照组例数及每一试验中心分配例数。Ⅲ期临床试验通常基于Ⅱ期临床试验有效性结果进行样本量的估算。

**4. 随机原则**　随机化用来消除设计中存在的一切未知的系统偏差，也为存在于分析中的假设提供基础。随机可以使参加临床试验的每一个受试者都有相同机会进入试验组或对照组，以减少偏因干扰，避免分配误差，保证组间均衡。

随机需符合下列原则：研究者和受试者事先不能知道受试者进入哪一组别，且不能从已经纳入的组别推测下一个受试者将可能进入哪一组，常与盲法一起实施。随机方案需要有重现性，盲法试验要保留盲法操作过程的文件记录，并在总结报告中说明。

临床试验常用的随机方法主要为区组随机、分层随机、分层区组随机、动态随机等。分层随机根据试验目的和影响试验结果的因素确定，如试验中心、疾病亚型、年龄、病情等，多中心临床试验常采用中心分层，各中心内进行区组随机化，分层有助于层内均衡性，区组随机有助于试验中各组的均衡。动态随机化，能有效地保证各试验组间例数和非处理因素接近一致，每例受试者分配到各组的概率不变。通常有两种形式，一是固定药物编码，经过编码后的药品若已达到处理的随机分配要求，不得随意变动，否则会破坏随机化效果，这种方法便于管理，可溯源性好且简单易行，但易造成药物浪费；二是动态药物编盲，由于临床试验过程中不可预测的因素影响，如受试者纳入进度缓慢、受试者中途退出等情况，对一些疗程长且访视间隔时间较长的试验，可以采用动态药物编盲以节约成本。

**5. 对照设立**　对照组的主要目的是证明受试者治疗前后的变化（如体征、症状、检测指标的改变及死亡、复发、不良反应等）是由于试验药物作用，而不是其他因素（如病情的自然发展过程或者受试者机体内环境的变化）引起的。对照的设置常采用安慰剂或阴性药物对照，剂量研究中则采用剂量-效应对照，也可交叉对照。

阳性对照：遵循公认有效、安全、同类可比原则，其有效性应经过随机、盲法、对照试验证明优于安慰剂，方案中应说明对照药物的选择理由，包括对照药的剂型、给药途径，与试验药在结构、药理作用、作用机制是否相同或相近，说明书中的用法用量等。

安慰剂对照：采用优效性检验，能够评价试验药物的绝对效应，使用安慰剂对照应符合伦理考量。选择的基本原则是目前暂无标准治疗，或标准治疗缺乏疗效，或目标适应证有安慰剂效应，或疾病程度较轻，或目前的治疗措施对发病率、死亡率或生存率不产生影响，且短期安慰剂不改变疾病的长期预后等。

剂量对照：目的是建立剂量-效应、剂量-不良反应之间的关系，探索最佳有效剂量，可伴或不伴安慰剂对照，如果用安慰剂对照且某剂量组与安慰剂组效应差异有统计学意义，则提示药物存在量效关系。一般为短期试验，至少 3 个剂量组。

**6. 盲法临床试验**　根据设盲的程度分为双盲、单盲。尤其在试验的主要变量易受主观因素干扰时，更应采用双盲设计方法。如果评价指标为主观评价指标，且在万不得已的情况下，必须采用单盲法或非盲法设计试验，可采用第三方评价的方法，并制订相应质量控制的措施，尽量减少偏倚。

### （四）受试者选择和退出

根据临床试验目的来选择受试者，Ⅱ期临床试验是在小范围的精选人群中进行的相对短期的探索试验，患者人群范围相对较窄（纳入/排除标准一般规定得比较严格），样本的代表性和大小都有较大的局限性；Ⅲ期临床试验为确证性试验，受试人群范围应扩大，确证的目的应更明确；Ⅳ期是在广泛使用条件下进一步评价药物的安全性及其疗效。

对受试者选择的考虑，首先是选择什么样的人群参加试验，其次是考虑受试者是否能够完成临床试验，包括什么情况下受试者可能自行退出，什么情况下研究者要决定中止受试者继续参加试验，还要考虑受试病例是否能够纳入统计的选择。因此受试者的选择应包括疾病诊断标准、纳入/排除标准、退出标准、剔除标准、中止试验标准的设计。应结合所研究的疾病特点，从系统全面且具有可操作性的角度考量，仔细制订出以下五个标准。

**1. 诊断标准** 制订目标适应证的诊断标准应结合学科进展，采用最新公认的诊断标准，包括疾病的不同分型、分期、分度、分级、严重程度等均应详细说明。

**2. 纳入/排除标准** 应根据试验目的来设计，纳入/排除标准的内容相辅相成，哪些作为纳入标准，哪些作为排除标准，并没有明确规定，要注意两者描述时不要重复赘述。一般情况下，纳入标准的表述包括符合疾病的诊断标准，对入选患者的病程、病情、分型等要求，疾病流行病学情况（如年龄、性别等），知情同意等。排除标准一般主要考虑与试验适应证具有相似临床表现的其他疾病的鉴别诊断、病情程度或并发疾病超出试验用药疗效范围的其他疾病；重危患者（除非试验目的需要），如合并心血管、脑血管、肝、肾和造血系统等严重原发性疾病；药物禁忌证；特殊人群包括妊娠期、哺乳期妇女；病史方面的考虑包括基础疾病的病史、用药史、酒精药物滥用史、过敏体质等；影响试验质量的因素包括正在参加其他药物临床试验的受试者、依从性差，研究者认为不适宜参加临床试验者及其他特殊情况等。

**3. 退出标准** 经随机化后的受试者，因故（研究者决定、受试者自行退出）未完成临床试验，应尽量追踪，记录退出原因，方案中应规定对其疗效及安全性如何处理，以及其纳入何种分析数据集。

研究者决定退出：临床试验过程中，受试者病情未达到某种程度的改善或病情加重，或出现影响试验观察的合并症或并发症，或发生严重不良事件，或受试者依从性差（违背方案，如受试药物的使用不足或超出、合并使用方案规定禁止使用的药物等），导致难以评价药物效应的情况；泄盲或紧急破盲的情况。

受试者自行退出：无论何种原因，患者不愿意或不能继续进行临床试验，向研究者提出退出试验要求，或受试者虽未明确提出退出试验，但不再接受用药及相关访视而失访者。

**4. 中止标准** 在临床试验进行中由于种种原因导致整个试验全面停止。一般考虑的因素有：①发现严重安全性问题；②有证据证明疗效差，没有继续进行试验的必要；③设计方案中有重大缺陷，影响安全性和疗效的评价；④申办方经费或管理原因；⑤行政主管部门管理的原因等；均可能作为中途停止全部试验的原因。全面中止试验可以是暂时的，也可以是永久的。中止试验时，全部试验记录应予以保留备查。

**5. 剔除病例标准** 是指试验临床观察结束后，观察病例是否纳入统计及纳入何种数据集的判断指标。一般考虑的因素为：①受试者被误纳入，如不符合纳入标准或符合排除标准中的任一项；②随机化后未曾用药，或无任何记录；③违背方案使用了禁用药物或依从性太差难以评价试验药物的安全性和有效性等。剔除病例的判断需在盲态审核时由数据管理人员、统计人员及研究者共同讨论确定，并考虑列入相应数据分析集。对于因合并用药或依从性等因素考虑剔除时需要慎重判断。

### （五）治疗方案

受试者同时也是患者，因此设计治疗方案，应从医疗和研究两个角度去周密设计，切忌因偏重试验药物的科学性评价而忽视对受试者完整的医疗方案的考虑。治疗方案应根据适应证、相关疾病诊疗指南及伦理原则进行考虑，主要包括给药剂量、给药间隔时间、疗程、合并用药、注意事项等内容。

**1. 基础治疗** 对是否需要卧床休息、活动量、饮食饮水的规定、护理（包括测量生命体征和出入量）、基础治疗方案等做出规定。

**2. 对照药物的治疗**　根据说明书明确阳性对照药物使用规定。

**3. 试验药物的治疗给药剂量**　Ⅱ期临床试验可进行剂量探索，根据Ⅰ期临床试验结果或既往临床经验和文献资料，以及药理实验量效研究的结论，在安全、有效剂量范围内初步确定适宜的临床给药剂量，如果已有Ⅰ期临床试验结果，则应注意最大剂量应低于Ⅰ期耐受性临床试验的最高剂量。给药间隔时间：一般根据人体药动学试验结果确定，在不能测定血药浓度的情况下，可参考药理和毒理试验结果、临床经验、病情缓急、药物代谢特点等因素决定。给药途径：按照试验药物临床批件或注册批件的给药途径确定。疗程：应根据试验目的、药物作用特点、疾病发展变化规律，效应指标的起效时间、疗效最佳时间等因素确定，尤其应注意自愈性疾病的自然病程因素。可在Ⅱ期临床试验时进行探索。

**4. 导入期**　其设计的目的是消除受试者已经服用药物的干扰作用和（或）稳定基线。导入期通常应停用原来使用的药物，一般可采用安慰剂导入，以排除易受安慰剂影响及依从性差的受试者，有些情况需在一定时间内对某些检测指标进行控制或干预相应时间后决定其是否满足纳入标准的要求；若病情不允许停用原有药物，可固定其药物和剂量，待病情稳定后开始试验。导入期的长短取决于试验目的、适应证及已服用药物的半衰期，通常为5个半衰期。

**5. 合并用药规定**　合并用药的设计是试验方案设计中的重要环节，其设计是否合理、严谨直接影响试验结果的可靠，也影响试验是否能够顺利实施。

合并用药的设计应根据试验目的、试验药物的作用特点及合并用药是否与试验药物具有相互作用等方面综合考虑，需要列出详细的规定，包括试验期间严禁合并的药物、在某些条件下可以合并使用的药物。对于可以合并的用药必要时应规定药物的类型性质。合并用药和前述的退出标准需要对应设计，可以保证试验的规范顺利实施。在基础治疗或标准治疗基础上加用试验药或对照药的设计中，一定要注意其用药符合指南要求，注意合并用药水平的标准化，规定允许合并用药的条件，允许使用的药物种类、剂量、方法、时间，并保持药物种类、用法用量一致，以减少不同药物间的相互作用对试验药物疗效的评价干扰。为了保护受试者的安全，方案中还应规定如果试验过程中受试者病情加重可以临时使用缓解病情的药物，如临时退热或止痛药物等，并明确按“无效”处理纳入分析数据集。

组间合并用药情况的均衡性是影响试验评价的重要因素，药物的用量或使用频率可作为评价其效应的有效指标，要说明合并用药的统计处理及纳入的数据分析集。所有合并用药均要详细记录使用原因、使用量、使用频率等。

以上通过退出标准和合并用药的设计，使有安慰剂对照的临床试验能够顺利进行并使组间均衡得到较好的保证。

### （六）观察指标

**1. 评价指标**　第一，评价指标的确定。评价指标可分为“诊断性评价指标”“疗效性评价指标”和“安全性评价指标”三大类；每一大类评价指标又可分为“主要指标”与“次要指标”。第二，评价指标的观测。如何观测每个评价指标，何时观测评价指标的取值，不同评价指标分别应该观测多少次，如何确定观测指标的时间间隔等问题，必须结合基本常识和专业知识，慎重考虑、妥善安排。第三，评价指标观测的质量。评价指标观测的质量体现在以下几个方面：观测时间点选择合适，测定方法稳定、准确，测定者责任心强、技术娴熟，试验数据记录实时、精准。

基线：基线指标包括人口统计学指标、生命体征、体格检查等，同时应详细记录既往病史、治疗史、疾病诊断及鉴别诊断依据、伴随疾病、合并治疗、主要疗效指标和安全性指标等。为了评价组间的均衡性，基线应在随机化时或之前方案规定的时间内取得数据。

疗效指标：应反映试验药物的作用靶点和治疗特点，针对试验的主要目的，选择适合的评估方法，恰当使用替代指标。

**2. 结局指标**　能够反映疾病临床终点（如死亡、功能障碍）和重要的临床事件（如心血管事件、骨折的发生等），以及反映受试者主观感觉、功能变化特征的指标等，能直接评价药物的疗效，是评价试验药物疗效的最准确的指标。但由于结局指标一般观察周期长、样本量大、研究成本高，尤其是慢性疾病的结局指标往往需要追踪很长的时间，难以实施。

**3. 替代指标** 能够替代临床结局指标、反映和预测临床结局指标变化，指标的选择要特别慎重，应该有流行病学、治疗学、病理生理学或循证医学证据，如疾病相关症状与体征、相关的理化检查指标等。

**4. 其他指标** 如复合指标。如果从与试验主要目的有关的多个指标中难以确定单一的主要指标时，可按预先确定的计算方法，将多个指标组合起来构成一个复合指标，如中医证候观察指标、综合评价指标，通常是等级分类指标，判定时往往带有一定的主观成分。叠加试验设计中，除了主要疗效的观察指标评价外，还需要联合用药物的耗用量或使用频率，并且应该作为评价效应的有效指标之一。

主要指标和次要指标：在Ⅲ期临床试验方案中要明确主要指标和次要指标。主要指标选择能够为临床试验目的、目标适应证，临床定位提供可信证据，应易于量化、客观性强，且在相关研究领域已有公认，选择数量不宜多，检验的假设及判断均以主要指标为准，一般选择 1 个，例如治疗消化性溃疡，选择胃镜检查结果。次要指标是与试验目的相关的支持指标，也可以是与次要目的有关的指标，可以选择多个，可以为疗效确证提供支持。

疗效指标的观测时点及时间窗：观测时点包括基线点、中间视点、试验终点、随访终点。应根据试验目的、疾病性质、效应指标性质、疗程做出不同的规定。例如自限性疾病的效应指标试验终点访视点不宜超过疾病自然缓解的病程。效应评价指标的性质的考虑，如退热的效应指标访视点应在服药后 2 小时之内密集观察，尤其需要观察起效时间，2～8 小时可以逐步拉长观察时点，12 小时后的观察时点对于疗效评价来说，临床意义已经相对较小。疾病终点、重要临床事件发生等结局指标的最终访视点应足够长。

时间窗是指临床实际观测时点与方案规定观测时点之间允许的时间变化范围，时间窗应根据访视时间间隔长短合理确定。

**5. 安全性观察指标** 观察指标包括与安全性判断相关的症状体征、实验室理化检查数据，不良事件/不良反应类型、程度、发生率。某些已知联合用药不良反应在试验中出现的频率或严重程度的改变，也可用来评价药物的安全性。具体指标可参见 NMPA 颁布的相关指导原则。

观测时点：需要根据疗程的长短决定。除了基线和终点访视点是必须观察的时点外，中间访视点安全性指标观察应具体根据疗程、对试验药物预期不良反应的评估等设计。一般情况下常规安全性指标检测间隔时间一般不应大于 1 个月。6 个月疗程的药物，常规安全性指标检测间隔时间一般不应大于 3 个月。

**6. 随访** 是指疗程结束后对受试者的继续跟踪访问。随访的目的主要有疗效跟踪和安全性跟踪。疗效跟踪包括远期疗效、疗效的稳定性、复发率、生存率及生存时间等，安全性跟踪包括迟发或蓄积的不良反应等，应根据试验目的、疾病的性质等制订。随访可以全部或选取部分病例进行。

实验室检测指标异常值的复查和随访：预先设定实验室检测指标异常值的复查和随访的界值，追踪随访应持续到实验室检测指标恢复正常或稳定，一般情况下稳定是指三次检查的指标值在一定的范围内波动。

### （七）疗效与安全性评定标准

**1. 综合疗效评定标准** 可以采用国际、国内普遍接受的标准，或权威性机构颁布、全国性专业学会和一些权威性著作标准。也可以根据临床试验的具体情况由专家讨论确定，综合疗效的分级方法较多，常常采用痊愈（或临床痊愈、临床控制、缓解等）、显效、进步、无效等分类法。对于级别的确定标准，方案中应明确规定。

**2. 效应指标的疗效判断** 根据相应的疗效观察指标和统计结果做出评定。

**3. 不良事件轻重程度判断标准** 目前一般采用的判断方法为以下几种，轻度：受试者可忍受，不影响治疗，不需要特别处理，对受试者康复无影响。中度：受试者难以忍受，需要撤药中止试验或做特殊处理，对受试者康复有直接影响。重度：危及受试者生命，致死或致残，需立即撤药或做紧急处理。

### （八）不良事件描述

临床前资料及相关文献提示试验用药预期不良反应，要明确不良事件和严重不良事件的定义，标准化术语、观察与记录、处理措施、随访的方式、时间和转归，不良事件与药物因果关系判断标准，以及破盲规定等。

**1. 不良反应（adverse drug reaction，ADR）**　在按规定剂量正常应用药品的过程中产生的有害而非所期望的、与药品应用有因果关系的反应。

**2. 不良事件（adverse event，AE）**　患者或临床试验受试者接受一种药物后出现的不良医学事件，但并不一定与治疗有因果关系。

**3. 严重不良事件（serious adverse event，SAE）**　临床试验过程中发生的需住院治疗、延长住院时间、伤残、影响工作能力、危及生命或死亡、导致先天畸形等事件。

**4. 重要不良事件（significant adverse event，SDE）**　在用药过程中发生的不良事件和血液学或其他实验室检查明显异常，必须采取针对性的医疗措施（停药、退出、调整剂量和对症治疗）。

**5. 非预期的不良事件**　指所发生的不良事件，在其前所有同类药物的临床试验中均未曾报道，即首次被发现的不良事件。

**6. 可疑相关非预期严重不良反应（suspected unexpected serious adverse reaction，SUSAR）**　在临床试验过程中观察到的与试验药物（受试药物或对照药）相关的、通常不发生（意外发生）的药物严重不良反应。

方案中应明确什么情况应报告AE，还应明确出现异常值的复查，随访要求。

### （九）不良事件和严重不良事件评估

**1. 不良事件**

（1）研究中不良事件（adverse event，AE）定义　在临床试验中，患者签署ICF后出现的不良的医学事件，但并不一定与治疗有因果关系。AE包括有临床意义的临床实验室检测值异常，这种异常情况可能提示一种疾病和（或）器官的损害。治疗不良事件（treatment emergent adverse events，TEAE）是患者或临床试验患者给予药物后发生的任何不利的医学事件，这种事件不必与该治疗具有因果关系。

因此，AE可能是与使用药品有时序关联的任何不良和（或）非预期的体征、症状或疾病，无论其是否被视为与药物有关。AE可能还包括由方案指定的程序、药物过量、药物滥用/误用报告或职业暴露导致的治疗前或治疗后并发症。在临床研究期间或由参加临床研究引起的程度加重或性质改变的任何既有事件也视作AE。

AE不包括以下情况：

在筛选访视之前已存在或检测出的原已存在而未进一步恶化的疾病、情况或实验室检测异常。

未发生不良医疗事件的情况［如因择期外科手术、社会原因和（或）自身方便原因而住院］。

发生日期在签署同意书之前且与研究方案相关程序无关的任何医学状况或具有临床意义的实验室检测异常不属于AE，这种情况被视为是事先存在的。

（2）获取不良事件信息　研究者应用简洁的语言报告直接观察到的或者受试者自发报告的所有不良事件。另外，试验开始后需定期向受试者询问不良事件情况。

（3）不良事件记录　筛选结果中有临床意义的实验室结果不作为AE进行记录。

试验期间应如实填写不良事件记录表，包括不良事件的发生时间、严重程度、持续时间、采取的措施和转归等。不良事件应记录在指定的病例报告表的不良事件中。

（4）不良事件严重程度判定标准　依据CTCAE 5.0标准判断不良事件严重程度。如果出现表中未列出的不良事件可参照下列标准。

Ⅰ级：轻度，无临床症状或有轻微临床症状；仅有临床或实验室检查异常；不需治疗。

Ⅱ级：中度，需要微量的、局部的或非侵害性的治疗；与年龄相符的使用工具的日常生活活动（activities of daily living，ADL）受限。使用工具的日常生活指做饭、购物、打电话等。

Ⅲ级：病情重或有医学上严重的症状但是暂时不会危及生命；导致住院或住院时间延长；导致残疾；日常生活自理（self care ADL）受限。日常生活自理指洗澡、穿衣、脱衣、吃饭、去卫生间、吃药等，非卧床不起。

Ⅳ级：危及生命，需要紧急治疗。

Ⅴ级：因不良事件致死。

（5）不良事件与试验药物关系的判断标准　根据药物与不良事件因果关系判断标准，将不良事件与受试药物应用的相关性分为五级，肯定有关、很可能有关、可能有关、可能无关、肯定无关。将肯定有关、很可能有关、可能有关均列为药物不良反应。将药物不良反应病例数总和作为分子，全部可供不良反应评价的入选病例作为分母，计算不良反应发生率。

肯定有关：符合所疑药物已知的反应类型，符合用药后合理的时间顺序，减量或停药后不良事件减轻或消失，再次给药后又出现该不良事件。

很可能有关：符合所疑药物已知的反应类型，符合用药后合理的时间顺序，减量或停药后不良事件减轻或消失，但受试者的临床状态或其他原因也有可能产生该事件。

可能有关：符合所疑药物已知的反应类型，符合用药后合理的时间顺序，减量或停药后不良事件减轻或不明显，但受试者的临床状态或其他原因可解释该事件。

可能无关：不太符合所疑药物已知的反应类型，不太符合用药后合理的时间顺序，受试者的临床状态或其他原因也有可能产生该事件。

肯定无关：不符合所疑药物已知的反应类型，不符合用药后合理的时间顺序，受试者的临床状态或其他原因也可解释该反应，排除临床症状或其他原因后，事件减轻或消失。

（6）视为不良事件或严重不良事件的临床实验室检测异常和其他异常情况　无临床意义的实验室检测异常及生命体征异常不作为 AE 或 SAE 来记录。有临床意义的实验室检测异常（如临床化验、血液学和尿样分析）及其他异常情况评估（如心电图、X 射线、生命体征）必须作为 AE 以及 SAE 来记录；但筛选时发现的以上异常视为签署知情同意书之前就存在的，不作为 AE 记录。如果符合 AE 或 SAE 定义，则必须作为 AE 或 SAE 进行记录。如果实验室检测异常属于综合征的一部分，则记录综合征或诊断结果（如贫血）而非实验室检测结果（即血红蛋白减少）。

（7）不良事件处理　所有临床事件和有临床意义的实验室不良事件均将按照常见不良事件评价标准（CTCAE）5.0 版进行处理。临床事件和有临床意义的实验室检测异常均将按照 CTCAE5.0 进行分级。治疗引发的不良事件将由研究者进行记录，并提醒申办方监查员注意。无论是否被视为与治疗相关，均必须定期监测发生 AE 的所有受试者（如果可行），直至症状消退、任何异常实验室值恢复正常、恢复至基线水平、研究者评估认为稳定或受试者失访。对于 3 或 4 级具有临床意义的实验室检测异常，如需要应尽快通过复查进行确认。

**2. 严重不良事件**

（1）严重不良事件　是指因使用药品引起以下损害情形之一的反应：①导致死亡；②危及生命；③致癌、致畸、致出生缺陷；④导致显著的或者永久的人体伤残或者器官功能的损伤；⑤导致住院或者住院时间延长（除外因医保报销原因住院、择期手术、或未得到研究医生同意而住院）；⑥导致其他重要医学事件，如不进行治疗可能出现上述所列情况的。

（2）SAE 的记录与报告　若发生 SAE，研究者应尽可能详细的填写《严重不良事件报告表》，签名并注明日期。研究者必须在获知 SAE 24 小时之内报告给申办者指派的项目负责人、医院伦理委员会、国家药品监督管理局。初次报告应尽可能的包括以下内容：报告来源、受试者基本信息、试验用药物名称、严重不良事件名称、持续时间、严重程度、与试验用药物的相关性、治疗以及事件的结果。

（3）妊娠事件　任何参加试验的受试者或受试者的伴侣，如果在受试者接受研究药物期间怀孕或被发现怀孕，不需要作为 AE 记录但研究者需填写妊娠报告表。研究者必须将此信息填入妊娠事件表并在获知的 24 小时内提交给申办者，并按照临床研究机构伦理委员会的要求报告给伦理委员会。女性受试者以违背方案的原因退出研究。

如果妊娠的结果符合严重不良事件的标准（如自然流产、死产、新生儿死亡或先天性畸形，包括流产胎儿、死产或新生儿死亡），研究者应按严重不良事件的报告程序进行报告。

其他作为严重不良事件的妊娠结果："自然流产"包括难免流产和稽留流产。

妊娠事件必须随访到妊娠结束或者新生儿出生后 30 天。所有在出生 30 天内发生的新生儿死亡，不管死因如何，都应作为严重不良事件报告。另外，对于任何出生 30 天后的婴儿死亡，只要研究者认为该死亡可能与研究药物有关，也应报告。

### （十）数据管理及统计分析

**1. 数据管理及数据可溯源性规定**　阐明数据的记录与报告；数据库的建立、数据录入和审核、数据的清理、数据库的锁定等内容。

（1）原始文件/数据　原始文件是指首次记录原始数据的初始记录文件。所有原始文件必须是准确的、清楚的，是可溯源的、经得起核查和稽查的。原始文件包括：已签署的知情同意书、身份证复印件、实验室检查报告、心电图及其复印件、不良事件报告等；也包括试验过程中所产生的各种反映研究过程对 GCP 原则遵守的研究记录（包括筛选入选表、用药记录表、受试者鉴认代码表、受试者完成试验编码目录、知情同意过程记录表等）；还包括生物样品采集、处理、保存、转运、分析（含方法学）等过程形成的表格、图谱等。

尤其注意的是，原始文件不限于上述所列举，凡符合原始文件定义的所有资料/记录均为原始文件。所有原始文件应经研究者审核、签字确认并注明日期。原始文件应保存在安全的地方，禁止无关人员任意查阅。

（2）病例报告表　采用电子化数据管理系统（EDC），收集入组受试者的全部资料，收集没有入组阶段的受试者部分资料（即人口学资料、既往病史、体格检查、生命体征、不良事件、实验室检查、筛选失败的原因）。

EDC 系统应经验证且符合国家药品监督管理局药品审评中心《临床试验的电子数据采集（EDC）技术指导原则（征求意见稿）》的要求。

采用 eCRF 进行临床试验数据的采集，eCRF 按照 Word 版的 CRF 进行设计。eCRF 中的所有信息必须来源于受试者档案中的原始文件。研究中心指定人员通过安全网络将原始数据录入 eCRF 中，系统将自动检查 eCRF 中的数据偏差，产生相应的提示信息，允许研究中心人员对录入的数据进行修改。在数据库锁定之前，研究者将使用电子签名确认数据，以保证数据记录的准确性。

监查员确认 eCRF 中的所有数据与原始记录一致。如有错误或遗漏，则将以电子质疑表的形式向研究中心人员发出质疑，要求对 eCRF 中的数据进行修改。

数据管理单位按照标准操作流程，对记录在 eCRF 中的数据进行审核。对于数据中出现的疑问，数据管理人员将以电子质疑表的形式向研究中心人员发出质疑，要求研究中心指定的人员对质疑进行答复，并对数据做出一些必要的修改。所有的数据更改及相关的操作，都需要有留痕记录。

数据管理员依据试验方案、数据审核标准及数据库撰写数据审核报告。组织申办者、主要研究者，统计师及数据管理员参加数据审核会议，对数据进行审核，由参会各方代表签署审核决议。在各方批准锁定数据后，由数据管理员组织执行数据锁定工作。将锁定后的数据提交统计师进行统计分析。

（3）数据监查　受过培训的监查员会在研究进展过程中定期进行监查。监查员应审核并确认临床试验数据的记录是否及时、准确、规范、完整。监查员每次访视后应书写“临床试验监查报告”。

**2. 统计分析**　列出样本量估算的依据、分析数据集的定义、具体的统计方法，包括病例入组分析、人口学资料及基线分析、疗效分析、安全性分析。明确统计检验的单双侧性、统计学意义的显著性水平、不同性质资料的统计性描述和假设检验方法等。

分析人群如下：

（1）全分析集（full analysis set，FAS）　所有经随机化分组并至少使用过一次研究药物，且具有用药后评价数据的病例，构成研究的 FAS。FAS 中疗效相关部分的缺失数据将采用之前最后一次观测数据结转的方法进行估计。

（2）符合方案集（per protocol set，PPS）　PPS 集的标准及其人群将在数据盲态核查时最终确定，至少包括以下几个标准：符合试验方案规定的入选标准；完成全部计划访视；试验期间未使用和接受可能影响疗效评价的药物或治疗。疗效评价针对 FAS 和 PPS 进行。

（3）安全性分析数据集（safe set，SS）　所有经随机化分组并至少使用过一次研究药物、具有用药后安全性评价数据的病例构成研究的安全性人群。SS 是研究安全性评价的主要人群。

### （十一）试验的质量控制和与保证

根据 GCP 的指导原则，申办方有责任根据相应标准操作规程（SOP）实施和维护质量保证和质量控制系统，以确保临床试验的实施及数据的收集、记录和汇报遵循方案、GCP和相应的法规要求。

**1. 质量控制实验室的质控措施** 实验室建立统一的实验检测指标的标准操作规程和质量控制程序；特殊检查项目必须由专人负责检测。

参加临床试验的研究者必须具有临床试验的专业特长、资格和能力，并通过资格审查。临床试验前培训：通过临床试验前培训使研究人员对于临床试验方案、标准操作规程及其注意事项达到充分了解。

保证受试者依从性的措施：临床试验前对受试者进行培训，对受试者说明给药方案、相关要求及注意事项，使受试者充分理解试验的意义及按时给药的重要性。

**2. 质量保证研究者负责整个试验的实施，研究解决试验有关问题** 申办方指派的临床监查员定期进行现场监查，保证试验中受试者的权益得到保障，及试验记录与报告的数据准确、完整无误；保证试验遵循已批准的方案、《药物临床试验质量管理规范》和有关法规。

研究者应按病例报告表填写要求，如实、详细、认真记录CRF中各项内容，以确保病例报告表内容真实、可靠。

临床试验中所有观察结果和发现都应加以核实，确保临床试验中各项结论来源于原始数据。在临床试验和数据处理阶段均有相应的数据管理措施。

申办方和（或）CRO临床质量保证（CQA）部门可对研究过程进行定期稽查，监管机构也可在研究过程中或研究结束后的任何时间进行视察。研究者、研究机构需允许申办方代表、监管机构查阅原始数据。

在新药临床试验的全过程中，有许多难以控制的影响因素（如来自环境和条件的变化、研究者和受试者心理变化等异常问题出现），若不能及时发现并妥善处置，必然会影响临床试验结果。对可能影响临床试验质量的因素应预先考虑，如研究评价的一致性、实验室检测指标的一致性等，并制定相应的质量控制措施，如尽量采用公认的量表并对研究者进行培训和一致性检测；采用中心实验室检测或建立相应的标准操作规程（SOP）；确定仪器设备的测量误差规范等。这些也都是临床试验中质量控制策略的重要内容。

临床试验方案具体内容详见表5-3-1。

**表5-3-1 临床试验方案内容**

| | |
|---|---|
| 1. 临床方案概要 | 6.2 受试者分派组别的方法 |
| 2. 研究流程图 | 6.3 设盲及破盲 |
| 3. 学术背景及理论基础 | 6.4 治疗计划 |
| 3.1 前言 | 6.4.1 剂量调整 |
| 3.2 ×××的背景研究 | 6.5 试验步骤 |
| 3.3 ×××的治疗作用 | 6.5.1 第×天（第1次访视）-筛选和基线 |
| 3.4 ×××的毒副作用 | 6.5.2 第×天（第2次访视）-服药期 |
| 3.5 剂量调整和停药 | 6.5.3 第×周（第3次访视）-服药期 |
| 3.6 Ⅰ期试验结果 | 6.5.4 第×±1周（第4次访视）-停药期 |
| 3.7 本研究的理论依据 | 6.5.5 第×个月±1周（第5次访视）-研究结束 |
| 4. 研究目的 | 6.6 受试者在治疗和评估时的退出 |
| 4.1 主要目的 | 7. 指标与观察 |
| 4.2 次要目的 | 7.1 有效性指标 |
| 5. 研究人群的选择 | 7.1.1 主要有效性终点 |
| 5.1 入选标准 | 7.1.2 次要有效性终点 |
| 5.2 排除标准 | 7.2 安全性指标 |
| 5.3 治疗间歇或中止 | 7.3 其他检查 |
| 6. 研究设计 | 7.3.1 人口学资料 |
| 6.1 研究设计概要 | 7.3.2 病历 |

续表

| | |
|---|---|
| 7.3.3 联合用药 | 10.1 包装和标签 |
| 7.3.4 依从性评估 | 10.2 受试者药物的贮藏、分发及归还 |
| 7.4 时间和事件表 | 10.3 研究药物的清点记录 |
| 8. 不良事件 | 10.4 源文件 |
| 8.1 安全性 | 10.5 病历报告表 |
| 8.2 定义 | 10.6 质量控制与保证 |
| 8.2.1 不良事件 | 11. 总条款和协议 |
| 8.2.2 不良事件的程度 | 11.1 专家审查委员会（IRB） |
| 8.2.3 与受试药品的关系 | 11.2 伦理委员会审查 |
| 8.2.4 严重不良事件 | 11.3 受试者资料和知情同意 |
| 8.3 不良事件收集时间 | 11.4 保险 |
| 8.4 记录与报告 | 11.5 法务 |
| 8.5 发生非严重和严重不良事件受试者的跟踪观察 | 11.6 受试者资料的保密 |
| 9. 统计分析管理 | 11.7 研究数据的保密 |
| 9.1 研究假设 | 11.8 资料存档 |
| 9.2 样品量 | 11.9 论文发表 |
| 9.3 试验分析 | 11.10 结束研究 |
| 9.3.1 分析数据集 | 12. 参考文献 |
| 9.3.2 人口学资料 | 13. 附件 |
| 9.3.3 安全性分析 | 附件 1 ××的毒副作用的管理 |
| 9.3.4 药动学参考分析 | 附件 2 研究药物与剂量调整流程图 |
| 9.3.5 中期分析 | 附件 3 ××评价标准 |
| 9.3.6 数据安全监督委员会 | 附件 4 ××评价指标 |
| 10. 支持文件和操作考虑 | |

# 第四节　生物等效性试验设计与研究方法

## 一、生物等效性试验设计原则

目前开展的仿制药质量和疗效一致性评价工作将生物等效性作为评价仿制药是否通过评价的重点指标。生物等效性（bioequivalence，BE）是指在相似的试验条件下，单次或多次给予相同剂量的试验药物后，受试制剂中药物的吸收速度和吸收程度与参比制剂的差异在可接受范围内。仿制药不但与参比药品的活性物质组成和含量相同，以及药剂学形式相同，并且与参比药品具有生物等效性。生物等效性研究不仅是仿制药品成功申请的基础，同样在创新型新药开发、评价、生产工艺和剂型变换过程中，也具有重要作用，特别是在桥接相关的临床前试验和临床试验及稳定性研究等方面均发挥指导意义。为保证药品质量和安全，规定生产厂家须在仿制药获得上市许可前提供受试制剂（仿制药品）与参比制剂（原研药品）具有药学和生物等效性的数据证明。

生物等效的基本原则是 20 世纪 90 年代初确定的，即受试制剂和参比制剂主要药动学参数（$AUC$ 和 $C_{max}$）几何均值比的 90% 置信区间应落在 80%～125%。

### （一）生物等效性试验标准设计

设计根据已发布的相关生物等效性试验指导原则，FDA、EMA、WHO、日本、澳大利亚等国家或组织对生物等效性试验设计大体相仿。标准设计均为单次给药、随机、双周期交叉试验设计；长半衰期药物可采用平行设计；高变异药物推荐使用重复交叉试验设计。根据药物特点，可选用 3 种不同的设计。①两制剂、两序列、两周期、单剂、交叉试验设计：对于一般药物，推荐选用此试验设计，纳入健康志愿者参与研究。在这种设计中，每位受试者依照随机顺序服用受试制剂和参比制剂。②单剂、平行试验设计：对于半衰期较长（大于 24 小时）的药物，可选择该试验设计，即每个制剂分别在具有相似人口学特征的两组受试者中进行试验。③重复序列设计：该试验设计是前两种的备选方案，重复序列设计是指将同一制剂重复给予同一受试者，可设计为部分重复（单制剂重复，即三交叉）或完全重复（两制剂均重复，即四交叉）。重复序列设计在药物变异性较高的情况下很有用，优势在于纳入较少的受试者进行试验，即可获得相似的统计效力。

### （二）受试者选择

受试者的选择一般应符合以下要求：①年龄在 18 周岁以上（含 18 周岁）；②应涵盖一般人群的特征，包括年龄、性别等；③如果研究药物拟用于两种性别的人群，一般情况下，研究入选的受试者应有适当的性别比例；④如果研究药物主要拟用于老年人群，应尽可能多地入选 60 岁以上的受试者；⑤入选受试者的例数应使生物等效性评价具有足够的统计学效力。另外，筛选受试者时的排除标准应主要基于安全性方面的考虑。当入选健康受试者参与试验可能面临安全性方面的风险时，则建议入选试验药物拟适用的患者人群，并且在试验期间应保证患者病情稳定。

**1. 受试者年龄**　FDA 规定为18 岁及以上（受试人群具有代表性，要考虑年龄、性别和种族等因素；如果试验药物主要用于老年患者，则建议尽可能多的入选60 岁以上的老年志愿者）。

**2. 受试者体重指标**　澳大利亚和 EMA 规定体重指数（BMI）为 18. 5 ~ 30kg/$m^2$；WHO 要求根据生命表的规定确定体重范围；FDA 要求受试者体重能代表普通人群体重特征。

**3. 受试者性别要求**　通常要求健康男性和女性占相似的比例，但是在具体特定仿制药物的 BE 指导中，根据具体药物的特点对女性受试者作出非孕、非哺乳期等不同的要求。

**4. 受试者数量**　入选受试者的例数应足以使生物等效性评价具有足够的统计学效力，但并不要求所划分的亚组也满足统计学要求（一般不鼓励划分亚组进行统计分析）。对于高变异药物采用比例标化的平均生物等效性试验时，例数不少于 24 例。

**5. 基因或表型筛选**　均需考虑安全性和药动学等因素，建议平行试验需筛查受试者特定药物代谢酶的基因型或表型。

### （三）体内试验给药剂量选择

除因安全原因用较低剂量规格外，均推荐用最高剂量规格。针对药动学非线性药品的剂量规格做了不同的要求：FDA 通常推荐单剂给药药动学方法评价生物等效性，如药物有多种剂量规格，一般选用最高剂量药物来做生物等效性评价的研究。如果选用最高剂量常释制剂作为生物等效性评价的试验会对人体安全性产生影响，若满足以下条件则推荐低剂量给药：受试制剂和参比制剂的最高规格与其较低规格的制剂处方比例相似；已提交受试制剂和参比制剂最高规格的溶出试验结果，且两者具有可比性。对于吸收速率与服用剂量呈非线性关系的药物，应选择最敏感的剂量给药，以便区分产品剂型上的区别。

### （四）参比制剂选择

参比制剂选择是生物等效性试验的关键点之一。为了避免由于参比制剂使用的不同而可能导致的各仿制品之间发生显著的差异，仿制药生物等效性试验应尽可能选择原研产品作为参比制剂，以保证仿制药质量与原研产品一致。原则如下：

（1）参比制剂首选国内上市的原研药品。作为参比制剂的进口原研药品应与其原产国上市药品一致。若原研企业能证明其地产化药品与原研药品一致，地产化药品也可作为参比制剂使用。

（2）若原研药品未在国内上市或有证据证明原研药品不符合参比制剂的条件，也可以选用在国内上市国际公认的同种药物作为参比制剂，其产品应与被列为参比制剂国家的上市药品一致。

（3）若原研药品和国际公认的同种药物均未在国内上市，可选择在欧盟、美国、日本上市并被列为参比制剂的药品。

### （五）单次给药研究

通常推荐采用单次给药药动学研究方法评价生物等效性，因为单次给药在评价药物释放的速度和程度方面比多次给药稳态药动学研究的方法更敏感，更易发现制剂释药行为的差异。报告中提供以下 PK 参数数据：$AUC_{0-t}$、$AUC_{0-inf}$、$C_{max}$、$t_{max}$、$t_{Kel}$和$t_{1/2}$；统计学参数：提供$AUC_{0-t}$、$AUC_{0-inf}$、$C_{max}$几何均值、算术均值、几何均值比值及其90%置信区间（CI）等。

### （六）稳态研究

若出于安全性考虑，需入选正在进行药物治疗且治疗不可间断的患者时，可在多次给药达稳态后进行生物等效性研究。

### （七）餐后生物等效性研究

食物与药物同服，可能影响药物的生物利用度，因此通常需进行餐后生物等效性研究来评价进食对受试制剂和参比制剂生物利用度影响的差异。

1. 对于口服常释制剂通常需进行空腹和餐后生物等效性研究。但如果参比制剂说明书中明确该药物仅可空腹服用（饭前 1 小时或饭后 2 小时服用）时，则可不进行餐后研究。

2. 对于仅能与食物同服的口服常释制剂除了空腹服用可能有严重安全性方面风险的情况外，均建议进行空腹和餐后研究。如有资料充分说明空腹服药可能有严重安全性风险，则仅需进行餐后研究。

3. 对于口服调释制剂建议进行空腹和餐后研究。

### （八）生物样品分析

用于生物等效性研究的生物样品分析方法在选择性、灵敏度、精密度、准确度、重现性等方面应符合要求。具体要求可参见相关的技术指导原则。

### （九）用于评价生物等效性的药动学参数

1. 吸收速度推荐采用 $C_{max}$，$T_{max}$也是评价吸收速度的重要参考信息。

2. 吸收程度/总暴露量单次给药研究采用 $AUC_{0-t}$、$AUC_{0-\infty}$、$C_t$；多次给药研究采用 $AUC_{0-\tau}$。

3. 部分暴露量特定情况下，可能需要增加部分暴露量指标来观测早期暴露值。部分暴露量测定的时间设置应符合临床疗效评价要求。应采集足够数目的可定量生物样品，以便充分估计部分暴露量。

### （十）生物等效性评价的药动学参数和生物统计分析标准

药动学法是目前进行生物等效性研究的最佳方法，可通过测定特定时间内全血、血浆、血清或尿液等生物样本中药物的活性成分，或其代谢产物的浓度来获得反映药物体内吸收速度和程度的主要药动学参数，间接预测药物制剂的临床治疗效果，以评价制剂的质量。针对不同生物等效性评价报告需要提交药动学参数和生物统计分析方法。

### （十一）长半衰期药物

对于半衰期较长的（24 小时以上）药物，如果药物分布和清除个体内变异较大，则不能截取部分 *AUC* 来评价药物暴露量。

## 二、生物等效性试验实施过程及数据统计分析的具体要求

一般试验设计和数据处理原则：

### （一）试验的实施

正式试验开始之前，可在少数志愿者中进行预试验，用于验证分析方法、评估变异程度、优化采样时间，

以及获得其他相关信息。预试验的数据不能纳入最终统计分析。

1. 空腹试验的试验前夜至少空腹 10 小时。一般情况下，在空腹状态下用 240ml 水送服受试制剂和参比制剂。口腔崩解片等特殊剂型应参考说明书规定服药。

2. 餐后试验的试验前夜至少空腹 10 小时。受试者试验当日给药前 30 分钟时开始进食标准餐，并在 30 分钟内结束用餐，在开始进餐后 30 分钟时准时服用试验药，用 240ml 水送服。

3. 服药前 1 小时至服药后 1 小时内禁止饮水，其他时间可自由饮水。服药后 4 小时内禁食。每个试验周期受试者应在相同的预定时间点用标准餐。

4. 通常最高规格的制剂可以一个单位（单片或单粒）服用，如生物样品分析方法灵敏度不足，则可在安全性允许的条件下，在说明书单次服药剂量范围内同时服用多片/粒最高规格制剂。

5. 试验给药之间应有足够长的清洗期（一般为待测物 7 倍半衰期以上）。

6. 应说明受试制剂和参比制剂的批号、参比制剂的有效期等信息。建议受试制剂与参比制剂药物含量的差值小于 5%。试验机构应对试验制剂及参比制剂按相关要求留样。试验药物应留样保存至药品获准上市后 2 年。

### （二）餐后生物等效性研究

标准餐的组成建议采用对胃肠道生理功能和药物生物利用度影响大的餐饮进行餐后生物等效性研究，如高脂（提供食物中约 50% 的热量）、高热（800～1000kcal）饮食。其中蛋白质约提供 150kcal 热量，碳水化合物约提供 250kcal 热量，脂肪提供 500～600kcal 热量。报告中应提供试验标准餐的热量组成说明。

### （三）样品采集

通常建议采集血液样品。多数情况下检测血浆或血清中的药物或其代谢产物浓度。有时分析全血样品。

建议恰当地设定样品采集时间，使其包含吸收、分布、消除相。一般建议每位受试者每个试验周期采集 12～18 个样品，其中包括给药前的样品。采样时间不短于 3 个末端消除半衰期。根据药物和制剂特性确定样品采集的具体时间，要求应能准确估计药物峰浓度（$C_{max}$）和消除速率常数（$\lambda_z$）。末端消除相应至少采集 3～4 个样品以确保准确估算末端消除相斜率。除可用 $AUC_{0-72}$ 来代替 $AUC_{0-t}$ 或 $AUC_{0-\infty}$ 的长半衰期药物外，$AUC_{0-t}$ 至少应覆盖 $AUC_{0-\infty}$ 的 80%。实际给药和采样时间与计划时间可能有偏差，建议采用实际时间进行药动学参数计算。

### （四）给药前血药浓度不为零的情况

如果给药前血药浓度小于 $C_{max}$ 的 5%，则该受试者的数据可以不经校正而直接参与药动学参数计算和统计分析。如果给药前血药浓度大于 $C_{max}$ 的 5%，则该受试者的数据不应纳入等效性评价。

### （五）因出现呕吐而需剔除数据

如果受试者服用常释制剂后，在 $T_{max}$ 中位数值两倍的时间以内发生呕吐，则该受试者的数据不应纳入等效性评价。对于服用调释制剂的受试者，如果在服药后短于说明书规定的服药间隔时间内发生呕吐，则该受试者的数据不应纳入等效性评价。

### （六）建议在试验报告中提交的药动学相关信息

1. 受试者编号、给药周期、给药顺序、制剂种类。

2. 血药浓度和采血时间点。

3. 单次给药：$AUC_{0-t}$、$AUC_{0-\infty}$、$C_{max}$，以及 $T_{max}$、$\lambda_z$ 和 $t_{1/2}$。

4. 稳态研究：$AUC_{0-\tau}$、$C_{max,ss}$、$C_{min,ss}$、$C_{av,ss}$、$T_{max,ss}$，以及波动系数［$(C_{max,ss}-C_{min,ss})/C_{av,ss}$］和波动［$(C_{max,ss}-C_{min,ss})/C_{min,ss}$］。

5. 药动学参数的个体间、个体内和（或）总的变异（如果有）。

### （七）有关数据统计计算的要求

建议提供 $AUC_{0-t}$、$AUC_{0-\infty}$、$C_{max}$（稳态研究提供 $AUC_{0-\tau}$、$C_{max,ss}$）几何均值、算术均值、几何均值比值及其

90%置信区间（CI）等。不应基于统计分析结果，或者单纯的药动学理由剔除数据。

生物等效的接受标准：一般情况下，上述参数几何均值比值的90%置信区间数值应不低于80.00%，且不超过125.00%。对于窄治疗窗药物，应根据药物的特性适当缩小90%置信区间范围。

## 第五节　药物基因组学在新药临床试验中的应用

新药研发是一个高投入、高风险、长周期的过程。化学药品进入市场的成功率非常低，平均筛选5000～10000个化合物，由于安全性或有效性的问题，往往只有1～2个新化合物通过临床研究获批上市。可见，药物的安全性和有效性是新药开发和临床用药的核心问题，据统计，绝大多数药物在约1/3的使用者中不能取得满意疗效，约1/6的使用者发生不同程度的毒副反应，总安全有效率不到50%。

近年来，生物标记的遗传多态性与药物疗效及毒性的研究获得了突破性进展。采用DNA阵列技术、高通量筛选技术，以及生物信息学手段，可以发现新药物靶标，发现决定药物效应差异的功能基因的变异及其分类，筛选和优化新候选化合物，以及在临床前和临床研究中精确评价药物安全性和有效性，从而大大改善和加快新药的研发过程，节省研发费用，开发出更多更安全有效，甚至针对特定人群的个体化药物。目前，应用药物基因组学已成功开发出了曲妥珠单抗、吉非替尼、威罗非尼等肿瘤靶向药物。此外，对已上市药物的遗传药理学研究，同样可以指导临床合理用药，如*CYP2C9*基因和*VKORC1*基因已经被美国FDA列为华法林安全用药的生物标记，用来指导华法林的安全使用。遗传药理学和药物基因组学的理论和研究方法，在新药临床研究中得到了广泛应用，为制药工业提供了新的发展机遇。

### 一、Ⅰ期临床试验应用

Ⅰ期临床试验中，选择药物相关的代谢酶和转运体基因型不同的受试者，对临床前研究中发现的药物代谢转运相关基因靶点进行验证，精确地预测药物的个体化使用剂量，评价药物的安全性、药物浓度的变异程度与特定基因型可能的关系，精确地预测药物的个体化使用剂量，为后期临床研究建立安全有效的剂量范围、探索潜在的药物相互作用提供信息；同时可以解释不同受试者间血药浓度的个体差异，用基因多态性来解释药物不良反应。由于临床试验的人数有限，可采用回顾性研究的方法对相关性不强的生物标记进行研究，初步推测及估计各标记在药物反应中的作用。

### 二、Ⅱ～Ⅲ期临床试验应用

根据基因型对受试者进行分层分析，选取潜在疗效好、毒性低的特定基因型人群，排除潜在无效和毒性高的特定基因型人群，开展Ⅱ～Ⅲ期临床试验，评估基因型与药物效应之间的关系，有助于缩小试验规模、缩短研究时间、缩减开发费用。基于药物基因组学的新药临床试验可使新药的平均上市时间由10～12年缩短为3～5年，样本量和资金投入可降低2～5倍。此外，还能够获得药品说明书中关于基因多态性的循证数据，通过广泛的药物基因组学研究来制定新的治疗原则以及发现新的药物靶点。

### 三、Ⅳ期临床试验应用

上市后药物在大量患病人群使用，增加了罕见或不常见的药物不良反应发生的可能性，Ⅳ期临床试验中关于药物毒副作用的药物基因组学再评价，有助于开发出安全性及有效性系数更高的药物，避免药物因严重药害事件而对患者造成严重后果。药物不良反应，大多是由患者对药物的个体差异造成的，因此一些罕见的不良反应发生在该期。在这个阶段，对使用该药物的患者的基因信息进行收集，以及基因学分析，可降低不良反应的发生风险。

（刘昭前　秦　群）

## 参考文献

[1]乔海灵．临床药理学[M]．第2版．北京:高等教育出版社,2017:52-69.

[2]NMPA. Guidance on Bioequivalence Studies with Pharmacokinetic Endpoints for Drugs Submitted Under an ANDA [EB/OL]. (2016-3-18) [2016-6-]. http://www. sda. gov. cn/WS01/CL0087/147583. html.

[3]Zhang YF, Zhong DF. Main points and inspirations of guidance for bioequivalence studiesof oral solid products in Europeanand American countries[J]. Chin J New Drug, 2014, 23(13):1501-1505.

第六章

# 药物的细胞水平和分子水平研究设计

## 第一节　药物的细胞水平研究设计

### 一、疾病相关的效应细胞及药物作用靶细胞的概述

细胞内信号分子调控网络的失衡导致细胞发生病理性改变，包括增殖、活化、分化、存亡和功能等异常以及细胞-细胞间网络调控失衡是疾病发病和进展的关键因素。细胞功能障碍是疾病的发病基础，研究疾病相关效应细胞和靶细胞功能变化的分子机制，对揭示疾病的发病机制和寻找药物治疗靶点具有重要意义。

#### （一）细胞基本特征

**1. 细胞的基本结构**　动物细胞由细胞膜、细胞质和细胞核组成，植物细胞在细胞膜外还有细胞壁。细胞质包括细胞质基质和细胞器，动物细胞主要细胞器有内质网、线粒体、高尔基体、核糖体、溶酶体和中心体，植物细胞的细胞质中含叶绿体，形成中央液泡，高等植物细胞没有中心体。多数细胞只有一个细胞核，有些细胞没有细胞核，如人体内成熟红细胞等，有些细胞含有两个或多个细胞核，如肌细胞、肝细胞等。细胞核可分为核膜、染色质、核液和核仁四部分。核膜与内质网相通连，染色质位于核膜与核仁之间，染色质主要由蛋白质和 DNA 组成。

细菌有细胞壁、细胞膜、细胞质和拟核，细菌无成型细胞核，其细胞核是由遗传物质聚集形成的拟核，拟核没有核膜及核仁，有些细菌还带有鞭毛，细菌的细胞器只有核糖体一种。真菌有细胞膜、细胞质和细胞核，细胞器包括内质网、线粒体、高尔基体、核糖体和溶酶体。

病毒不具有细胞结构，主要由核酸和蛋白质组成，在核酸外围有蛋白质外壳称衣壳，衣壳与核酸在一起称为核衣壳，无包膜病毒的核衣壳就是病毒体，衣壳具有抗原性，由一定数量壳粒组成，每个壳粒又由一个或多个多肽分子组成。

**2. 细胞增殖**

（1）细胞周期过程　细胞增殖是导致细胞数量增加的过程，由细胞分裂和通过死亡或分化引起的细胞减少之间的平衡来确定。细胞分裂是指一个细胞产生两个或者多个细胞的全过程，这一过程包括构成细胞物质的复制和准备、核分裂和胞质分裂。细胞从一次有丝分裂结束起到下一次有丝分裂结束为止的序贯过程称为细胞周期（cell cycle）。真核细胞周期可分为细胞分裂间期（interphase）和细胞分裂期（M 期）两个阶段。细胞分裂间期又分为 DNA 合成前期（$G_1$期）、DNA 合成期（S 期）与 DNA 合成后期（$G_2$期），M 期可分为前期（prophase）、早中期（prometaphase）、中期（metaphase）、后期（anaphase）、末期（telophase）和胞质分裂期（cytokinesis）。当细胞在完成上一次分裂，未立即进入下次分裂，即停止分裂时，定义为 $G_0$期（图 6－1－1）。

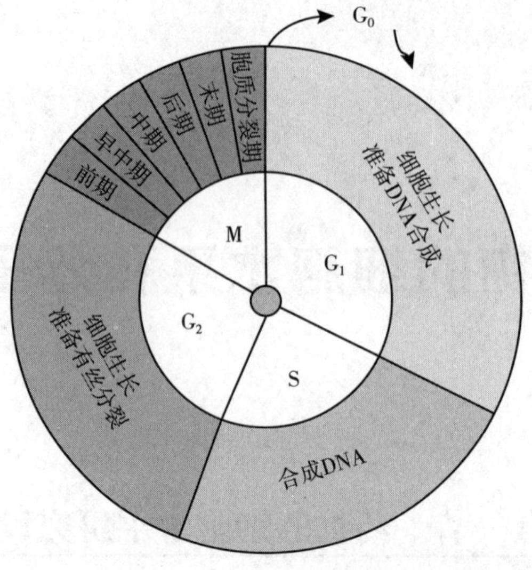


**图 6 -1 -1　细胞周期示意图**

DNA 合成前期（$G_1$期）、DNA 合成期（S 期）与 DNA 合成后期（$G_2$期）称为细胞分裂间期；细胞分裂期（M 期）分为前期、早中期、中期、后期、末期和胞质分裂期；$G_0$期细胞暂不分裂，但在适当的刺激下可进入细胞周期

不同人体组织中的细胞周期差异较大。骨髓和胃肠上皮细胞的周期非常快，甚至比恶性肿瘤细胞更快，其他细胞则需要较长的时间才能完成一个周期。不同种类细胞包括肿瘤细胞的 S 期、$G_2$期和有丝分裂期时间差别较小，而 $G_1$期是变化最大的阶段，从 1 ~2 小时到数十天或数百天不等，有的细胞则不能增殖，各种细胞的细胞周期时长如表 6 -1 -1 所示。

**表 6 -1 -1　不同细胞的细胞周期**

| 细胞种类 | 细胞周期 | 细胞种类 | 细胞周期 |
|---|---|---|---|
| 酵母细胞 | 1.5 ~3 小时 | CFPAC-1 | 31 小时 |
| 人上皮细胞 | 约 14 小时 | HPAC | 41 小时 |
| 人成纤维细胞 | 约 24 小时 | HPAF-Ⅱ | 42 小时 |
| 人肝脏细胞 | 约 1 年 | Hs 766T | 6 ~7 天 |
| Hela 细胞 | 约 26 小时 | MIA PaCa-2 | 约 40 小时 |
| AsPC-1 | 38 ~40 小时 | PANC-1 | 约 52 小时 |
| BxPC-3 | 48 ~60 小时 | SU. 86. 86 | 约 77 小时 |
| Capan-1 | 不增殖 | 人肌肉细胞 | 不增殖 |

细胞周期具有以下特点：①单向性：细胞只能沿 $G_1$、S、$G_2$、M 方向推进而不能逆行；②阶段性：各期细胞形态和代谢特点有明显差异，细胞可因某种原因在某时相停止下来，待生长条件适合后重新活跃到下一阶段；③检查点：各时相交叉处存在检查点，决定细胞下一步的增殖趋向；④细胞微环境的影响：细胞周期是否顺利推进与细胞外信号和条件等密切相关等。

（2）细胞周期检查点　细胞周期检查点（checkpoint）是细胞周期调控的一种负反馈调节机制，主要是确保周期每时相事件有序、全部按质量完成并与外界环境因素相联系，当细胞周期进程中出现异常事件，如 DNA 损伤或 DNA 复制受阻时，这类调节机制就被激活，及时地中断细胞周期的运行，待细胞修复或排除故障后，细胞周期才能恢复运转。

周期检查点分为三种。①DNA 损伤检查点：在 $G_1$/S 交界处检查 DNA 有无损伤，如果 DNA 受损，则将细胞阻止在 $G_1$ 期；②DNA 复制检查点：在 S/$G_2$交界处检查 DNA 复制进度；③纺锤体组装检查点：染色体的分配主要依赖于纺锤体的作用，通过检查有功能的纺锤体形成，管理染色体的正确分配。检查点由三个部分构成：

①探测器：负责检测上一阶段进展的质量问题；②传感器：将探测器所检获的问题信号下传，如磷酸激酶传递给效应器；③效应器：由效应器去中断细胞周期进程并启动修复机制。细胞周期中某一检查点失灵、检查点的组成部件受损或检查点控制回路的调节障碍与肿瘤和衰老等密切相关。

（3）细胞周期的调控因素　细胞周期受到细胞自身的调控和胞外信号的影响。

细胞自身周期调控系统“细胞周期蛋白（cyclins）-细胞周期蛋白依赖性激酶（cyclin-dependent kinases，CDKs）-细胞周期蛋白依赖性激酶抑制剂（cyclin-dependent kinase inhibitors，CKIs）”是以CDKs为核心的细胞周期调控网络。CDKs是丝氨酸/苏氨酸蛋白激酶，目前发现CDK1～9九个亚型。

Cyclins对CDKs具有正性调控作用，目前分Cyclin A、B、C、D、E、F、G、H、I、K、T十一个亚型；而CKIs对CDKs起负性调控作用。在细胞周期过程中，$G_1$/S期调控点最为重要，关系整个周期的正常运行。CyclinD1能促进$G_1$/S期的转换，起正性调节的作用。CyclinD1是$G_1$期进展的限速调节因子，过表达可缩短$G_1$期，细胞分裂速度加快，CyclinD1通过与CDK4/CDK6形成蛋白复合物，使蛋白激酶磷酸化失活，推动细胞从$G_1$期进入S期，促进细胞增殖。CyclinE促进细胞周期从$G_1$期进入S期。CyclinE合成于$G_1$中期，在$G_1$/S转换期达高峰，在$G_1$晚期和S早期通过磷酸化CDK2使之被激活，促进$G_1$/S转换，若CyclinE过度表达，则CDK2被持续激活，导致细胞异常增殖，加速细胞通过$G_1$期；$p27^{Kip1}$蛋白增加可抑制CyclinE-CDK2复合物活性，使得细胞周期停滞于$G_1$期；CDKs亦受Rb、p53、myc等基因的调控。CDKs是细胞周期检查点的效应器，起着细胞周期过渡的重要调节因子作用。

CKI主要包括CDK4抑制剂（inhibiter of CDK4，Ink4）和激酶抑制蛋白（kinase inhibition protein，Kip）等，通过与Cyclin对CDKs的竞争性结合，拮抗Cyclin的作用，从而调节细胞周期的进程，当CKI介入，形成Cyclin/CDKs/CKI复合体时，细胞周期进展终止。

$G_1$期的“限定点”（restriction point）决定细胞是否进入周期，这个“限定点”主要受细胞外信号包括细胞因子、激素、基质、营养条件等的调控。胞外信号包括增殖信号和抑制信号，如多数肽类生长因子等，可促$G_0$期细胞进入细胞周期；如转化生长因子-β（transforming growth factor-β，TGF-β）能下调Cyclin和CDK4的表达，促进$p21^{waf1}$、$p27^{Kip1}$、$p15^{Ink4b}$等CKI的产生，将细胞阻滞于$G_1$期。

（4）细胞周期的检测方法　细胞周期的研究有助于阐明疾病的发生机制，认识疾病的演化过程，进而帮助寻找药物靶点，进行疾病的早期分子诊断和治疗。目前细胞周期的检测方法主要有三种。①根据细胞周期中细胞形态变化的分析方法：可利用显微镜、免疫组织化学法、荧光原位杂交法和免疫荧光染色法进行图像分析；②通过同位素标记DNA的分析方法：同位素$^{32}P$、$^{3}H$等可对DNA进行标记，为了安全和方便，现在多用核苷类似物包括5-溴-2′-脱氧尿苷（5-bromo-2′-deoxyuridine，BrdU）、5-乙炔基-2′-脱氧尿苷（5-ethynyl-2′-deoxyuridine，EdU）、5-碘-2′-脱氧尿苷（5-iodo-2′-deoxyuridine，idU）或5-氯-2′-脱氧尿苷（5-chloro-2′-deoxyuridine，CldU）标记DNA；③基于细胞周期特异蛋白及DNA含量的分析方法：现在常用流式细胞术检测DNA或细胞周期特异蛋白的含量。

**3. 细胞分化和调控因素**　细胞分化是同一来源的细胞，通过细胞分裂、增殖产生结构和功能上有特定差异的子代细胞的过程。细胞分化的本质是细胞发生基因差别表达。细胞分化过程中，子细胞为适应特定的功能合成特殊蛋白质，以形成具有特定形态结构的不同类型细胞。细胞形态结构、生化特征和生理功能是判定细胞分化的指标。细胞分化具有稳定性、选择性、全能性和可逆性等特点。

细胞分化是基因在特定的细胞时空上的选择性表达。细胞分化受细胞决定（cell determination）、胞质决定物（cytoplasmic deteminant）和细胞之间相互作用的调控。细胞决定是指细胞在发生可识别的形态变化之前，细胞内部已发生稳定变化，确定了未来的发育命运，细胞决定是分化潜能逐渐限制的渐变过程，决定先于分化。细胞分裂时，细胞核内物质平均分配到两个子细胞内，但分配的胞质组分并不完全相同，某些特殊发育途径的决定，常先由胞质控制，称为胞质决定物，基因的差别表达是由胞质提供的因子决定的。细胞分化还与细胞所在位置及与其他细胞的联系有关，可以是细胞间直接接触所进行信息转导，也可以是细胞外物质（细胞因子）的作用结果。

细胞分化可被基因水平、转录和转录后水平、翻译和翻译后水平和细胞外因素调控。主要的调控基因有管家基因（如线粒体和核糖体蛋白）和组织特异性基因（如胰岛素、Ig、白蛋白和凝血因子等）。

**4. 细胞凋亡和调控因素** 细胞死亡包括程序化细胞死亡和非程序化细胞死亡。程序化细胞死亡包括凋亡、自噬、副凋亡、胀亡、巨泡式死亡、有丝分裂灾变和焦亡等，多指细胞凋亡（apoptosis）；非程序化细胞死亡指细胞坏死。细胞凋亡是由体内外因素触发细胞内预存的死亡程序而导致细胞死亡的过程，以确保组织器官正常发育生长、维持内环境稳定和发挥积极的防御功能。

细胞凋亡从形态学上，表现为细胞发生核皱缩后，染色质固缩，DNA 降解，形成凋亡小体后最终被周边细胞所吸收的过程。胞外的死亡受体（Fas、TNFR）通路和胞内线粒体通路或内质网通路均可激活含半胱氨酸的天冬氨酸蛋白水解酶（cysteinyl aspartate specific proteinase，Caspase），启动凋亡途径。Caspase 家族属于半胱氨酸蛋白酶，起始组 Caspase 包括 Caspase-2、Caspase-8、Caspase-9、Caspase-10、Caspase-11 和 Caspase-12，与促凋亡信号紧密相连，一旦激活，会切割并激活下游的效应组 Caspase，包括 Caspase-3、Caspase-6、Caspase-7，效应 Caspase 切割细胞内蛋白特定的天冬氨酸残基，导致细胞凋亡。凋亡相关因子配体（Fas ligand，FasL）和肿瘤坏死因子（tumor necrosis factor，TNF）与相应受体结合可激活 Caspase-8 和 Caspase-10；DNA 损伤激活 Caspase-2；受损线粒体中释放的细胞色素 C 与Caspase-9 的活化相关；炎症反应促进 Caspase-11 表达和活化；内质网应激促进 Caspase-12 活化。

细胞凋亡受到基因的精确调控，抑制凋亡的基因有：Bcl-2、Bcl-XL、A1/Bfl-1、Survivin、Bcl-W、Bcl-G 和 Mcl-1 等。促凋亡的基因有：p53、Bax、Bad、Bak、Bid、Bim、Bok、Bcl-B、Bcl-Xs、Krk、Mtd、Nip3、Nix 和 Noxa 等。具有双向调控作用的基因有：c-myc 和 Bclx 等。

**5. 细胞代谢和调控因素** 细胞代谢是细胞内所发生的用于维持生命的一系列有序的化学反应的总称。这些反应进程使得细胞能够生长和繁殖、保持它们的结构以及对外界环境做出反应。代谢通常被分为两类：分解代谢可以对大的分子进行分解以获得能量（如细胞呼吸）；合成代谢则可以利用能量来合成细胞中的各个组分，如蛋白质和核酸等。与代谢最为密切的两种物质是 ATP 和酶。酶的作用是催化剂，促进或抑制反应的进行。

（1）细胞的能量代谢 糖、脂、蛋白质是体内氧化供能的三大物质，乙酰辅酶 A 是三大物质共同的中间代谢物。三羧酸循环和氧化磷酸化是三大物质最后分解的共同代谢途径，释放的能量均以 ATP 形式存在。从能量供应的角度看，这三大营养素可以互相代替，并相互制约。一般情况下，供能以糖及脂为主，并尽量节约蛋白质的消耗。任一供能物质的代谢占优势，常能抑制和节约其他供能物质的降解。

（2）细胞的核酸代谢 许多核苷酸在糖代谢、脂代谢、蛋白质代谢中起重要作用，如 ATP、UTP、CTP、GTP 以及辅酶 A（coenzyme A，CoA）、NAD（P）$^+$、黄素腺嘌呤二核苷酸（flavin adenine dinucleotide，FAD）等辅酶。氨基酸是核酸合成的重要原料，如嘌呤的合成需要甘氨酸、天冬氨酸、谷氨酰胺和一碳单位，嘧啶的合成需要甘氨酸、谷氨酰胺和一碳单位。磷酸核糖由磷酸戊糖途径提供。

（3）细胞内代谢酶的隔离分布 代谢酶指细胞内具有生物催化作用的有机物，催化各种生物化学反应，并调节和控制代谢的速度、方向和途径。细胞内的酶具有特定的亚细胞定位，如 DNA 及 RNA 合成酶类分布在细胞核内；糖原、脂酸、糖酵解、戊糖磷酸途径和糖异生等相关酶类分布在胞质中；蛋白质和胆固醇的合成酶分布在内质网和胞质中；磷脂合成酶在内质网中；血红素和尿素合成酶分布在胞质和线粒体中；脂酸 β 氧化、三羧酸循环、氧化磷酸化和呼吸链主要在线粒体中；溶酶体中含多种水解酶。

（4）细胞代谢的调控 主要是对代谢酶的表达量、活性或分布的调控。可通过影响转录水平和翻译水平改变酶的生物合成或调节酶的降解；通过别构酶的别构效应、共价修饰、特异性的激活剂或抑制剂以及对酶原的激活调节酶的活性。

**6. 细胞-细胞之间的相互作用及调控因素** 细胞-细胞相互作用在多细胞生物的发育中起关键作用，允许细胞在微环境发生变化时彼此通讯，这种发送和接收信号的能力对于细胞的存活至关重要。细胞之间通过细胞连接产生稳定的相互作用，参与特定组织中的细胞通讯和排列。另一种是瞬时的相互作用，例如免疫系统细胞在炎症反应时的相互作用。细胞之间相互作用的丧失可导致无法控制的细胞生长和癌症。

稳定的细胞间相互作用包括紧密连接、锚定连接、缝隙连接、受体蛋白介导的直接作用等。紧密连接是多蛋白复合物，将同一组织的细胞保持在一起并阻止细胞之间水和水溶性分子的移动。锚定连接中的黏附连接和桥粒参与细胞-细胞相互作用，相邻的上皮细胞通过其侧膜上的黏附连接相连，它们位于紧密连接的正下方，给细胞和组织提供形状和张力，也是细胞间信号传导的部位。缝隙连接是细胞-细胞信号转导或通信的主要部位，其允许小分子在相邻细胞之间扩散。细胞表面的受体蛋白具有结合其他细胞分泌的特定信号分子的能力。相邻细胞、附近细胞（旁分泌）甚至远处细胞（内分泌）分泌信号分子，与靶细胞胞膜受体结合，进行信号转导，进而引起靶细胞的反应。

瞬时细胞间相互作用发生在免疫细胞、凝血和细菌间相互作用中。白细胞间通过细胞黏附分子形成瞬时作用启动免疫反应。凝血除了依赖于纤维蛋白的产生外，还依赖于血小板之间的短暂相互作用。细菌通过物理相互作用和信号分子（如高丝氨酸内酯和多肽）进行通信，以此来控制新陈代谢和调节生长。

### （二）疾病的细胞学机制

**1. 细胞结构异常与疾病** 各种环境因素通过直接或间接途径导致细胞结构损伤，进一步参与多种疾病的发展过程，如细胞膜损伤引起粘连蛋白缺失，使肿瘤细胞易于转移；细胞膜损伤使胰岛素受体缺乏，导致2型糖尿病；内质网损伤减弱细胞对蛋白质的降解能力，是海绵样脑病和克雅病的病理基础；内质网损伤还可以导致钙离子泵功能障碍，肌肉细胞收缩力下降。

**2. 细胞增殖异常与疾病** 细胞增殖减少同时分化过度可引起组织器官发育不全；相反，细胞增殖增多且分化较低可发生肿瘤。细胞周期的驱动力改变（Cyclin、CDK 或 CKI 表达过高或过低）和检查点功能障碍（$G_1$/S 和 $G_2$/M 检查点失察）可导致细胞的增殖过度或不足，当增殖过度时可发生肿瘤、前列腺肥大等疾病；增殖缺陷时可发生再生障碍性贫血、基因缺陷无汗腺症等疾病。

肿瘤细胞的生物学特征之一是恶性增殖，主要是细胞内 CDKs 活性增高所致，其原因主要有：①细胞周期蛋白的异常：基因扩增、染色体倒位、染色体易位或基因突变引起原癌基因产物 CyclinD1（Bcl-1）过量表达，与其他癌基因协同作用使细胞发生异常增殖；②CDKs 表达增多：常见于 CDK4 和 CDK6 的过度表达，高浓度的 CDK4 可对抗 p15 的作用，并抑制细胞分化；③CKI 表达不足或突变：包括 Ink4 失活和 Kip/Cip 含量减少等；④泛素-蛋白酶体异常：泛素依赖的蛋白水解系统通过 CDC34 和后期促进复合物（APC）两种不同的蛋白水解途径，水解 $G_1$期和 S 期的细胞周期蛋白，包括 $p27^{Kip1}$、CyclinE 等，维持细胞内环境稳态，该系统异常是肿瘤发生的重要分子机制；⑤抑癌基因产物 p53 缺陷：DNA 损伤部位结合的 ATM 使 p53 发生酪氨酸磷酸化，磷酸化的 p53 上调 $p21^{Cip1}$ 基因的转录，$p21^{Cip1}$能与多种 CDK-Cyclin 复合物结合，抑制 CDKs 的激活，阻滞 $G_1$/S 的过渡，为 DNA 修复提供足够时间。

衰老的个体中出现细胞增殖能力减弱，主要由于 CyclinA/B 和 CDK2/4 表达减少；CyclinD/E-CDK 复合物磷酸化水平降低，细胞停滞于 $G_1$期；$p16^{Ink4}$、$p15^{Ink4}$ 和 $p21^{Kip1}$ 等 CKI 表达增多，抑制 $G_1$期细胞周期蛋白复合物的活性。

**3. 细胞分化异常与疾病** 细胞分化异常可导致恶性肿瘤、肥胖、肺纤维化、畸胎瘤等疾病。恶性肿瘤表现为低分化、去分化或反分化和趋异性分化。肿瘤细胞出现细胞增殖-分化脱偶联，基因表达失控失调以及癌基因和抑癌基因失衡是发生分化异常的主要原因。前脂肪细胞过度向脂肪细胞分化，导致脂肪细胞数量增加是肥胖发生的重要机制。肺脏中成胶原细胞分化较多引起胶原蛋白沉积，出现肺纤维化。生殖细胞和多能干细胞异常分化、发育可致畸胎瘤。

**4. 细胞凋亡异常与疾病** 细胞凋亡不足或过度凋亡均可导致疾病发生。凋亡不足引起肝癌、乳腺癌、前列腺癌和肺癌等肿瘤；先天性消化道狭窄或闭锁和动脉导管未闭等发育异常；自身免疫病和糖尿病等免疫系统疾病。凋亡过度引起气管-食管瘘和多囊肾等发育异常；帕金森病和早老性痴呆等中枢神经系统疾病；艾滋病等免疫缺陷病；心力衰竭和心肌缺血等心脏疾病。

**5. 细胞代谢异常与疾病**

（1）巨噬细胞脂代谢异常与动脉粥样硬化 巨噬细胞吞噬血液中的低密度脂蛋白（low density lipoprotein，LDL），再由高密度脂蛋白（high density lipoprotein，HDL）转运返回至肝脏，当 LDL 水平很高，超过 HDL 转运能力时，血管中的巨噬细胞就会由于大量摄取脂质而形成泡沫细胞，导致动脉粥样硬化。

（2）心肌细胞能量代谢异常与糖尿病心肌病　在生理情况下，心肌能量消耗依赖于氧化脂肪酸（占60%～70%），葡萄糖（占30%～40%）及乳酸、酮体、氨基酸和丙酮酸（约占10%），最终95%都通过氧化磷酸化生成ATP。在糖尿病患者中，心肌葡萄糖代谢障碍，脂肪酸代谢增加，对没有得到良好控制的糖尿病患者，脂肪酸的供能可达90%～100%。而心衰早期和中期，底物代谢相对正常或脂肪酸氧化显示轻微受损，但心衰终末期，细胞能量代谢的底物利用向“胚胎型”转换，脂肪酸氧化明显减少，葡萄糖氧化增加，心肌组织中游离脂肪酸的堆积可抑制糖酵解，使心肌能量代谢进一步恶化，从而加重心肌重构加剧心功能恶化。

（3）细胞代谢异常与肿瘤　相比于正常成熟细胞，肿瘤细胞以更高的效率吸收更多的葡萄糖来产生能量和满足快速生长需求。即使在供氧充足的情况下，肿瘤细胞也主要是通过糖酵解途径，而非三羧酸循环和氧化磷酸化途径来分解摄入的过量葡萄糖，这一过程伴随产生大量的乳酸，即Warburg效应。

**6. 细胞-细胞之间的相互作用异常与疾病**　细胞-细胞相互作用具有高度的特异性，并受到严格的调节。遗传缺陷和这些相互作用的失调会导致许多不同的疾病。正常细胞的生长存在接触抑制，与邻近细胞的接触会导致细胞生长停滞，接触抑制由在细胞黏附中起重要作用的钙黏蛋白介导。然而癌细胞中E-钙黏蛋白表达缺失，接触抑制消失，导致不受控制的生长或增殖，形成肿瘤和引起转移。

细菌细胞通过糖脂和糖蛋白与宿主细胞附着，可直接将蛋白质毒素注入宿主细胞，导致细胞骨架的重新排列。细菌表面的蛋白质可与宿主上的蛋白质受体相互作用，从而影响细胞内的信号转导。

白细胞迁移到组织的失调可导致急性呼吸窘迫综合征和类风湿关节炎等疾病。寻常性天疱疮由机体对桥粒蛋白产生自身抗体引起，破坏上皮细胞之间的黏附，导致皮肤和黏膜产生水疱。连接蛋白基因突变可导致八种疾病，包括心脏畸形和神经感觉性耳聋等。

## （三）疾病相关的效应细胞和靶细胞

微环境的改变直接引起靶组织细胞功能障碍，或通过激活效应细胞损伤靶组织的固有细胞，效应细胞和靶细胞异常均为疾病的细胞学发病机制、早期诊断指标以及药物等干预的作用靶点。常见疾病的主要效应细胞和靶细胞如表6－1－2所示。

表6－1－2　常见疾病的主要效应细胞和靶细胞

| 疾病 | 效应细胞 | 靶细胞 |
|---|---|---|
| 帕金森病 | 小胶质细胞、星形胶质细胞等 | 多巴胺能神经元 |
| 阿尔茨海默病 | 淋巴细胞、单核巨噬细胞、小胶质细胞、星形胶质细胞等 | 神经元 |
| 癫痫 | T细胞、小胶质细胞、星形胶质细胞等 | γ-氨基丁酸和谷氨酸靶向神经元 |
| 抑郁症 | 小胶质细胞、淋巴细胞等 | 5-羟色胺、去甲肾上腺素、多巴胺、乙酰胆碱、γ-氨基丁酸能神经元 |
| 精神分裂症 | 大脑神经元、星形胶质细胞和神经胶质细胞以及小脑中的Purkinje细胞等 | 5-羟色胺、多巴胺能神经元 |
| 心力衰竭 | 血管内皮细胞、巨噬细胞、白细胞、中性粒细胞等 | 心肌细胞、心肌成纤维细胞 |
| 心律失常 | 巨噬细胞、心肌成纤维细胞等 | 心肌细胞 |
| 动脉粥样硬化 | 巨噬细胞、单核细胞、淋巴细胞等 | 血管内皮细胞 |
| 糖尿病 | T细胞、巨噬细胞等 | 胰岛B细胞 |
| 支气管哮喘 | 淋巴细胞、单核细胞、肥大细胞、嗜酸性粒细胞、树突细胞等 | 气道平滑肌细胞、上皮细胞 |
| 肿瘤 | 淋巴细胞、巨噬细胞等 | 上皮组织或间叶组织来源肿瘤细胞、未成熟白细胞 |
| 类风湿关节炎 | 淋巴细胞、树突细胞、巨噬细胞、血管内皮细胞等 | 关节滑膜细胞 |
| 干燥综合征 | 淋巴细胞、树突细胞、巨噬细胞等 | 腺体上皮细胞 |
| 多发性硬化 | 淋巴细胞、巨噬细胞、单核细胞、血管内皮细胞等 | 中枢神经神经元、少突胶质细胞 |

## 二、药物对原代细胞功能影响的研究设计

原代细胞（primary cell）是指从正常或疾病机体的组织或细胞获得在体外进行培养的单个细胞，最能反映正常机体细胞生物学特性或疾病状态下的细胞变化。原代细胞不仅广泛应用于分子、细胞生物学和生物医学等基础研究，如蛋白质组学、基因组学、DNA、RNA 和遗传学研究等，还可应用于生物医药产业如药物筛选、药物代谢和毒理研究、药物的作用机制研究等。原代细胞在生物医药领域有不可替代性作用，是药理学的重要研究对象。

### （一）原代细胞的获得策略

**1. 从血液、体液中分离原代细胞**　外周血各种血细胞的密度不尽相同，利用淋巴细胞分层液（ficoll）作密度梯度离心，使一定比重的细胞群按相应密度梯度分布，从而将各种血细胞加以分离，也可以通过将红细胞裂解除去，得到单个核细胞用于实验。如果进一步需要不同的单个核细胞亚群，如 T 淋巴细胞、B 淋巴细胞、树突细胞等甚至更精确的细胞亚群，可采用免疫磁珠细胞分选法（magnetic bead cell sorting，MACS）或流式细胞分选法（fluorescence-activated cell sorting，FACS）进行分离纯化。体液可以进行离心洗涤后再用上述方法分选出所需细胞。

（1）免疫磁珠细胞分选法　免疫磁性微珠用于细胞的分离和纯化的基本原理及步骤是：首先将抗特异细胞表面抗原的抗体连接到磁珠上，待磁珠与混合体系中的细胞反应后，利用磁力的作用，使与磁珠结合的细胞与其他细胞分离，达到纯化、分离的目的。通常有两种分离方式：阳性分离和阴性分离。阳性分离是直接从细胞混合液中分离出靶细胞，阴性分离是利用磁珠去除无关细胞，使靶细胞得以分离。免疫磁珠分离细胞已被广泛应用于各种细胞的分离，如 T（CD3）、B（CD19）淋巴细胞，造血祖细胞（CD34），单核/巨噬细胞（CD14），胰岛细胞［葡萄糖激酶（glucokinase，GK）和葡萄糖转运子 2（glucose transporter 2，GLUT2）］，多种肿瘤细胞等。

免疫磁珠分选较为稳定、分选质量高，纯度可达 90%～99%，对细胞无损伤；操作简便、快速，消毒方便，手动分选 30 分钟内完成，自动分选 2.5～10 分钟之内完成；可以实现 $10^5$～$10^{11}$ 个细胞分选，分选后细胞适用于细胞培养和体内实验，分选得到的标记和未标记细胞组分均可回收利用；不仅可以分选各种细胞，还可以分选转染细胞、亚细胞物质、蛋白质、DNA、RNA 及 mRNA 等。但分离效率略低于流式细胞分选法，且耗材相对较贵，适合无大型流式细胞仪设备且对分选细胞纯度要求不高的分选，只适用于简单标记的细胞分离。

（2）流式细胞分选法　流式细胞分选法首先用密度梯度离心法分离出血液中的单个核细胞，加入流式抗体标记所需要的细胞亚群，用分选流式细胞仪在荧光参数图上选取需要的细胞进行分选。分选细胞常用于细胞亚群进一步的功能研究，因此，整个过程均需要严格无菌操作。此法分离得到的细胞纯度可达到 99%，收获率可达到 90%。

流式细胞仪分选纯度较高、回收率高，分选一些具有比较复杂细胞标记的细胞时较有优势，例如要分选出白血病患者骨髓中某些 $CD34^+CD13^-CD45^{dim}$ 的幼稚细胞，只需在流式分选过程中圈出所需细胞亚群进行收集，而且流式细胞仪可以同时进行多通道分选，即同一时间分选出两种及以上细胞，流式细胞仪分选成本比磁珠细胞分选低。然而流式细胞仪分选最致命的缺点为易污染，且设备昂贵、技术复杂，需专业技术人员操作，操作费时，适合对细胞纯度和回收率要求较高的分选。

**2. 从原代组织中分离细胞**　人体标本可采取无菌手术法切取少量所需的组织或器官（活检和手术）。大量的动物组织需先麻醉或处死实验动物，浸入 70% 乙醇溶液中，使毛皮全部浸湿，从腹中线剪开皮肤，注意不要剪开胸腔或腹腔。将皮肤向上、下撕开分离并向上、下翻开，暴露胸腹部的筋膜，用生理盐水洗净黏于筋膜上的断毛，以碘酒和 70% 乙醇溶液消毒后，更换一套消毒灭菌的器械，剪开胸腔或腹腔，无菌采取所需器官。动物的骨髓可以无菌手术采取一段股骨，用灭菌注射器，将小牛血清或培养液从断端一端加压注射以从另一断端出骨髓。

将组织块分离（散）成细胞悬液的方法有多种，最常用的是机械解离细胞法、酶学解离细胞法以及螯合剂

解离细胞法。从原代组织中获得单细胞悬液的一般方法是酶解聚，常用的酶包括胰蛋白酶、胶原酶和中性蛋白酶等。细胞暴露在酶中的时间要尽可能的短，以保持最大的活性。

### （二）药物对原代细胞功能影响的研究思路

大多数药物产生药理作用是通过与细胞表面或细胞内的分子相互作用，从而引起细胞的生理生化功能发生改变，包括细胞的增殖、分化、凋亡、代谢和功能等，其中增殖、分化、凋亡和代谢等是细胞共同的生物学变化过程，研究思路如前所述。药物对不同原代细胞独特的生物学功能变化研究要点如表 6－1－3 所示。

**表 6－1－3　不同原代细胞的主要生物学功能和药理学研究要点**

| 原代细胞类型 | 主要生物学功能和研究要点 |
|---|---|
| 红细胞 | 浓度、体积和体积分布宽度等 |
| 淋巴细胞 | 亚群平衡如 Treg/Th17 和 Th1/Th2 等 |
| 巨噬细胞和树突细胞 | 细胞因子分泌、吞噬和极化等 |
| 血小板 | 计数、与淋巴细胞比值、活性、聚集率和容积指数等 |
| 上皮细胞 | 侵袭、迁移、黏附、间质转化、更新、再生、细胞因子分泌和纤维化等 |
| 内皮细胞 | 密度、间质转化、细胞黏附、迁移、血管管腔形成和细胞因子分泌等 |
| 神经细胞 | 轴突和总轴突长度、细胞体面积、树突状分支和细胞存活等 |
| 成纤维细胞 | 侵袭、迁移、胶原合成和细胞因子分泌等 |
| 心肌细胞和骨骼肌细胞 | 体积、兴奋-收缩偶联（收缩力、钙离子瞬变幅度、钙离子回泵时间、钙离子含量和钙火花数量）和葡萄糖摄取等 |
| 平滑肌细胞 | 迁移、舒缩、表型转化、钙化和细胞因子分泌等 |

Treg：调节性 T 淋巴细胞（regulatory T）；Th：辅助性 T 淋巴细胞（helper T）。

### （三）实例

**帕罗西汀对糖尿病心肌病（diabetic cardiomyopathy，DCM）小鼠心肌细胞功能的影响**

**1. 药物特性**　帕罗西汀是一种苯基哌啶衍生物，为选择性五羟色胺再摄取抑制剂，可选择性地抑制五羟色胺转运体，临床上用于治疗抑郁症。近期研究发现，帕罗西汀通过苯并二茂环结合到 G 蛋白偶联受体激酶 2（G protein coupled receptor kinase 2，GRK2）的激酶结构域口袋，抑制其活性，$IC_{50}$为 35μmol/L。

**2. 研究目的**　DCM 小鼠心肌组织检测到 GRK2 的大量表达，且 GRK2 被认为是心衰的治疗靶点，本研究通过给予 DCM 小鼠帕罗西汀治疗，用常规的抗心衰药物卡维地洛作为阳性药，观察帕罗西汀对 DCM 小鼠整体心脏功能的改善作用及机制，即对心肌细胞功能的影响特点。

**3. 动物选择和模型制备**　C57BL/6J 小鼠是 DCM 的易感小鼠，购买 6～8 周雄性小鼠，给予 D12492 高脂饲料喂养（5.24kcal/g，其中 60% 的热量来自脂肪，20% 的热量来自蛋白质，20% 的热量来自碳水化合物），正常对照组采用配对的 D12450J 低脂饲料喂养（3.85kcal/g，其中 10% 的热量来自脂肪，20% 的热量来自蛋白质，70% 的热量来自碳水化合物）。

**4. 分组和给药**　高脂饲料喂养 C57BL/6J 小鼠 14 周后，即出现舒张性心功能障碍，此时将高脂喂养小鼠根据心脏舒张功能分层随机分为三个治疗组：帕罗西汀（2.5mg/kg，溶于 5% 二甲基亚砜）、卡维地洛（2.5mg/kg，溶于 5% 二甲基亚砜）和模型组（溶媒即 5% 二甲基亚砜）灌胃治疗 4 周。

**5. 观察指标**

（1）整体指标　在治疗期间监测小鼠的代谢参数，包括每周体重、食物消耗量、空腹血糖水平和葡萄糖耐量试验，以及心脏舒张功能和收缩功能。

（2）组织学指标　心脏组织病理检查（HE 染色）、心肌组织纤维化（Masson 染色等）、心肌细胞面积（麦胚凝集素染色等）和细胞凋亡（TUNEL 染色等）。

（3）细胞学指标　酶灌注法分离原代心肌细胞，检测心肌细胞 $Ca^{2+}$ 瞬变幅度、细胞内 $Ca^{2+}$ 衰退常数（Tau 值）、肌浆网 $Ca^{2+}$ 负荷（即心肌细胞内钙离子含量）、钙火花的数量以及心肌细胞收缩幅度变化。

**6. 机制研究**　由于心肌细胞功能的改善与兴奋-收缩偶联的恢复有关，因此在观察到帕罗西汀对何种细胞学指标作用最明显后，对其的分子作用机制进行深入探讨。心肌细胞 $Ca^{2+}$ 瞬变幅度与瞬时受体电位蛋白、离子通道、连接素和肌浆网 ATP 酶等功能有关；$Ca^{2+}$ 衰退常数与肌浆网上钙泵的活力有关；肌浆网 $Ca^{2+}$ 负荷与肌浆网上钙泵和 Ryanodine 受体功能有关；钙火花的数量与 Ryanodine 受体功能有关；心肌细胞收缩幅度变化与受磷蛋白、肌浆网 ATP 酶和肌钙蛋白等有关。

## 三、细胞系和细胞株在药物作用研究中的选择及应用

细胞系（cell line）是由原代培养物经首次传代成功后获得的，由原先存在于原代培养物中的细胞世系（lineage of cells）所组成。如细胞系的生存期有限，则称之为有限细胞系（finite cell line）；已获无限繁殖能力，能持续生存的细胞系，称连续细胞系或无限细胞系（infinite cell line）。通过选择法或克隆形成法从原代培养物或细胞系中获得具有特殊性质或标志物的称为细胞株（cell strain），是单细胞增殖形成的细胞群，细胞株的特殊性质或标志必须在整个培养期间始终存在。由于细胞株的遗传物质稳定，常用于药物的筛选和体外作用机制研究。

### （一）常用的细胞株类型

美国模式培养物集存库（american type culture collection，ATCC）可提供细胞株 3000 多种，成纤维细胞、上皮细胞、游走型细胞和多形性细胞株贴壁生长，某些癌细胞和血液白细胞株呈悬浮性生长。较为常用的细胞株如下。

**1. CHO-K1 细胞**　CHO-K1 细胞来源于中国仓鼠卵巢，为表皮细胞，贴壁生长，是药理学研究中常用的一个细胞株，在生物制药中使用也非常广泛。该细胞株培养条件简单，贴壁强度适中，比较容易转染，很适合用来研究一般哺乳动物基因的功能。

**2. HEK293 细胞**　HEK293 细胞来源于人胚胎肾细胞，为上皮细胞，贴壁生长，比较容易转染，是一个常用的表达外源基因的细胞株。HEK293 细胞的一个衍生株 HEK293T/17 的转染效率更高，成为广大研究者研究基因功能的一个强大工具。HEK293 细胞的缺陷是生长过程中贴壁强度比较小，所以在实验过程中容易流失，从而影响实验结果。

**3. Vero 细胞**　Vero 细胞来源于非洲绿猴肾，为上皮细胞，贴壁生长，被成功的用来培养狂犬病疫苗、乙脑疫苗等多种疫苗，在非典期间又为研究冠状病毒做出贡献，在医药研究中广泛应用。

**4. NIH-3T3 细胞**　NIH-3T3 细胞来源于小鼠胚胎，为成纤维细胞，贴壁生长，在实验室常用来进行转染及基因表达的研究。易感病毒有鼠肉瘤病毒和鼠白血病毒。为得到适合转染的细胞株，NIH-3T3 细胞至少连续克隆过 5 次。NIH-3T3 细胞容易转染 DNA，鼠痘病毒阴性。

**5. PC-12 细胞**　PC-12 细胞来源于褐家鼠肾上腺嗜铬细胞瘤，为多角型形态，贴壁较松，容易成团，是常用的神经细胞株。PC-12 细胞对神经生长因子有可逆的神经元显形反应，该细胞不合成肾上腺素。

**6. H9C2 细胞**　来源于 BD1X 大鼠胚胎心脏组织的克隆细胞株，成肌细胞样贴壁生长，表现出骨骼肌的特性。该细胞株中的成肌细胞能融合形成多核的肌管，并对乙酰胆碱的刺激发生反应，降低培养基中的血清浓度到 1% 以下则融合发生得很快。

**7. 3T3 细胞**　来源于小鼠的胚胎成纤维细胞，贴壁生长，由于它显示出强烈的接触抑制作用，所以能明确地识别已发生转化的细胞，并作为一种重要的细胞材料使用于由肿瘤病毒和致癌剂等所引起的体外致癌研究。

**8. 人肝癌细胞株**　肝癌在中国人群中发病率高，是研究的热点。目前有三种肝癌细胞系：化学诱导肝癌细胞系、土拨鼠肝癌细胞系和人肝癌细胞系。其中人肝癌细胞系最为常用，其克服了人原代肝细胞来源困难、实验难控制、存活时间短的局限，肝癌细胞系为已获得的稳定传代的细胞，具有来源方便、操作简单、条件可控和可重复等优点，是用于肝癌疾病及抗肝癌药物相关研究的理想对象。其次肝癌细胞系均来源于确诊肝癌患者的病理组织，具有与肝癌患者体内相似的遗传基因组，其发生发展机制、功能蛋白表达、病毒复制能力、侵袭

转移功能及抗药性等，具有与人类亲源体极其相近的特点，因此更适合应用于肝癌各领域的研究。常见的人肝癌细胞株如下：

（1）Bel-7402　来源于HCC，主要为多边形上皮样贴壁生长，细胞染色体中有一大而长的近端着丝点染色体，是本株细胞的标记染色体，AFP阳性，LDH、葡萄糖-6-磷酸脱氢酶（glucose-6-phosphate dehydrogenase，G6PD）、酪氨酸氨基转移酶（tyrosine aminotransferase，TAT）等酶代谢及细胞的超微结构基本保持临床人体肝癌的特性，异种接种后成瘤率高。

（2）MHCC97　来源于人HCC裸鼠转移模型，细胞呈上皮样贴壁生长，高表达血清乙肝表面抗原（hepatitis B surface antigen，HBsAg）和AFP，成瘤率高且肺转移率为100%，属高转移的人肝癌细胞株。

（3）HepG2　来源于原发性肝胚细胞瘤，为上皮样贴壁抱团生长，AFP阳性，HBsAg阴性，低转移，成瘤率较差。该细胞株分化程度较高，所含有的生物转化代谢酶与人正常肝实质细胞同源且稳定，是体外肝细胞药物作用相关研究、代谢或遗传毒性实验方面的理想细胞株。其中HepG2.2.15是体外筛选抗乙型肝炎病毒（hepatitis B virus，HBV）药物的良好模型。

（4）Hep3B　呈上皮样抱团贴壁生长，胞质里有很多粗大的黑颗粒，在裸鼠中能致瘤，但基本不转移。整合了完整的HBV基因组，可用于HBV感染后发展致癌的相关研究。

（5）Huh-7　细胞呈上皮样贴壁生长，高度分化，AFP阳性，HBV阴性，具有丙型肝炎病毒（hepatitis C virus，HCV）易感性，可用于HCV与肝癌的关系、基因表达的调节机制、新陈代谢、极低密度脂蛋白（very low density lipoprotein，VLDL）的分泌及在肝细胞内复制的登革病毒等研究，还可用于生产重组蛋白如促红细胞生成素。

（6）PLC/PRF/5　来源于HCC患者，为上皮样贴壁生长，AFP阳性，不产生白蛋白，分泌ad亚型的HBsAg而不产生乙型肝炎核心抗原（hepatitis B core antigen，HBcAg）或乙型肝炎e抗原（hepatitis B e antigen，HBeAg）和Dane颗粒，可维持甲型肝炎病毒（hepatitis A virus，HAV）的繁殖，同工酶谱及核型与人类同源，裸鼠异种移植可致瘤。常用于研究HBV与原发性肝癌的关联、抗HBV疫苗所需HBsAg颗粒的制备及抗病毒药物的制备等方面。

（7）SMMC-7721　来源于原发性肝细胞癌（hepatocellular carcinoma，HCC），为上皮样，贴壁生长，甲胎蛋白（α-fetoprotein，AFP）阳性，乳酸脱氢酶（lactate dehydrogenase，LDH）同工酶谱的变化与肝癌细胞的一般特征一致，免疫缺陷小鼠体内可成瘤率高。

**9. 其他人肿瘤细胞株**　其他常用的各种肿瘤细胞株如表6-1-4所示。

**表6-1-4　常见肿瘤细胞株**

| 肿瘤类型 | 常用细胞株 |
|---|---|
| 乳腺癌 | MCF-7、ZR75-1、MDA-MB-435（高转移）、BCaP-37、LCC1、MX-1、T47D |
| 卵巢癌 | A2780、OVCaR-3、HO-8910、COC1 |
| 宫颈癌 | Hela、SiHa |
| 前列腺癌 | PC-3、PC-3M、DU-145 |
| 膀胱癌 | EJ |
| 肾癌 | Ketr-3 |
| 神经胶质瘤 | U251、CRT、TG-905（脑胶质母细胞瘤） |
| 白血病 | Jurkat（T淋巴母细胞）、Daudi（B淋巴母细胞）、K562、HL-60、U937、NB4 |
| 肉瘤 | OS-732（骨肉瘤）、HT1080（成纤维肉瘤） |
| 黑色素瘤 | MV3、M14、A375（恶性） |
| 横纹肌癌 | A673 |
| 腺样囊性癌 | AM（高转移）、A2 |
| 喉表皮癌 | UM-SCC-11A、UM-SCC-12 |

续表

| 肿瘤类型 | 常用细胞株 |
|---|---|
| 口腔上皮癌 | KB |
| 鼻咽癌 | CNE-2Z（母系细胞） |
| 肺癌 | A549（腺癌）、肺793（腺癌）、H125、NCI-H460、LTEP-Sml（SCLC）、NCI-H446（SCLC）、801-D（GCCL） |
| 结肠癌 | HT-29、SW620、SW480、LOVO、HCT-8、COLO205、Ls-174-T（腺癌） |
| 大肠癌 | CL187/CCL187、PA319 |
| 胰腺癌 | AsPc |
| 胃癌 | BGC-803、SGC-7901、MGC-803、BGC-823（低分化前胃癌） |
| 食管癌 | CaEs-17 |

SCLC：小细胞肺癌（small cell lung cancer）；GCCL：巨细胞肺癌（Giant-cell carcinoma of the lung）。

### （二）细胞株在药物作用研究中的选择和评价

**1. 工具细胞在药物作用筛选中的应用和评价**　工具细胞株在体外药物筛选、耐药性研究、作用机制探索等中具有广泛的应用价值。肿瘤细胞株是肿瘤药理学研究的支柱，以人肿瘤细胞株为基础、疾病本位的体外抗肿瘤药物筛选体系日趋成熟。

（1）药物活性的体外筛选　可利用细胞株对候选化合物进行初步筛选，了解候选化合物的作用效果和特点，为随后进行的体内药效学评价提供参考，如剂量范围和治疗疾病类型等。抗肿瘤药物的体外筛选一般要在两个以上细胞株中进行，目前多采用以下体外实验方法检测药物对细胞活力的影响。

1）染料排斥法：活细胞有排斥某些染料如伊红、台盼蓝、苯胺黑等的能力，而死细胞由于膜完整性的破坏，可被着色。因此体外给药处理的细胞株中加入这些染料，一定时间后，对着色和未着色的细胞进行计数，即可算出被杀死的细胞比例。

2）四氮唑盐还原法：四甲基偶氮唑盐（methyl thiazolyl tetrazolium，MTT）是一种能接受氢原子的染料。活细胞线粒体中与烟酰胺腺嘌呤二核苷酸磷酸（nicotinamide adenine dinucleotide phosphate，NADP）相关的脱氢酶在细胞内可将黄色的MTT转化成不溶性的蓝紫色的甲臜，而死细胞则无此功能。用二甲基亚砜（dimethylsulfoxide，DMSO）溶解甲臜后，在一定波长下用酶标仪测定光密度值，即可定量测出细胞的存活率。

3）阿拉马蓝法：非荧光性蓝色底物阿拉马蓝可被活细胞线粒体内NADPH相关的脱氢酶类还原为强荧光性粉红色底物，在激发波长与发射波长分别为530nm和590nm处读取荧光强度值，与活细胞数呈良好的线性关系。

4）磺酰罗丹明B（sulfonyl rhodamine B，SRB）染色法：SRB是一种蛋白质结合染料，粉红色，可溶于水。SRB可与生物大分子中的碱性氨基酸结合，在515nm波长的OD读数与细胞数呈良好的线性关系，可用作细胞数的定量。MTT法的一个缺点是OD值可随放置时间而变，而SRB法无此现象，因此更适用于进行大规模的药物筛选实验。

5）集落形成法：克隆原细胞具有持续增殖能力，当单个细胞分裂6代或6代以上时，其后代所组成的群体（集落）便含50个以上细胞，通过集落计数可对克隆原细胞作定量分析，反映了单个细胞的增殖潜力，故能较灵敏地测定抗癌药的活性。

6）生长曲线测定法：在最适条件下，肿瘤细胞在培养液中呈指数生长，如取细胞数的对数与培养时间作图可得一条直线，故称此时为对数生长期。随着细胞密度不断增高，由于代谢产物的积聚及营养物的消耗，细胞生长逐渐减慢以致停止，此时称高坪期或稳定期，因此药物对细胞生长的影响可通过生长曲线反映出来。

7）其他方法：还可应用分裂相计数、脱氢酶活性、细胞染色、呼吸测定、荧光显微镜下染色反应、核酸蛋白质等生化测定以及同位素技术等检测药物的作用。

体外用细胞株检测药物的作用操作简单、用药量少、得出结果快速，但局限性明显，如细胞毒性易显阳性，有毒物质也常常显阳性，故假阳性率高；抗肿瘤药的研究中，非直接对肿瘤细胞作用的药物显示假阴性；细胞株体外培养条件与人体微环境仍有差别，不能完全等同于人体微环境；受培养环境的影响，随着传代次数的增多，细胞株有突变可能，改变原有特性，失去其本质意义，甚至相同细胞株的不同研究会产生相互矛盾的结果。因此细胞株的研究仅作为参考，需在整体动物模型中进行验证。

（2）药物对细胞分化的诱导作用研究　观察药物对细胞分化的影响多采用硝基四氮唑蓝（nitroblue tetrazolium，NBT）还原法。正常的中性粒细胞内磷酸戊糖支路活跃，细胞内还原型辅酶含量增加，将可溶性 NBT 还原为不溶性蓝紫色颗粒，而沉积于细胞质内。筛选分化诱导剂常用 HL-60 细胞株，药物作用后，细胞形态向粒细胞方向分化。

（3）药物对细胞凋亡的影响

1）形态学观察：透射电镜下观察细胞超微结构，正常细胞核膜清楚、染色质均匀、核仁明显；凋亡细胞染色质浓缩、致密，沿核分布形成新月体状，有凋亡小体出现。凋亡细胞胞质出现明显的线粒体肿胀，坏死细胞细胞膜不完整，核膜破裂，染色质呈虫蚀状溶解。

2）DNA 形态观察：采用 Hoeschst 33258 染色后，在荧光显微镜下观察活细胞成均匀的淡荧光，凋亡细胞核或细胞质内可见强荧光的颗粒状物质。

3）染色体断裂测定：凋亡细胞内源性核酸酶激活，DNA 链被切割成 200bp 不同倍数的片段，将这些片断进行电泳，凋亡细胞可观察到 DNA 梯带。

4）PI/AnnexinV-FITC 双染色法：凋亡细胞磷脂酰丝氨酸暴露于细胞表面，可结合标记荧光素 FITC 的 AnnexinV，但细胞膜仍然完整，荧光染料 PI 不能进入，而凋亡晚期的细胞可同时受 AnnexinV 和 PI 的双标记，用流式细胞仪分析。

（4）药物对血管生成的影响　肿瘤发生、生长和转移与新生血管形成密切相关，肿瘤血管生成抑制剂能抑制血管生成，阻止肿瘤生长和转移，在治疗肿瘤中具有高效、广谱、副作用小、不易产生耐药性等优点。

1）血管内皮细胞体外筛选模型：可体外培养血管内皮细胞，观察药物对血管内皮细胞在胶原基质上的迁移、血管内皮细胞的体外损伤效应和凋亡的影响以筛选抑制血管生成药物。

2）鸡胚绒毛尿囊膜血管新生模型：鸡卵在胚胎发育过程中，尿囊膜上的血管生长很旺盛，将不同药物作用于尿囊膜，观察该膜上的血管生长。

3）斑马鱼血管新生模型：斑马鱼被广泛地应用于药物筛选方面的研究，主要用于筛选抗血管生成药物。其胚胎早期发育的过程中，血管生成的模式比较简单，主要出现在头部和躯干部体节间，体节间的血管最初由背部的动脉出芽形成于相邻体节之间。

（5）耐药性研究　肿瘤细胞耐药性分先天性耐药性和获得性耐药性，也可分为原药耐药性和多药耐药性。多药耐药性基因（multidrug resistance，MDR）编码表达 P-糖蛋白（glycoprotein，P-gp）是产生耐药性的主要机制。P-gp 将化疗药物泵出体外，降低药物在细胞内的浓度。

1）肿瘤耐药性体外模型的建立：逐步增加肿瘤细胞培养基中抗癌药物的浓度诱导产生肿瘤耐药株，用 MTT 法检测药物对敏感株和耐药株的细胞毒性，同时测定 mdr1 基因和 P-gp 表达水平。

2）逆转肿瘤多药耐药性作用的药物筛选：采用 MTT 法测定加逆转剂前后抗肿瘤药对耐药株细胞的毒性，计算逆转效果。

$$\text{逆转倍数} = \text{不加逆转剂}/\text{加逆转剂}$$

（6）其他应用　HEK293 细胞含腺病毒 5 DNA，HEK293A 细胞可用于腺病毒的扩增，HEK293T 细胞可用于逆转录病毒的扩增。

**2. 细胞株在药物作用机制研究中的应用和评价**　细胞的增殖、分化、凋亡、侵袭、迁移等均受多种信号通路的调节，工具细胞在药物的作用机制研究中发挥了重要作用，通过在体外使用激动剂或拮抗剂调控信号分子活性，也可通过质粒、病毒、短发夹 RNA（short hairpin RNA，shRNA）或小干扰 RNA（small interference RNA，siRNA）等高表达或敲低信号分子的表达，以探讨药物对细胞株某种生物学功能影响依赖的信号通路，为揭示药物的作用靶点提供实验依据，进而可用于体内实验的研究和验证。当药物可能的作用途径不清楚时，可使用高通量蛋白芯片技术对多种信号通路重要分子的表达和磷酸化水平进行检测，以筛选出药物的可能作用信号。

### （三）实例

芍药苷通过 Hedgehog/Gli 信号通路抑制肝细胞癌的侵袭转移

**1. 药物特性和研究背景**　白芍是治疗肝病的重要组方之一，近年来对其保肝作用的研究逐渐增多。白芍的有效部位白芍总苷（total glucosides of paeony，TGP）对免疫性肝纤维化大鼠有显著的治疗作用，同时 TGP 通过阻滞细胞周期，抑制肝癌细胞 HepG2 的增殖和凋亡。芍药苷（paeoniflorin，Pae）是 TGP 的主要活性成分，但 Pae 对 HCC 侵袭转移的影响及机制未见报道。

Hedgehog/glioma-associated oncogene homolog（Gli）信号通路在哺乳动物胚胎的生长发育中极为重要，它控制着脊椎动物内胚层分化发育，是一个高度保守的中轴器官发育的形态发生通路。该信号通路与人类肿瘤的发生与发展关系紧密，其异常激活在 HCC 的发病中发挥了重要作用。信号通路的 Gli，patched（Ptch），smoothened（Smo）在肝癌组织中表达明显高于非肿瘤性肝组织，而该通路的抑制蛋白 Hip1 在肝癌组织中表达明显低于非肿瘤性肝组织；一些肝癌细胞株也存在该通路的异常表达与激活而参与肝细胞癌的增殖、凋亡等过程，该通路的抑制因子如 KAAD-cyclopamin（KAAD-cyc），Gli siRNA 等则减少了肝癌细胞的凋亡与增殖；用 Smo siRNA 敲低 Smo 后同样阻碍了肝癌细胞的体内外生长。该信号通路对多种类型细胞转移与迁移的控制及血管形成发挥重要作用，还参与了神经胶质瘤、卵巢癌、胃癌、食管癌、胰腺癌、前列腺癌等肿瘤的再生、侵袭与转移。

**2. 研究目的**　考察 Pae 体外对 HCC 侵袭转移的影响及对 HCC 中 Hedgehog/Gli 通路的干预作用，以探讨 Pae 抑制 HCC 的作用及机制。

**3. 细胞株的选择**　研究 Pae 体外对 HCC 侵袭转移的影响选用两个侵袭转移能力不同的肝癌细胞株 HepG2 和 Bel-7402。HepG2 的侵袭转移能力低于 Bel-7402。

根据预实验结果和国内外文献报道，选用 Bel-7402，因其细胞存在较多 Hedgehog/Gli 信号通路相关分子的表达，且该细胞株的侵袭转移能力中等，有利于寻找 Pae 抑制侵袭转移的作用靶点。

**4. 细胞培养和给药**　Pae 体外作用研究中，收集对数期生长的 HepG2 和 Bel-7402 细胞，常规消化后，以含 10% 胎牛血清的 DMEM 培养液重新悬浮，调整细胞浓度为 $5\times10^4$/ml，接种于培养板中，37℃，5% $CO_2$ 条件下孵育 12 小时，更换为无血清培养基继续培养 12 小时后，分别加入 Pae，设置 6 个浓度组：1. 56μmol/L、3. 125μmol/L、6. 25μmol/L、12. 5μmol/L、25μmol/L、50μmol/L，对照组加入相同体积的溶媒，每组设多个复孔，37℃，5% $CO_2$ 条件下培养 48 小时，检测 Pae 对细胞侵袭转移的影响。

Pae 体外作用机制研究中首先使用 Hedgehog/Gli 通路的调节剂，如 Hedgehog 抑制剂 KAAD-cyc（抑制该通路）或通路的配体 Shh（激活该通路），确定 Hedgehog/Gli 通路在 Bel-7402 侵袭转移中的作用。KAAD-cyc 的作用研究设空白对照组、KAAD-cyc 1μmol/L、KAAD-cyc 4μmol/L 三组，Shh 的作用研究设空白对照组、Shh 0. 13μg/ml、Shh 0. 5μg/ml 三组，均设多个复孔；其次观察 Pae 体外给药对 Hedgehog/Gli 通路主要分子活性和表达的影响，Bel-7402 细胞给予 Pae 6. 25μmol/L、12. 5μmol/L、25μmol/L，培养 48 小时后检测相关指标；最后再阐明 Pae 抑制 Bel-7402 侵袭转移是否依赖于 Hedgehog/Gli 通路的研究中，同时给予 Bel-7402 细胞 Pae 和 KAAD-cyc 4μmol/L 或 Shh 0. 5μg/ml，培养 48 小时后检测相关指标。

**5. 细胞功能和药物作用机制的观察指标**　主要观察给药后肿瘤细胞株增殖、侵袭、迁移、黏附功能的变化和产生基质金属蛋白酶的能力，并检测药物对 Hedgehog/Gli 通路主要信号分子如 Shh、Gli1、Ptch1 的表达水平。在给予 Shh 激动 Hedgehog/Gli 通路后，若药物的作用减弱，提示 Pae 抑制肝癌细胞株增殖侵袭的作用可能依赖于该通路。

## 四、工程改造的细胞在药物作用研究中的应用

### （一）细胞融合技术

细胞融合又称体细胞杂交或细胞杂交，是在离体条件下用人工方法将不同种或同种不同类型的单细胞通过无形方式融合成一个杂合细胞，生产特殊生物制品、分化再生新物种或新品种的技术。细胞融合技术的出现标

志着细胞工程的诞生。目前被广泛地应用于单克隆抗体制备、膜蛋白的研究、生物的远缘杂交、新品种的培育和人类基因图工作（小鼠和人类细胞融合）。

两种不同的动物细胞通过化学或物理方法诱导其细胞融合形成杂种细胞，以适当的技术进行杂种细胞的分拣和培养，促使杂种细胞分裂形成细胞团、愈伤组织、直到分化发育成杂种细胞，实现基因在远缘物种间的转移。诱导细胞融合的技术主要有：生物法（仙台病毒法）、化学法（PEG 结合高 $Ga^{2+}$ 和 pH 诱导法）以及物理法（电融合诱导法）。诱导融合后可产生具有同核体、异核体和多核体的融合细胞，再通过遗传互补筛选法、抗性互补筛选法、生长特性筛选法、物理特性筛选法或其他方法进行筛选。

细胞膜有内外两层，细胞融合首先发生在外层，然后再到内层，由此就出现了两种融合通道，细胞体内物质通过这两种通道转移。病毒膜与目标细胞融合时，只出现一种融合通道，即导致融合的基因只能在病毒中找到，而在目标细胞中却找不到。但是，通过 EFF-1 基因发生的细胞融合则是一个双向融合过程，需要 EFF-1 出现在两个相互融合的细胞中。

动物细胞融合过程中，促融剂、细胞性质、温度、pH、离子强度、离子种类等影响融合效率。亲本细胞表面性质影响较大：表面覆盖绒毛，不规则者易融合，光滑者不易融合；细胞种类不同，融合效果不同：如腹水癌及株化细胞易融合，淋巴和血细胞几乎不融合；细胞融合时需要适宜温度和运动（震摇）状态；细胞融合过程中，通常耗氧量较大，缺氧时经常不融合，极少数细胞在无氧下也可融合；有些细胞融合时需要钙离子，否则不融合，细胞蛋白质也发生变化；最适 pH 为 7.4～7.8，此范围外，融合率较低。

### （二）基因组工程改造细胞的策略

基因编辑技术可将特定目标基因在细胞内进行敲入及敲除，其中锌指核酸酶（zinc finger nuclease，ZFN）和类转录激活因子效应物核酸酶（transcription activator like effector nuclease，TALEN）编辑技术在基因治疗、遗传改良、基础研究等方面具有巨大的发展前景。成簇规律间隔的短回文重复序列（clustered regularly interspaced short palindromic repeats，CRISPR）-Cas9 是继 ZFN、TALEN 技术之后的第三代“定点基因组编辑技术”。细菌的适应性免疫系统 CRISPR，借助短 RNA 分子的引导 Cas9 蛋白能够使特定位点的 DNA 双链发生断裂，细胞即可以通过非同源性末端接合（non homologous end joining，NHEJ）的修复造成基因移码突变。也可以通过同源重组等的方式对基因进行精确编辑，能够靶向性地、高效地改造多种真核细胞。基因组工程学正在推动新一代的药物研发和医药治疗。同时干扰多个基因可以模拟出作为复杂多基因疾病基础的累加效应，促成新的药物靶点，而基因组编辑则可以在人类基因治疗的背景下直接纠正有害突变。

**1. 锌指核酸酶细胞基因组编辑策略** ZFN 是第一个使用定制 DNA 核酸内切酶的基因组编辑策略。锌指蛋白是转录因子，每个指模块识别 3～4 个碱基的序列，将这些模块混合搭配，几乎可以靶定希望的任何序列。ZFN 是异源二聚体，其中每个亚基含有一个锌指结构域和一个 FokI 核酸内切酶结构域。FokI 结构域必须二聚化才有活性，确保必须存在两个相邻的 DNA 结合事件才能实现双链断裂，从而增加了目标特异性。

切割事件使得大部分基因组编辑技术得以实现。在双链断裂后，细胞试图对其进行修复，最简单的方法是非同源末端接合，细胞基本磨平断裂 DNA 的两端，再将其彼此拉近，这往往产生移码。另一种方法是同源定向修复，细胞试图利用另一条染色体上对应的 DNA 序列作为模板来修复断裂，通过提供所需的模板，可促使系统在不经意间插入所需的序列。

**2. 类转录激活因子效应物核酸酶细胞基因组编辑策略** ZFN 提供了基因组编辑技术的理论基础，但其制作繁琐、价格昂贵，随后出现了一种相似但更为灵活的系统，即 TALEN。TALEN 是二聚的转录因子/核酸酶，由 33～35 个氨基酸模块构成，其中每个靶定单个核苷酸，通过组装这些模块，可靶定实验所需的任何序列，具有更便宜、更快和更准确的优势。

**3. CRISPR/Cas9 细胞基因组编辑策略** CRISPR/Cas9 靶向基因改造技术是最新发展起来的一种强有力的用于基因组编辑的分子生物学工具，Cas9 蛋白是一种能够降解 DNA 分子的核酸酶，含有两个酶切活性位点，每一个位点负责切割 DNA 双螺旋中的一条链。CRISPR 在大约 40% 的细菌和 90% 的古细菌的基因组中均有存在，它依赖于 CRISPR 衍生 RNA（CRISPR-derived RNA，crRNA）和反式激活 RNA（trans-activating RNA，tracrRNA）。

crRNA 通过碱基配对与 tracrRNA 形成复合物，该复合物引导核酸酶 Cas9 蛋白在与 crRNA 配对的序列靶位点剪切双链 DNA。而通过人工设计这两种 RNA，可以改造形成具有引导作用的向导 RNA（single guide RNA，sgRNA），引导 Cas9 对 DNA 的定点切割。作为一种 RNA 导向的双链 DNA 结合蛋白，Cas9 效应物核酸酶是已知的第一个统一因子，能够共定位 RNA、DNA 和蛋白，从而拥有巨大的改造潜力。将蛋白与无核酸酶的 Cas9 融合，并表达适当的 sgRNA，可靶定任何双链 DNA 序列，而 sgRNA 的末端可连接到目标 DNA，不影响 Cas9 的结合。因此，Cas9 能在任何双链 DNA 序列处带来任何融合蛋白及 RNA，这为生物体的研究和改造带来巨大潜力。此外，此系统还可通过添加多个 sgRNA 而实现多重编辑。

该技术现已广泛应用于人、大鼠、小鼠、斑马鱼、果蝇、家蚕、线虫、酵母、拟南芥、烟草、高粱、水稻和小麦等各类动植物个体或细胞基因组的遗传学改造。相较于 TALEN 技术，CRISPR 技术的效率要高得多，而且采用 CRISPR 技术可以一次性对多个基因同时进行基因敲除和（或）敲入。与 ZFN 和 TALEN 不同的是，CRISPR/Cas 不是人造的，此系统为细菌提供了适应性免疫的一种形式，因此具有简单、价格低廉、易于编程且非常高效的特点。CRISPR/Cas 系统还可以通过调整激活和抑制结构域来控制基因表达，而不是编辑。

然而由于 sgRNA 序列比 ZFN 或 TALEN 所靶定的大部分序列更短，这意味着脱靶效应的几率更高，脱靶受很多因素影响，如 Cas9 的浓度。现在通过利用 Cas9 的一种突变形式（只切割单链 DNA）和两个紧挨着的 sgRNA，大大提高了系统的切割位点保真性。

### （二）工程改造细胞在药物作用研究中的应用和评价

**1. 杂交瘤细胞制备单克隆抗体** 1957 年，Burnet 提出克隆选择理论：一种浆细胞只产生一种类型的免疫球蛋白分子，则从一个单克隆细胞产生的抗体分子就是单克隆的，且该单克隆抗体具有独特的均一结构。1975 年，英国科学家科莱尔和米尔斯坦将适应于体外培养的小鼠骨髓瘤细胞与绵羊红细胞免疫的小鼠脾细胞进行融合，发现融合的杂交瘤细胞具有双亲细胞特征，通过克隆化可使杂交细胞成为单纯的细胞系，既能产生单一抗体，又能在体外快速生长。该杂交瘤细胞系经单克隆化，持续分泌结构与各种特性完全相同的高纯度抗体，即单克隆抗体，此实验证实了克隆选择理论。动物细胞融合最具价值的成就是利用杂交瘤技术生产单克隆抗体。

（1）杂交瘤本体细胞的选择 骨髓瘤细胞本身不分泌抗体，主要作用为保障杂交瘤细胞产生单抗，有无限分裂的能力，融合所用的瘤细胞是经毒性培养基选出的中间合成途径缺失株，例如嘌呤的中间合成途径缺失株和嘧啶的中间合成途径缺失株，即只有起始合成途径，在 HAT 培养基中不能生存增殖。B 淋巴细胞为经特定抗原免疫能产生目的抗体的淋巴细胞，且被免疫动物种系应与骨髓瘤细胞一致或有相近亲缘关系，效应 B 细胞虽不增殖，但有两条 DNA 合成途径。

（2）杂交瘤细胞的筛选 骨髓瘤细胞与淋巴细胞融合的混合细胞将以多种形式出现：融合的脾细胞-瘤细胞、融合的脾细胞-脾细胞、融合的瘤细胞-瘤细胞、未融合的脾细胞、未融合的瘤细胞以及细胞的多聚体形式等。正常的脾细胞在培养基中存活仅 5~7 天，无需特别筛选，细胞的多聚体形式也容易死去。而未融合的瘤细胞则需进行特别的筛选去除：使用 HAT 培养基，在培养液中加入次黄嘌呤（hypoxanthine，H）、氨基蝶呤（aminopterin，A）及胸腺嘧啶脱氧核苷（thymidine，T）。A 阻断细胞 DNA 的起始合成途径（二氢叶酸到四氢叶酸），故只有能利用 H 和 T 的正常细胞从旁路合成 DNA 才不死亡。骨髓瘤细胞嘌呤的中间合成途径缺失株和嘧啶的中间合成途径缺失株无法利用中间途径合成 DNA，起始合成途径又被 A 阻断，故单纯的瘤细胞不久即死亡。杂交瘤细胞具有瘤细胞（无限分裂的能力）特性和野生型淋巴细胞中间途径合成 DNA 的特性，可长期生存，从而被分离出来。

（3）杂交瘤细胞产生抗体的测定 获得杂交瘤细胞后可通过抗原结合法或第二抗体法进行抗体检测。①抗原结合法：放射元素 $^{125}$I 标记的抗原与杂交瘤培养上清液于 37℃下温育，活性炭吸附，加 PEG6000 与琼脂糖凝胶珠连接，使免疫复合物与其他抗原分开。根据免疫复合物中放射级别可计算出抗体数量。②第二抗体法：以杂交瘤细胞产生的抗体为抗原的第二抗体用 $^{125}$I 标记，再与酶连接或荧光染料连接，以检测出杂交瘤抗体的量。

（4）单克隆的获得 一种抗原有多个抗原决定簇，故杂交瘤细胞会产生许多种单克隆抗体。检测到有抗体后，杂交瘤细胞长满小孔的1/3～1/2时，用含20%的牛血清白蛋白（bull serum albumin，BSA）的HAT培养液将其稀释成5个细胞/0.2ml和1个细胞/0.2ml两种浓度，另外重新接种，每孔0.2ml，5% $CO_2$培养箱37℃培养，检查抗体。一般应作三次有限稀释培养，2周左右才能得到稳定的单抗细胞株。或者配制含0.5%琼脂的上述HAT培养液，用1～5个细胞/0.2ml的细胞液在培养皿中接种，5% $CO_2$培养箱，37℃培养，此法较容易获得单个的细胞克隆。

（5）单克隆抗体的规模化生产策略　现在生物技术公司一般采用生物反应器悬浮培养的方法规模化生产单克隆抗体。不同的方法生产单克隆抗体的纯度不同。在生物医药领域中应用的单克隆抗体必须要求一定的纯度。培养过程中，加入培养液的胎牛血清由于其成分复杂而给提纯工作带来难度，可用无血清培养基替代动物血清。

（6）人源化单克隆抗体的制备策略　细胞融合技术的发展使鼠源性单抗的制备日益成熟，鼠源性单抗在生命科学和临床方面应用较多，但鼠源性单抗带有鼠抗原决定簇，其应用有一定的局限性，如注入人体内引起抗鼠反应、抗体被清除、产生过敏反应、不能有效激发机体的免疫防御系统等。因此，低免疫原性、高效性的人源性单抗成为研究的重点。然而由于缺乏融合率高、性状稳定的亲本细胞，不能用任意抗原免疫人体获得足够的抗原特异性B淋巴细胞等局限，使人源性单抗的研发进展缓慢。培养筛选人源性融合亲本细胞系、鼻咽癌病毒（EBV）转化人B淋巴细胞、人源性轻链和重链可变区基因转染细胞或用噬菌体抗体库制备人单抗成为解决上述问题的主要策略：①生产人-鼠嵌合抗体：目前可将编码人抗体Fc区的DNA片段代替鼠源性Fc段DNA，生产人-鼠嵌合抗体，保留其对抗原的特异性，具有与补体和细胞结合的功能，减少异源性蛋白的抗原性，但仍具一定的免疫原性。②改型抗体：也称互补决定区（complementary determining region，CDR）移植抗体，将鼠源抗体中与抗原结合的三个CDR基因置换至人抗体中相应部分，所得抗体只有CDR区来自小鼠，在人体内的免疫反应大大降低，但该技术复杂，制备困难，进展很小。③组合抗体库与噬菌体抗体库技术：省去了细胞融合过程，直接从表达的表型中筛选抗体基因型。从人B淋巴细胞中分离信使RNA（message RNA，mRNA）逆转录成互补DNA（complementary DNA，cDNA），经PCR扩增轻链和重链cDNA，用限制性内切酶酶切cDNA，克隆到噬菌体载体中与噬菌体蛋白Ⅱ基因连成融合基因，由辅助噬菌体感染*E. coli*大肠杆菌，*E. coli*则携带有表达载体，会释放噬菌体，噬菌体外壳带有抗体片段，通过免疫亲和层析法筛选出特异性抗体。

目前，细胞融合技术在农业、生物、制药、医疗等领域得到越来越广泛的应用，单克隆抗体已广泛应用于生命科学领域的各个学科中，如临床诊断和治疗传染病、肿瘤以及其他疾病等。

**2. 基因组编辑技术改造细胞**

（1）基因组编辑技术改造CHO细胞　在现代生物制药产业中，哺乳动物细胞是最为常用的工具细胞，尤其是CHO细胞，常用于生产各种具有重要药用价值并具有复杂翻译后修饰的蛋白，如治疗性单克隆抗体等。目前，CHO已成为生产单克隆抗体药物的首选宿主细胞。但在药物研发过程中，如何得到高表达且产物质量稳定一致的工程细胞株是巨大挑战之一。而使用新型基因编辑技术可方便快捷地改造甚至设计出理想的工程细胞株用于商业化生产。

1）快速筛选高表达CHO工程细胞株：ZFN技术已成功应用于CHO工程细胞株的定向改造。为了快速高效地筛选出高表达量细胞株，可通过ZFN技术敲除CHO细胞基因组内的谷氨酰胺合成酶基因和二氢叶酸还原酶基因，形成嘌呤的中间合成途径缺失株和嘧啶的中间合成途径缺失株，用于生物制品（如单克隆抗体）的研发和生产。

2）改造CHO工程细胞株以抵御鼠源性病毒污染：在CHO细胞培养过程中病毒污染是一种致命性的灾难，被污染的生物制品对患者用药安全性带来极大风险，尤其是小鼠细小病毒（murine minute virus，MMV）污染的风险难以规避。MMV病毒侵染CHO细胞主要依赖于其病毒衣壳与CHO细胞表面的特定多糖（糖链末端含有唾液酸）相结合，而CHO细胞基因组内SLC35A1基因表达的蛋白负责将唾液酸转运至高尔基体，并在高尔基体内完成该多糖链的组装。使用ZFNs基因编辑技术靶向敲除SLC35A1基因，可成功使CHO细胞免受MMV病毒的侵染。

3）CRISPR/Cas9技术用于加速CHO工程细胞株适应悬浮生长：使用悬浮生长的CHO细胞表达目的蛋白是当今生物制药产业中的主流，而在无血清培养基中，贴壁生长的CHO细胞需经过多次驯化才能完全适应悬浮生长，通过 CRISPR/Cas9 技术靶向敲除 CHO-K1 细胞中 Igfbp4 和 Aqp1 基因，可显著加快该细胞适应悬浮培养进程，极大缩短了生物药研发周期。

4）CRISPR/Cas9 技术用于 CHO 工程细胞株异源表达：使用 CRISPR/Cas9 技术可将目的基因定点插入至 CHO 细胞染色体组内，获得稳定表达的细胞株。CRISPR/Cas9 技术靶向敲除 CHO 细胞中抑制哺乳动物雷帕霉素靶蛋白复合物 1（mammalian target of rapamycin complex1，mTORC1）活性的 TSC2 基因，可使细胞直径变大，单细胞抗体表达量提高两倍以上。

5）CRISPR/Cas9 技术用于 CHO 工程细胞株表达产物质量改造：通过该技术定向敲除 CHO 宿主细胞中 FUT8 基因（编码一种 α-1，6-岩藻糖基转移酶），使抗体重链 N-糖链中缺少核心岩藻糖分子，显著增强抗体依赖的细胞介导的细胞毒性作用，提高某些抗癌类单克隆抗体的药效。

基因组编辑技术，尤其是 CRISPR/Cas9 将成为 CHO 细胞株工程改造最强有力的工具之一，但目前仍需要不断改进。其一，在哺乳动物细胞中，由于细胞类型及靶位点的不同，使用 CRISPR/Cas9 技术进行基因改造时靶向效率有很大差异（2.3%~79%），同时该技术还可能造成不同程度的脱靶突变，通过理性设计高活力 sgRNAs 或改造 Cas9 蛋白可一定程度上解决上述问题；其二，需增加对哺乳动物细胞全基因组、代谢通路的理解，目的基因插入细胞基因组位点将直接影响细胞生长和表达，探究转录活性位点位置将有助于快速得到高表达工程细胞株。

（2）基因组编辑技术在疾病临床治疗中的应用　基因编辑技术进行基因治疗的研究在近几年进展飞速，通过基因编辑可以从根本纠正患有缺陷的基因，从而治疗某些疾病。已有临床试验将 CRISPR/Cas9 技术应用于人体，即从招募患者体内分离出 T 淋巴细胞，并利用 CRISPR/Cas9 技术对胞内 PD-1 基因进行基因敲除，然后当 T 淋巴细胞扩增至一定量后，再回输至患者体内，对肿瘤进行杀伤。近些年来基因编辑技术已经对白血病、淋巴瘤、肝癌、肺癌的治疗等展现出了初步的研究结果。通过 CRISPR/Cas9 技术可清除活体动物基因组的人类免疫缺陷病毒（human immunodeficiency virus，HIV）DNA，进而关闭病毒复制的能力，有望治疗 HIV。另外，CRISPR 在治疗亨廷顿舞蹈症病、杜氏肌营养不良症、慢性疼痛、莱姆病、疟疾和预防失明等领域取得了重要进展。但是其应用存在一定的风险，不容忽视。在一项针对严重复合型免疫缺乏症的基因治疗临床试验中，两名受试者在注射药物后患上了白血病。因此，在临床治疗中基因编辑技术还需要不断的探索和完善。甚至有研究者应用 CRISPR/Cas9 技术对人类胚胎进行编辑以期治疗某些遗传性疾病，但存在严重的伦理问题。

（3）基因组编辑技术在药物开发和作用机制研究中的应用　基因编辑技术帮助识别靶分子的能力对药物发现和开发产生直接影响。通过使用该系统靶向激活或抑制基因，可以确定导致或预防疾病的基因和蛋白质，从而确定潜在药物的靶标。CRISPR/Cas9 技术还可以更容易地创建细胞和整个动物模型系统，精确模拟疾病，更准确地验证药物的安全性和有效性，从而确保这些模型能够更好地预测临床试验的结果。

通过基因敲除筛选来鉴定与耐药性有关的基因为 CRISPR/Cas9 基因编辑在药物发现中最广泛的应用之一。将大量的细胞暴露在携带针对不同基因 sgRNA 的 CRISPR/Cas9 系统，产生不同基因敲除的细胞，然后将细胞暴露在候选药物中，筛选出反应敏感的细胞，可以识别出对药物产生耐药性的基因。这些基因，或者它们编码的蛋白质，可以作为其他药物的靶点，以解决耐药性问题。

CRISPR/Cas9 技术可在细胞中转入特定的 DNA 片段，引入突变，从而转换由靶基因编码的蛋白质产生治疗作用，为药物设计提供指导。CRISPR/Cas9 技术也可以在不改变基因功能的情况下抑制或促进基因的活性，为设计药物激活或抑制该基因和蛋白质治疗疾病提供思路。

### （三）实例

#### THZ1 通过抑制细胞周期蛋白依赖激酶 7 逆转 SMO 抑制剂耐药性的研究

**1. 药物特性和研究背景**　Hedgehog 信号通路在正常组织增殖、分化和内环境平衡中起着重要作用。经典的 Hedgehog 通路在配体与细胞表面 Ptch 1 受体结合，释放出七次跨膜蛋白 Smo 后被启动。Smo 活化后促进转录因子 Gli2 从其抑制分子 SUFU 上解离出来，从原纤毛部位转入细胞核内，激活 Gli1 和其他 Hh 依赖的基因，如 Ptch1 等。异常活化的 Hedgehog 信号通路与多种肿瘤的发生密切相关，多种 Smo 抑制剂已进入临床试验，用于治疗各种 Hedgehog 通路激活的癌症，其中 Smo 抑制剂 GDC-0449 和 LDE225 已经被 FDA 批准用于治疗基底细胞癌。然而，Smo 或 SUFU 突变使癌细胞获得对 Smo 抑制剂的抵抗性。研究发现，通过抑制 BET 可减少 Gli 表达及其下游的基因转录，从而解除 Hedgehog 异常活化的癌细胞对 Smo 抑制剂的抵抗性。

THZ1 为一种共价小分子的 CDK7 抑制剂，被筛选出具有抑制 Gli1 和 Gli2 转录的作用。CDK7 是细胞周期蛋白依赖激酶蛋白家族的成员，除了调节细胞周期外，CDK7 在 RNA 聚合酶Ⅱ（RNA polymerase，RNAPⅡ）介导的基因转录中也起着关键作用。它通过直接或间接磷酸化 RNAPⅡ C 末端的丝氨酸 2、丝氨酸 5 和丝氨酸 7 残基来控制转录起始或延长。选择性共价 CDK7 抑制剂 THZ1 已被发现对多种肿瘤动物模型具有有效的改善作用，如 T 细胞急性淋巴细胞白血病、小细胞肺癌、神经母细胞瘤、三阴性乳腺癌等。然而，尚不清楚 CDK7 在 Hedgehog 通路中的作用以及 CDK7 抑制剂对 Hh 高表达癌症的抑制作用。

**2. 研究目的** 探讨 CDK7 在 Hedgehog 通路中的作用及 CDK7 抑制剂 THZ1 对 Smo 抑制剂耐药性的改善作用。

**3. 实验设计**

（1）研究 THZ1 对具有正常 Hedgehog 活性细胞中的 Gli 转录的影响 采用小鼠 NIH 3T3 细胞和原代小鼠 GNP 细胞，使用 Smo 激动剂活化 Hedgehog 通路，给予 THZ1 0.1μmol/L、1μmol/L，Smo 抑制剂和 BET 抑制剂作为对照，检测 THZ1 对 Hedgehog 靶基因转录的影响。

（2）阐明 THZ1 对 Hedgehog 异常活化的髓母细胞瘤中 Hedgehog 通路的影响 以经 CRISPR/Cas9 编辑 GNP 细胞得到的 $SUFU^{-/-}$ MEF 细胞（Hedgehog 信号异常激活），以及 Hedgehog 异常活化的肿瘤细胞：SMB21 和 SMB56（两种来源于 CRISPR/Cas9 技术获得的 $Ptch1^{+/-}$ 小鼠 MB 细胞，该小鼠可自发髓母细胞瘤，细胞中 Hedgehog 通路异常活化）为研究对象，通过检测 RNAPⅡ-CTD 磷酸化情况，反映 THZ1 对 CDK7 活性的影响，同时检测 THZ1 对两类细胞中 Gli 转录的影响。

（3）揭示 CDK7 对髓母细胞瘤中 Hedgehog 通路的调控作用 由于 THZ1 为选择性 CDK7 抑制剂，为进一步证明 CDK7 参与调控 Hedgehog 通路，可通过 RNA 干扰和 CRISPR/Cas9 技术在细胞中靶向敲低 CDK7，观察 SMB21 和 SMB56 细胞系中 Hedgehog 下游转录因子的表达情况和肿瘤细胞的生长。

（4）观察 THZ1 对髓母细胞瘤 Smo 抑制剂耐药性的逆转作用 通过给予 Smo 抑制剂诱导出具有耐药性的 Smo D477G-MB 细胞株，体外实验证实 Smo D477G-MB 细胞株对 Smo 抑制剂 GDC-0449 的敏感性显著低于 SmoWT-MB 细胞株，但对 THZ1 的敏感性不变。同时通过转染 shRNA 敲低 SUFU 表达，构建 SMB21-shSUFU 和 SMB56-shSUFU 细胞株，以及 SMB21-Gli2-deltaN 和 SMB56-GLi2-deltaN 细胞株，模拟目前已知的所有 Smo 抑制剂耐药位点。比较 THZ1 对这些工程肿瘤细胞系及其亲本系之间 Gli 转录和肿瘤细胞活性的抑制作用，已明确 THZ1 对 Smo 抑制剂耐药性的逆转作用。对 THZ1 或 DMSO 处理 8 小时的 SMB56 或 SMB56-ShSUFU 细胞进行了转录组测序分析，可用于评估 THZ1 对高活性 Hedgehog 癌症细胞转录组的整体影响。

## 第二节 药物的分子水平研究设计

### 一、疾病相关的分子水平概述

20 世纪中期以后，随着生物化学和分子生物学的发展，人们对生命现象的认识推进到了分子水平，更新了对疾病的认识；为医学诊断、治疗及新疫苗、新药物的研制开辟了新途径；医学科学中原有学科分化组合，医学分子生物学等新兴学科分支不断产生，医学发生了深刻的变革。21 世纪初人类基因组计划的完成及一系列后基因组计划的实施，从分子水平上揭开了生命的奥秘，找到了生命生长、发育、疾病及死亡的重要规律，这些生命科学成果反映到医学科学领域，使分子医学应运而生。

分子医学是从大分子、蛋白质、基因及基因组水平研究疾病的发生、发展规律，以达到对疾病早期诊断和治疗的目的，在临床上重点是提高对疾病诊断的特异性，达到治疗个性化。疾病的分子水平研究包括以下几个方面：

### （一）疾病的分子机制

分子生物学迅猛发展及向医学广泛渗透于基础研究方面：一些调节细胞行为的分子系统，如细胞信号转导的分子基础，一些重要的酶和生物分子的结构功能及其编码基因，癌蛋白、抑癌蛋白及其基因，细胞信号分子如细胞因子和神经肽等。

### （二）疾病的基因诊断

分子水平的诊断可分为3类：①单基因疾病的诊断，一般可进行产前诊断或在临床症状出现之前做出诊断；②有遗传倾向的复杂疾病（多基因病）易感基因的筛查，如高血压、冠心病、肥胖及某些肿瘤等；③传染病的基因诊断，一些外源性病原体，如病毒、细菌和寄生虫等引起的传染病，用PCR等分子生物学技术可以筛查。

分子药理学是分子医学的分支之一，是分子生物学与药理学的交叉，该学科是将药理学研究更多地采用现代分子生物学、细胞生物学、生物信息学等技术手段，从分子水平阐明药物与机体相互作用的规律，在以下几个方面应用表现突出：疾病发生发展的分子机制的研究、新的药物作用靶点的发现或证实、以药靶为中心的高通量药物筛选模型和病理过程明确的新型疾病动物模型的建立、新的药物作用机制的探索等。

### （三）疾病发生发展的分子机制研究与新的药物作用靶点的发现

研究发现在许多肿瘤中均可看到酪氨酸激酶受体的过度表达或激活，导致下游信号途径的激活，促进细胞的转化、增殖和抵抗细胞凋亡，与肿瘤的发生发展密切相关。因此，阻断酪氨酸激酶受体信号通路转导途径，可以抑制细胞的过度增殖，已有单抗类分子靶向药物赫赛汀（Herceptin）、美罗华（Rituximab）、Erbitux（IMC-C225）和小分子药物格列卫（Glivec）、Iressa（ZD1839）等上市并取得较好临床效果。对HIV与靶细胞融合过程的研究发现，HIV包被蛋白表面亚基gp120和跨膜亚基gp41介导膜融合，因此病毒和靶细胞上的这些受体均可作为药物的作用靶点，通过抑制HIV进入靶细胞来治疗HIV感染和艾滋病，已有作用于gp41的肽类药物T-20在美国上市。

### （四）药物筛选模型和疾病动物模型的建立

目前高通量药物筛选主要有体外靶分子检测和基于细胞的检测两种方法，分别采用分子生物学和细胞生物学实验技术。基于细胞的筛选模型，一般是在细胞上表达各种靶分子，或制备各种病理细胞模型，检测化合物作用后细胞离子（如钙离子）转运和膜电位改变，细胞内第二信使（如cAMP）的变化，或报告基因表达的变化来进行筛选。人类疾病的动物模型是指具有人类疾病模拟表现的动物，科学家诱导胰腺干细胞表达KRAS癌基因，建立与人类胰腺发生相似的侵袭性胰腺导管癌小鼠模型，这种模型不同于利用转基因技术建立的模型，可用于侵袭性胰腺癌发生和早期胰腺癌诊断标志的研究。

### （五）药物作用机制的揭示

小分子抑制剂PD168393既可嵌入激活态表皮生长因子受体激酶的ATP结合部位，也可嵌入非激活态激酶的ATP结合部位，往往对处于激活态的突变型激酶具有较高的亲和力。PD168393倾向于把激酶稳定在激活态，并阻断ATP的结合与磷酸化的发生，因此在临床上，该抑制剂对于由激酶突变引起的癌症疗效比较明显，但对于由激酶过表达引起的癌症则缺乏疗效。Risankizumab是IgG1人源化单克隆抗体，通过与IL-23的p19亚基结合阻断IL-23对Th17细胞的激活作用，从而阻断IL-17和IL-22等炎症因子的产生，有效控制银屑病的症状，该药在2019年被日本批准上市，用于治疗对常规治疗缓解不足的斑块性银屑病、全身脓疱性银屑病、红皮病性银屑病和银屑病性关节炎成年患者。

## 二、药物对分子基因水平调控的研究设计

在以生物大分子为分子靶点的药物研究中，小分子药物与DNA的分子识别研究进展迅速，其相互作用是以DNA为靶分子的各种生物效应的分子基础，其键合状态可能是致癌变、突变及细胞死亡的环节，同时能够与DNA结合的小分子很多是临床上广泛应用的抗癌药物。

DNA是一个很长的螺旋状的多聚分子，其线性排列的单元称为脱氧核糖核苷酸。在DNA与小分子相互作用

研究中，重点研究对象是核苷酸的四种碱基：腺嘌呤（A）、鸟嘌呤（G）、胸腺嘧啶（T）和胞嘧啶（C）。

DNA 的生物学功能基于其生理状态下结构的稳定性，维持这种稳定性的主要因素是碱基堆积作用和疏水相互作用，另外，大量存在于 DNA 分子中的其他弱相互作用在维持 DNA 双螺旋结构的稳定性方面也起到一定的作用，这些弱相互作用包括：互补碱基对之间的氢键，磷酸基团上的负电荷与介质中阳离子之间的静电相互作用，范德华力等。通常，DNA 与药物分子之间的作用方式包括以下三种：共价作用、非共价作用和剪切作用。许多靶向药物分子与 DNA 的作用力方式都以非共价作用为主，因为该作用方式对于改变 DNA 的构象，阻止其复制和转录具有十分重要的意义。非共价作用指的是基团间或分子间弱相互作用的总称，包括以下几个方面：①偶极-偶极作用；②氢键，即药物分子进入 DNA 双螺旋的沟区与碱基之间的氢键作用；③静电相互作用，即药物分子上带正电的基团与 DNA 双螺旋上带负电的磷酸残基之间的静电作用；④疏水相互作用，即药物分子进入 DNA 双螺旋的沟区与碱基之间的疏水作用；⑤范德华力；⑥位阻，三维空间的相互匹配性。

DNA 与药物分子的非共价作用主要包括外部静电作用、沟区结合和嵌插结合三种方式。

**1. 静电作用**　核酸是高度带电的聚合电解质，它的阴离子磷酸根部分强烈的影响 DNA 的构象及其反应，金属离子及其配合物通常带正电，因此可能和核酸在外层形成静电作用，这种作用对其嵌入 DNA 双螺旋之中具有十分重要的意义，但该作用缺乏选择性。

**2. 沟区结合**　药物与 DNA 的小沟或大沟的碱基对边缘直接发生相互作用，通常非稠环的芳环体系能够结合在小沟的 AT 富集区，并在药物分子的供体基团与小沟中 T 或 A 这些受体间形成氢键。蛋白质与 DNA 的特异性结合是在 DNA 大沟区，而药物小分子与 DNA 一般在小沟区相互作用。大小沟区在电势能、位阻效应、氢键特征、水合作用上都有较大的差异。

**3. 嵌插结合**　嵌插结合是指在 DNA 碱基对之间嵌入平面的或接近平面的芳香环体系，嵌插结合的作用力主要包括 π-π 相互作用、疏水相互作用以及供体与受体之间的氢键作用等弱相互作用。通常稠环体系一般都结合在 GC 富集区，而对于一些含有庞大取代基的分子，如吡啶环取代的卟啉分子与 DNA 相互作用时，吡啶环取代基会尽量旋转，以保持与母环的共平面，从而形成良好的堆积形状与 DNA 碱基嵌插结合。

谱学方法是研究分子间相互作用的常用方法，如光电子能谱、紫外光谱、X 射线衍射、圆二色性及旋光色散等，利用这些光谱可以研究蛋白质、核酸等生物大分子的构象，也能分析分子间各种力的作用。X 射线衍射法虽然对蛋白质的构象提供最翔实的资料，但仅能在晶体状态下了解分子结构，具有局限性，因此需要有研究溶液构象的方法配合。圆二色性和旋光色散是种比较成熟的测定溶液中生物大分子的方法。如果结合 NMR、电子自旋和 IR 等多种光谱数据，则会得出分子的更准确构象。

除了谱学方法研究分子识别以外，微量热方法也是研究分子间相互作用的辅助方法。通过测定反应体系的能量变化可大体了解分子间作用力的类型，如果大于 40kJ/mol，则为强相互作用，小于该数值则为弱作用力。此外，生物分子相互作用实时分析系统是研究分子间相互作用的有力手段，它是基于表面等离子共振原理的新型生物传感分析技术，利用生物传感技术能及时测量并观察分子间的相互作用，如分子之间结合与解离、结合强度和速度等。

此外，利用原子力显微镜及扫描隧道电镜直接观察分子间相互作用力已取得重大进展。在研究酶与底物、药物和 DNA 识别应用中尤为广泛。

### （一）药物对 DNA 作用方式的分子机制研究设计

**1. DNA 纯度测定**　在进行 DNA 研究之前，必须先检测其纯度，尤其是碱基对的组成、浓度及蛋白质含量。通过 230～290nm 的紫外吸收可获知 DNA 浓度、碱基对组成和蛋白质含量。在 DNA 中核苷酸的组成会影响波谱吸收参数，比如最大吸收波长和消光系数等，具有高含量 GC 的 DNA 在波长 254～256nm 附近具有最大吸收，而 *E. coli* DNA 的最大吸收波长在 258nm 附近。借助这些光谱性质，通过系列联立方程，可以定量地得知碱基对组成和 DNA 样品的浓度。

当 DNA 缓冲溶液被加热时，在双链 DNA 变成单链 DNA 的温度变化中，紫外消光系数有较大的增高，滴定的中点温度一般称作 $T_m$。当药物小分子结合到 DNA 时，其热变性分布会被改变，导致 $T_m$ 值增加，这个变化反映了药物小分子和 DNA 的结合。

**2. DNA $T_m$值的测定**

（1）DNA 用磷酸盐缓冲液稀释至 $7.5\times10^{-5}$mol/L，使其在 260nm 处的吸收度为 0.7 左右。

（2）将 DNA 样品放入石英杯里，盖上特制的塞子，塞子上有个 0.5mm 孔径大小的孔钻入溶液中心。

（3）把石英杯放入恒温的比色槽中，检查 Haake 模式的循环水量是否安装好，把仪器置双光束模式，波长选择 260nm。注意：在把 DNA 加入样品池前，使磷酸盐缓冲液的吸收为零。

（4）通过设置温度档，温度可从光度计的数字显示器中直接读出，再转到吸收档，进行测量。

（5）打开 Haake 水浴，调节使接触温度计约为 35℃，待平衡后，同时记录吸收度和温度，如吸收度稳定，再把 Haake 接触温度计设置到 40～42℃，再读数据，每隔 5～7℃就升高一次温度，直到 260nm 处的吸收变化很明显（达到每一次吸收增加 0.02）。这时，就把温度增量减至大约 1℃再继续读数，当每隔 5℃的吸收度的变化小于 0.005，就可停止读数。

**3. DNA 黏度的测定**　小分子药物和 DNA 复合物的结构研究对了解药物分子和核酸相相互作用的生物学效应非常重要。许多和 DNA 结合的药物通常带正电，对于具有稠环结构的药物分子都是通过嵌插作用和 DNA 结合的，嵌插会使邻近的碱基对分开一定的角度，使局部的双螺旋增长，引起 DNA 的骨架解链，这就在双螺旋上产生一空腔，使平面结构的药物有可能填充进来，平行结合在邻近碱基对之间，垂直于双螺旋的主轴，药物分子引起 DNA 长轴的扭变导致双螺旋的弯曲是完全可能的。阐明药物 DNA 复合物结构的第一步是确定药物是不是发生嵌插结合，既然嵌插作用和沟区结合对 DNA 构象的改变有明显不同的影响，那么，这两种结合方式就能用流体动力学实验进行区分，比如黏度、沉降、扩散，其中黏度滴定尤其准确。

黏度可用流体流动的阻力来描述。在一个简单的毛细管黏度计中水溶剂通过半径固定的毛细管而流动，在流动中因稳态能量的消耗而形成溶剂的黏度。在流动中，溶液和毛细管的玻璃表面黏附而形成溶液层，管中央先前形成的溶液层让流动速度越来越快，直到达到毛细管的中心，即毛细管中心的流速最大，中心流速和毛细管玻璃壁上流速之差被称为切变速度，这样，流速的差值越大，黏度计的切变速度就越大。黏度计毛细管的物理性质，如长度、半径等决定切变速度，并且可能通过改变毛细管的物理性质来改变切速速度。

$\eta_{sp}/C$（$C$ 为 DNA 浓度）定义为比浓黏度，测定程序如下：

（1）在黏度计的存储器中加入定量的缓冲液，在 25℃测其在毛细管流过的时间。

（2）连续等量滴定 DNA 储备溶液于缓冲液中，每次滴定后测流过毛细管的时间。

（3）计算 DNA 溶液中的比浓黏度：应用流体技术研究小分子和 DNA 结合的分子机制是非常有意义的。

在小分子药物与 DNA 相互作用研究中，DNA 由于结合了小分子引起相对黏度的增加，通过先测定 DNA 的比浓黏度，然后再测定加入不同比例小分子后的 DNA 的比浓黏度，可以计算不同结合比率 $r$ 值（药物/DNA）的比浓黏度比。

$$\text{比浓黏度比}=(\eta_{sp}/C)_r/(\eta_{sp}/C)_{r'}$$

## （二）药物与 DNA 结合强度的光谱测定方法

为了研究药物与 DNA 的作用机制，不仅要了解它的作用方式，还要了解它的作用强度，即需要测定结合常数及结合位点数。

（1）结合常数测定基础——Scatchard 分析　假设药物 D 和结合部位 S，形成复合物 C（D + S = C），结合部位的总浓度 $[S]_t$由下式给出 $n[N]=[S]_t$，$n$ 是每个 DNA 核苷酸结合位点的数目，[N] 为每升溶液中 DNA 的核苷酸的当量浓度，

$$\text{反应的平衡常数为 } K=[C]/([S]_f\cdot[D]_f)$$

式中，$[D]_f$为未结合的药物浓度，$[S]_f$为未形成复合物而具有结合位点的物质的浓度，[C] 为复合物的浓度，游离结合位点浓度 $[S]_f$为：

$$[S]_f=[S]_t-[S]_b=n[N]-[C]$$

药物的总浓度为

$$[D]_f=[D]_b+[D]_f=[C]+[D]_f$$

此处，$[D]_b$是结合药物的浓度，则平衡常数为

$$K=[C]/[D]_f[n[N]-[S]]$$

另外，由实验所测得 $r$ 值可定义为

$$r=[D]_b/[N]=[C]/[N]$$

因此平衡常数

$$K=r[N]/[D]_f[n[N]-r[N]]$$

重新组合可得

$$r/[D]_f=K(n-r)$$

此为 Scatchard 方程，其特征参数为 $K$ 和 $n$。

（2）用分光光度法确定 $r$ 和［D］　以上测定方法都要求得到游离的药物浓度［D］$_f$和 $r$，若用已知浓度的储备液，则 DNA 和药物的混合溶液中 DNA 与药物的总浓度已知，就意味着［N］是已知的，而［D］$_f$和［D］$_b$是待测的，在没有 DNA 存在时药物的消光系数为 $\varepsilon_f$，用同样的方法在加入过量 DNA 后亦可得到药物结合了 DNA 之后的消光系数 $\varepsilon_b$。

在用分光光度法测量结合常数时，药物结合分数 $F_b$只有在 0.2～0.8 时才可用，在这个范围内，Scatchard 图会给出最小误差，在这个范围之外，会使 $\varepsilon_f$和 $\varepsilon_b$产生误差。

要得到准确的消光系数 $\varepsilon_f$和 $\varepsilon_b$值，可以从准确测量一定浓度的药物的吸收度中得到，在一个吸收度对浓度的关系图上，其直线的斜率就是消光系数，通过把储备液的等分试样滴定到比色杯缓冲液中，就可以得到游离药物的消光系数 $\varepsilon_f$，在低浓度时药物的聚集作用最小，为了得到药物结合 DNA 后的消光系数 $\varepsilon_b$可用药物储备液少的等分样品来滴定含有 $10^{-3}$mol/L DNA 的溶液，DNA 的浓度应是即将被结合的药物分子浓度的 100 倍。通过吸收度对浓度作图就可以得到结合药物的消光系数。

总之，药物小分子与 DNA 相互作用时，通过嵌插到 DNA 碱基对之间，与碱基对形成有序的堆积，嵌插化合物的表面紧紧地结合 DNA 碱基的芳香杂环，在双螺旋中以 π-π 共轭，偶极-偶极相互反应从电性上达到稳定，这些电性相互反应所产生的变化不仅可以通过 NMR 方法来测量，也可以通过光谱来测量。

### （三）药物与 DNA 作用的特异性研究

以前人们一般认为相对简单的小分子药物与 DNA 的反应缺乏特异性，随着分子生物学技术的发展使这些小分子药物和 DNA 碱基的选择性及碱基序列选择性成为可能。

**1. 小分子药物与 DNA 作用的碱基特异性**　高效液相色谱（high performance liquid chromatography，HPLC）联合电泳及质谱法（mass-spectrography，MS）鉴定可用来分离和鉴定药物小分子与 DNA 碱基的结合物，如研究者运用 HPLC 技术对于新合成的两类铂络合物环方铂、环斑铂与 DNA 的 4 种单核苷酸（dAMP、dTMP、dCMP、dGMP）的选择性作用进行研究。实验中将药物与单个核苷酸按摩尔比 1∶1 进行混合，孵育 24 小时后进行测定，观察加药后保留时间且根据是否有新峰出现判定药物对碱基的反应特异性。研究发现新合成的铂络合物对 4 种单核苷酸具有结合特异性。当 dAMP、dTMP 加环方铂后原保留时间无明显变化，峰面积无明显的下降，而加入环斑铂后却变化显著。dGMP、dCMP 加环斑铂后原保留时间及峰面积都无显著变化，而加环方铂后原特征峰面积明显减少，且有新峰出现，说明有新的共价化合物生成。

**2. 小分子药物与 DNA 作用的序列特异性**　引物延伸法是用来研究药物与 DNA 共价结合的序列特异性，在这种方法中先用能与 DNA 特定序列共价作用的药物如顺铂处理一种未经标记的双链 DNA 片段，在铂化作用后，热变性将 DNA 两条链分开，为了观察顺铂结合在分开的单链 DNA 寡聚体上的位点，用一种标记引物与其中一条单链 DNA 分子部分杂交，如果在有四种三磷酸单核苷酸的情况下，以大肠埃希菌 DNA 聚合酶处理引物结合的 DNA 分子，具有放射活性的寡核苷酸将在其 3′-方向被延伸。当 DNA 聚合酶遇到模板上的阻断点，即连有顺铂的位点时，DNA 合成将被终止。根据合成链的终止点确定对应链上的药物聚合位置，利用高分辨 DNA 序列胶对延伸物进行分离，再进行放射自显影即可确定药物的结合位点。

另外一种检测顺铂与 DNA 的结合位点的方法是用蛇毒磷酸二酯酶消化已铂化的 DNA，由于该酶从 5′-端开始降解 DNA，酶能识别的特异位点是固定的，如果 DNA 在酶的识别位点结合了 Pt，酶就不能再识别这个位点，那么酶解过程的终止点一定是铂的结合位点。

**3. 药物与DNA非共价结合的序列特异性**　对于非共价键结合的药物，由于是可逆的平衡方式的相互作用，它们并不与DNA发生持久的结合，研究此类结合位点的方法是DNA足迹法。在这类实验中先将药物与某种单末端标记的DNA限制性片段作用，达到平衡后再用DNA非限制性内切酶对药物-DNA复合物作用，通过聚丙烯酰胺凝胶电泳分析，确定药物的结合位点。如果药物结合在某一区域，那么该区域的位点切割程度就会弱于无药物结合的位点切割程度，出现缺失区域，利用放射自显影可以找出该缺失区域，这就是药物结合区域。

对于足迹研究中的放射自显影结果，也可以用光密度扫描仪进行扫描，扫描密度可用于计算药物对DNA特异性位点的结合常数，来进行定量研究。

**4. DNA断裂活性药物与DNA作用的序列特异性**　对于能断裂DNA的药物，先对DNA的限制性片段进行同位素标记，将标记片段与药物一起作用。利用高分辨聚丙烯酰胺凝胶电泳对药物所切割的寡聚核苷酸片段进行分离，通过放射自显影，用化学测序法读出标准序列，就能确定药物的切制位点。根据放射自显影上的斑点强度还可获得药物对限制性片段上各位点的相对亲和力。

在对几种药物作用的特异性进行比较研究时，要注意调节反应条件，以使所有的反应都能对标记片段产生同样水平的切割，以此，就可以直接比较由不同切割药物产生的区带强度，从而确定不同药物在切割某一特定位点的有效性。

**5. 利用序列胶获得药物DNA相互作用的动力学数据**　动力学在药物作用分子机制方面也起到重要作用，当以聚合酶和三磷酸核苷酸处理一种含RNA聚合酶启动因子限制性片段时，就会产生具有共同起点但在药物结合位点终止的RNA分子；若转录体被放射标记，所产生的核苷酸产物能经电泳分离并通过放射自显影观察。在测定RNA聚合酶的自然终止点以后，由测序放射自显影图得来的斑点强度可被用于计算药物的位点特异性解离速率。

此外，转录足印法可用于测定药物的序列特异性。Phillips等人利用这种方法测定了放线菌素D、偏端霉素、左霉素、金霉素的DNA作用序列特异性。这种技术的新发展被称为双向转录足印迹技术，通过在同一DNA限制片段上使用两个方向的启动子，就有可能进行双向启动子的转录足印迹分析。使用一种限制性内切酶，通过选择性灭活各个启动子，以确定药物结合位点，比较由相邻片段链产生的转录体，就有可能高度精确地定位各个药物结合位点。

### （四）实例

#### 二氢嘧啶-2-酮类衍生物与DNA相互作用的研究

**1. 药物特性**　二氢嘧啶-2-酮类衍生物除了具有以前大家熟知的降血压、抗炎症等性质外，还具有潜在的抗癌作用，被认为是以DNA为靶的抗癌药物，同时，二氢嘧啶-2-酮类衍生物同时具有平面和非平面的结构，具有芳环和杂环骨架，易于进行取代基替换，二氢嘧啶-2-酮类衍生物化学性质的多样性使合成一系列结构相似的衍生物比较方便。

**2. 研究目的**

（1）特异性结合模式以及有利的碱基序列对该类化合物的DNA结合性质和生物活性的影响。

（2）苯环4rd位置的供电子基和吸电子基取代对该类化合物的DNA结合性质和生物活性的影响，进而揭示该类化合物的可能的结构-活性关系。

**3. 研究思路**　为了更好地理解该类化合物与DNA的作用机制以及取代基修饰对其与DNA作用性质的影响，研究者设计并合成了一系列二氢嘧啶-2-酮类衍生物，模拟生理条件下，运用光谱、黏度等方法系统研究了不同取代基修饰的一系列二氢嘧啶-2-酮类衍生物与小牛胸腺DNA（calf thymus DNA，ctDNA）的特异性结合性质。

**4. 实验方法**

（1）二氢嘧啶-2-酮类衍生物的合成。

（2）黏度测量　药物-DNA系统的黏度由高精度光电计黏度测量系统测定，计时精度为0.01秒。恒温水槽的温度由温度控制仪和超低温恒温器所控制，精度为±0.005K，实验对照药物为EB。

（3）紫外-可见吸收光谱测量　紫外-可见光谱运用紫外分光光度计测定，保持药物浓度不变，随着DNA浓度逐渐增大，记录吸收光谱。实验结果表明，随着DNA浓度的增大，五种衍生物的最大吸收峰分别出现了不同程度的减色和红移现象，说明它们与DNA发生了较强的结合作用，有部分衍生物的减色和红移现象比较明显是由于它们的π电子云与DNA的碱基对发生了有效重叠而产生π-π堆积作用的结果，也是化合物和DNA嵌插结合的明显特征。为了探究这些衍生物与DNA结合的序列选择性，在相同条件下通过吸收光谱滴定实验测定它们分别与富含A-T和富含C-C的DNA的结合滴定，并计算出结合常数。

（4）荧光光谱　在荧光光度计上进行测量，激发和发射狭缝均为10nm，选择一个淬灭剂进行荧光淬灭实验，分别以淬灭药物溶液及药物-DNA复合物溶液的荧光光谱进行实验。

## 三、药物对蛋白水平调控的研究设计

蛋白质组（proteome）由protein和genome两个词组合而成，是指一个有机体的全部蛋白质组成及其活动方式。蛋白质组学（proteomics）则是从整体水平上研究基因组所表达的全套蛋白质的组成、功能及其活动规律的科学，旨在阐明生物体全套蛋白质的表达模式、结构模式和功能模式。

根据研究目的和研究方向的不同，蛋白质组学大致可以分为以下三个方面：结构蛋白质组学、功能蛋白质组学、比较蛋白质组学。结构蛋白质组学主要包括蛋白质氨基酸序列分析、空间结构解析、种类分析和数量确定，其研究手段主要是双向凝胶电泳、质谱、高性能X射线晶体衍射及核磁共振等技术。功能蛋白质组学主要研究蛋白质的功能及蛋白质分子之间相互作用，主要采用中和性抗体或小分子化合物等干预蛋白质的活性，观察对某一生命现象的影响，常利用酵母双杂交、噬菌体展示等技术。比较蛋白质组学研究机体在生长发育不同阶段或不同条件下，细胞和组织蛋白质表达图谱的变化，从中揭示某种特定的生物学现象和规律，比较蛋白质为人类揭示疾病的发病机制、发现新的诊断分子标记以及开发新的治疗靶点提供了巨大契机。

### （一）蛋白质组学技术路线

从细胞、组织标本中提取蛋白质；经双向凝胶电泳分离蛋白质；经图像分析软件分析差异，找到差异蛋白质点；质谱分析和生物学分析鉴定蛋白质。

**1. 样品制备**　制备高质量蛋白质提取物有几个原则：①尽可能提高样品蛋白的溶解度；②减少对蛋白的人为修饰；③破坏蛋白及其他大分子的相互作用并使蛋白处于完全变性状态。

一般的方法是对细胞、组织等样品进行破碎、溶解，断开蛋白之间的连接键，提取全部蛋白质常加入一些变性剂以增加蛋白的溶解度。

**2. 双向凝胶电泳**　双向凝胶电泳是目前分离蛋白质最经典、最有效的方法，其基本原理是：先根据蛋白质等电点的差异进行等点聚焦分离，再按照其相对分子量大小进行十二烷基磺酸钠-聚丙烯酰胺凝胶电泳分离，分离后的蛋白质点经显色可用图像扫描仪、激光光密度仪等建立双向凝胶电泳图谱而被鉴定。

**3. 质谱分析**　蛋白质质谱鉴定技术的发展使蛋白质鉴定更为精确、灵敏、简便和高效，目前用于鉴定蛋白质的质谱技术主要有基质辅助激光解析电离飞行时间质谱和电喷雾质谱。飞行时间质谱是先对蛋白斑点进行胰酶或化学裂解，再用质谱测定肽片段的精确质量，然后将实验获得的PMF数据与数据库中蛋白质通过理论裂解获得的指纹进行比对，所检索的蛋白质按其匹配的多少进行排序。电喷雾质谱是将胰蛋白酶消化后的蛋白质单个肽段直接从液相经电喷离子化被电离，片段化离子被喷射到“串联质谱仪”进行质量测定，以得到序列信息，然后进行数据库查询对测定的蛋白进行鉴定。

**4. 生物信息学分析**　生物信息学是随着人类基因组计划、计算机技术和网络技术的发展而诞生的新兴学科。经质谱鉴定的样品只知道其中含何种蛋白，但与其同源的蛋白有哪些，其结构、功能以及生物学意义如何，均需要应用生物信息学方法进一步分析。

### （二）蛋白质组学在药学领域的应用

**1. 药物靶点的发现和确认**　药物靶点是指药物在体内的作用结合位点，通过药物蛋白质组学的技术和方法，对药物作用前后蛋白质表达谱差异的研究，从中筛选和发现有效的药物作用靶点。研究人员对法尼基转移酶抑制剂的抗癌作用机制进行了蛋白质组学研究，通过对药物作用前后卵巢癌细胞总蛋白进行双向电泳及质谱分析，发现热休克蛋白70在药物作用后表达上调，然后利用热休克蛋白抑制剂和酶联免疫吸附分析进行了后续研究，进一步发现热休克蛋白70能够对法尼基转移酶导致的癌细胞凋亡起保护作用，而热休克蛋白70的抑制可能成为卵巢癌治疗的新靶点。

**2. 阐明药物作用机制**　作用机制研究是药物药效学研究的重要内容，通过蛋白质组学技术高通量对比分析药物作用前后蛋白质表达谱或蛋白质表达丰度的改变，可以提示药物的作用机制。喹啉用于治疗疟疾、关节炎和系统性红斑狼疮等疾病，但其机制不明。利用蛋白质组学技术发现红细胞膜上的 ALDH1 和 QR2 两种蛋白与喹啉有良好的结合，提示 ALDH1 和 QR2 为喹啉类药物的作用靶点。研究者利用蛋白质组学技术对临床使用的 ABL 激酶抑制剂的作用机制进行研究，验证了伊马替尼、达沙替尼的已知作用靶点 ABL 和 SRC 激酶家族，并发现了伊马替尼的新作用靶点受体酪氨酸激酶 DDRI 和氧化还原酶 NQO2。

**3. 耐药相关机制的研究**　抗肿瘤、抗菌以及抗病毒等药物的耐药问题已经成为相关疾病难治疗、易复发的主要原因之一。利用该技术，研究人员发现多种与耐药相关的蛋白，如磷酸丙糖异构酶、HSP27 等可能与胃癌多药耐药相关；线粒体转录因子 A、组蛋白 $H_2B$ 等可能与结肠癌 5-氟尿嘧啶耐药相关，这些蛋白质的鉴定为深入研究药物耐药性的产生机制提供了线索。

### （三）计算机模拟分子对接在药物研究中的应用

分子对接是受体和底物之间通过能量匹配和几何匹配而相互识别的过程，是一种预测并计算结合模式和亲和力的理论模拟方法。药物和体内蛋白质大分子会发生钥匙和锁的识别关系，主要依赖于两者的空间匹配，随着受体学说的发展，从基于空间匹配的刚性模型逐渐发展成为基于空间和能量匹配的柔性模型，另一方面，计算机科学的发展使得人们能够处理大量数据，这些因素共同促成了分子对接方法的出现。

计算机模拟分子对接技术是通过不断优化受体的位置、构象、分子内部可旋转键的二面角及其氨基酸残基侧链和骨架，从而得到受体和配体在其活性区域相结合时能量最低的构象，不论在空间结构还是能量方面，该技术要求参与对接的分子均相互匹配，如配体和受体部位之间的形状应互补、静电相互作用、氢键相互作用、疏水作用等。

根据对接分子构象是否发生变化，可将分子对接分为刚性对接、柔性对接和半柔性对接；根据条件和目的不同，又可分为实时图形对接和自动连接。常用的分子对接程序包括 DOCK 程序、AutoDock 程序、Flex X 对接软件、surflex 程序、Afinity 等。

该方法的基本过程是：①构建小分子，通过一定的力场和电荷模型进行空间优化，即能量最小化；②构建大分子模型，对大分子结构进行优化，包括去除水分子、去除盐分子、空间能量最小化等；③设定适合研究体系的参数，找出大分子中最大的结合空腔；④进行小分子与大分子的对接，得到复合物的空间结合模型；⑤通过对接所得的模型确定药物和受体之间可能的氢键位置以及键长等参数；⑥对生物大分子进行作用前后溶剂及表面积的计算，确定主要参与作用的氨基酸残基或 DNA 碱基序列；⑦综合分析各种参数和计算结果得到相互作用的方式以及主要作用力等信息。

以 AutoDock 为例，演示如何进行分子对接：

（1）打开蛋白　Docking -> Macromocule -> Set rigid macromocule，选择 r. pdbqt。

（2）打开小分子　Docking -> Ligand -> Open，选择 nap. pdbqt。对话框选择 Accept。

（3）设置算法　Docking -> Search Parameters -> Local Search Parameters，Accept，采用默认设置。

（4）设置对接参数　Docking -> Docking Parameters，Accept 采用默认设置。

（5）导出为 dpf 对接参数文件　Docking -> Output -> Local Search，Run -> Run AutoDock，点击 Launch。

（6）用 Pymol 打开则可看到可视化的对接结果。

### （四）表面等离子体共振技术在药物研究中的应用

20 世纪初，R. W. Wood 发现光波通过光栅后，光频谱发生了小区域损失，这是关于表面等离子体共振电磁场效应的最早记载。20 世纪 50 年代后期，Ritchie 首次发现了金属等离子体共振现象，为表面等离子体共振仪的诞生提供了理论依据。60 年代末期，Otto 和 Kreschmann 利用衰减全反射方法激发了光学表面等离子体共振。1983 年，瑞典 LINKOPING 理工学院应用物理实验室 Liedberg 发现 SPR 传感器对于介质的折射率很敏感，首次意识到 SPR 传感器能够应用于生物分子相互作用，第一次用此技术测定了抗体和抗原的相互作用，从此为测量生物分子相互作用奠定了基础。1999 年第一台商业制造的生物传感器诞生，此后 SPR 仪器开始全面地从实验室走向市场。

表面等离子体共振技术（surface plasmon resonance，SPR）利用全反射时入射光可以和金属表面的等离子体发生共振的原理，探测生物分子之间是否发生相互作用以及相互作用的热力学参数，如平衡常数、焓，以及动力学参数，如速率常数。

用 SPR 方法研究生物大分子，具体实验方法包括如下 3 个过程：首先要把其中一个大分子固定于传感芯片上；其次是要把另外一个分子（如药物）作为流动相以一定的流速流过传感芯片，测定 SPR 角的变化而取得波谱；最后通过对波谱图的分析而得到药物与生物大分子相互作用的热力学和动力学参数。

生物大分子固定于传感芯片上的方法：直接法，如氨基偶联法、硫键形成法和醛糖结合法等。氨基偶联法是利用蛋白质的一级氨基如赖氨酸与被活化的传感芯片上的羧基结合而形成共价键的方法，此法对蛋白纯度要求较高，为了达到有效的氨基偶联反应，要被固定的蛋白以较高的浓度聚集于传感芯片的葡聚糖基质上，由于葡聚糖基质的终端有羧基带负电，因而可吸引带正电的蛋白质，一般当 pH 小于蛋白质等电点一个单位以上时，蛋白质会有足够的正电荷聚集于葡聚糖基质上。

间接法：直接法中氨基偶联虽然简单，但无法选择某一赖氨酸参加氨基偶联反应，因此使得被固定的生物大分子几何结构不均匀而导致活性不一致。通过芯片上生物大分子与药物分子特异性相互作用的方法将生物大分子固定于芯片上可克服上述缺点。

药物分子与生物大分子结合检测：先将要待测的大分子固定在金属膜表面，构筑成传感芯片，然后使药物分子流过传感芯片与受分析物作用，基于两种分子作用的强弱将引起芯片表面折射率的变化，从而造成共振角或波长的变化。依据这种变化，可实时、动态监测分子相互作用的整个过程。

SPR 技术在药物研究过程中，以药物筛选和药物作用机制研究尤为关键。药物筛选是主动寻找新药的过程，是新药发现的基本方式。应用 SPR 技术可通过监测药物和靶标分子的亲和力作用大小来快速筛选先导化合物，既无需对样品标记衍生，也不会损坏样品。同时还可动态进行药物作用机制研究，获得足够的关于分子结合亲和力、动力学的相关数据，并给出结合位点的信息。如研究者采用 Biacore S51 仪研究了碳酸酐同工酶Ⅱ（CA Ⅱ）与小分子化合物磺胺衍生物抑制剂的活性关系，仪器可灵敏地测出 CA Ⅱ酶与苯磺胺的作用常数。

### （五）等温滴定热分析技术在药物研究中的应用

等温滴定热分析技术（isothermal titration calorimetry，ITC）是一种研究蛋白质配体和蛋白质-蛋白质相互作用的技术。ITC 是能直接测定某一特定反应的热力学参数包括结合位点数（$n$）、结合常数（$K_a$）、摩尔恒压热容（$\Delta C_p$）、摩尔焓变（$\Delta H$）、摩尔熵变（$\Delta S$）和动力学参数（如酶促反应的 $K_m$ 和 $K_{cat}$）的唯一方法。目前，ITC 已广泛用于研究蛋白质-配体的结合，而且正在越来越多地用于研究蛋白质-蛋白质，蛋白质-小分子相互作用。

ITC 适用范围广，其以热效应为基础，与溶液的黏度、离子强度、光学透明度无关，因此可用于气相、液相和黏稠状溶液等体系；样品用量小，样品池体积只有 1.43ml，生物样品的最小用量可达 0.4μg，对一些珍贵样品很适用；精度和灵敏度高，仪器最小可检测到的热效应为 0.125μJ，最小可检测到 2nW。实验操作简便，由计算机控制整个实验，准备好样品后，实验人员只需将所需实验参数输入计算机，即可自动完成整个实验，一般 ITC 实验都只需 30～60 分钟，且 ITC 实验结束后的样品未遭破坏，可回收利用。

蛋白质有序空间结构或复合物的形成都是热驱动过程，分子内或分子间的生化反应，会有一定程度的热量改变。ITC 利用的是功率补偿原理，通过单次浓度扫描能够准确得到分子间相互作用的焓变，直接测量蛋白质-配体反应的热量变化，拟合计算结合热力学参数。如图 6-2-1 所示，将一种反应物配制成澄清溶液放在一个温控样品池中，通过一个热电偶回路与参比池偶联，其中，样品池和参比池通过绝热装置隔开，但保持环境条件相同，另一种反应物作为配体置于注射器中，注射器以恒温恒速向样品池中滴加配体，边滴边搅拌，反应一段时间，仪器测量样品池的热量变化并使其与参比池平衡，显示为一个吸热或放热的峰。

ITC 在蛋白质-活性小分子相互作用中的应用：许多疾病与金属离子-蛋白质的异常相互作用相关，通过 ITC 获得蛋白质-金属离子相互作用的热力学信息便于人们更好地理解二者的结合模式，并且有利于解释相关疾病的发病机制。

ITC 在蛋白质-糖类相互作用中的应用：蛋白质与碳水化合物的相互作用是很多细胞识别过程的基础。细胞表面的糖基和蛋白质是细胞识别外来分子的主要途径，在如细胞黏附、细胞凋亡、病原体感染、癌细胞异常增殖和免疫反应中扮演重要角色。

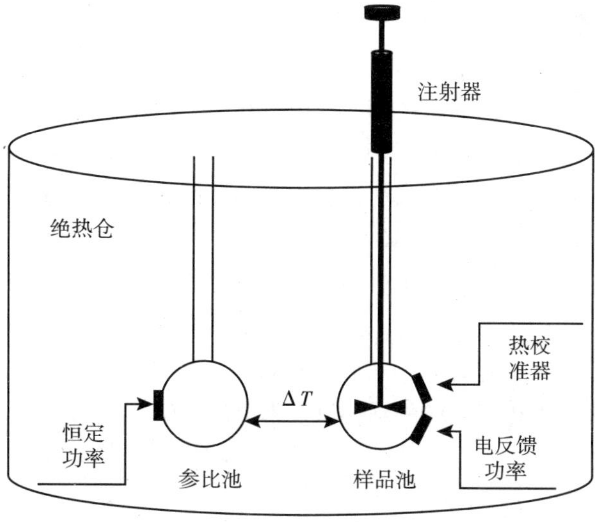


**图 6-2-1　ITC 工作原理**

ITC 在蛋白质-纳米粒子相互作用中的应用：药剂学中的纳米粒或称纳米载体与纳米药物，其尺寸界定于1~1000nm 之间。纳米载体是指溶解或分散有药物的各种纳米粒。纳米药物则是指直接将原料药加工成纳米粒。常见的纳米材料主要有纳米、金属氧化物和聚合物。生物分子通过纳米材料表面张力与之产生吸附作用和相互作用。ITC 技术通过单次浓度扫描就能够准确测得反应体系一定浓度范围内分子间相互作用的焓变，同时能够通过能量突变所对应的混合表面活性剂的摩尔比确定反应体系的相界，ITC 通过测定结合反应的热力学参数揭示生物分子-纳米材料相互作用的机制、不同纳米粒子对生物分子理化性质的影响。

## （六）微量热泳动技术在药物研究中的应用

1856 年，Ludwig 首次发现了热泳动（thermophoresis）现象，又称 Soret 效应，它描述了溶液分子在温度梯度内诱导产生的热量和分子的流动。德国 Nanotemper Technologies 公司基于以上原理，开发出了微量热泳动仪。

微量热泳动技术（microscale thermophoresis，MST）基于荧光标记分子在温度梯度内的定向移动，能够在溶液中快速、灵敏地测量生物相关分子间的相互作用。热泳动对分子的大小、电荷和水化层的微小变化都十分敏感，适合于蛋白质、核酸、小分子和离子等多种物质的相互作用研究。

MST 技术具有如下优点：对相互作用的分子大小或质量无选择性；可以设计为双向试验，即相互作用的两个分子均可设计为荧光标记分子；极低的样品消耗量；测量时间短，实验简单、易操作；可在多种复杂缓冲液体系中进行相互作用分析。在蛋白质-小分子相互作用的研究中的作用如下：

**1. 蛋白酶与抑制剂的相互作用**　蛋白酶抑制剂作为抗肿瘤药物已引起广泛重视。通过蛋白酶与底物、抑制剂相互作用研究，可为抑制剂的分子设计和改造提供依据。异柠檬酸脱氢酶 1（isocitrate dehydrogenase 1，IDH1）的突变体（R132H）与许多癌症的发生发展相关，该突变体可使 2-羟戊二酸活性增强，而 2-羟戊二酸被认为是一种早期肿瘤代谢物，因此，IDH1 突变体抑制剂有望成为抗肿瘤药物。研究者采用 MST 方法研究了 IDH1 突变体 R132H 与其抑制剂 ML309 的相互作用，并进行了在 IDH1 底物 α-酮戊二酸（α-ketoglutarate，α-KG）、NADPH 存在下的竞争性结合作用分析。结果表明，ML309、α-KG 与 R132H 的结合为竞争性方式结合；NADPH 与 R132H 的结合是以非竞争性方式结合。

**2. 细胞膜蛋白活性分析**　获得具有活性功能的 G 蛋白偶联受体（GPCRs）可为作用于该靶点的药物筛选研究提供基础。梨鼻骨系统是哺乳动物气味探测信号系统之一，对具有活性的 GRCR 家族成员之一——人梨鼻骨受体（human vomeronasal receptor，hVNR）的分子进行结构和功能研究，将有助于更好的理解人梨鼻骨系统的作用，了解哺乳动物嗅觉探测的机制，将会促进对其他膜蛋白和智能鼻技术的研究开发。研究者利用 HEK293 细胞系表达了 hVN1R1，并采用 MST 方法检测了 hVN1R1 和配基桃金娘烯醛的结合亲和力，成功测得 $K_d$ 为 1μmol/L。

### （七）细胞热漂移在药物研究中的应用

大多数的药物都是通过结合一个或多个靶标蛋白，调控其活性发挥作用，其中最容易、简捷的方法是通过动力学实验原理在体外检测药物对纯化的标靶蛋白的结合亲和力。但是体外实验需要纯化靶标蛋白，瑞典 Karolinska 研究所团队首次开发了一种称之为细胞热漂移（cellular thermal shift assay，CETSA）的实验方法，可以直接在细胞或组织内检测药物和标靶蛋白的结合亲和力，为直接在细胞或组织内检测药物和标靶蛋白的相互作用、跟踪药物的迁移、脱靶效应以及耐药性开辟了一条新途径。

该方法采用的原理是靶蛋白在结合药物分子后通常变得结构稳定。在 2013 年发表于 Science 杂志上的论文中对这一方法进行了详细描述，其利用了一个概念：当药物分子结合时靶蛋白通常会获得稳定。该实验方法简便，把标靶细胞和药物在固定温度下培育一定时间，然后通过蛋白免疫印迹法检测细胞质内的标靶蛋白即可。实验不仅适用于分离后的细胞质，也可以用于完整的细胞以及未分离的组织样品。

### （八）实例

#### 人参皂苷 Rh2 的细胞内靶点鉴定

**1. 药物特性** 人参皂苷 Rh2，原人参二醇-3-氧-β-D-吡喃葡萄糖苷，是人参加工成红参过程中，原人参二醇组皂苷受热分解配基糖链断裂生成的次级皂苷。根据其达玛烷骨架的手性，人参皂苷 Rh2 可分为（20*S*）G-Rh2 和（20*R*）G-Rh2 两种对映体。体内和体外抗肿瘤研究表明，（20*S*）G-Rh2 具有出色的抗肿瘤活性，通过多个途径抑制肿瘤细胞生长、转移，而其对映体（20*R*）G-Rh2 则不具有明显的抗肿瘤活性。

**2. 研究目的** 明确人参皂苷（20*S*）G-Rh2 的细胞内作用靶点和作用机制。

**3. 研究思路和实验方案** 通过蛋白质组学高通量筛选获取（20*S*）G-Rh2 的细胞内靶点，并通过 ITC、分子对接分析、热漂移分析确定该靶点与（20*S*）G-Rh2 的相互作用。

具体实验方法如下：

（1）（20*S*）G-Rh2-PEGA 树脂的合成。

（2）蛋白质质谱分析 利用肝癌细胞株全细胞裂解物与（20*S*）G-Rh2-PEGA 树脂混合，进行 pull down 实验，用胰蛋白酶消化沉淀复合物，使用液相色谱串联质谱进行结合蛋白质分析，收集的数据经数据库比对获得蛋白质信息，确定在肝癌细胞中高表达的蛋白，最后选择变化最为显著的蛋白进行深入的功能研究。

（3）分子对接 从 NCBI PubMed compound 数据库中下载（20*S*）G-Rh2 的三维结构，从 RCSB 蛋白数据库中下载所研究蛋白的晶体结构，运行 AutoDock，对（20*S*）G-Rh2 和 Annexin A2 进行分子对接，获得的最适复合体通过 Discovery Studio 进行可视化处理，最终获得相互作用位点信息。

（4）ITC 分析 使用原核表达系统纯化所研究蛋白，以等摩尔比与（20*S*）G-Rh2 进行 ITC 分析，结合常数 $K_a$ 为 $1.13\times10^{-5}$，摩尔焓变（$\Delta H$）为（$-3507\pm1408$）cal/mol，摩尔熵变（$\Delta S$）为 11.4cal/(mol·deg)。

（5）细胞内源蛋白质热漂移分析 为进一步验证（20*S*）G-Rh2 和所研究蛋白在细胞内的相互作用，进行热漂移分析。

（汪庆童 马 旸 魏 伟）

## 参考文献


[1] Bruce Alberts. Essential Cell Biology [M]. Fourth Edition. Taylor & Francis Group. 2014.

[2] Wang Q, Liu Y, Fu Q, et al. Inhibiting insulin-mediated β2AR activation prevents diabetes-associated cardiac dysfunction [J]. Circulation, 2017, 135(1): 73-88.

[3] 农宜熙，黄俊玲，黄赞松，等．人肝癌细胞株的特性及其实验应用[J]．世界华人消化杂志，2017，25(02)：159-165.

[4] Lu JT, Zhao WD, He W, et al. Hedgehog signaling pathway mediates invasion and metastasis of hepatocellular carcinoma via ERK

pathway[J]. Acta Pharmacol Sin,2012,33(5):691-700.

[5] Liu F, Jiang W, Sui Y, et al. CDK7 inhibition suppresses aberrant hedgehog pathway and overcomes resistance to smoothened antagonists[J]. Proc Natl Acad Sci USA,2019,116(26):12986-12995.

[6] Lebwohl M. Interleukin-23 blockade: another breakthrough in the treatment of psoriasis[J]. Lancet,2019,394(10198):544-546.

[7] Wang YS, Li H, Li Y, et al. Identification of natural compounds targeting Annexin A2 with an anti-cancer effect[J]. Protein Cell, 2018,9(6):568-579.

[8] Wang YS, Lin Y, Li H, et al. The identification of molecular target of (20S) ginsenoside Rh2 for its anti-cancer activity[J]. Sci Rep, 2017,7(1):12408.

[9] Davis MI, Gross S, Shen M, et al. Biochemical, cellular, and biophysical characterization of a potent inhibitor of mutant isocitrate dehydrogenase IDH1[J]. J Biol Chem,2014,289(20):13717-13725.

[10] Martinez Molina D, Jafari R, Ignatushchenko M, et al. Monitoring drug target engagement in cells and tissues using the cellular thermal shift assay[J]. Science,2013,341(6141):84-87.

# 第七章

# 药理学研究的统计与数据分析

## 第一节　药理学指标的特征及数据管理

### 一、药理学指标的特征及分类

药理研究中所观察或测量的实验数据，按实验指标的性质，可分为质反应资料、量反应资料及时反应资料三类。

**1. 质反应资料**　又称计数资料、定性资料或枚举归属资料，如动物的死亡或存活，治疗的有效或无效，某反应的出现或未出现。注意，涉及有序划分的资料，尽可能地划分为两分类，如提倡临床治疗中采用痊愈或未痊愈、有效或无效等划分，而不用痊愈、显效、有效、无效等四分类，既利于数据分析，又利于专业解释。质反应资料的特点是：每一观察对象只有质的差别，可在总例数中枚举计数，并分别归属于某一档次，通常以发生率（$p$）、总例数（$n$）为主要参数［实际频数（$r$）可由 $p$，$n$ 进行推算，$r=p\times n$，不作为主要参数］，其间关系是：

$$p=r/n \tag{7-1-1}$$

发生率 $p$ 可用%表示，也可用小数表示，通常取 3～4 位小数，如 36.5% 可写为 0.365，总例数过少时建议用分数表示，如 1/3，不应写为 33.3333%。

**2. 量反应资料**　又称定量资料，或计量资料，如血压、体重、血细胞数、心功能指数、炎症抑制率、血压降低百分率等，其特点是每一观察对象可得一个定量的数据，所以信息丰富得多。通常以均数（$\bar{x}$，读作 xbar）作为一组数据的集中性参数，以标准差（$s$，SD）作为其离散性参数，第三个参数是该组例数（$n$），有人忽视报告例数，殊属不妥。三个参数常写成 $\bar{x}\pm s$（$n$）的形式，这些参数近年用计算机直接计算，下列公式仅供参考。

均数（$\bar{x}$）：

$$\bar{x}=\sum x/n \tag{7-1-2}$$

标准差（$s$）：

$$s=\sqrt{\sum(x-\bar{x})^2/(n-1)}$$

$$=\sqrt{[\sum x^2-(\sum x)^2/n]/(n-1)} \tag{7-1-3}$$

式中，$\sum$ 是总和的数学符号，读作 sigma，$\sum x$ 是各实验数据 $x$ 的总和，$\sum x^2$ 是 $x$ 平方的总和，$(\sum x)^2$ 是 $x$ 总和的平方，$n$ 是例数。

量反应资料的数据多有度量衡单位，但变化率、抑制率等则用%表示，不可误认为发生率作为定性的质反应资料处理。

在 Excel 电子表中，设数据在 A1:A20 单元格，则均数用“=average（A1:A20）”，标准差用“=stdev（A1:A20）”求得。

**3. 时反应资料** 又称时间型量反应资料，如潜伏期、凝血时间、药效持续时间等，其特点是每观察对象可得一个时间数据，但有时会出现血液不凝固或药效不出现（凝血时间为无穷大或潜伏期为无穷大）等情况，数据往往也不符合正态分布。因此，多数时反应资料不宜用均数及标准差作常规的统计分析。目前主张用生存分析、非参数统计分析，如参比差值法、等级序值法、秩和法、Ridit 法等，也可用调和均数法统计。

## 二、数据管理的一般要求

量反应资料的数据由于测量仪表精度及读取误差的影响，仅是近似于实际“真值”的观察值，两者之差称为“测量误差”。因此，实际所得数据最后一位可有 ±1 的误差，称为“估计数字”，前面的测得数字是可靠的，称为“确切数字”，两者总称为“有效数字”。例如 21.34mg，前三位（21.3）是确切数字，最后的 4 是估计数字，共为四位有效数字。再如 0.02134 及 3.120 也是四位有效数字。

数据处理中有些规则与习惯用法不同，应于注意，主要有以下几点：

（1）数据前的零不是有效数字，数据后的零反而是有效数字，2.130mg 即 0.002130g，也即 2130μg，均为四位有效数字。

（2）有效数字的多少反映了数据的相对误差，如 21.30 的误差是 ±0.01，故相对误差是 1/2130，而 21.3 的误差是 ±0.1，相对误差是 1/213，两者不同的。

（3）数据加减运算时，得数的小数位数应取实测值中最小的小数位数，如 21.34 加 4.2 为 25.54，取 25.5。因为 4.2 的第一位小数只是估计值，故 25.5 也只能取一位小数。

（4）数据乘除运算时，得数的有效位数应取实测值中最小的有效位数，如 20.5g 小鼠按 140.8mg/kg 用药，用药量为 2.8864mg，只能取 2.89mg，因为相对误差只有 1/205 左右。由此可见小鼠体重精确度较小时，配药及用药再精确也是无用的。

（5）数据的中间运算时，应多取 1~3 位有效数字，如 300×（2.8864－2.8548）＝9.48，若一律取三位有效数字，则 300×（2.89－2.85）＝12.0，两者差别很大。

（6）报告均数及标准差时，应首先将标准差定 2~3 位有效数字（首位数为 1 或 2 时取三位有效数字；为 3 或 3 以上时取二位有效数字），然后再按标准差的小数位数决定均数的小数位数，如（3.4581±0.34736132）g 应写为（3.46±0.35）g。

（7）报告数据表格时，性质相同的数据应取同等的小数位数，缺零者应补齐，表格中的均数及标准差可以多写一位有效数字，以便核算统计分析。

（8）报告数据的尾数取舍，应按“四舍六入，逢五变偶”的规则，不同于习惯上的“四舍五入”，如 3.124→3.12，3.126→3.13，3.125→3.12。因为尾数 5 是估计数字，可能是 4，也可能是 6，取舍机会各占一半，不应逢 5 就入，所以规定按 5 的前一位数值决定取舍，该数是奇数时则进位变偶；是偶数时则舍尾仍然为偶，故称“逢五变偶”。

## 三、特殊数据处理原则

### （一）缺失数据的处理

实验数据的缺失现象研究中极其普遍，如动物意外死亡、样品丢失、受试者失访等均会造成数据缺失，因此实际工作中所测得的数据多呈缺失状态。缺失状态下的不完整数据集不仅降低了统计效率，而且往往造成很多方面的数据分析工作不能实现。面对缺失数据集，最经常的做法就是对不完整的数据行进行整行删除，这种做法没有考虑被删除行所蕴含的数据信息，因而会造成信息损失和分析结果的偏倚。针对缺失数据进行高效合理的填补可以弥补以上缺陷。

填补方法有均数填补法、条件均数填补法、随机填补法、条件随机填补法、回归填补法、Bootstrap 法、相关系数法、极大似然法、多重填补法等。

### （二）截尾数据的处理

由于失访、改变治疗方案、研究工作结束时事件尚未发生等情况，使得部分患者不能彻底随访到底，称之为截尾。从起点至截尾点所经历的时间，称为截尾数据，它提供部分信息，说明患者在某时刻之前没有发生要观察的事件（如死亡），其处理方法参见生存分析。

### （三）离群数据的处理

当个别数据与群体数据严重偏离时，被称为离群数据，根据专业知识寻找其离群原因决定取舍外，还可以从统计学原理上运用常态分布规律，估计该数值出现的概率有多大。如果该数值出现的可能性非常小，则可视为“异常数据”舍去。如果概率较大，则说明由“抽样”得来的可能性比较大，应予以保留。其步骤是先将可疑异常值（$x'$）包括在内算出均数及标准差，再按下面的原则取舍：

（1）$x'$在$\bar{x}\pm 3s$范围内，$x'$出现的概率大于千分之三。$x'$来自抽样误差，尽管有些“异常”不应舍去。

（2）$x'$在$\bar{x}\pm 3s$范围之外（但在$\bar{x}\pm 4s$范围内），$x'$出现的概率小于千分之三，大于十万分之七。可结合专业知识决定取舍。

（3）$x'$在$\bar{x}\pm 4s$范围之外，$x'$出现的概率小于十万分之七，应舍去。

例如：$\bar{x}\pm s$为$121\pm 11$的数据中，有一可疑异常值60，（计算$\bar{x}$及$s$时已将60计算在内）。经判断：$\bar{x}\pm 4s$的范围为77～165，60在此范围之外，应予舍去并重新计算$\bar{x}$及$s$。

### （四）数据转换

在药效统计分析中，根据专业知识和资料的性质，常需将观察值$x$先转化为$X$，然后以$X$为直接计算的数据来计算其均数（$\bar{X}$）标准差和可信限，最后在逆转为$X$值。例如：

**1. 对数转换** 研究量效反应关系以及计算最小有效量、最低有效浓度的平均数时，常将数据$X$作对数转换，$X=\log x$。计算$X$的均数，最后通过取反对数逆转。这样求得的平均数称几何平均数$\bar{X}_G$，其数值与直接按$\bar{X}=\frac{\sum X}{n}$计算的均数（$\bar{X}$）不同。如果要直接用$X$计算$\bar{X}_G$，则须将这些观察值相乘在开$n$次方。即$\bar{X}_G=\sqrt[n]{X_1\cdot X_2\cdot X_3\cdots X_n}=\log^{-1}\left(\frac{\sum\log x}{n}\right)$。转换后则计算大为简化。如上例中$\bar{X}=9.44$，而$\bar{X}_G=8.92$。

**2. 倒数转换** 计算潜伏期、血凝时间及平均速率时，常将数据作倒数转换，$X=\frac{1}{x}$。求其均数最后逆转而得到的平均数称为调和均数（$\bar{X}_H$）。即$\bar{X}_H=\left(\frac{\sum\frac{1}{X}}{n}\right)^{-1}$。上例中$\bar{X}_H=8.57$。

**3. 平方转换或平方根转换** 计算面积、容积和体容时，有时需进行$X=\sqrt{x}$，$X=x^2$或$X=x^3$等转换，这时通常要改变量纲的单位。

**4. 其他转换** 如死亡率转化为概率单位，反应强度转变为对数分值比等，视专业理论而定。

总之，在药效学研究中，数据的转换是很普遍、很灵活的，有时也是很复杂的。但转换的目的都是为更好地反映药物效应的规律和本质。

当数据有偏态时，不宜采用参数统计方法。此时除考虑数据转换外，还可采用非参数统计法。

## 第二节　药理学研究的常用统计方法

### 一、基本概念

**1. 样本** 即总体实验中所观察的对象总称为“样本”，例数多于100例者为大样本，否则称为小样本。药理研究主要使用小样本，中药临床研究则主要使用大样本。

实验研究的目的，是通过对样本的研究，如20只大鼠用某中药后血压降低（2.57±0.42）kPa，经过统计学计算，以一定概率来推断该中药是否对大鼠有降压作用。因此，所有的大鼠就是实验结论要推断的“总体”。我们不可能对所有大鼠（总体）直接进行实验，只是由总体中抽取20只大鼠（样本）进行实验研究，因此样本必须有良好的代表性，样本也不宜过小，一般质反应资料每组取20~100例，量反应资料每组取8~30例，大动物药理实验每组不宜少于5~6例。

**2. 假设检验及显著性检验**　两者意义相同（前者应用较广，现认为前者含意更确切，有人建议应取代后者），统计分析时，首先应做出某种假设，通常假设“甲乙两组样本均来自同一总体，实际上两组并无差异，现在两组样本实测值所出现的差别，不过是抽样误差造成的偶然现象”，这种假设称为“无效假设”。通过统计学计算可以估计出这种情况的样本来自同一总体的可能性（概率）有多大。

（1）如可能性小于1%（记为$P<0.01$），则否定上述无效假设，承认两组确有不同，可下结论为“两组差别有非常显著意义”（过去曾用“两组差异非常显著”，意义含糊，易被误解为“两组实测值差别非常大”，现已废用）。

（2）如可能性小于5%，但大于1%（规定记为$P<0.05$），则拒绝上述假设，承认两组有所不同，可下结论为“两组差别有显著意义”。

（3）如可能性大于5%（记为$P>0.05$），则不能拒绝上述假设，承认两组可能来自同一总体，可下结论为“两组差别无显著意义”。请注意：$P>0.05$时不能下结论为“两组本质相同，药效相等”，或“虽然差别无显著意义，但甲组药效优于乙组”。因为差别无显著意义的原因，可能是两组本质相同，但也可能是例数不够多或实验波动较大，当$P$值略大于0.05时，如果重复一批实验或增加例数并改进实验精确度，有可能取得$P<0.05$的统计结果。要想说明两药等效，应作等效性或非劣性检验。

**3. 优效、等效和非劣效试验**　是药理研究中常进行的三种试验，分别用以下方式检验。

（1）优效性检验是指试验药优于阴性或阳性对照，或有效剂量试验证实一个剂量是最有效的。采用阴性或阳性对照应按试验要求科学安排。检验目的可简单理解为“是否A>B或B>A?”，即推断两药间的差异是否有显著意义。当新药的均数或有效率大于对照药时，如优效性检验结果为$P<0.05$，则可作出新药优于对照药的推断（推断错误的可能性小于5%）。如优效性检验结果为$P>0.05$，此时虽然新药的均数或有效率大于对照药，但不能作出总体上新药优于对照药的推断。

（2）等效性检验是将试验药和相应的阳性药物进行比较，检验两者药效是否具有等效性。研究者根据药物性质确定等效界限（专业上能接受的最大差别范围），并明确列入研究计划。检验目的可简单理解为“是否A在B±D%范围内?”，即推断新药与有效参比药是否临床等效。该检验应先根据专业知识确定等效界限（Δ），所以与有效性检验性质完全不同。统计上应进行双向单侧$t$检验。只在高方向和低方向均有显著意义（$P<0.05$），两者具备才能作出“等效性检验合格”的判断。应注意：统计结论是“等效性检验不合格”，这一结论与“两药不等效”的意义不同，不能混淆。

（3）非劣效性检验用来说明一个被研究的产品并不比阳性对照差，非劣效则只要满足一组不比另一组差即可。检验目的可简单理解为“是否A不小于B?”。非劣效性检验的情况大致同等效性检验，但是只作一次单侧检验，检验水准为$\alpha$。

**4. 统计结论与专业结论**　上面所述的“两组差别有显著意义”仅是统计结论，对实验做结论时还应考虑专业结论，如果两组的血压降低值的均数只差0.5kPa，尽管$P<0.01$，统计学上有非常显著意义，但实际上两组的降压作用在临床上是相差不大的。

## 二、计数资料的统计分析

### （一）两组阳性率的统计分析——$\chi^2(2\times2)$法

$\chi^2(2\times2)$法又称“四格表”，其$\chi^2$检验公式有几种形式：

**1. Pearson 原 $\chi^2$ 公式**

$$\chi^2 = \frac{(ad \times bc)^2 n}{(a+b)(c+d)(a+c)(b+d)} \tag{7-2-1}$$

**2. Yates 校正 $\chi^2$ 公式**

$$\chi^2 = \frac{(|a \times d - b \times c| - 0.5 \times n)^2 \times n}{(a+b)(c+d)(a+c)(b+d)} \tag{7-2-2}$$

**3. Cochran-Mantel $\chi^2$ 公式**

$$\chi^2 = \frac{(ad \times bc)^2 (n-1)}{(a+b)(c+d)(a+c)(b+d)} \tag{7-2-3}$$

其中 Pearson 原式适用于卫生学研究等大样本，Yates 校正式适用于药理学研究等小样本，Cochran-Mantel 式近年认为适用于临床研究。

公式中，$\chi$ 是希腊字母，$\chi^2$读作卡方，不是 $X$ 的平方。当$\chi^2 > 6.635$ 时 $P < 0.01$，$\chi^2 > 3.841$ 时 $P < 0.05$，$\chi^2 < 3.841$ 时 $P > 0.05$。

**4. 例算** 甲药组 50 例，有效 35 例；乙药组 50 例，有效 25 例，见表 7-2-1。

**表 7-2-1 举例数据（1）**

| | 有效 | 无效 | 总计 | 有效率 |
|---|---|---|---|---|
| 甲药组 | 35（$a$） | 15（$b$） | 50（$a+b$） | 35/50 = 70% |
| 乙药组 | 25（$c$） | 25（$d$） | 50（$c+d$） | 25/50 = 50% |
| 总计 | 60（$a+c$） | 40（$b+d$） | 100（$n$） | |

代入上式（7-2-3）：

$$\chi^2 = \frac{(|35 \times 25 - 15 \times 25| - 0.5 \times 100)^2 \times 100}{50 \times 50 \times 60 \times 40} = 3.375$$

$\chi^2 < 3.841$，$P > 0.05$，差别无统计学意义。本例的统计学结论是：经$\chi^2$检验，两组有效率的差别无统计学意义（$P > 0.05$）。专业结论：尚不足下甲药优于乙药的结论。

注意：本例如用 Pearson 式则$\chi^2 = 4.1667$，用 Cochran-Mantel 式则$\chi^2 = 4.125$。均大于 3.841，结论错为“有统计学意义”。结论与前不同。可见在药理研究的小样本中以 Yates 校正式为宜。

在 Excel 上计算$\chi^2$ 检验的确切 $P$ 值用“=chidist（$\chi^2$ 值，1）”，即“=chidist（3.375，1）”，$P = 0.066$

注意：Excel 中计算$\chi^2$ 是 Pearson 卡方法，不是校正卡方，也不是 MH 卡方。

**5. $\chi^2(2\times2)$ 法的合理应用及注意事项** $\chi^2(2\times2)$ 法虽简便实用，但应注意合理应用，盲目套用公式，常易发生差错。

（1）四格表中出现 0 或 1，不宜用 $\chi^2(2\times2)$ 公式，应改用直接概率法（后述）。

（2）两组构成比不同时（如两组中轻重患者的比例不同，或成人儿童的比例不同），不宜用 $\chi^2(2\times2)$ 法对合计数据进行分析，应分别用 $\chi^2(2\times2)$ 法统计，请仔细观察例表 7-2-2。

**表 7-2-2 举例数据（2）**

| 病情 | 甲药组 | | | 乙药组 | | |
|---|---|---|---|---|---|---|
| | 人数 | 有效人数 | 有效率 | 人数 | 有效人数 | 有效率 |
| 轻 | 80 | 64 | 80% | 40 | 36 | 90% |
| 重 | 40 | 8 | 20% | 100 | 40 | 40% |
| 合计 | 120 | 72 | 60% | 140 | 76 | 54.3% |

表 7-2-2 中病情轻者或重者，都是乙药组有效率比甲药组高，但合并以后，反而是乙药组有效率比甲药组低，这种矛盾现象就是构成比不同所引起的。当两组构成比不同时，对合并数据进行统计常无价值，分

别统计则能反映药效的真实情况，例如：罂粟与贝母对轻症咳嗽均很有效，对重症咳嗽，则罂粟明显优于贝母。

（3）用$\chi^2$法分析时，应注意阳性反应判断标准的合理性，下例因判断标准不同，使统计结论有了差别，见表7-2-3。

**表7-2-3 举例数据（3）**

| 实际数据（血压降低，kPa） | | | 以2kPa为界限 | | | 以3kPa为界限 | | |
|---|---|---|---|---|---|---|---|---|
| 数据分档 | 甲组 | 乙组 | 疗效 | 甲组 | 乙组 | 疗效 | 甲组 | 乙组 |
| <1 | 10人 | 10人 | 无效 | 40 | 50 | 无效 | 70 | 90 |
| 1~ | 30人 | 40人 | 有效 | 60 | 50 | 有效 | 30 | 10 |
| 2~ | 30人 | 40人 | | | | | | |
| 3~ | 30人 | 10人 | $\chi^2=1.64$，$P>0.05$ | | | $\chi^2=11.3$，$P<0.05$ | | |

（4）有配对关系的质反应资料，不宜用$\chi^2(2\times2)$法，应改用"配对$\chi^2$法"（后述）。$\chi^2(2\times2)$法中两组（甲组及乙组）每一个体只受一种处理，枚举的归属也是两种（阳性或阴性），如果每一个体受两种处理（每一个体左右两侧用两种药物，或先后用两种药物，或每一血液样本受两种方法检验），则枚举的归属就不是两种，而是四种（甲+乙+，甲+乙-，甲-乙+，甲-乙-），此时应改用配对$\chi^2$法（具体见下节），这是初学者最易犯的差错，务必注意。

### （二）简化直接概率法

如四格表中有1或0，则上述方法误差很大，此时应改用Fisher直接概率法。该法计算相当繁复。当两组例数相近时，可用以下简化直接概率法公式。

**1. 公式**

$$P=2\times\left[\frac{1+B+2D}{1+B+2D+2C}\right]^B\times\left(1+\frac{A\times B\times C}{N}\right) \qquad (7-2-4)$$

式中，$A$是四格表中0或1，其邻位较小值为$B$，邻位较大值为$C$，对角位值为$D$。见表7-2-4。

**2. 例算** 见表7-2-4。

**表7-2-4 举例数据（4）**

| 组别 | 出现反应 | 不出现反应 | 总计 | 数值中有0 |
|---|---|---|---|---|
| 甲组 | 6（$B$） | 14（$D$） | 20 | $A=0$ $B=6$ $C=20$ $D=14$ $N=40$ |
| 乙组 | 0（$A$） | 20（$C$） | 20 | $1+B+2D=1+6+2\times14=35$ |

$$P=2\times\left[\frac{35}{35+2\times20}\right]^B\times\left(1+\frac{0\times5\times20}{40}\right)=0.02066\ (P<0.05)$$

**3. 结论** 经简化直接概率法计算，乙药的不良反应发生率低于甲药（$P<0.05$）。

注意：本例如用正规Fisher直接概率法，$P=0.0202$，计算结果相近；用Pearson $\chi^2=7.0588$，$P=0.00789$，Yates $\chi^2=4.90196$，$P=0.02683$，Cochran-Mantel法$\chi^2=6.88253$，$P=0.00871$，计算结果均有误差。

**4. 评价**

（1）对于四表格中有0或1的统计分析，Fisher直接概率法精确而繁杂。本法与Fisher直接概率法原理相同，但计算大大简化，只适于两组例数相近的计算。当两组例数相差过大时，请参阅相关专著，使用Fisher直接概率法。

（2）注意四格表中$A$、$B$、$C$、$D$位置。

（3）当四格表中有0或1的数据，如用$\chi^2$检验误差很大，易出差错。

### （三）配对质反应资料的统计分析——配对$\chi^2(2\times2)$法

例算：有100例患者，用某中药方剂治疗一疗程（7天），43例有效；继续服药至14天（二疗程），60例有效，应如何作统计分析？

本例是配对资料，不应作$\chi^2(2\times2)$法分析，应作配对$\chi^2$法时，所给信息是不充分的，因为无法知道四种归属（Ⅰ+Ⅱ+，Ⅰ+Ⅱ-，Ⅰ-Ⅱ+，Ⅰ-Ⅱ-）各是几例，现假定查原始资料后知道一、二两个疗程均有效者为10例，则可用反推法由二疗程60例有效，判断出一疗程无效而二疗程有效者（Ⅰ-Ⅱ+）应是60-10=50例。据此推断出四种归属各是几例，然后列表并用配对$\chi^2$法计算。注意：配对$\chi^2$法的四格表及计算公式均与$\chi^2(2\times2)$法不同。

$$\text{配对}\chi^2\text{值}=\frac{(|b-c|-1)^2}{b+c} \tag{7-2-5}$$

$\chi^2_{(0.05)}=3.841$，$\chi^2_{(0.01)}=6.635$。

式中只用$b$（Ⅰ-Ⅱ+）及$c$（Ⅰ+Ⅱ-），不考虑$a$及$d$，见表7-2-5。

**表7-2-5 举例数据（5）**

| 例数 | | 一个疗程 | | 合计 | 配对$\chi^2$检验 |
|---|---|---|---|---|---|
| | | 有效 | 无效 | | |
| 两个疗程 | 有效 | 10（$a$） | 50（$b$） | 60 | |
| | 无效 | 33（$c$） | 7（$d$） | 40 | $\chi^2=\frac{(\|50-32\|-1)^2}{50+33}=3.08$ |
| 合计 | | 43 | 57 | 100 | $\chi^2<3.84\quad P>0.05$ |

结论：经配对$\chi^2$法检验，两种疗程间差别无显著意义（$P>0.05$）。

本例如用$\chi^2(2\times2)$法，则$\chi^2=5.12$，$P<0.05$，结论出现差错。

## （四）等级资料的统计分析

当反应类型间有等级关系时，如痊愈、显效、有效、无效；-、+、++、+++、++++；免疫学中的抗体滴度、凝集效价等有序分类资料称为等级资料。等级资料可用Ridit法、秩和检验或等级序值法进行统计分析。其中等级序值法原理易于理解，计算简便准确，特别便于各个实验组与对照组的对比分析，在药效统计分析中较为适用。

**1. Ridit法（与标准总体比较）**

（1）方法及公式　先确定一个标准组，标准组例数较多，视为标准总体。其$R$值均数$\bar{R}_s$恒为0.5，$\bar{R}_s$及标准组的例数均不参与以下计算。

试验组$R$的均数：
$$\bar{R}_t=\frac{\sum fR}{n} \tag{7-2-6}$$

$$95\%\text{可信区间}=\bar{R}_t\pm1/\sqrt{3n}=(\bar{R}_t-1/\sqrt{3n}\ ,\ \bar{R}_t+1/\sqrt{3n}) \tag{7-2-7}$$

式中，$R$为标准组各等级之$R$值，$f$为试验组各等级的例数，$n$为试验组的总例数。结果判断：由试验组计算出的95%可信区间，若包括0.5则认为试验组与标准组间的差异无统计学意义；若可信区间不包括0.5，则认为试验组与标准组的差异有统计学意义。

（2）例算　见表7-2-6A。

**表7-2-6A 举例数据**

| 组别 | 例数 | 痊愈 | 显效 | 有效 | 无效 |
|---|---|---|---|---|---|
| 参比药 | 3330 | 30 | 670 | 1870 | 760 |
| 新药 | 94 | 13 | 21 | 51 | 9 |

设试验组为新药组，参比药为标准组，并计算参比药各等级$R$值见表7-2-6B。

表 7-2-6B　举例数据

| 疗效等级 (1) | 例数 (2) | 例数×0.5 (3) | 等级前累计 (4) | (3)+(4) (5) | R值 (5)/合计数 |
|---|---|---|---|---|---|
| 无效 | 760 | 380 | 0 | 380 | 0.114 |
| 有效 | 1870 | 935 | 760 | 1695 | 0.509 |
| 显效 | 670 | 335 | 2630 | 2965 | 0.890 |
| 痊愈 | 30 | 15 | 3300 | 3315 | 0.995 |
| 合计 | 3330 | | | | |

试验药 Ridit 值的平均值：

$$\overline{R}_t = \frac{\sum fR_t}{n_t} = (9\times0.114+51\times0.509+21\times0.890+13\times0.995)/94=0.624。$$

$\overline{R}_t$的95%可信限 $=0.624-1/\sqrt{3\times94}\sim0.624+1/\sqrt{3\times94}=0.570\sim0.678$，不包括0.5，差异有统计学意义，可认为新药疗效优于参比药。

**2. Ridit 法（两组间比较）**　药理学试验中例数通常较少，将两组例数合并作为标准组，分别计算两组的平均 Ridit 值。用公式（7-2-8）作显著性检验。与上不同的是标准组的 $R$ 值也参与计算。

$$u=\frac{\overline{R}_C-\overline{R}_t}{\sqrt{S_R^2\left(\frac{n_c+n_t}{n_cn_t}\right)}}\ (u_{0.05}=1.96,\ u_{0.01}=2.58) \quad (7-2-8)$$

$S_R^2$值可根据不同 $k$ 值查表 7-2-7。

表 7-2-7　由等级数 $K$ 查 $S_R^2$

| $k$ | 2 | 3 | 4 | 5 | 6 | 7 | 8 | 9 |
|---|---|---|---|---|---|---|---|---|
| $S_R^2$ | 1/16 | 2/27 | 5/64 | 2/25 | 35/432 | 4/49 | 21/256 | 20/243 |

**3. 例算**　某次中药临床试验的结果见表 7-2-8A，试分析两药疗效是否存在差异。

表 7-2-8A　某次中药临床试验的结果

| 组别 | 例数 | 痊愈 | 显效 | 有效 | 无效 |
|---|---|---|---|---|---|
| 参比药 | 97 | 23 | 28 | 29 | 17 |
| 新药 | 100 | 37 | 29 | 21 | 13 |

两组合并为标准组，并计算各等级 $R$ 值，见表 7-2-8B。

表 7-2-8B　举例数据

| 疗效等级 (1) | 例数 (2) | 例数×0.5 (3) | 等级前累计 (4) | (3)+(4) (5) | R值 (5)/合计数 |
|---|---|---|---|---|---|
| 无效 | 30 | 15 | 0 | 15 | 0.07614 |
| 有效 | 50 | 25 | 30 | 55 | 0.27919 |
| 显效 | 57 | 28.5 | 80 | 109 | 0.55076 |
| 痊愈 | 60 | 30 | 137 | 167 | 0.84772 |
| 合计 | 197 | — | — | — | — |

标准组 Ridit 值的平均值（标准组的 $\overline{R}$ 恒为0.5，现计算证实）：

$$\overline{R}=\frac{\sum fR}{n}=(30\times0.07614+50\times0.27919+57\times0.55076+60\times0.84772)/197=0.5。$$

参比药 Ridit 值的平均值：

$$R_c = \frac{\sum fR_c}{n_c} = (17 \times 0.07614 + 29 \times 0.27919 + 28 \times 0.55076 + 23 \times 0.84772)/97 = 0.4568。$$

试验药 Ridit 值的平均值：

$$\overline{R_t} = \frac{\sum fR_t}{n_t} = (13 \times 0.07614 + 21 \times 0.27919 + 29 \times 0.55076 + 37 \times 0.84772)/100 = 0.5419。$$

$$u = \frac{\overline{R_C} - \overline{R_t}}{\sqrt{S_R^2\left(\frac{n_c + n_t}{n_c n_t}\right)}}$$

$$u = \frac{\overline{R_C} - \overline{R_t}}{\sqrt{S_R^2\left(\frac{n_c + n_t}{n_c n_t}\right)}} = \frac{|0.4568 - 0.5419|}{\sqrt{\frac{5}{64}\left(\frac{97 + 100}{97 \times 100}\right)}} = 2.1365$$

结论：$u > 1.96$，$P < 0.05$，两药差别有统计学意义，可以认为新药好于参比药。

**4. 等级序值法**

（1）公式

$$参比差值\ D_i = \frac{M_i}{n_0} - 1 \qquad (7-2-9)$$

参比组 $D_0$ 恒为 0，可比较疗效大小。

$$显著性检验\ u = \frac{|D_i|}{\sqrt{(1/n_i + 1/n_0) \times (1 - 1/k^2)/3}}\ (u_{0.05} = 1.96,\ u_{0.01} = 2.58) \qquad (7-2-10)$$

$k$ 为等级数。

（2）例算　仍按以前例数据计算，按疗效由小到大，见表 7-2-8C。

**表 7-2-8C　举例数据**

| 等级<br>由小到大 | 参比组<br>例数 | 累加 $s$ | 等级分值 $f=s+s'$<br>本行 $s$+上行 $s$ | 新药组<br>例数 $r$ | 新药组得分<br>$f\times r$ |
|---|---|---|---|---|---|
| 无效 | 17 | 17 | 17+0=17 | 13 | 15×18=221 |
| 有效 | 29 | 46 | 46+17=63 | 21 | 55×40=1323 |
| 显效 | 28 | 74 | 74+46=120 | 29 | 110×45=3480 |
| 痊愈 | 23 | 97 | 97+74=171 | 37 | 220×166=6327 |
| 总计 | $n_0=97$ | | | $n_i=100$ | $F_1=11351$ |
| | | | | | 新药组平均分　$M_i=11351/100=113.51$ |

参比差值 $D_i = \frac{113.51}{97} - 1 = 0.17021$，该值大于 0，表明新药组优于参比组，显著性检验

$$u = \frac{|D_i|}{\sqrt{(1/n_i + 1/n_0)/3}} = \frac{|0.17021|}{\sqrt{(1/100 + 1/97) \times (1 - 1/4^2)/3}} = 2.1365$$

结论：$u > 1.96$，$P < 0.05$，两药差别有统计学意义，可认为新药好于参比药。

评价：（1）任何一组作参比均可，$u$ 值与 Ridit 方法计算结果相同（2.1365）。

（2）本法计算精确，$S_R^2$ 采用了校正，不是近似的 1/12。

（3）计算简单，避免了小数运算及四舍五入的误差。

（4）计算了 $D$ 值，表示试验组 $B$ 与参比组 $A$ 的差值，正表示 $B > A$，负表示 $B < A$，$D$ 恒在 $-1$ 到 1 之间，$D$ 的绝对值越大，表示两组差别越大。

（5）可用于两组对比，也可用于试验组与大样本对照组对比。

### （五）多行多列资料的统计分析——$\chi^2(R\times C)$ 法

在计数资料中，如存在多区组，如A组、B组、C组…；甲药、乙药、丙药…，反应类型也在两种以上时，则可采用$\chi^2(R\times C)$ 法进行显著性检验。$\chi^2(R\times C)$ 法曾有多种公式形式，如前面的$\chi^2$基本公式也可用于多行多列资料的分析，但计算颇为繁琐。我们推荐采用下面的公式，因为：①形式简单；②直接用观察值计算，不必另求理论值；③便于用计算器计算；④精确度高，不致因四舍六入引起误差。

$$\chi^2=\left(\sum\frac{a^2}{r\cdot c}-1\right)\times N$$

$$f=(R-1)(C-1) \qquad (7-2-11)$$

式中，$r$为$a$所在行的合计例数；$c$为$a$所在列的合计例数；$R$为行数；$C$为列数；$a$表中各属性的例数，显然，共有$R\times C$个$a$值。$N$为总例数。

例算，以不同药物（甲药、乙药、丙药、丁药）的药效为例，见表7－2－9。

**表7－2－9　各组药物的试验结果**

| | 甲药 | 乙药 | 丙药 | 丁药 | 合计 |
|---|---|---|---|---|---|
| 阳性数 | 80 | 10 | 120 | 40 | 250 |
| 阴性数 | 20 | 70 | 80 | 60 | 230 |
| 合计 | 100 | 80 | 200 | 100 | 480 |

$$\chi^2=\left(\sum\frac{a^2}{r\cdot c}-1\right)\times N=\left[\frac{80^2}{250\times100}+\frac{20^2}{230\times100}+\cdots\cdots+\frac{60^2}{230\times100}-1\right]\times480$$

$$=92.327$$

$$f=(2-1)(4-1)=3$$

$\chi^2=92.327$，$f=3$，查表得$\chi^2_{(3)0.01}=11.345$，故$\chi^2>\chi^2_{0.01}$，$P<0.01$，差别有非常显著意义。说明甲药、乙药、丙药、丁药的药效不同。

讨论：①$\chi^2(R\times C)$ 法只说明“各区组数据均来自同一总体”的可能性大小，是就各区组总的差别而言。它并不具体比较各组中阳性率的差别有无显著意义。如要具体分析，还应用$\chi^2(2\times2)$ 法进行两两比较。②$\chi^2(R\times C)$ 法各区组例数不宜过少，各理论频数（$rc/N$）不能小于5，否则应将区组合并，但要注意并组的合理性。由于并组，自由度将随组数减少而减少。

应注意，$\chi^2(R\times C)$ 法的列间及行间均是无序的（无等级关系）。对于有等级关系的资料不应采用$\chi^2(R\times C)$ 法，而应采用前述等级资料分析法。

### （六）多批质反应的统计分析（CMH方法）

CMH（Cochran-Mantel-Haensel statistics）统计分析，现又称之为扩展的MH卡方统计（Extended Mantel-Haensel statistics）或MH检验，可用于多批次试验的2×2，$2\times r$和$s\times2$以及$s\times r$列联表资料的统计处理。此处介绍CMH方法在多批次试验2×2表资料的应用，可有手工计算。

例算：某新药与参比药的多批次试验资料见表7－2－10。

**表7－2－10　某新药与参比药的多批次试验举例数据**

| | 新药有效 ($a$) | 新药无效 ($b$) | 参比药有效 ($c$) | 参比药无效 ($d$) | 合计 ($n$) | $U$ $(ad-bc)/n$ | $V$ |
|---|---|---|---|---|---|---|---|
| 第1批 | 49 | 2 | 46 | 7 | 104 | 2.4135 | 2.0745 |
| 第2批 | 47 | 3 | 43 | 8 | 101 | 2.4455 | 2.4748 |
| 第3批 | 42 | 6 | 41 | 9 | 98 | 1.3469 | 3.2074 |
| 第4批 | 44 | 8 | 39 | 8 | 99 | 0.4040 | 3.3791 |
| | | | | | 合计 | $\sum U=6.6100$ | $\sum V=11.1358$ |

注：$V=(a+b)(c+d)(a+c)(b+d)/n^2/(n-1)$。

$$\chi^2_{MH}=\frac{[\sum U]^2}{\sum V}=\frac{[\sum(ad-bc)/n]^2}{\sum[(a+b)(c+d)(a+c)(b+d)/n^2/(n-1)]} \quad (7-2-12)$$

$$f=1 \quad (\chi^2_{(0.05,1)}=3.841,\ \chi^2_{(0.01,1)}=6.635)$$

将表7-2-10中数据代入公式，得：

$\chi^2_{MH}=\frac{6.6100^2}{11.1358}=3.924>3.841$，$P<0.05$。

结论：多批次混杂因素被控制后，新药与参比药的差异有统计学意义，可认为新药疗效优于参比药。

注意：多批资料研究时，不应将各批数据简单相加，视为同一批数据进行$\chi^2$分析。误用各中心数据简单相加法计算，则$\chi^2=3.234$，$P>0.05$，无统计学意义，结论与上不同。

## 三、计量资料的统计分析

对计量资料进行统计分析应选择适宜的方法，避免盲目套用公式。在统计分析前需要多考虑一些问题，如：①是否有异常值；②数据分布是否偏态；③是否方差齐；④数据是否需要转换；⑤是否为配对设计；⑥是两组还是多组；⑦选用单侧检验还是双侧检验；⑧是否存在不定值；现给出计量资料统计方法选择表，并对一些要点进行讨论。

在Excel中设数据在A1:A20单元格中，均数用“=average（A1:A20）”，标准差用“=stdev（A1:A20）”即可求得。

### （一）两组均数的统计分析——$t$值法及$t'$值法

**1. $t$值法的应用前提条件** $t$值法应用很广，但有些人忽视了其前提条件，不符合以下条件者不宜用$t$值检验。

（1）数据中有无应舍异常值 数据中的特大或特小值，应查找其原因，如属技术差错，应予舍弃；如查不出原因，但该值已在$\bar{x}\pm3s$范围之外，可考虑舍弃，否则不能随便舍弃。

（2）数据应符合正态分布 如有明显偏态，不宜用$t$值法，应改用非参数统计（后述），在小样本（$n<50$）中可计算均数两侧的数据各有几个，其差值为$D$，公式如下：

$$R=4\times n-D^2 \quad (7-2-13)$$

式中，$D$为均数两侧例数之差，$n$为例数，如$R$为负，表示数据肯定为偏态，不宜用$\bar{x}\pm s$；如$R$为正，表示数据无明显偏态，可以用$\bar{x}\pm s$进行$t$值统计分析。

（3）两组方差应基本相齐 方差即标准差的平均值可用下法检查，$F>F_{0.05}$，表示方差不齐，应改用“校正$t'$值法检验”。

$$F=s_1^2/s_2^2 \quad (7-2-14)$$

式中，取$s$较大者为$s_1$，$n_1$；$s$较小者为$s_2$，$n_2$。

$F_{0.05}$值应查$F$值表或在Excel中用“=FINV（0.025，$n_1-1$，$n_2-1$）”计算。下式只是近似值

$$F_{0.05}\approx1.2+8/n_1+14/(n_2-3) \quad (7-2-15)$$

**2. $t$值法公式**

（1）典型公式：

$$t=\frac{|\bar{x}_1-\bar{x}_2|}{\sqrt{\frac{s_1^2\times(n_1-1)+s_2^2(n_2-1)}{n_1+n_2-2}\times\left(\frac{1}{n_1}+\frac{1}{n_2}\right)}} \quad (f=n_1+n_2-2) \quad (7-2-16)$$

（2）例数较大时的简化$t$值公式：

$$t=\frac{|\bar{x}_1-\bar{x}_2|}{\sqrt{s_1^2/n_2+s_2^2/n_1}} \quad (f=n_1+n_2-2) \quad (7-2-17)$$

（3）方差不齐时的校正$t'$值公式：

$$t' = \frac{|\bar{x}_1 - \bar{x}_2|}{\sqrt{s_1^2/n_1 + s_2^2/n_2}},\ DF' = \frac{(S_{\bar{x}_1}^2 + S_{\bar{x}_2}^2)^2}{\frac{S_{\bar{x}_1}^4}{n_1 - 1} + \frac{S_{\bar{x}_2}^4}{n_2 - 1}} \tag{7-2-18}$$

**3. $t$ 值法的判断标准**　算出 $t$ 或 $t'$ 值以后，应按自由度（$f$ 或 $f'$），从 $t$ 值表中查出 $t_{0.05}$ 值及 $t_{0.01}$ 值，为了避免查表及插值计算的繁琐，可用孙-宋氏经验公式计算，该法适用于 $f>3$ 的任何自由度。

$$t_{0.05} = 1.96 + \frac{2.375}{f - 1.143} \approx 1.96 + \frac{2.4}{f-1} \tag{7-2-19}$$

$$t_{0.01} = 2.576 + \frac{4.96}{f - 1.66} \approx 2.58 + \frac{4.8}{f-2} \tag{7-2-20}$$

下面列出 $t$ 值简表，见表 7-2-11，以供查对。

**表 7-2-11　$t$ 值简表**

| 自由度（$f$） | 5 | 8 | 10 | 15 | 20 | 30 | 40 | 50 | 80 | 120 | ∞ |
|---|---|---|---|---|---|---|---|---|---|---|---|
| $t_{0.05}$ | 2.57 | 2.31 | 2.23 | 2.13 | 2.09 | 3.04 | 2.02 | 2.01 | 1.99 | 1.98 | 1.96 |
| $t_{0.01}$ | 4.03 | 3.36 | 3.17 | 2.95 | 2.84 | 2.75 | 2.70 | 2.68 | 2.64 | 2.62 | 2.58 |

如 $t>t_{0.01}$，则 $P<0.01$，差别有非常显著意义；如 $t>t_{0.05}$，则 $P<0.05$，差别有显著意义；如 $t<t_{0.05}$，则 $P>0.05$，差别无显著意义。在 Excel 中将一组数据贴在 A1:A20，另组数据贴在 B1:B23，自由度 $f=n_1+n_2-2$；计算 $t$ 检验的 $P$ 值用“=ttest(A1:A20,B1:B23,2,2)”。Excel 式中最后一值是：方差相齐用 2，方差不齐用 3，配对检验用 1。计算 $t$ 值用“=tinv（上述 $P$ 值，$f$）”，计算 $t_{0.05}$ 值用“=tinv（0.05，$f$）”。

**4. 例算**　数据见表 7-2-12，结合本例说明全部计算步骤。

**表 7-2-12　举例数据**

| | | |
|---|---|---|
| 甲组 | 11，9，12，10，14，13，9，12 | $\bar{x} \pm s(n) = 11.25 \pm 1.83(8)$ |
| 乙组 | 17，12，20，9，23，12，8，14，20，17 | $\bar{x} \pm s(n) = 15.20 \pm 5.01(10)$ |

（1）查应舍异常值　甲组 $\bar{x} \pm 3s = (5.8 \to 16.8)$，无应舍数据，乙组 $\bar{x} \pm 3s = (0.17 \to 30.2)$，也无应舍数据。

（2）查有无偏态　甲组 $R = 4 \times 8 - 0^2 = 32$，乙组 $R = 4 \times 10 - 0^2 = 40$，均为正值，说明两组均无明显偏态。

（3）查有无方差不齐　$F = 5.01^2/1.83^2 = 7.5$，$F_{0.05} \approx 1.2 + 8/10 + 14/(8-3) = 4.8$ 在 Excel 中用“=FINV（0.025，$n_1-1$，$n_2-1$）”得 $F_{0.05}=4.82$，$F>F_{0.05}$，计算说明本例方差不齐，应改用校正 $t'$ 值法公式。

（4）计算 $t'$ 值及自由度 $f'$

$$t' = \frac{|15.20 - 11.25|}{\sqrt{(5.01^2/10 + 1.83^2/8}} = 2.31$$

$$DF' = \frac{(5.01^2 + 1.83^2)^2}{\frac{5.01^4}{10-1} + \frac{1.83^4}{8-1}} = 11.3$$

（5）统计判断用孙-宋氏公式（$f=11.3$），或用近似值（$f=11$）查 $t$ 值表，$t_{0.05}=2.20$，本例 $t'>t_{0.05}$，$P<0.05$，差异有统计学意义。

本例在 Excel 中：

计算 $F$ 用“=S1^2/S2^2”，即“=5.01^2/1.83^2)”，得 $F=7.495$。

计算 $F_{0.05}$ 用“$=t_{0.05}$”值用“=FINV(0.025,$n_1-1$,$n_2-1$)”，得 $F_{0.05}=4.82$，$F>F_{0.05}$，方差不齐。

计算 $P$ 用“=ttest（治前区数据，治后区数据，2，3）”，得 $P=0.04$（最后一个数用 3）。

计算 $t$ 用“=tinv（$P$，$f'$）”，即“=tinv（0.04,11.3）”，得 $t=2.23$。

计算 $t_{0.05}$ 用“=tinv（0.05，$f'$）”，得 $t_{0.05}=2.20$。

**5. 两组 $t$ 值法的注意事项**

（1）必须先作三项前提检查，才能选择正确的公式，上例如用两组 $t$ 值法，不进行校正，则 $t=2.11$，$t_{0.05}=$

2.12，$t<t_{0.05}$，$P>0.05$，统计结论与前不同。

（2）数据中如有不确定值（潜伏期大于10秒），或数据不符正态时，应改用非参数统计。

（3）数据有配对关系时（如交叉设计、拉丁方设计，同一对象前后或左右两侧用两种处理等），切勿误用两组 $t$ 检验，应改用配对 $t$ 检验。

## （二）配对的量反应资料的统计分析——配对 $t$ 值法

配对 $t$ 值法，又称“差值均数 $t$ 值法”，是同一组试验对象用药前后或接受两种不同处理时，观察值差值的显著性检验。公式为：

$$t=\bar{x}/s\times\sqrt{n}\qquad f=n-1\tag{7-2-21}$$

例如：某次中药降压实验，数据见表7-2-13。

表7-2-13　某次中药降压实验的举例数据

| | | |
|---|---|---|
| 用药前血压 | 15，14，13，18，16，15，15，19 | 15.62±2.00　(8) |
| 用药后血压 | 10，11，13，16，13，14，13，14 | 13.00±1.85　(8) |
| 前后差值 | 5，3，0，2，3，1，2，5 | 2.62±1.77　(8) |

经检查前后差值中无应舍数据，数据无明显偏态。

配对 $t=2.62\div1.77\times\sqrt{8}=4.19$，$f=8-1=7$

$t_{0.01}=2.576+4.96/(7-1.66)=3.50$，$t>t_{0.01}$，$P<0.01$。

结论：用药后血压确有下降（$P<0.01$），用药前后的血压差值与“零”的差别有非常显著意义。

注意事项：

（1）配对 $t$ 检验的差值数据，事先也应检查有无应舍数据，数据有无偏态。

（2）配对数据的差值均数与用药前后的均数之差相等，但其标准差则与用药前后的标准差无关，必须用差值来计算标准差，本例如误用两组 $t$ 检验，则 $t=2.72$，$t_{0.01(14)}=2.98$，$t<t_{0.01}$，达不到“非常显著”水平，统计结论也有错误。

（3）应当强调指出，配对 $t$ 检验常混杂有干扰因素，如血压降低可能由于有休息、护理及心理因素的影响。因此，实际工作中常有必要再设对照组，比较两组血压降低的差别有无显著意义，以便消除干扰因素的影响，通常研究所得数据为以下形式，见表7-2-14。

表7-2-14　通常研究所得数据举例

| 组别（1） | 例数（2） | 用药前（3） | 用药后（4） | 差值（下降值）（5） | 前后对比配对 $t$ 检验（6） |
|---|---|---|---|---|---|
| 中药 | 6 | 3.33±1.63 | 1.50±0.84 | 1.83±2.33 | $t=1.92$，$P>0.05$（a） |
| 阴性对照 | 6 | 5.17±2.24 | 3.84±1.60 | 1.33±0.82 | $t=3.97$，$P<0.05$（b） |
| 两组对比 | | $t=1.63$ | $t=3.17$ | $t'=0.50$ | |
| $t$ 检验 | | $P>0.05$（c） | $P<0.05$（d） | $P>0.05$（e） | |

如仅列出表中的（1）、（2）、（3）、（4）列，并以两组用药后数据作 $t$ 检验，得出（d）$P<0.05$ 的结论，是不可靠的，因为阴性对照血压也下降，说明其中混杂有干扰因素。

如仅看（a）、（b）两项，认为阴性对照前后对比差异显著，而中药不显著，得出阴性对照优于中药，当然也不合理，因为实际中药的差值略大于阴性对照。

正确的统计结论应根据第（5）项，即两组差值的 $t$ 检验，按（e）作出两组用药前后差值并无显著意义。

表中第（3）列是有意义的，它可以反映实验设计是否合理，如果（c）项是 $P<0.05$，则表示用药前两组数据差别已有显著意义，实验的可比性很差。

研究报告通常以采用表 7－2－15 形式为宜。

**表 7－2－15　举例数据**

| 组别 | 例数 | 用药前 | 1h 后下降值 | 2h 后下降值 | 4h 后下降值 |
|---|---|---|---|---|---|
| 中药 | 6 | 3.33 ±1.63 | 1.03 ±2.33 | 2.95 ±1.46 | 2.54 ±1.24 |
| 阴性对照 | 6 | 5.17 ±2.24 | 1.33 ±0.82 * | 1.27 ±1.01 ** | 1.28 ±0.86 ** |

＊$P>0.05$，＊＊$P>0.05$。

## （三）两组量反应资料的非参数统计——参比差值法

两组中任一组数据有明显偏态或有不确定值时，不宜用 $t$ 检验，应改用非参数统计。较好的方法是 W-M-W 法（Wilcoxon-Mann-Whitney 法），该法计算较繁，需查专表。根据前述质反应资料的参比差值法原理，参比组排序后，用 1，3，5，7，9……计分（相同数值的计分用括号表示），具有参比组均数恒为 $n$、总分值恒为 $n^2$ 的特点。试验组则不必排序，直接按数值大小参比计分 $r$，$r$ 的计分参照表 7－2－16 说明。

本法计算简便，利用两个校正值（0.887 及 0.774）可以兼用于大、小样本，不需查专用的 W-M-W 小样本界值表，所得结果与 W-M-W 法完全一致，公式如下：

$$u=\frac{\left|\sum r-n_i\times n_0\right|-0.887}{\sqrt{n_i\times n_0\times(n_1+n_0+0.774)/3}}\quad(u_{0.05}=1.96,\ u_{0.01}=2.58)\qquad(7-2-22)$$

式中，$\sum r$ 在表中计算，$n_i$、$n_0$是例数，0.887、0.774 是校正常数，使本法可用于小样本。

例算，某次研究中药对血铅含量（μg/ml）的影响，本例有不确定值，数据也有偏态，见表 7－2－16。

**表 7－2－16　举例数据**

| | | | | | | | | | | |
|---|---|---|---|---|---|---|---|---|---|---|
| 甲组（奇数排序） | <2， | 3.8， | 3.8， | 4.3， | 5.0， | 5.2， | 7.1， | 14.2 | | $n_0=8$，$F_0=n_0^2=64$ |
| 参比分值 | 1 | (3) | (5) | 7 | 9 | 11 | 13 | 15 | | $M_0=n_0=8$ |
| 乙组（不必排序） | 7.1， | 3.8， | 5.4， | 5.2， | 8.2， | 14.2， | 18.9， | 35， | 88 | $n=9$，$\sum r=117$ |
| 按上组参比记分（$r$） | 13 | 4 | 12 | 11 | 14 | 15 | 16 | 16 | 16 | $M=117/9=13$ |

任取一组（例数少者为好）为参比组，数据由小到大排序，按 1，3，5，7……记分，数据相同者加以括号，另一组参比记分，数据相同者记同分或括号中分值的平均值，数据不同者按相邻数据的参比分值加一或减一记分，表 7－2－16 中 18.9，35，88 均大于甲组的 14.2（15 分），故均记 16 分，乙组总分为 $\sum r=117$ 分，平均分值为 $M=117/9=13$ 分。

$$u=\frac{|117-8\times9|-0.887}{\sqrt{8\times9\times(8+9+0.774)/3}}=2.13\qquad(u>1.96,\ P<0.05)$$

结论：本例数据有不定值，且有明显偏态，经参比差值统计，乙组血铅含量大于甲组。

本法无论用哪一组作定序组，结果均相同。如例数很多，可分成几个等级（如：<10，2－，20－，…）按质反应资料的参比差值法统计即可。

## （四）多组量反应资料均数的统计分析——方差分析法、协方差分析法

**1. 方差分析法**　又称 F 值法或变异系数分析法（analysis of variance，ANOVA），具有效率高、性能全面等特点。其在药效统计分析中价值很大。

方差分析法的基本原理和思路并不难懂，观察值之间的变异——总变异，按设计和需要分为两个或多个组成部分，然后再作分析。总变异，其大小可用全体数据的方差表示，或称总均方（$MS_{总}$）。$MS_{总}=SS_{总}/v_{总}$，$SS_{总}=\sum_{i=1}^{k}\sum_{j=1}^{n_i}(X_{ij}-\overline{X})^2$，$k$ 为组数，$n_i$为例数，$v_{总}=N-1$ 为总变异的自由度。$N$ 表示总例数。

组间变异，其大小可用组间均方 $MS_{组间}$ 表示，即 $MS_{组间}=SS_{组间}/v_{组间}$，$SS_{组间}=\sum_{i=1}^{k}n_i(\overline{X}_i-\overline{X})^2$，$v_{组间}=k-1$ 为组间均方自由度，$k$ 表示处理组数。组内变异，其大小可用组内均方 $MS_{组内}$ 表示，即 $MS_{组内}=SS_{组内}/v_{组内}$，$SS_{组内}=\sum_{i=1}^{k}[\sum_{j=1}^{n_i}(X_{ij}-\overline{X}_i)^2]$，$v_{组内}=N-k$ 为组内均方自由度。可以证明 $SS_{总}=SS_{组间}+SS_{组内}$，且 $v_{总}=v_{组间}+v_{组内}$。$F=MS_{组间}/MS_{组内}$。

（1）完全随机设计的方差分析　完全随机设计（completely random design）是将受试对象完全随机地分配到各个处理组。优点是简单易行，统计分析简单，即使各处理组例数不等，也不影响最后的统计分析。完全随机设计资料总的离均差平方和 $SS_{总}$ 可以分解为 $SS_{组内}$ 和 $SS_{组间}$（或称为 $SS_{误差}$）。

$$C=\frac{(\sum X)^2}{N} \tag{7-2-23}$$

$$SS_{总}=\sum_{i=1}^{k}\sum_{j=1}^{n_i}(X_{ij}-\overline{X})^2=\sum X^2-C \tag{7-2-24}$$

$$v_{总}=N-1 \tag{7-2-25}$$

$$SS_{组间}=\sum_{i=1}^{k}n_i(\overline{X}_i-\overline{X})^2=\sum_{i=1}^{k}\frac{(\sum_{j=1}^{n_i}X_{ij})^2}{n_i}-C \tag{7-2-26}$$

$$SS_{组内}=SS_{总}-SS_{组间} \tag{7-2-27}$$

$$v_{组内}=v_{总}-v_{组间}=N-k \tag{7-2-28}$$

例算，为了解某中药的降血压作用，将18只SHR随机分为3组，每组6只，用药2周后的血压变化值见表7-2-17。

**表7-2-17　用药后血压变化值**

| | A药组 | B药组 | C药组 | 合计 |
|---|---|---|---|---|
| | 26 | 27 | 24 | |
| | 40 | 32 | 12 | |
| | 32 | 25 | 24 | |
| | 34 | 15 | 14 | |
| | 30 | 21 | 24 | |
| | 21 | 16 | 10 | |
| $n_i$ | 6 | 6 | 6 | 18（$N$） |
| $\overline{X}_i$ | 30.0 | 22.7 | 18.0 | 23.7（$\overline{X}$） |
| $\sum_{j=1}^{n_i}X_{ij}$ | 183.0 | 136.0 | 108.0 | 427（$\sum X$） |
| $\sum_{j=1}^{n_i}X_{ij}^2$ | 5797 | 3300 | 2168 | 11265.0（$\sum X^2$） |

由表7-2-17中数据，可知：$C=\frac{427^2}{18}=10129.4$

$SS_{总}=11265.0-10129.4=1135.6$

$SS_{组间}=\frac{183^2}{6}+\frac{136^2}{6}+\frac{108^2}{6}-10129.4=478.8$

$SS_{组内}=SS_{总}-SS_{组间}=1135.6-478.8=656.8$

列方差分析表：填入离均差平方和并计算相应的自由度 $DF$、均方 $MS$ 和 $F$ 值，得表7-2-18。

表 7-2-18　方差分析表

| 变异来源 | SS | DF | MS | F 值 | P |
|---|---|---|---|---|---|
| 组间 | 478.8 | 2 | 239.4 | 5.466 | 0.016 |
| 组内 | 656.8 | 15 | 43.8 | | |
| 总计 | 1135.6 | 17 | | | |

结论：对 SHR 的降血压作用三组药物之间差别有显著意义，若想进一步了解哪两组间有差别，可进行多个均数的两两比较。

（2）随机区组设计的方差分析　随机区组设计（randomized block design）又称配伍组设计。这种设计相当于配对设计的扩大。具体做法是将受试对象按性质（如实验动物的性别、体重，患者的性别、年龄及病情）相同或相近者组成 $b$ 个配伍组，每个配伍组有 $k$ 个受试对象，分别随机分配到 $k$ 个处理组。这样，各个处理组所用受试对象不仅数量相同，生物学特点也比较均衡。

例算，为研究某中药对大鼠子宫重量的影响，取 4 窝不同种系的大鼠（$b=4$），每窝 3 只，随机地分配到 3 个组内（$k=3$），用不同剂量的中药灌胃给药，然后测定其子宫重量，结果见表 7-2-19。

表 7-2-19　大鼠给药后子宫重量

| 大鼠种类 | 中药剂量 mg/100g | | | 合计 $\sum_{i=1}^{k} X_{ij}$ |
|---|---|---|---|---|
| | 0.2 | 0.4 | 0.8 | |
| A | 106 | 116 | 145 | 367 |
| B | 42 | 68 | 115 | 225 |
| C | 70 | 111 | 133 | 314 |
| D | 42 | 63 | 87 | 192 |
| $n_i$(b) | 4 | 4 | 4 | 12（$N$） |
| $\overline{X}_i$ | 65.0 | 89.5 | 120.0 | 91.5（$\overline{X}$） |
| $\sum_{j=1}^{b} X_{ij}$ | 260 | 358 | 480 | 1098（$\sum X$） |
| $\sum_{j=1}^{b} X_{ij}^2$ | 19664 | 34370 | 59508 | 113542（$\sum X^2$） |

处理组间离均差平方和 $SS_{处理}$ 及自由度的计算与完全随机设计的一样，配伍组间离均差平方和按下式计算：

$$SS_{区组} = \sum_{j=1}^{b} k(\overline{X}_j - \overline{X}) = \sum_{j=1}^{b} \frac{\left(\sum_{i=1}^{k} X_{ij}\right)^2}{k} - C \quad (7-2-29)$$

$$v_{区组} = b - 1 \quad (7-2-30)$$

各部分均方的计算方法也同完全随机设计资料。计算 $F$ 处理值时，分母为误差均方 $MS_{误差}$，分子为 $MS_{处理}$。

由表 7-2-19 中数据可知：$C = \frac{1098^2}{12} = 10067$

$SS_{总} = 113542 - 100467 = 13075$

$SS_{处理} = \frac{260^2 + 358^2 + 480^2}{4} - 100467 = 6074$

$SS_{区组} = \frac{367^2 + 225^2 + 314^2 + 192^2}{3} - 100467 = 6457.67$

$SS_{误差} = 13075 - 6074 - 6457.67 = 543.33$

结果见方差分析表 7-2-20。

表 7-2-20　方差分析结果

| 变异来源 | SS | DF | MS | F值 | P值 |
|---|---|---|---|---|---|
| 处理组间 | 6074.00 | 2 | 3037.00 | 33.54 | 0.001 |
| 区组间 | 6457.67 | 3 | 2152.56 | 23.77 | 0.001 |
| 误差 | 543.33 | 6 | 90.55 | | |
| 总计 | 13075.00 | 11 | | | |

结论：该中药不同剂量灌胃给药对大鼠子宫体重的差别有非常显著意义。若想进一步了解哪两组间有差别，可进行多个均数的两两比较。

**2. 协方差分析法**　协方差分析（analysis of covariance）是将线性回归分析与方差分析结合起来的一种统计分析方法。在方差分析中，影响观察指标 $Y$（应变量）的往往是一些定性变量；而在线性回归分析中，影响 $Y$ 的都是定量变量。协方差分析的基本思想就是将那些定量变量 $X$（指未加或难以控制的因素）对 $Y$ 的影响看作协变量（covariance），建立应变量 $Y$ 随协变量 $X$ 变化的线性回归关系，并利用这种回归关系把 $X$ 值化为相等后再进行各组 $Y$ 的修正均数（adjusted means）间差别的假设检验，其实质就是从 $Y$ 的总平方和扣除协变量 $X$ 对 $Y$ 的回归平方和，对残差平方和作进一步分解后再进行方差分析，以更好地评价各种处理的效应。

计算较复杂，可用相应软件处理数据，此处不再讨论。

## （五）多批量反应资料的统计分析——简化方差分析法

药理研究中如 $t$ 检验的差别未达显著水平，但已接近该水平，可以加做第 2~3 批实验。有时实验在几个医院进行，也可按多批资料处理。显然，简单地合并数据，忽视了批间差异，并不妥当。用方差分析法可以算出批间差异，并可剔除该差异分析两组均数的显著性。正规的方差分析法颇为繁复，在合理的实验设计下使每批例数相等，可大大简化计算过程，而计算结果与正规方差分析法完全一致，现介绍如下：

**1. 简化方差分析法公式**

各因素的自由度（$f$）及均方（$J$）：　$f=k-1$，$J=s^2\times k/N$　（7-2-31）

误差的自由度（$f_e$）及均方（$J_e$）：　$f_e=N-1-\sum f$　（7-2-32）

$$J_e=[S^2\times(N-1)(J\times f)]/f_e \quad (7-2-33)$$

$F$ 值：　$F=J/J_e$

$k$ 是该种因素的个数，$s$ 是该因素小计值的标准差，$N$ 为总数据的个数，$S$ 是所有数据的标准差，算出 $F$ 值后，按自由度 $f$、$f_e$ 与 $F_{0.05}$ 及 $F_{0.01}$ 相比。

**2. 例算**　以下三批实验，每批单独 $t$ 检验均未达到显著水平，见表 7-2-21A。

表 7-2-21A　三批实验分别单独 $t$ 检验的举例数据

| 批次 | 用药组 | 对照组 | 批小计 |
|---|---|---|---|
| 1 | 7, 8, 2, 6, 4, 6 | 6, 2, 2, 4, 5, 4 | 56 |
| 2 | 4, 6, 4, 4, 8, 2 | 2, 5, 2, 3, 3, 4 | 47 |
| 3 | 7, 9, 5, 6, 6, 5 | 4, 6, 6, 3, 6, 5 | 68 |
| 组小计 | 99 | 72 | 171 |

（1）批间变异　$k=3$，$f=3-1=2$，$J=10.5356^2\times3/36=9.2499$

（$s=10.5356$ 是三个批小计 56，47，68 标准差）。

（2）组间变异　$k=2$，$f=2-1=1$，$J=19.0919^2\times2/36=20.2500$

（$s=19.0919$ 是两个组小计 99，72 的标准差）。

（3）误差　$N=36$，$\sum f=2+1=3$，$f_e=36-1-1=32$，

$J_e=[1.8727^2\times(36-1)-(2\times9.2499+1\times20.2500)]/32=2.6249$

（$S=1.8727$ 是 7，8，2，……5，共 36 个数据的标准差）。

（4）列方差分析表，并计算 $F$ 值，见表 7－2－21B。

**表 7－2－21B　方差分析结果**

| 变异来源 | 自由度（$f$） | 均方（$J$） | $F$ 值 | 统计结论 |
|---|---|---|---|---|
| 批间 | 2 | 9.2499 | 3.52 | （$F>F_{0.05(2,32)}=3.29$，$P<0.05$） |
| 组间 | 1 | 20.2500 | 7.17 | （$F>F_{0.01(1,32)}=7.50$，$P<0.01$） |
| 误差 | 32 | 2.6249 | － | |

表中 $F$ 值是 $J/J_e$，即 $9.2499/2.6249=3.52$，……，再由 $F$ 值表（参见后附表），根据自由度 $f$、$f_e$ 查出 $F_{0.05}$、$F_{0.01}$ 值，以判断统计结果。

**3. 结论**　经方差分析，本例两组间差异有非常显著意义，中药确实优于对照药，批间也有显著意义，说明实验受批间季节影响较大。

本例如简单合并数据用 $t$ 检验，则 $t=2.57$，$t_{0.01}=2.72$，$t<t_{0.01}$，只达到 $P<0.05$ 水平，这样做不仅不合理，而且因未剔除批间变异，统计效率会受到损失。

### （六）时反应资料的统计分析

时反应资料是以时间为指标的量反应资料，数据常有不定值或明显偏态，除按前述参比差值法统计外，也可用调和均数法进行统计。

调和均数法是各时间数值 $t$ 的倒数为 $x=1/t$，用 $x$ 进行 $t$ 检验，最后将 $x$ 的均数取倒数，称为 $t$ 的调和均数（$t'$）。

例如，某次研究中药对凝血时间的影响，超过 30 分钟者按不凝血计算（相当于 $t=\infty$），见表 7－2－22。

**表 7－2－22　举例数据**

| | | | | | | | | | | | |
|---|---|---|---|---|---|---|---|---|---|---|---|
| 甲 | 凝血时间（$t$） | 2 | 4 | 4 | 4.5 | 5 | 5 | 7 | 14 | | 0.229 ±0.125（8）（倒数） |
| 组 | 倒数（$x$） | 0.5 | 0.25 | 0.25 | 0.22 | 0.2 | 0.2 | 0.14 | 0.07 | | $t'=4.37$ |
| 乙 | 凝血时间（$t$） | 7 | 4 | 6 | 5 | 8 | 14 | 19 | >30 | >30 | 0.112 ±0.088（9）（倒数） |
| 组 | 倒数（$x$） | 0.14 | 0.25 | 0.17 | 0.2 | 0.125 | 0.07 | 0.05 | 0 | 0 | $t'=8.93$（调和均数） |

甲组调和均数为 4.37 分钟，乙组为 8.93 分钟，两组差异的显著性测验为：

$$t=\frac{|0.229-0.112|}{\sqrt{[0.125^2\times(8-1)+0.088^2\times(9-1)]/(8+9-2)\times(1/8+1/9)}}=2.20$$

$$f=8+9-2=15$$

$t_{0.05}=1.96+2.4/(15-1)=2.13$，$t>t_{0.05}$，$P<0.05$

结论：本例为时反应资料，经调和均数法统计，甲组的凝血时间比乙组短（P<0.05）。

## 四、统计决策树

### （一）质反应资料的统计分析小结

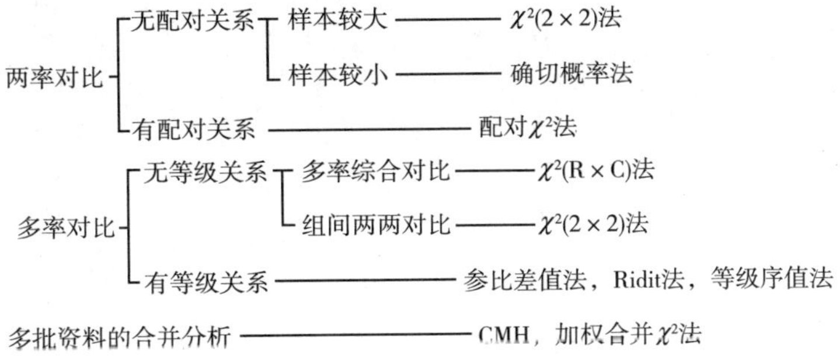

### （二）量反应资料统计分析小结

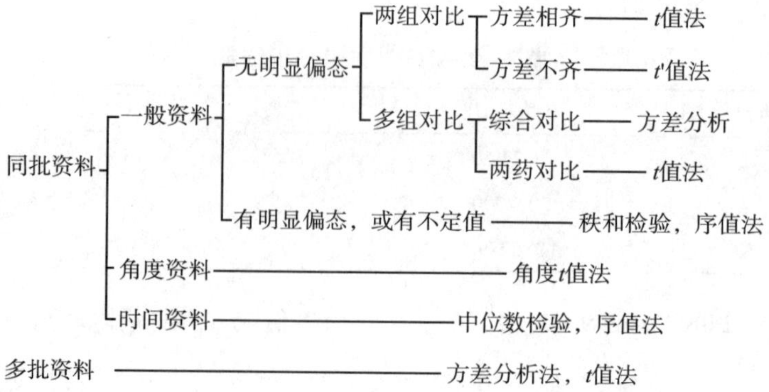


## 五、常用统计表

### （一）$\chi^2$值表

举例：黄连降糖片组20只小鼠的降糖有效率为45%，复方黄连降糖片治疗组20只小鼠的降糖有效率为70%。经公式（7-2-2）算得$\chi^2=1.637$，$f=1$。查表7-2-23得$\chi^2_{0.05}=3.84$，$\chi^2<\chi^2_{0.05}$，故$P>0.05$，两组差异无统计学意义。

也可用Excel直接求出具体$P$值，例如，在Excel单元格直接输出“=chidist（1.637，1)”，结果为“0.20074”。

注意，查表7-2-23时，首先确定自由度。自由度$f=$(行数-1)×(列数-1)。四格表由2行2列组成，$f=(2-1)\times(2-1)=1$，根据$f$、$\chi^2$值查表，求出$P$值。判断结果：当$f=1$时，$\chi^2_{0.05}=3.84$，$\chi^2_{0.01}=6.63$，并做出判断。

表7-2-23　$\chi^2$值表

| 自由度（$f$） | | 1 | 2 | 3 | 4 | 5 | 6 | 7 | 8 | 9 | 10 | 15 | 20 |
|---|---|---|---|---|---|---|---|---|---|---|---|---|---|
| 概率（$P$） | 0.05 | 3.84 | 5.99 | 7.81 | 9.49 | 11.07 | 12.59 | 14.07 | 15.51 | 16.92 | 18.31 | 25.00 | 31.41 |
| | 0.01 | 6.63 | 9.21 | 11.34 | 13.28 | 15.09 | 16.81 | 18.48 | 20.09 | 21.67 | 23.21 | 30.58 | 37.57 |

### （二）$t$值表

举例：糖尿病模型组10只小鼠的血糖浓度为（13.61±2.12）mmol/L，复方黄连降糖片治疗组10只小鼠的血糖浓度为（9.16±2.13）mmol/L。经公式（7-2-16）算得$t=4.683$，$f=10+10-2=18$。查表7-2-24得$t_{0.01}=2.878$，$t>t_{0.01}$，故$P<0.01$，两组差异有非常显著的统计学意义。

如果自由度不在下表中，可用插值法求出，或用更简单的Excel求出具体$P$值，例如，在Excel单元格直接输出“=tdist（4.682，18，2)”，结果为“0.00018”。

表7-2-24　$t$值表

| 自由度（$f$） | $t_{0.05}$ | $t_{0.01}$ | 自由度（$f$） | $t_{0.05}$ | $t_{0.01}$ |
|---|---|---|---|---|---|
| 1 | 12.706 | 63.657 | 12 | 2.179 | 3.055 |
| 2 | 4.303 | 9.925 | 13 | 2.160 | 3.012 |
| 3 | 3.182 | 5.841 | 14 | 2.145 | 2.977 |
| 4 | 2.776 | 4.604 | 15 | 2.131 | 2.947 |
| 5 | 2.571 | 4.032 | 16 | 2.120 | 2.921 |
| 6 | 2.447 | 3.707 | 17 | 2.110 | 2.898 |
| 7 | 2.365 | 3.499 | 18 | 2.101 | 2.878 |
| 8 | 2.306 | 3.355 | 19 | 2.093 | 2.861 |
| 9 | 2.262 | 3.250 | 20 | 2.086 | 2.845 |
| 10 | 2.228 | 3.169 | 21 | 2.080 | 2.831 |
| 11 | 2.201 | 2.169 | 22 | 2.074 | 2.819 |

续表

| 自由度（f） | $t_{0.05}$ | $t_{0.01}$ | 自由度（f） | $t_{0.05}$ | $t_{0.01}$ |
|---|---|---|---|---|---|
| 23 | 2. 069 | 2. 807 | 50 | 2. 009 | 2. 678 |
| 24 | 2. 064 | 2. 797 | 60 | 2. 000 | 2. 660 |
| 25 | 2. 060 | 2. 787 | 70 | 1. 994 | 2. 648 |
| 26 | 2. 056 | 2. 779 | 80 | 1. 990 | 2. 693 |
| 27 | 2. 052 | 2. 771 | 90 | 1. 987 | 2. 632 |
| 28 | 2. 048 | 2. 763 | 100 | 1. 984 | 2. 626 |
| 29 | 2. 045 | 2. 756 | 150 | 1. 976 | 2. 609 |
| 30 | 2. 042 | 2. 750 | 200 | 1. 972 | 2. 601 |
| 40 | 2. 021 | 2. 704 | ∞ | 1. 960 | 2. 576 |

## （三）*F* 值表

举例：A 组与 B 组进行了 3 批实验，方差分析结果见表 7－2－25，组间和批间的差异有无统计学意义。

**表 7－2－25　3 批实验方差分析结果**

| 变异来源 | 自由度（f） | 均方（J） |
|---|---|---|
| 批间 | 2 | 9. 2499 |
| 组间 | 1 | 20. 2500 |
| 误差 | 30 | 2. 6249 |

批间：$F = 9.2499/2.6249 = 3.524$，$f_1 = 2$，$f_2 = 30$，查表 7－2－26 知，$F_{0.05} = 3.32$，$F > F_{0.05}$，故 $P < 0.05$，表示两组差异有显著的统计学意义。也可用 Excel 直接求出具体 *P* 值，例如，在 Excel 单元格直接输出“＝fdist（3.524，2，30）”，结果为“0.042”。

组间：$F = 20.2500/2.6249 = 20.250$，$f_1 = 1$，$f_2 = 30$，查表 7－2－26 知，$F_{0.01} = 7.56$，$F > F_{0.01}$，故 $P < 0.01$，表示两组差异有非常显著的统计学意义。也可用 Excel 直接求出具体 *P* 值，写法同上。

**表 7－2－26　*F* 值表（方差分析用，表中数据是 $F_{0.05}/F_{0.01}$）**

| $f_2$ | $f_1$（分子均方的自由度） | | | | | | |
|---|---|---|---|---|---|---|---|
| | 1 | 2 | 3 | 4 | 5 | 6 | 10 |
| 1 | 161/4052 | 200/5000 | 216/5403 | 225/5625 | 230/5764 | 234/5859 | 242/6065 |
| 2 | 18. 5/98. 5 | 19. 0/99. 0 | 19. 2/99. 2 | 19. 2/99. 2 | 19. 3/99. 3 | 19. 3/99. 3 | 19. 4/99. 4 |
| 3 | 10. 1/34. 1 | 9. 55/30. 8 | 9. 28/29. 5 | 9. 12/28. 7 | 9. 01/28. 2 | 8. 94/27. 9 | 8. 79/27. 2 |
| 4 | 7. 17/21. 2 | 6. 94/18. 0 | 6. 58/16. 7 | 6. 39/16. 0 | 6. 26/15. 5 | 6. 16/15. 2 | 5. 96/14. 5 |
| 5 | 6. 61/16. 3 | 5. 74/13. 3 | 5. 41/12. 1 | 5. 19/11. 4 | 5. 05/11. 0 | 4. 95/10. 7 | 4. 74/10. 1 |
| 6 | 5. 99/13. 7 | 5. 14/10. 9 | 4. 76/9. 78 | 4. 53/9. 15 | 4. 39/8. 75 | 4. 28/8. 47 | 4. 06/7. 78 |
| 7 | 5. 59/12. 1 | 4. 74/9. 55 | 4. 35/8. 45 | 4. 12/7. 85 | 3. 97/7. 46 | 3. 87/7. 19 | 3. 64/6. 62 |
| 8 | 5. 32/11. 3 | 4. 46/8. 65 | 4. 07/7. 59 | 3. 84/7. 01 | 3. 69/6. 63 | 3. 85/6. 37 | 3. 35/5. 81 |
| 9 | 5. 12/10. 6 | 4. 26/8. 02 | 3. 86/6. 99 | 3. 63/6. 42 | 3. 48/6. 06 | 3. 37/5. 80 | 3. 14/5. 26 |
| 10 | 4. 96/10. 0 | 4. 10/7. 56 | 3. 71/6. 55 | 3. 48/5. 99 | 3. 33/5. 64 | 3. 22/5. 39 | 2. 98/4. 85 |
| 11 | 4. 84/9. 65 | 3. 98/7. 21 | 3. 59/6. 22 | 3. 36/5. 67 | 3. 20/5. 32 | 3. 09/5. 07 | 2. 85/4. 45 |
| 12 | 4. 75/9. 33 | 3. 89/6. 93 | 3. 44/5. 95 | 3. 26/5. 41 | 3. 11/5. 06 | 3. 00/4. 82 | 2. 75/4. 30 |
| 13 | 4. 67/9. 07 | 3. 81/6. 70 | 3. 41/5. 74 | 3. 18/5. 21 | 3. 03/4. 86 | 2. 92/4. 62 | 2. 67/4. 10 |
| 14 | 4. 60/8. 86 | 3. 74/6. 51 | 3. 34/5. 56 | 3. 11/5. 04 | 2. 96/4. 70 | 2. 85/4. 46 | 2. 60/3. 94 |
| 15 | 4. 54/8. 68 | 3. 68/6. 63 | 3. 29/5. 42 | 3. 06/4. 89 | 2. 90/4. 56 | 2. 74/4. 32 | 2. 54/3. 80 |
| 16 | 4. 49/8. 53 | 3. 63/6. 23 | 3. 24/5. 29 | 3. 01/4. 77 | 2. 85/4. 44 | 2. 74/4. 20 | 2. 49/3. 69 |

续表

| $f_2$ | $f_1$（分子均方的自由度） | | | | | | |
|---|---|---|---|---|---|---|---|
| | 1 | 2 | 3 | 4 | 5 | 6 | 10 |
| 17 | 4.45/8.40 | 3.59/6.11 | 3.20/5.18 | 2.96/4.67 | 2.81/4.34 | 2.70/4.10 | 2.45/3.59 |
| 18 | 4.41/8.29 | 3.55/6.01 | 3.16/5.09 | 2.93/4.58 | 2.77/4.25 | 2.66/4.01 | 2.41/3.51 |
| 19 | 4.38/8.18 | 3.52/5.93 | 3.13/5.01 | 2.90/4.50 | 2.74/4.14 | 2.63/3.94 | 2.38/3.43 |
| 20 | 4.35/8.10 | 3.49/5.85 | 3.10/4.94 | 2.87/4.43 | 2.71/4.10 | 2.60/3.87 | 2.35/3.37 |
| 22 | 4.30/7.95 | 3.44/5.72 | 3.05/4.82 | 2.82/4.31 | 2.66/3.99 | 2.55/3.76 | 2.30/3.26 |
| 24 | 4.26/7.82 | 3.40/5.61 | 3.01/4.72 | 2.78/4.22 | 2.62/3.90 | 3.51/3.67 | 2.25/3.17 |
| 26 | 4.23/7.72 | 3.37/5.53 | 2.98/4.64 | 2.74/4.14 | 2.59/3.82 | 2.47/3.59 | 2.22/3.09 |
| 28 | 4.20/7.64 | 3.34/5.45 | 2.95/4.57 | 2.71/4.07 | 2.56/3.75 | 2.45/3.53 | 2.19/3.03 |
| 30 | 4.17/7.56 | 3.32/5.39 | 2.92/4.51 | 2.69/4.02 | 2.53/3.70 | 2.42/3.47 | 2.16/2.98 |
| 40 | 4.08/7.31 | 3.23/5.18 | 2.84/4.31 | 2.61/3.83 | 2.45/3.51 | 2.34/3.29 | 2.08/2.80 |
| 60 | 4.00/7.08 | 3.15/4.98 | 2.76/4.13 | 2.53/3.65 | 2.37/3.34 | 2.17/3.12 | 1.99/2.63 |
| 100 | 3.94/6.90 | 3.09/4.82 | 2.70/3.98 | 2.46/3.51 | 2.31/3.21 | 2.10/2.99 | 1.93/2.50 |
| 200 | 3.89/6.76 | 3.04/4.71 | 2.65/3.88 | 2.42/3.41 | 2.26/3.11 | 2.06/2.89 | 1.88/2.41 |
| 500 | 3.84/6.69 | 3.01/4.65 | 2.62/3.82 | 2.39/3.36 | 2.23/3.05 | 2.03/2.84 | 1.77/2.36 |
| ∞ | 3.84/6.63 | 3.00/4.63 | 2.60/3.78 | 2.37/3.32 | 2.21/3.02 | 2.01/2.80 | 1.75/2.32 |

### （四）随机数字表

举例：20只小鼠随机分配至A组和B组，随机分配方法如下：①每只小鼠称重，体重从小至大排序，共1~20个编号；②在表7-2-27中任选一行（或列），如选第1行前20个数字（03，47，43…45），其数字表中的序号与小鼠序号对应。③将表中数字从小至大排序，则第1，2，3，6，9，11，16，17，18，20号数字较小，所对应的动物编号进入A组，其余进入B组。

随机数据表内数字大小介于0~99，不论列或行，其数字排列为随机分布。

表7-2-27　随机数字表

| 序号 | 1 | 2 | 3 | 5 | 6 | 6 | 7 | 8 | 9 | 10 | 11 | 12 | 13 | 14 | 15 | 16 | 17 | 18 | 19 | 20 | 21 | 22 | 23 | 24 | 25 |
|---|---|---|---|---|---|---|---|---|---|---|---|---|---|---|---|---|---|---|---|---|---|---|---|---|---|
| 1 | 03 | 47 | 43 | 73 | 86 | 36 | 96 | 47 | 36 | 61 | 46 | 98 | 63 | 71 | 62 | 33 | 26 | 16 | 80 | 45 | 60 | 11 | 14 | 10 | 95 |
| 2 | 97 | 74 | 24 | 67 | 62 | 42 | 81 | 14 | 57 | 20 | 42 | 53 | 32 | 37 | 32 | 27 | 07 | 36 | 07 | 51 | 24 | 51 | 79 | 89 | 73 |
| 3 | 16 | 76 | 62 | 27 | 66 | 56 | 50 | 26 | 71 | 07 | 32 | 90 | 79 | 78 | 53 | 13 | 55 | 38 | 58 | 59 | 88 | 97 | 54 | 14 | 10 |
| 4 | 12 | 56 | 85 | 99 | 26 | 96 | 96 | 68 | 27 | 31 | 05 | 03 | 72 | 93 | 15 | 57 | 12 | 10 | 14 | 21 | 88 | 26 | 49 | 81 | 76 |
| 5 | 55 | 59 | 56 | 35 | 64 | 38 | 54 | 82 | 46 | 22 | 31 | 62 | 43 | 09 | 90 | 06 | 18 | 44 | 32 | 53 | 23 | 83 | 01 | 30 | 30 |
| 6 | 16 | 22 | 77 | 94 | 39 | 49 | 54 | 43 | 54 | 82 | 17 | 37 | 93 | 23 | 78 | 87 | 35 | 20 | 96 | 43 | 84 | 26 | 34 | 91 | 64 |
| 7 | 84 | 42 | 17 | 53 | 31 | 57 | 24 | 55 | 06 | 88 | 77 | 04 | 74 | 47 | 67 | 21 | 76 | 33 | 50 | 25 | 83 | 92 | 12 | 06 | 76 |
| 8 | 63 | 01 | 63 | 78 | 59 | 16 | 95 | 55 | 67 | 19 | 98 | 10 | 50 | 71 | 75 | 12 | 86 | 73 | 58 | 07 | 44 | 39 | 52 | 38 | 79 |
| 9 | 33 | 21 | 12 | 34 | 29 | 78 | 64 | 56 | 07 | 82 | 52 | 42 | 07 | 44 | 38 | 15 | 51 | 00 | 13 | 42 | 99 | 66 | 02 | 79 | 54 |
| 10 | 57 | 60 | 86 | 32 | 44 | 09 | 47 | 27 | 96 | 54 | 49 | 17 | 46 | 09 | 62 | 90 | 52 | 84 | 77 | 27 | 08 | 02 | 73 | 43 | 28 |
| 11 | 18 | 18 | 07 | 92 | 46 | 44 | 17 | 16 | 58 | 09 | 79 | 83 | 86 | 19 | 62 | 06 | 76 | 50 | 03 | 10 | 55 | 23 | 64 | 05 | 05 |
| 12 | 26 | 62 | 38 | 97 | 75 | 84 | 16 | 07 | 44 | 99 | 83 | 11 | 46 | 32 | 24 | 20 | 14 | 85 | 88 | 45 | 10 | 93 | 72 | 88 | 71 |
| 13 | 23 | 42 | 40 | 64 | 74 | 82 | 97 | 77 | 77 | 81 | 07 | 45 | 32 | 14 | 08 | 32 | 98 | 94 | 07 | 72 | 93 | 85 | 79 | 10 | 75 |
| 14 | 52 | 36 | 28 | 19 | 95 | 50 | 92 | 26 | 11 | 97 | 00 | 56 | 76 | 31 | 38 | 80 | 22 | 02 | 53 | 53 | 86 | 60 | 42 | 04 | 53 |
| 15 | 37 | 85 | 94 | 35 | 12 | 83 | 39 | 50 | 08 | 30 | 42 | 34 | 07 | 96 | 88 | 54 | 42 | 06 | 87 | 98 | 35 | 85 | 29 | 48 | 39 |

续表

| 序号 | 1 | 2 | 3 | 5 | 6 | 6 | 7 | 8 | 9 | 10 | 11 | 12 | 13 | 14 | 15 | 16 | 17 | 18 | 19 | 20 | 21 | 22 | 23 | 24 | 25 |
|---|---|---|---|---|---|---|---|---|---|---|---|---|---|---|---|---|---|---|---|---|---|---|---|---|---|
| 16 | 70 | 29 | 17 | 12 | 13 | 40 | 33 | 20 | 38 | 26 | 13 | 89 | 51 | 03 | 74 | 17 | 76 | 37 | 13 | 04 | 07 | 74 | 21 | 19 | 30 |
| 17 | 56 | 62 | 18 | 37 | 35 | 96 | 83 | 50 | 87 | 75 | 97 | 12 | 25 | 93 | 47 | 70 | 33 | 24 | 03 | 54 | 97 | 77 | 46 | 44 | 80 |
| 18 | 99 | 49 | 57 | 22 | 77 | 88 | 42 | 95 | 45 | 72 | 16 | 64 | 36 | 16 | 00 | 04 | 43 | 18 | 66 | 79 | 94 | 77 | 24 | 21 | 90 |
| 19 | 16 | 08 | 15 | 04 | 72 | 33 | 27 | 14 | 34 | 09 | 45 | 59 | 34 | 68 | 49 | 12 | 72 | 07 | 34 | 45 | 99 | 27 | 72 | 95 | 14 |
| 20 | 31 | 16 | 93 | 32 | 43 | 50 | 27 | 89 | 87 | 19 | 20 | 15 | 37 | 00 | 49 | 52 | 85 | 66 | 60 | 44 | 38 | 68 | 88 | 11 | 80 |
| 21 | 68 | 34 | 30 | 13 | 70 | 55 | 74 | 30 | 77 | 40 | 44 | 22 | 78 | 84 | 26 | 04 | 33 | 46 | 09 | 52 | 68 | 07 | 97 | 06 | 57 |
| 22 | 74 | 57 | 25 | 65 | 76 | 59 | 29 | 97 | 68 | 60 | 71 | 91 | 38 | 67 | 54 | 13 | 58 | 18 | 24 | 76 | 15 | 54 | 55 | 95 | 52 |
| 23 | 27 | 42 | 37 | 86 | 53 | 48 | 55 | 90 | 65 | 72 | 96 | 57 | 69 | 36 | 10 | 96 | 46 | 92 | 42 | 45 | 97 | 60 | 49 | 04 | 91 |
| 24 | 00 | 39 | 68 | 29 | 61 | 66 | 37 | 32 | 20 | 30 | 77 | 84 | 57 | 03 | 29 | 10 | 45 | 65 | 04 | 26 | 11 | 04 | 96 | 67 | 24 |
| 25 | 29 | 94 | 98 | 94 | 24 | 68 | 49 | 69 | 10 | 82 | 53 | 75 | 91 | 93 | 30 | 34 | 25 | 20 | 57 | 27 | 40 | 48 | 73 | 51 | 92 |
| 26 | 16 | 90 | 82 | 66 | 59 | 83 | 62 | 64 | 11 | 12 | 67 | 19 | 00 | 71 | 74 | 60 | 47 | 21 | 29 | 68 | 02 | 02 | 37 | 03 | 31 |
| 27 | 11 | 27 | 94 | 75 | 06 | 06 | 09 | 19 | 74 | 66 | 02 | 94 | 37 | 34 | 02 | 76 | 70 | 90 | 30 | 86 | 38 | 45 | 94 | 30 | 38 |
| 28 | 35 | 24 | 10 | 16 | 20 | 33 | 32 | 51 | 26 | 38 | 79 | 78 | 45 | 04 | 91 | 16 | 92 | 53 | 56 | 16 | 02 | 75 | 50 | 95 | 98 |
| 29 | 38 | 23 | 16 | 86 | 38 | 42 | 38 | 97 | 01 | 50 | 87 | 75 | 66 | 81 | 41 | 40 | 01 | 74 | 91 | 62 | 48 | 51 | 84 | 08 | 32 |
| 30 | 31 | 96 | 25 | 91 | 47 | 96 | 44 | 33 | 49 | 13 | 34 | 86 | 82 | 53 | 91 | 00 | 52 | 43 | 48 | 85 | 27 | 55 | 26 | 89 | 62 |
| 31 | 66 | 67 | 40 | 67 | 14 | 64 | 05 | 71 | 95 | 86 | 11 | 05 | 65 | 09 | 68 | 76 | 83 | 20 | 37 | 90 | 57 | 16 | 00 | 11 | 66 |
| 32 | 14 | 90 | 84 | 45 | 11 | 75 | 73 | 88 | 05 | 90 | 52 | 27 | 41 | 14 | 86 | 22 | 98 | 12 | 22 | 08 | 07 | 52 | 74 | 95 | 80 |
| 33 | 68 | 05 | 51 | 18 | 00 | 33 | 96 | 02 | 75 | 19 | 07 | 60 | 62 | 93 | 55 | 59 | 33 | 82 | 43 | 90 | 49 | 37 | 38 | 44 | 59 |
| 34 | 20 | 46 | 78 | 73 | 90 | 97 | 51 | 40 | 14 | 02 | 04 | 02 | 33 | 31 | 08 | 39 | 54 | 16 | 49 | 36 | 47 | 95 | 93 | 13 | 30 |
| 35 | 64 | 19 | 58 | 97 | 79 | 15 | 06 | 15 | 93 | 20 | 01 | 90 | 10 | 75 | 06 | 40 | 78 | 73 | 89 | 62 | 02 | 67 | 74 | 17 | 33 |
| 36 | 05 | 26 | 93 | 70 | 60 | 22 | 35 | 85 | 15 | 13 | 92 | 03 | 51 | 59 | 77 | 59 | 56 | 78 | 06 | 83 | 52 | 91 | 05 | 70 | 74 |
| 37 | 07 | 97 | 10 | 88 | 23 | 09 | 98 | 42 | 99 | 64 | 61 | 71 | 62 | 99 | 15 | 06 | 51 | 29 | 16 | 93 | 58 | 05 | 77 | 09 | 51 |
| 38 | 68 | 71 | 86 | 85 | 85 | 54 | 87 | 66 | 47 | 54 | 73 | 32 | 08 | 11 | 12 | 44 | 95 | 92 | 63 | 16 | 29 | 56 | 24 | 29 | 48 |
| 39 | 26 | 99 | 61 | 65 | 53 | 58 | 37 | 78 | 80 | 70 | 42 | 10 | 50 | 67 | 42 | 32 | 17 | 55 | 85 | 74 | 94 | 44 | 67 | 16 | 94 |
| 40 | 14 | 65 | 52 | 68 | 75 | 87 | 59 | 36 | 22 | 41 | 26 | 78 | 63 | 06 | 55 | 13 | 08 | 27 | 01 | 50 | 15 | 29 | 39 | 39 | 43 |
| 41 | 17 | 53 | 77 | 58 | 71 | 71 | 41 | 61 | 50 | 72 | 12 | 41 | 94 | 96 | 26 | 44 | 95 | 27 | 36 | 99 | 02 | 96 | 74 | 30 | 83 |
| 42 | 90 | 26 | 59 | 21 | 19 | 23 | 52 | 23 | 33 | 12 | 96 | 93 | 02 | 18 | 39 | 07 | 02 | 18 | 36 | 07 | 25 | 99 | 32 | 70 | 23 |
| 43 | 41 | 23 | 52 | 55 | 99 | 31 | 04 | 49 | 69 | 96 | 10 | 47 | 48 | 45 | 88 | 13 | 41 | 43 | 89 | 20 | 97 | 17 | 14 | 49 | 17 |
| 44 | 60 | 20 | 50 | 81 | 69 | 31 | 99 | 73 | 68 | 68 | 35 | 81 | 33 | 03 | 76 | 24 | 30 | 12 | 48 | 60 | 18 | 99 | 10 | 72 | 34 |
| 45 | 91 | 25 | 38 | 05 | 90 | 94 | 58 | 28 | 41 | 36 | 45 | 37 | 59 | 03 | 09 | 90 | 35 | 57 | 29 | 12 | 82 | 62 | 54 | 65 | 60 |
| 46 | 34 | 50 | 57 | 74 | 37 | 98 | 80 | 33 | 00 | 91 | 09 | 77 | 93 | 19 | 82 | 74 | 94 | 80 | 04 | 04 | 45 | 07 | 31 | 66 | 49 |
| 47 | 85 | 22 | 04 | 39 | 43 | 73 | 81 | 53 | 94 | 79 | 33 | 62 | 46 | 86 | 28 | 08 | 31 | 54 | 46 | 31 | 53 | 94 | 13 | 38 | 47 |
| 48 | 09 | 79 | 13 | 77 | 48 | 73 | 82 | 97 | 22 | 21 | 05 | 03 | 27 | 24 | 83 | 72 | 89 | 44 | 05 | 60 | 35 | 80 | 39 | 94 | 88 |
| 49 | 88 | 75 | 80 | 18 | 14 | 22 | 95 | 75 | 42 | 49 | 39 | 32 | 82 | 22 | 49 | 02 | 48 | 07 | 70 | 37 | 16 | 04 | 61 | 67 | 87 |
| 50 | 90 | 96 | 23 | 70 | 00 | 39 | 00 | 03 | 06 | 90 | 55 | 85 | 78 | 38 | 36 | 94 | 37 | 30 | 69 | 32 | 90 | 89 | 00 | 76 | 33 |

# 第三节　量效关系与时效关系的模型化分析

## 一、基本概念

生物的整体、器官、细胞对药物的反应强度，在一定的剂量范围内，随着剂量的变化而改变，这种剂量与效应间的关系即为“量效关系”。

对于三种不同类型的药效反应，有三种量效关系（量效曲线也不同）：①量反应型：药效强度有程度大小的量的差别，效应强度是可计量的数据，如血压、心率、细胞数、酶活性等；②时反应型：以时间度量的药效反应，也属于量反应；③质反应型：药效反应只有“出现反应”或“不出现反应”这样质的差别，不存在程度上的大小。

药理学研究中要想肯定某药疗效，特别是新药药效，单纯回答“用药组确实有效”是不够的，还应回答“用药组疗效确实优于对照组”及“新药组疗效不逊于某老药组”，这正是设立阳性对照组和阴性对照组的原因。作为更高一步的要求，更希望能够回答“药物疗效与剂量有关，存在剂量依赖性”，说明药效的剂量依赖性才是确定“效应来自药物”的最好依据。

“量效相关性”与“量效依赖性”这两个概念意义相近，有时也常互用。但严格说来，两者有所不同：量效依赖性，泛指剂量不同时药效也不同，含义较广；量效相关性，涉及相关系数分析，多指药物随剂量的增减而单向性递变（正相关或负相关），一般不包括药效的双向作用。

## 二、量效关系分析方法及实例

为证明药物的量效依赖性，基础药理研究常进行量效曲线分析。但在临床药理或新药临床研究中，患者是受试对象，不可能安排很多剂量组，难以进行量效曲线方程分析，则可做量效相关性分析。正确的量效关系分析有量效曲线分析、两步显著性检验和散点相关的显著性检验等方法，表 7－3－1 简要总结其中几种方法。

量效相关性的判断中，常有一些误解，需注意：①“以大小剂量组差异达 $P<0.05$ 为准”：该法过简，如小剂量组与对照组间 $P<0.05$，显然不能仅凭一个有效剂量，就作出量效依赖性的判断；②“以相关系数（$r$）大于0.9或0.99为准”：该法未进行显著性检验，不符合统计学要求；③“以各组均数进行相关显著性检验，$P<0.05$ 为准”：该法只考虑均数，不考虑标准差，不妥；④“不进行量效曲线分析，就谈不上量效相关性”：不一定要算出曲线的回归方程，作散点回归系数或散点相关系数的显著性检验，即可判断量效依赖性。正确的量效关系分析有量效曲线分析、两步显著性检验和散点相关的显著性检验。

注意，体外3个以上多剂量的量效关系，常用药效学模型参数表达，如 $E_{max}$、$V_{max}$、$ED_{50}$、$IC_{50}$、$\gamma$ 等，而不作两两剂量比较，本章不做讨论。

**表 7－3－1　三种量效关系分析方法**

| 方法 | 统计方法 | 特点/讨论 |
|---|---|---|
| 两步显著性检验 | 第一步，证明大剂量组药效比小剂量组强，且有显著意义（$P<0.05$）；<br>第二步，要证明小剂量组药效比阴性对照组强，且有显著意义（$P<0.05$） | 只有同时符合这2个条件，才能认为药效有剂量依赖性。如果只凭第一步就下结论，实际是单凭一个有效剂量组就做出了量效关系的结论，不妥。当剂量在3组或更多时，如某有效量药效比阴性对照组大，且 $P<0.05$；同时另一较大剂量又比该组强，且 $P<0.05$，也可认为两步显著性检验合格，判断有剂量依赖性。本法看似简单，但要达到此两步要求并不容易 |
| 散点数据的相关系数显著性检验 | 将每对实测的剂量-效应数据作散点图，计算相关系数 $r$，做显著性检验。当 $tr>t_{0.05}$，$P<0.05$ 时，可判断有量效依赖性或量效相关性 | 本法简便适用，效率较高。如三个剂量组各有10个数据，就有30个数据点，自由度 $f$ 为28，有时相关系数并不大，也能得到 $P<0.05$ 的结论。反之，如误用均数点进行相关分析，则 $n=3$，$f=1$，$t_{0.05}=12.7$，非常大，即使 $r=0.995$，算出 $tr=9.96$，仍然达不到显著水平，统计效率损失很大 |
| 量效曲线分析 | $t_b=b/S_b$，$f=n-2$<br>当 $t_b>t_{0.05}$，$P<0.05$ 时，才能判断有量效依赖性或量效相关性。 | 高水平的研究或剂量组较多时，最好给出量效曲线方程式，说明量效关系的特点，算出有关参数，这是从定量角度对药物效应及剂量依赖性的最好描述。严格的量效曲线分析多用于基础药理研究，临床试验较少使用。应指出，判断量效依赖性应做曲线斜率的显著性检验 |

限于篇幅，本节仅演示“量效曲线回归分析的显著性检验”一例。其他量效关系分析方法，请详见相关书籍。

量效曲线回归分析的显著性检验分析方法：先将S型量效曲线转换为直线（量反应资料用 Logit 转换，计数资料用 Probit 转换），进行直线回归，算出斜率 $b$，并进行显著性检验。

根据统计原理，应取每对实测的剂量-效应数据作回归分析，计算回归系数及其标准误 $S_b$，用下式检验斜率有无显著意义。当 $t_b > t_{0.05}$，$P<0.05$ 时，可判断有量效依赖性。

$$t_b = b/S_b \quad f = kn - 2 \tag{7-3-1}$$

$$S_b = \sqrt{\frac{\sum (y-\hat{y})^2}{(kn-2)(k-1)n}} \times \frac{1}{S} \tag{7-3-2}$$

式中，$k$ 为实验组数，$n$ 为各组实验次数。$S$ 为各组对数剂量的标准差。

【例】某药效实验结果如下，进行量效曲线回归分析（表 7-3-2A）。

**表 7-3-2A　某药效实验结果的演算数据**

| 剂量（g/kg） | log*d* | 药效 | | | | | | | | | | 均数±标准差 |
|---|---|---|---|---|---|---|---|---|---|---|---|---|
| 100 | 2 | 4.3 | 0.4 | 4.0 | 4.1 | 4.7 | 2.3 | 5.2 | 2.1 | 4.7 | 4.1 | 3.59±1.50 |
| 200 | 2.30 | 3.6 | 4.1 | 4.6 | 4.7 | 5.1 | 3.8 | 4.2 | 4.7 | 3.6 | 5.6 | 4.40±0.66 |
| 400 | 2.60 | 6.3 | 3 | 3.4 | 7.3 | 7.5 | 5.5 | 5.4 | 3 | 3.7 | 5.8 | 5.09±1.71 |

通过实验测得该药的最大反应（$E_m$）为 8，各剂量的效应占最大效应的百分率 $f_e = E/E_m$，logit 转换 $\lg[f_e/(1-f_e)]$ 数值填入表 7-3-2B。

**表 7-3-2B　上例演算的中间数据**

| lg*d* | lg［$f_e/(1-f_e)$］ | | | | | | | | | | 均数 | 标准差 |
|---|---|---|---|---|---|---|---|---|---|---|---|---|
| 2 | 0.07 | -1.28 | 0.00 | 0.02 | 0.15 | -0.39 | 0.27 | -0.45 | 0.15 | 0.15 | -0.14 | 0.46 |
| 2.30 | -0.09 | 0.02 | 0.13 | 0.15 | 0.25 | -0.04 | 0.04 | 0.15 | -0.09 | -0.09 | 0.09 | 0.15 |
| 2.60 | 0.57 | -0.22 | -0.13 | 1.02 | 1.18 | 0.34 | 0.32 | -0.22 | -0.07 | -0.07 | 0.32 | 0.50 |

以 lg*d* 为 $X$，以 $\lg[f_e/(1-f_e)]$ 为 $y$，进行直线回归，求得斜率 $b=0.7708$，截距 $a=-1.6848$，根据 $y=bX+a$，求 $y_e$，填入表 7-3-2C。

**表 7-3-2C　演算的中间数据（2）**

| lg*d* | $(y-\hat{y})^2$ | | | | | | | | | |
|---|---|---|---|---|---|---|---|---|---|---|
| 2 | 0.043 | 1.290 | 0.020 | 0.027 | 0.088 | 0.063 | 0.170 | 0.093 | 0.088 | 0.027 |
| 2.30 | 0.031 | 0.005 | 0.002 | 0.004 | 0.024 | 0.018 | 0.002 | 0.004 | 0.031 | 0.078 |
| 2.60 | 0.062 | 0.295 | 0.204 | 0.486 | 0.731 | 0.000 | 0.000 | 0.295 | 0.149 | 0.010 |

再据式（7-3-2）求 $S_b$。式中，$S$ 为 $X$ 的标准差 $S=0.30$，$\sum(y-\hat{y})^2=4.341$，

$$S_b = \sqrt{\frac{4.341}{(30-2)(3-1)10}} \times \frac{1}{0.30} = 0.2925,\quad t_b = 0.7708/0.2925 = 2.6354$$

$t_{0.05}=2.048$，$t>t_{0.05}$，$P<0.05$，$t$ 检验证明回归系数 $b$（也即直线的斜率）有显著意义，可认为药效强度与药物剂量有明显的量效关系。

## 三、时效关系分析方法及实例

### （一）前后资料的实测值、变化值及变化率分析

抗病毒药实验研究过程常需研究各种处理（如用药）对观测指标的前后变化，如用药或处理后进行一系列不同时间的动态观测，则称为历时性资料。举例数据见表 7-3-3。

**表 7-3-3　前后资料对比之例**

| | | 血沉（mm/h） | | | | | | | | | | *M* | *SD* | *N* | *T* | *P* | 结论 |
|---|---|---|---|---|---|---|---|---|---|---|---|---|---|---|---|---|---|
| 甲药组 | 药前 | 10 | 13 | 6 | 11 | 8 | 7 | 9 | 8 | 10 | 9 | 9.1 | 2.025 | 10 | | | |
| | 药后 | 6 | 8 | 4 | 7 | 4 | 4 | 4 | 5 | 7 | 5 | 5.4 | 1.506 | 10 | | | |
| | 下降值 | 4 | 5 | 2 | 4 | 4 | 3 | 5 | 3 | 3 | 4 | 3.7 | 0.949 | 10 | | | |
| | 下降率% | 40.0 | 38.5 | 33.3 | 36.4 | 50.0 | 42.9 | 55.6 | 37.5 | 30.0 | 44.4 | 40.9 | 7.666 | 10 | | | |
| 乙药组 | 药前 | 9 | 10 | 9 | 13 | 8 | 6 | 10 | 14 | 8 | 10 | 9.7 | 2.359 | 10 | 0.86 | 0.399 | 可比性好 |
| | 药后 | 4 | 4 | 4 | 7 | 5 | 3 | 6 | 7 | 5 | 5 | 5 | 1.333 | 10 | 0.89 | 0.385 | $P>0.05$，无统计意义 |
| | 下降值 | 5 | 6 | 5 | 6 | 3 | 3 | 4 | 7 | 3 | 5 | 4.7 | 1.418 | 10 | 2.62 | 0.017 | B > A，有统计意义 |
| | 下降率% | 55.6 | 60.0 | 55.6 | 46.2 | 37.5 | 50.0 | 40.0 | 50.0 | 37.5 | 50.0 | 48.2 | 7.871 | 10 | 3.00 | 0.008 | B > A，有明显统计意义 |

这类资料的统计分析，应当注意：

1. 用药前比较是有价值的，可说明两组的可比性。

2. 用药后实测值、变化值、变化率的统计结果往往并不一致。

3. 用药后实测值，未考虑处理前的基线数据，统计分析意义不大。但在无法取得药前数据（如药物对脏器重量的影响）时，只好用药后实测值分析。

4. 变化值考虑了基线效应，比较合理。适用于变化值与基线值关系不大的情况。

5. 变化率不仅考虑了基线效应，而且考虑了变化值占基线效应的比率。适用于变化值与基线值有关的场合。即药前数据大，变化也较大，药前数据小，变化也较小的情况。一般来说，选用变化率比较妥当。

6. 多时序资料（药前数据及不同时间点的药后数据）也存在实测值、变化值、变化率的选择问题。

### （二）多时序资料的动态分析

药理研究中经常用到多时序资料分析，习惯采用对应时间点的均数及标准差，进行 $t$ 检验。并作图直观了解两药药效的历时性变化。例 1 见表 7-3-4 和图 7-3-1，例 2 见表 7-3-5 和图 7-3-2。

**表 7-3-4　例 1：某抗病毒药物的疗效指数**

| | 药前 | 药后（h） | | | | | | | *AUC* | $E_{max}$ | $T_{max}$ |
|---|---|---|---|---|---|---|---|---|---|---|---|
| | 0 | 0.5 | 1 | 2 | 3 | 4 | 6 | 8 | 时效曲线下面积 | 最大药效 | 峰值时间 |
| A药组 | 12 | 49 | 88 | 73 | 36 | 31 | 17 | 14 | 297 | 88 | 1 |
| | 15 | 38 | 67 | 89 | 34 | 25 | 20 | 11 | 284.5 | 89 | 2 |
| | 11 | 45 | 96 | 78 | 42 | 31 | 18 | 14 | 313.8 | 96 | 1 |
| | 15 | 37 | 88 | 73 | 51 | 26 | 19 | 13 | 302.3 | 88 | 1 |
| | 18 | 36 | 98 | 82 | 36 | 24 | 24 | 12 | 310 | 98 | 1 |
| 均数 | 14.2 | 41 | 87.4 | 79 | 39.8 | 27.4 | 19.6 | 12.8 | 301.5 | 91.8 | 1.2 |
| *SD* | 2.8 | 5.7 | 12.3 | 6.7 | 6.9 | 3.4 | 2.7 | 1.3 | 11.5 | 4.8 | 0.4 |
| *N* | 5 | 5 | 5 | 5 | 5 | 5 | 5 | 5 | 5 | 5 | 5 |
| B药组 | 19 | 33 | 66 | 78 | 68 | 54 | 21 | 12 | 351.8 | 78 | 2 |
| | 17 | 20 | 61 | 79 | 69 | 44 | 25 | 18 | 342 | 79 | 2 |
| | 15 | 19 | 56 | 66 | 53 | 42 | 23 | 15 | 298.3 | 66 | 2 |
| | 14 | 44 | 66 | 72 | 50 | 43 | 22 | 11 | 316.5 | 72 | 2 |
| | 17 | 36 | 72 | 69 | 70 | 38 | 25 | 18 | 340.3 | 72 | 1 |
| 均数 | 16.4 | 30.4 | 64.2 | 72.8 | 62 | 44.2 | 23.2 | 14.8 | 329.8 | 73.4 | 1.8 |

续表

| | 药前 | 药后（h） | | | | | | | AUC | $E_{max}$ | $T_{max}$ |
|---|---|---|---|---|---|---|---|---|---|---|---|
| | 0 | 0.5 | 1 | 2 | 3 | 4 | 6 | 8 | 时效曲线下面积 | 最大药效 | 峰值时间 |
| *SD* | 1.9 | 10.7 | 6.0 | 5.6 | 9.7 | 5.9 | 1.8 | 3.3 | 21.9 | 5.3 | 0.4 |
| *N* | 5 | 5 | 5 | 5 | 5 | 5 | 5 | 5 | 5 | 5 | 5 |
| *T* | -1.5 | 1.95 | 3.794 | 1.58 | -4.2 | -5.5 | -2.5 | -1.3 | -2.56 | 5.76 | -2.1 |
| *P* | 0.18 | 0.087 | 0.005 | 0.15 | <0.01 | <0.01 | 0.04 | 0.24 | 0.034 | <0.01 | 0.07 |
| 结论 | X | X | A>B | X | B>A | B>A | B>A | X | B>A | A>B | X |

注：X 表示无统计学意义，$P>0.05$；B>A，A>B 表示有统计学意义，$P<0.05$。

例 1 中 1 小时时 A 优于 B（$P<0.05$），3~6 小时时 B 优于 A（$P<0.05$）。总药效是 B 优于 A（$P<0.05$）。最大药效则是 A 优于 B（$P<0.01$）。信息量较大，见图 7-3-1。

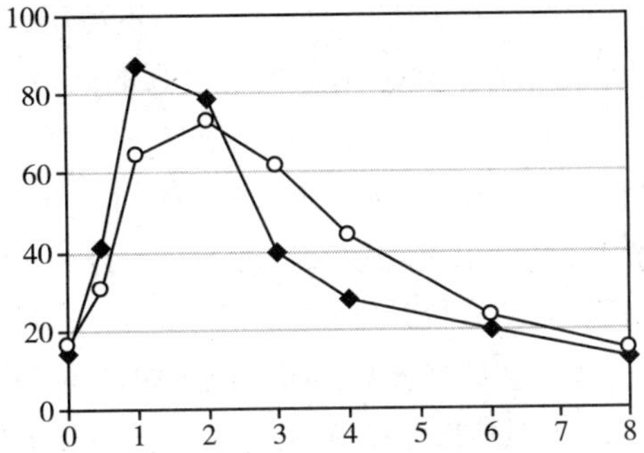


**图 7-3-1 表 7-3-4 多时序数据时效图**

（表 7-3-3 中 *AUC* 从此图求得）

**表 7-3-5 例 2：某抗病毒药物的疗效指数**

| | | 药前 | 药后（h） | | | | | | | | AUC | $E_{max}$ | $T_{max}$ |
|---|---|---|---|---|---|---|---|---|---|---|---|---|---|
| | | 0 | 0.5 | 1 | 2 | 3 | 4 | 6 | 8 | | 时效曲线下面积 | 最大药效 | 峰值时间 |
| A药组 | 均数 | 15.4 | 39.2 | 70.4 | 83 | 71 | 49.6 | 26.8 | 18.2 | 376 | 83.4 | 1.8 |
| | *SD* | 2.88 | 7.66 | 5.5 | 6.56 | 6.52 | 5.64 | 6.91 | 2.28 | 18.8 | 6.07 | 0.45 |
| | *N* | 5 | 5 | 5 | 5 | 5 | 5 | 5 | 5 | 5 | 5 | 5 |
| B药组 | 均数 | 14.6 | 34.8 | 65.4 | 76.8 | 62 | 43 | 21.8 | 16 | 333 | 77.4 | 1.8 |
| | *SD* | 2.88 | 6.46 | 5.55 | 6.72 | 9.67 | 7.28 | 2.86 | 2.35 | 18.4 | 5.41 | 0.45 |
| | *N* | 5 | 5 | 5 | 5 | 5 | 5 | 5 | 5 | 5 | 5 | 5 |
| *T* | | 0.44 | 0.98 | 1.43 | 1.48 | 1.73 | 1.6 | 1.5 | 1.5 | 3.7 | 1.65 | 0 | |
| *P* | | 0.67 | 0.35 | 0.19 | 0.18 | 0.12 | 0.15 | 0.17 | 0.17 | 0.01 | 0.14 | 1 | |
| 结论 | | X | X | X | X | X | X | X | X | A>B | X | X | |

注：X 表示无统计学意义，$P>0.05$；B>A，A>B 表示有统计学意义，$P<0.05$。

例 2 中每个时间点均为 A 优于 B，但均无统计学意义。说明各时间点两两对比由于例数少，不够灵敏。但 *AUC*（时效曲线下面积，用梯形法计算）则有重要统计意义，$P<0.01$，仍可认为 A 药药效总的药效优于 B 药，见图 7-3-2。

多时序资料分析还可用方差分析、协方差分析或治疗时间窗分析，计算较为繁复，可参考有关文献。

1. 方差分析可以给出药物间差异、时间点间差异及其交互作用。但只给出药物间总的差异无统计学意义，不作各时间点的比较。时间点间差异是本来就存在的，一般并无分析的必要。有人认为交互作用可说明两线是否基本平行，但意见不一。

2. 协方差分析理论上要求：①各组数据均符合正态分布，且方差相齐；②各组基本符合直线回归关系，且

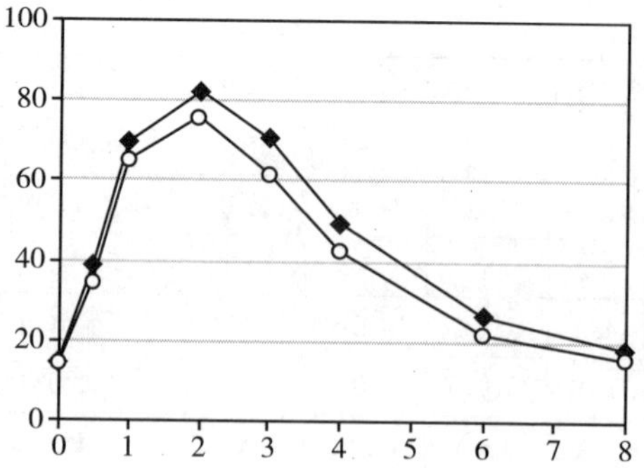


**图 7-3-2　表 7-3-5 多时序数据时效图**

（表 7-3-5 中 *AUC* 从此图求得）

斜率相近，又均不为零。因此使用受到较大限制。药理研究中适用于动物体重增长，以及时间及摄食量的分析等，对于多时序药效研究则由于时间与药效往往并非呈直线关系，不适用。

3. 治疗时间窗分析又称治疗时间宽度分析，要求预先规定多强的药效才是有临床意义的有效水平，进而计算符合该有效水平的时间宽度。

在例 1 中由图 7-3-1 可以初步判断以 40 为有效水平时，B 药优于 A 药。统计计算每只动物符合 40 有效水平的时间宽度（前后均应采用插值法计算），然后求出均数及标准差，再进行 $t$ 检验。该例用 DAS 软件计算得出：当有效水平在 20~45 时均为 B 药优于 A 药，且均有统计学意义（$P<0.05$）；同时还可算出有效水平在 75~85 高水平时，则是 A 药优于 B 药（$P<0.05$）。这些信息具有重要临床价值。如该药是以镇痛为指标，则可从统计学上说明：对一般疼痛 B 药药效较久，优于 A 药，对于强烈疼痛则 A 药仍有 2 小时的药效，而 B 药则很差。

在例 2 中虽然如时间点 $P>0.05$，无统计学意义，但用 DAS 软件计算，在 25~55 水平时，A 药的时间宽度均优于 B 药（$P<0.05$），说明 A 药较好。

对多时序资料的处理，建议作各时间点对比及曲线图，同时计算 $AUC$、$E_{max}$、$T_{max}$，必要时再作治疗时间窗分析（治疗时间窗分析计算较繁杂，可用相应的软件计算）。

（杨　娟　李禄金　郑青山）

## 参考文献

[1]孙瑞元，郑青山．数学药理学新论[M]．北京：人民卫生出版社，2004：1-100.

[2]陈奇．药理研究方法学[M]．北京：人民卫生出版社，1993.

[3]Zheng QS，Sun RY. Quantitative analysis of drug compatibility by weighed modification method[J]. Acta Pharmacol Sin，1999，20(11)：1043-1051.

[4]Bonate PL. Recommended Reading in Population Pharmacokinetic Pharmacodynamics[J]. AAPS J，2005，7(2)：E363-373.

[5]Johanson TN，Kerbusch T，Jones B，et al. Assessing the efficiency of mixed effects modeling in quantifying metabolism based drug-drug interactions：using in vitro data as an aid to assess study power[J]. Pharmaceut Statist，2009，8：186-202.

# 第八章

# 新药药理学研究的评价

药理学研究是新药开发过程中的重要内容，贯穿于新药研究的整个阶段。在新药早期发现阶段，药理学研究可支持靶点选择、先导化合物和候选药物的确定；在开发阶段进行的药理学研究有助于阐明候选药物的药效作用、作用机制、毒性反应，为设计临床试验、解释某些临床不良反应的原因及制定风险控制措施提供依据；上市后开展的药理学研究可用于探索新的适应证及治疗手段（如联合用药），支持工艺变更及药物的迭代开发等。不同阶段的药理学研究，均应关注研究的科学性和规范性，确保结果的准确、可靠。药理学试验的设计及结果评价可参考相应的技术指南。在本章中，结合创新化药、改良型新药及生物制品类药物的药理学研究案例，从审评角度阐述影响药理学研究质量的因素以及评价关注要点。

## 第一节　药理学研究在新药开发中的地位和作用

药理学研究贯穿于新药开发的整个过程。本节分别从新药筛选、开发和上市后三个阶段阐述药理学研究在新药开发中的地位和作用。

### 一、筛选阶段

#### （一）新药早期发现的主要途径

当前，新药早期发现的主要途径包括以下几个：

**1. 从天然产物库、化学实体库中随机筛选**　多年来，天然产物一直是药物开发的宝库，微生物和植物来源的天然产物已被证明是新药的有效来源，特别是在抗感染、抗肿瘤和免疫抑制药物领域。采用该途径已开发了多个在相关治疗领域占据一席之地的药物，如来源于真菌或放线菌的抗生素青霉素和链霉素，来源于真菌的免疫抑制剂环孢素，来源于链霉菌的抗肿瘤药雷帕霉素，以及最早从植物中提取的抗肿瘤药长春花碱、紫杉醇，等。FDA 批准上市的药物中，也有相当数量的药物含有天然产物片段，如他汀类药物瑞舒伐他汀的药效团复制了来自橘青霉菌（Penicillium citrinum）的美伐他汀。来自该途径的药物的早期筛选过程涉及微生物学、植物学、天然药物化学和药理学等学科，其目标是获得药理学活性好的先导化合物（lead compounds）。药理学研究在这一过程中占据主导地位。

通常，来自天然产物的分子结构复杂，较难通过常规化学手段进行合成或结构改造，因此先导化合物的优化存在一定难度且商业化生产成本较高。随着计算机辅助药物设计的发展，基于片段的药物发现逐步兴起并成为现代药物设计的重要方法。该方法在一定程度上提高了先导化合物筛选的效率和准确性。

**2. 对已知活性的分子进行化学修饰或结构优化**　对已知活性分子构效关系和存在不足的深入理解是进行结构优化的基础。优化的方向一般是增加化合物对预期靶点的活性和（或）降低对非预期靶点的作用，改善安全性问题或其他特性（如药代特征）。优化阶段，需采用多种试验系统进行广泛的研究，包括体外/体内活性、量效关系和时效关系，初步的药动学特征及是否可优先开发口服制剂，是否存在遗传毒性及其他安全性风险。此阶段的目标是确定进一步开发的候选药物。

为更好地满足临床需求，可在已知活性成分的基础上，对候选药物的晶型、剂型、处方工艺、给药途径等进行优化，或对适应证进行调整。不同于创新药，改良型新药已有一定的研究基础，对于此类药物的开发主要关注改良后的药物与改良前比较的“临床优势和（或）临床特点”。在非临床研究中，应结合开发目的开展与被改良药物比较的“桥接”研究，以支持改良型药物的临床开发。

**3. 基于药理学原理进行合理的分子设计（rational drug design）** 20世纪80年代，随着分子生物学、结构生物学的进步，一些靶点的结构、功能逐渐被阐明，基于药理学原理的分子设计开始应用于先导化合物的发现并取得了突破性进展。1988年，英国科学家 James Black 和美国科学家 George Hitchings、Gertrude Elion 因发现“药物治疗的重要原则（important principles for drug treatment）”而获得诺贝尔生理学与医学奖。根据对基础生物化学和生理学的理解，他们采用合理的方法进行化合物筛选，推动了多种疾病领域药物的上市，如心脏病药物普萘洛尔、抗病毒药物阿昔洛韦等。

近年来，随着对受体表征研究的深入，传统的基于随机筛选或针对已有药物进行结构优化的开发模式正逐渐发生转变。目前可采用计算机程序优化分子结构，从已知的受体结构设计迭代新药。已经有多个根据受体三维结构开发的药物上市，如 Imatinib（伊马替尼，Bcr-Abl 激酶抑制剂；诺华）、Saquinavir（沙奎那韦，HIV-1 蛋白酶抑制剂；罗氏）、Dorzolamide（多佐胺，碳酸酐酶抑制剂；默沙东）。随着对受体或靶点结构越来越多的了解，合理的药物设计将更加普遍。

当前，新药研发迅速发展并不断迭代，在此过程中“药物治疗的重要原则”也在各类新药的实践中不断得到完善和补充。图 8-1-1 概括了新药发现阶段涉及的药效学、药动学和安全性研究的逻辑路径，包括药物发现过程中靶点确证，检测方法，初步的吸收、分布、代谢、排泄，早期安全性，药理学机制研究等多个环节。目前处于临床应用阶段的大多数药物均经历了类似的过程。这些药物的上市曾经或正在改变医疗实践、挽救生命或提高生活质量，如靶向抗肿瘤药已成为某些驱动基因表达阳性肿瘤患者的一线治疗方案，减少了化疗带来的副作用；新的免疫抑制药物的上市，使得器官移植的排异反应明显降低。

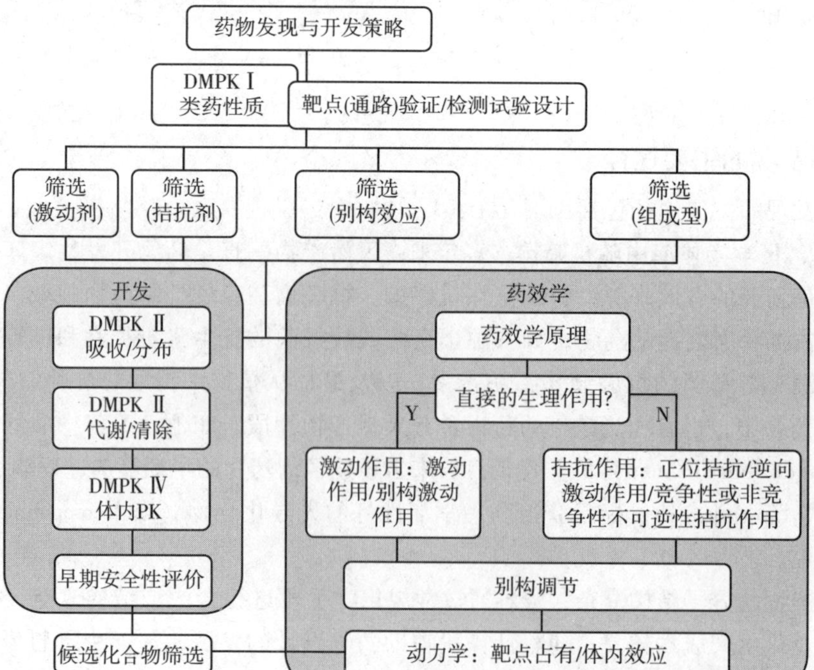


**图 8-1-1 新药发现阶段涉及的药效学、药动学和安全性研究的逻辑路径图**

为阐明与疾病表型相关的生化过程的改变，需在分子水平理解人类疾病。分子生物学技术和“组学”技术的兴起为了解疾病机制提供了更多有价值的信息，也为新药的分子设计、筛选与评价奠定了理论基础。大量的趋同数据不仅确定了可能成为药物靶点的基因，也有利于创造更多发现新药的机会。但在某些治疗领域仍然缺乏令人足够满意的治疗药物，如既能明显改善症状又可延缓病程的抗阿尔茨海默症药物，既能延长生存时间又能改善生活质量的抗肿瘤药物等。因此，药物研发应立足于对疾病本身的持续深入理解和未被满足的临床治疗需求。在这个过程中，与新药早期发现和评价相关的专业知识显得尤为重要，其中药理学研究更是发挥着关键作用。

### （二）药理学研究的主要内容

药理学研究源自对已有治疗方案和未被满足的临床需求的理解，这也是药理学研究的主要关注点。在新药筛选阶段，通过分子、细胞、器官系统和机体水平的各种研究，可确定候选药物的药理学活性和选择性，有助于揭示预期和意外的毒性效应。研究的类型和数量取决于药理学作用和治疗目标，如抗感染药物的筛选通常会针对各种传染性微生物及某些耐药微生物进行试验，糖尿病药物筛选时需要评价降低血糖的作用机制及能力，靶向抗肿瘤药物的筛选通常采用表达特定靶点的体外和（或）体内肿瘤模型。

可采用含有同源性动物受体或克隆的人源受体在分子水平进行受体亲和力试验。对细胞功能的影响决定了化合物对受体影响的性质；离体组织常用于表征候选药物的药理活性和选择性，以及与参照化合物的比较研究。通常会选择在模拟人类疾病的动物模型中研究候选药物的有效性。对于已具备良好的非临床预测模型的疾病领域，往往有更多的治疗药物上市；而对于非临床模型的预测能力较差或尚无相应模型的疾病领域，如自闭症和阿尔茨海默症，则缺乏合适的药物或药物研究进展缓慢。

在以上过程的每一环节，应获得相应的活性和选择性数据，以支持药物进入下一步的开发。采用疾病模型进行有效性评价，例如对抗高血压药物，通常在高血压动物模型中观察降低血压以及其他效应的量效关系和时效关系。如果候选药物具有预期的药理活性，则进一步考察对其他器官是否存在不良影响，包括对神经、心血管、呼吸、消化、肾脏、内分泌系统等，以提示是否需要对候选药物进行化学修饰或结构优化。口服给药药动学试验可揭示候选药物的吸收、代谢组织及代谢酶、代谢时间等，提示是否需要进一步优化结构以提高生物利用度。某些药物还应考察耐药性。对于与已知能引起躯体或精神依赖性的化合物具有相似结构和（或）作用机制的候选药物，应在动物模型上考察有无潜在的依赖性。对于临床使用中需要联合用药的需进行药物相互作用研究。

在某些少数情况下，次要药效学研究结果可用于指导新适应证的开发，如碳酸酐酶抑制剂类利尿药的药效团中含有的磺胺结构，是基于某些磺胺类抗生素可引起碱性利尿和高氯性酸中毒而设计；西地那非原本计划开发用于治疗心血管疾病，后因临床试验中的意外发现转而成功用于治疗男性勃起功能障碍。

### （三）靶点研究的重要性

与药理学相关的药物治疗的重要因素包括：作用机制、给药剂量、给药途径、给药频率、药动学和安全性等。药物的治疗作用源自对作用机制的理解，通过作用机制研究确认候选药物为某类治疗药物时，了解同类药物的药理学特征将有助于指导候选药物的开发。

由于药理学研究涉及的实验系统往往存在一定的变异性（如体外试验中所采用的细胞的状态、代次等；动物试验中动物的生理状态和个体差异等），为了降低变异性对药物筛选带来的影响，常采用4种指标对候选药物的药理作用进行评价。

**1. 亲和力**　用于定义与靶点发生相互作用所需的候选药物浓度的下限。

**2. 活性**　候选药物的活性在很大程度上取决于检测方法的特点。如果某个候选药物可能具有多种活性，应采用多种方法进行相应的活性检测，以预测机体对候选药物的响应。

**3. 正构与别构相互作用（orthosteric versus allosteric interaction）**　了解候选药物是否与天然配体结合位点（正构相互作用）结合，或不与结合位点结合但可通过诱导蛋白构象变化来调节活性位点的功能（别构相互作用）。别构相互作用具有位点多样化、能够区分家族内的同源蛋白（即调节特异性高），以及作为激动剂时能和内源性配体同时结合靶蛋白协同起效等优点。与正构相互作用比较，别构相互作用为候选药物的设计提供了更多的选择，后文提到的第4代表皮生长因子受体（epidermal growth factor receptor，EGFR）抑制剂就是别构相互作用的例子。

**4. 靶点占位动力学**　靶点占位动力学对于评价候选药物与体内靶点结合的持续时间至关重要，靶点解离速率检测已成为评价候选药物有效性的重要组成部分。对于某些对靶点具有高亲和力的候选药物，受体占有率随时间降低的速率慢于血浆中药物的清除速率。对于拮抗剂，如果与受体的解离缓慢，其拮抗作用的持续时间可能远远长于中央室内药物的存留时间，因此候选药物在中央室的药动学及其与靶点占位之间的关联分析将有助于优化体内治疗方案。图 8 - 1 - 2 模拟了 Aplaviroc（葛兰素史克公司研发的一种抗 HIV 候选药物）的靶点占位率（指药物随时间与靶点解离的过程）随血浆浓度的变化情况。由图 8 - 1 - 2 中可见，Aplaviroc 从血浆中清除后，其与靶点的结合仍能持续较长的时间，这种慢速解离动力学支持每天 1 次的治疗方案。

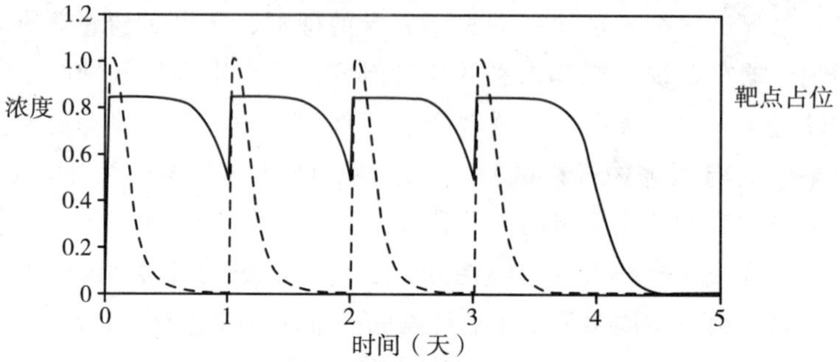


**图 8 - 1 - 2　Aplaviroc 每天 1 次口服给药血药浓度和靶点占位动力学模拟图**

虚线：Aplaviroc 血药浓度；实线：CCR5 受体占位情况

在对候选药物进行体内试验时，可能存在多种未知变量，如不同器官可能具有不同的受体水平，与受体的作用方式也可能不同。最基本的策略是采用药理学试验揭示候选药物在何种条件下与受体出现预期的作用。例如，在已明确某个拮抗剂没有负向调节作用时，有助于确定即使在受体组成型激活条件下，也不会产生反向激动作用。

考察目标靶点（如特定的受体、酶、离子通道等）相关的生物学功能有助于确定其能否作为药物治疗的靶点，如对人 $\beta_2$-肾上腺素能受体上产生激动作用的化合物有望成为治疗哮喘的候选药物。随着激动剂活性检测方法的改进，可以更准确地获知目标靶点哪些功能活性更适用于某类疾病的治疗。因此，“靶点验证（target validation）”过程逐渐开始让位于“通路验证（pathway validation）”。如选择性的甲状旁腺受体介导的 β-arrestin-2 激活可能是有效治疗骨质疏松症的关键因素，而非简单地认为是激动甲状旁腺受体介导的效应。

总体新药开发的平均成功率较低（图 8 - 1 - 3）。对于某些治疗领域，如中枢神经系统（central nervous system，CNS）疾病，新药开发的难度较高。人体大脑功能障碍会导致多种疾病，包括抑郁、癫痫、帕金森、阿尔

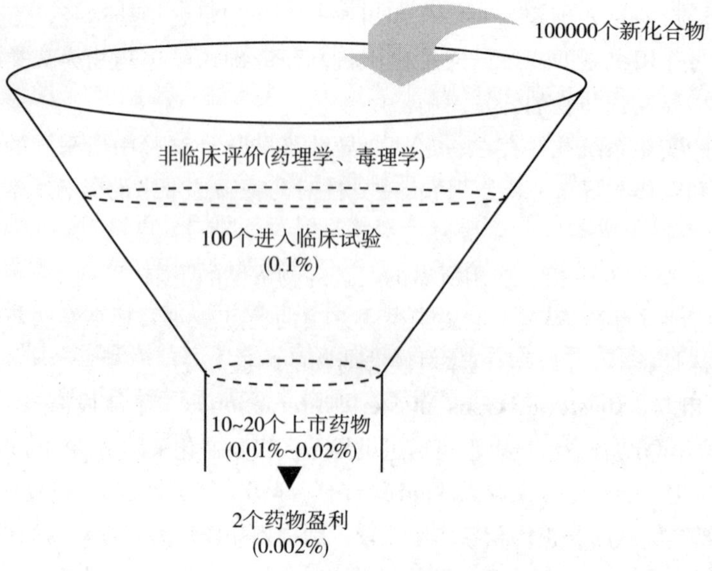


**图 8 - 1 - 3　药物开发各阶段的成功率**

茨海默症、疼痛和精神分裂症等。目前，用于 CNS 的药物种类多样，按作用靶点分类包括：毒蕈碱受体激动剂/拮抗剂、5-羟色胺摄取抑制剂、多巴胺激动剂、5-羟色胺部分激动剂等；按结构分类包括：苯二氮䓬类、巴比妥类、三环类和乙内酰脲等。由于大脑功能异常复杂，对其尚未有全面清晰的认识，上述多数药物是通过经验观察而非基于逻辑假设的程序发现的。由于缺乏可预测 CNS 行为的合适动物模型和经验证的生物标志物，以及产生副作用的倾向和明显的药物动力学障碍（如血脑屏障），CNS 药物的开发成功率不足 7%，远低于其他治疗领域（15%）。

新药开发计划因治疗目标而有所不同。旨在改善上市药物的治疗效果，或为已有治疗手段的疾病提供新的治疗方案时，需要了解较现有治疗方式具有的临床优势，包括药效提高、更优的安全性和（或）药动学特征等。如果旨在成为 first in class 或拟用于全新的治疗领域，需要了解与同类药物或现有临床治疗实践的异同，通过更多的药理学研究来确定候选药物，并进行相应的概念验证。对于一些新兴的按药品管理的基因和细胞治疗产品，更需要借助药理学研究进行早期的概念验证。

## 二、开发阶段

一旦确定有开发前景的候选药物，即进入从实验室基础研究向临床研究的转化过程。在这个过程中，需要对候选药物进行全面的非临床药理学和毒理学研究，这是评价候选药物是否可以推进至首次临床试验（first in human，FIH）的关键环节。此外，在临床试验过程中进行相应的药理学研究，还有助于对临床试验中出现的非预期的安全性问题做出解释，或为制定相应的风险控制措施以及探索新的治疗手段（如联合用药方案）提供依据。

### （一）药理学研究的主要内容

在药物开发阶段，非临床药理学研究包括药效学研究、安全药理学研究及药动学研究，考察候选药物与其靶点之间的相互作用以及由此而产生的药理学效应、药动学/药效学（pharmacokinetic/pharmacodynamic，PK/PD）相关性，探索对患者疾病分型或预后具有指导意义的生物标志物，评估潜在的非预期的不良影响。

**1. 主要药效学研究**　主要考察候选药物与其预期的治疗目标相关的作用和（或）作用模式，包括体外和体内药效学试验。

体外药效学试验侧重于研究候选药物在分子、细胞和离体水平上与靶点分子发生相互作用的特征，阐明作用机制。由于机体对候选药物的处置行为可能影响靶部位的暴露时间和水平，体外活性数据与体内动物模型中得到的结论并不能完全吻合，因此有必要选择合适的疾病模型进行体内有效性研究。建立具有临床相关性的疾病动物模型时，需要了解疾病的病理生理基础和治疗需求，明确疾病模型的生物学特征、与人类疾病的相关性和局限性以及对现有治疗药物的反应等。

在主要药效学研究中进行血浆和（或）靶组织中药物浓度检测可考察 PK/PD 相关性，以揭示药物的暴露量与反应的关系，并指导临床用药方案。如对于抗菌药，PK/PD 研究可阐明抗菌药物在特定剂量（浓度）和特定给药方案下抗菌作用的时间过程，以制定有效的抗菌治疗方案。对于抗肿瘤药物，PK/PD 研究有助于提示与抗肿瘤作用相关的生物标志物，及其随血浆和（或）靶部位的药物浓度变化的规律，以作为临床方案中受试者入排标准和给药方案（确定可达到有效治疗作用的剂量和给药频率）的支持性依据。

目前，联合用药已成为多种疾病治疗领域的新趋势，药理学研究可以阐明药物之间的药效学、毒理学和药动学的相互作用，为联合用药的合理性提供依据，降低临床试验失败的风险。

对于生物制品，其生物学活性通常具有种属和（或）组织特异性，因此应采用相关种属进行非临床研究以阐明其药理学和毒理学特征。可通过免疫化学或功能学检测等药理学研究确定相关种属。

**2. 次要药效学研究**　侧重于考察与预期治疗目标不相关的药理作用，以了解药理活性或可能的非预期的人体不良效应，涉及更广泛的靶点研究。对特定生物学靶点的活性研究可用于评价潜在的脱靶效应，指导早期临床试验设计、剂量选择和风险控制计划的制定。

次要药效学研究常用的方法包括结合活性、功能学和酶学检测等。小分子创新药常采用高通量的靶点组合进行试验，当结果显示可能存在脱靶活性时，应对临床治疗相关暴露量［游离药物 $C_{max}$ 和（或）$AUC$］下的风险进行评估，指导制定临床风险控制措施。

可根据与目标靶点结构或功能的相似性程度确定用于次要药效学评价的靶点组合（target panel），对候选药物目标靶点所在家族的其他成员进行检测可区分预期的药理作用和非预期的效应。此外，还应考察候选药物是否与同类药物具有类似的脱靶活性，如某些 $H_1$ 受体拮抗剂的镇静和抗胆碱能作用与人体副作用高度相关，可根据体外试验获得的半数抑制浓度（$IC_{50}$）或抑制常数（$K_i$），建立与体内血浆药物浓度的关系，以评价有效暴露量下可能出现的风险。若靶部位的浓度高于血浆浓度，应结合其他研究的结果（如组织分布试验、PK/PD 相关性研究等）进行综合评估，以确定有效的治疗方案。深入理解候选药物的次要药效学特点以及与同类药物的相关程度，有助于对临床风险评估做出合理判断。

**3. 安全药理学研究**　主要是研究药物在≥治疗剂量暴露水平时，对生理功能潜在的非预期的药理学作用，可能与人体安全性有关的非预期的药理学特性。安全药理学研究还可用于评价毒理学试验和（或）临床试验中观察到的不良药理学效应的发生机制，和（或）病理生理学效应，以及为重复给药毒性试验设计指标提供参考。

安全药理学试验重点监测候选药物对中枢神经系统、心血管系统和呼吸系统的影响；当在一般毒理试验中观察到不可逆性损害时，需进行补充的或追加的安全药理学研究，如考虑拟用人群的某些因素（如 Crohn 患者的胃肠道功能、原发性肾性高血压患者肾脏功能），有必要对相应器官和系统（如胃肠道和肾脏）进行安全药理学评价。

体内模型和体外模型均可用作试验系统。体内安全药理学试验应阐明所观察到的不良效应的剂量-效应关系，必要时应对不良效应的时间进程（如反应开始时间和持续时间）进行研究；体外试验侧重于考察不良效应的浓度-效应关系。

根据 ICH S7A《人用药品安全药理学试验指导原则》、ICH M3（R2）《支持药物进行人体临床试验的非临床安全性研究指导原则》、ICH S6《生物制品的非临床安全性评价指导原则》，小分子药物和生物制品类新药均需进行安全药理学试验以支持临床试验；根据 ICH S9《抗肿瘤药物非临床评价》，对拟在晚期肿瘤患者中进行临床试验的，可不进行单独的安全药理学研究（已明确候选药物对患者有明显的特殊担忧的除外）。当已上市药物出现临床不良事件、增加新的用药人群或改变给药途径引起新的安全性担忧时，有必要开展相应的安全药理学试验。如赫赛汀临床试验中出现心血管不良反应后，为探索可能的毒性机制以及与多柔比星联合用药时对心脏功能的影响，采用恒河猴和大鼠（大鼠研究使用替代分子）进行心血管系统的安全药理学研究。

**4. 药动学研究**　侧重于考察候选药物的吸收、分布、代谢和排泄（absorption，distribution，metabolism and excretion，ADME）过程，揭示其在体内的动态变化规律和特点，并为毒理学研究相关种属的选择、药效学或毒性靶器官的预测提供依据。

对于小分子创新药，在新药临床试验申请（investigational new drug，IND）时一般至少提供动物和人的体外代谢特征、血浆蛋白结合率以及重复给药毒性试验中所采用动物种属的全身暴露数据；进一步的药动学研究，如 ADME 以及与潜在药物相互作用有关的体外和体内试验，可在大规模或长期给药的临床试验前（一般在Ⅲ期临床试验之前）完成。根据非临床药动学和临床药理学研究结果，确定是否需要进行代谢产物的安全性评价。

对于某些特殊给药系统药物和改良型新药，药动学研究是评价产品质量特性和支持产品立题目的重要依据。

### （二）预测首次临床试验起始剂量

首次临床试验是创新性药物研发过程的重要里程碑之一，它是第一次在人体中探索新化合物是否可以成药，第一次验证在此之前获得的所有非临床数据与人体的相关性。首次临床试验通常以剂量递增的方式进行爬坡试验，探索人体对候选药物的耐受性、安全性，以及药物在人体内的药动学特征。因此时候选药物的非临床药效学、药动学和安全性特征与人体的相关性尚未明确，这是安全性风险最高的临床试验，其风险程度因其候选药物的创新程度、化学结构、作用机制、给药途径、与生物靶点的结合强度、临床前研究所用的动物种属等因素而异。对于临床试验的起始剂量、人体最大推荐起始剂量（maximum recommended starting dose，MRSD）和剂量递增计划的设计需格外谨慎。

MRSD 的估算一般基于已有的临床前药效学、药动学和毒理学研究数据。对于拟采用健康人为受试者的 FIH，FDA、EMA 和 NMPA 等监管机构推荐以动物毒理学试验中未见明显毒性反应剂量（no observed adverse effect level，NOAEL）为基础，经体表面积折算后获得人体等效剂量（human equivalent dose，HED），选择最相关动物种属并采用相应的安全系数进行估算。可基于 PK/PD 或生理药动学（physiologically based pharmacokinetic，PBPK）数据，按照异速增长模型推算法（allometric scaling）估算起始剂量下的暴露量。对于以晚期肿瘤患者为受试者的 FIH，在 ICHS S9 中推荐将啮齿类动物 10% 的动物出现严重毒性反应剂量（severely toxic dose in 10% of the animals，$STD_{10}$）的 1/10 或非啮齿类动物最高非严重毒性反应剂量（highest non-severely toxic dose，HNSTD）的 1/6 作为起始剂量。

近年免疫调节药物在新药研发中所占的比重越来越大。该类药物一般涉及复杂的体内作用机制，现有的非临床研究模型不能完全模拟患者疾病状态下的病理特点和药物作用方式。如何基于体外和动物体内的非临床研究结果合理地估算 FIH MRSD 一直是行业和监管机构高度关注和讨论的问题。2006 年，英国的 6 名健康志愿者给予起始剂量的 TGN1412（CD28 超级激动剂）后出现了严重的细胞因子释放综合征，并导致多器官衰竭；2016 年，参与 BIA 10-2474（脂肪酸酰胺水解酶抑制剂）多次给药剂量递增试验首剂量的 6 名健康志愿者中，1 人出现脑死亡，5 人出现不同程度的神经学症状。TGN1412 事件发生后，不同的研究机构对可能的原因进行了调查和回顾分析，各国监管机构也相继颁布了关于临床试验起始剂量估算的指导原则，建议在估算创新药 FIH MRSD 时，除考虑常规安全性终点外，对于某些特殊产品还需要考虑药理学起效剂量，可从低于（健康人）或等于（患者）药理学起效剂量水平开始给药。

对于某些作用机制和靶点认识有限、临床前数据的预测价值较低的药物，其安全性风险可能更高。在估算这类药物的 MRSD 时，主要基于临床前药理学研究（体外和体内有效性研究、PK/PD 相关性研究、药动学研究、靶点占位试验等）数据，依据最低预期生物效应水平（minimum anticipated biological effect level，MABEL）进行 MRSD 的折算。采用 MABEL 法进行起始剂量折算已成为国内外监管机构面对某些类型的候选药物 MRSD 制定时通常采用的方法。根据一项 FDA 的调查分析报告，对于具有免疫调节作用的单抗或双特异性抗体，多数基于 MABEL 方法或药理学活性剂量（pharmacologically active dose，PAD）方法计算 MRSD。某些化学药物或生物制品（例如血管扩张剂、抗凝剂、单克隆抗体或生长因子）的毒性反应可能源于过度的药理学作用，此时 PAD 可能是一个比 NOAEL 更灵敏的提示潜在毒性风险的指标。由此可见，药理学研究对于起始剂量的制定非常重要。

### （三）临床试验期间开展的药理学研究

候选药物与其靶点之间的相互作用可能导致非预期的不良反应，放大的药理学效应也可能使候选药物在实验动物中产生严重的毒性反应，甚至死亡。深入理解候选药物的药理学靶点特征、作用机理和毒性机制，可提高对试验结果分析的准确性和风险控制计划的针对性。如重复静脉注射抗 CD20 单克隆抗体可导致食蟹猴 B 淋巴细胞的耗竭，尽管这种效应是可预期的，但可能因此而造成继发性的感染。临床试验中通过停药或相应的抗感染处理可在一定程度上缓解因上述效应而造成的风险。还有很多因药理作用的放大而导致毒性反应的案例，如靶向 EGFR 的单克隆抗体和小分子酪氨酸激酶抑制剂引起的皮肤和消化道毒性、靶向肿瘤坏死因子 α（tumor necrosis factor α，TNF-α）的阿达木单抗引起的结核复发风险等。

候选药物与非靶组织表达的靶点的结合也是药理学研究中值得关注的内容，这种结合可能导致类似“脱靶毒性”的毒性反应。曲妥珠单抗已被多个国家批准用于 HER2 阳性乳腺癌的一线治疗，接受该药治疗的患者出现心肌功能损害的发生率增加 4～6 倍，表现为充血性心力衰竭和左心室射血分数降低，且与蒽环类抗肿瘤药联用时的发生率更高。进一步的药理学研究发现，出现心脏毒性的主要原因是曲妥珠单抗与人心肌细胞中表达的 HER2 发生特异性结合，引起线粒体膜通透性改变、细胞色素 c 释放和 Caspase 活化，从而导致心肌细胞凋亡、收缩力下降和心室功能受损。由此可见，在临床试验期间，药理学研究在评估非预期不良反应的风险来源和制定相应的风险控制计划过程中发挥着重要的作用。

## 三、上市后阶段

对于针对重大突发卫生事件或临床尚无有效治疗手段的临床急需的新药，可以有条件的批准上市。根据药品上市后的监管要求，这类药物仍需要开展相应的上市后研究或临床试验；研究者也可能根据后续的开发计划，在上市后开展相应的非临床或临床研究。

上市后研究是药物开发过程中的重要组成部分，是对上市注册研究的完善和拓展，对丰富药物的安全性和有效性信息、指导患者实际用药有着不可替代的作用。区别于上市注册研究，上市后研究可根据研究目的不同而有多种形式。2011 年 4 月，美国 FDA 发布了《上市后研究和临床试验指南》。上市后研究和临床试验通常可分为：上市后要求和上市后承诺，其中上市后要求是按照法规要求必须完成的上市后研究和临床试验。上市后要求可能包括多个方面的研究，其中与药理学研究相关的内容包括以下几项：

**1. 考察对特定靶器官毒性反应的动物安全性试验** 包括但不限于致癌性和生殖毒性研究。通常大多数药物的致癌性试验和生殖毒性试验应在获批上市前完成。对于某些治疗严重或威胁生命疾病的药物［参考 ICH M3（R2）］，可以在上市后开展。

（1）体外安全性研究 如评估循环或主要代谢产物（包括Ⅱ相结合物）对特定受体的亲和力，可用于评估潜在的脱靶结合和可能因此而产生的严重风险；确定适应证人群是否会产生耐药以及可能因耐药而产生的严重风险；确定某些人群产生耐药的机制；为评估免疫学安全性风险，对免疫原性分析方法（如精密度、灵敏度、特异性和稳健性等）进行验证。

（2）人体药动学研究 评估某些可能因较高的药物暴露而导致安全性担忧的适应证人群或亚群（如肝肾功能障碍患者）的药动学。

（3）药物相互作用 如已有研究数据提示存在严重安全性风险的可能性，可能需要一些追加的药物相互作用研究。

**2. 支持新适应证或联合用药** 药品上市后，随着对已获批适应证临床实践和治疗需求的深入理解，可能尝试新的用法（如联合用药）和（或）用途（如新的适应证或治疗线次的前移），均需要开展相应的临床试验。在启动临床试验之前，需提供支持联合用药或新适应证的试验数据和（或）文献依据。

对于联合用药，应基于单个药物的特点、药物单用和与其他药物联用的经验、拟用适应证人群等进行针对性地临床试验，具体的研究内容可参考国内外相关指导原则，如《药物相互作用研究指导原则》《Nonclinical Safety Evaluation of Drug or Biologics Combinations》等。拟增加新适应证的药物，一般需要通过合适的非临床研究获得支持该适应证的理论依据。阿达木单抗注射液最早于 2002 年 12 月获 FDA 批准上市，用于治疗类风湿关节炎，后来又陆续获批用于治疗银屑病关节炎、强直性脊柱炎、克罗恩病、银屑病、溃疡性结肠炎、幼年特发性关节炎、儿童克罗恩病、影像学阴性中轴脊柱炎等多个自身免疫性疾病；2016 年 6 月获准用于治疗非感染性葡萄膜炎。为支持临床试验申请，研究者向监管机构提供了相关的文献资料和试验资料，确认阿达木单抗的作用靶点 TNF-α 在葡萄膜炎的发病机制中所起的重要作用，并采用小鼠和大鼠模型验证了阻断 TNF-α 对葡萄膜炎动物模型的有效性。

**3. 支持工艺变更** 由于科学技术的进步、法规制度的完善和药品生产企业自身生产条件的改变等诸多因素，药品上市后通常会进行工艺变更，这在生物制品中更为普遍。应针对变更的类型进行可比性研究，以验证工艺变更对产品质量、安全性和有效性的影响。

可比性研究主要关注质量属性和稳定性，但如果理化性质研究和质量相关的生物活性研究不足以评价变更前后的可比性，或观察到变更前后产品的质量属性存在差异，不能确定该质量属性与安全性和疗效之间的关系，需要开展相应的非临床和（或）临床桥接性或确证性研究。通常，可比性研究的内容因产品和工艺变更带来的差异类型和程度而异，常见的研究内容包括以下几方面：

（1）体外试验 如受体结合试验、基于细胞的生物学活性和功能学检测等。在很多情况下，这些研究也是药学方面质量对比研究的一部分。

（2）体内试验　基于药学对比研究的结果，若认为存在药代参数、与临床应用相关的有效性或安全性方面的担忧，可考虑在一种或多种相关种属中采用合适的动物模型进一步开展体内试验。包括药动学试验、药效学试验或免疫原性试验等。

**4. 支持药物的迭代开发**　多年来，学术界和工业界一直致力于通过动物模型预测候选药物的临床治疗效果和毒性特征，通过不同阶段的药理学研究解答或探索未满足的临床需求已成为转化医学研究的重要途径（图 8－1－4）。

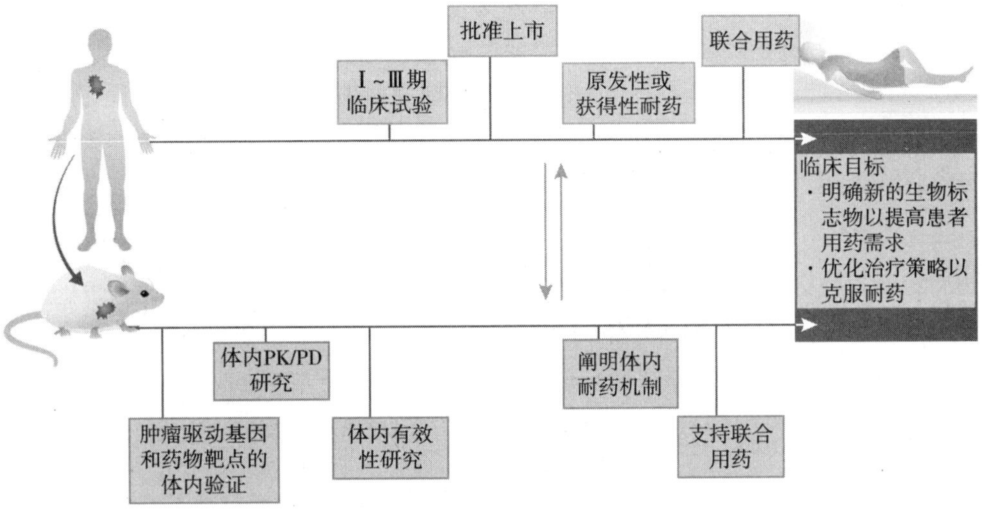


**图 8－1－4　非临床药理学研究探索解决未满足的临床需求的方案**

EGFR 是非小细胞肺癌、头颈癌最常见的驱动基因之一，19 号外显子缺失突变（19del）和 21 号外显子 L858R 点突变约占 EGFR 基因突变总数的 90%。近年来，EGFR 酪氨酸激酶抑制剂（EGFR-TKI）已被美国临床肿瘤学会等推荐作为 EGFR 基因敏感突变且不存在耐药的晚期 NSCLC 的一线治疗药物。常用的第 1 代和第 2 代 EGFR-TKI 有吉非替尼、厄洛替尼、埃克替尼和阿法替尼，但患者在使用此类药物 9～13 个月后易产生获得性耐药，耐药原因包括 EGFR T790M 突变（约占 60%）、c-MET 扩增、HER2 突变、下游 KRAS 或 BRAF 激活等。为解决 EGFR 耐药问题，针对上述突变机制的候选药物陆续进入临床试验或获批上市，其中针对 T790M 突变的第 4 代 EGFR-TKI 奥希替尼已先后获批用于 EGFR T790M 突变患者的二线和一线治疗。但在用药一段时间后仍有部分患者出现耐药，基因组测序发现主要的获得性耐药突变为 C797S，该突变可使奥希替尼对肿瘤细胞增殖和 EGFR 磷酸化的抑制作用降低 100～1000 倍。针对不同的敏感突变或耐药突变（图 8－1－5），临床治疗实践中已形成了相应的治疗策略（图 8－1－6）。

为更好地应对 T790M 突变产生的耐药问题，提高精准治疗的临床获益，第 4 代 EGFR 抑制剂成为医生和患者的新期待，也成为制药企业新的研发目标。针对该突变的别构抑制剂对 EGFR L858R/T790M 具有较强的抑制作用，有望克服奥希替尼的耐药。虽然近期基于该开发策略的新药已在早期发现阶段取得突破性进展，部分研究机构公开了相关的候选分子结构和研究结果，但整体研发进度仍远赶不上标准治疗药物在临床产生耐药的速度，不能满足奥希替尼治疗后因 C797S 突变产生的耐药问题。此外，抑制 Del-19/T790M/C797S 的 EGFR-TKI 或全新的别构作用位点可能是另一研究方向。针对这类未满足的临床需求，选择具有临床代表性和临床疗效预测价值的模型对于提高新药研发速度尤为重要。目前，基于 EGFR 不同突变的细胞系或人源肿瘤异种移植模型的药效筛选和转化医学研究有助于提高上述新药的研发效率、缩短研发周期和减少研发费用。

为应对已上市药物临床应用中出现的耐药而进行的新一代药物的开发的案例有很多，针对特定耐药表型的基础研究和基于相关模型的药理学研究，为探索克服耐药的新的治疗手段积累大量的数据基础。

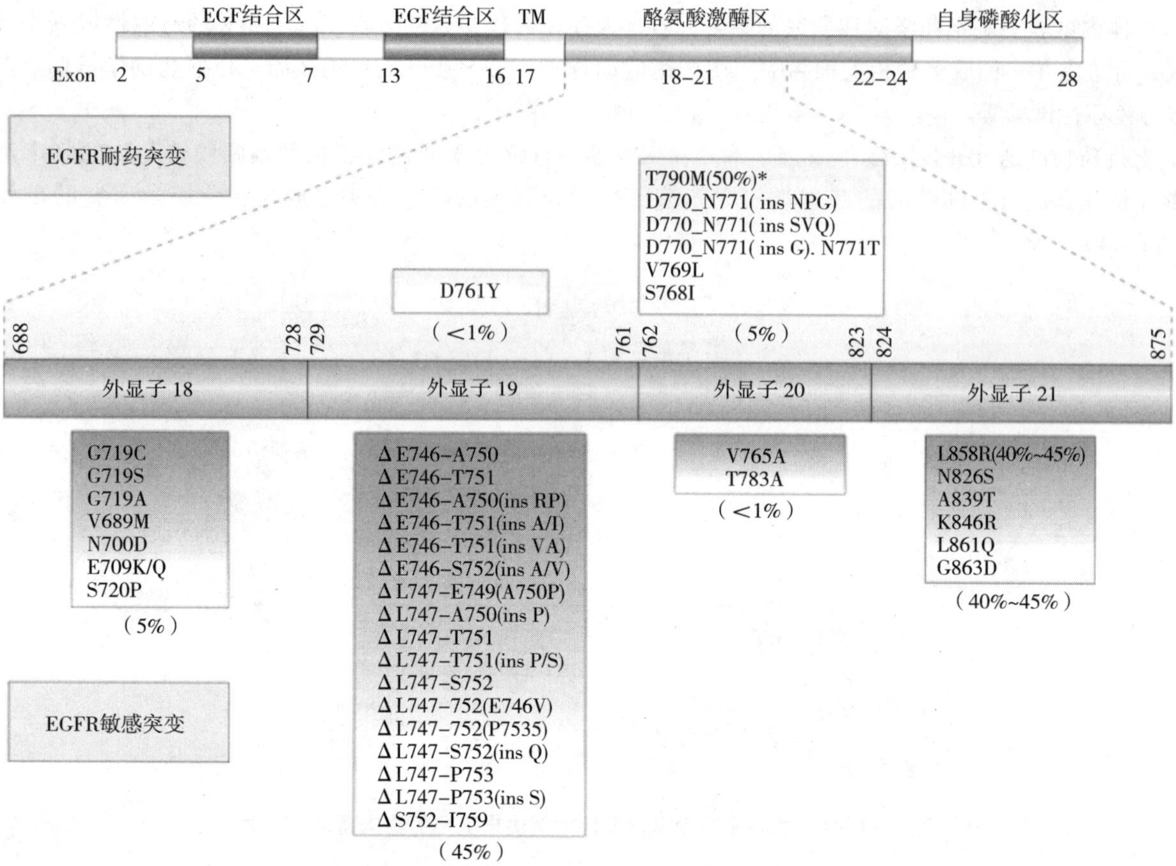


**图 8-1-5 非小细胞肺癌常见的 EGFR 基因突变**

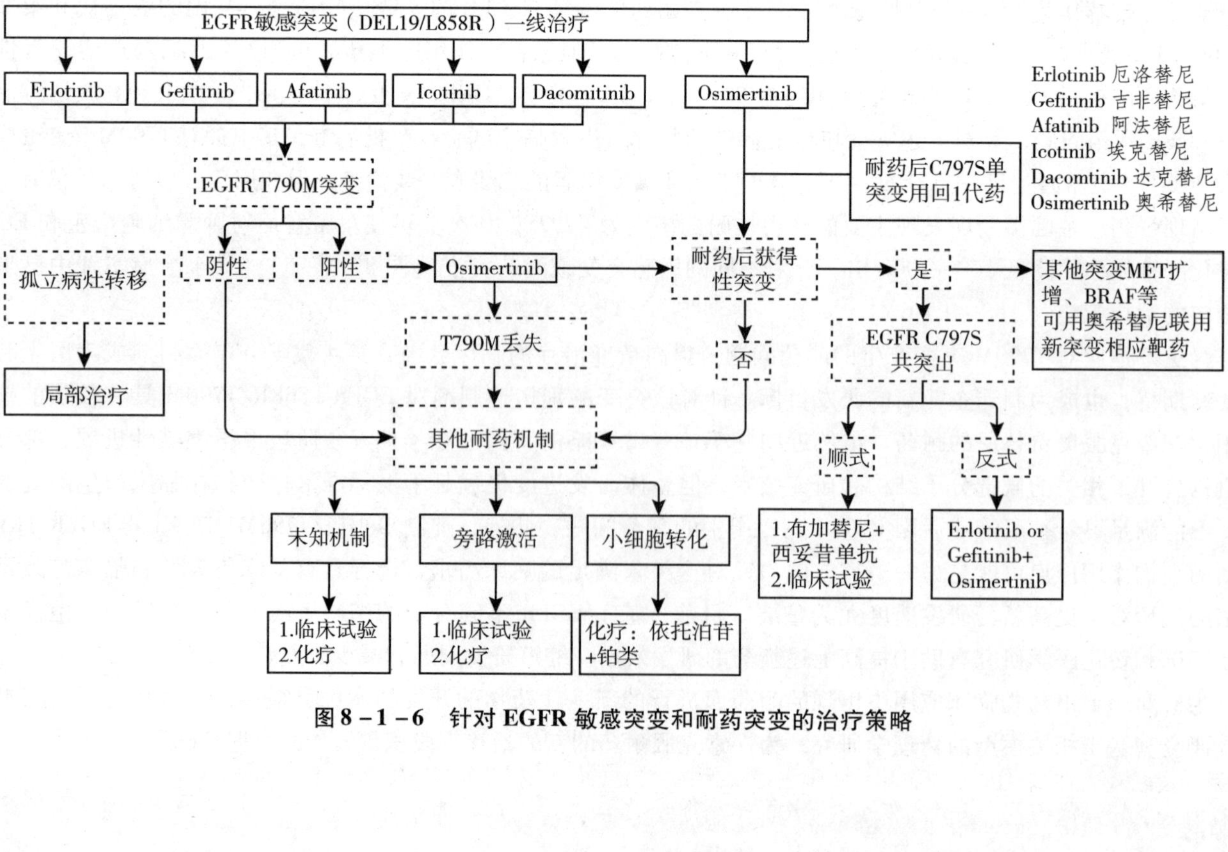


**图 8-1-6 针对 EGFR 敏感突变和耐药突变的治疗策略**

# 第二节　新药药理学研究的评价

药理学研究是新药开发过程中的重要内容，通过对药理学研究结果的评价，揭示新药的作用特点，阐明在体内的动力学过程，预测临床拟用适应证的有效性及安全性，探索作用机制及可能的毒性机制，评估药物的临床价值及开发前景。本节就新药研发中的药效学、安全药理学及药动学研究，阐述影响药理学研究评价的常见因素，并结合具体案例介绍新药开发中的药理学研究及评价。

## 一、非临床研究的整体开发策略

新药的非临床研究贯穿在药物的整个研发阶段，通过对药物药效学、药动学、安全性等阶段性的研究，为新药开展临床试验及注册上市提供有效性和安全性支持。

在药物开发早期阶段，一般会进行药效学研究（包括药效学和次要药效学）、部分药动学（血药浓度、体外代谢及蛋白结合率等）研究、毒理学研究（安全药理学、遗传毒性、支持早期临床试验的短期重复给药毒性试验）。随着药物开发的进展，在临床试验过程中逐步进行更多的非临床研究，以支持后续临床试验及上市。针对不同研发阶段的非临床研究项目的类型及要求，可参考 ICH M3（R2），见图 8－2－1。

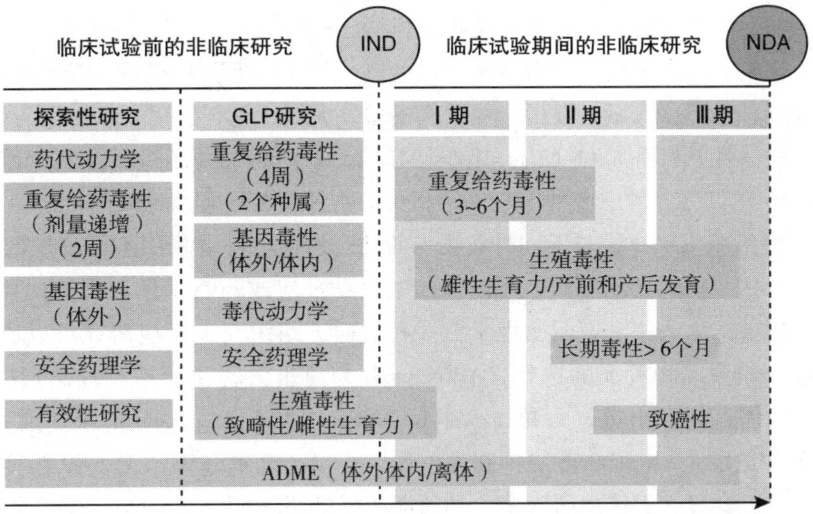


**图 8－2－1　药物研发阶段中的药理学研究**

## 二、影响评价药理学研究的因素

药理学研究中的受试物、试验动物、试验方法、试验结果及资料整理等，均会影响对药理学研究的评价。

### （一）受试物

**1. 基本要求**　若用原料药进行试验，应注明原料药的来源、批号、纯度、保存条件、有效期等；用制剂进行试验，注明制剂的来源、批号、浓度、处方组成、储存条件、稳定性、有效期等。通常非临床受试物应与临床拟用药物一致或者能代表临床研究样品。但新药的药学研究是一个不断完善的过程，为了提高产量、纯度、稳定性，改善生物利用度等因素，可能需要对工艺、处方等不断完善。此时，建议对改变的样品进行桥接研究，以判断药学改变对受试物安全有效性的影响。如某药物在非临床研究阶段，用原料进行了有效性、安全性、药动学研究，在药代研究中发现生物利用度低，对原料进行微粉化处理以提高生物利用度，对此，进行了微粉化与非微粉化样品的药代、毒理的对比桥接研究，比较两者在体内的暴露量的变化，为临床Ⅰ期剂量的选择提供支持。

**2. 配制** 应描述受试物配制的溶剂、浓度、溶解情况、储存条件等。如用于局部注射的药物，应标明 pH 值；对于挥发性的药物，应注明药物配制的温度等。

受试物分析用于揭示受试物的质量和配制的准确性，为非临床安全评价中发现的问题（如毒性与剂量关系等）提供可信的数据支持。安全性试验中应提供受试物准确性、稳定性、均一性分析结果。

受试物是非临床安全性评价获得可信结果的基础，如果受试物存在问题，安全性研究结果就失去了技术评价的价值，甚至可能误导新药的后期开发。比如某一药物在不同试验室进行安全性研究，在相同剂量下一个实验室给药后 10 只动物全部死亡，另一实验室连续给药 18 天 1/10 只动物死亡。分析原因为该受试物对光不稳定，配制成水溶液后 40 分钟降解超过 60%，降解产物无活性，因样品配制后有无避光措施得到了不同的试验结果。故在安全性试验过程中确保受试物准确质量稳定可控至关重要。

### （二）实验动物

**1. 基本要求** 应有实验动物的合格证明、来源、种类（species）、品种（breed）或品系（strain）、等级、性别、年龄、体重、数量、饲养条件等信息。质量合格的动物是确保试验结果可靠的基本条件。应尽量选择经遗传学、微生物学、营养学、环境卫生学条件控制下培育出的标准化实验动物，以排除动物带菌或病毒等引起的潜在疾病，或自身因素对试验结果的干扰。最好使用纯系动物。曾报告同一药物的某项指标在 6 个试验室测定结果不一致，发现动物品系是重要因素之一，使用同一纯系动物后结果一致。

**2. 种属选择** 应根据药物的特点及拟定适应证选择合适的动物，如犬、猫对呕吐反应敏感，大鼠、小鼠和兔则无此反应，故犬、猫适用于评价催吐和镇吐药物。根据已有的经验，不同适应证药物选择不同的动物模型，如小鼠用于镇痛模型，大鼠、兔、犬用于高血压模型，大鼠、豚鼠用于溃疡模型、免疫缺陷小鼠用于肿瘤模型，小型猪用于烧、烫伤模型，小鼠、大鼠、猴用于糖尿病模型，大鼠、兔、猴用于眼科用药等。

许多生物制品的生物活性具有种属和（或）组织特异性，采用相关种属进行非临床研究有助于阐明其药理学和毒理学特征。ICH S6 建议综合考虑多种因素确定相关动物种属，通常从种属间靶点序列同源性的比较开始，然后在分子水平和（或）细胞水平比较与不同种属靶点的结合活性。可以采用不同种属的细胞系统和（或）体内药理学或毒理学研究评估药物的功能活性，对已知的生物学反应或药效学标记物的调控，也可作为支持种属相关性的依据。但在上述方法无法用于说明药理学相关种属时，组织交叉反应研究可以通过比较人体和动物组织预期的靶结合特征指导相关动物种属的选择。Alirocumab 为前蛋白转化酶枯草杆菌蛋白酶 Kexin-9（PCSK9）全人源 IgG1 型单克隆抗体，猴、小鼠、大鼠、仓鼠的 PCSK9 序列与人的同源性分别为 97%、76%、77%、77%；分子及细胞水平研究显示 Alirocumab 可抑制人、猴、小鼠、仓鼠和大鼠 PCSK9 与低密度脂蛋白受体的结合，阻断受体降解；大鼠、仓鼠、猴体内研究中可见预期的降低胆固醇作用；人、猴、大鼠免疫交叉反应相似；故选用大鼠、食蟹猴两种相关动物进行非临床安全性评价。Pembrolizumab 为人源化程序性死亡受体 1（programmed death receptor-1，PD-1）抑制剂，猴、犬、大鼠、小鼠 PD-1 胞外区序列与人的同源性分别为 96%、72%、66%、62%；ELISA 和流式结果显示 Pembrolizumab 与人、猴 PD-1 结合，阻断人、猴 PD-1 与其配体 PD-L1/PD-L2 结合，与小鼠、大鼠、犬 PD-1 不结合；靶标抑制功能研究显示 Pembrolizumab 对超级抗原 SEB 诱导的人和食蟹猴全血中 IL-2 释放的程度接近，因此，选择食蟹猴一种动物开展毒理学研究。当研究显示无明确的相关种属时，可采用表达人源靶点的转基因动物或替代分子或同源蛋白进行相关研究。

**3. 动物年龄** 动物的解剖特征和功能随年龄的增长有明显的变化。老龄动物因代谢功能的衰退，反应不灵敏；幼龄动物对药物敏感，但某些脏器结构功能发育不成熟，一般不适合评价药物的安全有效性，如大鼠腹腔注射八甲基焦磷酸胺，此药经肝脏药酶转化成有毒物质，新生鼠由于尚未发育成熟，肝脏无此肝脏药酶活性，由于无法代谢该物质，所以动物不发生死亡。但针对幼儿用药，尤其是用于促进骨骼生长或机体发育的药物，需要幼龄动物的安全性试验数据的支持。

**4. 动物性别** 体内试验通常要求雌雄动物各半，因为不同性别的动物可能对药物的敏感性有差异。对于选择单一性别动物进行试验应说明理由，如临床适应证仅限于男性或女性患者；若雌性动物的性周期可能会影响试验结果，可仅使用雄性动物进行试验。

**5. 动物数量** 根据动物的种类有所不同，一般应符合统计学的要求。对难于得到的病理动物模型，如与人疾病相似的有遗传性背景的动物，一次不易获得足够的数量，可采用交叉给药，动物重复使用，但应注意每次给药前药物必须在体内完全消除，以保证试验的可靠性。

### （三）试验方法

应结合化合物作用靶点、疾病特点选择试验方法。参照随机、对照、重复、“3R”原则进行科学、合理的设计，以排除非处理因素对试验结果的干扰，减少试验误差。

**1. 选择** 试验方法应科学、可靠、操作规范，一般对国内外公认的试验方法。如抗菌药物，一般对近期（2~3 年）不同地区的临床分离致病菌的体外抗菌活性、全身或局部感染的小鼠或大鼠模型的体内抗菌作用进行评价。

新方法应进行方法学验证。新建立的动物模型，通过设置对照组，与正常对照、阳性对照等对比，并重复试验，判断造模是否成功及重现。

鼓励使用新的技术和方法，随着科学技术的发展，如基因组、蛋白质组、生物芯片、转基因动物、生物信息学等生命科学前沿领域的发展，一些新兴学科越来越多地应用到创新药的研究与开发中。新的筛选模型和筛选技术的研究是创新药物研究的基础。随着许多药物作用的受体被分离、纯化，一些基因的功能及相关调控物质被相继阐明，使得许多在生命活动中发挥重要作用的生物大分子可以直接成为大规模药物筛选的新指标，药物筛选模型从传统的整体动物、器官和组织水平发展到细胞和分子水平，例如，可视化技术可将难以用肉眼观察到的微观功能变化转化成直观影像，并进行客观定量和实时分析，结合现代计算机图像分析技术，可以作为高通量筛选的观察指标，包括荧光或化学发光、放射性核素、报告基因、功能成像等。这些科学技术的发展对于新药的研究无疑起着巨大的推动作用。

**2. 操作** 试验操作的熟练程度可影响对结果的评价，如眼玻璃体注射影响药物在眼部的吸收及对给药部位的刺激，外用、吸入、埋植等给药的均一性和准确性等。

### （四）试验数据及资料整理

**1. 数据** 真实、可靠、客观地反映试验结果。对出现矛盾的结果应分析。如药物出现剂量效应关系不明显，药效作用强度与剂量倒挂的结果，可能与药物吸收存在饱和，或抗体出现影响药物的吸收相关；不同种属动物之间对药物反应存在的差异性，应分析动物是否为相关动物。

**2. 全面客观分析** 对试验获得的所有数据进行总结和统计学分析，以及客观的评价。对于未纳入分析的数据需要说明原因。若有可能，最好能够以表格的形式列出所有个体数据。统计分析时考虑剂量反应关系、历史背景数据或基线数据等。对于具有统计学差异的数据，分析其生物学意义和（或）临床意义，谨慎地评价改变的指标与人体的生物学相关性以及临床转化的不确定性。

**3. 资料整理** 资料的规范化整理有助于加速管理部门与企业的信息传递和交流。某一新药 IND 申请，申报资料中非临床研究仅罗列了发表的科研性文章，不清楚文献中的受试物与临床拟用受试物的相关性，无具体的试验方案及试验结果，所提供的资料不能评价药物的有效性。

日前国内外均非常重视申报资料的规范化。采用先进的技术资料申报方式，可推进新药的注册进程。ICH 颁布 ICH M4 系列文件用于规范人用药品注册通用技术资料、ICH M8 电子通用技术文档的申报格式，降低纸张消耗和运送成本。自中国加入 ICH 以来，为与国际接轨，自 2018 年 2 月 1 日起化药、生物制品新药上市注册申请适用 ICH M4。

## 三、新药药理学研究评价

新药药理学研究，是通过科学合理设计的药理学试验，阐明药物在体内的动力学行为，探索作用机制及可能的毒性机制，获得支持临床拟用适应证的有效性及安全性数据的过程。新药的药理学评价，根据药理学研究的数据，预测新药的临床价值及开发前景。本部分结合案例阐述新药药效学、药动学、安全药理学研究评价的基本考虑。

### （一）药效学

新药药效学评价应综合考虑立题、药物结构和适应证的具体特点，结合临床治疗现状和同类品种情况，以获得充分的科学实证支持临床拟用适应证和给药方案。

**1. 创新药** 非临床药效学研究是为了研究与其预期治疗靶点相关的作用机制和（或）效应，通常在药物的发现阶段进行，主要研究药物在不同系统/模型中的有效性，量效、时效关系，给药方案，作用机制等。

（1）有效性研究 包括体内和体外药效学试验。体外试验是指在分子、细胞、离体器官或组织等水平上的研究，体内试验是指在生物整体水平上的研究。

1）基本策略：在大规模的筛选阶段多采用体外试验方法，有效性研究采用体内试验方法。对于无疾病相关的体内模型可供选择时，体外研究数据也是新药有效性评价的参考。

体内药效学试验一般是在疾病动物模型中开展，是支持临床拟用适应证和给药方案的重要依据。由于动物与人体的种属差异、病理生理机制及进程的不同，没有任何一种动物模型能完全模拟人体病理生理状态，一般采用多种模型进行体内药效学研究，从多个方面提示药物的有效性，提高药物研发成功率。

2）模型选择：选用合适的动物模型是客观评价新药有效性的关键。动物模型的选择重点考虑能反映临床疾病病理和生理过程，包括对受试物敏感程度、发病机制、损伤程度等与临床的相似性。临床中有些疾病和症状不能在动物模型上完全复制，必要时可采用转基因或人源化动物模型。

降糖药卡格列净（Canagliflozin；商品名 Invokana/怡可安），2013 年在美国和欧盟上市，系第一个钠-葡萄糖协同转运蛋白 2（sodium-dependent glucose transporters，SGLT2）抑制剂。卡格列净降糖作用的机制为：通过抑制 SGLT2，减少滤过葡萄糖的重吸收，降低葡萄糖的肾阈值，从而增加尿糖排泄。评价卡格列净的药效学体内试验有：采用正常动物（C57BL/6J 小鼠、SD 大鼠）、2 型糖尿病动物模型［db/db 小鼠、Zucker 糖尿病大鼠（fa/fa）］和肥胖动物模型［饮食诱导的肥胖（DIO）小鼠、犬］单次给药对动物尿糖排泄、口服葡萄糖耐量（OGTT）及随机血糖的作用，多次给药对动物血糖水平和体重的影响，结果卡格列净在正常动物、糖尿病模型动物以及肥胖犬中，均显示了其降糖的药理学活性，降低肥胖模型动物体重。

3）剂量选择：剂量设计应科学、合理，能反映药物的浓度效应关系、量效/时效关系、有效剂量范围，如 $IC_{50}$、$ED_{50}$值等。药效学、药动学、毒理学剂量相互关联，尤其对于安全范围窄的药物，更应注意药效学与毒理剂量间隔设置，寻找安全窗，指导临床用药。

4）对照组设置：新药的研究一般应设立对照组，根据试验方案的具体要求设立的对照组情况：

阴性对照（空白对照）：主要指正常动物仅接受无药理作用的、用于药物稀释的溶媒，如水或生理盐水等，以验证试验条件对结果的影响。

模型对照：对于使用病理动物模型的试验，模型对照用来排除病理动物模型因试验条件改变，或因手术、或化学试剂制作模型过程引起的病理或生理条件改变，或排除模型动物自身随时间恢复影响对药物作用的判断。

溶剂对照：对于可能具有药理作用的溶剂（包括辅料或赋形剂等）应设置对照组，以排除溶剂对试验药物作用的影响。例如玻璃酸钠本身具有润滑、调节渗透压的作用，在骨关节炎治疗中既可单用也可作为辅料，试验中应设立相应对照组，判断药效作用与玻璃酸钠是否相关；吐温为提高药物生物利用度的常用溶剂，其本身具有溶血效果，试验中设溶剂对照可排除溶剂作用对结果的影响。

阳性对照：与新药结构和（或）作用机制基本相同，或用于同适应证的药物。阳性对照的设置主要是考察试验条件是否可信，以及在同样条件下比较药物的作用强度或持续时间等。对于改变剂型或结构改造的新药，一般以被改的药物作为阳性对照，以考察药物改变后的特点和（或）临床优势等。

5）观察指标：应能反映主要药效作用的特点，与临床有较好的相关性。在测定主要药效学指标的同时，还可观察其他指标如次要药效学、提示作用机制的指标等，以更全面了解药物的作用特点，预测药物安全性，发现新的药效作用。

6）结果分析：结合已有的非临床或临床数据，对建立的模型和药效作用与临床适应证的相关性进行评价，分析动物药效作用反应的起效时间和持续时间、活性强度、量效关系、有效剂量范围、不同种类动物药效的比较差异、药理机制、与临床可能联合使用药物相互作用的影响、与适应证相同的一类药物比较的特点。对主要药效学试验结果是否能支持所拟定的临床适应证做出科学、合理的判断，并对临床适应证、给药途径、给药剂量、给药间隔，以及临床试验中应注意的事项等提出建议。

（2）作用机制研究　在细胞、亚细胞、受体、酶等水平揭示药效和（或）毒性机制，以预测药物的有效性和安全性，完善非临床和临床试验设计，指导临床合理地、有针对性地选择药物。

创新药，非临床评价阶段应初步阐明药物发挥药效作用的本质。如体外试验通过评价卡格列净对不同受体亚型的功能活性的影响，阐明卡格列净为强效的 SGLT2 选择性抑制剂用于降低血糖的作用机制。Omadacycline 系一种氨甲基环素类广谱抗生素，临床口服或静脉注射用于成人社区获得性细菌性肺炎和急性细菌性皮肤和皮肤结构感染。体外机制研究结果提示 Omadacycline 通过与细菌核糖体的 30S 亚基结合终止蛋白质合成，从而发挥抑菌活性；耐药性机制研究结果显示 Omadacycline 对存在核糖体保护蛋白和（或）外排泵突变产生四环素耐药的菌株仍具有活性，提示 Omadacycline 规避了常见的四环素耐药机制，为临床解决四环素耐药问题提供了新的用药选择。

由于机体和药物作用的复杂性及新药研究的风险性，药物作用机制研究耗时费力，大部分的药物作用机制的研究贯穿于药物研发的整个阶段。不少药物由基础研究到临床应用，再回到基础研究，不断加深对药物作用本质的了解。

**2. 改良型新药**　是指在已知活性成分的基础上，对其结构、剂型、处方工艺、给药途径、适应证等进行优化，开发的具有临床特点和（或）优势的药物，如改善稳定性，增加药效、降低副作用、延长作用时间、减少用药次数等。与新化合物相比，改良型新药具有风险低、投入少、周期短、成功率高等特点。

改良型新药已有一定的研究基础，作用机制明确，根据改良目的开展与被改的药物对比的非临床研究，支持其进行进一步临床开发。

（1）结构改良　包括由消旋体开发单一异构体、成酯和改盐等。通过非临床药理学的比较研究，说明改变的特点和（或）优势。

盐酸安非他酮用于治疗抑郁症，临床应用中发现安非他酮与不良反应癫痫发生存在关联性。体内试验比较盐酸、氢溴酸盐安非他酮诱导小鼠产生癫痫潜力，结果氢溴酸盐诱导小鼠癫痫的作用轻微低于盐酸盐，因此开发副作用轻的氢溴酸安非他酮。质子泵抑制剂兰索拉唑消旋体拆分为右旋兰索拉唑，通过体外文献数据比较了右旋兰索拉唑和左旋兰索拉唑对抑制犬胃底黏膜壁细胞形成胃酸的影响，体内研究比较了右旋、左旋和消旋兰索拉唑对大鼠基础胃酸分泌、组胺刺激的大鼠和犬的胃酸分泌、化学因素诱导的大鼠胃黏膜和十二指肠黏膜损伤的形成、手术诱导的大鼠反流性食管炎模型胸段食管损伤形成的影响等，显示消旋兰索拉唑的药理学活性主要来自右旋体，因此开发有活性的单一异构体右旋兰索拉唑。

（2）改变剂型　为临床适应证的扩展、方便用药、增加有效性、降低不良反应等而改变剂型，通常需进行系统的临床前药理毒理研究，以评价这些变化对药效、药代及安全性的影响。

盐酸伊立替康（irinotican hydrochloride）是从天然植物喜树中分离得到的喜树碱的半合成衍生物，通过与 DNA 拓扑异构酶 I 结合发挥抗肿瘤活性。日本第一制药和 Yakult Honsha 研制的盐酸伊立替康注射剂于 1994 年在日本上市，单药或与 5-氟尿嘧啶和亚叶酸联合用于治疗肿瘤。喜树碱类药物在生理条件下不稳定，其结构中的活性基团饱和内酯环具有 pH 依赖性，在偏碱性生理条件下易水解转变为无活性羧酸盐形式，从而降低药物的疗效，而且制剂毒副作用较大。为解决上述问题，Merrimack 公司通过改变制剂处方开发了盐酸伊立替康脂质体注射液（商品名 Onivyde，于 2015 年在美国上市），利用脂质体的特殊双分子层机构及其特性将盐酸伊立替康包封于脂质体的内水相中保护其内酯环，以提高盐酸伊立替康的临床疗效，降低其毒副作用。为验证盐酸伊立替康脂质体注射液的特点进行的非临床药效学研究有：在异种移植肿瘤模型中脂质体制剂 10mg/kg 剂量下 SN-38（活性代谢产物）在血浆和肿瘤中的暴露量与普通制剂 60mg/kg 相当，脂质体抗肿瘤活性阈值的持续时间高于普通制剂（168h vs. 50h），体内药效学研究显示盐酸伊立替康脂质体抑瘤作用强于普通制剂。

（3）复方制剂　复方制剂可提高药物的疗效，降低单方的某些不良反应，增加依从性等。基于对药物作用机制的了解而进行的复方开发，也是新药研究的一个方向。新复方制剂的药理学研究应注重与单方比较，阐明组方合理性。

如β-内酰胺类药物与β-内酰胺酶抑制剂的复方制剂、繁殖期杀菌剂与静止期杀菌剂的配伍使用，可对处于不同复制阶段的细菌均具有杀菌作用，从而提高疗效。不同类型降压药组方如利尿剂与血管紧张素Ⅱ受体阻断药或血管紧张素转换酶抑制药等组方用于降压，从不同机制同时发挥降压作用而增强疗效。

富马酸福莫特罗（formoterol，F）为长效选择性$\beta_2$-肾上腺素受体激动剂，具有舒张支气管平滑肌、缓解支气管痉挛的作用。糠酸莫米松（mometasone furoate，MF）是一种具有抗炎作用的局部用糖皮质激素，通过糖皮质激素受体（GR）发挥其抗炎作用。糠酸莫米松和富马酸福莫特罗组成的复方吸入用气雾剂，在不增加安全性风险的前提下增加临床疗效。富马酸福莫特罗糠酸莫米松复方研究中，采用大鼠哮喘模型评价MF和F单药制剂和复方制剂MF/F对肺功能、肺炎、细胞因子释放的影响，同剂量的复方与单药治疗对比，复方能更有效地逆转抗原诱导的肺活量下降，抑制炎性细胞和嗜酸性粒细胞增加。

### （二）药动学

非临床药动学研究旨在阐明药物的吸收、分布、代谢、排泄过程，揭示药物在体内的动态变化规律和特点。药动学研究有助于临床相关动物种属的选择，解释非临床研究中发现的药理学/毒理学效应（血液浓度/靶部位浓度与效应的关系），指导临床给药方案的制定和优化。

小分子药物的药动学研究一般包括：血药浓度时间曲线研究、不同给药途径下的生物利用度、体外代谢（动物及人肝微粒体、肝细胞或肝组织中的代谢产物/代谢途径研究）、血浆蛋白结合率、组织分布、体内代谢产物、排泄（物质平衡研究）以及评价药物-药物相互作用体外研究等。

根据ICH M3（R2），在开始人体临床试验前，一般应对动物和人的体外代谢、血浆蛋白结合率以及重复给药毒性试验中所采用动物种属的全身暴露数据进行评价。进一步的动物药动学信息，以及与潜在药物相互作用有关的体外及受试动物种属中的生物化学信息，应在大规模或长期临床试验前获得（一般在Ⅲ期临床试验之前）。这些资料可用于比较人体和动物代谢产物的差异并确定是否需要进一步追加其他试验。

若人体代谢产物的暴露量超过药物相关总暴露量的10%，且代谢产物在人体中暴露量水平显著高于毒理学试验中的最大暴露量时，需要对代谢产物进行非临床评价，以支持Ⅲ期临床试验。对于每日给药量小于10mg的药物，当药物代谢产物所占比例更大时，可检测代谢产物。对于有安全性担忧的代谢产物（例如人体特有的代谢物），应根据具体情况考虑进行非临床安全性评价。关于代谢产物非临床评价的详细要求，可参考相关指导原则，如ICH M3（R2）和《药物代谢产物安全性试验技术指导原则》（2012年5月版）等。

在临床试验中发现卡格列净在人体内被广泛代谢为两种主要产物M7（16%~28.8%）和M5（1.9%~29.6%）（原形药物的O-葡糖醛酸结合产物），M7、M5在非临床研究中均可见，但暴露量明显低于人体水平，根据ICH M3（R2），对于人体代谢产物的暴露量超过药物相关总暴露量的10%，且在人体中的暴露量水平明显高于毒理学试验中最大暴露量时，需对该代谢物进行非临床评价。采用体外药效学试验评价M5、M7对SGLT1或SGLT2的抑制活性，结果显示M5、M7均未见明显的药理活性。此外，考虑M5和M7是原形药物的O-葡糖醛酸结合产物，属于Ⅱ相代谢产物，是公认的安全解毒途径，未对M5和M7的安全性进行专门的研究。

### （三）安全药理学

近年来，因心脏毒性撤市，如用于白血病治疗的普纳替尼、用于类风湿关节炎治疗的罗非昔布，以及用于减肥的西布曲明等，使研发者及监管部门更加重视安全药理学评价，为此ICH制定了S7A《人用药品安全药理学试验指导原则》和S7B《人用药品延迟心室复极化（QT间期延长）潜在作用的非临床评价指导原则》。

安全药理学试验内容包括核心组合试验和追加和（或）补充的安全药理学研究。

核心组合试验：研究药物对重要生命功能的影响，即观察药物对中枢神经系统、心血管系统和呼吸系统的影响。

追加的安全药理学研究：如果对已有的动物和（或）临床试验结果产生怀疑，可能影响人的安全性时，应进行追加的安全药理学研究，即对中枢神经系统、心血管系统和呼吸系统进行深入的研究。

补充的安全药理学研究：评价药物对中枢神经系统、心血管系统和呼吸系统以外的器官功能的影响，包括对泌尿系统、自主神经系统、胃肠道系统和其他器官组织的研究。

应根据药物的特点和临床使用的目的，合理地进行试验设计。采用适当的经验证的方法，优先选择国际公认的适用于研究药物的方法，鼓励采用科学有效的新技术和新方法。试验应采用能充分代表临床试验拟用样品和（或）上市样品质量和安全性的样品开展体内和（或）体外试验研究，试验设计时，为减少动物使用，在可行的情况下，体内评价可伴随常规毒性试验进行。根据药效学和药代特征选择检测时间点，结合药效、毒理、药代以及其他研究资料综合评价研究结果，为临床研究设计提出建议。

安全药理学研究贯穿在新药研究的全过程中。根据 ICH S7A，在新药临床前需完成安全药理学核心组合试验，即观察药物对中枢神经系统、心血管系统和呼吸系统的影响，根据需要在后期临床开发期间进行追加和（或）补充的安全药理学研究。核心组合试验应遵循药物非临床研究质量管理规范（good laboratory practice，GLP），追加的或（和）补充的安全药理学研究应尽可能遵循 GLP。

如西地那非为选择性 5 型磷酸二酯酶抑制剂，原开发用于治疗心血管疾病，因在临床试验中意外发现治疗剂量下可见引起阴茎勃起的副作用转而用于男性勃起功能障碍适应证的研发，后成为 ED 治疗的突破性药物。

### （四）治疗用生物制品

**1. 新生物制品** 近年来，许多生物制品在治疗肿瘤，自身免疫性、代谢性等疾病方面表现出明显的临床优势，越来越多研发企业投入生物药物的研发中。治疗用生物制品是指采用不同表达系统的工程细胞所制备的蛋白质、多肽及其衍生物，包括细胞因子、纤维蛋白溶解酶原激活因子、重组血浆因子、生长因子、融合蛋白、酶、受体、激素和单克隆抗体等。生物制品的生物活性与氨基酸序列和空间结构等有密切关系，具有种属特异性、免疫原性、多功能活性等特点。

（1）评价策略 根据生物制品的生物学特点、作用机制和开发立题角度开展非临床研究，为临床研究方案的设计提供重要信息。

首先采用体外试验检测药物的生物活性，包括受体结合、受体亲和力和（或）药理作用，以确定与临床相关的活性，为选择合适的动物种属和进一步的体内药理和毒理试验提供参考。根据体外研究结果，采用经典的公认的动物模型设计和开展体内药效学评价试验。对于单克隆抗体，应详细描述抗体的免疫学特性，包括抗体的抗原特异性、补体结合、对人非靶组织的任何非预期反应和（或）细胞毒性。

（2）案例

1）纳武利尤单抗（Nivolumab）系中国仓鼠卵巢（CHO）细胞重组表达的一种人类免疫球蛋白 G4（IgG4）单克隆抗体，可结合 PD-1，阻断 PD-1 与其配体 PD-L1、PD-L2 的相互作用，解除 PD-1 通路介导的免疫应答抑制反应，发挥抗肿瘤作用，于 2014 年 7 月在日本上市用于治疗转移性黑色素瘤，之后在美国、欧盟、中国等陆续上市，是全球第一个获批的 PD-1 抑制剂。现临床已用于多个适应证，包括不可切除或转移性黑色素瘤及黑色素瘤的辅助治疗、转移性非小细胞肺癌、小细胞肺癌、晚期肾细胞癌、经典霍奇金淋巴瘤、头颈鳞状细胞癌、尿路上皮癌、高微卫星不稳定性或错配修复缺陷转移性结直肠癌、肝癌等。

体外试验结果显示 Nivolumab 可抑制配体 PD-L1、PD-L2 与人 PD-1 结合，不与 CD28 家族其他成员结合；Nivolumab 与人和猴 PD-1 结合活性相当，不与大鼠、兔 PD-1 结合；Nivolumab 可阻断 PD-1 增加 IFN-γ 分泌及 T 细胞增殖，增强记忆性 T 细胞特异性免疫应答。Nivolumab 的 3 个人 PD-1 氨基酸识别序列与食蟹猴高度同源，因此采用食蟹猴进行非临床安全性评价。

Nivolumab 不与小鼠 PD-1 结合，为评价本品对小鼠移植瘤生长的抑制作用，构建了替代嵌合抗小鼠 PD-1 抗体 4H2。采用不同动物模型预防性或治疗性给药评价 4H2 的有效性，如 J558 小鼠骨髓瘤细胞治疗性/分期同基因肿瘤模型试验、小鼠 MC38 结肠癌细胞治疗性/分期同基因肿瘤模型试验、SA1/N 小鼠纤维肉瘤细胞治疗性/分期同基因肿瘤模型试验、采用肾细胞癌、4T1 乳腺癌、CT26 结肠癌或 B16F10 黑色素瘤细胞同基因肿瘤模型试验，通过替代抗体在几个小鼠同基因肿瘤模型中可见延迟或移植肿瘤生长的作用。

Nivolumab 体内药效学评价仅采用了小鼠同基因移植模型，近年来肿瘤免疫治疗研究不断有新的、经验证的、临床预测价值高的模型被开发出来，如人源基因敲入小鼠、基因敲除小鼠、基因工程小鼠模型、造血/免疫系统人源化模型等。在深入了解不同模型的生物学特点的基础上，针对药物可能的作用机制，选择恰当的动物模型，以充分评价药物的有效性，提高临床开发成功率。

2）康柏西普（Conbercept）系血管生长因子 A（vascular endothelial growth factor，VEGF-A）-抗体融合蛋白，能竞争性抑制 VEGF 与受体结合并阻止 VEGF 家族受体的激活，从而抑制内皮细胞增殖和血管增生，于 2012 年在中国上市，临床用于新生血管性（湿性）年龄相关性黄斑变性、继发于病理性近视的脉络膜新生血管引起的视力损伤、继发于糖尿病黄斑水肿引起的视力损伤。

体外试验开展了结合试验、内皮细胞增殖试验评价康柏西普体外结合活性及生物活性，并设雷珠单抗对照。体外研究了药物与人 VEGF 的结合活性、对 VEGF 诱导的脐静脉血管内皮细胞增殖的抑制作用，结果显示康柏西普对 VEGF 具有高亲和力，可抑制 VEGF 诱导的内皮细胞增殖。

在体内药理学研究中，在恒河猴双眼黄斑周围区域进行激光光凝建立的脉络膜新生血管（choroidal neovascularization，CNV）模型上，康柏西普玻璃体注射给药，荧光素血管造影结果显示康柏西普预防和治疗给药均可减少荧光损伤斑数目，光学相干断层扫描检测未见 CNV 渗漏区域。

此外对药物在眼中分布进行了研究。猴单次眼玻璃体注射康柏西普，ELISA 检测结果显示给药后 15 天可在多个眼组织（房水、玻璃体、晶状体、视网膜、脉络膜、虹膜）和血清中检测到药物。

康柏西普可与人 VEGF 结合，激光诱导猴 CNV 模型研究数据显示康柏西普可有效预防 CNV 预防及治疗已存在的 CNV；康柏西普可在眼多个组织中分布。以上数据提示康柏西普对局部血管生成具有抑制作用，为临床用于 CNV 相关疾病提供了支持。

**2. 生物类似药（biosimilar）** 对于临床治疗价值明确、临床需求不断增加的原研生物制品，随着其专利到期，越来越多研发企业投入以原研生物药为基础的生物类似药开发中，旨在为患者提供与原研生物制品有相似质量、安全性和有效性的生物制品，提高生物药的可及性和降低价格，满足临床需求。

（1）评价策略 根据《生物类似药研发与评价技术指导原则（试行）》（2015 年），生物类似药是指在质量、安全性和有效性方面与已上市的原研药具有相似性的生物制品。由于生物制品分子量大、结构复杂，具有一定程度的可变性，生物“仿制药”很难像小分子化药仿制药一样做到药学完全相同，药学关键质量参数相似，存在的差异不足以影响体内 PD/PK、药效和安全性，故生物类似药有不同于一般仿制药的研发思路及评价策略。

生物类似药研发和评价需遵循比对、逐步递进、一致性和相似性评价原则。开展与原研药的比对试验，评价与原研药在药学、非临床、临床方面的相似性。

生物类似药非临床研发阶段首先进行药学相似性分析，但药学部分总会存在或多或少的差异，故一般需要开展非临床研究进一步证明其与原研药的相似性，为开展临床研究提供支持性证据。对经药学相似性评价与原研药无差异或差异性很小的候选物，非临床可开展药效学、药动学和免疫原性比对试验，以上研究结果不能评价候选物与原研药相似性的，需进一步开展体内药效和至少四周的重复给药毒性比对研究（图 8－2－2）。

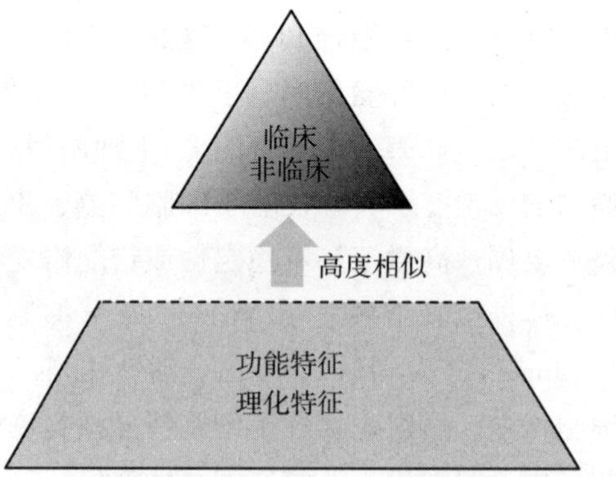


**图 8－2－2 诠释生物相似性的整体性证据**

根据《生物类似药研发与评价技术指导原则》，PD 研究应选择有代表性的批次进行有效性比对，体外药效研究应就其关键活性分别进行比对，并设定相似性的评判标准；体内药效研究应尽可能选择与原研药一致的相关动物种属和模型，给药剂量和给药途径设计应考虑最大限度的提高检测出与原研药之间潜在差异的敏感性。

（2）案例 Filgrastim-sndz（Zarxio©，Sandoz 公司） 系 FDA 批准的首个上市生物类似物，是 Filgrastim（非格司亭，Neupogen©）的生物类似药物。采用了逐步递进原则比对 Zarxio 与 Neupogen 相似性，首先开展了理化特性基础比对分析和功能表征研究，结果能有效预测其生物学功能和临床表现，随后进一步开展了非临床和临床研究用于相似性评价，结果显示 Zarxio 与 Neupogen 高度相似，支持其作为生物类似药上市。

体外试验对 Zarxio、Neupogen 与粒细胞集落刺激因子（granulocyte colony-stimulating factor，G-CSF）受体结合

能力和刺激表达 G-CSF 受体的小鼠 NFS-60 细胞增殖能力进行比对，试验结果支持 Zarxio 与 Neupogen 高度相似。体内试验观察到 Zarxio 或 Neupogen 对环磷酰胺诱导的中性粒细胞减少模型大鼠都有相似的增加绝对中性粒细胞计数的作用。

以上数据提示 Zarxio 与原研药 Neupogen 体外活性、体内药效具有相似性。

## 四、结语

新药的药理学研究与评价，是根据非临床研究的结果，综合考虑药物本身和拟用适应证治疗的临床实践特点，为药物进行临床试验提供安全性、有效性和给药方案的支持，为临床试验的风险控制提供参考信息。

（胡晓敏　宫新江　尹华静　戴学栋）

## 参考文献

[1] Rodrigues T, Reker D, Schneider P, et al. Counting on natural products for drug design [J]. Nat Chem, 2016, 8(6): 31-541.

[2] H P Rang. RANG AND DALE'S Pharmacology [M]. Eighth Edition. London: Elsevier Ltd, 2016.

[3] Terry P. Kenakin. Pharmacology in drug discovery and development-Understanding drug response [M]. Second Edition. Amsterdam: Elsevier Inc, 2017.

[4] Papoian T, Chiu HJ, Elayan I, et al. Secondary pharmacology data to assess potential off-target activity of new drugs: a regulatory perspective [J]. Nat Rev Drug Discov, 2015, 14(4): 294.

[5] Saber H, Gudi R, Manning M, et al. An FDA oncology analysis of immune activating products and first-in-human dose selection [J]. Regul Toxicol Pharmacol, 2016, 81: 448-456.

[6] Hansel TT, Kropshofer H, Singer T, et al. The safety and side effects of monoclonal antibodies [J]. Nat Rev Drug Discov, 2010, 9(4): 325-338.

[7] Cadranel J, Ruppert AM, Beau-Faller M, et al. Therapeutic strategy for advanced EGFR mutant non-small-cell lung carcinoma [J]. Crit Rev Oncol Hematol, 2013, 88(3): 477-493.

[8] To C, Jang J, Chen T, et al. Single and Dual Targeting of Mutant EGFR with an Allosteric Inhibitor [J]. Cancer Discov, 2019, 9(7): 926-943.

[9] Andrade EL, Bento AF, Cavalli J, et al. Non-clinical studies in the process of new drug development-Part Ⅱ: Good laboratory practice, metabolism, pharmacokinetics, safety and dose translation to clinical studies [J]. Braz J Med Biol Res, 2016, 49(12): e5646.

[10] Zhang M, Yu D, Yang C, et al. The pharmacology study of a new recombinant human VEGF receptor-fc fusion protein on experimental choroidal neovascularization [J]. Pharm Res, 2009, 26(1): 204-210.

[11] Holzmann J, Balser S, Windisch J. Totality of the evidence at work: The first U. S. biosimilar [J]. Expert Opin Biol Ther, 2016, 16(2): 137-142.

# 下篇　各论

第九章

# 治疗神经精神系统疾病药物的药理学研究

## 第一节　抗癫痫药物的药理学研究

### 一、概述

癫痫（epilepsy）是一种常见慢性中枢神经系统疾病，全球患病率为0.6%～1%，发展中国家患病率相对较高，其中中国约有900万的癫痫患者，并且以每年40万左右数量增加。癫痫的临床典型特征为突发短暂性、反复性的中枢神经系统功能障碍，且伴随脑内异常同步化放电，又称癫痫发作（seizure）。临床上出现两次（间隔至少24小时）的非诱发性癫痫发作即可被诊断为癫痫。

癫痫发作可表现为多样形式，根据2017年国际抗癫痫联盟（International League Against Epilepsy，ILAE）对癫痫发作的分类，可分为局灶性发作、全面性发作和不明类型发作，进一步在此三大类发作中还可细分发作亚型。局灶性发作是指发作恒定地起源于一侧大脑半球内的、呈局限性或广泛分布的致痫网络，并有放电的优势传导途径，可以继发累及对侧半球。全面性发作是指发作起源于双侧大脑皮质及皮质下结构所构成的致痫网络中的某一点，并快速波及整个网络。全面性发作包含多种发作类型，如强直-阵挛发作、失神发作、肌阵挛发作、阵挛发作、强直发作、失张力发作等。

癫痫的这种多样的发作形式可能与其是一种多病因的疾病有关。常见的癫痫病因有六大类，遗传性、结构性、代谢性、免疫性、感染性及病因不明。这些不同病因导致的癫痫发病的机制多样且异常复杂，尚未完全研究清楚。目前普遍认为癫痫的发作是由脑内异常的兴奋-抑制失衡导致神经元过度兴奋而产生异常放电所导致。除了发作本身，癫痫患者常常并发如注意缺陷多动障碍、情感障碍、精神病性障碍等共患病，在发作导致的躯体损伤甚至意外死亡、认知功能损害、心理负担、社会歧视等多方面给患者及其家人带来了严重的危害。

目前对癫痫患者的治疗首选是抗癫痫药物（现在也称为抗发作药物）治疗，这也是临床癫痫治疗中最重要和最基本的治疗。抗癫痫药物治疗的最基本原则是根据癫痫发作类型选择相应抗癫痫药物，初始治疗的药物选择非常重要，选药正确可以增加治疗的成功率。目前用于临床治疗癫痫的不同类型药物有将近30种，但是所有的抗癫痫药物都是控制癫痫发作症状，对疾病进程没有缓解作用，许多癫痫患者仍旧被耐药、药物不良反应、毒副作用等问题所困扰，因此深入解析癫痫发病机制并研发新的药物治疗靶点迫在眉睫。

### 二、抗癫痫药物临床前药效学研究设计

抗癫痫新药的临床前药效学研究主要包括整体动物模型治疗作用研究和体外药物作用机制研究两大部分，主要流程见图9－1－1。

#### （一）在动物模型上药效学研究设计

**1. 动物及动物模型选择原则**　目前国内外抗癫痫药物的筛选研究中仍以整体动物模型为主。建立实验性癫痫模型的常见动物品系主要有Institute of Cancer Research（ICR）小鼠、C57BL/6J小鼠、Sprague Dawley（SD）

大鼠、Wistar 大鼠、Generic Absence Epileptic Ratfrom Strasbourg（GAERS）大鼠、斑马鱼等，抗癫痫新药的整体药效学研究一般要求超过一种以上动物品系，雌雄均有。

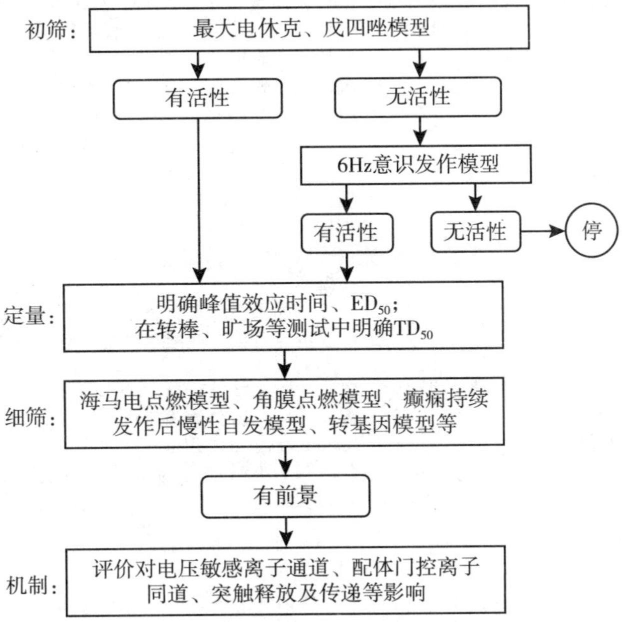


**图 9－1－1　抗癫痫新药临床前药效学研究流程图**

常见的用于临床前药效学研究的整体动物癫痫模型详见表 9－1－1，主要可以分为癫痫急性发作模型和癫痫慢性发作模型。临床前抗癫痫药物筛选一般要求采用两种或两种以上整体动物模型评价药物的治疗作用。目前用得最多的是最大电休克模型和戊四唑模型，这两个是急性癫痫发作模型，方便操作。目前大部分的临床上市的抗癫痫药物都是通过这两个模型筛选被发现的，可以说是临床前抗癫痫药效学评价的金标准模型。但是由于这两个模型模拟急性发作，无明显病理结构改变，这些模型筛选出来的化合物对于目前棘手的耐药性癫痫模型是否真正有价值一直备受争议。

**表 9－1－1　常见用于临床前药效学研究的整体动物癫痫模型**

| 癫痫模型名称 | 实验对象 | 癫痫发作类型 | 模型制作方法 | 病理学改变 | 使用频率 |
|---|---|---|---|---|---|
| 最大电休克模型（maximal electroshock seizure model） | 小鼠、大鼠、猫、猴、兔等，小鼠最为常用 | 全面强直阵挛发作 | 以小鼠为例，先在小鼠双耳涂适量的生理盐水，在小鼠两侧耳翼上夹刺激夹，通电刺激（60Hz，25～50mA，0.1～0.2ms），这种条件可使 100% 小鼠惊厥发作。也可以通过往动物双眼滴生理盐水，再利用角膜电极通电诱发。正常小鼠受到刺激后，开始肢体强直性弯曲伸展，最后出现阵挛性癫痫发作 | 无明显病理改变 | 常用 |
| 戊四唑发作模型（pantyleneterrazol seizure model） | 大鼠、小鼠、斑马鱼等 | 低剂量下模拟失神发作，而高剂量下模拟全面强直阵挛发作 | 以大鼠为例，大鼠腹腔或皮下注射戊四唑溶液（腹腔注射剂量一般 80～100mg/kg）后逐渐表现为急性癫痫发作表现，可按照 Racine 发作等级判断。一般指标为观察戊四唑注射后 30 分钟的行为学表现，记录不同发作等级的潜时、强直率等因素。<br>此外，也可以隔天注射低剂量戊四唑溶液（常见 35mg/kg），观察癫痫的慢性形成过程 | 急性大剂量发作模型无明显病理改变；慢性低剂量模型存在包括突触可塑性、神经递质、受体表达水平、胶质增生等多方面的神经功能改变 | 常用 |
| 6Hz 意识发作模型（6Hz psychomotor seizure model） | 小鼠、大鼠常用 | 局灶性发作 | 与最大电休克模型的造模类似，以小鼠为例，通过角膜电极通电刺激（6Hz，44mA，3 秒），诱发小鼠为表现为阵挛性抽搐、胡须触动、甩尾等 | 无明显病理改变 | 常用 |

续表

| 癫痫模型名称 | 实验对象 | 癫痫发作类型 | 模型制作方法 | 病理学改变 | 使用频率 |
|---|---|---|---|---|---|
| 电点燃癫痫模型（kindling epilepsy model） | 小鼠、大鼠、猫、猴、兔等，大鼠较常用 | 局灶性发作伴随继发全面性发作 | 通过立体定位手术在杏仁核、海马等颞叶区植入双股刺激电极。术后休息1周后，开始测定起始的后放电阈值（不同脑区的阈值差异较大，一般小于400μA），并以此电流强度开始每天一次的点燃刺激（常见频率60Hz，波宽1ms，刺激时间1秒）。随着刺激次数的增加，动物会逐渐表现为癫痫行为学等级的进展及脑电图发作的加重，直到完全稳定大发作状态即为点燃状态。在该模型中可以进一步筛选出耐药性的癫痫模型。<br>此外，如果在点燃状态下持续过度电刺激，可以诱导后续慢性癫痫自发模型 | 无明显细胞丢失，但是存在包括突触可塑性、神经递质、受体表达水平、胶质增生等多方面的神经功能改变 | 偶尔用 |
| 癫痫持续发作模型（epilepticus status model） | 小鼠、大鼠、猫、猴、兔等，小鼠、大鼠较为常用 | 癫痫持续状态 | 腹腔注射化学致惊剂（匹罗卡品或海人藻酸）诱发急性癫痫持续状态，可按照Racine发作等级判断。一般指标为观察给药后1.5小时的行为学及脑电发作表现，记录不同发作等级的潜时、死亡率等因素 | 一般在观察的急性期无明显改变，但在造模后数天会存在大量细胞丢失和神经功能异常 | 较少用 |
| 癫痫持续发作后慢性自发模型（post-status epilepsy model） | 常用大鼠、小鼠 | 局灶性发作；注射区域在海马常模拟颞叶癫痫伴随海马硬化 | 腹腔注射或在海马、皮层等易感区立体定位注射化学致惊剂（匹罗卡品、海人藻酸、破伤风毒素等）诱发急性癫痫持续状态，发作1～1.5小时后用地西泮终止，动物经过2～4周的潜伏期，逐渐表现为慢性自发癫痫发作。此阶段可用脑电记录及行为学等级等指标判断癫痫发作严重程度 | 海马等颞叶区存在大量神经元丢失，结构重组及功能的异常 | 较少用 |
| 基因突变的失神大鼠模型（GAERS or WAG/Rij rat） | 大鼠 | 失神癫痫 | 多代杂交后孕育的基因突变大鼠 | 丘脑-皮层神经环路功能异常 | 偶尔用 |
| 其他基因突变或转基因癫痫模型（other mutation or transgenetic epilepsy model） | 果蝇、斑马鱼、小鼠等，小鼠较为多见 | 原发性癫痫 | 改变$Na^+$通道、$K^+$通道等与癫痫密切相关的基因表达 | 对应基因编码蛋白的结构改变或功能异常 | 较少用 |

此外，慢性癫痫模型目前也逐渐开始被应用于临床前抗癫痫药物筛选，如杏仁核电点燃癫痫模型，匹罗卡品或海人藻酸诱导的癫痫持续发作后慢性自发模型，这些模型在临床表现、病理学特征等方面与临床癫痫患者有许多相似特征。这些慢性模型不仅可以筛选对于控制慢性癫痫发作症状有效的化合物，同时对于筛选控制癫痫形成过程的化合物有很大的帮助。但是慢性癫痫模型的制作工作量比较大，往往需要有经验的研究者进行操作。此外，如果是针对特定类型癫痫发作研发新的抗癫痫药物，需要选择相对应的癫痫模型。如针对失神癫痫的药物筛选，则需要用到GAERS或WAG/Rij基因突变的失神大鼠模型；针对伴随癫痫发作的Dravet综合征患者的药物筛选，则需要用到SCN1A转基因动物模型。

**2. 给药途径、给药剂量和给药时间选择** 药物的给药途径一般要求与临床给药途径一致，癫痫临床给药途径一般以口服和静脉注射为主。治疗癫痫新药的临床前药效学研究的给药途径一般为灌胃给药方式，也有腹腔注射、皮下注射及静脉注射的方式。在急性发作模型中，受试药物的给药时间往往是单次提前给药后观察对发作的影响；在慢性癫痫模型中，受试药物的给药时间依据药动学参数慢性多次给药，评价在给药期间对癫痫发作的作用。

**3. 癫痫急性发作模型的制作**

（1）最大电休克（maximal electroshock seizure，MES）模型 该模型从20世纪40年代开始就被用于对癫痫全面性发作有效的化合物筛选。采用较大强度的电刺激，电流能刺激大部分的脑区神经元产生大量的同步化异常放电，继而诱发后肢强直伸展，对不同品系的动物以及人均能产生类似的症状。

小鼠是 MES 模型最常用的动物，也可以用大鼠以及兔、猫和猴等，下面以小鼠为例简述模型操作步骤。先在小鼠双耳涂适量的生理盐水，然后左手固定小鼠，右手在小鼠两侧耳翼上夹上鳄鱼夹，通电刺激（60Hz，25～50mA，0.2ms），这种条件可使100%小鼠惊厥发作。也可以通过往动物双眼滴生理盐水，再利用角膜电极通电诱发。正常小鼠受到刺激后，开始肢体强直性弯曲，随即后肢强直性伸展，最后出现阵挛性癫痫发作。根据行为学发作的特点，MES 模型癫痫发作等级判断标准为：1 级：无反应或跑动；2 级：前肢强直阵挛抽搐；3 级：前后肢均强直阵挛抽搐。实验观察的常用指标有小鼠癫痫发作等级、强直发作持续时间、强直发作的几率、死亡率等指标。

MES 模型方法稳定、操作简单，是寻找新的抗癫痫药常用的实验性癫痫模型，现今 MES 模型仍是筛选对抗人类部分性和强直-阵挛发作有效药物的最有价值的实验方法。若未知化合物有抗 MES 发作的作用，还可同时测出该化合物和已知抗癫痫药物的半数有效量（$ED_{50}$），即可对未知药的药效强度作出初步评价。需要注意的是试验中双耳涂生理盐水时，不可过湿，面积不要过大，而且每只小鼠应该一致，耳电极夹住的小鼠耳朵的部位每只鼠也应尽量相同。此外，不同动物存在个体差异，癫痫发作的阈值相差较大，部分动物因窒息而死亡。尽可能利用接近于阈值的通电条件，可以通过预试验选择动物并推测小鼠癫痫发作的阈值。

（2）戊四唑（pantyleneterrazol，PTZ）模型　PTZ 是一种 $GABA_A$受体拮抗剂，抑制脑内抑制性突触传递进而增强大脑兴奋性从而产生促进癫痫发作的作用。PTZ 与另一种常见致惊剂印防己毒素对 $GABA_A$受体的作用位点具有类似的结合位点，从而产生相似的药理学效果，因此两者都是常见的诱导急性癫痫发作的化学药物。此外，PTZ 还能增强钙离子以及钠离子的内流，从而增强神经元的去极化作用，提高脑内兴奋性。

实验对象常为大鼠、小鼠等，以 SD 大鼠为例简述模型操作步骤。将 PTZ 溶于生理盐水溶液，浓度为 10mg/ml。在大鼠腹腔或皮下注射 PTZ 溶液（注射剂量一般为 80～100mg/kg）后逐渐表现为急性的阵挛性癫痫发作表现，可按照 Racine 发作等级判断，PTZ 模型发作等级判断标准为：0 级：无反应；1 级：发呆，耳朵和面部抽动；2 级：整个身体抽动，无前肢抬起；3 级：单侧抬起阵挛性抽搐；4 级：双侧前肢抬起或一侧身体摔倒阵挛性抽搐；5 级：背部着地摔倒阵挛性抽搐，或全身强直阵挛发作。一般等级 4 级及以上认为是癫痫全面性发作。该模型成功率 90%左右。一般指标为观察 PTZ 注射后 30 分钟的行为学表现，记录不同发作等级的潜时、强直率等指标，该模型可以评价受试药物是否对肌阵挛性癫痫发作有效。

PTZ 模型造模方法稳定、操作简单，是最常用的寻找新的抗癫痫药的实验性癫痫模型。该模型的发作特点与临床上人的全面性阵挛性发作类似。需要注意的是癫痫发作时动物应放在不同的塑料框内，以免动物之间互相影响，同时保持实验环境安静，以免受到声音刺激的干扰，影响实验结果。此外，由于 PTZ 模型还与临床惊厥发作密切相关，试验中可同时记录脑电位、盲法、录像等方法校正。

（3）小鼠 6Hz 意识发作模型（6Hz Psychomotor model）　该模型的造模方法类似 MES 模型的操作步骤，但是电刺激的参数为（6Hz，44mA，3s）。将用含 0.5%利多卡因的生理盐水浸泡后的角膜刺激电极先贴近小鼠眼睛直至完全接触，触发开关进行角膜电刺激，刺激结束后立即将动物放入观察箱内，记录动物癫痫行为学发作情况。刺激后，动物往往表现为起始的呆滞，进而表现为胡须抽动、甩尾反应及前肢阵挛性抽搐等行为学异常。给予受试药物后，如无上述异常行为学即可表现为药物有抗癫痫活性。

该模型操作简单、方法稳定，逐渐被广泛用于临床前抗癫痫药物的实验模型，可模拟临床上的局灶性癫痫发作，且该模型目前对许多临床抗癫痫药物耐受，可以作为一种简易的耐药性癫痫模型。

（4）癫痫持续发作模型（epilepticus status model）　癫痫持续状态是一种癫痫发作持续进行（超过 5 分钟的发作）的严重癫痫发作状态。该状态可由电刺激特定脑区或者化学药物诱导产生，其中化学药物诱导较为常见，如海人藻酸（kainic acid，KA）、毛果芸香碱（pilocarpine）等药物。KA 是一种从海人藻中提取的外源性氨基酸，其化学结构类似脑内最主要的兴奋性递质谷氨酸，可以激动脑内谷氨酸的 KA 受体，从而增强脑内的兴奋性，是一种常见的神经兴奋剂或者神经毒剂；毛果芸香碱诱导急性癫痫持续发作可能与其激活脑内胆碱能 $M_1$受体而增加兴奋性有关。药物给药方式一般为腹腔注射或海马、杏仁核等特定脑区注射。

实验对象可为大鼠、小鼠、猫、猴等，其中大鼠、小鼠较为常见。以小鼠为例简述小鼠背侧海马内注射海人藻酸诱导癫痫持续状态的模型操作步骤。以戊巴比妥钠 50mg/kg 麻醉小鼠后，将小鼠固定在立体定向仪上，根据小鼠立体定位脑图谱在右侧背部海马 CA1 处（AP：－2.0mm；L：－1.3mm；V：－1.6mm）植入给药套管，并在感觉运动皮层或者海马 CA3 处植入微电极（一般为直径 0.1mm 左右）用于记录脑电，以牙托粉固定导管和电极于颅骨上，术后休息至少 7 天。动物术后恢复后进行脑内立体定位注射，先将固定于清醒小鼠头部套管的导管帽打开，并插入注射内管，其下端超出套管 0.5mm，另一端经塑料管与微量进样器连接，将 0.5μl 的 KA 溶液（浓度为 0.5μg/μl）通过给药套管缓慢注射入背部海马，注射时间不少于 5 分钟。给完药后将小鼠放置于透明观察箱内，同时记录脑电及观察行为改变 1.5 小时。根据 Racine 制定的标准修改版来判断癫痫发作情况，0 级：无反应；1 级：发呆，耳朵和面部抽动；2 级：整个身体抽动，无前肢抬起；3 级：单侧抬起阵挛性抽搐；4 级：双侧前肢抬起或一侧身体摔倒阵挛性抽搐；5 级：背部着地摔倒阵挛性抽搐，或全身强直阵挛性发作，或者持续阵挛性发作。观察指标主要有：癫痫发作等级，不同发作等级的潜时、持续癫痫发作状态的记录、死亡率等。

此外，小鼠造模后的数天内，小鼠的海马、内嗅皮层、杏仁核等颞叶区会陆续表现为神经元的大量死亡及星形胶质细胞的增生等病理改变。因此，该模型不仅仅能评价药物对癫痫发作持续状态的症状控制，也可以评价其对神经元、胶质细胞的脑保护作用。

**4. 癫痫慢性发作模型的制作**

（1）电点燃癫痫模型（kindling model） Kindling 模型在 20 世纪 60 年代开始就被开始用于研究癫痫的发生机制。其造模方法是以一定强度、一定时间间隔刺激特定脑区，随着刺激次数的增加，正常动物的癫痫发作阈值逐渐降低，表现为全身性阵挛性发作并伴随相应的后放电。一旦动物被完全点燃（kindled state），其对癫痫的易感性将长时间得到维持。Kindling 过程的机制复杂，涉及多种细胞学及分子机制，其中一种重要的假说是反复电刺激可以引起大量的谷氨酸释放，从而使谷氨酸受体数量及功能上调，增强了长时程兴奋性突触可塑性。该模型是目前研究抗癫痫药物药效学的一个有用的慢性癫痫模型。

实验对象常为大鼠、猫、猴、兔等。以 SD 大鼠为例简述大鼠杏仁核电点燃癫痫模型操作步骤。用 1% 戊巴比妥钠（50mg/kg，腹腔注射）麻醉大鼠，固定于脑立体定位仪上，暴露颅骨。根据 Paxinos & Waston 脑图谱，将刺激电极垂直插入右侧杏仁核（AP：-2.4mm，L：-4.8mm，V：-8.8mm）。刺激电极为外带绝缘层的双极螺旋不锈钢电极，直径为 0.2mm，末端 0.5mm 刮掉绝缘层，双极间距 0.5mm。在小鼠感觉运动皮层及小脑上方植入螺丝钉，并接入接地和参考电极，所有电极焊接到一个小型插头，用牙科水门汀固定插头于小鼠颅骨上。大鼠在手术后休息 7~10 天，开始进入电点燃过程。电点燃实验采用恒流电刺激仪进行电刺激，参数为单向方波，频率 60Hz，波宽 1ms，刺激时间 1 秒。用脑电记录系统记录杏仁核的脑电。在电刺激前一天，测定大鼠的后放电阈值（after discharge threshold，ADT）。刺激强度从 100μA 开始，每隔 30 分钟增加 20μA，直到诱发的后放电持续时间（after discharge duration，ADD）不少于 5 秒。此时的电流强度即为 ADT，并以此电流强度为 kindling 模型的刺激强度。为排除电极埋植位置偏差对药效评价造成的影响，只有 ADT 小于 400μA 的动物进入下一步实验。在 ADT 测定 24 小时后，每天给予动物一次右侧杏仁核电刺激，直至达到完全点燃状态，即只要电刺激强度超过大发作阈值，均可稳定诱发癫痫大发作。主要观察指标有两个：①癫痫行为学发作级别。可将点燃过程中出现的动物发作行为分为：1 级，面部阵挛，咀嚼明显；2 级，节律性点头；3 级，单侧前肢抬起阵挛；4 级，双侧前肢抬起阵挛并站立；5 级，双侧前肢阵挛，站立以及失去平衡跌倒。其中 1~3 级被认为是局灶性发作，4 级和 5 级是全面性发作。动物连续三天出现 5 级发作，即认为达到完全点燃状态。②ADD 变化，电点燃刺激后诱发的痫样放电用脑电记录系统记录。通过观察 ADD 可以得出一次痫样发作的持续时间。

Kindling 动物模型类似人的复杂部分性癫痫发作以及继发性全身阵挛发作，脑电图的异常类似人类复杂部分性癫痫发作期间杏仁核与海马区域的脑电位。一旦点燃症状形成，其脑内高度兴奋性神经元可永久存在，即使经过数个月以至 1 年的休止期后，再给予刺激杏仁核还可以激起相同的点燃现象，有利于药物的药效研究的长期稳定性。此外，可以通过观察点燃效应的形成及发作过程研究癫痫发生的起因与发作机制。但是该模型制作周期较长且需要较强的脑电极植入技术，以保证脑电极定位的准确以及电极固定的牢固性，避免实验过程中电极脱落的现象。

（2）化学药物点燃癫痫模型 上述点燃癫痫模型，除了用常规的电刺激诱导以外，也可以用长期低剂量的致惊剂诱导。常见的诱导药物有 $GABA_A$受体拮抗剂 PTZ。实验对象常为大鼠、小鼠等，以 SD 大鼠为例简述大鼠 PTZ 化学药物诱导点燃癫痫模型操作步骤。将 PTZ 溶于生理盐水溶液，浓度为 35mg/ml。大鼠腹腔注射 PTZ 溶液，35mg/kg。每 48 小时给药一次，直至连续出现 3 次 4 级发作，则被认为完全点燃。行为学发作级别标准：0 级：无反应；1 级：发呆，耳朵和面部抽动；2 级：整个身体抽动，不摔倒，没有前肢抬起；3 级：一侧或双侧前肢抬起，不摔倒；4 级：一侧身体摔倒；5 级：背部着地摔倒，或全身强直阵挛发作。注射 PTZ 后需观察 30 分钟，观察指标为：发作级别；肌颤出现时间，是指注射 PTZ 后至出现二级发作所需的时间；全身阵挛时间，是指注射 PTZ 后至出现四级所需的时间。另外可以测定每次发作的持续时间，癫痫不同等级发作的阈值、死亡率等指标。

PTZ 化学点燃模型是目前较为典型的化学点燃癫痫动物模型。低剂量 PTZ 发作与人的失神性发作（小发作）相关，高剂量 PTZ 发作与人的肌颤性、阵挛性和全身强直阵挛发作相似。优点是操作方便，可以用来研究癫痫的形成和发作过程的机制研究，而且可以较方便地测定药物对癫痫阈值的影响。缺点是模型制造过程时间较长，观察行为学等级指标容易受到主观因素影响，可用同时记录脑电位、盲法、录像等方法校正。

（3）苯妥英钠耐药癫痫模型　由于临床癫痫患者中存在一定比例的耐药性患者，因此非常有必要建立耐药性癫痫模型，并利用该模型筛选抗癫痫甚至是耐药性癫痫的新药。20 世纪 90 年代，德国科学家 Loscher 及其课题组首次在 Wistar 大鼠杏仁核电点燃癫痫模型上，筛选出对经典抗癫痫药苯妥英钠耐受的动物。

Wistar 大鼠通过立体定位手术在右侧杏仁核（AP：-2.4mm，L：-4.8mm，V：-8.8mm）植入双股电极。术后休息 7 天，再测定杏仁核的 ADT。测定 ADT 的刺激参数与后续点燃刺激的参数均为：单向方波，60Hz，1ms 波宽，刺激总时长为 1 秒。测定 ADT 的刺激强度从 10μA 开始，间隔 1 分钟逐次增加 20%，直到某个电流强度刺激可以在杏仁核诱发至少 5 秒的后放电棘波。该最小电流强度即定为 ADT，点燃过程的刺激强度为 400μA。第二天开始，每天一次，一周进行 6 天的杏仁核电点燃刺激，同时记录杏仁核的癫痫发作脑电。电点燃发作行为学根据不同表征进行 Racine 分级：①面部抽搐并伴有咀嚼；②点头；③单侧前肢阵挛发作；④双侧前肢阵挛和站立；⑤双侧前肢阵挛，站立以及倒地。当大鼠出现连续 3 次的 5 级发作后被认为是完全点燃。完全点燃的大鼠对 ADT 进行重新测定。测定方法同初始 ADT，测定后间隔 2 天，再重复测定，直至连续两次测定的 ADT 相同，即为稳定的 ADT。之后即可用苯妥英钠进行筛选。筛选方法为：先腹腔注射相同体积的溶剂，1 小时后测定 ADT，刺激电流条件同前，起始电流强度为稳定 ADT 的 58%，每隔 1 分钟，增加起始电流强度的 20%，直至某个电流强度能诱发超过 5 秒的后放电，此时的电流强度即为对照 ADT（control ADT，ADTC）。一天后腹腔注射苯妥英钠（75mg/kg），1 小时后测定 ADT，电流条件同前，起始电流强度为 58% ADTC，每隔 1 分钟，增加起始电流强度的 20%，直至某个电流强度能诱发超过 5 秒的后放电，此时的刺激电流即为给药后的 ADT（effect ADT，ADTE）。隔 4～6 天后再重复此过程，进行三轮苯妥英钠筛选。三轮筛选结束后，根据 ADTE 与 ADTC 比值的不同，分为以下三组。苯妥英钠有效组：三次筛选中 ADTE 均大于或等于 144% ADTC；苯妥英钠无效组：三次筛选中 ADTE 均小于或等于 120% ADTC；其余为苯妥英钠效果变异组。其中苯妥英钠无效组被认为该动物对苯妥英钠耐受。

该耐药癫痫模型是在经典的杏仁核电点燃模型中筛选获得，相比传统电点燃模型，制作周期更长及难度更大。后续研究表明，该方法筛选获得的大鼠对临床常用抗癫痫药卡马西平、拉莫三嗪等也均耐受，提示该模型为多药耐药模型。

（4）拉莫三嗪耐药癫痫模型　上述耐苯妥英钠癫痫模型在癫痫形成后即对药物产生耐受，更类似于临床中对抗癫痫药先天性耐受的患者。近年来，研究者进一步研发出了耐拉莫三嗪杏仁核电点燃癫痫模型，该模型与耐苯妥英钠癫痫模型不同，在大鼠点燃过程中，即给予拉莫三嗪，最终给予拉莫三嗪的大鼠完全点燃后会对拉莫三嗪产生耐受。这种模型更类似于临床因为长期服用药物而引起的继发性耐药癫痫患者。

实验对象常为大鼠、小鼠等，以 SD 大鼠为例简述该模型建模方法：SD 大鼠通过立体定位手术在右侧杏仁核植入双股电极，术后休息 7 天开始后续实验。大鼠首先测定 ADT，刺激参数为单向方波，50Hz，持续时间 2 秒，电流强度从 100μA 开始，每隔 20 分钟增加 50μA，直到能诱发后放电为止。第二天开始每天一次的杏仁核电点燃，刺激参数同阈值测定，点燃强度为阈值再加 50μA。并且将大鼠分为两组，一组大鼠在每天的点燃刺激前30分钟给予5mg/kg的拉莫三嗪，称为给药组，一组大鼠给予等体积的溶剂，称为溶剂组。点燃过程根据不同行为学表现进行Racine分级：①面部抽搐并伴有咀嚼；②点头；③单侧前肢阵挛发作；④双侧前肢阵挛和站立；⑤双侧前肢阵挛，站立以及倒地。当大鼠出现连续5次的4或5级发作后被认为是完全点燃。完全点燃后的大鼠休息两天后，给予15mg/kg的拉莫三嗪，30分钟后给予电刺激诱发大发作，观察拉莫三嗪对癫痫发作的效果。15mg/kg的拉莫三嗪可以有效抑制溶剂组大鼠的癫痫发作，而对给药组大鼠没有作用。因此给药组杏仁核电点燃大鼠被认为对拉莫三嗪耐受。主要观察指标有两个，一是癫痫行为学发作级别。二是ADD变化，电点燃刺激后诱发的痫样放电用脑电记录系统记录。通过观察后放电时程可以得出一次痫样发作的持续时间。

（5）癫痫持续发作后慢性自发模型（post-status epilepsy model） 动物经历前述癫痫持续发作后，一段潜伏期后动物陆续会表现为癫痫的反复自发，此慢性阶段接近于人类伴海马硬化和自发癫痫的颞叶癫痫模型，能模拟自发性的颞叶癫痫，以及模拟海马区神经元缺失等海马硬化样的病理组织学改变，是常用的颞叶癫痫自发发作模型。该慢性阶段中动物对部分已有抗癫痫药物耐药也常常被认为是耐药癫痫模型。

实验对象常为大鼠、小鼠等，以SD大鼠为例，简述大鼠锂盐-匹罗卡品（也叫毛果芸香碱）诱发癫痫持续状态后的自发癫痫模型的操作步骤。匹罗卡品诱导癫痫持续状态前一天先给予腹腔注射氯化锂，剂量为127mg/kg。以氯化锂给药后18～24小时诱导癫痫持续状态为宜（锂盐可以增强匹罗卡品在诱导癫痫持续状态的作用）。动物一般要先放在观察箱中适应半小时以上，并可先给予1mg/kg的溴甲基东莨菪碱拮抗外周反应，30分钟后腹腔注射匹罗卡品，剂量为30mg/kg。一般在给予匹罗卡品30～50分钟后，动物开始出现4、5级症状，以首次出现明显4级症状为癫痫持续状态起点，记录出现癫痫持续状态的潜时。动物的行为等级判断标准为：1级，面部阵挛，咀嚼明显；2级，节律性点头；3级，单侧前肢抬起阵挛；4级，双侧前肢抬起阵挛并站立；5级，双侧前肢阵挛，站立以及失去平衡跌倒。动物癫痫持续状态90～120分钟（可视发作严重程度而定）之后，腹腔注射地西泮注射液（10mg/kg）终止癫痫持续状态。如未能立即终止的小鼠，可每20～30分钟小剂量追加地西泮注射。动物经历癫痫持续状态之后比较虚弱，需及时腹腔注射生理盐水补充水分，也可用乳酸-林格液皮下注射补水。必要时还可以给予葡萄糖注射液和少量奶粉（灌胃）补充营养。癫痫持续发作后7～14天为自发发作形成期（也称为潜伏期），一般从癫痫持续发作后一个月开始，动物陆续进入慢性癫痫自发期。

给经历癫痫持续状态存活的大鼠腹腔注射戊巴比妥钠50mg/kg麻醉后，固定于脑立体定位仪上，暴露颅骨。根据Paxinos & Waston脑图谱，将脑电记录电极垂直插入一侧海马CA3区。电极为外包裹绝缘层的双极螺旋不锈钢电极，直径约为0.1mm，末端0.5mm刮掉绝缘层，双极间距0.5mm。在小鼠感觉运动皮层及小脑上方植入螺丝钉，并接入接地和参考电极，所有电极焊接到一个小型插头，用牙科水门汀固定插头于小鼠颅骨上。术后休息7～10天。在小鼠慢性自发期，每日定时录像观察其行为改变，并用脑电记录系统检测脑电变化。一般先记录7天动物的基础自发发作频率、时长等指标，再缓慢给予7天受试药物，观察其对癫痫自发情况的影响，以及撤药后数天内癫痫发作的恢复情况。

该模型病理改变明确，脑电变化明显，有利于进行行为学、电生理学和组织学的研究。缺点是模型制作周期较长且费力，成功率较低，尤其是在癫痫持续状态发作过程中以及之后阶段动物有较高的死亡率（40%～60%）。需要注意的是癫痫持续状态时间不宜过长，超过120分钟的动物死亡率明显提高；用地西泮终止时，应注意首次用量不能过大，防止动物因呼吸抑制死亡；动物癫痫持续状态之后比较虚弱，而且容易激惹，因此灌胃和注射应由熟练人员操作。

（6）转基因（原发性）癫痫模型 原发性癫痫模型种类非常多，果蝇、斑马鱼、小鼠、大鼠、犬等种属的动物均存在原发性癫痫。该类癫痫模型往往是通过多代杂交后孕育的基因突变品系或者直接通过转基因修饰的方式改变基因的表达从而实现，此类模型往往模拟临床上遗传性的癫痫疾病类型，目前用来药物筛选较少。随着精准医学的大力推进，后续如果是针对特定类型的遗传性癫痫发作研发新药，选择相对应的原发性癫痫模型还是必不可少的。如针对失神癫痫的药物筛选，则需要用到GAERS大鼠或WAG/Rij基因突变的失神大鼠模型；针对伴随癫痫发作的Dravet综合征患者的药物筛选，则需要用到SCN1A转基因动物模型。

## （二）体外药物作用机制研究设计

目前，临床抗癫痫药物的作用机制可以分为三大类：①通过调节动作电位相关的离子通道，抑制神经元的反复高频放电，包括 $Na^+$ 离子通道抑制剂、$K^+$ 通道开放剂等；②增强 GABA 能突触传递，降低中枢兴奋性，包括增加配体门控氯离子通道、抑制 GABA 转运体等化合物；③降低兴奋性突触传递，降低中枢兴奋性，包括抑制电压门控 $Ca^{2+}$ 介导的递质释放、拮抗 AMPA 受体等化合物。因此，常用的体外评价抗癫痫新药作用机制的模型一般在离体海马脑片组织或培养细胞上（原代培养或 Neuroblastoma 细胞系），通过电生理膜片钳实验来进行。主要包含两大部分：①利用离体发作模型进一步评价抗癫痫药物在体外模型的作用特征，体外模型可改变培养环境，从而方便观察对不同机制的影响。②在正常或高兴奋的体外脑片模型（因突触传递保留较好），观察和评价抗癫痫药物对神经细胞的内在放电特性（主要由电压门控的离子通道参与）以及兴奋性突触和抑制性突触的传递功能。

**1. 离体脑片癫痫模型的种类**

（1）高浓度钾离子诱导体外超兴奋模型　在灌流脑脊液中给予高钾（8mmol/L 的 $K^+$）可引起细胞膜内外 $K^+$ 失衡，从而引起外向整流型钾离子通道闭合，使细胞去极化，兴奋性升高而产生癫痫样电活动。

首先制备离体海马脑片。2 周龄 SD 幼鼠利用无水乙醚麻醉后，迅速断头取脑并快速转移置冰上预冷并充有 95% $O_2$/5% $CO_2$ 的人工脑脊液（artificial cerebrospinal fluid，ACSF）中，ACSF 配方组成为：119mmol/L 的 NaCl，2.5mmol/L 的 KCl，2.5mmol/L 的 $CaCl_2$，1mmol/L 的 $Na_2HPO_4$，1.3mmol/L 的 $MgSO_4$，26.2mmol/L 的 $NaHCO_3$，11mmol/L 的 D-glucose。随后迅速取出脑组织，分离左右半脑，用震动切片机沿海马长轴切取 300μm 的海马脑切片，并将切片迅速移至通有 95% $O_2$/5% $CO_2$ 混合气的高钾 ACSF 溶液（组成成分为：119mmol/L 的 NaCl，2.5mmol/L 的 KCl，2.5mmol/L 的 $CaCl_2$，1mmol/L 的 $Na_2HPO_4$，1.3mmol/L 的 $MgSO_4$，26.2mmol/L 的 $NaHCO_3$，11mmol/L 的 D-glucose）中孵育 2 小时，温度维持在 25℃。孵育后的脑片通过全细胞膜片钳放大系统记录海马 CA1 区的场电位及锥体神经元动作电位。记录模式均为电流钳，外液为高钾 ACSF。记录场电位玻璃电极阻抗为 500～1000kΩ，记录内液为 ACSF。记录动作电位玻璃电极阻抗为 2～5MΩ，记录内液成分为：35mmol/L 的 K-gluconate，110mmol/L 的 KCl，10mmol/L 的 4-(2-hydroxyethyl)-1-piperazineethanesulfonic acid，2mmol/L 的 $MgCl_2$，2mmol/L 的 $Na_2ATP$，10mmol/L 的 ethylene glycol tetra-acetic acid，pH 为 7.4。不同浓度抗癫痫药通过灌流给予，考察指标为场电位癫痫样放电的幅度和时长，动作电位发放的频率和幅度。

（2）低浓度镁离子诱导体外超兴奋模型　利用灌流无 $Mg^{2+}$ 的人工脑脊液，解除谷氨酸 NMDA 受体的 $Mg^{2+}$ 阻断，使其更容易开放，从而使得兴奋性突触传递增强，最终诱发癫痫样电活动。

首先类似上述高钾体外模型制备离体海马脑片，将沿海马长轴切取的 300μm 厚的海马脑片迅速移至通有 95% $O_2$/5% $CO_2$ 混合气的无 $Mg^{2+}$ 的 ACSF 液（成分为：119mmol/L 的 NaCl，2.5mmol/L 的 KCl，2.5mmol/L 的 $CaCl_2$，1mmol/L 的 $Na_2HPO_4$，26.2mmol/L 的 $NaHCO_3$，11mmol/L 的 D-glucose）中孵育 2 小时，温度维持在 25℃。孵育后的脑片通过全细胞膜片钳放大系统记录海马 CA1 区的场电位及锥体神经元动作电位。记录模式均为电流钳，外液为无 $Mg^{2+}$ 的 ACSF。记录场电位玻璃电极阻抗为 500～1000kΩ，记录内液为 ACSF。记录动作电位玻璃电极阻抗为 2～5MΩ，记录内液成分为：35mmol/L 的 K-gluconate，110mmol/L 的 KCl，10mmol/L 的 4-(2-hydroxyethyl)-1-piperazineethanesulfonic acid，2mmol/L 的 $MgCl_2$，2mmol/L 的 $Na_2ATP$，10mmol/L 的 ethylene glycol tetra-acetic acid，pH 为 7.4。不同浓度抗癫痫药通过灌流给予，考察指标为场电位癫痫样放电的幅度和时长，动作电位发放的频率和幅度。

（3）荷包牡丹碱（bicuculline）诱导体外超兴奋模型　灌流含 $GABA_A$ 受体的抑制剂 bicuculline 的人工脑脊液可以导致海马脑片中抑制性的突触传递受阻，从而引起兴奋性锥体细胞等脱抑制，导致癫痫样放电活动。

首先类似上述高钾体外模型制备离体海马脑片，将沿海马长轴切取的 300μm 厚的海马脑片迅速移至通有 95% $O_2$/5% $CO_2$ 混合气的含 bicuculline 的 ACSF（组成成分为：119mmol/L 的 NaCl，2.5mmol/L 的 KCl，2.5mmol/L 的 $CaCl_2$，1.3mmol/L 的 $MgSO_4$，1mmol/L 的 $Na_2HPO_4$，26.2mmol/L 的 $NaHCO_3$，11mmol/L 的 D-glucose，100mmol/L 的 bicuculline）中孵育 2 小时，温度维持在 25℃。ACSF 孵育后的脑片通过全细胞膜片钳放大系统记录海马 CA1

区的场电位及锥体神经元动作电位。记录模式均为电流钳，外液为含 bicuculline 的 ACSF。记录场电位玻璃电极阻抗为 500～1000kΩ，记录内液为 ACSF。记录动作电位玻璃电极阻抗为 2～5MΩ，记录内液成分为：35mmol/L 的 K-gluconate，110mmol/L 的 KCl，10mmol/L 的 4-(2-hydroxyethyl)-1-piperazineethanesulfonic acid，2mmol/L 的 $MgCl_2$，2mmol/L 的 $Na_2ATP$，10mmol/L 的 ethylene glycol tetra-acetic acid，pH 为 7.4。不同浓度抗癫痫药通过灌流给予，考察指标为场电位癫痫样放电的幅度和时长，动作电位发放的频率和幅度。

（4）钾通道抑制剂 4-氨基吡啶（4-aminopyridine，4-AP）诱导体外超兴奋模型　利用的是灌流 4-AP 的人工脑脊液，4-AP 是钾通道阻滞剂，虽然其对兴奋性递质和抑制性递质的传递都有增强作用，但是该化合物诱导癫痫样活动主要是通过兴奋性氨基酸传递介导的。

首先类似上述高钾体外模型制备离体海马脑片，将沿海马长轴切取的 300μm 厚的海马脑片迅速移至通有 95% $O_2$/5% $CO_2$ 混合气孵育的含 4-AP 的 ACSF（组成成分：119mmol/L 的 NaCl，2.5mmol/L 的 KCl，2.5mmol/L 的 $CaCl_2$，1.3mmol/L 的 $MgSO_4$，1mmol/L 的 $Na_2HPO_4$，26.2mmol/L 的 $NaHCO_3$，11mmol/L 的 D-glucose，45mmol/L 的 4-AP）中孵育 2 小时，温度维持在 25℃。孵育后的脑片通过全细胞膜片钳放大系统记录海马 CA1 区的场电位及锥体神经元动作电位。记录模式均为电流钳，外液为含 4-AP 的 ACSF。记录场电位玻璃电极阻抗为 500～1000kΩ，记录内液为 ACSF。记录动作电位玻璃电极阻抗为 2～5MΩ，记录内液成分为：35mmol/L 的 K-gluconate，110mmol/L 的 KCl，10mmol/L 的 4-(2-hydroxyethyl)-1-piperazineethanesulfonic acid，2mmol/L 的 $MgCl_2$，2mmol/L 的 $Na_2ATP$，10mmol/L 的 ethylene glycol tetra-acetic acid，pH 为 7.4。不同浓度抗癫痫药通过灌流给予，考察指标为场电位癫痫样放电的幅度和时长，动作电位发放的频率和幅度。

**2. 评价抗癫痫药物对神经细胞的内在特性及突触传递的作用机制**　以海马脑片为例简述体外利用膜片钳技术解析药物作用机制研究过程。

脑片制备：将动物用异氟烷麻醉后，断头取脑立即转移置冰上预冷并不断充入 95% $O_2$/5% $CO_2$ 混合气体的人工脑脊液（ACSF）中，配方为（单位：mmol/L）：NaCl，119；KCl，2.5；$CaCl_2$，2.5；$NaH_2PO_4$，1；$MgSO_4$，1.3；$NaHCO_3$，26.2；D-glucose，11。浸泡 2 分钟后取出脑组织，在冰上迅速将其修成小块，并用振动切片机沿海马长轴切取 300μm 的薄片，之后立即转移至通有上述混合气体的 ACSF 中孵育 1 小时，并维持温度在 25℃。

全细胞记录：将上述准备好的小鼠脑片转移至恒温记录槽中，以 2ml/min 速度匀速灌流上述混合气体饱和的 ACSF，全细胞模式记录海马 CA3 区锥体神经元。在电流钳下，补偿电流为 0 时，记录此时电位即为静息膜电位。给予细胞-100pA 的超极化电流诱发超极化电位变化，根据欧姆定律计算输入阻抗；并且计算细胞膜电位变化到最大值 63% 时的时间即为时间常数。记录诱发动作电位方法：细胞高阻封接后，吸气破膜，然后在电流钳模式下从 0 开始，对其施加梯度电流（每次增加 5pA）。直到诱发出动作电位。分别计算动作电位发放的电压阈值、幅值、半波宽以及后超极化电位等指标。电极内液含（单位 mmol/L）：NaCl，1；EGTA，5；K-gluconate，130；Mg-ATP，2；HEPES，10；$MgCl_2$，1；$CaCl_2$，1；KOH，3（用 KOH 将 pH 调至 7.2）。玻璃微电极阻抗为 5～10MΩ。

记录突触后电流方法：细胞封接并破膜后，在电压钳模式下记录突触后电流，钳制电压为 -60mV。记录自发的兴奋性突触后电流（sEPSCs）和自发的抑制性突触后电流（sIPSCs）的电极内液配方（单位：mmol/L）分别为：NaCl，1；EGTA，5；K-gluconate，130；Mg-ATP，2；HEPES，10；$MgCl_2$，1；$CaCl_2$，1；KOH，3（用 KOH 将 pH 调至 7.2）和 NaCl，5；EGTA，0.2；HEPES，10；Mg-ATP，2；CsCl，140；$Na_3GTP$，0.3；QX314，5；$Na_2$-phosphocreatine，10（用 KOH 将 pH 调至 7.2）。记录电极阻抗为 5～10MΩ，记录温度为 25℃。在孵育液中加入 $GABA_A$受体介导的抑制性传递抑制剂 bicuculline（40μmol/L）记录 sEPSCs；在孵育液中加入兴奋性传递抑制剂 CNQX（20μmol/L）和 D-AP5（50μmol/L）记录 sIPSCs，膜电位均保持在 -60mV。统计指标为突触电流的幅值和频率。

上述离体脑片发作模型，可以结合不同机制药物诱导的发作进一步评价抗癫痫药物在体外模型的作用及特征，体外模型相比整体癫痫模型可以节省动物的使用量，而且容易改变培养环境从而方便观察对不同机制的影响，并可进一步观察和评价抗癫痫药物对神经细胞的内在放电特性（主要由电压门控的离子通道参与）以及兴奋性和抑制性突触传递的功能。缺点是，体外模型往往会切断不同神经纤维的连接，并不能真正模拟临床癫痫发作特定及发作时的神经环路的动态特征。此外，体外模型的建立及药物评价往往需要操作者有较高的离体电生理记录技能。

## 三、实例

### 拉考沙胺对小鼠癫痫的治疗作用及机制研究

**1. 药物特性**　拉考沙胺（lacosamide）属于新一类功能性氨基酸，结构为（*R*）-2-乙酰胺-N-苄基-3-甲氧基丙酰胺。拉考沙胺具有两亲性，这使其具有足够的水溶性以形成非肠道吸收物质，并具有足够的亲脂性以通过血脑屏障。药动学分析表明，拉考沙胺口服生物利用度高，不受食物影响。2008 年 9 月欧盟批准比利时优士比公司的拉考酰胺（商品名 Vimpat）上市，用于辅助治疗 16 岁及以上癫痫患者有或无继发性全面发作的部分癫痫发作。2008 年 10 月，美国 FDA 已批准拉考酰胺上市作为一种辅助药物与其他药物联合用于癫痫部分性发作。

**2. 研究目的**　明确拉考沙胺对整体小鼠癫痫模型的治疗作用，并探究其作用机制。

**3. 动物选择和模型选择**　ICR 品系的小鼠繁殖力强，生长速度快，癫痫实验重复性较好，且购买成本较低，是用于大规模建立癫痫模型筛药的常用动物之一，因此本研究选用 SPF 级 8 周龄的雄性 ICR 小鼠作为建立小鼠癫痫发作模型的动物。

动物模型选用目前公认的癫痫发作模型：小鼠 MES 和 PTZ 模型，这两个模型是临床前抗癫痫药效学评价的金标准模型。MES 模型通过在小鼠双耳涂适量的生理盐水，在小鼠两侧耳翼上夹刺激夹，通电刺激（60Hz，50mA，0.2 秒），可使 100% 小鼠惊厥发作。正常小鼠受到刺激后，开始肢体强直性弯曲伸展，最后出现阵挛性癫痫发作，MES 模型可以评价受试药物是否对部分性癫痫发作和全面性强直阵挛发作有效；PTZ 模型是在小鼠腹腔或皮下注射戊四唑溶液（注射剂量一般为 80～100mg/kg）后逐渐表现为急性的阵挛性癫痫发作，可按照 Racine 发作等级判断，模型成功率约为 90%。一般指标为观察 PTZ 注射后 30 分钟的行为学表现，记录不同发作等级的潜时、强直率等指标，PTZ 模型可以评价受试药物是否对肌阵挛性癫痫发作有效。

**4. 实验分组**　小鼠随机分为正常组、模型组、实验药不同剂量组（一般预设剂量为 30mg/kg、100mg/kg、300mg/kg）、阳性药丙戊酸钠组（150mg/kg），于造模前提前给药，每组 10 只。

**5. 给药途径、给药剂量和给药时间**　拉考沙胺属于新一类功能性氨基酸，临床用药拟推荐口服用药途径，因此本研究选择灌胃给药。药物在整体动物药效学评价一般设计 3 个剂量以上，本研究设计拉考沙胺三个剂量组（30mg/kg、100mg/kg、300mg/kg）。由于临床抗癫痫药物一般为提前的发作预防性给药，因此本研究中受试药物拉考沙胺于造模前单次给药。在 MES 模型中，在拉考沙胺灌胃给药后 0.5 小时、2 小时分别给予最大电休克的刺激，观察癫痫发作情况。在 PTZ 模型中，在拉考沙胺灌胃给药后 0.5 小时给予腹腔注射 PTZ 溶液，观察癫痫发作情况。本研究中阳性药物丙戊酸钠的剂量为 150mg/kg，灌胃给药，造模前提前 0.5 小时单次给药，对照正常组和模型组给予等量的溶媒。

在 MES 模型中，可根据实验结果调整受试药物的用药剂量，接着确定药物的最大效应时间（time of peak effect），即给予调整后有效浓度的受试药物于 0.25 小时、0.5 小时、1.0 小时、2.0 小时、4.0 小时测定其最大抗癫痫效应的时间点。且在此最大效应时间点时，测定受试药物的半数有效量（$ED_{50}$）。

**6. 评价指标**　癫痫的临床表现为反复突发性的发作，根据这些临床表型，在 MES 和 PTZ 模型中，主要观察癫痫的行为学发作表型来判断受试药物拉考沙胺是否有抗癫痫活性。

在 MES 模型中，观察小鼠癫痫发作等级、强直发作持续时间、强直发作的几率、死亡率等指标。MES 癫痫发作等级判断标准为：1 级：无反应或跑动；2 级：前肢强直阵挛抽搐；3 级：前后肢均强直阵挛抽搐。

在 PTZ 模型中，观察小鼠癫痫发作等级、到达各个发作等级的潜时、全面性发作的几率、死亡率等指标。戊四唑癫痫发作等级判断标准为：0 级：无反应；1 级：发呆，耳朵和面部抽动；2 级：整个身体抽动，无前肢抬起；3 级：单侧抬起阵挛性抽搐；4 级：双侧前肢抬起或一侧身体摔倒阵挛性抽搐；5 级：背部着地摔倒阵挛性抽搐，或全身强直阵挛发作。一般等级 4 级及以上认为是癫痫全面性发作。

**7. 机制研究** 在体外机制研究中，我们使用全细胞膜片钳记录技术来检测拉考沙胺对神经递质和电压门控钠离子通道的作用。测试拉考沙胺对神经递质作用实验，选取怀孕 15 天的 SD 大鼠海马细胞，体外培养 2 周后使用。在膜片钳钳制电压在 -70mV 的情况下，被钳制的细胞周边 200~400μm 处用移液管喷射激动剂或者激动剂混合拉考沙胺。$GABA_A$受体电流使用 5μmol/L GABA 诱发，而离子型谷氨酸电流使用 100μmol/L 的 kainate 和 10μmol/L 的 NMDA 加 1μmol/L 的甘氨酸诱发。激动剂的使用时间为 1~5 秒，每次使用间隔为 20~30 秒，通过膜片钳的放大器记录激动剂诱发的电流值大小。测试拉考沙胺对电压门控钠离子通道作用实验，采用 N1E-115 小鼠神经母细胞瘤细胞，在膜片钳钳制电压在 -90mV 和 -60mV 的情况下，记录钠离子电流的大小。

在体外实验中，拉考沙胺溶解在二甲亚砜溶液中制备成 50mmol/L 的高浓度母液冻存，实验时可用 ACSF 稀释配成工作浓度，一般可选择 1μmol/L、10μmol/L、100μmol/L 三个浓度测试，比较在受试药物拉考沙胺存在及不存在的情况下神经递质介导的电流以及电压门控钠离子通道的电流大小。通过观察上述指标揭示拉考沙胺抗癫痫的作用机制。

（汪　仪　陈　忠）

# 第二节　抗帕金森病药物的药理学研究

## 一、概述

帕金森病（Parkinson disease，PD）又称震颤麻痹（paralysis agitans），是锥体外系功能紊乱引起的一种慢性中枢神经系统退行性疾病，常发生于中老年人。临床症状主要为肌肉震颤、僵硬、运动困难，姿势和运动平衡失调，有些患者有嗅觉异常、记忆障碍和痴呆。PD 主要病理特征是黑质纹状体多巴胺能神经元进行性死亡，胞浆内出现嗜酸性包涵体（Lewy 小体）。

仅有约 10% 的 PD 患者是由于基因突变引起的，常见于年轻患者和有家族史的患者。目前已确认与 PD 相关的突变基因包括被克隆和定位的 α-核突触蛋白（α-synuclein）、DJ-1 以及 Parkin 等。大多数 PD 患者为散发性，病因不明，可能与环境或基因导致的黑质纹状体多巴胺能神经-胆碱能神经功能失衡相关。PD 患者因黑质病变，黑质神经元进行性减少，引起多巴胺（dopamine，DA）合成减少，使纹状体内 DA 含量降低，造成黑质-纹状体通路多巴胺能神经功能减弱，而胆碱能神经功能相对增强，致使锥体外系功能失调，从而发生震颤、麻痹、僵直等症状。

临床上治疗帕金森病药物有两大类，一类是补充脑内 DA 含量或激活 DA 功能，另一类为中枢抗胆碱药物，总体目标都是恢复多巴胺能和胆碱能神经系统对运动功能调节的平衡。拟多巴胺药包括补充脑内多巴胺的左旋多巴、抑制外周神经系统中多巴转化为多巴胺的多巴脱羧酶抑制剂、多巴胺受体激动剂、抑制多巴胺降解的儿茶酚-氧位-甲基转移酶抑制药和单胺氧化酶抑制剂以及促进多巴胺释放的金刚烷胺。抗胆碱药为主要作用于中枢神经系统的苯海索。

## 二、抗帕金森病药物临床前药效学研究设计

治疗 PD 新药的临床前药效学研究主要包括整体动物模型治疗作用研究和体外药物作用机制研究。

### （一）在动物模型上药效学研究设计

选择理想的 PD 模型应当具有以下特征：①有帕金森病的运动障碍且易于检测和定量；②增龄性的多巴胺神经元死亡；③出现 Lewy 小体类似的胞浆包涵体。目前建立 PD 模型的主要有转基因鼠和立体定位注射神经毒性

药物制作的大鼠模型。常用 PD 动物模型见表 9－2－1。

**表 9－2－1　常用 PD 动物模型的特点**

| 模型 | 病理特征 | 不足 | 评价 |
|---|---|---|---|
| MPTP | 具有帕金森综合征 | 产生的是急性或亚急性的病理过程 | 啮齿类动物敏感性较灵长类动物差 |
| | 对 DA 受体激动剂有反应 | 没有经典的 Lewy 小体 | |
| 6-OHDA | 运动障碍 | 没有经典的 Lewy 小体 | 大鼠、小鼠、猫、犬以及灵长类动物对6-OHDA 均敏感 |
| | 黑质多巴胺神经元死亡 | | |
| | 对 DA 受体激动剂有反应 | | |
| 鱼藤酮 | 运动障碍 | 个体差异性 | Lewis 大鼠有效 |
| | 黑质多巴胺神经元死亡 | | |
| | 胞浆有 α-synuclein 聚集，类似 Lewy 小体 | | |
| 转基因动物 | | | |
| α-synuclein 过表达果蝇 | 运动障碍 | 对 DA 受体激动剂反应不确定 | 对 DA 受体激动剂的响应不明确 |
| | TH 神经元缺失 | | |
| | 胞浆有 α-synuclein 聚集，类似 Lewy 小体 | | |
| α-synuclein 过表达小鼠 A53T-αS | 运动障碍 | 黑质神经元没有明显缺失 | 运动障碍不明显 |
| A30P-αS（*SNCA*） | 纹状体多巴胺神经元缺失 | | |
| | 纹状体核内和胞浆有 α-synuclein 聚集，类似 Lewy 小体 | | |

**1. 转基因模型**

（1）α-突触核蛋白（α-synuclein）过表达　转基因模型 α-synuclein 基因是第一个被发现与家族性 PD 相关的基因，α-synuclein 蛋白是 PD 患者神经元内出现的一种蛋白包涵体结构——路易氏小体（Lewy body）的主要成分，也是帕金森病的一个重要的病理学标志。目前发现 α-synuclein 有三个点突变（A53T、A30P 和 FA6K），突变或过表达的 α-synuclein 可形成 β 折叠结构而不被及时清除，进而引起线粒体功能紊乱并导致细胞凋亡。α-synuclein 过表达 PD 转基因小鼠模型具有 PD 部分特征，包括在细胞质和核内与 α-synuclein、ubiquitin 相关的包涵体形成，纹状体内 TH 活性降低以及轻微的运动障碍的出现。

（2）Parkin 转基因模型　Parkin 基因在常染色体隐性遗传青少年型 PD 患者中被发现并定位克隆。Parkin 蛋白有 E3 泛素连接酶的功能，参与了泛素蛋白水解酶系统，Parkin 基因可以在线粒体外膜蛋白上生成泛素链，以招募线粒体自噬的受体，使受损线粒体能通过线粒体自噬途径被清除以维持线粒体稳态。研究发现部分散发性帕金森病尤其是早发性 PD 患者出现 Parkin 基因突变。在突变 Parkin 过表达转基因小鼠模型中，表现出多巴胺神经元进行性变性。Parkin 基因敲除鼠出现线粒体功能紊乱和氧化损伤，Parkin 基因敲除果蝇也发现线粒体病变和多巴胺神经元丢失。

（3）LRRK2 转基因模型　LRRK2（leucine-rich repeat kinase 2）基因最常见的突变位点是 G2019S，在家族性 PD 中占 5%～6%，在散发性 PD 中占 1%～3%。此外还存在 I2012T、I2020T、G2385R、R1441G、Y1669 等突变位点。携带 LRRK2 G2019S 突变的人群发生 PD 的概率呈现增龄性增高。LRRK2 是富有亮氨酸的蛋白激酶，参与自噬调节以及内体分选等生理功能。突变的 LRRK2 导致多巴胺能神经元出现内涵体，生存率下降。LRRK2 转基因小鼠表现出黑质纹状体功能异常和行为学障碍。

（4）PINK1 转基因模型　PINK1（PTEN induced putative kinase1）编码具有激酶活性的线粒体蛋白，与 Parkin 一起介导线粒体自噬，清除受损线粒体，维持细胞内线粒体稳态。在 PINK1 突变 PD 模型小鼠中，出现增龄性多巴胺水平的降低以及行为学异常。

（5）泛肽 C 末端水解酶-L1（UCH-L1）转基因模型　UCH-L1 对维持神经元内游离泛素的正常水平有重要作用。UCH-L1 的 I93M 突变会降低 UCH-L1 的水解功能，出现 UCH-L1 阳性小体增多。过表达 UCH-L1 的 I93M 突变也表现出一些与帕金森病相似的病理变化。UCH-L1 蛋白功能与 PD 的发病机制有一定的相关性。

（6）DJ-1 基因敲除模型　DJ-1 有 11 种突变，与早发 PD 有关。DJ-1 基因位点的突变可引起常染色体隐性 PD。病理机制为 DJ-1 突变引起蛋白酶体降解系统紊乱，使线粒体失能，促使神经元死亡，诱发帕金森病。

（7）HtrA2/Omi 基因敲除模型　HtrA2/Omi 基因是一个主要定位于真核生物线粒体的丝氨酸蛋白酶。HtrA2/Omi 基因一旦受到凋亡信号的刺激，便和其他促凋亡因子从线粒体中释放到细胞质，促发细胞凋亡。研究表明，HtrA2/Omi 基因启动子 958C/G、内含子 5-59A/G 和编码区 11915G/A 的单核苷酸多态性（SNP）以及 HtrA2/Omi 基因 A141S 多态和 G399S 突变均与帕金森病有关。HtrA/2Omi 基因敲除小鼠表现出黑质纹状体通路异常，靶向敲除 HtrA2/Omi 小鼠模型中，则会出现运动功能障碍和多巴胺神经元退变。

由于帕金森病是个多基因遗传性疾病，其遗传学基础尚未研究清楚，因此单个基因的突变引发的 PD 动物模型就具有极大的局限性。此外，由于基因突变引起的家族性帕金森病只占帕金森病患者 10% 左右，利用帕金森病的转基因动物就很难代表较为普遍的帕金森病的发病机制。利用转基因动物或细胞研究突变蛋白蓄积与清除及其与细胞器功能的关系更为合适。

**2. 注射神经毒素制作 PD 动物模型**　PD 患者大脑黑质神经元出现氧化损伤以及线粒体复合物Ⅰ功能抑制，可能是 PD 患者出现神经退行性病变的重要原因。目前通常采用 1-甲基苯基-1,2,3,6-四氢吡啶（1-methyl-4-phenyl-1,2,3,6-tetrahydropyridine，MPTP），6-羟基多巴胺（6-hydroxy dopamine，6-OHDA）和鱼藤酮（Rotenone）制备 PD 模型，并在该模型的基础上探索多巴胺能神经元死亡的分子机制。

（1）注射 MPTP　MPTP 是海洛因合成过程的副产物，是一种多巴胺神经毒素，会快速引起人类的帕金森综合征。MPTP 的作用是在 1982 年被发现的，一群成瘾者出现了严重的亚急性帕金森综合征，而这群成瘾者就是服用了被 MPTP 污染的人工合成的吗啡衍生物海洛因。MPTP 的高亲脂性使其容易通过血脑屏障。胶质细胞内的单胺氧化酶能将 MPTP 转化成 1-甲基-4-苯基吡啶（$MPP^+$），后者可以被 DA 转运体所摄取并在 DA 神经元内堆积。缺乏这种转运体的小鼠能避免 MPTP 的毒性损害。吸收的 $MPP^+$ 在线粒体内富集，它们能够抑制线粒体电子转运链中复合物Ⅰ从而使 ATP 的生成减少，并产生活性氧自由基，从而诱导 DA 神经元的凋亡。MPTP 对无脊椎动物和灵长类动物都具有神经毒性。给成年健康食蟹猴颈内动脉注射 MPTP 可建立 PD 模型。MPTP 可诱导食蟹猴嗅球突触小球层细胞凋亡，并伴有星形胶质细胞增生和小胶质细胞激活。MPTP 可以诱导形成稳定且具有长期运动症状的 PD 模型，注射 MPTP 3 个月临床评分达到最高，至少可维持到 6 个月有显著的临床评分改变。

在灵长类动物，如人、猴、狒狒中，MPTP 能引起不可逆的严重的帕金森症状，这种症状与散发的 PD 相似。MPTP 造模后神经元会出现 α-synuclein 的聚合体，黑质 DA 神经元出现进行性死亡。在治疗上，左旋多巴（L-3，4 二羟基多巴）和 DA 受体激动剂也对灵长类动物 MPTP 制造的 PD 模型有较好疗效。尽管有报道用小剂量 MPTP 长期给药，可以复制缓慢发展的帕金森病症状，出现黑质 DA 神经元选择性缺失。但通常用 MPTP 制作的 PD 是急性或亚急性的发病过程。由于 PD 是一种慢性发展的疾病，因此，这也是 MPTP 制作 PD 模型的主要缺点。

啮齿类动物对 MPTP 的神经毒性不如灵长类动物敏感，它们需要更高浓度的 MPTP 才能诱导 DA 神经元的缺失，且很难产生永久性帕金森病的行为学症状。在啮齿类动物中，通常需要采用受体拮抗剂完全阻断 $D_2$ 受体才有帕金森病样症状的出现。C57BL/6 系的小鼠是对 MPTP 最敏感的啮齿类动物。因此建议使用 C57BL/6 系小鼠来建立 MPTP 的 PD 模型。

（2）在黑质/纹状体立体定位注射 6-OHDA　6-OHDA 是第一种用来制作帕金森病动物模型的药物。由于 6-OHDA 不能通过血脑屏障，因此最常用的方法是在单侧黑质或者单侧中央前脑束注射 6-OHDA。脑内注射 6-OHDA 后 1～3 天就出现神经元死亡，与 MPTP 引起的急性 PD 模型类似。此外，还可以直接注射在纹状体，引起黑质神经元变性。这种方法可以在长达四周的时间内出现部分黑质神经元缓慢的损伤，可被用来模拟缓慢发病的 PD 病程。在向黑质注射 6-OHDA 之后，这些药物选择性的累积在 DA 神经元并对其产生毒性作用。这一毒性过程可能与自由基有关。6-OHDA 可对大鼠、小鼠、猫以及灵长类动物有毒性，被广泛用来制作单侧损伤 PD 模型。6-OHDA 制作的 PD 模型的缺点是：在黑质中引起损伤但并不形成 Lewy 小体，并且可能引起其他神经元非特异性的损伤。但是，这种模型主要的优点是：单侧注射后，实验动物出现旋转行为，该行为可用来对运动缺陷进行定量评价，因此在筛选作用于多巴胺及其受体的药物时就有很大的好处。

（3）注射鱼藤酮　鱼藤酮是一种天然的杀虫剂，存在于亚洲热带及亚热带地区所产豆科鱼藤属植物根中，在一些中草药如地瓜子、苦檀子、昆明鸡血藤根中也含有。几乎不溶于水，溶于乙醇等有机溶剂。鱼藤酮是一种线粒体复合物Ⅰ的高亲和力的特异性抑制剂。鱼藤酮长期给药，实验动物可以产生许多 PD 的特征，包括黑质纹状体多巴胺能神经元的变性和 DA 神经元内 Lewy 小体的形成。实验大鼠出现运动徐缓、步态不稳以及一些震颤的迹象，这些症状在给予 DA 受体激动剂脱水吗啡后得以改善。然而，PD 样病理学改变仅见于半数的 Lewis 大鼠，在其他系的大鼠中则观察不到这些症状。

## （二）在细胞模型上的药效学研究设计

相比动物模型，细胞模型可以更快获得病理症状，花费较少，不需要伦理许可。此外，遗传或药理学处理更为方便，细胞内分子变化实时观察也比整体动物更为容易。在药物筛选方面，可以短时间大规模筛选药物。以及例如多巴胺能神经元可以被分离出来以观察药物对其形态与功能的影响，用于评估药物对 PD 病理学的意义。大体上，在多巴胺神经元功能研究以及在 α-synuclein 蛋白蓄积研究中使用细胞模型非常合适。

PD 病理生理学还需要有很多不同细胞间的相互影响，如果用细胞模型就有局限性了。如研究星形胶质细胞在神经炎症中的作用，研究突触的改变以及神经网络时，整体动物模型就非常的重要。此外，细胞模型也无法考虑神经环路。因此，所有从培养的细胞上获得的重要结果都应在动物实验中进一步验证。

**1. PD 细胞模型**　最常用于制作 PD 细胞模型的细胞系是成神经细胞瘤细胞系 SH-SY5Y 细胞和肾上腺嗜铬细胞瘤细胞系 PC12 细胞。这两类细胞能释放儿茶酚胺类物质，并可发展成类似神经元的特性，如在分化的条件培养基下，可长出神经突起。在这种细胞模型可以很方便做给药处理，进行药理学研究。在改变特定基因表达时也很方便。可用瞬时转染的方式进行基因过表达或敲减（knock-down）实验，也可用慢病毒感染的方式建立稳转细胞株或时空特异表达或敲减的细胞株。

（1）原代培养的大鼠神经元培养中脑神经元，可以培养出少量的 DA 神经元。18 日龄大鼠胎鼠大脑皮质（也可专门分离黑质或纹状体）消化后铺板，用神经元培养专用培养基（NEUROBASAL 再添加 B27 和谷氨酰胺）进行培养，用阿糖胞苷抑制神经胶质细胞生长，7～8 天后可用于实验研究。也可分离纹状体进行原代神经元培养。相比小鼠原代培养神经元，大鼠原代培养神经元存活时间更长，进行后续实验操作更方便。相比肿瘤细胞系细胞，原代培养的神经元造模更接近 PD 模型，但较难进行基因操作。质粒转不进去，腺病毒感染神经元的感染率太低（感染神经胶质细胞很好），几乎不可用。选用慢病毒和腺相关病毒，可获得较高的感染率方便后续研究。慢病毒表达 72 小时后可进行相关基因表达水平的检测以及 α-synuclein 突变蛋白蓄积的检测。

（2）原代培养的星形胶质细胞和原代培养的小胶质细胞用于研究星形胶质细胞和小胶质细胞功能对 PD 疾病进程的影响。胚胎 18 日龄后胶质细胞大量增殖，因此可从 1～3 日龄新生小鼠大脑皮质组织中分离星形胶质和小胶质细胞。星形胶质细胞可以传代 3～4 代，易于操作。小胶质细胞数量少，培养不易。前期实验可以用 BV2 肿瘤细胞系进行，关键的实验结果再用原代培养的小胶质细胞验证。

造模的神经毒性物质 $MPP^+$ 和 6-OHDA 不能通过血脑屏障，但是可用于制作体外细胞模型。谷氨酸诱导的神经毒性是常用的氧化应激模型，可产生几种氧自由基（ROS），包括一氧化氮（NO）。

目前的 PD 模型不是很理想，基于这些模型的生物医学仍然有很大的进步。例如 MPTP、6-OHDA 和鱼藤酮建立的 PD 模型在筛选 DA 受体激动药方面发挥了重要作用。此外，MPTP 的急性 PD 模型以及体外模型在开发神经保护药方面也发挥了巨大作用，如已经成功开发了尼古丁、雌激素、NO 合酶抑制剂以及抗氧化剂等神经保护药。

**2. 给药途径、给药剂量和给药时间选择**　通常可考虑选择两种给药途径，其中一种给药途径要求与临床可能的给药途径一致。为减少药物吸收以及首关效应对药物浓度的影响。对小鼠而言，通常可选择腹腔注射给药作为给药途径之一。若药物为口服药物，则另一种给药途径为灌胃。其他参考预估临床给药方式，可选择透皮贴剂给药、皮下注射给药等。如果某药物不能通过血脑屏障，在进行药物机制研究时也可以考虑直接脑内注射。在进行药效评价时，就必须考虑是否可用能通过血脑屏障的前体药，且能在脑内代谢为有药效的药物，或者合成能通过血脑屏障的衍生物并验证其药效。

由于只有10%的帕金森患者为家族性的，可以通过基因突变的检测预知疾病的发生，但大多数患者都是出现了疾病症状后才能确诊为帕金森病的。因此，在药效研究上，仍然建议以治疗性给药为主，即出现症状后再给药。

## （三）评价指标

### 1. 行为学评价

（1）转棒实验　转棒实验是运动协调能力评估的重要方法，在转棒上保持平衡需要本体觉、位置觉及微调运动能力。该测试要求小鼠在旋转转棒仪上保持平衡，并记录其在转棒上的运动时间及跌落时间。

实验方法：训练前24小时，将小鼠放入测试房间以适应环境。训练期，即测试前一天，将小鼠放在转棒上适应1分钟，随后将转棒仪设定为10转/分，匀速，让小鼠自主在转棒上保持平衡60秒即为学会。测试期，设定转速5分钟内从10转/分匀加速到40转/分，将小鼠置于转棒上并记录小鼠从转棒上掉下的时间，若5分钟内小鼠未掉下则记为>300秒。取3次测试的平均值，每测完一次休息1小时。

优点：转棒实验可以很好地反映小鼠的运动协调能力，测试中缓慢的加速限制了个体间表现的差异性。缺点：转棒表现可因小鼠体重或体型而出现差异，体重或体型较大的老鼠较难在转棒仪上保持平衡。

（2）平衡木实验　平衡木装置长度90～110cm，宽度为25～55mm，高度约为50cm。

实验方法：训练前24小时，将小鼠放入测试房间以适应环境。训练期，测试前一天，将小鼠放在平衡木的起点，使其适应1分钟后，用食物在另一端引诱使其自主完整的通过平衡木2次。测试期，记录小鼠从起点爬到终点的时间，只记录爬行时间，中间停留时间不计，每只小鼠取3次爬行时间的平均值，每次测完休息1小时。用时短的小鼠平衡协调能力较好。

优点：平衡木实验能够非常直观地反映小鼠的平衡协调能力，且实验装置简单，测试过程方便。缺点：小鼠易受到外界环境影响，若受到惊吓小鼠会停止不前或者掉头，因此测试房间需保持安静，尽量不受外界环境干扰。另外，小鼠在爬行过程中会停留，在计时时也会出现误差。

（3）爬杆实验　爬杆实验的装置为一根长60cm、直径2cm的粗糙木杆，顶端为一个直径约为1cm的小球。提前一天对动物进行训练，持小鼠尾部将其头向下置于杆顶，让其自然爬下，保证小鼠可以自主完整的通过木杆。第二天正式实验，记录小鼠从木杆顶部爬到地面的时间。每只小鼠测试3次并取平均值，每次间隔30分钟。在爬行过程中也可采用评分方法，若小鼠能够一步一步向下爬行且四肢并用，则记为0分；若一步一步向下爬行但有后肢滑行则记为0.5分；若小鼠向下滑行但是仍能抱住爬杆则记为1分；若小鼠向下滑行很快且后肢拖行则记为2分；若小鼠不能抓住爬杆则记为3分。可通过爬行时间及评分两个指标来评估小鼠的平衡协调能力。

优点：可检测小鼠是否能够迅速翻转以及肌肉张力是否正常，测试过程简单。缺点：小鼠缺乏向下爬行的趋势，会使测试时间延长，可以通过提前训练让小鼠熟悉测试过程。部分小鼠由于肌张力下降会直接滑下，造成测试时间很短的假象，可以在爬杆外缠绕纱布等防止打滑。

（4）自发活动　自发活动时正常动物的生理特征，可以反映动物中枢神经系统的兴奋或抑制状态。小鼠的自发活动是在用医用有机板制成的实验箱（25cm×25cm×30cm）内进行的。观察内容包括走动距离、站立次数、嗅、理毛、舔、竖尾等。在实验之前，将小鼠于测试房间放置1小时左右以适应环境，待动物平静后开始实验。实验全过程保持安静，计时结束后取出动物，清洁实验箱并用酒精喷洒，待酒精挥发后再进行下一只。最好在上午进行自由活动度的检测，因为小鼠在下午和夜晚的活动量会减少。实验温度不宜低于20℃，环境温度过低，小鼠的活动量也会减少。

优点：可在相同时间段及相同环境下考察小鼠的活动状态，能够客观定量地反映小鼠的活动量。缺点：自发活动实验极易受到外界环境的影响，如光照、温度、声音等因素。检测时间较长，每个笼盒内单次只能对一只鼠进行检测，所需工作量比较大。

（5）游泳实验　游泳实验通常是在长为20cm、宽为30cm、高为20cm的有机玻璃箱内进行的，箱内装有温度为24℃左右的水，水深约10cm。将小鼠放入箱内后，观察小鼠在1分钟内的游泳状况，可采用如下评分方法：若小鼠在1分钟内持续游泳则记为3分；若小鼠在1分钟内大部分时间游泳偶尔漂浮则记为2分；若小鼠漂浮时间超过一半则记为1分；若小鼠偶尔游动而大部分时间漂浮在箱边时则记为0分。可重复进行3次，取平均值，每次实验间隔时间1分钟。实验结束后，将动物毛发烘干后送回笼内。评分越高者活动能力越强。

优点：游泳实验可反映老鼠的抗应激能力。缺点：游泳实验会受到季节、水深、水温等因素的影响。冬季实验时，动物的不动时间会增长，夏季相反。当实验箱内水深过高时，动物会攀爬，而水深较低时，动物可以利用尾巴和后爪保持平衡。水温低于20℃时，小鼠的不动时间会延长。

（6）步态实验　步态实验可以反映实验动物的共济协调能力。将实验动物前后爪用不同颜色的无毒染料标记，然后让其在记录纸上单向行走，避免小鼠在两点之间往复运动。可以通过测量小鼠的步长（即相邻两脚印之间的距离）、步宽（即一侧脚印到对侧相邻两脚印之间的垂直距离）或前后脚印之间的距离，正常小鼠同侧前后脚印距离很小或几乎重合。实验结束后，应将前后爪上的染料洗净，避免实验动物舔食，此外在涂颜料时应注意避免将颜料涂到动物腹部以免干扰观察。

优点：步态实验可以非常直观地反映实验动物的共济运动，且结果客观。缺点：给实验动物标记前后爪后，实验动物常因感到不适而出现舔足行为，或停止前进，部分动物会往复运动导致足迹杂乱无法观察。

**2. 神经元生死检测**　PD有多巴胺能神经元进行性缺失。可用尼氏染色法检测黑质纹状体神经元数量，以及以Western blot检测细胞死亡相关分子水平，如caspase 3、Bax、Bcl-2等。

**3. 分子病理检测**

（1）免疫组化检测　可用细胞或组织的免疫组化检测α-synuclein蓄积的水平。

（2）蛋白酶体功能检测　蛋白酶体由多种蛋白亚单位组成，主要降解细胞短寿命蛋白，在错误折叠蛋白的降解中发挥重要作用，参与细胞周期、细胞衰老等重大生命过程。蛋白酶体功能障碍或失调可能参与某些神经退行性疾病的致病机制。蛋白酶体对蛋白的降解包括蛋白底物泛素化和进入蛋白酶体降解过程。突触核蛋白α-synuclein、泛素连接E3 Parkin和去泛素化酶UCH-L1的基因突变不仅与泛素-蛋白酶体系统功能障碍密切相关，也与帕金森病的病理变化有关。可用Western blot检测蛋白质泛素化水平以及蛋白酶体亚基组成成分水平，也可用荧光或同位素标记的蛋白酶体降解底物直接检测蛋白酶体对蛋白的降解能力。

（3）自噬水平检测　自噬不仅是突变蛋白尤其是聚集体的降解方式，也与细胞生存与死亡关系密切。PD是有突变蛋白蓄积的一类神经退行性疾病。α-synuclein聚集体的降解是通过自噬包括大自噬（macroautophagy）和分子伴侣介导的自噬（chaperon-mediated autophagy）进行，这两条自噬途径相关的蛋白可同时检测，评估自噬水平与α-synuclein蓄积的关系。在大自噬方面，可通过Western blot以及免疫组化检测自噬形成前期相关蛋白，包括ATG5-ATG12和Beclin1等，还有自噬体标志物LC3Ⅱ以及自噬底物p62的水平。用电镜直接观察自噬囊泡与溶酶体的数量。在分子伴侣介导的自噬方面，可用Western blot检测其标志物LAMP2a和Hsc70c；可以用免疫组化实验以及免疫沉淀结合实验分析突变α-synuclein与LAMP2a以及Hsc70c的结合。此外，也应该关注自噬调节的信号通路，如经典的mTOR通路等。

（4）线粒体功能检测　线粒体在维持神经元存活中起重要作用。检测线粒体功能是否正常，可以直接电镜观察线粒体的形态；可用JC-1或mitotracker染色，观察体外培养的细胞线粒体功能；也可以用Western blot检测细胞色素c在线粒体和胞浆的相对量评判线粒体功能；检测线粒体合成及其调控途径是否正常，包括PGC-1α、Sirt1、Sirt3、Tfam、NRF1和NRF2等；检测线粒体自噬相关蛋白，包括Parkin、Pink1以及p62等的水平，及其与线粒体标志物Tom20以及溶酶体标记物Lamp1共定位的情况。

（5）神经炎症的检测　神经炎症是PD重要的致病机制。小胶质细胞是脑内的免疫效应细胞。在正常脑环境下，小胶质细胞呈静息状态，吞噬活力低，CD45、MHCⅡ等分子表达水平低。在发生神经退行性病变时，小胶细胞被激活。小胶质细胞激活后，从分枝状变成胞体膨大、分枝变短变少状，呈现典型阿米巴虫样形态。小胶质细胞激活后其吞噬、迁移以及释放细胞因子的能力增强。在不同的脑内微环境作用下，激活的小胶质细胞会极化为 M1 型或 M2 型小胶质细胞。

α-synuclein 聚集体会促进小胶质细胞激活，并极化为 M1 型，会释放炎症相关因子如 IL-1α、IL-1β、TNF-α 等。而这会进一步加剧氧化应激和硝化应激，加重神经炎症过程，持续性地激活小胶质细胞，并引起神经系统损害。若小胶质细胞极化为 M2 型，则能通过吞噬作用以及产生抗炎症因子而发挥降解 α-synuclein 蛋白聚集体和抗炎作用，从而起到神经保护作用。

α-突触核蛋白聚集体可诱导小胶质细胞中促炎因子包括 Nos2、IL-6、TNF-α 及 IL-1β 等上调。给药后可检测小胶质细胞激活的情况。可以用免疫组化标记 Iba-1，观察小胶质细胞的形态与数量；实时定量 PCR、Western blot 以及 ELISA 检测神经炎症相关因子的水平，包括 IL-1β、IL-6、TNF-α、CCL2 等，还可以检测 ROS 和 NO 水平及相关信号通路。通常情况下 Western blot 较难检测到这些炎症因子。

随着对小胶质细胞研究的深入，小胶质细胞的不同状态对神经炎症的影响日益引起人们重视。小胶质细胞活化有两方面功能：一方面分泌促炎症因子引起神经元死亡；一方面增加吞噬功能，清除细胞死亡碎片，清除突变蛋白，促进抗炎因子的分泌，起到减少神经炎症、保护神经元的作用。小胶质细胞的内吞过程对各种细胞生理功能的正常发挥都有非常重要的作用，其内吞功能紊乱参与了神经退行性疾病的发生发展。因此在进行 PD 神经炎症研究时，可考虑从脑组织中分离小胶质细胞，用不同标志物的抗体标记小胶质细胞后，用流式细胞仪研究小胶质细胞的不同分型，及其所占小胶质细胞总数的比例，以分析药物对 PD 模型小胶质细胞的影响、对神经炎症的影响。

**4. 脑功能成像技术** 磁共振成像技术是一种用于观察机体内部结构的成像技术，对软组织的分辨力较高，能反映体内器官的早期病变。磁共振成像技术对机体无辐射伤害且快速准确。可利用小动物磁共振仪器进行小鼠整体动物实验。可用磁共振成像检测黑质铁沉积的程度，并以此作为 PD 早期病变的证据之一。

正电子发射计算机体层扫描（positron emission tomography，PET）是重要的脑功能成像技术，在 PD 诊断及跟踪性观察中意义重大。PET 是利用放射性核素标记示踪剂，然后静脉注射示踪剂，示踪剂穿过血脑屏障后进入脑内，然后根据放射核素的强弱，将其在脑区的分布做图。在临床前药效研究中，micro-PET 可长期观察药物对 PD 小鼠脑功能的影响。例如，micro-PET 可用于评判 α-synuclein 蓄积和神经元功能。包括：①核素标记 α-synuclein 抗体，观察其在脑内的分布；②静脉注射 $^{18}$F-脱氧葡萄糖（$^{18}$FDG）检测脑组织的代谢活力。$^{18}$FDG 与葡萄糖结构类似，也可通过葡萄糖转运体被转运至细胞内。对 $^{18}$FDG 葡萄糖摄取能力越高的脑区，对葡萄糖转运越活跃，提示该脑区越活跃。③用 $^{18}$F-DPA 观察小胶质细胞的激活。DPA 是 TSPO 的配体。TSPO 主要分布在星形胶质和小胶质细胞的线粒体膜上。当小胶质细胞激活时，TSPO 水平急剧增加。因此 $^{18}$F-DPA 分布特别丰富的脑区小胶质细胞激活的多。④用 $^{18}$F-FPCT 或 $^{18}$F-FECNT 示踪多巴胺转运体。多巴胺转运体将多巴胺从突触间隙摄取回神经元储存。在帕金森发病早期，即可见患者脑内多巴胺转运体减少。多巴胺转运体可作为 PD 早期诊断的依据。

## 三、实例

### 普拉克索透皮贴剂对小鼠 PD 治疗作用及机制研究

**1. 药物特性** 普拉克索（pramipexole），别名米拉帕，是一种白色至灰白色结晶粉末的化学品，一般以盐酸水合物形式存在。化学名称（*S*）-2-氨基-4，5，6，7-四氢-6-丙胺-苯并噻唑，分子式为 $C_{10}H_{17}N_3S$，分子量为 211.33。普拉克索临床上主要用于治疗帕金森病及其综合征。可单用或与左旋多巴合用。普拉克索能选择性地激动 $D_2$样受体，尤其是 $D_3$受体，而对 $D_1$样受体几乎没有作用。普拉克索可明显减少帕金森病静息时的震颤，较少引起“开-关反应”和运动障碍。晚期帕金森病用该药与左旋多巴共同治疗时，可使患者对左旋多巴需要量减少，并平均每天可延长症状最佳控制时间 2 小时。但普拉克索可能会触发某些患者突然昏睡，从事驾驶和操作机器者需特别注意。服用方法：在开始第 1 周中，口服 0.125mg，每天 3 次，第 2 周，口服 0.250mg，每天 3 次；以后每周增加 0.750mg，最高每天达 4.5mg。

**2. 研究目的** 为维持药效，临床上需要每日服用普拉克索 3 次。否则在药物浓度低于有效剂量时，帕金森患者可能出现震颤、肌肉僵直等症状。每日 3 次的服药方式也给长期服药的患者带来麻烦。透皮贴剂可增加有效剂量的维持时间，增加患者使用药物的依存性。本研究观察普拉克索透皮贴剂对小鼠 MPTP 造模的 PD 模型小鼠的治疗作用。

**3. 动物选择和模型选择**　8周雄性C57/BL6小鼠，体重22~25g。新到的小鼠在12小时光照/黑暗循环中饲养，自由进食和饮水。适应2~3天后进行后续实验。随机分组，共6组，每组18只。其中5组进行MPTP造模。方法：按30mg/kg MPTP连续腹腔注射5天。第六天开始给药。

**4. 药物制备及剂量分组**　普拉克索透皮贴剂为1mg/$cm^2$，该透皮贴剂可维持7天的缓慢释药过程。本研究分三个剂量组，其贴剂大小分别为0.04$cm^2$、0.08$cm^2$和0.16$cm^2$。通常药理学实验设置高、中、低三个剂量。在确定药效学试验剂量前，一般要有预试验，明确最小有效量、最大有效量，或者根据关于该药的其他实验数据推算设定。正式试验时，高、中、低三个剂量应该是在最小有效量、最大有效量之间的3个剂量点，按对数等距或倍比等距设置剂量间隔。

**5. 实验分组**　小鼠随机分成六组。第一组为对照组：腹腔注射生理盐水5天后，然后第六天贴一剂0.16$cm^2$的空白贴剂；第二组为MPTP造模组：腹腔注射30mg/kg MPTP连续5天，然后第6天贴一剂0.16$cm^2$的空白贴剂；第三组至第五组为给药组：腹腔注射30mg/kg MPTP连续5天，然后第六天贴一剂普拉克索贴剂，大小分别为0.04$cm^2$，0.08$cm^2$和0.16$cm^2$；第六组为阳性对照组，即不同途径给药组：腹腔注射30mg/kg MPTP连续5天，然后第六天开始连续七天灌胃1mg/kg普拉克索盐酸片剂。

**6. 评价指标**

（1）行为学评价　行为学评价是药物对帕金森病疗效的重要指标。本研究采用了爬杆实验和转棒实验来评测药物的疗效。实验结果表明，使用普拉克索贴剂的小鼠在爬杆实验中杆顶转向的时间以及从杆顶爬到地面的时间均缩短了。在转棒实验中，普拉克索贴剂则延长了小鼠在转棒上的维持时间。结果提示，普拉克索贴剂和腹腔注射都增强了小鼠对肌肉的控制能力。

（2）神经元死亡情况检测　黑质神经元进行性死亡是PD的病理性特征。通过尼氏染色观察黑质与纹状体神经元的数目，结果发现MPTP造模组小鼠黑质与纹状体神经元数目明显减少，而普拉克索贴剂能剂量依赖性地增加神经元数量。

**7. 机制研究**

（1）氧化自由基检测　小胶质细胞激活引起氧化自由基释放增加。通过检测氧化自由基的水平反映小胶质细胞的激活水平。研究发现普拉克索贴剂呈剂量依赖性的减少了丙二醛的水平，增加了超氧化物歧化酶和谷胱甘肽的水平。进而检测纹状体抗氧化应激中重要的调节蛋白Nrf2及其主要产物HO-1的水平。Western blot检测结果表明，样品中Nrf2和HO-1的水平都呈浓度依赖性的增高。

（2）线粒体功能　Western blot检测结果表明MPTP造模组黑质前凋亡蛋白分子Bax水平增加了，抗凋亡因子Bcl-2减少了，而普拉克索贴剂有效抑制了Bax的增高和Bcl-2的减少。Bax转位到线粒体会引起细胞色素c从线粒体中释放到胞质，并与Apaf-1和pro-caspase 9结合，从而引起线粒体凋亡信号途径激活。本研究表明，在MPTP造模的PD小鼠黑质部位细胞色素c、Apaf-1，以及剪切型的caspase 3和剪切型的caspase 9都明显增高，而普拉克索贴剂可以明显抑制这些凋亡相关蛋白水平的增加。

总结：普拉克索长效贴剂能提高MPTP引起的亚急性PD模型小鼠的运动能力。普拉克索长效贴剂能通过抑制氧化应激的发生和抑制线粒体凋亡途径发挥保护黑质纹状体神经元的作用。

（林　芳　秦正红）

## 第三节　抗阿尔茨海默病药物的药理学研究

### 一、概述

阿尔茨海默病（Alzheimer's disease，AD）为原发性老年痴呆，其临床特征为进行性记忆和认知功能的障碍，发生在老年期或老年前期。阿尔茨海默病患者比同年龄人的脑皮质变薄、脑室系统对称性扩大。病理学改变主要发生在基底节前脑核海马区胆碱能神经元，其典型的特征为老年斑（senile plaque，SP）、神经元缠结（neurofibrillary tangle，NFT）、突触缺失和神经元凋亡。老年斑的早期病理学改变机制为细胞外淀粉样蛋白（amyloid β protein，Aβ）沉积的结果，Aβ沉积后可激活小胶质细胞和星形胶质细胞发生炎症反应，从而老年斑块的周围可见活化的胶质细胞。AD发病时有较多且毒性强的$Aβ_{1-42}$产生。特异性病理学改变包括：选择性神经元死亡、神经元纤维缠结（neurofibrillary tangles，NFT）和神经细胞外的Aβ蛋白沉积。

对AD的治疗仍以改善临床症状为主，已得到批准的临床药物大多为胆碱酯酶抑制剂如多奈哌齐、加兰他敏等，还有NMDA受体拮抗剂美金刚。近年来几项关于AD的大型药物临床试验均因不良反应或中期评价疗效不达标等原因而宣告失败。索拉珠单抗（solanezumab）是礼来公司研发的靶向β淀粉样蛋白（β-amyloid）的抗体药物。该单抗能够很好地与Aβ结合并防止其聚集，但并不能明显改善轻、中度AD患者的认知能力。阿度奴单抗（aducanumab）是由百健公司和剑桥大学合作研发的靶向Aβ的单克隆抗体，也同样在临床实验中以失败告终。β分泌酶1（β-secretse，BACE1）是将淀粉样蛋白前体蛋白降解成淀粉样蛋白的关键酶。默克公司的BACE1酶抑制剂维芦司他（verubecestat）和强生的atabecestat虽然在动物和临床初期试验中都达到了良好的治疗预期，但临床Ⅲ期实验失败，最近诺华也终止了BACE1抑制剂CNP520（umibecestat）AD临床实验。截至目前为止，基于淀粉样蛋白假说的若干个新药在临床研究中均以失败告终。

AD的病理机制仍然不清楚，Aβ和tau蛋白是否真的是AD的主要致病因素，目前除了认知行为学评价之外的药物评价体系是否存在问题？AD病理过程中多种因素相互影响，是否多靶点药物或联合用药可能有效？AD新药的研发仍然路漫漫。

## 二、抗阿尔茨海默病药物临床前药效学研究设计

**1. 疾病模型** 选择动物模型是药物研究的前提。选择合适的模型对药物临床前研究的成败至关重要。理想的AD模型应具备以下条件：记忆和认知功能障碍；能复制引起损伤的病理特点，出现淀粉样斑块、神经纤维缠结和神经云丢失；胆碱能系统功能低下。一个动物模型如能反映出上述3个方面，可认为是成功的AD动物模型。目前常用AD的动物模型如下：

（1）转基因动物模型 突变的淀粉样前体蛋白（amyloid precursor protein，APP）、早老素（presenilin，PS）、载脂蛋白E（ApoE）等与AD的发生发展密切相关。因此，将这些基因突变体在实验动物中过表达制作转基因动物模型，会出现Aβ的沉积、tau过度磷酸化等分子病理学特征以及认知功能的退化。有很多不同种类的动物模型，包括小鼠、大鼠、果蝇、斑马鱼、犬、豚鼠以及非人灵长类等，都成功地应用于研究中。这些模型有助于研究疾病的发病机制以及开发可能的治疗药物。最早用于研究AD的转基因小鼠是携带家族性APP基因突变小鼠模型，后来是PS突变转基因小鼠、tau突变转基因小鼠以及两种或三种的联合突变转基因小鼠。常见转基因小鼠模型见表9-3-1。

**表9-3-1 AD转基因小鼠品系**

| 转基因AD小鼠品系 | 过表达的基因 | 主要病理特征及出现月龄 | 认知障碍及出现月龄 |
|---|---|---|---|
| PDAPP | APP（V717F） | Aβ斑块（6~9个月） | 有。Morris水迷宫实验验证（4个月） |
| Tg2576 | APP（K670N，M671L） | Aβ斑块（9个月） | 有。经Morris水迷宫实验验证（9个月），条件化情景恐惧实验（5个月） |
| APP23 | APP（K670N，M671L） | Aβ斑块和脑血管淀粉样病变（6个月） | 有。经Morris水迷宫实验验证（3个月） |
| J20 | APP（K670N，M671L，V717F） | Aβ斑块（6个月） | 有。经Morris水迷宫实验验证（6个月） |
| PS1 | PS1（M146L） | Aβ42/Aβ40比例增加，但无Aβ斑块 | 无 |
| PS/APP | PS1（M146L），APP（K670N，M671L） | Aβ斑块（6个月） | 有。经Morris水迷宫实验验证（6个月），条件化情景恐惧实验（5个月） |

续表

| 转基因 AD 小鼠品系 | 过表达的基因 | 主要病理特征及出现月龄 | 认知障碍及出现月龄 |
|---|---|---|---|
| 5xFAD | PS1（M146L），PS2，APP（K670N，M671L，V717F） | Aβ 斑块（2 个月） | 有。经 Morris 水迷宫实验验证（6 个月），条件化情景恐惧实验（6 个月） |
| JNPL3 | Tau（P301L） | 神经纤维缠结（4~6 个月） | 无 |
| rTg4510 | Tau（P301L）时空调控表达 | 神经纤维缠结，神经元死亡（4~6 个月） | 有。经 Morris 水迷宫实验验证（4 个月） |
| hTau | 人 Tau | 神经纤维缠结，神经元死亡（15 个月） | 有。经 Morris 水迷宫实验验证（12 个月） |
| TAPP | Tau（P301L），APP（K670N 和 M671L） | Aβ 斑块，神经纤维缠结（6 个月） | 无 |
| 3xTg-AD | PS1，APP，tau | Aβ 斑块，神经纤维缠结（6 个月） | 有。经 Morris 水迷宫实验验证（6 个月） |

1）有淀粉样斑块的动物模型

APP 转基因模型：APP 被 α-分泌酶和 γ-分泌酶代谢，产生可溶性片段 sAPPa，该片段具有神经营养和神经保护作用。当 APP 发生基因突变时，激活 β-分泌酶和 γ-分泌酶，使得 Aβ 大量增多，导致 Aβ 沉积。APP 转基因模型是通过给小鼠胚胎细胞注入突变 APP 基因，通过同源重组，整合到基因组中后稳定的表达并可通过遗传将突变 APP 传给后代。由于动物过表达 APP 突变基因，最终形成 Aβ 沉积。因此，该模型可出现大量 Aβ 沉积，还有神经元突触丢失，SP 形成，能较好地表达 AD 神经病理学特征，但与 AD 患者脑内的 Aβ 沉积仍存在差别，无 AD 患者特有的神经元丢失，也未见 tau 蛋白磷酸化及神经纤维缠结。

APP/PS1 小鼠：是 Tg2576 转基因小鼠与 PS1 突变转基因小鼠的杂交后代。PS1 突变转基因小鼠脑内虽然 $Aβ_{42}/Aβ_{40}$ 比例增加，但未出现明显的 Aβ 斑块。但是，在突变 PS1 基因的影响下，APP/PS1 小鼠表现出比 Tg2576 更早的 Aβ 沉积及斑块形成，$Aβ_{42}$ 水平明显上升。该种小鼠认知能力出现明显退化。这种小鼠也是 AD 研究中使用较多的一种 AD 转基因小鼠。

2）有神经纤维缠结的转基因小鼠：分布于神经元轴突中的 tau 蛋白是组成神经纤维缠结的主要成分，tau 基因突变会引起痴呆，提示 tau 可以独立于 Aβ 直接引起痴呆和神经退行性病变。可能是导致 AD 的关键因素。目前发现，Tau 在 P301L 和 R406W 的突变会引起神经纤维缠结。

JNPL3 小鼠：P301L 突变是最常被引入的 tau 突变形式，第一个 tau 转基因小鼠 JNPL3 就是插入了这种突变。JNPL3 小鼠在 4.5~6.5 月龄时在脑和脊髓的一些区域中可见神经纤维缠结，10 月龄时会出现严重的运动功能损伤。JNPL3 小鼠有脊髓运动神经元丢失的现象。

rTg4510 小鼠：是一种通过多西环素抑制表达系统构建的一种条件表达突变 tau 蛋白的转基因小鼠。这种小鼠 4 月龄时就表现出神经纤维缠结，5.5 月龄时在海马 CA1 区也出现明显的神经元丢失，在 10 月龄时出现前脑萎缩，从 4 月龄开始出现进行性的学习记忆损伤。而停止 tau 蛋白表达后，学习记忆能力以及神经元丢失的情况会有所恢复，而神经纤维缠结情况仍然存在。该结果也提示了可溶的突变 tau 蛋白可能引起神经元的丢失和海马功能的损伤，而不是神经纤维缠结。

基于 tau 的转基因实验动物能复制出 AD 患者脑中出现的神经纤维缠结的发生和神经元的丢失，可用于进行 tau 异常的研究以及基于 tau 的药物治疗研究。但由于其缺乏 Aβ 沉积，所以仍然不能复制 AD 所有的病理特征。

3）有 Aβ 沉积和 tau 异常的动物模型：有几个动物模型是共同表达突变 APP 或突变 PS 以及突变 tau 的，使动物脑内同时出现 AD 的病理特征：Aβ 淀粉样斑块和神经纤维缠结。

TAPP 小鼠：第一代 TAPP 小鼠就是携带 APP K670N 和 M671L 双基因突变的 Tg2576 与携带 tau 突变的 JNPL3 的杂合子小鼠。TAPP 小鼠的 Aβ 病理特征与 Tg2576 非常相似，但是 tau 的病理特征却不同。在 JNPL3 中，神经纤维缠结主要发生在脊髓，而在 TAPP 小鼠中，在边缘系统如杏仁核也出现了神经纤维缠结。该结果显示，Aβ 会加重 tau 失能，加重 tau 相关病理发生。

3xTg-AD小鼠：是一种三重突变AD转基因小鼠，将含有APP K670N和M671L双突变的APP基因和含有P301L突变的tau插入到PS1过表达的小鼠中。3xTg-AD表现出随月龄的增加Aβ淀粉斑块和神经纤维缠结增加。3xTg-AD小鼠早在3～4月龄时新皮层就出现Aβ蓄积，在6月龄时海马出现Aβ蓄积。从6月龄开始出现Aβ沉积和淀粉样斑块，突触可塑性逐渐丧失，12月龄出现tau蛋白的病理改变，出现神经纤维缠结。认知能力的损失先于淀粉样斑块和神经纤维缠结，可能与海马和杏仁核神经元内出现Aβ蓄积相关。

通过双重或三重转基因小鼠，可以很好地研究Aβ和tau间的相互影响。这种模型除了能复制AD小鼠的认知功能退化以外，也更能显示出AD的分子病理标志，对研究AD的治疗药物有重要的意义。但是，散发性的AD似乎和已知的这些基因突变无关，因此这些转基因动物模型对研究家族性AD更合适。

（2）Aβ肽注射动物模型　Aβ是淀粉样斑块的主要成分。Aβ常见注射部位有Meynert核、海马等，造模方式有一次性注射致急性中毒和持续性注射致慢性中毒。由于AD是脑组织弥漫性损伤性疾病，经侧脑室给予更利于Aβ弥散而造成较大范围的损害。在神经元内外，都可见弥散以及聚集的Aβ斑块。Aβ蛋白的活性受温度、pH、浓度、分子构象等多因素影响。例如，$A\beta_{25-35}$有可能因片段较短致使毒性降低而损伤较轻。而$A\beta_{42}$及其寡聚体有较强的毒性。建议制备成寡聚体后注射造模。

可溶性寡聚体的制备：将$A\beta_{42}$冻干粉溶解于六氟异丙醇（1,1,1,3,3-hexafluoro，HFIP）中至浓度为1mmol/L。在化学通风橱中将HFIP完全蒸发后－80℃保存备用。聚合过程中先将蒸发后的Aβ用DMSO溶解至5mmol/L，再用RPMI1640培养基稀释至200μmol/L，4℃孵育24小时后，14000r/min离心取上清即为可溶性Aβ1-42寡聚体，将上清转移至新的EP管中4℃保存，去除离心管下部不溶的纤维体。

Aβ注射动物模型方法：小鼠异氟烷气体麻醉后，固定于脑立体定位仪，暴露前囟，参照小鼠脑立体定位图谱，在其右侧脑室内注射3μl Aβ溶液，坐标为前囟后1.2mm，矢状缝右侧旁开1.2mm，即为侧脑室的体表部位。进针深度为颅骨表面向下3.2mm，注射时进针1μl/min，注射后留针8分钟，拔针时速度为1mm/min，动物清醒后归笼饲养。对照组同样位置侧脑室注射同体积生理盐水。

（3）铝中毒模型　铝毒性作用在AD形成中引起高度关注。流行病学资料显示：长期高铝暴露致认知能力下降，尸检结果也发现AD患者大脑中铝含量为正常人的1.5～3.0倍。慢性铝中毒可导致小鼠神经原纤维变性，出现胆碱能系统损伤症状，以及大脑皮质萎缩、端脑皮质和海马神经元损伤丢失等，这些变化与AD病理改变有一定相似性。此外，铝积聚激活反应性星形胶质细胞，引发炎性反应，促使Aβ以不溶形式沉积于脑组织，形成老年斑。

方法：小鼠异氟烷气体麻醉后，在右侧脑室内注射3μl浓度2.5%的$AlCl_3$溶液。坐标为前囟后1.2mm，矢状缝右侧旁开1.2mm，即为侧脑室的体表部位。进针深度为颅骨表面向下3.2mm；注射时进针1μl/min，注射后留针8分钟，拔针时速度为1mm/min，动物清醒后归笼饲养。对照组同样位置侧脑室注射同体积生理盐水。

评述：该模型模拟AD程度高，能较好地模拟AD的特征性病理改变，造模成功率高。造模小鼠海马和皮层可见Aβ聚集，可影响钙调蛋白依赖的各种蛋白激酶活性，出现PKC异常激活导致tau蛋白异常磷酸化。此外，该模型造模成本低。但该模型也有缺点：通常慢性铝中毒致AD模型多采用腹腔或皮下注射。但是，长期腹腔或皮下注射易感染，而反复灌胃给药也易引发胃黏膜损伤严重，同时影响动物食欲致体重明显降低。

（4）海马物理损伤模型　AD患者脑内神经递质乙酰胆碱含量低于正常水平。胆碱能缺陷学说认为AD患者胆碱能神经元突触末端缺损是导致记忆障碍的主要原因之一。Meynert核是前脑皮层乙酰胆碱的重要来源，其产生的乙酰胆碱经穹窿转移至海马被利用，而海马在维持记忆方面扮演重要角色。针对这条通路产生各种记忆损伤模型，如真空抽吸、横断、电灼伤等物理方法。

方法：将小鼠固定于脑立体定位仪，坐标为前囟后2.4mm，矢状缝右旁开2.0mm，使用自制尖端弯曲的9号针头垂直插入两侧海马，顺时针转一周，进针深度为颅骨表面向下3mm。对照组也使用自制尖端弯曲的9号针头垂直插入，进针深度为颅骨表面下1.5mm，不旋转，插入即拔出。该对照排除皮层损伤对小鼠行为学的影响。

物理损伤模型的优势在于：造模时间短，记忆下降明显，持续时间久。同时，没有药物残留，若用于药物治疗研究，不会造成造模药物与治疗药物相互影响，造模后短时间内即可给药。但物理损伤模型是局限损伤，无全脑弥漫性损伤，模拟 AD 程度低，无特征性病理改变形成。此外，操作难度大，损伤范围有时不易控制。术后康复较难，行为学实验中游泳不灵活小鼠增加。

（5）自然衰老模型 通过选择性繁育获得的加速衰老小鼠模型（senescence-accelerated mouse strains，SAMP）有助于研究衰老与神经退行性疾病的生理。SAMP 在六月龄时可观察到 Aβ 沉积，十月龄时海马部位出现进行性神经退行性症状。

（6）细胞模型 取 18 日胎龄的胎鼠大脑半球消化后铺板，用阿糖胞苷抑制神经胶质细胞生长，添加 $A\beta_{42}$肽或 $A\beta_{42}$寡聚体，制造 AD 细胞模型。根据研究目的，可以细胞免疫组化和 Western blot 方法进行验证细胞内 Aβ 的水平及相关其他生理生化改变。

如果要体外分离培养神经元，大鼠胎鼠神经元比小鼠胎鼠神经元存活度更好，维持时间更长。

由于 AD 发病机制复杂，目前所有动物模型只能模拟其部分特征，且各种模型虽均可使动物记忆下降或出现行为学改变，机制却不尽相同。在不同的实验研究中，需要选择最合适的模型。

**2. 评价指标选择**

（1）认知行为学检测

1）Morris 水迷宫：Morris 水迷宫（Morris water maze，MWM）最早是 R. G. M. Morris 于 20 世纪 80 年代首次提出用于检测啮齿类动物学习记忆的实验方法。现在 Morris 水迷宫已经成为检测阿尔茨海默病等疾病模型小鼠空间学习记忆水平最为经典的行为学方法。实验装置为一圆形水缸，缸体内装满水并保持水温在 22（±2）℃。迷宫被分为 4 个均等象限，各个象限上方悬挂或贴有不用颜色和形状的标志物便于动物形成空间记忆。设置在某一象限内安装一个略低于水面的隐藏平台，水缸周边用床帘围绕制造昏暗安静的实验环境，水缸正上方安装有连接至电脑的摄像头，用于记录实验动物游泳轨迹并进行数据分析。依据实验所用大、小鼠，以及老鼠的颜色不同，实验条件略有不同。大鼠常用水缸直径为 1.5～2m，小鼠常用水缸直径为 0.8～1.2m。为了使动物在实验过程中看不见水下的隐藏平台，测试白鼠时，需将将水缸底部和缸体内壁涂黑，并使用黑色的隐藏平台。而当测试黑鼠时，需将缸体内壁刷白，并用牛奶将水染成白色，而由于牛奶价格昂贵且保质期短，实验中也可选用增白剂二氧化钛或其他无毒的白色染料替代牛奶。实验周期为一周，分为定位巡航实验（place navigation）和空间探索实验（place navigation）。实验第 1 天为适应期，不设立平台，依次将动物放入水池中使其适应 1 分钟再将其捞出。第 2～6 天为定位巡航实验，用以训练动物找到水下隐藏平台。训练时将小鼠面向池壁从随机一象限入水，记录 1 分钟内动物从入水至找到平台并爬上平台的时间，称为潜伏期。若 1 分钟动物仍找不到平台则引导其找到平台，并休息 30 秒，潜伏期仍记 1 分钟。每只动物每天训练 2～4 次（分别从不同象限入水），连续训练 5 天，记录每天每只动物的潜伏期。第七天为空间探索实验，即撤去平台，记录每只动物 1 分钟内的游泳轨迹，统计小鼠在原平台所在象限与整个水池的游泳里程的比值。

Morris 水迷宫法优缺点：优点是没有食物和水的剥夺，以及电击等刺激，能减轻动物所受内外界刺激。另外，由于水池够大、水面够深，也可以消除气味的影响。操作简便，实验数据丰富，可以完整系统的展现学习记忆差异。缺点是对实验条件要求较高，如老鼠颜色不同即要换用不同的实验环境，水温要保持恒定。实验周期长、耗时长。且该实验对老鼠体力要求较高，因此年老体弱的老鼠完成实验可能较为困难。并非所有品系老鼠都适合于 Morris 迷宫测试，如 BALB/c 就不能学会该任务（成绩并不随天数的增加而进步）。

2）Y 迷宫：Y 迷宫（Y-maze）是一种以三等分辐射式的三个臂组成的迷宫作为分辨学习记忆能力的检测工具。三个臂的尽头各有一个信号灯，底部是电网，同一时间只有一条臂尽头的灯亮，此时该臂底部不通电，即为安全区，另外两臂的灯不亮，底部通电（小鼠 30～50V，大鼠 70～90V），即为危险区。实验时三个臂通电与否根据实验人员随机改变。

实验开始前，先将动物放入迷宫中，让其自主爬行，适应环境 5 分钟，三个臂均不通电。实验开始时把实验动物随机放入其中一臂，由于动物的探索天性，动物会在迷宫的三个臂中来回穿梭，1 分钟后随机打开其中一臂的灯光，灯亮 2 秒后不亮灯的两个臂自动接通电流，动物从危险区跑到安全区避免电击，即完成 1 次学习任务，让其停留 30 秒加深记忆后再次变化安全区位置。安全区无规律地随机变化，动物在 10 秒内从危险区逃到安全区为正确反应，若在规定时间内没有完成则为错误反应。训练 10 次，每次间隔 1 分钟，记录连续 10 次中正确反应的次数，当动物连续10次中有9次正确反应即认为该动物学会了。次日（24小时后）进行记忆测试，连续测试10次，记录10次中正确反应的次数百分比为最终成绩。和Y迷宫类似的还有T迷宫，其实验的设计原理和实验方案与Y迷宫都十分相似，只是把迷宫的形状由Y型换成了T型。

Y迷宫的优缺点：优点是由于动物每次变换迷宫臂时都要记住前一次探索的臂，因此Y迷宫能较好的检测动物的记忆能力，并且实验操作简便，实验周期短，无需准备过多实验道具，不受实验地点的限制，实验条件要求没有Morris水迷宫那么严苛。缺点是动物要接受电击，会使动物产生应激反应，影响学习记忆。并且电击使得动物排泄增多，每只动物实验前都需将器具擦拭干净并确保气味散尽才可进行下一只动物实验，耗时耗力。且实验数据单一，无法从多维角度评判动物的学习记忆能力。

3）新物体识别实验：新物体识别实验（novel object recognition）是利用啮齿类动物先天对新物体有探索倾向而建立的学习记忆测试方法。实验所用为一个40cm×40cm×40cm（小鼠）的封闭的立方体空箱，上方安装摄像头用于记录动物的行为表现。为了便于系统识别动物，空箱底部的颜色要与动物颜色相反，即测试白鼠时，底部要选用黑色面板，而测试黑鼠时，底部要选用白色面板。实验分为三个阶段：适应期、探索期和测试期，整个实验在安静的环境下进行。首先，不放置任何物体让动物在空箱内适应5分钟。适应期结束后，将动物取出，清理空箱，用酒精喷洒去除气味。在空箱底部面板放置两个颜色大小形状完全相同的物体（A，A′），对角线放置。再将动物放入空箱内，让其探索5分钟。结束后取出放回，清理空箱，去除气味，进行下一只动物实验。每只动物探索结束1小时后，一个物体保持不变，将其中一个物体换成大小相近但颜色形状各不相同的物体（A，B），再将动物放入空箱内，录像并记录动物5分钟内对新旧两个物体的探索情况。实验数据分析采用相对识别指数（relative discrimination index）来评价，相对识别指数的计算公式为B/（A+B）×100%，其中A为动物对新物体的探索时间，B为动物对旧物体的探索时间。

新物体识别的优缺点：优点是可以让动物在完全自然轻松自主的状态下进行实验，能够较好模拟人类的学习记忆行为，适用于对阿尔茨海默病这类进行性记忆丢失的疾病的跟踪评估。缺点是易受气味影响，因此在每次进行实验时，需清理上次实验时动物在空箱内的排泄物，并用酒精擦空箱和新旧物体，以消除动物在探索物体时产生的气味对下只动物实验的影响。

4）被动回避实验：被动回避实验（passive avoidance experiment）采用的是一种利用啮齿类动物具有趋暗避明的习性构建的一种穿梭箱，基本结构由两个外形相同的箱子组成，一个是暗箱，另一个给予照明，两个箱子中间有一小洞相连，暗箱底部铺有通电的铜线。实验开始前先把动物放置在明箱适应，因为动物喜暗，动物会立马进入暗箱，此时暗箱底部不通电。正式实验开始后，将动物放进明箱，让其自由穿梭。3分钟后暗箱底部通电，通电持续5分钟，动物进入暗箱就会遭受电击，当动物回到明箱并不再跑到暗箱后认定学习任务完成。次日（24小时后），开始测试。还是将动物放置在明箱内，记录动物第一次进入暗箱的时间为潜伏期，记录5分钟内动物进入暗箱内的次数为错误次数。潜伏期越长，说明动物的记忆能力越好。

被动回避实验优缺点：优点是操作简单，动物的敏感性强。穿梭箱越多，可同时训练的动物越多。同时测试多个动物，则同组内动物的个体差异较小。缺点与Y迷宫类似，动物需要接受电击，但是穿梭箱的明暗更加直观，比Y迷宫的难度低，也可能会使得动物间的学习能力差异缩小，与此同时，影响结果的因素也增多。

（2）组织细胞学检测

1）银浸染法：早在1904年，Bielschowsky根据神经原纤维对银离子的吸附原理，用银染法对神经纤维进行研究。银染的主要原理是将组织切片浸润在硝酸银或氧化银溶液中，使银盐沉淀在组织结构表面，后加入还原剂使银还原，析出的银在组织表面呈现黑色而便于观察。经多次改良，目前已形成了包括改良的Bielschowsky（Bo）银染法、Gallyas-Braak（G-B）银染法、高碘酸乌洛托品银染法（periodic aeid silver methenamine，PAMS）、Bodian（Bo）银染法等多种银浸染技术。

A. 改良的Bielschowsky（Bo）银染法：改良的Bielschowsky银浸染色法是最常用染色技术。组织石蜡切片浸于硝酸银中，于37℃孵育30分钟，再以4%甲醛为还原剂，然后用氨银染液滴染，于室温孵育10分钟，并用3%甲醛浸泡，最后逐级脱水、封片。光镜下观察。该方法能同时染SPs及NFTs，但染色效果易受温度、染色时间、固定时间等影响，常存在染色不均匀、结构不清晰等缺点。

B. 改良 Gallyas-Braak（G-B）嗜银染色：该方法采用高锰酸钾为氧化剂，切片背景干净，纤维结构染色更强。与 Bo 银染法相比，G-B 银染法在浸银前先将切片用硝酸镧浸泡，只有嗜银结构才能被观察，正常组织则不显色，有利于观察异常结构。该法能清楚地显示 NFTs 及胶质细胞的嗜银包涵体，但不能显示 SPs。

C. 改良的 Gordon-Sweets 银染法：该法利用氢氧化二氨合银溶液易与组织结合的原理，经甲醛还原后在组织表面呈现黑色或棕黑色染色，该法省略了传统方法中还原后调色、洗色的过程，使纤维更清晰。但氢氧化二氨合银溶液有光敏性强、易沉淀和不稳定等缺点，所以不易保存。

D. 新型的乌洛托品银染色：与 Bo 银染法相比，乌洛托品银（methenamine silver，MS）染法除了能观察 NFTs，AD 脑内的扩散斑块也可以通过此法被观察到，与 PAMS 法相比，除了扩散斑块外，MS 法也可以显示经典的老年斑，且操作快速简便。

总体来说，银染法能直观的显示 AD 脑内神经纤维缠结和（或）老年斑，结果可靠，但存在步骤繁琐，并且有些需要用重金属进行调色等缺点。

2）免疫组织化学染色和免疫荧光组织染色：都是利用抗体与抗原特异性结合的原理，观察目标抗原的一种定性、定位、定量的技术。免疫组织化学染色利用化学反应使显色剂着色，染色系统包括过氧化物酶-抗过氧化物酶法（PAP 法）、亲和素-生物素法（ABC 法）和标记的链霉亲和素-生物素法（SP 法）等。免疫荧光组织染色技术是以荧光素标记的抗体为探针以检测靶抗原的方法。免疫荧光形成的抗原抗体复合物上带有荧光素，荧光素被一定波长的光照射后产生不同颜色的明亮荧光，利用荧光显微镜进行蛋白定位及定量的检测。常用的荧光素有：异硫氰酸荧光素（FITC）、花青类（Cy3、Cy5 等）、四甲基异硫氰酸罗丹明（TRITC）和得克萨斯红（Texas red）等。免疫荧光组织染色方法，通过选择不同种属来源的一抗和携带不同荧光的二抗，可同时标记 2~4 个蛋白，观察蛋白共定位更有好处，而且免疫荧光步骤更简单，拍出的图片也更美观。但免疫荧光的切片染色后需避光保存且荧光会随时间而淬灭，而免疫组化是切片则可以长期保存。

免疫组织化学染色和免疫荧光组织染色对于 AD 分子病理的染色，主要应用形成淀粉样斑块的 Aβ 抗体与形成神经纤维缠结的磷酸化 tau 蛋白抗体以及胶质细胞相关抗体等观察 AD 的分子病理症状。

3）电镜负染色技术：负染色技术是一种用于观察颗粒性物质和生物大分子的电子显微镜样品图像技术。其原理是将样品放在载网上后用金属盐染色，有颗粒物质存在的地方因凸出而无法染色，在电镜下观察时，颗粒物质呈现光亮，而背景很暗。磷钨酸、磷钨酸钾和磷钨酸钠由于其具有较强的电子散射能力、熔点高、溶解度大等优点已成为最常用的复染液。

虽然免疫组织化学染色技术应用广泛，但有交叉反应和非特异性信号。电镜负染色技术方法简单、分辨率高，在 3 万~4 万倍可以观察到清晰的生物结构。在 AD 患者或实验动物脑内可以应用该方法观察 Aβ 的聚集体和纤维体。但对负染色的机制目前了解还不是很多，并且其对样品的浓度和纯度要求较高，若想观察良好的负染色效果并非易事。

4）蛋白免疫印迹（Western blot）：Western blot 的原理是通过特异性抗体对经凝胶电泳分离的组织样品进行结合，再通过显色观察目的蛋白表达量的蛋白检测技术。通过电泳将样品中不同分子量的蛋白样品分离，然后将蛋白从胶上转移到醋酸纤维（NC）膜或者 PVDF 膜上，之后加入抗体进行孵育，洗掉未结合的抗体后即可进行显色，显色可以采用化学发光或者荧光发光等，最后通过明胶成像分析系统进行扫描，即可观察到目标蛋白的位置和表达量。Western blot 可以实现蛋白的准确定量，但组织定位不如免疫组化。而且 Western blot 方法膜上的非特性条带较多。对于 AD 的检测，Western blot 可以通过检测 AD 脑组织中 Aβ、磷酸化 tau 蛋白以及与 Aβ 生成相关的淀粉样前体蛋白 APP 等蛋白的表达量反映 AD 的疾病进程。

5）ELISA 检测：酶联免疫吸附实验（ELISA）是酶的催化反应与抗原抗体的特异性反应相结合的一种免疫酶技术。抗原（抗体）吸附在载体表面后，加入有酶标记的抗体（抗原），抗原与抗体反应后，酶在其相应底物的作用下发生催化反应而呈现颜色，颜色深浅与检测的抗原（抗原）含量成正比，可通过酶标仪检测或光学显微镜观察。常用的酶有辣根过氧化物酶（HRP）和碱性磷酸酶（AP）。ELISA 具有方法简单、特异性强和灵敏性高的优点。与免疫组化相比，ELISA 的检测样品为组织细胞上清液或者血清等，不需要包埋、切片等过程。与 Western blot 的蛋白半定量相比，ELISA 多用于定量分析，但当检测的抗体与抗原间存在非特异性结合时，则此时 ELISA 的检测结果并不十分可信。

在 AD 中，可以用 ELISA 的方法定量检测 AD 脑组织细胞上清液或血浆中的 Aβ42 和 Aβ40 的含量。

6）尼氏（Nissl）染色：除了淀粉样斑块的聚集和神经纤维缠结的形成，AD 还会出现神经元凋亡的现象。1892 年，德国病理学家 Franna Nissl 创立了尼氏染色方法，用于观察神经元。其原理是石蜡或冰冻切片中神经元内尼氏小体经 Nissl 液染色后会呈现紫蓝色，常用焦油紫、甲苯胺蓝和天竺牡丹三种不同的染色方法。当神经元凋亡时，尼氏小体会减少。尼氏染色后可以对神经元进行计数，观察神经元凋亡情况。尼氏染色具有操作简单、用时短、染色稳定等优点，故应用范围广。但由于尼氏小体在离体后很容易降解，所以组织取出后需立即固定，否则不易着色。传统的苏木精-伊红染色（HE 染色）可使细胞核呈现紫蓝色，细胞质的成分呈现红色。但 HE 染色存在组织结构不清晰、尼氏体模糊等缺点。与 HE 染色相比，尼氏染色可以清晰地观察到细胞核和尼氏小体，并且还可以观察轴突和树突，故常用尼氏染色观察神经元的受损情况。

7）脑功能成像技术：在 AD 中可以通过磁共振成像检测海马的萎缩程度并以此作为诊断 AD 早期病变的技术手段之一。另外利用功能性磁共振成像可以检测 AD 患者在接受记忆任务时额叶前区和颞叶内皮层的激活情况，以此判断患者的记忆功能。

也可用 micro-PET 长期观察药物对 AD 小鼠脑功能的影响。①核素标记 Aβ 抗体，观察其在脑内的分布；②静脉注射$^{18}$F-脱氧葡萄糖（$^{18}$FDG）检测脑组织的代谢活力。③用$^{18}$F-DPA 观察小胶质细胞激活。具体参见本章第二节“抗帕金森病药物的药理学研究”。

**3. 药物因素** 除了常规考虑药物要求生物利用度高、半衰期长等以外，治疗 AD 的药物首先应考虑该药物是否会通过血脑屏障。如果是抗体等蛋白类药物，要考虑其是否有免疫交叉反应。

**4. 给药时间和给药途径选择** AD 是一种中老年起病的中枢神经系统退行性疾病，主要是散发性，很难预测个体是否会患阿尔茨海默症，因此预防性给药不现实。应当以治疗性给药为主。由于长期服用药物，应以口服为佳。如果是多肽类制剂，必须静脉给药的，需要考虑给药间隔时间。

**5. 实验分组设计** 在进行 AD 药效研究时，必须要仔细考虑对照的设置。通常要有正常对照、模型组和模型阳性药组以及至少三个不同剂量的测试药物组。阳性对照药的选择应该是对模型有效的、临床公认的、针对某一环节的作用机制比较明确的，和待试药物作用机制类似的药物。根据待测药物的作用机制，选择设置不同的阳性对照药。对测试药物各组剂量的确定最好有文献数据支持，或者之前做过预实验确定了最小有效浓度和最小有毒浓度。剂量间隔按等比或者对数等比设置。由于 AD 的发病过程缓慢，因此实验研究耗时长，每隔 1～2 个月要进行小鼠行为学测试，因此，每组小鼠数量要至少 12 只以上以满足统计学需要。完整实验流程必须重复 2～3 次以去除生物实验的不稳定因素，得到确定的结果。

**6. 体外研究细胞选择** 研究疾病病理机制和药物作用机制，有时为了简化实验，会用细胞系如 PC12 细胞进行研究。由于 AD 是中枢神经系统病变，因此，在进行神经保护方面的研究时，一定要有原代培养神经元的实验结果支撑论点。如果进行神经炎症方面的研究，关键实验需要用原代培养小胶质细胞进行。由于原代小胶质细胞培养及进行转基因实验操作不便时，可考虑用 BV2 细胞株进行。在进行体外实验研究时，最重要的现象和结论最好能在转基因动物模型上验证。如果可能获得 AD 患者脑标本或血清标本做验证就更好了。

**7. 体外研究的浓度选择** 要考虑药物作用于细胞的时间及药物作用的生理浓度。通常情况下体外研究中小分子药物有效浓度要低于 $10^{-5}$mol/L，否则其开发价值不大。

**8. 机制研究** 目前围绕淀粉样蛋白假说的若干个新药，在临床研究中均已失败。AD 的病理机制仍然不清楚，Aβ 和 tau 蛋白是 AD 的主要致病因素还是只是疾病进展终末期的特征？以目前研究进展分析，在 AD 新药研发中以认知能力作为主要目标药效，以 Aβ 和 tau 蛋白为疾病进展特征更好些，而线粒体功能和神经炎症与神经元死亡密切相关，以此作为药物作用的可能靶点或关键分子可能较合适。

（1）蛋白酶体功能检测与自噬水平检测 Aβ 不能及时被消除就会蓄积产生毒性。在进行药物对 AD 改善研究时，非常有必要检测 Aβ 的蓄积情况。与此同时，Aβ 的降解与蛋白酶体与自噬水平密切相关。对两者的检测，具体参见本章第二节相关内容。

（2）线粒体功能检测 线粒体是细胞内产生能量的细胞器，并与氧化应激和细胞凋亡等密切相关。AD 神经元线粒体结构和功能紊乱，受损线粒体增多；与此同时，线粒体自噬功能异常，引起失能线粒体积聚，打破了细胞线粒体稳态，引起不可逆的神经元损伤，最终导致AD的发生。Aβ、tau蛋白及氧化应激均能够引起线粒体功能障碍，并进而引起突触受损、神经元凋亡，促进AD的发生发展。因此，靶向线粒体及其相关功能可能是AD研究及药物开发的重要方向。线粒体DNA暴露于氧化磷酸化过程的副产物活性氧，可能引起线粒体DNA的损伤。线粒体功能检测方式参见本章第二节相关内容。

Anavex生命科学公司正在研发的新药Anavex2-73在Ⅱ期临床试验中获得较好结果。该药具有sigma-1受体及毒蕈碱型受体激动作用，可通过恢复线粒体功能、减轻氧化应激损伤的作用，进而能够减少神经元损伤和减缓AD的进程。

（3）神经炎症检测　AD患者脑内IL-1、IL-6、TNF-α、TGF-β等持续增高。IL-1能上调APP表达，促进其加工，促进Aβ沉积；IL-1也会促进星形胶质细胞的激活，使IL-6、TNF-α水平增加。小胶质细胞表面存在与Aβ结合的受体，如清道夫受体SR、晚期糖化终末产物受体、甲酰基蛋白受体FPRL1等。Aβ与这些受体结合后，会持续激活小胶质细胞并释放神经毒性物质。与此同时，高水平的TNF-α也促进外周淋巴细胞穿过血脑屏障，引起脑内炎症。COX-2的高水平可能引起神经元死亡。以阿司匹林为代表的非甾体抗炎药能抑制COX-2的表达与酶活性，抑制炎症的发生。COX-2抑制剂罗非考昔能抑制P38-MAPK通路的磷酸化，进而抑制小胶质细胞的激活。同时，阿司匹林能抑制APP表达和Aβ剪切，抑制Aβ沉积。

研究AD中神经炎症，可分别检测M1与M2型小胶质细胞特征的炎症因子以及抗炎症因子的水平，具体参见本章第二节相关内容。此外，小胶质细胞有较多分型，当不区分亚类的时候，可能会得到相互矛盾的结果。利用流式分选和单细胞RNA测序技术，发现了一群疾病相关小胶质细胞（disease-associated microglia，DAM）。DAM具有较强的吞噬作用，对AD有保护作用。DAM也是目前AD神经炎症研究的热点之一。但小胶质细胞的分离及流式分选及后续的单细胞测序仍存在一定的技术瓶颈和限制。在有较好初步研究基础的情况下，可考虑对小胶质细胞分离并进行单细胞测序工作。

## 三、实例

### 石杉碱甲对APP/PS1转基因小鼠的治疗作用及机制研究

**1. 药物特性**　石杉碱甲（huperzine A）是我国从石杉属植物蛇足石杉（俗名千层塔）中提取的一种生物碱，是一种强效、可逆和高选择性第二代乙酰胆碱酯酶抑制剂。外观呈微黄色至白色结晶性粉末，溶于甲醇、乙醇，微溶于水，具有较高的脂溶性，分子小，能很好地透入血脑屏障，进入中枢后较多地分布于大脑的额叶、颞叶、海马等与学习和记忆有密切联系的脑区，在低剂量下对乙酰胆碱酯酶（AChE）有强大的抑制作用，使分布区内神经突触间隙的乙酰胆碱（ACh）含量明显升高，从而增强神经元兴奋传导，强化学习与记忆脑区的兴奋作用，起到提高认知功能、增强记忆保持和促进记忆再现的作用。不良反应主要为恶心、呕吐、厌食、胃肠道不适、腹泻等消化道症状，以及头晕、乏力、兴奋、失眠等反应，一般可自行消失。服用方法：口服，每次0.1～0.2mg，每天2次，日用量不应超过0.45mg或遵医嘱。

**2. 研究目的**　本研究观察石杉碱甲对APP/PS1转基因小鼠疾病进程的影响。

**3. 动物选择和模型选择**　选用6月龄APP/PS1转基因小鼠。该AD模型鼠在7～9月龄时脑组织逐渐出现淀粉样蛋白的沉积，表现为认知障碍。因此选用6月龄小鼠进行后续实验。

**4. 药物制备及剂量分组**　石杉碱甲微溶于水，将其溶于0.5%羧甲基纤维素，制备成10mg/ml悬浊液，灌胃用。本研究分三个剂量组即0.25mg/kg、0.5mg/kg、1mg/kg。通常药理学实验设置高、中、低三个剂量。在确定药效学试验剂量前，一般要有预试验，明确最小有效量、最大有效量，或者根据关于该药的其他实验数据推算设定。正式试验时，高、中、低三个剂量应该是在最小有效量、最大有效量之间的3个剂量点，按对数等距或倍比等距设置剂量间隔。

**5. 实验分组**　六月龄APP/PS1转基因小鼠及其同窝阴性小鼠，体重25～30g，在12小时光照/黑暗循环中饲养，自由进食和饮水。同窝的APP/PS1阴性小鼠为正常对照组。APP/PS1转基因小鼠随机分为四组，其中一组给予加奈哌齐为阳性药组，另外三组为石杉碱甲给药组，剂量分别为0.25mg/kg、0.5mg/kg、1mg/kg。连续给药三个月。

**6. 评价指标** 认知能力评价是药物对阿尔茨海默病疗效的重要指标。给药期间，每个月进行一次认知能力检测。本研究采用了 Morris 水迷宫实验。Morris 水迷宫实验中，模型组小鼠表现出明显的学习记忆障碍，其逃避潜伏期及反向逃避潜伏期均长于正常对照组，原平台象限的停留时间及穿越原平台次数均少于正常对照组。石杉碱甲组小鼠的逃避潜伏期明显短于模型组，其反向逃避潜伏期均明显短于模型组，在原平台象限的停留时间均明显长于模型组，穿越原平台的次数也均明显多于模型组。

神经病理形态学观察正常组小鼠大脑皮质和海马形态完整，神经元数量多、结构致密、分布均匀。模型组小鼠大脑皮质和海马区神经元细胞明显减少，同时可见多处细胞体积缩小，胞核固缩，染色加深，并伴有大量的小胶质细胞增生。与模型组相比，石杉碱甲组小鼠大脑皮质及海马区形态均有不同程度恢复。

APP 免疫组化结果显示阳性反应的细胞呈圆形或椭圆形，可见胞质内充满棕黄色颗粒，部分邻近胞膜处染色较深。阳性细胞在正常对照组也有弱表达。与正常对照组比较，模型组大脑皮质及海马区 APP 蛋白表达明显增多。与模型组相比，石杉碱甲组大脑皮质和海马区 APP 阳性表达量均明显减少。模型组小鼠脑组织中 APP、BACE1、PS-1 蛋白的表达水平均显著高于正常对照组。石杉碱甲组小鼠脑组织中 APP、BACE1、PS-1 蛋白的表达水平较模型组相比均显著降低。石杉碱甲治疗组的 β/γ-分泌酶亚基被抑制，说明石杉碱甲可能通过抑制 APP/PS1 转基因小鼠脑内 β/γ-分泌酶亚基的表达，从而减少 Aβ 的聚集，最终起到保护大脑神经元的作用，结果提示石杉碱甲在 AD 的临床治疗方面具有重要的意义。

淀粉样蛋白结合的乙醇脱氢酶（amyloid-binding alcohol dehydrogenase，ABAD）是一种线粒体蛋白会易化淀粉样蛋白引起的线粒体损伤，从而引起线粒体失能和细胞死亡。石杉碱甲能抑制 APP/PS1 小鼠大脑 ABAD 的水平，抑制 Aβ-ABAD 复合物的形成，并降低氧自由基的水平，提高 ATP 的生成；石杉碱甲还能减少细胞色素 c 从线粒体中的释放，抑制剪切型 caspase 3 的水平。研究结果提示石杉碱甲提高了皮层线粒体的功能，抑制了细胞死亡。另一种胆碱酯酶抑制剂他克林没有这种作用。该结果提示，石杉碱甲对线粒体功能的影响与其胆碱酯酶抑制无关。

总结：石杉碱甲能提高 APP/PS1 转基因小鼠的学习能力，抑制淀粉样蛋白的剪切与沉积；抑制小胶质细胞的激活；抑制淀粉样蛋白结合的乙醇脱氢酶，保护线粒体功能，从而可抑制细胞死亡。

（林　芳　秦正红）

## 第四节　中枢和外周镇痛药物的药理学研究

### 一、概述

按照国际疼痛研究学会的定义，疼痛是一种由实际或潜在的组织损伤引起的感觉、情感、认知和社会维度的痛苦体验。疼痛是一种多维度的主观感受，因而也具有较大的个体差异性。生理情况下，疼痛是机体对伤害性刺激的感知，进而通过引发机体的反射性防御行为保护组织免受进一步伤害，对保证个体安全和健康起到积极作用。然而，疼痛在组织损伤后持续存在，甚至在损伤修复后仍然自发或诱发出现，或者作为其他疾病的伴随症状，则失去了保护个体的意义，反而使患者感到不适或痛苦。有时疼痛剧烈，难以忍受，甚至可导致疼痛性休克。慢性疼痛还可造成许多生理功能障碍和心理障碍，大大影响了患者的生活质量。因此，合理使用镇痛药物对疼痛进行科学管理是医务工作者的重要任务。

生理情况下，伤害性刺激可激活外周的伤害感受器，使其产生动作电位。这些神经冲动携带伤害性信息沿初级传入纤维传导至脊髓的感觉神经元，继而传导至大脑产生疼痛感觉。这种由于伤害感受器激活而产生的疼痛被称为伤害感受性疼痛。一般情况下，伤害感受性疼痛与组织损伤有关，其强度与损伤的程度以及伤害感受器的激活程度相关。在病理情况下，痛觉传导通路上的感觉神经元（包括伤害感受器）兴奋性增加，外周的感觉传入冲动被放大，个体对外部刺激变得更敏感，导致原本的非伤害性刺激也能诱导痛觉［即痛觉超敏（allodynia）］或伤害性刺激引起的痛觉强度增加［即痛觉过敏（hyperalgesia）］，甚至产生自发性疼痛。这种不依赖于伤害感受器激活的疼痛被称为病理性疼痛。如果疼痛持续或反复发作超过 3 个月，则称为慢性疼痛或疼痛慢性化，常见的如组织炎症引起的炎性疼痛、神经损伤引起神经病理性疼痛、癌症引起的癌痛、纤维肌痛等。慢性疼痛的发生与外周和中枢神经系统的一系列复杂机制有关，目前尚未完全阐明。

镇痛药物可作用于痛觉传导通路的不同环节，抑制痛觉冲动的产生或传导，减轻疼痛。根据镇痛药的作用部位可将其分为外周镇痛药和中枢镇痛药。前者通过阻断外周痛觉感受器产生痛觉冲动或阻断痛觉冲动沿传入纤维传导到脊髓发挥镇痛作用，主要包括解热镇痛药和局部麻醉药；后者通过阻断痛觉冲动在中枢神经系统的传递发挥镇痛作用，主要包括阿片类镇痛药物，也称为麻醉性镇痛药。值得注意的是，解热镇痛药也有中枢机制参与其镇痛作用。某些慢性痛具有特殊的发病机制，如神经病理性疼痛和偏头痛，上述镇痛药物的治疗效果不理想或者不适于慢性应用，常采用其他药物治疗，如某些抗癫痫药或抗抑郁药用于治疗神经病理性疼痛，麦角胺或 5-HT1D 受体激动药舒马普坦用于治疗偏头痛等。

镇痛药物的药效学实验均需在整体动物上进行，对药物作用机制的研究可结合体外研究。根据实验目的，实验对象可以是正常动物或疾病模型动物。常用动物是啮齿类（包括小鼠和大鼠）和兔。特殊情况下采用其他哺乳动物，如豚鼠、犬及非人灵长类；极个别情况下，实验对象为人。目前多种模式小鼠已成为研究疾病发生和药物作用的重要工具，所以小鼠在疼痛研究中的应用越来越广泛。因雌性动物存在动情周期的影响，长期以来疼痛学实验常常只选用雄性动物。然而研究发现，不论是对疼痛的敏感性还是对镇痛药物的反应性均存在明显的性别差异。因此，镇痛药物的药效学研究不应囿于单一性别的动物，而应该雌雄兼用。此外，动物对镇痛药物的反应性还存在种属差异。如人和猴对阿片类药物的反应有高度相关性，但和小鼠的反应差异较大。因此，新研发的镇痛药物药效学实验应在两种以上动物进行。

因为疼痛是一种主观感受，客观评估动物的疼痛程度较为困难，只能通过观察动物表现出的与疼痛相关的多种行为学反应（称为疼痛样行为），并用不同的指标对其进行量化，以尽量客观、定量地评估动物的疼痛程度。镇痛药物的药效学实验就是评价药物对动物疼痛相关行为学指标的影响。疼痛样行为可分为刺激诱发的行为和自发性行为两种类型。实验采用的刺激分为物理性（热、电、机械等）和化学性（酸、碱、钾离子、福尔马林、辣椒素等）两类。刺激只有达到一定的强度，即个体的伤害感受阈值，才能诱导疼痛样行为。不同性质或强度以及施加在不同部位的刺激引起的反应也有所不同。以小鼠为例，在自由活动的动物，施加在爪部的刺激引起的疼痛样行为主要是反射性缩足和舔舐爪部；刺激强度大时，可引起强烈的逃避行为（如跑动或跳跃甚至嘶叫）。在被束缚的动物，则引起挣扎行为或发出嘶叫。伤害性热刺激施加在尾部能引起甩尾行为，腹腔注射乙酸可引起扭体反应。在刺激强度和部位明确的前提下，诱发的疼痛样行为有相应的潜伏期。在一定范围内，刺激强度和反应强度呈正相关。在不同个体，对同一刺激强度的反应也不尽相同。因此，诱发的疼痛样行为可用多种反应的多个指标进行综合评价。动物的自发性疼痛样行为不依赖于外部刺激，可通过量化动物对疼痛部位的舔舐、咬等轻抚或攻击行为、避免承重或蜷缩的保护性体位以及表现出对与镇痛关联位置的偏好等行为进行评价。现有的研究提示，不同诱因引起的疼痛以及不同性质的疼痛均具有自身的特点，神经环路机制和病理生理机制有其特异性，对镇痛药物的反应也不尽相同。因此，镇痛药的药效学研究需选择多种合适的疼痛模型。

## 二、伤害感受性疼痛的动物模型和检测方法

### （一）热刺激引起的伤害感受性疼痛

**1. 热板法**　大鼠和小鼠的爪部对热刺激非常敏感。将动物置于热板上一段时间后，动物会因爪部感到疼痛而做出逃避性抬足反应。因雄性动物阴囊下垂且对热刺激敏感，所以该方法宜用雌性动物。测试时，将动物放在 55℃热板上（也有研究将热板设为 50～55℃的其他温度，如 52.5℃），同时开始计时。经一段时间的潜伏期后，动物会表现出抬后爪、甩后爪、舔后爪或跳跃等反应，表明动物感受到疼痛，停止计时。将间隔 15 分钟的

两次测试的平均值定义为缩足反应潜伏期（paw withdrawal latency，PWL）。镇痛药可延长 PWL。为防足部烫伤，一般设截止时间 30 秒（如热板温度低于 52.5℃，截止时间也可设为 60 秒）。正式实验前应筛选动物，一般将反应潜伏期小于 5 秒或大于 30 秒的动物剔除。室温对动物 PWL 影响较大，应控制在 18℃ 左右，以减小数据的离散度。热板法的优点是仪器简单，反应灵敏，指标明确，动物可以反复利用。值得注意的是，具有中枢镇静、肌松，或拟神经病作用的药物也常常能延长动物的 PWL，因此对药物镇痛作用的判断需结合其他镇痛实验的结果。

**2. 热辐射抬足法** 大鼠和小鼠对热刺激的感受敏感性还可用辐射热刺激法（Hargreaves 法）检测。比起热板法，这种方法具有可对两侧后爪分别测试以及可使用雄性动物的优点。测试前，将动物置于底部为透明玻璃的观察盒内适应 30 分钟以上。测试时，将红外光源放在玻璃板下面，对准动物一侧后爪底部。打开红外发生器开始施加热刺激，并开始计时。动物感觉到疼痛便会缩回后爪，设备可自动检测该反应并同时切断红外光源和停止计时。计时器显示的时间即为该次缩足反应的潜伏期。一般取间隔 15 分钟左右的两次测试的潜伏期平均值为 PWL。为防止热刺激灼伤足底组织，每次刺激时间不超过 20 秒。玻璃板的温度需控制在 25～30℃，如果温度过低，会明显延长 PWL。

**3. 甩尾法** 伤害性热刺激如施加于大鼠和小鼠的尾部，动物感受到疼痛时会表现出甩尾动作。实验时，需将动物装入特制的有机玻璃圆筒中，限制其活动，令其尾部暴露在外并自然下垂。热刺激可以采用 Hargreaves 辐射热照射尾部，也可以将尾部浸入 48℃ 或 50℃ 的热水中。刺激位置或浸入深度为尾部中、下三分之一交界处的皮肤，距尾尖部 5cm（大鼠）或 3cm（小鼠）。刺激的同时开始计时，记录动物出现甩尾反应的潜伏期。两次测试的间隔为 10～15 分钟，两次或三次测试的平均值为该动物的甩尾潜伏期。正式实验前应筛选动物，一般将反应潜伏期小于 5 秒或大于 30 秒的动物剔除。为防止热刺激灼伤组织，每次刺激时间不超过 20 秒。热水甩尾法需在每次测试后将鼠尾擦干，否则会使鼠尾温度下降，影响后续测量结果。也可用强度可调的红外激光脉冲刺激鼠尾，增加光照强度直至诱发甩尾反应，该刺激强度即为甩尾反应的阈值。

**4. 甩头法** 一般用家兔作为实验对象。先将家兔用特制的布带悬空吊起，令其四肢自由伸展，并蒙住其双眼。实验前应用弯剪刀小心剪去面颊部被毛。待动物安静后，用 Hargreaves 辐射热或红外激光光照家兔口唇，等待其明显的逃避反应（将头部移开），记录反应的潜伏期。照射时应控制好位置和时间，以防点燃动物被毛。

### （二）机械刺激引起的伤害感受性疼痛

**1. Randall-Selitto 反应** Randall-Selitto 反应用于测定动物机械钝痛的敏感性。Randall-Selitto 测痛仪的压力施加器为有弹性的圆形或楔形探头，压力通过探头施加于动物足部，动物感受到疼痛会表现出缩足反应。一般选用大鼠或小鼠作为实验对象。测试时，将动物置于特制的固定筒内，后足暴露在外。将后足放入压力施加器中间，施加以恒定速率连续递增的压力。当动物后足缩回时，停止加压，此时的压力数值（g）即缩足反应阈值（paw withdrawal threshold，PWT）。一般一只动物测定三次，每次间隔 5 分钟，取平均值作为该动物的阈值。施加的压力上限为 250g，以免组织损伤。另一种测定机械钝痛的方法是，每次给动物足底施加恒定的压力，记录从开始加压至动物做出逃避反应的潜伏期，以此时间作为伤害性感受阈值。该实验也适用于检测尾部的机械钝痛阈值。将探头放于尾尖端 1/3 处（大鼠）或离尾根 1cm（小鼠）处，匀速施加压力。当动物出现挣扎反应或嘶叫时停止施压，此时的压力即为动物尾部的机械钝痛阈值。

**2. von Frey 法** von Frey 法是用 von Frey 毛测定动物缩足反应阈值表示其机械性伤害感受敏感性的方法。von Frey 毛是一套经过校准的具有不同长度和粗细的纤维细丝，共 20 根，可提供 0.008～300g 的压力刺激。这些细丝垂直黏附于手柄的一端，测试时手持手柄另一端，将纤维细丝垂直接触刺激表面，施加压力直至压弯纤维丝，并维持 2～3 秒。目前也有电子 von Frey 测痛仪，压力通过机器施加。如果动物对刺激做出缩足反应，则认为刺激诱发了伤害性感受。经典的 up-and-down 方法操作较为繁琐，频繁测量导致结果变化较大，所以目前多采用几种简化的 up-and-down 方法。以 Bonin 等的 SUDO 方法为例，测试前，将小鼠置于底部为金属筛网的有机玻璃观察盒内适应 30 分钟以上。测试时，通过人工或电子的 von Frey 毛在小鼠一侧足底施加一定强度机械刺激。一种方法是从 0.16g 即 5 号 von Frey 毛开始，将其对准小鼠足底压弯 2 秒，若有明显的缩足、甩足、舔足，或明显逃避反应，则换用小一号进行下一轮刺激，否则用大一号。共测试五次，每次测试间隔5分钟。第五次测试时若小鼠有缩足反应，则将对应 von Frey 毛号数减0.5，否则将对应 von Frey 毛号数加0.5。利用公式 $PWT_{force}=10^{(x\times F+B)}$（$F$ 为最终测得的 von Frey 毛的号数，$x=0.240$，$B=-2.00$）计算出小鼠 PWT。另一种方法是从0.4g 的 von Frey 毛开始刺激，经0.07g、0.16g、0.4g、0.6g 依次增加至1g。每个刺激强度测试3~5次，每次刺激间隔至少30秒。缩足反应阈值可定义为3次刺激中有2次（或5次刺激中有2~3次）诱发缩足反应的刺激强度。此外，还可依据每个刺激强度诱发的缩足反应百分比绘制量效反应曲线。

**3. 机械性扩张性内脏痛模型** 大鼠的小肠或结直肠扩张模型是常用的内脏痛模型。小肠扩张的方法是将一长7.5~11cm 前端有可扩张乳胶球囊的导管通过手术放置在十二指肠内。疼痛实验在手术7天以后进行。实验时，由1ml 注射器向球囊内缓慢充入生理盐水1ml，并维持1~2分钟。一般在充入0.5~0.8ml 生理盐水时，动物开始出现抖动、磨牙、深呼吸、伸展肢体、弓背、伸展后肢或者身体频繁旋转等保护行为，提示动物存在内脏痛。可采用4级评分法对动物行为进行量化：0 正常觅食，逃避反应和休息；1 觅食停止，湿狗样抖动，磨牙，过度理毛或深呼吸；2 伸展肢体，腹部内凹，背部隆起，咬后足或后肢静止不动；3 后肢伸展，弓背，后爪背曲；4 伸展后肢或后爪，身体频繁旋转。每次实验重复3~5次，每次间隔15分钟。结直肠扩张方法是将与导管相连的球囊经肛门放入直肠约1cm，在肛门外1cm 的位置将导管固定在大鼠尾部，由微量泵经导管向球囊注气加压，加压速率为5mmHg/s。疼痛行为学判断和评分与小肠扩张模型相似。肠道扩张模型与临床上内脏痛的发病机制较符合，指标也可靠；存在的问题是过高的压力可能损害大鼠肠壁，因此需要在实验时缓慢渐进地增加压力。

### （三）化学刺激引起的伤害感受性疼痛

**1. 扭体法** 将某些刺激性化学物质，如醋酸、酒石酸锑钾、苯醌、缓激肽等溶液注射入小鼠或大鼠腹腔内，能引起深部的、大面积而较持久的腹膜刺激性疼痛，此时动物腹部会产生扭体反应（腹部内凹、躯干与后腿伸张、臀部高抬、身体扭曲）。常用的动物为成年小鼠，常用的化学物质是0.3%~1%的乙酸溶液。实验时，给予小鼠腹腔注射乙酸溶液0.2ml 后放置于透明的有机玻璃观察盒中。在注射3~5分钟后开始观察小鼠的扭体反应。当小鼠的腹部出现收缩，伴随前肢伸张、全身拉长的现象视为1次扭体反应。记录20分钟内小鼠扭体次数。室温应控制在20~24℃，温度较低或较高时小鼠扭体次数减少甚至不扭体。本实验也需排除假阳性结果，因为一些非镇痛药如中枢抑制药及阿托品等也可抑制扭体发生。

**2. 福尔马林实验** 福尔马林皮下注射诱发疼痛的实验被称为福尔马林实验，是最常用的急性炎症性疼痛模型。常用的动物是大鼠和小鼠，注射部位为足部。实验时，将动物置于透明的有机玻璃观察箱中适应15分钟后，在其一侧足背（或足底）皮下注射福尔马林溶液。常用的是2%~5%的福尔马林溶液10ml（小鼠）或50ml（大鼠），文献中还有其他浓度和注射体积的组合，如在小鼠，注射2%的福尔马林溶液20ml。注射后立即放置于透明的有机玻璃观察箱内，观察并记录小鼠的疼痛行为，包括足部抖动（表现为注射足快速短暂的回缩或抖动）、抬足（表现为注射足抬起而不着台面，完全不支持体重）和舔爪（表现为用嘴舔、咬注射足）。这些行为的程度与福尔马林浓度成正比。注射福尔马林后0~5分钟，小鼠会出现明显的疼痛行为，称为第1相反应，主要是伤害感受器被直接兴奋所致。在随后的10分钟内，小鼠的疼痛行为明显减少。在注射15分钟后，小鼠的疼痛行为又明显增加，持续1小时左右，称为第2相反应，主要由福尔马林引起的炎性反应及脊髓内发生的中枢敏化所致。实验时分别记录小鼠在第1相0~5分钟和第2相20~40分钟（或15~45分钟）两个时间段内疼痛行为的累积时间。还有一种按反应级别评分的方法：0=注射足承担正常重量；1=运动时跛行、休息时足轻触地面；2=注射足抬高，最多用指甲触地；3=出现针对注射足的舔、咬和理毛行为。福尔马林实验也可用于诱发口面部疼痛。将福尔马林溶液皮下注射在动物的上唇后，记录45分钟内动物用同侧前肢或后肢摩擦注射部位的累积时间。福尔马林实验的优点是操作简便，数据直接且个体差异较小，因为疼痛行为包括急性伤害感受性疼痛（第1相）和炎性疼痛及中枢机制（第2相）两个方面，所以除了可用于评价药物的镇痛作用外，还可初步推测其作用机制；缺点是只能在动物进行实验，临床转化的相关性较小。

**3. 钾离子渗透法** 常用家兔或大鼠作为实验对象。采用一定强度的直流电将饱和氯化钾溶液透入动物不同身体部位，可使家兔缩腿、挣扎、扬爪，或使大鼠甩尾、嘶叫等。实验时，将家兔以布兜悬挂，刺激电极可用一个直径为1cm的圆形铜圈，其内塞以饱和氯化钾浸湿的棉球，将刺激电极固定于家兔左前肢中段的皮肤上。无关电极为2.5cm×2.5cm的薄铜片，垫以浸湿生理盐水的纱布，置于家兔右侧后肢中下段处。通电后，以引起家兔缩腿的电流强度（mA）作为痛阈。大鼠实验则是将刺激电极固定于离尾尖1.5cm处，与皮肤接触面积约1cm$^2$。无关电极固定于尾根部。从通电开始到先后出现尾运动反应、嘶叫和强烈甩尾，伴有连续嘶叫和全身挣扎，分别记录其电流值，作为运动阈、嘶叫阈和后叫阈。

### （四）电刺激引起的伤害感受性疼痛

**1. 齿髓刺激法** 可用犬、猫或兔进行。将动物麻醉后，用电钻在牙齿上钻孔，暴露齿髓腔。将刺激电极插入齿髓，用牙科水泥固定，制成慢性埋藏电极。给予不同强度电刺激时，动物会出现咀嚼、舔舌、抬高鼻子、头前伸、抬头、转头等疼痛反应，引起这些反应的刺激强度（V）为痛阈。

**2. 躯体电刺激法** 一般用电惊厥仪进行。实验常用大鼠和小鼠，刺激部位可以是尾部或后足。如刺激后足，需将动物适当固定后放在导电铜丝板上。通电后，逐渐增大电压强度，同时记录时间，直至动物发出第一声嘶叫时立即断电，记录此时的刺激强度（V）。如刺激尾部，则将小鼠装入固定桶内。露出尾部，通过刺激电极给予频率为60Hz的方波刺激，每次刺激1/25秒。逐渐增加电压，直至动物出现嘶叫，记录此时的刺激强度（V）。连续三次刺激（每次间隔5分钟）中有两次能引起嘶叫的电压强度为痛阈。每次刺激勿超过10秒，以防组织损伤。

## 三、病理性疼痛的动物模型和检测方法

### （一）神经病理性疼痛的动物模型

**1. 神经瘤模型** 神经瘤的大鼠模型最早由Wall PD于1979年建立于英国学院大学，后也应用于小鼠。取成年大鼠或小鼠，气体吸入或戊巴比妥麻醉后侧卧固定在加热垫上。用电动剃毛刀将动物一侧后肢小腿至股后的被毛剃除干净，并用碘伏擦拭消毒。于腘窝上、接近大腿正中沿股骨平行方向剪开皮肤，钝性分离肌肉组织，小心暴露坐骨神经，并将其与周围组织分离。在坐骨神经干接近三支分叉处，用5－0缝合线紧紧结扎。在距离结扎处远端1～2mm处再做结扎，留2～3mm线头标记（防止神经剪断后，三个神经分支收缩并隐藏入结缔组织中），在两结扎点中央剪断坐骨神经。再剪除远端坐骨神经约5mm，以防止神经再生。用无菌生理盐水清洗手术野后用4－0缝线逐层缝合肌肉和皮肤。然后将动物移至手术显微镜下，在腘窝内侧切开皮肤，小心暴露隐神经，钝性分离，剪断神经。为防止再生，同样将远端剪去2～3mm。逐层缝合皮肤后消毒。手术完成后，将动物放入保温箱等其从麻醉中恢复。手术后经过几天潜伏期，动物会表现出对后爪的攻击（自残）行为，按照后爪被自残的程度不同，给予0～11分的打分：大于等于2个趾甲、小于等于5个趾甲被噬计1分，五个脚趾的任一趾节被噬计1分。大鼠或小鼠共5个脚趾，10个趾节，因此后爪自残的累积记分为11分。术后2～3天，用有齿镊夹动物手术侧足内外侧、足背、足底的皮肤，如发现动物仍然存在疼痛感觉，应摒弃并处死。动物自残分值达到11分时，也应立即处死。该模型操作简单，能模拟由于战争、意外事故及手术损伤导致的幻肢痛或自发性神经痛。缺点是自残的行为学指标个体差异较大，容易受到外界环境的影响，如食物中的大豆、酪蛋白等物质均可影响自残行为。此外，该模型实验周期较长，动物需要单笼饲养，对实验条件要求较高。因自残行为被认为比较残忍，该模型还受到伦理学方面的批评。

**2. 大鼠慢性坐骨神经缩窄模型** 大鼠慢性坐骨神经缩窄（chronic constriction injury，CCI）模型是第一个外周神经部分损伤诱发的神经病理性疼痛模型，由Bennett GJ和我国北京协和医学院的谢益宽教授1988年建立于美国NIH国立牙科研究院，所以又被称为Bennett-Xie model，后也应用于小鼠。手术前，将4－0铬肠线剪成6～9cm的线段并浸入无菌生理盐水中泡软。麻醉和手术视野准备，如神经瘤模型。在动物股下放一个直径小于4cm的短棒（如纸巾或纱布卷），便于后续手术操作。沿股骨主干后缘，平行股骨方向向上触摸，寻找并定位坐骨神经凹（位于股骨大转子和脊椎骨之间）。在大腿后正中做一个3～4cm平行于股骨长轴的切口，直至股二头肌中心以下。钝性分离肌肉，暴露和游离从坐骨神经凹出现开始直至在腘窝的分支处的坐骨神经全长。注意避免损

伤肉眼可见的血管（在此处有一较长的静脉血管穿出肌肉，且经常有细小分支），影响神经及周边组织的正常血供。解剖显微镜下，用5号游丝镊夹住神经一侧的筋膜，用显微外科剪沿神经剪开筋膜，暴露神经束。用钝头弯钳将铬肠线置于坐骨神经下，围绕神经将铬肠线打一个松松的单环，然后在非常靠近环的地方捏住环的两端用力直至环刚刚拉紧。在第一个环相隔1mm的近心端接着打第二个环，完成打结。如此操作，总共打4个结。修剪线头长度约0.5mm。逐层关闭切口。手术后恢复同神经瘤模型。手术后3~5天可观察到异常疼痛行为，可发生在双侧，持续长达2个月。该模型使损伤远端的坐骨神经部分变性，其中有髓传入神经轴突受损远大于无髓轴突，表现为大范围的脱髓鞘病变。该模型模拟了压迫性神经损伤引起的神经病理性疼痛，是用于研究诱发性神经病理性疼痛最为广泛的模型之一。该手术的缺点在于铬肠线的松紧度不易控制，过松或过紧都会导致模型不成功，而且动物间个体差异较大。

**3. 部分坐骨神经结扎模型** 部分坐骨神经结扎（partial sciatic ligation，PSL）模型由以色列希伯来大学Ze'ev Seltzer于1990年在大鼠上建立，所以被称为Seltzer模型，后来在小鼠也被广泛采用。手术开始前，需要先准备6~9cm长度的铬肠线（6-0或8-0）数段并浸入无菌生理盐水中泡软备用，也可用丝线代替铬肠线。动物麻醉、手术准备及坐骨神经暴露同CCI模型。用5号游丝镊轻轻夹住坐骨神经上方的神经外膜（既不能下压也不能抬起），用连有铬肠线（6-0用于大鼠；8-0用于小鼠）的眼科缝合针从神经干背侧1/2~1/3直径处穿出，用系线镊紧紧结扎神经干外侧的神经纤维。术后恢复和行为学测试同CCI模型。手术后几个小时就可发现异常疼痛行为，可发生在双侧，持续几个月。和CCI模型类似，PSL模型也引起坐骨神经的部分变性，但对不同直径轴突的影响是等同的。PSL模型模拟临床上由于神经损伤引起的烧灼痛症状，是目前用于研究诱发性神经病理性疼痛最为广泛的模型之一。该模型的缺点在于结扎神经的位置手术视野比较狭窄，容易损伤神经而导致模型建立不成功。此外，由于损伤的部位和结扎的神经纤维数量难以统一，常造成动物间个体差异较大。

**4. 脊神经结扎模型** 大鼠的脊神经结扎（spinal nerve ligation，SNL）模型于1992年建立于美国得克萨斯大学Chuang JM实验室，因此又被称为Chuang模型。动物麻醉后，用电推清理腰背部被毛。在背部中线旁开5mm做从下腰椎及骶骨水平长约3cm的纵行切口，暴露左侧椎旁肌肉（左侧手术操作更方便）。用钝头剪分离椎旁肌肉，并从第四腰椎的椎突至骶骨的上端切除，暴露关节突腹外侧、$L_6$横突背侧及髂骨中央的空隙。用刮刀清除残留的肌肉和结缔组织，以看到$L_6$横突的背侧面和骶骨背面的上端。用小咬骨钳尽可能咬掉$L_6$横突。用一段3-0的丝线紧紧结扎$L_5$和$L_6$脊神经，或仅结扎$L_5$脊神经。术后恢复和行为学测试同CCI模型。术后1天即可观察到异常疼痛行为，维持10周左右。在大鼠坐骨神经中，绝大部分神经纤维来源于$L_4$和$L_5$脊神经，小部分来源于$L_3$和$L_6$脊神经。因此$L_5$脊神经结扎能导致坐骨神经中几乎一半神经纤维被无选择损伤，有髓纤维发生变性。近年来有研究将该模型应用于小鼠。因为有研究发现小鼠的$L_4$脊神经相当于大鼠的$L_5$，所以采用的方法是同时结扎$L_4$和$L_5$脊神经。该模型的缺点是手术相对复杂，创伤较大。优点在于结扎部位和神经损伤范围固定，个体差异仅来自于动物生物学变异，尽可能排除了实验误差；受损感觉神经及其传入的脊髓节段明确，有利于对比研究损伤和非损伤初级传入及其脊髓节段是否或如何参与疼痛的发生和持续慢性化机制。

**5. 部分神经损伤模型** 大鼠的部分神经损伤（spared nerve injury，SNI）模型由Descosterd I和Woolf CJ在2000年建立于美国哈佛医学院，后也被广泛应用于小鼠。该模型损伤的是坐骨神经的分支。手术麻醉及准备同CCI模型。在腘窝上缘剪开皮肤，钝性分离皮下组织，暴露并分离股二头肌，暴露坐骨神经的三叉分支，分别是位于内侧的腓总神经，中间的胫神经和外侧的腓肠神经。用5-0（大鼠）或6-0（小鼠）丝线分别紧紧结扎腓总神经和胫神经，并在结扎远端剪断神经，然后将远端神经剪除2~4mm（大鼠）或1~2mm（小鼠），以防再生。术后恢复同CCI模型。术后1天即可观察到伤侧后爪腓肠神经支配区的机械痛超敏，持续数月，但没有热痛过敏。行为学测试时，诱发疼痛的刺激施加在后爪足底外侧腓肠神经支配区。因为此区域面积较小，其内侧的爪中央区为已经去神经支配的胫神经支配区，对刺激不敏感，所以施加刺激时需非常仔细、小心，否则结果差异会比较大。该方法手术操作简单，损伤神经的支配区明确，行为学表现稳定，结果离散度较小，是目前广为采用的神经病理性疼痛模型。

**6. 三叉神经痛模型** 研究发现，颜面部与躯体部位的神经病理性疼痛具有不同的发病机制，而且对药物的反应也不同，因此需要各自特异的疾病模型。三叉神经痛是最常见的一种颜面部神经病理性疼痛，常用的模型是大鼠和小鼠的眶下神经（infraorbital nerve，ION）损伤模型。以大鼠为例，麻醉动物后，手术暴露ION，给予类似坐骨神经CCI或PSL的机械损伤。眶下神经的暴露方法有两种。一是口外路径。将动物固定在立体定位仪上，用电推清理动物头顶部被毛，消毒。在头顶部正中做一约2.5cm（小鼠为1.5cm）长的纵向切口，切口上下两端与眼睛的距离相等。分离皮下组织，暴露头骨和鼻骨。在手术显微镜下钝性逐层分离眼眶周围肌肉，直到暴露位于眼眶大约8mm（小鼠为5mm）深、上颌骨旁的ION。小心分离周围组织，游离出一段合适长度的ION。也可于眼睛上方2mm处沿额骨曲线做一约7mm长的弧形切口，钝性分离筋膜和肌肉，直到可以看到位于眼眶深处的ION。小心分离周围组织，游离出大约5mm的ION。手术结束后，用0.9%生理盐水清洗手术野，缝合肌肉皮肤，消毒后将动物放入保温箱待其苏醒。口外路径因能充分暴露ION，可对ION进行部分或全部的损伤或结扎，但神经位置较深，手术困难，创伤较大。二是口内途径，在一侧第一磨牙附近的颊黏膜上开一5mm的切口，可暴露眶下神经深支，钝性分离神经周围组织，用显微外科剪剪断神经，并剪除远端残端约2mm，以防神经再生，然后用吸收性明胶海绵覆盖伤口，防止出血和感染。口内途径操作简单，手术创口小，但手术视野小，只能对ION的部分纤维即深支进行损伤。手术后1天，口面部特别是触须垫部位即表现出痛觉异常。

**7. 中枢神经损伤模型** 脊髓损伤的常见并发症为中枢性神经病理性疼痛。大鼠和小鼠均可用于制备脊髓损伤模型。根据研究需要，损伤节段可以是颈髓、胸髓或腰髓。以胸髓为例，将动物麻醉后取俯卧位，固定于电热毯上。用电推清理背部被毛，消毒后在中背部沿中线做一从$T_1$到$T_{12}$椎体的纵向切口，用眼科剪紧贴肌肉附着点处，垂直椎板方向分离椎旁肌肉，用撑开器撑开棘突两侧椎旁肌，暴露出$T_7$~$T_9$椎体椎板及棘突。大鼠$T_{10}$脊椎棘突较其他胸椎椎体较大，可作为脊椎节段定位的骨性标志。用咬骨钳剪断$T_8$椎体的棘突，并剪断其两侧的肋横关节，慢慢打开$T_8$椎板，暴露脊髓。打开椎板时，小心不要损伤脊髓组织，并注意不要撕扯，以防椎管内静脉丛破裂出血。根据损伤的方式，决定是否打开硬脊膜。脊髓损伤的方式有多种，常用的方式为挫伤或冲击伤，即用固定重量（2g或5g）的重物从固定高度（2.5cm或5.0cm）垂直落下并打击在暴露的脊髓上，市场已有专业的脊髓损伤设备供应。压迫伤采用压力为26g的动脉夹夹住脊髓1分钟。挫伤和压迫伤均不需打开硬脊膜。玫瑰红导致的光化学损伤则是在全身或局部给予玫瑰红（rose bengal，RB）后，再打开硬脊膜用光照射拟损伤的脊髓节段（一般90~100klx光照强度照射5~10分钟）。电解损毁则将损毁电极插入脊髓后外侧象限，通直流电损毁脊髓组织（每次10mA，10秒，重复4次）。逐层缝合肌肉、筋膜和皮肤。术后给予生理盐水和青霉素以补充血容量和抗感染。该模型模拟了脊髓损伤后的中枢性疼痛，但是手术操作难度高、创伤大、动物死亡率高。

**8. 糖尿病性神经病理性疼痛（diabetic neuropathic pain）模型** 高血糖可导致外周神经病变，诱发痛觉异常，因此可通过诱导动物的糖尿病来引起糖尿病性神经病理性疼痛。用0.1mol/L枸橼酸钠缓冲液（pH≈5）将链脲佐菌素（streptozotocin，STZ）配成0.45%的溶液，给予空腹（禁食12小时）动物腹腔注射以破坏胰岛细胞，制备1型糖尿病模型。给药方式可以是单次高剂量，也可以是多次低剂量。大鼠多用单次给药法，给药剂量为45~60mg/kg。在小鼠，单次给药剂量为150mg/kg，多次低剂量为50mg/kg，每天一次，连续5天，或连续3天，剂量分别为85mg/kg、70mg/kg和55mg/kg（文献中有多种给药天数和剂量的组合）。给药后48~72小时（大鼠）或1周（小鼠）从尾静脉采血，用血糖仪测定空腹血糖。血糖值≥13.8mmol/L的动物可作为实验对象。实验期间，每周均要测定1次空腹血糖。4周后可进行疼痛行为学测试。为了提高模型的成功率，可在STZ注射前后给予动物高脂高糖的饲料。该模型的优点是操作简单、模型建立的成功率高，是糖尿病性神经病理性疼痛的经典模型。

### （二）慢性炎性痛模型

完全弗氏佐剂（complete Freund's adjuvant，CFA）模型是慢性炎症疼痛的常用模型。成年小鼠和大鼠均为合适的实验动物。因其后爪光滑无毛，适于注射各种介质和施加外界刺激，因此常以后爪作为注射CFA的部位。在动物后爪足底一次性皮下注射CFA生理盐水溶液（浓度为1mg/ml，即50%溶液），注射体积在小鼠为5μl或10μl，在大鼠为100ml。经2~6小时的潜伏期，后爪表现出持续1~2周的异常痛觉敏感，一般在注射后24小时即可开始行为学测试，3~5天痛觉敏感性出现稳定和显著提高，并有镜像痛。足部皮下注射CFA仅造成单发性关节周围炎症，有别于大剂量CFA皮内注射引发的多发性关节炎，因此发病机制相对单纯。但本模型的缺点是异常痛敏持续时间较短，尽管动物表现出明显的自我保护行为，但诱发痛却不易观察到。除皮下注射，还可将CFA直接注射入大鼠或小鼠的踝或膝关节腔，造成关节炎模型。注射后1周内动物出现急性炎症反应，表现为后足红肿、体重增长缓慢、直立行为减少和运动减弱；2周后动物开始表现为慢性炎症，在急性炎症的表现外，增加了异常痛敏反应。另外，角叉菜胶、白陶土、蜂毒等物质皮下注射尚能引起亚急性炎症性疼痛。

**（三）癌痛模型**

肿瘤细胞侵袭周围神经组织时会引发疼痛，多种肿瘤治疗方法如化疗、放疗和手术也能导致慢性疼痛。因此疼痛是肿瘤患者的最常见症状之一。目前的癌痛模型基本是肿瘤骨转移模型，即将肿瘤细胞种植入动物的骨组织，经过一段潜伏期后，动物表现出异常疼痛行为。这些模型在小鼠有纤维肉瘤股骨、肱骨和跟骨癌痛模型，在大鼠有胫骨乳腺癌骨转移癌痛模型。在此以常用的大鼠胫骨癌痛模型为例，介绍癌痛模型的制作方法。

将麻醉后的大鼠仰放在电热毯上，清理一侧后肢被毛。消毒后，在胫骨上半段处做一长1cm的纵向切口。仔细分离胫骨表面组织，暴露胫骨。用23G的穿刺针在膝关节下5mm的位置穿透胫骨至骨髓腔，然后换成与装有肿瘤细胞的微量注射器连接的钝长针，向骨髓腔中缓慢注射MRMT-1大鼠乳腺癌细胞3ml（其中含有$3\times10^3$或$3\times10^4$个肿瘤细胞）。注射过程中，长针同时缓缓抬高，以保证肿瘤细胞在骨髓腔内的弥散，并注意不能让肿瘤细胞漏出骨外。注射完毕后，用骨蜡封闭穿刺口。缝合皮肤，术后恢复同CCI模型。一般在手术后5天出现骨骺组织的破坏，10天出现骨髓质和骨皮质的破坏，10~12天出现自我保护行为和疼痛过敏。与小鼠的癌痛模型相比，该方法造成的骨损害局限于胫骨，而且大鼠的胫骨较大，手术操作相对容易。

**（四）慢性疼痛的行为学检测方法**

**1. 自发性疼痛** 自发性疼痛是没有任何外界刺激的情况下发生的疼痛，有搏动性痛、刺痛、烧灼痛、麻木等表现形式，是促使慢性疼痛患者寻求治疗的主要原因，在动物模型上观察药物对自发性疼痛的作用具有重要的临床意义。动物的自发性疼痛可通过某些自发的异常行为进行评价。在神经瘤模型，动物的自残行为可认为是自发性疼痛的一种表现。在其他的动物模型，动物自发抬起损伤肢体或跛行等避免承重的行为（自我保护行为）、舔足或甩足，过分理毛或探索、体重和食欲下降，自发嘶叫等异常行为也可作为自发性疼痛的表现。通过对动物自发行为进行录像、分析和量化，可评价其自发性疼痛的严重程度。镇痛药物可减轻这些自发性疼痛行为。

自发性疼痛还可用条件性位置偏爱（conditioned place preference，CPP）实验检测。该实验以疼痛导致厌恶情绪，而疼痛缓解具有奖赏效应为理论基础。当某一位置与疼痛缓解相匹配时，动物表现出对该位置的偏爱。该实验在一个标准的三箱设备中进行。以小鼠为例，三箱设备由两侧的两个相同大小的箱子（45cm×40cm×35cm）以及中间的连接通道（40cm×9cm×35cm）组成。小鼠在箱中的运动经摄像头拍摄后用ANY-maze软件分析。CPP实验流程包括适应、配对、测试三个阶段。适应阶段为两天。在第一、第二天将小鼠放入连接通道中，任其在三箱中自由运动，每天30分钟，并在第二天记录开始15分钟内小鼠在两侧大箱的运动时间，确保小鼠对两侧箱子无偏爱。在第三、第四天进行两天配对实验，每天将小鼠分别随机放入与药物或溶媒配对的箱子。间隔至少4小时后，再将动物放入另一侧箱子。将动物放入箱子后即关闭中间通道，使其在箱中停留30分钟。第五天进行测试。将小鼠放入连接通道中，任其在箱中自由活动，记录15分钟。分析第二天适应和第五天测试时动物在两侧箱子中的停留时间，确定动物对两侧箱子有无偏爱。镇痛药物能够诱导动物对给药侧的位置偏爱，即在给药侧箱子中停留的时间延长。

**2. 诱发性疼痛** 慢性疼痛患者的外界刺激的感受敏感性提高，可以表现为痛觉超敏和痛觉过敏。在动物模型，这两种对外界刺激的异常疼痛反应可以通过施加机械或热刺激于相应身体部位来诱导。常用的机械刺激是von Frey毛，热刺激是Hargreaves辐射热。痛觉超敏和热痛过敏的动物PWT和PWL较正常动物降低，镇痛药物则能减轻甚至逆转这种降低。

## 四、解热镇痛抗炎药物临床前药效学研究设计

炎症介质可致敏外周伤害感受器，导致疼痛。解热镇痛抗炎药能够抑制炎症介质前列腺素（prostaglandin，PG）合成的关键酶环氧化酶（cyclooxygenase，COX），从而减轻炎症引起的发热和疼痛的症状。鉴于这类药物的

抗炎作用与糖皮质激素不同，故又被称为非甾体抗炎药（non-steroidal anti-inflammatory drugs，NSAIDs）。已知COX有COX-1和COX-2两种类型。COX-1在大部分细胞中固有存在，在胃黏膜保护、维持心血管和肾功能稳态等方面发挥重要作用；COX-2则主要固有表达于血管上皮和心肌，在心血管系统发挥保护作用。炎症反应时，COX特别是COX-2表达显著增加。研究表明，炎症反应时两种COX均参与促进PG合成。根据对COX作用的选择性，NSAIDs可被分为非选择性COX抑制药和COX-2抑制药。虽然NSAIDs的镇痛作用主要与减少外周组织中PG的合成有关，但现也有多项研究发现，NSAIDs的镇痛作用也有中枢机制的参与，因此对非炎症性疼痛也有镇痛作用。目前在临床应用的NSAIDs，特别是经典的NSAIDs如阿司匹林，都有比较明显的副作用，没有一种是非常理想的药物。因此，开发高效、低毒的NSAIDs一直是新药研发的热点之一。

### （一）在动物模型上的药效学研究设计

**1. 动物及动物模型选择** 实验常选用成年小鼠和大鼠，必要时也可选用其他动物，如兔或豚鼠。可在正常动物采用化学刺激法（乙酸扭体实验、福尔马林实验等）诱导急性疼痛，也可在慢性疼痛动物模型，如CFA诱导的炎症疼痛模型、癌细胞接种诱导的癌痛模型等。有的解热镇痛抗炎药对伤害性热刺激引起的急性疼痛反应作用不明显，因此热板法、热辐射甩尾等方法可能会有阴性结果。解热镇痛药往往对神经病理性疼痛无效，因此不宜采用神经损伤、糖尿病、化疗药物诱导的神经病理性疼痛模型。

**2. 给药途径、给药剂量和给药时间选择** 药物的给药途径一般要求与临床给药途径一致。一般采用低、中、高剂量梯度给药，剂量范围需在开展预实验粗略估计后合理设计。给药时间则需结合实验目的、给药途径和药动学特点确定。

### （二）体外药物作用机制研究设计

解热镇痛抗炎药的主要作用机制是抑制前列腺素合成的关键酶COX，因此可在体外检测药物对该酶活性和前列腺素合成的抑制作用。

### （三）实例

#### 依托考昔的镇痛作用及机制研究

**1. 药物特性** 依托考昔（etoricoxib）是一种新型COX-2抑制药，具有抗炎、镇痛和解热作用，可用于骨关节炎、类风湿关节炎、强制性脊柱炎、痛风性关节炎等疾病的对症治疗。

**2. 研究目的** 明确依托考昔的镇痛作用及机制。

**3. 动物选择和模型选择** 实验需要观察药物对伤害感受性疼痛的作用。本实验采用小鼠足部的Randall-Selitto反应评价药物对躯体部位机械伤害性感受的影响，采用小鼠乙酸扭体实验可用于评价药物对内脏化学刺激性疼痛的作用。

考虑依托考昔的作用机制，实验还需要观察药物对慢性炎性疼痛的作用。小鼠足部皮下注射CFA是诱发慢性炎症疼痛的常用模型。小鼠对机械性刺激的感受敏感性用von Frey毛诱发的PWT表示，对热刺激的感受敏感性用Hargreaves法检测的PWL表示。因该模型的异常疼痛发生在对侧，行为学检测最好能检测两侧。本实验采用CPP实验检测小鼠的自发性疼痛。

**4. 实验分组** 乙酸扭体实验和Randall-Selitto实验设溶媒（生理盐水）对照组、阳性药物治疗组和依托考昔治疗组。CFA实验设正常对照组、模型组、阳性药物治疗组和依托考昔治疗组。阳性药物治疗组给予布洛芬（200mg/kg），依托考昔治疗组设4个剂量，分别为0.1mg/kg、0.3mg/kg、1mg/kg和3mg/kg。每组20只成年小鼠，体重20～24g，雌雄各半。

**5. 给药途径、给药剂量和给药时间** 依托考昔和布洛芬主要用于缓解炎症相关症状，临床应用以口服为主，因此本研究选择灌胃给药。新药药效学研究一般设计至少3个剂量组，故本实验设4个受试药物剂量组。对于乙酸扭体实验，在注射乙酸前30分钟至1小时，治疗组给予布洛芬或不同剂量的依托考昔，溶媒对照给予等体积溶媒（5% Tween 80蒸馏水溶液），注射乙酸后记录20分钟内的扭体次数。对于Randall-Selitto实验，给药前

30 分钟至 1 小时先测定基础 PWT，给药后不同时间点再次测定，明确药物作用的维持时间。CFA 模型需在给药前3～5 天进行 CFA 注射，在灌胃给药后 30 分钟至 1 小时进行外界刺激诱发的疼痛行为学测试。如仅研究药物对疼痛的即时作用，仅需观察一次给药的作用即可。如需研究药物是否具有耐受性，则需多次给药后再做行为学测试。确定有效剂量后，可选用一个有效剂量进一步用 CPP 实验检测药物对自发性疼痛的作用。因口服给药后药物发挥疗效需要时间较长，所以 CPP 实验采用腹腔注射。

**6. 评价指标**

（1）乙酸扭体实验　分别记录各组小鼠在 20 分钟内的扭体次数，进行组间比较，还可计算药物对扭体反应的抑制率（%）=（溶媒对照组扭体均数－药物处理组扭体次数）/溶媒对照组扭体均数×100%。

（2）Randall-Selitto 实验　记录各组小鼠给药前后 PWT。各组动物给药后每个时间点的数据与给药前的数据进行组间比较，各组动物在同一时间点的数据也可进行组间比较。既可比较 PWT 的绝对值，也可比较 PWT 的变化率。某时间点每只动物 PWT 的变化率（%）=（用药后 PWT－基础 PWT）/用药后 PWT×100%。还可计算某一剂量药物在某一时间点提高 PWT 的百分比。PWT 延长百分比（%）=（药物处理组 PWT 均数－溶媒对照组 PWT 均数）/溶媒对照组 PWT 均数×100%。

（3）CFA 实验　分别检测各组小鼠对机械刺激和热刺激的 PWT 和 PWL，进行组间比较，确定是否有镇痛作用；用 CPP 实验记录小鼠在给药和不给药箱子中停留的时间，与适应前进行比较，确定是否存在位置偏爱。

**7. 机制研究**　RAW 264.7 是小鼠单核巨噬细胞系，可被细菌脂多糖（lipopolysaccharide，LPS）激活，合成包括 PGE2 在内的多种炎症介质，可用作体外研究解热镇痛抗炎药作用机制的工具。实验前，需将 RAW 264.7 细胞联合抗生素培养液培养和传代。实验时，将细胞接种到培养板上，用 LPS（1mg/ml）处理 24 小时。取培养液离心，用 ELISA 试剂盒检测上清液中 PGE2 含量。收集培养板上附着的细胞用 Ripa 裂解液裂解后，按常规 Western blot 实验程序检测 COX-1 和 COX-2 表达；也可用多聚甲醛固定培养板上的细胞，按细胞免疫组化的实验程序检测 COX-1 和 COX-2 表达。

如需检测药物对 COX-1 和 COX-2 酶活性的影响，可用商品化的试剂盒分别检测。试剂盒的工作原理是，COX 可利用反应系统中的花生四烯酸合成 PG，而 COX 抑制剂则能抑制这个过程。通过酶标仪检测 PG 含量可评价 COX 酶的活性。

## 五、中枢镇痛新药临床前药效学研究设计

传统意义上的中枢镇痛药是指麻醉性镇痛药，即阿片类药物。该类药物主要是通过激活中枢神经系统特定部位的阿片受体发挥镇痛作用。阿片受体包括 μ、δ 和 κ 三种类型，其中主要是 μ 和 κ 受体中介了该类药物的镇痛作用。μ 受体分布广泛，是介导阿片类药物镇痛效应的主要受体，同时也有镇静、呼吸抑制、缩瞳、欣快及引起依赖性等效应。μ 受体激动药镇痛作用强，在急性疼痛管理中占据重要位置，但也能引起更多的不良反应，特别是在多次使用后，易产生药物耐受性和依赖性。耐受性常导致剂量增加，继而增加呼吸抑制和其他不良反应的风险。依赖性则可导致药物滥用及戒断综合征，引起严重的社会问题。κ 受体主要参与介导脊髓水平的镇痛效应。κ 受体激动药镇痛作用稍弱于 μ 受体激动药，但呼吸抑制作用及致依赖性作用较轻。本类药中的绝大多数被归入管制药品之列，其生产、运输、销售和使用必须严格遵守“国际禁毒公约”和我国的有关法规，如《中华人民共和国药品管理法》《麻醉药品和精神药品管理条例（2005）》等。近年来，对 μ 和 κ 受体的部分激动剂和偏向调节剂的研究为研发镇痛作用强、不良反应少的中枢镇痛药提供了新的思路和方向。此外，随着对外周组织中阿片受体的分布与功能的研究，人们逐渐认识到，不进入中枢而局限在外周作用的阿片受体激动剂可用于局部外周组织病变引起的疼痛，从而避免了与其中枢作用相关的诸多不良反应。

此外，曲马多、延胡索乙素等中枢镇痛药也可通过阿片受体以外的机制发挥镇痛作用。某些抗癫痫药如卡马西平、加巴喷丁能够抑制中枢神经元兴奋性突触传递、降低神经元兴奋性，能减轻神经病理性疼痛。某些抗抑郁药如阿米替林、度洛西汀则能抑制中枢单胺类神经递质的重摄取，对某些神经病理性疼痛有一定疗效。

### （一）在动物模型上的药效学研究设计

**1. 动物及动物模型选择**　实验常选用成年小鼠和大鼠，必要时也可选用其他动物，如兔或豚鼠。几乎所有

疼痛模型均可用于评价阿片类中枢镇痛药。需要注意的是，除癌痛外，临床一般不推荐阿片类药物用于慢性疼痛的管理。其他中枢镇痛药可根据实验目的选用合适的疼痛模型，如内脏痛、神经病理性疼痛、纤维肌痛、炎症性疼痛等。

**2. 给药途径、给药剂量和给药时间选择** 药物的给药途径一般要求与临床给药途径一致。一般采用低、中、高剂量梯度给药，剂量范围需在开展预实验粗略估计后合理设计。给药时间则需结合实验目的、给药途径和药动学特点确定。

### （二）体外药物作用机制研究设计

μ 受体和 κ 受体均属于 G 蛋白偶联受体。研究药物是否对 μ 或 κ 受体有激动作用，可检测药物对不同受体及其偶联的 G 蛋白（$G_{\alpha i/o}$或 $G_{\beta\gamma}$）信号通路的影响，也可检测其对受体效应分子的影响。这些效应分子包括 TRPV1、HCN、ASIC、$Na_v$、$Ca_v$、TRPM3、GIRK 等，最终的作用是兴奋性神经递质释放减少、神经元超极化和兴奋性下降，常用膜片钳电生理方法检测。对于可能影响单胺类神经递质重摄取的药物，则可检测其对单胺类递质转运体的作用。

### （三）实例

#### 新型 μ 受体激动剂 PZM21 的镇痛作用及机制研究

**1. 药物特性** PZM21 是一种新合成的 μ 受体偏向激动剂，因激活受体后较少募集 arrestin，从而避免了传统 μ 受体激动药过量引起呼吸抑制的不良反应，可作为研发新的镇痛作用强、不良反应较轻的中枢镇痛药的先导化合物。

**2. 研究目的** 明确 PZM21 的镇痛作用及机制。

**3. 动物选择和模型选择** 如前所述，中枢镇痛药可选择多种疼痛模型进行药效学研究，本实验采用应用广泛的热板法和福尔马林实验。

**4. 实验分组** 两种模型分别设溶媒（生理盐水）对照组、阳性药物治疗组（哌替啶，25mg/kg）和 4 个 PZM21 处理组（剂量分别为 5mg/kg、10mg/kg、20mg/kg 和 40mg/kg）。每组 10 只雄性小鼠，体重 20～24g。

**5. 给药途径、给药剂量和给药时间** 哌替啶的临床应用方式为肌内注射给药，PMZ21 也拟注射给药，因此本研究选择腹腔注射给药。本实验设 4 个受试药物剂量组，溶媒对照组给予等体积生理盐水。对热板实验，给药前检测基础 PWL，给药 15 分钟后 2 小时内可每 30 分钟检测一次 PWL，以明确药物作用的持续时间。福尔马林给药后 15 分钟进行注射，立即进行疼痛行为学观察。如仅研究药物对疼痛的即时作用，仅需观察一次给药的作用即可。阿片类镇痛药容易出现耐受性和依赖性，所以常需多次给药后再做镇痛效应和药物依赖性（如位置偏爱实验）的行为学检测。

**6. 评价指标**

（1）热板实验 记录各组小鼠给药前后 PWL。各组动物给药后每个时间点的数据与给药前的数据进行组间比较，各组动物在同一时间点的数据也可进行组间比较。既可比较 PWL 的绝对值，也可比较 PWL 的变化率。某时间点每只动物 PWL 的变化率（%）=（用药后 PWL－基础 PWL）/用药后 PWL×100%。还可计算某一剂量药物在某一时间点延长 PWL 的百分比。PWL 延长百分比（%）=（药物处理组 PWL 均数－溶媒对照组 PWL 均数）/溶媒对照组 PWL 均数×100%。

（2）福尔马林实验 分别记录各组小鼠在第 1 相 0～5 分钟和第 2 相 20～40 分钟两个时间段内疼痛行为的累积时间，进行组间比较。

**7. 机制研究** 受试药物对 μ 受体的亲和力及偶联 G 蛋白的激活可用表达有 μ 受体的 HEK 293 细胞检测。对阿片受体的亲和力可用放射性受体结合法或其他方法测定。激活 $G_{\alpha i/o}$可诱导 cAMP 抑制，而激活 $G_{\beta\gamma}$ 可募集 arrestin，因此可通过检测 cAMP 活性和 arrestin 的募集量反映对不同类型 G 蛋白的激活。对离子通道等效应分子 TRPV1、HCN、ASIC、$Na_v$、$Ca_v$、TRPM3、GIRK 的影响可用膜片钳电生理方法检测。神经元胞内钙离子浓度可反映神经元的兴奋性，因此可利用钙成像方法对受试药物的作用机制进行研究。此外，为研究药物对阿片受体的特异性，还可检测药物对其他疼痛相关分子如单胺类递质转运体的影响。

（张世红　陈　忠）

## 第五节　治疗精神分裂症和抑郁症药物的药理学研究

### 一、治疗精神分裂症药物的药理学研究

#### （一）精神分裂症概述

精神分裂症（schizophrenia）是指以思维、情感、行为的分裂，精神活动与环境的不协调为主要特征的常见精神病，多起病于青壮年，容易复发，病程迁延。精神分裂症的临床症状主要包括阳性症状（如幻觉、妄想、情感倒错和怪异行为等）、阴性症状（如思维贫乏、情感淡漠和意志减退等）、认知缺损（注意力、记忆和执行功能损害等）和情绪障碍症状。这些症状使患者的学习能力、职业技能和社会功能受损。精神分裂症的患病率各国报道虽不尽一致，但多在5‰～10‰，我国精神分裂症患者估计逾千万。流行病学调查显示，精神分裂症的患病率在各类精神疾病中始终是最高的。随着社会的发展，精神分裂症的患病率有增高趋势。

精神分裂症的病因复杂，是由一组症状群所组成的临床综合征。个体心理的易感因素和外部社会环境的不良因素对疾病的发生发展有重要影响，易感心理因素与社会因素可能通过内在生物学因素共同作用而导致疾病的发生，不同患者其发病的因素可能以某一方面为主。从神经生物学因素分析，主要病因包括多基因导致的遗传因素、神经发育缺陷以及神经递质失衡等。

#### （二）治疗精神分裂症的药物

一般认为多巴胺（dopamine，DA）和5-羟色胺（serotonin，5-HT）系统是目前精神分裂症治疗的主要靶点，其中神经递质通路中谷氨酸（glutamate，Glu）系统的功能改变可能是重要的病因。尽管致病因素很多，但是针对Glu受体、γ-氨基丁酸（gamma-aminobutyric acid，GABA）受体以及神经免疫等靶点的药物，由于其抗精神分裂症的药效不佳或严重的副作用而被放弃。目前药效学研究主要针对神经递质不平衡的观点，通过作用于DA、5-HT受体等方面，研发新型的神经递质稳定剂，以期获得同时治疗阳性症状和改善阴性症状的药物。

**1. 经典安定剂**　20世纪50年代研制出的以氯丙嗪为代表的第一代药物，称之为经典安定剂，可有效地抑制多巴胺$D_2$受体的功能亢进，减轻精神分裂症的阳性症状；但对阴性症状效果不佳，并有锥体外系运动障碍等副作用。

**2. 非经典安定剂**　以氯氮平为代表的第二代药物，该类药物对患者阴性症状有很好疗效，对阳性症状也有效果，药理作用主要以抑制5-$HT_2$受体和$D_2$受体为主，虽无类似锥体外系运动障碍副作用，但可出现粒细胞减少甚至缺乏的副作用，故限制了临床应用。

**3. 奥氮平和利培酮**　是继氯氮平后的第三代新型抗精神病药。奥氮平作用于多巴胺$D_2$、$D_3$、$D_4$受体及5-$HT_2$受体，无粒细胞缺乏的严重副作用及锥体外系副作用。利培酮是5-$HT_2$/$D_2$受体平衡拮抗剂，锥体外系副作用轻。

#### （三）治疗精神分裂症药物的药理学研究设计

**1. 主要动物模型**　动物模型是精神医学以及脑科学研究中的重要研究手段之一。各种精神疾病的动物模型对精神障碍的病因、发病机制、药物作用机制的探讨以及新药开发都具有非常重要的意义。此外，基因敲除模型为药效学和机制研究提供了新的方向。精神分裂症动物模型主要有以下几种。

（1）药理模型　目前的精神分裂症动物研究以药理学方法建模居多。抗精神分裂药物的发现，不仅在精神分裂症的治疗中扮演重要角色，也推动了精神分裂症动物模型的建立及精神分裂症发病机制的研究。目前针对

精神分裂症的神经递质失衡有多种假说，包括 DA 系统功能失调假说、DA/5-HT 平衡失调假说、Glu 系统功能低下假说、5-HT 和去甲肾上腺素（norepinephrine，NE）功能障碍假说、GABA 神经元退变假说等，以各假说为基础发展的动物模型能够较好地模拟部分精神分裂症所涉及的阳性及阴性症状。众多药理模型中最为主流的是 DA 能系统和 Glu 能系统传导异常模型。

1）DA 系统传导异常模型：DA 在大脑内广泛存在，神经元主要分布在黑质致密部和腹侧被盖区，其他脑区神经元密度较低。研究证明，黑质纹状体的 DA 功能紊乱是导致精神分裂症阳性症状的主要原因。促进 DA 生成的安非他明（amphetamine）或甲基苯丙胺诱导的快速运动行为模型是用于模拟精神分裂症阳性症状最常用的模型之一，在啮齿类动物的主要检验实验是自发性运动和刻板行为。但由于安非他明诱导的行为改变也可被 5-HT 受体阻断剂所抑制，因此运用该模型进行抗精神分裂症药物活性筛选时可能会产生假阳性。

2）Glu 能系统传导异常模型：由于以 DA 系统功能失调为基础的精神分裂症假说不能完全解释精神分裂症的发病机制，以 Glu 能系统失调为基础的精神分裂症发病机制受到重视。例如，N-甲基-D-天冬氨酸（N-methyl-D-aspartic acid，NMDA）受体拮抗剂如氯胺酮、苯环己哌啶（phencyclidine，PCP）和地佐环平（dizocilpine，MK-801），能使正常人或动物产生类似精神分裂症的症状或表现。在啮齿类动物，PCP 及 MK-801 造模引起的行为表现有自发性运动增多、刻板行为、社会功能低下等。

（2）基因动物模型　精神分裂症是一种具有高度遗传性的精神疾病，基因敲除、转基因技术和发育生物学为建立精神分裂症动物模型奠定了基础。早期精神分裂症转基因动物模型主要围绕相关神经递质假说，集中在抑制特定脑区的递质传递。近来研究提示神经发育的异常在精神分裂症的发病中起作用。目前，较为明确的基因模型动物有精神分裂症断裂基因（disrupted in schizophrenia 1，DISC1）敲除小鼠模型和神经调节蛋白 1（neuregulin-1，NRG1）基因敲除大鼠模型。

1）DISC1 是在荷兰人的精神类疾病家族中发现的基因，其编码蛋白可能是一种突触蛋白，在早期神经发育中起作用，DISC1 基因功能复杂，参与 200 多种蛋白相关的信号通路。DISC1 基因敲除鼠能模拟精神分裂症的症状。

2）NRG1 是与 NMDA 受体密切相关的基因，参与谷氨酸神经递质系统调节。NRG1 及其受体功能异常与精神分裂症易感性有关。NRG1 敲除大鼠表现出较为全面的拟精神分裂症的症状，包括社会退缩和情感淡漠的阴性症状和相关认知障碍。

（3）神经发育模型　神经发育异常可能在精神分裂中扮演非常重要的角色，通过改变妊娠期、围产期等相关生活环境造模，影响和改变中枢神经系统发育模式，使其产生不可逆转的变化，制作模拟精神分裂症若干核心症状的神经发育动物模型。

1）对新生动物的脑部损伤：通过一系列方法损毁新生鼠在认知、情感中起重要作用的特殊脑区。早期研究最多的是新生鼠腹侧海马损伤模型，破坏了海马参与的皮质和皮质下神经环路，从而出现精神分裂症样改变。此外，还有新生鼠基底外侧杏仁核兴奋毒性损伤模型、神经生长因子（nerve growth factor，NGF）诱导的新生鼠前额皮质损伤动物模型。

2）隔离饲养模型：基于精神分裂症发育理论，母婴分离模型是精神分裂症发育理论中较新发展的模型，母婴隔离引起子代对多巴胺兴奋剂的敏感性增强而对多巴胺拮抗剂的敏感性减弱，成年后出现一系列类似于精神分裂症的症状，也有研究者认为，隔离刺激诱发肾上腺皮质酮水平升高而激发神经退行性改变。

3）母体免疫激活：母体免疫激活是研究神经发育的常见动物模型。母体在怀孕期间感染细菌或病毒，炎性介质会影响大脑发育，在后代中增加患病风险。在小鼠关键妊娠中期全身细菌性或病毒性感染激活母体免疫，有代表性的是细菌内毒素脂多糖（lipopolysaccharide，LPS）和聚肌苷酸胞嘧啶核苷酸（PolyI：C）等诱发的模型。这些模型表现出子代对精神分裂症诱导药物（如 MK-801）的敏感性加强，以及引发社会交往退缩和糖水偏好减弱的拟精神分裂症阴性症状，并伴有认知方面的障碍，提示孕期感染可能是后代精神发育的危险因素。

**2. 药物剂量和给药途径设计、阳性对照药选择**

（1）药物剂量设计　给药剂量探究中，可以通过以下方法进行剂量设计，包括根据文献预估剂量、参考该药物在其他动物上的使用情况、根据 $LD_{50}$ 剂量设计预期量等。一般根据毒性试验的 $LD_{50}$，可用其 1/10、1/20、1/30 或 1/40 等剂量作为药效学实验的高、中、低剂量组。观察药效的同时，相应地观察副作用。

（2）给药途径设计　根据药物特点选择与拟临床给药途径一致的给药方法，主要给药方式有灌胃、静脉、腹腔等。

（3）量效时效设计　量效关系用量效曲线表示，获得最小有效量、半数有效量、最大效应量等关键数据。在确定药效学试验剂量前，一般要有预试验，据此确定量效曲线的剂量设计。正式试验时，在最小和最大有效量之间插入 1~3 个剂量点，对数等距。药物的给药间隔，通常依据临床上此类药物的使用情况作为参照。对于新药研究，可根据药物半衰期等确定给药次数。

（4）阳性对照药设计　常用阳性对照药以临床一线的安定剂为主，经典安定剂氯丙嗪主要抑制 $D_2$ 受体；新型非经典安定剂包括氯氮平、奥氮平以及利培酮等，作用于 $D_2$ 受体、5-$HT_2$ 受体、$\alpha_2$ 受体。具体试验还要根据靶点的选择性确定最佳的阳性对照药。

**3. 主要观察指标与检测方法**　对精神分裂症药物筛选及药效评价主要分为行为学指标、神经生化指标、神经电生理学指标，动物行为学指标是关键。

（1）行为学指标　主要观测精神分裂症阳性或阴性症状的特征行为、认知相关行为。

模型动物阳性症状：快速移动以及反复、刻板的行为活动，其中刻板行为包括定型活动、穿梭活动、旋转行为、僵住症等；阴性症状：强迫游泳测试、痛觉感应、社交逃避等；认知功能障碍：习惯化行为、新事物识别等行为指标。

阳性症状特征的行为学检测：

1）自主活动：自主活动可记录精神分裂症模型动物快速移动的行为特征。自主活动测定可通过旷场装置，旷场顶正上方中央安装摄像装置，信号输出于记录系统，可记录小鼠在装置中的活动情况，包括运动速率、运动路程以及运动时间等。自主活动要先做预实验，排除不易感动物，包括静止不动或者过于活跃的动物。

2）定型活动：动物给予增加 DA 释放的苯丙胺（amphetamine，AMP）或多巴胺受体激动剂阿扑吗啡（apomorphine，APO）后，出现反复、刻板行为（如不停的嗅、舔、咬和运动增多等）。这是脑内中脑-边缘和中脑-皮质多巴胺系统兴奋的表现。伏隔核内注射 AMP、多巴胺或 APO 可剂量依赖性地产生定型活动。比较药物抗定型活动的强弱可推论其安定作用。

3）僵住症：DA 受体拮抗剂能阻断黑质纹状体系统的 DA 受体，动物出现运动不能和木僵等运动障碍现象。根据僵住症产生的不同程度，可以推论药物引起锥体外系运动障碍的不同强度，从而鉴别经典和非经典安定剂。一般以氟哌啶醇为阳性对照药物。动物不宜选用小鼠。

4）旋转行为：六羟多巴（6-hydroxydopamine hydrochloride，6-OHDA）能选择性地损毁儿茶酚胺类神经元，6-OHDA 单侧注入黑质或前脑内侧束后，黑质纹状体神经通路被损毁，损毁侧的 $D_1$ 受体和 $D_2$ 受体超敏，对激动剂的敏感性增强。DA 受体激动剂可诱导大鼠向健侧旋转，而 DA 释放剂使健侧 DA 神经末梢释放 DA，诱导大鼠向毁侧旋转；DA 受体拮抗剂可拮抗上述两种旋转。旋转行为测试是筛选 DA 受体拮抗剂和激动剂的良好模型，也是研究 $D_1$ 受体激动及 $D_2$ 受体拮抗双重作用的有效方法。

阴性症状特征的行为学检测：

1）强迫游泳测试：将大鼠或小鼠放进一个有限的空间使之游泳，开始时拼命游动力图逃脱，很快就变成漂浮不动状态，仅露出鼻孔保持呼吸，四肢偶尔滑动以保持身体不至沉下，这种状态称不动状态（immobility），实际是动物放弃逃脱，属于行为绝望（behavioral despair）。精神分裂症造模药 PCP 可增强动物的强迫性游泳失能。

2）痛觉感应：可通过痛阈值测定或断尾试验考察小鼠对痛觉反应的敏感程度，作为评价精神分裂症症状的指标。

3）社交逃避：可通过社交新奇偏爱（social novelty preference）实验、自由社交（free social）实验等社交行为实验，考察模型动物的社交退缩表现。社交新奇偏爱实验用于评价实验动物对新同类的记忆能力，最常用的是三箱，通过观察并记录实验鼠靠近熟悉小鼠与陌生小鼠的时间和次数等参数，评价其社交新奇偏爱行为；自由社交实验用于研究实验动物在自由社会群体中的交互行为，通过观察并记录实验动物在活动场内的接近、远离、跟随、接触、嗅探等参数来评价其社交能力。

（2）认知障碍

1）习惯化行为检测：习惯化是指当同一个不重要的刺激或认知反射反复出现，又不产生伴随事件时，个体对这个刺激或认知产生的反应将会减弱。它是选择性注意形成的基础。如前脉冲抑制（prepulse inhibition，PPI）是指一个弱的刺激对一个能引起惊愕反应的听觉或触觉刺激的抑制性效果。有研究表明，未经药物治疗的首发精神分裂症患者表现出 PPI 的明显损害，因此，PPI 可用于精神分裂症模型以及药效评价。

2）认知行为学评价：还包括 Morris 水迷宫、Y 迷宫、新物体识别等，具体介绍可参照有关章节。

（3）神经生化指标　在离体模型上主要以多巴胺、5-HT 递质浓度和受体表达水平、细胞信号因子的表达以及神经电生理学指标为主。

1）单胺类递质及受体检测通过 HPLC 及液相-质谱联用，检测药物对脑区内 DA 受体、5-HT、NE 以及 Glu 递质水平变化。微透析方法可反映细胞间隙中单胺的水平，此方法比取组织测定敏感。目前临床上一线药物主要是单胺类受体的抑制，药效学一般以放射性核素标记特异性配体，通过检测配体与受体及转运体结合的效率进行药效学观察。主要通过受体结合实验、以多巴胺受体为靶点的高通量筛选方法。

2）细胞信号因子抗精神分裂症的药物作用靶点，如 DA 受体、5-HT 受体等，通过与 G 蛋白偶联发挥作用，相应地会进一步影响环磷酸腺苷（cyclic adenosine monophosphate，cAMP）、蛋白激酶 A（protein kinase A，PKA）、蛋白激酶 C（protein kinase C，PKC）等信号因子的表达，这些信号因子直接调控相关蛋白的功能，还会进一步影响转录因子环磷酸腺苷相应结合元件（cyclic-AMP-responsive element-binding protein，CREB）的表达，从而引起基因表达的改变。快速的药效学实验一般可以用分子生物学方法，通过检测细胞信号因子 cAMP、PKA、PKC 及转录因子 CREB 的表达进行初步的药效评价。

（4）神经电生理学指标　神经电活动是实现神经细胞功能的基础，受多种单胺类递质、激素及细胞因子的调控。神经电生理活动的观察指标主要用于整体动物模型实验，也可用于离体脑片及神经元上的电活动检测，包括各个脑区及核团的场电位、突触传递、神经元的动作电位以及受体和离子通道电流等多方面的检测指标。光遗传学导引下的特异性神经元电活动测定，能有效测定特定神经元的放电特性。

## （四）实例

### 奥氮平对谷氨酸功能低下的精神分裂症小鼠模型的作用

**1. 药物特性**　奥氮平（olanzapine）是非典型神经安定药，能与 DA 受体、5-HT 受体和胆碱能受体结合，并发挥拮抗作用。拮抗 $D_2$受体与治疗精神分裂症的阳性症状有关；拮抗 $5\text{-}HT_{2A}$受体与治疗精神分裂症的阴性症状有关。与氯氮平不同，奥氮平不会发生粒性白细胞缺乏症，无迟发性障碍和严重的精神抑制症状。口服吸收良好，食物对其吸收速率无影响，口服后 5～8 小时可达到血浆峰浓度。主要在肝脏代谢，约 75% 的奥氮平以代谢物的形式从尿中排出。

**2. 研究目的**　观察奥氮平对谷氨酸功能低下小鼠模型表现出的高活动性及 PPI 缺失的作用。

**3. 动物和模型选择**　选用 SPF 清洁级昆明种雄性小鼠，20～25g。模型组选用 MK-801（0.25mg/kg）腹腔注射，诱发小鼠精神分裂症模型，对照组为生理盐水腹腔注射。

**4. 实验分组**　①空白对照组（溶媒＋生理盐水）；②单给奥氮平组（0.1mg/kg、0.2mg/kg、0.3mg/kg 奥氮平＋生理盐水）；③MK-801 模型组（溶媒＋MK-801）；④三组不同剂量的奥氮平干预组（0.1mg/kg、0.2mg/kg、0.3mg/kg 奥氮平＋MK-801）。

**5. 给药途径、给药剂量和给药时间**

（1）给药途径　均为腹腔注射，注射体积为 10ml/kg。

（2）给药剂量　奥氮平分别为 0.1mg/kg、0.2mg/kg、0.3mg/kg。

（3）给药时间　自主运动，两次给药时间间隔为 5 分钟，第二次给药结束后立即放入自发活动箱观察；PPI，两次给药间隔为 30 分钟，第二次给药结束 5 分钟后，放入惊反射测试箱。

**6. 评价指标**　自主活动：给药 30 分钟后，将单只小鼠放入自主活动视频分析系统的观察箱内，视频摄录小鼠活动30分钟，自动记录小鼠活动轨迹，计算一定时间段内的活动路程。以小鼠放入观察箱内的前10分钟（为新异环境）的活动路程代表小鼠的探究行为，后20分钟的活动路程代表小鼠的自主活动。

PPI：每只动物接受了持续25分钟测试，首先，是5分钟的适应时间（68dB的背景声音），随后是86个试验。共有8种试验类型，分别为单独的惊反射刺激（pulse alone，120dB，持续40ms）、3种单独的前脉冲刺激（prepulse alone，分别高于背景声音3dB、6dB、12dB，持续20ms）、3种前2类刺激联合的试验（pulse + prepulse，两者间隔100ms）和只给予背景声音的无刺激试验（no stimulus）。这8种类型的试验以假随机的方式出现，每种试验呈现10次，每个试验间的平均间隔为15秒（8～23秒）。此外，整个测试开始有6个单独的惊反射刺激（结果不纳入分析），用以将动物的初始反应降低到一个平台水平。评价指标：①% PPI =（1 - 前脉冲联合惊反射刺激的反应幅度/单独惊反射刺激的反应幅度）×100；数值为0时表示无前脉冲抑制，数值越大代表抑制程度越深。②惊反射幅度 = 中间10次单独惊反射刺激反应幅度的均值（采用仪器的专用单位表示）。

**7. 机制研究**　临床研究显示，NMDA受体的拮抗剂MK-801、PCP、氯胺酮能使正常人产生拟精神病症状。在动物实验中，高选择性非竞争性NMDA受体拮抗剂MK-801能引起小鼠自主活动增加、PPI缺失、刻板行为、社会功能低下等“精神分裂症样”行为。MK-801已成为建立谷氨酸功能低下动物模型的常用工具药。自主活动增加可能模拟了精神分裂症的阳性症状（精神运动性激越）。PPI指出现在强的惊反射刺激之前一定时间内（30～500ms）的弱感觉刺激对惊反射所产生的抑制作用，是衡量感觉运动门控功能的指标之一。精神分裂症患者也存在PPI缺失，这与患者表现出的认知功能障碍有关。研究显示第2代抗精神病药能不同程度地抑制谷氨酸动物模型表现出的行为学改变。观察第2代抗精神病药奥氮平对MK-801引起的（自主活动增加及PPI缺失）的影响，探讨可能的药理学作用机制。奥氮平的特异性修复作用可能与其对5-$HT_{2A}$受体与$\alpha_1$受体的拮抗作用有关。

**8. 实验结果和疗效判断**　奥氮平能够特异性抑制谷氨酸功能低下小鼠模型表现出的高活动性与PPI缺失。精神分裂症患者的PPI缺失代表感觉门控功能的丧失，表现为大量感知信息涌入，对非特异性刺激的滤过功能减弱，导致认知功能破坏。奥氮平修复PPI缺失作用可能与其改善认知功能的作用有关。

## 二、治疗抑郁症药物的药理学研究

### （一）抑郁症概述

抑郁症（depressive disorder）属于情感性精神障碍，是一种以显著而持久的心境低落为主要特征，并伴有思维迟缓、意志活动减弱、绝望无助、兴趣缺失以及多种躯体症状表现的综合征。抑郁症是一个全球性的、危害人类身心健康的常见疾病，其终身患病率为6.1%～9.5%，13%～20%的人一生曾有过抑郁体验，15%的重度抑郁症患者因自杀而死亡，每年自杀死亡人数估计高达100万人。

抑郁症病因复杂，主要包括：①遗传因素：抑郁症的发生约40%风险和基因有关，但是目前对于特异风险基因仍不明；②社会-心理因素：各种突发自然灾害、重大创伤性生活事件，或长期持续存在心理应激等；③躯体疾病或紊乱：机体的神经 - 免疫 - 内分泌疾病或紊乱。此外，其他因素如性格和衰老等也与抑郁症的发生有关。

抑郁症的发病机制和神经分子环路仍不完全清楚。“经典的单胺假说”认为抑郁症与脑内突触间隙5-羟色胺/去甲肾上腺素（5-hydroxytryptamine/norepinephrine，5-HT/NE）等单胺递质低下有关，“现代单胺假说”认为与脑内突触前单胺自身和异源受体（如5-$HT_{1A}$、$\alpha_2$受体等）适应性调节异常有关，服用抗抑郁药通过提高5-HT/NE导致突触前膜的抑制性自身受体失敏，使受体的负反馈抑制功能减弱，从而导致5-HT/NE水平持续升高并产生抗抑郁疗效。此外，抑郁症较为公认的假说还包括下丘脑-垂体-肾上腺轴（hypothalamic-pituitary-adrenal axis，HPA axis）负反馈功能障碍假说、神经营养和可塑性障碍假说、脑内奖赏通路障碍假说、炎症性损伤假说等。

### （二）治疗抑郁症的药物

**1. 选择性5-HT重摄取抑制剂（SSRIs）**　通过提高突触间隙5-HT含量而起到抗抑郁作用，主要药物包括氟西汀、舍曲林、帕罗西汀、西酞普兰、艾司西酞普兰和氟伏沙明等。

**2. 5-HT/NE双重再摄取抑制剂（SNRIs）**　通过提高突触间隙5-HT和NE含量，发挥抗抑郁作用，主要药物包括度洛西汀、文拉法辛、地文拉法辛和米那普仑等。

**3. NE 能和特异性 5-HT 能非典型抗抑郁药（NaSSAs）** 主要作用机制为增强 NE、5-HT 的传递及特异阻滞 $5\text{-}HT_2$、$5\text{-}HT_3$受体。该类药通过非特异性拮抗中枢 NE 能神经末梢的 NE 自身受体及抑制突触前 5-HT 能神经末梢的 α 受体，同时特异性阻断 $5\text{-}HT_2$、$5\text{-}HT_3$受体，发挥强效抗抑郁和抗焦虑作用。主要药物包括米氮平、米安色林、阿普氮平等。

**4. 三环类抗抑郁药** 为第一代抗抑郁药，靶标选择性较差，副作用较大。通过提高脑组织突触间隙 5-HT 和 NE 含量而起到抗抑郁作用，主要药物有丙米嗪、氯米帕明、阿米替林和马普替林等。

**5. 单胺氧化酶抑制剂（monoamine oxidase inhibitors，MAOIs）** 抑制单胺类递质氧化代谢，提高脑组织突触间隙单胺水平，发挥抗抑郁作用。主要药物有早期的非选择性抑制剂如苯乙肼、异丙烟肼、反苯环丙胺，以及目前的选择性单胺氧化酶 A 抑制剂吗氯贝胺等。

**6. 其他抗抑郁药** 难以归入上述分类、通过多靶标发挥抗抑郁作用的药物，主要有阿戈美拉汀、维拉佐酮、氟哌噻吨-美利曲辛（flupentixol-melitracen，黛安神）和贯叶连翘提取物（路优泰）等。

### （三）治疗抑郁症药物的药理学研究设计

**1. 主要动物模型**

（1）药物诱导模型

1）糖皮质激素重复注射诱导模型：长期应激状态可促进抑郁症的发生，抑郁症患者 HPA 轴功能紊乱，血清中皮质醇含量升高（人类应激时产生皮质醇，啮齿类应激时产生皮质酮）。皮质醇和抑郁症症候群关系密切，有研究发现，库欣病患者或者应用合成皮质醇治疗的患者会出现和抑郁症相似的精神方面的症状。本方法为外源性皮质酮 20mg/kg 皮下注射，持续 3 周，啮齿类动物随即产生抑郁样行为。糖皮质激素（corticosterone，CORT）诱导的模型不仅模拟抑郁症动物的自主活动减少，而且脑中的特定区域如海马和前额叶皮质功能也发生了变化，应用抗抑郁药后能逆转 CORT 诱导的抑郁样行为。CORT 方法相对简单易行，造模周期短，可控性较好。但此模型导致的小鼠活动性下降也应考虑皮质激素对于小鼠肌肉组织的影响。同时，糖皮质激素可能会诱发感染、导致消化系统及神经系统紊乱，其结果可能会对强迫游泳等实验结果造成影响。

2）利血平诱导模型：利血平是一种吲哚型生物碱，在临床上用于治疗高血压和精神类疾病，通过消耗外周交感神经末梢的儿茶酚胺来发挥降压作用。临床发现利血平的副作用是使患者产生抑郁倾向，由此利血平成为最早的用于抑郁症模型建立的药物。利血平能耗竭脑内的 5-HT 与 DA，诱导小鼠产生体重下降、眼睑下垂、心率减慢等抑郁样症状，并且这些行为可以被抗抑郁药逆转。此模型相对简单、可行性好，并且可用于区别不同类型的药物，即起效快、药效短或起效慢、药效长的抗抑郁药，预测效度较好。然而某些药物可以产生翻转利血平作用造成假阳性，如苯丙胺、DA，选择性比较差。

3）精神兴奋剂戒断诱导模型：精神兴奋剂戒断诱导模型基于“拮抗作用”假说。此理论认为情感是正负相反的一对，一个人经历一种刺激（药物或事件）产生正性情感，当这种刺激停止后，会触发出相对的负性情感；如果这种刺激重复出现，对立面的负性情感会得到加强，而最初的正性情感会减弱。人类精神兴奋剂戒断综合征和抑郁症症状极为相似，如均有情感低落、快感缺失、饮食睡眠的改变、疲劳、自杀念头等。安非他明戒断后大鼠自主活动能力下降，在强迫游泳试验时游泳时间减少、游泳距离减短和不动时间增加，戒断后小鼠悬尾试验的不动时间延长。

4）高剂量阿扑吗啡诱导的低体温模型：该模型由 Schekunov 于 1968 年建立。阿扑吗啡（apomorphine）是一种突触后膜 DA 受体激动剂，皮下注射高剂量阿扑吗啡诱导的低体温可被一些抗抑郁药逆转。高剂量阿扑吗啡的降体温作用主要是通过中枢 NE 能机制。此模型没有模拟任何抑郁症行为学症状，但能揭示药物提高突触 NE 浓度的活性，仅用于抗抑郁药物的初筛。

（2）应激模型

1）行为绝望动物模型：动物在恶劣环境下会出现逃逸行为，当不能逃逸时便出现行为绝望（behavioral despair）。目前，行为绝望动物模型主要有强迫游泳模型（forced swimming test）以及悬尾模型（tail suspension test），这类动物模型具有简单、快速、敏感等特点。多种抗抑郁药可以显著缩短不动时间，常用于抗抑郁药的初筛和早期评价。

2）获得性无助动物模型（learned helplessness model）：当机体遭受无法逃避的应激如电击时，将其放在可以逃避的环境下，呈现操作行为缺欠，如逃避（escape）行为障碍、自发活动减少等，同时可伴有其他行为改变，如食欲减退、体重减轻，运动性活动减少，攻击性降低等。可将大鼠放入不可逃避的电击实验箱，建立获得性无助抑郁模型。建模后通过穿梭箱等装置检测行为缺欠以及进行药效测定。此法也可采用小鼠，应适当降低刺激电流、电击箱和穿梭箱大小，以及不锈钢栅的间隙。

3）慢性应激抑郁模型（chronic stress-induced depression model）：大鼠在遭受长期应激后出现一系列情绪性行为改变，如自发活动减少、学习能力下降、食欲减退、快感缺失等，较好地模拟临床抑郁患者的行为表现，可用于评价抗抑郁药的效应。常用的应激包括：电击（需电击刺激器和电击室）、振荡（需平台振荡器）、声光刺激（需发声、发光装置）、夹尾疼痛、制动、寒冷（需冷冻室）等。其他应激包括：禁食、禁水、将动物置于倾斜45°的饲养笼内或置于潮湿笼中（垫料中加水）等。以半随机的方式，每2~3天（或每天）给予1次应激。药效测定装置根据评价指标选用，自发活动测定可采用开场箱，逃避行为测定可选用穿梭箱，饮蔗糖水量测定需带有刻度的饮水瓶等。动物蔗糖水饮用量下降，反映了抑郁症的核心症状——快感缺失。大多数抗抑郁药在5周之内逆转慢性应激所导致的蔗糖饮水量下降，如果药物治疗5周仍然无效，很可能是由于该药物抗抑郁能力较弱。

4）慢性社会挫败抑郁模型（chronic social defeat stress model）：社会挫败是以种群内社交斗争为基础，使挫败动物产生抑郁样行为。此模型人为地将雄鼠配对同笼饲养，保证前者月龄较大、体重较重，有侵略性较为好斗，后放入月龄较小的、体重较轻的动物。在同一环境中，两鼠之间会有“强”“弱”之分，后者出现体重减轻、快感缺乏、作息紊乱、自主活动减少等抑郁状态。这些症状可在一定程度上被抗抑郁药缓解。

（3）手术模型

1）嗅球切除抑郁模型（olfactory bulbectomy，OBX）：嗅球位于端脑前，与大脑皮质及皮质下脑结构存在广泛的神经联系，嗅球与边缘系统功能有关，影响行为、情绪和内分泌功能。因此嗅觉系统功能障碍与抑郁行为之间存在密切的联系。临床研究表明，抑郁症患者对嗅觉的敏感性显著降低，其下降程度与抑郁症状轻重有关。切除啮齿类动物双侧嗅球可导致快感缺失与行为学改变，如糖水偏好下降和自主运动减少，伴有空间学习障碍、条件性食欲下降等行为，而抗抑郁治疗可使具有抑郁行为的OBX动物恢复正常表型。OBX模型造成的动物抑郁生理和行为学等改变与人类颇为类似，表面效度很高。由于实验存在难度，动物死亡率较高，应用受到一定的限制。

2）脑卒中后抑郁模型：该模型通过大脑中动脉阻塞和空间行为限制联合造模，即用60分钟缺血辅以7天的空间限制后，小鼠活动明显减少，神经功能恢复变慢，体重减轻，脑源性神经生长因子以及5-HT、DA的含量明显降低，血清中皮质醇的含量明显增加，小鼠的HPA轴系统被激活，这些抑郁症状均可被丙米嗪逆转，符合抑郁模型标准。脑卒中后抑郁模型目前应用较少，但该模型理想地模拟了临床脑卒中患者由于肢体瘫痪行动受限所导致的抑郁状态，为脑卒中后抑郁症的病理学机制研究和临床治疗提供了基础。

3）经角膜电刺激致抑郁模型：此模型通过长期电刺激小鼠角膜，使小鼠的认知功能即学习和记忆功能发生障碍，发生氧化应激和脑内单胺类神经递质改变而导致抑郁；以小鼠产生不动时间作为抑郁发生的标志。电刺激小鼠角膜诱发的连续不动时间与DA和5-HT的变化有明显关系。此模型可应用于抗抑郁药研究及筛选。

（4）遗传性抑郁动物模型

1）Flinder Sensitive Line（FSL）大鼠模型：FSL大鼠是Flinders大学的Overstreet培育发展的一种抑郁症遗传动物模型。FSL大鼠的适应能力差，皮质边缘5-HT受体含量及海马脑神经肽含量较低，但胆碱能神经受体亢进，对胆碱能激动剂敏感，与抑郁病的神经生物学改变相同。该种属动物有“抑郁”的行为学特征，包括快眼动睡眠（rapid eye movement sleep，REMS）增加、食欲和体重变化、活动减少及慢性温和应激后快感缺失加重等表型，长期应用抗抑郁药可纠正上述行为学异常。FSL大鼠对多种药理机制不同的药物都非常敏感。

2）Wistar-Kyoto（WKY）大鼠模型：WKY大鼠模型表现出一些行为学和神经内分泌等类似抑郁的表型。该模型动物在强迫游泳实验中有不动时间延长，活动减少，HPA 轴功能亢进，血清皮质醇含量增多，前额叶皮质及中缝背核的 5-HT 水平异常，脑与血清的脑源性神经营养因子（BDNF）含量较低等现象。

3）Tryon Maze Dull（TMD）大鼠模型：TMD 大鼠脑内的 5-HT 受体活力低下，表现为反应迟钝、活动减少、不思饮食等症状，类似抑郁症患者的表现。TMD 大鼠脑内的 5-HT 受体含量下降可能与它所出现的这些症状有直接的联系。

4）cLH（congenital learned helpless）大鼠模型：经大鼠获得性无助（learned helpless）实验，挑选无助反应显著的雌、雄鼠，近亲繁育种系，获得 cLH 鼠；选择无助反应低下的雌、雄鼠繁育 cNLH（congenital learned non-helpless）对照鼠。原种系为 SD 大鼠。获得性无助实验方法采用专用电击箱，15 次实验出现 10 次及以上者，用来培育 cLH 大鼠，少于 5 次者用来繁育 cNLH 大鼠。

5）SwLo 大鼠模型：是由 Weiss JM 等于 1998 年建立的。模型大鼠是选择运动活动少（强迫游泳时挣扎很少而漂浮不动时间长）的 SD 白化变种大鼠并逐代繁殖，期间用强迫游泳实验（FST）剔除运动活动多的动物，经过 8 代繁殖筛选而形成的种系。SwLo 大鼠的 DA 神经功能减弱，有较多抑郁样行为表现测试、FST 中的不动时间和饲养笼中的活动性均减少等。药理研究结果表明 SwLo 大鼠可模拟非典型的抑郁症。

6）其他基因动物模型：包括 High DPAT Sensitive（HDS）大鼠、Tph1/Tph2 基因敲除小鼠及 Vmat1/Vmat2 基因敲除小鼠等。HDS 大鼠对 $5\text{-}HT_{1A}$受体激动剂高敏感；Tph1/Tph2 及 Vmat1/Vmat2 基因敲除小鼠脑内 5-HT 水平降低。

**2. 药物剂量和给药途径设计、阳性对照药的选择**

（1）药物剂量设计　各种实验至少设 3 个剂量组，剂量选择应合理，尽量反映量效或时效关系。剂量偏低难以显示药效；剂量过高，甚至超过毒理实验剂量，其实验结果没有意义，甚至是中毒效应被误认为治疗作用。给药剂量选择方式：①根据半数致死量（$LD_{50}$）计算。凡是能够测出 $LD_{50}$者，可用其 1/10、1/20、1/30、1/40 等相近剂量，作为药效学实验的高、中、低剂量组。②根据临床用量计算。可根据人用量的数倍至几十倍，用作动物实验剂量，可根据人用剂量按公式来折算动物用量（g 或 mg 药物/kg 体重）。其粗略的等效倍数为 1（人）、7（大鼠、豚鼠）、10～11（小鼠）。③根据文献估计剂量。文献中相似药物的用量，若处方相似，提取工艺相似，可参考估计受试药的合理剂量范围。

（2）给药途径设计　大、小鼠给药方式主要有灌胃、尾静脉注射、腹腔注射等。给药途径应与临床用药方式相同。例如口服制剂动物可采用灌胃、十二指肠给药。给药次数为每天 1～2 次。大鼠或小鼠进行连续多次或长期静脉注射或静脉输注给药时，困难较大，可酌情改用腹腔注射。

（3）量效时效设计　在一定的剂量范围内，药物的效应强度随着给药剂量的增加而增加，当效应强度达到最大效能时，剂量增大，效应也不会进一步增加。给药剂量应通过预实验，确定量效关系，摸索到出现药理效应的适当剂量，选择剂量-效应关系最敏感的剂量范围作为正式实验剂量，这样将可为临床拟用量提供较充足的剂量选择依据。药物的给药间隔，通常依据临床上此类药物的使用情况作为参照，也可根据药物半衰期等确定给药次数。

（4）阳性对照药设计　常用阳性对照药以临床抗抑郁药或同类药物为主。研究中应注意不同的动物模型或检测指标对药物的敏感性有所不同，例如 SSRIs 类抗抑郁药对小鼠强迫游泳实验通常不敏感，高剂量阿扑吗啡降温实验通常用于评价 NE 能药物等。应根据模型原理、指标敏感性和研究目的，选择与受试药物活性成分或作用机制相似的上市药物作为阳性对照药。抗抑郁药药效的多模型和多指标综合评价过程中，不同模型指标的阳性药选择可能不尽相同。

**3. 主要观察指标与检测方法**　抗抑郁药药效评价的基本原则应以整体动物行为学评价为基础，根据药物的基本药理作用特点，选择神经化学、电生理学、细胞和分子生物学技术及方法，进行多角度综合评价。

（1）动物行为学指标　目前常用的药物评价动物行为模型在一定程度上反映抑郁样行为或相似的脑内生化改变，主要行为指标包括绝望行为（如不动时间、逃避失败次数、逃避潜伏期等）、开场行为（运动时间、距离和速度等，以及站立次数、跨格次数等）、生理行为、操作行为（如反应率和强化率）等。

1）绝望行为：包括强迫游泳实验、悬尾实验及电击逃避（shock avoidance）实验。强迫游泳实验和悬尾实验既可以作为抑郁症动物模型，也可用于评价抗抑郁药物药效。电击逃避实验单向出口装置内，通过电极刺激鼠尾或电网刺激鼠爪，促使小鼠穿过出口逃离刺激装置。

2）自主行为：旷场实验（open field test，OFT）是评价实验动物在陌生环境中自主行为的一种方法，包括活动度、探究行为与紧张度。以水平运动反映动物的活动度，垂直运动反映动物对新鲜环境的好奇度。

3）生理行为：包括糖水偏好实验（sucrose preference test）、新奇抑制摄食实验（novelty-suppressed feeding test）等。其中，糖水偏好实验同时给予小鼠普通饮用水和适当浓度糖水，记录小鼠对二者摄取量，记录基线摄取量，造模后再次监测并记录。与对照组相比，抑郁小鼠呈现对糖水的偏好程度下降或无偏好。新奇抑制摄食实验通过测量禁食小鼠在新环境中接近和食用食物的潜伏期，以进行抑郁相关评估。方法为小鼠禁食（不禁水）24 小时后，背对食物放进测试场，计算小鼠开始食用食物的潜伏期。

4）操作性行为：操作行为测定采用 72 秒低频率差式强化程序模式。该模式是美国 Seiden 行为药理研究组在 20 世纪 80 年代初建立的一种自动程序化动物操作行为模式。该模式要求动物（限食限水）压一次操作杆后，需等待 72 秒，压杆才会获得食或水，因此该操作模式又称之为等待行为（waiting behavior）。此模型常用于评价抗抑郁药。

5）其他行为：药理学模型指标包括脑内单胺改变相关的甩头次数、体温变化、眼睑下垂等，可较好地反映药物抗抑郁作用及其单胺调节环节。

（2）神经生化指标

1）氧化应激指标：抗氧化物质有清除氧化物，保护机体的作用。研究显示抑郁症患者中枢与外周的抗氧化物质的水平均有降低。体内的抗氧化物质包括非蛋白类与蛋白类。实验中常检测的指标有抗氧化指标超氧化物歧化酶（superoxide dismutase，SOD）和衡量细胞膜氧化损伤指标丙二醛（malondialdehyde，MDA）。

2）单胺类神经递质：单胺假说认为脑内单胺递质缺乏或脑内单胺类受体适应性调节异常导致抑郁症。NE 合成的减少可引起嗜睡、精神运动迟滞、快感缺失等，DA 控制认知、情感、摄食和内分泌调节等功能，5-HT 系统则参与调节情绪、动机和食欲等。可以利用体内外的方法（如高效液相法、放射配体竞争结合抑制实验、免疫组化等）测定单胺及其代谢物的含量、转换、释放和重摄取等；用放射性配体结合法测定受体最大结合量的减少，或采用放射自显影、免疫组化或免疫印迹等技术研究受体的改变；利用放射配体竞争结合实验等方法检测药物对转运蛋白的亲和力和重摄取功能；利用酶学技术测定药物对单胺递质代谢酶的抑制作用及其选择性。

3）神经营养与可塑性相关信号通路：神经营养与可塑性调节是抗抑郁药重要机制之一。抗抑郁药对单胺等受体后信号转导过程（尤其是以转录因子 CREB 为汇聚点的神经营养与可塑性相关通路）有显著影响，可利用有关生化、细胞和分子生物学等技术，测定药物对相关信使含量和通路功能的影响，包括 cAMP 通路以及 BDNF 等；以免疫组化、高尔基染色等技术研究神经元再生及神经元树突复杂性等。其中，BDNF 广泛存在于中枢和外周神经系统，对神经的发育、分化及再生中具有维持和促进作用。研究表明，慢性应激会导致海马部位 BDNF 表达减少，抗抑郁治疗能够增加 BDNF 的表达水平以及调节海马内神经发生，同时，抗抑郁药的作用又受 BDNF 表达水平和神经发生的调节。

4）HPA 轴：HPA 是一个重要的内分泌轴，其负反馈障碍导致的功能亢进是抑郁症发生的重要机制之一。能够促进 HPA 轴功能恢复的药物有可能成为潜在的抗抑郁药。据此可测定药物对 HPA 轴功能（包括负反馈功能检测）、神经化学和细胞分子生物结构等的影响，指标包括血清或脑内促肾上腺皮质激素（adrenocorticotropic hormone，ACTH）、促肾上腺皮质激素释放因子（corticotropin-releasing factor，CRF）、糖皮质激素等含量改变，以及 HPA 轴上游脑区（如海马）糖皮质激素受体表达和功能变化等。

5）脑内相关神经肽：脑内许多神经肽参与应激和抑郁状态的调节，如神经肽 Y、P 物质等。其中某些受体（如 NK1 受体）已成为新型药物研发的热点方向，因此可检测某些药物对这些肽类物质脑内含量、分泌、基因表达及其受体功能等的影响。

6）免疫细胞因子：抑郁症患者存在中枢免疫激活及炎症反应，某些细胞因子浓度出现异常。研究发现，血浆中细胞因子白细胞介素-1（IL-1）、白细胞介素-2（IL-2）、白细胞介素-6（IL-6）、肿瘤坏死因子 α（tumor necrosis factor-alpha，TNF-α）等浓度增高与抑郁症发生有关。对抗炎症损伤及某些炎症因子的检测可以作为评价药物的重要指标之一。

（3）神经电生理学指标 神经电活动是实现神经生理功能的基础，受多种神经递质、激素及细胞因子的调控。抑郁症患者的常规脑电图和脑诱发电位存在轻度异常，可作为临床检测的辅助手段。电生理活动的药效学观察指标可针对研究对象分为3类：①整体动物的脑电活动；②脑区和神经核团的场电位；③细胞水平的动作电位及离子通道电流。

神经电生理指标可以快速地反映抗抑郁症药物在整体、脑区、核团以及分子靶点的作用。常用群锋电位或场电位记录脑区和核团的放电频率。单胺类药物通过调节受体功能，间接地调控突触后电流及离子通道电流。由于经典的受体结合试验难以判断药物对受体的激动或者抑制作用，可以结合测量离子通道的电流及膜电位的变化，判断候选药物的作用。抑郁症动物模型的海马脑区存在突触电位的长时程增强减弱和长时程抑制增强，可以观察药物对认知功能和突触可塑性的影响。

临床上发现抑郁症患者睡眠进入REM睡眠的潜伏期比正常人缩短，服用抗抑郁症药物后可以使潜伏期延长，同时也使REM缩短。对于整体动物，运用多导脑电记录，观察抑郁模型动物的REM睡眠、Theta波能谱强度的变化，可以作为模型评判指标以及用于抗抑郁药物筛选与评价。

## （四）实例

### 氯胺酮对抑郁症模型大鼠的抗抑郁作用研究

**1. 药物特性** 氯胺酮是一种非竞争性的NMDA受体拮抗剂，作用于开放的NMDA受体孔区，阻断阳离子内流。氯胺酮靶向作用于NMDA受体的速率快，在人体内的代谢速率为3小时。

**2. 研究目的** 探究不同剂量氯胺酮快速抗抑郁作用。

**3. 动物选择和模型选择** 选用Wistar-Kyoto（WKY）大鼠作为抑郁样行为动物模型，该模型动物特征描述详见上文。由于Wistar大鼠与WKY大鼠属于同一个品系，所以我们在实验中用Wistar大鼠作为对照。实验及对照大鼠均为7～8周龄，体重180～220g。

**4. 实验分组** 共分为四组：①空白Wistar对照组（生理盐水）；②单给氯胺酮Wistar组（5mg/kg、10mg/kg、20mg/kg氯胺酮）；③WKY模型组（生理盐水）；④氯胺酮干预WKY模型组（5mg/kg、10mg/kg、20mg/kg氯胺酮）。第一组及第三组各8只大鼠；第二组及第四组各24只大鼠，每个剂量8只大鼠。

**5. 给药途径、给药剂量和给药时间** 各组WKY大鼠按实验设计分别腹腔注射给予生理盐水、氯胺酮三种剂量（5mg/kg、10mg/kg、20mg/kg），Wistar对照大鼠处理方式相似。药物干预当天，给大鼠腹腔分别注射1ml容积的生理盐水或氯胺酮（5mg/kg、10mg/kg、20mg/kg），注射30分钟后观察并记录大鼠行为学指标。

**6. 评价指标**

（1）糖水偏好实验 在造模刺激前进行蔗糖饮水训练，方法为将每个大鼠笼上同时放置2个水瓶。第一次24小时测试，两瓶均装有1%蔗糖水，自由饮用。随后的24小时，一个瓶装1%蔗糖水，另一个瓶装纯净水。第三个24小时禁食禁水后，进行糖水消耗实验。同时给予每只大鼠预先定量的两瓶水：一瓶1%蔗糖水，一瓶纯净水。60分钟后取出两瓶水定量并记录，得出蔗糖水和纯净水消耗量（g）。计算动物的蔗糖偏嗜度：蔗糖偏嗜度=蔗糖水消耗量/(蔗糖水消耗量+纯净水消耗量)×100%。

（2）强迫游泳实验 动物分别置于一个盛水的圆柱体（直径20cm，高度50cm）中，水温23～25℃，水深设置要防止动物尾巴或后肢接触池底。在试验前24小时进行预试，将大鼠分别置于具有上述条件的圆柱形水中15分钟。第二天正常光照下游泳6分钟，从侧面拍摄动物行为。在最后的4分钟试验中，用不知情的观察者检测大鼠的不动时间。“不动时间”的定义为动物保持漂浮或静止，只做在水中保持平衡所必需动作的时间。

（3）悬尾实验 在大鼠尾部距尖端约1cm处用胶布固定，与悬尾测试仪相连接，使大鼠呈悬空倒挂状、与台面距离约15cm；当大鼠由挣扎转为静止不动时开始计时，记录6分钟内大鼠的累计悬尾不动时间。

（4）旷场实验 旷场实验箱的体积为长100cm、宽100cm、高50cm，均分为长20cm、宽20cm的区域，将大鼠放置在实验箱中自由探索5分钟，记录中央格停留时间、穿越格数以及直立次数等。

**7. 机制研究**

（1）神经递质含量检测　称取适量海马、前额叶脑组织进行研磨，采用高效液相-电化学检测法测定 NE、5-HT 含量，用 BCA 法测得的总蛋白浓度进行标准化。

（2）单胺类递质合成及代谢关键蛋白 mRNA 含量检测　称取适量脑组织抽提 RNA，反转录得到 cDNA 样本后，用酪氨酸羟化酶、色氨酸羟化酶及酪氨酸激酶受体等蛋白编码基因的特异性引物进行荧光定量 PCR 扩增，根据扩增曲线计算 mRNA。

（3）脑源性营养因子测定　采用双抗体夹心 ABC-ELISA 法检测前额皮层 BDNF 含量，用抗大鼠 BDNF 单抗包被于酶标板上，标准品和样品中的 BDNF 与单抗结合，加入生物素化的抗大鼠 BDNF，形成免疫复合物连接在板上，辣根过氧化物酶标记的抗生蛋白链菌素与生物素结合，加入酶底物邻苯二胺，出现黄色即加终止液终止实验，在 492nm 处测 OD 值，通过绘制标准曲线求出标本中的 BDNF 水平。

**8. 实验结果和疗效判断**　略。

（陈泽卡　黄志力）

# 第六节　镇静催眠药物的药理学研究

## 一、概述

睡眠是指人类或动物在生理状态下周期性可逆的反应性降低或低效状态，表现为肌肉松弛和意识消减。其功能是促进机体各系统能量代谢后恢复、稳定情绪、促进增长发育、加快皮肤再生；睡眠还与人类的高级思维、学习记忆密不可分，能增强大脑的可塑性。睡眠受生物节律、相关神经环路以及机体内稳态调控，目前被广泛认为是一种主动过程，是中枢神经系统与睡眠调节相关的神经结构积极活动的结果。在啮齿类及大型哺乳类动物的实验中发现神经系统与睡眠有密切关系，下丘脑腹外侧视前区、基底神经节中腺苷系统、基底前脑和脑桥胆碱系统、中缝背核的 5-HT 能神经元以及丘脑和脑干网状结构中的 GABA 能神经元等。此外，研究还发现内源性化学物质能引起睡眠，包括前列腺素 $D_2$、腺苷以及一氧化氮等。

睡眠障碍是一种表现为睡眠模式紊乱的病症。国际上将睡眠障碍分为失眠、睡眠相关呼吸障碍、嗜睡、异相睡眠障碍、节律紊乱相关睡眠障碍以及睡眠相关运动障碍等。其中，失眠是临床上最常见的睡眠障碍。每年有多达 50% 的成年人出现失眠症状，其中大约 6% 的人是持续发生超过一个月的原发性失眠。失眠可以是短期的，持续数天或数周，也可以是长期，持续超过一个月。根据病程长短可分为短暂性失眠（小于一周）、急性失眠或慢性失眠（大于一个月）。失眠患者临床表现为难以入睡或无法维持睡眠，通常伴随着白天嗜睡、精力下降、烦躁和情绪低落等。失眠还会加速衰老进程，严重的失眠可使大脑正常功能和节律被打乱，出现神经系统功能紊乱，甚至导致精神类疾病伴发。诱发失眠症的因素有很多，包括药物的使用、年龄相关的生物节律改变、环境变化以及生活方式改变等。

目前临床上针对失眠患者常用的镇静催眠类药物是通过对中枢神经系统的抑制而发挥药理作用的。对镇静催眠类药物的药理学评价主要是观察药物是否可以引起适度的中枢抑制作用，使实验动物活动度降低并伴有肌张力和翻正反射消失。大多数的药理实验方法使用的是小鼠或大鼠，通过记录测试动物的脑电以及肌电信号，结合视频记录动物的运动情况，判断动物的睡眠觉醒状态，从而评价镇静催眠药物对睡眠功能的调节作用。

## 二、镇静催眠药物

镇静催眠药物是一类能引起镇静和近似生理睡眠的药物。小剂量镇静催眠药引起安静或思睡状态，表现出镇静、缓解焦虑的作用，较大剂量引起睡眠，即催眠作用。镇静催眠药主要分为四大类，包括巴比妥类、苯二氮䓬类、非苯二氮䓬类以及其他类。巴比妥类药物主要通过激活 A 型 GABA 受体（$GABA_A$）发挥中枢抑制作用，但其缩短快动眼（rapid eye movement，REM）睡眠，导致非生理性睡眠。另外，该类药物副作用较大，安全性低，目前临床已不作镇静催眠药使用。苯二氮䓬类药物包括地西泮、氯氮䓬、艾司唑仑等，主要通过非选择性与 $GABA_A$受体苯二氮䓬类 $\omega_1$、$\omega_2$ 受体结合，改善睡眠。可以缩短入睡潜伏期和增加睡眠量，但改变了基本的睡眠结构，表现为延长 2 期非快速动眼（non-rapid eye movement，NREM）睡眠，减少 3 期 NREM 和 REM 睡眠。非苯二氮䓬类包括唑吡坦、佐匹克隆、扎来普隆，该类药物选择性与 $\omega_1$ 受体复合物结合，起效快，对睡眠结构影响很小，副作用少。其他镇静催眠药包括抗组胺类、食欲素受体拮抗剂、褪黑素等。

## 三、镇静催眠药物临床前药效学研究设计

目前临床上常用的镇静催眠药主要通过抑制中枢神经系统发挥其药理作用，其中镇静药对中枢有轻度的抑制作用，而催眠药物则可以缩短入睡时间，增加睡眠量。但是目前常用的镇静药属于抑制精神类药品，滥用或长期使用可能导致药物耐受和药物依赖，而多数催眠药物还会引发非生理性睡眠。因此，镇静催眠药物新药临床前药效学研究设计旨在探究理想的生理性镇静催眠药物、探明药物使用剂量，使患者适量服用后能适度产生中枢抑制作用而又尽可能产生近似生理性的变化，从而达到为患者提供高效低副作用的治疗目的。镇静催眠药物的新药临床前药效学研究方法主要包括行为学实验法和神经电生理记录法。

### （一）主要动物模型

目前常用于制作失眠模型的动物有大鼠、小鼠、豚鼠、猫、犬、果蝇、斑马鱼以及猴等。镇静催眠药物的临床前药效学研究最常用的模式动物是啮齿类动物。该类动物易于繁殖，制作模型方便，维护成本低，且由于其睡眠稳态、神经生化调节机制和人类相似等优势，啮齿类动物在失眠模型的构建中运用广泛。另外，小鼠易于被基因改造或诱导成睡眠障碍模型，是理想的研究镇静催眠药物的模型。而其他模式动物中，更高级的猫和犬类模型仅在需要进一步研究时才使用；接近人类的实验动物是猴和猩猩，但其成本较高；果蝇及斑马鱼易于基因改造，但无法通过脑电信号客观区分 REM 睡眠、NREM 睡眠以及觉醒状态。

失眠模型用物理、基因突变、药物诱导、病理损伤等方法使动物应激、焦虑或影响睡眠相关脑区及递质，从而使动物入睡困难、减少总睡眠时间，达到造模目的。物理因素所致失眠模型包括人为刺激睡眠剥夺模型、换笼失眠模型、强迫运动失眠模型及水平台 REM 睡眠剥夺模型等；基因突变失眠模型有 DBA/2J（D2）小鼠失眠模型；药物诱导失眠模型有通过咖啡因或氯苯丙氨酸来实现的；病理损伤失眠模型中比较常见的动物模型，有疼痛性失眠模型等，这些模型在临床表现、病理学等方面与人类睡眠障碍有许多相似特征。

**1. 人为刺激睡眠剥夺模型** 该模型是利用触觉、声音等刺激手段，使动物无法进入睡眠状态。实验人员通过观察啮齿类动物行为或通过脑电波观察到动物进入睡眠时，通过轻轻拍打动物笼子、木棒拨动或应用声音刺激促使动物无法进入睡眠。此类方法刺激强度相对较小，操作也较简单易行，但仍可能引起机体的应激反应而影响实验结果，同时触觉刺激工作量较大，易导致实验人员的睡眠剥夺，故较适合行短时间的睡眠剥夺实验，不适合长时间造模。

**2. 换笼失眠模型** 该模型建立在啮齿类动物在更换新环境后会引发睡眠量降低。建立模型可取健康雄性 C57BL/6J 小鼠（20~25g；11~13 周龄）进行电极埋植手术，术后单笼饲养。持续饲养 10 天后，记录小鼠 24 小时不间断的睡眠觉醒基础值。第二天早上开灯后 2 小时换笼，此时睡眠张力高。小鼠被放入一个装有新鲜纸屑的干净笼子里，从而模拟新环境而诱发小鼠失眠。可在换笼同时给予镇静催眠药物，观察镇静催眠药对换笼失眠动物的失眠症状缓解效果。换笼前后过程一直同步记录脑电、肌电信号。换笼失眠模型的造模方法简单、对动物应激反应小，适宜结合脑电波记录在啮齿类动物上开展。该模型对实验人员而言工作量较小，实验方法客观，且不易人为影响实验结果。

**3. 强迫运动失眠模型** 该模型是通过强迫啮齿类动物处于不停运动的状态，使其无法睡眠。该类模型包括慢速旋转轮睡眠剥夺模型、长期超负荷强迫游泳失眠模型、跑步机式睡眠剥夺模型等。其中具有代表性的是跑步机式睡眠剥夺模型。该模型利用实验动物所站立的平台装置随机移动使实验动物无法进入睡眠，大大减少了

传统水环境睡眠剥夺或电刺激睡眠剥夺给实验动物造成的伤害。该模型比较接近于临床发病机制，防止了人类接触和干预对睡眠剥夺的影响，可稳定进行全睡眠剥夺，但是由于机械装置电信号干扰，较难做到同步记录脑电、肌电信号。

**4. 水平台 REM 睡眠剥夺模型**　该模型利用啮齿类动物畏惧水环境的生活习性，利用啮齿类动物进入 REM 睡眠时，全身肌紧张性下降，使得动物面部沾到或浸到水平面而突然惊醒，无法正常进入 REM 睡眠，从而达到剥夺 REM 睡眠的目的。以小鼠水平台 REM 睡眠剥夺模型为例，选取约 25g 的健康雄性小鼠，脑电和肌电电极埋植手术后，恢复 5 天，适应记录箱至少 4 天后，使用水平台法对小鼠进行 REM 睡眠剥夺。将 REM 睡眠剥夺的小鼠（REM sleep deprivation，RSD）放置于底部水深 2cm、含两个圆柱平台（底面直径 × 高：2.5cm × 3cm）的水平台记录笼中。从第一天上午 11 点开始，在笼中放置 75 小时。于第四日下午 2 点深度麻醉后灌注。在 REM 剥夺期间的每一天晚上 7：00～8：00，将 RSD 小鼠放入干净的记录笼中以清洁其水平台记录笼。此造模法对实验设备要求不高，具体操作方便，易于掌控，引用广泛，是造成 REM 睡眠剥夺的理想方法，但该模型因长期处于水环境中平台上，容易导致动物体温降低、诱发感染、脑电记录不稳定、REM 睡眠剥夺不完全等缺陷。

**5. DBA/2J（D2）小鼠失眠模型**　该品系小鼠 1909 年由 C. C. Little 培育，为最古老的近交系小鼠。1929～1930 年在亚系间进行杂交，建立了一些新亚系，包括 DBA/1 和 DBA/2。其中，与其他小鼠品系相比，DBA/2J 品系小鼠在 24 小时及非活动期的觉醒时间较长、短觉醒片段多、代表 NREM 睡眠的 delta 波能谱活动较低。以上特点使该品系小鼠满足作为失眠动物模型的要求。但该模型小鼠为疾病易感品系，乳腺癌发病率为 66%，雌雄鼠均自发产生淋巴瘤、白血病发病率高，因此若作为小鼠失眠模型，则需要考虑相应疾病对失眠的作用。亦可作为疾病相关的失眠模型。

**6. 咖啡因诱导失眠模型**　中枢兴奋类药物也可作为失眠模型的造模工具。例如咖啡因可引起机体活动增多、自发活动增加、焦虑以及睡眠片段化等。研究发现，咖啡因（12.5mg/kg）连续灌胃给药 7 天后，可见大鼠 NREM 睡眠及 REM 睡眠的总时间和发生次数减少，各睡眠时相的持续时间则并无变化，其原理在于咖啡因阻断了腺苷 2 型受体，由此可引发代偿性的腺苷水平升高。咖啡因诱导失眠模型可有效干扰 NREM 睡眠，扰乱实验动物的正常睡眠及昼夜节律，并且无明显不良反应，能较好地模拟临床上失眠患者昼夜节律紊乱的状态。

**7. 对氯苯丙氨酸诱导失眠模型**　5-HT 作为单胺类神经递质，在 NREM 睡眠的诱导和维持中具有重要作用。对氯苯丙氨酸（p-chlorophenylalanine，PCPA）通过抑制色氨酸羟基化而阻断 5-HT 的合成，可显著降低脑内和外周血中 5-HT 浓度，达到排空 5-HT 的目的。对氯苯丙氨酸用于动物失眠模型的建立，其中应用最多的是大鼠失眠模型的复制。研究表明，在一次性腹腔注射 PCPA 后，24 小时内大鼠活动和摄食开始减少，之后持续 1～2 天出现失眠，大鼠昼夜消失，白天活动增加，这被认为是 5-HT 水平降低的结果。比较经典的造模方法是选择大鼠作为实验动物腹腔注射 PCPA，浓度 300～350mg/kg，每日 1 次，给药三天，可出现白天活动增加、昼夜节律消失、毛发无光泽、脱毛增加、攻击性增加并互相撕咬等，即预示着失眠模型造模成功。使用 PCPA 造模，除了性兴奋与晶状体改变，尚未报道显示与失眠模型相关的其他不良反应，而且造模成功率较高。另外，造模成功与否与剂量和浓度密不可分，若浓度过低、剂量过小，可使 5-HT 的消耗缓慢，从而延迟失眠的出现。

**8. 疼痛性失眠模型**　该类模型可由慢性坐骨神经结扎方法实现。将大鼠或小鼠暴露坐骨神经干，于坐骨神经近端 1/2 至 1/3 处作 3～4 个轻度结扎，结扎强度以引起小腿腿肉轻度颤动为宜，动物于 5～7 天开始出现自发痛、痛敏、痛觉异常等。7 天后可通过测量机械痛阈，再结合脑电波记录观察因疼痛引起的失眠效果，从而评判疼痛性失眠模型造模是否成功。该模型可有效模拟临床上慢性疼痛引发的失眠症状，但模型有个体差异，每只动物失眠水平有一定差异。

### （二）给药途径、给药剂量和给药时间选择

**1. 药物的给药途径**　动物实验中，镇静催眠药物一般通过腹腔注射或灌胃进入动物体内。腹腔注射是小型啮齿类动物常用的给药途径，药物可经腹膜吸收进入全身血液循环，注射位置常选取动物下腹部。灌胃需要通过特制的灌胃针将药物经口腔、食管直接送入胃中，该法可准确控制给药量和时间，是大鼠、小鼠经口给药的主要途径，适用于液体药物，也更能模拟临床上药物口服摄入。

**2. 给药剂量** 给药剂量是指单位体重所给予药物（或受试物）的量，通常按 mg/kg 体重或 g/kg 体重计算。药物的药效和毒性大多有剂量依赖关系，达到同样作用的给药剂量又因动物种属、年龄和给药途径而不同。腹腔注射参考给药量为大鼠每次 1ml/100g 以内，最大不超过 2ml/100g，小鼠每次 0.2ml/10g 以内，最大不超过 0.8ml/10g。灌胃参考给药量为大鼠每次 1ml/100g 以内不超过 4ml/100g，小鼠每次 0.1ml/10g 以内，最大不超过 0.5ml/10g。

**3. 给药时间** 选择针对失眠模型动物，给药时间选择在动物觉醒期。例如，针对夜行性的大鼠或小鼠，一般在关灯后 1～2 小时内腹腔注射或灌胃给予镇静催眠药物，此时动物处于觉醒高峰。

### （三）主要观察指标与检测方法

**1. 镇静药物的行为学实验** 镇静药主要作用于大脑皮质，对中枢有轻度的抑制作用，能降低中枢系统功能的紧张度，使动物镇定和安宁，机体活动减弱。小剂量的全身麻醉药也可发挥镇静药相似的作用。大剂量的镇静药能加强麻醉药的作用，但镇静药不能单独作为全身麻醉药。本节主要介绍具有镇静作用药物的评价方法。

评价镇静药物的实验方法主要包括：自主活动测定（assessment of locomotor activity）、旷场实验（open field test）、洞板实验（hold-board test）、钻洞实验（hold-cross test）等。目前通过光电技术，上述有些实验可以联合进行。某些经典方法现已不常使用，如抖笼法、抖笼水滴法、轮转法、斜笼法和间歇观察法等，因此本节中不叙述。

（1）旷场中的自主活动测定 自主活动是与动物中枢神经系统的兴奋状态密切相关的正常生理特征。对中枢神经系统具有抑制作用的药物可减少受试动物的自主活动，反之可增加自主活动。通过观察药物对动物自主活动的影响，评价药物的镇静作用。旷场实验基于动物对空旷场地具有趋避性、对新事物有探索性，可以检测动物自发活动和探索行为。

实验时，将动物放于旷场中，通过直接观察计数或借助光电技术装置，测量给药后一定时间内动物（小鼠或大鼠）的活动并计数，目前大部分的旷野实验装置可以同时记录局部运动、站立以及运动速度等。

（2）洞板实验 洞板实验由 Boissier 等首先建立小鼠洞板模型用于研究动物对陌生环境的反应，File 等将装置改进后应用于大鼠，现洞板实验常反映动物的自主活动，用于评价镇静药物的药效作用。

（3）钻洞实验 钻洞实验最先被用于研究精神类药物对动物自主活动的影响，也被用于评价镇静药物药效的研究。钻洞实验设备是一个 30cm×20cm×14cm 的箱子，由箱体中间固定隔板分隔为两部分。该隔板上有一个直径 3cm、高度为 7.5cm 的圆孔，一次只允许一只小鼠通过。分别于给药后一定时间（口服给药后 60 分钟，皮下注射及腹腔注射后 30 分钟，静脉注射后 5 分钟）开始实验，每次放一只动物在钻洞实验装置的一侧箱体内，在给药后一定时间内记录小鼠通过隔板的次数。

（4）镇静药物辅助检测 由于有些镇静药物能降低动物肌张力，破坏平衡协调能力，而影响实验动物镇静药物的药效评价。因此，评价镇静药物是，常观察药物对肌张力的影响。协调平衡运动和肌张力的实验包括：牵引实验、爬杆实验、转棒实验、倾斜板实验等，常作为评价镇静药的辅助手段。例如，转棒实验需要动物在滚轴上保持平衡并连续运动，可用首次掉落时间和掉落次数为观察指标，观察药物对小鼠运动协调能力的影响，是一种通过动物运动协调能力辅助评价镇静药物药效的方法。

**2. 催眠药物的行为学实验** 从早期的药理学及神经核团损毁研究到现代基因操作和行为分析，人们发现睡眠过程由多种神经核团和神经递质调控，同时也受内源性促睡眠物质和生物节律的调节。如果以上系统出现异常，将导致睡眠障碍，最常见的是失眠。

对药物催眠作用的行为评价主要是观察药物是否延长巴比妥类药物或其他催眠药物诱导的动物睡眠持续时间等指标，以及是否使实验动物出现翻正反射消失。另外，还可以通过建立失眠动物模型，研究药物催眠作用。

（1）催眠药物与巴比妥类药物的协同作用 对于催眠药物的研究，药理实验方法大多观察受试药增加巴比妥类药物或其他镇静药物的睡眠时间。常用的巴比妥类药物有戊巴比妥钠、硫喷妥钠以及海索比妥等。常用方法有：①催眠药物影响阈上剂量戊巴比妥钠所致睡眠效果的实验。该实验原理基于催眠类药物可延长戊巴比妥钠的中枢抑制作用，增加睡眠时间。②催眠药物影响阈下剂量戊巴比妥钠所致催眠效果的实验，原理同前。

（2）催眠药物在失眠动物模型的促眠作用　通过失眠模型，研究催眠药物对改善动物焦虑、应激等状态下睡眠的作用。催眠药物的失眠动物模型主要有疼痛性失眠模型、换笼失眠模型等。疼痛性失眠模型是利用结扎大鼠或小鼠的坐骨神经干，动物于5～7天开始出现自发痛、痛敏、痛觉异常等，因此类似临床的慢性疼痛症状，从而模拟神经痛导致的失眠症状。另一种常见失眠动物模型就是换笼失眠模型，此法将动物置于新环境中，引发急性失眠，包括入睡潜伏期增加、睡眠总量减少，类似于人类换床后第一晚效应。

**3. 神经电生理记录法的药效学研究设计**　神经电生理记录方法是指利用神经系统电信号检测、神经元突触回路电信号诱发、微电极记录以及膜片钳等多种技术，记录不同层次中枢神经系统的电生理信号。常见的有大脑皮质的脑电信号、脑组织神经元群体的场电位信号、单个神经细胞的膜电位信号以及神经细胞膜上离子通道的电流信号等。通过分析这些信号在催眠镇静药物作用前后的变化，研究药物的作用效果及机制。

神经电生理研究（从离子通道到整体）有多个层次的研究方法，但大致可分为离体和在体两大类。本节主要介绍在体电生理记录方法。

（1）脑电信号记录法　脑电信号可采用有线或无线两种方法记录，分别介绍如下。

1）自由活动动物有线脑电记录：目前使用高自动化睡眠生物解析系统。该系统主要由动物饲养笼、多通道万向轮（Slipring，AirPrecision，France）介导的电信号传导系统、电信号过滤及放大器、数据处理及记录系统、红外线监测器及微量注射器等部分组成。通过植于动物颅骨-脑表面和颈项肌的电极，将大脑细胞群自发性、节律性电活动和颈部肌肉的电活动，经过滤、放大后，通过计算机软件 SleepSign 将其转化为肉眼可见的波形，同步记录。记录结束后，再利用 SleepSign 分析软件自动进行睡眠时相的判定，结合对睡眠波频率和强度的分析，获得睡眠时间、各波的出现次数和强度等数据。脑电图是判断睡眠-觉醒的客观指标，已成为睡眠研究的必要手段。该睡眠自动解析系统能长时间（连续1周或更长时间）记录自由活动小鼠 EEG/EMG，并能自动分析睡眠觉醒时相，极大地降低了劳动强度，提高了准确性。

2）自由活动动物无线遥感脑电记录：通过建立小型生物电信号检测系统，安置在清醒、自由活动的动物身上，经植入在动物脑皮质特定部位的微电极，实时采集与分析动物在特定行为下的神经元细胞外放电，经无线装置与计算机通讯，进一步用计算机软件分析显示。以便携式生物脑电信号无线单片机采集系统为例，整个实验系统包括脑电信号前置放大器、带通滤波器、50Hz 陷波器、无线发射单元、无线接收单元、电源管理、显示存储部分。测量电极采集到自由活动状态下的脑电信号并输入至前置放大器，再通过一个带通滤波器后输出脑电信号，进入无线单片机进行模数转换并发送。接收端同样利用无线单片机接收到发射端的信号后解调输出到显示部分并记录。无线方式可使动物活动范围变大，但采集器受到了测量精度、带宽、体积、重量和电池供电时间等因素的制约。

3）局部场电位记录：局部场电位（local field potential，LFP）信号是通过微电极植入技术在颅骨下获得的局部神经元突触后电位的总和，可反映皮层区域的神经元集群综合放电情况，也可反映皮层下的脑功能活动。目前常用的微电极有16、64以及96通道。LFP 信号需要微电极连接到多通道神经信号采集系统收集，该系统一般使用1kHz 的采样频率，连续采样方式。该系统记录到局部场电位信号属低频信号（$<300$Hz）。为了研究镇静催眠药对于 EEG 的改变，LFP 信号的采集包括自发 EEG 信号和药物诱发的 EEG 信号。

LFP 不易受肌电信号的影响，且具有适用于睡眠深度精确分析的高频信息，能更精确地反映催眠镇静药作用的睡眠深度。但由于微电极只能记录到局部脑区的场电位，因此不能反映动物整体睡眠觉醒状态。

（2）动物在体多通道电极记录单神经元放电法　通过多通道在体记录技术，可在动物清醒活动的状态下，观察到脑内单个神经元的活动状态；同时，可在局部脑区或几个脑区同时记录几十乃至上百个神经元的活动。在镇静催眠实验的研究中，可观察在镇静催眠药物作用下动物特定神经元电活动的变化。用多通道在体记录技术可以记录镇静催眠药物影响下的脑内特定核团中单个神经元胞外电活动。根据记录到的神经元胞外动作电位波形，运用主成分分析技术，可对来自记录电极周围不同空间位置的神经元放电信号进行甄别，从而获得较精确的单神经元放电时间序列。

多通道在体记录技术采用的是神经元电活动的胞外记录法，如在记录电极周围有多个神经元处于活动状态，使用单电极只能记录这些神经元的多单位（multi-unit）活动，且难以分离得到单个神经元（single-unit）的活动。因此，为了更精确地区分单个神经元放电，还运用了二电极（stereotrode）或四电极（tetrode）微阵列进行多通道记录。

## 四、实例

### 和厚朴酚对治疗大鼠失眠的作用及机制研究

**1. 药物特性** 和厚朴酚是从木兰属的树皮、种子锥和树叶中分离的木酚素。和厚朴酚作为一种多酚，结构上与异丙酚相似；疏水，易溶解在脂质；分子量小，可以通过分子间相互作用与细胞膜蛋白相互作用。和厚朴酚是一种多效化合物，可通过多种途径作用于中枢神经系统、心血管系统和胃肠系统，发挥镇痛、抗抑郁、抗菌等作用。而抑郁症通常与睡眠障碍一起出现，因此，我们借鉴了先前研究方法，评估和厚朴酚对治疗失眠症状的作用及其相关机制。

**2. 研究目的** 明确和厚朴酚对换笼失眠小鼠的治疗作用及机制。

**3. 动物选择和模型选择**

（1）动物选择 选择雄性 C57BL/6J 小鼠（20～26g；11～13 周龄）。动物饲养环境包括隔音、环境温度 22℃ ±0.5℃、相对湿度（60% ±2%）、自动控制 12 小时光照/12 小时黑暗循环（早上 7：00 开灯，晚上 19：00 熄灯），保证与外界环境隔绝。

（2）模型选择 换笼失眠小鼠模型。为了评估和厚朴酚对缓解小鼠的失眠影响，在前一日记录小鼠 24 小时脑电、肌电基础值后，第二天早上开灯后 2 小时换笼前，对实验小鼠腹膜注射和厚朴酚（5mg/kg、10mg/kg 或 20mg/kg，实验组）、唑吡坦（5mg/kg，阳性药组）或溶剂（模型组），然后将小鼠立即放入一个新鲜木屑的干净记录笼内，记录不同浓度和厚朴酚给药后对换笼失眠小鼠的影响。正常组小鼠，为同一批实验小鼠，不进行换笼，持续记录脑电、肌电。所有小鼠仅使用一次。

**4. 实验分组** 设正常组、模型组、实验组（3 组不同剂量）、阳性药组，随机分组，每组 8～10 只。

**5. 给药途径、给药剂量和给药时间** 和厚朴酚在大鼠和小鼠中研究的药动学如下：在啮齿动物模型中静脉注射 5～10mg/kg 和厚朴酚显示血半衰期为 40～60 分钟，而腹膜内注射 250mg/kg 和厚朴酚血浆半衰期为 4～6 小时，血药浓度达峰时间为 20～30 分钟。

递送和厚朴酚在人体中最常见的方式是口服。目前有许多含有和厚朴酚的补品：由树皮制成的厚朴茶也是厚朴酚的常用递送方法；美洲和日本都使用茶漱口来治疗牙痛和喉咙痛。因为和厚朴酚是高度疏水的，所以必须将其溶解在脂质中以用于口服。在许多当前的动物研究中，将化合物溶解在脂质溶剂中并通过腹膜内注射递送，例如 DMSO 等。

在本研究中涉及的换笼失眠模型中，小鼠从换笼后一直持续 91.8 分钟 ±1.6 分钟均表现为失眠。实验组在换笼前，腹腔注射和厚朴酚 5mg/kg、10mg/kg 或 20mg/kg，对照正常组和模型组给予等量的溶剂。

**6. 评价指标** 失眠是睡眠障碍中最常见的一种。换床失眠症为短暂性失眠的一种，指换床后无法入睡的现象，也称为“第一晚效应”。

根据以上失眠症状，本研究选择了睡眠觉醒时程图、睡眠觉醒总量、睡眠潜伏期、睡眠能谱分析作为治疗失眠障碍的评价指标。

睡眠觉醒时程图是将小鼠的睡眠或觉醒量以一小时为单位进行统计，通常以 12 小时或 24 小时时间长度绘制成连续曲线图。睡眠觉醒总量指的是给药后 $n$ 个小时起效时间的睡眠或觉醒的累积量。

为了评估给药后小鼠睡眠状态的起始时间，我们将睡眠潜伏期定义为，给予对照或药物后至第一次出现大于或等于 20 秒片段的 NREM 或 REM 睡眠的时程。

睡眠结构是睡眠时长之外重要的睡眠评价指标，详尽地分析睡眠觉醒片段的变化可以在碎片化的角度分析睡眠时长的改变。睡眠结构的分析元素包括单个睡眠觉醒时相的持续时间（episode duration）、睡眠觉醒片段发生次数（episode number）、睡眠觉醒小片段的平均时长（mean duration）和睡眠觉醒各时相间转换次数（transition）。

睡眠的能谱分析是反映睡眠强度的重要指标，NREM 睡眠时脑波以 0.65～4Hz 的 delta 波为主，因此 NREM 睡眠又称为 NREM 睡眠，此段的波普增强说明小鼠的睡眠强度增加，反之则表示小鼠睡眠深度减弱。分析 delta 波的比例可以反映动物 NREM 睡眠强度，以此判断药物对睡眠强度的影响。EEG 信号经数字滤波后通过 sleep-sign 软件进行傅里叶转换从而得出 NREM 睡眠 0～25Hz 脑电能谱曲线，同时利用小鼠脑波分析得出 0～25Hz 的脑电能谱热图。

**7. 机制研究** 失眠症（包括换床失眠症）的发病机制仍未完全清楚。和厚朴酚对失眠小鼠内稳态及中枢神经系统的调节作用可以通过分析分子血液浓度等蛋白、脑部即刻早期蛋白表达以及离体电生理记录来阐明。

（1）血液采样和皮质酮测定 采集换笼模型失眠小鼠血样，测试各组小鼠下丘脑-垂体-肾上腺（PHA）轴中皮质酮激素的水平。将小鼠给药处理，放入干净的笼子 100 分钟后麻醉，在深度麻醉后通过心脏穿刺血液取样（模型组、实验组、阳性药组），或将无需换笼的小鼠在给予溶剂后，100 分钟后麻醉、穿刺、取样（正常组）。血液采样在 2 分钟内进行，快速取样确保血液采样程序中外界压力不会影响血浆中的皮质酮水平。为了获得皮质酮在正常睡眠时候的基础值，在相应时间点从正常饲养的小鼠血液中采集样本。所有用于采血的小鼠仅使用一次，将所有血液样收集于冰上的 EDTA 处理过的离心管中，并立即离心（在 15000r/min，5 分钟，快速放置于 4℃），然后将离心后样品收集到灭菌管并在 -80℃ 冷冻保存。测定血浆皮质酮浓度时用特异性酶免疫测定试剂盒（Enzo life science，美国），遵循制造商的实验步骤测定。

（2）即刻早期蛋白染色 c-Fos 基因是一种即刻早期基因，参与重要脑功能活动的信号转导及调控作用。c-fos 蛋白表达可作为细胞接收外界刺激后产生的远期效应，也可作为接收一定刺激的神经元激活标志，是目前较为理想的脑功能活动的定位标记。本研究中将各组小鼠在给药或溶剂后 100 分钟后麻醉。将深度麻醉的小鼠立即用 20ml 生理盐水经心脏灌注，然后用 20ml 4% 多聚甲醛溶液。取出脑，移入 4% 多聚甲醛溶液中，4℃ 固定过夜。随后将脑组织进行蔗糖溶液梯度脱水（10%、20%、30%），每次换糖需等脑组织沉入离心管底方可换高浓度蔗糖溶液。脱水完成后即可进行冰冻切片。于 -20℃ 冰冻切片机中将全脑连续冠状或矢状切片，片厚 30μm，平均分成四套，每套切片相邻脑片间隔为 90μm。

免疫组化（diaminobenzidine，DAB 显色）漂片染色法具体步骤如下：将准备好的脑片用 PBS 漂洗 3 次，每次 5 分钟，之后将脑片移入 $H_2O_2$ 溶液（0.6%）的 PBS 中，室温孵育 30 分钟。用 PBS 漂洗 3 次，每次 5 分钟。然后孵育一抗（溶剂为 0.3% 的 PBST，稀释比例：兔源的 c-fos，1：20000），常温孵育过夜。第二天将脑片用 PBS 漂洗 3 次，每次 5 分钟，之后孵育二抗（溶剂为 0.3% 的 PBST，稀释比例：抗兔的生物素二抗 1：1000），室温孵育 90 分钟。提前 30 分钟预混 ABC 溶液（稀释比例，1：1000，溶剂为 0.3% 的 PBST）。将孵育完二抗的脑片用 PBS 漂洗 3 次，每次 5 分钟，孵育 ABC 溶液，室温孵育 60 分钟。结束后用 PBS 漂洗 3 次，每次 5 分钟，将脑片加入 DAB 溶液中（DAB 配液：取 DAB 试剂盒中缓冲液 2 滴、DAB 浓缩液 4 滴、氧化物 2 滴溶到 5ml $ddH_2O$ 中），并实时观察染色强度，完成 DAB 染色。染色后，将脑片贴片于载玻片，通风晾干备用。最后将 DAB 染色后晾干的脑片梯度脱水、中性树脂封片、备用。采集图像使用 Leica DMLB 显微镜（Leica Microsystems，韦茨拉尔，德国）。使用 CoolSNAP-Procf 捕获图像数码相机（RTKE diagnostic，Spot Instruments，美国密歇根州斯特林高地）。通过 ImageJ 软件半自动化识别 c-fos 阳性神经元的个数并计算其分布密度。通过参考主要文献和小鼠脑图谱确认脑部的脑区位置。

（3）膜片钳记录 为了研究药物对于小鼠睡眠中枢——腹外侧视前区（ventrolateral preoptic nucleus，VLPO）的影响，本研究应用在体膜片钳实验结合加药灌流装置。使用 1～2 月龄雄性小鼠，腹腔注射深度麻醉。待小鼠翻正反射消失后用切片液进行心内灌注，断头后小心将脑取出，修剪后将脑组织放置于通有上述切片液的切片槽内平板上。在振荡切片机上将脑组织切冠状切片（300μm），将包含目标脑区的切片在 32℃ 水浴预处理的人工脑脊液中孵育 30 分钟。切片液的组成如下（以 mmol/L 计）：260mmol/L 蔗糖，10mmol/L 葡萄糖，5mmol/L 氯化钾，1.25mmol/L 磷酸二氢钠，20mmol/L 碳酸氢钠，1.3mmol/L 硫酸镁，0.5mmol/L 氯化钙。人工脑脊液的组成如下（以 mmol/L 计）：10mmol/L 葡萄糖，125mmol/L 氯化钠，5mmol/L 氯化钾，1.25mmol/L 磷酸二氢钾，20mmol/L 碳酸氢钠，13mmol/L 硫酸镁，和 2.4mmol/L 氯化钙（32℃）。所有提到的溶液都是新鲜的并且在使用前以及使用过程中都用饱和 95% 氧气、5% 二氧化碳混合气体持续通入。膜片钳实验使用的玻璃微电极由水平拉制仪（P-1000）拉制，尖端2~3μm，入水阻抗4~7mΩ。玻璃微电极内部注满葡萄糖酸钾溶液，所有使用的玻璃电极在接触人工脑脊液之前用内部溶液注满，并保持阻抗在4~7mΩ范围内。

离体脑片在人工脑脊液中恢复30分钟后，将脑片放入显微镜载物台上的记录槽中，循环灌流上述含氧饱和混合气体的人工脑脊液（30~32℃，1~2ml/min）。使用红外差分干涉对比和荧光显微镜记录VLPO区域状态良好的神经元，通常是三角形或多极形状。将填充有人工脑脊液的玻璃微电极连接到电动微驱动器上，在显微镜视野下将玻璃微电极尖端与所选细胞的体细胞接触。在电流钳模式下，可以获得记录神经元的电生理特性，如静息膜电位和动作电位。在此情况下，我们利用加药灌流装置，向脑片灌流100μmol/L的和厚朴酚，记录给药后动作电位变化。在电压钳模式下，将电位保持在-70mV以进行电流记录。利用Gabazine（5μmol/L）可以阻断$GABA_A$受体介导的GABA能电流（或抑制性突触后电流）的原理，在电压钳模式下，检测灌流和厚朴酚产生的效应是否由$GABA_A$受体介导。所有药物均用人工脑脊液稀释。

通过使用pClamp 10.3软件（Axon Ins，美国），Multi-Clamp 700B Amplifier（Axon Ins，美国）和Micro1401（CED Ins，美国）收集、过滤、数字化处理。所有数据在1kHz下能被低通滤波，采样率在4kHz。

（陈泽卡　黄志力）

## 第七节　治疗脑卒中及脑保护药物的药理学研究

### 一、概述

脑卒中是一种由脑部血液循环障碍引发的疾病。因其具有较高的发病率、致残率和死亡率而成为威胁人类健康的一大杀手。世界卫生组织统计的数据表明：在发展中国家，脑卒中的死亡率长期居于第二位。脑卒中主要可以分为两种类型，即缺血性脑卒中和出血性脑卒中，分别占脑卒中病例的87%和13%左右。其中出血性脑卒中主要分为脑出血和蛛网膜下腔出血两种。多见于50岁以上的高血压患者，以男性为多。通常在情绪激动和活动时发生，病前大多无预兆。少数患者可有头痛、头晕、肢体麻木等前驱症状。突然发病，常在数分钟到数小时内达到高峰，表现为偏瘫、失语和偏身感觉障碍等局灶症状的同时，常伴有头痛、恶心呕吐等颅内高压症状和显著的血压升高，重者可在数分钟内转入意识模糊或昏迷。以美国为例，根据美国生命统计分析报告，出血性脑卒中约占美国所有脑卒中的10%，年患病率为15.9/100000~32.9/100000。75岁以上的患者发病率急剧上升，85岁以上的患者发病率更高，报告的发病率高达每309.8/100000。尽管出血性脑卒中的总体死亡率低于缺血性脑卒中，但在发病后30天内的出血性脑卒中死亡率为44%~52%，显然高于缺血性脑卒中，而且出血性脑卒中导致的患者死亡主要集中在发病后2天内，约占出血性脑卒中死亡总数的一半。然而，目前还没有治疗出血性脑卒中的有效药物。临床上缺血性脑卒中的发病率显然远高于出血性脑卒中。缺血性脑卒中就是指脑血管狭窄或闭塞，导致脑血流阻断而使脑组织发生缺血缺氧、软化甚至坏死，致使脑血管功能障碍，引起相关症状。目前缺血性脑卒中临床治疗策略主要是静脉溶栓及机械取栓疗法。目前，组织纤溶酶原激活剂（tissue plasminogen activator，tPA）是唯一经美国FDA批准的治疗缺血性脑卒中的静脉注射溶栓药，但由于其治疗窗狭窄，仅缺血性脑卒中发作后4.5小时内可以使用，并且有出血的并发症，所以只有不足10%的缺血性脑卒中患者符合使用tPA。因此，寻找有效的治疗脑卒中的方法和药物是一个亟待研究的重要课题。本节主要介绍治疗脑卒中及脑保护药物的药理学研究。

### 二、治疗出血性脑卒中药物临床前药效学研究设计

脑出血是一种高发病率、高致残率的疾病，在脑卒中各亚型中的发病率仅次于缺血性脑卒中，出血性脑卒中分为两个主要类型：脑实质出血和蛛网膜下腔出血。2016年我国出血性脑卒中患病率为406.16/10万，发病率为26.34/10万。虽然出血性脑卒中年龄标化死亡率从2005年到2016年下降了37.0%，但是我国用于脑出血

治疗的费用高达137.2亿元/年，所以我国出血性脑卒中防治仍面临巨大挑战。目前还没有治疗脑出血的有效药物，因此研发治疗脑出血的有效治疗药物尤为紧迫。下文我们将从脑实质出血新药临床前药效学设计、蛛网膜下腔出血新药临床前药效学设计、治疗出血性脑卒中新药体外药效学设计以及脑出血机制研究四个方面来介绍出血性脑卒中新药临床前药效学研究。

### （一）治疗脑实质出血新药临床前药效学设计

脑内出血是指脑实质出血，长期慢性高血压是造成脑出血最常见的病因，最初症状通常是严重头疼，目前尚未有有效治疗药物。脑出血的治疗不能采用抗凝药物，如果患者出血前使用过抗凝药，例如华法林，需用使用促进凝血的药物（维生素K、输注血小板等）。对于严重的脑出血需要手术清除积血，尽管手术可以清除积血，降低颅内高压挽救患者生命，但是手术本身也可造成脑损伤，并且清除积血可能导致更多出血，造成脑组织进一步损害导致更严重的残疾。因此，研发治疗脑出血的有效药物是当前亟待解决的问题。

**1. 动物及动物模型选择**　建立稳定性高、可重复性好、能较好地反映其损伤机制的动物模型对于脑出血药物的研发至关重要。目前包括大鼠、小鼠、兔、犬、猪和灵长类动物都已经建立了脑出血实验模型，其中啮齿类动物（大鼠、小鼠）由于成本低、体型小、易操作等特点成为最常用的脑出血实验模型，其中大鼠尤为常用。尾状核是大鼠脑内最大的核团，同时亦是人高血压脑出血的好发位置，且容易定位，因此大鼠脑出血模型往往将血肿定位于尾状核。家兔由于其容易取血的特点，常用于制作注射自体血的脑出血模型。家兔出血后神经功能损伤明显，各项生理指标和病理变化与灵长类动物相近，因此是一种比较理想的动物脑出血实验模型。犬类由于其生理功能与人相近，因此用犬制备的脑出血模型能够很好模拟人脑出血，所以犬类亦是一种理想的脑出血模型动物。近年来，由于猪脑的结构与人脑高度相似，而且脑体积大，脑实质亦成回状，成本又较灵长类动物低，因此越来越多的研究采用猪制备脑出血模型。而灵长类动物作为与人类最相近的动物，一直来都是最理想的脑出血模型，然而由于其成本较高，而且伦理要求高，因此未能大规模使用。所以研究者可以依据自己的实验要求和条件选择合适的动物制备模型。

目前，大多数采用自体血注入脑出血模型、胶原酶注射脑出血模型及微球囊充盈脑出血模型，其中自体血注入脑出血模型最常用。

（1）自体血注入脑出血模型　自体血注入法是最常用的脑出血模型。在20世纪60年代，大多采用犬类、灵长类等大动物脑内注入自体血制备脑出血模型，80年代后啮齿类动物广泛地用于制备自体血注入脑缺血模型。自体血注入法诱导的脑出血与人类脑出血的进程相似，而且由于操作简单、容易定位的特点，可以定向模拟大脑不同部位脑出血，因此自体血注入法是一种理想的脑出血模型。1982年，Ropper等人首次在大鼠脑内注入血液制备脑出血模型，他们通过腰椎穿刺针迅速地将供体大鼠的血注入大鼠右侧的尾状核中制备脑出血模型，然而由于当时的局限性，Ropper等并未考虑供体血与自体血的差别以及注射速度等因素。为了解决这些问题，Yang等进一步优化了这个模型，改用微量注射泵将自体血以恒定的速度注入大鼠的右侧尾状核制备脑出血模型。由于改用了注射泵避免了手工注入的不可控性、该方法具有可控性好、重复性高的特点。但是自体血容易从针道回流而且该模型仍然不能模拟血压对脑血肿大小的影响。随后“两次注血法”应运而生，首先注入5μl的自体血，待血凝块形成后再注入剩余血液造成血肿，这种两次注射血法可以明显避免血液自针道回流，然而该方法的注射时间较长，第二次注射用的血液容易形成血凝块，仍然具有一定局限性。虽然可以在自体血中加入抗凝剂（例如肝素）来阻止血凝块形成，但相较于注入未加入抗凝剂的自体血造成的血肿更小。近年来，这种“两次注血法”经过研究者改进和动物种类的改变，制作了一些更好的模型。周中和等采用“两次注血/退针法”改良了该模型。取未抗凝血50μl，将注射器固定于立体定位仪上，进针至尾状核，利用微量注射泵先注入10μl，停针2分钟，继续缓慢注入40μl（2分钟内均匀注入），留针约4分钟，退针2.0mm，再停针约4分钟，然后缓慢将注射器完全退出。该方法模拟出血效果明显、血肿形成率高、血肿形态较规则、多呈圆形或类圆形、可复制性好，能够有效防止血液沿针道返流，并且通过微量注射泵缓慢注射可以防止血液破入脑室或蛛网膜下隙，其过程也与脑出血过程非常接近。

（2）胶原酶注射脑出血模型　胶原酶的化学名为胶原蛋白水解酶（collagenase），它能在生理pH和温度条件下特异性地水解天然胶原蛋白的三维螺旋结构，而不损伤其他蛋白质和组织。胶原酶分为Ⅰ、Ⅱ、Ⅲ、Ⅳ、Ⅴ型以及肝细胞专用胶原酶，要根据所要分离消化的组织类型选择胶原酶类型。利用胶原酶水解脑血管基底膜上的胶原蛋白，从而破坏血脑屏障而造成渗血，进而血液在脑实质积累造成血肿。脑出血动物模型的制备所用的胶原酶为Ⅳ型或Ⅶ型。脑内注入细菌胶原酶水解脑血管基底膜上的胶原蛋白，约10分钟即可破坏血脑屏障引起血管壁渗血，而后血液在脑实质逐渐积聚，进而在出血区融合成片状出血，出血区的大小由细菌胶原酶注入量的多少决定。

1990年，Rosenberg等在立体定位下用微量注射泵在9分钟内向大鼠尾状核注入含0.01～1.00U细菌胶原酶（Ⅶ型）的生理盐水2μl，诱导大鼠脑出血，观察到注入胶原酶10分钟后即有血液渗出，在0.5U细菌胶原酶组出血点周围水肿明显，且大鼠死亡率低，因此适合于脑出血的长期实验研究。近年来，该方法得到不断的改进，利用立体定位仪用微量注射泵在5分钟内向大鼠右侧尾状核注入肝素化Ⅵ胶原酶0.15μl（0.5UⅥ胶原酶/μl，2U肝素/μl，溶于生理盐水），注射后留针10分钟，再缓缓退针。其中肝素仅起到加速血肿形成的作用，不影响形成血肿的大小。而注入的胶原酶总量与形成血肿大小成正相关，注入胶原酶量越大，形成血肿越大，但是胶原酶总量超过0.5U后会导致大鼠死亡率提高。这种模型的优点是：其本质为脑血管壁破裂导致的脑实质出血，模拟了人类脑出血患者持续出血所致血肿扩大的自然过程，并且可控制出血的位置。然而，由于胶原酶来自于细菌，注入后会导致免疫排斥引起严重的炎症反应。

（3）自发性脑出血模型　临床上，大部分出血性脑卒中都与高血压、动脉硬化有关，约占了整个出血性脑卒中的80%。为了模拟这种建立于高血压与动脉硬化基础上的脑出血，培育出了自发性高血压大鼠（spontaneously hypertensive rats，SHR），并在其基础上培育出了易卒中型自发性高血压大鼠（stroke-prone spontaneously hypertensive rats，SHR-SP）。这种大鼠出生后5～10周时出现波动性的高血压，直到3～4个月后出现稳定的高血压。雄性鼠在100天龄时约有80%的大鼠发生脑出血，而雌性鼠则在150天龄时约有60%发生脑出血，这可能与雌激素的神经保护作用有关。SHR-SP大鼠的脑出血主要发生于大脑皮质，有时也发生于基底节区。这种模型可以模拟基于高血压、动脉硬化的脑出血。虽然人类高血压及动脉硬化除受遗传影响外，还与其饮食、情绪、环境有关，然而这种自发性脑出血模型几乎只受遗传因素影响。另外，这种脑出血模型的出血区域及大小不受控制，而且饲养要求更高，价格昂贵。

（4）微球囊充盈脑出血模型　是一种纯机械性的脑出血模型，主要用来模拟脑出血的占位效应。该法由Sinar等于1987年发明，他们将微球囊置于钝性针头上，插入大鼠右侧尾状核，静置30分钟后，在平均压为13.3kPa下，20秒内将微球囊充胀至50μl，保留10分钟后抽出。通过调节球囊内液体量，可模拟不同血肿大小。该方法主要模拟了脑出血血肿的占位效应进而诱导神经行为学的改变，然而这种模型仅是模拟脑出血后由占位效应引起的病理生理改变，而脑出血过程中往往伴随其他因素的损伤，例如血肿的血管活性物质释放、血液本身的成分如凝血酶、血红蛋白、血浆蛋白、缺氧及氧化应激等。然而若在此基础上采用微球囊充气和放气的方法能够模拟血肿形成和清除的过程而用于研究手术清除血肿后的药物研究。

以上四种方法各有优劣，自体血注入脑出血模型可模拟血肿形成的占位效应、血液在血管外对脑组织的损害，然而由于注血过程血液会从进针处冒出，而该过程是不可控的，所以该模型造成血肿大小在不同动物间的差异较大。而胶原酶注射脑出血模型本质为脑血管壁破裂导致的脑实质出血，模拟了人类脑出血患者持续出血所致血肿扩大的自然过程，可控制出血的位置，且是渗出性出血，同时产生的血肿大小基本一致，神经功能障碍比较明显。然而其缺点也很明显：由于胶原酶来自于细菌，注入后会导致免疫排斥引起严重的炎症反应。而高血压自发性脑出血大鼠虽然能模拟近似人类的基于高血压和动脉硬化的脑出血，但是饲养难度大、价格昂贵和来源较少等因素限制了其应用。而微球囊充盈脑出血模型由于仅能模拟脑出血后的占位效应，近年来应用逐渐少见，然而该模型在研究手术清除血肿后的药物研究较前三种模型更具优势。应根据实验的目的和要求选择正确的模型制备脑出血模型。

**2. 给药途径、给药剂量和给药时间选择**　根据药物的特性采用合适的给药方式，例如：不能通过血脑屏障的药物采用侧脑室注射的方式给药，还可以采用灌胃、腹腔注射、尾静脉注射、颈静脉注射等给药方式。通常无参考的化合物给药剂量为半数致死量 $LD_{50}$ 的 1/20～1/10，给药剂量一般设置至少三个剂量来观察治疗效果是否具有药物浓度依赖性。

**3. 对照设计（阳性对照药）**　目前尚未有治疗脑出血的有效药物，临床通常采用脱水剂、降压药、促凝血的药物来对症治疗脑出血。由于溶细胞溶解产物铁离子是脑出血后脑损伤的重要因素，因此，目前大多数的脑出血药物研究采用铁螯合剂（例如去铁胺）作为阳性对照药。

**4. 评价指标选择**

（1）血肿体积

1）磁共振成像（magnetic resonance imaging，MRI）扫描测量血肿体积：采用 MRI 扫描各组脑出血动物模型，T2 加权成像（T2 weighted image，T2WI）脑部扫描，扫描参数：反复时间（repetition time，TR）4000ms，组织当量（tissue equivalent，TE）92.3ms，层厚 1mm，间距 1mm，视野 4cm×4cm，矩阵 512×256。然后根据多田公式计算血肿体积，血肿体积（$cm^3$）=0.5×病灶最大层面的长轴×短轴×层数×层厚。

2）切片法测定血肿体积：大鼠经腹腔麻醉后打开其胸腔暴露心脏，经左心室插管至升主动脉，用预冷的 PBS（磷酸盐缓冲液）灌注至无血液流出，改用 4% 多聚甲醛继续灌注至大鼠僵硬，迅速断头取脑，于 4% 多聚甲醛溶液中固定过夜，放置大鼠脑模具中切片，片厚 2mm，观察血肿形态学特征，并采用 ImageJ 或其他图像分析软件测定血肿最长直径以及每张切片血肿的面积，乘以片厚 2mm，各切片累加计算血肿体积。

（2）神经功能评分

1）Longa 五级评分法：0 级：无体征，记 0 分；Ⅰ级：动物不能完全伸直前肢，记 1 分；Ⅱ级：动物一侧肢体瘫痪，有追尾现象，记 2 分；Ⅲ级：动物不能站立/打滚，记 3 分；Ⅳ级：无自发性活动，有意识障碍，记 4 分。

2）Berderson 评分法：轻抓尾巴，提起高于桌面 10cm，正常大鼠前爪伸直。Ⅰ级：将大鼠尾巴提起来，瘫痪侧前肢回收后屈曲于腹下，正常侧前肢向地面伸展；Ⅱ级：除以上体征外，向瘫痪侧推大鼠时阻力较对侧明显降低；Ⅲ级：除以上症状外，大鼠有向患侧侧旋的行为。

3）肢体对称试验评分法：将大鼠置于网中，网眼大小为 2.3cm×2.3cm，当大鼠在网格中行走时，计数在 2 分钟内其前爪漏到网眼中的次数。计算公式为：（脑病变对侧前爪的错步数－病变同侧前爪的错步数）/总步数。其分值如为正数表明脑病变对侧功能缺损；如为负数表明脑病变同侧功能缺损。

4）平衡木评分法：平衡木为长 80cm、宽 2.5cm 的方木棒，平放在距离地面 10cm 处，让大鼠在其上行走。评分标准为 6 个等级。0 分：能跳上平衡木，在上面行走不会跌倒；1 分：能跳上平衡木，在上面行走跌倒机会少于 50%；2 分：能跳上平衡木，在上面行走跌倒机会大于 50%；3 分：在健侧后肢帮助下能跳上平衡木，但受累瘫痪侧后肢不能帮助向前移动；4 分：在平衡木上不能行走，但可坐在上面；5 分：将大鼠放在平衡木上会掉下来。

（3）脑含水量　脑组织含水量＝（脑组织湿重－脑组织干重）/湿重×100%。测重用电子天平（精确度为 0.1mg），测湿重后脑组织放入 95℃烤箱内烘干 24 小时后，重复测定至恒重。

（4）血脑屏障的破坏　大鼠在处死前 2 小时经颈外静脉插管注射 2% EB 溶液（20ml/kg），2 小时后经心脏灌注生理盐水约 300ml 快速冲洗血液，处死后取蓝染组织按 3ml/100mg 脑组织加入甲酰胺，再放置于水浴箱中孵育，用分光光度仪测定提取液的吸光度值，用倍比稀释法制作标准曲线，再求得脑组织 EB 含量。EB 含量越高表示血脑屏障破坏程度越严重。

### （二）治疗蛛网膜下腔出血新药临床前药效学设计

蛛网膜下腔出血（subarachnoid hemorrhage，SAH）是指突发的出血进入蛛网膜下腔。最常见的自发性出血的原因为动脉瘤的破裂。其症状包括突发严重的头痛，继发性血管痉挛、假性脑膜炎和脑积水及意识丧失或障碍。SAH 是一类高致残率和高致死率的疾病，虽然目前动脉瘤性蛛网膜下腔出血的治疗和诊断已经取得了显著的进步，然而自发性蛛网膜下腔出血的致残率和病死率并未得到有效控制，致残率仍高达 50%，病死率为 25%。然而目前尚未有治疗蛛网膜下腔出血的有效药物，临床上主要从降低血压、预防血管痉挛等方面进行治疗，例如使用尼莫地平预防血管痉挛。因此，研发治疗蛛网膜下腔出血的有效药物是一个亟待解决的问题。

**1. 动物及动物模型选择** 在患者身上直接进行临床实验受到伦理问题等多种因素的限制，所以建立合适的SAH动物模型对于SAH的病理生理研究以及新药研发尤为重要。目前用于制备SAH研究模型的动物主要有大鼠、犬、兔、猴。由于大鼠发生蛛网膜下腔出血后表现出的继发性动脉痉挛与人类相似，且成本较低，大鼠成为研究SAH的常用动物。犬作为最早被报道的SAH模型动物，应用也最为成熟，是目前应用最为广泛的SAH模型动物。近几年有研究发现去甲肾上腺素不能诱导犬的基底动脉收缩，而血红蛋白能诱导犬的基底动脉收缩。由于犬对去甲肾上腺素和血红蛋白的反应与人类完全相反，学者开始质疑犬是否合适作为SAH模型动物。家兔由于血管类型较大鼠、犬更接近人类且病死率低于大鼠，亦被认为是一种理想的SAH模型动物。而猴作为灵长类动物，各方面都趋近于人类，是制备SAH最理想的动物，但是由于伦理问题、成本高、来源少等因素限制了猴的应用。因此，根据实验目的选择合适的动物用于制备SAH模型尤为重要。目前，大多数采用颈内动脉穿刺法、枕大池自体血注入法及视交叉前池自体血注入法制备蛛网膜下腔出血模型，其中颈内动脉穿刺法最常用。

（1）颈内动脉穿刺法 以往刺破颅内动脉需要开颅暴露颅内动脉，该方法操作复杂且对动物创伤大，虽然能够模拟人类动脉瘤破裂导致的SAH，但是由于开颅暴露颅内的过程需分离大面积的蛛网膜破坏了蛛网膜下腔出血，该方法逐渐被淘汰。后来有学者改良了该方法，改从颈内动脉刺破颈内动脉颅内分叉处。这种方法采用一端尖锐的尼龙线从颈外动脉进入，经颈内动脉后，插至颈内动脉颅内分叉处并用尖端刺破分叉处造成蛛网膜下腔出血。该方法避免了开颅等一系列创伤性手术，减少了动物损伤，同时能模拟人类蛛网膜下腔出血的病理过程。虽然该模型仍然存在一些缺陷，如出血量和出血速度难以控制，但由于其操作简单，目前仍然是应用最为广泛的蛛网膜下腔出血制备方法。

（2）枕大池自体血注入法 枕大池自体血注入法主要用于研究蛛网膜下腔出血后Willis环后部急性与迟发性血管痉挛的变化。可以直接经皮穿刺枕大池（穿刺注血法）或者枕大池预置导管（置管注血法）注入无肝素自体血。需要注意的是：注血量过大可能会导致严重的血管痉挛而导致脑缺血，一般来说，大鼠的注血量为0.07～0.7ml，犬和兔等大型动物注血量约4ml。同时也可以在第一次注血48～72小时后再次注血（二次注血法），引起更为严重、持久的血管痉挛，以用于蛛网膜下腔出血后迟发性脑血管痉挛的研究。该方法操作简单、直接、可重复性好，但是不易造成颅内压增高且血液主要分布在后颅窝和脊髓蛛网膜下腔，与临床蛛网膜下腔出血患者血液分布不一致，同时可能压迫脑干导致死亡率增加。

（3）视交叉前池自体血注入法 临床上约90%的蛛网膜下腔出血发生于前循环动脉瘤，血液主要分布于前颅窝底和基底池。因此有学者采用视交叉前池自体血注入法制备蛛网膜下腔出血模型，以大鼠为例，在大鼠前囟正中线前7.5mm处利用牙科钻钻出孔径约1.0mm的骨孔，该骨孔位于两嗅束之间。此时小心挑破脑膜可见澄清的脑脊液流出，而后将PE导管插入直至尖端达到前颅窝底，经导管在30秒内缓缓注入非肝素化自体血0.3ml至蛛网膜下腔模拟蛛网膜下腔出血。该方法血液主要分布在前颅窝底和基底池，其与临床患者相似，但是该方法相较于枕大池注血法更为复杂且容易造成脑实质损伤。

上述三种方法均有其优缺点，但是都能诱导蛛网膜下腔出血后的血管痉挛且出现痉挛的动脉周围均有持续性的血凝块存在。在选择模型时应该根据实验目的和条件选择最适宜的方法。

**2. 给药途径、给药剂量和给药时间选择** 根据药物的特性采用合适的给药方式，例如不能通过血脑屏障的药物采用侧脑室注射的方式给药，还可以采用灌胃、腹腔注射、尾静脉注射、颈静脉注射等给药方式。通常无参考的化合物给药剂量为半数致死量$LD_{50}$的1/20～1/10，给药剂量一般设置大、中、小三种剂量来观察治疗效果是否具有药物浓度依赖性。

**3. 对照设计（阳性对照药）** 尼莫地平是美国FDA唯一一个批准用于治疗蛛网膜下腔出血的药物。临床上，尼莫地平用于治疗蛛网膜下腔出血后发生的血管痉挛，可以减少蛛网膜下腔出血患者迟发性脑出血发生率。

**4. 评价指标选择**

（1）血肿体积

1）MRI扫描测量血肿体积：采用MRI扫描各组脑出血动物模型，T2WI脑部扫描，扫描参数：TR 4000ms，TE 92.3ms，层厚1mm，间距1mm，视野4cm×4cm，矩阵512×256。然后根据多田公式计算血肿体积，血肿体积（$cm^3$）=0.5×病灶最大层面的长轴×短轴×层数×层厚。

2）切片法测定血肿体积：大鼠经腹腔麻醉后打开其胸腔暴露心脏，经左心室插管至升主动脉，用预冷的PBS（磷酸盐缓冲液）灌注至无血液流出，改用4%多聚甲醛继续灌注至大鼠僵硬，迅速断头取脑，于4%多聚甲醛溶液中固定过夜，放置大鼠脑模具中切片，片厚2mm，观察血肿形态学特征，并采用ImageJ或其他图像分析软件测定血肿最长直径以及每张切片血肿的面积，乘以片厚2mm，各切片累加计算血肿体积。

（2）脑水肿 采用MR机扫描各组脑出血动物模型，T2WI脑部扫描，扫描参数：TR 4000ms，TE 92.3ms，层厚1mm，间距1mm，视野4cm×4cm，矩阵512×256。然后根据多田公式计算血肿体积，血肿体积（$cm^3$）=0.5×病灶最大层面的长轴×短轴×层数×层厚。病灶体积（$cm^3$）=π×病灶最大层面的长轴×短轴×层数×层厚÷6。灶周水肿体积=病灶体积－血肿体积。

（3）神经功能评分

1）Longa五级评分法：0级：无体征，记0分；Ⅰ级：动物不能完全伸直前肢，记1分；Ⅱ级：动物一侧肢体瘫痪，有追尾现象，记2分；Ⅲ级：动物不能站立/打滚，记3分；Ⅳ级：无自发性活动，有意识障碍，记4分。

2）Kaoutzanis神经行为学评分法：评分标准见表9－7－1，评分范围为3～11分，3分为最差，11分为完全正常。

**表9－7－1 大鼠Kaoutzanis神经行为学评分**

| 神经行为学 | 评分 |
|---|---|
| 运动反应 | |
| 自由行走 | 5 |
| 行走困难 | 4 |
| 不能行走 | 3 |
| 刺痛时肢体收缩 | 2 |
| 刺痛时无反应 | 1 |
| 睁眼反应 | |
| 自行睁眼 | 4 |
| 声音刺激睁眼 | 3 |
| 刺痛睁眼 | 2 |
| 不能睁眼 | 1 |
| 进食 | |
| 自由进食 | 2 |
| 拒绝进食 | 1 |
| 总分 | 11 |

3）平衡木评分法：平衡木为长80cm、宽2.5cm的方木棒，平放在距离地面10cm处，让大鼠在其上行走。评分标准为6个等级。0分：能跳上平衡木，在上面行走不会跌倒；1分：能跳上平衡木，在上面行走跌倒机会少于50%；2分：能跳上平衡木，在上面行走跌倒机会大于50%；3分：在健侧后肢帮助下能跳上平衡木，但受累瘫痪侧后肢不能帮助向前移动；4分：在平衡木上不能行走，但可坐在上面；5分：将大鼠放在平衡木上会掉下来。

（4）血脑屏障的破坏 大鼠在处死前2小时经颈外静脉插管注射2% EB溶液（20ml/kg），2小时后经心脏灌注生理盐水约300ml快速冲洗血液，处死后取蓝染组织按3ml/100mg脑组织加入甲酰胺，再放置于水浴箱中孵育，用分光光度仪测定提取液的吸光度值，用倍比稀释法制作标准曲线，再求得脑组织EB含量。EB含量越高表示血脑屏障破坏程度越严重。

（5）蛛网膜下腔出血量评分 动物断头后对基底池和Willis环拍照，按照Sugawara出血量评分法将基底池分为6各部位，每个部位评分如下：0分为无血液；1分为少量血液；2分为存在中等程度的血液且局部血管仍可辨别；3 分为大量血液且不能辨别该部分血管。最终评分为六部分评分总和。分为 3 个等级：轻度出血 0～7 分；中度出血 8～12 分；重度出血 13～18 分。

### （三）治疗出血性脑卒中新药体外药效学设计

**1. 细胞及模型选择** 可选用原代培养的大鼠或小鼠的神经元、星形胶质细胞、小胶质细胞。目前主要是研究药物对神经元的保护作用。目前，无公认的脑出血体外模型，有学者提出脑出血体外模型包括硫酸亚铁诱导的体外脑出血模型以及氯化血红素-低氧培养诱导的体外脑出血模型。但这两种模型仍然有待验证。

（1）硫酸亚铁诱导的体外脑出血模型 有学者通过加入硫酸亚铁（10μmol/L）来模拟亚铁离子诱导的脑损伤。虽然目前已经有研究证明了铁离子诱导的损伤是脑出血后脑损伤的主要来源，但是脑出血还受到其他因素影响，如脑血肿的占位效应。所以亦有学者质疑该模型不能作为脑出血的体外模型。

（2）氯化血红素-低氧培养诱导的体外脑出血模型 该方法需要将培养基换为无糖无血清的培养基，并加入浓度 10μmol/L 氯化血红素后放置在低氧培养箱中（$5\% CO_2 + 0.4\% O_2 + 95\% N_2$）培养 4 小时。该方法主要是模拟脑出血后红细胞溶解产物血红素所介导的损伤。但是由于脑出血还涉及其他复杂的过程，所以亦有学者质疑该模型不能作为脑出血的体外模型。

**2. 给药剂量和给药时间选择给药剂量** 一般设置大、中、小三种剂量。给药时间选择：加入硫酸亚铁或者氯化血红素的同时进行给药治疗。

**3. 对照设计（阳性对照药）** 上述两种模型均是模拟红细胞溶解产物诱导的脑损伤，一般使用铁螯合剂（例如去铁胺）作为阳性对照药。

**4. 评价指标选择**

（1）细胞活性 通过检测细胞相关物质（如特定的蛋白质、酶等）间接的反映活细胞的数量或细胞损伤的程度，常用检测细胞活性的方法有很多，如 MTT、CCK-8 和 LDH 检测法等。

（2）细胞死亡 坏死：在体内血肿形成的占位效应、血红素、凝血酶、铁离子、补体系统的激活（形成膜攻击复合体）等均可通过病理生理过程导致血肿周围神经细胞坏死。因此，坏死可以作为体外模型的评价指标之一。一般采用碘化丙啶（propidium iodide，PI）染色法检测细胞坏死。凋亡、脑出血发生后，血红蛋白、凝血酶等损伤因子均可诱发神经细胞凋亡。因此，凋亡可以做为体外模型的评价指标之一。一般采用 Annexin V 法和 TUNEL 法检测细胞凋亡。自噬：有研究发现，血肿周围组织自噬相关生物标记 LC3 Ⅱ 等增加，并且可观察到神经细胞内的自噬泡超微结构形成。同时铁离子、凝血酶等均可诱导动物神经细胞发生自噬。因此，细胞自噬水平可以作为脑出血体外模型的评价指标之一。

（3）活性氧（reactive oxygen species，ROS）水平 由于氧化应激在脑出血后的继发性脑损伤中起着重要作用，因此一直以来 ROS 水平都作为脑出血模型的一个重要指标。目前 ROS 的检测方法一般采用荧光探针、流式细胞术、硫代巴比妥酸法（检测丙二醛）等。

### （四）治疗出血性脑卒中新药药理机制研究

**1. 脑血肿、脑水肿及其占位效应** 占位效应是指病变组织挤压或侵蚀周围组织的继发病理性效应。在脑出血发生后，形成的血肿对周围脑组织产生占位效应导致脑水肿，同时脑水肿的占位效应亦能进一步加重脑水肿，最终导致颅内压力升高、大脑中线位移，甚至引起致命的脑疝。脑出血发生后前 4 小时为原发性脑损伤阶段，这时已形成血肿。然后脑水肿迅速增加，在发病 4～5 天后达到初始峰值，此后脑水肿增加变缓，在发病 9～14 天时达到峰值。脑水肿分为血肿周围脑水肿和血肿内脑水肿。血肿周围脑水肿的形成与血凝块收缩，静水压力改变、红细胞溶解、血红蛋白的毒性作用、凝血酶激活和血脑屏障破坏有关。血肿周围脑水肿大致可以分为三个阶段：①血凝块收缩迫使血清进入血肿周围空间，导致血管源性脑水肿（脑出血后 1 小时）；②凝血级联反应激活诱导炎症与凝血酶激活导致细胞毒性脑水肿（在脑出血 1～3 天达到峰值）；③红细胞溶解和血红蛋白诱导毒性脑水肿（脑出血 3 天后）。血肿中的血液不断浸润血肿周围组织导致压力升高以及炎症、凝血级联反应、红细胞裂解物导致的血脑屏障破坏加重了血管源性水肿。而血管源性脑水肿诱导的氧化应激以及细胞毒性物质的释放可以诱导细胞毒性脑水肿。因此，血管源性脑水肿与细胞毒性脑水肿相互作用，导致恶性循环，两者不断加重。血肿内水肿主要是来源于张力性血肿。张力性血肿与血肿吸收期囊状肉芽组织的形成有关。囊状肉芽组织限制了血肿的液化以及毒性物质的吸收。随后血肿内升高的渗透压以及血肿周围的水和血浆不断浸润肉芽组织导致囊状肉芽组织内的张力逐渐变大。另外，血液可能从肉芽组织丰富的毛细血管反复渗漏导致血肿扩大。

检测脑血肿体积、脑水肿体积、脑含水量、血脑屏障通透性等指标。

**2. 炎症反应**　炎症是脑出血后的一种重要的宿主防御反应。当脑出血发生时，包括红细胞、白细胞、巨噬细胞和血浆蛋白（例如凝血酶）等在内的血液成分立即进入脑实质。当血液进入脑实质后立即产生炎症反应，其特征表现为炎性细胞的聚集和活化。小胶质细胞和星形胶质细胞被认为是脑出血的早期炎症细胞。小胶质细胞快速激活后的炎症过程涉及各种循环炎性细胞的浸润，包括白细胞、巨噬细胞和 T 细胞。随后，活化的炎性细胞释放多种细胞因子、趋化因子、自由基和其他潜在的有毒化学物质。在脑出血发生后约 24 小时时红细胞溶解，释放更多细胞毒性物质如血红蛋白和铁离子，进一步加重脑损伤。出血性脑损伤诱导神经细胞死亡，导致炎症反应的进一步发展。死亡的细胞释放各种各样的“危险”信号以激活免疫系统。死亡细胞释放的损伤相关模式分子（damage associated molecular patterns，DAMPs）能够诱导白细胞浸润到脑组织中，进一步加剧炎症性损伤。越来越多的证据表明炎性损伤在脑出血引起的继发性脑损伤中起着关键作用。先天免疫和炎症反应的激活均参与脑出血炎性损伤的发生。脑出血后先天免疫的激活导致小胶质细胞活化、血肿周围炎症反应、血液源性炎性细胞浸润、TNF-α 和 IL-1β 等炎性细胞因子的释放以及脑水肿。脑出血后的炎症反应加重脑出血引起的脑损伤，最终导致组织损伤、血脑屏障破坏和大量神经细胞死亡。

检测脑脊液及脑组织中炎症因子的水平，例如 TNF-α、IL-1β、IL-6 等。

**3. 氧化应激**　氧化应激在脑出血后的继发性脑损伤中起着重要作用。氧化应激不仅与脑出血的病理过程有关，而且还参与多种重要的病理生理反应阶段。首先，脑出血后随血液进脑实质的铁离子、血红素和凝血酶可以诱导自由基的产生。有研究发现二价铁离子能与脂质相互作用，产生自由基，导致神经损伤。其次，脑出血后炎性细胞，如小胶质细胞和中性粒细胞，可以产生自由基。在脑出血后的炎症反应中，中性粒细胞受到刺激并激活，导致呼吸链爆发，释放大量活性氧、一氧化氮等，并过量消耗超氧化物歧化酶（superoxide dismutase，SOD）和发生脂质过氧化。自由基对神经细胞的损伤表现在许多方面，从细胞膜损伤到 DNA 的断裂均有自由的参与。氧自由基诱导脂质过氧化引起细胞损伤。富含脂质的脑组织对氧自由基特别敏感，氧自由基可增强脂质过氧化，造成细胞膜损伤，增加细胞膜通透性导致钙离子内流。同时，由于脂质过氧化，膜脂发生交联聚合，间接抑制钙泵、钠泵、钠钙离子交换。这导致细胞内钙浓度进一步升高，随后刺激线粒体钙泵吸收钙。线粒体中的钙和磷酸盐结合形成不溶性磷酸钙，则会干扰线粒体的氧化磷酸化，导致 ATP 产生减少。同时，增加的细胞内钙离子浓度可激活磷脂酶，促进膜磷脂分解，并对细胞膜和细胞器膜造成损害。总之，自由基是出血性脑组织损伤的主要原因之一。

氧化应激的定量评价方法大致分为三类：①测定由活性氧修饰的化合物；②测定活性氧消除系统酶和抗氧化物质的量；③测定含有转录因子的氧化应激指示物。如用 $Fe^{3+}$ 还原法测定血浆总抗氧化能力（T-AOC），用 Fenton 反应及 Gress 显色原理测定 ROS，黄嘌呤氧化酶法测定 SOD，硫代巴比妥酸法测定丙二醛含量，硝酸还原酶法测定一氧化氮（NO）。

**4. 红细胞产物**　铁离子介导的损伤脑出血发生后，由于补体激活后产生膜攻击复合体或者细胞能量耗竭导致红细胞溶解。红细胞溶解后释放大量血红素，含铁血红素在血红素加氧酶-1（heme oxygenase-1，HO-1）的作用下进一步氧化分解出游离铁、一氧化碳和胆绿素，导致血肿周围脑组织大量活性 $Fe^{2+}$ 聚集。游离于细胞外铁离子与转铁蛋白（transferrin）结合主要进入神经元，而与铁蛋白（ferritin）结合的铁则主要进入少突胶质细胞。然而，细胞外过量的游离铁离子能够产生其他有害作用。游离的铁离子经过一系列的催化反应——Haber-Weiss 反应增高 ROS 尤其是羟自由基浓度，直接造成神经细胞 DNA、蛋白质、脂质的过氧化损伤，或通过加重血管源性和细胞毒性脑水肿导致继发性脑损伤。此外，体内生成的 NO 可能导致铁离子从铁蛋白中游离，破坏细胞内铁稳态和提高活性氧水平。有学者向大鼠脑内注射 $FeCl_2$（亚铁离子），观察到 DNA 损伤，直接证明了铁离子介导的氧化损伤。同时，在脑出血动物模型中使用铁螯合剂（例如去铁胺），发现铁螯合剂降低了游离铁的水平，发挥了抗炎作用并阻断了血红蛋白的神经毒性作用。

检测指标：HO-1 水平、非血红素铁离子浓度、SOD 活性、DNA 单链损伤和氧化损伤标记物。

**5. 谷氨酸介导的兴奋性** 神经毒性谷氨酸是中枢神经系统中含量最多的氨基酸，主要储存于神经元突触前囊泡中，在神经元突触前膜去极化时释放到突触间隙，是最重要的兴奋性神经介质之一。在脑出血的早期谷氨酸在脑细胞外大量聚集，进入血肿吸收期后谷氨酸含量开始下降。谷氨酸在脑出血发生后在脑细胞外聚集可能是由于：①血肿周边神经细胞损伤，自发性释放谷氨酸；②谷氨酸转运体被抑制导致游离的谷氨酸增多；③血肿周边神经元出现能量障碍抑制其对谷氨酸的摄入。积累的谷氨酸过度激活过多的谷氨酸下游信号传导途径，增加钙离子内流，导致细胞内钙浓度增加，继而使蛋白酶、磷脂酶和蛋白激酶激活最终致胞内成分溶解，导致细胞死亡。

检测指标：检测谷氨酸浓度，可用 LC-MS、谷氨酸检测试剂盒等检测。

## 三、治疗缺血性脑卒中药物临床前药效学研究设计

到 2050 年，全世界将有超过 15 亿人年龄在 65 岁或以上，全球脑卒中负担将随着人口老龄化而不断增加。脑卒中是 60 岁以上人群第二个最常见的死因，是 60 岁以上人群最常见的死因。由于永久性残疾，也是痴呆症的第二大常见原因，高收入国家的医疗保健支出占总支出的 3%～7%。因此，迫切需要对构成大多数脑卒中的急性缺血性脑卒中患者进行新的治疗。

急性脑卒中治疗的主要目的是挽救缺血半暗带或梗死核心周围灌注不足、功能不全但仍有活力的组织。事实上，在过去 10 年中，在急性缺血性脑卒中患者的管理方面取得了显著进展，如专业脑卒中机构的广泛实施、静脉溶栓治疗有效性的证明以及血管内血栓切除术建立及应用。半暗带内缺血细胞死亡的几个关键因素已被确定，包括兴奋性毒性、氧化性和硝化性应激以及炎症等。然而，调节这些机制的药物虽然在临床前的研究中有比较好的效果，但在许多临床试验中，这些药物对急性缺血性脑卒中患者的治疗均失败了。因此，对于治疗脑卒中药物的研发还需进一步探索。本节就治疗缺血性脑卒中新药的临床前药效学研究设计进行详细的介绍。

### （一）溶栓药的新药临床前药效学研究设计

溶栓的概念出现于 1933 年，Tillett 和 Garner 发现某些链球菌菌株可溶解纤维蛋白凝块。在 20 世纪 50 年代，Tillett 和 Garner 将这一概念应用于使用链激酶治疗血管内血栓患者的研究中。直到 20 世纪 80 年代，第一次临床试验才开始出现。1986 年，Fujishima 等使用尿激酶与尿激酶加硫酸葡聚糖治疗 143 例急性脑卒中患者，74% 单独使用尿激酶治疗的患者和 84% 接受该组合治疗的患者症状都有所改善。然而，此类溶栓药（尤其是链激酶）颅内出血率高，因此，这类药物使用受限，需要开发更好的药物。

人们对用于溶解血管内血栓的 tPA 的研究始于其对心肌梗死的治疗。最初，使用天然存在的血栓溶解剂，但这种组织来源的糖蛋白的可用性极其有限且难以产生。直到用中国仓鼠卵巢细胞系克隆该基因产生重组形式 rtPA（recombinant tPA，如阿替普酶）才实现其广泛的使用。第一个使用 rtPA 的Ⅲ期临床试验是心脏试验，在全球利用链激酶和组织纤溶酶原激活剂（GUSTO-I）治疗冠状动脉阻塞，随机分组超过 4 万名急性心肌梗死患者，并显示阿替普酶加肝素比链激酶用于冠状动脉溶栓有优势。

rtPA 治疗急性脑卒中的第一次试验是在 20 世纪 80 年代后期进行的，对 364 例患者使用阿替普酶与尿激酶进行比较。本试验显示治疗组之间的脑卒中结果没有差异。美国国立神经病学与脑卒中研究所（National Institute of Neurological Disorders and Stroke，NINDS）随后赞助阿替普酶的开创性试验，从 3 小时时间窗口的剂量发现试验研究开始。建立 0.9mg/kg 的治疗方案，初始推注 10%，其余 90% 在余下 1 小时给予，此次研究在关键的Ⅲ期临床随机试验中进行了测试。结果显示，接受 rtPA 治疗的患者获得更好的功能结果，比接受安慰剂治疗的患者高 30%，有症状的颅内出血发生在 rtPA 治疗组中有 6.4%（远低于链激酶和尿激酶组 >10%），而安慰剂组则为 0.6%，尽管症状性颅内出血率不同，但死亡率几乎相同，rtPA 组 17% 和安慰剂组 21%。1995 年发表的这项试验的结果是急性缺血性脑卒中管理的重大突破，并使美国 FDA 于 1996 年批准该药物。至今为止，tPA 是唯一经美国 FDA 批准的用于治疗缺血性脑卒中的溶栓药，并且根据 NINDS 试验给药方案使用静脉注射 rtPA 仍然是急性脑卒中治疗的重要依据。

**1. 动物及动物模型选择** 目前的脑缺血动物模型中，大鼠是栓塞法脑缺血模型常用的动物。与其他动物相比，大鼠脑血管解剖变异小，其解剖及生理与人类相似，并且术后动物生存时间较长，便于整个治疗过程的观察和研究；操作难度不高，实验重复性好；价格低廉，易于饲养。

另外，在溶栓药的研究中，以兔作为栓塞法脑缺血模型的对象是比较常见的。兔脑动脉由颈内动脉和椎动脉两套血管组成，彼此在 Willis 环处形成吻合支，与人解剖情况相似。兔脑血管特点是脑内、外循环之间没有网，颈外和颈内动脉间的血管吻合不如猫、犬那样重要，此种血管类型和特点比猫和犬更接近灵长类；相对于大、小鼠而言，兔脑体积较大，较适合神经影像学研究；与其他目前用于脑血栓研究的大型实验动物例如猴、猪等相比，家兔有易于获得、成本较低、温顺等特点，也充分显示了其作为模型动物的优势。

目前，用于溶栓药研究的模型有栓塞法脑缺血模型、光化学栓塞法脑缺血模型等，其中栓塞法脑缺血模型是最常用的研究溶栓药的模型。

（1）栓塞法脑缺血模型 栓塞法脑缺血模型：栓塞法是通过影像学辅助将微栓子送入脑血管系统阻断局部血流，如从颈内动脉送入栓子以阻断大脑中动脉血流。依栓子的性质不同可分为 2 类：①血栓栓塞模型，是指可自溶或者被吸收的栓子，如自体血凝块栓子、人的血凝块栓子；②非血栓栓塞模型，如以硅胶柱作为栓子，它们可稳定地阻塞血管，不可自溶或者被吸收。可根据不同的实验目的选择不同栓子。如本书中溶栓药的新药临床前药效学研究设计，就需要选择血凝块栓子，适用于纤维蛋白原激活系统血栓效应的研究，并且如果用人血凝块则更具临床研究价值，对于溶栓药的安全性及效果的评价也更有现实意义。

栓塞法脑缺血模型的优点：①此模型类似临床栓塞性脑卒中发生时的情况，生理病理的症状也比较相似；②血块栓子可以被溶栓药溶解，因此可以用于溶栓药的安全性及效果的评价；③手术创伤小，易操作。

栓塞法脑缺血模型的缺点：栓子制备过程复杂，不同形态大小的栓子效果差异大，这使得结果有很大的可变性，因此比其他模型需要更多的动物数量才能得到有统计意义的结果。

（2）光化学法脑缺血模型 光化学法脑缺血模型最早是在大鼠中开发的，但同时也有针对小鼠的改进方案。此法可以采用不开颅的方式诱导脑卒中，给动物注射光敏染料（例如 Rose Bengal），然后用特定波长的光透过完整的头盖骨照射大脑。光照激活染料，导致活性氧和超氧化物的形成，进而导致内皮损伤、血小板活化和聚集，最终导致血栓形成。自 1982 年 Coyle 及 1985 年 Waston 等相继成功建立大鼠光化学法脑缺血模型以来，此模型已经发展为 4 型：Ⅰ型即大脑皮质终末动脉阻塞模型；Ⅱ型即环形照射模型；Ⅲ型即大脑中动脉阻塞（middle cerebral artery occlusion，MCAO）模型；Ⅳ型即颈总动脉阻塞模型。其中Ⅲ型可用于研究血栓形成过程中释放的血管源性物质对脑梗死的作用，也可以用于抑制血小板聚集及神经保护药物的研究；还可用于缺血再灌注损伤的研究以及各种脑保护药物防治效果的评价。

该模型的一个优点是，由于立体定位坐标的使用和激活光在所需区域的应用，可以为缺血性损伤选择一个特定的大脑皮质感兴趣区域。另一个优点是它的高重复性，或者说其可以避免梗死面积的最小变化，同时死亡率很低。这使得它成为研究修复机制和相关长期功能结果的模型。

本实验模型的主要问题是与急性人类脑卒中情况相比存在差异。虽然后者的特点是主要的细胞毒性水肿，但光血栓性脑卒中诱导的细胞毒性和血管性水肿的几乎同时发生，并迅速破坏血脑屏障。

（3）给药途径、给药剂量和给药时间选择 给药途径：静脉注射；给药剂量：一般设置大、中、小三种剂量。给药时间：脑卒中后设置不同给药时间点 1 小时、2 小时、3 小时、4 小时、5 小时、6 小时给药，观察治疗窗。

（4）对照设计（阳性对照药：tPA） tPA 是唯一经美国 FDA 批准的用于治疗缺血性脑卒中的溶栓药，因此选择 tPA 作为阳性对照药。

（5）评价指标选择 缺血性脑卒中后机体会发生非常复杂的病理生理变化，目前对于脑卒中的评价指标有很多的选择，因此选取何种指标来评价脑卒中的严重程度以及药物的疗效是至关重要的，主要观察指标有如下几项：体内血栓溶解评价、神经症状及体征的评价、运动和认知功能的评价、脑血流量、脑梗死体积、脑萎缩体积、脑出血发生率、死亡率。

体内血栓溶解评价：是直接观察溶栓药体内溶栓效果的评价。①给药前后进行动脉造影，观察溶栓效果。

②以同位素标记血栓进行试验，再用同位素计数、测血栓大小。③给药前后，测血栓干重和湿重。

神经症状及体征的评价：此方法直接、简便，能从整体上反映脑缺血损伤程度，但人为因素影响比较大，可靠程度不高，仅用作初步筛选或辅助性指标。依脑卒中后出现的症状与体征，有几种不同的分级评价方法，如 Bederson 三级法、Zealonga 5 分制评分法、Tatlisumak 6 分制评分法等。在大、小鼠上通常用 Zealonga 5 分制评分法，其标准为：0 分，无神经功能缺陷；1 分，不能伸展对侧前爪；2 分，持续地向外侧转大圈；3 分，持续地向外侧转小圈和（或）向对侧倾倒；4 分，不能自发行走，意识丧失。

运动和认知功能的评价：脑卒中后动物的运动和认知功能会有不同程度的缺陷，其能比较准确地反映脑缺血损伤程度，可信度较高，能较好地反映药物对脑卒中的治疗效果。感觉运动功能评价：伸爪试验（skilled reaching test）、平衡木任务测试（the balance beam task test）、角试验（cornertest）、圆筒试验（cylinder test）等。学习与记忆能力评价：跳台测试（step-down test）和水迷宫（Morris water maze）等。

脑血流量：此法可以直接观察脑部微循环血流的变化情况。目前使用较多的仪器有激光多普勒血流仪和激光散斑血流成像仪。激光多普勒血流仪需将激光探头固定于颅骨上才可以实时观察血流的变化，有一定的创伤。激光散斑血流成像仪可以在无创条件下进行组织深部血流成像，可直观显示组织血流分布状况，并对组织区域血流灌注量进行准确量化。

脑梗死体积：脑梗死体积能直接观察并反映脑缺血损伤的程度，也能直接反映药物对缺血脑组织的疗效。大鼠在缺血 24 小时形成明显的梗死区，做脑切片，采用 TTC（2,3,5-三苯基氯化四氮唑）染色显示梗死的脑组织，红色区为正常脑组织，白色为梗死区。另外，MRI 技术是缺血性脑卒中脑梗死体积评估的重要手段，能够早期、敏感的反映急性脑梗死的状态。

脑萎缩体积：脑萎缩体积是反映溶栓治疗后长期恢复效果的重要指标。MRI 技术也可以用于测量脑萎缩体积，是其重要的评估手段。另外，也可直接取出动物的大脑，统计其脑萎缩体积。

脑出血发生率：溶栓药的使用有比较大的出血风险，不同剂量出血风险也不一样，并且在脑卒中后越晚使用溶栓药出血风险越大。因此在做溶栓药的试验时，有必要检测脑出血的发生率。

死亡率：脑卒中模型的轻重程度、溶栓药的剂量大小及给药时间，这些因素都可能导致动物死亡。

**2. 体外研究设计** 体外血块溶解试验，在做栓塞法脑缺血模型时需制作血块栓子，为验证溶栓药能溶解此栓子，因此需在体外以不同浓度的溶栓药处理血块栓子，以观察溶栓率。如取 40mg 的栓子置于 1ml 的血清中，加不同剂量的溶栓药，在 37℃反应指定时间后（如 30 分钟）可用抑肽酶终止。再测定残留栓子的质量，即可知道不同剂量溶栓药的溶栓能力。

**3. 溶栓机制研究** 血栓溶解药物通过激活纤溶酶原来溶解血凝块，纤溶酶原形成一种称为纤溶酶的裂解产物。纤溶酶是一种蛋白水解酶，能够破坏纤维蛋白分子之间的交联，从而提供血凝块的结构完整性。由于这些作用，溶栓药物也被称为“纤溶酶原激活剂”和“纤维蛋白溶解药物”。

有三种主要的纤维蛋白溶解药物：tPA、链激酶和尿激酶。虽然这三类药物都具有有效溶解血凝块的能力，但它们的详细机制在改变其对纤维蛋白凝块的选择性方面存在差异。tPA 的衍生物是最常用的溶栓药物，特别是对冠状动脉和脑血管凝块，因为它们对激活纤维蛋白结合的纤溶酶原具有相对选择性。组织纤溶酶原激活物通过以下顺序产生凝块溶解：①tPA 与凝块表面的纤维蛋白结合；②激活纤维蛋白结合的纤溶酶原；③纤溶酶从与纤维蛋白相关的纤溶酶原上切割下来；④纤维蛋白分子被纤溶酶分解并且凝块溶解。

纤溶酶是一种蛋白酶，能够分解纤维蛋白分子，从而溶解凝块。然而，重要的是要注意纤溶酶还会分解其他循环蛋白，包括纤维蛋白原。由于 tPA 对纤维蛋白更有特异性，因此在凝血溶解时，tPA 对循环纤维蛋白原的分解比链激酶和尿激酶对其分解的更少。尽管 tPA 对凝块结合的纤溶酶原具有相对选择性，但它仍能激活循环纤溶酶原从而释放纤溶酶，纤溶酶可导致循环纤维蛋白原的分解并引起全身纤维蛋白溶解状态。通常，循环的 $\alpha_2$-抗纤溶酶可以使纤溶酶失活，但治疗剂量的 tPA（和链激酶）导致足够多的纤溶酶的形成以压倒有限的循环浓度 $\alpha_2$-抗纤溶酶。总之，尽管 tPA 对凝块相关的纤维蛋白具有相对选择性，但它可以产生全身性溶解状态和出血。

动物纤维蛋白溶解活性检测有如下指标：

（1）纤维蛋白（原）降解产物［fibrin（-ogen）degradation products，FDP］检测　当纤维蛋白凝结块形成时，在 tPA 的存在下，纤溶酶原激活转化为纤溶酶，纤维蛋白溶解过程开始，纤溶酶降解纤维蛋白凝结块形成各种可溶片段，形成 FDP，FDP 由下列物质：X-寡聚体（X-oligomer）、D-二聚体（D-Dimer）、中间片段（intermediate fragments）、片段 E（fragment E）组成。

在溶栓药物（链激酶、尿激酶、rtPA 等）的作用下，血管内的栓子被迅速溶解，血浆中 D-二聚体和 FDP 明显增高，一般可持续 7 天。在治疗过程中，如果溶血栓药物用量不足，血栓未能完全溶解，D-二聚体和 FDP 在达峰后会持续在较高水平；而溶血栓药物用量过大，会增加出血的危险，有统计溶血栓治疗出血的发生率高达 5%～30%。有人建议维持 FDP 在 300～400μg/L，Fg 在 1.2～1.5g/L、TT 在正常对照的 1.5～2.5 倍为最佳安全、有效指标。因此，对血栓性疾病患者，应制定严密的用药方案，对血浆凝血活性和纤溶活性实时监测，把握好溶血栓药物的剂量。由此可见，在溶血栓过程中于用药前、中、后动态检测 D-二聚体和 FDP 浓度变化对监测溶栓药物的效果和安全性具有较大的临床价值。

（2）优球蛋白溶解时间（euglobulin clot lysis time，ELT）检测　血浆优球蛋白组分中含有纤维蛋白原、纤溶酶原（血浆素原）及其激活物，而不含有抗纤溶酶。用水稀释血浆，降低环境中的离子浓度，且在 pH 值 4.5 时使优球蛋白沉淀，经过离心除去抗纤溶酶，并将此沉淀溶于缓冲液中，再加钙或加凝血酶使其凝固。在 37℃ 条件下，观察凝块完全溶解所需要的时间。ELT 是检测纤维蛋白溶解系统功能的一项初筛试验，可粗略反映纤溶活性情况，检查有无隐性纤溶活性升高，常用于溶血栓治疗时的监测。一般采集安静状态下空腹静脉血检测。

（3）血浆纤维蛋白原含量的测定　纤维蛋白原是纤维蛋白的前体，在凝血的最后阶段，可溶性纤维蛋白原转变成不溶性纤维蛋白，使血液凝固。测定血浆纤维蛋白原有助于了解凝血功能状态。一般采集安静状态下空腹静脉血。

### （二）脑保护药物的新药临床前药效学研究设计

虽然传统的神经保护科学定义是指在神经元水平上最大限度地减少缺血的有害影响，但从患者和医生的实用角度来看，神经保护意味着在症状表现的阈值下保持神经元和神经胶质的损伤。在 20 世纪 80 年代后期，缺氧和缺血后谷氨酸和钙离子在神经细胞死亡中作用的发现（称为兴奋毒性）改变了整个脑卒中研究领域。在随后的 20 年中，看到了国家神经疾病研究所确立的阿替普酶诱导再灌注的价值，全球脑卒中研究人员热切期待一个新的时代，再灌注和神经保护将彻底改变急性缺血性脑卒中的治疗。随后，实验主要研究的是脑卒中的啮齿动物模型，大量的研究表明，大脑可以通过多种不同的治疗策略在急性局部缺血中得到保护。这些干预措施的范围从药理学阻断神经递质受体到截断细胞死亡途径，以及诱导低温或高氧化。然而，数百项Ⅱ期研究和数十项Ⅲ期随机对照临床试验（randomized controlled trials，RCTs）未能显示任何这些有希望的策略的有效性。许多文章和专题讨论会试图解释这些失败，主要是质疑啮齿类动物脑卒中模拟的价值，或批评临床神经保护试验的设计。因此，对于治疗脑卒中的脑保护药物的研发还需进一步探索。

**1. 动物及动物模型选择**　在脑卒中实验研究的早期，主要使用高级的实验动物作为研究对象，但近几十年来，这种情况已经改变，如今脑卒中实验动物主要选择啮齿类动物小鼠和大鼠。相较于高级的物种，大、小鼠易于获取和饲养，成本低，并且观察方法、样本处理以及伦理问题等更容易处理。

脑缺血模型可以分为全脑缺血模型和局灶性缺血模型，全脑缺血模型对慢性脑缺血及一些特殊领域研究具有极高的研究价值，但是临床上的脑卒中患者通常是局灶性脑缺血，因此全脑缺血模型的临床价值相对较低，目前应用较少。局灶性缺血模型可形成特定部位脑梗死并进行再灌注，对全身影响较小，与脑卒中患者情况更相似，目前应用更为广泛。

（1）局灶性脑缺血再灌注模型　目前，常用的局灶性脑缺血再灌注模型有线栓法、光化学法及栓塞法等。其中线栓法脑缺血再灌注模型是国内、外最为常用的局灶性脑缺血再灌注模型。

线栓法脑缺血再灌注模型简介及动物选择：线栓法 MCAO 模型是最常用的啮齿动物缺血性脑卒中实验模型，不需要进行颅骨切除术。为了诱导血管闭塞，将线栓从颈内动脉引入颅内，从而阻塞大脑中动脉的血流供应，造成脑缺血。该方法由 Koizumi 及其同事在大鼠中开发并首先描述，随后进行多种修改，特别是关于线栓的种类、涂层和长度以及进入途径的修改。同时，该模型也越来越多地被用于小鼠。原则上，线栓模型可用于模拟永久性缺血或通过随后再灌注撤回线栓作为具有可变再灌注时间点的短暂性大脑中动脉缺血的模型。通常，大鼠的再灌注间隔为60~120分钟，分别导致同侧半球大部分的神经元死亡或坏死。目前该动物模型被公认为局灶性脑缺血标准模型，在国内、外得到广泛运用。

线栓法脑缺血再灌注模型的优点：①脑缺血部位恒定，可进行再灌注，模拟人类永久性及短暂性局灶性脑缺血的不同状态；②不需开颅，避免其他开颅造模法引起的颅内环境改变或颅内感染；③能对缺血及再通时间进行准确控制，便于分析神经元的缺血敏感性和耐受性，评价再灌注作用以及治疗时间的选择。缺点：①动物体重要求严格，一般为280~350g；②该模型的实质也是栓塞脑卒中，与人类脑卒中存在一定的差异。

（2）二血管阻断加低血压法模型、三血管阻断法模型以及四血管阻断法模型　目前，全脑缺血再灌注模型的制备方法有很多种，包括：二血管阻断加低血压法模型、三血管阻断法模型以及四血管阻断法模型。国内文献中，四血管阻断法使用者居多，而国外多采用四血管阻断法和二血管阻断加低血压法，且以后者居多。

二血管阻断加低血压法模型：由Ekloef等首先提出，即阻塞双侧颈总动脉，同时降低血压。其优点是操作简单方便；缺点是存在侧支循环、缺血不完全，血压的轻微波动会影响实验结果，低血压会严重干扰其他器官和组织的供血。该模型还不能在清醒动物进行，无法进行神经行为的观察。可用来进行脑缺血后脑血流、神经递质的变化以及低温神经保护等，适合慢性期研究。

三血管阻断法模型：最初由Kameyama等建立，方法为电凝切断基底动脉，并通过阻断与开放双侧颈总动脉，实现全脑缺血再灌流。该法稳定性好，可通过阻断颈总动脉的时间长短来控制缺血程度，再灌注血流恢复迅速、模型成功率高，适合用于急性全脑缺血性损伤的研究。其缺点是手术难度稍大，且对周围组织牵拉严重，操作不当易造成动物死亡。被认为是迄今为止最理想的全脑缺血再灌注动物模型。

四血管阻断法模型：通过阻断双侧颈总动脉和双侧椎动脉实现全脑缺血，最早在1979年由Pulsinelli等建立。首先分离双侧颈总动脉，放入套扣并外置备用，电凝或结扎双侧椎动脉，可根据实验需要经外置套扣阻断双侧颈总动脉，并于一定时间后开放而实现再灌注。优点为可在清醒或麻醉状态下完成，制作过程与血管性痴呆的发病机制接近，缺血后生理指标稳定，病理改变较为充分，检验缺血是否成功的指标明确，海马、丘脑、尾状核、皮层记忆区受损严重，无明显的肢体运动障碍。术后20周实验大鼠的脑血流量趋于稳定，但海马区达不到正常的脑供血量，形成慢性大脑供血不足，而脑干灌注良好，能维持生命中枢的基本功能，适合亚急性的研究。缺点为手术复杂、操作难度大、成功率低，椎动脉和脊管前动脉间存在交通支，个体差异较大。四血管阻断法是目前国际公认的脑血管病研究造模方法，也可用于神经保护药的研究。

（3）自发性高血压鼠的脑缺血模型　由于高血压是人类脑卒中的唯一最重要的可改变危险因素，使用高血压动物进行脑卒中研究是向正确方向迈出的一步，以创造更准确的临床现实情况。最常用的模型是SHR和SHR-SP，这是由Okamoto和Aoki于50年前开发的。SHR-SP大鼠是Yamori等从自然死于脑卒中的SHR大鼠后代中近交培育而成。SHR和其阴性对照杂交的第一代小仔，被称为临界性高血压大鼠（borderline hypertensive rat，BHR），是一类对高血压相关的环境因素十分敏感的模型。

SHR大鼠在发病原因上与人类高血压有一定差距，但发病机制、高血压心血管并发症、外周血管阻力变化、对盐的敏感性等都与人类高血压患者相似，是目前国际公认最接近于人类原发性高血压的动物模型，可用于高血压及并发症发病机制研究，是降压药物筛选或药效评价的理想实验动物模型。

（4）给药途径、给药剂量和给药时间选择　给药途径：灌胃、静脉注射、腹腔注射；给药剂量：一般设置大、中、小三种剂量。给药时间：①若观察脑保护药对缺血性脑卒中急性期的保护作用，则在再灌注后立即给予丁苯酞。②若观察脑保护药对缺血性脑卒中恢复期的保护作用，则给药的起始时间需要做一定的探索。如分别在再灌注后12小时、24小时、48小时以及72小时开始给药，一天1次，连续给药14天，确定给药的时间窗。

（5）对照设计（阳性对照药：丁苯酞）　丁苯酞是目前国内临床上最常使用的脑保护药之一，因此，一般丁苯酞作为阳性对照药。

（6）评价指标选择　缺血性脑卒中后机体会发生非常复杂的病理生理的变化，目前对于脑卒中的评价指标有很多的选择，因此选取何种指标来评价脑卒中的严重程度以及药物的疗效是至关重要的，主要观察指标有如下几项：神经症状及体征的评价、运动和认知功能的评价、脑梗死体积、脑萎缩体积、死亡率。

神经症状及体征的评价：此方法直接、简便，能从整体上反映脑缺血损伤程度，但人为因素影响比较大，可靠程度不高，仅用作初步筛选或辅助性指标。依脑卒中后出现的症状与体征，有几种不同的分级评价方法，如 Bederson 三级法、Zealonga 5 分制评分法、Tatlisumak 6 分制评分法等。在大小鼠上通常用 Zealonga 5 分制评分法，其标准为：0 分，无神经功能缺陷；1 分，不能伸展对侧前爪；2 分，持续地向外侧转大圈；3 分，持续地向外侧转小圈和（或）向对侧倾倒；4 分，不能自发行走，意识丧失。

运动和认知功能的评价：脑卒中后动物的运动和认知功能会有不同程度的缺陷，它能比较准确地反映脑缺血损伤程度，可信度较高，能较好地反映药物对脑卒中的治疗效果。感觉运动功能评价：伸爪试验（skilled reaching test）、平衡木任务测试（the balance beam task test）、墙角试验（corner test）、圆筒试验（cylinder test）等。学习与记忆能力评价：跳台测试（step-down test）和水迷宫（Morris water maze）等。

脑梗死体积：脑梗死体积能直接观察并反映脑缺血损伤的程度，也能直接反映药物对缺血脑组织的疗效。大鼠在缺血 24 小时左右就有明显的梗死区，做脑切片，采用 TTC（2,3,5-三苯基氯化四氮唑）染色显示梗死的脑组织，红色区为正常脑组织，白色为梗死区。另外，MRI 技术是缺血性脑卒中脑梗死体积评估的重要手段，能够早期、敏感的反映急性脑梗死的状态。

脑萎缩体积：脑萎缩体积是反映脑保护药长期治疗效果的重要指标。MRI 技术也可以用于测量脑萎缩体积，是其重要的评估手段。另外，也可直接取出动物的大脑，统计其脑萎缩体积。

胶质瘢痕（glia scar）厚度：星形胶质细胞是中枢神经系统中最丰富的神经胶质细胞。脑卒中发生后，在梗死边缘区，星形胶质细胞会呈现肥大状态，形成反应性星形胶质细胞，而后增殖聚集，最终形成胶质瘢痕。在脑卒中急性期，胶质瘢痕的形成具有营养支持、刺激血管再生、控制炎症等保护作用，但在脑卒中慢性期，胶质瘢痕的形成会阻碍神经元轴突的生长、加重炎症、释放神经毒性物质等，损害脑卒中后期的恢复。因此，在脑卒中慢性期检测胶质瘢痕的厚度是评价脑保护药的重要指标。在缺血再灌注后第 14 天，取脑切片，做免疫组化，以 GFAP 标记星形胶质细胞，观察并计算梗死边缘区胶质瘢痕的厚度。

死亡率：死亡率也是评价脑保护药物疗效的重要指标。

**2. 体外研究设计**

（1）细胞选择（神经元、星形胶质细胞、小胶质细胞）　神经元对缺血是非常敏感的，在脑卒中发生时梗死区的神经元会快速的死亡。脑保护药的最终目的就是保护受损的但未死亡的神经元。因此对脑保护药的研究必须检测其对神经元的保护作用。

星形胶质细胞是中枢神经系统中最丰富的神经胶质细胞。脑卒中发生后，星形胶质细胞会呈现肥大状态，形成反应性星形胶质细胞，而后星形胶质细胞增殖聚集，最终形成胶质瘢痕。在脑卒中急性期，胶质瘢痕的形成具有营养支持、刺激血管再生、控制炎症等保护作用，而在脑卒中慢性期，胶质瘢痕的形成会阻碍神经元轴突的生长、加重炎症、释放神经毒性物质等，损害脑卒中后期的恢复。因此，观察脑保护药对星形胶质细胞保护作用，观察其在脑卒中慢性期能否减少胶质瘢痕的形成，是很有必要的。

小胶质细胞是一种位于大脑和脊髓的神经胶质细胞，占大脑内所有细胞的 10%～15%。作为常驻巨噬细胞，它们是中枢神经系统中主动免疫防御首要的和主要的形式。小胶质细胞是维持大脑稳态的关键细胞，它们不断清除中枢神经系统中的斑块、受损的或不必要的神经元和突触以及感染因子等。由于这些过程可以有效预防潜在的致命损伤，因此小胶质细胞对中枢神经系统的微小病理变化都极为敏感。因此，研究脑保护药对小胶质细胞的作用是很有意义的。

（2）模型选择　脑缺血的体外模型有两种，即氧糖剥夺模型（oxygen-glucose deprivation，OGD）和细胞代谢的化学或酶促阻断模型，其中氧糖剥夺模型最常用。

氧糖剥夺模型：氧糖剥夺模型是在体外模拟脑卒中的环境，主要是缺糖缺氧的环境。在做 OGD 处理时，将正常的培养基换成无糖培养基，无糖培养基可以从市场上购买，如 GIBCO 的 glucose-free DMEM 等。再将换好培养基的细胞置于缺氧罐中，往里通混合气体（95% $N_2$和5% $CO_2$），至少通气10分钟，确保缺氧罐内的氧气被赶出去。如果条件允许，也可以放在缺氧培养箱内，它可以调节和实时显示氧气的浓度，相较于缺氧罐，其操作简单方便，并能确保是无氧的环境。细胞OGD的时间通常是1～24小时，每一种细胞可能都是不同的，如神经元OGD 2小时，足以诱发广泛的死亡，而星形胶质细胞OGD 6小时也只是受到一定损伤而已。另外，通过恢复标准培养条件可以实现对缺血再灌注的建模，即氧糖剥夺再灌注模型，再灌注时间一般是12小时、24小时和48小时。由于OGD操作简便，可精确控制氧糖浓度，其他干扰因素少，实验结果重复性好，同时能模拟体内缺血和再灌注损伤，因此目前已成为体外研究缺血再灌注机制的最常用方法。

细胞代谢的化学或酶促阻断模型：叠氮化钠、氰化钠等氧化代谢抑制剂能通过与细胞色素氧化酶紧密结合来抑制氧化磷酸化过程，阻止线粒体产生ATP。$CoCl_2$也常被用作缺氧诱导剂，一方面由于它是亚铁螯合酶的底物，可通过置换与血红素结合的$Fe^{2+}$，使血红蛋白处于去氧状态；另一方面能抑制芳香羟化酶活性从而导致缺氧诱导因子-1α（hypoxia inducible factor-1α，HIF-1α）聚积。低亚硫酸钠（sodium dithionite）是一种氧清除剂，其导致的细胞缺氧可模拟体内缺血时激活N-甲基-D-天冬氨酸（N-methyl-D-aspartate，NMDA）受体的反应。这些药物会造成体外培养环境的“缺氧”，可与无糖培养基联用来模拟体内缺血环境，而且不需要特殊的培养装置，在正常空气环境下进行，操作简便。但是，化学药物不能完全模拟体内脑缺血和缺血再灌注损伤，而且通常会出现其他不良反应，因此存在一定的局限性。

（3）给药剂量和给药时间选择　给药剂量：一般设置大、中、小三种剂量。给药时间选择：氧糖剥夺再灌注后立即给药。

（4）对照设计　阳性对照药：丁苯酞。

（5）评价指标选择　神经细胞在经过体外缺血处理后，细胞活性会发生变化，伴随细胞增殖、凋亡以及坏死。

1）细胞活性：通过检测细胞相关物质（如特定的蛋白质、酶等）间接的反映活细胞的数量或细胞损伤的程度，常用检测细胞活性的方法有很多，如MTT、CCK-8和LDH检测法等。

2）细胞增殖：①检测细胞DNA合成：通过测定细胞DNA合成含量来评价细胞增殖能力，常用的方法如Brdu和Edu等。②检测细胞增殖相关抗原：通过检测增殖细胞特异性表达的某些蛋白，如Ki-67、PCNA等作为人体细胞增殖的标志。

3）细胞凋亡：①磷脂酰丝氨酸外翻分析（Annexin-V法）：磷脂酰丝氨酸（phosphatidylserine，PS）正常位于细胞膜的内侧，但在细胞凋亡的早期，PS可从细胞膜的内侧翻转到细胞膜的表面，暴露在细胞外环境中。Annexin-V是一种$Ca^{2+}$依赖性磷脂结合蛋白，能与PS高亲和力特异性结合。将Annexin-V进行荧光素（FITC、PE）或biotin标记，以标记了的Annexin-V作为荧光探针，利用流式细胞仪或荧光显微镜可检测细胞凋亡的发生。②TUNEL法：细胞凋亡中，染色体DNA双链断裂或单链断裂而产生大量的黏性3′-OH末端，可在脱氧核糖核苷酸末端转移酶（TdT）的作用下，将脱氧核糖核苷酸和荧光素、过氧化物酶、碱性磷酸酶或生物素形成的衍生物标记到DNA的3′-末端，从而可进行凋亡细胞的检测，这类方法称为脱氧核糖核苷酸末端转移酶介导的缺口末端标记法（terminal-deoxynucleotidyl transferase mediated nick end labeling，TUNEL）。

4）细胞坏死荧光染料PI是一种可对DNA染色的细胞核染色试剂。它是一种溴化乙啶的类似物，在嵌入双链DNA后释放红色荧光。尽管PI不能通过活细胞膜，但却能穿过破损的细胞膜而对核染色。PI经常与Calcein-AM或者FDA等荧光探针一起被使用，能同时对活细胞和死细胞染色。PI-DNA复合物的激发和发射波长分别为535nm和615nm。

5）细胞自噬：①观察自噬体的形成。由于自噬体属于亚细胞结构，普通光镜下看不到，因此，直接观察自噬体需在透射电镜下。吞噬泡（phagophore）的特征为：新月状或杯状，双层或多层膜，有包绕胞浆成分的趋势。自噬体（autophagosome）的特征为：双层或多层膜的液泡状结构，内含胞浆成分，如线粒体、内质网、核糖体等。自噬溶酶体（autolysosome）的特征为：单层膜，胞浆成分已降解。②在荧光显微镜下采用GFP-LC3融合蛋白来示踪自噬形成，由于电镜耗时长，不利于监测（monitoring）自噬形成，人们利用LC3在自噬形成过程中发生聚集的现象开发此技术。无自噬时，GFP-LC3 融合蛋白弥散在胞浆中；自噬形成时，GFP-LC3 融合蛋白转位至自噬体膜，在荧光显微镜下形成多个明亮的绿色荧光斑点，一个斑点相当于一个自噬体，可以通过计数来评价自噬活性的高低。③利用 Western Blot 检测 LC3-Ⅱ/Ⅰ比值的变化以评价自噬形成。自噬形成时，胞浆型 LC3（即 LC3-Ⅰ）会酶解小段多肽，转变为（自噬体）膜型（即 LC3-Ⅱ），因此，LC3-Ⅱ/Ⅰ比值的大小可估计自噬水平的高低。

（6）细胞模型的优缺点　细胞模型能较好地模拟体内脑缺血再灌注损伤，能排除体内复杂环境的干扰，可控性和重复性强，可以更直接的观察缺血再灌注后细胞生长、形态及功能的变化，为在体研究提供可靠的依据。但体外细胞模型终究无法真正模拟体内缺血再灌注损伤的真实情况，所得到的结果都有一定的局限性。

**3. 机制研究**　脑卒中发生后，脑部的代谢会发生巨大的变化，产生大量有毒害作用的物质及反应，如谷氨酸诱导的兴奋性毒性、炎症反应、氧化应激以及自由基和 $Ca^{2+}$/Calpains 等，损害缺血脑组织并阻碍脑卒中慢性期的恢复。脑保护药就是作用于这些细胞毒性机制，抑制或清除它们，以减小缺血性脑损伤。

（1）谷氨酸诱导的兴奋性毒性　兴奋性毒性是首个被鉴定并且被广泛研究的缺血性脑损伤的机制。兴奋性毒性是指由于能量衰竭导致兴奋性氨基酸谷氨酸的快速大量释放及其再摄取受抑制的结果。积累的谷氨酸过度激活了过多的谷氨酸下游信号传导途径，其中许多涉及钙离子内流的激增，导致细胞内钙浓度增加，继而使蛋白酶、磷脂酶和蛋白激酶激活最终致胞内成分溶解，导致细胞死亡。谷氨酸介导的毒性的预防是许多临床试验的中心治疗靶点；但不幸的是，在临床试验中评估时，一系列的对谷氨酸受体具有不同作用机制的药物均未能显示出有效性。尽管如此，科学家们对以谷氨酸介导的毒性为靶点的脑保护药的研究一直没有停止。

检测指标：检测谷氨酸浓度，可用 LC-MS、谷氨酸检测试剂盒等检测。

（2）氧化应激和硝化应激　氧化应激和硝化应激对缺血组织是相当大的伤害。这些应激是兴奋性毒性的部分下游后果，是第二信使系统的激活与酶促产生的自由基（例如，通过环加氧酶或一氧化氮合酶）相偶联的结果。这种机制可能由氧气供应推动，氧气供应仍然可以到达缺血半暗带的组织，特别是在再灌注后。在半暗带的吞噬细胞、血管细胞和神经胶质细胞中（例如，星形胶质细胞、少突胶质细胞和小胶质细胞），都有大量的超氧阴离子、过氧化氢、羟基自由基和过氧亚硝酸盐或二氧化氮的产生。氧化应激和硝化应激的中和是一种潜在的治疗策略，脑由于其高耗氧，富含铁和不饱和脂质以及其相对低的内源抗氧化能力而极易受氧化损伤。ROS 和活性氮（reactive nitrogen species，RNS）主要在缺血半暗带的组织中产生，在临床前脑卒中模型中已证明用药物抑制这些过氧化物可以限制缺血性病变的扩展。在所有潜在的靶标中，过氧亚硝酸盐是特别令人感兴趣的，因为与其他 ROS 和 RNS 物种不同，它不具有公认的生理功能。过氧亚硝酸盐是由于一氧化氮和超氧化物之间的相互作用而产生的，一旦形成，该化合物可促进脂质过氧化、线粒体和 DNA 损伤、蛋白质硝化和氧化、抗氧化剂储备耗尽、多种信号通路的激活或抑制和血脑屏障的破坏。目前，过氧亚硝酸盐的清除剂——NXY-059 已经在临床Ⅰ期试验中。

ROS 和 RNS 检测：市场上有很多 ROS 和 RNS 检测试剂盒，检测方便，操作简单，如 CellROX™ Orange Reagent 和 DAF-FM（4-Amino-5-Methylamino-2′,7′-Difluorofluorescein）等。

（3）炎症反应　急性缺血性脑卒中后免疫介导的炎症反应是目前研究中的重要治疗靶点。众所周知，脑缺血会释放许多与损伤相关的模式分子，例如染色质相关蛋白、热休克蛋白、ATP、S100 蛋白、硫酸乙酰肝素、DNA 和 RNA。这些与损伤相关的模式分子会引发无菌炎症反应，其特征在于免疫细胞协调的脑实质浸润。第一个应答的免疫细胞是脑内的小胶质细胞，其次是嗜中性粒细胞，它会加剧氧化应激和血脑屏障损伤。胶质细胞在被激活后释放进一步吸引中性粒细胞、单核细胞和淋巴细胞的介质。缺血和再灌注也会引发补体系统的激活。单核细胞、单核细胞衍生的巨噬细胞、树突细胞、天然杀伤细胞和淋巴细胞可以调节缺血后的炎症，并且特定的活化或未活化的 T 细胞群体可能具有有益或有害的作用。尽管我们对免疫系统在脑卒中病理生理学中的作用的了解存在许多空白，但已经针对免疫系统制备了脑保护药物并进行试验，如芬戈莫德、那他珠单抗及重组的 IL-1ra（Interleukin-1 receptor antagonist）等。

炎症因子检测：检测炎症因子最常用的方法就是 ELISA 检测。如检测 IL-1β、IL-6、TNF-α 及 IL-1ra 等因子的释放。

（4）钙蛋白酶（calpains） 钙蛋白酶的过度激活是兴奋毒性的早期事件。一些细胞蛋白质经钙蛋白酶修饰后，能够启动引发神经元死亡的神经毒性信号通路。在众多的钙蛋白酶底物中，Src 和 CRMP3 仅在它们被钙蛋白酶切割后才具有引发神经元死亡的能力。在培养的神经元中，Src 和 CRMP3 都被钙蛋白酶裂解，在谷氨酸过度刺激后 30 分钟内产生神经毒性截短的片段，表明它们的截短片段充当信号转导中枢，其中引发神经元死亡的细胞毒性信号起源于此。实际上，通过细胞膜可渗透的肽抑制剂阻断钙蛋白酶裂解神经元中的 Src 可以保护免受兴奋毒性神经元死亡。因此，开发选择性地阻止钙蛋白酶的小分子抑制剂，可以作为潜在的神经保护剂，以减少脑卒中引起的脑损伤。此外，钙蛋白酶的底物 NCX3、Kidins220/ARMs、TRPC6、mGluR1、Ret 和 Cain 是神经保护的蛋白质。钙蛋白酶会破坏它们的生物活性或降低它们的稳定性。目前，已有科学家设计了选择性阻断钙蛋白酶切割 mGluR1、Kidins220/ARM 和 TRPC6 的细胞渗透性肽抑制剂，它们都具有保护免受兴奋性神经元死亡的能力。因此，模拟这些肽抑制剂的小分子可能是用于治疗脑卒中患者的潜在神经保护治疗剂。

钙蛋白酶活性检测：钙蛋白酶激活涉及多种形式的生理和病理过程（如细胞凋亡）。钙蛋白酶活化需要细胞膜和 $Ca^{2+}$，而活化的钙蛋白酶则会释放到细胞质中。因此钙蛋白酶活性检测是一个重要的指标。钙蛋白酶活性检测试剂盒为钙蛋白酶活性测定提供了一种便捷方法。

（5）线粒体损伤 线粒体损伤的基本机制包括 mtDNA 的损伤和线粒体膜损伤。氧化应激的激活，产生过多的氧自由基，除了引起碱基配对错误、碱基位点的修饰和链的断裂使 mtDNA 损伤外，还使细胞及线粒体膜脂质过氧化，导致线粒体功能障碍，ATP 生成减少，钙泵失活使细胞内钙增多，激活磷脂酶活性，使膜磷脂分解，造成膜通透性改变和跨膜电位的变化，导致蛋白质的释放并造成线粒体自身以及细胞的功能障碍，细胞色素 C 从线粒体释放到细胞浆，导致细胞凋亡或死亡。

在疾病发生时，线粒体细胞器动力学的控制在多个层面上进行编排。因此，脑缺血后发生的多个损伤和修复阶段可能会不断改变并受线粒体动力学的影响。因此，了解这些动态以及如何在缺血性进展的背景下利用它们可能对治疗策略具有重要意义。在新生儿缺氧缺血后的急性期，神经细胞死亡之前，线粒体生物发生的关键组分的快速上调，包括 Tfam、mtDNA 和电子传递机制的组分。过表达 Tfam 减少了短暂前脑缺血后 TUNEL 阳性细胞的数量。在局灶性缺血后，神经元死亡之前，也观察到 Parkin 的选择性下调。全脑缺血诱导海马线粒体的延伸不同于肿胀，并且在局灶性缺血再灌注期间 Opa1、Fis1 和磷酸化 Drp1 会发生改变。另外，Drp1 的敲低阻断了 HT22 细胞中谷氨酸诱导的氧化应激模型中的毒性，并且 Drp1 的抑制剂在短暂性局灶性局部缺血模型中减少了梗死。线粒体生物发生/融合和缺血后改变的裂变可以反映补偿性适应以减轻与缺血发作后多阶段再灌注期相关的损伤。因此，线粒体生物发生相关机制的时机和死亡前裂变的调节可能是细胞命运的影响因素。

线粒体损伤检测方法：①线粒体形态学变化检测方法：电镜观察线粒体形态变化。②mtDNA 缺失突变的检测方法：包括聚合酶链式反应（PCR）和核酸杂交（Southern Blot）。③组织线粒体渗透性转换孔检测方法：有膜片钳技术法、活性物质标记法、分光光度法等。④膜电位的检测方法：可使用荧光染料罗丹明 123（RH123）作为线粒体膜电位的标记物，测定线粒体膜电位；还可以采用 JC-1 作为检测膜电位的探针来检测细胞、组织或者纯化的线粒体膜电位的变化；采用膜片钳技术记录膜上各种离子电流的活动情况，也可以用于评价线粒体膜电位的变化。⑤胞内 ROS 测定：包括化学发光法、荧光探针、电子自旋共振和分光光度法。⑥ATP 的检测：主要采用生物荧光技术，是根据荧光素、荧光素酶在 ATP 作用下发生荧光反应，利用荧光光度计检测其发光强度的一种方法。

（6）内质网应激（endoplasmic reticulum stress） 最近的研究表明内质网应激是缺血/再灌注所致神经元损伤的重要信号事件。缺血预处理可防止 I/R 损伤，与在随后的致命缺血期间减少过度的内质网应激有关。某些刺激，如缺血、缺氧和高血压，可能会触发内质网未折叠蛋白的积累，导致未折叠蛋白反应（unfolded protein response，UPR），包括内质网膜的扩张、未折叠蛋白的加速降解、折叠蛋白的翻译增加，以及其他蛋白质合成的抑制作用。脑缺血可能会干扰内质网的功能，导致内质网未折叠蛋白的积聚，这种情况被称为内质网应激。然后通过激活三个内质网跨膜受体，即 PERK、IRE1 和 ATF6，来激活内质网的功能。在生理状态下，PERK、IRE1 和 ATF6 通过与葡萄糖调节蛋白 78（GRP78）、内质网伴侣蛋白结合而被抑制。在与内质网功能干扰相关的条件下，GRP78 与这些内质网跨膜蛋白分离，启动 UPR。UPR 最初是一种保护性反应，主要通过蛋白质的翻译衰减、上调 GRP78 和未折叠蛋白质的内质网相关降解来恢复内质网功能。如果应激严重或持续，UPR 最终会导致由 CHOP、caspase-12 和 JNK 介导的促凋亡途径的激活。有一些潜在的药物被证实可以减轻实验性脑缺血后的内质网应激，这可能成为近期治疗人类脑卒中患者缺血性脑病治疗药物的有力候选药物。如依达拉奉是一种自由基清除剂，通过抑制 eIF2a 磷酸化、CHOP 的诱导和 caspase-12 的激活，可以保护脑缺血诱导的内质网损伤。总之，针对内质网应激的特异性药物可能是治疗脑缺血的有效方法。

内质网应激检测指标：由于内质网应激首先会上调 GRP78，接着过度的内质网应激会导致由 CHOP、caspase-12 和 JNK 介导的促凋亡途径的激活，因此内质网应激要检测 GRP78、CHOP、caspase-12 和 JNK 等的变化。

### （三）实例

#### 【实例一】组织纤溶酶原激活物对缺血性脑卒中的溶栓治疗

**1. 组织纤溶酶原激活物的特性**　组织纤溶酶原激活物（tissue plasminogen activator，tPA）是参与血凝块分解的蛋白质，它是在内皮细胞上发现的丝氨酸蛋白酶（EC 3. 4. 21. 68），内皮细胞是排列血管的细胞。作为一种酶，它催化纤溶酶原转化为纤溶酶，纤溶酶是导致凝块破坏的主要酶，人 tPA 单链形式的分子量约为 70kDa。在 20 世纪 80 年代科学家们成功利用 tPA 靶向纤溶的特征治疗心肌梗死，随后在缺血性脑卒中中进行了试验。1995 年，NINDS 静脉注射 tPA 的试验改变了急性脑卒中治疗的模式。在 3 小时内的治疗，取得了 15% 的绝对改善。然而，tPA 令人印象深刻的临床效益与症状性脑出血（sich）增加了 3 倍有关。自 NINDS 以来，在欧洲、北美和澳大利亚进行了更多的随机对照试验，时间窗延长到 4. 5 小时。目前，tPA 是唯一经美国 FDA 批准的用于治疗缺血性脑卒中的溶栓药。

**2. 研究目的**　明确 tPA 对缺血性脑卒中大鼠的溶栓治疗作用。

**3. 动物选择和模型选择**　目前的脑缺血动物模型中，大鼠是栓塞法脑缺血模型常用的动物。与其他动物相比，大鼠脑血管解剖变异小，其解剖及生理与人类相似，并且术后动物生存时间较长，便于整个治疗过程的观察和研究；操作难度不高，实验重复性好；价格低廉，易于饲养。此外，大鼠脑梗死模型中，安全时间窗为 3 小时，与人较相似。因此，本研究选择 SPF 级雄性 SD 大鼠（体重 280~320g）作为栓塞法脑缺血模型的动物。

动物模型选用目前公认的脑缺血模型：栓塞法脑缺血模型。首先是栓子的制作：将大鼠新鲜动脉血与凝血酶混合后立即注入 PE-50 管中，然后将栓子移出，用盐水冲洗以去除血细胞，在显微镜下选出纤维蛋白丰富的片段，切成若干 1. 5mm 长的栓子，将 12 个栓子（0. 35mm × 1. 5mm）放入含小牛血清的磷酸缓冲液中，放置 4 小时使血栓充分回缩后使用。其栓子大小足以到达 MCA 起始段及 ACA 入口，它的外形更具有灵活性。经过洗涤和选择的栓子，纤维素含量超过 70%，增加了栓子的强度，减少了自溶的可能。接着分离一侧颈总动脉（CCA）、颈内动脉（ICA）和颈外动脉（ECA），用导管经颈内动脉将栓子送到大脑中动脉以阻断其血流。若从颈内动脉直接输送栓子会造成颅内其他部位的梗死。该模型大血管栓塞与人类脑卒中相似，操作简单、手术时间短、可重复性好，能形成稳定的 MCAO，成功率高。故本研究选择栓塞法脑缺血模型来评价溶栓药的安全性及疗效。

**4. 实验分组**　设正常组、栓塞组、栓塞 + tPA 组。将栓塞法脑缺血模型造模成功的大鼠随机分组，每组 10 只。

**5. 给药途径、给药剂量和给药时间**　tPA 是组织型纤溶酶原激活剂，临床以静脉滴注方式给药，因此本研究选择静脉滴注给药。药物在整体动物药效学评价一般设计 3 个剂量以上，本研究设计 tPA 5 个剂量组（0. 5mg/kg、1mg/kg、2. 5mg/kg、5mg/kg、10mg/kg）。

实验一：治疗剂量的确定。大鼠脑梗死模型中，治疗时间窗约为 3 小时，因此选择在栓塞造模后 15 分钟持续静脉滴注 5 个剂量 tPA（0. 5mg/kg、1mg/kg、2. 5mg/kg、5mg/kg、10mg/kg）45 分钟，一般滴注时间不少于 30 分钟。使用 MRI 检测分析栓塞前后、tPA 注射后 3 小时和 24 小时的脑血流及脑梗死情况，最终确定在何种剂量下治疗效果最好。

实验二：治疗窗的确定。在治疗剂量确定后，需要探索何时给予 tPA 有较好的治疗效果和较少的不良反应。选择在栓塞造模后 1 小时、2 小时、3 小时、4 小时、5 小时分别给予 tPA 治疗。使用 MRI 检测分析栓塞前、后、

tPA 注射后 3 小时和 24 小时的脑血流、脑梗死情况，统计脑出血和死亡率，最终确定在多长时间内治疗效果最好且不良反应较少。

上述两个实验中正常组和栓塞组给予等量的溶媒。

**6. 评价指标**

(1) 体内血栓溶解评价　这是直接观察溶栓药体内溶栓效果的评价。给药前后进行动脉造影，观察溶栓效果。

(2) 神经症状及体征的评价　通常用 Zealonga 5 分制评分法评价，在 tPA 治疗前及治疗后 24 小时分别测定神经症状评分。

(3) 运动和认知功能的评价　在 tPA 治疗前及治疗后 24 小时分别测定运动和认知功能。测定项目如下：感觉运动功能评价，如平衡木任务测试（the balance beam task test）、角试验（cornertest）等；学习与记忆能力评价，如水迷宫（Morris water maze）等。

(4) 脑血流量　使用 MRI 灌注加权成像（perfusion weighted imaging，PWI）在 tPA 治疗前及治疗后 3 小时和 24 小时扫描，观察脑血流变化，也可使用激光散斑血流成像仪，在无创条件下进行组织深部血流成像，可直观显示组织血流分布状况，并对组织区域血流灌注量进行准确量化。

(5) 脑梗死体积　在 tPA 治疗后 24 小时，用 MRI 技术观察脑梗死体积的变化，也可在 tPA 治疗 24 小时后取脑切片，采用 TTC（2,3,5-三苯基氯化四氮唑）染色显示梗死的脑组织，红色区为正常脑组织，白色为梗死区。另外，也可用 MRI 技术观察脑梗死体积的大小。

(6) 脑萎缩体积　脑萎缩体积是反映溶栓治疗后长期恢复效果的重要指标。MRI 技术也可以用于测量脑萎缩体积，是其重要的评估手段。另外，也可直接取出动物的大脑，统计其脑萎缩体积。

(7) 脑出血发生率　溶栓药的使用有比较大的出血风险，不同剂量出血风险也不一样，并且在脑卒中后越晚使用溶栓药出血风险越大。因此在确定治疗窗时必须考虑脑出血的发生率。

(8) 死亡率　死亡率也是评价脑保护药物疗效的重要指标。

**7. 体外研究设计**　做栓塞法脑缺血模型需制作血块栓子，为验证该溶栓药能溶解此栓子，因此需在体外以不同浓度的 tPA 处理血块栓子，以观察溶栓率。如取 40mg 的栓子置于 1ml 的大鼠血清中，加不同剂量的 tPA（0.5μg/ml、1μg/ml、2μg/ml、4μg/ml、8μg/ml），于 37℃ 反应指定时间后（如 30 分钟），以抑肽酶终止反应。再测定残留栓子的质量，即可知道不同剂量溶栓药的溶栓能力。

**8. 机制研究**　血栓溶解药物通过激活纤溶酶原来溶解血凝块，纤溶酶原形成一种称为纤溶酶的裂解产物。纤溶酶是一种蛋白水解酶，能够破坏纤维蛋白分子之间的交联，从而提供血凝块的结构完整性。组织纤溶酶原激活物与凝块表面的纤维蛋白结合，激活纤维蛋白结合的纤溶酶原，纤溶酶从纤溶酶原上切割下来，最后纤维蛋白分子被纤溶酶分解并且凝块溶解。

在给予 tPA 后，检测动物纤维蛋白溶解活性。

(1) FDP 检测　临床上通常做 D-二聚体和 FDP 联合检测，在溶血栓过程中于用药前、中、后动态检测D-二聚体和 FDP 浓度变化。

(2) ELT 检测　ELT 是检测纤维蛋白溶解系统功能的一项初筛试验，可粗略反映纤溶活性情况，检查有无隐性纤溶活性升高，常用于溶血栓治疗时的监测。一般采集安静状态下空腹静脉血进行检测。

(3) 血浆纤维蛋白原含量的测定　纤维蛋白原是纤维蛋白的前体，在凝血的最后阶段，可溶性纤维蛋白原转变成不溶性纤维蛋白，使血液凝固。测定血浆纤维蛋白原有助于了解凝血功能状态。一般采集安静状态下空腹静脉血。

## 【实例二】 丁苯酞对缺血性脑卒中的治疗作用及机制研究

**1. 丁苯酞的特性**　丁苯酞（3-正丁基苯酞），相对分子质量为 190.24，是芹菜油中的化学成分之一，与瑟丹内酯一起决定芹菜的香气和味道。2002 年，丁苯酞在中国被批准用于治疗缺血性脑卒中。丁苯酞口服软胶囊是于2005年2月于中国上市，其注射剂剂型于2010年在中国上市。丁苯酞通过提高脑血管内皮NO和$PGI_2$的水平，降低细胞内钙浓度，抑制谷氨酸释放，降低花生四烯酸含量，抑制氧自由基和提高抗氧化酶活性等机制作用于脑缺血所致的多个病理环节。丁苯酞能够全面治疗缺血性脑卒中，明显减少梗死后神经功能缺失、改善患者生活能力状态。

**2. 研究目的**　明确丁苯酞对缺血性脑卒中大鼠的治疗作用。

**3. 动物选择和模型选择**　目前，大鼠由于成本低、种系内纯合性好以及与人类有类似的脑血管解剖特性结果等优点仍为脑缺血研究的常用实验动物。此外，大鼠具有极强的抗感染能力和生命力，常规操作一般不会引起伤口继发性感染，而且动物存活时间相对较长，这些特性也给研究带来了方便。Wistar大鼠和SD大鼠是我国最常用的鼠种，另外由于雌激素对脑损伤具有保护作用，因此本研究选择SD雄性大鼠作为实验动物。

动物模型选用目前公认的脑缺血模型：线栓法脑缺血再灌注模型。SD大鼠麻醉后，仰卧位固定在手术台上，在颈部正中位置切口，分别分离出右侧颈总动脉、颈内动脉和颈外动脉，远心端结扎颈外动脉。用动脉夹夹闭颈总动脉，颈内动脉，并在颈外动脉近心端穿线。于近颈外动脉靠近结扎端的血管壁上剪一个小口，插入线栓后，结扎颈外动脉近心端，并将线栓缓缓推至大脑中动脉与颈内动脉交叉处。通过激光散斑血流成像仪检测是否缺血成功。以此方法阻断大脑中动脉的血液供应，模拟缺血性脑卒中损伤。待缺血90分钟后，轻轻拔出尼龙缝合线，恢复脑血流，模拟缺血再灌注损伤。该方法能够控制缺血的时间，而且模型成功率高，造成的脑梗死体积大小接近，可重复性高，同时拔线后，可以模拟人类脑出血溶栓后的缺血再灌注损伤。因此选择线栓法脑缺血再灌注模型评价丁苯酞对缺血性脑卒中的治疗作用。

**4. 实验分组**　设正常组、模型组、实验药（30mg/kg、60mg/kg、90mg/kg、120mg/kg、150mg/kg）剂量组、阳性药奥扎格雷钠（150mg/kg）组，于缺血再灌注后将造模成功的大鼠随机分组，每组10～12只。

**5. 给药途径、给药剂量和给药时间**　丁苯酞为小分子化合物，临床用药拟推荐口服用药途径，因此本研究选择灌胃给药。药物在整体动物药效学评价一般设计3个剂量以上，本研究设计丁苯酞5个剂量组（30mg/kg、60mg/kg、90mg/kg、120mg/kg、150mg/kg）。脑卒中的临床用药多为溶栓后治疗用药，因此本研究采用缺血后处理的方式给药。本研究分别验证丁苯酞对缺血性脑卒中急性期与恢复期的治疗作用。

实验1：为了检测丁苯酞对缺血性脑卒中急性期的保护作用，在再灌注后立即灌胃丁苯酞，参考奥扎格雷钠用于缺血性脑中风治疗的剂量，本研究中奥扎格雷钠的剂量为33.67mg/kg，腹腔注射。

实验2：为了检测丁苯酞对缺血性脑中风恢复期的保护作用，在再灌注后1天开始灌胃给予丁苯酞治疗（30mg/kg、60mg/kg、90mg/kg、120mg/kg、150mg/kg），一天1次，连续给药14天观察丁苯酞对缺血性脑卒中诱导的胶质瘢痕形成的影响，连续给药28天观察丁苯酞对缺血性脑卒中诱导的脑萎缩的影响。参考奥扎格雷钠用于缺血性脑卒中治疗的剂量，本研究中奥扎格雷钠的剂量为33.67mg/kg，腹腔注射，一天1次。

上述两个实验中对照正常组和模型组给予等量的溶媒。

**6. 评价指标**

（1）神经症状及体征的评价　通常用Zealonga 5分制评分法评价，在丁苯酞治疗前后的不同时间测定，如在第0天、1天、3天、7天、14天、21天、28天分别测定神经症状评分。

（2）运动和认知功能的评价　在丁苯酞治疗前后的不同时间，如在第0天、1天、3天、7天、14天、21天、28天分别测定运动和认知功能。测定项目如下：感觉运动功能评价，如平衡木任务测试（the balance beam task test）、墙角试验（cornertest）等；学习与记忆能力评价，如水迷宫（Morris water maze）等。

（3）脑梗死体积　在大鼠脑缺血再灌注时给予丁苯酞治疗，24小时后取脑切片，采用TTC（2,3,5-三苯基氯化四氮唑）染色显示梗死的脑组织，红色区为正常脑组织，白色为梗死区。另外，也可用MRI技术观察脑梗死体积的大小。

（4）脑萎缩体积　在丁苯酞治疗脑卒中大鼠28天后，直接取出动物的大脑，统计其脑萎缩体积。另外，也可用MRI技术评估脑萎缩体积。

（5）死亡率　死亡率也是评价脑保护药物疗效的重要指标。

**7. 体外研究**　选择原代培养的大鼠皮层神经元和星形胶质细胞作为实验对象，模型选用了公认的氧糖剥夺模型和氧糖剥夺再复氧模型两种模型。分为正常组、模型组、给药组。药物在体外细胞模型药效学研究一般设计3个剂量，本研究设计丁苯酞3个剂量组（1μmol/L、10μmol/L、100μmol/L）。在单纯的氧糖剥夺模型中，在细胞进行氧糖剥夺的同时给予丁苯酞，氧糖剥夺12小时后检测细胞活性（LDH检测法、MMT检测法、CCK8检测法）；在氧糖剥夺再灌注模型中，氧糖剥夺6小时后再复氧，再复氧的同时给予丁苯酞，24小时后检测细胞活性（LDH检测法）。以上两种模型均设置阳性对照药组，采用奥扎格雷钠作为阳性对照药（10μmol/L），对照正常组和模型组均给予等量的溶媒。

**8. 机制研究** 许多研究表明丁苯酞可以通过多个靶点对神经起保护作用，如丁苯酞能显著降低氧化应激和硝化应激损伤，改善线粒体功能，抑制炎症并减少神经细胞凋亡等。本研究可以从体内外多个方向出发来探究丁苯酞治疗缺血性脑卒中的作用机制。

（1）谷氨酸诱导的兴奋性毒性是首个被广泛研究的缺血性脑损伤的机制。丁苯酞可能减少脑缺血诱导的谷氨酸的积累，同时也抑制了过度激活的谷氨酸下游信号传导途径，如抑制钙内流，降低细胞内钙浓度。

（2）氧化应激和硝化应激主要在缺血半暗带的组织中产生，半暗带是脑保护药最主要的需要挽救的区域。丁苯酞可能通过抑制超氧阴离子、过氧化氢、羟基自由基和过氧亚硝酸盐或二氧化氮的产生，从而减少脑梗死体积，限制缺血性病变的扩展。

（3）脑缺血后线粒体的生物发生/融合和裂变都会发生改变。丁苯酞可能通过抑制线粒体损伤来保护缺血脑组织，可以观察线粒体的超氧化物水平、线粒体的膜电位和线粒体的形态等来评价。

（4）急性缺血性脑卒中后的免疫介导的炎症反应是目前研究中的重要治疗靶点。在丁苯酞治疗后，检测炎症因子IL-1β、IL-6和TNF-α等的释放情况，确定丁苯酞对炎症的抑制作用。

（张慧灵）

## 参考文献


[1] Devinsky O, Vezzani A, O'Brien TJ, et al. Epilepsy[M]. Nat Rev Dis Primers, 2018, 4: 18024.

[2] Wang Y, Chen Z. An update for epilepsy research and antiepileptic drug development: Toward precise circuit therapy[J]. Pharmacol Ther, 2019, 201: 77-93.

[3] Simonato M, Brooks-Kayal AR, Engel J, et al. The challenge and promise of anti-epileptic therapy development in animal models[J]. Lancet Neurology, 2014, 13(9): 949-960.

[4] Loscher W, Klitgaard H, Twyman RE, et al. New avenues for anti-epileptic drug discovery and development[J]. Nat Rev Drug Discov, 2013, 12(10): 757-776.

[5] Rogawski MA, Loscher W. The neurobiology of antiepileptic drugs[J]. Nat Rev Neurosci, 2004, 5(7): 553-564.

[6] Wang Y, Yu X, Zhang P, et al. Neuroprotective effects of pramipexole transdermal patch in the MPTP-induced mouse model of Parkinson's disease[J]. J Pharmacol Sci, 2018, 138(1): 31-37.

[7] Anderson DW, Neavin T, Smith JA, et al. Neuroprotective effects of pramipexole in young and aged MPTP-treated mice [J]. Brain Res, 2001, 905(1-2): 44-53.

[8] Shimohama S, Sawada H, Kitamura Y, et al. Disease model: Parkinson's disease[J]. Trends Mol Med, 2003. 9(8): 360-365.

[9] Chen R, Park HA, Mnatsakanyan N, et al. Parkinson's disease protein DJ-1 regulates ATP synthase protein components to increase neuronal process outgrowth[J]. Cell Death Dis, 2019, 10(6): 469.

[10] Ho PW, Leung CT, Liu H, et al. Age-dependent accumulation of oligomeric SNCA/α-synuclein from impaired degradation in mutant LRRK2knockin mouse model of Parkinson disease: role for therapeutic activation of chaperone-mediated autophagy (CMA) [J]. Autophagy, 2019, 14: 1-24.

[11] Xiao X, Chen Q, Zhu X, et al. ABAD/17β-HSD10 reduction contributes to the protective mechanism of huperzine a on the cerebral mitochondrial function in APP/PS1mice[J]. Neurobiol Aging, 2019, 81: 77-87.

[12] Ratia M, Giménez-Llort L, Camps P, et al. Huprine X and huperzine A improve cognition and regulate some neurochemical processes

related with Alzheimer's disease in triple transgenic mice (3xTg-AD)[J]. Neurodegener Dis,2013,11(3):129-140.
[13] Yang L,Ye CY,Huang XT,et al. Decreased accumulation of subcellular amyloid-β with improved mitochondrial function mediates the neuroprotective effect of huperzine A[J]. J Alzheimers Dis,2012,31(1):131-142.
[14] Sabbagh JJ,Kinney JW,Cummings JL. Alzheimer's disease biomarkers:correspondence between human studies and animal models [J]. Neurobiol Dis,2013,56:116-130.
[15] Keren-Shaul H,Spinrad A,Weiner A,et al. A Unique Microglia Type Associated with Restricting Development of Alzheimer's Disease[J]. Cell,2017,169(7):1276-1290.
[16] Burian M,Geisslinger G. COX-dependent mechanisms involved in the antinociceptive action of NSAIDs at central and peripheral sites[J]. Pharmacol Ther,2005,107(2):139-154.
[17] Fillingim RB,King CD,Ribeiro-Dasilva MC,et al. Sex,gender,and pain:a review of recent clinical and experimental findings[J]. J Pain,2009,10(5):447-485.
[18] Bonin RP,Bories C,DeKoninck Y. A simplified up-down method (SUDO) for measuring mechanical nociception in rodents using von Frey filaments[J]. Mol Pain,2014,10:26.
[19] King T,Vera-Portocarrero L,Gutierrez T,et al. Unmasking the tonic-aversive state in neuropathic pain[J]. Nat Neurosci,2009,12 (11):1364-1366.
[20] Ehrlich AT,Kieffer BL,Darcq E. Current strategies toward safer mu opioid receptor drugs for pain management[J]. Expert Opin Ther Targets,2019,23(4):315-326.
[21] van Os J,Kapur S. Schizophrenia[J]. Lancet,2009,374(9690):635-645.
[22] Miyamoto S,Duncan GE,Marx CE,et al. Treatments for schizophrenia:a critical review of pharmacology and mechanisms of action of antipsychotic drugs[J]. Molecular Psychiatry,2005,10,79-104.
[23] Jones CA,Watson DJG,Fone KCF. Animal models ofschizophrenia[J]. Br J Pharmacol,2011,164(4):1162-1194.
[24] 苏允爱,司天梅,郭春梅,等. 奥氮平对谷氨酸功能低下的精神分裂症小鼠模型的作用[J]. 中华精神科杂志,2010,43(2):111-115.
[25] Krishnan V,Nestler EJ. The molecular neurobiology of depression[J]. Nature,2008,455(7215):894-902.
[26] Fournier,JC,DeRubeis RJ,Hollon SD,et al. Antidepressant Drug Effects and Depression Severity A Patient-Level Meta-analysis [J]. Jama-Journal of the American Medical Association,2010,303(1):47-53.
[27] Krishnan V,Nestler EJ. Animal Models of Depression:Molecular Perspectives[J]. Curr Top Behav Neurosci,2011,7:121-147.
[28] 陈奇,张伯礼. 中药药效研究方法学[M]. 北京:人民卫生出版社,2016.
[29] Yang Y,Cui YH,Sang KN,et al. Ketamine blocks bursting in the lateral habenula to rapidly relieve depression[J]. Nature,2018,554(7692):317-322.
[30] Huang ZL,Qu WM,Eguchi N,et al. Adenosine A2A,but not A1,receptors mediate the arousal effect of caffeine[J]. Nat Neurosci,2005,8(7):858-859.
[31] 魏伟,吴希美,李元建. 药理实验方法学[M]. 第4版. 北京:人民卫生出版社,2010.
[32] Qu WM,Yue XF,Sun Y,et al. Honokiol promotes non-rapid eye movement sleep via the benzodiazepine site of the GABA(A) receptor in mice. Br J Pharmacol,2012,167(3):587-598.
[33] Xu Q,Xu XH,Qu WM,et al. A mouse model mimicking human first night effect for the evaluation of hypnotics[J]. Pharmacol Biochem Behav,2014,116:129-136.
[34] MacLellan CL,Silasi G,Auriat AM,et al. Rodent models of intracerebral hemorrhage[J]. Stroke,2010,41(10 suppl 1):S95-S98.
[35] Zille M,Karuppagounder SS,Chen Y,et al. Neuronal death after hemorrhagic stroke in vitro and in vivo shares features of ferroptosis and necroptosis[J]. Stroke,2017,48(4):1033-1043.
[36] Sommer CJ. Ischemic stroke:experimental models and reality[J]. Acta Neuropathol,2017,133(2):245-261.
[37] Chamorro Á,Dirnagl U,Urra X,et al. Neuroprotection in acute stroke:targeting excitotoxicity,oxidative and nitrosative stress,and inflammation[J]. Lancet Neurol,2016,15(8):869-881.
[38] Marshall RS. Progress in intravenous thrombolytic therapy for acute stroke[J]. JAMA Neurol,2015,72(8):928-934.

第十章

# 治疗呼吸系统疾病药物的药理学研究

## 第一节 治疗支气管哮喘药物的药理学研究

### 一、概述

支气管哮喘（bronchial asthma）是一种常见病和多发病，尤其在儿童和青少年中多发。中国目前的发病人数在4000万~5000万之间，全球发病人数在3亿以上。全球哮喘防治策略（Global Strategy for Asthma Management and Prevention，GINA）2019年更新版将哮喘定义为"哮喘是一种特异质疾病，常以慢性气道炎症为特征。其主要的呼吸系统症状表现为随时间和强度变化的喘息、气短、胸闷和咳嗽，以及可变的呼气气流受限"。哮喘也是复杂的基因与环境相互作用的结果，其临床表现、气道炎症的类型和强度以及气道重塑均存在特异质性。哮喘治疗的目标是达到良好的哮喘控制，即尽量减少症状负担和恶化的风险。抗炎和支气管扩张剂治疗是治疗哮喘的主要方法，根据疾病阶段逐步使用。药物治疗的决策基础是通过反复对症状控制、危险因素、并发疾病、副作用和患者满意度进行评估和重新评估逐渐进行的。当哮喘需要高强度治疗控制时，或哮喘在治疗后仍无法控制时，可归为严重哮喘。近几年新的生物制品疗法和生物标志物的发展，为表型特异性干预和实现更个性化的治疗严重哮喘提供了机会。本节是依据哮喘的病理生理学机制，结合目前临床常用的治疗哮喘的药物或新的生物制品如单克隆抗体描述研发药物的方法学和评价体系。

#### （一）哮喘的发病机制与病理生理

气道炎症是哮喘的一个显著特征。T淋巴辅助细胞（T helper 2，Th2）炎症发生在80%的儿童和大多数哮喘成人中，与环境过敏原（如尘螨、真菌、宠物和花粉）过敏有关。这种过敏常与特应性皮炎（湿疹）、过敏性鼻炎和食物过敏等其他临床表现有关，伴Th2反应的炎性浸润主要由嗜酸性粒细胞组成，也包括肥大细胞、嗜碱性细胞、中性粒细胞、单核细胞和巨噬细胞。肥大细胞脱颗粒和嗜酸性粒细胞空泡化是哮喘炎症介质细胞活化和释放的主要表现。轻度至中度过敏性哮喘黏膜肥大细胞主要为Th2细胞依赖性胰蛋白酶表达型。在较难治疗的哮喘中，肥大细胞中同时含有胰酶和糜酶占主导地位，与含胰蛋白酶的肥大细胞相比，其存活更依赖于干细胞因子（也称为KIT配体）。

T细胞在哮喘气道中的主要作用是调控炎症细胞的类型。虽然Th2 CD4淋巴细胞的活性在典型变态反应性哮喘中占主导地位，但其他一系列T细胞在不同哮喘亚型中的作用也已被发现，包括Th1细胞和Th17细胞与中性粒细胞哮喘的关系。嗜酸性粒细胞变应性哮喘和潜在的非变应性哮喘中，Th2型免疫反应的启动是通过上皮细胞来源的细胞因子IL-25、IL-33和胸腺基质淋巴生成素（thymic stromal lymphopoietin，TSLP）的分泌而发生的。这些细胞因子诱导一个新的先天淋巴细胞亚群［nucells，一类2组先天淋巴细胞（innate lymphoid cells，ILC2s）］产生Th2型细胞因子IL-5、IL-9和IL-13。过敏原致敏还需要特异性抗原呈递气道树突状细胞（DC）和T细胞之间的相互作用。这一机制涉及分解过敏原成小肽，以及选择性主要组织相容性复合体Ⅱ（MHC-Ⅱ）表达这些小肽幼稚 T 细胞受体的 T 细胞。有效的过敏原信号还需要发生在局部淋巴聚集的 DC 和 T 细胞之间的共刺激相互作用，使 T 细胞分化成 Th2 型 T 细胞。这些 T 细胞分泌 Th2 型细胞因子如 IL-3、IL-4、IL-5、IL-13 和粒细胞巨噬细胞集落刺激因子（GM-CSF），形成了 IgE、肥大细胞和嗜酸性细胞反应的过敏性哮喘的特征。许多与哮喘有关的过敏原如尘螨、蟑螂、动物和真菌源具有酶活性，能够穿透上皮屏障，直接与黏膜 DC 相互作用。在此期间，静止的 DC 转化为表达一系列细胞黏附和共刺激分子激活细胞。这些分子被幼稚 T 细胞识别，T 细胞与 DC 相互作用，形成一个免疫突触，促进过敏原的出现。少数过敏原特异性 Th2 细胞迁移到 B 细胞滤泡激发免疫球蛋白从 IgM 转向 IgE，其他的过敏原特异性 Th2 细胞转移到气道黏膜，在化学趋化因子的影响下，诱导 Th2 型炎症反应和分泌相关的前炎细胞因子。

致敏后，当气道再次接触过敏原将触发肥大细胞介导的变态反应速发相（EAR），表现为支气管收缩反应，持续 5～90 分钟，包括 IgE 依赖的释放组胺、前列腺素 $D_2$ 和白三烯 $C_4$（$LTC_4$）、$LTD_4$ 和 $LTB_4$。紧随其后的是迟发相（LAR），持续 3～12 小时，与白细胞（尤其是嗜酸性粒细胞）的浸润和活化有关，进一步使肥大细胞释放 $LTC_4$ 和 T 细胞产生 Th2 细胞因子，引起气道高反应性。气道高反应性是儿童和成人伴有或不伴有粒细胞性炎症的哮喘表型的一个特征。在哮喘中，气道平滑肌是高度收缩的，气道局部的肥大细胞的活化可进一步增加平滑肌的收缩。而气道高反应性也可能由独立于气道炎症的机械转导引起。

气道重塑可以在儿童哮喘早期出现，表明它不仅仅是炎症的结果。重塑的特征是上皮损伤和纤毛功能障碍，杯状细胞化生，网状板层和网状基底膜厚度增加，血管增多，上皮下的肌成纤维细胞、纤维细胞和气道平滑肌质量增加。气道平滑肌质量是气流受限的最强预测因子。这些重塑特征导致气道壁增厚，定量 CT 可观察气道管腔狭窄、黏液堵塞和小气道闭塞。重塑被认为是气道高反应性的基础。上皮杯状细胞化生是由于 IL-4、IL-9、IL-13 的作用，以及表皮生长因子家族成员等生长因子的分泌，导致上皮细胞应激和损伤。上皮下基底膜的增厚局限于网状板层，这是修复型胶原 Ⅰ、Ⅲ、Ⅴ、Ⅵ与周围蛋白、肌腱蛋白、骨桥蛋白、纤维连接蛋白沉积的结果。上皮下的胶原是由上皮下的肌成纤维细胞产生的。上皮损伤后释放血小板衍生生长因子（platelet-derived growth factor，PDGF）、成纤维细胞生长因子（fibroblast growth factor，FGF）和转移生长因子 β（transforming growth factor-β，TGF-β）导致了上皮细胞间充质转化（epithelial-mesenchymal transition，EMT）。此外，上皮细胞是表皮生长因子（epidermal growth factor，EGF）家族成员的来源，表皮生长因子家族成员能够促进纤维化和平滑肌增殖，以及释放神经营养因子和血管生成因子，如血管内皮生长因子（vascular endothelial growth factor，VEGF）。这些生长因子共同促进伴随气道重建的神经和微血管的增殖。促生长因子的产生是上皮损伤和修复延迟的直接结果。最后，上皮下微血管周细胞的迁移和成纤维细胞的增殖，以及成纤维细胞向肌成纤维细胞的分化，导致了黏膜纤维化、气道平滑肌细胞增生及其与上皮细胞之间距离的缩短。

#### （二）哮喘的治疗

标准的哮喘治疗：GINA、美国国家哮喘教育和预防项目和英国胸腔学会提供的哮喘指南是根据哮喘的严重程度和疾病控制程度来分类的。这一分类有 4～5 个步骤，并根据步骤评估控制哮喘药物的使用，如吸入糖皮质激素（inhaled corticosteroid，ICS）、短效 $\beta_2$ 受体激动药（short-acting beta2 agonist，SABA）、长效 $\beta_2$ 受体激动药（long-acting beta2 agonist，LABA）、白三烯受体拮抗药（leukotriene receptor antagonist，LTRA），以及针对严重哮喘的 IgE 特异性单克隆抗体和最新上市的 IL-4 受体单克隆抗体（IL-4R）。

## 二、治疗支气管哮喘药物临床前药效学研究设计

**1. 动物及动物模型选择**　动物的选择：最常用的动物为豚鼠、大鼠和小鼠，主要用于小分子药物的筛选和药效学评价。猴主要用于大分子药物如人的单克隆抗体的药效学评价，相对较少使用。人的单克隆抗体与小动物如豚鼠、大鼠或小鼠的受体很少有交叉结合，除非用人源化的转基因小鼠模型来评价人的单克隆抗体。猴与人类蛋白同源性高，与猴的受体结合概率较大，因此，人的单克隆抗体的药效学评价经常采用食蟹猴。当然，假如在受体结合实验中验证人的单克隆抗体能与大鼠或小鼠的受体交叉结合，则可以进行大鼠或小鼠的预试验，

确定有作用后也可以作为评价人的单克隆抗体的备选动物。

（1）小鼠　与其他动物相比，小鼠哮喘模型具有许多优势。一是研究分子机制的试剂充分、种类繁多；二是有大量的转基因小鼠；三是小鼠的过敏免疫机制研究比较充分。因此小鼠哮喘模型在药物效应和机制方面的研究最为常用。但由于与灵长类间存在许多生理学差异，如气道结构差异、气道平滑肌发育不良、气道上皮纤毛较少、黏液下腺和杯状细胞稀少、细胞免疫和体液免疫的差异等。因此，许多在小鼠哮喘模型中验证的有效的化合物，往往在人体临床试验中无效。

（2）大鼠　人类哮喘的许多特点可在大鼠哮喘中复制。一些品系如 Brown Norway（BN）大鼠产生 IgE 作为主要的过敏性抗体。与小鼠模型相似，大鼠也有大量的相应检测试剂可以应用，因此也可对大鼠模型进行过敏性炎症机制的研究。与小鼠相比，大鼠模型的另一优势是体表面积大，可获得的研究样本量大。大鼠的缺陷在于不能通过吸入抗原诱导速发相支气管收缩，必须通过静脉注射诱导。

（3）豚鼠　豚鼠是使用最广泛的过敏性哮喘模型。尽管这种动物和人之间有较大差异，但致敏豚鼠的过敏性支气管收缩（早发相，速发型）在研究抗过敏、支气管扩张药物方面是最常使用的检测指标。豚鼠哮喘模型的支气管收缩和人类支气管哮喘中支气管收缩特点相同，包括接触抗原后的支气管收缩反应，气道对介质的高反应性，以及过敏性支气管炎症的嗜酸性细胞特征。然而利用豚鼠制作哮喘模型确有一些不利条件，如缺少物种特异性的免疫学试剂，难以鉴别特定的细胞类型和细胞因子等。

（4）猴　在评价大分子药物如人的单克隆抗体药物方面，主要采用灵长类动物模型。猴对抗原表现出 IgE 介导的速发相（抗原攻击引起的支气管收缩反应）和迟发相（气道持续性炎症细胞浸润）过敏反应，出现典型的气道高反应性，与小鼠、大鼠和豚鼠相比，猴的免疫系统和人非常相似。

总之，任何动物模型都各具优缺点，在解释特定研究问题的价值方面可通过与人类疾病的相关性来评价。然而，至今哮喘尚无根治药物，说明其病理机制尚未完全诠释，还需要对其发病机制继续进行广泛研究。因此，目前在建立哮喘动物模型上用到许多物种，包括小鼠、大鼠、豚鼠、雪貂、仓鼠、兔、犬、羊、猪、马和猴，它们各具优缺点。必须认识到动物模型仅是替代物，从这些研究中获得的结果必须与对人的相应试验获得的结果相比较，以便减少或避免错误。在评价新药上需注意，仅从一种动物模型上不足以获得有效结论。应谨慎地采用合适的动物模型才可为药物的效应提供有价值的信息。

**2. 给药途径、给药剂量和给药时间选择**

（1）给药途径　药物的给药途径一般要求与临床给药途径一致。治疗哮喘的药物大多采用气雾吸入途径给药，如 $\beta_2$受体激动药、M 受体阻断药、吸入糖皮质激素等。故在药效学评价时采用气雾吸入或气道内滴入给药方式。

（2）给药剂量　创新药物采用预试验确定给药剂量，正式试验至少设计 3 个剂量组（低、中、高），可以计算 $ED_{50}$或 $ID_{50}$。已知药物可以参考文献资料或根据临床用量按体表面积换算。

（3）给药时间　哮喘模型的建立先需要抗原和佐剂致敏动物，间隔 14～21 天再用抗原激发才能形成哮喘急性的支气管收缩反应，即所谓速发相，持续 5～90 分钟，此相主要是肥大细胞和嗜碱性粒细胞脱颗粒释放组胺、白三烯和细胞因子等支气管平滑肌收缩介质。速发相过后，往往需要过 1～2 周才能再次诱发，或再次致敏后诱发，因此，哮喘模型药效学评价量效关系的试验大多采用预先给药的方式，给药时间的确立参考药物的 $C_{max}$和 $T_{1/2}$。哮喘治疗药物时效关系的试验可能不同于其他药物，可参考本节中的量效关系的预先给药的方案。

## 三、实例

### 【实例一】 长效 $\beta_2$受体激动药 HCD-9817105 对支气管收缩的作用及机制研究

**1. 药物特性**　β 受体激动药包括非选择性的 β 受体激动药如异丙肾上腺素（$\beta_1$和 $\beta_2$），选择性 $\beta_2$受体激动药如沙丁胺醇、叔丁喘宁等。$\beta_2$受体激动药通过兴奋气道平滑肌和肥大细胞膜表面的 $\beta_2$受体，舒张气道平滑肌、减少肥大细胞和嗜碱性粒细胞脱颗粒及其介质的释放、降低微血管的通透性、增加气道上皮纤毛的摆动等缓解哮喘症状。此类药物较多，可分为作用维持 4～6 小时的 SABA 如沙丁胺醇、叔丁喘宁，和作用维持 8～12 小时以上的 LABA 如福莫特罗、沙美特罗、奥达特罗、维兰特罗和英达特罗。前者 SABA 为速效（1～3 分钟内起效），后者 LABA 缓慢起效（5～15 分钟起效），故哮喘急性发作时需用 SABA 救治，不能使用 LABA。$\beta_2$受体激动药与气道靶细胞膜上的 $\beta_2$受体结合，激活兴奋性 G 蛋白，活化腺苷酸环化酶，催化细胞内三磷酸腺苷（ATP）转化为环磷酸腺苷（cAMP），细胞内的 cAMP 水平增加，进而激活 cAMP 依赖蛋白激酶（PKA），通过细胞内游离钙浓度的下降、肌球蛋白轻链激酶（MCLK）失活和钾通道开放等途径，最终松弛平滑肌以达到扩张支气管的疗效，见图 10－1－1。

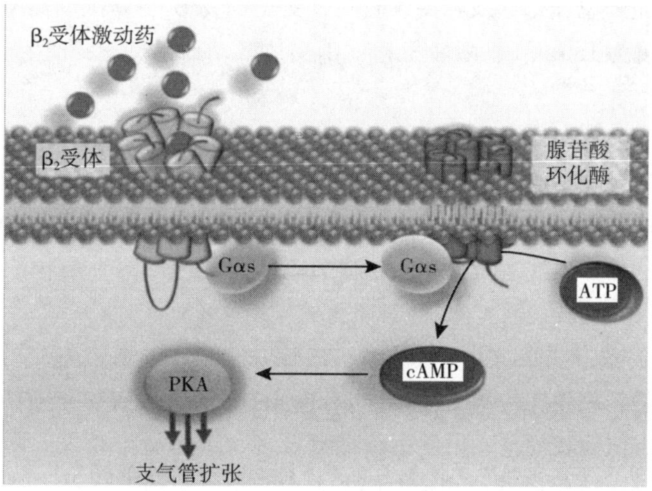


**图 10－1－1 $\beta_2$受体激动药经典作用机制**

**2. 研究目的** $\beta_2$受体激动药在临床的主要适应证是松弛扩张支气管平滑肌，故药效学评价首先应证明受试化合物对动物模型和离体模型的支气管扩张作用，其次验证其抗气道炎症、抑制气道高反应和减轻气道重塑作用。在机制研究方面，应采用放射配体受体结合试验阐明受试物对 β 受体的选择性。

**3. 动物选择和模型选择** 豚鼠是在乙酰胆碱（ACh）、组胺、白三稀诱导的支气管收缩整体和离体试验最为常用的首选动物，其效应和机制与人的支气管收缩反应相同。因此，本研究选用普通级或 SPF 级，8～10 周龄，体重 300～451g 的 Hartley 豚鼠（雌雄兼用）作为建立模型的动物，以评价 $\beta_2$受体激动药的支气管扩张作用。

**4. 实验分组**

（1）整体动物模型量效关系 设模型组，受试药物 $\beta_2$受体激动药 HCD-9817105（0.01μg/ml、0.1μg/ml、1μg/ml、3μg/ml）4 个剂量组，阳性药对照 $\beta_2$受体激动药福莫特罗（0.1μg/ml、1μg/ml、10μg/ml、30μg/ml）4 个剂量组。每组 8～10 只豚鼠。

（2）整体动物模型时效关系 取抑制率 80%～25% 的药物浓度，根据预期药物作用时间的长短分组，如长效 $\beta_2$受体激动药作用时间超过 24 小时的（>25% 抑制率）可以分别设置 1 小时、2 小时、4 小时、8 小时、12 小时、18 小时、24 小时 7 组（7 个时间点），前 1 小时、2 小时、4 小时 3 个时间点抑制率控制在 80%。每组 6～8 只豚鼠。

（3）离体器官模型量效关系 受试药物 $\beta_2$受体激动药 HCD-9817105（0.01～10nmol/L）5 个浓度组，阳性药对照 $\beta_2$受体激动药福莫特罗（0.1～100nmol/L）5 个浓度组。每个浓度 3～4 只豚鼠，6～8 试验样本。

（4）离体器官模型测定 药物作用起效和持续时间通过将受刺激的气管片与受试药物或对照药物在同一浓度下孵育，以产生 60%～80% 的电刺激收缩抑制作用，评估受试药物或对照药物的起效时间和作用时间。作用开始时间定义为达到 50% 最大松弛量所需要的时间（$T_{50}$ onset），作用持续时间定义为从给药结束后达到 50% 张力恢复量所需要的时间（$T_{50}$ offset）。

**5. 给药途径、给药剂量和给药时间**

（1）整体动物模型量效关系 上述药物用溶剂配制成溶液，于 MCh 气雾吸入诱导支气管收缩前 10～30 分钟气雾吸入给药。受试药物 $\beta_2$受体激动药 HCD-9817105（0.01μg/ml、0.1μg/ml、1μg/ml、3μg/ml），阳性药对照 $\beta_2$受体激动药福莫特罗（0.1μg/ml、1μg/ml、10μg/ml、30μg/ml）。采用德国百瑞雾化器（Turbo BOY 型）给豚鼠雾化吸入1分钟。

（2）整体动物模型时效关系　上述药物用溶剂配制成溶液，于MCh气雾吸入诱导支气管收缩前1小时、2小时、4小时、8小时、12小时、18小时、24小时气雾吸入给药。如受试药物$\beta_2$受体激动药HBD01抑制率80%为0.5μg/ml，阳性药对照$\beta_2$受体激动药福莫特罗抑制率80%为10μg/ml。采用德国百瑞雾化器给豚鼠雾化吸入1分钟。

（3）离体器官模型量效关系　受试药物$\beta_2$受体激动药HCD-9817105（0.01～10nmol/L）5个浓度组，阳性药对照$\beta_2$受体激动药福莫特罗（0.1～100nmol/L）5个浓度组。均采用累积浓度法向含有气管片样本的浴槽中加药。

（4）离体器官模型　测定药物作用起效和持续时间，受试药物$\beta_2$受体激动药HCD-9817105产生60%～80%的电刺激收缩抑制作用的浓度为1nmol/L，阳性药对照$\beta_2$受体激动药福莫特罗产生60%～80%的电刺激收缩抑制作用的浓度为10nmol/L。

**6. 评价指标**　整体试验模型量效关系：上述动物分组给药后，用戊巴比妥钠或乌拉坦麻醉，手术行气管插管和胸内压插管。术后将豚鼠置肺功能测定的密闭仓内，描记ACh诱导支气管收缩前的正常呼吸容积、气道流速和胸内压，然后用德国百瑞雾化器雾化10mg/ml ACh溶液15秒钟诱导豚鼠支气管收缩，描记ACh吸入后的呼吸容积、气道流速和胸内压。计算出气道阻力和动态肺顺应性。统计出每个药物浓度的抑制百分率，最后计算出抑制50%的浓度（$IC_{50}$）。比较受试药物与阳性对照药的作用强度。

（1）整体试验模型时效关系　按照以上量效关系的试验方法测定气道阻力和动态肺顺应性。统计每个药物浓度的抑制百分率，计算药物作用效应的半衰期（half-time），比较受试药物与阳性对照药的作用持续时间。该有创麻醉动物测定肺功能的方法比较规范，但使用动物数量多，工作量也较大。因此，可考虑采用无创清醒动物肺功能测定方法，给药途径、给药剂量和给药时间与有创麻醉方法相同，采用法国EMKA或美国Buxco公司的小动物肺功能测定仪，单仓清醒动物测定豚鼠肺功能气道阻力指标（Penh，被迫呼吸间隙）。统计每个药物浓度的抑制百分率，计算药物作用效应的半衰期，比较受试药物与阳性对照药的作用持续时间。此清醒动物肺功能测定方法仅需要设置3组动物（对照组、受试药物组、阳性对照药物组），每个时间点可以用该组内同一动物，反复用MCh气雾吸入诱导支气管收缩，减少了动物使用数量，符合实验动物3R原则。

（2）离体试验模型量效关系　从安乐死后的豚鼠（体重300～400g）取离体豚鼠组织制备气管，将气管切成片状或螺旋条状。气管条维持在37℃的含氧克-亨（Krebs-Henseleit）氏营养液中。组织连接到拉力传感器，在电刺激开始前或卡巴胆碱（CCh）诱导前，预负荷1g以获得稳定的静息张力。使用MedLab（南京美易，中国）或PowerLab软件（AD Instruments，Oxford，UK）记录张力变化。

（3）电刺激法　电刺激（EFS）气管条10秒的方波脉冲5Hz，每2分钟0.1毫秒。为了建立最大平滑肌收缩反应，在刺激电压10%～15%以上持续刺激气管条20分钟，在所需的最大收缩反应之前向浴槽中依次加入受试药物或阳性对照药$10^{-11}$～$10^{-4}$mol/L浓度，观察它们对平滑肌的扩张作用，比较它们的半数有效浓度（$EC_{50}$）和95%可信区间。左心房电刺激频率为1Hz（最高最大电压0.1ms）。左心房样本在浴槽中稳定45分钟，测量收缩基线，用0.1μmol/L异丙肾上腺素添加到浴槽中两次，测试心房响应。然后用克-亨氏营养液清洗心房两次，让其恢复大约15分钟，然后依次加入受试药物或阳性对照药$10^{-11}$～$10^{-4}$mol/L浓度，观察它们对左心房收缩频率和幅度的影响，比较它们的半数有效浓度（$EC_{50}$）和95%可信区间。

（4）卡巴胆碱诱导法　用CCh（$10^{-7}$mmol/L）收缩气管平滑肌至最大状态（形成平台可持续30分钟以上），然后以累积浓度法分别依次加入受试药物$10^{-11}$～$10^{-4}$mol/L浓度或阳性对照药，观察它们对平滑肌的扩张作用，比较它们的半数有效浓度（$EC_{50}$）和95%可信区间。

（5）离体器官模型　测定药物作用起效和持续时间，受试药物产生60%～80%的电刺激收缩或CCh诱导收缩抑制作用的浓度为1nmol/L，阳性对照药产生60%～80%抑制作用的浓度为10nmol/L。加入浴槽后观察受试药物或对照药物的$T_{50}$ onset和$T_{50}$ offset。

**7. 机制研究**

（1）$\beta_1$和$\beta_2$受体结合试验　重组人类β-肾上腺素受体$\beta_1$（$h\beta_1$）和$\beta_2$（$h\beta_2$）。用稳定表达$h\beta_1$和$h\beta_2$-肾上腺素受体的HEK293细胞制备的膜，以[$^3H$]二氢丙烯醇为放射配体，或以[$^{125}I$]氰基吲哚洛尔为放射配体在

CHO 细胞中表达 h$\beta_3$，进行 β-肾上腺素受体结合。在缓冲液中（75mmol/L Tris/HCl、12.5mmol/L $MgCl_2$、1mmol/L EDTA、pH 7.4、37℃）孵育含有细胞膜的检测板，并在 37℃适当浓度的竞争配体中孵育 60 分钟。用 96 孔排枪收取在 1% 牛血清白蛋白预处理的 GF/B 玻璃纤维滤板上捕获的结合放射性元素，用液闪仪测定。肾上腺素受体的非特异性结合分别加普萘洛尔（10mmol/L）和阿普萘洛尔（1mmol/L）测定 h$\beta_1$、h$\beta_2$和 h$\beta_3$。

受试物对重组人类 h$\beta_1$和 h$\beta_2$-受体的亲和力测定还可通过$^3$H-CGP12177［4-(3-tert-butylamino-2-hydroxypropoxy)-benzimidazol-2-one hydrochloride］（Perkin Elmer Life and Analytical Sciences）替代细胞膜制备表达受体亚型中的一种。膜制备表达重组人受体亚型从膜靶系统获得。人 h$\beta_1$和 h$\beta_2$-受体的蛋白浓度为 16μg/well 和 5μg/well，测定放射配体浓度分别为 0.14nmol/L 和 0.6nmol/L。用替代产生的竞争性曲线测定激动剂浓度范围。在 1μmol/L 浓度普萘洛尔测定非竞争性结合。用含 0.3% 聚乙烯亚胺缓冲液处理 96 孔板，在室温下轻摇培养 60 分钟。然后用 50mmol/L Tris/HCl、pH 7.4 进行过滤和洗涤，终止结合反应。滤片干燥 30 分钟后，加入 30ml OptiPhaseHifase Ⅱ，用液闪仪测定，计算受试物对重组人类 h$\beta_1$和 h$\beta_2$-受体的亲和力。

（2）受体功能试验（cAMP 测定）　功效测定在稳定表达人 h$\beta_1$、h$\beta_2$和 h$\beta_3$-肾上腺素受体的 HEK 或 CHO-K1 细胞中进行，在 37℃激动剂作用 10 分钟。全细胞 cAMP 使用［$^{125}$I］cAMP 放射测定。为了测量 $\beta_2$受体激动剂的 IA，用人支气管上皮细胞（BEAS-2B）表达内源性 $\beta_2$肾上腺素受体水平。细胞在完全无血清培养基（LHC-9 培养基，含有肾上腺素和维甲酸）中培养。在实验前一天，培养基被切换到不含肾上腺素或维甲酸的 LHC-8。

**8. 实验结果和疗效判断**　略。

## 【实例二】 抗哮喘气道炎症和免疫调节药物

**1. 药物特性**　哮喘是一种特异质疾病，常以慢性气道炎症为特征。Th2 型炎症发生在 80% 的儿童和大多数哮喘成人中，与环境过敏原（如尘螨、真菌、宠物和花粉）过敏有关。这种过敏常与特应性皮炎（湿疹）、过敏性鼻炎和食物过敏等其他临床表现有关，伴 Th2 淋巴细胞反应的炎性浸润主要由嗜酸细胞组成，也包括肥大细胞、嗜碱性细胞、中性粒细胞、单核细胞和巨噬细胞。目前临床上对气道炎症治疗常用的抗炎药物包括糖皮质激素（GC）、磷酸二酯酶 4（PDE4）抑制剂、抗白三烯药物、肥大细胞膜稳定剂（mast cell membrane stabilizer）以及生物制剂［抗 IgE 单克隆抗体（IgE monoclonal antibodies）、IL-4R 单克隆抗体（IL-4R monoclonal antibody）、IL-5 单克隆抗体（IL-5 monoclonal antibody）等］。吸入性糖皮质激素（ICS）已被公认作为防治哮喘气道炎症的一线药物，原则上一经诊断为哮喘即可使用。

虽然上述抗炎药物在作用机制上有所区别（下面简要阐述各自的机制），但在临床前药效评价中，所采用的动物和离体细胞模型对炎症和免疫指标的观察大致相同，故在此举例 PDE4 抑制剂临床前药效学评价。

抗哮喘炎症药物分别简要介绍如下：

（1）吸入糖皮质激素（ICS）　ICS 的广泛使用彻底改变了哮喘的治疗方法，大大降低了严重哮喘患者的发病率和死亡率。目前临床上已有几种局部作用的糖皮质激素如布地奈德、氟替卡松、莫米松、环索奈德可供哮喘患者吸入使用，虽然它们具有类似的疗效，但药物动力学的差异使这些药物之间在临床上治疗应用也有所差异。ICS 对大多数哮喘患者的炎症控制非常有效。ICS 能改善哮喘患者的生活质量，改善肺功能，减少发作频率，长期使用可能缓解不可逆的气道改变。虽然 ICS 最初是为了减少重症哮喘患者口服糖皮质激素的剂量而引入的，但经过二十多年的临床研究已经证实，绝大多数患者可以摆脱口服糖皮质激素。目前只有 1% 的哮喘患者需要口服糖皮质激素维持治疗以控制哮喘（激素依赖性哮喘），仍需要短期口服糖皮质激素治疗哮喘加重。ICS 有局部副作用，包括增加口腔念珠菌病和发声困难，但正确的应用方法可减少或完全控制局部副作用。

1）糖皮质激素抑制哮喘炎症的分子机制：糖皮质激素激活许多抗炎基因，如脂皮素-1（lipocortin-1）、$\beta_2$肾上腺素受体、分泌白细胞抑制蛋白质、IκB-α（NF-κB 抑制剂）、MKP-1（抑制 MAP 激酶通路）、糖皮质激素诱导的亮氨酸拉链（GILZ）抗炎和抑制性细胞因子 IL-10、IL-12。糖皮质激素还抑制许多在炎症中被激活的促炎基因如炎性细胞因子，如 IL-1α 和 IL-1β、IL-2、IL-3、IL-4、IL-5、IL-6、IL-8、L-13、IL-15、IL-17、TNF-α、GM-CSF、SCF、TSLP 等，趋化因子 CCL-1、CCL-5、CCL-11、CXCL-8 等，炎性酶诱导型一氧化氮合酶（iNOS）、诱导型环氧化酶-2（COX-2）、诱导型磷脂酶 $A_2$（$cPLA_2$）等，炎性肽内皮素-1，炎性介质受体神经激肽（NK-1）受体、缓激肽（BK-2）受体，以及黏附分子如细胞间黏附分子（ICAM-1）和血管细胞黏附分子（VCAM-1）。并具有一些转录后效应。了解糖皮质激素作用的分子机制也为研发新的ICS和理解糖皮质激素耐药性的分子机制提供了新的见解。

2）糖皮质激素的细胞效应：在细胞水平上，糖皮质激素减少哮喘患者的气道炎症细胞的数量，包括嗜酸性粒细胞、淋巴细胞、肥大细胞和DC。糖皮质激素通过抑制趋化因子和黏附分子的产生而抑制炎症细胞，如嗜酸性粒细胞、T淋巴细胞、肥大细胞和树突细胞招募到气道及其在气道的存活。上皮细胞也是ICS的主要细胞靶点，ICS抑制气道上皮细胞中许多活化的炎症基因（图10－1－2）。常规ICS治疗能恢复上皮完整性，相对较快地抑制黏膜炎症，可在3小时内检测到与嗜酸性粒细胞显著减少相关的气道高反应性降低。布地奈德和福莫特罗干粉吸入剂用作哮喘治疗，可缓解病情恶化。然而，气道高反应性的完全逆转可能需要几个月的时间才能达到一个平台，这可能反映了气道结构变化的恢复。

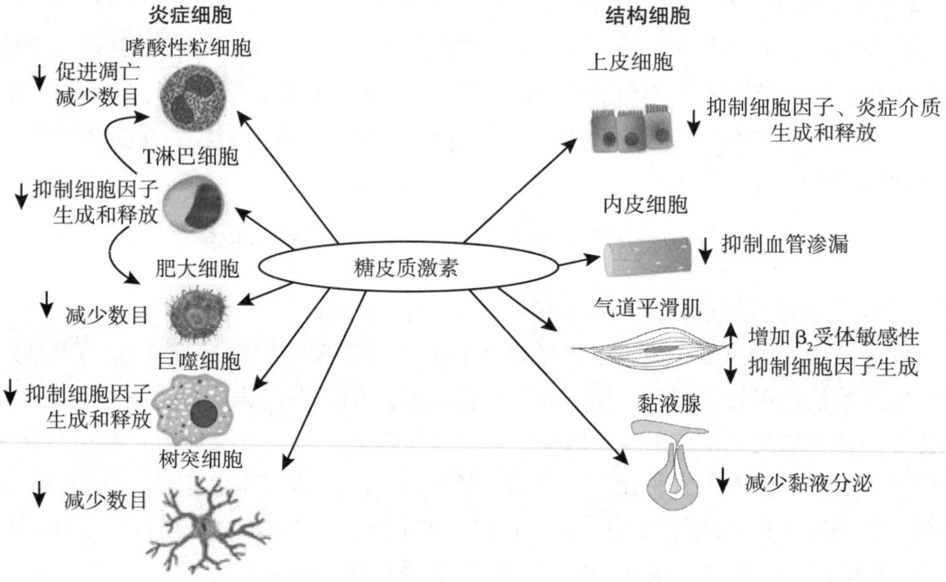


**图10－1－2 糖皮质激素的细胞效应**

3）糖皮质激素药效学评价：研发新的ICS需要根据糖皮质激素的细胞效应和分子机制。除此之外，尚需进行其他方面的基础研究，如与激素受体的亲和力、受体亚型结合力以及对肺组织的亲和力等，比较新结构ICS受体的亲和力和受体亚型结合力与临床现有的ICS如布地奈德、氟替卡松、莫米松等的差别。

（2）磷酸二酯酶-4抑制剂（PDE4 inhibitor） 糖皮质激素因其广泛的抗炎作用而成为哮喘治疗的主要药物；然而，其他药物，如PDE4抑制剂也显示出抗气道炎症活性。PDE4抑制剂罗氟司特等药物对哮喘和慢性阻塞性肺病患者具有良好的安全性和有效性。PDE4抑制剂抑制免疫细胞的活性，其作用类似于皮质类固醇，但通过不同的抗炎途径发挥作用，并独特地阻断中性粒细胞炎症。罗氟司特和其他PDE4抑制剂还被证明当添加到糖皮质激素和抗白三烯治疗哮喘时，可提供额外的保护作用。目前认为具有双PDE3和PDE4抑制作用的药物具有更好的支气管扩张和抗炎活性，在治疗哮喘和慢性阻塞性肺病（COPD）中有更好的前景。

PDE4抑制剂抑制哮喘炎症的分子机制：PDE4超家族由11个金属磷酸酶的酶家族组成。这组酶水解环-3,5-腺苷单磷酸（cAMP）和环-3,5-鸟苷单磷酸（cGMP），导致cAMP和cGMP在气道和其他组织中失活。11个家族成员中PDE4是大多数炎症和免疫细胞cAMP代谢的主要调节者。选择性PDE4抑制剂能减轻炎症，抑制免疫细胞，松弛气管平滑肌及调节肺部神经，可用于治疗多种炎症和免疫疾病。cAMP和cGMP在细胞活性调控中起关键作用，在气道中调节平滑肌张力、介质分泌和炎症细胞的活化。而PDE3和PDE4抑制剂除了调节炎症免疫细胞外还能调控气道上皮细胞、肺成纤维细胞、平滑肌和内皮细胞等气道结构细胞的表达（图10－1－3）。因此，在今后几年内将有新的双PDE3和PDE4抑制剂（PDE3/4抑制剂）上市治疗哮喘和COPD。

PDE4 或 PDE3/PDE4 抑制剂药效学评价：药效试验应该根据新的 PDE4 或 PDE3/PDE4 的细胞效应和分子机制。除此之外，尚需进行其基础方面的研究，如用 U937 人单细胞上清细胞裂解液测定 PDE4 同工酶活性，并与阳性药物如罗氟司特进行比较。因为 PDE4 同工酶以两个独特的结构形态存在，即低亲和力结合位点（$PDE4_L$）和高亲和力结合位点（$PDE4_H$），对罗利普兰（rolipram）分别有高亲和力和低亲和力，能特异地识别不同类型的抑制剂。改变药效基团增加其对 PDE4L 的亲和力，提高该类药物的 $PDE4_H/PDE4_L$ 比率，可能增加治疗率，改善副作用。抑制 $PDE4_H$，与其副作用有关，而抑制 $PDE4_L$，则与抗炎效应有关。研究表明 $PDE4_L$ 与嗜酸性粒细胞中 NADPH 氧化酶的抑制、脾细胞 IL-2 的释放和单核细胞 TNF-α 的释放有关。而呕吐和胃酸分泌增加与 $PDE4_H$ 的抑制有关。

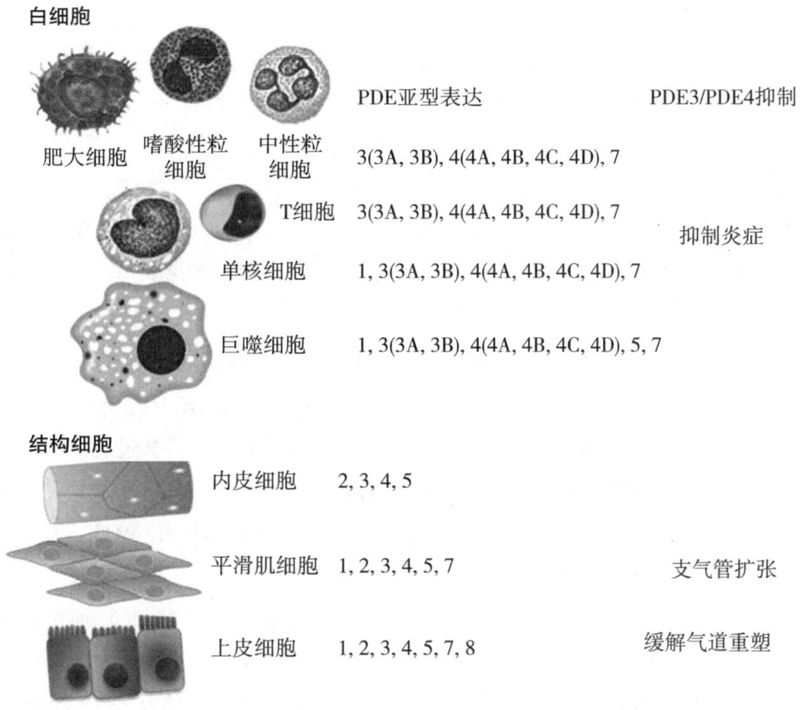


**图 10-1-3　PDE4 抑制剂的细胞效应**

（3）抗白三烯药物　白三烯是哮喘发病中的重要介质，不仅参与气道炎症反应，而且可能是气道重塑的主要介质。抗白三烯药物（antileukotrienes drugs）按其作用机制不同，可分为半胱氨酰白三烯受体阻断药（cysteinyl leukotriene receptor antagonists，$CysLT_1R$ 和 $CysLT_2R$）如孟鲁司特钠和扎鲁斯特，以及白三烯合成抑制药（leukotriene synthesis inhibitors）如齐留通两大类。抗白三烯药物虽有一定的抗炎作用，但其作用强度较糖皮质激素弱。抗白三烯药物主要应用于轻、中度哮喘吸入糖皮质激素疗效不显著或不能控制，作为替代激素治疗；运动性哮喘；阿司匹林诱发的哮喘；冷空气诱发的哮喘；中、重度哮喘患者吸入大剂量糖皮质激素有疗效，但周身不良反应较多见，需要减少糖皮质激素的剂量；糖皮质激素抵抗型哮喘；拒绝应用糖皮质激素或不愿意用吸入装置的哮喘患者。

新近研发的抗白三烯药物主要为选择性白三烯 B4（LTB4）拮抗剂。有两个 G 蛋白偶联受体（G protein-coupled receptor，GPCR）被克隆为 LTB4 受体。第一个是 BLT1，被称为高亲和力 LTB4 受体，在白细胞的不同亚群中表达，负责 LTB4 依赖的白细胞迁移。第二种是 BLT2，最初报道为低亲和力 LTB4 受体，现在被认为是各种氧化脂肪酸的受体，包括 12-羟基庚三烯酸（12-HHT）和羟基二十酸（hydroxyicosanoic acid，HETE）。BLT2 表达于肠、角膜和肺的表皮角质形成细胞和上皮细胞，负责伤口愈合和表皮屏障功能。在过敏性气道炎症，用卵白蛋白（OVA）致敏和激发小鼠支气管哮喘模型证实了 BLT1 在变应性气道炎症中的重要性。在 BLT1-KO 小鼠中，OVA 攻击后 CD4 和 CD8 T 细胞进入气道的浸润显著减少。除了 T 细胞外，嗜酸性粒细胞浸润在 BLT1-KO 小鼠中被减弱，Th2 细胞因子的产生减少，气道对乙酰甲胆碱诱导的高反应性减弱。研究发现 BLT1-KO 小鼠过敏性肺中 CD4 和 CD8 T 细胞产生的 IL-13 减少，而 OVA 致敏的 $BLT1^{+/+}$ T 细胞转移完全恢复了 BLT1-KO 小鼠 AHR 的降低，说明 T 细胞产生的 IL-13 在 AHR 中的重要性。

**2. 研究目的** 抗炎药在临床的主要适应证是减轻哮喘气道炎症，故药效学评价应首先研究受试化合物对哮喘气道炎症动物模型的作用，观察嗜酸性粒细胞、嗜碱性粒细胞、肥大细胞、中性粒细胞、淋巴细胞和巨噬细胞对气道和肺组织的浸润，以及这些炎症免疫细胞生成和释放炎症介质，包括组胺、白三烯、细胞因子（Th2 辅助细胞因子 IL-4、IL-5、IL-13、IL-17 和 Th1 辅助细胞因子 IFN-γ、IL-12）、转移生长因子（TGF-α、TGF-β）、PDGF、FGF、HGF。作为整体动物模型评价的补充，在离体细胞模型中，可用人和动物的原代细胞或细胞株如肥大细胞、嗜酸性粒细胞、气道上皮细胞、成纤维细胞等进一步阐明药物的作用机制。

**3. 动物选择和模型选择**

（1）豚鼠 Hartley 豚鼠诱导哮喘模型成功率高，致敏后抗原攻击支气管收缩症状与哮喘患者的临床表现类似，是哮喘模型的易感动物，因此本研究选用普通级或 SPF 级 8 周龄左右体重 250～320g 的 Hartley 豚鼠（雌雄兼用）作为建立哮喘模型的动物，以评价受试化合物对气道炎症、气道重塑和气道高反应的作用。

（2）小鼠 雌性 BALB/c 小鼠哮喘模型在研究药物效应和机制方面最为常用，是哮喘模型的易感动物，用于验证受试化合物是否有抗气道炎症、抑制气道高反应和减轻气道重塑作用。可选用 SPF 级 6～8 周龄体重 20～23g 的雌性 BALB/c 小鼠作为建立哮喘模型的动物，以评价受试化合物对气道炎症、气道重塑和气道高反应的作用。此处重点介绍卵白蛋白（OVA）诱导的小鼠哮喘模型。

（3）致敏原制备 ①佐剂氢氧化铝凝胶的制备，根据 $AlCl_3 \cdot 6H_2O + 3NaOH = Al(OH)_3 \downarrow + 3NaCl + 6H_2O$，称取氢氧化铝（$AlCl_3 \cdot 6H_2O$）约 3.1g 和碳酸氢钠（NaOH）1.54g，分别溶于约 20ml 纯水中。将两者混合，搅拌均匀，反应生成 $Al(OH)_3$ 约 1g。将 $Al(OH)_3$ 置于铺有滤纸的布氏漏斗中过滤 3 次，末次过滤后将约 1g $Al(OH)_3$ 定容到 100ml 0.9% 生理氯化钠溶液中，室温搅拌过夜，即为 1% $Al(OH)_3$ 凝胶。OVA + 氢氧化铝凝胶（致敏原）的配制，称取约 1mg OVA（Grade V，Sigma Chemical Co.，St. Louis，MO），加入 1% $Al(OH)_3$ 凝胶中，定容到 50ml，混合均匀，即得 20μg/ml OVA + $Al(OH)_3$ 凝胶溶液。

（4）致敏与激发 第 0 天，将 20μg/ml OVA + $Al(OH)_3$ 凝胶溶液 1ml 分别注射到小鼠两后脚垫（各 50μl）、颈部（100μl）、背部（100μl）和两侧腋窝（各 100μl）皮下，和腹腔注射（500μl）。第 14 天，加强致敏 1 次，腹腔注射 20μg/ml OVA + $Al(OH)_3$ 凝胶溶液 500μl。第 21～27 天抗原攻击，将小鼠放置于 30cm 正方形密闭有机玻璃箱内，用德国百瑞雾化器（TurboBOY 型）给小鼠雾化吸入 10mg/ml OVA（Grade V，Sigma）生理盐水溶液，每天 1 次，每次 30 分钟，连续 7 天。

**4. 实验分组** 设正常对照组、模型组、受试药物 PDE4 抑制剂 4 个剂量组、阳性药 PDE4 抑制剂 Roflumilast 4 个剂量组，每组 10 只小鼠。除正常对照组不进行致敏和抗原攻击，其余个试验组均需致敏和抗原攻击。

**5. 给药途径、给药剂量和给药时间** 受试药物 PDE4 抑制剂 Piclamilast（1mg/kg、3mg/kg、9mg/kg、27mg/kg）和阳性药 PDE4 抑制剂 Roflumilast（1mg/kg、3mg/kg、9mg/kg、27mg/kg）于哮喘模型致敏第 21 天抗原攻击前 1 小时灌胃给药，模型组用等量溶剂灌胃给药，每天 1 次，连续 7 天。

**6. 评价指标** 肺功能测定/乙酰甲胆碱（methacholine，MCh）诱导气道高反应性（AHR）；ELISA 法测定/血清中总 IgE 和 OVA 特异性 IgE 含量；镜检/肺泡灌洗液（BALF）中炎症细胞数目；Q-PCR 法检测/肺组织匀浆 IL-4、IL-5、IL-13、Eotaxin、TNF-α、CCL-2（MCP-1）、IL-1β、IL-17 等 mRNA 表达。ELISA 法检测/BALF 中 IL-4、IL-5、IL-13、Eotaxin 等蛋白水平，以及组胺水平。甲醛固定肺组织后制成组织切片。H&E 染色观察嗜酸性粒细胞肺组织浸润；甲苯胺蓝染色观察肥大细胞脱颗粒；PAS 染色观察气道上皮杯状细胞化生；Masson 染色观察气道周围胶原沉积；Western Blot、免疫组化或 ELISA 检测信号蛋白，如 cAMP、CREB、TLR4、AKT、GSKβ、β-catenin、p38、Erk1/2、JNK、STAT3 等蛋白磷酸化。以下作简要描述。

（1）总 IgE 和 OVA 特异性 IgE（OVA-sIgE）检测 致敏第 20 天取血，于小鼠眼窝静脉取血约 0.5ml，3000 转/分离心 10 分钟分离血清不少于 0.2ml。血清保存 -80℃ 冰箱待测总 IgE 和 OVA-sIgE。

（2）气道高反应性检测 每天 1 次，每次 30 分钟，连续 7 天抗原攻击后 24 小时，腹腔注射戊巴比妥钠麻醉。

将小鼠仰卧固定，分离气管，气管插管，分离颈外静脉并插管用于注射各浓度乙酰甲胆碱（MCh）；将小鼠装入体积描记箱内，于第4~5肋间插入胸腔插管，测胸内压。待稳定后，从颈外静脉插管，依次注入2μg/kg、4μg/kg、8μg/kg、12μg/kg、16μg/kg的MCh激发，MCh给药体积为0.1ml/10g体重。用MedLab生物信号采集系统记录给MCh前后小鼠潮气量、气道流速和跨肺压值，并通过公式计算气道阻力（$R_{aw}$）及肺动态顺应性（$C_{dyn}$）。最后计算出$R_{aw}$ $PC_{100}$MCh值（MCh增加$R_{aw}$ 100%的剂量）和$C_{dyn}PC_{25}$MCh值（MCh减少$C_{dyn}$25%的剂量），比较受试药物与对照药物的作用强度。

$$R_{aw}=\frac{跨肺压}{气道流速}\quad R_{aw}增加\%=\frac{注射\text{ MCh }后\ R_{aw}-注射\text{ MCh }前\ R_{aw}（基础值）}{注射\text{ MCh }前\ R_{aw}（基础值）}\times100\%$$

$$R_{aw}=\frac{潮气量}{跨肺压}\quad C_{dyn}减少\%=\frac{注射\text{ MCh }前\ C_{dyn}（基础值）-注射\text{ MCh }后\ C_{dyn}}{注射\text{ MCh }前\ C_{dyn}（基础值）}\times100\%$$

气道高反应性检测也可应用清醒小鼠气道阻力测定法。采用法国EMKA或美国Buxco公司的小动物肺功能测定仪，单仓清醒动物测定小鼠肺功能气道阻力指标（Penh，被迫呼吸间隙）。统计每个药物剂量的抑制百分率，计算出药物作用效应的半衰期，比较受试药物与阳性对照药的作用持续时间。在比较药物作用持续时间的试验中，清醒动物肺功能测定方法仅需要设置3组动物（对照组、受试药物组、阳性对照药物组），每个时间点可以该组内同一动物反复用MCh气雾吸入诱导气道高反应，减少动物使用数量，符合实验动物伦理3R原则。

（3）支气管肺泡灌洗　气道高反应性测定结束后，结扎左肺，用总量1.5ml生理盐水（含1%牛血清白蛋白和5000IU/L肝素）灌洗右肺，0.5ml灌洗1次，重复3次，收集3次的支气管肺泡灌洗液（BALF），混合均匀，取0.1ml，加入白细胞计数液，用细胞计数仪计数细胞总数。剩余BALF 2000转/分，离心10分钟，取上清保存于-80℃冰箱待测细胞因子。沉淀用于涂片，瑞士吉姆萨染色后镜下分类计数嗜酸性粒细胞、中性粒细胞、淋巴细胞和巨噬细胞。

（4）肺组织病理取材及处理　取结扎的左肺，上半部分保存于-80℃冰箱待测细胞因子mRNA表达。下半部分用4%甲醛固定，梯度酒精脱水、透明剂透明，石蜡包埋，4μm切片。

H&E染色观察肺组织炎症细胞浸润和半定量分析，值得引起注意的是，OVA诱导小鼠气道炎症模型的成功率大于90%，如果模型组小鼠H&E染色肺组织炎症细胞浸润不明显和BALF中嗜酸性粒细胞增加不明显（与空白对照组比较增加少于5倍），表明造模并不成功，需考虑重新造模来评价药物。

甲苯胺蓝染色观察肥大细胞脱颗粒和定量分析是值得尝试的方法，可以直观药物对肥大细胞脱颗粒的作用，减少分离肺组织肥大细胞的程序，尤其是评估肥大细胞膜稳定剂如色甘酸钠类药物是一个比较好的指标。

PAS染色观察气道上皮杯状细胞化生增殖和半定量分析，正常小鼠的杯状上皮细胞很少，呈发育不良。但OVA致敏小鼠经抗原攻击后杯状细胞化生，呈几何级增加，是一个非常明显变化的指标；显示哮喘发作时黏蛋白MUC5AC表达增加，黏痰分泌增加。

Masson染色观察气道周围胶原沉积气道重塑和半定量分析。Masson染色是指用两种或三种阴离子染料混合，胶原纤维呈蓝色，肌纤维呈红色，用于显示气道重塑和肺组织中纤维化的染色方法之一。气道周围胶原沉积和气道重塑是哮喘的主要病理特点，尤其在慢性哮喘期间表现更为明显。

**7. 机制研究**

（1）信号蛋白免疫组化染色　检测信号蛋白如TLR、AKT、GSKβ、β-catenin等蛋白表达。

（2）ELISA检测细胞因子、趋化因子、组胺和血清IgE　取-80℃冰箱保存的BALF上清各200μl，根据试剂盒说明书测定IL-4、IL-5、IL-13、Eotaxin蛋白含量和组胺含量。取-80℃冰箱保存的血清，根据试剂盒说明书测定检测总IgE和OVA-sIgE含量。

（3）定量PCR检测肺组织中细胞因子mRNA表达　取小鼠肺组织约100mg，加入1ml TRIZON Reagent，用匀浆器匀浆。4℃ 12000转/分，离心10分钟，取上清约0.8ml，加入0.2ml三氯甲烷，混合均匀，4℃ 12000转/分，离心10分钟；取上清约0.3ml，加入0.5ml异丙醇，轻轻振荡，4℃ 12000转/分，离心10分钟；去上清，沉淀中加入1ml 75%乙醇，4℃ 12000转/分，离心3分钟；去上清，吸干液体，加入30μl RNA-Free水复溶。取

2μl 于微量分光光度计上测定 RNA 浓度和 $A_{260}/A_{280}$ 比值。RNA-Free 水调整 RNA 浓度为 0.5μg/μl，取 2μl，根据 HiFiScript cDNA Synthesis Kit 说明书，将 RNA 逆转录为 cDNA。将 cDNA 用 RNA-Free 水 1∶1 稀释，取 2μl，根据 UltraSYBR Mixture（Low ROX）说明书，用定量 PCR 仪（SimpliAmp，Applied Biosystems Co. USA）检测肺组织匀浆中 IL-4、IL-5、IL-13、Eotaxin、TNF-α、CCL-2（MCP-1）、IL-1β、IL-17 等 mRNA 表达。

（4）Western Blot 肺组织中信号蛋白　采用免疫沉淀法缓冲液裂解各组肺组织，加入 1% PMSF 和 1% 蛋白酶抑制剂，然后变性蛋白。BCA 蛋白试剂盒测定总蛋白浓度。SDS-聚丙烯酰胺凝胶分离等量蛋白样品（30μg）。将蛋白质转移到 0.45μm 硝酸纤维膜，用 5% 脱脂牛奶封闭膜，在 4℃ 过夜，分别用 p-Erk1/2、Erk1/2、p-JNK、JNK、p-p38、p38、p-STAT3、STAT3、CREB、TLR、AKT、GSKβ、β-catenin、p-CREB、p-AKT、p-GSKβ、p-β-catenin（1∶1000，Cell Signaling Technology，Beverly，MA，USA）或 GAPDH（1∶1000，Santa Cruz Biotechnology，Santa Cruz，CA）特异性抗体孵育。然后，将印迹与荧光二抗（1∶5000）在室温下孵育 2 小时。采用双色红外成像系统（Odyssey；LI-COR，Lincoln，NE，USA）显示免疫反应条带。

**8. 实验结果和疗效判断**　略。

# 第二节　治疗慢性阻塞性肺病药物的药理学研究

## 一、概述

慢性阻塞性肺病（chronic obstructive pulmonary disease，COPD）是一种全球发病率和死亡率很高的常见病。COPD 的特点是可逆性较差的小气道阻塞（慢性阻塞性细支气管炎，简称老慢支）和肺气肿，导致在体力活动时空气滞留和呼吸急促。COPD 发展最常见的危险因素是吸烟、空气污染和细菌病毒感染。目前对 COPD 的潜在机制仍知之甚少，但这种疾病与慢性炎症有关。此外，COPD 还涉及肺部加速老化和一种可能由氧化应激驱动的异常修复机制。病毒或细菌感染可引起 COPD 急性加重，并与预后不良有关。COPD 稳定期的主要对症治疗方法是使用吸入性长效支气管扩张剂，而糖皮质激素（glucocorticoid，GC）主要适用于 COPD 同时具有哮喘特征的患者，如嗜酸性炎症和气道阻塞的可逆性。长效支气管扩张剂的对症治疗不能减少疾病的进展，也不能有效抑制 COPD 的慢性炎症。目前对 COPD 病理生理学中涉及的炎症过程的研究已确定了几个最有希望的靶点，包括新的抗氧化剂，激酶抑制剂，靶向细胞衰老、微生物定植、炎症基因表达的表观遗传调控和缓解 GC 耐药的药物（图 10－2－1）。

### （一）COPD 发病机制与病理生理

COPD 与慢性炎症有关，主要影响周围气道和肺实质，尽管大气道也有炎症变化。随着疾病的进展，炎症程度随着肺中性粒细胞、巨噬细胞和淋巴细胞聚集数量的增加而加重。长期吸入刺激物如香烟、生物质燃料烟雾和空气污染物，会激活模式识别受体 Toll 样受体，导致先天免疫反应。这种免疫反应会引起肺中性粒细胞和巨噬细胞数量的增加，以及气道上皮细胞和黏液分泌的激活。适应性免疫的激活发生在疾病的后期，并导致肺 T 淋巴细胞和 B 淋巴细胞的数量增加。这些细胞可能被组成淋巴滤泡，导致 DC 数量的增加和活化。在这种适应性免疫反应中，肺组织 CD8 T 细胞和 CD4 T 辅助性 1 细胞的数量也相应增加。肺 CD4 T 辅助性 17 细胞的数量也在增加，并可能进一步加剧嗜中性粒细胞炎症。一些慢性阻塞性肺病患者的呼吸道嗜酸性粒细胞增多，痰液增多，与哮喘有一些共同的特征（合并哮喘），如气道阻塞的可逆性和对 GC 的反应比典型的 COPD 患者更敏感。

COPD 患者肺中许多不同炎症介质的水平都在增加，包括脂质和肽介质，以及维持炎症并将循环细胞招募到肺中的细胞因子和趋化因子网络。其中许多炎性介质通过炎性转录因子激活核因子-κB（nuclear factor kappab，NF-κB）和丝裂原激活蛋白激酶（mitogen-activated protein kinase，MAPKs），尤其是 p38-MAPK。此外，有些 COPD 患者降解中性粒细胞，巨噬细胞和上皮细胞分泌的弹性蛋白纤维的蛋白酶也增加了。在较大的气道中，中性粒细胞的弹性蛋白酶可能是黏液高分泌的重要刺激因子，而肺实质中的基质金属蛋白酶（matrix metalloproteinase，MMP-9 和 MMP-12）水平升高使肺气肿患者的肺弹性丧失可能是更为重要的（图 10－2－1）。

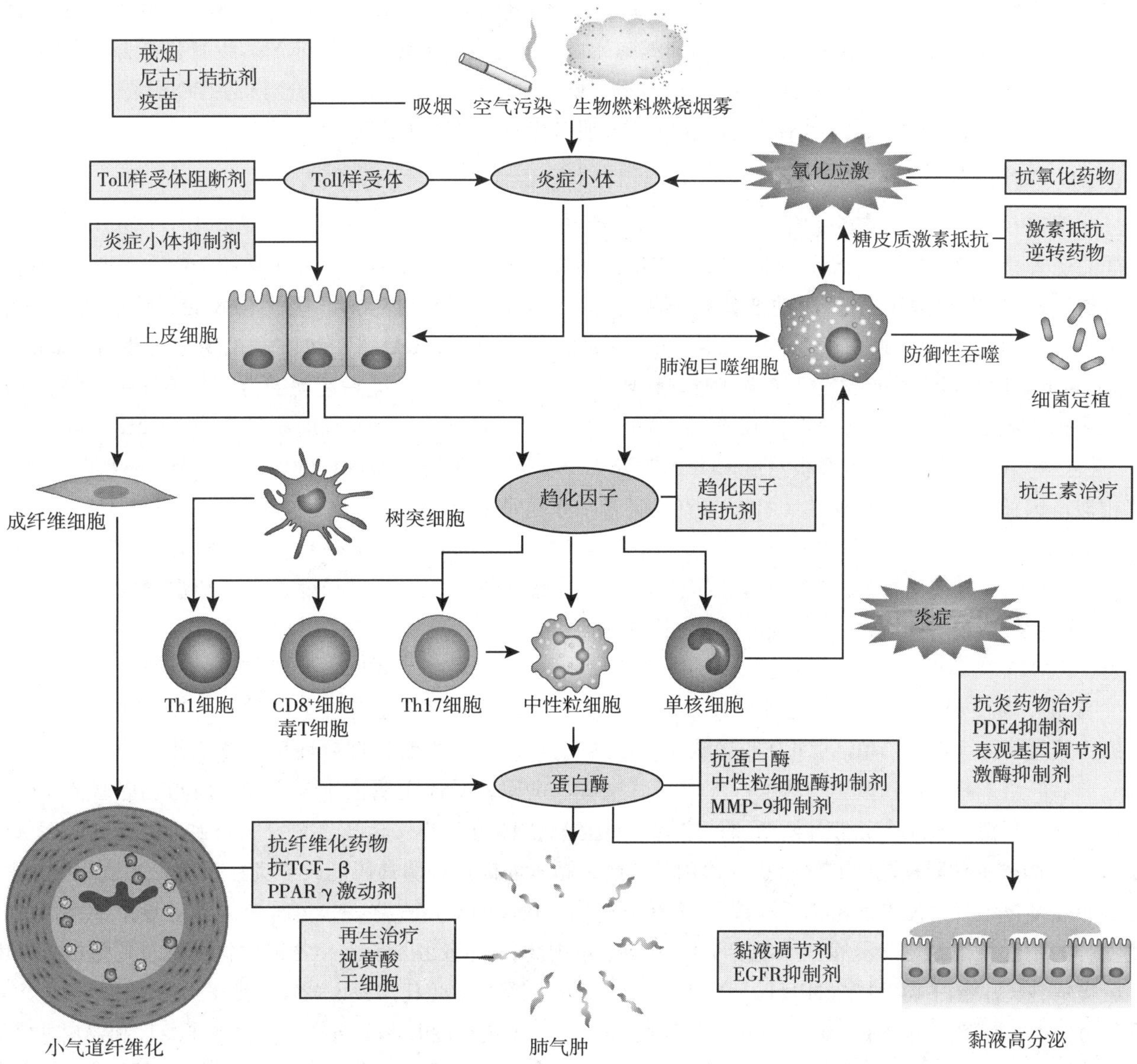


**图 10-2-1　COPD 治疗药物新靶点**

（引自 Nat Rev Dis Primers，2015，1：15025）

氧化应激的增加是 COPD 病理生理学中的一个关键驱动机制，并解释了该疾病的许多特征。COPD 患者的氧化应激增加是由于吸烟和空气污染，但也有机体内生炎症细胞的激活，特别是中性粒细胞和巨噬细胞。活性氧（reactive oxygen species，ROS）在几个方面导致 COPD 病理生理学（图 10-2-1）。例如，ROS 激活 NF-κB p38 MAPK，导致炎症基因的表达和蛋白酶的增加。ROS 也抑制内源性抗蛋白酶如 $\alpha_1$-antitrypsin 等增加，导致肺弹性丧失。此外，氧化应激会导致 DNA 损伤，而 DNA 损伤通常由高效的 DNA 修复过程中引起。然而，COPD 患者可能无法修复双链 DNA 断裂，也可能导致患肺癌的风险增加。ROS 诱导蛋白质羰基化，尤其是在严重 COPD 中，可能诱导循环自身抗体的产生，从而可能导致持续性的炎症和肺损伤。ROS 也激活 TGF-β，导致小气道纤维化。此外，氧化应激通过降低 HD2 的活性和表达而降低 GC 药物的反应性。ROS 还会降低 SIRT1（silent mating type information regulation 2 homologue 1）的表达和活性，SIRT1 在 COPD 患者的肺中显著降低，它在维持基因组稳定性、调节自噬、防止细胞衰老方面发挥作用。也有证据表明 COPD 患者的内源性抗氧化防御有缺陷。转录因子核因子红系 2 相关因子 2（NRF2）在调节多种抗氧化和细胞保护基因对氧化应激反应中起关键作用。NRF2 功能在 COPD 患者中受损，由于 HD2 活性降低导致其乙酰化增加，氧化应激不能适当激活 NRF2。有证据表明线粒体是 COPD 的 ROS 重要来源，COPD 患者线粒体功能紊乱，导致氧化磷酸化受损，细胞内 ATP 减少。COPD 患者上皮细胞中的线粒体片段化可通过体外吸烟模拟，引起线粒体 ROS 的产生和细胞衰老。吸烟诱导气道上皮细胞线粒体自噬摄取（mitophagy），导致线粒体缺陷和细胞死亡，这是由线粒体自噬调节剂磷酸酶和张力蛋白同源物诱导的假定激酶蛋白 1（tensin homologue-induced putative kinase protein 1，PINK1）介导的。PINK1 在 COPD 患者的上皮细胞中表达增加，敲除小鼠 PINK1 可防止慢性吸烟引起的肺气肿和黏液分泌。

### （二）COPD 的治疗

目前缓解 COPD 症状治疗的主要方法是使用吸入性长效支气管扩张剂，而 GC 主要适用于 COPD 同时具有哮喘特征的患者。但气管扩张剂治疗并不能减缓疾病的进展，也不能有效抑制 COPD 慢性炎症，主要是缓解呼吸困难。支气管扩张药包括 $\beta_2$受体激动剂和胆碱能受体拮抗剂（抗胆碱能类）。吸入长效支气管扩张剂是首选，其中长效胆碱能受体拮抗剂（long-acting muscarine receptor antagonist，LAMA）和长效 $\beta_2$受体激动剂（long-acting beta2 agonists，LABA）。长效支气管扩张剂改善肺功能，减少呼吸困难，提高运动能力，改善健康状况。单独应用 LAMA 也能减少 COPD 恶化频率，药效较 LABA 更好。LABA 和吸入性糖皮质激素（inhaled corticosteroid，ICS）联合与 LAMA 对减少重度和极重度 COPD 患者（$FEV_1$ 小于预测正常值的 50%）的病情恶化的作用比较，药效相似。因此，LAMA 可以作为 LABA 与 ICS 联合治疗这些患者的一种替代方案。LABA 和 LAMA 联合用药（简称 MABA），如茚达特罗（indacaterol）与格隆溴铵（glycopyrronium bromide）联合治疗在 COPD 患者中进行评估结果是：与单独使用格隆溴铵相比，联合使用 COPD 恶化更少，在减少轻度、中度和重度发作时，联合使用略好于格隆溴铵或噻托溴铵（tiotropium bromide）单独应用。

由于 LAMA 在 COPD 患者的气管扩张作用好于 LABA，故 LAMA 作为 COPD 气管扩张的首选。气道 M 胆碱受体至少有 $M_1$、$M_2$、$M_3$三个亚型，选择性 $M_1$胆碱受体阻断药可抑制副交感神经节的神经传递，从而引起气道松弛，但作用较弱，无治疗价值。COPD 和哮喘时 $M_2$胆碱受体的功能失常，抑制性反馈调节作用明显减弱，胆碱能神经节后纤维末梢释放乙酰胆碱增加，促使气道收缩。$M_3$胆碱受体主要位于气道平滑肌与黏膜腺体，受体激动时可使气道平滑肌收缩，黏液分泌增加；选择性 $M_3$胆碱受体阻断药引起气道平滑肌松弛，可充分发挥气管扩张作用。$M_3$胆碱受体阻断药除有气管扩张作用外，越来越多的证据表明其还能调节炎症反应。乙酰胆碱（ACh）能通过胆碱受体增强气道炎症。噻托溴铵是 $M_3$受体选择性较高的 LAMA 之一，可抑制香烟诱导小鼠慢性气道炎症模型肺的中性粒细胞炎症浸润，抑制 LTB4、IL-6、角细胞衍生趋化因子（KC）、单核细胞趋化蛋白 1（MCP-1）、巨噬细胞炎症蛋白-1α 和 2（MIP-1α 和 MIP-2），TNF-α 的释放。噻托溴铵也减轻香烟 + 病毒诱导小鼠气道炎症模型气道中性粒细胞浸润，和 TNF-α 和 IL-6 的表达。另一个 $M_3$选择性 LAMA 格隆溴铵减弱了急性和亚慢性吸烟引起的中性粒细胞和巨噬细胞的气道聚集，以及炎症细胞因子和趋化因子的升高。在暴露于香烟烟雾的 COPD 豚鼠模型中，另一种 $M_3$选择性 LAMA 阿地溴铵也能减弱肺泡间隔中性粒细胞浸润。虽然噻托溴铵、格隆溴铵和阿地溴铵这些 LAMA 与 $M_3$受体结合后解离时间远远超过 $M_2$或 $M_1$，但这些药物对 $M_1$、$M_2$、$M_3$亲和力是相似的。为了弄清这些受体亚型的促炎效应哪一个在香烟诱导的气道炎症模型中是更重要的。使用了针对每一种受体亚型的小鼠基因定位敲除，结果显示 $M_3$受体缺陷小鼠在暴露于香烟烟雾的急性小鼠模型中，肺中性粒细胞聚集和中性粒细胞趋化因子 KC 的释放均出现下降。与 $M_3$受体缺陷小鼠相比，$M_2$受体缺陷小鼠暴露于香烟烟雾后，气道中中性粒细胞浸润和 KC 释放均增加。其相关机制与胆碱受体对气管扩张作用是相似的，由于 $M_2$受体被阻断，消除了该受体的抑制性反馈调节作用，可使胆碱能神经节后纤维释放过多的乙酰胆碱，从而可以部分拮抗它们对 $M_3$胆碱受体的阻断作用。$M_2$受体缺陷小鼠气道中 ACh 水平升高，通过 $M_3$受体引起中性粒细胞炎症增强。$M_1$受体表达于副交感神经节并介导神经传递，$M_1$受体缺失的小鼠在吸烟后中性粒细胞炎症也有显著增强。这似乎是矛盾的，因为 $M_1$受体缺陷会导致气道乙酰胆碱的减少，从而导致炎症的减少。这些试验提示 $M_3$是参与香烟烟雾诱发气道炎症模型的主要受体。

$M_3$胆碱受体主要分布于人的大、小气道平滑肌，也存在于气道黏膜下腺体与血管内皮细胞，至于气道上皮细胞虽有存在，但不丰富。$M_3$胆碱受体激动时，可使气道平滑肌收缩、气道口径缩小，促进黏液分泌，血管扩张等。选择性 $M_3$胆碱受体阻断药可以松弛气道平滑肌，减少黏液分泌及血管渗出等，有明显的气管扩张作用，成为寻找一类新型抗胆碱药的特点。噻托溴铵、格隆溴铵和新近上市的芜地溴铵（umeclidinium bromide）和阿地溴铵（aclidinium bromide）对 $M_3$有一定的选择作用。短效的抗胆碱药（SAMA）异丙托溴铵与氧托溴铵均为非选择性 M 胆碱受体阻断药，对 $M_1$、$M_2$、$M_3$胆碱受体均能阻断。

$M_3$胆碱受体激动时，与 $M_1$胆碱受体激动机制一样，主要通过 Gp/q 蛋白，激活特异的磷脂酶 C，加速磷脂酰4,5-二磷酸（$PIP_2$）转化为1,4,5-三磷酸肌醇（$IP_3$）和二酰甘油（DAG）。$IP_3$与气道平滑肌细胞内质网膜上的 $IP_3$受体结合，使内质网 $Ca^{2+}$释放，细胞内 $Ca^{2+}$水平升高。DAG 与 $Ca^{2+}$协作，使蛋白激酶 C（PKC）对 $Ca^{2+}$不敏感状态变为敏感状态，细胞内 $Ca^{2+}$升高使 PKC 活化。$M_3$胆碱受体的激动导致气道平滑肌收缩等反应。

## 二、治疗慢性阻塞性肺病药物临床前药效学研究设计

**1. 动物及动物模型选择**　理想的 COPD 模型最好能同时反映 COPD 功能学和组织病理学的特征，既具有与人类疾病一致的以气流受限为特征的肺功能改变，同时还伴有肺内中性粒细胞占优势的炎症反应和气道、肺实质、肺血管的损伤。然而，目前所应用的动物模型都是根据某一研究的特殊需求来构建的，所以它不可能揭示疾病的全部病理生理特征。那么选用什么样的动物来构建动物模型呢？在近 60 多年的 COPD 实验研究中，研究者们曾尝试过用猪、马、猴、兔等大动物及豚鼠、啮齿类等小动物构建动物模型。目前最为常用的模型动物为啮齿类动物，因为现已对啮齿类动物尤其是小鼠的基因组进行了广泛深入的研究，完成了对其基因组的测序，发现其基因组与人类基因组十分相近。而且目前许多啮齿类动物体内的生物酶都有现成的商品化的完整抗体和探针，这使得定量与定位研究成为可能。并且啮齿类动物的繁殖速度较快，一窝生产数较高、自然生存期较短，因而能节约大量的研究时间，同时对啮齿类动物的饲养和维护费用也相对较低。

各种理化因素诱导构建了豚鼠和啮齿类动物的 COPD 模型用于 COPD 的研究。尽管有的模型并未被冠以 COPD 动物模型的名称，但对它们的肺部组织病理学和肺功能学分析表明它们具有目前我们所认识的人类 COPD 的某些病理生理特征，因而在此将这些模型的构建方法和组织病理学研究结果一并作介绍。

（1）吸烟暴露诱发的 COPD 动物模型　吸烟是人类 COPD 致病最常见的危险因素，因此，吸烟诱导的动物模型自然成为目前研究 COPD 病理生理、评价抗 COPD 药物的最主要的模型。与其他 COPD 模型相比，吸烟模型的最大优势是无论暴露的方法如何（整体暴露或口鼻式吸入装置暴露）均可用小动物来模拟慢性阻塞性肺病的许多特征，如：①慢性肺部炎症；②肺功能受损；③肺气肿；④黏液分泌过多；⑤小气道壁增厚和重塑；⑥血管重塑；⑦淋巴聚集物；⑧肺动脉高压。吸烟时间越长，特征表现越明显。

每口香烟烟雾中含有4000 多种化学物质和 $>10^{15}$自由基；因此，用弹性蛋白酶或脂多糖等单一刺激不太可能复制出像香烟烟雾的多方面反应。尽管几十年来，香烟烟雾一直被用于小动物肺部疾病的建模（主要是在研究吸烟与肺癌之间的关系），直到 1990 年，使用香烟烟雾建模 COPD 系统才真正开始使用，Wright 和 Churg 证实了豚鼠长期吸烟导致进行性肺气肿的变化，这些变化与肺功能的变化有关，与在人类肺气肿患者中观察到的变化一致。Wright 等用香烟诱导豚鼠（强迫吸烟），10 支香烟/天，5 天/周，分别观察 1 个月、3 个月、6 个月、12 个月。结果发现吸烟组与对照组豚鼠的肺泡平均直线距离（Lm）在第 1 月时无差异，第 3 个月时吸烟组为对照组的123%，6 个月时为 129%，12 个月时则可达 150%，且肺泡管与肺泡腔均存在扩大，肺泡总表面积亦明显减小。同时对肺功能检查也发现吸烟组动物的功能残气量（FRC）、残气量（RV）和肺总量（TLC）在 3 个月时已有增加，并在此后的观察期内呈现与 Lm 相关的进行性增加。因而，作者认为吸烟可干预实验动物肺的发育，导致肺组织的破坏，而且这种破坏存在结构和功能的相关性。

不同月龄的大鼠吸烟，发现其发生肺气肿概率有所不同，年幼动物明显高于年长动物。小鼠与大鼠比较，小鼠发生肺泡结构变化概率更大。比较 B6C3F1 小鼠和 Fischer344 大鼠暴露于香烟烟雾中 7 个月、13 个月，结果发现小鼠和大鼠的 Lm 在 7 个月和 13 个月时均增加，而小鼠的肺泡气腔容积密度（VVair）增加显著，肺泡隔容积密度（VVspt）在两个观测点均下降，但大鼠无上述变化。并且小鼠肺内中性粒细胞介导的炎症破坏较大鼠更明显。因此就吸烟诱导动物模型而言，B6C3F1 小鼠较 F344 大鼠更为敏感。

以上阐述的主要是慢性香烟暴露的模型，豚鼠或小鼠的 COPD 动物模型通常在6 个月的暴露期内建立，8 个月后就可以检测到主要的炎症和形态学变化。虽然通常达不到相当于 COPD 患者的严重阶段，但能模拟疾病的许多典型特征，如慢性炎症与中性粒细胞和巨噬细胞、CD4 和 CD8T 淋巴细胞数量增加，黏液分泌过多，肺功能

的变化，肺气肿，血管和小气道重塑。而急性香烟暴露可以诱导动物的气道炎症。根据经验，给小鼠每天10支香烟暴露4~5天，每天30~60分钟，即可形成小鼠气道中性粒细胞炎症模型，暴露10~20天，中性粒细胞的肺部浸润达到高峰，之后继续暴露，中性粒细胞的浸润会逐渐减少，形成结构细胞的损伤，向小气道纤维化发展，上皮细胞间充质转化（EMT）的指标可检测到。急性慢性和慢性模型的选用可以根据评价候选药物的机制加以考虑。如果评价药物的抗炎和抗氧化作用，可选用急性模型。如果评价药物对肺结构细胞的损伤（肺气肿）作用则考虑选用慢性模型。

（2）COPD急性加重模型　为了模拟COPD急性加重的病理变化，评估药物对COPD急性加重病理变化的作用，目前常用的动物模型为吸烟暴露加脂多糖（LPS）或吸烟暴露加病毒（如流感杆菌、合胞病毒、腺病毒，或病毒模拟试剂Poly I:C）。活病毒很难处理，通常需要特殊的控制设施。因此，使用Poly I:C来模拟病毒感染，并模拟COPD急性加重样改变。Poly I:C是一种合成的双链RNA（dsRNA）类似物，可模拟病毒感染相关的分子模式。Poly I:C可被TLR3识别，诱导NF-κB的活化和细胞因子的产生。如Kang等人将小鼠暴露于香烟烟雾中4周，在暴露的最后2周，给予4次Poly I:C。香烟烟雾增强了Poly I:C诱导的气道炎症和凋亡。此外，吸烟和Poly I:C也可导致肺气肿和气道纤维化加速。香烟烟雾和Poly I:C联合刺激在早期诱导Ⅰ型干扰素和IL-18，然后诱导IL-12/IL23 p40和IFN-γ、PKR激活（一种双链依赖RNA蛋白激酶）和eIF-2α（真核起始因子-2α）。这些研究表明，香烟烟雾可明显增强Poly I:C和病毒引起的小鼠肺部气道和肺泡炎症及重塑反应。

吸烟装置：目前制备动物模型的吸烟装置主要为整体吸烟装置和口鼻式吸烟装置，两者各有优势，口鼻式吸烟装置的优势是动物的口鼻直接对准烟雾暴露腔，吸烟较均匀；劣势是动物需要保定在管腔内，可能造成胸腔的挤压，不能自由活动，如果动物反身回头将造成缺氧窒息死亡。整体吸烟装置反之。在动物置入整体暴露向内时，必须用小的不锈钢丝笼或分格将每个动物分开，使得每个动物获得充分暴露，避免烟雾暴露时动物打堆，造成堆下的动物不能获得烟雾暴露。

（3）脂多糖（LPS）诱导的肺损伤模型　由于中性粒细胞是中性粒细胞弹性酶的主要来源，多年来一直被认为是驱动COPD相关病理的主要因素。因此，许多早期广谱抗炎药物如罗红霉素等大环内酯药物可以抑制LPS诱导的中性粒细胞浸润，故认为LPS急性肺损伤模型是这些研究的理想模型。LPS是一种细菌内毒素，香烟烟雾中也有存在，当它被注入呼吸道时，可引起明显的中性粒细胞炎症，在给药后6~24小时达到顶峰。长期用LPS刺激也被证明会导致气道重塑、肺气肿和肺功能改变。但重复使用LPS刺激会减弱中性粒细胞炎症，诱导免疫耐受，因此其临床相关性值得怀疑。该模型不能反映COPD的进行性、缓慢消退和类固醇不敏感炎症特征。虽然LPS模型仍被广泛用作研究调节Toll样受体介导的中性粒细胞增多和急性肺损伤机制的模型，但由于上述原因，它不再被常规用作评估COPD治疗前景的疾病模型，但可以作为吸烟模型的补充。

LPS急性模型仅需要一次性气管内滴入1mg/kg LPS即可形成。而慢性模型需要反复气管内滴入，单纯LPS每周2次，持续12周，给小鼠长期气道内滴入刺激结果发现可导致小鼠肺部慢性持续性炎症，这种炎症以支气管和血管周围的淋巴细胞（CD4、CD8、CD19）聚集为特征，肺实质内还有巨噬细胞和CD8 T细胞的聚集，以及与之相关的细胞因子的变化。同时，还可见肺内气道壁的增厚、黏液细胞的肥大和伴有慢性炎症反应的不可逆的肺泡扩大。这些组织病理改变与人类COPD的病理特征相似。LPS的来源非常广泛，模型成功率高，用LPS构建的气道炎症模型是吸烟模型的实验补充。

（4）促弹性蛋白水解酶诱导的肺气肿动物模型　向肺内灌注弹性酶可导致肺气肿，也能引起急性肺泡炎（包括浸润中性粒细胞和淋巴核细胞）、黏液细胞化生、肺水肿、出血和呼吸道上皮细胞破裂。这些变化导致肺功能的改变，这与COPD患者的观察结果一致。该模型的主要缺点之一是炎症为短暂的，并在弹性蛋白酶给药1周内消退。因此，它不能反映COPD相关的进展性、缓慢消退的炎症。该模型有一个有趣的特点是，肺气肿的变化是渐进的，一直持续到炎症消退后的8周左右，这表明还有一些未知的因素导致了肺的渐进破坏。把这些限制放在一边，模型中驱动炎症和病理变化的机制似乎与COPD相关的机制一致。例如，自由基应激、炎性细胞因子和蛋白水解损伤对于弹性蛋白酶引起的炎症和肺气肿都是必不可少的。虽然构建这种促弹性蛋白分解酶类气道内滴注诱导的动物模型十分简单，但是它用来复制人类肺气肿乃至COPD的特征就显得较为粗糙。它的肺内组织病理学改变是通过促弹性蛋白酶类的单次剧烈刺激而非持续性的炎症过程所造成的肺损伤导致的。所以它不能反映人类COPD中大量炎症细胞向间质浸润，释放 NE、组织酶（cathepsin）、金属基质蛋白酶（MMP）等所造成气道、肺实质、肺血管的病理改变。然而，这种动物模型的构建成功为 COPD 发病过程中蛋白酶/抗蛋白酶失平衡机制提供了重要的实验基础，目前它仍在肺内损伤和修复机制的研究中发挥一定作用。弹性酶模型相对于所有其他体内模型的最大优势是肺的快速肺气肿破坏。这些变化在仅仅 2 周后就开始发生，随着时间的推移逐渐恶化，基本是不可逆转的。因此，弹性酶模型是测试逆转或修复肺气肿性肺损伤治疗方法的理想模型。

用促弹性蛋白水解酶类滴入啮齿类、灵长类、犬、兔、豚鼠等动物的气道内均能诱发肺气肿。这些促弹性蛋白水解酶包括木瓜蛋白酶、猪胰弹性蛋白酶（PPE）、中性粒细胞弹性蛋白酶（NE），均导致了实验动物的肺泡腔扩大；而滴入非促弹性蛋白水解酶如细菌的胶原酶时，则无气腔扩大。

BALB/c 小鼠每周气管内注射 0.05ml 含有 10IU 木瓜蛋白酶的生理盐水（浓度为 0.2IU/L），持续两周。与对照组相比，木瓜蛋白酶组小鼠的实质细胞数增多和平均肺泡直径增大，胶原弹性纤维含量和体重增加较少。木瓜蛋白酶诱导的小鼠肺气肿模型属于急性模型，当使用木瓜蛋白酶持续性诱导并不能模拟慢性模型，无法模拟人类的肺气肿。

每只小鼠气管内滴注 1IU 猪胰弹性蛋白酶（PPE），21 天后可见小鼠肺泡平均弦长较对照组显著增加。

**2. 给药途径、给药剂量和给药时间选择**

（1）给药途径　药物的给药途径一般要求与临床给药途径一致。目前治疗 COPD 的药物如 $\beta_2$ 受体激动药、M 受体阻断药、吸入糖皮质激素等大多采用气雾吸入途径给药。故在药效学评价时采用气雾吸入或气道内滴入给药方式。

（2）给药剂量　创新药物采用预试验确定给药剂量，正式试验至少设计 3 个剂量组（低、中、高），可以计算 $ED_{50}$ 或 $ID_{50}$。已知药物可以参考文献资料或根据临床用量按体表面积换算。

（3）给药时间　吸烟诱导的 COPD 模型分为急性和慢性模型两种。急性模型吸烟 5~10 天可形成中性粒细胞气道和肺浸润，前炎细胞因子、趋化因子、生长因子释放，气道上皮杯状细胞增殖化生等。故一般采用诱导模型的同时给予受试药物预处理，通常于吸烟前 30 分钟雾化吸入给药，或灌胃给药（如评价口服制剂）。慢性模型能更好地模拟 COPD 的特征，但需要更长的时间。豚鼠或小鼠的 COPD 动物模型通常在 6 个月的暴露期内建立，8 个月后就可以检测到主要的炎症和形态学变化。故一般采用中期给药，如在建模 3~4 个月后开始给药（可根据受试药物的特性选择给药时间和途径）。

## 三、实例

### 【实例一】 胆碱能受体拮抗剂对支气管收缩的作用及机制研究

**1. 药物特性**　副交感神经活性在 COPD 和哮喘患者中增加，似乎是气道阻塞的主要可逆组成部分。因此，M 受体拮抗剂对 COPD 和哮喘患者是一种有效的支气管扩张剂。近年来，越来越多的证据表明胆碱能系统不仅控制气管平滑肌收缩，也对炎症细胞、气道上皮细胞的功能有调节作用。目前已有 6 种用于 COPD 治疗的胆碱能受体拮抗剂，分别为短效 M 受体拮抗剂（SAMA）异丙托溴铵和长效 M 受体拮抗剂（LAMA）噻托溴铵、格隆溴铵和芜地溴铵。当添加到现有的治疗方法，包括 LABA、ICS 和 PDE4 抑制剂时，可以看到 SAMA 和 LAMA 的进一步有益作用。噻托溴铵在 COPD 维持治疗中的重要性，以及可能在哮喘中的重要性，已促使进一步研究新的 LAMA。目前已经有许多小分子结构的 M 受体拮抗剂被鉴定出来，但只有少数分子达到了临床开发阶段。此外，一些与之相关的联合用药如 LAMA + LABA、LAMA + ICS、LAMA + PDE4 抑制剂、LAMA + LABA + ICS 等，或双功能药物（$\beta_2$ 受体激动剂 + M 受体拮抗剂）MABA 正在上市或研发中。

**2. 研究目的**　COPD 患者治疗首选药物为 LAMA，LAMA 主要作用为扩张支气管平滑肌，故药效学评价首先应证明受试化合物对动物模型和离体模型的支气管扩张作用。在机制研究方面，应采用放射配体受体结合试验阐明受试物对 M 受体亚型的选择性。

**3. 动物选择和模型选择**　豚鼠（guinea pig）是乙酰胆碱（ACh）诱导的支气管收缩整体和离体试验最为常用的首选动物，其效应和机制与人的支气管收缩反应相同。因此本研究选用普通级或 SPF 级 8~10 周龄体重

300~450g 的 Hartley 豚鼠（雌雄兼用）作为建立模型的动物，以评价 M 受体拮抗剂的支气管扩张作用。

**4. 实验分组**

（1）整体动物模型量效关系　设模型组，受试药物 M 受体拮抗剂 BE-20160619（0.03μg/ml、0.1μg/ml、0.3μg/ml、1μg/ml）4 个剂量组，阳性药对照 M 受体拮抗剂噻托溴铵（0.01μg/ml、0.03μg/ml、0.1μg/ml、0.3μg/ml）4 个剂量组。每组 10 只豚鼠。

（2）整体动物模型时效关系　取抑制率 80%~25% 的药物浓度，根据预期药物作用时间的长短分组，如长效 M 受体拮抗剂作用时间超过 24 小时的（>25% 抑制率）可以分别设置 1 小时、2 小时、4 小时、8 小时、12 小时、24 小时、48 小时 7 组（7 个时间点），前 1 小时、2 小时、4 小时 3 个时间点抑制率控制在 80%。每组 6~8 只豚鼠。

（3）离体气管模型量效关系　受试药物 M 受体拮抗剂 BE-20160619（0.01~10nmol/L）5 个浓度组，阳性药对照 M 受体拮抗剂噻托溴铵（0.1~100nmol/L）5 个浓度组。每个浓度 3~4 只豚鼠，6~8 试验样本。

（4）离体气管模型测定药物作用起效和持续时间　通过将受刺激的气管条与受试药物或对照药物在同一浓度下孵育，以产生 60%~80% 的电刺激收缩抑制作用，评估受试药物或对照药物的起效时间和作用时间。动作开始时间定义为达到最大松弛量的 50% 所需要的时间（$T_{50}$ onset），作用持续时间定义为从给药结束后达到张力恢复量的 50% 所需要的时间（$T_{50}$ offset）。

**5. 评价指标**

（1）人 hM1、hM2、hM3、hM4 和 hM5 M 胆碱能受体的竞争　放射配体结合试验采用稳定表达人重组蛋白 M1、M2、M3、M4 或 M5 M 胆碱能受体的仓鼠卵巢细胞膜组分（CHO-K1）进行。在含有 100mmol/L NaCl、10mmol/L $MgCl_2$ 和 0.025% 牛血清白蛋白的 10mmol/L HEPES 缓冲液中，用 1 个 nmol/L［$^3$H］NMS［［N-methyl-$^3$H］Scopolamine methyl chloride，特异性活性 82 Ci mmol/L，GE Healthcare（Piscataway，NJ）］，在 37℃、pH 7.4 下进行测定。在 10μmol/L 阿托品存在下，确定非特异性结合。

（2）［$^3$H］BE-20160619 与人 hM1、hM2、hM3、hM4 和 hM5　M 胆碱能受体结合的饱和度表达人重组 M2 或 M3 mAChRs 的 CHO-K1 细胞膜组分分别与［$^3$H］BE-20160619（18.5 Ci mmol/L）、［$^3$H］格隆溴铵（70 Ci mmol/L）在 37℃条件下孵育 1 小时，或［$^3$H］噻托溴铵（70 Ci mmol/L），37℃条件下孵育 4 小时。在 10μmol/L 阿托品存在下，确定非特异性结合。

（3）人 hM2 和 hM3 M 胆碱能受体的解离和缔合结合动力学　采用滤过放射配体结合技术测定［$^3$H］BE-20160619 和其他放射性标记的 hM2 或 hM3 受体的 M 胆碱能受体拮抗剂的缔合和解离结合动力学参数。为了测定离解率和半衰期（$T_{1/2}$），表达 hM2 或 hM3 受体细胞的膜用氚标记的化合物孵化，之后在 37℃添加 10μmol/L 阿托品。为了测定缔合率，表达 hM2 或 hM3 受体细胞的膜用氚标记的化合物在 37℃孵化，孵化时间根据需要，然后快速过滤。在缔合阶段特异性结合的测定在 10μmol/L 阿托品存在或缺乏的条件下进行。

（4）拮抗乙酰胆碱（ACh）引起豚鼠离体气管组织收缩（作用强度与消除时间）　Hartley 品系豚鼠（300~450g），采用异氟烷麻醉处死豚鼠，然后开胸。每只动物的气管在安乐死后不到 1 分钟内迅速切除，放入 37℃克-亨液（含有吲哚美辛 1μmol/L）中，95% $O_2$/5% $CO_2$ 混合气体维持；将气管切割成 6mm 片状或环状，将气管片或环置入 37℃克-亨液（含有吲哚美辛 1μmol/L）、95% $O_2$/5% $CO_2$ 混合气体维持的组织浴槽中，连接到一个张力传感器测定其收缩和舒张张力。静息张力为 1.2g 左右，平衡 1 小时后，每个组织 0.1mmol/L ACh 反复激发，直到达到稳定的收缩反应。用溶媒或预先设定的试验拮抗剂浓度平衡组织 2 小时，然后以半对数单位增量的方式将 ACh 累积加入组织浴槽中，生成收缩浓度响应曲线。为了评估测试化合物的作用消除时间，用次高浓度（$EC_{80}$）的 ACh 激发组织收缩。然后用溶媒或次高浓度（约 $IC_{90}$）的测试化合物加入到浴槽中，平衡 2 小时用次高浓度（$EC_{80}$）的 ACh 激发气管组织收缩来确定拮抗效应。然后用无拮抗剂克-亨液以 2ml/min 的速率持续灌注组织达 19 小时。在预定的时间点停止灌注，以评估 ACh 收缩反应的恢复情况。

（5）整体试验拮抗乙酰甲胆碱（MCh）诱导豚鼠支气管收缩反应（量效关系）　Hartley 品系豚鼠（300~350g），乙醚麻醉豚鼠，仰卧位，切开颈部皮肤，分离气道，并用高压注射器（药液呈雾状进入气管，可精准定量给药）分别向气道喷入 BE-20160619（0.03μg/kg、0.1μg/kg、0.3μg/kg 和 1μg/kg）4 个剂量组的药物，噻托溴铵（0.01μg/kg、0.03μg/kg、0.1μg/kg 和 0.3μg/kg）4 个剂量组的药物，给药体积 10μl/100g 体重。给药结束后缝合颈部皮肤，碘伏消毒。豚鼠给药后 2 小时，乌来糖 1.5g/kg 腹腔注射（15% 乌来糖，10ml/kg 体重）麻醉豚鼠。将豚鼠仰卧固定，分离气管，行气管插管，并分离颈外静脉，并插管，用于注射 MCh；将豚鼠装入体积描记箱内，用胸腔插管的钝针头插入豚鼠前胸第 4～5 肋间，可测得胸内压。待呼吸平稳后，从颈外静脉依次注入 0、4μg/kg、8μg/kg、12μg/kg、16μg/kg 的 MCh，MCh 给药体积为 0.1ml/100g 体重。利用 MedLab 生物信号采集系统记录给 MCh 前后豚鼠潮气量、气道流速和跨肺压值，并通过公式计算气道阻力（$R_{aw}$）及肺动态顺应性（$C_{dyn}$）。

$$R_{aw}\text{增加}\% = \frac{\text{吸入 MCh 后 } R_{aw} - \text{吸入 MCh 前 } R_{aw}(\text{基础值})}{\text{吸入 MCh 前 } R_{aw}(\text{基础值})} \times 100\%$$

$$C_{dyn}\text{减少}\% = \frac{\text{吸入 MCh 前 } R_{aw}(\text{基础值}) - \text{吸入 MCh 后 } R_{aw}}{\text{吸入 MCh 前 } R_{aw}(\text{基础值})} \times 100\%$$

（6）整体试验拮抗乙酰甲胆碱（MCh）诱导豚鼠支气管收缩反应（时效关系）　试验动物和方法同上，每组 6～8 只豚鼠。根据量效关系试验的结果，取抑制率 80% 的药物浓度气道喷入给药，BE-20160619（0.1μg/kg）和噻托溴铵（0.03μg/kg），分别在给药 1 小时、2 小时、4 小时、8 小时、12 小时、24 小时、48 小时 7 组（7 个时间点），前 1 小时、2 小时、4 小时 3 个时间点抑制率控制在 80%。待呼吸平稳后，从颈外静脉依次注入 12μg/kg 的 MCh，MCh 给药体积为 0.1ml/100g 体重。计算气道阻力（$R_{aw}$）及肺动态顺应性（$C_{dyn}$）。计算抑制百分率，观察受试药物的作用持续时间。

**6. 实验结果和疗效判断**　略。

## 【实例二】 胆碱能受体拮抗剂对吸烟诱导气道炎症的作用及机制研究

**1. 药物特性**　COPD 与气道中的中性粒细胞数量和高水平的促炎细胞因子如 TNF-α、IL-6、IL-8、IFN-γ 和 IL-1β 增加有关。主要临床表现为慢性支气管炎、气流受限、肺气肿等。当 COPD 患者病情加重时，症状会恶化，且显著增加发病率和死亡率。支气管收缩是 COPD 的一个特征，尤其是在病情加重时，患者肺功能下降。因此，支气管扩张剂是目前 COPD 患者治疗学的标准。长效胆碱能受体拮抗剂噻托溴铵治疗已被证明对肺功能、生活质量、恶化的频率和严重程度有积极影响。噻托溴铵阻断气道平滑肌细胞上的 $M_3$受体，从而阻止乙酰胆碱与 $M_3$受体的结合和随后的支气管收缩。最近的研究表明，噻托溴铵还具有额外的抗炎作用，可能有助于在病情恶化的患者中获得疗效。例如，噻托溴铵可显著降低暴露于香烟烟雾的小鼠支气管肺泡灌洗液（BALF）中 IL-6、TNF-α、单核细胞趋化蛋白-1（MCP-1）、巨噬细胞炎症蛋白-1α（MIP-1α）、KC 水平和中性粒细胞计数。此外，噻托溴铵还能减少几种哮喘模型的炎症和重塑。研究发现，$M_3$受体拮抗剂格隆溴铵、苯环喹溴铵和噻托溴铵气雾吸入预处理可抑制香烟烟雾诱导的小鼠气道炎症，抑制 BALF 中中性粒细胞和巨噬细胞的聚集，减少肺组织 IL-1β、TNF-α、MCP-1、TGF-$\beta_1$ mRNA 和蛋白的表达，免疫组化试验显示抑制MMP-9 表达和增加 TIMP-1 表达。这些结果证实 $M_3$受体拮抗剂气雾吸入给药可对 COPD 炎症反应产生有益作用。

**2. 研究目的**　研究受试 $M_3$拮抗剂 BE-20160619（简称 BE）在小鼠体内是否能对抗吸烟 + Poly I:C 诱导的 COPD 急性加重模型气道炎症的作用。并与噻托溴铵比较。

**3. 动物选择和模型选择**

（1）动物选择　ICR 品系或 BALB/c 品系的小鼠，8～12 周龄，雌雄各半。安置在 SPF 特定的无病原体设施，20～25℃，标准小鼠饲料喂养，自由饮水。所有实验程序均按照动物福利条例执行。

（2）吸烟 + Poly I:C 制备模型　采用整体动物暴露吸烟。吸烟室由点烟器、微型真空抽气泵、有机玻璃密闭盒、不锈钢钢丝笼等组成。微型真空抽气泵模拟吸烟，有机玻璃密闭盒有进烟孔，不锈钢钢丝笼由多格组成，每格容纳 1 个动物，以确保充足和平等的暴露。实验时将动物装入钢丝笼内，安放于有机玻璃密闭盒内。在暴露香烟的过程中向密闭箱内通入适量氧气，以防动物缺氧，造成一氧化碳血红蛋白（COHb）浓度过高。每支香烟的燃烧时间为 5～6 分钟，每天吸烟 10 支，约 1 小时，共暴露 10 天。空白对照组在相同的设备中以相同的方式进行相同的处理，暴露于室内空气中。通过一氧化碳-氧测定仪控制 CS 暴露动物时 COHb 水平。在暴露的第六天，给予 3 次 Poly I:C，每次 50μg/小鼠，隔天 1 次，滴鼻给药。

**4. 实验分组** 设空白对照组、模型组，受试药物M受体拮抗剂BE-201606193个剂量组，阳性药噻托溴铵3个剂量组。每组10只小鼠。

**5. 给药途径、给药剂量和给药时间** 吸烟诱导的COPD模型分为急性和慢性模型两种。急性模型采用诱导模型的同时给予受试药物预处理，通常于吸烟前30～120分钟雾化吸入给药，或灌胃给药（如评价口服制剂）。慢性模型采用中期给药，在建模3～4个月后开始给药。本试验评价M受体拮抗剂BE-20160619（0.1mg/ml、0.3mg/ml、1mg/ml）和阳性对照药噻托溴铵（0.1mg/ml、0.3mg/ml、1mg/ml）吸入给药，所评价的模型为急性模型，因此在10天急性吸烟的模型制备时同步给药，于每天吸烟前30分钟雾化吸入给药，对照组用溶媒吸入给药。

**6. 评价指标**

（1）肺功能测定 在实验的不同时段采用非侵入性全身容积描记法测量气道阻力指标（enhanced pause，Penh值）。

（2）支气管肺泡灌洗计数 炎症细胞在最后一次暴露香烟4小时后，用0.5ml灌洗液（含1%牛血清白蛋白的PBS）冲洗肺3次。用细胞计数板或全自动血液学分析仪测定和鉴别BAL液中的细胞计数。

（3）肺组织匀浆测定细胞因子 采用定量PCR和ELISA试剂盒测定IL-6、KC、TNF-α、IL-1β、IFN-γ蛋白水平。

（4）灌洗液测定 支气管肺泡灌洗液（BALF）中MPO和GSH的检测。

**7. 机制研究**

（1）NF-κB信号通路 NF-κB在各种炎症病理过程中扮演一个重要的角色。大量的临床研究证明COPD中发生NF-κB通路的激活。吸烟引起NF-κB依赖的细胞因子包括IL-1β、IL-6、TNF-α、IL-8（KC）已在本试验中明显增高，这与临床COPD患者检测到的变化是相似的。COPD动物模型中，香烟烟雾暴露引起NF-κB激活。有很多报告显示，针对NF-κB信号通路是一种潜在的治疗COPD的靶点。Poly I:C是一种合成的双链RNA（dsRNA）类似物，可模拟病毒感染相关的分子模式。Poly I:C可被TLR3识别，诱导NF-κB的活化和细胞因子的产生。在本试验中进一步证明将小鼠暴露于香烟烟雾中给予Poly I:C后香烟烟雾增强了Ploy I:C诱导的气道炎症。同时，期望进一步验证受试化合物BE-20160619对香烟烟雾和Ploy I:C诱导的TLR3和NF-κB信号通路激活的作用。

（2）Western Blot检测 用裂解缓冲液制备Western Blot肺组织裂解液，用BCA蛋白检测试剂盒测定蛋白浓度。用SDS-PAGE分离等量的蛋白，转移到PVDF膜上。室温下5%脱脂奶粉封闭膜2小时，4℃抗体（Abcam抗TLR3抗体、抗anti-p65抗体）孵育过夜。在含有0.05%吐温（TBST）的三倍缓冲盐水中洗涤3次10分钟后，在室温下用适当的辣根过氧化物酶偶联二抗孵育膜1小时。用Western Lightning Plus-ECL显示蛋白条带比值。β-Actin作为参照。

**8. 实验结果和疗效判断** 略。

## 第三节 治疗过敏性鼻炎药物的药理学研究

### 一、概述

过敏性鼻炎（allergic rhinitis，AR）患者全球超过5亿，但发病率仍呈增长趋势。过敏性鼻炎的症状为喷嚏、流涕、鼻塞等，主要是由IgE介导的对吸入过敏原反应引起鼻腔分泌物增加，由2型辅助性T细胞（Th2）驱动的黏膜炎症。重要的过敏原包括季节性花粉和霉菌，以及常年室内过敏原，如尘螨、宠物皮毛、害虫和霉菌。主要变应原的类型取决于地理区域和城市化程度，患者对室内过敏原比花粉更敏感。多数哮喘患者合并有过敏性鼻炎，过敏性鼻炎（分季节性和常年性）的存在显著增加了哮喘的发病率；高达40%的过敏性鼻炎患者有或将会发生哮喘。过敏性皮炎常先于过敏性鼻炎发生。过敏性鼻炎患者还常伴有过敏性结膜炎。

#### （一）过敏性鼻炎的发病机制与病理生理

过敏性鼻炎是由吸入过敏原（抗原）引起的免疫反应。患者特应性个体（atopic individuals）具有遗传易感性，过敏原通过激活DC和T淋巴细胞对抗原致敏。位于鼻黏膜表面的DC捕获抗原并作为抗原提呈细胞，并将抗原肽提呈给淋巴结中的T淋巴细胞。外源性的病毒、空气污染和香烟等通过刺激鼻黏膜上皮细胞上Toll样受体，促使抗原激活上皮细胞分泌的胸腺TSLP、IL-25和IL-33等细胞因子驱动树突细胞活化，后者促进Th2细胞过敏反应，使CD4细胞分泌IL-4、IL-5和IL-13等细胞因子，启动和调节过敏免疫反应。IL-4是一种主要的细胞因子，通过诱导B淋巴细胞的IgE族类开关，促进其生成IgE抗体。IgE释放到血液后分布到组织细胞，与组织肥大细胞和循环嗜碱性细胞表面的高亲和力受体结合。当抗原沉积到特应性个体的鼻黏膜时，它们与肥大细胞表面的抗原特异性IgE结合，导致组胺等预先形成的介质快速释放，引起早期鼻反应相关的症状（速发相），如喷嚏、流涕和鼻痒。组胺和TNF-α、新生成的脂质介质$LTC_4$和前列腺素D2（PGD2）等导致其他炎症细胞如嗜酸性粒细胞、CD4 T淋巴细胞、嗜碱性粒细胞刺激内皮细胞黏附分子的表达。这些炎症细胞内流到鼻腔黏膜上皮后表现为晚期过敏反应，以鼻塞为主要表现症状。CD4淋巴细胞也是IL-5的主要来源，IL-5在过敏性鼻炎中是关键性的炎症细胞因子，通过趋化血液中嗜酸性粒细胞内流到鼻黏膜，并延长嗜酸性粒细胞在组织中的存活时间（图10－3－1）。

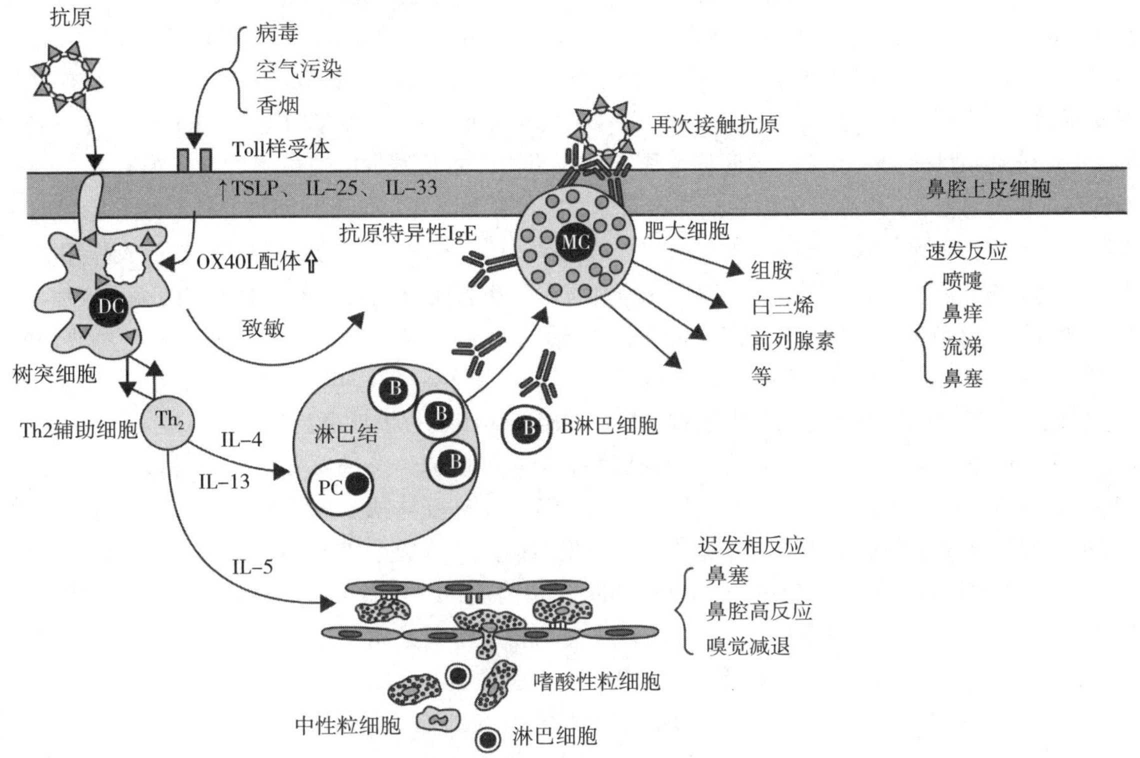


**图10－3－1　过敏性鼻炎的发病机制**

（引自Lancet，2011，378：2112－2122）

## （二）过敏性鼻炎的治疗

过敏性鼻炎药物治疗在不同的时间点与其发病机制相关，反映了其不同的作用方式（图10－3－1）。目前临床传统应用药物包括抗组胺、抗白三烯、肥大细胞膜稳定剂、糖皮质激素和鼻充血减轻剂。给药途径为口服、鼻腔局部和注射。近几年研发上市的单克隆抗体，用于治疗顽固性过敏性鼻炎获得批准。

**1. 抗组胺$H_1$受体拮抗剂**　抗组胺$H_1$受体拮抗剂是主要的治疗过敏性鼻炎的药物之一。口服抗组胺药如氯雷他定、地氯雷他定、西替利嗪和左西替利嗪与组胺竞争性结合$H_1$受体从而拮抗组胺的作用。鼻内局部应用抗组胺药物如鼻喷剂盐酸氮卓斯汀（azelastine hydrochloride，AZE）、奥洛他定（olopatadine）和左卡巴司丁（levocabastine）可使活性药物直接进入鼻黏膜，从而增强其局部抗过敏和抗炎作用，同时最大限度地减少了系统给药（口服或注射）引起的不良反应。临床研究表明，鼻内局部应用抗组胺药物治疗过敏性鼻炎的有效性、安全性和耐受性优于系统给药，如AZE鼻内局部应用在过敏性鼻炎中具有多方面的作用，不仅具有$H_1$受体拮抗活性，还具有肥大细胞稳定、抗白三烯和抗炎作用。AZE与$H_1$受体结合能有效地拮抗组胺引起的流涕、鼻瘙痒、喷嚏和血管通透性增加导致的鼻黏膜肿胀。AZE 的作用是稳定肥大细胞，阻断肥大细胞上 IgE 调控的钙通道，这些通道参与肥大细胞脱颗粒，从而阻止组胺和其他肥大细胞介质的释放（如胰蛋白酶、前列腺素、激肽和白介素）。

**2. 白三烯受体拮抗剂** 白三烯受体拮抗剂如孟鲁斯特钠（montelukast）、扎鲁斯特（zafrlukast）和普鲁斯特（pranlukast）可阻断半胱氨酰白三烯（cysteinyl leukotriene，CysLT）与受体的结合。CysLT 是一种作用很强的炎症因子，与过敏性鼻炎的鼻塞、黏液生成和鼻黏膜炎症细胞募集有直接关系。CysLT 拮抗剂还具有其他抗炎症作用，包括抑制 5-脂氧酶、组蛋白乙酰转移酶、腺苷 3，5-环磷酸二酯酶、嗜酸性粒细胞迁移黏附于血管内皮细胞、核因子 κB（NF-κB）活化。CysLT 存在两类受体：CysLT1 受体（CysLT1R）和 CysLT2 受体（CysLT2R）。CysLT1R 是一种高亲和力的白三烯 $D_4$受体，对白三烯 $C_4$的亲和力较低，对目前用于治疗哮喘和过敏性鼻炎的 CysLT1R 拮抗剂如孟鲁斯特钠敏感。在人鼻黏膜中，嗜酸性粒细胞、肥大细胞、巨噬细胞、中性粒细胞和血管内皮细胞中均存在 CysLT1R。此外，还发现白三烯受体拮抗剂在人类下鼻甲中特异性结合于 CysLT1R，其结合位点定位于血管内皮和间质细胞。这些都表明在过敏性鼻炎中，CysLT1R 拮抗剂的主要靶点是血管床和浸润的肥大细胞、嗜酸性粒细胞和巨噬细胞。临床使用效果表明，CysLT1R 拮抗剂对过敏性鼻炎的治疗效果与抗组胺药物相当；CysLT1R 拮抗剂与抗组胺药物联合使用通常比单独使用效果更好。然而，它们不如鼻腔内局部应用糖皮质激素有效。

**3. 糖皮质激素** 糖皮质激素局部治疗，如莫米松（mometasone）、氟替卡松（fluticasone）和布地奈德（budesonide）鼻喷剂是目前为止治疗过敏性鼻炎最有效的药物，尤其对过敏性鼻炎的迟发相有效。糖皮质激素抑制巨噬细胞、肥大细胞、T 细胞和嗜酸性粒细胞向鼻黏膜的募集，还可能通过下调鼻成纤维细胞功能来预防或减少鼻黏膜上皮重塑。降低抗原攻击后鼻腔分泌物中的 IL-4、IL-5 和 IL-13 浓度，其广泛的抗炎作用可以预防或减少慢性过敏性鼻炎患者的气道高反应性，减少儿童和青少年患者的鼻充血和鼻腔对组胺的高反应性。

**4. 肥大细胞膜稳定剂** 肥大细胞膜稳定剂如色甘酸钠（disodium chromoglycate）和奈多罗米钠（nedocromil sodium）的作用是稳定肥大细胞膜，而有些抗组胺药如 AZE、酮替芬（ketotifen）、奥洛他定兼有肥大细胞膜稳定作用。色甘酸钠鼻喷剂单药治疗能减轻尘螨敏感患者的轻度至中度过敏性鼻炎的早期反应。

**5. 抗胆碱药物** 抗胆碱药物是主要的鼻充血减轻剂，早期的临床研究证明异丙托溴铵鼻喷剂可减轻过敏性鼻炎的鼻黏膜充血和流涕，改善患者的生活质量。由于近年来对 M 受体拮抗剂尤其是长效 $M_3$受体拮抗剂的研究发现，乙酰胆碱是气道中主要的副交感神经递质，它不仅能引起支气管收缩和黏液分泌，还能调节气道炎症和重塑。长效 $M_3$受体拮抗剂噻托溴铵（tiotropium bromide）、格隆溴铵（glycopyrrolate bromide）等能抑制上皮细胞分泌产生细胞因子、趋化因子和生长因子。在过敏性鼻炎动物模型上证明了不仅能减轻喷嚏、鼻痒等症状，而且能减少鼻黏膜黏蛋白 MUC5AC mRNA 和蛋白的表达，减少鼻黏膜上皮细胞生成 IL-4、IL-5 和 IL-13 以及嗜酸性粒细胞趋化因子（eotaxin）。病理组织学检查发现可减少嗜酸性粒细胞对鼻黏膜的浸润。

**6. 抗原免疫治疗** 在普通人群或全科医学调查中，1/3 的儿童和近 2/3 的成年人报告药物治疗对过敏性鼻炎有部分或较差的缓解作用。在这种情况下可以采用抗原免疫疗法。抗原免疫疗法传统上采用抗原皮下注射，但最近已有舌下快速溶解片被批准用于治疗蒿草、葎草或豚草过敏，以及制备成艾蒿花粉滴剂滴于舌下治疗艾蒿花粉过敏。在皮下免疫治疗中，患者接受的抗原浓度不断增加，直到达到维持剂量。在舌下免疫治疗中，在预期过敏季节开始前 12～16 周开始提供固定剂量的过敏原。在这两种情况下，治疗继续与维持剂量数年。免疫治疗通过多种机制以特异性的方式下调过敏反应。免疫疗法除了在控制过敏性鼻炎方面已被证明有效外，还有助于控制过敏性哮喘和结膜炎。

## 二、治疗过敏性鼻炎药物临床前药效学研究设计

**1. 动物及动物模型选择** 动物的选择：最常用的动物为小鼠、大鼠和豚鼠，主要用于小分子药物的筛选和药效学评价。猴主要用于大分子药物如人的单克隆抗体的药效学评价，较少使用。人的单克隆抗体与小动物豚鼠、大鼠和小鼠的受体很少有交叉结合，除非用人源化的转基因小鼠来评价。猴与人类相近，与猴的受体结合概率较大，因此，人的单克隆抗体的药效学评价经常采用食蟹猴。当然，假如人的单克隆抗体能与大鼠或小鼠的受体交叉结合，在细胞试验验证后，可以进行大鼠或小鼠的预试验，确定有作用后也可以作为评价人的单克隆抗体的备选动物。

（1）小鼠 小鼠过敏性鼻炎模型最常用，具有许多优势：一是研究分子机制的试剂充分，种类繁多；二是有大量的转基因小鼠；三是小鼠的过敏免疫机制研究比较充分。因此小鼠过敏性鼻炎模型在研究药物效应和机制方面

的研究具有很高的选择性。在制备小鼠过敏性鼻炎模型过程中小鼠的品系关系模型的成功率。模拟天然致敏不用佐剂的条件下，用曼氏血吸虫卵抗原（SEA）分别对 BALB/c、CBA/J、C57BL/6 小鼠建立过敏性鼻炎模型。BALB/c 小鼠经多次致敏后产生 SEA 特异性 IgE。高剂量 SEA 才能诱导 CBA/J 小鼠致敏产生 IgE，而 C57BL/6 小鼠在整个观察期间均未表现 IgE 的产生，提示小鼠的品系的基因对 IgE 的产生有调控作用。BALB/c 致敏小鼠在鼻腔抗原攻击后鼻腔黏膜嗜酸性粒细胞增多。目前为止，大多数小鼠模型的建立采用 BALB/c 小鼠。

（2）大鼠　过敏性鼻炎模型也常用大鼠复制。常用的品系有 SD 大鼠、Wistar 大鼠和 Brown Norway（BN）大鼠，使用最广泛的是 SD 大鼠。国外常用的品系是 BN 大鼠，而国内常用的是 SD 大鼠和 Wistar 大鼠。大鼠易诱发出过敏性鼻炎症状，针对吸入性变应原易产生特异性 IgE 抗体。大鼠过敏性鼻炎模型的鼻黏膜炎症非常明显，目前已经成为常用的造模动物。BN 大鼠产生 IgE 作为主要的过敏性抗体，因此，最好使用 BN 大鼠造模。与小鼠模型相似，大鼠也有大量的相应检测试剂可以应用，有利于对过敏性炎症机制进行研究。与小鼠相比，大鼠模型的优势为症状易于观察，如喷嚏、鼻腔分泌液，且体表面积大，可获得的研究样本量比较充分。

（3）豚鼠　豚鼠是除小鼠之外较常用的制备过敏性鼻炎模型的动物。其最大的特点是易于致敏，鼻炎症状明显，易于观察，如喷嚏反应。在测定鼻腔阻力（鼻塞的指标）方面较小鼠和大鼠也易于操作和观察。然而利用豚鼠制作过敏性鼻炎模型确有一些不利条件，如缺少物种特异性的免疫学试剂，难以鉴别特定的细胞类型和细胞因子等，在分子研究可利用的试剂也比小鼠或大鼠的少得多。

（4）猴　在验证新的大分子药物如人的单克隆抗体药物方面，灵长类动物模型具有独特优势，应用正在逐步增加。食蟹猴对猪蛔虫抗原具有天然致敏的特性，但根据经验和报道，其中只有部分食蟹猴对猪蛔虫抗原具有天然致敏，如果不进行后天人工致敏后再进行抗原攻击过程的模型制备，在进行药物评价时难以达到预期结果。因此，在确定模型前须进行筛选试验，确保每一只试验的食蟹猴处于天然致敏状态，或后天人工致敏状态。猴对抗原表现出 IgE 介导的速发相和迟发相过敏反应，亦会出现典型的鼻腔气道高反应性，与小鼠、大鼠和豚鼠相比，猴的免疫系统和人非常相似。缺点是实验成本太高。

（5）过敏原的选择　建立小鼠过敏性鼻炎模型常用的抗原（过敏原）包括卵白蛋白（ovalbumin，OVA）、艾蒿花粉（mugwort pollen）、雪松花粉（cedar pollen）、豚草花粉（ragweed pollen）、屋尘螨（house dust mite）、蟑螂提取物（cockroach extract）、曲霉菌（*Aspergillus fumigatus*）、血吸虫卵蛋白抗原（shistosoma egg protein antigen）等。OVA 是目前建立过敏性鼻炎动物模型最常用的过敏原，加入各种佐剂可增强 OVA 的免疫原性，不仅可以快速诱导出过敏性鼻炎症状，而且还能产生高效价的 IgE 和 IgG。免疫佐剂一般选用氢氧化铝凝胶，氢氧化铝凝胶无毒性而且有良好的吸附能力，能够在注射部位包裹抗原以免被机体清除。氢氧化铝凝胶的主要功能是诱导体液免疫应答，刺激机体产生 Th2 型反应，从而迅速产生具有持久性的 IgE 抗体，安全性高，是一种良好的免疫佐剂。过敏原的选择最好与人类过敏原相似，如艾蒿花粉、雪松花粉、豚草花粉和屋尘螨过敏原比 OVA 制备的模型更近似于人类过敏性鼻炎发病机制。

总之，任何动物模型都各具优缺点，在解释特定研究问题的价值方面可通过与人类疾病的相关性来评价。然而，至今过敏性鼻炎尚无根治药物，说明其病理机制尚未被完全诠释，还需要对其发病机制继续进行广泛研究。必须认识到动物模型仅是替代物，从这些研究中获得的结果必须与对人的相应临床试验获得的结果相比较。在评价某一新药上需注意，仅从一种动物模型上不足以获得有效结论，至少两种以上的动物模型，如大鼠和豚鼠、小鼠和豚鼠、大鼠和小鼠及豚鼠。应谨慎地采用合理的动物模型才可为药物的效应提供有价值的信息。

**2. 给药途径、给药剂量和给药时间选择**

（1）给药途径　药物的给药途径一般要求与临床给药途径一致。治疗过敏性鼻炎的药物大多采用鼻腔局部给药途径，如糖皮质激素鼻喷剂、色甘酸钠鼻喷剂或滴鼻剂、异丙托溴铵鼻喷剂等。抗组胺药多数采用口服制剂，也有鼻喷剂和滴鼻剂。故在药效学评价时应根据受试药物拟临床给药途径分别采用喷鼻、滴鼻或口服给药方式，保持与临床给药途径一致。

（2）给药剂量　创新药物采用预试验确定给药剂量，正式试验至少设计 3 个剂量组（低、中、高），可以计算 $ED_{50}$ 或 $ID_{50}$。已知药物可以参考文献资料或根据临床用量按体表面积换算。

（3）给药时间　过敏性鼻炎模型的建立先需要抗原和佐剂致敏动物，在第 7、14 天后再用抗原和佐剂加强致敏2次，在第21天开始，每天用抗原鼻腔滴鼻进行抗原攻击1次至第31天，然后在第32天开始评价过敏性鼻炎模型的各项观察指标（图10-3-2）。多数情况下给药从第21天抗原攻击开始，也有预防性给药的，根据药物需要观察的指标考虑是治疗性给药还是预防性给药。

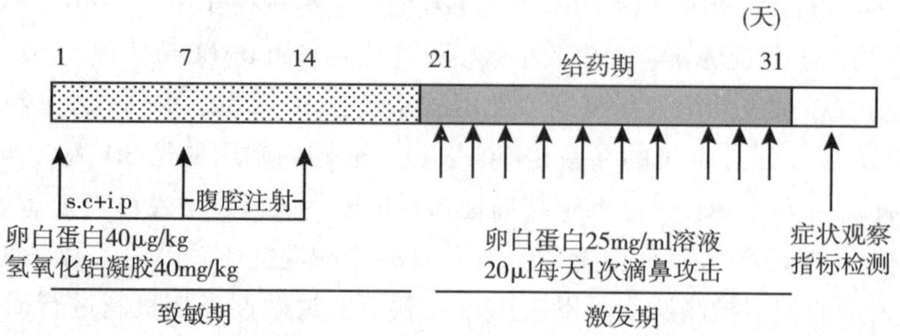


**图10-3-2　卵白蛋白（OVA）腹腔注射致敏及OVA滴鼻攻击方案**

## 三、实例

### 【实例一】MB10345鼻喷剂对鼻炎模型的作用及机制研究

**1. 药物特性**　组胺是由L-组氨酸通过组氨酸脱羧酶的作用产生的一种生物胺。组胺产生细胞包括组胺神经元、胃肠嗜铬细胞、肥大细胞和嗜碱性细胞。组胺的作用通过四种亚型的组胺受体［$H_1$、$H_2$、$H_3$、$H_4$受体，均为G蛋白偶联受体（GPCR）］表现其作用，与神经传递、平滑肌收缩、血管通透性、胃酸分泌、嗜碱性细胞功能等相关。$H_1$受体主要与抗过敏治疗有关，分布于中枢神经系统细胞、平滑肌细胞（血管、呼吸系统）、内皮细胞、软骨细胞、肝细胞、树突细胞、单核细胞、中性粒细胞、淋巴细胞等多种细胞中。针对$H_1$受体的抗组胺药物在结构上与组胺无关；它们是与不同于组胺的受体位点结合的反向激动剂。针对$H_1$受体的抗组胺药物的镇静作用（嗜睡、行为障碍等）是由中枢组胺神经元功能的抑制引起的。第一代抗组胺药物均有镇静作用。第二代抗组胺药物如依匹斯丁和地氯雷他定减少了镇静作用。针对组胺$H_1$受体的抗组胺药物对改善和维持变应性鼻炎患者的生活质量具有良好作用。为了更有效和更安全地使用各种指南推荐的第二代药物，有必要根据其详细特征对其进行分类。用于一线治疗的抗组胺药物不应具有中枢抑制/镇静作用。MB10345是一个新合成的非镇静作用的$H_1$受体拮抗剂，配制成鼻喷剂用于临床治疗过敏性鼻炎，在此进行临床前药效学评价。本试验选用富马酸酮替芬鼻喷雾剂作为阳性对照药。

**2. 研究目的**　评价MB10345鼻喷剂对豚鼠、大鼠和小鼠过敏性鼻炎模型的作用及机制。

**3. 动物选择和模型选择**

（1）豚鼠过敏性鼻炎模型　Hartley品系豚鼠（guinea pig）60只，普通级，体重250~350g，雌雄各半。购自有实验动物质量合格证号和生产许可证号的单位。购入后饲养于有实验动物使用许可证号的动物房内。自由摄食和饮水。

1）致敏豚鼠：制备5% $Al(OH)_3$凝胶。称取一定量的卵白蛋白（OVA，V级，购自美国Sigma公司），加入5% $Al(OH)_3$胶混合均匀，配制成80μg/ml OVA/$Al(OH)_3$胶溶液用于致敏。分别于Day1（致敏第一天）、Day3、Day5、Day7、Day14、Day21，腹腔注射80μg/ml的OVA $Al(OH)_3$胶溶液，1ml/只。空白对照组每只豚鼠腹腔注射不含OVA的5% $Al(OH)_3$胶溶液1ml。

2）激发鼻炎模型：Day28~34，称取一定量的OVA，用0.9%生理氯化钠溶液配制成100mg/ml的OVA溶液，每次给药后0.5小时，豚鼠鼻腔内滴入100mg/ml的OVA溶液，40μl/只（20μl/鼻孔），每天一次，连续7天。空白对照组豚鼠鼻腔内滴入等量的0.9%生理氯化钠溶液。

（2）大鼠过敏性鼻炎模型　SD大鼠60只，SPF级，雌雄兼备，体重200~240g，购自有实验动物质量合格证号和生产许可证号的单位。购入后饲养于有实验动物使用许可证号的动物房内。自由摄食和饮水。

1）致敏大鼠：卵白蛋白（OVA，V级，购自美国Sigma公司），分别于Day1（致敏第一天），取80μg/ml的OVA/5% $Al(OH)_3$胶溶液，背部皮下两个点各注射0.1ml；两侧腹股沟皮下各注射0.15ml；腹腔注射0.5ml，共计 1ml/只大鼠。Day3、Day5、Day7、Day14，鼻炎模型大鼠腹腔注射 80μg/ml 的 OVA/5% $Al(OH)_3$胶溶液，1ml/只。空白对照组每只大鼠注射不含 OVA 的 5% $Al(OH)_3$胶溶液 1ml。

2）激发鼻炎模型：Day21～27，称取一定的 OVA，用 0.9% 生理氯化钠溶液配制成 100mg/ml 的 OVA 溶液，每次给药后 0.5 小时，大鼠鼻腔内滴入 100mg/ml 的 OVA 溶液，40μl/只（20μl/鼻孔），每天一次，连续 7 天。空白对照组豚鼠鼻腔内滴入等量的 0.9% 生理氯化钠溶液。

（3）小鼠过敏性鼻炎模型　8 周龄 BALB/c 小鼠 60 只，SPF 级，雌雄兼备，体重 20～22g。购自有实验动物质量合格证号和生产许可证号的单位。购入后饲养于有实验动物使用许可证号的动物房内。自由摄食和饮水。

1）致敏小鼠：卵白蛋白（OVA，V 级，购自美国 Sigma 公司），用生理盐水配制成 1mg/ml，与氢氧化铝凝胶 $Al(OH)_3$（用生理盐水配制成 40mg/ml。OVA 40μg/ml 溶液和 $Al(OH)_3$ 20mg/ml 凝胶按 1：1 的比例混合，分别于 Day 0，将 20μg/ml OVA + $Al(OH)_3$凝胶溶液 1ml 分别注射到小鼠两后脚垫（各 50μl）、颈部（100μl）、背部（100μl）和两侧腋窝（各 100μl）皮下，和腹腔注射（500μl）。Day 14 加强致敏 1 次，腹腔注射 20μg/ml OVA + $Al(OH)_3$凝胶溶液 1ml（详见图 10－3－2）。

2）激发鼻炎模型：称取一定的 OVA，用 0.9% 生理氯化钠溶液配制成 25mg/ml 的 OVA 溶液，每次给药后 0.5 小时，小鼠鼻腔内滴入 25mg/ml 的 OVA 溶液，20μl/只（10μl/鼻孔），每天一次，连续 10 天。空白对照组豚鼠鼻腔内滴入等量的 0.9% 生理氯化钠溶液。

**4. 实验分组**

（1）豚鼠模型　设空白对照组、模型组、MB10345 鼻喷剂（5μg/ml、15μg/ml、30μg/ml）3 个剂量组，阳性药对照酮替芬鼻喷雾剂（30μg/ml）1 个剂量组。每组 8 只豚鼠。

（2）大鼠模型　设空白对照组、模型组、MB10345 鼻喷剂（20μg/ml、40μg/ml、80μg/ml）3 个剂量组，阳性药对照酮替芬鼻喷雾剂（80μg/ml）1 个剂量组。每组 10 只大鼠。

（3）小鼠模型　设空白对照组、模型组、MB10345 鼻喷剂（50μg/ml、150μg/ml、300μg/ml）3 个剂量组，阳性药对照酮替芬鼻喷雾剂（300μg/ml）1 个剂量组。每组 12 只小鼠。

**5. 给药途径、给药剂量和给药时间**

（1）给药途径　药物的给药途径一般要求与临床给药途径一致。治疗过敏性鼻炎的药物大多采用鼻腔局部给药途径。本试验中的受试药物为鼻喷剂，阳性对照药也是鼻喷剂，故采用鼻腔局部给药方式。但由于小动物鼻腔小，制剂的给药鼻喷装置不能将药物有效地递送到鼻腔内，故采用滴鼻给药方式。

（2）给药剂量　见实验分组。

（3）给药时间　治疗性药物多采用与过敏性鼻炎模型攻击激发同时给药，至攻击结束。预防性药物、营养补充剂等可考虑在致敏初期同时给药，至抗原攻击结束。

**6. 评价指标**

（1）豚鼠过敏性鼻炎模型　致敏后 Day 30、Day 32、Day 34，激发后观察 30 分钟，记录 30 分钟内豚鼠挠鼻和打喷嚏的次数，计算给药组的抑制率。最后一次观察结束后，麻醉放血处死豚鼠，行鼻腔灌洗，计数鼻腔灌洗液（NALF）中炎症细胞数目，10% 福尔马林溶液固定鼻腔，制成病理切片，H&E 染色观察鼻腔黏膜嗜酸性粒细胞浸润，PAS 染色观察鼻腔黏膜上皮杯状细胞化生增殖。

1）减少豚鼠过敏性鼻炎模型：症状致敏后 Day30、Day32、Day34，OVA 激发后观察 30 分钟，模型组豚鼠打喷嚏和挠鼻次数显著性增多（$P<0.001$）。MB10345 鼻喷剂（5μg/kg、15μg/kg、30μg/kg）滴鼻给药呈剂量依赖性减少模型豚鼠的喷嚏和擦鼻，MB10345 鼻喷剂（15μg/kg）作用强度与阳性对照药酮替芬鼻喷剂（30μg/kg）相当。提示受试药物 MB10345 作用强于酮替芬 1 倍，见图 10－3－3。

2）减少鼻腔灌洗液（NALF）中炎症细胞数目：致敏后 Day34，OVA 激发后，模型组 NALF 中白细胞总数、嗜酸性粒细胞和巨噬细胞明显上升。MB10345 鼻喷剂（5μg/kg、15μg/kg、30μg/kg）滴鼻给药呈剂量依赖性减少模型组白细胞总数和嗜酸性粒细胞，MB10345 鼻喷剂（30μg/kg）组也抑制巨噬细胞上升（$P<0.05$）。MB10345 鼻喷剂（15μg/kg）作用强度与阳性对照药酮替芬鼻喷剂（30μg/kg）相当。见图 10－3－4。

3）减少鼻腔黏膜炎症浸润和杯状细胞增殖化生：病理切片，H&E 染色观察鼻腔黏膜炎症浸润，积分评分参考标准见表 10 - 3 - 1。PAS 染色观察鼻腔黏膜上皮杯状细胞化生增殖，PAS 染色程序进行 PAS 染色，显微镜下观察，计数阳性细胞（杯状细胞）的染色率并进行统计。

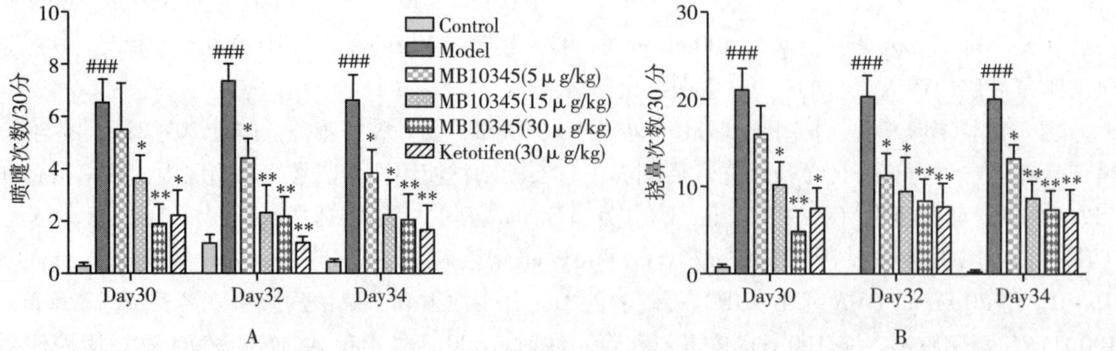


**图 10 - 3 - 3　MB10345 鼻喷剂减少豚鼠过敏性鼻炎模型症状**

统计学：$\bar{x}$ ± SEM，$n$ = 8，one way ANOVA，与 Control 组比较：###$P$ < 0.001；与 Model 比较：* $P$ < 0.05，** $P$ < 0.01

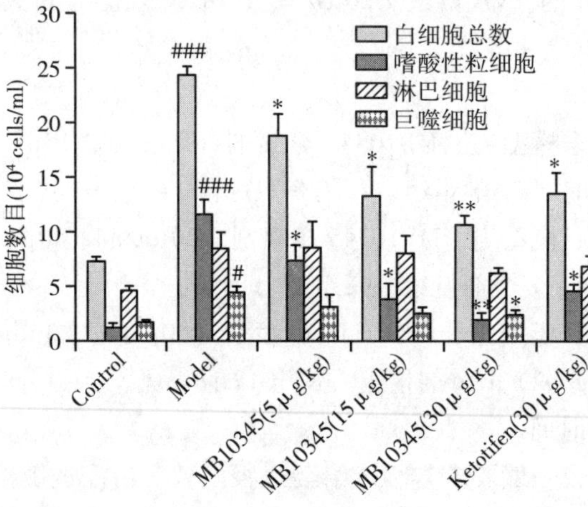


**图 10 - 3 - 4　MB10345 鼻喷剂减少 NALF 中炎症细胞数目**

统计学：$\bar{x}$ ± SEM，$n$ = 8，one way ANOVA，与 Control 组比较：#$P$ < 0.05，###$P$ < 0.001；
与 Model 比较：* $P$ < 0.05，** $P$ < 0.01

H&E 染色结果显示，模型组豚鼠鼻腔黏膜周围见炎症细胞增多，尤其是嗜酸性粒细胞浸润明显，黏膜水肿明显，组织间隙不清，上皮细胞脱落损伤，代表性病理见图 10 - 3 - 5A。PAS 染色结果显示，与对照组比较，模型组鼻腔黏膜上皮有大量的杯状上皮细胞增殖化生，杯状细胞体积增大，数量增多，代表性病变见图 10 - 3 - 5B。MB10345 鼻喷剂（5μg/kg、15μg/kg、30μg/kg）滴鼻给药呈剂量依赖性减少模型组嗜酸性粒细胞浸润和上皮细胞损伤以及杯状上皮细胞增殖化生，MB10345 鼻喷剂（30μg/kg）组也抑制嗜酸性粒细胞浸润和细胞损伤水肿（$P$ < 0.05）。MB10345 鼻喷剂（15μg/kg）作用强度与阳性对照药酮替芬鼻喷剂（30μg/kg）相当。见图 10 - 3 - 5C。

**表 10 - 3 - 1　H&E 染色鼻黏膜炎症病理学分级评分标准**

| 病理分级评分 | 黏膜周围嗜酸性粒细胞 | 水肿 | 上皮损伤 |
|---|---|---|---|
| 0 | 正常 | 正常 | 正常 |
| 1 | 轻度细胞浸润，未见组织损伤 | 轻度弥漫性水肿 | 轻度细胞脱落 |
| 2 | 轻到中度细胞浸润，轻度组织损伤 | 中度水肿 | 轻度细胞脱落 |
| 3 | 中度细胞浸润，轻度组织损伤 | 区域性和灶性水肿 | 中度细胞脱落 |
| 4 | 中到重度细胞浸润，明显组织损伤 | 显著水肿 | 中度细胞脱落 |
| 5 | 重度细胞浸润，组织显著损伤改变 | 重度水肿 | 黏液上皮细胞细胞增殖化生 |

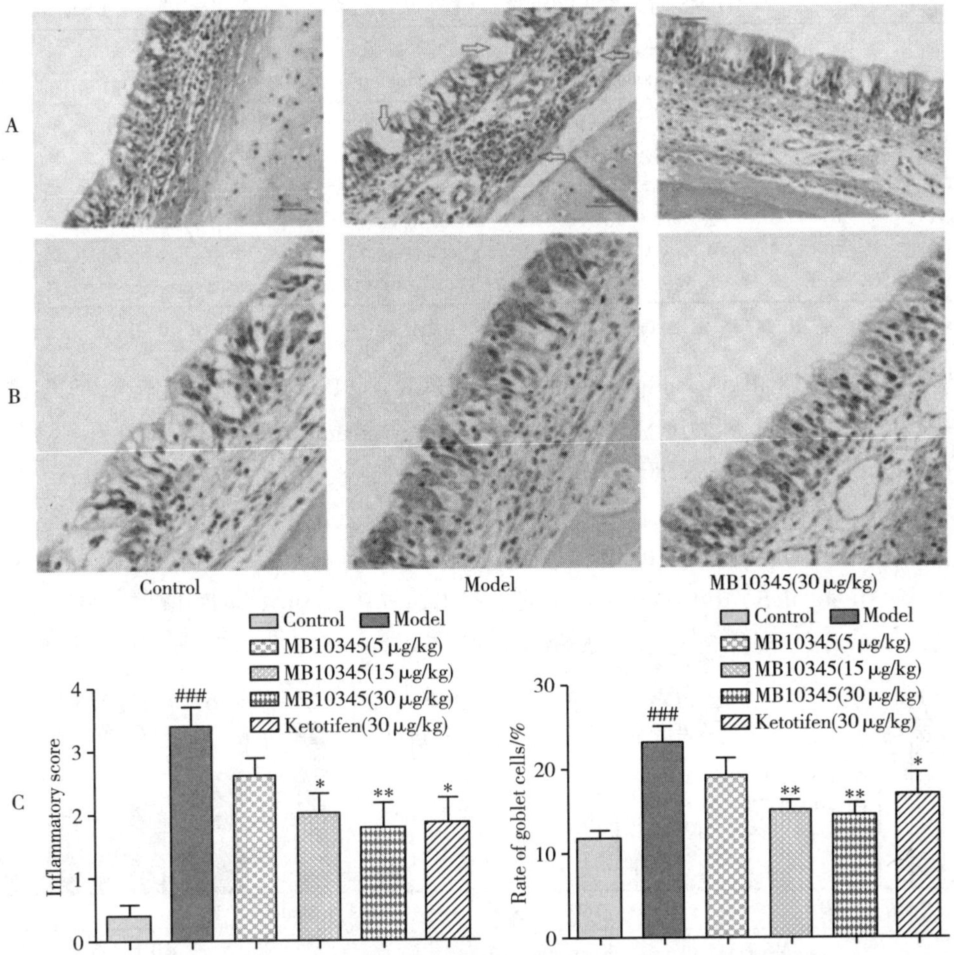


**图 10－3－5　MB10345 鼻喷剂对豚鼠过敏性鼻炎模型鼻腔炎症病变和杯状细胞增殖化生的作用**

A. H&E 染色评分；B. PAS 染色计数杯状细胞；C. 半定量分析统计结果

$\bar{x}$ ± SEM，$n$ = 8，one way ANOVA，与 Control 组比较：###$P$ < 0.001；与 Model 比较：* $P$ < 0.05，** $P$ < 0.01

（2）大鼠过敏性鼻炎模型　致敏后 Day28，激发后观察 30 分钟，记录 30 分钟内大鼠挠鼻和打喷嚏的次数，计算给药组的抑制率。最后一次观察结束后，麻醉放血处死大鼠，收集血液分离血清用 Elisa 法测定组胺、IgE、IL-4、IL-5、IL-3、Eotaxin 蛋白水平；行鼻腔灌洗，计数 NALF 中炎症细胞数目，取鼻黏膜采用 Q-PCR 法检测细胞因子 IL-4、IL-5、IL-3、Eotaxin 和黏蛋白 MU5AC mRNA 的表达；取鼻腔用 10% 福尔马林溶液固定，制成病理切片，H&E 染色观察鼻腔黏膜嗜酸性粒细胞浸润，PAS 染色观察鼻腔黏膜上皮杯状细胞化生增殖。

1）减少大鼠过敏性鼻炎模型症状和鼻腔灌洗液（NALF）中炎症细胞数目：致敏后 Day28，OVA 激发后观察 30 分钟，空白对照组大鼠的喷嚏和挠鼻次数分别为（0.32 ± 0.21）次和（3.21 ± 1.12）次，模型组大鼠喷嚏和挠鼻次数显著性增多，分别为（10.56 ± 3.24）次和（22.18 ± 6.32）次（$P$ < 0.001）。MB10345 鼻喷剂（20μg/kg、40μg/kg、80μg/kg）滴鼻给药呈剂量依赖性减少模型大鼠的喷嚏和擦鼻，对喷嚏的抑制率分别为 29.15%、56.78% 和 81.79%，对挠鼻的抑制率分别为 35.78%、62.28% 和 92.17%。酮替芬对喷嚏和挠鼻抑制率分别为 48.51% 和 62.15%。MB10345 鼻喷剂（40μg/kg）作用强度与阳性对照药酮替芬鼻喷剂（80μg/kg）相当。提示受试药物 MB10345 作用强于酮替芬 1 倍。

致敏后 Day28，OVA 激发后，模型组 NALF 中白细胞总数、嗜酸性粒细胞和巨噬细胞明显上升。MB10345 鼻喷剂（20μg/kg、40μg/kg、80μg/kg）滴鼻给药呈剂量依赖性减少模型组白细胞总数和嗜酸性粒细胞，MB10345 鼻喷剂（80μg/kg）组也抑制巨噬细胞上升（$P$ < 0.05）。MB10345 鼻喷剂（40μg/kg）作用强度与阳性对照药酮替芬鼻喷剂（80μg/kg）相当。见表 10－3－2。

**表 10－3－2　MB10345 对大鼠过敏性鼻炎模型 NALF 中炎症细胞的影响（$\bar{x}\pm SEM$）**

| 组别 | $n$ | 白细胞总数（×$10^4$ cells/ml） | 嗜性粒细胞（×$10^4$ cells/ml） | 淋巴细胞（×$10^4$ cells/ml） | 巨噬细胞（×$10^4$ cells/ml） |
|---|---|---|---|---|---|
| 空白对照组 | 10 | 3.13±0.52 | 0.01±0.00 | 2.08±0.50 | 1.04±0.02 |
| 模型组 | 10 | 33.63±9.55### | 8.23±2.26### | 20.19±5.06### | 5.55±1.30### |
| MB10345（20μg/kg） | 10 | 25.75±8.05 | 5.48±0.90 | 17.11±5.26 | 3.27±2.96 |
| MB10345（40μg/kg） | 10 | 18.86±6.18* | 3.91±1.86** | 13.22±4.73* | 2.44±0.87 |
| MB10345（80μg/kg） | 10 | 9.44±3.77** | 1.87±0.39** | 7.61±3.11** | 0.96±1.14* |
| 酮替芬（80μg/kg） | 10 | 18.50±6.59* | 4.39±1.47* | 12.47±2.38* | 1.64±1.01* |

统计学：one way ANOVA，与空白对照组组比较：### $P<0.001$；与模型组比较：* $P<0.05$，** $P<0.01$。

2）减少细胞因子和黏蛋白 MU5AC mRNA 的表达：定量 PCR（Q-PCR）检测鼻黏膜组织匀浆结果显示：模型组鼻黏膜 IL-4、IL-5、IL-13、Eotaxin 和 MUC5AC mRNA 的表达水平显著性升高（$P<0.01$），见图 10－3－6A～C。MB10345 鼻喷剂（20μg/kg、40μg/kg、80μg/kg）滴鼻给药呈剂量依赖性抑制 IL-4、IL-5、IL-13、Eotaxin 和 MUC5AC mRNA 的表达。

3）降低血清 IgE、组胺、IL-4、IL-5、IL-13 和 Eotaxin 水平：ELISA 检测大鼠血清结果显示：模型组与空白对照组比较，血清 IgE、组胺、IL-4、IL-5、IL-13 和 Eotaxin 水平显著升高（$P<0.01$），见图 10－3－6D～G。MB10345 鼻喷剂（20μg/kg、40μg/kg、80μg/kg）滴鼻给药呈剂量依赖性抑制血清 IgE、组胺、IL-4、IL-5、IL-13 和 Eotaxin 蛋白水平。

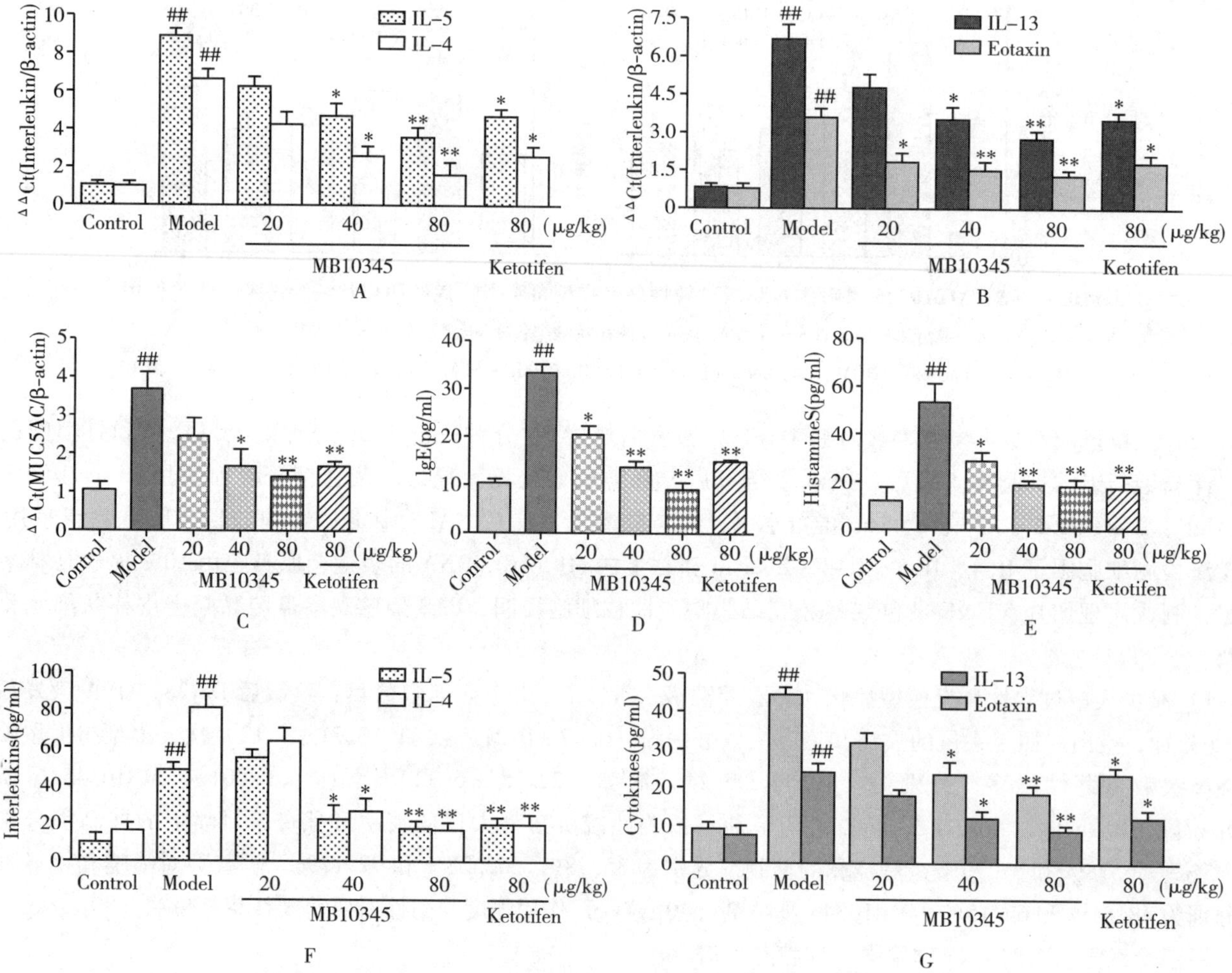


**图 10－3－6　MB10345 鼻喷剂对大鼠过敏性鼻炎模型鼻腔黏膜细胞因子和黏蛋白 MU5AC mRNA，以及对血清 IgE、组胺、IL-4、IL-5、IL-13 和 Eotaxin 水平的影响**

A～C. Q-PCR 检测鼻黏膜组织；D～G. Elisa 检测血清 IgE、组胺、IL-4、IL-5、IL-13 和 Eotaxin 蛋白。

$\bar{x}\pm SEM$，$n=10$，one way ANOVA，与 Control 组比较：## $P<0.01$；与 Model 比较：* $P<0.05$，** $P<0.01$

4）减少鼻腔黏膜炎症浸润和杯状细胞增殖化生：H&E 染色结果显示，模型组豚鼠鼻腔黏膜水肿明显，组织间隙不清，上皮细胞损伤，黏膜下层炎症细胞增多，尤其是嗜酸性粒细胞浸润明显，代表性病理见图 10－3－7A。PAS 染色结果显示，与对照组比较，模型组鼻腔黏膜上皮有大量的杯状上皮细胞增殖化生，杯状细胞体积增大，数量增多，代表性病变见图 10－3－7B。病理积分显示与对照组比较有非常显著性差异（$P<0.001$）。MB10345 鼻喷剂（20μg/kg、40μg/kg、80μg/kg）滴鼻给药呈剂量依赖性减少模型组嗜酸性粒细胞浸润和细胞损伤水肿以及杯状上皮细胞增殖化生，MB10345 鼻喷剂（80μg/kg）对酸性粒细胞浸润和细胞损伤水肿改善非常明显（$P<0.01$）。MB10345 鼻喷剂（40μg/kg）作用强度与阳性对照药酮替芬鼻喷剂（80μg/kg）相当，见图 10－3－7C。

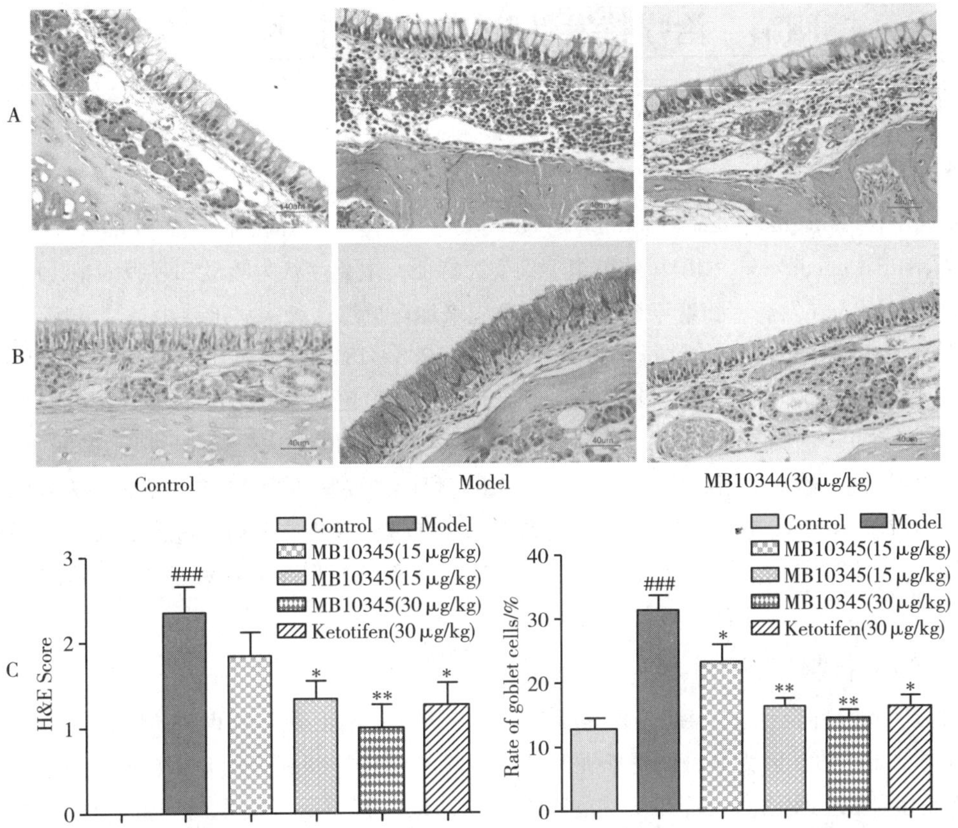


**图 10－3－7　MB10345 鼻喷剂对大鼠过敏性鼻炎模型鼻腔炎症病变和杯状细胞增殖化生的作用**

A. H&E 染色评分；B. PAS 染色计数杯状细胞；C. 半定量分析统计结果

$\bar{x}\pm$ SEM，$n=10$，one way ANOVA，与 Control 组比较：###$P<0.001$；与 Model 比较：* $P<0.05$，** $P<0.01$

（3）小鼠过敏性鼻炎模型

1）模型制备：致敏和抗原攻击以及给药过程参考图 10－3－2。

2）症状观察：参考豚鼠和大鼠过敏性鼻炎模型，在 Day31 观察 30 分钟内打喷嚏和挠鼻次数。

鼻腔灌洗液炎症细胞计数、鼻黏膜细胞因子 MU5AC mRNA 的表达、血清 OVA 特异性 IgE、组胺、IL-4、IL-5、IL-13 和 Eotaxin 水平、病理组织切片观察鼻黏膜炎症和损伤以及杯状细胞增殖化生等检测参考大鼠过敏性鼻炎模型。

过敏性鼻炎是由吸入过敏原引起的过敏免疫反应引起的。过敏原通过激活 DC 和 T 淋巴细胞对抗原致敏。位于鼻黏膜表面树突细胞捕获抗原并作为抗原提呈细胞，并将抗原肽提呈给淋巴结中的 T 淋巴细胞。外源性的病毒、空气污染和香烟等通过刺激鼻黏膜上皮细胞上 Toll 样受体，促使抗原激活上皮细胞分泌的胸腺基质淋巴生成素（TSLP）、IL-25 和 IL-33 等细胞因子驱动 DC 活化，后者促进 Th2 细胞过敏反应，使$CD4^+$T细胞分泌 IL-4、IL-5 和 IL-13 等细胞因子，启动和调节过敏免疫反应。因此在研究 MB10345 鼻喷剂对豚鼠、大鼠和小鼠细胞免疫和体液免疫调节作用时，本研究选择了鼻炎症状评分、细胞因子水平和抗体水平等免疫学指标，来阐明

MB10345 鼻喷剂对动物整体炎症细胞免疫和体液免疫调节作用。

**7. 机制研究** MB10345 作用与 $H_1$ 受体有关。在揭示 MB10345 治疗过敏性鼻炎的作用机制研究中，体外实验可选取过敏性鼻炎局部的鼻黏膜上皮细胞，参与体内免疫异常反应的主要免疫细胞如肥大细胞、嗜酸性粒细胞、DC、巨噬细胞、T 和 B 淋巴细胞进行体外机制研究，以反映 MB10345 调节免疫细胞反应和抑制鼻黏膜上皮细胞、肥大细胞、嗜酸性粒细胞活化的细胞和分子机制。

在体外实验中应该根据不同受试药物作用机制检测其对受体和受体亚型的结合，如抗组胺药对组胺受体 $H_1$、$H_2$、$H_3$ 和 $H_4$，抗白三烯药物对 CysLT1 受体和 CysLT2 受体的结合。

# 第四节 治疗特发性肺纤维化药物的药理学研究

## 一、概述

特发性肺纤维化（idiopathic pulmonary fibrosis，IPF）是一种慢性进行性肺疾病，以进行性肺瘢痕和常见间质性肺炎（usual interstitial pneumonia，UIP）的组织学病变为特征，主要症状为咳嗽和呼吸困难，严重影响生活质量。IPF 患者全球约有 300 万人，发病率随着年龄的增长而急剧增加。虽然这种疾病被认为是罕见病，但发生率与胃癌、脑癌和睾丸癌相似。在欧洲和北美，估计每年每 10 万人中有 2.8～18 例特发性肺纤维化，亚洲和南美洲发病率较低，估计每年每 10 万人中有 0.5~4.2 例。特发性肺纤维化在男性中更为常见，在 50 岁以下人群中较为罕见（诊断时的平均年龄约为 65 岁）。从诊断开始的中位生存时间是 2～4 年。诊断方法包括排除其他肺间质疾病或重叠情况，并取决于 UIP 模式的识别，通常采用高分辨率 CT；有些患者可能需要肺活检。UIP 主要表现为双侧、外周和基底部的网状改变，这些改变与牵引性支气管扩张和胸膜下空腔团簇有关。IPF 的生物学过程被认为是一个遗传易感的老年个体对重复性肺泡上皮损伤的异常修复反应。随着尼达尼布和吡非尼酮这两种治疗药物被 FDA 批准用于治疗 IPF，缓解了 IPF 的症状，提高了生活质量，但效果有限。

### （一）IPF 的发病机制与病理生理

IPF 原被认为是一种慢性炎症性疾病，并逐渐发展为纤维化。然而现已认识到抗炎治疗并没有改善 IPF，故对这一概念进行了重新评估，因为一种波尼松龙和硫唑嘌呤的免疫抑制联合治疗策略被证明会增加死亡率。IPF 目前被普遍认为是多种相互作用的遗传和环境危险因素的结果，其中反复发生的局部肺泡上皮微损伤起着关键性作用。这些微损伤引发异常的上皮细胞-成纤维细胞转化，诱导产生基质的成纤维细胞，以及肺间质细胞外基质的大量积累和重构（图 10－4－1）。老化的肺泡上皮反复微损伤激活肺泡上皮细胞分泌多种纤维生长因子、细胞因子和凝血因子，导致肌成纤维细胞的招募和激活，以及有多种来源包括常驻间充质细胞增殖，肺间质周皮细胞，循环纤维细胞，上皮间充质转化和内皮间充质转化。这些肌成纤维细胞沉积增加并改变细胞外基质，改变生物力学刚度，进一步促进了肌成纤维细胞在正反馈环中的活化。受损肺实质的异常修复伴随发育途径的异常激活和肺的细支气管化同时发生。

**1. 环境因素** 吸入颗粒物与特发性肺纤维化的发病机制和进展密切相关。吸烟史与大多数患者特发性肺纤维化的发展有关。其他多种环境暴露也与此有关，包括金属和木材粉尘、细菌、病毒、石粉和二氧化硅。

**2. 遗传因素** 越来越多的证据表明，遗传易感性在特发性肺纤维化的发展中起着一定的作用。在家族性间质性肺炎（即同一家族中两个或两个以上成员的病例）的研究中，发现了罕见的遗传变异，包括与表面活性物质功能障碍相关的基因（SFTPC、SFTPA2）和端粒生物学（TERT、TERC、PARN、RTEL）。全基因组关联研究已经确定了常见的基因变异，它们约占疾病发展风险的 1/3。虽然这些研究没有表明直接的因果关系，但已经确定了宿主防御（MUC5B、ATP11A、TOLLIP）、端粒维持（TERT、TERC、OBFC1）和上皮屏障功能（DSP、DPP9）改变的潜在重要性。

黏蛋白 5B（MUC5B）基因启动子区域的一种常见功能获得变异是对家族性和散发性特发性肺纤维化发展具

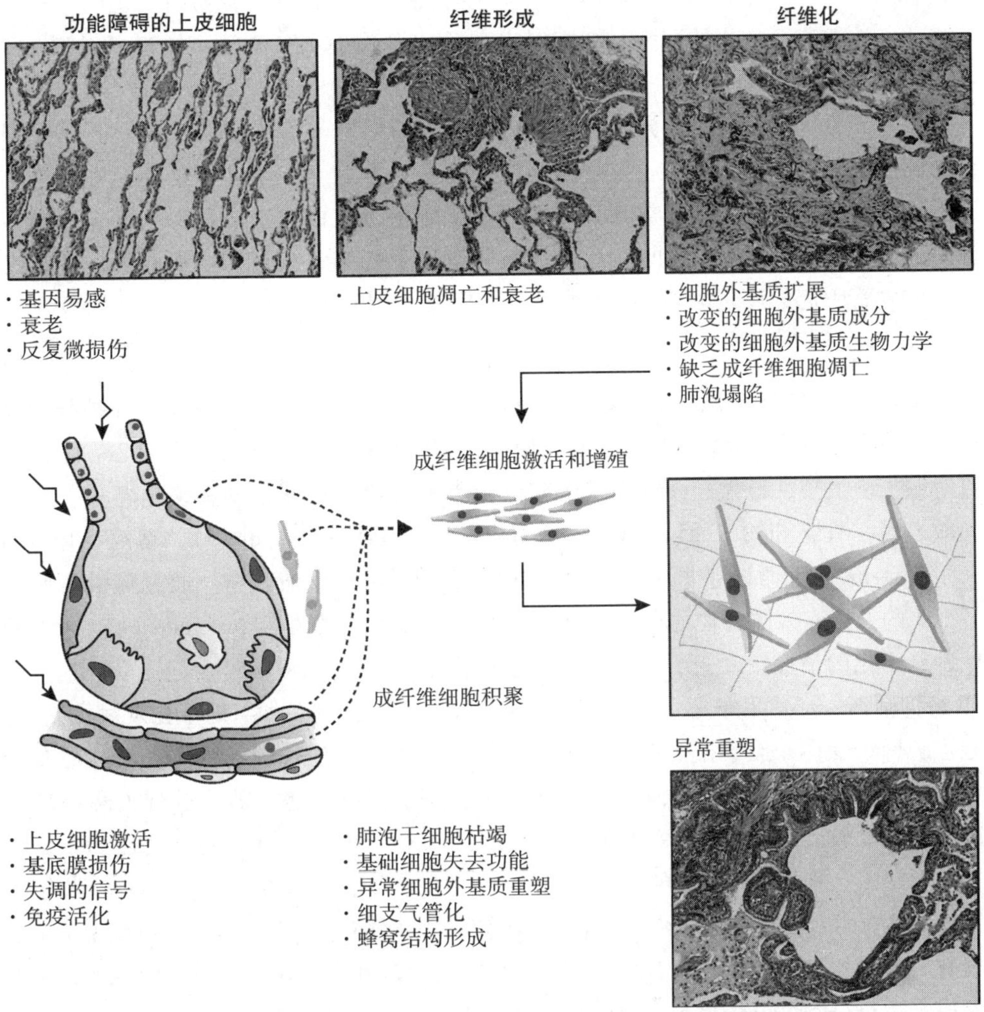


**图 10－4－1　特发性肺纤维化的发病机制**

（引自：Lancet 2017，389（10082）：1941－1952）

有最大遗传影响的风险变异（优势比为 4～8/等位基因）。MUC5B 变异具有较低的外显率，单独看来似乎不是特发性肺纤维化的原因。MUC5B 编码一种黏蛋白 5B 前蛋白，有助于气道黏液的产生，可能在肺宿主防御中发挥重要作用。MUC5B 产生改变的部位定位于细支气管上皮细胞，发现细支气管上皮细胞部位的 MUC5B 蛋白浓度增加，可能会增加由于黏液纤毛清除减少而造成的损伤，或阻碍正常的肺修复。

**3. 异常修复过程**　Ⅱ型肺泡上皮细胞（alveolar epithelial cell，AEC2）的慢性失调被认为是 IPF 纤维化形成的病理机制的核心。AEC2 是肺的一种干细胞，在肺损伤后或肺稳态时参与Ⅰ型肺泡上皮细胞（AEC1）的更新。IPF 组织中 AEC1 和 AEC2 异常丢失，成纤维细胞灶通常位于增生性或凋亡的肺泡上皮细胞附近。在 IPF 组织中，可以观察到 AEC2 端粒的过早缩短，而 AEC2 端粒的缩短在小鼠模型中导致肺重塑和纤维化。

IPF 组织中 AEC2 的更新能力受损，与 AEC2 干细胞衰竭一致。肺泡上皮细胞的异常行为与上皮对发育通路的再现有关，包括 Wnt/β-catenin 和 Sonic hedgehog 通路，激活肺泡上皮细胞分泌大量的纤维发生的生长因子和细胞因子，包括 TGF-β 和 PDGF 与异常上皮间充质转化（EMT），招募和激活肌成纤维细胞。这些活化的肌成纤维细胞大量沉积改变了的细胞外基质成分，破坏了正常的肺泡结构，阻碍了气体交换。肌成纤维细胞的多种来源包括常驻间充质细胞增殖，肺间质周皮细胞，循环纤维细胞，上皮间充质转化，内皮间充质转化。

目前尚不清楚 IPF 的细胞外基质是如何由正常转向异常的，尽管有证据表明细胞外基质异常沉积是主要发病机制之一。细胞外基质成分的变化会显著改变细胞行为，成纤维细胞和异常细胞外基质之间的正反馈循环促进纤维化。细胞外基质成分和硬度的改变可能是这一过程的原因。细胞外基质硬度由成纤维细胞转导的确切机制尚不清楚，但整合素、细胞与细胞外基质蛋白黏附的主要受体，与黏附复合物内发生的机械敏感蛋白相互作用可能起着核心作用。这些交互作用的下游、细胞促进介导的迟后 TGF-β 激活，通过 Rho-Rho 激酶途径促进肌成纤维细胞分化。

与细胞外基质出现异常同时，还发生异常的肺重构，即所谓的肺泡组织细支气管化。在受损的肺泡上皮部位，发生与发育通路激活相关的再生反应。异常激活的气道基础细胞存在于向下延伸至呼吸性细支气管的气道中，起着干细胞的作用。气道基础细胞异常激活有助于受损肺泡上皮的再上皮化，从而导致肺泡腔的细支气管化。在 IPF 患者的一个亚群中，纤毛基因的表达增加与显微镜下蜂窝状结构的增加有关，尽管尚不确定细支气管异常是由新生细支气管引起的还是由邻近的正常细支气管结构引起的。

### （二）IPF 的治疗

与其他慢性肺部疾病一样，IPF 患者的药物治疗重点是改善症状、改善健康状况、保护肺功能、尽量减少治疗的副作用，最好能提高生存率。IPF 诊断的标准化使拟议的治疗药物的大规模、多中心、随机安慰剂对照试验成为可能。随机对照试验发现，原先开放性临床研究认为有效药物如泼尼松龙和硫唑嘌呤、乙酰半胱氨酸和华法林被判定为无效或潜在有害药物，而波生坦（bosentan）、依马替尼（imatinib）、马西替坦（macitentan）、乙酰半胱氨酸（acetylcysteine）和西地那非（sildenafil）被判定为潜在的无效药物。通过随机对照试验，两个大型Ⅲ期临床确定了 IPF 的两个有效的药物尼达尼布（nintedanib）和吡非尼酮（pirfenidone）。这两种药物现在都被批准用于特发性肺纤维化的治疗，改变了 IPF 患者无药可用的局面。

**1. 酪氨酸激酶抑制剂** 尼达尼布是一种酪氨酸激酶抑制剂，它抑制多种与纤维化发病机制有关的信号受体，包括成纤维细胞生长因子受体、血小板衍生生长因子受体和血管内皮生长因子受体。尼达尼布治疗 IPF 的Ⅱ期临床研究发现，能剂量依赖缓解肺功能下降和急性加重发生率下降的趋势。随后进行了两项Ⅲ期临床试验，将尼达尼布与安慰剂进行比较。纳入要求第一秒用力呼气量（$FEV_1$）大于或等于预测值的 50%，肺一氧化碳的扩散能力预测在 30%～79%。在 52 周内，在两项试验中，尼达尼布治疗组的 $FEV_1$ 相对下降均明显小于对照组（47.9% 和 55.1%）。在 INPULSIS-Ⅱ试验中，与首次急性发作的时间有显著差异。一项预先指定的敏感性分析显示，尼达尼布具有一定的益处（危险比［HR］0.32，95% 可信限 0.16～0.65，$P=0.001$）。根据年龄、吸烟史和用力肺活量对患者进行分类的分析显示，尼达尼布在亚组中的作用与敏感性分析结果是一致的。

**2. 吡啶类药物** 吡非尼酮是一种口服吡啶类药物，具有抗炎、抗氧化和抗纤维化作用，但其确切作用机制尚不清楚。在肺纤维化动物模型被证明可下调 TGF-β 水平，抑制成纤维细胞和胶原蛋白合成。自 2004 年以来，吡非尼酮进行了 4 次Ⅲ期临床试验。第一项研究报道使用吡非尼酮治疗的患者肺活量相对下降显著降低（56.3%）。随后的两项Ⅲ期临床试验对吡非尼酮和安慰剂进行了 72 周的比较。吡非尼酮对用力肺活量下降的影响在这两个试验中不一致；一项试验证实了最初的结果，而另一项试验发现两组之间没有显著差异。第四项研究在 52 周内完成，患者的用力肺活量预测为 50%～90%，一氧化碳扩散能力预测为 30%～90%。与安慰剂组相比，主动治疗组（54.9%）的用力肺活量相对下降明显较小。分析来自Ⅲ期临床试验的 1247 例患者中，报告吡非尼酮组的死亡人数少于安慰剂组（HR 0.52，95% 可信限 0.31～0.87）；与安慰剂组相比，吡非尼酮组 6 分钟步行距离减少的患者较少。

尼达尼布和吡非尼酮对 1 年以上用力肺活量下降率有类似的作用。两种药物在这些试验中都没有显示预期的生存（延长生命）益处，尽管两种药物都显示有利于降低死亡率的趋势。因此，这些药物的安全性和耐受性将影响患者和医生的选择。尼达尼布和吡非尼酮在临床试验中具有良好的安全性，大多数患者具有可接受的耐受性，大约 1/5 的患者可能由于副作用或疾病进展而停止治疗。对于这两种药物，最主要的安全问题是转氨酶升高，这两种药物都需要定期监测肝功能。吡非尼酮可引起胃肠道（消化不良和厌食症）和皮肤（光敏性）副作用。尼达尼布可引起胃肠道（腹泻和恶心）副作用。尼达尼布结合治疗剂量抗凝血剂可能使患者有出血事件发生，在使用时应该考虑受益与风险比，增加出血的风险是由于尼达尼布对内皮生长因子受体激活的作用。

由于 IPF 是一种慢性、不可逆进展性疾病，患者应在发病早期进行治疗。这一建议是基于 IPF 患者的肺为不可逆破坏，故越早治疗益处就越大。此外，持续治疗对疾病进展的已知影响必须与个别患者的安全性和耐受性相平衡，以确定治疗的价值。

## 二、治疗特发性肺纤维化药物临床前药效学研究设计

**1. 动物及动物模型选择**

（1）博来霉素（BLM）诱导的肺纤维化模型　BLM最初是从链霉菌中分离出来的抗生素。后来发现它对淋巴瘤、头颈部鳞状细胞癌、睾丸癌、卵巢癌及恶性胸腔积有效。BLM能够在铁和氧的存在下介导DNA链断裂，产生单链或双链断裂，从而产生更高的活性氧（ROS）和活性氮（RNS）。活化的BLM复合物以插入的方式与DNA结合。带正电荷的吡噻唑基团与带负电荷的DNA多核苷酸链的相互作用，将活性铁氧组分传递到合适的DNA中，导致随后的DNA损伤，从而解释了BLM的抗肿瘤活性。然而其作为抗肿瘤药物的有效性受到剂量依赖性肺毒性导致纤维化的限制。然而这一肺毒性反应却成了诱导肺纤维化实验模型的重要工具药物。BLM是目前在诱导动物肺纤维化模型中应用最广泛的工具药物。BLM诱导的肺纤维化程度和分布的差异呈剂量依赖性。单次BLM剂量可引起亚慢性变化，而反复给药可导致长期损害。如静脉或腹腔内注射，可导致肺纤维化包括胸膜下瘢痕；气管内BLM滴注法可引起支气管细支气管肺泡纤维化，急性间质和肺泡内炎症，巨噬细胞激活，TNF-α和粒细胞巨噬细胞集落刺激因子（granulocyte-macrophage colony-stimulating factor，GM-CSF）和白介素上调。急性炎症反应后在修复和纤维化阶段，其他细胞因子如TGF-β和结缔组织生长因子（connective tissue growth factor，CTGF）上调。

BLM可诱导多种实验动物的肺损伤和纤维化，包括小鼠、大鼠、仓鼠、兔子、豚鼠、犬和灵长类动物；通过腹腔内注射（ip）、静脉注射（iv）、皮下注射（sc）或气管内注射（it）给药诱导。静脉注射的特点接近于人类治疗肿瘤引起肺纤维化毒性时给药方式和途径模式（BLM临床给药为静脉注射）。静脉给药后（20mg/kg，每周两次，持续4～8周），最初的病变是肺内皮细胞，这些细胞的初始损伤使药物进入肺间质，肺间质随后发生上皮损伤。这种损伤的病理反应包括急性肺损伤的迹象（肺泡上皮受损、液体和血浆蛋白渗漏到肺泡间隙、肺泡融合固化和透明膜的形成）。损伤反应是Ⅰ型上皮细胞局部坏死，Ⅱ型上皮细胞诱导化生。可见炎性细胞浸润，并在胸膜下区域发生纤维化。由此产生的胶原在肺中的积累可以通过组织学和生化技术来测量，最显著的是羟脯氨酸的积累，羟脯氨酸几乎完全来自肺内的胶原，因此可以作为检测整个肺胶原含量的指标。然而，静脉注射诱导的模型的缺点是，纤维化并不是在所有动物中都发生，而且纤维化发生的时间相对较长。在BLM诱导8周的小鼠中，纤维化在第4周首次出现，肺间隔和间质纤维化在12周时变得更加严重。

通过气管内注射BLM（一般剂量为1.25～4U/kg）诱导的模型的优势在于单次注射就会对啮齿动物造成肺损伤并导致纤维化。气管内给啮齿动物注射BLM，起初会直接损伤肺泡上皮细胞。随后在第1周内发生嗜中性粒细胞和淋巴细胞以及巨噬细胞对肺组织的广泛浸润，随后在肺泡炎性细胞修复期间可观察成纤维细胞增殖，细胞外基质合成增加。在这个模型中，纤维化的发生在第14天可从生化和组织学上看到，最大反应通常在第21～28天，28天后BLM的反应可能加剧或自我修复。有些报道BLM经气管内给药可诱导纤维化进展或持续60～90天，也有一些报道显示28天后肺纤维化会开始自我修复（所谓自限性）。虽然该模型不能完全模拟人类的IPF（不可逆性进展），但该模型系统持续时间和病理变化还是为研究肺纤维化发病机制和治疗药物的研发提供了工具。

小鼠的品系与BLM诱导纤维化反应敏感程度有关。CBA/J小鼠、C57Bl/6小鼠较BALB/C小鼠更易发生BLM诱导的纤维化。常用剂量通过直接气管内给药进入肺的是CBA/J小鼠，1U/kg；C57Bl/6小鼠，2U/kg；BALB/C小鼠，10U/kg；Fisher 344大鼠，7.5U/kg。这可能与动物品系失活酶（BLM水解酶）表达的差异有关。此外，肺对BLM的毒性特别敏感，这反映了肺组织中这种酶的水平低于其他身体组织。关于BLM诱导纤维化的炎症、细胞因子、趋化因子和生长因子的文献资料不胜枚举，但有几个共同点值得注意：博来霉素纤维化的发生是T细胞非依赖性的、纤维化病变的发生主要依赖于趋化因子的释放，尤其肺上皮细胞损伤后释放CCL2或CCL12，招募炎症细胞如单核细胞、淋巴细胞、纤维细胞。促纤维化生长因子TGF-β也参与BLM诱导的肺纤维化的形成。还发现与凝血系统功能障碍有关，以及与花生四烯酸代谢失衡有关，如生产过多的诱导纤维化的白三烯和产生过少的减轻纤维化的前列腺素。细胞因子TNF-α在BLM诱导的肺纤维化中扮演双重角色，既能促进也能抑制纤维化的发生。此外，上皮-间充质的相互作用：循环间充质前体和上皮-间充质转化（epithelial-mesenchymal transition，EMT）的研究进展表明了EMT在肺纤维化发病机制中的关键作用。EMT伴随E-钙黏蛋白（E-cadherin）等多种上皮标志物的丢失，IPF标志物N-钙黏蛋白和波纹蛋白（vimentin）的升高，以及Twist、SNAI1、SNAI2（Slug）等EMT相关转录因子的上调。几种形式的组织损伤和修复表明EMT的存在是其发病机制的一部分，但EMT究竟在肺纤维化过程中起什么样的作用，是否可作为治疗纤维化的靶点还需要深入研究。

BLM通过气管内单次给药，时间较短和可重复性意味与动物购买和饲养相关的成本降低。全身给药剂量一般是单次给药剂量的10～20倍。因此，除了经济（特别是单剂量模型），BLM模型的优点在于其相对容易诱导、重现性好。BLM模型的主要缺点是纤维化的自限性，这与已知的人类IPF自然史中典型的进行性慢性纤维化形成不同。因此，有学者对重复BLM气管内注射的模型进行了研究，结果发现该模型纤维化病变更接近人的IPF慢性过程。一种观点认为BLM诱导的模型先出现炎症反应，对炎症和损伤修复过程导致了纤维化，故慢性炎症对后来的纤维化出现是重要的。而另一种观点认为炎症不是IPF的主要致病机制，因为临床中应用抗炎药如糖皮质激素治疗IPF是无效的。为此，可以考虑对该模型分阶段进行研究，如急性损伤及炎症期、炎症向活动性纤维化的过渡阶段和慢性纤维化阶段。或通过检查模型纤维化阶段（通常在模型诱导后第14天至28天）炎症开始消退时进行干预措施以观察抗纤维化的效果，将纤维化从炎症中分离出来。尽管BLM模型有这些局限性，但该模型的许多显著优势及其在阐明体内机制和药物发现方面的应用记录，使该模型成为临床前和机制研究的重要工具。当然，它仍然是当今研究慢性进行性肺病最广泛使用的模型之一，而且可以说是在这方面可用的最佳实验模型。

在各种BLM动物模型中，肺损伤/纤维化的发展或进展是非常相似的，与给药的种类和途径无关。肺损伤经历三个阶：①急性损伤及炎症期（1～7天），气管内注射BLM后的特点是炎症细胞大量积聚肺组织，由于上皮细胞受到广泛损伤，炎症介质被激活，伴有血管渗漏、炎性细胞因子和趋化因子的上调。②炎症向活动性纤维化的过渡阶段（BLM后7～14天），炎症反应逐渐消退，纤维增生增加，肌成纤维细胞开始出现，间质胶原基因表达在此阶段结束和下一个阶段开始时达到峰值。③第三周后为慢性纤维化阶段，此时肺泡内和间隔纤维化形态明显。这一阶段的特征是肌成纤维细胞数量的增加和细胞外基质的沉积。作为修复过程的一部分，肺胶原合成仍然随着其他细胞外基质成分的产生而提高。肺胶原沉积的增加通常在BLM诱导后28天左右达到高峰。通过测定肺羟脯氨酸的含量，可以从组织学和生物化学的角度评价肺纤维化的发展，从而可估计肺胶原蛋白的总含量。有些报道认为BLM诱导的肺纤维化病变在第21～28天后消退，但大量的研究证明单一或重复剂量BLM诱导的模型，6个月后虽然炎症较少，但纤维化特性持续存在。

此外，可以通过降低BLM剂量（如单次气管内注射的50%）重复给药建立慢性纤维化模型。或通过调整给药频率和间隔时间，对模型进程进行控制。大鼠的肺纤维化模型还可以通过增加药物剂量/体积或剂量/体重比进行相应调整。在选择合适的BLM模型之前，需要考虑几个因素：给药途径、剂量、给药频率、动物性别、遗传或品系背景。

但也有研究证明通过重复气管内给药BLM模拟慢性肺纤维化方面与单次给药几乎没有区别。重复气管内注射诱导纤维化模型的一个显著缺点是需要更长的时间才能完全发生，从而增加了BLM和动物的饲养成本。在广泛使用的模型中，BLM通常是在体重调整剂量下单次给药。给药途径包括直接气管内注射、静脉或腹腔注射。由于相对容易诱导，直接气管内给药比全身给药更广泛使用，而且更经济，因为需要更少的剂量，而且诱导肺纤维化的时程更短。全身给药被认为会导致更广泛的疾病，纤维化的发展过程较慢。但在模拟临床基础研究而非药物筛选或药效学研究的试验中，BLM诱导肺纤维化模型采用静脉注射更为合适。

传统的气管内注射BLM是通过外科手术进行的。麻醉下小鼠气管经手术切口暴露，然后将BLM直接注入气管。现在有些实验室采用经口给药方法，即动物在麻醉下经口腔找到气管，用特制的喷雾针管直接将BLM喷入气管内，使其能比较均匀地分布到全肺。其优势为无需手术，恢复更快，无需术后监测，模型的成功率和质量更高。

动物性别在肺纤维化动物模型研究中的敏感性是有争议的。在大鼠模型，与雄性相比，雌性大鼠对BLM的反应更敏感，纤维化程度更高，而卵巢切除可以消除这一现象。相比之下，在小鼠模型中，BLM诱导的肺纤维化没有显著差异，可能雄性的反应性更敏感，而且雄性的肺功能下降幅度更大。

在BLM模型中选择合适的终点取决于需要评估的损伤和纤维化过程的特定参数。前3天的分析将反映BLM

的急性损伤和炎症反应。支气管肺泡灌洗液（BALF）常用于分析白细胞总数和分类细胞数的变化。成纤维细胞和肌成纤维细胞的增殖反应通常在气管局部注射 BLM 后 2 周出现，因此这是研究间充质细胞增殖的合适时间点。而评估肺纤维化，应考虑 BLM 处理后 3～4 周，因为胶原沉积峰值出现在这个时间点，可进行半定量组织学分析，定量羟脯氨酸和总胶原蛋白含量的分析，以及评估肺肌成纤维细胞分化和 α-SMA 表达。

BLM 模型已广泛应用于药物发现研究，用于识别新的治疗靶点，评估化合物针对已识别靶点的潜在疗效，临床前评估和概念验证研究。它经常与另一种模型一起使用，以证明其有效性。在这类研究中，重要的是要区分抗炎和抗纤维化药物的作用，因为 BLM 模型同时具有急性损伤和炎症阶段，并伴有随后的纤维化阶段。

（2）异硫氰酸荧光素（fluorescein isothiocyanate，FITC）诱导肺纤维化模型　肺纤维化的 FITC 诱导模型最初是由 Roberts 等人于 1995 年报道，将 FITC（0.007mg/g 体重，溶于 PBS）给 Balb/c 小鼠气管内注射给药。FITC 可致围绕呼吸性细支气管肺间质有明显的单核细胞和中性粒细胞浸润，局部可见水肿和肺泡上皮细胞增生。支气管肺泡灌洗液在第 1 周内可现蛋白渗漏，提示有急性肺损伤。FITC 后 5 个月，发现正常肺结构的局灶性破坏伴间质纤维化。抗 FITC 特异性抗体在 FITC 后第 7 天检测到，并持续至少 6 周，表明对这种半抗原的免疫反应可能对疾病的发展至关重要。有人进一步对模型进行了验证表明 C57Bl/6 和 BALB/C 小鼠均易受 FITC 诱导的纤维化影响，BALB/C 小鼠对一定剂量的 FITC 表现出更大程度的纤维化。此外，FITC 溶液的配制也很关键，将 FITC 溶于 PBS 中，对溶液进行涡旋和超声处理 30 秒，然后气管内注射。涡旋和超声处理后使更细的颗粒被分散到肺中，导致更严重的急性肺损伤和更高的死亡率。类似于 BLM 模型，FITC 在第 21 天诱导 CD4-敲除老鼠、重度联合免疫缺陷小鼠和重组酶激活基因敲除小鼠发生了肺纤维化，耗竭 anti-FITC 免疫球蛋白反应，即可抑制肺纤维化，提示该模型不需要特定的 T 细胞参与 FITC 诱导的纤维化发生。利用 FITC 纤维化模型的最新研究表明，与博来霉素一样，纤维化对 FITC 的反应依赖于 CCR2 信号通路。在损伤的肺中释放大量 CCL12，释放 CCL2 较少，导致表达 CCR2 的循环纤维细胞募集到肺中，并增强纤维化。FITC 诱导肺上皮细胞产生 IL-13，提示IL-13 在该纤维化模型是主要细胞因子之一。FITC 模型的一个明显的优势是能通过免疫荧光成像的绿色 FITC 特点可视化肺沉积发生。FITC 模型的第二个优点是反应持续（至少可持续 6 个月）。这种持久性使 FITC 模型成为长期研究的理想模型。

（3）辐照诱导的肺纤维化模型　辐照诱导的肺纤维化可通过单剂量 12～15Gy 全身照射完成，照射后 20 周才可导致肺纤维化。通常使用限制胸部的辐射方案（通过铅屏蔽小鼠的所有其他部分来完成）诱导肺纤维化，辐照 24 周后可形成模型。胸段暴露引起的肺纤维化受辐照剂量和遗传背景的影响，C3H/HeJ 和 CBA/J 小鼠均对辐照不敏感，难以形成纤维化。这些耐受品系小鼠对胸部辐射易产生亚急性放射性肺炎反应，而 C57Bl/6 小鼠易发生纤维化，可发展为迟发性纤维化反应。C57Bl/6 小鼠胸段暴露 16Gy 辐照 33 周后，胸膜下病灶表现为肺泡壁塌陷和胶原蛋白堆积。此外，炎症细胞可见于纤维化病灶周围的空气腔。相比之下，C3H 小鼠肺泡壁增厚，肺泡内炎症细胞积聚，但无纤维化；照射后 C57Bl/6 小鼠肺泡细胞凋亡较照射后 C3H 小鼠更为常见。此外，与雄性相比，C57Bl/6 雌性似乎对纤维化的发生更为敏感。C57Bl/6 小鼠纤维化模型显示单核细胞分泌的 CXCL-10（IP-10）、CCL2（MCP-1）、CCL7（MCP-3）和 MIP-1（Scya9）在 26 周辐照后明显升高，在 C3H 小鼠纤维化抵抗（fibrosis-resistant）却无明显影响。综上所述，辐照诱导的纤维化模型的优势在于其在近交系小鼠中具有明显的易感性差异，这有助于研究纤维化的遗传决定因素以及该模型的临床意义。然而，制备这种纤维化模型需要显著增加造模时间。

（4）二氧化硅诱导的肺纤维化模型　二氧化硅模型类似于人类在职业暴露于矿物粉尘和微粒气溶胶后所发生的纤维化结节和肉芽肿的形成。二氧化硅是一种有毒的可吸入颗粒物，可导致人类和实验动物发生尘肺。职业性暴露于结晶性二氧化硅可引起肺毒性，表现为纤维化性尘肺（矽肺），其特征为肺水肿、间质炎症、纤维化性肉芽肿和矽肺结节。硅诱导的肺间质疾病被认为是肺细胞损伤的结果，并由此产生的肺瘢痕与纤维化过程的激活有关。提出的机制包括：①肺泡细胞的直接细胞毒性；②肺泡巨噬细胞激活氧化生成；③刺激肺泡巨噬细胞和（或）肺泡上皮细胞分泌炎症细胞因子和趋化因子；④刺激肺泡巨噬细胞和肺泡上皮细胞分泌纤维化介质。值得注意的是，各种硅诱导的毒性反应，如细胞膜损伤、DNA 损伤、核转录因子的激活和细胞凋亡，都被认为是由氧化应激引起的。此外，肺部对结晶硅的低清除率与慢性肺部炎症有关。

制备二氧化硅诱导的肺纤维化模型常采用小鼠或大鼠。将二氧化硅 2.5mg 加入生理盐水 50μl 中，超声波 30 分钟，漩涡10秒，通过麻醉C57Bl/6小鼠，气管内注射。小鼠形成二氧化硅诱导的肺纤维化模型至少需要30天的时间。也可采用鼻腔滴入给予二氧化硅诱导肺纤维化模型，50mg加入0.1ml生理盐水中滴鼻，60天后形成模型。

**2. 给药途径、给药剂量和给药时间选择**

（1）给药途径　药物的给药途径一般要求与临床给药途径一致。目前临床治疗IPF的两个有效药物均采用口服给药途径，如吡非尼酮和尼达尼布。但也有正在研发通过气道吸入途径给药的药物。因此需根据研发药物的给药途径设计实验。

（2）给药剂量　创新药物用预试验确定给药剂量，正式试验至少设计3个剂量组（低、中、高），可以计算$ED_{50}$或$ID_{50}$。已知药物可以参考文献资料或根据临床用量按体表面积换算。

（3）给药时间　BLM诱导的肺纤维化模型经历三个阶段：①急性损伤及炎症期（1~7天）；②炎症向活动性纤维化的过渡阶段（BLM后7~14天）；③BLM后第三周为慢性纤维化阶段。可根据受试药物对以上三个阶段的特点考虑给药起点和持续时间。但根据经验，在BLM诱导模型的终点第28天，三个阶段的病理变化都是可以观察到的，因此如无特殊需要，评价抗纤维化药物可从BLM制模的第7天或第10天开始给药，如需观察药物对模型的炎症反应可选择预防性给药（第0~14天）。

## 三、实例

### 酪氨酸激酶抑制剂尼达尼布对实验性肺纤维化模型的抗纤维化和抗炎作用及机制研究

**1. 药物特性**　首次发现尼达尼布可作为抗血管生成分子的吲哚酮类激酶抑制剂，还可作为血管内皮生长因子受体（vascular endothelial growth factor receptor，VEGFR）-2激酶域的ATP口袋结合物，从而阻止细胞内下游信号通路的激活。尼达尼布在激酶结构域—$NH_2$和—COOH末端之间的缝隙中与细胞内ATP结合位点结合。吲哚啉酮支架与铰链区形成两个氢键。此外，还观察到其可抑制VEGFR-1和VEGFR-3激酶亚型、前血管生长因子受体酪氨酸激酶成纤维细胞因子受体（fibroblast growth factor receptors，FGFR）-1、2和3，血小板衍生生长因子受体（PDGFR）α和β。尼达尼布还抑制非受体Src家族酪氨酸激酶Lck、Lyn和Flt-3。事实上，尼达尼布是一种多靶点酪氨酸激酶抑制剂（TKI）。受体酪氨酸激酶（receptor tyrosine kinase，RTK）广泛表达于真核细胞中，除个别情况外，均为含有细胞外配体结合域、跨膜域和细胞内酪氨酸激酶催化域的单体膜受体。生长因子与这些受体的细胞外结构域结合，导致酪氨酸激酶单体的活化，然后是细胞内激酶结构域的磷酸化。酪氨酸激酶的激活状态是由蛋白酪氨酸磷酸酶（protein tyrosine phosphatase，PTP）调控的，这是一个受体和非受体蛋白家族。其中SHP2是一种广泛表达的非受体酪氨酸磷酸酶。SHP2通过结合和去磷酸化过程调控酪氨酸激酶受体的活性如PDGFR。SHP2在IPF肺中被发现下调。尼达尼布是一种磷酸酶激活剂，其部分作用可以通过诱导SHP2介导。随后，许多信号蛋白将RTK激活与下游信号通路联系起来。RTK和非RTK均参与细胞迁移、增殖、有丝分裂、分化、凋亡等多种生物学过程与不同的恶性和非恶性疾病有关，如IPF。尼达尼布在动物模型、体外试验和体外实验中显示出抗纤维化和抗炎活性。

**2. 研究目的**　研究酪氨酸激酶抑制剂尼达尼布对实验性肺纤维化模型的抗纤维化和抗炎作用及机制研究。

**3. 动物选择和模型选择**

（1）博来霉素诱导小鼠肺纤维化模型　雌性C57BL/6或ICR品系小鼠，8周龄。在异氟烷或戊巴比妥钠麻醉下直接气管内喷雾，或气管内注射单剂量1.5mg BLM诱导模型。亦可3mg/kg BLM（1mg=1000IU）滴鼻给药诱导模型。直接气管内喷雾BLM制备的模型肺纤维化病变全肺均匀，气管内注射或滴鼻制备的模型全肺纤维化病变不均匀，影响评价结果。

（2）二氧化硅诱导的小鼠肺纤维化模型　动物性别、品系和年龄与BLM模型相似。在异氟烷或戊巴比妥钠麻醉下直接气管内喷雾，或气管内注射单剂量1.25mg二氧化硅诱导模型。亦可2.5mg/kg二氧化硅滴鼻给药诱导模型。

**4. 实验分组**　BLM诱导小鼠肺纤维化模型分8组，预防和治疗给药各4组，每组10只小鼠。预防给药从造模第0~14天，14天后处死动物检测各项指标；治疗给药组从造模后第7~21天，21天后处死动物检测各项指标；分别为对照组、模型组、尼达尼布每天以 30mg/kg 或 60mg/kg 灌胃给药。给药容量为 10ml/kg。对照组动物只接受溶媒。

二氧化硅诱导的小鼠肺纤维化模型分 10 组，预防给药 4 组，每组 10 只小鼠。预防给药从造模第 0～30 天，30 天后处死动物检测各项指标；分别为对照组、模型组、尼达尼布每天以 30mg/kg 或 60mg/kg 灌胃给药。给药容量为 10ml/kg。对照组动物只接受溶媒。治疗给药 6 组，每组 10 只小鼠。分别为造模第 10 天和第 20 天给药各 2 组，均为第 30 天后处死动物检测各项指标。具体分组为对照组、模型组、尼达尼布每天以 30mg/kg 或 100mg/kg 灌胃给药。给药容量为 10ml/kg。对照组动物只接受溶媒。

**5. 评价指标**

（1）肺功能检测　在博来霉素诱导模型中进行分析。小鼠腹腔注射含有氯胺酮/木拉嗪的溶液麻醉后，用法国 EMKA 或美国 Buxco 公司的小动物肺功能测定仪测量气道阻力。

（2）炎症细胞计数　实验模型的终点，处死小鼠。总细胞和分类计数测定支气管肺泡灌洗液（BALF）中的细胞。可采用单侧肺结扎方法进行支气管肺泡灌洗（BAL），另一侧未 BAL 的肺用于组织学检测和组织匀浆后检测细胞因子和生化指标。

（3）胶原水平检测　肺组织总胶原蛋白水平用胶原检测试剂盒和羟脯氨酸试剂盒进行。

（4）细胞因子、趋化因子和蛋白酶检测　用 ELISA 法检测肺组织匀浆中的 IL-1β、IL-6、角化细胞趋化因子（keratinocyte chemokines，KC）和组织金属蛋白酶的抑制剂（tissue inhibitor of metalloproteinase-1，TIMP-1）。

（5）病理组织检测　用4%甲醛固定肺叶，H&E 染色病理切片，采用 Ashcroft 分级法半定量检测肺纤维化的严重程度（0～8 分的分级），见表 10－4－1；用 Masson's Trichrome 染色法半定量分析评估肺组织胶原沉积，病理检查评估应采用盲法。

**表 10－4－1　肺纤维化分级标准（Ashcroft 分级法）**

| 纤维化分级 | 组织学特点 |
|---|---|
| 0 | 正常肺 |
| 1 | 肺泡壁或细支气管壁的最小纤维增厚 |
| 2 | |
| 3 | 肺壁适度增厚，对肺结构无明显损害 |
| 4 | |
| 5 | 纤维化加重，肺结构明显受损，并形成纤维带或小纤维团块 |
| 6 | |
| 7 | 结构变形严重，纤维面积大，呈现“蜂窝状肺” |
| 8 | 全视野闭塞性纤维化 |

Ashcroft T，Simpson JM，Timbrell V. Simple method of estimating severity of pulmonary fibrosis on a numerical scale. J Clin Pathol，1988，41（4）：467－470。

**6. 结果**

（1）对 BLM 诱导模型的作用

1）体重与肺功能：尼达尼布预防给药组体重下降 5%；治疗给药组体重下降 10%，体重下降最大的时间在第 9～11 天。预防给药组和治疗给药组与模型组比较无明显减轻肺重量作用。与模型组相比，预防给药组在 BLM 处理第 14 天能显著抑制气道阻力增加。但治疗给药组在 BLM 处理第 21 天检测肺功能未能抑制气道阻力增加。这些结果提示：尼达尼布预防给药组而不是治疗给药组对肺功能气道阻力增加有抑制作用。

2）BALF 中炎症细胞：BLM 模型组、预防给药组和治疗给药组与对照组比较，白细胞总数、巨噬细胞和淋巴细胞均显著增加。30mg/kg 和 60mg/kg 尼达尼布预防给药组显著降低淋巴细胞数目，而在治疗给药组中只有 60mg/kg 对淋巴细胞有显著抑制作用；但对白细胞总数和巨噬细胞计数均无影响。

3）细胞因子、趋化因子和蛋白酶：与对照组相比，模型组显著增加了肺组织匀浆中 IL-1β 和 TIMP-1 水平。

IL-1β 的增加在预防给药组和治疗给药组也相似。TIMP-1 浓度在第 21 天比第 14 天增加了 1.9 倍。在预防给药组中，30mg/kg 和 60mg/kg 尼达尼布可抑制 IL-1β 增加，治疗给药组中 60mg/kg 才明显降低 IL-1β 水平。30mg/kg 和 60mg/kg 尼达尼布预防给药能降低 TIMP-1 水平，治疗给药组作用不明显。预防给药和治疗给药对 KC 水平均无明显影响。

4）肺组织中总胶原蛋白：BLM 模型组、预防给药组和治疗给药组与对照组比较，均显著提高了肺组织中总胶原蛋白的浓度。与模型组比较，预防给药组显著降低了肺组织总胶原蛋白，但治疗给药组作用不明显。

5）病理学变化：组织学半定量评分表明 BLM 给药后第 14 天出现炎症和纤维化，治疗给药组中第 21 天略有升高。与模型组比较，预防给药组显著降低了肺组织炎症和纤维化。治疗给药组与模型组比较，疗效不及预防给药组，但也有减轻炎症和降低纤维化的趋势。

（2）对二氧化硅诱导模型的作用

1）肺重量：BLM 模型组、预防给药组和治疗给药组与对照组比较，均显著增加肺重量。100mg/kg 尼达尼布预防给药组可使二氧化硅增加的肺重量下降 44%。然而，在治疗给药组中，如果尼达尼布在第 10 天开始治疗，在 30mg/kg 尼达尼布剂量，硅诱导的肺重量增加显著减少 74%（$P<0.01$），在 100mg/kg 尼达尼布剂量下显著减少 86%。如果尼达尼布治疗开始于第 20 天，在 30mg/kg 剂量和 100mg/kg 剂量下分别检测到 32% 和 43% 的下降（未达到统计学意义）。

在预防和治疗给药研究中，二氧化硅诱导显著增加 BALF 中细胞总数、巨噬细胞、淋巴细胞和中性粒细胞。预防给药组中，30mg/kg 尼达尼布降低了二氧化硅诱导的淋巴细胞计数升高，但对总细胞计数或巨噬细胞计数无明显影响。30mg/kg 和 100mg/kg 尼达尼布显著减少中性粒细胞计数。治疗给药研究中，尼达尼布降低淋巴细胞计数与剂量和治疗开始的时间有关。较高剂量、较早开始治疗或较长时间治疗效果较好，即第 10 天开始给药比第 20 天开始给药的疗效好。第 10 天开始尼达尼布给药组减轻了二氧化硅诱导的中性粒细胞浸润。

2）细胞因子、趋化因子和蛋白酶：与对照肺相比，在预防和治疗给药组中，肺组织匀浆中也显著增加了 IL-1β、KC 和 TIMP-1 浓度，预防和治疗给药组两者测定结果相似。与模型组比较，尼达尼布预防给药组显著降低了 IL-1β、KC 和 TIMP-1 浓度，但无量效关系。与模型组比较，治疗给药组如果尼达尼布治疗开始于第 10 天，可明显降低 IL-1β、KC、IL-6 和 TIMP-1 水平，但如果治疗开始于第 20 天则无明显作用。

3）肺组织中总胶原蛋白：BLM 模型组、预防给药组和治疗给药组与对照组相比，显著提高了肺组织中总胶原蛋白的浓度。与模型组比较，尼达尼布预防给药组显著降低胶原蛋白，治疗给药组无明显作用。

4）病理学变化：组织学半定量分析显示，二氧化硅诱导可使组织学评分升高，提示肺部炎症、肉芽肿形成和纤维化。尼达尼布预防给药组显著减轻了炎症、肉芽肿形成和纤维化。尼达尼布治疗给药组，治疗开始于第 10 天 100mg/kg 剂量能减少肉芽肿形成；30mg/kg 和 100mg/kg 组能减轻肺纤维化，如果治疗开始于第 20 天则不能明显减轻肺纤维化。

**7. 机制研究** 尼达尼布是一种针对 FGFR1、2、3，PDGFRα 和 β，VEGFR1、2、3 的细胞内酪氨酸激酶抑制剂。尼达尼布也抑制 Src 家族酪氨酸激酶 Lck、Lyn 和 Flt-3。特异性激酶的抑制作用对尼达尼布在 IPF 中的作用模式尚未阐明，但对特异性酪氨酸激酶可能影响 IPF 病理的不同功能已有描述。FGFR1 在 IPF 患者肺中的上皮细胞、内皮细胞、平滑肌细胞、肌成纤维细胞样细胞和巨噬细胞上表达，FGFR2 在平滑肌细胞、肌成纤维细胞样细胞和中性粒细胞上表达。成纤维细胞生长因子 2（FGF-2）刺激 IPF 患者肺成纤维细胞增殖。在体内抑制 FGF 信号可以减少 BLM 诱导的肺纤维化，提高 BLM 诱导肺纤维化小鼠的存活率。

PDGF 由肺泡巨噬细胞和上皮细胞产生。PDGF 是一种强力的成纤维细胞有丝分裂原，通过刺激增殖、迁移和存活，PDGF 在肌成纤维细胞的扩展中发挥着重要作用。在各种器官的纤维化病变中，PDGF 的水平不断升高。当肌成纤维细胞过于活跃或数量过多时，会在肺泡壁沉积过多的结缔组织产物。其结果是一个扭曲的肺泡结构与受损的气体交换。PDGFR 特异性酪氨酸激酶抑制剂在肺纤维化动物模型中减少肺纤维化。

血管异常是肺间质病变的常见特征，但血管生成和 VEGF 信号在 IPF 中的作用尚不清楚。血管生成是否在肺细胞外基质异常重构和纤维化中起关键作用尚存争议，以及在 IPF 患者中观察到广泛的血管生成的时间和空间异质性。然而，VEGF 在气道中的实验过表达诱导气道炎症和重塑，伴有黏液细胞化生和上皮下纤维化，VEGF

表达与哮喘患者上皮下纤维化相关。抗 VEGF 基因治疗可减轻 BLM 诱导的小鼠肺纤维化。

为证明尼达尼布对 RTK 的作用，采用 BA/F3 细胞研究 FGFR1、2、3 和 4，PDGFRα 和 β，VEGFR1、2、3，FLT-3，LCK，LYN 和 SRC 表达。采用正常人的成纤维细胞（NHLF）研究 PDGF-BB 诱导的 PDGFRα 和 β 磷酸化和细胞增殖作用。采用 TGFβ 诱导成纤维细胞向肌成纤维细胞分化。最后研究尼达尼布对小鼠肺组织 PDGFR 磷酸化的作用。

细胞 BA/F3 酪氨酸激酶测定：BA/F3 细胞的增殖和存活通常依赖于 IL-3。通过病毒载体诱导靶激酶二聚反应转染 BA/F3 细胞。BA/F3 细胞的增殖和存活被设计为依赖于一种特定酪氨酸激酶的活性，抑制这种酪氨酸激酶会导致细胞活力成正比地下降，当每个细胞被修饰成产生等量荧光素酶时，会导致发光减少。检测尼达尼布（10~1000nmol/L）浓度时对 FGFR1、2、3 和 4，PDGFRα 和 β，VEGFR1、2、3，FLT-3，LCK，LYN 和 SRC 表达的抑制作用，计算出 $IC_{50}$。

结果显示尼达尼布抑制 FGFR1、2、3 和 4 的 $IC_{50}$浓度分别为 300~1000nmol/L、257nmol/L、300~1000nmol/L 和 300~1000nmol/L，抑制 PDGFRα 和 β 的 $IC_{50}$浓度分别为 41nmol/L 和 58nmol/L，抑制 VEGFR1、2、3 的 $IC_{50}$浓度分别为 300~1000nmol/L、46nmol/L 和 33nmol/L，抑制 LCK 的 $IC_{50}$浓度为 22nmol/L，抑制 LYN 的 $IC_{50}$浓度为 300~1000nmol/L，抑制 SRC 的 $IC_{50}$浓度为 811nmol/L，抑制 FLT-3 的 $IC_{50}$浓度为 17nmol/L。

正常人肺成纤维细胞受体酪氨酸激酶磷酸化和增殖测定：正常人肺成纤维细胞（NHLF）用重组人血小板衍生生长因子 BB（PDGF-BB）、β-FGF 或 VEGF 刺激。通过 Western blot 分析和 ELISA 检测探索刺激受体磷酸化的作用。采用 BrdU 掺入法评价成纤维细胞增殖。由于只有 PDGF-BB 刺激导致 PDGFRα 和 β 受体酪氨酸激酶（RTK）磷酸化和成纤维细胞增殖在统计学上显著增加，故尼达尼布的作用仅在这两种受体上进行了探索。对于 RTK 磷酸化，将 15000 NHLF/孔接种于 100μl/孔成纤维细胞基础培养基培养 24 小时后，细胞生长至 90% 左右。细胞饥饿 24 小时，然后与尼达尼布（0.128nmol/L~10μmol/L）孵育 30 分钟。随后，用 PDGF-BB（50ng/ml）刺激细胞 8 分钟。裂解后，用人磷酸 PDGFRα 和 β 磷酸化 ELISA 试剂盒测定。

接种 24 小时后，培养出 2000 个 NHLF/孔细胞，细胞融合率约 50%。细胞在含有胰岛素的成纤维细胞基础培养基中饥饿 24 小时，然后与尼达尼布（0.3~1000nmol/L）孵育 30 分钟，PDGF-BB（50ng/ml）刺激 72 小时。随后，根据制造商的说明书测定增殖率。

结果显示：尼达尼布抑制 PDGF-BB 诱导的 PDGFRα 和 β 磷酸化，$IC_{50}$浓度分别为 22nmol/L 和 39nmol/L；抑制 PDGF-BB 诱导的成纤维细胞增殖 $IC_{50}$值为 64nmol/L。完全抑制 PDGFRα 和 β 磷酸化可使成纤维细胞增殖抑制率达到 70%。

TGF-β 诱导成纤维细胞向肌成纤维细胞转化检测：3 名肺纤维化患者（男女混合）的肺成纤维细胞，在 TGF-$\beta_2$（20ng/ml）与尼达尼布（30~3000nmol/L）中进行培养 72 小时后，采用实时定量 PCR 测定 α-SMA 基因表达水平，并与内源性 18S RNA 进行归一化。与单独使用载体相比，数据以基因表达的百分比表示。结果显示：尼达尼布抑制 α-SMA 基因表达水平，$IC_{50}$值为 144nmol/L。

小鼠肺组织 PDGFR 磷酸化的检测：C57BL/6 小鼠，8~10 周龄，在 12 小时的光照/黑暗循环中饲养，随时接受食物和水。动物实验按照指导原则和规定进行。将尼达尼布水溶液在搅拌时加热至 50℃，制备了尼达尼布水溶液。尼达尼布分别于 3mg/kg、10mg/kg、30mg/kg 和 100mg/kg 灌胃（每组小鼠 $n=3$）；110 分钟后，分别用 60mg/kg 戊巴比妥钠和 2.5mg/kg xylazine 麻醉动物。5 分钟后，重组小鼠 PDGF-BB（50μg/小鼠）或溶媒气管内注射，在PDGF-BB 刺激后 5~30 分钟取全肺。采用 Western blot 分析 PDGFR、AKT 和 ERK/2 磷酸化。结果显示：尼达尼布呈浓度依赖抑制 PDGFR 及其下游信号 AKT 和 ERK1/2 磷酸化。

（谢诒诚　谢强敏）

## 参考文献

[1]谢强敏，方里本，张洪泉．哮喘动物模型现状[M]．北京：科学出版社，2003：349-379.

[2] Papi A, Brightling C, Pedersen SE, et al. Asthma[J]. Lancet, 2018, 391(10122): 783-800.

[3] Lambrecht BN, Hammad H, Fahy JV. The Cytokines of asthma[J]. Immunity, 2019, 50(4): 975-991.

[4] Walker JA, McKenzie ANJ. Th2cell development and function[J]. Nat Rev Immunol, 2018, 18(2): 121-133.

[5] Vogelmeier CF, Criner GJ, Martínez FJ, et al. Global Strategy for the Diagnosis, Management, and Prevention of Chronic Obstructive Lung Disease 2017 Report. GOLD Executive Summary[J]. Am J RespirCrit Care Med, 2017, 195(5): 557-582.

[6] Barnes PJ, Burney PG, Silverman EK, et al. Chronic obstructive pulmonary disease[J]. Nat Rev Dis Primers, 2015, 1: 15076.

[7] Rabe KF, Watz H. Chronic obstructive pulmonary disease[J]. Lancet, 2017, 389(10082): 1931-1940.

[8] Barnes PJ. Inflammatory mechanisms in patients with chronic obstructive pulmonary disease[J]. J Allergy Clin Immunol, 2016, 138(1): 16-27.

[9] Wheatley LM, Togias A. Clinical practice. Allergic rhinitis[J]. N Engl J Med, 2015, 372: 456-463.

[10] Greiner AN, Hellings PW, Rotiroti G, et al. Allergic rhinitis[J]. Lancet, 2011, 378(9809): 2112-2122.

[11] Klimek L, Sperl A, Becker S, et al. Current therapeutical strategies for allergic rhinitis[J]. Expert Opin Pharmacother, 2019, 20(1): 83-89.

[12] Panula P, Chazot PL, Cowart M, et al. International Union of Basic and Clinical Pharmacology. XCVIII. Histamine receptors[J]. Pharmacol Rev, 2015, 67, 601-655.

[13] Yokomizo T, Nakamura M, Shimizu T. Leukotriene receptors as potential therapeutic targets[J]. J Clin Invest, 2018, 128(7): 2691-2701.

[14] Hutchinson J, Fogarty A, Hubbard R, et al. Global incidence and mortality of idiopathic pulmonary fibrosis: a systematic review[J]. Eur Respir J, 2015, 46: 795-806.

[15] Evans CM, Fingerlin TE, Schwarz MI, et al. Idiopathic pulmonary fibrosis: a genetic disease that involves mucociliary dysfunction of the peripheral airways[J]. Physiol Rev, 2016, 96: 1567-1591.

[16] Richeldi L, du Bois RM, Raghu G, et al. INPULSIS Trial Investigators. Efficacy and safety of nintedanib in idiopathic pulmonary fibrosis[J]. N Engl J Med, 2014, 370: 2071-2082.

[17] King TE Jr, Bradford WZ, Castro-Bernardini S, et al. A phase 3 trial of pirfenidone in patients with idiopathic pulmonary fibrosis[J]. N Engl J Med, 2014, 370: 2083-2092.

[18] Wollin L, Maillet I, Quesniaux V, et al. Antifibrotic and anti-inflammatory activity of the tyrosine kinase inhibitor nintedanib in experimental models of lung fibrosis[J]. J Pharmacol Exp Ther, 2014, 349(2): 209-220.

第十一章

# 治疗消化系统疾病药物的药理学研究

## 第一节　治疗消化性溃疡药物的药理学研究

### 一、概述

消化性溃疡是由自身胃酸或胃蛋白酶消化胃肠道黏膜而形成的溃疡，以胃、十二指肠球部溃疡最为常见，即胃溃疡（gastric ulcer）和十二指肠溃疡（duodenal ulcer）。机体在严重应激状态时发生的或某些内、外科疾病并发的胃溃疡称为急性应激性溃疡（acute stress ulcer）。本病的典型症状为腹痛，有些患者的疼痛具有节律性，有些患者仅表现为上腹部不适，消化道出血甚至穿孔等并发症为其首发症状。消化不良症状和（或）消化道出血是诊断本病的主要线索，但不具特异性，主要依靠内镜检查确诊本病。

消化性溃疡是一种全球性常见病，患病率为5%~10%，可在任何年龄发病，多见于男性。统计资料显示，消化性溃疡的总体发病率、住院率在近20年呈下降趋势。然而，与非甾体抗炎药（如阿司匹林）相关的溃疡、特发性溃疡（idiopathic ulcer）的发病率呈上升趋势。其中，十二指肠溃疡患者以青壮年为主，而胃溃疡患者以中老年为主。胃溃疡发病高峰通常比十二指肠溃疡晚10年，且临床上胃溃疡与十二指肠溃疡的发病率比约为1∶3。

胃溃疡多见于胃小弯侧近幽门处，尤其胃窦部。溃疡常为圆形或椭圆形，直径<2cm，边缘整齐而底部平坦，黏膜层甚至肌层皆可受损。溃疡断面呈斜置漏斗状，自黏膜层至浆膜层可分为炎性渗出层、坏死组织层、肉芽组织层和瘢痕层。溃疡周围黏膜出现炎症及肠上皮化生等病理性改变。愈合时黏膜上皮细胞增生向溃疡底表面匐行，直至覆盖整个溃疡面。十二指肠溃疡的特征与胃溃疡大致相同，主要发生在球部。溃疡灶通常较小且浅，易于愈合。应激性溃疡的症状与普通溃疡类似，但消化道出血更常见，常见并发症尚有穿孔、幽门狭窄等。

消化道黏膜具有一系列的防御和修复机制，如黏液屏障、黏膜上皮细胞屏障等。前列腺素及表皮生长因子等可促进黏膜上皮细胞增殖。对消化道黏膜有破坏作用的侵袭因素与消化道黏膜自身的防御/修复因素间的失衡是导致消化性溃疡发生的直接原因，胃溃疡和十二指肠溃疡发生的主要原因分别是防御/修复因素减弱和侵袭因素增强。

消化性溃疡患者的幽门螺杆菌（*Helicobacter pylori*）感染率可达80%以上，根除*H. pylori*的治疗方案可将溃疡复发率及并发症的发生率降至4%左右。*H. pylori*诱发消化性溃疡的机制为：①在胃或十二指肠黏膜上皮细胞内定植，诱发黏膜局部性炎症和免疫反应，减弱防御/修复因素；②感染促进胃泌素释放及$H^+$、胃蛋白酶分泌，增强了侵袭因素。具体而言，*H. pylori*可表达或产生尿素酶、脂多糖、脂肪酶、蛋白水解酶等多种致病因子。尿素酶可作为抗原引起强烈的免疫应答，也可分解尿素生成氢氧化胺损伤消化道上皮细胞，而脂肪酶和蛋白水解酶则可直接降解消化道黏膜。

在导致消化性溃疡的“自身消化”过程中起主要作用的是胃蛋白酶，但其活性的发挥依赖于pH（<4），因而胃酸对消化道黏膜的损伤作用显得尤为重要。胃液中$H^+$由胃腺壁细胞分泌，壁细胞通过质子泵主动转运$H^+$穿过胃腺顶端的小管膜，交换细胞内的$H^+$和细胞外的$K^+$。十二指肠溃疡患者胃液的pH往往低于正常人，其原

因如下：①壁细胞增生；②壁细胞敏感性升高；③抑制胃酸分泌的生理性负反馈反应存在缺陷；④迷走神经兴奋性升高，促进了胃泌素的分泌，导致 $H^+$ 分泌过多。

非甾体抗炎药（non-steroidal anti-inflammatory drug，NSAID）可损伤消化道黏膜，将消化性溃疡并发症的发生率升高 4 倍。一方面，NSAID 在胃液中以分子形式存在，可通过扩散作用进入黏膜上皮细胞，胞内较高的 pH 环境使药物发生离子化而在胞内积聚。胞内高浓度的 NSAID 对上皮细胞胞膜产生毒性损伤作用，促使 $H^+$ 的反弥散，导致更多的药物进入细胞，最终形成恶性循环。另一方面，NSAID 使胃肠道黏膜中的 COX-1 活性受到抑制，内源性前列腺素分泌减少，而前列腺素具有保护黏膜细胞屏障的作用，其分泌减少使胃肠道黏膜的防御作用减弱。

急性应激及长期精神紧张、焦虑或情绪波动及地震、海啸等灾难性事件都可诱发消化性溃疡。精神刺激可导致已愈合的十二指肠溃疡复发或并发症的发生，急性应激或心理因素可通过影响神经兴奋性调节胃或十二指肠的组胺、胃泌素、乙酰胆碱水平，后者调控胃酸分泌，影响胃和十二指肠的运动和黏膜血流，这可能是急性应激引起溃疡的机制。

吸烟可抑制胃黏膜上皮细胞分泌碳酸氢盐，而烟草中所含的烟碱可促进 $H^+$ 的分泌。吸烟人群消化性溃疡的患病率高于不吸烟人群。酒、浓茶、咖啡和某些饮料都能刺激 $H^+$ 的分泌，大量饮用时可导致溃疡出血甚至穿孔。需注意的是，高盐饮食也可升高溃疡的发病率，而禁食也可诱使空腹时 $H^+$ 的分泌增加。可卡因和甲基苯丙胺等可导致剧烈的血管收缩，随后引起局部缺血，也可同时引起血栓形成和黏膜坏死。

## 二、治疗消化性溃疡的药物

消化性溃疡的治疗目标是除去病因、消除症状、愈合溃疡、防止溃疡复发和避免并发症。根除 *H. pylori* 是消化性溃疡治疗的首选策略。不论溃疡是否为初发，不论溃疡处于何时期，不论有无溃疡并发症，均应进行根除 *H. pylori* 治疗。由于多数抗生素在低 pH 环境下活性降低，且不能穿过黏液层到达 *H. pylori* 定植区域，单一药物往往疗效不佳。此外，甲硝唑、克拉霉素、左氧氟沙星等对 *H. pylori* 的有效率呈下降趋势，而四环素、阿莫西林、呋喃唑酮对 *H. pylori* 的有效率较高，目前推荐以“质子泵抑制剂 + 铋剂 +2 种抗菌药物”（称为铋剂四联方案）根除 *H. pylori*。

常用的两大类抗酸分泌药物为质子泵抑制剂和组胺 $H_2$受体拮抗剂。质子泵抑制剂活化后以二硫键与质子泵共价结合，不可逆地抑制其活性，强烈而持久地抑制 $H^+$ 分泌，临床常用药为奥美拉唑、兰索拉唑等。但有报道称，长期使用质子泵抑制剂可导致高胃泌素血症而可能致癌变，亦可加重焦虑、抑郁症状。另外，使用质子泵抑制剂减少胃酸分泌可导致肠球菌过度生长，进而促进肝脏疾病的发生发展。此外，使用质子泵抑制剂可出现失眠、嗜睡以及皮疹、溶血性贫血、转氨酶升高、男性乳腺发育等不良反应。

组胺 $H_2$受体拮抗剂通过可逆性、竞争性与 $H_2$受体结合抑制胃酸分泌，也可间接减少胃泌素和乙酰胆碱诱导的胃酸分泌，临床常用的组胺 $H_2$受体拮抗剂有雷尼替丁、西咪替丁等。患者对这类药物一般都能耐受，偶有轻微的不良反应出现，如腹泻、头痛、肌肉痛、便秘和乏力。组胺 $H_2$受体拮抗剂可引起部分患者意识模糊、幻觉。另外，组胺 $H_2$受体拮抗剂也可影响其他药物的吸收或代谢。

抗酸药口服后在胃内直接中和 $H^+$，升高胃液 pH，使胃蛋白酶活性降低，减轻胃酸对消化道黏膜的侵袭作用。氢氧化铝、三硅酸镁等抗酸药还可覆盖于溃疡面，形成胶状保护层，阻断胃酸、胃蛋白酶的再度接触。抗酸药作用时间普遍较短，临床上以应用复方制剂为主，达到增强疗效、减轻不良反应的目的。值得注意的是，长期应用氢氧化铝、碳酸钙等可引起磷酸盐的吸收减少、肾功能不全，长期服用三硅酸镁则可使肾功能不良者出现高镁血症。

硫糖铝、胶体次枸橼酸铋为黏膜保护剂，可黏附并覆盖在溃疡面上，阻止胃酸、胃蛋白酶与溃疡面继续接触并促进内源性前列腺素合成，且铋剂还具有较强的抗 *H. pylori* 作用。米索前列醇属于前列腺素 $E_1$ 类似物，对黏膜具有保护作用，用于预防 NSAID 相关溃疡，但可引起腹泻、子宫收缩等不良反应。

## 三、治疗消化性溃疡药物临床前药效学研究设计

治疗消化性溃疡新药的临床前药效学研究主要包括整体动物模型治疗作用研究、体外药物筛选和作用机制

研究。

## （一）主要动物模型

目前建立胃溃疡选择的动物主要为SD大鼠或Wistar大鼠，Hartley豚鼠，BALB/c、C57BL/6或ICR小鼠等，这些动物容易被诱导成胃溃疡模型。研究发现雌激素具有抗炎作用，雄性大鼠对寒冷刺激导致的胃溃疡更敏感，且抵抗应激性损伤的能力弱于雌性，恢复速度较慢；但亦有研究表明，性别不影响实验动物应激性胃溃疡的参数指标。故有的研究选用雌雄各半的实验动物，有的研究选用雄性实验动物。

治疗消化性溃疡新药的整体药效学研究一般要求采用两种或两种以上动物模型评价药物的治疗作用。选取动物模型时应考虑待研究药物的作用特点，如抗*H. pylori*感染药物应首选*H. pylori*感染胃溃疡模型。比较成熟的动物模型还包括幽门结扎型大鼠胃溃疡模型、运动应激性胃溃疡小鼠模型、损伤应激性胃溃疡模型等，在临床表现和病理学等方面与人类消化性溃疡有许多相似特征。为提高造模成功率，在造模前12小时或24小时通常对实验动物进行禁食不禁水处理。造模结束后，按要求恢复食物供应。

**1. 幽门螺杆菌感染胃溃疡模型**

（1）大/小鼠*H. pylori*感染胃溃疡模型　本模型常选用的实验动物为BALB/c或C57BL/6小鼠，雄性或雌雄各半；或Wistar大鼠，雄性。麻醉后开腹，于胃大弯窦部后壁处将带有腐蚀性药物的2号手术棉线横穿于胃壁，剪断棉线，按手术要求关闭腹腔。次日，禁食12小时，腹腔注射雷尼替丁后4小时，给予经微生物学和PCR鉴定的*H. pylori*菌液。

本模型一般在给予*H. pylori* 24小时后给药，常用阳性药为阿莫西林或“三联剂”（阿莫西林+克拉霉素+质子泵抑制剂）。一般在5天后处死动物，取胃窦部黏膜匀浆，作细菌克隆生长观察，并行尿素酶和PCR鉴定，取部分胃黏膜组织，采用光镜和电镜技术进行组织学检查。

（2）蒙古沙鼠*H. pylori*感染胃溃疡模型　本模型常选用的实验动物为蒙古沙鼠，雄性或雌雄各半。灌胃给予50%乙醇，次日2次灌胃*H. pylori*菌液，隔日上午再灌胃1次菌液。或禁食禁水24小时后皮下注射吲哚美辛，6小时后灌胃给予*H. pylori*菌液，再禁食4小时，如此连续3天。

12周时，禁食禁水24小时，眼底静脉丛取血后处死动物并分离血清，ELISA法检测抗*H. pylori*抗体。开腹取胃，洗去胃内残留物，肉眼观察胃黏膜大体情况；取一半黏膜组织进行培养、涂片及快速尿素酶纸片试验，另一半黏膜组织以甲醛固定，进行组织病理学检查。

目前研究*H. pylori*在胃溃疡中的致病机制的主要方式是建立动物感染*H. pylori*模型，模拟*H. pylori*在人体内的致病机制。*H. pylori*悉尼株（*H. pylori* Sydeny strain 1，Hp-SS1）是从临床中分离出的螺杆菌的一种，已成为国际标准菌株，能长期有效地定植在实验动物胃中，并成功使实验动物产生病变。本模型常用的实验动物是蒙古沙鼠或小鼠。其中，蒙古沙鼠*H. pylori*感染模型能较好地模拟*H. pylori*感染人体的作用方式，但蒙古沙鼠的价格相对较高，饲养方法复杂，产生的抗体有限。C57BL/6小鼠更易于建立*H. pylori*感染模型，容易饲养，同时可表现出强烈的Th1应答。

此模型成败的关键在于*H. pylori*是否成功定植。在本模型复制过程中，预先腹腔注射雷尼替丁，其目的是升高动物的胃黏膜pH（其平均值从1变成5），使此后灌胃进入胃腔的*H. pylori*在尚未分解尿素、尚未建立起抗强酸的微环境下能够存活下来，以增强*H. pylori*在胃黏膜内定植的能力。也有研究提前给予乙醇以造成胃内黏膜组织损伤，破坏胃内环境，引起胃内菌群的生态失调，为*H. pylori*的定植创造有利条件。

**2. 胃酸过多相关胃溃疡模型**

（1）大/小鼠幽门结扎胃溃疡模型　该模型一般选用ICR小鼠，雄性；或SD大鼠，雄性或雌雄各半；或Wistar大鼠，雌雄各半。动物禁食24小时或48小时后给予药物，然后进行幽门结扎手术，结扎后4~20小时处死动物。本模型一般提前30分钟给药，常用阳性药为泮托拉唑（灌胃）。常见检测指标：①溃疡面积及抑制率；②胃内容物的体积、pH、游离酸度和总酸度；③胃液中的蛋白含量；④胃壁黏液含量；⑤$H^+,K^+$-ATP酶活力。

幽门结扎胃溃疡模型创立于1945年，是最常用的一种胃溃疡造模法，也是最经典的模型，以简单、有效见称，成功率可达85%以上。其原理是使胃中积聚大量胃酸，从而刺激胃壁导致胃溃疡。同时该模型致溃疡的机理与普遍认同的溃疡发生机制相似度高，在评价各种不同机制抗溃疡药物的研究中最为常用。

本模型所致胃溃疡的损伤程度与操作时的多种因素相关，在复制时尤其要注意对动物的禁食情况以及结扎后经历的时间进行控制，以使观察指标保持稳定。利用该方法制备模型因手术所需时间较长、造成的创伤较大、动物死亡率较高，故需熟练的手术操作技能，同时要求动物具有良好的耐受状态，行结扎术时注意勿伤及血管。单独幽门结扎致溃疡作用较温和，若配合其他刺激（如灌胃给予阿司匹林），则病变更典型。

（2）小鼠醋酸灌服胃溃疡模型　该模型一般选用ICR小鼠，雌雄各半。以较高浓度的醋酸溶液灌胃1次，或以较低浓度的醋酸溶液每间隔2天灌胃7次。或用微量注射器将醋酸溶液经胃窦前壁透过肌层注射于胃黏膜。本方法一般在醋酸灌胃后给药，每天一次，连续给药7天或14天，本模型的常用阳性药为奥美拉唑。主要评价指标为：溃疡面积及溃疡指数、胃液量、胃液pH、组织病理评分等。

醋酸灌胃1次可出现较理想的浅表性溃疡病变，灌胃7次可出现较典型的消化性溃疡病变。该方法制作的胃溃疡模型的溃疡程度与醋酸的浓度相关，其特点是简便易行。

（3）大/小鼠醋酸浸渍胃溃疡模型　该模型一般选用SD或Wistar大鼠，雌雄不限；或雄性ICR小鼠。麻醉动物后，以浸有冰醋酸、直径5mm的圆形滤纸接触胃壁；或暴露胃后将管腔内加入冰醋酸的内径5mm的玻璃管垂直置于胃体近胃窦部浆膜面，术后3~5天形成溃疡。该方法一般术后给药，每天一次，连续给药7天或14天，该模型的常用阳性药为奥美拉唑。主要评价指标同上。

该方法诱导的胃溃疡模型与人类的胃溃疡发生机制及病理组织学形态极为相似，病灶呈圆形或椭圆形，中心凹陷，四周微微隆起，密布毛细血管，已愈合的溃疡表面红润，可见放射状细纹。直径6mm以下的溃疡，自然愈合需40~60天，大的溃疡可残留80~200天。

该模型是广泛用于筛选治疗慢性胃溃疡药物的经典动物模型，其特点是方法可靠、重复性好。带有冰醋酸的滤纸接触胃时，应注意避开血管。此法要求在全麻下手术操作，建模过程对实验操作者的外科技能要求较高，且易发生感染、出血等并发症，模型建立需时较长，不利于进行大样本实验。

（4）大/小鼠盐酸灌胃胃溃疡模型　该模型常选用的模型动物为SD或Wistar大鼠，雌雄不限；或雄性ICR小鼠。以盐酸/无水乙醇灌胃，1小时后模型形成。一般提前7天或14天给药，该模型常用阳性药为雷尼替丁。常见评价指标同上。

盐酸损伤胃黏膜，模拟人类胃酸增多对胃黏膜的伤害。而且，乙醇迅速渗透到黏膜下层，增加活性氧的产生，减少黏膜组成成分的分泌，共同导致胃黏膜细胞损伤。该模型常用于评估各种药物的胃保护和溃疡治疗潜力，以及抗氧化保护胃黏膜作用。

**3. 非甾体抗炎药相关胃溃疡模型**

（1）阿司匹林胃溃疡模型　该模型一般选择雄性Swiss albino小鼠、SD大鼠，或雄性成年家兔。灌胃给予阿司匹林，6小时后处死动物，测定溃疡面积，计算溃疡指数和化合物的溃疡抑制率。该模型的常用阳性药为米索前列醇。

（2）吲哚美辛胃溃疡模型　本方法一般选用SD大鼠，雌雄各半；或Wistar大鼠，性别不限。皮下注射吲哚美辛溶液，或以吲哚美辛溶液灌胃。6小时后处死动物，计算溃疡指数和化合物的溃疡抑制率等指标。一般提前3天或7天给药，该模型常用阳性药为米索前列醇。

阿司匹林和吲哚美辛通过抑制胃黏膜环氧化酶，使前列腺素合成减少，从而导致胃黏膜细胞屏障保护功能减弱，$H^+$浓度增高而诱发溃疡。溃疡灶多位于腺胃部，数量少且面积小，多数仅黏膜上皮层受损，部分深达黏膜腺体。该模型本质上属于胃黏膜急性出血性糜烂，与人类典型的胃溃疡病变差距较大，适用于探索服用非甾体抗炎药所致胃黏膜损伤的病机和药物研究。

**4. 应激性胃溃疡模型**

（1）束缚水浸胃溃疡模型　本模型多选用SD大鼠，雌雄各半。将动物头部向上垂直放入19~21℃的水中，3~6小时后可产生溃疡。另有束缚低温模型，将大鼠缚住四肢置于4℃环境中2~4小时。一般提前3天或7天给药，每天一次。该模型的常见评价指标包括溃疡面积及溃疡指数、胃液量，pH，血清SOD、NO水平等。本模型的常用阳性药为泮托拉唑。

该模型是目前最为经典和应用最为广泛的非损伤应激性溃疡造模方法，通过强烈复合应激刺激精神、情绪引发溃疡，与临床患者遭受严重的心理、生理应激刺激十分相像。其发生机制可能是动物在受到应激源刺激后，交感神经兴奋而血管收缩，致使黏膜缺血缺氧，防御因素受损；同时副交感神经-垂体-肾上腺系统兴奋性升高，引起胃酸、胃蛋白酶和胃泌素分泌增加，侵袭因素增强，最终引起应激性溃疡。

该模型的应用以应激性胃黏膜损伤发生机制的研究以及治疗药物的筛选为主。束缚-水浸应激性胃溃疡的溃疡程度与浸泡水温和浸泡时间密切相关，在动物体质耐受的情况下，水温越低，浸泡时间越长，则溃疡程度越重，更有利于评价药效。

（2）烧/烫伤应激胃溃疡模型　该模型多选用SD大鼠，雌雄不限或雄性。实验动物麻醉后以固体汽油烧伤15秒，形成30%体表面积Ⅲ度烧伤创面。伤后立即给予乳酸林格液抗休克。烧伤后开始每天给予药物（治疗组）或溶媒（模型组），连续5天。该模型的常用阳性药为泮托拉唑。

30%体表面积Ⅲ度烫伤模型：麻醉后将动物背部脱毛区置于96℃热水中18秒，形成Ⅲ度烫伤创面。伤后立即给予乳酸林格液抗休克，予以动物专用饲料喂养，自由饮水。烫伤后开始每天给予药物（治疗组）或溶媒（模型组），连续5天。

（3）热烙应激胃溃疡模型　该模型多选用SD大鼠，雌雄不限或雄性。麻醉后打开腹腔，以电烙铁在胃壁或黏膜面直接灼烙约5秒，即可见灼伤处出现透明样白斑，稍后可见黏膜水肿，6小时后局部有明显出血，饲养数天，灼烙处黏膜发生溃疡，创面有肉芽组织及白苔，实验中可根据需要选择灼伤部位，也可使用电极烧灼胃底部的胃壁。该模型的主要检测指标同上，常用阳性药为泮托拉唑。

烧、烫伤模型稳定，操作简单，重复性好，为烧、烫伤引起的应激性溃疡的分子机制研究提供了重要的平台。热烙法造成的胃溃疡一般2~4周即可愈合，但在热烙后给予可的松可以延长病变过程；连续给药，可以将溃疡时间延长至半年左右。该造模方法简单，实验者可根据研究需要选择溃疡部位。但该模型复制方法较难控制，影响因素较为复杂，且诱发的病变与人类的消化性溃疡有所不同，故近年来已很少有研究使用。

（4）运动致应激性胃溃疡模型　该模型多选用SD大鼠，雌雄不限或雄性。将动物尾部悬挂重物后置于水槽中强迫游泳，直至动物不能在10秒内返回水面。或将动物置于有高压电刺激的跑台上强迫运动，实验共进行21天，每7天休息1天，每次强迫运动前30分钟给药。该模型的主要检测指标同上，常用阳性药为泮托拉唑。

该方法形成的溃疡多位于黏膜皱褶处，大多与胃纵轴平行，呈点状或条索状出血或溃烂。运动作为一种应激状态，其产生原因目前并不清楚，因此运动因素引起的应激性溃疡是否有别于其他因素引起的溃疡尚无明确答案。

（5）重大疾病致应激性胃溃疡模型　该模型多选用SD大鼠，雌雄不限或雄性。脑出血型模型：在动物麻醉后，将自体尾静脉血液注入脑实质内，注射完毕后缓慢出针，缝合消毒；休克型模型：经动脉放血造成动物休克，然后再灌流使血压恢复至正常水平，1小时后即可产生溃疡。造模完成后即开始给药，连续3天。饲养3天后处死动物，观察动物胃部溃疡情况。该模型的检测指标同上，常用阳性药为泮托拉唑。

该模型可模拟临床急性脑出血、休克等重大疾病引起的应激性溃疡，胃黏膜可形成散在性针尖状出血点，适于研究急性脑出血、休克等临床急重症致消化道出血的形成机制及治疗措施。

**5. 其他胃溃疡模型**

（1）半胱胺盐酸盐胃溃疡模型　常选用的实验动物为Wistar或SD大鼠，雌雄各半。急性十二指肠溃疡造模时以半胱胺盐酸盐灌胃或皮下注射；慢性十二指肠溃疡造模时以半胱胺盐酸盐灌胃，然后给动物饮用半胱胺盐酸盐水溶液。该模型的主要检测指标同上。急性造模2天后可见幽门以下2~4cm处的十二指肠深溃疡多发。溃疡部位可见炎性细胞浸润和坏死组织碎片，严重者可见溃疡穿孔（至胰腺或肝脏）。慢性造模1~2周后可见黏膜表面粗糙化，有较多纤维结缔组织包绕溃疡，病灶边缘黏膜上皮增生。慢性造模时使用半胱胺盐酸水溶液，其目的是维持胃内较低的pH，促进十二指肠溃疡的发生，这也与临床十二指肠溃疡患者胃内低pH的情况相符。

（2）组胺胃溃疡模型　该模型常选用的实验动物为Hartley豚鼠，雌雄各半或雄性，或Wistar大鼠，雌雄各半。皮下或腹腔注射磷酸组胺，注射后给予药物并禁食禁水，4小时后处死动物测定溃疡面积，计算溃疡指数和药物溃疡抑制率。该模型常用阳性药为雷尼替丁。

生理状态下，组胺由位于胃腺中和邻近胃腺的肠嗜铬样细胞释放，也可由黏膜固有层中的肥大细胞释放，结合于壁细胞上的组胺 $H_2$受体，激活下游腺苷酸环化酶，升高胞内 cAMP 水平。继而，cAMP 激活 cAMP 依赖的蛋白激酶，后者使细胞顶端膜的 $H^+,K^+$-ATP 酶磷酸化，导致 $H^+$ 从壁细胞释放到胃腔。外源性注射的磷酸组胺可激动 $H_2$受体，促进胃酸的释放，最终损伤胃黏膜，造成胃溃疡。

组胺引起的胃溃疡多发生在浅表，溃疡数量少、体积小，仅伤及黏膜上皮层，部分深达黏膜腺体，但不超过肌层。与阿司匹林、吲哚美辛所致胃溃疡模型类似，组胺模型仅适用于抗溃疡病药物的探索研究、胃溃疡病因学的研究以及作为其他胃溃疡模型的补充。

（3）转基因胃溃疡模型　辣椒素敏感的感觉神经密集分布于胃肠系统中，参与维持胃肠黏膜的完整性。辣椒素可选择性刺激伤害感受神经元，其作用是通过瞬时受体电位通道香草酸 1 型受体介导，对胃肠道损伤发挥保护作用。因此，有研究利用该受体敲除的小鼠进行消化性溃疡的相关研究。此外，也有研究利用 COX-1 或 COX-1、p50、EP1 敲除小鼠进行消化性溃疡的研究。

## （二）药物剂量和给药途径设计及阳性对照药的选择

**1. 药物剂量设计**　确定最适给药剂量时，由小剂量开始，动物实验一般按照 2 倍剂量递增。常用下面几种方法确定给药剂量：①参考已有的研究资料；②根据预实验进行设计；③根据 $LD_{50}$设计。

**2. 给药途径设计**　上述动物模型的给药方式主要有灌胃、尾静脉注射、腹腔注射等，根据药物特点一般选择两种以上给药途径，其中一种与临床用药途径一致。

**3. 量效时效设计**　药效学实验所选用的剂量应包括最小有效剂量、最大有效剂量（可通过预实验确定），设置 3～5 个给药剂量；根据实验目的选择预防性给药或治疗性给药的方式；依据临床中药物的使用情况作为参照确定给药间隔；对于新药研究，可根据药物半衰期等确定给药次数。

**4. 阳性对照药设计**　阳性药的选择应以所研究新药的可能作用机制为依据，如进行抗 *H. pylori* 感染的新药研究宜选择临床常用的抗生素类药物作为阳性药，上述动物模型常选用的阳性药包括奥美拉唑、泮托拉唑、雷尼替丁、米索前列醇等。

## （三）主要观察指标与检测方法

动物实验结束后，常见检测指标包括溃疡抑制率、溃疡指数、胃液量、pH、胃组织病理评分等。同时，应根据所研究新药的作用特点检测其他指标。

**1. 溃疡抑制百分率**　利用动物模型进行的胃溃疡研究中常考察药物（或化合物）的溃疡抑制百分率、溃疡指数并进行组织病理评分。具体计算方法或标准如下：

$$\text{溃疡抑制百分率（\%）}=\frac{\text{模型组胃溃疡指数}-\text{给药组胃溃疡指数}}{\text{模型组胃溃疡指数}}\times 100\%$$

**2. 溃疡指数**　溃疡指数的判定见表 11－1－1。

**表 11－1－1　Guth 溃疡指数判定法**

| 评价内容 | 评价指标 | 评分 |
| --- | --- | --- |
| 糜烂长度 $X$（mm） | 斑点 | 1 |
| | $X\leq 1$ | 2 |
| | $1<X\leq 2$ | 3 |
| | $2<X\leq 3$ | 4 |
| | $3<X\leq 4$ | 5 |
| 糜烂宽度 $D$（mm） | $D>1$ | ×2 |

**3. 组织病理评分**　临床病理检查将消化性溃疡分为 4 级，1 级：溃疡底在黏膜层，即糜烂；2 级：溃疡底在黏膜下层；3 级：溃疡底在肌层；4 级：瘢痕组织完全代替肌层。参考临床病理分级，模型动物的组织病理评分标准

为：胃黏膜层无明显炎性改变，记为0分；胃黏膜层可见少量炎性细胞浸润或局部黏膜增厚，记为1分；黏膜层水肿及增厚，局灶性出血，黏膜层或浆膜层局灶性炎性细胞浸润，记为2分；黏膜局灶性坏死、脱落或明显增厚，肌层坏死、出血伴有炎性细胞浸润，记为3分；大量炎性细胞浸润，黏膜坏死损伤深及肌层，记为4分。

**4. 特定模型相关指标** 影响黏膜防御的因素包括黏液分泌、黏膜血流量、黏液屏障完整性等，碳酸氢盐、前列腺素、表面活性磷脂、抗氧化剂、抗炎物质、NO含量亦影响黏膜防御水平；胃蛋白酶、ROS、酒精、非甾体抗炎药、*H. pylori* 感染等体内外因素可破坏黏膜防御，导致胃黏膜损伤；当胃部有充足的黏液时才会有良好的黏膜防御。故上述因素都可作为考察黏膜防御水平的相关指标。

应激性胃溃疡的发生与促肾上腺皮质激素释放因子、皮质类固醇、前列腺素、胃酸、神经传导物质等相关，故可检测全血中（肾上腺）皮质脂酮、黏膜中 $PGE_2$ 及胃组织中多巴胺、组胺等的水平。氧化还原失衡、炎症介质释放可导致黏膜完整性丧失，引起胃损伤和防御因子失衡。多种炎症因子参与胃溃疡的急性相，包括TNF-α、IL-6、IL-10、IL-1β等，中性粒细胞和单核细胞的趋化亦可加重溃疡症状。因此，考察氧化还原或炎症水平时可检测胃组织中以下蛋白的水平：SOD、GSH、CAT、LOOH、MDA、PGE2、NO、IL-1β、TNF-α、NF-κB（p65）、TBARS水平、白三烯B4、6-酮基-$PGF_{1\alpha}$（$PGI_2$ 代谢产物）、COX-1、COX-2等。

## （四）药物体外药效研究

**1. 胃上皮细胞** 体外实验中常用的胃上皮细胞有：人胃上皮细胞株（如SGC-7901、AGS、CRL-1739、HFE145），大鼠胃黏膜上皮细胞（如RGM1）。

*H. pylori* 可穿过消化道的黏膜屏障并进入消化道黏膜上皮细胞内，其感染是消化性溃疡发生的一个重要因素。黏膜上皮细胞具有一定的清除能力，可将进入细胞的 *H. pylori* 清除。将胃上皮细胞与 *H. pylori* 共培养3小时，使上皮细胞被 *H. pylori* 感染，再以不同浓度药物分别处理细胞一段时间（如72小时），提取RNA，RT-PCR测定 *H. pylori* 的16S rDNA表达，可反映 *H. pylori* 的感染水平。部分化合物对 *H. pylori* 有直接的杀伤作用，评估该类化合物的作用时可在体外培养 *H. pylori*，分别加入多个浓度的化合物后考察 *H. pylori* 的存活率。

在溃疡后期，消化道黏膜细胞通过增殖覆盖溃疡面，修复溃疡。促进胃黏膜的修复是抗胃溃疡的有效策略，可利用RGM1细胞进行伤口愈合迁移实验考察药物对黏膜损伤修复的作用：以无菌吸管在细胞板上划一道伤痕，PBS洗去漂浮细胞，加入药物刺激细胞，孵育0、12、18小时后用软件测定划痕的宽度。

*H. pylori* 感染会使黏膜上皮细胞发生氧化应激、线粒体功能障碍和细胞凋亡。因此，可利用 *H. pylori* 感染的黏膜上皮细胞考察药物对细胞凋亡的影响。以 *H. pylori* 感染黏膜上皮细胞，同时加入不同浓度的药物刺激细胞，48小时后检测细胞活性、ROS和凋亡率等。

胃上皮细胞可接受炎症刺激并表达炎性因子，可利用胃上皮细胞研究药物对上皮细胞炎症反应的影响。利用上皮细胞进行抗炎研究时常以TNF-α、IL-1β作为刺激剂，检测NF-κB（p65）的入核情况及IL-8表达水平。也有研究利用半胱胺盐酸盐刺激上皮细胞24小时，RT-PCR法检测IL-1β、IL-6、COX-2 mRNA的表达水平，从而确定药物对上皮细胞表达炎性因子的调控作用。

**2. 成纤维细胞** 胃黏膜修复是一个复杂的动态过程，涉及上皮细胞增殖、肉芽组织形成、血管新生、细胞外基质沉积、组织重构等。研究发现成纤维细胞在消化性溃疡的修复中发挥重要的作用，其主要负责细胞外基质产生、形态发生及与组织修复相关的炎症反应，故小鼠成纤维细胞L929是消化性溃疡修复研究中的一种常用细胞系，可进行划痕实验检测成纤维细胞的增殖能力。也有人利用L929细胞进行自由基清除实验，受试药物与DPPH甲醇溶液（10μg/ml）混合处理细胞5分钟，以维生素C（50μg/ml）作为阳性对照。

**3. 免疫细胞** 在胃溃疡发生时，胃组织溃疡区也有炎症发生。从抗炎角度研究化合物的抗胃溃疡作用时可选用RAW264.7细胞，以LPS作为刺激剂，以吲哚美辛或N-硝基-L-精氨酸甲酯（L-NAME，NOS抑制剂）为阳性对照，24小时后检测上清液中NO、$PGE_2$ 及TNF-α的水平。

## （五）药物作用机制研究设计

**1. 幽门螺杆菌感染实验** *H. pylori* 感染是诱发消化性溃疡的重要因素，其可侵袭进入黏膜上皮细胞，诱导黏膜上皮细胞发生自噬、凋亡等反应。若需考察化合物抗消化性溃疡是否与抗 *H. pylori* 感染有关，则需进行

*H. pylori* 感染实验。

以不同剂量药物处理 *H. pylori* 胃溃疡模型动物，给药结束后取动物的胃，沿胃内侧弯曲打开胃并分成几部分。通过集落形成测定法定量小鼠胃组织内的 *H. pylori* 感染水平，提取胃组织内的细菌并进行体外培养，计数菌落并计算每 mg 胃的 CFU 数。通过氧化酶、过氧化氢酶和脲酶试验证实菌落是 *H. pylori*。提取实验动物的胃黏膜组织 RNA，通过 RT-PCR 技术测定 *H. pylori* 的 16S rDNA 表达水平，反映 *H. pylori* 的感染水平。或对实验动物的胃黏膜组织进行免疫荧光染色，以共聚焦显微镜拍摄荧光照片进行相关分析。

自噬是一种降解细胞细胞器、蛋白质或病原菌的自消化过程，在维持细胞对环境刺激的稳态中发挥重要作用。*H. pylori* 或空泡细胞毒素（VacA）诱导的自噬是导致胃上皮细胞损伤的原因之一。另一方面，黏膜上皮细胞也可通过自噬清除进入细胞的 *H. pylori*。因此，可利用胃上皮细胞研究化合物对胃上皮细胞通过自噬清除 *H. pylori* 的影响。将胃上皮细胞与 *H. pylori* 共培养 2 小时，使上皮细胞被 *H. pylori* 感染，再以不同浓度药物分别处理细胞一段时间（如 72 小时），检测自噬相关蛋白的表达量及 *H. pylori* 清除率。

另外，考察化合物通过自噬清除自由基也可参考本实验，利用吲哚美辛（500μmol/L）刺激 RGM1 细胞 16 小时，诱导内质网应激后的自噬导致胃细胞凋亡，以氯喹（10μmol/L）或敲除 LC3B 作为阳性对照考察药物对上皮细胞自噬的影响。

**2. $H^+$,$K^+$-ATP 酶活力实验** 胃酸 pH 的保持依赖于胃壁细胞分泌的 $H^+$，抑制 $H^+$ 的分泌是抗消化性溃疡的一个有效治疗策略。在需考察药物抑制质子泵的能力时，可先提取细胞或实验动物胃组织中 $H^+$,$K^+$-ATP 酶，将多个浓度的药物、$H^+$,$K^+$-ATP 酶及其底物分别置于 37℃ 环境下共孵育 30 分钟，以比色法测定其产物的含量，分析 $H^+$,$K^+$-ATP 酶活力的变化，考察药物对其活力的影响。

**3. 黏膜保护实验** 黏膜上皮细胞凋亡是引起“防御因素”减弱的因素之一，故可从抗细胞凋亡角度出发，考察药物通过抑制胃上皮细胞凋亡保护胃黏膜的作用。

有文献报道，以二硫苏糖醇、衣霉素（内质网应激诱导剂）或二硫苏糖醇和衣霉素 + 多个浓度药物刺激离体胃组织 4 小时，并以铋剂作为阳性对照，考察药物对胃黏膜损伤和黏膜细胞凋亡的影响。这也是体外研究药物胃黏膜保护作用的有效方法之一。

胃黏膜杯状细胞可分泌黏液，构成胃黏膜的黏液屏障，故也可从该角度研究药物对胃黏膜的保护作用。即以多个剂量的药物处理胃溃疡模型动物，检测胃杯状细胞数目、黏蛋白表达的变化，考察药物对胃杯状细胞分化的影响。

IGF-1/Akt 信号通路可通过抑制黏膜上皮细胞凋亡发挥抗溃疡作用。Nrf2 是细胞对内源性和外源性 ROS、亲电性应激产生反应的主要调控因子，其启动子的多态性与胃黏膜炎症的发生密切相关。因此，可设计实验考察药物对上述信号通路的影响。

**4. 氧化应激实验** 胃溃疡时氧化应激水平升高。可在胃溃疡动物模型中检测的氧化应激相关指标有 iNOS、总氧化剂状态、总抗氧化能力、丙二醛和过氧化氢酶、HO-1、SOD 等。可选择适宜的胃溃疡模型，以不同剂量药物处理动物，给药结束后取动物的胃组织测定上述指标。

氧化应激升高、线粒体功能障碍、胃上皮细胞凋亡是 *H. pylori* 感染的典型特征，也是非甾体抗炎药诱发消化性溃疡的原因之一。可利用上皮细胞研究化合物清除自由基、调节线粒体功能及抗凋亡的能力。在细胞实验中，药物一般提前一段时间（如 23 小时）或与刺激剂（如吲哚美辛或 $H_2O_2$）同时刺激细胞，24 小时后检测细胞活力、氧化应激水平等的变化。

NO 可扩张血管，改善胃黏膜的缺血，调节黏液、碳酸氢盐、$H^+$ 的分泌，保护胃黏膜免受各种损伤剂和腐蚀性物质的损伤，故也有研究考察药物对 iNOS 和 eNOS 表达的影响。

## 四、实例

### 【实例一】 奥美拉唑对醋酸诱导的大鼠胃溃疡的治疗作用

**1. 药物特性** 奥美拉唑是一种质子泵抑制剂，活性形式为亚磺酰胺，其二硫键与质子泵的巯基不可逆结合，抑制质子泵活性，进而抑制胃酸分泌。此外，奥美拉唑与抗 *H. pylori* 药联用可增强其疗效。适用于胃溃疡、十二指肠溃疡、急性胃黏膜病变出血。

**2. 研究目的** 利用大鼠醋酸浸渍胃溃疡模型考察奥美拉唑对溃疡的早期治疗及溃疡的愈合作用。

**3. 动物和模型选择** 醋酸浸渍可诱导大鼠产生慢性胃溃疡，其发生机制与人类的胃溃疡类似，且病理组织学变化也相似，是经典的慢性胃溃疡动物模型，应用广泛。因醋酸浸渍法需要麻醉动物进行造模，动物死亡率较高，一般选用大鼠进行造模，本案例选用了 Wistar 大鼠。

**4. 实验分组** 设模型组、给药组（奥美拉唑 10mg/kg、20mg/kg），于造模后开始灌胃给药，每天一次，共 9 天，第 10 天处死动物，考察奥美拉唑对溃疡早期治疗及溃疡愈合的作用。

**5. 给药途径、给药剂量和给药时间** 奥美拉唑在临床上主要为口服或静脉滴注、静脉注射给药，口服生物利用度（*F*）约为 35%，单剂量口服后 0.5～7 小时血药浓度即可到达高峰（$t_{max}$），入血后与血浆蛋白结合率可达 95%。西咪替丁早期给药可较好地减少溃疡生成，促进溃疡愈合。参照西咪替丁在动物模型上的常用剂量，实验中将奥美拉唑的剂量设置为 10mg/kg、20mg/kg。

**6. 评价指标** 在动物模型上，通常以溃疡面积及溃疡指数、胃液量、胃液 pH，组织病理评分作为溃疡的评价指标。本研究中以溃疡指数、组织病理评分作为奥美拉唑药效的评价指标。

### 【实例二】 硫糖铝联合抗生素对幽门螺杆菌感染的治疗作用

**1. 药物特性** 硫糖铝是胃黏膜的局部保护剂或细胞保护剂，与胃黏膜亲和力较高。可抑制胃蛋白酶作用的发挥并促进前列腺素合成，促进胃十二指肠黏液和碳酸氢盐分泌。治疗溃疡时其治愈率与使用 $H_2$ 受体阻滞剂和质子泵抑制剂治疗相当，复发率较低。

*H. pylori* 对多种抗生素敏感，临床常用的抗生素包括克拉霉素、阿莫西林、四环素、呋喃唑酮等。随着抗生素使用的增多，*H. pylori* 对抗生素产生了不同程度的耐药性，导致根除率降低。抗生素与质子泵抑制剂合用，对 *H. pylori* 的根除率增高，加速胃溃疡及十二指肠溃疡的愈合。标准的三联疗法为“质子泵抑制剂 + 克拉霉素 + 阿莫西林/甲硝唑/替硝唑”，连续服用 7～14 天。

**2. 研究目的** 将硫糖铝与抗生素合用，增强后者对 *H. pylori* 的清除作用，与质子泵抑制剂和抗生素联用的效果相当，目前对该联用增效的机制尚不清楚。本研究的目的是考察硫糖铝与抗生素合用后，对 *H. pylori* 感染的抑制作用。

**3. 动物选择和模型选择** 选用 C57BL/6 小鼠，更易于建立 *H. pylori* 感染模型，同时呈现明显的 Th1 免疫应答。雌性 C57BL/6J 小鼠灌胃给予 *H. pylori* SS1 菌株（$5\times10^7$ CFU/ml）悬液，每只 0.5ml。给药前利用 ELISA 法检测小鼠血清中抗 *H. pylori* IgG 水平，所有小鼠均为阳性反应。

**4. 实验分组** *H. pylori* 感染 4 周后，将小鼠随机分为 8 组。第 1 组灌胃给予阿莫西林 30mg/kg + 克拉霉素 30mg/kg；第 2、3、4 组分别灌胃给予硫糖铝 3mg/kg、30mg/kg、300mg/kg + 阿莫西林 30mg/kg + 克拉霉素 30mg/kg；第 5、6、7 组分别灌胃给予兰索拉唑 3mg/kg、10mg/kg、30mg/kg + 阿莫西林 30mg/kg + 克拉霉素 30mg/kg；第 8 组为对照组，灌胃给予药物溶媒（3% 羟丙基淀粉）。

**5. 评价指标** 末次给药后第 5 天，放血处死小鼠，解剖取胃。测定各组小鼠胃部溃疡灶的个数与面积；匀浆后在选择性琼脂平板上培养，检测 *H. pylori* 菌落数量；扫描电镜观察各组小鼠胃部的 *H. pylori* 感染情况。

（戴　岳）

## 第二节 治疗炎症性肠病药物的药理学研究

### 一、概述

炎症性肠病（inflammatory bowel disease，IBD）是胃肠道慢性炎症的广义总称，主要分为两种类型，即溃疡性结肠炎（ulcerative colitis，UC）和克罗恩病（Crohn's disease，CD）。其典型症状除腹痛和痉挛外，还包括血便、腹泻、频繁或紧急排便，甚至会伴随疲劳、食欲不振和体重减轻，严重影响患者的学习、工作和生活质量，且久治不愈可能导致癌变。尽管通常将UC和CD一同作为IBD介绍，但二者之间存在明显的差异。UC多表现为结肠黏膜层和黏膜下层的连续性炎症，常累及直肠，可蔓延至全结肠甚至回肠末端；而CD中所见的炎症是斑片状和透壁性的，可能影响胃肠道的任何部分。

IBD的发生无明显的性别差异，可以发生在任何年龄段，但最常见于青少年和年轻人。在70岁以上的老年人群，发病率可能出现第二次飙升。其中，UC发病高峰年龄在30～40岁之间，30%～60%患者患有直肠炎，16%～45%的患者患有左侧结肠炎，14%～35%的患者患有广泛的全结肠炎；而CD发病年龄通常在20～40岁，另外在50～60岁也会有小幅度的发病高峰。近年来，IBD的发病率和患病率在世界范围内不断上升，且在发达国家高于发展中国家，在城市地区高于农村地区。值得注意的是，以往低发病率和患病率地区的发病率近些年也稳步上升，几乎与这些地区的经济发展水平同步。

目前，IBD在我国的发病率还缺乏一个准确的流行病学调查数据。国外调查资料显示，UC在北欧、加拿大和澳大利亚的发病率较高，欧洲、加拿大和美国的患病率较高；CD在澳大利亚、加拿大、新西兰和北欧的发病率较高，在欧洲、加拿大和美国的患病率较高。在从低发病率地区移民到高发病率地区的人群中，第一代或第二代移民的发病率增加。这些数据表明，生活环境和生活水平在IBD发病风险中起重要作用。

IBD的病因尚未完全明确，目前认为IBD是由遗传、肠道菌群紊乱、黏膜屏障损伤、免疫失调和环境等多因素相互作用引起的复杂性疾病。①遗传因素：IBD的家族聚集早已被认识到，但CD的可遗传成分似乎比UC更强，CD中单卵双胞胎的一致率为30%～58%，而UC中仅为10%～15%。IBD患者的一级亲属的疾病发展的相对风险可比未患病个体高5倍。在全基因组关联研究鉴定的与IBD相关的201个基因座中，CD和UC特异性的基因座分别有41个和30个，与CD和UC相关的基因座有137个。此外，约70%的IBD基因座与其他复杂的自身免疫性和免疫缺陷性疾病共享，表明这些疾病可能具有共同的炎症途径。②肠道菌群紊乱：肠道微生物群的组成一直被怀疑是IBD的主要危险因素，且患者中已经发现了菌群的失调。与健康个体相比，IBD患者具有抗炎能力的细菌减少，而具有致炎能力的细菌增加。据报道，IBD患者产生短链脂肪酸的细菌数量减少，从而影响T细胞的分化和扩增以及上皮细胞的生长；具有黏附肠上皮能力的变形菌（特别是大肠埃希菌）增加，影响肠的通透性；脱硫弧菌等硫酸盐还原菌数量增加，导致硫酸氢盐产生，破坏肠屏障并激活黏膜炎症。但由于肠道成分的复杂性和高度的个体差异，微生物及其潜在致病机制一直是一个挑战。③肠道屏障损伤：肠上皮细胞和天然免疫细胞组成的肠屏障在腔内容物和黏膜之间保持功能平衡，被打破可导致IBD的发生。除了在管腔和黏膜之间构成物理屏障外，肠细胞、杯状细胞、神经内分泌细胞、Paneth细胞和M细胞等组成肠上皮细胞屏障，例如杯状细胞产生覆盖上皮的黏液基质，对黏膜防御和修复都是必需的；杯状细胞来源的分泌性黏蛋白MUC2的缺失可导致自发性结肠炎。④获得性免疫应答异常：在CD和UC中均可见迁移至肠黏膜的白细胞以及过度免疫应答的T细胞，然而，参与CD和UC的免疫应答的T细胞似乎是不同的。CD主要是由Th1和Th17细胞应答引起的，而UC则被认为继发于Th2和Th17细胞类细胞因子。Th2细胞特异性细胞因子IL-5分泌增加与B细胞的激活相关，而低水平的IL-4又表明它们不具备典型Th2细胞的所有特征。在CD中，Th1和Th17细胞的分化响应于抗原提呈细胞和巨噬细胞产生IL-12、IL-18、IL-23和TGF-β。反过来，Th1和Th17细胞分泌的IL-17、IFN-γ和TNF-α又会刺激抗原提呈细胞、巨噬细胞、成纤维细胞和内皮细胞，产生TNF-α、IL-1、IL-6、IL-8、IL-12和IL-18等致炎性介质。

IBD的诊断评估包括血液检查、粪便检查、内窥镜检查、活体组织学检查以及外部放射成像检查等。血液检查可检测到血红蛋白降低、白细胞或血小板增多。在中度患者可检测到红细胞沉降率和C-反应蛋白水平升高。在重度患者甚至可以观察到低白蛋白血症。外周血中性粒细胞胞质抗体（p-ANCA）在UC中有升高，但检测灵敏度极低。粪便检查中可肉眼观察到黏液脓血，显微镜下可见红细胞和脓细胞，急性发作期可见巨噬细胞。另外，通过粪便培养和艰难梭菌测定可以排除感染性结肠炎，或者患者的粪便中可检测到与肠道中性粒细胞增多相关的钙卫蛋白（calprotectin）。肠镜检查是IBD诊断的金标准，UC的内镜检查指标包括红斑、正常血管模式丧失、粒度、糜烂、脆性、出血和溃疡，而CD的典型表现为节段性炎症、纵行性溃疡和锯齿状溃疡，星状溃疡与结节性水肿的黏膜交织在一起。必要时应在肠镜检查过程中取样活检，UC 可见隐窝结构扭曲，隐窝缩短，固有层中的淋巴细胞和浆细胞增加，黏蛋白消耗和潘氏细胞化生；CD 可见慢性局灶性、片状、不连续、经壁炎性浸润，淋巴细胞聚集，杯状细胞化生，幽门腺化生以及上皮样肉芽肿。此外，超声波、CT、磁共振成像等横断面影像学检查可以显示结肠肠管缩短、肠袋消失和肠壁增厚等病变。

## 二、治疗炎症性肠病的药物

IBD 的药物治疗基于胃肠道的特定病变区域和疾病程度，针对每位患者制定个性化的治疗方案，同时考虑益处与副作用。一般来说，5-氨基水杨酸（5-aminosalicylic acid，5-ASA）类药物用于轻度至中度 IBD 缓解期的维持治疗，糖皮质激素主要用于突发性的 IBD，免疫调节剂通常用于中度至重度 IBD 的缓解治疗，抗体药物用于常规治疗无效的患者，也可用于中度至重度 IBD 患者。

5-ASA 类药物是治疗轻度至中度 UC 的一线药物，代表药物有美沙拉嗪、奥沙拉嗪、巴柳氮和柳氮磺吡啶。5-ASA 的抗炎机制复杂且至今尚未完全阐明。已经有相当多的关于其潜在作用机制的研究，包括环氧化酶和脂氧化酶通路的抑制，清除氧自由基，及对血栓烷合成酶和血小板激活因子酶的抑制作用。此外，5-ASA 还能抑制 IL-1 的生成，减少浆细胞产生免疫球蛋白。总的来说，5-ASA 治疗 CD 无效，不应使用。尽管有一些数据表明，柳氮磺胺吡啶对病变局限在结肠的轻度 CD 有一定的作用，尚未证明它能维持缓解 CD，但美沙拉嗪仍然是最常见的 CD 处方药之一。虽然缺乏研究，但在临床实践中已对有些轻度结肠 CD 患者中使用了美沙拉嗪，这与 UC 相似。如果药物有效，症状应该在 2~4 周内开始好转，并继续维持美沙拉嗪治疗。如果几周后无效，则应开始其他治疗。

口服糖皮质激素是中重度 IBD 患者的一线治疗方案。传统的糖皮质激素类药物以泼尼松、泼尼松龙、地塞米松、甲泼尼龙和氢化可的松等为代表，但存在许多副作用，包括肾上腺功能不全、肥胖、白内障、青光眼、高血压、糖尿病等，应避免长期服用。新型糖皮质激素，如倍氯米松、布地奈德等具有高度局部活性和肝脏首过效应、低全身效应的特点。另外，对 5-ASA 药物没有反应或未达到缓解的患者也可以用糖皮质激素治疗。糖皮质激素可以稳定溶酶体膜使其不易被破坏，从而减少蛋白因子和水解酶类的释放，减少肥大细胞和嗜碱性细胞释放组胺，降低毛细血管通透性，减少炎症早期的渗出、充血、水肿和白细胞浸润，进而发挥抗炎效果。

免疫调节剂通常用于中度至重度 IBD 的维持缓解治疗，代表药物为硫唑嘌呤或 6-巯基嘌呤。硫唑嘌呤或 6-巯基嘌呤也可试用于对糖皮质激素无效或依赖者、氨基水杨酸制剂不耐受者。硫唑嘌呤在体内几乎全部转化为 6-巯基嘌呤，后者可干扰嘌呤代谢的所有环节，产生细胞毒作用；在免疫反应的后期可阻断淋巴细胞释放巨噬细胞抑制因子而抑制局部的炎症反应。但起效较慢，通常在治疗后 2~3 个月开始起效，加用这类药物后可逐渐减少糖皮质激素的用量甚至停用。对于急性重度 UC 患者，静脉注射糖皮质激素无效时，可应用环孢素静脉滴注，大部分患者可取得暂时缓解而避免急症手术。此外，对硫唑嘌呤和巯嘌呤不耐受的 CD 患者可换用甲氨蝶呤。甲氨蝶呤可用于诱导缓解，也可用于维持缓解。对于诱导缓解，只有皮下注射是有效的。对于维持缓解，甲氨蝶呤似乎比硫唑嘌呤或巯嘌呤更有效。值得注意的是，甲氨蝶呤的副作用比较常见，与许多非特异性症状有关，包括恶心、呕吐、头痛和疲劳等。

对于糖皮质激素及免疫抑制剂治疗无效，或激素依赖或不能耐受免疫抑制剂治疗时，可选用抗 TNF-α 单抗（如英夫利西单抗或阿达木单抗）、维多珠单抗或优特克单抗等。此外，口服酪酸梭菌活菌胶囊也可用于 UC 的治疗，且能预防其复发。酪酸梭菌活菌进入肠道能产生大量酪酸。酪酸是结肠能量代谢、再生修复和免疫平衡必需的重要物质，并可减轻肠黏膜发炎、溃疡。

## 三、治疗炎症性肠病药物临床前药效学研究设计

### （一）主要动物模型

IBD 的发生可能是遗传、环境、免疫及肠道微生物等多种因素共同作用的结果，临床前药效学研究中采用的疾病模型既有简单的化学性诱导模型，也有新兴的基因工程模型，既有易感基因研究，也有肠道菌群研究，

这些模型的选择和应用主要依据药物的作用特点和新药研发的目标。

研究 IBD 发病机制及药物防治效果主要采用鼠类动物模型（C57BL/6J 小鼠、BALB/c 小鼠、SJL/J 小鼠、Wistar 大鼠、SD 大鼠等），鼠类 IBD 模型的技术方法成熟稳定，在实验研究中被广泛应用。此外，在 IBD 的遗传、病理机制以及药物筛选研究中也可采用斑马鱼模型。由于斑马鱼体型小、子代数量多、培育要求低、饲养成本低，便于开展大规模研究。斑马鱼化学诱导结肠炎模型的简单性和重复性使其成为药物测试和遗传表型研究的平台。将基因编辑和细胞成像技术用于斑马鱼模型，使得斑马鱼在 IBD 研究中具有极大的应用价值。

目前比较成熟的 IBD 动物模型可分为：化学物质诱导型动物模型、细菌诱导的动物模型、基因工程型动物模型、自发性动物模型等。这些模型在临床表现、病理学和免疫学等方面与人类的 IBD 有许多相似之处。

**1. 化学物质诱导的 IBD 模型**

（1）葡聚糖硫酸钠（dextran sulfate sodium，DSS）诱导的 IBD 模型　DSS 是一种由蔗糖合成的硫酸多糖体，具有与肝素类似的抗凝作用，为一种白色粉末状物质，极易溶于水。研究发现 DSS 可诱导出 UC 的临床症状，在 UC 模型的建立上被广泛应用。DSS 诱导结肠炎的发生可能与影响 DNA 合成，抑制上皮细胞增殖，破坏肠黏膜屏障，使巨噬细胞功能障碍，导致肠道菌群失调等有关。近年来的研究发现，DSS 所致炎症过程以 T 淋巴细胞（Th1/Th2，Th17/Treg）功能失调为特征，推测其诱导结肠炎的机制与细胞免疫应答异常相关。

1）DSS 诱导的小鼠 IBD 模型：小鼠自由饮用 2%～5% DSS 水溶液，第 3 天可观察到黏液血便，第 6～7 天，结肠黏膜多发性溃疡，重度中性粒细胞、淋巴细胞和浆细胞浸润，病变部位可见黏膜充血水肿和散在性糜烂，溃疡处可见新鲜渗血，小鼠体重显著降低、毛色苍白，可检测到粪便隐血、疾病活动指数显著升高，结肠组织髓过氧化物酶（myeloperoxidase，MPO）活性升高，组织学检查可见隐窝深度降低、中性粒细胞和巨噬细胞浸润，TNF-α、IL-6 和 IL-17 等表达增加。DSS 诱导模型的优点是简单易行、成功率高、重复性好，病变局限于大肠，尤其远端结肠，与人类 UC 病变相似。如果用 DSS 反复刺激，可产生类似于人类 UC 的急性期和缓解期变化，是较理想的 UC 研究模型。但在不同品系小鼠，DSS 诱导的结肠炎严重程度各不相同，且小鼠被动饮用 DSS 溶液，无法精确控制小鼠的饮水量，导致模型病变的差异较大。

2）DSS 诱导的斑马鱼 IBD 模型：在受精后 3 天的斑马鱼培养液中加入 DSS，可导致斑马鱼幼鱼结肠炎。在第 5 天时可观察到斑马鱼的肠蠕动消失、肠道扩张以及肠梗阻形成，可检测到中性粒细胞和 $PCNA^+$ 细胞数目增加、细菌过度生长和促炎细胞因子（CCL20、IL-1β、IL-23、CXCL8-L1、MMP9 和 TNF-α）增加，与 IBD 患者的病理表现相似度很高。该模型可用于药物的高通量筛选。

（2）2,4,6-三硝基苯磺酸（2,4,6-trinitrobenzene sulfonic acid，TNBS）诱导的 IBD 模型　TNBS 多与乙醇合用进行造模，其原理是利用乙醇造成肠黏膜屏障破损，TNBS 作为半抗原进入肠黏膜屏障后与大分子物质结合形成全抗原，致敏 T 淋巴细胞，从而诱发结肠组织细胞免疫应答和炎症反应，形成类似人类 CD 的组织病理学特征。

TNBS 诱导的鼠类 IBD 模型：大鼠麻醉后，一次性灌肠给予 30%～50% 乙醇溶解的 TNBS 溶液（50～150mg/kg）。造模后第 2 天可观察到竖毛、行动迟缓、进食量减少、稀便等症状，第 3 天症状即可达到高峰。TNBS 诱导的模型具有造模时间短、易诱导、重复性好等特点，既能模拟急性炎症反应，也可模拟慢性炎症反应，是经典的 IBD 动物模型，主要用于 CD 的研究。在 TNBS 诱导的敏感小鼠结肠组织中，可见 Toll 样受体（TLR）活化、白介素产生、PPARγ 抑制、肿瘤坏死因子信号传导，以及前列腺素 $E_2$、血栓素 $B_2$、白三烯 $B_4$ 等表达升高。该模型在研究黏膜炎症反应、免疫应答和屏障功能等方面具有应用价值，但该模型与 DSS 模型均具有自愈倾向，动物死亡率较高。此外，由于造模时 TNBS 经乙醇溶解，往往难以区分肠炎是由乙醇还是 TNBS 诱导产生。TNBS 模型的发病率和严重程度与动物种系及来源等密切相关。

TNBS 诱导的斑马鱼 IBD 模型：受精后 3～8 天，在斑马鱼培养液中加入 TNBS，其所诱导的 IBD 症状与 DSS 模型类似，可观察到绒毛消失、肠道扩张以及杯状细胞数目增加，可检测到肠道白细胞和 $PCNA^+$ 细胞数目增加，TNF-α 和 NO 产量增加。由于斑马鱼的获得性免疫直到受精后 4 周才能完全发挥作用，斑马鱼模型适用于天然免疫应答的研究，排除获得性免疫的干扰。

（3）噁唑酮诱导的 IBD 模型

噁唑酮诱导的鼠类 IBD 模型：噁唑酮诱导的结肠炎模型适用于研究 Th2 型免疫应答在 IBD（尤其 UC）中的

参与和作用，噁唑酮作为半抗原介导 Th2 驱动的免疫应答，引起结肠急性炎症反应。该模型以局限于黏膜及黏膜下层的急性 T 细胞依赖的炎症反应为特征，表现为淋巴细胞浸润、NK 细胞分泌 IL-13 增加，尤其在远端结肠部位。该模型制作简单，重复性高。

噁唑酮诱导的斑马鱼 IBD 模型：在 50% 乙醇中加入 0.2%噁唑酮，引起斑马鱼急性小肠炎、结肠炎。可观察到绒毛丢失并增厚、杯状细胞增大、中性粒细胞增多以及嗜酸性粒细胞浸润；可检测到黏蛋白分泌增加、炎性细胞因子 TNF-α 等表达上调以及肠道抗炎细胞因子 IL-10 的表达增高，与人类结肠炎高度相似。值得注意的是，斑马鱼 IBD 模型受肠道微生物群的影响，无菌动物及无菌培养环境可减轻斑马鱼的肠道炎症反应，可用于研究肠道微生物、免疫与 IBD 的相关性。

（4）吲哚美辛诱导的 IBD 模型　Wistar 大鼠皮下注射吲哚美辛，24 小时后第二次给予同样剂量的吲哚美辛，剂量依赖性地诱发啮齿类动物近似人类 CD 的结肠炎。可见大鼠体重显著降低、毛色苍白、大便隐血、嗜睡、疾病活动指数显著升高，空肠和回肠 MPO 活力升高。病理组织学检查可见，近端和中段空肠的绒毛高度显著降低，隐窝深度降低，且隐窝细胞的凋亡显著增多。该模型的原理一般认为是抑制了前列腺素和前列环素的合成，促进炎症的产生。该模型制备方便，对于急、慢性结肠炎都适用，缺点是病变范围较小，仅集中于小肠中段，并不会累及回肠。

（5）肽聚糖-多糖诱导的 IBD 模型　在无菌环境下，打开 CBA/J 小鼠腹腔，在肠壁 7 个部位注射菌肽聚糖-多糖（远端派伊尔结两针，远端回肠肠系膜两针，盲肠尖、盲肠壁各一针），然后缝合创口，术后常规饲养 30 天。术后 1～2 天即出现急性炎症，然后逐渐缓解至第 10 天前后，第 14 天炎症突然加剧，直至 3～4 周发展为肉芽肿性肠炎，这和人类 CD 的症状非常相似。组织病理学分析可见结肠壁增厚、大量淋巴细胞和中性粒细胞浸润。该方法的原理是肽聚糖-多糖激活血管舒缓素激肽系统，增加黏膜的通透性并介导炎症反应。

（6）乙酸诱导的 IBD 模型　在啮齿类动物直肠内灌注或打开腹腔直接注入乙酸，可导致肠上皮损伤、黏膜通透性增加以及透壁炎症反应，类似于人类的急性弥散性 UC。可检测到大量中性粒细胞浸润、炎症介质大量产生（如活性氧代谢产物和 NO）、MPO 活性升高、谷胱甘肽过氧化物酶的活性升高等。该模型易于诱导，价格低廉，但造成的结肠黏膜炎症反应为化学性损伤，不能确切体现 IBD 的免疫特性，且不适宜建立观察疗程较长的 UC 动物模型。

（7）角叉菜胶诱导的 IBD 模型　角叉菜胶作为一种硫酸多糖，能够被肠道黏膜吞噬细胞吞噬，其降解后使溶酶体膜破坏并释放大量水解酶破坏结肠组织。用降解的 1% 或 5% 浓度的角叉菜胶水溶液饲喂动物，数周后可使实验动物发生典型的 UC 样结肠炎。此模型以白三烯释放增加为主，符合 Th1 细胞介导的免疫应答的特征。

（8）2,4-二硝基氯苯（2,4-dinitrochlorobenzene，DNCB）诱导的 IBD 模型　DNCB 作为一种半抗原，可以与组织蛋白结合成完全抗原，进而引发机体产生 T 细胞介导的免疫应答。小鼠颈背部采用硫化钠脱毛，连续 14 天每天以 2% 的 DNCB 液滴背，造模后第 15 天，灌肠给予 DNCB 乙醇溶液，第 16 天，于同部位注入 8% 乙酸溶液，15 分钟后用生理盐水冲洗。DNCB 模型是理想的 UC 模型，适于研究细胞免疫应答在 IBD 发生发展中的关键作用，但自愈性较强、造模周期长，且病变部位较局限。此外，由于不同动物对 DNCB 的反应不同，因此 DNCB 的剂量、浓度和作用时间差异较大，需要进行实验反复摸索。

**2. 细菌诱导的 IBD 模型**　缺乏 *Mdrla* 基因的小鼠会在 12～15 周自然地发生结肠炎，通过口服胆汁螺杆菌（*Helicobacter bilis*）感染转基因小鼠，可加重结肠炎的发展。鼠伤寒沙门杆菌和都柏林沙门菌是经口腔感染并可引起肠道疾病的食源性肠道细菌病原体，进一步引起肠道炎症反应，该模型具有 UC 相似的病理组织学特征。C57BL/6 小鼠全身感染后 5～7 天内可诱发结肠炎，因此认为伤寒沙门菌感染是研究结肠炎急性期的一种有价值的模型，但该模型变异性较大。

**3. 基因工程诱导的 IBD 模型**　基因工程诱导的动物模型可靠性高、重复性好，适用于药物筛选。转基因诱导的 IBD 模型能够精确地研究特定基因与 IBD 的关系，进一步研究基因的生物学功能及表达调控机制。但基因敲除动物的繁殖力低，易早期死亡。

（1）$IL-10^{-/-}$ 小鼠 IBD 模型　在部分极早发型 IBD 患者，发现了 IL-10RA 基因突变，导致特异性免疫缺陷。IL-10 是多种细胞分泌的抑制过度炎症反应的细胞因子，在调节肠道稳态的免疫应答中起重要作用。IL-10 缺乏的小鼠出生后2~4个月时会自发地发生结肠透壁炎和盲肠炎，这种炎症反应类似CD。该模型特征为免疫失调，表现为中性粒细胞和巨噬细胞数量增多，TNF-α、IFN-γ和IL-17表达增加。该模型在IBD的基础研究和临床前药物试验中有良好的应用前景。

（2）IL-2$^{-/-}$小鼠IBD模型　IL-2由激活的T淋巴细胞产生，是免疫系统中一个具有多重调节功能的细胞因子。动物试验研究发现，IL-2在UC中起保护作用。IL-2$^{-/-}$小鼠的小肠保持完整，而结肠则出现溃疡和肠壁增厚。另有研究发现，IL-2/IL-21受体区域的多相结构与IBD的易感性增加有关。IL-2$^{-/-}$小鼠模型为研究IBD发生机制提供了更多选择。

（3）TCR$^{-/-}$小鼠IBD模型　TCR在T细胞介导的免疫反应中起重要的作用，不同的Treg细胞TCR库对肠道的稳态起重要作用，TCR的多样性可能在抑制结肠炎中具有关键作用。TCR$^{-/-}$小鼠可发展为结肠炎，其病变类似人类UC。

（4）转基因小鼠模型　HLA-B27转基因小鼠模型影响Th1细胞介导的免疫反应，可在胃、回肠、全结肠等部位出现自发性炎症反应，该模型已被广泛应用于肠道菌群与肠炎的相关性研究；IL-7转基因小鼠在1~3周龄时，可出现急性结肠炎，8~12周龄时出现脱肛和便血，此模型与人UC十分相似；STAT-4是一种重要的转录因子，参与Th1细胞的发育和调节，STAT-4转基因小鼠可出现体重减轻和腹泻，类似于人类CD。

**4. 自发性IBD模型**　自发性IBD模型发病机制与人类IBD接近，是比较理想的模型。但由于动物本身的肠道炎症很难标准化控制，且自发性模型动物昂贵、稀少，目前运用较少。

（1）C3H/HeJ Bir小鼠　C3H/HeJ Bir小鼠是由偶发炎症的C3H/HeJ小鼠近亲传代而来，出生后第3~4周出现肠炎症状（溃疡、隐窝腺肿、上皮细胞再生等），并伴有周期性的肛周脓肿，病变部位集中在回盲部和结肠右侧，第10~12周恢复正常。已发现这种模型小鼠的肠道固有层淋巴细胞中IFN-γ和IL-2的含量增加，提示该结肠炎属于Th1细胞反应型。

（2）SAMPI/Yit小鼠　SAMPI/Yit小鼠是由偶发慢性肠炎的SAMPI/Yit小鼠近亲传代而来，形成与人类CD类似的病变。出生后第4周检测到高表达的IFN-γ，第10周左右出现肠炎症状（黏膜和黏膜下层肉芽肿性病变），好发于回肠末端且呈节段性分布，且出现肛周疾病如瘘管等。

### （二）给药途径、给药剂量和给药时间选择

药物的给药途径至少包括两种，其中一种与临床给药途径一致。动物的给药剂量参考临床患者日用量进行换算，一般设定等比例的三个以上给药剂量组。有关给药时间，一般选择在IBD症状明显或稳定后开始给予受试药物，考察药物的治疗效应。

### （三）药物体外药效研究

**1. 单核-巨噬细胞活化实验**　巨噬细胞活化在IBD（尤其CD）的发病中起到重要的推动作用。巨噬细胞活化后，分泌大量促炎因子（包括TNF-α、IL-1β、IL-6、IL-12、NO、COX-2和$PGE_2$等），引发炎症事件和组织损伤。体外使用脂多糖（1~100ng/ml）处理巨噬细胞（原代细胞或RAW264.7细胞株）4~24小时，在基因和蛋白水平考察促炎因子的表达和释放。

**2. T细胞分化实验**　T淋巴细胞作为免疫调节的中心环节，在IBD中发挥特别重要的作用。$CD4^+$T细胞既可作为导致肠黏膜炎症的效应细胞，也可作为抑制肠黏膜炎症的调节细胞发挥作用。Naïve $CD4^+$T细胞在IL-12的作用下极化为Th1，形成IFN-γ、TNF-α升高的Th1型炎症；在IL-13的作用下极化为Th2，介导IL-4、IL-5升高的Th2型炎症；在TGF-β和IL-6的作用下，分化为分泌IL-17、IL-22为主的Th17细胞，促进肠黏膜炎症；在TGF-β的作用下，分化为以分泌IL-10和TGF-β为主的Treg细胞，抑制肠黏膜炎症。体外考察药物对不同T淋巴细胞亚群分化的影响，考察其作用的靶细胞。

**3. 肠黏膜屏障损伤与修复实验**　肠黏膜屏障主要由机械屏障、生物屏障、化学屏障及免疫屏障组成。机械屏障的结构基础是由肠上皮细胞间形成的完整连接组成，包括紧密连接、黏附连接和缝隙连接等，其中最主要的连接方式是紧密连接。肠上皮紧密连接的损伤和修复在IBD的发生发展中起重要作用。利用Caco-2细胞建立肠上皮紧密连接的体外模型，并利用TNF-α和IFN-γ刺激，造成肠上皮紧密连接的破坏。给予不同浓度药物处

理，测定细胞跨膜电阻抗，透射电镜观察紧密连接的超微结构，荧光分光光度法测量单层细胞通透性，测定紧密连接蛋白在紧密连接的膜微区域中的分布，免疫荧光观察紧密连接蛋白的分布等。尽管实验研究发现多种 IBD 治疗药物对模型动物的黏膜屏障缺损具有保护作用，但屏障修复剂目前仍为空白。

## 四、实例

### 【实例一】美沙拉嗪对大鼠结肠炎的抑制作用和机制研究

**1. 药物特性**　美沙拉嗪（mesalazine）化学名为5-氨基水杨酸，也是奥沙拉嗪、巴柳氮和柳氮磺吡啶治疗结肠炎的效应成分。结构简单，毒副作用小，其药效取决于病变部位药物浓度。美沙拉嗪半衰期约为 1 小时，与血浆蛋白结合的占40%左右，经代谢作用形成乙酰化物后，半衰期可达 5～10 小时，与血浆蛋白的结合增加至80%。因而治疗中不易出现不良反应，偶尔可见头痛、恶心等不良症状。美沙拉嗪具有多种作用，抑制肠壁炎症的同时可有效促进肠黏膜修复。美沙拉嗪通过剂量依赖方式抑制前列腺素合成，控制 $PGE_2$ 释放。同时美沙拉嗪对中性粒细胞的脂肪氧化酶活性具有抑制作用，高剂量时，具有效抑制中性粒细胞迁移、吞噬、脱粒等功能。

**2. 研究目的**　考察吲哚美辛诱导的大鼠 CD 模型中小肠形态和功能变化，明确美沙拉嗪对大鼠结肠炎的抑制作用和机制。

**3. 动物选择和模型选择**　选用 SPF 级雄性 Wistar 大鼠，体重 220～250g，以吲哚美辛建立 CD 模型。吲哚美辛可以在实验动物的小肠中产生炎症反应，是一种非选择性环氧化酶抑制剂，能够减少前列腺素的形成，其他作用包括对氧化磷酸化和上皮细胞膜及刷状缘结构和功能的影响。据报道，回肠 CD 与吲哚美辛诱导的大鼠实验性空肠溃疡有相似之处。而针对 CD 肠道渗透性的增加，吲哚美辛也可以增强大鼠肠道通透性。本研究考察吲哚美辛诱导的 CD 模型中大鼠小肠中段的形态学变化和功能改变，以及对肠道和肝脏药物的代谢和排泄的影响，同时探究美沙拉嗪对该疾病模型的治疗作用。在实验第 1、2、3 天，使用吲哚美辛（1×10mg/kg）皮下注射进行造模。

**4. 实验分组**　设正常组、模型组、美沙拉嗪（1000mg/kg）剂量组，每组 9 只大鼠。

**5. 给药途径、给药剂量和给药时间**　美沙拉嗪，临床用药推荐口服用药途径，因此本研究选择灌胃给药。设计美沙拉嗪 1 个剂量组（1000mg/kg），每天给药 1 次，连续 3 天。正常组和模型组给予等量的溶媒。

**6. 评价指标**　CD 的临床诊断需要结合临床表现、实验室检查、内镜检查、影像学检查和病理组织学检查进行综合分析并密切随访。腹泻、腹痛、体重减轻是 CD 的常见症状，常用 CD 活动指数（Crohn disease activity index，CDAI）评估疾病活动性的严重程度并进行药物的疗效评价。本研究中前三天造模，第四天考察疾病的严重程度，通过小肠宏观变化评分结合 HE 染色微观分析进行模型严重性和美沙拉嗪药效评价。详细评分系统根据不同剂量的吲哚美辛对肠道的影响不同而定，黏膜和浆膜无任何改变记为 0 分，充血或有瘀点记为 1 分，有一处黏膜糜烂或溃疡记为 2 分，有一处黏膜出血性溃疡，浆膜肠系膜粘连或出血记为 3 分，多处溃疡或糜烂且绵延小于 10cm 记为 4 分，多处糜烂或溃疡绵延超过 10cm 记为 5 分。

### 【实例二】环孢素 A 对小鼠结肠炎的抑制作用和机制研究

**1. 药物特性**　环孢素 A（cyclosprine A，CyA）是一种选择性免疫抑制剂，是土壤中一种真菌的活性代谢物，由 11 个氨基酸组成，主要用于肾、心、肝、肺、骨髓、胰腺等器官的移植抗排斥反应，作为一种强效的免疫抑制剂，近年来的研究越来越多，发现其还可用于治疗血液病、自身免疫性疾病和寄生虫感染等。

**2. 研究目的**　明确 CyA 对 DSS 诱导的小鼠 UC 模型的改善作用和机制。

**3. 动物选择和模型选择**　雌性 C57BL/6 小鼠，6～8 周龄，持续饮用 5% 的 DSS 溶液 1 周，建立急性结肠炎模型。

**4. 实验分组**　设正常组、DSS 模型组、CyA（25mg/kg）组。

**5. 给药途径、给药剂量和给药时间**　参考临床 CyA 用于治疗 UC 的剂量，本研究中 CyA 的剂量为 25mg/kg，腹腔注射给药，每天一次。正常组和模型组腹腔注射给予等量溶媒。

**6. 评价指标**　UC 临床表现多为腹泻、腹痛、黏液脓血便等，根据这些临床指标，本研究选择了结肠炎小鼠体重、疾病指数评分、结肠长度、MPO 含量和结肠病理的观察等指标作为评价 CyA 改善小鼠结肠炎的疗效指标。

**7. 机制研究** UC 的发生发展与肠黏膜免疫功能紊乱、感染、遗传和环境等多种因素相关，肠黏膜屏障功能在其中发挥重要的作用，感染或炎症可导致肠黏膜屏障功能缺损，肠黏膜通透性增加，肠道细菌移位，诱发或加重肠道炎症和免疫反应，形成恶性循环。本研究通过建立小鼠 DSS 结肠炎模型，考察 CyA 对肠黏膜通透性的影响及其机制，结果显示与正常组相比，DSS 模型组小鼠 1 周后出现明显的便血和腹泻，且伴随体重下降，DAI 评分和 HE 评分均显著增高，同时结肠组织 MPO 活性亦显著升高。电镜检查发现小鼠小肠黏膜通透性增高，小肠黏膜中肌球蛋白轻链激酶活性明显增高，小鼠结肠组织匀浆中多种细胞因子包括 TNF-α、IFN-γ、IL-13 和 IL-17 水平均有不同程度增高。与模型组小鼠比较，CyA 组小鼠结肠组织 MPO 活性降低，DAI 评分和 HE 评分明显降低，小肠黏膜通透性降低，小肠黏膜肌球蛋白轻链激酶活性和结肠匀浆中 TNF-α、IFN-γ、IL-13 和IL-17 水平均有不同程度降低。推测 CyA 抗 DSS 诱发的 UC 作用机制可能与调控肌球蛋白轻链激酶表达，改善结肠黏膜通透性有关。

（戴　岳）

## 第三节　治疗肝脏疾病药物的药理学研究

### 一、治疗急性肝损伤药物的药理学研究

#### （一）概述

肝脏是机体重要的代谢器官，丰富的血液供应和独特的组织形态结构使其代谢十分活跃，在糖类、脂类、蛋白质、维生素、激素的代谢中起重要作用。急性肝损伤是指患者在无慢性肝病基础上，由各种病因导致肝脏细胞损伤，引起的肝脏功能的急性异常，持续的肝损伤容易引发肝功能衰竭。大多数急性肝损伤患者肝脏能保持主要功能的正常运行。临床上轻者表现为血清转氨酶、胆红素升高；严重者可发生肝衰竭、凝血功能障碍、肝性脑病等。引起急性肝损伤的原因很多，主要有病毒感染、用药不当、食物添加剂、乙醇摄入过多，以及接触、食入有毒食物、放射性损伤等。

**1. 药物性肝损伤** 药物性肝损伤（drug-induced liver injury，DILI）指药物或（及）其代谢产物引起的肝损伤，药物或（及）其代谢产物是常见引起肝损伤的原因。近年来医药技术的不断进步，各种新药的广泛应用以及多种药物联合应用的增多，药物性肝损伤的发病率逐年增高。我国药物性肝病占住院黄疸患者的 2%～5%，占“急性肝炎”住院患者的 10%，在老年肝病中可达 20% 以上。在欧美国家，药物是引起暴发性肝衰竭的最常见原因，占 10%～20%。全国多中心急性药物性肝损伤分析报道，我国急性药物性肝损伤发病呈逐年增加趋势，包括由中药、抗生素、降脂药、抗结核类药物、抗肿瘤药物、治疗皮肤病药物以及治疗甲亢药物等引起。药物性肝损伤可以发生在临床一线应用各种药物时，其临床表现差别很大，可以表现为各种肝病的临床特点和病理变化，如药物性肝功能异常、药物性肝炎、药物性肝内胆汁淤积、药物性脂肪肝、药物性暴发性肝衰竭等。药物所致肝损伤取决于两个方面的因素：药物本身对肝脏的损害，为可预测性损害；机体对药物的特异质反应，为不可预测性，有时发病机制重叠。

**2. 酒精性肝损伤** 酒精性肝损伤是由于长期大量饮酒所引起的一种肝脏疾病，最开始常表现为酒精性脂肪肝，逐渐可以发展成为酒精性肝炎、酒精性肝纤维化和酒精性肝硬化，严重酗酒者甚至可诱发广泛的肝细胞坏死或肝功能衰竭。近年来，酒精性肝损伤的发病率明显增高，成为仅次于病毒性肝炎的第二大肝病。酒精性肝损伤的机制主要包括：能量代谢障碍、氧化应激、免疫损伤和乙醇及其代谢产物毒性刺激等。乙醇本身也具有神经毒性，一次性大量摄入乙醇，不仅造成肝氧化应激反应，同时还会引发明显的神经中毒反应。目前，国内

外市场主要有四类护肝药物：化学合成药、护肝类中药、蛋白肽类和提高酒精代谢相关酶类药物。

**3. 中毒性肝损伤** 中毒性肝损伤是指工、农业生产过程中应用的化学物、食物中的添加剂、防腐剂、人工色素等造成的肝损伤。这类肝损伤多与特定的职业性暴露有关，表现为职业性中毒性肝病（occupational toxic hepatopathy，OTH），属于职业中毒范畴内。在工业中，可以引起职业性中毒性肝损伤的有毒化学物质种类繁多，如三硝基甲苯、砷化氢、丙烯腈、氨气、三氯乙烯、四氯化碳等。随着社会工业现代化的进步，中毒性肝损伤的发病率也呈上升趋势，因此对此类肝损害应给予足够重视。中毒性肝损伤同其他原因引起的肝功能损伤具有类似临床表现。包括消化道症状及肝区疼痛或不适，同时伴有精神萎靡、乏力、腹胀等，主要体征有肝大、脾大、腹水、肝区叩痛、黄疸等，重度中毒性肝损伤还可能出现肝性脑病、肝肾综合征及严重上消化道出血、弥散性血管内凝血等临床各种表现。此外，肝毒性物质还可以累及全身多个脏器，引起相应的临床表现。中毒性肝损伤的发病机制主要是肝毒性物质通过自身毒性直接作用肝细胞，破坏细胞膜结构、干扰细胞代谢、介导肝细胞凋亡或坏死。这种肝细胞损害多呈剂量依赖性。

**4. 免疫性肝损伤** 免疫性肝损伤是由免疫系统介导的肝细胞病，主要病理改变为肝组织内大量炎性细胞的浸润。有研究者认为，免疫性肝损伤的发病机制与免疫调控网络紊乱有关。免疫性肝损伤常见的病因有病毒感染，如丙型肝炎病毒（hepatitis C virus，HCV）、乙型肝炎病毒（hepatitis B virus，HBV）等，多以大量炎性细胞浸润、形成炎性肉芽肿、肝细胞结构破坏和产生炎症免疫反应为特点。病毒活化刺激 T 淋巴细胞增殖，促使其释放干扰素（interferon，IFN）-γ、肿瘤坏死因子（tumor necrosis factor，TNF）-α、白细胞介素（interlukin，IL）等，参与炎症免疫反应。免疫应答在清除病毒的同时，肝细胞亦会受到损伤，是肝纤维、肝硬化、肝脏肿瘤等终末病变发生发展的重要因素之一。目前，针对免疫性肝损伤的治疗措施主要有：免疫调节治疗、抗病毒治疗和一般治疗，如恢复肝功能、抗肝损伤等。常用治疗药物和方案主要为泼尼松和硫唑嘌呤联合治疗。泼尼松可快速诱导症状缓解、血清氨基转移酶和 IgG 水平的复常，而硫唑嘌呤主要发挥免疫抑制效果，多用于维持缓解，两者联合用药可显著减轻泼尼松的剂量和不良反应；布地奈德是第二代糖皮质激素和激素无应答，其和硫唑嘌呤联合治疗方案较传统联合治疗方案能更快诱导缓解，而糖皮质激素相关不良反应显著减轻，但不推荐用于传统激素无应答的病例；对标准治疗无效或不能耐受标准治疗不良反应的患者，可以使用替麦考酚酯、环孢素 A、他克莫司、6-巯基嘌呤、甲氨蝶呤及 TNF-α 等替代。

**5. 胆汁淤积性肝损伤** 胆汁淤积性肝损伤是指肝脏内外由于各种原因引起的胆汁形成、分泌、排泄及其循环障碍，导致胆汁在肝脏及体循环内蓄积而诱发的肝脏病变，主要表现为黄疸、皮肤瘙痒、肝大、尿色加深、粪色变浅等。胆汁淤积是一组临床综合征，引起肝损伤的各种病因均能导致胆汁淤积，发病机制复杂多样。引起胆汁淤积的原因一般可分为肝外和肝内两大类，但有时可出现交叉。血液生化检查可见胆汁酸、脂质、碱性磷酸酶等指标明显升高，肝脏组织病理学可见肝细胞有淤胆、羽毛状变性、毛细胆管扩张和胆栓形成。胆汁淤积肝损伤的治疗应包括病因及相关并发症的治疗。目前，胆汁淤积性肝病的一线治疗药物主要有 S-腺苷蛋氨酸和熊去氧胆酸。

**6. 放射性肝损伤** 放射性肝损伤（radiation-induced liver damage，RILD）是肝癌放疗常见并发症，主要是由射线直接对肝细胞 DNA 不可逆转的损伤，严重干扰新陈代谢引起细胞死亡，也可由射线电离肝组织中的水分子，形成羟基、氧自由基和过氧化物等自由基，自由基再进一步损伤肝组织，导致生物膜正常结构及功能丧失，最终出现肝细胞坏死崩解。同时，在大量细胞因子的作用下，激活肝星状细胞分泌细胞外基质，并在坏死区沉积形成肝纤维化。损伤的早期病理表现为肝组织、肝小叶中央静脉及肝窦淤血扩张，窦壁内皮细胞肿胀，汇管区炎细胞浸润，肝细胞大片水肿、变性、坏死；晚期表现为肝小叶中央静脉及小肝静脉形成特征性静脉闭塞征并出现肝纤维化。早期超微结构变化为肝细胞线粒体水肿，核糖体、Kupffer 细胞增多，Disse 间隙增宽；晚期则表现为肝细胞内可见较多脂肪小体，肝星状细胞激活产生胶原纤维，窦腔毛细血管化，最终形成肝纤维化。RILD 通常发生于放疗后的 4～12 周，但是也有研究表明，RILD 最早可在放疗后 2 周、最迟在放疗后 7 个月出现。RILD 的临床表现无特异性，典型 RILD 患者可出现非癌性腹水、肝脏肿大和碱性磷酸酶超过正常或治疗前水平的 2 倍，其他肝酶不成比例升高。有资料显示，约 60% 肝癌患者接受了不同程度的放射治疗。基于此原因，临床中放射性肝损伤的发生也逐渐增加。RILD 具体发生发展机制未明，目前在临床实践中尚没有针对性的药物，RILD 的治疗主要是改善肝脏功能、治疗腹水等对症支持治疗。

### （二）治疗急性肝损伤新药临床前药效学研究设计

治疗急性肝损伤新药的临床前药效学研究主要包括整体动物模型治疗作用研究和体外药物作用机制研究。对于新药的评价宜建立多种多样的模型，观察一种新药在不同种属、不同方法所致肝损伤模型中的治疗效果。另外，还需要根据每一个新药的特色及适应证，选择多指标进行全面的综合评价，尽可能全面地了解药物的作用机制，在整理动物模型和体外细胞模型上评价该药的有效性及作用机制。

**1. 在动物模型上药效学研究设计**

（1）动物及动物模型　建立实验性肝损伤模型选择的动物有小鼠、大鼠、犬、兔等。从实验动物的生物学特性、易获得性、安全性、可重复性、经济性等多方面考虑，小鼠为常用的适合制备肝损伤模型的动物，主要包括 C57BL/6 小鼠、BALB/c 小鼠、昆明种小鼠、ICR 小鼠等，一般选择 6～8 周龄成年小鼠。目前的肝损伤动物模型因为致病机制不同而不能简单地定义其优劣，应综合考虑疾病的发生和发展规律，综合分析后选择合适的动物模型。治疗肝损伤新药的整体药效学研究一般要求采用两种或以上实验性肝损伤动物模型，所用动物模型要能够反映人类肝损伤疾病的特点，以评价药物的治疗作用。现将常用的肝损伤药效学研究模型分述如下：

1）药物性肝损伤动物模型：可以使用对乙酰氨基酚（acetaminophen，APAP）、抗结核药物（异烟肼联合利福平）、甲基咪唑（methimazole，MTZ）、四环素诱导药物性肝损伤模型。

APAP 诱导的肝损伤动物模型：APAP 又名扑热息痛，属于解热镇痛类药物，过量服用会导致严重的肝损伤。APAP 在肝内的主要代谢产物是葡萄糖醛酸和硫酸盐偶联物，少量被细胞色素 P450 酶（cytochrome P450，CYP450）其中的 CYP2E1 亚型转化为一种具有高度活性的毒性代谢产物 N-乙酰-对苯醌亚胺（N-4-oxo-1-cyclohexa-2,5-dienylidene acetamide，NAPQI）。正常情况下，NAPQI 由于肝中谷胱甘肽（glutathione，GSH）的减少而被迅速激活，然后在胆汁和尿液中排泄为半胱氨酸和巯基酸。APAP 摄取过多时，葡萄糖醛酸内酯和硫酸盐途径饱和，过量的 APAP 通过 CYP450 系统代谢产生大量的 NAPQI，消耗肝中的 GSH，未与 GSH 共价结合的 NAPQI 还可以与细胞蛋白硫醇共价结合，促进肝细胞氧化，降低肝抗氧化能力，导致急性肝损伤。

实验时将 APAP 溶于 40℃无菌生理盐水，给予小鼠一次性腹腔注射 APAP 300～500mg/kg，12～24 小时可达到肝损害高峰。APAP 诱导的小鼠肝损伤模型组织形态学表现以小叶中心区域坏死为特征，这是 APAP 毒性的标志。该模型方便、廉价，代谢机制接近临床，因此是研究过量服用解热镇痛药导致急性肝损伤的治疗药物筛选的动物模型。

异烟肼联合利福平诱导的肝损伤动物模型：异烟肼（isoniazid，INH）和利福平（rifampicin，RMP），是两种临床使用最广泛的抗结核药物，具有潜在的肝毒性。其发病机制是：INH 由细胞色素 CYP450 代谢生成乙酰肼和肼，在 INH 的代谢过程中，肼可以直接从 INH 产生，也可以间接从乙酰基生成。这两种水解反应都涉及一种酰胺酶，由酰胺酶介导的肼与巯基的高反应性消耗肝细胞中的 GSH，氧化应激增强，线粒体结构紊乱，细胞膜通透性改变，导致肝细胞损伤。RMP 没有产生毒性代谢产物的直接证据，但是 RMP 是肝 CYP450 强诱导因子，促进 INH 的代谢，增加肼的产量，导致 INH 的肝毒性明显增加。

将 INH、RMP 溶于生理盐水中，每日按 INH 75mg/kg ＋ RMP 150mg/kg 剂量灌胃给予小鼠，连续灌胃 1 周，可形成小鼠急性肝损伤模型。肝组织学检查显示明显的脂肪堆积，产生大量炎症细胞。该模型稳定性好、重复率高，适用于研究联用 INH、RMP 抗结核药导致肝损伤的机制。

甲基咪唑诱导的肝损伤动物模型：甲基咪唑（methimazole，MTZ）是一种抗甲状腺药物，可引起急性肝坏死和胆汁性肝炎。其损伤机制尚不完全清楚，但认为与其活性代谢产物有关。MTZ 通过细胞色素 P450 和含黄素的单加氧酶进行代谢，生成 N-甲基硫脲、乙二醛等多种活性代谢产物，消耗肝中的 GSH，破坏线粒体膜的通透性，诱导肝细胞受损。MTZ 常与 L-丁硫氨酸-S,R-磺基（L-buthionine-S,R-sulfoximine，BSO）联用，BSO 是 GSH 生物合成的限速酶，抑制肝中 GSH 的合成，加重 MTZ 对肝的损害。

BSO、MTZ 分别溶于适量的生理盐水中，先按 667mg/kg 的剂量给小鼠腹腔注射 0.2ml BSO 溶液，2 小时后再给小鼠灌胃 15mg/kg 的 MTZ 溶液，24 小时可造成小鼠急性肝损伤模型。生化检查可见血浆 ALT 水平明显升高，肝中小叶样变性坏死。

2）酒精性肝损伤动物模型：肝是体内乙醇代谢的主要场所，乙醇能诱发肝脂肪代谢紊乱、自由基和脂质过氧化、线粒体损伤和肝氧耗量降低，增加肝胶原合成及免疫功能损伤。长期过量饮酒导致肝细胞内还原型烟酰胺腺嘌呤二核苷酸/烟酰胺腺嘌呤二核苷酸比值升高，使细胞内三羧酸循环受到抑制，脂肪氧化能力下降，三酰甘油合成增加，脂肪在肝细胞内聚集导致细胞脂肪变性。乙醇代谢的中间产物（乙醛）具有强烈的毒性作用，可使线粒体及微管系统受损伤。大量饮酒使肝细胞微粒体内代谢途径，即CYP2E1依赖途径代谢增加，产生大量活性氧化物致使肝细胞受损。在此模型中，常使用乙醇作为诱导剂制备急性肝损伤动物模型，此类模型稳定，病因及病理改变与临床类似。

急性乙醇性肝损伤动物模型：大量饮酒除经乙醇脱氢酶（alcohol dehydrogenase，ADH）氧化外，还可诱导微粒体乙醇氧化系统（microsomal ethanol-oxidizing system，MEOS），MEOS是乙醇-P450加单氧酶，催化产物是乙醛，乙醛是对人体有毒性的物质。乙醇诱导MEOS活性不但不能使乙醇氧化产生ATP，还增加对氧和NADPH的消耗，造成肝内能量的耗竭，引起肝细胞损害。

用浓度40%～52%乙醇对小鼠进行灌胃，初始剂量为0.5g/kg，2周内剂量逐渐加至6g/kg，8周可建立酒精性小鼠肝损伤模型。有学者研究认为Lieber-DeCarli酒精液体饲料模型相较于酒精灌胃模型更适于小鼠酒精性肝损伤模型，但动物须单笼饲养，成本较高。肝脏病理表现为肝细胞脂肪变性且伴轻度气球样变和炎细胞浸润。

3）急性中毒性肝损伤动物模型：常使用化学诱导剂如四氯化碳（carbon tetrachloride，$CCl_4$）、二甲基亚硝胺（nitrosodimethylamine，DMN）、硫代乙酰胺（thioacetamide，TAA），制备急性中毒性肝损伤动物模型。对保肝降酶药的研究一般建立在对此类肝损伤的保护基础上。此类模型造成肝细胞损伤的机制主要为化学毒物的中间产物与大分子物质共价结合。

急性$CCl_4$诱导的肝损伤动物模型：$CCl_4$为无色透明液体，不溶于水，易挥发，属氯化烷烃类化合物。$CCl_4$对肝细胞膜有直接溶解作用，但$CCl_4$毒性主要与其活性代谢产物有关。$CCl_4$在肝细胞内质网中经CYP450依赖性混合功能氧化酶的代谢，生成活泼的三氯甲基自由基和氯自由基。这些自由基可与细胞内和细胞膜的大分子发生共价结合，使酶的功能丧失，细胞膜脂质过氧化，胞质$Ca^{2+}$浓度升高，导致肝细胞损伤坏死，胞质内转氨酶渗入血液。

$CCl_4$以灭菌橄榄油或精制花生油配制成0.1%～1%的$CCl_4$稀释液，按10ml/kg给予成年小鼠一次性腹腔注射$CCl_4$油溶液，12～24小时后处死。$CCl_4$所致急性肝损伤动物模型形态学一般表现为肝小叶中央区坏死和脂肪变性。

DMN诱导的肝损伤动物模型：DMN是致癌物和诱变剂，具有较强的肝毒性。其肝损伤的机制是：DMN经肝脏CYP2E1代谢活化产生的甲醛和甲醇与核酸和蛋白质发生烷基化反应，造成细胞内大分子损伤，肝细胞凋亡坏死。

用生理盐水配制0.2%的DMN溶液，以15mg/kg DMN一次性腹腔注射小鼠，可制备肝损伤动物模型，12～24小时后处死。

TAA诱导的肝损伤动物模型：TAA摄入后，经肝脏混合功能氧化酶系统代谢活化为TAA硫氧化物，继而代谢产生自由基和活性氧（reactive oxygen species，ROS），它们与细胞内大分子结合，导致细胞脂质过氧化，还原型谷胱甘肽减少，诱导氧化应激。另外细胞内钙稳态被破坏，细胞内钙持续升高。ROS形成增加和钙稳态的破坏使线粒体内膜渗透性增加，膜电位改变，导致细胞损伤。

小鼠采用200mg/kg的剂量一次性腹腔注射TAA，12～24小时后即可造成小鼠急性肝损伤模型。病理可见肝细胞片状坏死，胞浆凝聚显著性增加，并伴有大量的炎性细胞。

4）免疫性肝损伤动物模型：机体免疫应答反应介导的肝组织及细胞损伤已成为众多肝脏疾病发病的重要原因之一。根据人体肝脏免疫损伤机制的特点，同时考虑实验动物的主要生物学特性、易获得性、经济成本和伦理原则等综合因素，当前免疫性肝损伤相关研究多选用免疫反应强烈或免疫功能缺陷的近交系或突变系小鼠，如BALB/c、C57BL、C3H/He、SCID等品系，制备动物模型。与此同时，随着基因工程技术的发展与应用，以上述品系为遗传背景经基因工程改造的小鼠，为相关免疫性肝损伤提供全新的动物模型。亦有学者选择其他品系的小鼠及大鼠（Wistar 大鼠或 SD 大鼠）制备免疫性肝损伤动物模型。

卡介苗联合脂多糖诱导的肝损伤动物模型：卡介苗（bacillus Calmette-Guerin，BCG）为牛型结核分枝杆菌的减毒菌株，具有很强的非特异性免疫刺激作用，BCG 首先激活致敏 T 淋巴细胞，同时也大量致敏肝内 Kupffer 细胞，多核中性粒细胞和炎性巨噬细胞聚集于肝组织中，激活外周淋巴细胞，使其在肝组织内浸润。在 BCG 致敏的条件下，脂多糖（lipopolysaccharide，LPS）进一步激活处于致敏状态的巨噬细胞，使其释放大量细胞毒性因子（如一氧化氮、自由基、白三烯等）造成肝细胞损害，诱导免疫性肝损伤。

BCG 联合 LPS 诱导的肝损伤模型首先需要尾静脉注射 BCG（约含 $5\times10^7$ 活菌的生理盐水溶液）致敏，10～12 天后再注射 5～10μg/kg 的 LPS（溶于生理盐水），6～12 小时可见肝功能［谷丙转氨酶（glutamic-pyruvic transaminase，ALT）、谷草转氨酶（glutamic-oxalacetictransaminease，AST）］明显升高及肝内炎性细胞浸润、小叶坏死伴肉芽肿形成。

刀豆蛋白 A 诱导肝损伤动物模型：刀豆蛋白 A（concanavalin A，ConA）是一种从矮刀豆中提取出的凝集素，被广泛应用于免疫介导的小鼠肝损伤模型中。其特点是通过刺激 Kupffer 细胞分泌白细胞介素 IL-1、IL-6、TNF-α 等多种炎性细胞因子，激活 CD4 T 细胞，最终引发炎症反应，诱导肝细胞损伤。

ConA 诱导的肝损伤模型通常用无菌 0.9% 氯化钠溶液配制，按每只 15～30mg/kg ConA 尾静脉注射小鼠，8 小时后即可见肝功能（ALT、AST）、细胞因子水平及组织学不同程度改变的特异性肝损伤，而且呈剂量依赖性，若剂量大于 20mg/kg 时，8 小时内有实验小鼠死亡发生。多数小鼠对 ConA 敏感而发生自身免疫性肝炎，但免疫缺陷小鼠和无胸腺裸鼠对 ConA 不敏感。该模型制备过程简单、快速，且损伤具有肝脏特异性，是常见的自身免疫性肝炎的动物模型。

D-氨基半乳糖联合 LPS 诱导的肝损伤动物模型：D-氨基半乳糖（D-galactoamine，D-GalN）可耗竭肝细胞内 UTP，抑制 RNA 合成；促使肥大细胞脱颗粒，释放组胺，引发结肠水肿，增强机体对 LPS 的敏感性。LPS 活化 Kupffer 细胞和炎性巨噬细胞合成和分泌 TNF-α 及其他炎性细胞因子，使 D-GalN 致敏小鼠发生肝细胞凋亡和坏死；此外氧自由基产生的氧化应激也是一种重要的损伤因素。

6～8 周龄雄性 BALB/c 小鼠，按 D-GalN 300～700mg/kg 和 LPS 10～50μg/kg 的剂量腹腔注射，16 小时后可形成小鼠免疫性急性肝损伤模型。D-GalN 联合 LPS 诱导的肝损伤模型被认为是内毒素引起肝损伤的良好模型，在内毒素性肝损伤的损伤机制研究及相关药物的筛选评价中具有重要意义。

5）胆汁淤积性肝损伤动物模型：胆汁淤积是指肝内外各种原因造成胆汁形成、分泌和排泄障碍，胆汁不能正常流入十二指肠而进入血液的病理状态，临床可表现为瘙痒、乏力、尿色加深和黄疸等症状。早期患者主要表现为血清碱性磷酸酶（alkaline phosphatase，ALP）和 γ-谷氨酰转肽酶（glutamyl transpeptidase，GGT）水平升高，病情加重后可出现高胆红素血症，如果不及时治疗可引起肝脏纤维化、肝硬化甚至肝癌。选择合理的胆汁淤积性肝损伤动物模型是开展抗胆汁淤积性肝损伤药物基础研究的重要前提。α-萘基异硫氰酸酯（α-naphthyl isothiocyanate，ANIT）作为一种经典的胆汁淤积性肝损伤诱导剂，直接引起肝内胆管阻塞，进而导致肝内胆汁淤积和肝脏损伤。

ANIT 诱导的肝损伤动物模型：ANIT 是一种间接肝毒剂，常用于诱导急性肝内胆汁淤积模型。目前认为，ANIT 引起的肝损伤与谷胱甘肽-ANIT 结合物的形成和胆汁排泄有关。ANIT 与谷胱甘肽可逆性结合，然后通过小管外排途径运输到胆汁，使胆汁内 ANIT 聚积，损害肝内胆管上皮细胞，引起肝内胆管增生及小叶间胆管周围炎症，从而造成胆管阻塞，导致胆汁酸和其他胆汁成分在肝脏中积累，并最终产生肝胆毒性。

将 ANIT 溶解于橄榄油溶液，成年大鼠按 60～100mg/kg 剂量灌胃给药，24～48 小时即可形成 ANIT 急性肝损伤动物模型。ANIT 急性肝损伤模型病理学检查可见以点状坏死为主的肝实质细胞损害，产生胆汁淤积性黄疸，出现高胆红素血症和胆汁分泌减少，用于模拟人类药物性胆汁淤积和肝损伤。该模型复制简单易行，重现性好，是筛选保肝利胆药的理想实验动物模型。

6）放射性肝损伤动物模型：大鼠麻醉后仰卧位，用鼠板固定，瓦里安模拟定位机定位后，瓦里安直线加速器下行肝右叶照射。照射野面积为 2cm×2cm，其范围包括：内侧界脊柱右侧缘，外界开放，上界至膈顶，下界距离上界 2cm。采用 6MV-X 线源皮照射技术，源皮距 100cm，照射深度在皮下 2cm，吸收剂量率为 300cGy/min，单次照射总量为25Gy建立实验模型。

（2）给药途径、给药剂量和给药时间选择　实验动物的给药途径应与临床相同，如确有困难，也可选用其他给药途径进行实验，但应说明原因。常用的动物给药方式主要有灌胃、静脉注射、腹腔注射等，应根据药物特点选择合适的给药方式。实验过程中，需设正常动物空白对照组、模型动物对照组、受试药物组、阳性药物对照组，同时还应该增设溶媒或赋形剂对照组。受试药物至少应设低、中、高三个剂量组，整体动物实验时一般按照2倍剂量递增。阳性对照药应选用正式批准生产的药品，所选阳性药物尽量与受试药物是同类药（或公认的有效药物），以便考察受试药物的作用性质、强度，从而发现受试药的优缺点，且阳性对照药的给药途径应尽量与受试药物相同。对于急性肝损伤动物模型，一般造模时间较短，因此常采用提前给药的方式，给药时间一般为7～15天。

（3）观测指标

1）生化指标：生化指标是肝损伤模型发生、发展、康复过程的机体反映，是肝损伤模型是否制备成功的直接相关指标。可检测血清AST、ALT、ALP、γ-谷氨酰转移酶水平。对于酒精性肝损伤动物模型，还可检测三酰甘油（triglyceride，TG）、总胆固醇（total cholesterol，Tch）。

2）病理学指标：局部肝组织病理学检测指标（如HE染色）是肝损伤病理变化的直接反映，是肝损伤模型成功与否及受试药物是否有效的直接证据，因此为必须检测的指标。不同的肝损伤动物模型，其肝脏病理形态学特征因诱导物不同而各不相同。例如，ANIT诱导的以肝细胞灶状溶解、液化性坏死为主，D-GalN诱导主要表现为肝脏组织发生灶片状凝固性坏死伴出血，BCG加LPS诱导以肉芽肿性炎症浸润为主，$CCl_4$诱导为肝小叶中央带凝固性坏死、周边肝组织发生空泡变性。

3）表观指标：肝损伤动物模型的主要表观指标有：肝脏指数、脾脏指数、胸腺指数；精神是否萎靡，走路状态是否正常，活动是否减少；进水及饮水量是否减少，大便是否稀溏；毛色是否光泽。

4）肝组织过氧化损伤指标：涉及氧化应激机制的肝损伤动物模型可检测肝脏组织匀浆中丙二醛（malondialdehyde，MDA）、脂质过氧化物（lipid peroxide，LPO）的水平，以及自由基清除酶活性。

5）细胞因子指标：对于炎症参与的肝损伤动物模型，可检测血清或者肝脏局部TNF-α、IL-1β等炎性细胞因子的水平。

**2. 在体外细胞模型上作用机制研究设计**　肝损伤的机制十分复杂，目前的主要观点为：①自由基和脂质过氧化反应：自由基与蛋白质—SH基团发生反应，可引起蛋白质结构和生物效应的变化，可与RNA中嘌呤或嘧啶反应，使其糖苷键断裂、聚集，导致DNA、RNA损伤和蛋白质合成障碍。自由基还能启动脂质过氧化，损伤肝细胞质膜，产生大量过氧化物，进一步消耗自由基清除剂，继而更加剧肝细胞的氧化损伤。②炎症细胞因子释放：当肝组织遭遇肝炎病毒或内毒素时，肝Kupff细胞大量释放TNF-α，TNF-α与其他细胞因子和炎症介质相互作用，诱导IL-1、IL-6和一氧化氮（nitric oxide，NO）等炎症因子产生，引起连锁性炎症损伤反应。③肝Kupffer细胞功能异常：Kupffer细胞吞噬病原微生物、内毒素等有害物过程中，会产生自由基和脂质过氧化，引起肝细胞损伤。④缺血和低氧：肝血流量减少会使肝组织供氧不足而引起肝细胞低氧，低氧性肝损伤主要表现为细胞膜通透性增加，钠离子、钙离子内流和钾离子外流，线粒体和溶酶体肿胀。各种致肝损伤的毒物可能通过一种或多种机制损伤肝细胞，也可能相互关联或相互作用。

体外探讨受试药物对肝损伤的作用及机制时，常选择肝细胞进行研究，以原代分离的肝细胞或者正常人肝细胞株（如L02细胞）为研究对象，体外用致损伤剂进行刺激建立体外肝损伤的细胞模型。

（1）原代肝细胞的分离培养　大鼠肝细胞分离方法是在肝离体灌流技术中引进胶原酶，用胶原酶消化肝细胞间组织而达到分散肝细胞的目的。然后，再经分离纯化得到所需用的肝细胞，进行原代培养，以观察药物的作用。先用无钙灌流液进行预灌流，目的在于冲去残血，除去或减少肝细胞间的钙离子，以减少细胞间的黏着力；然后，再用含钙的胶原酶灌流液灌流，以消化细胞间质而分散肝细胞。具体步骤如下：

大鼠（体质量150～200g）乙醚麻醉或腹腔注射戊巴比妥钠50mg/kg，背位固定。分离剥去腹部皮肤后，用75%酒精消毒腹膜外层，无菌操作下剪开腹膜，将内脏翻移至鼠体的左侧，暴露肝门静脉和下腔静脉。在离肝入口1～1.5cm处将肝门静脉以及下腔静脉近肾静脉分支部位与周围组织分离，各穿一根手术棉线，打一活套备用。将静脉插管沿已分离的肝门静脉插入，使针头前端达左右肝静脉分支交汇处，迅速结扎棉线，固定门静脉插管。立即开始灌流。用经无菌过滤的无钙灌流液进行肝灌流，同时剪断下腔静脉以备灌流液顺畅流出。先作在位灌流数分钟，然后边灌流边切断肝与周围组织的联系，将肝移至托盘内继续灌流。注意不要损伤肝包膜，并尽量保持肝叶和血管的正常位置，不可扭曲。而后换用含胶原酶灌流液继续灌流。胶原酶的浓度应根据酶制剂的型号、活力等经过试验后调整决定，一般约为0.05%。胶原酶的活性的最适pH为7.5，需$Ca^{2+}$而忌$Mg^{2+}$，因此，灌流液含钙而不含镁，且须含足够的有机缓冲剂（如HEPES）。灌流速度仍维持40～50ml/min。如果灌流通畅，则肝颜色均匀。由于肝细胞间质被消化，灌流液进入细胞间隙，因而可见到肝逐渐肿胀。可根据经验，肉眼观察肝肿胀程度来选择最佳灌流时间。一般酶灌流需8～15分钟。在酶灌流达最佳效果时取下肝，将之移至盛有适当DMEM培养液的平皿中，小心撕去肝包膜后将肝在培养液中轻轻振摇，肝细胞即可散落于培养液中而成肝细胞悬液。将肝细胞悬液收集在锥形瓶中，于37℃振荡培养15分钟。振荡培养结束后，立即将锥瓶置冰水中冷却，用双层尼龙网（200目）过滤。滤液在0～6℃条件下以200r/min离心3～5分钟，弃上清，用洗涤液以同上条件清洗离心3次，末次弃上清后以培养液重悬，即可得到绝大部分为肝实质细胞的悬液。

灌流肝是否畅通是分散肝细胞能否成功的关键。灌流过程中如果肝颜色不均匀或出现花斑，即表明灌流不畅。灌流不畅时不仅细胞间质消化不够，减少分散的细胞产量，而且分散所得细胞的活率和功能也差。灌流不畅的可能原因有：①肝位置不佳致血管扭曲；②插管插入过深，或插管尖头的斜面过长，堵塞了门脉血管的分支；③灌流液中存在小颗粒物质或微小气泡而堵塞小血管；④麻醉过深或手术时间过长，或麻醉前动物过度紧张、应激反应等儿茶酚胺类分泌过多等因素使血管收缩。应努力避免这些因素，务使灌流畅通。另外，灌流液必须含有足够的缓冲剂系统，以保证酶灌流过程中pH维持在最适范围。

（2）体外肝细胞损伤模型　培养的肝细胞加入适当的损伤剂，可模拟体内不同病理刺激对肝细胞的损伤作用。常用肝细胞损伤模型如下。

1）ConA诱导损伤模型：用50μg/ml ConA预处理肝细胞，可导致肝细胞损伤。

2）D-GalN诱导损伤模型：以25μg/ml D-GalN作用于原代大鼠肝细胞12～24小时，可诱导大鼠肝细胞体外损伤模型。

3）体外肝细胞氧化损伤模型：常以$H_2O_2$、$CCl_4$作为损伤剂刺激。用200～600μmol/L的$H_2O_2$于37℃避光孵育肝细胞0.5～1小时，即可建立体外诱导氧化应激模型。以8mmol/L的$CCl_4$作用于肝细胞6小时，可诱导肝细胞坏死性损伤。

4）APAP诱导损伤模型：以APAP 20mmol/L培养原代肝细胞12小时，可造成体外肝损伤模型。

（3）给药方案　通常分对照组（不加受试药物和损伤诱导剂）、模型组（不加药物，只加损伤诱导剂）和给药组（加入不同浓度的受试药物，并加损伤剂）。可在损伤前12～24小时提前给予受试药物，观察预防给药对肝细胞损伤的影响；也可在损伤同时或损伤后加入受试药物，以观察肝细胞被损伤剂损伤后药物的保护作用。

（4）检测指标

1）肝细胞存活率：可采用台盼蓝拒染法、MTT比色法或CCK-8比色法测定肝细胞存活率。

2）肝细胞凋亡率：可用流式细胞术检测肝细胞的凋亡比率；Western blot检测凋亡相关蛋白，如Bcl-2、Bax、caspase-3等。

3）肝细胞损伤相关指标：可收集不同组别的肝细胞培养上清，检测其中ALT、AST、LDH的水平，判断受试药物对体外肝细胞损伤的保护作用。

4）氧化应激相关指标：可使用DHE荧光探针，采用流式细胞术检测肝细胞活性氧的水平；收集肝细胞样本，试剂盒比色法检测脂质过氧化产物MDA、抗氧化酶SOD、GSH-Px水平。

## 二、治疗自身免疫性肝炎药物的药理学研究

### （一）概述

自身免疫性肝炎（autoimmune hepatitis，AIH）是一种由自身免疫反应介导的慢性、进行性肝脏实质炎症性

疾病。AIH 临床特征为高血清转氨酶、高 γ-球蛋白或高 IgG，高滴度自身抗体，其组织学特点为以淋巴细胞、浆细胞浸润为主的界面性肝炎（interface hepatitis）。根据血清自身抗体可将 AIH 分为3 型，Ⅰ型 AIH 最为常见，相关抗体为抗核抗体（ANA）和（或）抗平滑肌抗体（抗-SMA）；Ⅱ型 AIH 的特征为抗Ⅰ型肝肾微粒体抗体（type 1 liver-kidney microsomal antibodies，LKM1）、1 型抗肝胞浆抗体（liver cytosol type 1，LC1）阳性；Ⅲ型 AIH 的特征为血清抗可溶性肝脏抗原/肝胰抗体（抗-SLA/LP）阳性。AIH 在全世界范围内均有发生，有统计学资料表明，亚洲、欧洲和美国人口的年发病率分别为 1.31/10 万、1.37/10 万和 1.00/10 万；亚洲、欧洲和美国人口年患病率分别为 12.99/10 万、19.44/10 万和 22.80/10 万。与亚洲相比，欧美等发达国家发病率较低。AIH 多发于女性，男女比例约为 1 ：4，且老年人的患病率高于青年人。AIH 对免疫抑制治疗反应良好，合理规范的免疫抑制治疗可以使大部分患者病情缓解，甚至能逆转进展期肝纤维化，从而显著改善患者的预后和生活质量。但是严重病例可快速进展为肝硬化和肝衰竭，不经治疗则预后较差，5 年生存率 50%，10 年生存率 10%。在我国，随着临床医师对该病认识的加深以及自身抗体检测技术和肝活检术的进步和广泛开展，AIH 患者的检出率逐渐增加，近年来文献报道的病例数呈明显上升趋势。AIH 作为非病毒性肝病的重要组成部分越来越引起学者的重视。

AIH 的病因及发病机制目前尚未完全明确。一般认为，遗传易感性是引起 AIH 的主要因素，而其他因素可能是在遗传易感性基础上引起机体免疫耐受机制破坏，产生针对肝脏自身抗原的免疫反应，从而破坏肝细胞，导致肝脏炎症坏死，并可进展为肝纤维化、肝硬化。目前，免疫抑制剂是 AIH 最主要的治疗方法。免疫抑制剂能缓解 AIH 病情，使患者症状改善，肝功能恢复，减轻肝组织学损伤，延缓疾病进展为肝硬化及肝功能失代偿，预防严重肝病并发症，如腹水、上消化道出血、肝性脑病、肝肾综合征等的发生，最终降低病死率。

### （二）治疗自身免疫性肝炎新药临床前药效学研究设计

治疗自身免疫性肝炎新药的临床前药效学研究主要包括整体动物模型治疗作用研究和体外药物作用机制研究。一种新药从候选化合物的发现到临床试验的过程中，需要进行大量的临床前试验，以保证新药在人体使用时的安全性和有效性，即保证安全的前提下且有较好的治疗效果。对于新药的评价宜建立多种多样的模型，观察一种新药在不同种属、不同方法所致 AIH 模型中的治疗效果。另外，还需要根据每一种新药的特色及适应证，选择多指标进行全面的综合评价，尽可能全面地了解药物的作用机制，在整理动物模型和体外细胞模型上评价该药的有效性及作用机制。

**1. 在动物模型上药效学研究设计**

（1）动物及动物模型　选择建立 AIH 模型所使用的动物主要包括小鼠、大鼠。从实验动物的生物学特性、易获得性、可重复性、经济性等多方面考虑，小鼠为常用的适合制备 AIH 模型的动物，主要包括 C57BL/6 小鼠、BALB/c 小鼠、昆明种小鼠、NOD 小鼠、C3H/HeJ 小鼠等，其中 C57BL/6 小鼠对 AIH 最具易感性，一般选用 4～6 周龄小鼠。为了深入研究 AIH 的发病机制并寻找有效的治疗药物，需要建立与人 AIH 相似的动物实验模型，研究发现较经典的动物模型包括肝抗原（S-100）、刀豆蛋白（ConA）以及新型的转基因 AIH 模型等。可根据实验要求选择不同的动物模型，比如 S-100 诱导的慢性 AIH 模型可应用于固有免疫系统的研究，ConA 诱导的急性 AIH 模型可应用于药物疗效或细胞因子的研究。现将常用的 AIH 药效学研究模型分述如下：

1）S-100 诱导的 AIH 模型：S-100 能够引起小鼠自身抗体分泌增加，同时弗氏完全佐剂是一种油包水的乳浊液，能够非常有效地诱导产生高滴度的抗体。采用 S-100 与弗氏完全佐剂充分乳化后两次腹腔注射，构建实验性 AIH 模型，形成率高，死亡率低，是一种由自身反应性 T 细胞介导的 AIH 模型。该模型与人的 AIH 在诱发因素、组织学改变及病程方面均较相似，而且国内外多项研究均成功采用肝抗原建立 AIH 模型。

S-100 的获取：将 4～6 周龄雄性 C57BL/6 小鼠的肝脏用冷磷酸盐缓冲液（phosphate buffered saline，PBS）行门静脉灌注；取出肝脏置于冰上剪碎，匀浆后以 150 × *g* 离心 10 分钟，以去除细胞核部分，使肝细胞内蛋白质充分释出；以 100000 × *g* 的超速离心 1 小时，该上清液即含 S-100；采用 90cm 琼脂糖凝胶 Sepharose CL-6B 柱分离 S-100，收集 10mg/L 的第 1 峰作为刺激 T 细胞的抗原，即肝特异性脂蛋白（liver-specific lipoprotein，LSP）。

造模：将小鼠随机分组，正常对照组不予任何处理，模型组第 1 天和第 7 天以新鲜制备的 0.5～2mg/ml 的 LSP 0.5ml 与等体积的弗氏完全佐剂（complete freund’s adjuvant，CFA）充分乳化后，给予小鼠腹腔注射。小鼠于第28天处死，采集外周血，离心后收集血清检测生化指标，取肝脏组织用于病理检查。

2）Ⅱ型AIH转基因动物模型：Ⅱ型AIH（AIH-2）以抗LKM1抗体和抗LC1抗体为特征，anti-LKM1与anti-LC1的抗原靶标分别为CYP450 2D6及甲酰亚胺转移酶环脱氨酶（formiminotransferase cyclodeaminase，FTCD）。关于AIH-2小鼠模型多以二者为靶抗原，利用分子拟态及异种免疫机制制备转基因小鼠模型，以打破免疫耐受。相比S-100诱导的模型而言，此类动物模型最大的优点即采用人AIH-2特异性自身抗原（CYP2D6、FTCD）来免疫小鼠，更贴切地模拟了人AIH的发生。

慢病毒载体+双抗原模型：该类模型利用慢病毒载体搭载CYP2D6及FTCD靶基因（pCMV-CYP2D6-FTCD），通过前小腿肌内注射的方式，转染6~8周龄C57BL/6雌性小鼠。该模型成功表现AIH-2的一系列特征：显著升高转氨酶水平，最高值在60~70U/L，特征性抗体anti-LC1及anti-LKM1产生，汇管区浆细胞浸润以及界面性肝炎。

腺病毒载体+双抗原模型：利用腺病毒搭载FTCD及CYP2D6（RecAdV-CTLA4-2D6-FTCD）两种靶基因，分别通过静脉（尾静脉）及肌内（前小腿）注射两种方式成功诱发小鼠迟发型AIH。均表现为汇管及周围区浆细胞浸润，持久的抗体反应，转氨酶水平仅短暂升高且意义不大。

腺病毒载体+CYP2D6单抗原模型：以AIH-2的主要抗原CYP2D6作为分子靶点，构建含有CYP2D6目的基因的嗜肝性腺病毒运载体，用其免疫小鼠并表达于肝脏，打破免疫耐受，构建AIH-2小鼠模型即CYP2D6模型。且研究发现，在CYP2D6动物模型中产生的特异性抗CYP2D6抗体，其与AIH-2患者血清中的LKM-1识别相同的抗原表位区域，呈现出高度同源性。临床研究表明，病毒感染或者某些药物也可以使患者产生AIH，所以病毒或模拟抗原可能为AIH的产生提供有利条件。选用6~8周龄雌性C57BL/6小鼠尾静脉或腹腔注射搭载CYP2D6的腺病毒，可制备AIH-2模型。此动物模型中有特异性自身抗体——抗CYP2D6抗体的表达，它与人AIH-2特异性自身抗体LKM1抗体有相同的抗原表位。

腺病毒载体+FTCD单抗原模型：用腺病毒搭载FTCD（Ad-FTCD）感染NOD小鼠制备AIH-2模型，并于注射后第12周出现汇管及周围区淋巴细胞浸润、界面性肝炎、小叶内微肉芽肿和点状坏死。转氨酶水平仅短暂升高且意义不大。

上述4种AIH-2模型的特点总结见表11-3-1。

**表11-3-1　AIH-2模型的特点**

| 造模方式 | 肝脏炎症 | 转氨酶水平 | 特征性抗体 | 纤维化 | 实验周期 |
|---|---|---|---|---|---|
| 慢病毒载体+双抗原 | 汇管区浸润，界面性肝炎 | 显著升高 | anti-LKM1、anti-LC1 | 包膜下纤维化 | 8个月 |
| 腺病毒载体+双抗原 | 汇管及周围区浆细胞浸润 | 早期短暂升高 | anti-LC1、anti-LKM1 | 无 | 8个月 |
| 腺病毒载体+CYP2D6单抗原 | 白细胞浸润，肝小叶结构混乱及坏死 | 早期短暂升高 | anti-LKM1 | 无 | 8周 |
| 腺病毒载体+FTCD单抗原 | 浆细胞浸润，界面性肝炎，肉芽肿，点状坏死 | 早期短暂升高 | anti-LC1 | 门脉至汇管周围桥街区纤维化 | 12周 |

3）ConA诱导的AIH模型：此模型是研究免疫调节性肝炎以及T淋巴细胞参与的免疫性肝病的良好动物模型，也是模拟人类临床自身免疫性肝炎及筛选抗肝损伤药物相对理想的模型。该模型操作简单，可重复性强，然而，该模型无法产生自身抗体，并且为非慢性肝炎。ConA作为植物凝集素，非肝自身抗原，能引起T细胞活化增殖，诱导急性AIH。

选用6~8周龄雄性C57BL/6小鼠或BALB/c小鼠，单次尾静脉注射ConA 15~25mg/kg，对照组注射等体积的生理盐水；小鼠于造模给药后8~24小时禁食不禁饮，取血后颈椎脱臼处死小鼠，及时取出肝脏和脾脏。该模型为急性病程，与AIH慢性迁延特点尚有差别。

（2）给药途径、给药剂量和给药时间选择

1）给药途径的选择：受试药物的给药途径一般要求与临床给药途径一致。目前大多数治疗AIH药物在临床中都是通过口服给药，因此在动物实验中一般通过灌胃。也有一些生物制剂临床通过静脉注射给药，在实验中一般也通过腹腔注射或者尾静脉注射给药。

2）给药剂量的确定：受试药物对于某种动物的最佳给药剂量需要不断地摸索。当研究者准备给某种动物用药而需要解决剂量问题时，首先需要查阅大量该药的相关文献，如能查到相同种类动物用药的文献，则可以参考文献所述的给药剂量使用。如果查不到可参考的给药剂量时，需要根据药物的急性毒性试验结果和药动学实验结果进行推算。比如，已知药物致死量（半数致死量 $LD_{50}$ 或最低致死剂量 MLD），可先用 1/5 ~ 1/3 的致死量进行预实验摸索。如果查不到待试动物的剂量，但知道其他动物的剂量或人用剂量，则可按单位体重占体表面积的比值来进行换算。

3）给药时间的选择：临床 AIH 患者一般需要长期连续服药，动物实验中可在造模前预防给药，也可在模型建立后给药治疗。比如 ConA 诱导的 AIH 急性模型中，一般以预防给药为主，给药组在造模前 5 ~ 14 天提前给予实验动物受试药物，个别长效药物可根据药动学特点间隔数日给药一次。阳性对照药一般选用较成熟的已上市的临床用药，实验中比较常用的是糖皮质激素（可的松、地塞米松等）作为对照，小鼠剂量选择为 10mg/kg 左右，与其他药物联合使用时剂量适当减少，具体按实验要求选择剂量。

（3）观测指标

1）生化指标：AIH 小鼠常见的是自身抗体水平升高，淋巴细胞增多，肝细胞损伤。肝细胞损伤后，转氨酶会从肝细胞中释放出来，从而导致转氨酶升高，常作为肝脏疾病的重要检测指标。小鼠眼眶后静脉丛采血，4℃下 3000r/min 离心 15 分钟，收集上层血清，按照试剂盒标注的方法测定血清中 ALT、AST 的水平，免疫球蛋白 IgG 水平。

2）病理学指标：将动物处死后，取出肝脏，经 10% 甲醛固定、石蜡包埋、切片行苏木精-伊红（HE）染色，天狼猩红染色观察 AIH 纤维化情况。AIH 肝脏损伤程度分级参照 Scheuer 评分标准，具体如下：

0 级：正常。

1 级：汇管区炎症，无界面性肝炎（interface hepatitis，IH），肝小叶内变性及少数点状坏死、灶状坏死（focal necrosis，FN）。

2 级：轻度 IH。部分汇管区受累，界板破坏范围小；肝小叶内变性，点、灶状坏死或嗜酸小体，无融合坏死（confluent necrosis，CN）。

3 级：中度 IH。大部分汇管区受累，可见界板破坏，小叶周边炎症明显，肝小叶内变性、CN，无桥接坏死（bridging necrosis，BN）。

4 级：重度 IH。扩大的汇管区周围 IH 广泛，可达小叶中带，小叶边界严重参差不齐，可见残留单个肝细胞或肝细胞呈腺泡状结构；肝小叶内 CN，BN，累及多个小叶（多小叶坏死）。

3）表观指标：模型组小鼠可见皮毛晦暗、精神状态不佳、喜蜷卧、抱团、竖毛、消瘦、活动欠佳、部分小鼠出现腹水。处死小鼠取出肝脏和脾脏，称重，计算肝脾指数。模型组小鼠可见肝脏淤血、肿大，呈暗红色，质地较脆，边缘变钝；脾脏明显淤血、肿大变硬。

4）血清自身抗体水平检测：S-100 诱导的 AIH 模型可检测血清中的自身免疫性抗体（SMA、ANA）。ConA 诱导的 AIH 急性模型无法产生自身抗体。AIH-2 模型可根据不同模型的特点，检测相应的 anti-LKM1、anti-LC1。

5）炎症免疫相关指标：免疫介导的炎症损伤在 AIH 发生中处于重要地位，Th1 细胞介导的细胞免疫反应和 Th2 细胞介导的体液免疫均参与 AIH 的发生发展。CD4CD25 调节性 T 细胞也是维持自身免疫耐受的主要因素之一。AIH 存在 CD4CD25 调节性 T 细胞功能紊乱，表现为 CD4CD25 T 细胞数量的下降且扩增能力减弱，外周血 Treg 细胞比例降低。还可采用酶联免疫吸附测定（enzyme-linked immuno sorbent assay，ELISA）法检测血清IFN-γ、TNF-α、IL-17、IL-6 水平，在不同的 AIH 模型中，这些炎症因子的表达均明显升高。

**2. 在体外细胞模型上作用机制研究设计**　目前认为 AIH 的发病机制主要涉及以下几个方面：①遗传因素。AIH 免疫遗传学背景已经得到证实，其患病率及遗传免疫均存在地理分布差异。大量研究认为，人类白细胞抗原（HLA）HLA-DRB1＊0301、HLA-DRB3＊0101、HLA-DQA1＊0501、HLA-DQB1＊0201 单倍体及 HLA-DRB1＊0401 等位基因与 AIH 密切相关。研究表明，Ⅰ型 AIH 有很强的遗传易感性，HLA-DR3（DRB1＊0301）、HLA-DR4（DRB1＊0401）是北欧白种人Ⅰ型 AIH 的两个独立易感等位基因；在南美洲人中，AIH 易感性与 HLA-

DRB1*1301 有关；在亚洲人中，AIH 易感性亦与 HLA-DR3、HLA-DR52 和 HLA-DR4 有关，但存在较大的差异性。②免疫调控紊乱。AIH 患者肝组织中炎症细胞的类型主要是表达 α/β 受体的 T 细胞。特异性自身抗原肽被 HLA-2 类分子识别，并被抗原提呈给 T 淋巴细胞从而激活 T 细胞，后者随后分化为辅助性 T 淋巴细胞 1（Th1）和辅助性 T 淋巴细胞 2（Th2）两个亚型，Th1 细胞分泌的细胞因子 IL-2、IFN-γ、TNF-α 通过促进细胞毒性 T 细胞扩增，调节细胞免疫的反应机制；Th2 细胞分泌的细胞因子 IL-4、IL-5、IL-6、IL-10 通过激活 B 细胞和刺激自身抗原的产生，影响体液免疫反应机制。AIH 患者的细胞因子调控以及细胞因子的生成发生严重紊乱，参与了自身免疫的发生。③细胞凋亡。由 Fas 介导的肝细胞凋亡可能也是 AIH 发病过程中肝细胞损伤的重要机制之一。有研究表明，AIH 中的肝细胞损害可能与肝内浸润性淋巴细胞凋亡减少有关。而 Bcl-2 可有效抑制多种细胞类型包括 T 和 B 淋巴细胞的凋亡。所以，细胞凋亡参与 AIH 发病机制是两面性的。④分子模拟机制。外源性抗原和自身抗原的分子模拟机制被认为是 AIH 最主要的启动机制。分子模拟机制是指当病原体感染机体时，病原体的某些抗原表位与人体组织蛋白的抗原表位相同或具有某些同源序列，由此导致病原体刺激机体产生激活淋巴细胞或自身抗体，与组织抗原发生交叉反应，从而引起组织、器官的损害。

体外探讨受试药物对 AIH 的作用及机制时，可选择肝细胞、淋巴细胞、Kupffer 细胞进行研究，可以原代分离的细胞或者细胞株为研究对象，建立相应的体外细胞模型。

（1）肝细胞　肝细胞是肝脏中最重要的实质细胞，大约占肝脏实质细胞的 80%。AIH 是因肝细胞异常自身免疫反应而导致的肝脏慢性炎症性疾病，肝细胞凋亡可能也是 AIH 发病过程中肝损伤的重要机制之一。肝细胞能表达一些具有活性的表型（细胞表面分子），如 MHC-Ⅱ类 HLA-DR 抗原、ICAM-1、LFA-3、CD36 抗原以及细胞因子受体等，从而启动或调节免疫反应。

1）原代肝细胞的分离与培养：使用两步灌注法分离原代肝细胞，小鼠眼球取血后，脱颈处死，浸泡在 75% 乙醇中，然后在超净台中无菌开腹，从肝门静脉灌注 10ml D-Hank 缓冲液 10 分钟，再用 5ml 0.02% V 型胶原酶溶液灌注。然后将肝脏组织切成小块，并放入 V 型胶原酶溶液中，在摇床水浴 30 分钟。将细胞悬液过滤到离心管中，以 800×*g* 离心 5 分钟。弃上清，PBS 洗两次。将 RPMI1640 培养基加入洗过的原代肝细胞中，于 37℃、5% $CO_2$的培养箱中孵育，用台盼蓝染色检测分离的肝细胞活力。

2）肝细胞的体外损伤模型：培养的肝细胞加入适当的损伤剂，可模拟体内不同病理刺激对肝细胞的损伤作用。常用肝细胞损伤模型包括：①FasL 损伤：在培养小鼠肝细胞的培养基中加入 FasL，终浓度为 5ng/ml，37℃孵育 12~24 小时；②LPS 损伤：在肝细胞的培养基中加入 LPS 刺激，终浓度为 80μg/ml，培养 24 小时。

3）检测指标：肝细胞存活率可用 MTT 比色法及 CCK-8 法测定肝细胞活力。

检测肝细胞凋亡：细胞凋亡在肝细胞的损伤过程中起重要作用，可采用 TUNEL（TdT-mediated dUTP nick-end labeling）法检测肝细胞凋亡。

TUNEL 法检测细胞凋亡的实验原理：细胞在发生凋亡时，会激活一些 DNA 内切酶，这些内切酶会切断核小体间的基因组 DNA。细胞凋亡时抽提 DNA 进行电泳检测，可以发现 180~200bp 的 DNA ladder。基因组 DNA 断裂时，暴露的 3′-OH 可以在末端脱氧核苷酸转移酶（terminal deoxynucleotidyl transferase，TdT）的催化下，加上荧光素（fluorescein isothiocyanate，FITC）标记的 dUTP（fluorescein-dUTP），从而可以通过荧光显微镜或流式细胞仪进行检测。

实验方法：肝细胞用 PBS 或 HBSS 洗涤 1 次。如果细胞贴得不牢，可以干燥样品使细胞贴得更牢。用 4% 多聚甲醛或免疫染色固定液固定细胞 30~60 分钟。用 PBS 或 HBSS 洗涤 1 次。加入含 0.1% Triton X-100 的 PBS，冰浴孵育 2 分钟。配制适当量的 TUNEL 检测液，需充分混匀。用 PBS 或 HBSS 洗涤 2 次。在样品上加 50μl TUNEL 检测液，37℃避光孵育 60 分钟。孵育时需注意在周围用浸足水的纸或药棉等保持湿润，以尽量减少 TUNEL 检测液的蒸发。PBS 或 HBSS 洗涤 3 次。用抗荧光淬灭封片液封片后，荧光显微镜下观察。

凋亡相关分子的检测：大量研究表明，Caspase 家族是细胞凋亡过程的主要执行者，更是哺乳动物细胞中最主要的凋亡效应因子。Bcl-2 基因是抑制凋亡基因的代表，主要分布于线粒体外膜上，具有稳定线粒体膜的功能，可阻止线粒体释放 Caspase。Bax 基因是 Bcl-2 家族中最重要的一个促凋亡因子，也是目前研究最深入的促凋亡基因之一。可采用 Western blot、免疫组化等方法检测肝细胞中凋亡相关分子的表达。提取肝细胞蛋白，采用

Western blot 检测凋亡相关蛋白 Caspase-3、Caspase-8、Caspase-9、Bax、Bcl-2 等的表达情况，可知受损肝细胞的凋亡情况及受试药物的作用。

（2）脾淋巴细胞　淋巴细胞是复杂的异质性细胞群体，根据其表型和功能特征可分为：T 淋巴细胞、B 淋巴细胞、自然杀伤细胞等。在实验性 AIH 模型中以研究 T 淋巴细胞为主，研究表明 T 淋巴细胞在 AIH 发挥重要作用，尤其是调节性 T 细胞和辅助性 T 细胞，参与 AIH 的自身免疫耐受和免疫应答。分选小鼠脾 T 淋巴细胞、B 淋巴细胞测定 AIH 免疫相关指标。

1）原代脾淋巴细胞的分离培养：在超净工作台内小心无菌操作取出小鼠脾脏，用预冷的 PBS 分别自上而下淋洗脾脏 3 次，将脾脏放在 200 目（即 75μm）的细胞滤网中，加入适量的 PBS 小心研磨过滤（冰上操作），收集研磨后的滤液，1500r/min 离心 5 分钟，加入约 3ml 红细胞裂解液，再次将细胞混悬，避光裂解 5 分钟，再加入 PBS 7ml 终止红细胞裂解液继续对细胞的裂解作用。1800r/min 离心 5 分钟，加入 5ml 的 PBS 混悬细胞，1500r/min 离心 5 分钟，弃去上清液，重复两次，沉积在离心管底部的白色状物质即为脾淋巴细胞。

2）脾淋巴细胞的体外刺激模型：调节细胞终浓度为 $5\times10^6$ 个/ml，按照每孔 100μl 细胞悬液铺 96 孔板，于 37℃、5% $CO_2$ 的培养箱中培养。4 小时后取出细胞培养板，加入 100μl ConA（终浓度 5μg/ml），空白对照加培养基 100μl，其余每孔加培养基 100μl，混匀，细胞放置于 37℃、5% $CO_2$ 的恒定培养箱中培养。

3）检测指标：MTT 法检测 T 细胞的增殖情况，在体外考察药物对 T 细胞增殖的影响。

测定原理：活细胞线粒体中的琥珀酸脱氢酶能将 MTT 的黄色溶液还原为不可溶性的蓝紫色结晶物并沉积在细胞中，而死细胞无此功能。酸性的 DMSO 或异丙醇可溶解其结晶物，用酶联免疫检测仪测定其在 490nm 或 570nm 波长的吸光度值，由此判断细胞的代谢水平。

实验方法：经受试药物作用的脾淋巴细胞被刺激剂刺激 24～48 小时后，每孔细胞加入 5g/L 的 MTT 10～20μl，继续培养 3～4 小时，然后吸去培养液，加入与培养液相同量的异丙醇溶液或 DMSO，振荡 10 分钟，使结晶充分溶解，最后在酶标仪上测定吸光度值，以对照组作为空白对照，计算细胞存活率。

（3）Kupffer 细胞　Kupffer 细胞是位于肝血窦内的巨噬细胞，寄居于肝血窦内皮细胞之间或之上，是体内固定型巨噬细胞中最大的群体，占肝细胞总数的 10%～15%、全身巨噬细胞总数的 80% 左右。Kupffer 细胞表面有微突伸展，与淋巴细胞密切接触。与一般巨噬细胞不同，Kupffer 细胞不具有增加抗原免疫原性的能力，相反有消除或减弱抗原性的作用，但也有处理抗原、诱导 T 细胞增殖、参与免疫调节的作用。Kupffer 细胞能吞噬来自血液循环的抗原-抗体复合物和其他有害物质，以消除这些物质对机体的损害。此外，Kupffer 细胞还可分泌 IFN-γ、TNF-α、IL-1、IL-6、IL-10、IL-18 等细胞因子，参与调节 AIH 免疫反应。

1）原代 Kupffer 细胞分离培养：两步灌流法灌注肝脏后，取肝脏置培养皿中，加 20ml 肝组织消化液（含Ⅳ型胶原酶 0.02%、蛋白酶 E 0.01%、DNA 酶 0.001%）。轻轻撕开包膜，37℃水浴振荡消化 30 分钟，剔除肝包膜和结缔组织。细胞分散，200 目滤网过筛，4℃、150 × *g* 离心 10 分钟。以 Hanks 液重悬细胞，与 18% Nycodenz 以 1∶2 比例充分混匀，上覆约 1ml Hanks 液，进行密度梯度离心（450 × *g*，20 分钟，4℃）。此时，Kupffer 细胞密度较大，处在界面下面。用尖头吸管小心吸取界面下细胞，在 RPMI 1640 培养液中悬浮，4℃、150 × *g* 离心 10 分钟，洗去 Nycodenz。将细胞沉淀重悬于 RPMI 1640 培养液中。以 $2\times10^8$/L 细胞浓度接种于 24 孔板中，每孔 1ml。留取少量细胞进行纯度与活力鉴定。37℃、5% $CO_2$ 的培养箱中培育贴壁 6 小时，吸弃培养液，用 37℃预温的 Hanks 液洗涤 3 次，除去未贴壁细胞。重新加入 RPMI 1640 培养液，继续培养。由于原代 Kupffer 细胞分离过程繁琐，且分离得到的细胞较少，体外一般采用小鼠巨噬细胞系（RAW264.7）模拟肝脏 Kupffer 细胞进行实验。

2）RAW264.7 细胞系体外损伤模型：RAW264.7 细胞在含有 10% 胎牛血清以及青霉素（100U/ml）和链霉素（100U/ml）的 DMEM 中，置于 37℃、5% $CO_2$ 的培养箱中培养。连续传代 3 次后，待细胞再次长满瓶底的 80%～90% 时，收集细胞。将 RAW264.7 细胞接种到 6 孔板中，在 1ml 无血清培养基中，密度为 $1\times10^6$ 个细胞，37℃、5% $CO_2$ 的培养箱中培养 12 小时。然后细胞用 PBS 洗涤，洗涤后，将 LPS（1μg/ml）加入培养基中，并于 37℃、5% $CO_2$ 的培养箱中孵育 24 小时。

3）检测指标

ELISA法检测炎性因子水平：在LPS处理结束时，收集6孔板中RAW264.7细胞的培养上清，通过ELISA试剂盒检测炎症因子IL-6、TNF-α等的水平。

CCK-8法检测细胞活力：①测定原理：CCK-8试剂中含有WST-8，它在电子载体（1-Methoxy PMS）的作用下被细胞线粒体中的脱氢酶还原为具有高度水溶性的黄色甲臜染料，生成的甲臜物的数量与活细胞的数量成正比，因此可以用这一特性直接进行细胞存活率分析。②实验方法：经受试药物作用的细胞被损伤剂刺激数小时后，每孔细胞加入10μl CCK-8溶液，37℃孵箱继续培养4小时，利用酶标仪在450nm处测定吸光度值，以对照组作为空白对照，计算细胞存活率。

**3. 体外给药方案** 通常分正常对照组（不加药物和刺激剂），空白对照组（不加药物，只加刺激剂）和不同浓度受试药物组（不同浓度的药物，并加刺激剂），体外药物浓度一般设置3～5个浓度，多按2、5、10倍等比浓度增长。可在加入刺激剂前12～24小时提前给予受试药物，观察预防给药对细胞的保护作用；也可在加入刺激剂的同时或刺激剂损伤后加入药物，以观察药物对细胞损伤的治疗作用。

## 三、治疗肝纤维化药物的药理学研究

### （一）概述

肝纤维化（hepatic fibrosis，HF）是指肝细胞发生坏死及炎症刺激时，肝脏中胶原蛋白等细胞外基质增生和降解失去平衡，进而导致肝脏内纤维结缔组织异常沉积的病理过程，轻者称为肝纤维化，重者进而使肝小叶结构改建、假小叶形成，称为肝硬化。肝纤维化是慢性肝病的重要病理特征，也是进一步向肝硬化发展的主要中间环节，目前认为肝纤维化是可逆的，而肝硬化则不可逆。引起肝纤维化病因有很多，常见的病因为病毒性肝炎，酒精性肝炎，非酒精性脂肪性肝炎，药物或化学毒物、寄生虫、淤血、遗传或代谢性疾病等。

**1. 病毒性肝纤维化** 病毒性肝纤维化主要是由乙型肝炎病毒、丙型肝炎病毒和丁型肝炎病毒感染后，引起肝内慢性炎症刺激而产生纤维组织增生。在这种炎症微环境中，免疫细胞和其分泌的炎性细胞因子持续浸润导致肝损伤，引发肝小叶重建，促进肝纤维化。我国以乙型肝炎肝纤维化最常见，占全部病例的66.7%～75%。肝硬化患者中乙型肝炎表面抗原阳性率明显高于非肝硬化者或一般人群。由病毒性慢性肝炎发生的肝纤维化，其中胶原蛋白是最重要的基质成分。胶原蛋白是结缔组织的骨架支柱，分为间质胶原和基底膜胶原，当肝内慢性炎症刺激时，在细胞内先合成大量的前胶原，然后再分泌到细胞外，并进一步转变聚合成胶原纤维。此外，肝内非实质细胞及其产生的细胞因子亦起到了重要作用。

**2. 酒精性肝纤维化** 酒精性肝纤维化是指由于长期大量的乙醇摄入所导致的肝脏炎症或肝脏组织损伤后修复过程中的代偿反应。近年来，由酒精导致的肝损害发生率在我国呈逐年增加的趋势，酒精已经成为继病毒性肝炎引起肝损害的第二大病因。来自我国5个地区的流行病学调查研究显示，人群中，男、女及整体年饮酒率分别为74.9%、38.8%和59.0%。在欧美国家，酒精性肝纤维化占所有肝纤维化的50%～90%。当酒精进入体内时，由胃和肠道吸收进入血液，随后通过门静脉进入肝脏，被酒精脱氢酶氧化成高活性化合物乙醛，乙醛刺激使肝发生氧化应激及脂质过氧化损伤，线粒体呼吸链发生异常及缺氧造成能量代谢改变，诱发肝糖、脂代谢紊乱、炎症免疫反应和纤维化发生。

**3. 药物及毒物性肝纤维化** 药物及毒物性肝纤维化是指药物、外源性毒物和（或）其代谢产物引起的肝纤维化。肝脏是药物代谢的主要器官，大多数药物均要经过肝内进行氧化、还原、水解、羟化、脱巯基或脱羧基化学反应，并排出体外，这使肝脏与药物有十分密切的关系，也决定了肝脏最容易受到药物的损害。当药物代谢过程中，毒性产物的产生超过其能安全排泄的速率时就会引起肝损伤。药物性肝损伤的机制还包括药物本身的毒性、免疫过敏机制、代谢过程中摄取、转运和排出异常等方面。长期服用某些药物，如双醋酚汀、甲基多巴等，或长期反复接触某些化学毒物，如磷、砷、四氯化碳等，均可引起中毒性肝炎，最后演变为肝纤维化。慢性肝炎中1/4～2/3属药物性肝病，其中以老年人多见。

**4. 胆汁性肝纤维化** 胆汁性肝纤维化包括原发性和继发性两类。原发性胆汁性肝纤维化是一种肝内细小胆管进行性破坏并以慢性肝内胆汁淤积为主要特征的自身免疫性疾病，常与其他自身免疫性疾病（如类风湿关节炎、干燥综合征、硬皮病、慢性淋巴细胞性甲状腺炎）并存，主要表现为IgM明显升高，抗线粒体抗体、抗核抗体、抗胆管细胞抗体等自身抗体阳性。原发性胆汁性肝纤维化的全世界发病率为5.8/100万~15/100万，男女之比为1∶9，绝大多数见于40~60岁女性。原发性胆汁性肝硬化的病因及发病机制迄今尚未完全明确，但是有几种假说，包括遗传、免疫和环境。一般认为与自身免疫有关，由潜在的激发因素引起天然免疫耐受性被打破，发生对自身抗原的免疫应答及异常自身反应，造成免疫系统攻击相应靶组织，引起组织损伤、炎症反应、靶细胞凋亡和坏死。继发性胆汁性纤维化是由已知病因的长期肝外胆汁淤积所引起的胆汁性肝硬化，其病变特点为胆汁淤积、肝实质损害和进行性肝纤维化。

**5. 寄生虫性肝纤维化**　所有由原虫或蠕虫所致的肝纤维化都称为寄生虫性肝纤维化，可引起肝纤维化的寄生虫有日本血吸虫、华支睾吸虫、杜氏利什曼原虫、肝片吸虫、曼氏血吸虫、湄公血吸虫、亚洲带绦虫、细粒棘绦虫等。其中，以血吸虫病导致的肝纤维化最为常见，血吸虫病肝纤维化是指血吸虫感染宿主后，血吸虫虫卵及虫卵肉芽肿分泌成纤维细胞刺激因子，致使肝内结缔组织异常增生，降解减少，造成大量结缔组织沉积于肝内，形成肝纤维化。2015~2017年全国传染病网络直报系统上报苏丹曼氏血吸虫病病例58521例中，男女性别比为1.83∶1；平均年龄（51.91±11.30）岁，农民和渔（船）民分别占93.26%和3.46%。对曼氏血吸虫病流行地区研究结果表明，50%~70%早期肝纤维化发生于儿童及青少年，45%~85%中期纤维化发生于21~30岁，晚期肝纤维化伴随门静脉高压主要发生于成年男子。

目前临床对肝纤维化的治疗主要有以下几个方向：①消除致病根源。如针对酗酒引起的酒精性肝炎所导致的肝纤维化，首要任务是戒酒；对于肝炎病毒导致的肝纤维化则需要使用抗病毒药物，如干扰素和利巴韦林（ribavirin）可清除HCV，拉米夫定（lamivudine）则用于抗HBV。②保护肝细胞。活性氧的增加会损伤细胞内的蛋白质和DNA，造成肝细胞损伤坏死。抗氧化药物如维生素A、磷脂酰胆碱和S-腺苷甲硫氨酸等，均可用作保肝药和抗纤维化药物。③抑制或中和细胞因子活性，抑制HSC活性。吡非尼酮（pirfenidone）是2018年上市的TNF-α合成抑制剂和转化生长因子（transforming growth factor，TGF）β信号转导抑制剂，可抑制胶原的合成，阻断成纤维细胞的增殖；Fresolimumab（GC1008）作为一种人类单克隆抗体可以抑制TGF-β。④抑制ECM的合成和分泌。如秋水仙碱直接抑制肝细胞内微管形成、干扰胶原分泌、促进胶原降解，从而抑制肝脏ECM的合成与分解。在肝纤维化发展过程中，胶原Ⅰ大量合成取代了原来的胶原Ⅳ，构成了ECM的主要成分。胶原Ⅰ通过基质蛋白赖氨酸氧化酶样-2（lysyloxidase-like-2，LOXL2）交叉连接，降解较为困难，靶向LOXL2的人源单克隆抗体Simtuzumab可用于治疗肝纤维化。PAT-1251作为一种小分子LOXL2和LOXL3抑制剂，2016年开始Ⅰ期临床试验，用于多种纤维性疾病的研究。

### （二）治疗肝纤维化新药临床前药效学研究设计

治疗肝纤维化新药的临床前药效学研究主要包括整体动物模型治疗作用研究和体外药物作用机制研究。对于新药的评价宜结合模型的多样性和受试药物的特点，全面的观察、评价和研究新药的治疗效果及其作用机制。

**1. 在动物模型上药效学研究设计**

（1）动物及动物模型选择　啮齿动物常用于肝纤维化形成机制、病理生理改变以及药物治疗等方面的体内研究。犬、猪、猴等可以构建胆汁性、四氯化碳性、酒精性肝纤维化模型，但价格昂贵，死亡率较高则限制了这类模型的使用。从实验动物的生物学特性、易获得性、安全性、可重复性、经济性等多方面考虑，常用的适合制备肝纤维化模型的动物主要包括C57Bl/6小鼠、BALB/c小鼠、Wistar大鼠、SD大鼠等。目前的肝纤维化动物模型因为致病机制不同而不能简单地定义其优劣，应综合考虑疾病的发生和发展规律，综合分析后选择合适的动物模型。常用的肝纤维化药效学研究模型分述如下：

1）免疫性肝纤维化模型：免疫性肝纤维化模型是使用异种动物血清或异体蛋白建立的肝纤维化动物模型，如猪血清、牛血清、人血清白蛋白等。其机制是引发机体免疫应答，在肝脏门脉汇管区及中央静脉周围大量沉积，引起周围炎症反应，刺激胶原的增生，引发一系列病理变化，最终形成肝纤维化。目前大多采用腹腔注射、皮下多点注射或尾静脉注射异种血清和异种蛋白的方式。该模型在发病机制上归属免疫损伤，与人类慢性肝炎所致的肝纤维化较相似，因此适合免疫损伤所致的肝纤维化研究，有利于从免疫学角度对抗肝纤维化药物的疗效、筛选进行研究，但其造模周期较长。

猪血清诱导的肝纤维化模型：猪血清是一种异种血清，血清中的白蛋白等物质进入体内引发机体免疫应答，诱导机体产生抗体，从而形成抗原与抗体的复合物，沉积于门脉区肝血管和间质组织中，引起局部炎性反应而刺激胶原增生。

选用雄性 Wistar 大鼠，体质量（120 ± 10）g，腹腔注射猪血清 0.5ml/只，每周 2 次，经观察腹腔注射猪血清 4 周时，肝纤维化已初步形成，4 周之后纤维组织明显增多，纤维间隔从汇管区向小叶内伸展，形成大小不一的完整而菲薄的纤维间隔；8 周时肝纤维化模型复制成功。该模型操作简便、费用低廉，引起的肝纤维化较 $CCl_4$ 诱导的模型持久，与人类慢性肝炎中肝纤维化的发生相似。但其造模周期较长，有一定的组内差异性。

人血白蛋白诱导的肝纤维化模型：人血白蛋白可引起Ⅲ型变态反应，以胶原纤维增生为主，所形成的纤维化属主动性纤维化，符合人的慢性乙型肝炎肝纤维化形成机制。

人血白蛋白用 0.9% 氯化钠注射液稀释，与等量的不完全弗氏佐剂完全乳化。造模时取体重（150 ± 10）g 健康 SD 雄性大鼠，先皮下多点注射不完全型佛氏佐剂与 1.6% 人血白蛋白的混合液，每只鼠注射量为 0.5ml（含白蛋白 4mg/只），前 2 次间隔 14 天，第 3、4 次间隔 10 天，即可取血处死。该模型自然恢复慢，不易自发逆转，病理形态学与人类肝纤维化及肝硬化相似。

ConA 诱导的肝纤维化模型：ConA 是从刀豆中提取的凝集素，可促细胞有丝分裂，主要对 T 淋巴细胞有激发作用，从而引起肝脏的损伤，长期慢性刺激引起肝纤维化。

实验时选用雄性 Wistar 大鼠，体重（200 ± 20）g，经尾静脉注射 12.5mg/kg ConA-PBS 溶液 300μl，每周 1 次。第 8 次注射 1 周后处死大鼠，取肝组织进行肝纤维化评分及病理检查。连续注射 8 周后的大鼠 ALT/AST 指标显著增高，肝脏体积增大，病理结果显示肝组织结构紊乱，肝小叶破坏严重，肝细胞坏死明显，肝间质内有大量淋巴细胞浸润。ConA 诱导的大鼠肝纤维化模型在发病机制及病理特点上与 HBV 所致肝纤维化很接近，造模的成功率较高，动物死亡率低。

2）酒精诱导的肝纤维化模型：目前酒精对肝损伤的机制尚未完全明确，普遍认为其发生机制是多方面因素共同作用的结果——氧化应激、免疫/炎症反应、线粒体与内质网受损等。首先，乙醇在肝脏经过氧化代谢，通过 ADH 和 MEO 进行，最终产生乙醛。乙醛通过影响三羧酸循环，导致脂肪代谢异常，造成脂肪堆积、坏死，同时激活“创伤修复”过程，刺激贮脂细胞转变为成纤维细胞，并合成分泌大量胶原沉积，引起肝纤维化。其次，因乙醇易造成营养不良，是导致肝细胞坏死的因素之一，进一步加重了肝纤维化。

造模时用雄性 Wistar 大鼠，体重 180～220g，经过 1 周的饲养适应期后，给予 40% 乙醇，剂量为 8g/kg，每日分 3 次灌胃至 4 周末；自 5 周开始，以 50% 乙醇，剂量为 9g/kg，每日分 3 次灌胃至 8 周末；自 9 周开始，以 5% 乙醇，剂量为 10g/kg，每日分 3 次灌胃至 12 周末。肝脏总体呈蜡黄色，表面凸凹不平，可见细小的结节；组织学检查出现较完整的纤维间隔，肝小叶结构消失。酒精性肝纤维化主要采用酒精浓度逐步递增的方式，长时间灌胃动物，使动物血中酒精含量长期保持在高浓度水平，此模型既符合人类的饮酒方式，又考察机体对酒精的耐受性，延长大鼠的发病过程，排除在短期内给予高浓度酒精引起的急性肝损伤。但是其容易出现厌食、消瘦等全身不良反应，相比前述方法需要更长的周期才能成功建立模型。

3）药物及毒物诱导的肝纤维化模型：肝脏作为人体重要脏器，是毒物作用的主要靶器官。外源性物质首先到达肝脏，进行生物转化。有些外源性物质在肝脏受到解毒而排出体外，当过量摄入或长期少量摄入，超越了肝脏的解毒能力时，引起肝细胞脂肪变性、坏死，继而形成肝纤维化，严重可形成肝硬化、肿瘤等。在动物实验中，常以毒物如 $CCl_4$、DMN 制备肝纤维化模型。

$CCl_4$ 诱导的肝纤维化模型：$CCl_4$ 在肝内经混合功能氧化酶作用，形成三氯甲基自由基，启动脂质过氧化作用损伤肝细胞。如长期反复给予 $CCl_4$，可致肝内纤维增生，并逐渐加重形成肝硬化。

实验时用雄性 Wistar 大鼠，体重为 100～150g，将 $CCl_4$ 与橄榄油或精制花生油按 1∶1 比例配成 50% 油剂 $CCl_4$。按 $CCl_4$ 剂量为 1ml/kg，每周灌胃 2 次，每周称重 1 次，按实际体重调整给药剂量，持续 8～12 周。利用

$CCl_4$诱发肝纤维化模型具有良好的稳定性和重复性，且经济实用，但$CCl_4$对于动物的损伤较大，会增加心、脑、脾、肺和肾的负担从而引起损伤，使造模动物的死亡率升高。

DMN 诱导的肝纤维化模型：DMN 为一种肝毒剂，引起核酸和蛋白质甲基化，肝细胞坏死，纤维组织蓄积，肝脏萎缩，血清蛋白浓度下降，总胆红素升高，血小板数减少等，进而发生肝纤维化、肝硬化。

实验时选择雄性 Wistar 或 SD 大鼠，体重 180～200g，1% DMN 生理盐水溶液按 10mg/kg 腹腔注射，每周 1 次。注射 3～4 周后开始出现肝纤维化；注射 5 周后，肝脏有肝实质纤维化的弥散性小结节分布；第 6、7 周时大鼠出现类似人的肝硬化。该模型效果明显，与人类肝硬化早期改变及胶原纤维沉积相似，可作为筛选抗纤维化药物的模型。但是小剂量不易形成肝纤维化，该药较贵，易致癌、致畸、致突变，实验操作过程中应注意加强个人防护。

4）胆总管结扎致肝纤维化动物模型：继发性胆汁性肝硬化是肝外或肝内胆管梗阻的最终结局。采用胆总管结扎的方法可在犬、大鼠、小鼠、兔、猴等动物中制作实验性继发性胆汁性肝纤维化模型。

实验时使用 Wistar 大鼠，体重为 180～220g，术前禁食 12 小时，不禁水，以 10% 水合氯醛 0.3ml/100g 腹腔内注射麻醉。麻醉完全后，将大鼠固定于手术台上，取生理盐水湿润大鼠剑突下上腹部皮毛以利于备皮，备皮范围 3.5cm × 3cm，然后碘伏消毒，于上腹正中切口 2.5～3.0cm 入腹，以胃幽门部为标志，拇食指轻翻转十二指肠，暴露胆总管后，在肝右叶下缘与胆总管交点处分离胆总管上端，然后由上向下游离到胆总管胰腺段以上，以 4－0 丝线双结扎胆总管上 1/3 处。术后腹腔内滴入 0.2ml 左氧氟沙星注射液，关闭腹膜及皮肤层。第 7 天可见肝脏逐渐黄染并肿胀，部分质地变硬，肝脏淤血、水肿，第 10 天肝小叶结构受到破坏，肝细胞变性及坏死，纤维化程度逐渐加重。该模型制作周期较短，存在的问题是胆管再通、组织学发生逆转、胆汁过度淤积，以及死亡率较高。由于该模型是通过结扎胆总管导致胆汁淤积而对肝组织发生损伤，因此，该模型不适合用于通过利胆发挥药效的药物作用评价。

5）寄生虫诱导的肝纤维化模型：多种寄生虫可侵犯宿主的肝脏，引起肝胆疾病，包括吸虫、原虫、线虫和涤虫，这些寄生虫在肝内移行和寄生造成的长期慢性炎症刺激，可引起肝细胞的坏死、再生，进而发生局灶的肝纤维化。寄生虫性肝纤维化动物模型的建立，可为疾病的发生机制及其预防、治疗的研究提供一定的实验依据，也是临床筛选理想治疗药物的有效手段。

血吸虫感染致肝纤维化模型：血吸虫病是人类六大主要热带病之一，血吸虫主要导致胃肠道和肝脏疾病，尤其是肝虫卵肉芽肿及继发性肝纤维化。体内实验中，常选用血吸虫感染致肝纤维化模拟寄生虫性肝纤维化进行相关研究。在血吸虫病早期，肝组织沉积虫卵，Th1 型免疫反应起主导作用，高表达 IFN-γ 和 TNF-α，在肝脏形成虫卵肉芽肿，随着虫卵及虫卵抗原产生增多，高表达 IL-4、IL-5、IL-6、IL-10 和 IL-13，即转变为以 Th2 型免疫反应为主。

实验时使用 6～8 周 BALB/c 小鼠，雌雄均可，体重 18～25g。小鼠用 2% 戊巴比妥钠腹腔注射（45mg/kg）麻醉后，将没有毛发的腹部皮肤暴露于由钉螺携带的尾蚴，使用腹部贴片法感染日本血吸虫尾蚴（25 ± 5）只，感染持续 30 分钟，于感染后第 8 周后处死小鼠。小鼠经 Masson 染色观察到明显的虫卵肉芽肿及胶原纤维。建立血吸虫感染动物肝纤维化模型，对我国血吸虫病肝纤维化防治研究具有重要现实意义和应用价值。但不同品种动物的差异、感染程度的增加或数量、抗虫治疗都会影响血吸虫病肝纤维化的形成。

华支睾吸虫感染致肝纤维化模型：华支睾吸虫属于肝吸虫，其寄生于人或哺乳动物的肝胆管内。华支睾吸虫病主要分布在东亚地区如韩国、中国、日本、俄罗斯及越南等国家，主要通过生食或半生食淡水鱼、肉、螺等食物而感染。临床上可诱发胆管炎、胆囊炎、胆管肝炎、肝纤维化，甚至肝胆管肿瘤。传统的华支睾吸虫致病机制认为，虫体长期的机械刺激，合并反复炎症，加之虫卵、虫体碎片形成的结石或虫体阻塞肝胆管，引起肝胆管胆汁淤积，可最终导致肝纤维化、肝硬化、肝胆管癌。

实验时使用 6～8 周 BALB/c 小鼠，雌雄均可，体重 18～25g。先将感染华支睾吸虫麦穗鱼的鱼肉经消化、沉淀、过滤等步骤，从中挑选华支睾吸虫囊蚴，每只小鼠灌胃 50 个囊蚴，感染第 4 周时，运用改良加藤法镜下检查虫卵排出情况，感染第 28 天处死小鼠。Masson 染色结果显示，小鼠肝脏汇管区有较多的嗜酸性粒细胞浸润，小胆管增生，汇管区周围有较明显纤维组织增生。同时，华支睾吸虫成虫的排泄/分泌抗原也可诱导肝纤维化模型，建立华支睾吸虫感染动物肝纤维化模型，对我国华支睾吸虫病防治研究具有重要现实意义和应用价值。但存在不同品种动物的差异、感染数量不同、周期过长等问题都会影响华支睾吸虫肝纤维化的形成。

（2）给药途径、给药剂量和给药时间选择

1）给药途径：药物的给药途径一般要求与临床给药途径一致。目前大多数抗纤维化药物在临床上都是通过口服给药，因此在实验中一般通过灌胃法给药。实验中根据需要亦会选择皮下注射或静脉注射给药。

2）给药剂量：体内实验一般分为正常组、模型组、给药组及阳性对照药组，肝纤维化阳性对照药一般选用秋水仙碱。但不同造模方法选择的阳性药会有所不同，如血吸虫性肝纤维化模型一般选用吡喹酮作为阳性药。阳性对照药应选用公认有效的药物，所选阳性药物尽量与受试药物是同类药（或公认的有效药物），以便考察受试药物的作用性质、强度，从而发现受试药的优缺点，且阳性对照药的给药途径应尽量与受试药物相同。受试药物至少应设低、中、高三个剂量组，整体动物实验时一般按照2倍剂量递增。

3）给药时间：抗纤维化药一般需要长达数周连续给药，可在造模前预防给药，也可在模型建立后给药以观察受试药物的治疗作用。给药间隔一般根据临床给药时间间隔而定，一般可采用每日给药1次。个别长效药物可根据药动学特点间隔数日给药1次。

（3）观测指标

1）生化指标：取血后，离心分离血清，按试剂盒要求测定血清中ALT、AST。ALT和AST是用于判断肝实质损害的主要酶类。由于肝细胞被破坏，细胞膜通透性增加，ALT、AST大量渗入血液，而使血中酶活性升高，酶活性的高低与肝细胞受损的程度相一致。

2）病理学指标：取肝脏组织，于10%福尔马林液中固定，石蜡包埋，切片，进行染色，光镜下观察肝脏组织病理变化。

HE染色：观察肝细胞变性、坏死、炎细胞浸润等，评分并分级。细胞核呈蓝色，胞质和其他组织成分呈现出深浅不一的红色，肌纤维呈现红色、红细胞呈朱红色、嗜酸性颗粒呈橙红色。正常组肝脏切片组织结构表现为，肝细胞以中央静脉为中心呈放射状排列，肝小叶结构完整，呈不规则形，汇管区周围肝细胞多边形，核圆形蓝色位于细胞中央，肝细胞成条索状排列形成肝板。肝纤维化模型组肝脏切片组织结构表现为，中央静脉、肝小叶及汇管区结构不明显，有大量的胶原纤维生成，相互连接、包绕着肝细胞群，形成环形形态、形状不一的假小叶结构，假小叶结构中的肝细胞散在，索状排列不明显。肝细胞内可见明显的圆形空泡，为脂肪变性所致，假小叶周边的肝细胞可见明显的嗜酸性变和气球样变，假小叶周边的纤维组织内可伴有明显的出血改变。

弹力胶原纤维染色：观察肝脏汇管区胶原纤维沉积量及程度，进行评分纤维化分期。胶原呈红色，肌肉、神经胶质呈黄色，细胞核呈蓝绿色。正常组胶原纤维少见，只局限于血管壁周围。模型组肝组织内大量胶原纤维沉积，汇管区周围胶原纤维沉积，纤维条索较粗且染色着色较深。

Masson染色：观察肝脏汇管区胶原纤维沉积量及程度，进行评分纤维化分期。胶原呈蓝色，胞质、肌纤维、红细胞呈红色，胞核呈蓝褐色。正常组血管壁周围可见少量胶原纤维。模型组肝组织内大量胶原纤维沉积，呈蓝色，自汇管区周围向外延伸，纤维条索较粗且染色着色较深。

天狼猩红染色：观察肝脏汇管区胶原纤维沉积量及程度，进行评分纤维化分期，同时对胶原纤维进行分型，区分Ⅰ、Ⅲ型胶原含量。Ⅰ型胶原纤维紧密排列，显示很强的双折光性，为黄色或红色的纤维；Ⅱ型胶原显示弱的双折光性，呈多种颜色的疏松网状分布；Ⅲ型胶原纤维为疏网状，显示弱的双折光性，为绿色细纤维；Ⅳ型胶原纤维显示弱的双折光性的基膜，呈淡黄色。

网状纤维染色：观察肝脏汇管区网状纤维融合、塌陷程度，进行评分纤维化分期。网状纤维呈黑色、胶原纤维呈深黄色。正常组网状纤维呈絮网状均匀分布于肝组织中，未见网状纤维增粗、网状纤维融合、塌陷。模型组肝组织内网状纤维失去正常分布状态，自汇管区周围网状纤维塌陷、融合、增粗、包裹并形成假小叶。

肝纤维化按以下规定进行分级（Metavir标准）：

S0：无。

S1：汇管区纤维化扩大，局限窦周及小叶内纤维化。

S2：汇管区周围纤维化，纤维间隔形成，小叶结构保留。

S3：纤维间隔形成，小叶结构紊乱，无肝硬化。

S4：早期肝硬化或肯定的肝硬化。

3）表观指标：正常大鼠活泼好动，皮毛紧密而有光泽，体重自然增加；纤维化大鼠随造模时间延长，逐渐出现精神萎靡、倦卧少动、皮毛稀松干涩无光泽、体重下降。

4）肝组织过氧化损伤指标：剪取一块肝组织于预冷生理盐水中漂洗，除去血液，滤纸吸干，分别称取0.1g放入匀浆管，加入9倍预冷生理盐水，采用匀浆器研磨后，以4000r/min离心10分钟，取上清液，制备为质量浓度为10g/L的组织匀浆，用分光计测定MDA、谷胱甘肽-S-转移酶（glutathione-S-transferase，GST）、谷胱甘肽（glutathione，GSH）、SOD。

MDA是脂质过氧化代谢的副产物，可以反映体内活性氧化物程度，从而表现机体受过氧化损伤状况。测定肝组织中的MDA可间接反映肝细胞损伤程度。GST主要是在肝脏中参与生物转化第二相反应的一种生物酶。GSH作为一种低分子清除剂，除了能直接同自由基反应外，还可作为GST及GSH相关酶的底物，也是机体重要的抗氧化物质。GSH在肝细胞液GST催化下，可与许多卤代化合物和环氧化合物结合，生成含GSH的结合产物。GSH可直接还原过氧化氨或还原过氧化脂质为醇类物质，GSH在有过氧化应激时水平减少。SOD是广泛存在于生物细胞中的重要金属结合酶，是体内清除超氧阴离子自由基的主要酶系统，能通过歧化反应，清除自由基，从而保护细胞结构和功能。

5）胶原相关指标：随着对肝纤维化发生机制的进一步研究，发现胶原在代谢过程中与之交联、修饰、降解相关的酶类，这些酶的活性高低，从某一侧面反映了纤维化时细胞外基质的变化情况。这些酶类主要包括：腺苷脱氨酶、单胺氧化酶、脯氨酸羟化酶、N-乙酰-β-葡萄糖醛酸苷酶、胶原酶、血浆脯肽酶等。另外，胶原相关检测指标有透明质酸、层黏蛋白及P1片段、Ⅳ型胶原7S成分、TGF-β等。临床及体内实验中，常检测血液中透明质酸、Ⅲ型前胶原肽、Ⅳ型胶原和层粘连蛋白水平来反映肝纤维化程度。

**2. 在体外细胞模型上作用机制研究设计**　肝纤维化发生的机制是一个非常复杂的病理过程，涉及许多不同水平的调节，目前主要认为与以下几个方面有关：①肝纤维化的细胞学基础：肝脏由实质细胞和非实质细胞或间质细胞组成，后者包括肝窦周存在的窦内皮细胞、Kupffer细胞、肝星状细胞（hepatic stellate cell，HSC）、pit细胞和肥大细胞。尽管在作用大小和先后次序上还存在分歧，但几乎所有的实质细胞和非实质细胞均与肝纤维化的形成有关。②细胞外基质：细胞外基质包括多种不溶性蛋白，它们构成了间质的基质及上皮细胞和血管内皮的基膜，在肝损伤过程中，HSC化为肌成纤维细胞，同时伴有细胞外基质合成增加，并表达α平滑肌肌动蛋白，HSC合成的其他细胞外基质组分还包括层粘连蛋白等。③细胞因子：肝纤维化形成过程中受到多种细胞因子的调节，常见的细胞因子有转化生长因子$\beta_1$、血小板衍生生长因子、TNF-α、IFN-γ、IL-1等。（4）脂质过氧化：脂质过氧化在肝纤维化发病机制中亦有重要作用，如活化氧、超氧阴离子、丙二醛、乙醛等均参与了肝纤维化病理过程。活性氧能激活HSC，促进细胞外基质合成，并进一步损伤肝细胞，形成恶性循环。

体外探讨受试药物对肝纤维化的作用及机制时，常选择HSC、Kupffer细胞等进行研究，以原代分离的细胞或者细胞株为研究对象，体外刺激建立体外肝纤维化的细胞模型。

（1）HSC肝纤维化的主要特征　表现为HSC的大量增殖和细胞外基质，特别是胶原的过度合成。HSC是细胞外基质的主要产生细胞。在肝纤维化的早期，HSC由“静止”转变为“活化”的肌成纤维细胞，后者过度增殖并大量合成各种细胞外基质成分。鉴于动物体内造模费时费力、操作繁琐、技术要求较高、资源消耗大、周期长，体外造模省时省力，以HSC为靶细胞，建立体外肝纤维化模型对于筛选新的抗肝纤维化药物，研究其作用机制具有重要意义。HSC可采用原代分离的HSC或者细胞株。

1）原代HSC分离培养：原代HSC从肝脏组织直接分离，其性状尚未发生很大变化，很大程度上反映细胞的在体状态。肝脏二步酶灌注法是公认的经典HSC分离方法，该方法易于掌握，主要包括原位灌注消化和密度梯度离心两步。原代提取过程中应严格控制灌注液体的温度、流速和总灌注量，并注意观察是否有渗漏。随着原代HSC分离方法的不断进步和成熟，对于研究不同模型中HSC的生物学行为，如活化、细胞周期调控、分泌、免疫调节功能等具有十分重要的意义，在以HSC为靶点的纤维化逆转和治疗中起着关键作用。

SD大鼠以质量分数为0.3g/L戊巴比妥钠（10ml/kg）麻醉后固定于手术台。用70%的乙醇消毒，剪开腹腔暴露内脏，分离肝静脉及腹主动脉，头皮针插入肝静脉并固定，腹主动脉注射质量分数为20g/L的肝素1.5ml。

剪开胸腔去除心肺，PBS 灌流，待肝组织变灰白后，加入 20～25ml 含胶原酶缓冲液，继续灌流 25 分钟。取出肝脏置于无菌培养皿中切碎，PBS 洗涤后倒入无菌锥形瓶中，体积约 200ml。37℃水浴 10～15 分钟并不断振摇，组织块边缘变圆后，通过无菌的尼龙膜过滤分装于 50ml 离心管中，于 4℃、500r/min 离心 5 分钟。上清液再在 4℃、2000r/min 离心 10 分钟。以 Nycodenze 密度梯度离心法及 DMEM 重悬的方法分离、纯化 HSC。用含 20% 胎牛血清的 DMEM 培养基培养。

2）肝星状细胞系：原代分离培养 HSC 费时、费力、耗资较大，而肝星状细胞系可长期连续传代培养。采用细胞系进行实验可以保证良好的细胞状态一致性。目前常用的细胞系有大鼠肝星状细胞系 HSC-T6 细胞、人肝星状细胞系 LX-2 细胞与小鼠肝星状细胞系 JS-1 细胞。在含有 10% 胎牛血清、100U/ml 青霉素和 100mg/ml 链霉素的 DMEM 培养基中，置 37℃、5% $CO_2$ 恒温培养箱培养。

3）体外刺激 HSC 模型：培养的 HSC 加入适当的刺激剂，可模拟体内不同病理刺激对 HSC 的影响。常用的 HSC 刺激模型包括以下几种：

细胞因子刺激 HSC 模型：分别使用 TGF-$\beta_1$、PDGF 等致纤维化细胞因子刺激，可建立体外 HSC 胶原合成、HSC 增殖的细胞模型。实验时，先用无血清培养基对 HSC 实施饥饿处置，进行同步化，后以无血清培养基配制的 TGF-$\beta_1$（0.1mg/ml）或 PDGF-BB（10μg/L）刺激细胞 24～48 小时。

乙醛刺激 HSC 模型：接种 HSC 培养过夜后，换无血清培养基同步化 24 小时，给予乙醛（终浓度 200μmol/L）刺激，每 12 小时补加 1 次，刺激 24 小时。此模型可模拟酒精性肝纤维化病理过程。

巨噬细胞条件培养基刺激 HSC 模型：取 ICR 纯种小鼠，腹腔注射葡聚糖 Dextran T500，0.4g/kg，每日 1 次，连续 3 天，第 4 天颈椎脱臼法处死小鼠，撕开外皮，在腹部内皮上剪一小洞，用无菌注射器注入含 1% 胎牛血清的冰冷 PBS 液适量。来回吹打洗下巨噬细胞，将洗出液全部吸出。1000r/min 离心 5 分钟，PBS 洗两次后，用含 3% 胎牛血清的 DMEM 培养液悬浮细胞。调整细胞数为 $1\times10^9$ 个/L，细胞悬浮于培养板中。37℃、5% $CO_2$ 培养 30～60 分钟，使巨噬细胞贴壁，轻轻吹打以吸取非贴附细胞，加入 0.5ml 含 3% 胎牛血清的 DMEM 培养液培养 6 小时后，换含有 1mg/L LPS 的 DMEM 培养液。8 小时后收集培养细胞上清，作用于 HSC，24 小时后测 $A_{595}$ 值。此模型用于模拟肝纤维化中 Kupffer 细胞对 HSC 的影响。

4）给药方案：通常分正常对照组（不加药物和刺激剂）、模型组（不加药物，只加刺激剂）和不同浓度给药组（加入 3～5 个浓度的受试药物，并加刺激剂）。可在刺激前 12～24 小时提前给予药物，观察预防给药对 HSC 的影响；也可在刺激同时或刺激后加入药物，以观察 HSC 被刺激剂刺激后药物的作用。

5）检测指标

HSC 的活力：CCK-8 法、MTT 法检测 HSC 活性。

HSC 的迁移：Transwell 法检测 HSC 的迁移能力。

HSC 的凋亡：诱导活化的 HSC 凋亡、衰老或表型转换，有利于促进肝纤维化的消融和转归。常用检测细胞凋亡的方法有形态学检测法、DNA Ladder 测定法、caspase-3 活性检测法、末端脱氧核糖核苷酸转移酶介导的缺口末端标记法、流式细胞仪定量分析、凋亡基因 mRNA 和蛋白水平的检测、ELISA 法检测等。

HSC 活化的检测：α-SMA 是 HSC 活化的标志，HSC 活化后开始向肌成纤维细胞转化，促进肝纤维化的发生，α-SMA 的表达随着肝纤维化的加重而增加。可用免疫组化法、Western blot 法检测 α-SMA 蛋白的表达。

HSC 中 ROS 检测：细胞正常氧化应激的紊乱，可通过产生过氧化物和自由基而产生毒性效应，从而损害细胞的所有成分，包括蛋白质、脂质、DNA 等。ROS 过量表达导致氧化破坏，释放大量炎症因子，同时直接刺激 HSC 活化，导致纤维化。可采用 DHE 活性氧荧光探针检测 HSC 中 ROS 表达水平。

荧光显微镜观察 ROS 表达：将 DCFH-DA 活性氧荧光探针 1∶2000 稀释成工作液。将工作液 1ml 加入 6 孔板中，使其可以完全覆盖细胞。37℃、5% $CO_2$ 培养箱中孵育 20 分钟。用无血清培基洗涤 3 次，3 分钟/次，最后置于荧光显微镜下观察并拍照。

流式细胞术检测 ROS 水平：将 DCFH-DA 活性氧荧光探针 1∶2000 稀释成工作液。将培养后的各组细胞加胰酶消化收集于离心管，2000r/min 离心 5 分钟，弃上清，加入 DCFH-DA 工作液 1ml。37℃、5% $CO_2$ 培养箱中孵育 20 分钟。取出后离心弃上清，加入 1ml PBS 吹匀洗涤 3 次。离心后弃上清，加入 500μl PBS 重悬于流式管，上机待测。

HSC 分泌细胞因子检测：很多自分泌或旁分泌的细胞因子可作用于 HSC，诱导其活化增殖，合成 ECM，引起肝纤维化。调节 HSC 的细胞因子主要有 TGF-$\beta_1$、TNF-α、PDGF、成纤维生长因子、胰岛素样生长因子等。可用 qPCR 检测细胞因子 mRNA、ELISA 检测细胞因子表达水平。

HSC 胶原合成能力检测：激活的 HSC 会合成大量的 ECM、ECM 降解酶（主要为 MMP）的合成异常等。在肝纤维化时，ECM 的量和质均发生显著变化，以Ⅰ型胶原和Ⅲ型胶原为主的 ECM 成分可较正常肝脏增加 3～8 倍。活化的 HSC 是合成 ECM 的主要细胞，大量的Ⅰ、Ⅲ型胶原被合成，所以测定Ⅰ型胶原和Ⅲ型胶原的表达水平是观察 HSC 分泌功能最直接的指标，同时可检测 TIMP、MMP 的水平，以观察对胶原降解的影响。常用 qPCR 法检测胶原 mRNA，免疫组化法、Western blot 法检测胶原的表达。

（2）Kupffer 细胞　Kupffer 细胞是肝脏内特化的巨噬细胞，虽仅占肝脏体积的 2%，却承担机体单核吞噬细胞系统功能的 80%～90%，在维持机体内环境恒定中起重要作用。巨噬细胞对肝纤维化有双向调节作用，这种作用与其表型有密切关系。巨噬细胞有很强的可塑性，在不同的环境下可以极化成不同的表型，并发挥不同的功能。根据活化状态和功能可以大致分为经典活化 M1 型和替代活化 M2 型巨噬细胞。一般认为，各种因素引起肝损伤，继之发生炎性反应，M1 型巨噬细胞活化并释放多种细胞因子 TGF-β、PDGF、IL-1 等，这些细胞因子进一步激活静息状态 HSC。激活的 HSC 表型转化为肌成纤维细胞，后者过度增殖并大量合成和分泌 ECM 成分，沉积在窦周间隙导致纤维化，所以被外来的致病因子及受损肝细胞激活的 Kupffer 细胞是 HSC 活化的先决条件。M2 型巨噬细胞按照功能不同也可以分为抑制炎症的巨噬细胞和损伤修复型巨噬细胞。值得注意的是，虽然巨噬细胞按功能分为不同种类，但是巨噬细胞的活化实际上是动态的，因此，深入研究以 Kupffer 为靶细胞，建立体外肝纤维化模型，探讨其在肝纤维化发生与发展中的作用与机制，对于临床工作中防治肝纤维化具有实际意义。

1）原代 Kupffer 细胞的分离培养：Kupffer 细胞的原代分离方法参见前述。

2）Kupffer 细胞系：可使用人源 THP-1 细胞诱导，或者使用小鼠巨噬细胞系 RAW264.7。

人源单核/巨噬细胞系 THP-1 细胞传代前，将培养瓶直立 1.5 小时使细胞自然下沉。吸弃上层少量培养液约 1/3，将余下的培养液分成两瓶，再分别补加培养液即可。按 $5\times10^5$/ml 的密度在 6 孔培养板中，用含有 10% FBS 的 DMEM 培养基，37℃、5% $CO_2$条件下培养。实验前用佛波醇酯 PMA（160nmol/L）孵育 THP-1 细胞 12 小时，使之分化为巨噬细胞，即 80% 的细胞由悬浮状态变为贴壁状态，且细胞形态由圆形变成梭形、椭圆形、不规则形，出现伪足和突起，胞质丰富。细胞贴壁后弃去培养液，添加 10% FBS 的 DMEM 完全培养液继续培养 24 小时。

小鼠单核/巨噬细胞系 RAW264.7 细胞，具有很强的吞噬能力，且贴壁特别牢固。培养条件为 DMEM 完全培养基（含 10% FBS + 双抗），于 37℃培养箱培养。当细胞密度达到 85% 左右时按 1∶3 的比例传代。

3）体外刺激 Kupffer 细胞模型：培养的 Kupffer 细胞加入适当的刺激剂，可模拟体内病理刺激对 Kupffer 细胞的影响。常用 LPS 诱导 Kupffer 细胞，实验时向培养 3 天的 Kupffer 细胞中加入终浓度为 1μg/ml 的 LPS，刺激 24 小时，分别收集上清和细胞。

4）给药方案：通常分正常对照组（不加药物和刺激剂）、模型组（不加药物，只加刺激剂）和不同浓度给药组（加入 3～5 个浓度的受试药物，并加刺激剂）。可在刺激前 12～24 小时提前给予药物，观察预防给药对 Kupffer 细胞的影响；也可在刺激同时或刺激后加入药物，以观察 Kupffer 细胞被刺激剂刺激后药物的作用。

5）检测指标

Kupffer 细胞吞噬功能测定：调整细胞浓度为 $1\times10^9$个/L，接种于 6 孔培养板，每孔 1ml。与受试药物孵育后加入 FITC-dextran（1mg/ml），流式细胞术检测其吞噬功能。

Kupffer 细胞分泌细胞因子测定：调整细胞浓度为 $2.5\times10^9$个/L，接种于 96 孔培养板，孵育 24 小时后收获上清液。采用 ELISA 法检测上清液中 TGF-$\beta_1$、TNF-α、IL-6 等细胞因子的水平。

Kupffer 细胞合成 RNA 测定：采用$^3$H-尿嘧啶（$^3$H-Uridine）掺入法检测 Kupffer 细胞的 RNA 合成率。调整细胞浓度为 $2.5\times10^9$个/L，接种于 96 孔培养板，每孔添加$^3$H-Uridine 约 37kBq，继续培养 8 小时，将细胞收获在玻璃纤维滤纸上，液闪仪测定$^3$H-Uridine 掺入细胞的量，用 DPM 值表示结果。

## 四、治疗脂肪肝药物的药理学研究

### （一）概述

脂肪肝，又称作肝脏脂肪变性，它是一种由于多种原因而导致的肝细胞内脂肪堆积过多的病变，同时也是多种肝脏疾病发展中的一种病理过程。正常人肝组织中存在少量的脂肪，如 TG、磷脂和胆固醇等，其重量为肝湿重的3%～5%。脂肪肝患者肝组织内脂肪蓄积过多：轻度脂肪肝患者肝内脂肪超过肝湿重的5%，可无明显的临床症状，肝功能基本正常，肝内管状结构可见；中度脂肪肝患者肝内脂肪在10%～25%，患者出现肝区不适、食欲不振等表现，肝功能轻度异常，肝内管状结构模糊；肝内脂肪超过25%的重度脂肪肝患者出现明显的腹痛、腹胀以及下肢水肿，皮肤可见黄疸和蜘蛛痣，肝功能异常，肝内管状结构模糊，组织学检查可发现明显的肝细胞损伤，肝细胞脂肪浸润或肝细胞坏死。

肝脏脂肪变性最早是由英国解剖学家 William Bowman 于1842年所提出，但是当时人们普遍认为大量酒精摄入是导致脂肪肝的主要原因。随着研究的不断深入，人们发现酒精性脂肪肝患者发生肝硬化中，营养不良、肥胖、血脂异常、胰岛素抵抗和糖尿病是引起肝脏脂肪沉积及肝硬化的独立危险因素，并不依赖于酒精摄入。20世纪80年代，“非酒精性脂肪性肝病（non-alcoholic fatty liver disease，NAFLD）”作为独立的一类疾病的概念才被正式确立。2002年，美国肝病学会将脂肪性肝病按照组织学分为脂肪肝（根据脂肪变性程度分为轻度、中度、重度）和脂肪性肝炎，按照临床病因又分为酒精性和非酒精性脂肪肝，后者通常和肥胖、胰岛素抵抗、2型糖尿病、高血压以及代谢性疾病息息相关。

酒精性脂肪肝是酒精性肝炎的一种类型，是由于长期大量的摄入乙醇而导致的肝脏疾病。其临床表现和肝脏脂肪浸润程度相关，但症状缺乏特异性，因此患者可无自觉症状，或伴有上腹胀痛、食欲不振、乏力和体重减轻等。酒精在体内90%以上通过肝脏代谢，因此在各个方面都影响了脂肪代谢，导致脂肪在肝脏内堆积：①乙醇在乙醇脱氢酶的作用下转变成乙醛，两者产生大量的还原性辅酶Ⅰ，促进脂肪合成并且使肝内脂肪酸代谢发生障碍，氧化减弱，使脂肪堆积于肝细胞中；②乙醇损坏体内氧化磷酸化和脂肪酸-β，使血液和肝细胞内游离脂肪酸增加；③乙醇影响磷脂的代谢，通过增加胆碱消耗损害脂蛋白的合成，妨碍脂肪肝内转出；④乙醇的摄入导致 CYP450 活性增加，加重了乙醇代谢产物的肝毒性，肝脏内皮细胞窗孔改变，肝细胞摄取脂肪增多，促进了脂肪肝形成。因此，正确的认识酒精引起的肝损害，对于及时诊断和防治具有重要的意义。

非酒精性脂肪性肝病是脂肪性肝病中最为常见的一种类型，是除了酒精和其他明确的原因导致的，以弥漫性细胞大泡性脂肪变为主要特征的临床病理综合征。其疾病谱包括单纯性脂肪肝（non-alcoholic fatty liver，NAFL）、非酒精性脂肪性肝炎（non-alcoholic steatohepatitis，NASH）、NASH 相关肝硬化及肝细胞癌，这也是脂肪性肝病的疾病进展过程。在过去的二十多年中，非酒精性脂肪性肝病的发病率不断上升，在全世界约为25%。在我国，它已经取代了慢性病毒性肝炎成为首位威胁人民健康的慢性肝脏疾病。统计研究表明，在伴有肥胖的糖尿病患者中，50%～70%存在有脂肪肝，其中20%～30%可能存在脂肪性肝炎，2%～5%会进一步进展为肝硬化，甚至肝癌。非酒精性脂肪肝主要的发病机制有：①进入肝内的脂肪酸过多，总 TG 的合成过多，超过了将其转运出肝脏的能力；②肝脏内的脂肪酸-β 氧化障碍，使得肝内的脂肪酸利用减少，而导致总三酰甘油合成相对增多；③极低密度脂蛋白的合成和分泌障碍，导致肝脏合成内源性总三酰甘油不能运送出肝脏；④肝脏合成的总三酰甘油能力增强以及脂蛋白代谢酶活性下降。

基于流行病学对 NAFLD 危险因素的认识，通过干预生活方式可以改善肝脏脂肪沉积，例如，低热量饮食结合加强运动的生活方式调整视为有效、简便和无不良反应 NAFLD 治疗的基石。然而，单纯依赖生活方式干预，患者往往不能坚持导致治疗失败，因而，开发治疗脂肪肝的药物成为研究的热点。自2003年后，针对胰岛素抵抗、脂代谢紊乱及细胞氧化应激损伤等发病机制开展了大量随机对照研究，但是大多研究由于样本量少、随访时间短和未以肝脏组织学作为研究终点，所得结论证据质量不足。2016年上市的胆汁酸通路激动剂奥贝胆酸改善了组织学指标包括肝脂肪变性，但是包括瘙痒和低密度脂蛋白水平升高的副反应也同样引起了担忧。其他新药包括胰高血糖素样肽-1 受体激动剂、过氧化物酶体增殖物激活受体-α/γ 双受体激动剂、抑制炎症反应新药等可能有效作用胰岛素抵抗、脂质代谢、细胞凋亡、炎症反应和纤维化过程的多个信号通路，有望成为新的治疗选择，但仍需未来研究进一步明确疗效和安全性。

### （二）治疗脂肪肝新药临床前药效学研究设计

治疗脂肪肝新药的临床前药效学研究主要包括整体动物模型治疗作用研究和体外药物作用机制研究。

**1. 在动物模型上药效学研究设计**

（1）动物及动物模型选择 理想的脂肪肝动物模型不仅要求模型具备人类脂肪性肝病的特征，而且模型病变有一定发展过程，从单纯性脂肪肝、脂肪性肝炎、肝纤维化至最终的肝硬化，即病变有相对明显的分期，符合人类脂肪肝的演变过程；造模的方法简便易行，模型形成率高，死亡率低，造模停止后病变逆转缓慢，便于进行药物干预实验。

现在常用于建立脂肪肝的动物有兔、啮齿类动物（大鼠、小鼠和豚鼠）、犬类。

1）大鼠：大鼠对胆固醇饲料易产生耐受，而对营养组分的改变比较敏感，特别在氨基酸、胆碱等供应不足的时候，可出现明显的肝细胞脂肪变性、坏死等表现，因此成为良好的预防脂肪肝药物筛选实验模型被广泛应用。

2）小鼠：小鼠的体型小，操作简便，模型复制相对容易；在酒精性脂肪肝模型中，小鼠品系以及对于酒精的耐受程度会影响实验的操作和结果，C57 小鼠对酒精耐受程度最好，极少出现由于酒精毒性而导致的实验动物死亡；而 C3H 小鼠对酒精不耐受，而且酒精诱导难以出现脂肪变，因此实验者需要格外注意。

3）兔：兔对外源性胆固醇吸收率高，对于血中的脂质清除率低，因此较容易诱发脂肪肝。

（2）建立模型的方法

1）乙醇灌胃诱导的慢性酒精性脂肪肝模型：酒精性脂肪肝属于酒精性肝病的前期可逆性的良性病变，但是其发生过程中，尤其是易诱发肝纤维化和肝硬化所引起的肝细胞形态学变化和代谢变化都会给肝细胞带来更多、更严重的损伤，影响了肝脏的正常功能。酒精性脂肪肝的发病机制尚未完全清楚，因此建立较为稳定可靠、简单易行的动物模型，针对其病理过程进行研究和控制十分重要。

大鼠模型：Wistar 大鼠，体重 150g 以上，标准饲料饲养；灌服 50%（*V/V*）乙醇 10ml/kg，每日两次，同时以 10% 的乙醇为唯一饮料，造模 14 周后即可出现肝细胞脂肪变以及乙醇性肝炎样改变。SD 大鼠灌胃 60 度白酒，剂量从 8g/kg 开始，每 2 周增加 2g，直到 16g/kg 给予普通饲料，16 周也可成功复制酒精性脂肪肝模型。

小鼠模型：雄性 BALB/c 和 C57 小鼠多见，体重 20～22g，正常饮水和标准饲料饲养，每日以 50% 乙醇灌胃，灌胃量为 12ml/(kg·bw)，折合乙醇的剂量为 4.8g/(kg·bw)，持续 30 天，可观察到小鼠肝细胞胞质内存在大量的散在的脂肪滴，脂肪变明显。

Tsukamato-French 大鼠模型：1984 年，Tsukamato-French 等给大鼠手术植入胃管，持续注入含乙醇的液体食料维持大鼠血中 200～300mg/dl 的乙醇浓度，造模 3 个月，或同时以热量固定，含少量玉米油（4.9% 热量）液体食料持续胃管饲养 30 天。

2）高脂饮食配合乙醇灌胃诱导的酒精性脂肪肝模型：高脂饮食可导致脂肪代谢异常，即破坏脂肪组织，脂肪细胞和肝细胞之间的脂肪代谢的动态循环平衡；乙醇所造成的脂肪在肝脏中的堆积主要是由于乙醇及其氧化产物和肝内脂质代谢的相互作用，乙醇以及活性氧在线粒体损伤中起主要作用。因此，两者共同作用引起的脂肪肝可能和肝内游离脂肪酸的过多输入和合成、游离脂肪酸在肝线粒体中的氧化减少、肝脏分解脂肪能力下降以及极低密度脂蛋白合成和分泌减少相关。

大鼠模型：雄性 SD 大鼠，体重 200g 左右，饲育在 22℃室温，光照周期 12 小时：12 小时环境中，随意进食和饮水。乙醇联合脂肪乳剂灌胃，每日 2 次，连续六周。乙醇计量（g）= 乙醇体积（ml）× 预配乙醇浓度（%）× 0.8（g/ml）。造模前 3 天以 30%（*V/V*）乙醇 5g/(kg·d) 适应性灌胃，自第 4 天起，每 3 天乙醇的浓度增加 5%，剂量增加 0.6g/(kg·d)，至乙醇浓度 50%，剂量 8g/(kg·d) 为止。脂肪乳剂灌胃量 10ml/(kg·d) 不变。6 周后，大鼠出现典型脂肪肝病变：肝细胞肿胀，细胞内充满大小不一的脂滴。

动物体重增长缓慢，饮食量明显下降，大部分动物会出现大便溏泄。病理组织学可见肝细胞水肿，呈气球样变，胞质内广泛出现大小不等的圆形脂肪滴，并可见规则或不规则嗜酸性小体，即乙醇性玻璃小体。汇管区炎症细胞浸润明显，并可见胶原纤维增生，肝窦内皮细胞肿胀。

3）急性酒精性脂肪肝模型：酒精对肝脏有直接的毒性，也是造成肝损害的主要原因。雄性 Wistar 大鼠，56 度白酒灌胃，每次 7ml/kg，每日 2 次，或者腹腔注射一定浓度的乙醇，20ml/kg，每日 2 次，饲喂普通饲料和水，1～2 周即可得到酒精性脂肪肝模型。

4）高脂饲料诱导的非酒精性脂肪肝模型：该造模方法是最为常用的非酒精性脂肪肝模型，通过 8～12 周以上的高脂或者高胆固醇饲料喂养诱发脂肪肝。高脂饲料指在基础饲料中加入一定比例的脂肪类食物，如 10% 猪油、2% 胆固醇、5% 蛋黄粉、0.2%～0.5% 胆酸钠等。实验动物可选择大鼠、兔以及豚鼠等。

大鼠模型：雄性 Wistar 或 SD 大鼠，体重 120g 以上，每日以高糖、高脂、高蛋白乳剂灌胃，乳剂组成包含花生油 40g、蔗糖 15g、全脂奶粉 8g、胆固醇 15g、去氧胆酸钠 1g、吐温 3.64g、丙二醇 3.11g、复合维生素 0.25g、食盐 1g、矿物质 0.05g 和蒸馏水 30ml。实验开始 1～4 周乳剂灌胃计量按照 2.5ml/kg、5ml/kg、7.5ml/kg、10ml/kg 每周递增，后两周持续 10ml/kg。用高脂饲料持续饲养，2～4 周后大鼠可出现高脂血症；6 周后，大鼠出现弥漫性脂肪变性，肝细胞体积增大，胞质内充满大量的脂肪空泡，部分实验动物出现轻至中度的肝实质内炎症；8～12 周后肝脏呈现中至重度大泡性脂肪变伴转氨酶增高，脂肪肝复制率高达 100%；16 周肝脏炎症坏死程度加剧伴窦周纤维化，24 周脂肪变和炎症略减轻，但纤维化加剧，甚至出现间隔纤维化。大鼠腹部内脏脂肪增多，外周血游离脂肪酸和总胆固醇进行性升高，伴门静脉内毒素血症、肝细胞线粒体损伤、氧应激脂质过氧化损伤以及肝脏 Kupffer 细胞激活等现象，并且有胰岛素抵抗，但体重和血液中三酰甘油增加不明显。

兔模型：基础饲料 80%、蛋黄粉 15%、猪油 4.5%、胆固醇 0.5%，外加青菜，10～12 周后，兔的肝细胞可出现弥漫性泡沫样脂肪变伴炎性细胞浸润及坏死。用新西兰白种家兔建立的高胆固醇血症家兔脂肪肝伴小叶中心纤维化模型，复制率为 100%。

豚鼠模型：4～6 个月雄性豚鼠（体重 400～600g），在普通饲料中加入 2% 胆固醇和正常维生素 C 含量的一半（300mg/kg）饲养 3 周，一般即可形成脂肪肝。

5）营养失调性高脂饮食脂肪肝模型：营养失调性高脂饮食亦称作胆碱蛋氨酸缺乏（methionine-choline-deficient，MCD），常用来诱导经典的非酒精性脂肪肝动物模型。这种饮食中富含碳水化合物（40%）和脂肪（10%），但缺乏蛋白质使得载脂蛋白合成障碍，从而导致三酰甘油积存肝内；同时，缺乏胆碱引起磷脂酰胆碱合成不足，而导致极低密度脂蛋白合成下降，三酰甘油无法运出肝内，从而引起肝内脂肪堆积，形成脂肪变性。造模动物一般选用大鼠或小鼠。模型与人类脂肪性肝炎的改变相似，但是其造模方法和人类膳食情况大相径庭，并且人类和啮齿类动物不同，其肝脏不含胆碱氧化酶，一般不存在胆碱缺乏问题。

给予大鼠连续饲喂高脂饲料，在基础饲料中加入 1%～2% 胆固醇、5% 猪油、10% 的玉米油，8 周后出现轻至中度脂肪变性；或者使用改良高脂饲料，含有蔗糖 360g、右旋麦芽糖 200g、猪油 250g、植物纤维素 50g、玉米粉 50g、食盐 7.5g、黑豆 30g、$CaCO_3$ 2.5g、MgO 1.5g、维生素 A 15000U、维生素 $D_3$ 1500U 和维生素 E 0.5g 进行连续饲喂。4 周后约 2/3 以上大鼠肝细胞出现大的脂滴，偶见坏死灶。

营养失调性高脂饮食脂肪肝模型造模相对简便易行，但是发病率及其严重程度与鼠的性别、品系、种类有关，饲养小鼠 1～2 周即有明显的肝脏脂肪变，2 周后发生肝脏坏死性炎症继而出现窦周和中央静脉周围纤维化，伴血清转氨酶显著升高和肝脏内脂质氧化酶基因表达上调；饮食饲养 SD 大鼠则进展慢，在造模 2 周后出现肝脂肪变和氧化应激，5 周时出现肝脏炎症坏死伴转氨酶轻度升高，12 周时出现肝纤维化。MCD 饮食喂饲鼠肌肉和躯体脂肪含量减少伴体重下降，造模 4 周后外周组织对胰岛素敏感可出现低血糖。

6）药物诱导的脂肪肝模型：四环素类 Swisse 大鼠一次性腹腔注射四环素类药物，剂量为 0.25mmol/kg，数小时后大鼠肝细胞即可产生明显的小泡性脂肪变。四环素类药物通过影响肝细胞线粒体外源性脂肪酸的 β-氧化，从而诱发肝细胞脂肪变性。这些药物大多能在 1 周内诱发实验大鼠和小鼠的脂肪肝，造模方法相对快速、简单。

乙硫氨酸诱导的模型：①Wistar 大鼠灌胃给予乙硫氨酸 250mg/kg，共 10 天。大鼠肝细胞出现小泡性脂肪变；②ICR 小鼠每日下午灌胃高脂饮食 15mg/(kg·d)，共 7 天，前四天同时给予腹腔注射地塞米松 0.25mmol/(kg·d)，造成急性脂肪肝模型。肝细胞脂肪变性可弥漫累及几乎所有肝小叶，病变总面积超过切片 3/4。

丙戊酸类诱导的模型：大鼠腹腔注射丙戊酸的中间产物2-丙基-4-环戊烯酸0.70mmol/(kg·d)，或4-环戊烯酸1.0mmol/(kg·d)，造模5天后观察到85%以上的肝细胞发生严重小泡性脂肪变。

Emeriamine诱导的模型：Emeriamine是脂质代谢中脂肪酸进入线粒体的有效阻滞剂，大鼠每天口服10mg/kg的Emeriamine，共2天，同时禁食，可造成急性脂肪肝模型。

7）中毒性脂肪肝模型：四氯化碳可通过自由基脂质过氧化反应等途径导致大鼠肝细胞损伤，病变早期常以肝细胞脂肪变为主。①Wistar雄性大鼠皮下注射400g/L四氯化碳豆油溶液（3mg/kg），每隔6天一次，共3次，造成大鼠肝细胞重度脂肪变性，以大泡性脂滴为主。②SD大鼠皮下注射四氯化碳的40%玉米油溶液，1ml/(kg·d)，同时饲喂高脂饲料（2%胆固醇、10%猪油和88%基础饲料），4周后，中央静脉周围可见许多大小不一的脂滴。

8）特殊种系动物脂肪肝模型

肥胖型脂肪肝模型：①Zucker大鼠属于遗传性肥胖种系，其体重、肝重均高于同种系的正常大鼠，血糖、血脂、转氨酶也显著增高，肝组织中出现中至重度大泡性肝细胞脂肪变；②3～4月龄的PBB/Ld小鼠出现明显的肥胖，肝脏也显著重大，并可见中度大泡性脂肪变，同时伴有高脂血症和胰岛素抵抗。

糖尿病脂肪肝模型：由于肉毒碱缺乏可影响肝脏脂肪代谢，而BHE大鼠自发存在原发性肉毒碱缺乏，因此大鼠年幼时候即出现明显脂肪肝。

9）全胃肠外营养（total parenteral nutrition，TPN）模型：成年大鼠深静脉（如上腔静脉）插管。连接输液泵将非蛋白营养液（如高葡萄糖加氨基酸的高营养液体或葡萄糖加脂肪乳）持续滴注。当营养液中非蛋白能量占33%以上或总摄入量占总热量的83%以上时，1周后大鼠肝脏即有明显的脂肪变性。若使用高葡萄糖和氨基酸的高营养液体增加至所需非蛋白质能量的146%［相当于350非蛋白质热卡/(kg·d)］和335%氮需要量［相当于2.7g氨基酸氮/(kg·d)］，1/2天即出现肝大，2天后肝糖原、脂肪增多；至第4天肝脏脂肪增加4倍，伴随肝内必需脂肪酸缺乏逐渐加重。

（3）模型和药物评价指标

1）体重的测定：饲养期间分别可以在一定的时间点对模型动物进行体重的监测，与空白对照组相比，统计分析各组模型动物体重的变化情况，是脂肪肝模型的一个间接指标。

2）肝脏系数的测定：肝脏系数即肝脏湿重和体重的比值，系数越大，代表肝脏越大，在脂肪肝模型中反映肝脏脂肪变性越严重。实验动物常规处死后，取出肝脏称重并计算肝脏系数，可以定量的反映肝脏脂肪变性的程度。

3）病理形态学检测：将动物处死后，肉眼首先可以观察到模型动物相较于对照组动物形态学上的改变。正常的肝脏表面应该是光滑、红润，无肉眼可见的结节，质地较软韧，肝边缘锐利；而脂肪肝模型组动物肝色变淡、变黄，有油腻感，肝缘圆钝，少数可见散在的点状病灶。

取肝脏的相同部位，进行包埋后行病理组织学检查。脂肪肝模型组中肝细胞胞浆内可见脂滴，小叶内可见少量炎性细胞浸润；随着造模时间的增加，肝细胞可出现细胞水肿变性或者空泡样变性，胞浆肿大疏松，胞浆内存在有较多脂滴，细胞核出现固缩，颜色加深，肝窦受压，肝索排列紊乱，肝细胞出现点状及灶状坏死；病变加重时，肝细胞胞浆内充满典型的脂滴，肝细胞点状和灶状坏死增多，汇管区有较多的炎性细胞浸润，胶原增多或扩大，明显窦周纤维化，甚至可见小叶内纤维分隔和静脉周围纤维化。

4）血脂的测定：血脂的测定除了经典的TG和Tch，MDA和超氧化物歧化酶的测定也具有重要的意义，两者的活性高低可间接反映组织自由基的含量和脂质过损伤的情况。超氧化物歧化酶是主要存在于细胞质和线粒体内的一种蛋白酶，催化歧化反应，清除引发自由基连锁反应的起始基——超氧阴离子$O^{2-}$，通过一系列化学反应及清除自由基而具有抗自由基损伤作用，是机体内抗氧化系统的重要组成部分，因此其活性的高低可间接反映组织自由基的含量和脂质过氧化程度。MDA也是反映自由基损伤的指标。自由基对机体的损伤是由于分子中含有不配对的电子，其性质活泼，易与脂类、蛋白质和核酸发生反应，引起一系列过氧化损伤。它对内皮细胞的损害作用是引起生物膜上不饱和脂肪酸脂质过氧化反应，生成大量的髓过化物，髓过化物的代谢产物丙二醛可使磷脂、蛋白质发生交联、变性，同时其含量的变化间接反映了组织中自由基含量的变化，因此常用来反映脂质过损伤的程度。

实验前禁食12小时，麻醉后大鼠腹主动脉采血，小鼠眼球或颊面部取血后，分离血清，用全自动生化仪测定血清中TG、Tch、丙氨酸氨基转移酶、天冬氨酸氨基转移酶、丙二醛等生化指标。

取相同部位肝脏0.4g加生理盐水制成10%的肝匀浆液，3500r/min 4℃离心10分钟，取上清再离心10分钟，检测肝匀浆中的TG、Tch、MDA以及超氧化物歧化酶等。

**2. 在体外模型上药效学研究设计** 脂肪肝的模型一般以动物为主，建立模型耗时长，成本高和效率不高，影响实际的实验和应用效果。相比之下，体外脂肪肝模型则可以在短时间（1～2天）内建立，具有成本低、适合快速筛选治疗药物的优势。体外建立脂肪肝模型多在细胞的对数生长末期，采用脂肪酸、脂肪乳、高浓度胎牛血清或者酒精等诱导培养24～48小时，常用的细胞株有人肝细胞株L02细胞、人肝癌细胞株HepG2细胞、大鼠正常肝细胞株BRL、人肝Changliver细胞等。但是，不同的细胞株和诱导方法，细胞中三酰甘油和总胆固醇的升高幅度有很大差异。

（1）L02细胞　是一种永生化的人正常肝细胞株，具有正常肝细胞的生物学特性，通过诱导可以构建一种接近于临床的肝细胞脂肪变性模型。通常使用含有10%胎牛血清的RPMI640培养液培养，多采用油酸、胎牛血清、脂肪酸和脂肪乳的诱导方法进行诱导

1）油酸诱导：一般使用终浓度为0.5mmol/L，待细胞贴壁并生长稳定后，加入一定浓度的含有油酸的培养液，培养48小时后可得诱导成功的脂肪肝模型，细胞内TG含量升高428%。

2）胎牛血清诱导：使用含有高浓度胎牛血清（50%以上）的培养液培养细胞48小时，诱导成功的模型细胞存活率和对照组无显著差异，而TG含量升高143%和胆固醇含量升高79%。

3）脂肪酸：油酸和棕榈酸配比为2∶1所构成的脂肪酸也是常用的细胞脂肪肝模型诱导剂，模型组细胞加入含有1mmol的脂肪酸培养液，诱导24小时，细胞内胆固醇含量升高374%，细胞凋亡没有明显差异。

4）脂肪乳诱导：细胞贴壁48小时后，使用含有20%的脂肪乳1.0ml/L的RPMI1640培养液培养48小时，诱导成模后细胞内的胆固醇含量升高40%～150%。

（2）人肝Changliver　人肝Changliver细胞株也是一种永生化正常肝细胞株，不属于肿瘤细胞系。虽然其缺乏无限传代的特性，但培养方法较原代细胞简单，实验结果更接近于由正常肝细胞发展而来的非酒精性脂肪肝在体模型的特点。一般将处于指数生长期的细胞以$10^4$个/孔接种于96孔板内，对照组加入10%胎牛血清，模型组采用含有0.2mmol/L油酸200μl/孔诱导24小时后成模，成膜后模型细胞充满脂滴，其TG的含量比对照组高105%。

（3）人肝癌细胞株HepG2细胞　HepG2细胞是人胚胎肝癌细胞，体外非常容易培养、传代和反复冻存，其保留了正常肝细胞的糖脂代谢等绝大多数生理功能，细胞成模后，脂滴形态变化显著，便于观察。

1）油酸诱导：用加入0.2mmol/L油酸的含有10%胎牛血清的DMEM培养液培养细胞24小时后，细胞内可见明显的脂滴，甚至发现融合，胞内TG含量可升高105%～338%。

2）脂肪酸诱导：待细胞贴壁生长至70%～80%后，加入含有1mmol/L的脂肪酸培养液（油酸∶棕榈酸=2∶1）诱导24小时后，诱导成功后细胞能形成大量脂滴，细胞内TG含量升高374%，细胞凋亡没有明显差异。

3）脂质堆积诱导培养液（高浓度油酸+高浓度胰岛素）诱导：脂质堆积诱导培养液：5mmol/L油酸钠溶液、5000nmol/L长效胰岛素溶液、5%牛血清白蛋白的DMEM培养液和无血清DMEM培养液混合配制成脂质堆积诱导液，是其终浓度为长效胰岛素100nmol/L、油酸钠1mmol/L和1%牛血清白蛋白。待HepG2细胞长至80%以上，加入以上培养液诱导48小时后，细胞内脂肪变性明显，TG含量升高187%。

4）脂肪乳剂诱导：用含有1%脂肪乳剂培养基诱导细胞24小时后，细胞内出现红色脂滴，细胞间结合欠紧密，细胞活性不受影响，胞内TG含量升高1100%。

（4）大鼠正常肝细胞株BRL　BRL是来源于大鼠肝脏的肝细胞系，在肝细胞研究中被广泛用作正常肝细胞。一半多采用棕榈酸诱导。细胞生长至90%以上时，用含有1%牛血清白蛋白的培养液先培养12小时，再加入0.1mmol/L棕榈酸无血清培养液诱导24小时。诱导成功后可观察到细胞脂肪含量明显增加，TG含量比对照组高41%。

（5）小鼠3T3-L1前脂肪细胞　这种细胞是国际公认的研究脂肪代谢、肥胖机制和抗肥胖药物筛选的细胞模型，其诱导分化方法是将处于对数生长期的细胞常规培养至产生接触抑制2天后，换成诱导剂Ⅰ（0.5mmol/L

IBMX、1mmol/L DEX 和 10μg/ml 胰岛素），并重新记为第 0 天，2 天后换为诱导剂Ⅱ（在 DMEM 基础上加入胰岛素，终浓度为 10mg/L），隔天换液，直到分化结束。成功模型细胞脂肪棱角分明，贴壁完好，细胞核体积较大，细胞中出现大量融合的脂滴，细胞胆固醇含量增多，否则造模失败。3T3-L1 细胞培养时间长，诱导分化条件不稳定，成功率不高。

（6）酒精性脂肪肝体外模型　体外给予细胞乙醇刺激旨在模仿慢性饮酒引起的肝脏脂肪的累积而导致的肝脏损伤。正常培养用含有 10% 胎牛血清的 RPMI1640 培养基培养 L02 细胞，模型组中加入适量浓度的乙醇，诱导分化 24～72 小时后，检测造模结果。

**3. 药效评价指标及药物作用机制研究**

（1）细胞活性和增殖的检测

1）MTT 法观察药物对体外诱导细胞脂肪变性肝细胞增殖的影响：活细胞线粒体中的琥珀酸脱氢酶能将 MTT 的黄色溶液还原为不可溶性的蓝紫色结晶并沉积在细胞中，DMSO 可以溶解这种结晶，用酶联检测仪器测定在 490nm 或者 570nm 波长处的光吸收值，由此计算细胞的存活率和代谢水平。

一般采用 96 孔板，每孔植入 $1 \times 10^4$ 个细胞，按照不同的分组情况处理 48 小时后吸出培养液，隔空加入 200μl 浓度为 0.05% 的 MTT，37℃孵育 4 小时后，弃去上清，各孔加入 200μl 二甲基亚砜，震荡 10 分钟，混匀以溶解被还原的 MTT 结晶，在酶标仪上检测波长为 570nm 吸光度值，以对照组作为空白对照，计算不同方法诱导细胞脂肪变对细胞活性的影响。

2）CCK8 法对体外诱导细胞脂肪变肝细胞存活率的影响：CCK8 试剂中含有 WST-8，它在电子载体（1-Methoxy PMS）的作用下被细胞线粒体中的脱氢酶还原为具有高度水溶性的黄色甲臜染料。黄色的深浅和细胞增殖成正比，和细胞毒性成反比，从而间接反映活细胞的数量。

不同药物诱导肝细胞脂肪变，经过特定的孵育时间后，每孔细胞加入 10μl CCK-8 试液，37℃孵箱继续培养 1～4 小时，利用酶标仪在 450nm 处测定光吸收值，以对照组作为空白对照，计算细胞存活率。

（2）脂质积累的检测　脂肪积累的检测可通过尼罗红染色、油红染色和三酰甘油的含量来进行评价。最为方便的就是油红染色，但是其只能进行定性观察而不能进行定量分析；尼罗红荧光染色法相对来说精确度和灵敏度较高，它检测的是胞内脂滴的含量，包含三酰甘油和脂蛋白等；而 TG 的检测是检测脂滴中的 TG，以及不在脂滴中的 TG。

1）油红 O 染色：细胞加入 10% 中性福尔马林（PBS 稀释）室温固定 10 分钟。以预冷的 PBS 清洗 1 次（慢摇 1 分钟），再用 60% 异丙醇（蒸馏水配制）润洗 15 秒，形成脂溶性环境。尽量吸净异丙醇残液，加入 0.5% 油红 O 工作液（用异丙醇配制，中性滤纸过滤 2 次），37℃避光慢摇染色 30 分钟。以 60% 异丙醇稍洗 15 秒脱色，去除多余染液至背景无色。预冷 PBS 清洗 3 次，1 分钟/次。用 Harris-苏木精浅染胞核 1 分钟，PBS 清洗 3 次返蓝，1 分钟/次。洗完的细胞加入适量 PBS，转移至倒置显微镜下观察，可见脂滴被染成红色，胞核蓝色衬染。弃 PBS 溶液，加入 100～200μl 异丙醇抽提油红 O，慢摇 1 分钟至胞浆内无红色脂滴；转移溶液到 96 孔板，在 518nm 波长处测定吸光值，进行半定量分析。

2）尼罗红检测脂质积累：将单层贴壁培养或者凝胶包埋培养肝细胞中的培养基吸干，加入含有 3μmol/L 尼罗红的 PBS 溶液，在 37℃温育 30 分钟，洗涤 2 次后，用荧光酶标仪检测，波长为 580nm/630nm。

3）三酰甘油的检测：将肝细胞中的培养基吸干，加入 0.5ml 的 PBS 缓冲液，在 4℃下进行超声波破碎，脂肪由氯仿/甲醇（2∶1）提取。氯仿在室温挥发后，剩余物用 6μl 正丁醇溶解，然后可以按照三酰甘油试剂盒说明书进行；或者用胰蛋白酶将贴壁细胞消化下来后，离心制成单细胞悬液，按照 1500r/min 离心细胞 5 分钟，冷的 PBS 洗涤细胞 3 次后，完全裂解细胞，4℃剧烈震荡，裂解 30 分钟后，离心 30 分钟，收集上清溶液，然后用 Olympus AU-600 全自动生化分析仪测定其中的三酰甘油含量。

## 五、治疗肝癌药物的药理学研究

### （一）概述

肝癌是指发生在肝脏的恶性肿瘤，通常可以分为原发性肝癌和继发性肝癌两大类。原发性肝癌是指起源于肝脏的上皮或间叶组织；而继发性肝癌是指全身多个器官起源的恶性肿瘤侵犯至肝脏。一般多见于胃、胆道、结直肠等器官恶性肿瘤的肝转移。一般来说，人们日常生活中所说的肝癌多指原发性肝癌。肝癌在全球的发病率每年超过62.6万人，死亡率接近60万人。在我国，肝癌发病人数约占全球发病人数的55%，在肿瘤相关死亡中仅次于肺癌，位居第二，严重的威胁人民的生活和生命健康。迄今为止，原发性肝癌虽然被认为其发病是多因素、多步骤的复杂过程，受环境和饮食双重因素影响，但是其发病机制仍不清楚。流行病学及实验研究资料表明，HBV和HCV感染、黄曲霉素、饮水污染、酒精、肝硬化、性激素、亚硝胺类物质、微量元素等都是原发性肝癌发病的高危因素。在我国，特别是HBV的慢性感染，是导致肝癌发生的首要诱因，约90%的肝细胞癌患者中有既往HBV感染病史。

原发性肝癌按照组织发生可以分为肝细胞癌、胆管上皮癌、混合性肝癌三大类。肝细胞癌是最常见的肝癌，占肝癌的80%~90%。其癌细胞起源于肝实质细胞，癌细胞异型性明显，呈多边形，胞浆丰富，呈颗粒状，明显嗜酸性染色，有时可见胆汁小滴，胞核大深染，可见多核分裂，癌细胞排列呈条索状或巢状，其间血窦丰富，无其他间质；胆管上皮癌相对比较少见，癌细胞起源于肝内胆管上皮，其组织结构多为腺癌或单纯癌，癌细胞较小，胞浆清晰透明，胞浆中无胆汁，形成大小不一的腺腔，间质多而血窦少；混合型肝癌则是指癌组织中既有肝细胞癌又有胆管细胞癌结构，此型最少见。

原发性肝癌在早期通常没有特异性症状，而在中晚期常出现肝区疼痛、腹胀、全身乏力、消瘦等症状，部分患者同时还可能出现低热、黄疸、腹泻和上消化道出血；早期肝癌无明显阳性体征或仅出现类似肝硬化体征，而中晚期肝癌患者则通常会出现肝脏肿大、黄疸、腹水等体征。此外，合并肝硬化的肝癌患者临床常见肝掌、蜘蛛痣、男性乳腺增大和下肢水肿等。

①血清标志物甲胎蛋白（alpha-fetoprotein，AFP）测定：对于诊断肝癌具有相对特异性。放射免疫法检测持续血清AFP≥400μg/L，并排除妊娠、活动性肝病等，即考虑肝癌的诊断。其他的血液酶学及肿瘤标志物检查，如血清中γ-谷氨酰转肽酶及其同工酶、异常凝血酶原、碱性磷酸酶、乳酸脱氢酶同工酶虽然可能高于正常，但缺乏特异性。超声检查可显示肿瘤的大小、形态、所在部位以及肝静脉或门静脉内有无癌栓，其诊断符合率可达90%。②CT检查：具有较高的分辨率，对肝癌的诊断符合率可达90%以上，可检出直径1.0cm左右的微小癌灶。③MRI检查：诊断价值与CT相仿，对良、恶性肝内占位病变，特别对血管瘤的鉴别优于CT。④选择性腹腔动脉或肝动脉造影检查：对血管丰富的癌肿，其分辨率低限约为1cm，对<2.0cm的小肝癌其阳性率可达90%。⑤肝穿刺行针吸细胞学检查：在B型超声导引下行细针穿刺，有助于提高阳性率。

肝癌的诊断和分级，根据肝癌的不同阶段酌情进行个体化综合治疗，是提高肝癌治疗疗效的关键。治疗方法主要包括手术、药物、化疗和放射治疗等。手术治疗是肝癌治疗的首选，也是最直接有效的方法。采取的方法有根治性肝切除、姑息性肝切除等，但是患者必须符合相对应的手术指征；对不能切除的肝癌可根据具体情况，采用术中肝动脉结扎、肝动脉和（或）门静脉置泵（皮下埋藏灌注装置）作区域化疗栓塞；也可行放射介入治疗，经股动脉作选择性插管至肝动脉，注入栓塞剂（常用如碘化油）和抗癌药行化疗栓塞，使得部分患者因此获得手术切除的机会，但是放射治疗要求患者一般情况较好，肝功能好且不伴有肝硬化、黄疸、腹水等，癌肿相对局限，尚无远处转移。药物治疗包含有靶向药物治疗和免疫治疗，靶向药物用于癌细胞存在的特定受体的肝癌治疗，主要有表皮生长因子受体（EGFR）抑制药物、血管内皮生长因子受体（VEGFR）拮抗药等；而免疫治疗主要包括免疫调节剂、免疫检查点抑制剂、肿瘤疫苗、细胞免疫治疗。虽然这些治疗手段有一定的抗肿瘤作用，但在用于临床之前尚需更多的研究验证。

### （二）治疗肝癌的药物

靶向药物一直是肿瘤治疗研究的热点，因其良好的特异性、高效性及耐受性而备受关注。多靶点抑制剂索拉非尼（Sorafenib，商品名多吉美）是晚期肝癌的一线治疗药物，适用于治疗无法手术切除或有远处转移的HCC。它是第一个被美国食品药品监督管理局（FDA）与欧洲药品管理局（EMA）批准用于晚期肝癌患者的靶向药物，也曾是我国唯一获批用于治疗晚期肝癌的分子靶向药物。索拉非尼是一种多激酶抑制剂，既可通过阻断由RAF/MEK/ERK介导的细胞信号传导通路而直接抑制肿瘤细胞的增殖，还可通过抑制VEGFR和血小板衍生生长因子受体（PDGFR）而阻断肿瘤新生血管的形成，间接地抑制肿瘤细胞的生长。索拉非尼在中国患者的临床数据中显示，治疗后患者中位总生存期10.7个月，中位无进展生存期3.7个月。但是，索拉非尼的耐药周期相对很短，平均应用17.6周后出现耐药。

乐伐替尼（Lenvatinib）也是一种多靶点激酶抑制剂，可作用于VERGR-1、VERGR-2、VERGR-3、RET、FGFR（1-4）、c-KIT、PDGFR-α和PDGFR-β等位点，能够同时抑制肿瘤的新生血管形成及肿瘤细胞的增殖。2017年公布的研究中对比了乐伐替尼和索拉非尼的疗效及安全性，结果显示乐伐替尼总生存率可以达到15个月，中位无进展生存期为9.2个月，相较索拉非尼有明显的优势，但患者服用乐伐替尼后血药升高比率高于索拉非尼组。

瑞格非尼（Regorafenib）也是一个多靶点的酪氨酸激酶的多激酶抑制剂，可阻断涉及肿瘤生长和进展过程中的血管生成、肿瘤形成、转移和肿瘤免疫的多种蛋白激酶。它属于肝癌治疗的二线用药，适用于既往接受过索拉非尼治疗的肝细胞癌患者。它作用的靶点也包括VEGFR、PDGFR等，阻断这些激酶单独或共同作用，控制肿瘤的生长、间质微环境的形成和疾病进展。瑞格非尼治疗后不良事件与索拉非尼相似，但更需要密切监测，因为索拉非尼的皮肤不良事件与患者预后较好有关，而瑞格非尼还有待观察，并且这两种药物治疗后都容易出现耐药性。

肝癌是富血供肿瘤，其生长代谢、浸润转移和复发均与新生血管形成相关。以新生血管形成为靶点的分子靶向治疗也取得理想的临床进展，相关的药物包括贝伐单抗、雷莫芦单抗、人重组血管内皮抑素和沙利度胺等。贝伐单抗（Bevacizumab）是作用在人VEGF的重组人源化单克隆IgG1抗体，也是第一个获得FDA批准上市的抑制肿瘤血管生成的药物。贝伐单抗结合VEGF并防止其与内皮细胞表面的受体结合进而抑制其活性，起到阻断肿瘤血管生成的作用；雷莫芦单抗（Ramucirumab）是作用于VEGFR-2的人源化免疫球蛋白G1单克隆抗体，可以干扰配体与VEGFR-2的结合从而抑制肿瘤的新生血管形成。有研究显示，雷莫芦单抗作为二线治疗药物并没有显著提高晚期肝癌患者的生存期，但在甲胎蛋白AFP≥400ng/ml的患者中能显著提高其生存期，提示AFP的表达水平可能是雷莫芦单抗治疗的预后预测指标，对于该类患者雷莫芦单抗将可能成为有效的二线治疗药物。

人重组血管内皮抑素（恩度，Endostar）是我国自主研发的分子靶向药物，2005年9月国家食品药品监督管理局（SFDA）批准用于治疗非小细胞型肺癌NCSLC，并在2006年中国版NSCLC临床实践指南推荐为复发和转移性NSCLC的一线用药。Endostar可以选择性作用于微血管内皮细胞，发挥抗肿瘤细胞增殖、抗迁徙和抑制管道形成的作用。Endostar联合TACE治疗进展期HCC有诸多文献报道，与单纯TACE比较，TACE与Endostar联合使用能显著延长HCC的生存时间。

沙利度胺（Thalidomide）又称反应停，其抗肿瘤机制目前尚不完全清楚，可能与该药可抑制β-FGF、VEGF诱导的新生血管、有效降低TNF-α水平及调节机体免疫状态等多种途径抑制肿瘤的生长或转移有关。研究表明，单药沙利度胺治疗晚期HCC安全有效，但治疗剂量不宜过大，以300～400mg/d为宜，并且沙利度胺对有肝硬化背景、肿瘤直径小于5cm的早期HCC疗效更好。

EGF通路抑制类药物拉帕替尼（Lapatinib）和西妥昔单抗（Cetuximab）可以和EGFR结合，阻止其异常活化，从而抑制肿瘤进展。拉帕替尼同时还可以抑制HER2受体，因此与卡培他滨联合治疗晚期乳腺癌。在肝癌的研究中发现，雷帕霉素治疗后显著地恢复了HCC细胞对西妥昔单抗的敏感性，并降低该细胞中的mTOR信号表达，而且类似研究也发现了西妥昔单抗与雷帕霉素的协同作用，提示EGFR和PI3K/Akt信号通路抑制剂联合治疗可能是治疗肝癌的一种新方法。

### （三）治疗肝癌药物的药理学研究设计

肝癌动物模型是肝癌基础和临床研究中非常重要的研究基础，模型的种类多，从不同的角度揭示了肝癌的发病原因和致病机制。但是，没有一种模型能够完全满足理想肝癌动物模型的所有标准，对于特定的问题仍然需要选择最为适合的模型，这是对治疗肝癌的药物进行药效学评价的首要环节。

**1. 化学物质诱导肝癌模型**　化学物质诱导肝癌模型肿瘤多为弥漫结节型，虽然肿瘤出现的时间、部位和病灶有个体差异性，但是其诱发率相对较高，诱发因素和成瘤条件可以人为进行控制，因此主要用于研究肝癌的病因学、发病机制和药物筛选等。该模型的基本作用机制为异常的氧化应激诱导了肝癌的产生和进展。正常情况下，肝脏细胞的生理过程需要低浓度的活性氧类物质，但是异常的增多会引起一些大分子（脂质、蛋白质、核酸等）损伤，引发异常的氧化应激，从而导致肝癌。一般常用的诱导剂有DEN、$CCl_4$和硫代乙酰胺（TAA）。化学物质诱导肝癌模型是最常用的模型之一，因为动物肝癌的形成过程和人肝癌相似，是一个从损伤、纤维化到肝癌的过程。DEN诱导肝癌模型中，小鼠血清中的丙氨酸转移酶、天冬氨酸转移酶和甲胎蛋白都显著升高，提示肝细胞出现损伤和增生，呈现与人肝癌相似的病变过程和病理学变化。但是，化学物质诱导型肝癌模型起病隐匿，并且造模时间较长，需要数月至2年，相对成本高，而且成功率低，肿瘤生长不稳定。

（1）DEN模型　DEN是一种具有基因毒性的亚硝胺类物质，能改变肝脏细胞的DNA结构，产生烷基化DNA加合物并且诱导染色体畸变，是DEN致癌的关键；DEN还诱导ROS产生增多，从而引起肝癌。DEN造模多选择腹腔注射，因为DEN溶液灌胃或者自由水饮用容易引起口腔和消化道感染而使死亡率增加。小鼠品系选择上，C3H品系最容易成模，而C57BL/6小鼠则不易成模；小鼠年龄越小，诱导成模时间越短；雄性小鼠相较雌性小鼠成模率高，因为雌激素对于HCC有抑制作用，而雄激素对于HCC则有促进作用。

（2）TAA模型　TAA的作用机制和DEN类似，促使氧化应激的形成，引起肝细胞DNA损伤，导致肝癌。

（3）$CCl_4$模型　$CCl_4$是通过诱导CYP450和形成ROS的方式诱导产生一系列的细胞因子、趋化因子和促炎物质，引起肝脏Kupffer细胞产生炎性应答。这些炎性因子不仅仅能直接造成肝脏的毒性损伤，而且能激活单核细胞等炎性细胞，最终导致肝损伤。肝脏在这种反复损伤、炎症、修复的过程中出现肝纤维化和肝肿瘤。

（4）黄曲霉素$B_1$（$AFB_1$）模型　$AFB_1$是黄曲霉菌、寄生曲霉菌等产毒菌株产生的次生代谢产物。霉变食物中$AFB_1$最常见，是目前已知最强的化学致癌物之一。$AFB_1$在进入人体后经肝脏内CYP450酶系统作用活化为AFB1-8，9-环氧化物，继而与DNA鸟嘌呤结合形成加合物，改变DNA结构，引起DNA化学损伤。

**2. 移植肝癌动物模型**　移植性肝癌动物模型是指把来源于动物或者人的肝癌组织、细胞株或者其他恶性肿瘤移植于模型动物体内而形成的肝癌模型，肿瘤形成的时间较自发和诱导性肝癌模型短，成功率较高，肿瘤的位置及大小较容易控制，可以进行连续动物移植，比较适合外科处理及介入手术等后期研究。皮下是肿瘤异位移植最常用的部位，以腋下皮下为最佳，也可以选择颈背部或者背侧部靠近腋下或腹股沟部位。异位移植肿瘤形成的速度快，成本相对较低，主要用于对抗癌药物临床前评价的研究，但是忽略了微环境对肿瘤发生发展的影响，有些结果还需要通过原位种植试验进行验证。原位种植是如今用的比较多的肝癌动物模型，多以移植人的肝癌细胞或者组织到免疫缺陷小鼠中构建，多见于裸鼠，也有使用重症联合免疫缺陷小鼠，在手术或B超引导下将肝癌细胞或者组织块种植于肝脏的方法。该法在形态学、微环境、转移潜力和对抗癌药物反应上更好的模拟了人类肝癌，但是对于造模要求较高，成本相对较高。

**3. 转基因动物模型**　转基因肝癌动物模型是指将人工分离和修饰过的基因导入动物基因组中，由于导入基因的表达，引起动物性状的可遗传修饰而形成的肝癌模型。随着如ZFN、TALEN和CRISPR/Cas9等小鼠基因打靶技术和基因编辑工具的发展，基因修饰肝癌小鼠模型已经取得了一定的发展，它为肝肿瘤病因学的研究开辟了一个新的领域，不仅可以用来研究特殊基因的功能和不同基因在肝细胞癌发展过程中的相互作用（例如：癌基因和抑癌基因），也可用于研究特殊基因与肝特异性致癌物之间的关系。HBV感染是引起肝癌的主要原因之一，完全整合了乙型肝炎病毒HBx基因的转基因小鼠，其肝脏的组织病理呈进展性变化，在4个月时出现多灶性肝细胞改变，8～10个月时出现良性腺瘤。猴病毒40（sv40）基因组编码两个致癌蛋白（T-Ag和t-Ag），通过灭活宿主细胞抑癌基因（p53、Rb）致癌。研究发现启动子/增强子抗凝血酶-Ⅲ（AT-Ⅲ）可使sv40T-Ag在小鼠肝脏特异性表达。Dubois等利用人AT-Ⅲ基因和sv40T-Ag序列构建的外源DNA，建立了sv40转基因小鼠肝癌模型，该小鼠模型在8月龄时生瘤率为100%，同时有10%的小鼠发生肺转移。Santoni Rugiu等人发现肝脏同时过表达c-myc和TGF-α的双转基因小鼠Alb-c0myc/MT-TGF-α在8月龄时，100%的雄性和30%的雌性小鼠出现肝癌，并且双转小鼠比仅过表达c-myc或TGF-α的小鼠发生肿瘤更早、更快。利用高压水动力法运送CRISPR/Cas9系统在小鼠肝脏中同时敲除抑癌基因Pten和p53成功构建小鼠肝癌模型。

### （四）药物体外研究机制

为了更好地阐明药物作用机制，在药理学研究中，经常采用体外细胞模型研究药物的作用机制。肝癌模型中，可选用具有不同特性肝癌细胞株来满足不同的研究目的，如不同侵袭能力的人肝癌细胞株 HCCLM3、HepG2、SMMC7721 等，来完成某种药物对癌症细胞侵袭能力的影响。待培养细胞生长处于对数生长期，约 80% 融合时加入药物，药物的剂量可以参考文献资料，也可以按照 10 倍梯度先试 4～5 个浓度（例如 $10^{-4}$mol/L，$10^{-5}$mol/L，$10^{-6}$mol/L，$10^{-7}$mol/L，$10^{-8}$mol/L，$10^{-9}$mol/L），然后根据实验结果做剂量调整。药物作用前，可以对细胞进行撤血清饥饿预处理，再加药处理 24～72 小时（一般细胞 24 小时左右增殖一代，生长较快的细胞 12～16 小时增殖一代），实验的具体时间需要根据不同种类的细胞摸索，如果细胞密度过密，达到生长的平台期，则不适合评价细胞功能。因此针对不同的药物、不同的细胞种类，需要调整细胞密度、观察时间，以得到一个很好的时间-浓度依赖曲线。

### （五）主要观察指标与检测方法

**1. 模型观察**

（1）一般情况　记录实验动物的进食和饮水状况；观察动物的被毛光亮还是枯黄无光泽，精神状态是否出现萎靡不活跃。

（2）计算肿瘤模型造模的成功率和实验动物的自然生存期　开腹探查或者小动物 B 超下观察肿瘤大小，是否存在和远处转移，出现转移灶等。化学物质诱导肿瘤可以观察到肝脏病变的过程：肝硬变前期，肝脏表面无明显结节，部分肝脏表面出现黄色的斑点；肝损伤和硬化期的肝脏表面有少量出血点，可见散在或者集中某一个肝叶上有灰色结节，分界明显；肝癌发生期时，肝脏体积变大，表面粗糙暗淡，可见散在的多个灰白色结节，数量较多，并且形状规则，多为圆形，可用游标卡尺分别测量瘤体的大小。

**2. 病理形态学观察**　瘤组织经 10% 福尔马林固定，石蜡切片，HE 染色，作常规病理检查。正常肝脏细胞间界限清晰，肝细胞大小基本一致，胞质均匀，核仁清晰；轻度变形坏死期组织结构基本正常，但是可见少数肝细胞变性、坏死、肝窦扩张、汇管区有炎性细胞浸润，而重度变性坏死期则可见肝细胞水样变性，同时伴有不同程度的脂肪变性，肝窦充血严重，炎性细胞浸润严重并出现纤维增生；肝硬变期可见肝小叶结构破坏，出现大小不等的假小叶结构，组织细胞异型明显，病理性分裂核较多，并伴有不同程度的胆管上皮增生；肝癌期时最明显的就是细胞异型性明显，核内染色质凝集，细胞排列为索状或者腺状，向周围组织浸润。

**3. 血清生化指标检测**　用血清试剂盒检测实验动物血清中的 AFP、谷丙转氨酶的表达。

### （六）受体及信号分子

**1. Wnt/β-catenin 信号通路**　Wnt 基因是一种原癌基因，常见于胚胎发育和癌症过程，其信号异常表达和肿瘤的发生发展有密切的关系。经典的 Wnt 信号即为 Wnt/β-catenin 信号通路，其中 β-catenin 起决定性的作用，其浓度的高低直接影响 Wnt 信号通路的开放或者关闭。正常组织中通常没有 Wnt 信号，只有少量的 β-catenin 在细胞内表达，而 β-catenin 在癌旁和肝癌组织中的表达明显升高，同时在伴有远处转移、血清甲胎蛋白水平较高、临床分期较晚、病理分化程度差的人群中表达异常增高；β-catenin 基因敲除小鼠肿瘤结节大于非敲除小鼠，提示该信号通路在肝癌形成过程中也起非常重要的作用。

**2. 生长因子受体信号通路**　肿瘤生长、侵袭和转移依赖于有效的血管形成和血液供应。HCC 发生过程中，肿瘤细胞、血管内皮细胞分泌大量促血管生成因子，例如 VEGF、血管生成素 2、血小板衍生生长因子，它们通过激活细胞外信号调节激酶（extracellular signal-regulated kinases，ERK）、磷脂酰肌醇 3-激酶（phosphoin0sitide 3-kinase，PI3K）等不同的信号转导途径，促进新生血管形成。HCC 细胞系和组织中 VEGF 和 VEGFR 高表达，HCC 患者血清中同样存在大量 VEGF 的表达。抑制裸鼠体内 VEGF 表达可减缓裸鼠体内 HCC 种植瘤的生长，同时肿瘤相关血管生成也显著减少。

胰岛素样生长因子（insulin-like growth factor，IGF）通路是细胞内参与调控细胞增殖、运动、凋亡等重要细胞生物学功能的信号转导通路。它与配体（IGF1 或 IGF2）结合后被磷酸化激活，使其下游底物发生级联的磷酸化反应。进一步激活 PI3K 和丝裂原活化蛋白激酶（mitogen-activated protein kinases，MAPK）等通路。HCC 患者中 IGF2 表达水平增高，过表达的 IGF2 与 IGF1R 结合后通过激活 MAPK 和（或）PI3K 通路进一步发挥生物调节作用。采用 IGF1R 的单克隆抗体阻断 IGF 通路后，肿瘤细胞增殖抑制、凋亡增加，种植瘤模型中肿瘤生长抑制，模型动物生存率明显提高。抑制人 HCC 细胞 IGF1R 表达后细胞活动和细胞黏附相关基因表达下调，提示阻断 IGF2/IGFIR 通路可显著抑制肿瘤浸润和转移。

**3. ERK/MAPK 信号通路** ERK/MAPK 信号转导通路参与调节细胞增殖、分化、血管生成，其活化与多种实体肿瘤发生、发展及转移密切相关。ERK/MAPK 位于多种细胞因子和生长因子的下游，参与其细胞内信号转导过程，是一个理想的 HCC 治疗靶点。生长因子与受体结合后，受体被磷酸化，并激活衔接分子形成复合物，顺序激活 Ras/Raf/MAPK 细胞外信号调节激酶激酶 MEK/ERK 通路，引发细胞内一系列磷酸化事件的发生。Ras/Raf/MEK/ERK 通路活化与肿瘤大小呈正相关，与肿瘤分化程度无关。ERK 活化与肿瘤侵袭性相关。ERK 活化是 HCC 预后不良的独立预测因子。HBV 相关 HCC 中，HBV 通过激活 MAPK 通路参与 HCC 的发生和发展。HBV 整合至宿主 DNA 中，并表达乙型肝炎病毒 X 蛋白和前 S2 抗原，二者均可激活 Ras/RafMEK/ERK 通路。HCV 通过其核心蛋白活化 Raf 激酶，激活 Raf/MEK/ERK 通路。

**4. PI3K/AKT/mTOR 信号通路** PI3K/AKT/mTOR 通路的活化在多种实体肿瘤细胞生长和生存中发挥决定性作用，其活化的关键是生长因子，尤其是 IGF 和 EGF 与其受体结合后激活 PI3K，后者活化后产生脂质第二信使，激活 AKT，进一步调控多种转录因子。活化的 AKT 还通过磷酸化 mTOR 和 BCL-2 相关死亡启动子，促进细胞增殖，抑制细胞凋亡。HCC 和肝硬化患者存在 IGF 和 IGFR 表达上调，后者激活 PI3K/AKT/mTOR 通路，并进一步激活 Ras/Raf/MEK/ERK 和 Wnt/β-连环素通路，参与调节细胞内信号转导。

## （七）实例

### 索拉非尼通过阻断 RAF/MEK/ERK 信号通路抑制小鼠肿瘤血管的新生和诱导肿瘤细胞的凋亡

**1. 药物特性** 索拉非尼属于多靶点抑制剂，既可通过阻断由 RAF/MEK/ERK 介导的细胞信号传导通路而直接抑制肿瘤细胞的增殖，还可通过抑制 VEGFR 和血小板衍生生长因子受体而阻断肿瘤新生血管的形成。

**2. 研究目的** 明确索拉非尼对临床前小鼠肝细胞癌的作用机制。

**3. 动物选择和模型选择** 本研究选用雌性 SCID 小鼠作为移植瘤的模型动物，用体外培养的 p53 基因缺失的和正常的人 HepG2 细胞皮下注射成模；体外运用 HepG2 细胞株和甲磺酸索拉非尼进行信号分子机制研究。

**4. 实验分组** 小鼠设正常组、模型组、实验药甲磺酸索拉非尼 3 个剂量组（10mg/kg、30mg/kg 和 100mg/kg）。于移植瘤模型成功后随机分组，每组 5～10 只。细胞设正常组、模型组、实验药甲磺酸索拉非尼不同剂量组。

**5. 给药途径、给药剂量和给药时间** 索拉非尼是酶抑制剂，临床用药为口服用药途径，因此本研究选择口服给药。药物在整体动物药效学评价一般设计 3 个剂量以上，针对小鼠设计索拉非尼三个剂量组（每次分别为 10mg/kg、30mg/kg 和 100mg/kg，灌胃给药，每天 1 次，用药 16～21 天）。索拉非尼临床用药多为治疗用药，因此索拉非尼的给药时间为小鼠出现肿瘤表现以后，肿瘤大小为 140～160mg。因此本研究中索拉非尼的给药时间为所有实验组小鼠出现肿瘤时（11～12 天后）、给药 16 天或者 21 天。在研究抑制肿瘤血管新生的实验中，索拉非尼的给药时间为 5 天，从小鼠肿瘤长到 200～300mg 开始。

**6. 评价指标** 本研究选择体重变化和肝脏病理学指标作为评价索拉非尼对小鼠肝细胞肿瘤的疗效指标。选择细胞周期变化、细胞凋亡变化、血管新生的特异性指标等免疫学指标，来研究/索拉非尼对小鼠肝细胞肿瘤疗效的相关机制。

**7. 机制研究** 索拉非尼不同浓度（0.1μmol/L、1μmol/L、10μmol/L）处理 PLC/PRF/5 和 HepG2 细胞，于 72 小时和 48 小时后分别运用 CellTiter-Glo 和 DNA fragmentation 分别检测细胞增殖和凋亡；同时，运用 TUNEL 法观察细胞核形态学变化和流式细胞术分析 $G_1$ 和 S 期细胞的变化。

由于索拉非尼是酶抑制剂，Raf 酶在 MEK/ERK 通路是一个非常重要的调节点，并且 RAF/MEK/ERK 的上调在肝细胞癌中起到非常重要的作用，因此本研究选择 RAF/MEK/ERK 信号通路作为评价药物作用机制的指标。

应用选择性的 MEK 抑制剂，用 Western blot 检测 MEK、ERK 和 AKT 的磷酸化指标；同时，Western blot 检测Mcl-1 水平和 eIF4E 磷酸化，通过观察上述指标可解释索拉非尼抑制肿瘤细胞的机制。

**8. 实验结果和疗效判断**　略。

（孙妩弋　胡姗姗　魏　伟）

## 参考文献


[1]王辰,王建安. 内科学[M]. 第 3 版. 北京:人民卫生出版社,2015:492-502.

[2]Søreide K,Thorsen K,Harrison E,et al. Perforated Peptic Ulcer[J]. Lancet,2015,386(10000):1288-1298.

[3]Kavitt R,Lipowska A,Anyane-Yeboa A,et al. Diagnosis and Treatment of Peptic Ulcer Disease[J]. Am J Med,2019,132(4):447-456.

[4]刘文忠,谢勇,陆红,等. 第五次全国幽门螺杆菌感染处理共识报告[J]. 胃肠病学,2015,22(6):346-360.

[5]Salah Khalil M. The Postulated Mechanism of the Protective Effect of Ginger on the Aspirin Induced Gastric Ulcer:Histological and Immunohistochemical Studies[J]. HistolHistopathol,2015,30(7):855-864.

[6]Ramos G,Papadakis K. Mechanisms of Disease:Inflammatory Bowel Diseases[J]. Mayo Clin Proc,2019,94(1):155-165.

[7]中华医学会消化病学分会 IBD 学组. IBD 诊断与治疗的共识意见(2018 年·北京)[J]. 中国实用内科杂志,2018 (9):796-813.

[8]Wirtz S,Popp V,Kindermann M,et al. Chemically Induced Mouse Models of Acute and Chronic Intestinal Inflammation[J]. Nat Protoc,2017,12(7):1295-1309.

[9]Pereira S,Pereira R,Figueiredo I,et al. Comparison of Anti-inflammatory Activities of An Anthocyanin-Rich Fraction from Portuguese blueberries (Vaccinium corymbosum L.) and 5-Aminosalicylic Acid in a TNBS-Induced Colitis Rat Model[J]. PloS One,2017 ,12(3):e0174116.

[10]Tao Y,Yue M,Xia Y,et al. Pharmacological Activation of ERβ by Arctigenin Maintains the Integrity of Intestinal Epithelial Barrier in Inflammatory Bowel Diseases[J]. FASEB J,2020,34(2):3069-3090.

[11]郑庆芬,李建生,白丽,等. 肝纤维化诱导急性肝损伤耐受的研究进展[J]. 世界华人消化杂志,2016,24(24):3537-3542.

[12]Ruan Xueqing,Shen Chong,Meng Qin. Establishment of a methodology for investigating protectants against ethanol-induced hepatotoxicity[J]. Food Chem Toxicol,2010,48(5):1145-1151.

[13]Liu L,Cao Y,Chen C,et al. Sorafenib blocks the RAF/MEK/ERK pathway,inhibits tumor angiogenesis,and induces tumor cell apoptosis in hepatocellular carcinoma model PLC/PRF/5[J]. Cancer Res,2006,66(24):11851-11858.

第十二章

# 治疗心血管系统疾病药物的药理学研究

## 第一节 抗心绞痛药物的药理学研究

### 一、概述

心绞痛（angina pectoris）是缺血性心脏病的常见症状，是冠状动脉供血不足引起的心肌短暂急剧缺血、缺氧综合征，可伴随急性心肌梗死、心律失常、急性心力衰竭等并发症，大多为突然发作，用力过度、劳累、情绪激动、饱餐或突冷、突热等都可能诱发。心绞痛临床症状可分为典型症状和不典型症状。典型症状表现为突然发生压榨性、闷胀性或窒息性疼痛，位于胸骨体上段或中段之后，亦可能波及大部分心前区，并放射至左肩、左上肢前内侧，达无名指和小指，界限不清，偶可伴有濒死感，患者往往需要立即停止活动进行治疗；不典型症状为患者疼痛位于胸骨下段、左心前区或上腹部，放射至颈、下颌、左肩胛部或右前胸，常见于老年患者或者糖尿病患者。心绞痛最直接发病原因是心肌供血不足，任何减少血氧供应和（或）增加氧消耗的因素都可诱发心绞痛。因此，降低心肌氧耗、增加冠脉血流量及恢复缺血心肌氧供需间的平衡，并同时防治动脉粥样硬化是治疗心绞痛的根本原则。临床上心绞痛分为劳累型心绞痛、自发性心绞痛和混合型心绞痛 3 种类型，心绞痛持续发作，若不及时治疗则可发展为心肌梗死，危及患者生命。那么，临床上心绞痛的诊断就显得尤为重要。根据上述临床表现，对于发作典型者，若在舌下含服硝酸甘油后疼痛得到缓解，同时结合年龄以及是否存在冠心病的易患因素，一般即可确诊。发作时心电图检查可见 R 波振幅降低，ST 段压低，T 波表现为低平或倒置（变异型心绞痛者表现为 ST 段抬高），发作过后数分钟内逐渐恢复。心电图无改变的患者可考虑进行负荷试验，从而进行进一步诊断。对于发作不典型者，则需要依靠观察服用硝酸甘油后的疗效以及发作时心电图的改变来进行诊断；若仍不能确诊，则可通过多次复查心电图、心电图负荷试验或 24 小时动态心电图连续监测进行进一步分析，若心电图出现阳性变化或负荷试验诱导心绞痛发作则亦可确诊。

### 二、治疗心绞痛的药物

参照世界卫生组织（WTO）“缺血性心脏病的命名以及诊断标准”，临床上将心绞痛分为以下几类：

（1）劳累型心绞痛　包括稳定型心绞痛、初发型心绞痛、恶化型心绞痛。

（2）自发性心绞痛　包括卧位型心绞痛（休息或熟睡时发生）、变异型心绞痛（冠状动脉痉挛所致）、急性冠状动脉功能不全和梗死后心绞痛。

（3）混合型心绞痛　亦称为“不稳定型心绞痛”，被认为是稳定型心绞痛和心肌梗死之间的中间状态。

目前用于治疗心绞痛的药物种类较多，适应证也不尽相同。本节主要概述硝酸酯类、钙通道阻滞药、β 受体阻断药、血管紧张素 Ⅰ 转化酶抑制药、抗血栓药物、调脂药物、新型血管扩张药，以及一部分中药和中药复方制剂的药理作用、临床应用和作用特点。

**1. 硝酸酯类**　此类药物均含有硝酸多元酯结构，药理作用相似，主要药物包括硝酸甘油、硝酸异山梨酯、戊四硝酸、单硝酸异山梨酯等。硝酸酯类药物能够改善血流动力学，减少心肌耗氧量，效应与药物剂量有关；改变心肌血液的分布，增加缺血区血液供应；保护心肌细胞，减少缺血性损伤；抑制血小板聚集等。硝酸酯类适用于各种类型心绞痛的治疗，还可作预防用药。硝酸酯类与β受体阻断药以及钙通道阻滞药相比，无心脏抑制作用；与β受体阻断药比较，无加重心力衰竭和诱发哮喘的危险。硝酸甘油在临床上最为常用，起始剂量应尽量小，老年患者剂量减半，舌下含服。服用时宜取坐势，站立服用可能产生直立性低血压而昏倒，平卧服用可因回心血量增加而使作用减弱。该药宜随身携带，发作时立即含服。

**2. 钙通道阻滞药**　可用于治疗心绞痛的钙通道阻滞药包括维拉帕米、硝苯地平、氨氯地平、地尔硫䓬、普尼拉明、哌克昔林等，可单独使用，也可与硝酸酯类或者β受体阻断药合用。其抗心绞痛作用机制如下：扩张血管，减轻心脏负荷，抑制心肌收缩力，减慢心率，拮抗交感神经活性，从而降低心肌耗氧量；扩张冠状动脉，促进侧支循环开放，抑制血小板聚积，从而增加心肌的血液供应；阻止心肌细胞钙离子内流，减轻“钙超载”，保护缺血的心肌细胞。钙通道阻滞药对各类心绞痛均有效，尤其是冠状动脉痉挛所致的变异型心绞痛效果最好。

**3. β受体阻断药**　临床上用于治疗心绞痛的β受体阻断药包括普萘洛尔、吲哚洛尔、噻吗洛尔以及选择性$\beta_1$受体阻断药阿普洛尔、美托洛尔、醋丁洛尔等。其作用机制如下：阻断β受体减慢心率，延长心脏舒张期，抑制心肌收缩力，降低血压，减少心脏做功，从而降低心肌耗氧量；改善缺血区血液供应；抑制脂肪分解，促进缺血区心肌对葡萄糖的摄取和利用，改善心肌代谢；促进氧合血红蛋白解离，增加全身组织包括心脏的供氧；消除体内产生的过量氧自由基，增加患者内皮细胞依赖性舒张功能；抑制血小板聚集，改善心肌血液循环。此类药物临床主要用于治疗对硝酸酯类不敏感或者疗效差的稳定型心绞痛患者，选择性和非选择性β受体阻断药对心绞痛的疗效差别不大，减少心绞痛发作的次数和程度，缩短心肌缺血持续时间。若与硝酸酯类药物合用，可减少硝酸酯类药物的用量，从而减缓硝酸酯类耐受性的产生。不稳定型心绞痛治疗时应用β受体阻断药可减少心肌耗氧量，改善冠脉血流量，增加缺血心肌供血。对于变异型心绞痛患者来说，阻断β受体后，α受体作用占据优势，易致冠状动脉痉挛，从而加重心肌缺血症状，禁用。本类药物加重心功能抑制，减慢心率；非选择性β受体阻断药诱发和加重哮喘；若长期用药后突然停药，可出现反跳现象，使心绞痛加重，甚至造成心肌梗死。故长期使用的患者，应逐渐减量停药。

**4. 抗血栓药物**　血小板的活化、黏附和聚集是动脉内血栓形成的始动因素之一，在不稳定型心绞痛发病中起着关键性作用。抗血栓治疗可以防止冠状动脉内血栓进一步扩展，启动机体内源性溶栓系统，减轻冠状狭窄，因此抗血栓治疗已成为防治心绞痛的重要环节。抗血栓药物主要分为两大类：抗血小板药物和抗凝血药物。抗血小板药物包括阿司匹林、噻吩吡啶类（氯吡格雷和噻氯吡啶）药物等，首选药物为阿司匹林。阿司匹林是通过抑制血栓素$A_2$生成，抗血小板聚集，可长期服用，但75岁以上患者宜适当减少剂量。对于过敏或因严重的胃肠道反应而不能使用阿司匹林的患者，可以改用氯吡格雷或噻氯吡啶。抗凝治疗是指能降低血液凝固性以制止血栓形成和扩大的药物，常用有普通肝素和低分子肝素。使用普通肝素时，应注意出血问题，宜测定激活的部分凝血活酶时间（activated partial thromboplastin time，APTT）。使用低分子肝素，则不需要测定APTT，使用方便，出血率低，无停药反跳现象。

**5. 调脂药物**　心绞痛产生心肌缺血最主要的病理生理是冠状动脉粥样硬化斑块破裂伴有腔内血栓形成所致，积极控制高脂血症是预防心绞痛的重要措施。近年来的临床和基础研究表明，羟甲基戊二酸单酰辅酶A还原酶抑制药（他汀类）除可降低总胆固醇、低密度脂蛋白胆固醇外，还具有明显的抗炎、稳定动脉粥样斑块、改善血管内皮功能、抗氧化、抑制血小板聚集等非降脂作用。临床常用的调脂药物有烟酸类（阿昔莫司、烟酸肌醇）、氯贝丁酯类（吉非贝齐、非诺贝特）、苯扎贝特、ω-3脂肪酸、考来烯胺以及他汀类（洛伐他汀、辛伐他汀、氟伐他汀、阿托伐他汀钙）等。目前，临床首选阿托伐他汀钙和普伐他汀，其降脂效果最为显著。

**6. 血管紧张素Ⅰ转化酶抑制药**　此类药物包括卡托普利、赖诺普利、雷米普利等，作用机制为舒张动脉和静脉，降低心肌耗氧量；降低左室充盈压及心室壁张力，改善心脏舒张功能；扩张冠状动脉血管，增加冠脉血流量，保护缺血心肌；减轻冠状血管和心肌对血管紧张素Ⅱ的反应性，预防或逆转心血管重构；抑制缓激肽降解，促进一氧化氮（NO）和$PGI_2$生成，舒张血管，抑制血小板聚集。但是，若冠状动脉的灌注压降低，血管紧张素Ⅰ转化酶抑制药不但不能增加缺血区供血，还会“窃血”，应慎用。

**7. 新型血管扩张药**　此类药物临床应用的主要是ATP敏感性钾通道开放药，代表药为尼可地尔。其机制如下：激活ATP敏感性钾通道，使血管平滑肌超极化，从而松弛冠状动脉；诱导药理性预适应，保护心肌；释放

NO，扩张冠状动脉输送血管，减轻 $Ca^{2+}$ 对缺血心肌细胞的损伤。对冠状动脉阻力血管无明显舒张作用，因此无“窃血”现象。抗心绞痛效能与硝酸酯类、β受体阻断药和钙通道阻滞药相似。对不稳定型心绞痛能减轻心肌缺血程度和心律失常的发生。

**8. 中成药**　中医认为心绞痛属于“胸痹”“心痛”范畴，疼痛的发生主要是由于血脉不通，不通则痛，主要病理机制是心脉瘀阻。治疗原则以活血化瘀为主，如丹参、赤芍、三七、益母草、山楂、川芎等均有活血化瘀的作用，常用于治疗心绞痛的单方或复方制剂中。根据药理作用不同，将抗心绞痛中成药分为4类：益气活血类（包括速效救心丸、养心颗粒、心宝丸、黄杨宁片、养心氏片、银杏叶片等）；养血活血类（包括复方丹参滴丸、复方丹参注射液、心可舒胶囊等）；化瘀宽胸类（包括地奥心血康胶囊、冠心苏合胶囊、活血通脉胶囊、活血通脉片、心可宁胶囊等）；化瘀通脉类（包括血塞通片、七叶神安片、灯盏花颗粒等）。中成药具有扩张冠状动脉、解除冠状动脉痉挛、增加冠状动脉血流量、降低血黏度、抑制血小板聚集等药理作用，在治疗及预防心绞痛方面均有独到之处，取得了较好的疗效，其不良反应较少，在临床广泛应用多年，有较好的前景。

**9. 联合用药**　联合用药是治疗心绞痛的重要措施，主要包括以下几种方案：

（1）硝酸酯类与β受体阻断药合用　硝酸酯类缩小β受体阻断药引起的心室容积增大和心室射血时间延长，β受体阻断药可降低硝酸酯类所致的反射性心率加快，二者取长补短，药物用量减少，副作用也减少。但是如果血压下降过多，可致冠状动脉血流量减少，对治疗心绞痛不利。

（2）硝酸酯类与钙通道阻滞药合用　硝酸酯类主要作用于静脉，钙通道阻滞药主要扩张小动脉并有较强冠状动脉扩张作用，二者联合用药效果较好。注意一般联合用药时，选择作用缓和的钙通道阻滞药可增加患者的运动耐受性和减轻ST段降低。

（3）钙通道阻滞药与β受体阻断药合用　β受体阻断药可消除钙通道阻滞药引起的反射性心动过速，钙通道阻滞药又可对抗前者收缩血管的作用，临床证明对心绞痛伴高血压及运动时心率加快者最适宜。

常见抗心绞痛药物临床应用和作用特点如表12－1－1所示。

**表12－1－1　常见抗心绞痛药物临床应用和作用特点**

| 药物 | 临床应用 | 作用特点 |
|---|---|---|
| 硝酸酯类 | 各型心绞痛 | 既可用于缓解急性发作，又能用于预防用药和诊断性治疗；稳定型心绞痛患者的首选药 |
| 硝苯地平 | 变异型心绞痛效果好 | 可使低血压进一步的恶化；因反射性心动过速而增加心肌梗死的发生；降低地高辛的清除率 |
| 维拉帕米 | 稳定型和不稳定型心绞痛及伴有心律失常的心绞痛患者 | 较少引起低血压；与洋地黄合用时易中毒 |
| 地尔硫䓬 | 冠状动脉痉挛引起的变异型心绞痛 | 较少引起低血压；合用时应减少地高辛用量 |
| 氨氯地平 | 伴有高血压及运动时心率加快的心绞痛，与硝酸酯类及β受体阻断药合用时治疗不稳定型心绞痛 | 较少引起反射性心率加快及血压波动；提高地高辛的血药浓度 |
| 普萘洛尔 | 只适用于稳定型心绞痛，不稳定型心绞痛患者慎用，变异型心绞痛患者禁用 | 最早用于临床的β受体阻断药。发挥作用的同时，引起支气管及外周血管平滑肌收缩 |
| 阿替洛尔 | 同上 | 抗心绞痛作用持久，无耐受性，副作用少且轻 |
| 美托洛尔 | 同上 | 显著减少心绞痛发作次数，增加运动耐量 |
| 阿司匹林 | 对不稳定型心绞痛效果好 | 注意患者过敏和胃肠道反应等问题 |
| 尼可地尔 | 减轻不稳定型心绞痛心肌缺血程度和心律失常的发生 | 抗心绞痛效能与硝酸酯类、β受体阻断药以及钙通道阻滞药相似 |
| 吗多明 | 可作硝酸酯类的替代药 | NO供体，起效慢、作用持久、不易产生耐受性 |
| 双嘧达莫 | 用于心绞痛的诊断用药 | 减少缺血区血供，慎用 |
| 地拉䓬 | 用于心绞痛的治疗 | 发挥腺苷作用，选择性扩张冠状动脉；作用明显、持久；新近心肌梗死者禁用 |
| 曲美他嗪 | 用于心绞痛的治疗 | 扩张冠状动脉，加强心肌糖利用，改善慢性冠状动脉疾病患者的左室功能 |
| 伊莫拉明 | 用于心绞痛的治疗 | 扩张冠状动脉；降低心房和心室传导，对心率和血压无影响 |

## 三、抗心绞痛药物临床前药效学研究设计

### （一）在体心脏模型

研究心绞痛的动物模型种类较多，选择合适的模型是对治疗心绞痛的药物进行药效学评价的首要环节。目前常用的动物模型包括：急性心肌缺血模型、慢性心肌缺血模型、心肌缺血气虚血瘀动物模型、心肌缺血再灌注模型、颈性心绞痛模型、冠心病心绞痛寒凝血瘀证模型以及冠心病心绞痛气虚痰浊证模型等。

**1. 急性心肌缺血模型**　急性心肌缺血在临床上主要表现为急性心绞痛、急性心肌梗死等症状，严重时危及患者生命。急性心肌缺血动物模型就是根据临床特点建立的模拟疾病的动物模型，主要通过开胸手术、闭胸手术、药物干预三种方式复制动物模型。

（1）开胸手术法　实验动物实施麻醉后，气管插管连接到呼吸机，开胸后，通过结扎等手段阻塞一处冠状动脉左前降支（left anterior descending coronary artery，LAD）或其他分支，从而造成梗死性心肌缺血模型。分为冠脉结扎法和冠脉夹闭法，其中冠脉结扎法是开胸手法中最常用的方法，但该手术方法创伤面积较大，实验动物存活率并不理想。不同动物应选择各自适宜的结扎部位才能取得最好效果：如大鼠选择在肺动脉圆锥左缘与左心耳下缘 2mm 处进针后无损伤缝线结扎；兔在冠状动脉左室支主干第 1、2 对角支之间结扎；犬于冠状动脉左前降支第二角支处穿线结扎；小型猪结扎部位为 LAD 中远 1/3 处。开胸手术造模突出优点是能最大限度模拟临床急性心肌缺血，但受实验动物状态、麻醉剂量、呼吸管理、创口大小、结扎程度、部位等多种因素影响，不同动物模型间的差异较大。开胸结扎小鼠冠状动脉在手法娴熟的情况也可以不需要气管插管通气。

（2）闭胸手术法　整个手术过程需经麻醉动物、分离颈总动脉或股动脉、注射抗凝剂、插入造影导管及堵塞物终止血流、经冠状动脉造影确定血流终止、结扎颈总动脉、拔出导管、缝合创口等步骤，因为不需要开胸，所以动物术后恢复时间缩短，成活率也大幅提高。闭胸冠状动脉插管手术法中最重要的步骤是动脉穿刺后将栓塞物通过导管沿预先置入冠状动脉内的导丝送入靶血管，此操作要求实验技术人员必须具备丰富的心导管实验经验，所以一般用于犬、小型猪等体型较大动物急性心肌缺血模型制备。文献报道，在超声引导下，无需气管插管通气，也可实现闭胸微创结扎小鼠 LAD，制备急性心肌缺血模型。

（3）药物造模法　通过药物减少或阻断实验动物心脏冠状动脉的血流量，是目前较为常用的造模方法。通常选择腹腔注射、尾静脉注射、舌下静脉注射异丙肾上腺素或垂体后叶素造模。异丙肾上腺素是一种 β 受体激动药，可增强心肌收缩力，加快心率，增加心排血量和心肌耗氧量；使骨骼肌血管舒张，舒张压降低，脉压变大，冠脉流量减少。垂体后叶素导致冠状动脉痉挛，血管外周阻力增大，心脏负荷加重，进而引起心肌缺血。此外，也可通过注射乙酰甲胆碱、加压素或麦角新碱造模。药物干预法与开胸手术法、闭胸手术法相比，操作更简单、有效，但易受时间、药物代谢等因素影响，心肌缺血状态会恢复，因此是一种适合急性心肌缺血的简单模型。

**2. 慢性心肌缺血模型**　由于高血压、高血脂、高血糖、吸烟、肥胖、运动减少等因素，引起冠状动脉渐进性阻塞或狭窄，逐渐导致心肌缺血，此种模型更适合研究慢性心肌缺血引起的缺血性心脏病和冠心病的病理生理过程。复制方法主要有冠脉外慢性收缩法、冠脉内慢性狭窄法、不完全冠脉结扎法、药物法、高脂饮食法等。

（1）冠脉外慢性收缩法　包括 Ameroid 收缩环法、Delran 收缩环法、水化收缩环法、纤维素样膨胀环法等，这几种模型制备方法的收缩环均能吸收周围的组织液而逐渐膨胀，机械性压迫冠状动脉分支，造成被箍的动脉狭窄乃至闭塞，从而导致慢性心肌缺血。其中，常用 Ameriod 收缩环制备慢性心肌缺血模型。Ameroid 收缩环套于冠状动脉血管外以逐渐闭塞血管，由于所选动物不同，套环位置也有所差别，多数为左冠状动脉回旋支（left circumflex coronary artery，LCX），亦有少数是 LAD。例如，采用胸腔镜技术在巴马小型猪 LCX 主干放置 Ameroid 收缩环，术后第 6 周经冠状动脉造影证实造模成功率达 80%；在实验用小型猪游离 LCX 起始部 2~3cm 并在该处套入 Ameroid 收缩环，术后第 5 周经心电图检查、冠状动脉造影、心脏核磁共振检查及病理学检查，证实慢性心肌缺血模型构建成功；新西兰大白兔 LCX 放置 Ameroid 收缩环，21 天后通过冠状动脉血管造影证实兔心肌组织发生慢性缺血。除了采用冠脉外慢性收缩法，也可采用气囊、水囊压迫冠状动脉分支，从而诱导慢性心肌缺血。

（2）冠脉内慢性狭窄法　于实验动物LAD内注入微栓塞球，随时间推移逐渐栓塞冠状动脉，造成慢性心肌缺血，总体来说，与急性心肌缺血模型的闭胸手术法步骤类似。该法闭塞或狭窄程度不易控制，故常与高脂饮食法联合应用造成慢性心肌缺血模型。此外，应用球囊扩张术造成血管内膜损伤，诱导内膜增殖，使冠脉狭窄，也可诱导慢性心肌缺血，但狭窄或闭塞的程度不易控制。

（3）不完全结扎法　冠状动脉结扎法是复制急性心肌缺血模型的主要方法之一，但因其使冠脉完全闭塞，致使手术创伤较大，动物死亡率较高。基于此方法的缺陷性，目前应用不完全冠脉结扎法用以制备慢性心肌缺血模型。将兔LAD结扎，观察发现LAD远端血管充盈不明显，左心室和心尖颜色稍暗，说明不完全结扎成功。

（4）药物法　如前所讲，异丙肾上腺素可用于制备急性心肌缺血模型。研究发现，异丙肾上腺素同样也可用于复制慢性心肌缺血模型。但其有效使用量国内外文献报道各不相同，且剂量差别较大，后期需要更多实验证明，在此不做赘述。

（5）高脂饮食法　高脂饮食法除与冠脉内慢性狭窄法联合复制慢性心肌缺血模型，与维生素$D_3$、异丙肾上腺素或同型半胱氨酸硫代钠内酯联合应用也有同样效果。高脂饮食喂养实验小型猪6周，此后0、4、8周通过耳缘静脉注射5万IU/kg维生素$D_3$，从第12周开始每周1次耳缘静脉注射异丙肾上腺素25μg/kg，直至24周结束。测定动物体脂量、心电图、活动、血脂、心肌酶、血液流变学、炎症、心脏指数和心肌缺血面积，表明成功构建小型猪慢性心肌缺血模型。家兔连续4周皮下注射20～25mg/kg同型半胱氨酸硫代钠内酯，同时给予含有20%胆固醇的饲料150g/d，可构建家兔慢性心肌缺血模型。

**3. 心肌缺血气虚血瘀证动物模型**　病证结合动物模型是研究证候的重要工具，心肌缺血动物模型建立以后，对其证候属性进行评价，可增加模型的可信度和应用。实验动物选择应用最多的大鼠，采用开胸手术法复制心肌缺血模型。术后第7天，大鼠心电图检测发现Q波异常，证明模型成功。模型的制作方式是开胸结扎LAD，造成血管异常，直接证明“血瘀”证的存在。宏观角度对模型组和假手术组动物进行观察，发现模型组体脂量下降、游泳力竭时间显著减少，支持模型动物“气虚”的证候属性，然而并未发现模型组与假手术组在皮毛色泽、爪甲颜色、大便性状等方面存在显著差异。心电图的结果更直接反映“血瘀”证的信息，异常Q波是反映陈旧性心肌缺血的敏感指标，模型组异常Q波导联数目显著增多，心率减慢、PR间期延长有可能是“气虚”证的表现。也就是说冠状动脉“瘀”造成心失所养，心肌供血不足，即心脏的“虚”，而心脏的“虚”又造成心脏泵血无力，血液瘀阻于左心室内，即导致心脏“血瘀”。故上述过程可以概括为“瘀-虚-瘀”的恶性循环。宏观状态观察结果结合心电图和超声心动图等理化指标，证实心肌缺血大鼠存在“气虚血瘀”证，这种思路亦体现在后述的冠心病心绞痛气虚痰浊证模型、冠心病心绞痛寒凝血瘀证模型中。

**4. 心肌缺血再灌注损伤模型**　在动物体内阻断LAD造成急性心肌缺血，并在预定时间内恢复血供予以再灌注，可造成心肌缺血再灌注损伤（myocardial ischemia reperfusion injury，MIRI），是模拟人类缺血性心脏病恢复血供治疗必需的实验方法。造模后，心电图表现为ST段抬高和（或）T波高耸或者倒置，呈弓背向上单向曲线，为心肌缺血标志；再灌注损伤模型成功标志为抬高的ST段下降50%以上或高耸的T波下降，后期可配合病理学检查证实。由于大鼠在进化关系上比较接近人类，其冠状动脉侧支循环少、心肌坏死出现早、心律失常发生率高、稳定性好，且大鼠模型制作费用相对低廉，从而成为制作MIRI模型的首选动物。结扎大鼠LAD形成心肌梗死是目前国内外公认的模型制备方法。除了动物模型种类，还有一系列因素影响MIRI模型的成功：确定冠状动脉适宜结扎部位是MIRI模型制作成功的重要环节，结扎部位离冠状动脉起源处越近，结扎的冠状动脉血管相对较粗，肉眼越容易分辨、结扎相对较易，但有相当高概率发生心律失常和死亡率，而结扎部位离冠状动脉起源处越远，所结扎冠状动脉越细，肉眼难分辨，手术不易操作，梗死范围不一定满足实验要求，但能使动物死亡率降低；穿线时进针深容易穿透心室壁，造成大量出血导致模型制作失败；进针太浅则易穿到血管或结扎不到血管，且在结扎时容易引起血管断裂；结扎过松或过紧均会影响造模的成功率；再灌注时间通常与治疗药物时效的种类密切相关，一般急性心肌缺血再灌注治疗药物，其再灌时间通常相对较短，如果研究慢性心肌缺血治疗药物时，再灌注时间通常相对延长；平衡手术创伤时间为5～15分钟；动物的年龄、体重、健康情况以及实验环境也影响模型的稳定性。

**5. 颈性心绞痛模型**　颈性心绞痛属于颈椎病范畴，病因为颈椎关节病变或颈椎外软组织病变诱发冠状动脉供血障碍或心脏传导系统功能紊乱而出现颈椎病类冠心证。目前颈椎病模型主要包括：破坏颈部肌群等外源性稳定因素即静力平衡来造模；破坏骨关节、韧带等内源性稳定因素即动力平衡来造模；同时对外源性和内源性稳定因素进行干预出现动静力失衡的模型。将40只家兔适应性饲养1周，经麻醉后，用制备好的瘀血注入家兔颈部，瘀血浸润家兔颈肌，次日将模型组放置于特制的低头位框架中固定，家兔低头角度为45°，2周后重复注射1次，低头饲养12周。造模结束后通过颈椎X线、心电图、病理组织学观察都提示符合颈性心绞痛模型，颈椎X线结果显示：颈椎曲度改变、关节突骨质增生；心电图出现心肌缺血表现；病理检查证实家兔颈部肌组织水肿、萎缩，出现骨化性肌炎。用低头干预使家兔颈椎力学失稳并注射瘀血诱发出现心肌缺血来建立颈性心绞痛动物模型，不但符合中医学整体观思维，而且符合中医筋骨理论，运用复合因素造模避免了以往单一因素制作的模型不能真正代表疾病发病本质的缺陷。同时通过对力学失衡的干预可以有效治疗本病，为临床从恢复脊柱整体力学平衡治疗颈性心绞痛提供依据。干预力学平衡达到造模的目的，对针灸推拿干预机制具有重要指导意义。

**6. 冠心病心绞痛寒凝血瘀证模型** 冠心病心绞痛是临床常见病、多发病，严重威胁人群健康。据临床流行病学调查研究显示，寒凝血瘀证是本病的常见多发证型，给患者带来极大的痛苦。主要包括间断反复冷应激与垂体后叶素联合造模或大剂量静脉注射垂体后叶素两种造模方法。研究证实，静脉注射过量垂体后叶素可引起冠状动脉长时间强烈痉挛，同时使全身小血管收缩，外周负荷加重，心肌耗氧量增加，从而引起急性心肌缺血，导致急性心绞痛的发作。大剂量股静脉注射垂体后叶素30分钟后ST段显著抬高且大于0.1mV，符合急性心肌缺血心电图典型变化，说明冠脉痉挛性心绞痛动物模型建立成功。从微观理化指标和宏观表征两方面分析此模型，微观理化指标在较深层次上对模型进行微观辨证：心电图变化是反映心肌缺血与否的直观指标；微静脉管径和红细胞流速是反映心肌微循环情况的有效指标；$TXA_2$与$PGI_2$是一组由血管内皮细胞合成并释放的血管活性物质，$TXA_2$能促进血管收缩和血小板聚集，$PGI_2$舒张血管，$TXA_2/PGI_2$是另一衡量指标。模型宏观表征：大鼠唇周、爪子颜色紫暗，爪温下降，耳壳、尾巴变白发凉，大便湿烂，心率减慢，这些均符合中医“寒凝血瘀”证候表现，也符合临床急性心绞痛寒邪直入心脉的发病特点。这说明大剂量静脉注射垂体后叶素造模，不仅在病因上符合中医理论，而且符合临床急性心绞痛寒邪直入心脉的发病特点，模型宏观表征和微观指标的辨证分析都证明大鼠冠心病心绞痛“寒凝血瘀”证模型成功建立。相比于第一种造模方法省去低温处理步骤，操作简单。

**7. 冠心病心绞痛气虚痰浊证模型** 选用新西兰大耳白兔，随机分为空白组和模型组，高脂饮食喂养模型组8周，诱导食饵性动脉粥样硬化，符合中医食饵性脾胃损伤致痰理论。根据中医“气血相依”“心主血脉”理论，造模第2周开始模型组每周两次耳缘静脉放血15ml/只，直至8周结束，以达到放血耗“气”的目的，复制出理论上的“气虚痰浊”冠心病模型。为了近于真实地模拟出劳累性心绞痛发作，在造模第七周时，模型组经耳缘静脉注射垂体后叶素，诱发出急性心肌缺血模型。血液生化分析血脂、血清脂质过氧化物、血浆内皮素、血清NO等生化指标，心电图结果以及主动脉、心脏病理结果显示心绞痛“气虚痰浊”证模型建立成功。

### （二）离体心脏模型

目前常用于心脏MIRI研究领域的动物实验模型除了在体心脏模型，还包括离体心脏和细胞模型。离体心脏模型有助于观察药物在缺血不同时间的动态变化，进一步探讨其在急性心肌缺血过程中的作用。主要包括两种方法：灌流法和结扎法。

**1. 灌流法** 选择大鼠或者小鼠进行实验，麻醉后迅速开胸取出心脏，置于5% $CO_2$和95% $O_2$混合气充分饱和的冰浴K-H溶液中；轻轻挤压心脏，除去残血。主动脉插管，固定于Langendorff灌流装置，持续通气，37℃ K-H溶液持续灌流。根据实验目的，对不同处理组动物的灌流时间和给予的灌流液不同，记录从生物记录仪连续监测获取的数据。

**2. 结扎法** 麻醉后仰卧位固定，迅速开胸，切断主动脉和上下腔静脉，取出心脏，放入预冷K-H溶液中。主动脉插管，固定在Langendorff灌流装置，持续通气，37℃ K-H液持续灌流，以上操作与灌流法基本相同。然后，切开肺动脉根部（实验动物最好选择大鼠，因小鼠肺动脉比较细，实验操作难度较大），充分引流冠状动脉回流液，将球囊测压管经左心耳通过二尖瓣插入左心室，球囊中注入适量蒸馏水，最后在左心耳下方穿线，灌注20分钟后，结扎LAD建立缺血模型。实验设计原理和检测方法与灌流法相同。

## （三）离体细胞实验

合理选择细胞来源，模拟疾病病理状态，并应用于基础实验研究，避免了临床技术及医学伦理的限制，有利于深入研究冠心病心绞痛分子机制。目前，应用的细胞模型主要包括心肌细胞、冠状动脉内皮细胞和平滑肌细胞、炎症细胞以及泡沫细胞模型等，根据不同实验设计选择合适的细胞和模型构建方法。

**1. 心肌细胞** 心肌细胞缺氧/复氧模型主要应用于研究药物对缺血性心脏病发生发展和心肌保护机制，体外构建心肌细胞缺氧/复氧模型比动物MIRI模型更能直观反映心肌细胞间的相互作用，可以排除神经体液反射作用和体内不可预知因素的干扰，且更易于操作、取材方便、检测容易、符合伦理要求。

（1）心肌细胞来源 ①人源性原代心肌细胞：经严格的伦理审查和知情同意，主要来源于冠状动脉旁路移植术、瓣膜置换术、心肌病或脑死亡患者和自愿流产胎儿。②动物源性原代心肌细胞：较常用，主要来自胎鼠、乳鼠、新生大鼠、小鼠、仔猪、成年兔、豚鼠、新西兰乳兔、比格犬、新生树鼩、猕猴，以及特殊的转基因、白血病、糖尿病小鼠等。经过分离、提纯、鉴定等步骤，符合实验要求的心肌细胞应该具有较高的活性和纯度、规律的动作电位、良好的收缩状态、稳定的钙瞬变和充足的能量供应。③心肌细胞株/系：因细胞株可稳定传代且遗传信息不变，而细胞系可无限传代，具有癌变细胞的特点，故可将细胞株/系广泛运用于细胞实验研究，大鼠胚胎心肌细胞H9C2和人肥厚型心肌病心肌细胞AC16是最常用的实验心肌细胞株，此外还有成人肥厚型心肌病心肌细胞a-6210、大鼠心肌细胞RCM-R6200、小鼠心肌细胞MCM-M6200、豚鼠心肌细胞GP-H4和人Girardi心肌细胞等。

（2）缺氧/复氧模型构建方法 ①物理缺氧法：包括混合气体培养法和厌氧袋/罐法；前者采用一定比例的氮气（$N_2$）或氩（Ar）等惰性气体与氧气（$O_2$）、二氧化碳（$CO_2$）或空气混合形成缺氧或复氧气体状态，在三气培养箱、密闭培养盒或气体罐中培养，该方法绿色环保，代谢产物不影响缺氧形成机制，但设备复杂，价格昂贵；后者参考厌氧菌培养方法，采用厌氧袋、厌氧罐密闭培养，操作简单、起效快，但模型不稳定，更不利于批量培养；②化学缺氧法：主要包括氧耗法、酶抑法、超氧法和缺氧液法等；氧耗法是使用氧耗剂二亚硫酸钠（$Na_2S_2O_4$）在短时间内可以清除$O_2$，对细胞产生影响，但不能用于细胞活力检测；超氧法是使用过氧化氢刺激心肌细胞释放氧自由基引起氧化应激反应模拟复氧损伤，过氧化氢对心肌细胞活性影响较大；酶抑制法使用氯化钴造模；缺氧液法模拟缺氧微环境，该种方法由于成分复杂，试剂毒性大，限制其应用；③联合法：如果单纯的物理缺氧法和化学缺氧法不能完全满足缺氧/复氧损伤过程，改良的缺氧法结合物理缺氧法和化学缺氧法的优点，如氧耗法联合缺氧液、氧耗法联合超氧法、混合气体法联合缺氧液和三联法等造模效果好，更符合缺氧/复氧的病理状态，但价格较贵、过程复杂。

**2. 冠状动脉血管细胞** 心绞痛发生的直接原因是血氧供应不足。低氧诱导因子1（HIF-1）作为一种基因转录核调节因子，是适应低氧环境的一个重要转录因子，低氧条件下表达增加。HIF-1α是$O_2$调节亚单位，决定HIF-1的活性。许多的低氧反应基因如血管内皮生长因子（VEGF）、诱导型NO合酶（iNOS）、内皮素受体1（EI-1）等基因表达控制区都有HIF-1α的结合位点，是引起冠状动脉内皮细胞功能紊乱和血管平滑肌细胞增殖的关键因素。

（1）内皮细胞是血管内膜的组成细胞，通过分泌缩血管和扩血管物质调节局部血管，通常被认为是血管病变的始动环节。HIF-1α诱导VEGF、iNOS和血小板源生长因子等血管源性因子的释放。NO是内皮细胞分泌的重要扩血管物质，而同型半胱氨酸（HCY）升高可促进过氧化氢产生，过氧化物积累抑制一氧化氮合酶的活性，使NO生成减少，舒张功能受损，从而引起内皮细胞功能损伤。内皮祖细胞为血管内皮细胞的前体细胞，有助于新生血管的形成和血管损伤后的修复。研究证明HIF-1α抑制内皮祖细胞的增殖和分化，也会导致内皮功能障碍，促进动脉粥样硬化形成，进一步加剧冠心病心绞痛发展。内皮细胞还被认为是血管平滑肌与血液之间的屏障，与血管平滑肌共培养，探讨血管细胞间的相互作用及抗心绞痛药物的影响和机制。

（2）血管平滑肌细胞是构成血管壁组织结构及维持张力的主要细胞，其异常增殖、迁移和凋亡抵抗导致血管管壁增厚、结构管壁破坏、舒张功能减弱等现象是构成动脉粥样硬化的病理基础，也在冠心病心绞痛发生发展中起到重要作用。例如，研究证明HIF-1α可通过上调植物凝集素样氧化低密度脂蛋白受体（LOX-1）促进冠状动脉平滑肌细胞增殖和迁移。目前有多种成熟的检测方法可供选择，例如使用流式细胞仪检测细胞周期和凋亡、免疫组化检测细胞核抗原 PCNA 表达、CCK8 和 MTT 检测细胞增殖等，都可通过检测细胞增殖和迁移评估药物对冠状动脉的影响。

**3. 炎症细胞** 动脉粥样硬化的发生发展被认为是血管壁的慢性炎症反应，众多的炎症细胞和介质参与其中。低氧条件下，HIF-1α 促进中性粒细胞的浸润；若敲除 HIF-1α 基因，则会抑制中性粒细胞的浸润和激活，炎症反应减弱或消失。低氧激活冠状动脉斑块内巨噬细胞内清道夫受体 A、CD36、LOX-1 和极低密度脂蛋白受体的表达，促进斑块内脂质吸收以及巨噬细胞泡沫化表型改变，从而促发慢性炎症瀑布反应。在低氧条件下存在“炎症—炎性介质—HIF-1—炎症”恶性反馈环。研究药物对炎症细胞的影响，也有助于阐明抗心绞痛药物的作用机制。

**4. 泡沫细胞** 泡沫细胞源于巨噬细胞，是巨噬细胞通过表面的多种受体（如 LOX-1）无限制地摄取 ox-LDL，在胞内大量蓄积胆固醇酯和三酰甘油而泡沫化，被认为是动脉粥样硬化的早期病灶和特征。人巨噬细胞暴露在低氧情况下，HIF-1 表达上调，导致脂滴三酰甘油的聚积和脂肪分化相关蛋白的表达。敲除 HIF-1 阻止负载脂质的泡沫细胞的形成，证明 HIF-1α 在脂质聚积中的作用。炎症细胞、巨噬细胞以及巨噬细胞源性泡沫细胞都可能是治疗心绞痛的新靶点，将细胞共培养，探讨细胞间相互影响抗心绞痛药物的影响和机制。

### （四）药物剂量和给药途径设计及阳性对照药的选择

**1. 药物制剂选择** 一般情况下应以原料药进行药效学研究，但在某些情况下也可用制剂进行药效学研究，如消化道给药、栓剂、气雾剂、贴剂、缓释剂等。

**2. 给药途径设计** 上述动物模型的给药方式主要有灌胃、腹腔注射、尾静脉注射、耳缘静脉注射、舌下静脉注射等。一般来讲根据药物特点选择与临床拟给药途径一致的给药方式，并加选一种给药途径（凡水溶性好，可供注射者，均应观察静脉给药效果）。

**3. 药物剂量设计** 确定最适给药剂量时，一般从小剂量开始，整体动物一般按照 2 倍剂量递增，在离体器官和细胞实验时按照 3 倍或 10 倍剂量递增。常用下面几种方法：①参考已有的临床前、临床文献资料；②根据预期量进行设计，动物给药时，应用初始剂量之后，若没有发现疗效，也未发现任何不良反应，可继续按照 2 倍、3.3 倍、5 倍递增，2～4 次可达到预期量，以后每次递增 30%～50%；③根据 $LD_{50}$设计，先采用急毒 $LD_{50}$的 1/10～1/20 开始试验，根据上述剂量间隔设计方法，找到有效剂量，从而设置高、中、低三个剂量。

**4. 量效时效设计** 通过药效学试验做出量效关系，得到最小有效量，半数有效量和最大效应量。在确定药效学试验剂量前，一般要有预试验，明确最小有效量、最大有效量，据此确定量效曲线的剂量设计。正式试验时，在最小有效量、最大有效量之间插入 1～3 个剂量点。大动物至少设 2 个剂量组，小动物以及离体器官和细胞实验至少设 3 个剂量组，以观察量效关系。根据试验目的、实验模型特点、药物（处方）特点和给药途径，设定合理的疗程和观察时点，以设计时效关系实验。定位于迅速缓解心绞痛急性发作的试验，可考虑短期研究，一个观察周期用药一次，在发作开始的 5～10 分钟内以分钟为单位作为观察时点，需要重复十个观察周期。定位于减少心绞痛的发作频率、减轻疼痛程度，改善相关症状的试验，应根据心绞痛发作次数、频率选择合理的疗程和观察时点。若以冠心病稳定型劳力性心绞痛为目标适应证，一般研究可持续 4～8 周，以周为单位作为观察时点。若针对减少稳定型心绞痛心血管死亡和非致死性心肌梗死等终点指标，应有足够长的疗程，一般以月为单位作为观察时点。若针对不稳定型心绞痛心血管死亡和非致死性心肌梗死等终点指标，疗程可能相对缩短，观察时点应根据病情程度确定。

**5. 阳性对照药设计** 阳性对照药应为已知的有效药物，可在国家标准所收载的同类病证药物中择优选用。选择公认的临床上治疗心绞痛有效的药物作为评价药物治疗心绞痛的阳性药，需要注意的是选择与实验药物机制相近的临床常用药物，选择经过严格临床试验验证，具有明确的安全性、有效性研究数据的药物。常用的阳性对照药包括硝酸酯类、β 受体阻断药和钙通道阻滞药等。对于缓解急性心绞痛发作的药物研究，应以硝酸酯类制剂作为阳性对照药。

### （五）主要观察指标、检测方法以及药物疗效指标的选择与评价

**1. 心绞痛患者疾病疗效评价**

（1）定位于迅速缓解心绞痛患者病情发作实验　一般应重点评价用药后心绞痛缓解时间，并配合心绞痛发作持续时间、心绞痛疼痛程度、心电图改善情况等观察。以冠心病稳定型劳力性心绞痛症状改善为目标适应证的临床试验，一般应重点评价运动负荷试验的运动耐受量及抗心肌缺血效果、心绞痛分级的变化、硝酸酯类药物使用量等。平板运动试验用于评价试验药物对患者运动耐受量及抗心肌缺血效果，其评价指标包括总运动时间、代谢当量（MET）、出现 ST 段压低 1.0mm 的时间（心前区导联 ST 段压低 1.0mm）、心绞痛出现时间、ST 段压低的最大幅度、血压心率乘积（SBP × HR）以及 Duke 活动平板评分等。

（2）中医证候疗效评价　按照中药的品种，应对中医证候疗效进行评价。中医证候疗效为复合性指标，包括主症和次症共同改变。应重视各指标的权重值的合理确定。中医主证（胸痛、胸闷）应为主要疗效指标，其余如口唇紫暗、疲倦乏力、畏寒肢冷、腰膝酸软、自汗、不寐等为次要指标。目前中医证候的改善多采用量表的方式进行评价。这种评价方法在中医疗效评价方面已达成共识并广泛应用。鉴于中医证候研究的复杂性以及量表学的基本要求，建议选择经过信度、效度验证的中医证候评价量表。

**2. 心绞痛动物模型检测和药物疗效评价**

（1）形态学指标　①Evans Blue-TTC 双染：当成功结扎 LAD 时，可见左室前壁结扎线以下心肌及心尖部心肌颜色变为灰白色或者暗灰色，且持续存在，心脏搏动频率较结扎前明显下降，且搏动幅度较前明显减弱；与周围组织分界明显，可见明显的苍白梗死区；Evans Blue 染色可界定缺血危险区，TTC 染色可确定梗死区；②形态学观察：在光学显微镜或电子显微镜下定量或者半定量组织学观测评价心肌损伤程度，但心肌组织病理形态分级标准尚待建立。

（2）生理指标　通过心脏功能、血流动力学、血液流变学和心肌耗氧量的测定，可以评价抗心绞痛药物的防治效果。心电图作为一种无创性的技术方法，是目前监测心肌缺血、判断心肌梗死的重要手段，常常被用于判断动物心肌梗死模型建立是否成功。ST 段抬高和病理性 Q 波是判断急性心肌梗死形成较理想的指标。通过观察心电图 ST 位移值和 N-ST（计算位移高于 0.1mV 的数量）的改变反映心肌缺血程度。虽然心电图被广泛应用于监测心肌缺血、判断心肌梗死的重要手段，但是普通心电图存在难以准确定位、定量因而不够精确的缺点。李连达院士课题组建立的“多点固定性心外膜电图”可以准确定位、定性、定量、连续动态观测，可以考虑采用。检测心肌梗死后心功能及室壁运动的变化，不仅能反映疾病演变过程及治疗效果，还可以反映预后。超声心动图检测技术被广泛应用于临床和动物的实验研究，为各种心功能的评估提供了一种简单、可靠的无创伤性方法，为精确研究疾病模型及疗效评估提供了可能，越来越成为检测心肌缺血（包括评价心脏血流动力学）的金指标，检测的心脏相关指标包括心率、动脉压、冠状血管流量、心排血量、左室内压、左室舒张末期压、左室内压最大变化速率、心脏指数、心搏指数、冠脉阻力等。如处方中含有活血化瘀的药物时，宜进行活血化瘀试验，如血小板、血栓、血凝、血液流变学及微循环试验等。测定心脏微静脉管径和红细胞流速变化可反映心脏微循环变化，也是评价心肌缺血模型的重要指标。

心肌代谢障碍，特别是氧的供需矛盾，是冠心病的重要病理生理变化，而多数中药常通过降低心肌耗氧量、改善心肌代谢而达到治疗目的。因此，抗心绞痛新药对心肌耗氧量的影响，应列为必做项目。可供选择的试验方法包括：①直接测定心肌组织氧分压（可多部位、多层次测定）以及离体心脏和心肌细胞的耗氧量；②间接测定张力时间指数、心肌耗氧指数和药物的正性肌力作用；③离体心脏或心肌细胞培养耐缺氧试验。

（3）生化指标　肌钙蛋白、磷酸肌酸激酶、乳酸脱氢酶、乳酸等生化指标的检测也是评价心肌缺血程度的重要手段。心肌肌钙蛋白 T（cTn-T）作为心肌细胞所特有的钙调蛋白，具有高度的心肌特异性；cTn-T 具有心肌细胞损伤后入血时间早、浓度高、持续时间长等特点，是诊断急性心肌梗死的第一线生物标志物。血清心肌酶对于心肌缺血的诊断敏感性较高，但其并不能反映微动脉血栓和显微心肌坏死，同时血清心肌酶易受溶血标本的影响，造成假阳性；血清心肌酶早期诊断阳性率不高，诊断窗口时间较短，很难提供快速的“急诊”服务。

（4）宏观指标　测定动物体温变化，观察动物唇周、爪子、耳壳、尾巴颜色等宏观指标。

### （六）药物作用机制研究

在评价抗心绞痛药物药效的同时，也需要在分子、细胞、器官和整体水平进行深入的机制研究。心绞痛常涉及的机制信号分子如下：

**1. NO 信号分子及受体**　众所周知，硝酸酯类药物释放 NO，与巯基（-SH）相互作用生成硝基巯醇，结合 NO 受体-可溶性鸟苷酸环化酶活性中心的 $Fe^{2+}$，促进血管平滑肌细胞内 cGMP 生成，抑制钙内流，松弛血管平滑肌，舒张血管。硝酸甘油除了释放 NO，还促进内源性 $PGI_2$、降钙素相关基因肽（calcitonin gene related peptide，CGRP）等物质释放生成。CGRP 具有抑制肌凝蛋白轻链激酶活化、激活 ATP 敏感性钾通道、激活诱导型一氧化氮合酶（iNOS）等作用。如果药物是一氧供体或可能影响这些配体或受体，或者影响配体与受体的结合，或者直接影响受体后信号分子，则可通过检测 NO 及其受体后信号通路，评估药物的作用机制。

**2. 游离脂肪酸水平**　心肌缺血时，肾上腺素分泌增加，游离脂肪酸（free fatty acid，FFA）增多，耗氧量增加，加重心肌缺血。如果药物能够阻断 β 受体，或者抑制脂肪酸分解酶活性，则能改善心肌对葡萄糖的摄取和利用，改善糖代谢，降低心肌耗氧量。如果药物可以抑制脂肪酸分解酶或者其他相关酶活性减少 FFA 生成，则可以通过检测 FFA 释放水平以及相关酶活性，评估药物的作用机制。

**3. $Ca^{2+}$ 浓度以及 $Ca^{2+}$ 通道**　细胞内 $Ca^{2+}$ 浓度升高导致心肌和血管平滑肌收缩增强、心脏做功增加。除了细胞内储存 $Ca^{2+}$ 释放，$Ca^{2+}$ 通道开放所致 $Ca^{2+}$ 内流也在平滑肌和心肌细胞收缩过程中发挥重要作用。如果药物可以作用于 $Ca^{2+}$，阻止 $Ca^{2+}$ 内流减轻“钙超载”，通过检测 $Ca^{2+}$ 浓度水平以及 $Ca^{2+}$ 通道活性，评估药物的作用机制。

**4. ATP 敏感性 $K^+$ 通道**　ATP 敏感性 $K^+$ 通道激活可诱导心肌细胞缺血预适应，使血管平滑肌细胞超极化，产生心肌保护作用和血管舒张效应。可通过检测 ATP 敏感性 $K^+$ 通道激活活性，评估药物的作用机制。

**5. 缓激肽及信号缓激肽**　可促进 NO 和 $PGI_2$ 生成，舒张血管，抑制血小板聚集，改善心肌缺血。如果药物能够增加缓激肽的释放或者抑制其降解，则可通过检测缓激肽浓度，评估药物的作用机制。

**6. 血清同型半胱氨酸**　同型半胱氨酸（homocysteine，HCY）是甲硫氨酸代谢过程的中间产物，食物中的甲硫氨酸进入人体后在甲硫氨酸腺苷转移酶的催化下，生成 S-腺苷甲硫酸，S-腺苷甲硫氨酸转甲基后可生成 S-腺苷同型半胱氨酸，水解后释放腺苷生成 HCY。血清 HCY 水平增加是动脉粥样硬化发生发展的独立危险因素，也是冠心病心绞痛的重要检测指标。HCY 通过抑制 G 蛋白偶联受体信号通路 DNA 甲基化启动和成纤维生长因子-2 的表达，抑制内皮细胞增殖，促进内皮细胞凋亡；促进细胞周期蛋白 A（cyclinA）的低甲基化，抑制细胞周期蛋白 A 的表达；通过促进小凹蛋白-1 的表达，抑制 iNOS 活性和 NO 释放，活化磷脂酰肌醇-3-激酶/蛋白激酶 B 信号通路；促进内皮细胞产生活性氧（ROS）；直接激活凝血Ⅹ、Ⅻ、Ⅴ因子，抑制蛋白 C 激活。如果药物可能影响 HCY 信号通路，则可以通过检测血清 HCY 水平，评估药物的作用机制。

**7. γ-谷氨酰转肽酶**　γ-谷氨酰转肽酶（glutamyltranspeptidase，γ-GT，GGT）是一种谷胱甘肽细胞外分解代谢酶类。γ-GT 是一种氧化应激的指标，已明确冠心病与慢性炎症有关，而血清 γ-GT 水平与血清 C 反应蛋白水平呈显著正相关，与血清纤维蛋白原水平也呈正相关，提示 γ-GT 与氧化应激反应的产生及血管内膜的损伤和纤维化有密切的关系。γ-GT 在低密度脂蛋白携带下进入粥样硬化斑块，产生一系列氧化应激反应，使斑块稳定性下降，同时激活血小板，产生血栓，形成血管内的斑块及血栓栓塞，从而诱发心绞痛。γ-GT 水平升高可预测冠心病心绞痛发生发展及病情预后，其价值优于血脂分析等生化指标。如果药物可能影响 γ-GT，则可通过检测 γ-GT，评估药物的作用机制。

**8. 低氧诱导因子和炎症因子**　低氧激活 HIF-1，诱导血管新生和局部炎症增加，释放白细胞介素-1β（IL-1β）、肿瘤坏死因子-α（TNF-α）、前列腺素 $E_2$（$PGE_2$）、脂多糖、细胞间黏附分子（ICAM）等炎性细胞因子，从而加速动脉粥样硬化进程，诱导心绞痛发生发展。如果药物可能抑制低氧和（或）炎症反应，则可以通过检测这些炎性因子，评估药物的作用机制。

**9. 血浆血栓素（$TXB_2$）和 6-keto-$PGF_{1\alpha}$**　$TXB_2$、6-keto-$PGF_{1\alpha}$ 分别是 $TXA_2$ 与 $PGI_2$ 的稳定代谢产物。$TXA_2$ 与 $PGI_2$ 是一组由血管内皮细胞合成并释放的血管活性物质，$TXA_2$ 能促进血管收缩和血小板聚集，$PGI_2$ 能舒张血管，抑制血小板聚集，二者相互拮抗，在生理状态下血浆中二者的浓度比值相对平衡，从而维持适当的冠脉张力和血小板内环境稳定。如果药物可能影响 $TXA_2/PGI_2$ 平衡，则可以通过检测 $TXB_2$、6-keto-$PGF_{1\alpha}$ 及其比值，评估药物的作用机制。

此外，随着计算机技术的发展、心绞痛发病机制和抗心绞痛药物实验数据的增加及相关数据库的建设与开放，基于数据库和软件系统的生物信息学、人工智能方法可能成为预测和研究抗心绞痛新药作用机制的重要途径。基于药物的构效关系分析和药物多靶点作用的新理念，应用系统生物学和网络药理学的理论和技术手段，通过药物作用机制（靶点）的计算机模拟和理论分析（虚拟/人工智能筛选），然后结合高通量/高内涵筛选验证，最终可“锁定”抗心绞痛新药的作用靶点，从而进行深入的机制研究。

## 四、实例

### 依帕列净减轻小鼠缺血再灌注损伤的作用及机制研究

**1. 药物特性** 依帕列净（empagliflozin，EMPA）是一种钠-葡萄糖共转运体（sodium-glucose cotransporter 2，SGLT2）抑制药，通过选择性地抑制肾近曲小管的SGLT2，从而增加尿中葡萄糖的排泄，降低血糖浓度，其作用不依赖于胰岛素，已被FDA批准用于治疗2型糖尿病。大量临床试验发现，在2型糖尿病患者，EMPA可以降低38%的心血管死亡风险，32%的全因死亡风险，以及35%的心衰住院风险，其心脏保护作用与降糖作用无关，机制尚未阐明。

**2. 研究目的** 探讨在缺氧/复氧（H/R）和缺血/再灌注（I/R）应激条件下，EMPA短期给药对小鼠心肌细胞和心功能是否有保护作用，以及对心肌梗死面积的影响。同时，进一步探讨其心脏保护作用机制是否涉及腺苷5′-单磷酸活化蛋白激酶（adenosine 5′-monophosphate-activated protein kinase，AMPK）相关信号通路。

**3. 动物和实验模型选择** 本研究选择12周龄C57B/L雄性小鼠构建在体和离体心脏I/R损伤模型。分离、纯化、培养小鼠原代心肌细胞，制作H/R模型。

**4. 实验方法** 包括模型制作、实验分组、给药途径、给药剂量和给药时间。

（1）在体心脏实验 连接呼吸机后，开胸结扎LAD，缺血45分钟，再灌注24小时。实验分为6组：假手术+溶媒组、假手术+EMPA组、I/R+溶媒组、I/R+EMPA组、I/R+化合物C组、I/R+EMPA+化合物C组。手术前给予小鼠EMPA、溶媒和化合物C，每天1次，共3天。EMPA［10mg/(kg·d)］灌胃给药，化合物C［1mg/(kg·d)］腹腔注射。

（2）离体心脏实验 小鼠离体心脏固定于Langendorff灌注装置，4ml/min灌注K-H溶液平衡20分钟，停灌30或40分钟，再灌30分钟，制作I/R模型，左心室球囊插管，记录心率和左室压力变化。实验分为4组：I/R+溶媒组、I/R+EMPA组、I/R+化合物C组、I/R+化合物C+EMPA组。化合物C（AMPK抑制剂）于实验前1小时小鼠腹腔注射给药，剂量为1mg/g；EMPA用K-H灌注液灌注心脏，浓度为2.5μmol/L；溶媒为万分之0.5的DMSO溶液（PBS稀释）。

（3）心肌细胞实验 小鼠麻醉后分离心脏，主动脉插管灌注胶原酶和蛋白酶，消化法分离、纯化、培养原代心肌细胞。常氧条件下，原代心肌细胞进行时间梯度培养，梯度为10分钟，一共持续50分钟，每个时间梯度下设置溶媒组和EMPA组，收集心肌细胞检测相关信号通路分子的水平。心肌细胞H/R模型制作：细胞置于95% $N_2$ 和5% $CO_2$ 的氮气室中培养20分钟诱导缺氧，然后在常氧培养室中复氧培养20分钟；实验分组：基础对照+溶媒组、基础对照+EMPA组、H/R+溶媒组、H/R+EMPA组、H/R+化合物C组、H/R+化合物C+EMPA组。EMPA浓度为0.5μmol/L，化合物C浓度为20μmol/L，溶媒为十万分之一的DMSO溶液（PBS稀释）。在H/R模型制作时同时用药物孵育细胞。

**5. 评价指标** 检测和评价指标主要包括小鼠心肌细胞AMPK信号通路相关蛋白免疫印迹检测、小鼠心肌细胞收缩能力测定、心肌细胞线粒体超氧化物的测量；离体心脏灌注后的心肌梗死面积测定；在体心脏超声检测、心肌梗死面积测定、心脏H-E染色病理组织学检测。

**6. 机制研究** AMPK是一种重要的丝氨酸和苏氨酸蛋白激酶，在细胞能量平衡中起重要作用。提高细胞内一磷酸腺苷（AMP）和三磷酸腺苷（ATP）比率，可以通过磷酸化激活AMPK。肝激酶B1（liver kinase B1，

LKB1）是 AMPK 上游激活因子。AMPK 在减轻氧化应激、调节自噬、抗心肌细胞凋亡等方面也发挥重要作用。文献报道，EMPA 通过激活糖尿病小鼠心脏微血管内皮细胞 AMPK 对心脏发挥保护作用；SGLT2 抑制药卡格列净（canagliflozin）通过抑制 HEK-293 细胞和肝细胞呼吸链复合物 I 激活 AMPK 从而调节能量代谢。SGLT2 抑制药的基础研究主要在糖尿病和（或）肥胖的动物模型进行。目前尚不清楚 SGLT2 抑制药是否能通过 AMPK 信号通路对非糖尿病和非肥胖模型的 H/R 或 I/R 心肌损伤发挥保护作用。因此，在非糖尿病和非肥胖模型的小鼠 H/R 或 I/R 心肌损伤模型，探讨 EMPA 的心脏保护作用机制是否涉及 AMPK 信号通路。

**7. 实验结果和疗效评价**　在体心脏 I/R 实验发现，EMPA 显著改善心脏功能，缩小心脏梗死面积，减轻炎性细胞浸润，AMPK 抑制剂化合物 C 能抑制 EMPA 的心脏保护作用。Langendorff 离体心脏 H/R 实验发现，EMPA 促进心功能恢复，缩小心肌梗死面积，化合物 C 对 EMPA 的心脏保护作用无明显影响。在心肌细胞常氧培养条件下，EMPA 能激活 LKB1、AMPK 以及下游乙酰辅酶 A 羧化酶（acetyl coenzyme A carbox，ACC）（均表现为上调磷酸化水平），上调过氧化物酶体增殖物激活受体共刺激因子 1α（peroxisomeproliferator-activated receptor co-stimulator 1α，PGC1α）表达。心肌细胞 H/R 实验发现，EMPA 改善心肌细胞收缩能力，抑制心肌细胞线粒体超氧化物产生，激活 LKB1、AMPK、ACC，上调 PGC1α 表达，化合物 C 均能抑制 EMPA 的这些作用。综上所述，EMPA 可触发 AMPK 信号通路，改善心肌收缩功能，缩小缺血再灌注心肌梗死面积，从而保护心脏。首次证明，EMPA 激活 AMPK 信号通路在非糖尿病模型通过非降糖机制对心肌 I/R 损伤产生保护作用。

该研究设置了充分的阴性对照，包括溶媒对照和假手术组的 EMPA 对照，以排除溶媒和 EMPA 本身对心功能的影响，但实验设计也有一定缺陷，没有设置阳性对照药。此外，实验设计不足的是：①在体和离体心脏实验以及心肌细胞培养实验，EMPA 均只设置了一个剂量（浓度）组，没有进行量效评价（单一的浓度和剂量设置均有文献和药动学依据）；②EMPA 激活 LKB1 的上游机制尚没有进行研究（值得深入研究）。

（刘　红　胡长平）

## 第二节　抗心律失常药物的药理学研究

### 一、概述

心律失常（arrythmia）是指心脏冲动频率、节律、起源部位、传导速度、兴奋次序的异常。心脏正常的泵血功能依赖于心脏协调而节律性的舒缩活动。心率过快、过慢或心动节律不同步均可导致心脏泵血功能障碍。窦房结是心脏的正常起搏点，窦房结的兴奋沿着正常传导通路依次传导下行，使整个心脏兴奋完成一次心脏节律。当发生心脏疾患、全身血液和电解质紊乱以及自主神经系统功能失调时，均可改变心肌电生理状态，使冲动形成和传导的正常顺序受到干扰，从而产生心律失常。临床上心律失常根据心动频率分为两大类，即缓慢型和快速型心律失常。缓慢型心律失常有窦性心动过缓、房室传导阻滞等。快速型心律失常包括房性期前收缩、心房纤颤、心房扑动、阵发性心动过速、室性期前收缩、室性心动过速及心室纤颤等。

#### （一）心律失常发生的电生理机制

**1. 冲动形成障碍**

（1）自律性异常　包括窦房结、房室结、浦肯野纤维等自律性细胞活动改变以及非自律细胞异常自律机制形成。正常时窦房结自律性最高，可通过抢先占领（pre-occupation）抑制其他自律性较低的细胞（如心房传导系统、房室结、浦肯野纤维）的自律性，控制全心活动。如果窦房结功能降低或其他自律细胞（又称潜在起搏点）的自律性升高，均可导致心律失常。心房肌、心室肌这些非自律细胞，当其静息电位水平负值减小到 -60mV以下时，也可出现自律性，产生心律失常。决定自律性的因素包括最大舒张电位、4 相自动除极速率（斜率）及阈电位水平。交感神经兴奋、低血钾、心肌缺血缺氧和代谢障碍，以及心肌的机械牵拉均可增加 4 相斜率，从而提高自律性。迷走神经兴奋及一些抗心律失常药可使最大舒张电位负值加大并降低4相除极斜率，从而降低自律性。

（2）后去极和触发活动　后去极是指在一个动作电位中继0相去极后所发生的去极。后去极表现为频率较低、振幅较小、呈振荡波动。当达到阈电位时，易引起异常冲动发放，引起触发活动（triggered activity）。后去极可分为早后去极和迟后去极两种类型。早后去极（early afterdepolarization）是一种发生在完全复极前的后去极，常见于2、3相复极中，主要是$Ca^{2+}$内流增多所致。诱导早后去极的因素有药物（延长动作电位时程）、低血钾等。最常见的形式为Q-T间期延长产生的尖端扭转型心律失常（torsades de pointes）。迟后去极（delayed afterdepolarization）是一种在心肌完全复极后发生的继发后去极，常出现于动作电位4相开始期，主要是细胞内$Ca^{2+}$超载而诱发$Na^+$短暂内流所致。诱发迟后去极的因素有心肌缺血、强心苷中毒、交感神经兴奋、细胞外高钙等。

**2. 冲动传导障碍**

（1）单纯传导障碍　包括传导减慢或阻滞和单相传导阻滞，前者系动作电位0相去极速率降低所致，后者则可能与临近心肌细胞不应期长短不一或病变引起的递减传导有关。由于房室传导主要由副交感神经支配，因此一些房室传导阻滞可用阿托品来纠正。

（2）折返激动（reentrant excitation）　是指一次冲动经环形通路返回原处，引起再次激动并继续向前传导的现象，是引起快速型心律失常的重要机制之一。产生折返必须具有几个条件：①存在解剖性或功能性环形通路；②环形通路存在单相传导阻滞；③折回的冲动落在原已兴奋心肌不应期之外。对钠通道抑制较强的药物易诱发折返激动。单次折返可引起一次期前收缩（早搏），连续性折返则引起阵发性心动过速、心房或心室的扑动或纤颤。抗心律失常药物可通过加快传导以取消单向传导阻滞，或减慢传导以变单向传导阻滞为双向传导阻滞的方式而终止折返激动。

### （二）抗心律失常药物的基本作用机制

**1. 降低自律性**　抗心律失常药物降低自律性的方式有四种：①抑制自律细胞4相$Na^+$或$Ca^{2+}$内流或促进4相$K^+$外流，降低4相上升斜率，减慢舒张期自动去极速率；②抑制$Na^+$或$Ca^{2+}$通道，上移阈电位；③抑制自律细胞4相$Na^+$或$Ca^{2+}$内流或促进4相$K^+$外流，增大最大舒张电位（绝对值加大）；④抑制3相$K^+$外流，延长动作电位时程（action potential duration，APD）。自律细胞4相自动去极斜率主要是由$I_f$决定，$I_f$受细胞内cAMP水平的影响。cAMP水平升高，$I_f$增大，自动去极速率加快。β肾上腺素受体阻断药通过阻断β受体，降低细胞内cAMP水平而减小$I_f$，从而降低4相自动去极斜率。钙通道阻滞药和钠通道阻滞药通过阻断钙通道和钠通道分别提高慢反应细胞和快反应细胞阈电位。腺苷和乙酰胆碱分别通过G蛋白偶联的腺苷受体和乙酰胆碱受体，激活乙酰胆碱敏感的钾通道，促进$K^+$外流，增大最大舒张电位。钾通道阻滞药通过阻滞$K^+$外流而延长APD。

**2. 减少后去极和触发活动**　抗心律失常药物可通过促进3相$K^+$外流，加速复极以抑制早后去极的发生；也可通过抑制$Ca^{2+}$内流消除早后去极引发的触发活动。迟后去极是细胞内$Ca^{2+}$内流过多而诱发$Na^+$短暂内流所致，钙通道阻滞药和钠通道阻滞药可抑制其发生。

**3. 消除折返激动**　抗心律失常药物消除折返激动的方式有：①抑制0相$Na^+$或$Ca^{2+}$内流，减慢传导，使单向传导阻滞变为双相传导阻滞；②促进$K^+$外流，增大最大舒张电位，从而加快0相去极化速率，加速传导，消除单向传导阻滞；③适当延长有效不应期（effective refractory period，ERP），使邻近细胞ERP长短趋于一致，从而使异常冲动有更多机会落在ERP内。

## 二、治疗心律失常的药物

抗心律失常药物通过影响心肌细胞膜离子通道电生理活动或改变自主神经功能而发挥抗心律失常作用。抗心律失常药物分为两大类：治疗缓慢型心律失常的药物，常用阿托品和异丙肾上腺素；治疗快速型心律失常的药物。本节所述抗心律失常药物主要是指快速型心律失常的治疗药物。1984年Vaughan Williams分类法根据药物作用的电生理特点，将抗心律失常药归纳为四大类：Ⅰ类，钠通道阻滞药；Ⅱ类，β肾上腺素受体阻断药；Ⅲ类，延长APD药（钾通道阻滞药）；Ⅳ类，钙通道阻滞药。为了纪念Vaughan Williams教授诞辰100周年，*circulation* 杂志在2018年发表了抗心律失常药物新的分类办法（modernized classification of cardiac antiarrhythmic drugs）

（表 12-2-1）。此分类方法在 Vaughan Williams 分类法的基础之上，根据最新的发展情况，将抗心律失常药物定义为 8 个大类，32 种类型，这将极大地推进当前临床实践中的治疗决策，并有助于未来开发新的抗心律失常药物。这一新的分类方法总结了近半个世纪来抗心律失常药物的研究进展，涵盖了目前已知的主要机制，包括与心脏电生理相关的特异性电生理靶点，为了解心律失常和抗心律失常药物提供有价值的指导。

**表 12-2-1 抗心律失常药物新的分类**

| 分类 | 亚型 | 药物作用靶点 | 电生理效应 | 代表药 | 临床应用 | 作用机制 |
|---|---|---|---|---|---|---|
| 0（超极化激活环核苷酸门控通道阻滞药） | | 超极化激活环核苷酸门控通道介导的起搏电流（$I_f$）阻断 | 抑制 $I_f$，降低窦房结 4 相起博去极化速率，从而降低心率；可能降低房室结和浦肯野细胞自律性；延长 RR 间期 | 伊伐布雷定（ivabradine） | 心率≥70 次/分的稳定型心绞痛和慢性心力衰竭。快速型心律失常的潜在新应用 | 降低窦房结自律性 |
| Ⅰ（电压门控钠通道阻滞药） | Ⅰa | Nav1.5 开放状态；中速解离动力学（$\tau \approx 1 \sim 10$ 秒）；常伴随 $K^+$ 通道阻滞 | $I_{Na}$峰值、动作电位的产生和 $(dV/dt)_{max}$ 随兴奋阈的增加而减少；心房、心室和特殊心室传导通路中的动作电位传导减慢；伴随 $I_K$ 阻滞延长 APD 和 ERP；延长 QT 间期 | 奎尼丁<br>阿义马林（ajmaline）<br>丙吡胺（disopyramide） | 室上性心动过速，特别是复发性房颤；室性心动过速，室颤（包括短 QT 综合征和 Brugada 综合征） | 异位心室/心房自律性降低；减慢房室传导；不应期延长；折返趋势减弱 |
| | Ⅰb | Nav1.5 开放状态；快速解离（$\tau \approx 0.1 \sim 1$ 秒）；$I_{Na}$；窗口电流 | 随着兴奋阈值的增加，$I_{Na}$ 峰值、动作电位产生和 $(dV/dt)_{max}$ 降低；心房、心室和特殊心室传导通路中的动作电位传导减慢；正常心室和浦肯野心肌细胞 APD 和 ERP 缩短；随着窗口电流降低，缺血部分去极化细胞的 ERP 和后复极不应期延长；心电图效应相对较弱；Q-Tc 轻微缩短 | 利多卡因<br>美西律 | 室性心动过速、室颤（特别是心肌梗死后） | 异位心室自律性降低；迟后去极诱发的触发活动减少；通过将单向传导阻滞转换为双向传导阻滞，特别是在缺血的部分去极化心肌中降低折返倾向 |
| | Ⅰc | Nav1.5 失活状态；缓慢解离（$\tau$ >10 秒） | 随着兴奋阈增加，$I_{Na}$ 峰值、动作电位产生和 $(dV/dt)_{max}$ 降低；心房、心室和特殊心室传导通路中的动作电位传导减慢；整体兴奋性降低；高心率时 APD 延长；QRS 间期延长 | 普罗帕酮<br>氟卡胺 | 室上性心动过速（房性心动过速、心房扑动、心房颤动和涉及旁路的心动过速；在没有结构性心脏病、室性期前收缩、儿茶酚胺能多态性室性心动过速的情况下，对其他治疗无效的室性心动过速 | 异位心室/心房自律性降低；迟后去极诱发的触发活动减少；通过将单向传导转换为双向传导降低折返倾向；传导减慢和兴奋性降低，特别是在快速心率时，阻断折返通路、抑制传导 |
| | Ⅰd | Nav1.5 晚期电流 | 晚期 $Na^+$ 电流（$I_{NaL}$）降低，影响动作电位恢复、不应期、复极储备和 QT 间期 | 雷诺嗪 | 稳定型心绞痛，室性心动过速；作为一种潜在的治疗快速型心律失常的新药物 | 动作电位恢复时间缩短；早后去极诱发的触发活动减少 |
| Ⅱ（自主神经抑制药和激活药） | Ⅱa | 非选择性 β 和选择性 $\beta_1$ 受体阻断药 | 抑制腺苷酸激酶活性和 [cAMP] i 对 $G_s$ 蛋白介导的肾上腺素能激活效应，包括 $I_f$ 和 $I_{CaL}$ 减少导致的窦房结起搏速率减慢；延长房室结传导时间和不应期，减少 $I_{CaL}$ 引起的窦房结起搏和触发活动；减少 RyR2 介导的肌浆网 $Ca^{2+}$ 释放和触发活动；延长 RR 和 PR 间期 | 非选择性 β 受体阻断药：卡维地洛、普萘洛尔、纳多洛尔；选择性 $\beta_1$ 受体阻断药：阿替洛尔、比索洛尔、倍他洛尔、塞利洛尔、艾司洛尔、美托洛尔 | 窦性心动过速或其他类型的心动过速，包括室上性心动过速（心房颤动、心房扑动、房性心动过速）；心房颤动和室性心动过速（室性心动过速、室性期前收缩）的心率控制（阿替洛尔、普萘洛尔和纳多洛尔也用于长 QT 综合征；纳多洛尔用于儿茶酚胺能多态性室性心动过速） | 降低窦房结、房室结自律性；降低异位心室/心房自律性；减少早后/迟后去极诱发的触发活动；减少窦房结折返；减慢房室结传导，终止折返 |

续表

| 分类 | 亚型 | 药物作用靶点 | 电生理效应 | 代表药 | 临床应用 | 作用机制 |
|---|---|---|---|---|---|---|
| | Ⅱb | 非选择性β受体激动药 | 激活腺苷酸激酶活性和[cAMP] i对 $G_s$ 蛋白介导的肾上腺素能激活效应；缩短RR和PR间期 | 异丙肾上腺素 | 完全性房室传导阻滞患者起搏器植入前心室逃逸节律的加速；获得性心动过缓依赖性尖端扭转型心动过速 | 提高逃逸心室自律性；抑制心动过缓依赖性早后去极相关触发活动 |
| | Ⅱc | $M_2$ 受体阻断药 | 抑制室上（窦房结、心房、房室结）毒蕈碱 $M_2$ 胆碱能受体；缩短RR和PR间期 | 阿托品<br>山莨菪碱<br>东莨菪碱 | 轻度或中度症状性窦性心动过缓；迷走神经性晕厥或急性下壁心肌梗死的His上房室结传导阻滞 | 提高窦房结自律性；加速房室结传导 |
| | Ⅱd | $M_2$ 受体激动药 | 激活室上 $M_2$ 受体从而激活 $K_{ACh}$ 通道，使窦房结超极化，缩短心房和房室结APD，降低[cAMP]i，从而降低 $I_{Ca(L)}$ 和窦房结 $I_f$；抑制腺苷酸环化酶和cAMP激活，减少其对肾上腺素能激活心室组织中 $I_{Ca(L)}$、$I_{Ks}$、$I_{Cl}$ 和 $I_{ti}$ 的刺激作用；延长RR和PR间期 | 氨甲酰胆碱<br>毛果芸香碱<br>乙酰甲胆碱<br>地高辛 | 窦性心动过速或室上性心动过速 | 降低窦房结自律性；降低窦房结折返；减慢房室结传导，终止折返 |
| | Ⅱe | 腺苷 $A_1$ 受体激动药 | 激活室上组织（窦房结、心房、房室结）中的腺苷 $A_1$ 受体，从而激活G蛋白偶联的内向整流 $K^+$ 通道和 $I_{KAdo}$ 电流，使窦房结超极化，缩短心房和房室结APD；降低[cAMP]i，从而降低 $I_{Ca(L)}$ 和窦房结 $I_f$；抑制腺苷酸环化酶和cAMP激活，降低其对肾上腺素能激活心室组织中 $I_{Ca(L)}$、$I_{Ks}$、$I_{Cl}$ 和 $I_{ti}$ 的刺激作用；延长RR和PR间期 | 腺苷<br>ATP<br>氨茶碱 | 房室结心动过速的急性终止与cAMP介导的触发性室性心动过速；窦性心动过速与房性心动过速的鉴别 | 降低窦房结自律性；减慢房室结传导，终止折返；减少早后/迟后去极诱导的触发活动 |
| Ⅲ（钾通道的阻滞药和开放药） | Ⅲa（电压依赖 $K^+$ 通道阻滞药） | 非选择性钾通道阻滞药 | 阻断多个 $K^+$ 通道靶点，导致心房、浦肯野和（或）心室肌细胞动作电位恢复时间延长，ERP延长，复极储备减少；QT间期延长 | 氨巴利特(ambasilide)<br>胺碘酮<br>决奈达隆(dronedarone) | 无结构性心脏病或远端心肌梗死患者的室性心动过速；伴Wolff-Parkinson-White综合征的快速型心律失常；心房颤动伴房室旁路传导；心室颤动与室性期前收缩；与室上性心律失常和心房颤动相关的快速型心律失常 | 延长动作电位恢复时间；不应期延长伴折返倾向降低（胺碘酮还可减慢窦房结率和房室传导） |
| | | Kv11.1（HERG）通道介导的快速 $K^+$ 电流（$I_{Kr}$）阻滞药 | 心房、浦肯野和心室肌细胞动作电位恢复时间延长，ERP延长，复极储备减少；QT间期延长 | 多非利特(dofetilide)<br>伊布利特(ibutilide)<br>索他洛尔(sotalol) | 无结构性心脏病或远端心肌梗死患者的室性心动过速；伴Wolff-Parkinson-White综合征的快速型心律失常；心房颤动伴房室旁路传导；心室颤动与室性期前收缩；与室上性心律失常和心房颤动相关的快速型心律失常 | 延长动作电位恢复时间；不应期延长伴折返倾向降低 |

续表

| 分类 | 亚型 | 药物作用靶点 | 电生理效应 | 代表药 | 临床应用 | 作用机制 |
|---|---|---|---|---|---|---|
| | | Kv7.1 通道介导的缓慢 $K^+$ 电流（$I_{Ks}$）阻滞药 | 心房、浦肯野和心室肌细胞动作电位恢复时间延长，ERP 延长，复极储备减少；QT 间期延长 | 暂无临床批准用药 | | 延长动作电位恢复时间；不应期延长伴折返倾向降低 |
| | | Kv1.5 通道介导的超快速 $K^+$ 电流（$I_{Kur}$）阻滞药 | 心房动作电位恢复时间延长，ERP 延长，复极储备减少 | 维纳卡兰（vernakalant） | 心房颤动的即刻扭转 | 心房特异性作用：延长动作电位恢复时间；不应期延长伴折返倾向降低 |
| | | Kv1.4 和 Kv4.2 通道介导的瞬时外向 $K^+$ 电流（$I_{to1}$）阻滞药 | 心房、浦肯野和心室肌细胞动作电位恢复时间延长，ERP 延长，复极储备减少，尤其是在心外膜下而非心内膜下心室肌细胞 | 监管审查阶段用于心房颤动的即刻扭转：替地沙米（tedisamil） | | 延长动作电位恢复时间；不应期延长伴折返倾向降低 |
| | Ⅲb（代谢依赖性钾通道开放药） | Kir6.2（$I_{KATP}$）开放药 | 开放 ATP 敏感性 $K^+$ 通道（$I_{KATP}$），缩短除窦房结细胞外所有心肌细胞的动作电位恢复时间、不应期和复极储备；缩短 QT 间期 | 尼可地尔<br>吡那地尔 | 尼可地尔：治疗稳定型心绞痛（二线）；吡那地尔：治疗高血压的研究药物 | 动作电位恢复时间可能缩短 |
| | Ⅲc（递质依赖 $K^+$ 通道阻滞药） | GIRK1 和 GIRK4（$I_{KACh}$）阻断药 | 抑制直接或 $G_i$ 蛋白 βγ 亚单位介导的 $I_{KACh}$ 活化，特别是在窦房结、房室结和心房细胞中，延长 APD 和 ERP，降低复极储备 | 监管审查阶段用于处理房颤：BMS914392 | | 降低窦房结自律性 |
| Ⅳ（$Ca^{2+}$ 调控药） | Ⅳa（膜表面钙通道阻滞药） | 非选择性膜表面钙通道阻滞药 | 阻断 $Ca^{2+}$ 电流（$I_{Ca}$），导致窦房结起搏抑制，房室结传导抑制，ERP 延长，动作电位恢复时间延长，不应期延长，复极储备减少，细胞内 $Ca^{2+}$ 信号抑制；PR 间期延长 | 苄普地尔（bepridil） | 心绞痛、室上性快速心律失常的潜在治疗 | 减慢房室结传导，消除折返；早后/迟后去极诱发的触发活动减少 |
| | | Cav1.2 和 Cav1.3 通道介导的 L 型 $Ca^{2+}$ 电流［$I_{Ca(L)}$］阻滞药 | 阻断 $Ca^{2+}$ 电流（$I_{Ca}$），导致窦房结起搏抑制，房室结传导抑制，ERP 延长，动作电位恢复时间延长，不应期延长，复极储备减少，细胞内 $Ca^{2+}$ 信号传导抑制；PR 间期延长 | 苯烷胺类（如维拉帕米）、苯并硫氮䓬类（如地尔硫䓬） | 无结构性心脏病的室上性心律失常和室性心动过速；心房颤动的心率控制 | 减慢房室结传导，消除折返；早后/迟后去极诱发的触发活动减少 |
| | | Cav3.1 通道介导的 T 型钙电流［$I_{Ca(T)}$］阻滞药 | 抑制窦房结起搏，延长 His-Purkinje 4 期复极，心室细胞除外 | 暂无临床批准用药 | | |
| | Ⅳb（细胞内钙通道阻滞药） | 肌浆网 RyR2-$Ca^{2+}$ 通道阻滞药 | 减少肌浆网钙释放；降低细胞质和肌浆网钙离子浓度 | 氟卡胺<br>普罗帕酮 | 儿茶酚胺能多态性室性心动过速 | 减少迟后去极诱发的触发活动 |
| | | $IP_3R$-$Ca^{2+}$ 通道阻滞药 | 减少心房肌浆网 $Ca^{2+}$ 释放；降低细胞质和肌浆网钙离子浓度 | 暂无临床批准用药 | | |
| | Ⅳc（肌浆网 $Ca^{2+}$-ATPase 激活药） | 肌浆网 $Ca^{2+}$ 泵激活药 | 增加 $Ca^{2+}$-ATPase 活性，增加肌浆网钙离子浓度 | 暂无临床批准用药 | | 减少迟后去极诱发的触发活动 |

续表

| 分类 | 亚型 | 药物作用靶点 | 电生理效应 | 代表药 | 临床应用 | 作用机制 |
| --- | --- | --- | --- | --- | --- | --- |
| | Ⅳd（膜表面离子交换抑制药） | 膜表面离子交换器（如SLC8A）抑制药 | 减少 $Na^+$-$Ca^{2+}$ 交换可减少与肌膜下［$Ca^{2+}$］升高相关的去极化 | 暂无临床批准用药 | | 减少早后/迟后去极诱发的触发活动 |
| | Ⅳe（磷酸激酶和磷酸化酶抑制药） | 增加/降低胞质 $Ca^{2+}$ 调控蛋白的磷酸化水平 | 包括CaMKⅡ调节剂：改变细胞内 $Ca^{2+}$ 信号 | 暂无临床批准用药 | | 减少早后/迟后去极诱发的触发活动 |
| Ⅴ（机械敏感性通道阻滞药） | | 瞬时受体电位通道（TRPC3/TRPC6）阻滞药 | 细胞内 $Ca^{2+}$ 信号传导 | 正在研究的阻滞剂：N-(对-戊基肉桂酰）邻氨基苯甲酸（氨茴酸） | | 减少早后/迟后去极诱发的触发活动 |
| Ⅵ（缝隙连接通道阻滞药） | | Cx（Cx40、Cx43、Cx45）阻滞药 | 减少细胞-细胞耦合和动作电位传播；Cx40：心房、房室结、心室传导系统；Cx43：心房和心室，远端传导系统；Cx45：窦房结、房室结、传导束 | 正在研究的阻滞剂：卡宾诺酮（carbenoxolone） | | 心室/心房传导减慢；旁路传导减慢；房室结传导减慢 |
| Ⅶ（上游靶标调节药） | | 血管紧张素转换酶抑制药 | 电生理和结构性（纤维化、肥厚或炎症性）重构 | 卡托普利、依那普利、德拉普利、雷米普利、奎那普利、培哚普利、赖诺普利、贝那普利、咪唑普利、曲多普利、西拉普利 | 高血压、症状性心力衰竭的治疗<br>降低心律失常“底物”的潜在应用 | 减少损害动作电位传导、增加折返倾向的结构和电生理重构改变 |
| | | 血管紧张素受体阻断药 | 电生理和结构性（纤维化、肥厚或炎症性）重构 | 氯沙坦，坎地沙坦、依普罗沙坦，替米沙坦、厄贝沙坦、奥美沙坦、缬沙坦、沙普立沙坦（saprisartan） | 高血压、症状性心力衰竭的治疗<br>降低心律失常“底物”的潜在应用 | 减少损害动作电位传导、增加折返倾向的结构和电生理重构改变 |
| | | ω-3脂肪酸 | 电生理和结构性（纤维化、肥厚或炎症性）重构 | ω-3脂肪酸：二十碳五烯酸、二十二碳六烯酸、十二碳五烯酸 | 减少心肌梗死后心脏死亡、心肌梗死，脑卒中和异常心律的风险 | 减少损害动作电位传导、增加折返倾向的结构和电生理重构改变 |
| | | 他汀类 | 电生理和结构性（纤维化、肥厚或炎症性）重构 | 他汀类 | 减少心肌梗死后心脏死亡、心肌梗死，脑卒中和异常心律的风险 | 减少损害动作电位传导、增加折返倾向的结构和电生理重构改变 |

### （一）Ⅰ类——钠通道阻滞药

Ⅰ类钠通道阻滞药主要是通过阻滞Ⅰ类钠通道，对心肌细胞膜的钾离子和钙离子通透性进行抑制，从而降低自律性，减慢传导，使心律逐渐恢复正常。该类型药物主要适用于一些症状较轻的心律失常，在使用上有较高的限制，目前已经逐渐被其他类型的抗心律失常药物取代。从药物对通道产生阻滞作用到阻滞作用解除的时间用复活时间常数（$\tau_{recovery}$）表示。复活时间常数能够反映 $I_{Na}$ 阻滞药的作用强度，复活时间常数越大，阻滞作用越强。根据复活时间常数的大小，本类药物又分为三个亚类，即Ⅰa、Ⅰb、Ⅰc。

**1. Ⅰa类** $\tau_{recovery}$ 1～10秒，代表药有奎尼丁、普鲁卡因胺等，适用于心房纤颤、心房扑动、室上性和室性心动过速的转复和预防，此类药物适度阻滞 $I_{Na}$，降低动作电位0相上升速率，减慢传导，不同程度抑制心肌细胞膜 $K^+$、$Ca^{2+}$ 通透性，延长复极过程，且以延长ERP更为显著。

**2. Ⅰb类** $\tau_{recovery}<1$ 秒，轻度阻滞 $I_{Na}$，轻度降低动作电位0相上升速率，降低自律性，缩短或不影响APD。代表药有利多卡因、苯妥英等，主要用于如心脏手术、心导管术、急性心肌梗死或强心苷中毒所致的室性心律失常。剂量过大可引起低血压、房室传导阻滞；Ⅱ、Ⅲ度房室传导阻滞患者禁用。

**3. Ⅰc类** $\tau_{recovery}>10$ 秒，明显阻滞 $I_{Na}$，显著降低动作电位0相上升速率和幅度，减慢传导性的作用最为明显。代表药有普罗帕酮、氟卡尼等。普罗帕酮用于维持室上性心动过速的窦性心律，也用于室性心律失常。常见不良反应为加重折返性室性心动过速、充血性心力衰竭。

### （二）Ⅱ类——β肾上腺素受体阻断药

较为常见的治疗心律失常的β受体阻断药有普萘洛尔、美托洛尔、卡维地洛、醋丁洛尔等。本类药物的作用机制是阻断心脏 $\beta_1$ 受体，抑制交感神经兴奋所致的超极化激活的内向离子电流（$I_f$）和L型钙通道电流［$I_{Ca(L)}$］增加，表现为减慢4相舒张期去极速率而降低自律性，降低动作电位0相上升速率而减慢传导，逐渐减慢心率，降低心排血量和心肌耗氧量，从而达到抗心律失常效果。代表药普萘洛尔能降低窦房结、心房和浦肯野纤维自律性，在运动及情绪激动时作用明显；能减少儿茶酚胺所致的迟后去极发生，减慢房室结传导，延长房室结ERP。临床主要用于室上性心律失常，对于交感神经兴奋性过高、甲状腺功能亢进及嗜铬细胞瘤等引起的窦性心动过速效果良好；与强心苷或地尔硫䓬合用，控制心房扑动、心房颤动及阵发性室上性心动过速时的室性频率过快效果较好；心肌梗死患者应用，可减少心律失常的发生，缩小心肌梗死范围，降低病死率；还可用于运动或情绪变动所引发的室性心律失常，减少肥厚型心肌病所致的心律失常。从整体来看该类药物在使用上有较高的安全性，但对于患有重度心衰症状的患者一般不要静脉注射此类药物。

### （三）Ⅲ类——延长动作电位时程药

该类药物抗心律失常的作用机制是抑制多种 $I_k$，延长心房肌、传导组织的APD和ERP，对动作电位幅度和去极化速率影响小。当前较为常见的药物有胺碘酮、阿莫兰特（almokalant）、替地沙米（tedisamil）、多非利特（dofetilide）等。胺碘酮作为广谱抗心律失常药，对心房扑动、心房颤动、室上性心动过速和室性心动过速均有效。胺碘酮对心脏多种离子通道均有抑制作用，如 $I_{Na}$、$I_{Ca(L)}$、$I_k$、$I_{kl}$、$I_{to}$等，降低窦房结、浦肯野纤维的自律性和传导性，明显延长APD和ERP，延长QT间期和QRS波，且胺碘酮延长APD的作用不依赖于心率的快慢，无翻转使用依赖性（reverse use-dependence）。翻转使用依赖性是指心率快时，药物延长APD的作用不明显，而当心率慢时，却使APD明显延长，此作用易诱发尖端扭转型室性心动过速。胺碘酮尚有非竞争性拮抗α、β肾上腺素能受体作用和扩张血管平滑肌作用，能扩张冠状动脉，增加冠状动脉流量，减少心肌耗氧量。窦房结、房室结病变患者使用胺碘酮会产生明显的心动过速和传导阻滞。胺碘酮心血管不良反应为窦性心动过缓、房室传导阻滞以及Q-T间期延长，偶见尖端扭转型室性心动过速；房室传导阻滞及Q-T间期延长者禁用。

### （四）Ⅳ类——钙通道阻滞药

钙通道阻滞药发挥抗心律失常作用的机制是抑制 $I_{Ca(L)}$，降低窦房结自律性，减慢房室结传导性，减少心肌细胞 $Ca^{2+}$ 超载。目前临床上常用的该类药物有维拉帕米、地尔硫䓬等。维拉帕米治疗室上性和房室结折返引起的心律失常效果好，为阵发性室上性心动过速首选药，对激活态和失活态的 $I_{Ca(L)}$ 均有抑制作用，对 $I_{kr}$ 亦有抑制作用，表现为：①降低窦房结自律性，降低缺血时心房、心室和浦肯野纤维的异常自律性，减少或取消后去极所引发的触发活动；②减慢房室结传导性，此作用除可终止房室结折返，尚能防止心房扑动、心房颤动引起的心室率加快；③延长窦房结、房室结的ERP。维拉帕米静脉给药可引起血压降低、暂时窦性停搏；Ⅱ、Ⅲ度房室传导阻滞、心功能不全、心源性休克患者禁用此药。

### （五）新增的0类抗心律失常药物

窦房结P细胞属于慢反应自律性细胞，能够在舒张期自发地、节律性地去极化，产生“起搏”电流，抢先占领并向心脏传导系统扩布，在P细胞舒张期自动去极化早期起重要作用的是超极化激活的环核苷酸门控通道介导的 $I_f$（funny current）；伊伐布雷定（ivabradine）作为唯一应用于临床的0类抗心律失常药物，通过拮抗 $I_f$ 离子通道，减少去极化 $Ca^{2+}$ 内流，从而降低窦房结自律性。临床上心力衰竭窦性心律患者，β受体阻断药已达到目标剂量或最大耐受剂量，心率仍≥70次/分，推荐应用伊伐布雷定。

### （六）Ⅰd类抗心律失常药物

Ⅰd类抗心律失常药物是Ⅰ类中新增的药物。正常情况下 $I_{Na}$ 复极衰减失活后存在微弱但持续的晚钠电流（$I_{NaL}$）。某些先天性疾病（如3型长QT综合征）或心肌缺血、缺氧、心力衰竭时，延迟失活或不完全失活的 $I_{NaL}$ 所占比例大大增加；内流的 $Na^+$ 一方面促使 $Na^+$-$Ca^{2+}$ 交换活动增强，引起细胞内钙超载，另一方面 $I_{NaL}$ 的增加延长APD，易导致早后去极诱发的触发活动，从而增加心律失常发生的概率。雷诺嗪作为 $I_{NaL}$ 通道的高亲和力阻滞药，通过抑制 $I_{NaL}$ 通道，缩短APD和QT间期，减轻细胞内钙超载，从而发挥抗心律失常作用。

### （七）扩展Ⅱ类抗心律失常药物

Ⅱ类抗心律失常药物为自主神经激动药和抑制药，主要与心肌细胞膜上的G蛋白偶联受体结合，对心肌自律性、兴奋性、传导性及收缩性产生作用，如β肾上腺素受体、毒蕈碱型 $M_2$ 受体、腺苷 $A_1$ 受体。鉴此，Ⅱ类抗心律失常药物又分为Ⅱa（非选择性β受体和选择性 $β_1$ 受体阻断药）、Ⅱb（非选择性β受体激动药）、Ⅱc（$M_2$ 受体阻断药）、Ⅱd（$M_2$ 受体激动药）及Ⅱe（腺苷 $A_1$ 受体激动药）5个亚类。腺苷作为Ⅱe类抗心律失常药物，用于终止阵发性室上型心动过速及cAMP介导的触发型室性心动过速。

### （八）扩展Ⅲ类抗心律失常药物

心肌 $K^+$ 通道亚型繁多，主要参与动作电位复极和稳定静息膜电位，参与动作电位1期，即快速复极初期的跨膜电流主要为瞬时外向 $K^+$ 电流（$I_{to}$）；$I_{to}$ 又分为两个不同成分，即由迅速失活的Kv4.2和Kv4.3蛋白（亚基）介导的快成分 $I_{to,f}$ 和由缓慢失活的Kv1.4蛋白介导的慢成分 $I_{to,s}$。心房肌 $I_{to}$ 通道表达密度高，特异性地表达超快（ultra-rapid）激活延迟整流 $K^+$ 通道（$I_{kur}$，主要由Kv1.5蛋白构成），而且乙酰胆碱激活的 $K^+$ 通道（$I_{KACh}$）的表达密度是心室肌的6倍，故心房肌复极迅速，APD及ERP缩短。动作电位2期和3期主要的外向离子流为 $I_k$。$I_k$ 又包括HERG基因编码的Kv11.1蛋白介导的 $I_{Kr}$，以及由KCNQl基因编码的Kv7.1蛋白介导的 $I_{Ks}$ 电流。心室肌 $I_k$ 通道表达密度高，且心肌中层M细胞、心内膜及心外膜心肌表达 $I_K$ 也有差别。这种跨室壁的复极化离散，在某些情况下会诱发心律失常；由Kir2.1、Kir2.2和Kir2.3蛋白亚基构成的内向整流 $K^+$ 通道（$I_{K1}$）主要参与动作电位3期复极化，形成并维持4期静息电位。除了上述时间及电压依赖的电压门控性 $K^+$ 通道，还有配体门控/代谢及递质依赖的 $K^+$ 通道，如ATP敏感 $K^+$ 通道（$I_{KATP}$）以及 $I_{KACh}$ 通道。$I_{KATP}$ 在细胞内ATP减少或耗竭时开放（通道中有对ATP浓度敏感的Kir6.2亚基），$K^+$ 外流增加，动作电位平台期缩短，电压依赖性 $Ca^{2+}$ 通道活性下降，通过减少 $Ca^{2+}$ 抑制触发活动，从而发挥潜在抗心律失常作用。$I_{KACh}$ 通道为递质（乙酰胆碱）依赖的 $K^+$ 通道，通道由 $GIRK_1$ 和 $GIRK_4$ 亚基组成。针对上述不同 $K^+$ 通道，Ⅲ类抗心律失常药物分为Ⅲa（电压依赖 $K^+$ 通道阻滞药）、Ⅲb（代谢依赖 $K^+$ 通道开放药）、Ⅲc（递质依赖 $K^+$ 通道阻滞药）三类。Ⅲa类包括非选择性 $K^+$ 通道阻滞药（如胺碘酮、决奈达隆）、Kv11.1/HERG介导的 $I_{Kr}$ 阻滞药（如多非利特、伊布利特、索他洛尔）、Kv7.1介导的 $I_{Ks}$ 阻滞剂（无上市药物）、Kvl.5介导的 $I_{Kur}$ 阻滞药（如维纳卡兰）、Kv1.4和Kv4.2介导的 $I_{to}$ 阻滞药（如替地沙米）。Ⅲb类主要为 $I_{KATP}$ 通道/Kit6.2开放药，如尼可地尔及吡那地尔。Ⅲc类主要为 $I_{KACh}$/$GIRK_1$ 和 $GIRK_4$ 阻滞药（如BMS914392）。

### （九）扩展Ⅳ类抗心律失常药物

$I_{Ca(L)}$ 可与二氢吡啶特异性结合，主要参与动作电位2相平台期的形成，通过钙诱导钙释放介导心肌兴奋-收缩偶联。平台期内流的 $Ca^{2+}$ 激活肌浆网RyR2引起肌浆网内 $Ca^{2+}$ 大量释放。$Ca^{2+}$ 与肌钙蛋白c结合，触发肌丝滑行，引起心肌收缩。此后，胞质内的 $Ca^{2+}$ 大部分被肌浆网上 $Ca^{2+}$-ATP酶（钙泵）重新摄取，少部分被胞膜上的钙泵及 $Na^+$/$Ca^{2+}$ 交换体排出。虽然心肌细胞内主要的钙释放途径是RyR2，但激素调节心肌的收缩性主要通过肌浆网上的三磷酸肌醇受体（$IP_3R$）介导的钙释放进行；此外，T型 $Ca^{2+}$ 通道［$I_{Ca(T)}$］主要存在于窦房结及房室结自律细胞，参与舒张期自动去极化过程。上述多种通道/受体/泵的活性受磷酸激酶（磷酸化）或磷酸酶（去磷酸化）的影响，因此酶活性的改变可能造成胞内 $Ca^{2+}$ 超载，诱发心律失常。据此，Ⅳ类抗心律失常药物分为Ⅳa（表面膜 $Ca^{2+}$ 通道阻滞药）、Ⅳb（细胞内 $Ca^{2+}$ 通道阻滞药）、Ⅳc（肌浆网钙泵激动药）、Ⅳd（表面膜 $Na^{+}$/$Ca^{2+}$ 离子交换抑制药）、Ⅳe（磷酸激酶及磷酸化酶抑制药）五类。Ⅳa 类包括非选择性的表面膜 $Ca^{2+}$ 通道阻滞药（如苄普地尔）、$I_{Ca(L)}$ 阻滞药（如维拉帕米及地尔硫䓬）、$I_{Ca(T)}$ 阻滞剂（无上市药物）。Ⅳb 类包括 RyR2 受体阻滞药（如氟卡尼及普罗帕酮）及 $IP_3R$ 阻滞剂（无上市药物）。Ⅳc、Ⅳd 及Ⅳe 类目前均无上市药物。

### （十）新增的Ⅴ类抗心律失常药物

Ⅴ类抗心律失常药物是机械敏感性离子通道（mechanosensitive channel）阻滞药。心肌中的机械敏感性离子通道主要为瞬时受体电位通道（transient receptor potential channel，TRPC）。TRPC 为选择性阳离子通道（主要为 $Ca^{2+}$），其介导的 $Ca^{2+}$ 内流可激活多种 $Ca^{2+}$ 依赖的蛋白激酶，产生一系列生物学效应，如致心律失常性的心肌肥厚和纤维化、心力衰竭。因此，阻断此信号转导过程可发挥潜在的抗心律失常、逆转心肌重构的作用。Ⅴ类抗心律失常药物有正在研究中的氨茴酸，其作用机制可能为拮抗 TRPC 受体，减少后去极导致的触发活动。

### （十一）新增Ⅵ类抗心律失常药物

Ⅵ类抗心律失常药物是缝隙连接通道阻滞药。心肌细胞通过彼此之间的缝隙连接完成动作电位的扩布（电偶联），还能通过孔道进行细胞间离子和小分子物质的相互交换，传递化学信息，协调细胞间的代谢活动（代谢偶联）。缝隙连接主要由缝隙连接蛋白（connexin，Cx）构成，不同的 Cx 亚型在心脏中分布不同，Cx40 主要在心房肌、房室结及浦肯野纤维中表达，Cx43 主要在心房肌、心室肌中表达，Cx45 主要在心脏传导系统表达。此外，在心肌纤维化过程中，往往伴随 Cx 密度及功能的改变，正在研究的Ⅵ类药物 Cx 阻滞药生胃酮（carbenoxolone），可能通过降低心肌及传导系统的传导速度，发挥抗心律失常作用。

### （十二）新增Ⅶ类抗心律失常药物

Ⅶ类抗心律失常药物是上游靶标调节药。高血压、心肌梗死等导致的心肌重构、纤维化往往伴随离子通道表达及功能异常，导致其电生理学特性发生改变，即由结构重构导致电重构；心肌纤维化为心房颤动、病理性室速等心律失常提供了解剖学基质，此为心律失常上游治疗提供了理论基础。Ⅶ类抗心律失常药物主要有血管紧张素转化酶抑制药、血管紧张素受体阻断药、ω-3 脂肪酸和他汀类药物，通过抑制心肌结构重构及电重构，减轻氧化应激等作用，发挥潜在的抗心律失常作用。

## 三、抗心律失常药物临床前药效学研究设计

### （一）在体模型

目前常用的模型有缓慢型心律失常模型、快速型心律失常模型、心房扑动和颤动性心律失常模型、室性心动过速和心室颤动性心律失常模型、房室传导阻滞和房室交界区传导异常性心律失常模型和窦房结心律失常模型。

**1. 缓慢型心律失常模型**　缓慢型心律失常是由于心肌传导功能减弱及心脏起搏功能障碍而引起的一系列心率减慢的疾病，包括窦性缓慢型心律失常、房室交界性心律、心室自主心律、传导阻滞（包括窦房传导阻滞、心房内传导阻滞、房室传导阻滞）等。

（1）普萘洛尔诱导法　普萘洛尔为 β 受体阻断药，主要通过抑制窦房结、心房、浦肯野纤维的自律性或降低儿茶酚胺所致的晚后去极而防止触发活动，使心肌传导减慢、不应期延长、心率减慢。例如，大鼠腹腔注射普萘洛尔 5mg/kg，可诱导缓慢型心律失常。

（2）乙酰胆碱诱导法　乙酰胆碱兴奋心脏 $M_2$ 受体，使心率减慢、心肌收缩力减弱、传导减慢。例如，大鼠尾静脉注射 0.1% 乙酰胆碱 1ml/kg（1mg/kg），可诱导缓慢型心律失常。

（3）维拉帕米诱导法　维拉帕米为 L-型钙通道阻滞药，可直接抑制窦房结、房室结等慢反应细胞，减慢房室传导速度，延长房室结 ERP，干扰心肌细胞兴奋-收缩偶联，抑制心肌收缩。大剂量维拉帕米可引起完全性房室传导阻滞、窦性心动过缓。例如，大鼠尾静脉注射维拉帕米（5mg/kg），2 分钟后再次静脉注射同等剂量维拉帕米，数分钟内即可诱发完全性房室传导阻滞，但药物作用效果并不持久，停药后多可恢复，且构建模型过程

中大鼠死亡率较高；用10%水合氯醛腹腔注射麻醉大鼠后，经舌下静脉注射维拉帕米（5mg/kg），可复制心动过缓和房室阻滞模型。

（4）化学消融诱导法　化学消融法是采用无水乙醇、甲醛溶液等对窦房结、房室交界区进行外敷或注射，使局部组织坏死损伤，引起心律失常。例如，在动物房室交界区注入无水乙醇或甲醛，建立房室传导阻滞动物模型，成功率有50%；大鼠颈内静脉注射10%氢氧化钠（1.5～2.0ml），可成功建立病窦综合征模型；家兔戊巴比妥钠耳缘静脉全麻后，手术开胸后使用棉签蘸取20%甲醛溶液对窦房结进行湿敷，湿敷过程中家兔出现不同程度的窦性心律不齐、频发房性期前收缩、窦性心动过缓等心律失常表现，节律稳定后表现为窦性心动过缓。化学消融法需对实验动物进行手术以暴露心脏，实际操作对技术及实验条件要求较高，术后往往出现较多并发症，且消融后出现持续性房室阻滞，需要植入电子起搏器进行维护，难度及成本较高。该建模法的缺点是并发症严重，房室交界区定位困难，化学物质对心肌刺激容易引起心律失常，增加实验难度。其优势是设备要求不高，针对性比较强，能较好地用于抗房室传导阻滞的药效学研究和其他治疗方法的探讨。

（5）射频消融诱导法　射频消融法是利用电极导管的超高频热效应使局部组织受损引发蛋白质变性和血液凝固，导致其电生理活动消失，从而阻断窦房结功能。操作简单，不需要对动物进行损伤较大的手术，通过电极导管进入体内对特定位置进行射频消融，所以并发症较少。例如，在X线引导下，将射频消融仪电极头经股动脉逆行至His束点电位进行射频消融，成功建立大鼠房室阻滞模型。

（6）电刺激迷走神经诱导法　心脏受交感神经和迷走神经双重支配。迷走神经对心脏主要表现为负性频率、负性传导和负性肌力作用，其兴奋时可引起心率下降、传导减慢、心肌收缩力减弱。刺激迷走神经，乙酰胆碱释放，作用于心肌细胞膜的M型胆碱能受体，引起心率下降、传导减慢、心肌收缩力减弱，抑制窦房结和房室传导。利用铂金电极刺激一侧或双侧迷走神经干，根据不同种属和大小的动物设置刺激脉宽、电压及频率，建立缓慢型心律失常。操作简单，可控性强，大小动物均适用，尤其适于建立模型后还需要喂养较长时间的动物。缺点是电刺激迷走神经造成血压短暂下降，伴有反射性心率加快，使模型效果可能不太明显。在化学消融窦房结的基础上刺激双侧迷走神经，诱导心律失常，造模成功率高。

（7）机械刺激诱导法　机械刺激诱导法构建模型稳定性差，难以保证成功率。目前广泛应用冠状动脉结扎法复制心律失常模型。例如，对大鼠窦房结区域冠状动脉进行结扎，心电图监测显示，模型动物心率较手术前下降30%～50%，反复出现窦性停搏及窦房传导阻滞，成功复制缺血再灌注缓慢型心律失常模型。此外，基于机体手术后强烈应激反应诱发缓慢型心律失常发生的原理，提出应用探查腹腔暴露肠道法建立缓慢型心律失常动物模型，模型大鼠心率减慢比达10%以上。

（8）食物诱导法　食物诱导动物模型成功率较高，所建模型接近临床，但造模周期长，稳定性相对较差。血脂异常是诱发心律失常的重要因素，胆固醇在神经突触的形成中有着重要作用，胆固醇升高可能促进周围神经系统的神经重构，动作电位持续时间延长，QTc间期延长。例如，使用含10%胆固醇的脂肪乳剂对Wistar大鼠持续灌胃15日，之后冠脉结扎建立模型，与单纯冠脉结扎大鼠模型进行比较后发现，高脂饮食组大鼠缓慢型心律失常发生率及持续时间明显增加。大鼠高脂饮食可引起QT间期延长、心房传导速度降低，使右心房动作电位持续时间延长。

**2. 快速型心律失常模型**

（1）氯化钡诱导法　氯化钡诱导室性心律失常与多种离子通道有关。对家兔心脏具有强心苷样作用，可抑制心肌细胞膜上的$Na^+$,$K^+$-ATP酶，使细胞内$K^+$减少，导致最大舒张电位减少，细胞内$Na^+$增加，通过$Na^+$-$Ca^{2+}$交换使细胞内$Ca^{2+}$增加，导致振荡性后电位及触发活动而使自律性增高，并使心肌交感神经兴奋性增加，导致异位节律而致心律失常。氯化钡还能促进浦肯野纤维的$Na^+$内流，提高舒张期的去极速度；抑制$K^+$外流，增加4相坡度，提高心房传导组织和房室束-浦肯野纤维系统等快反应细胞的自律性。例如，家兔耳缘静脉快速注射0.4%氯化钡溶液1ml/kg（4mg/kg），记录30分钟内室性心律失常的情况及心律失常恢复时间，出现的室性心律失常包括室性心动过速（单形、多形）和室性期前收缩（单形、多形、二联律、三联律）等。氯化钡诱导法操作简单、重现性好，在探究触发所致的心律失常方面和对药物研发有一定意义。

（2）氯化钙诱导法　氯化钙诱导心律失常的作用机制较为复杂，主要与钙离子对心脏心肌细胞的直接作用有关。氯化钙可增加心肌细胞钙内流，提高自律性，诱导心律失常。例如，大鼠舌下静脉注射140mg/kg氯化钙可诱导产生多种心律失常，如室性期前收缩、室性心动过速、心室颤动直至死亡。大鼠静脉注射氯化钙建模，发现仅有50%～60%的大鼠诱发出室性心动过速，死亡率高达70%。提示，氯化钙所用剂量应慎重，筛选药物时应选择用药预处理，进而观察药物的保护作用。该建模方法简单、快速，适用于药物筛选，可观察药物的保护作用。

（3）氯仿诱导法　氯仿可诱导心室颤动的发生，其机制可能与氯仿诱导自主神经或肾上腺髓质释放去甲肾上腺素和肾上腺素有关；氯仿对心肌亦有直接作用，可不规则延长心室不应期，导致复极不均一性增加。例如，将小鼠置于有3～4ml氯仿棉球的500ml倒置烧杯内，直至呼吸停止，立即打开胸腔，观察小鼠心脏活动节律及室颤发生情况。

（4）乌头碱诱导法　乌头碱能激活心肌细胞快$Na^+$通道，使$Na^+$通道开放，加速心肌细胞$Na^+$内流，促使细胞膜去极化，加速起搏点的自律性；还能够提高心房传导组织和房室束-浦肯野系统等快反应细胞的自律性，从而形成一源性或多源性异位节律，缩短心肌不应期，导致心律失常。例如，大鼠舌下快速静脉注射乌头碱20μg/kg，5秒内注射完，观察心律失常情况，记录室性期前收缩的潜伏期及持续时间。该模型稳定性高、条件可控、重复性高、成功率较高、实验周期短，经济实用，常用于研究药物作用机制和筛选新药。但该模型缺点是与临床符合率较低。

（5）强心苷诱导法　中毒量的强心苷类药物可引起各种类型的心律失常。强心苷抑制心肌细胞膜$Na^+$,$K^+$-ATP酶，从而减少$K^+$向细胞内的主动转运，导致细胞内缺$K^+$，使心肌最大舒张电位降低，舒张期自动去极速度加快，自律性升高，发生心律失常。

（6）肾上腺素诱导法　大剂量肾上腺素，例如家兔耳缘静脉快速注入0.01%肾上腺素溶液（0.5ml/kg，0.2mg/kg）可提高心肌自律性而导致心律失常，出现室性期前收缩、室性心动过速甚至心室颤动等。

（7）异丙肾上腺素诱导法　异丙肾上腺素大剂量时可提高心肌耗氧量，诱发心绞痛和心律失常。例如，大鼠皮下注射异丙肾上腺素5mg/kg，可诱导快速型心律失常。

（8）心肌缺血诱导法　缺血性心律失常的发生是由于缺血心肌和正常心肌传导性和不应期差异所致。例如，麻醉犬开胸结扎冠脉前降支造成心肌缺血模型，清醒后出现持续性期前收缩；大鼠尾静脉注射垂体后叶素1.0U/kg，冠状动脉痉挛而致心肌缺血，出现异常心电图改变，主要表现为ST段与T波的异常。

（9）电刺激诱导法　在化学消融窦房结的基础上，直接电刺激心室，可诱导心室颤动发生。例如，家兔在化学消融窦房结的基础上麻醉固定，于左第4肋间开胸暴露心脏，剪开心包膜，分别用蛙心夹将电刺激输出正负极分别固定在左室心尖部及右心室底部，间距1cm，采用生物信号处理系统每隔5分钟刺激一次，逐渐增加刺激强度，每次刺激后立即观察心电图的变化并记录出现心室颤动时的电压值。该建模方法成功率较高、效果明显，但操作难度较大、技术要求高、影响因素较多，如操作时易损伤心脏，模型周期过短。

（10）高频率起搏刺激法　此法刺激左心房可建立慢性心房颤动模型。目前多采用长期快速起搏右心房的方法。例如，以1000次/分的频率持续刺激家兔左心房心外膜30日，结果显示大多数家兔在1周内即出现心房颤动并维持长达3周以上，能满足实验需要。此法具有成功率高、效果稳定、心房颤动持续时间长、制作简便的优点，可保证放置电极的准确性。

（11）电刺激下丘脑诱导法　此方法是通过电刺激下丘脑使血压升高，诱发心律失常，其刺激部位有多个，后区是高发区。例如，参照Sawyer图谱，将双相电极插入家兔下丘脑多个区，在刺激期间和停刺后均出现明显心律失常，常表现为窦性心动过缓、单灶性或多源性室性或房性期前收缩，以刺激下丘脑外侧区发生率最高。

**3. 心房扑动和颤动性心律失常模型**　选用犬、猫等动物，麻醉后开胸，暴露心脏，在呼吸机支持下进行实验。可采用高频率电直接刺激心房壁，使每次刺激落于心房肌复极时R或S波间隔；乌头碱溶液涂抹心房外面局部；挤压动物上下腔静脉间的部位，同时给予电刺激；窦房结动脉内注入乙酰胆碱或甲状腺素制剂。

**4. 心室心动过速和心室颤动性心律失常模型**　多选用犬、猫或兔、大鼠等整体心脏（开胸或闭胸）进行实验。常使用造模药物为乌头碱、强心苷及肾上腺素，可造成动物多源性期前收缩、短阵性室性心动过速等。这类模型可用于筛选抗心律失常药物。其优点为心律失常在几分钟自行消失，因此同一动物可反复多次进行心律失常实验，便于观察抗心律失常药物作用的持续时间，并可进行自身对照。

**5. 房室传导阻滞和房室交界区传导异常性心律失常模型** 多选用犬、猫，在麻醉开胸暴露心脏的情况下，于距犬心尖部1.5~2cm处的左室心肌内注入热生理盐水（80~90℃）或95%乙醇、25%硫酸10~15ml（猫和兔注入4~7ml），引起心肌大片的局部坏死性心律失常。

**6. 窦房结心律失常模型** 例如，将细钢丝制成直径约0.8cm的半环，缠绕少许棉花，以40%甲醛浸润后，把此环放在雄性家兔上腔静脉根部与右心房交界处1分钟，动物迅速出现心电图改变。此方法造成的病窦综合征成功率高，持续时间长达5小时，重复性好，模型较稳定，发病机制及心电图表现与临床相似。

**7. 模拟手术引发应激导致的心律失常模型** 手术操作引发的应激反应增加交感神经活性和儿茶酚胺释放，儿茶酚胺作用于心脏进而影响心脏传导系统，而过度的应激反应则会诱导心律失常。例如，在SD大鼠有学者比较了探查腹腔暴露肠道法、夹闭肠系膜上动脉法、单侧颈总动脉结扎复合抽血法3种方法诱导心律失常的效果，结果发现单侧颈总动脉结扎法是上述3种方法中建模最为稳定的一种。

**8. 缺血再灌注诱导的心律失常模型** 心肌缺血再灌注诱导心律失常的发生率很高，冠脉溶栓后心律失常的发生率可达到80%。心肌缺血再灌注性心律失常发生的机制尚不完全清楚，可能与心肌细胞内钙超载、氧自由基损伤等有关。缺血后心肌细胞膜$Na^+$,$K^+$-ATP酶功能障碍，使细胞内$Na^+$浓度增高，激活细胞膜上$Na^+$-$Ca^{2+}$交换。心肌缺血再灌注时，氧自由基水平明显增加，氧自由基和由其引起的生物膜脂质过氧化及其分解产物，导致生物膜受损，增加再灌注性心律失常的发生。实验动物多用大鼠、猫和犬。

### （二）离体心脏模型

现有心律失常模型多采用在体动物模型，离体心脏模型主要采用大鼠离体Landendorff灌流心脏或工作心脏，通过停灌（缺血）或灌注药物可以诱导心律失常。离体心脏灌流模型排除了神经、内分泌、体液因素以及心脏前、后负荷对心功能的影响，在进行抗心律失常药物筛选时可以直接观察受试药物对心功能和电生理的影响。此外，分离家兔带有心房肌条的窦房结离体心肌标本，以浮置式微电极方法引导起搏细胞产生动作电位，在动作电位稳定后，以酒石酸锑钠灌流心肌标本，可建立反映窦房结起搏细胞功能变化的心律失常模型；分离、培养豚鼠心室乳头肌标本，观察药物对其电生理的影响。

### （三）细胞模型

由于体外培养心肌细胞的自发收缩性和节律性特征，能够维持其在体内原有的许多结构和功能，同时减少神经、体液等因素的影响，因此可用于在细胞分子水平研究抗心律失常药物的作用和机制。在培养的心肌细胞模型，可采用药物或缺氧（糖）/复氧（糖）诱导心律失常模型。全细胞膜片钳技术选择单个心肌细胞作为研究对象，以电生理变化为观测指标，可基于离子通道对抗心律失常药物进行筛选。实时细胞分析（real-time cell analysis，RTCA Cardio）系统能对细胞状态进行实时、准确、敏感的监测，观察心肌细胞搏动频率、幅度和搏动节律不规则性等指标的变化，是一项成熟稳定的体外心律失常评价技术。实时细胞电子分析技术RTCA是一种建立在阻抗基础上的瞬时细胞电感应连续记录系统，是药物临床前早期筛选的一个重要工具，能将心肌细胞对引起心律失常的药物的响应以特征性的搏动图谱呈现，进而检测时间分辨率；同时，通过动态监测保证心肌细胞瞬时响应及长时效应的获取。

### （四）药物剂量和给药途径设计及阳性对照药的选择

**1. 药物剂量设计** 所试药物和对照药均要选两个或两个以上剂量，以等比级数增加，差距应适当。确定最适给药剂量时，由小剂量开始，在离体器官时按照3倍或10倍剂量递增，在整体动物时一般按照2倍剂量递增。常用下面几种方法：①参考已有的临床前、临床文献参考资料。②根据预期量进行设计：动物给药时，应用初始剂量之后，若没有发现疗效，也未发现任何不良反应，可继续按照2倍、3.3倍、5倍递增，2~4次可达到预期量，以后每次递增30%~50%。③根据$LD_{50}$设计：先采用急性毒性$LD_{50}$的1/10~1/20开始试验，根据上述剂量间隔设计方法，找到有效剂量，从而设置高、中、低三个剂量。

**2. 剂型和给药途径设计** 溶于水的药物，可使用药物水溶液或生理盐水溶液经任何途径给药；离体实验所用药物需溶于相应的缓冲生理溶液，或少量生理盐水溶液中，给药总量不超过浴槽中生理溶液量的1/10，当加入最大容量试药后密切注意浴槽内溶液的pH有无变化或沉淀发生。选择1～2个指标比较原料药和制剂的作用。在体动物实验，一般来讲根据药物特点选择与临床拟给药途径一致的给药方式，并加选一种给药途径（凡水溶性好，可供注射者，均应观察静脉给药效果）。

**3. 量效时效设计**　通过药效学试验做出量效关系，得到最小有效量、半数有效量和最大效应量。在确定药效学试验剂量前，一般要有预试验，明确最小有效量、最大有效量，据此确定量效曲线的剂量设计。正式试验时，在最小有效量、最大有效量之间插入1～3个剂量点。大动物至少设2个剂量组，小动物以及离体器官和细胞实验至少设3个剂量组，以观察量效关系。根据试验目的、试验模型特点、药物（处方）特点和给药途径，设定合理的疗程和观察时点，以设计时效关系实验。目前临床上所用的大多数抗心律失常药物在治疗心律失常的同时，又具有致心律失常作用，因此在进行抗心律失常药物量效时效设计时，一定要充分考虑该类药物对离子通道的影响和选择既具有明显的量效时效特点，也可能存在剂量依赖性的“矫枉过正”的“跃变”现象，从而影响疗效的评价和判断。在试验方案中，应阐明用药疗程的制定依据。

**4. 阳性对照药设计**　除溶媒对照外，还需与已知药对照（阳性对照）。阳性对照药应为已知的有效药物，可在国家标准所收载的同类病证药物中择优选用。选择公认的临床上治疗心律失常有效的药物作为评价药物治疗心律失常的阳性药，需要注意的是选择与实验药物机制相近的临床常用药物，选择经过严格临床试验验证，具有明确的安全性、有效性研究数据的药物。阳性对照药的选择取决于新药的可能类别以及对离子通道和电生理的影响。例如，Ⅰa类阳性对照药为奎尼丁，Ⅰb类阳性对照药为利多卡因，Ⅰc类阳性对照药为普罗帕酮，Ⅱ类阳性对照药为普萘洛尔，Ⅲ类阳性对照药为胺碘酮，Ⅳ类阳性对照药为维拉帕米。根据前述抗心律失常药物新的分类办法，也可参考表12－2－1选择适当的阳性对照药。如果未选择这些常用的对照药物，则必须对其合理性进行论证。

### （五）主要观察指标、检测方法以及药物疗效指标的选择与评价

由于心律失常的发病机制和临床表现非常复杂，理想的心律失常动物模型应具有模拟性高、重现性好、可操作性强的优势，对指引临床心律失常的防治和有效用药具有重要作用。目前心律失常动物模型不足之处是症状表现单一，与人类心律失常表现的症状多样性存在一定差距，进行药效评价时，宜采取多个动物模型进行综合研究观察更为科学合理。运用新技术、新方法，建立符合人类心律失常症状的理想动物模型对药物筛选、药效研究及新药开发具有重要意义。

由于各类抗心律失常药物的作用机制不同，因此通过心肌细胞实验判定受试药物可能的作用类别时，应选择相应的敏感模型，如属于β受体阻断药则对肾上腺素诱导的心律失常更敏感，如属于钠通道阻滞药则对乌头碱诱导的心律失常更敏感，如属于钙通道阻滞药则对氯化钡/氯化钙及结扎冠状动脉诱导的心律失常更敏感。现有临床有效的抗心律失常药物均能在结扎冠状动脉、乌头碱及哇巴因诱导的心律失常模型中反映出来，因此这三种模型在抗心律失常药物的有效性评价时最常用。在前述病理模型中，以结扎犬冠状动脉和大鼠静脉注射乌头碱所诱导的心律失常较稳定和持久，可供实验治疗用，其他模型多用于预防给药。一般动物麻醉均用戊巴比妥钠，但氯化钡诱导心律失常时需用水合氯醛麻醉，水合氯醛也有致心律失常作用，二者合用才能引起较恒定的心律失常。

**1. 心律失常患者疾病疗效评价**　心功能不全患者易发生室性心律失常，故检测与评价室性心律失常患者的心功能具有重要意义。目前，评价心功能的方法主要包括：①根据心电图、胸部X射线、超声心动图、核素灌注扫描、磁共振显像、计算机断层扫描、放射性核素心室造影技术等评价；②根据运动负荷的踏车或活动平板实验以及6分钟步行实验评价；③根据临床表现的NYHA心功能分级法及Killip分级法评价。评价中医证候有效性常根据给药治疗后心悸、胸闷、胸痛、气短、头晕、怠倦乏力、畏寒肢冷及脉象改变为指标，判断药物的治疗效果。

**2. 心律失常动物模型指标检测和药物疗效评价**

（1）心电图指标　心电图描记用于动物心律失常模型评估。通常实验对象取右侧卧位，电极放置在动物四

肢。诊断指标包括：①QRS 宽度；②ST 段变化；③室性心律失常；④房性心律失常。动态心电图的监测（连续 24 小时描记心电图）能精确计算心律失常发生的性质和程度。

（2）电生理指标　①电刺激动物心脏诱发心律失常的观察指标：测定室颤阈。②结扎冠状动脉前降支以及药物诱发心律失常的观察指标：心律失常（如室性期前收缩、室性心动过速）出现的时间、心律失常程度（如室性期前收缩、室性心动过速数量）、药物作用维持时间、恢复窦性心律动物数/动物总数，以及心房颤动或心室颤动发生率和死亡率。③离体豚鼠心室乳头肌细胞通过电生理实验观察 ERP、APD，平均动作电位（MAP）、动作电位最大上升速率（$V_{max}$）和 ERP/APD 的比值。④离体家兔窦房结起搏细胞：对窦房结进行微电极探查，记录起搏细胞给药前后及冲洗后的动作电位，比较组间动作电位幅度（APA）、APD、$V_{max}$、最大舒张电位（MRP）、4 相自动复极速率（SDVP4）和自发兴奋频率（SEF）。

（3）形态学指标　①Masson 染色：取心肌组织进行 Masson 染色，测定心肌间胶原容积分数（胶原面积/心肌总面积）。②免疫组化法：分析检测缝隙连接蛋白（如 Cx43）、基质金属蛋白酶（MMP）和组织金属蛋白酶抑制因子（TIMP），评估心律失常发生率。③利用心脏重量与体重比值测定心脏重量指数，用于评价心衰致心律失常时心室重构的程度。

（4）生化指标　超氧化物歧化酶（SOD）、丙二醛（MDA）、乳酸脱氢酶（LDH）、磷酸肌酸激酶（CPK）是评价心律失常的重要指标。尿钠肽（BNP）和成纤维细胞生长因子 23（FGF-23）与心房颤动密切相关。BNP 由心室肌细胞分泌，其分泌主要受左室张力的调节。当循环血量和左室充盈压增高时，BNP 分泌增加，通过小静脉回流至室间隔静脉，再由冠状静脉窦进入循环，使外周血 BNP 升高。BNP 含量与心功能严重程度呈正相关。

（5）疗效评价　抗心律失常药物疗效评价宜结合心电图、电生理以及心功能指标进行综合评价。心功能评价指标详见本章第三节相关内容。

### （六）药物作用机制研究

心肌细胞膜上存在多种离子通道，如 $I_{Na}$、$I_{Ca}$、$I_{kr}$/hERG、$I_{ks}$、$I_{kur}$、$I_{kl}$、$I_{KM3}$ 等，这些通道表达和功能的彼此平衡是心脏正常功能的基础。当某种通道的功能或表达异常时，通道间平衡被打破，将出现心律失常。如上述编码 $I_{Na}$、$I_{kr}$、$I_{ks}$ 通道的基因发生突变或微小核苷酸（microRNA）异常调节，可引起 $Na^+$ 内流增加或 $K^+$ 外流减少，使心肌复极减慢，产生长 QT 间期综合征。对 $I_{Na}$ 抑制过强，易出现传导阻滞。$I_{kur}$ 主要存在于心房，与房性心律失常（如心房颤动）的发生密切相关。$I_{Na}$、$I_{Ca}$、$I_{kr}$/hERG、$I_{ks}$、$I_{kur}$、$I_{kl}$ 等与心律失常发生、发展及消除关系密切，是抗心律失常药物作用的最佳靶点。一个理想的抗心律失常药物应对上述靶点有调控作用，使失衡的通道恢复平衡，使过度延长或缩短的 APD 趋近正常。

基于药物的构效关系分析和药物多靶点作用的新理念，应用系统生物学和网络药理学的理论和技术手段，通过药物作用机制（靶点）的计算机模拟和理论分析（虚拟/人工智能筛选），然后结合高通量/高内涵筛选验证，最终可“锁定”抗心律失常新药的作用靶点，从而进行深入的机制研究。在进入 21 世纪的 20 年中，对心脏电生理和心律失常基本机制的认识有了显著提高，从而为基于机制的抗心律失常治疗找到了一系列新的潜在靶点（表 12－2－1）。针对抗心律失常新药作用机制的研究，根据前述抗心律失常药物新的分类办法，可以参考表 12－2－1 所列的抗心律失常作用靶点，考虑设计适当的实验。除了表 12－2－1 所列的许多概念性新注册药物作用的靶点以外，还有一些针对心律失常有前途的靶点，例如内向整流性 $K^+$ 通道、小电导性 $Ca^{2+}$ 激活性 $K^+$ 通道、2 孔性 $K^+$ 通道、应力激活性非选择性阳离子通道等，也可以作为抗心律失常新药作用机制研究考虑的范畴。

## 四、实例

#### 钠-钙交换体单克隆抗体 NCX-2D2 对异丙肾上腺素诱发成年大鼠心律失常的抑制作用

**1. 药物特性**　钠-钙交换体（sodium-calcium exchanger，NCX）是细胞膜上一种重要的钙调控蛋白。NCX 的 α 肽段的重复序列 α-1 和 α-2 是 NCX 发挥作用的关键区域，推测其相应抗体可能对 NCX 起调控作用。本研究的前期实验已证实 NCX α-2（840－877）3F10 单克隆抗体对单个大鼠心室肌细胞 $I_{Na/Ca}$ 有抑制作用，还可抑制缺血/

再灌注诱发的心律失常。NCX-2D2 是一种新设计的 NCX α-2（840－877）单克隆抗体。

**2. 研究目的**　在异丙肾上腺素（isoproterenol，ISO）诱发的大鼠心律失常模型，研究 NCX-2D2 单克隆抗体的抗心律失常作用及机制。

**3. 动物和实验模型选择**　选择健康成年雄性 SD 大鼠，利用 ISO 构建在体和离体实验模型。分离单个心肌细胞记录电流变化。

**4. 实验方法**　包括模型制作、实验分组、给药途径、给药剂量和给药时间。

（1）离体心律失常模型的建立　大鼠麻醉（40mg/kg 戊巴比妥钠溶液腹腔注射）后，开胸分离心脏，悬挂于 Langendorff 装置，用高钙台氏液进行主动脉逆行灌流（流速 8ml/min），同步记录心电图，待心脏活动稳定后，药泵给药。实验分组：①对照组（含 2.5mmol/L $CaCl_2$的台氏液灌流）；②NCX-2D2 抗体＋$CaCl_2$组（含10mg/L NCX-2D2 抗体、2.5mmol/L $CaCl_2$的台氏液灌流）；③ISO＋$CaCl_2$组（含 1μmol/L ISO、2.5mmol/L $CaCl_2$的台氏液灌流）；④NCX-2D2 抗体＋ISO＋$CaCl_2$组（含 10mg/L NCX-2D2 抗体、1μmol/L ISO、2.5mmol/L $CaCl_2$的台氏液灌流）。

（2）在体心律失常模型的建立　成年健康 SD 大鼠称重，10% 水合氯醛（3ml/kg）腹腔注射麻醉，仰卧位固定于手术台，连接 BL-420F 生物机能实验系统，记录Ⅱ导联心电图，监测稳定后，通过尾静脉给药。实验分组如下：①对照组（1ml 生理盐水尾静脉注射）；②NCX-2D2 抗体组（80μg/kg NCX-2D2 抗体溶于 1ml 生理盐水中尾静脉注射）；③ISO 组（1.28mg/kg ISO 溶于 1ml 生理盐水中尾静脉注射）；④NCX-2D2 抗体＋ISO 组（80μg/kg NCX-2D2 抗体溶于 0.5ml 生理盐水中尾静脉注射，5 分钟后 1.28mg/kg ISO 溶于 0.5ml 生理盐水中尾静脉注射）；⑤胺碘酮＋ISO 组（5mg/kg 胺碘酮溶于 0.5ml 生理盐水中尾静脉注射，5 分钟后 1.28mg/kg ISO 溶于 0.5ml 生理盐水中尾静脉注射）。

（3）全细胞膜片钳记录　健康 SD 大鼠心脏 Langendorff 灌流消化酶，酶解心脏组织，分离单个心室肌细胞。吸管吸取细胞悬液 1～2 滴，滴于倒置显微镜的细胞槽（约 1ml）内，贴壁 8～10 分钟，再用含钙台氏液复钙灌流（流速 2ml/min）。电极拉制仪拉制玻璃电极，充灌电极内液，电阻为 3～5MΩ。镜下挑选纹理清晰、无自主收缩的长杆状细胞为实验对象，用玻璃电极给予负压封接，并迅速回抽给予负压破膜，用膜电容补偿和串联电阻补偿后，进行全细胞记录。

**5. 评价指标**　离体和在体大鼠心脏检测心电图改变，记录给予药物干预后室性期前收缩发生的个数、室性心动过速的发生率和持续时间、心室颤动的发生率和持续时间。单个心室肌细胞记录给药前后 $Na^+/Ca^{2+}$交换电流、L-型钙电流、动作电位以及迟后去极。

**6. 机制研究**　心律失常的发生与细胞内钙稳态关系密切相关，心肌细胞内钙离子稳态的维持有赖于多种钙调控蛋白。NCX 是细胞膜上一种重要的钙调控蛋白，在心肌细胞表达尤为丰富，对心肌细胞的钙调控起着关键作用。NCX 是一种双向离子转运体，有两种工作模式：前向模式将 3 个钠离子转入细胞内，1 个钙离子转出细胞；反向模式将一个钙离子转入细胞内，3 个钠离子转出细胞。因此，NCX 具有生电性，其产生的电流称为钠-钙交换电流（$I_{Na/Ca}$）。在病理情况下，NCX 是导致细胞内钙超载机制的主要原因。此外，伴随着舒张期 NCX 钙外排产生的内向跨膜离子流也会增大，形成短暂的基础内向离子流，这种内向电流是心肌病理状态下发生迟后去极及心律失常的重要原因。因此，研究 NCX-2D2 对心肌细胞钠-钙交换体和 L-型钙通道的影响。

**7. 实验结果及药效评价**　钠-钙交换体单克隆抗体 NCX-2D2 对 ISO 诱发的大鼠离体和在体心律失常均有明显抑制作用。全细胞膜片钳研究发现，NCX-2D2 可部分逆转 ISO 对 $I_{Na/Ca}$及 $I_{Ca(L)}$的诱导作用，对 ISO 诱导的迟后去极也有明显的抑制作用。因此推断，NCX-2D2 抗室性心律失常的机制主要与抑制心肌细胞钠-钙交换体和 L-型钙通道，减轻胞内钙超载、抑制迟后去极有关。

该研究实验设计基本合理，设置了阴性对照，包括溶媒生理盐水对照和 NCX-2D2 单独使用对照，以排除溶媒和 NCX-2D2 本身对心电图和电生理的影响，也设置了阳性对照药胺碘酮。此外，实验设计不足的是：①在体和细胞实验，NCX-2D2 均只设置了一个剂量（浓度）组，没有进行量效评价（单一的浓度和剂量设置均有文献和药动学依据）；②没有进行 NCX-2D2 与 NCX α-2（840－877）3F10 的对照研究。

（王　迪　胡长平）

# 第三节　抗心力衰竭药物的药理学研究

## 一、概述

心力衰竭（heart failure，HF）指由于心脏的收缩功能和（或）舒张功能发生障碍，不能将静脉回心血量充分排出心脏，导致静脉系统血液淤积、动脉系统血液灌注不足，从而引起心脏循环障碍症候群。

### （一）病因

**1. 基本病因**　几乎所有类型的心脏、大血管病最终均可引起HF。从病理生理的角度看，心肌舒缩功能障碍大致可分为由原发性心肌损伤和心脏长期容量及（或）压力负荷过重，导致心肌功能由代偿最终发展成为失代偿。①原发性心肌损伤：心肌梗死、心肌缺血、弥漫性心肌炎、原发性及继发性心肌病以及糖尿病心肌病均可引起HF，其中以心肌梗死、扩张性心肌病最为常见。②心脏负荷过重：高血压、主动脉瓣狭窄、肺动脉高压及肺动脉瓣狭窄等疾病导致后负荷过重；主动脉瓣关闭不全、二尖瓣关闭不全、室间隔缺损及动脉导管未闭等疾病导致心室前负荷过重；长期负荷过重、代偿性心肌肥大导致HF。

**2. 诱因**　HF发作常在心脏负荷增加时诱发，最常见的为感染和劳累，尤其肺部感染和过度体力活动；其他如过多过快的静脉输液、各种快速型心律失常、妊娠、分娩及情绪激动、治疗不当如强心苷中毒或量不足、原有心脏病加重或并发其他疾病如甲状腺功能亢进或贫血均可诱发HF。

### （二）发病机制

心肌收缩力下降，代偿机制启动，神经内分泌系统激活，心室重构，心功能进一步恶化，形成恶性循环。

**1. Frank-Starling机制**　前负荷增加反映心脏舒张末期容量增多，心室做功增加。根据Frank-Starling机制，在一定范围内，随着心脏前负荷增加，心室充盈压升高，舒张末期心肌纤维拉长，心搏量可相应增加；但当舒张压超过18mmHg时，心搏量不但不增加反而下降，当达到一定程度时则出现低排血量及静脉系统瘀血的症状和体征。

**2. 心肌肥厚**　心脏后负荷持续增加，代偿性心肌肥厚，收缩力加强，以维持心排血量；但随着疾病进展，心肌顺应性下降，舒张功能减退，更加使心肌能量供应不足，心肌细胞结构破坏，心功能进一步恶化。

**3. 神经体液代偿**　当心脏排血量不足或心室舒张末压升高时，机体启动以下神经体液机制进行代偿：①交感-肾上腺素系统（sympathetico-adrenal system，SAS）活性增强，去甲肾上腺素及肾上腺素水平升高，作用于心脏$\beta_1$受体，心肌收缩力增强，心率加快，以增加心排血量；但此时心肌耗氧量增加，且去甲肾上腺素具有细胞毒性作用，促使心肌细胞凋亡。②肾素-血管紧张素-醛固酮系统（renin-angiotensin-aldosterone system，RAAS）激活，此与心排血量降低，导致肾血流量减少有关。RAAS激活后使血管紧张素Ⅱ（angiotensin，AngⅡ）生成增多，醛固酮分泌增加，从而维持血压，保证心、脑、肾等重要脏器的血液供应。AngⅡ促使血管强烈收缩，加重心脏后负荷；RAAS激活亦可使血管平滑肌细胞增生，管腔变窄，血管内皮细胞生成NO减少。以上作用均更进一步加重HF，形成恶性循环。③其他体液因子如心钠肽（atrial natriuretic peptide，ANP）和脑钠肽（brain natriuretic peptide，BNP）分泌增多，内皮素（endothelin，ET）及精氨酸加压素（arginine vasopressin，AVP）水平升高。ANP和BNP均具有扩张血管、排钠利尿等生理作用，目前临床常用于评价HF的严重程度。ET和AVP均具有较强的血管收缩作用，使心脏后负荷增加，心功能进一步恶化。

**4. 心肌损害和心室重构**　心肌损害时的神经体液代偿机制导致心肌结构、功能改变，包括心肌细胞肥大、凋亡以及细胞外基质增加等，表现为心肌重构，使心功能进一步恶化。

**5. 心脏舒张功能不全**　当高血压及肥厚型心肌病时，心肌纤维化，导致心室肌顺应性减退及充盈障碍，心室舒张末期压增高，引起心肌舒张功能不全。心肌缺血、贫血及维生素$B_1$缺乏等的情况下，心肌能量生成不足，钙泵功能障碍，使细胞内钙潴留也会影响心脏主动舒张功能。

### （三）分型

**1. 按照发生时间、速度及严重程度分型**　分为急性和慢性 HF。急性 HF 指因急性的严重心肌损害或突然加重的心脏负荷，使心功能正常或处于代偿期的心脏在短时间内发生 HF 或使慢性 HF 急剧恶化，其中以急性左心衰竭最常见。急性 HF 包括新发 HF 和慢性 HF 急性失代偿。慢性 HF 指在原有慢性心脏病基础上逐渐出现 HF 的症状或体征，是缓慢的进展过程，一般均有代偿性心肌肥厚及其他心脏代偿机制参与。

**2. 按照发生部位分型**　分为左心衰竭、右心衰竭和全心衰竭。左心衰竭是指因左心室收缩和（或）舒张功能障碍而发生的 HF，临床上较为常见，以肺循环淤血为特征。右心衰竭是指任何原因引起的右心室收缩和（或）舒张功能障碍。全心衰竭是指同时具有左心衰竭和右心衰竭的临床表现。

**3. 按照心肌舒缩张功能障碍分型**　分为收缩性和舒张性 HF。收缩性 HF 是指因心肌收缩功能障碍而导致心排血量减少引起的 HF，临床标志是左心室射血分数减少，常见于心肌病。舒张性 HF 是指由于心室顺应性下降，导致左心室舒张和充盈减弱，临床表现为肺循环或体循环淤血，常见于高血压伴心肌肥厚、肥厚型心肌病、主动脉瓣狭窄、缩窄性心包炎等。

### （四）临床表现

**1. 心排血量**　降低心排血量（cardiac output）是评价心脏泵血功能的重要指标。HF 时，患者静息状态下的心排血量降低。心排血量减少在 HF 早期，使患者交感神经系统兴奋，心率明显加快，因此心悸是 HF 患者最早最明显的症状之一；随着心排血量降低，加重对心率加快的依赖程度，但过快的心率会造成心脏舒张期和冠脉供血时间缩短，导致心肌缺血缺氧，进一步加重心肌损害。心排血量降低亦可激活神经体液调节系统，导致各器官血流重新分配，初期出现体力活动受限，皮肤苍白或发绀以及头晕、晕厥等直立性低血压表现，严重阶段则心脑血流量减少。

**2. 肺循环淤血**　常见于左心衰竭患者，当淤血严重时可出现肺水肿，主要表现为呼吸困难。根据肺水肿及肺淤血严重程度可以分为劳累性呼吸困难、端坐呼吸、夜间阵发性呼吸困难。重症急性左心衰竭时，患者可出现发绀、气促、端坐呼吸、咳嗽、咳粉红色泡沫样痰。

**3. 体循环淤血**　常见于右心衰竭及全心衰竭，表现为体循环静脉系统过度充盈、静脉压升高、内脏充血及水肿。发生右心衰竭时，因水钠潴留及右心室舒张末期压力升高，导致上下腔静脉回流受阻，静脉异常充盈，临床上以下肢及内脏淤血最常见。右心衰竭淤血明显时，可见颈静脉怒张，按压肝脏后颈静脉异常充盈，出现肝颈静脉反流征阳性。水肿是右心衰竭及全心衰竭的主要临床表现。慢性 HF 时由于胃肠道淤血，可表现消化不良、食欲不振等消化系统功能紊乱症状。

## 二、治疗心力衰竭的药物

根据 HF 的病理特点，目前临床上 HF 的治疗目标主要包括：降低前、后负荷，增加心肌收缩力，抑制神经-体液系统的过度激活，干预心肌重构。根据药物的作用及作用机制不同，可分为以下几类：RAAS 系统抑制药、利尿药、β 受体阻断药、正性肌力药、血管扩张药等。

### （一）RAAS 系统抑制药

**1. 血管紧张素转化酶抑制药（angiotensin converting enzyme inhibitor，ACEI）**　ACEI 是临床上慢性心力衰竭的基础治疗药物之一。该类药物降低外周血管阻力，减轻心脏后负荷；减轻水钠潴留，降低心脏前负荷；降低室壁肌张力，改善心脏舒张功能；扩张冠脉血管，增加冠状动脉血流量，保护缺血心肌；防止和逆转心脏与血管重构，改善心功能。以上作用主要涉及两种机制：①通过抑制血管紧张素转化酶活性，抑制 Ang Ⅰ 向 Ang Ⅱ 的转化，使 Ang Ⅱ 生成减少，从而抑制 Ang Ⅱ 收缩血管、促进心血管重构和促醛固酮释放作用；②抑制缓激肽降解，使体内缓激肽水平增高，促进一氧化氮和前列环素等扩血管物质生成。ACEI 能消除或缓解慢性 HF 症状、提高运动耐力、改进生活质量，亦能逆转心血管重构，提高心脏及血管的顺应性，降低患者病死率。对于左心室收缩功能不全即左心室射血分数（LVEF）为 35%～40% 及以下，不论有无症状、无论是否为心肌梗死，均可应用ACEI，除非有禁忌证或不能耐受这类药物治疗。ACEI通常与利尿药、β受体阻断药和强心苷类药物等联合应用。

**2. 血管紧张素受体阻断药（angiotensin receptor blocker，ARB）** ARB主要对血管紧张素Ⅱ1型受体（$AT_1$）具有高度选择性，亲和力强，作用持久，可阻断AngⅡ的作用，故其抗HF作用与ACEI相似。目前认为，ACEI和ARB治疗HF、改善预后的临床地位同等重要。由于ARB与ACEI各有优缺点，且阻滞RAS的环节不同，故理论上推测二者合用可以更完全地阻断RAAS，取长补短，增强疗效。动物实验与早期（1996~2000年）临床观察证实了这一设想，两类药物合用可增强降压疗效。然而，近年来大型临床试验结果并未观察到两类药物合用的益处，相反却增加了不良反应发生率，因此目前临床指南不建议这两类药物合用。ARB由于不抑制血管紧张素转化酶，不影响缓激肽降解，不会引起干咳、血管神经性水肿等不良反应，主要用于不能耐受ACEI的患者。

**3. 血管紧张素受体/中性内肽酶抑制药（angiotensin receptor/neutral endopeptidase inhibitors，ARNI）** ARNI是ARB和中性内肽酶抑制药的复合制剂。美国和欧盟于2015年先后批准了首个ARNI类药物（缬沙坦/沙库必曲，valsartan/sacubitril）用于治疗HF。与依那普利相比，ARNI能更显著降低射血分数降低的HF患者死亡或住院风险，同时改善心室重构、改善肾脏和心血管预后，对伴糖尿病的慢性HF患者也有较好的疗效。2016年欧洲心脏病学会（European Heart Association，ESC）心衰诊治指南、2017年美国心脏病学会（American Collgege of Cardiology，ACC）和美国心脏协会（American Heart Association，AHA）心衰诊治指南都将ARNI列为Ⅰ类推荐。ARNI的作用机制是抑制中性内肽酶、阻断$AT_1$受体，其中中性内肽酶抑制药减少ANP和BNP的降解，ANP和BNP通过扩张血管和排钠利尿从而降低心脏前、后负荷；ARB具有阻断AngⅡ的作用，同时可抑制中性内肽酶抑制药引起的RAAS反馈性激活。

**4. 醛固酮拮抗药** 慢性HF患者血浆醛固酮水平显著升高。长期应用ACEI及ARB治疗HF过程中，常出现“醛固酮逃逸”现象（即血浆醛固酮浓度升高）。醛固酮除了通过保$Na^+$、保水、排$K^+$的作用引起机体水盐代谢紊乱以外，还可增强儿茶酚胺类、AngⅡ的缩血管作用以及心肌细胞$Ca^{2+}$超载，促进心脏纤维化，从而损伤心功能，加快HF病理进程。目前临床应用的醛固酮拮抗药主要是醛固酮受体阻断药螺内酯（spironolactone）和依普利酮（eplerenone）。慢性HF单用醛固酮拮抗药作用较弱，与ACEI合用则能显著降低患者室性心律失常发生率和病死率。醛固酮拮抗药的主要不良反应是高钾血症，可加重肾功能不全。鉴于高钾血症的潜在危险，应当避免ACEI、ARB和醛固酮拮抗药作为常规三联用药。

## （二）利尿药

HF时血管壁内$Na^+$含量增加，通过$Na^+$-$Ca^{2+}$交换，使血管平滑肌细胞内$Ca^{2+}$增加，促进血管收缩，并增加血管壁对升压物质的反应性。利尿药可促进$Na^+$排泄，降低血管壁$Ca^{2+}$含量，使血管壁张力下降，外周阻力降低，因而可降低心脏的后负荷；同时可促进水排泄，减少血容量，降低心脏前负荷，消除或缓解静脉淤血及其所引发的肺水肿和外周水肿。利尿药是唯一可充分控制HF液体潴留并治疗HF的药物。单独使用利尿药不能维持HF患者的长期临床稳定性，一般应与ACEI和β受体阻断药联合应用。

## （三）β受体阻断药

β受体阻断药主要阻断HF患者交感神经系统过度兴奋引起的有害作用，包括：①过量儿茶酚胺导致心肌细胞$Ca^{2+}$超载，引起心肌细胞能量消耗、线粒体损伤及细胞程序性死亡或凋亡；②外周血管收缩、肾脏排钠功能受损，导致心室容量和压力增加；③RAAS系统激活；④限制冠状动脉对增厚心室壁的血流供应，导致心肌缺血；⑤提高心肌细胞的自律性、增加心肌细胞的触发活动和促进低钾血症的发生，诱发心律失常。此外，部分β受体阻断药可通过上调衰竭心脏β受体的数量，恢复其信号转导能力，增加心肌对儿茶酚胺的敏感性。β受体阻断药可用于各种类型慢性HF，尤其适用于射血分数<35%、中重度（NYHAⅡ、Ⅲ）HF患者。在有效的强心、利尿、扩血管措施配合下，改善HF症状的同时应用β受体阻断药，可使HF患者心率减慢，左室充盈时间延长，心肌血流灌注增加，心肌耗氧量减少，心功能和血流动力学明显改善，从而改善患者生活质量，降低死亡率。应用原则为“小剂量开始，剂量个体化”，在严密观察下逐渐增加至最大耐受

量，除非患者对靶剂量不耐受，否则应当长期维持最大耐受量。目前，循证医学证实有效的药物包括美托洛尔、比索洛尔和卡维地洛。第一代β受体阻断药普萘洛尔等因明显抑制心肌收缩力，增加心脏后负荷，不推荐用于慢性 HF 的治疗。

## （四）正性肌力药

**1. 强心苷类**　该类药物抑制心肌细胞膜上的 $Na^+$, $K^+$-ATP 酶，使细胞内 $Na^+$浓度升高，激活 $Na^+$-$Ca^{2+}$交换蛋白，增加细胞内 $Ca^{2+}$浓度，促进心肌兴奋-收缩偶联，使心肌收缩力加强；减慢 HF 患者的心率，减慢房室传导，促进水钠排出，发挥利尿作用。强心苷的正性肌力作用对多种原因所致的 HF 都有一定的疗效，凡有收缩功能障碍，均可用强心苷治疗，对伴有心房纤颤或心室率加快的 HF 疗效较佳。但由于缺乏正性松弛作用，长效作用差，又不能延长患者生存时间，毒性较大，安全范围小，故使用受限。

**2. $\beta_1$受体激动药**　该类药物激动心脏$\beta_1$受体，能增加中、轻度慢性 HF 患者休息时的心排血量及血压，缓解症状，可用于强心苷反应不佳或禁忌的重度顽固性心力衰竭患者，也适用于心率减慢或传导阻滞的患者。但 HF 发展过程中$\beta_1$受体下调且失敏，$\beta_1$受体激动药的作用难以奏效，且可引起心率加快、心律失常、心肌耗氧量增加等不利因素，导致 HF 患者死亡率增加，故临床使用尚有争议。

**3. 磷酸二酯酶抑制药**　慢性 HF 发生时心肌细胞内 cAMP、cGMP 水平降低，因此通过抑制磷酸二酯酶（phosphodiesterase，PDE）提高细胞内 cAMP/cGMP 水平被认为是治疗心力衰竭的策略之一。PDE 抑制药通过抑制 cAMP、cGMP 的水解，间接增加细胞内 $Ca^{2+}$的浓度而增强心肌收缩力。抑制 PDE3、5、9 亚型均可发挥强心作用。PDE3 选择性抑制药氨力农和米力农使心肌收缩力增强、心率加快，增加心脏舒张范围，并改善外周循环，从而降低心脏前、后负荷，缓解 HF 症状。然而，PDE3 抑制药不良反应严重，目前仅供短期静脉给药，用于治疗经强心苷、利尿药及血管扩张药治疗无效的顽固性 HF。近年发现 PDE5 和 PDE9 也是治疗 HF 的潜在靶点；两者相比，PDE9 与 cGMP 的亲和力更强，并且主要作用于非 NO 依赖的 cGMP。HF 患者本身存在 NO 生物利用度不足，因此 PDE9 选择性抑制剂呈现出比 PDE5 抑制剂更佳的心脏保护活性。目前一系列以 HF 为适应证的 PDE9 抑制剂正在临床前阶段试验中。

**4. 其他新型正性肌力药**　除以上药物外，新型正性肌力药包括：①钙通道增敏药（例如左西孟旦，levosimendan）能提高心肌收缩成分对细胞 $Ca^{2+}$的敏感性，可在不增加 $Ca^{2+}$量的前提下使心肌收缩力加强，因此可避免因细胞内 $Ca^{2+}$过多所引起的心律失常和细胞损伤，对心肌有保护作用；②istaroxime，抑制 $Na^+$, $K^+$-ATP 酶活性和激动肌浆网钙泵，发挥正性收缩、正性舒张的双重作用；③特异性心肌肌球蛋白激活药（如 omecamtivmecarbil）通过与心肌肌球蛋白 ATP 酶催化区结合，能够加快肌动蛋白的酶循环并且将酶循环调到适于产生力量的状态。这些新型正性肌力药主要用于急性 HF。

## （五）血管扩张药

血管扩张药是治疗心功能不全的辅助药物，主要用于对正性肌力药和利尿药治疗无效的难治病例。血管扩张药治疗慢性 HF 的机制包括：扩张静脉（容量血管），减少静脉回心血量，降低心脏的前负荷，进而降低肺楔压、左心室舒张末期压等，缓解肺部瘀血症状；扩张小动脉（阻力血管），降低外周阻力，降低心脏的后负荷，增加心排血量，增加动脉供血，缓解组织缺血症状，并可弥补或抵消因小动脉扩张而可能发生的血压下降和冠状动脉供血不足等不利影响。临床上应根据患者血流动力学情况来选用合适的血管扩张药治疗慢性 HF。对肺静脉压明显升高、肺淤血症状显著的患者，宜选择扩张静脉为主的硝酸酯类。对外周阻力升高、心排血量明显减少的患者，宜选用扩张小动脉为主的肼屈嗪等。对肺静脉压和外周阻力均升高、心排血量明显降低者，宜选用对动、静脉均衡扩张的哌唑嗪、卡托普利等，或合用硝酸酯类与肼屈嗪。使用血管扩张药应注意检测 HF 患者的血压状况。

## （六）钙通道阻滞药

钙通道阻滞药用于慢性 HF 的机制为：①扩张外周动脉，降低总外周阻力，降低心脏后负荷；②具有降压和扩张冠脉的作用，可对抗心肌缺血；③缓解钙超载，改善心室的松弛性和僵硬度以及舒张期功能障碍。短效钙通道阻滞药如硝苯地平、地尔硫䓬、维拉帕米等可使慢性 HF 症状恶化，增加患者的病死率，可能与其负性肌力作用及反射性激活神经内分泌系统等有关，因此不适用于慢性 HF 的治疗。长效钙通道阻滞药如氨氯地平和非洛地平，其作用出现较慢、维持时间较长，舒张血管作用强而负性肌力作用弱，且反射性激活神经内分泌系统作用较弱，降低左心室肥厚的作用与 ACEI 相当，可用于慢性 HF 的治疗。

## 三、抗心力衰竭药物临床前药效学研究设计

### （一）在体模型

目前 HF 在体模型使用的动物包括大型哺乳动物（如牛、羊、恒河猴）、小型哺乳动物（如犬、家兔、大鼠和小鼠）以及模式生物斑马鱼。大型哺乳动物成本高，技术和设备要求较高，因此在进行药效筛选及机制研究中，常选用成本低廉且操作相对简便的小型动物 HF 模型。常用的在体 HF 模型包括缺血性 HF 模型、压力负荷型 HF 模型、容量负荷型 HF 模型、药物诱导型 HF 模型以及遗传型、基因改造型 HF 模型等。

**1. 缺血性 HF 模型** 心肌缺血或心肌梗死是导致 HF 常见的危险因素，其机制为心脏缺血区血流灌注和供氧减少，能量代谢异常和心肌细胞膜离子通透性变化，导致心肌收缩能力下降，持续性激活非缺血区代偿性应激和神经内分泌系统，同时缺血区心肌细胞凋亡和细胞外间质纤维化。心肌梗死后将逐渐出现心肌重构，导致后期左室扩张和心功能持续性下降，最终当心脏无法维持足够的心排血量时，出现 HF 的临床表现。复制缺血性 HF 模型的方法包括冠状动脉结扎法、冠状动脉堵塞法、快速起搏法、液氮冷冻法和电凝烧灼法等。

（1）冠状动脉结扎法 此法是通过模拟低心排血量诱导慢性 HF。具体方法是结扎动物的左冠状动脉或左前降支和左旋支，通常模型复制时间为 4～8 周。此法制作的 HF 模型接近人类缺血性 HF 的病理生理演变过程，神经内分泌激活方式和心肌纤维化与人类的心肌纤维化过程相似。

（2）冠状动脉堵塞法 此法制作 HF 模型的原理是通过导管介入技术将汞、塑料微球等栓塞物质注入模型动物的冠状动脉，使其心肌组织发生缺血，最终模拟人类慢性缺血性 HF 的自然病理变化和血流动力学变化过程，模型复制时间为 3～6 周。此外，光化学诱导法破坏冠状动脉血管内皮组织，引起血液动力学改变形成血栓，通过诱发心肌梗死，也可制作心肌梗死后 HF 模型。

（3）快速起搏法 此法的基本原理是过快的心肌收缩导致心肌耗氧增加，心室舒张期明显缩短，引起心肌缺血；快速起搏致肌浆网 $Ca^{2+}$ 通道改变，心肌收缩能力下降；激活神经内分泌系统，导致细胞外间质结构发生破坏，最终引起心室重构和 HF 的发生。通常用于大型动物，可以建立扩张型心肌病的 HF 模型。模型制作周期短，可控性好，起搏频率以及起搏部位可依研究需要、动物种类及其心电生理特点设置，停止起搏一定时间后血流动力学、心功能和神经内分泌水平可基本恢复到正常水平，从而模拟可逆的心脏扩张和变化的心肌肥厚，且模型制作中动物能保持清醒状态，适用于 HF 的多方面研究，为扩张型心肌病 HF 研究的金标准模型。因易逆转使造模条件难掌握，且缺乏稳定性，起搏器固定技术要求高，限于在大动物中应用。

（4）液氮冷冻法和电凝烧灼法 液氮冷冻大鼠心脏或电凝烧灼大鼠冠状动脉，大鼠心肌组织出现凝固性坏死，继而有肉芽组织长于梗死灶内，形成瘢痕，可复制心肌梗死大鼠 HF 模型。

**2. 压力负荷型 HF 模型** 此类模型通过增加心脏后负荷，导致心脏做功与耗氧量增加，心肌内交感神经末梢去甲肾上腺素释放增加，提高 RAAS 系统活性，导致心肌代谢紊乱、心室重构，最终心肌肥厚，并逐渐引发 HF。复制压力负荷型 HF 模型的方法包括主动脉缩窄法、肺动脉缩窄法、Dahl-盐负荷法等。

（1）主动脉缩窄法 此法制作 HF 模型的原理是通过手术将自制缩窄环或者不同规格的注射针头，与升主动脉或肾动脉分支上方的腹主动脉捆绑在一起造成主动脉狭窄，最终制作成慢性 HF 模型。造模周期相对较长，接近于临床上动脉粥样硬化等主动脉狭窄导致的慢性 HF，HF 的程度与动脉管的狭窄程度呈正相关。

（2）肺动脉缩窄法 此法制作 HF 模型的原理是通过手术缩窄实验动物的肺动脉，引起右心排血障碍，右心室后负荷加重，进而右心室肥厚最终发展成 HF。

（3）Dahl-盐负荷法 此法制作 HF 模型的原理是通过给实验动物喂食盐水配合去氧皮质醇（DOCA），必要时配合切除动物单侧肾脏，使其出现水钠潴留，加重心脏前后负荷，以模仿高血压心脏病进展的病理过程。该

方法主要用于模拟高血压 HF 的研究。

**3. 容量负荷型 HF 模型**　该类模型的制作主要是通过人为造成动静脉瘘、下腔静脉狭窄、主动脉瓣关闭不全、二尖瓣关闭不全和大量快速输液来制作，实验动物动脉系统的血液分流到低压的静脉系统，以此增加心脏的前负荷和静脉的回心血量，最终导致 HF。

（1）动静脉瘘法　此法通常使用腹主动脉-下腔静脉造瘘法。该法适用于研究 HF 的代偿机制和因容量超负荷导致的不伴有收缩功能障碍的舒张功能不全。

（2）胸下腔静脉缩窄方法　此方法建立的 HF 模型，动物在出现静脉瘀血体征的同时，也出现呼吸困难、紫绀现象；前负荷增加使舒张期室壁应力增高，心肌细胞纤维长度增加。此模型常用于高血压性心脏病导致 HF 的研究。

（3）心脏瓣膜关闭不全法　此方法多适用于大型动物，可用于研究慢性 HF。通常利用手术方法破坏房室瓣腱索、乳头肌，或心导管介入穿插二尖瓣、主动脉瓣造成瓣膜关闭不全。二尖瓣关闭不全模型主要是通过破坏二尖瓣腱索的方式建立；主动脉瓣关闭不全主要通过经颈动脉插入导管破坏主动脉瓣完成。因为通过破坏主动脉瓣建立 HF 模型需要很长时间，可以在第一次手术后再进行一次手术，以加快模型建立。

**4. 药物诱导型 HF 模型**　将可能引起心肌功能异常或心脏损伤的药物注射入动物体内，以诱导引起 HF。目前已知多种药物可致 HF，常用的造模药物有多柔比星、柔红霉素、异丙肾上腺素、野百合碱、普罗帕酮、尼莫地平、乙醇、戊巴比妥钠、普萘洛尔及马兜铃酸等。

（1）多柔比星或柔红霉素诱导慢性 HF 模型　多柔比星和柔红霉素为蒽醌类广谱抗肿瘤药物，两药对心脏亲和力均较高，会导致心肌组织氧自由基损伤和生物膜脂质的过氧化反应，模拟心肌病所致的 HF 模型。常用啮齿动物造模，也可使用斑马鱼胚胎造模。

（2）异丙肾上腺素诱导慢性 HF 模型　异丙肾上腺素通过引起心肌细胞钙超载，使得心肌兴奋增强，持续强烈收缩，加重心脏负荷，最终导致心肌细胞坏死的慢性 HF。常用啮齿动物造模，也可使用斑马鱼幼鱼或成鱼造模。

（3）马兜铃酸诱导慢性 HF 模型　马兜铃酸处理斑马鱼胚胎可诱导慢性 HF 模型，表现为心脏形态受损、心包水肿和收缩力下降。

（4）野百合碱诱导右心衰竭模型　野百合碱是一种具有细胞毒性的生物碱，随着血液循环可沉积于肺小动脉壁及肺毛细血管，引起肺血管损伤而导致右心衰竭。野百合碱诱导右心衰竭模型简便有效，模型稳定，与人类特发性肺动脉高压所致右心衰竭的病理生理过程类似。常用大鼠造模，单次皮下注射野百合碱（60mg/kg），2 周时右室心肌轻度肥厚，6 周时呈现典型右心衰竭表现。

（5）普罗帕酮诱导急性 HF 模型　普罗帕酮是高效、广谱抗心律失常药，能抑制心肌细胞的钠通道，降低动作电位的最大上升速率和幅度，降低心肌的自律性和兴奋性。此药可诱导急性 HF 模型。常用大鼠造模，成年大鼠单次舌下静脉快速推注 0.35% 盐酸普罗帕酮注射液 3ml/kg（10.5mg/kg），心率显著减慢，左室内压最大上升和下降速率均显著降低。

（6）尼莫地平诱导急性 HF 模型　尼莫地平是二氢吡啶类钙通道阻滞药，可扩张外周血管，抑制心脏功能。常用大鼠造模，成年大鼠经股静脉缓慢恒速注射尼莫地平 15 分钟［速度为 480μg/(kg·h)］后，表现为左心室内压最大上升和下降速率明显降低，心率明显减慢。

（7）乙醇诱导急性 HF 模型　乙醇中毒严重者可引起心血管损害，最终导致 HF。乙醇及其代谢物乙醛、脂肪酸乙烷酯可诱导心肌细胞凋亡，明显降低心肌收缩力及心房自律性，抑制左心房静息后增强效应，延长左心房功能不应期。其作用机制可能与兴奋交感神经和 RAAS 系统、破坏血管内皮细胞及促进心肌细胞凋亡有关。此模型诱导时间较长，但恒速静脉注射乙醇能较好地复制急性 HF 模型。

（8）戊巴比妥钠诱导急性 HF 模型　戊巴比妥钠是一种应用广泛的麻醉药，具有负性变力作用，可严重抑制心肌收缩功能而致 HF。常用造模动物为猫、犬、豚鼠、家兔，一般不宜用大鼠，因大鼠对强心苷和磷酸二酯酶抑制药的强心反应不敏感。给药途径为静脉恒速滴注或缓慢推注，成模指标为心收缩力逐渐下降。此方法造模操作简便、重复性好，常用于建立急性 HF 模型，但不能反映 HF 临床病理变化。

（9）普萘洛尔诱导急性 HF 模型　普萘洛尔是β受体阻断药，可引起心率减慢、心肌收缩力下降。常用成年豚鼠造模，静脉注射普萘洛尔 5mg/kg，1 分钟完成推注，然后恒速静注 0.2mg（0.1～0.2ml）/min，可维持稳定急性 HF 状态。

**5. 基因改造型 HF 模型**　该类模型是指利用转基因、基因干扰或敲除技术可使与心肌舒缩功能密切相关的基因过表达或缺失，从而使模型动物出现 HF，可用于了解与 HF 有关的基因以及为基因治疗提供依据。其不足之处是不能全面反映临床上 HF 患者的真实病因、病理情况。小鼠等小动物模型因其基因相似性好、繁殖率高、寿命短等特点，在 HF 基因改造模型研究中有重要价值。

（1）基因敲除法　是指通过敲除与 HF 相对应的实验动物基因的位点从而引发 HF。例如，肌肉 LIM 蛋白（muscle LIM protein，MLP）调节肌肉分化，剔除 MLP 基因的纯合子小鼠将发展为扩张型心肌病，伴心肌肥厚、间质细胞增生和纤维化，到成年发展为 HF；扩张型及肥厚型心肌患者心肌组织中常见多种线粒体 DNA 缺失突变，线粒体超氧化物歧化酶或线粒体转录因子基因剔除小鼠均可导致肥厚型心肌病从而诱导 HF；剔除心肌乙酰胆碱敏感钾通道基因可建立小鼠 HF 模型；维生素 D 受体（VDR）在控制心血管稳态中起着重要作用，小鼠 VDR 基因全敲除（$VDR^{-/-}$）或者心肌细胞特异性 VDR 基因缺失均会导致心脏结构和功能的改变，最终表现出晚期心肌病和 HF；C57 小鼠缺乏 $\alpha_{2A}/\alpha_{2C}$ 肾上腺素能受体（$\alpha_{2A/}\alpha_{2CARKO}$）能增加心脏 AngⅡ水平，并于第 5 个月观察到心室功能障碍和 HF 表现。

（2）基因干扰法　是指通过将 microRNA 与特定 mRNA 组合以调节特定基因的表达从而引发 HF。例如，在用主动脉弓缩窄术制作 HF 模型时，同时采用重组腺相关病毒（rAAV-9）介导 miRNA-665 在心脏中表达，发现过表达 miR-665 能够增强心功能损伤和心肌肥厚，其机制是通过抑制冠状动脉微血管的形成进而诱发 HF；miRNA-208 通过抑制甲状腺素受体相关蛋白 1，调节主要组织相容性复合体的表达，进而导致心肌细胞在应激刺激下出现肥厚，因此 miRNA-208 转基因小鼠在发育过程中出现心肌肥厚。

（3）基因转入法　是指把经人工分离、修饰过的基因导入到实验研究动物基因组中，可引起该基因过度表达从而引发 HF。例如，钙/钙调素依赖性蛋白激酶Ⅱ（CaMKII）在 HF 时活性和表达均增加，在过表达 CaMKII 转基因小鼠的心脏，观察到左心室肥厚、左心室扩张和 HF 逐步进展；SIRT1 在出生后早期维持正常心脏发育中起关键作用，采用基因显微注射技术构建具有心脏特异性表达的人 SIRT1（SIRT1H363Y）的显性失活形式的转基因小鼠，发现内源性 SIRT1 活性被抑制，小鼠出现扩张型心肌病，表现为 HF 症状。

**6. 遗传型 HF 模型**　SHHF/Mcc-/facp 大鼠是一种可复制性自发性充血性 HF 的遗传模型，动物携带 *facp* 肥胖基因，其基因编码 1 个有缺陷的 Leptin 受体（SHHF/Mcc-/facp），从而导致肥胖，15 月龄出现 HF。自发衰老倾向（SAMP8）小鼠是与衰老相关的良好 HF 模型，在 6 月龄大时出现 HF。自发性高血压大鼠亦可高效模拟人类高血压导致 HF 的过程，其左心室功能变化与心肌多维应变及间质纤维化发生的次序一致，在增龄过程中心肌细胞凋亡指数逐渐升高，心肌细胞凋亡指数与左心室重构、心肌纤维化的发展及整体心功能障碍相关。

**7. 射血分数保留的 HF 模型**　射血分数保留的 HF 模型（heart failure with preserved ejection fraction，HFpEF）可通过选用高血压、糖尿病、肥胖、代谢综合征等动物模型模拟临床具有相同危险因素的患者，此类 HF 患者心脏收缩功能及射血分数多为正常或临界正常，但舒张功能已有所下降，可伴有肺淤血、呼吸困难、充盈压升高及活动耐力下降等临床表现。盐敏感性 SD 大鼠，从 7 周龄起饲以高盐饮食（8% NaCl），大鼠逐渐出现肾功能衰竭，继而快速出现高血压及左室肥厚，并于 12～19 周龄时出现 HFpEF。许多 2 型糖尿病的动物模型包含 HFpEF 的特点，包括缺乏瘦素的 ob/ob 小鼠和瘦素受体缺陷的 db/db 小鼠，因为瘦素代谢稳态的改变，导致高血糖、高胰岛素血症、胰岛素抵抗以及糖尿病的相关并发症的出现。db/db 小鼠 9 周龄时可出现左室质量和室壁厚度的增加，5 月龄时可见舒张功能障碍的血流动力学的改变。ob/ob 小鼠作为肥胖和糖尿病动物模型，由于心肌肥厚，可出现左室舒张功能障碍，随后逐渐可发展为收缩和舒张功能均异常的糖尿病性心肌病。Zucker 大鼠是一种遗传性肥胖病模型，此模型大鼠可出现左心室质量的增加、等容收缩期延长及早期舒张功能障碍。自发性糖尿病大鼠模型（Otsuka Long-Evans Tokushima fatty rat）20 周龄时心脏超声可见舒张功能障碍的血流动力学改变。应用盐敏感性大鼠（SS 大鼠）与 Zucker 大鼠杂交获得的大鼠为一种新的代谢综合征模型，在其 15 周龄时可出现左室舒张功能障碍、左室肥厚和纤维化。ZSF1 大鼠也是一种代谢综合征大鼠，20 周龄时可表现出典型的高血压、肥胖、2 型糖尿病、胰岛素抵抗、高胰岛素血症、高三酰甘油血症、高胆固醇血症和 HF 等，心脏的改变主要为舒张功能障碍。家兔、小型猪长期高脂饲养也可诱导 HFpEF 模型。

### （二）离体模型

在大鼠离体 Landendorff 灌流心脏或工作心脏，通过停灌（缺血）或灌注药物可以诱导急性 HF。离体心脏灌流模型排除了神经、内分泌、体液因素以及心脏前、后负荷对心功能的影响，在进行抗 HF 药物筛选时可以直接观察受试药物对心功能的影响。在离体的情况下用抑菌毒素或者病毒进行离体心脏灌注亦可构建 HF 模型。例如，采用葡萄球菌毒素灌注离体大鼠心脏，导致冠状动脉灌注压增高，心肌收缩力下降。

### （三）细胞模型

由于体外培养心肌细胞的自发收缩型和节律性特征，能够维持其在体内原有的许多结构和功能，同时减少神经、体液等因素的影响，因此可用于在细胞分子水平研究抗 HF 药物的作用和机制。例如，鼠源原代心肌细胞被广泛应用于抗 HF 药物临床前有效性和安全性评价。在细胞实验时，心肌细胞收缩性能力的减弱可被定义为 HF。缺氧缺糖以及某些药物（如内皮素-1 和戊巴比妥钠）均可诱导乳鼠原代心肌细胞收缩力减弱。

### （四）药物剂量和给药途径设计及阳性对照药的选择

**1. 药物剂量设计**　所试药物和对照药均要选两个或两个以上剂量，以等比级数增加，差距应适当。确定最适给药剂量时，由小剂量开始，在离体器官时按照 3 倍或 10 倍剂量递增，在整体动物时一般按照 2 倍剂量递增。常用下面几种方法：①参考已有的临床前、临床文献参考资料。②根据预期量进行设计：动物给药时，应用初始剂量之后，若没有发现疗效，也未发现任何不良反应，可继续按照 2 倍、3.3 倍、5 倍递增，2～4 次可达到预期量，以后每次递增 30%～50%。③根据 $LD_{50}$ 设计：先采用急性毒性 $LD_{50}$ 的 1/10～1/20 开始试验，根据上述剂量间隔设计方法，找到有效剂量，从而设置高、中、低三个剂量。

**2. 剂型和给药途径设计**　溶于水的药物，可使用药物水溶液或生理盐水溶液经任何途径给药；离体实验所用药物需溶于相应的缓冲生理溶液，或少量生理盐水溶液中，给药总量不超过浴槽中生理溶液量的 1/10，当加入最大容量试药后密切注意浴槽内溶液的 pH 有无变化或沉淀发生。选择 1～2 个指标比较原料药和制剂的作用。在体动物实验，一般来讲根据药物特点选择与临床拟给药途径一致的给药方式，并加选一种给药途径（凡水溶性好，可供注射者，均应观察静脉给药效果）。

**3. 量效时效设计**　通过药效学试验做出量效关系，得到最小有效量、半数有效量和最大效应量。在确定药效学试验剂量前，一般要有预试验，明确最小有效量、最大有效量，据此确定量效曲线的剂量设计。正式试验时，在最小有效量、最大有效量之间插入 1～3 个剂量点。大动物至少设 2 个剂量组，小动物以及离体器官和细胞实验至少设三个剂量组，以观察量效关系。根据试验目的、试验模型特点、药物（处方）特点和给药途径，设定合理的疗程和观察时点，以设计时效关系实验。治疗急性 HF 的药物主要用于快速改善动物的血流动力学异常、缓解或减轻症状，和（或）降低死亡率，用药时间常为数小时至数日；进行静脉注射给药时，疗程一般为 6～48 小时，但偶尔也可超过 48 小时（如 72 小时）。若以慢性 HF 为目标适应证，一般研究可持续 4～8 周，以周为单位作为观察时点。在试验方案中，应阐明用药疗程的制定依据。

**4. 阳性对照药设计**　除溶媒对照外，还需与已知药对照（阳性对照）。阳性对照药应为已知的有效药物，可在国家标准所收载的同类病证药物中择优选用。选择公认的临床上治疗 HF 有效的药物作为评价药物治疗 HF 的阳性药，需要注意的是选择与实验药物机制相近的临床常用药物，选择经过严格临床试验验证，具有明确的安全性、有效性研究数据的药物。阳性对照药的选择取决于新药的类别和血流动力学作用。试验药物为血管扩张药时，首选阳性对照药为硝酸甘油或肼屈嗪；强心苷类药物的阳性对照药为地高辛或哇巴因；儿茶酚胺类药物的阳性对照药以多巴酚丁胺类为宜，磷酸二酯酶抑制剂的对照药可用米力农。当有新的更有效的药物上市时，可改变阳性对照药。如果未选择这些常用的对照药物，则必须对其合理性进行论证。

### （五）动物模型的观察指标与检测方法

随着医疗技术进步，新的检测手段不断被应用到 HF 动物模型的研究中，使研究结果更为客观。动物 HF 模型的观察指标与检测方法主要包括行为体征指标、超声心动图检查、有创血流监测、胸部放射学及其他检查等方面。

**1. 行为体征指标** 动物HF的行为体征指标包括精神状态、活动情况、皮毛变化、饮食情况及呼吸频率等，这些指标客观性差、缺乏明确标准、主观因素对观察影响较明显。

**2. 超声心动图检查** 目前HF研究中超声心动图是使用率最高的检测手段。超声相关性能设置要求包括超声波深度适当、强度可渐进性调整、使用总增益设置、焦点位置、光束宽度和扫频频率重复等。超声模式选择包括二维模式、时间-运动模式、光谱多普勒模式及彩色多普勒模式等。超声视图包括右胸骨长轴视图、右胸骨短轴视图、左侧胸骨旁视图、肋下视图、左颅侧胸骨旁视图等。观察指标的选择通常受所选择的超声类型、超声视图情况等因素影响。观察指标包括线性指标和流速指标两类数据测量。其中线性指标测量包括主动脉根部的舒张末期直径（end-diastolic diameter of the aortic root，Ao）、左心房的舒张末期直径（end-diastolic TM diameter of the left atrium，LA）、左心室舒张末期直径（end-diastolic diameter of the left ventricle，LVd）、左心室收缩末期直径（end-systolic diameter of the left ventricle，LVs）、缩短分数（shortening fraction，SF）等。流速观察指标包括主动脉流速（aortic flow）、肺动脉流速（pulmonary flow）、二尖瓣E峰（mitral E wave）、二尖瓣A峰（mitral A wave）、二尖瓣E/A比率（mitral E/A ratio）等。左室舒张功能分级取决于E、A峰。一般情况下犬心脏功能以射血分数<40%作为HF发生的指标。此外，因受动物年龄、体重、超声类型等因素影响，目前暂无统一标准以明确HF超声的具体指标。常用的方式是造模前测量相关心脏超声指标并以此为基线，评估造模后相关指标与该基线是否存在统计学差异，并且结合行为学、分子-内分泌学、病理等相关指标以确定HF发生情况。

**3. 血流动力学指标** 一般通过颈静脉或股静脉将心导管植入右心室中，通过测量心排血量、心率、心指数、每搏排血量指数、右室排血量指数、左室排血量指数、全身血管阻力、总电阻、肺血管压力、平均动脉压及平均肺动脉压等指标进行血流动力学方面的评价。心排血量作为心脏泵功能指标，可用电磁流量计测主动脉血流的方法或用热稀释法。心电图QRS波群起始点所对应的左心室压力点代表左室舒张末期压力（LVEDP），根据左室压力曲线的一阶微分曲线测量收缩期压力最大变化速率（$+dp/dt_{max}$）及舒张期负的最大压力变化速率（$-dp/dt_{max}$）。

**4. 胸部放射学** 胸部放射学包括胸部X线片或CT检查，其中胸部X线片包括右侧、左外侧及腹背侧投影检查。HF放射性综合评分包括左心房扩大程度、肺静脉充血、心源性水肿及胸腔积液等指标。该指标较客观，适合失代偿HF的实验对象，但对代偿期HF的准确率较低。

**5. 病理学诊断** 动物HF模型诊断金标准是病理诊断。常见病理染色方法包括苏木精和伊红染色（HE染色）、左室胶原特异性染色等方法。镜下特点包括：①心室或心房肥厚或扩张；②心肌纤维化；③瓣膜病变；④射血病变；⑤腱索撕裂；⑥心肌萎缩。其病理改变与HF发生机制密切相关。

**6. 分子标记物指标** 动物HF的分子标记物常用指标包括N端末端钠尿肽原（NT-BNP）、ANP、BNP、ET、去甲肾上腺素等指标。这些指标HF失代偿期均显著升高。

**7. 心电图指标** 心电图描记一般用于大型动物HF模型评估。通常实验对象取右侧卧位，电极放置在动物四肢。诊断指标包括：①QRS宽度；②ST段变化；③室性心律失常；④房性心律失常。

### （六）药物疗效指标的选择与评价

**1. 诊断标准** 动物HF诊断指标最早是1982年Braunwald E等学者在*Congestive Heart Failure*一书提出。1999年Fox PR等在其著作*Textbook of Canine and Felinecardiology: Principles and Clinical Practice*系统描述了动物HF分级（表12-3-1）。该分级存在不足：①标准的制定很大程度上借鉴人体的HF诊断标准，缺乏循证医学证据；②HF的指标不够详细，可操作性不强。也有研究者使用患者HF分级方式对动物进行HF分级。

患者HF的诊断和评估依赖于病史、体格检查、实验室检查、心脏影像学检查和功能检查。首先，根据病史、体格检查、心电图、胸片判断有无HF的可能性；然后，通过利钠肽检测和超声心动图明确是否存在HF，再进一步确定HF的病因和诱因；最后，还需评估病情的严重程度及预后，以及是否存在并发症及合并症。全面准确的诊断是HF患者有效治疗的前提和基础。ACC和AHA发布的《心力衰竭的评估与处理指南》，将HF分为

4个阶段（表12-3-2）。纽约心脏协会（New York Heart Association，NYHA）根据心功能受损程度将HF分为4级，与ACC/AHA分级大致相同（表12-3-2）。ESC在2016年发表的HF诊断与治疗指南，主要依据左心室射血分数值的大小对HF进行分类（表12-3-3）。

**表12-3-1　动物模型心衰分级**

| 级别 | 临床表现和体征 |
|---|---|
| Ⅰ级 | 动物无临床HF症状且不影响动物生活，但可检测到动物出现心脏杂音、心律失常、心室增大，胸片及超声心动图提示出现HF，该阶段可细分为：<br>Ⅰa级：检查提示存在HF表现，但未出现代偿（心脏体积或压力超负荷、心肌肥厚）<br>Ⅰb级：检查提示存在HF表现且出现可通过胸片或超声心动图检测到的代偿变化 |
| Ⅱ级 | 动物HF临床症状在休息状态表现明显，轻度活动症状加重且对正常生活产生不利影响。典型临床表现包括活动耐量下降、咳嗽、气促、轻度呼吸窘迫、轻度腹水。休息状态通常不表现出循环低灌注状态 |
| Ⅲ级 | 动物晚期HF症状非常严重，包括严重呼吸困难、腹水严重、难以耐受轻度活动，休息状态即表现循环灌注不足。严重状态下表现出心源性休克、死亡且难以逆转<br>Ⅲa级：无需住院治疗，家庭护理部分可行<br>Ⅲb级：需住院治疗（心源性休克、危及生命的肺水肿及大量胸腔积液存在） |

**表12-3-2　心衰4个阶段（ACC/AHA）与纽约心脏协会（NYHA）心功能分级的比较**

| HF阶段 | 定义 | 患病人群 | NYHA心功能分级 |
|---|---|---|---|
| 阶段A（前HF阶段） | 患者为HF的高危人群，无心脏结构或功能异常，无HF症状和（或）体征 | 高血压、冠心病、糖尿病、肥胖、代谢综合征、使用心脏毒性药物史、酗酒史、风湿热史，心肌病家族史等 | 无 |
| 阶段B（前临床HF阶段） | 患者已发展成器质性心脏病，但从无HF症状和（或）体征 | 左心室肥厚、陈旧性心肌梗死、无症状的心脏瓣膜病等 | Ⅰ |
| 阶段C（临床HF阶段） | 患者有器质性心脏病，既往或目前有HF症状和（或）体征 | 器质性心脏病患者伴运动耐量下降（呼吸困难、疲乏）和液体潴留 | Ⅱ~Ⅲ |
| 阶段D（难治性终末期HF阶段） | 患者器质性心脏病不断进展，虽经积极的内科治疗，休息时仍有症状，且需要特殊干预 | 因HF反复住院，且不能安全出院者；需要长期静脉用药者；等待心脏移植者；使用心脏机械辅助装置者 | Ⅳ |

**表12-3-3　根据左心室射血分数的心衰分类**

| 分类 | LVEF（%） | 描述 |
|---|---|---|
| HFrEF | ≤40 | 收缩性HF，大多数也表现有舒张功能紊乱 |
| HFpEF | ≥50 | 舒张性HF，也有轻微的收缩功能异常。患者通常不伴有左心室扩大，但常伴有左心室壁厚度增加或左心房扩大。利钠肽升高 |
| HFmrEF | 41~49 | 中度收缩功能紊乱。临床特征、治疗方式和预后与HFpEF相似。利钠肽升高 |
| HFpEF已改善组 | >40 | 既往曾有HFrEF，但其临床特征与HFpEF或HFrEF患者不同，需进一步研究 |

HFrEF：射血分数降低的HF；HFmrEF：射血分数中间值的HF；HFpE：射血分数保留的HF。LVEF：左心室射血分数；利钠肽升高为B型利钠肽（BNP）>35ng/L和（或）N末端B型利钠肽原（NT-proBNP）>125ng/L。

**2. 疗效判断标准**　显效：患者在治疗后心功能改善≥Ⅱ级，各项临床症状消失；有效：患者在治疗后心功能改善Ⅰ级，各项临床症状有所缓解；无效：患者在治疗后心功能和临床症状均未见改善，甚至病情出现加重。治疗总有效率=（显效+有效）/总数×100%。

## （七）药物作用机制研究

在评价抗HF药物药效的同时，也需要在分子、细胞、器官和整体水平进行深入的机制研究。抗HF药物机制研究主要包括：①对血流动力学紊乱的影响（心脏舒缩功能、心血管容量以及体循环、肺循环淤血和水肿）；②对神经体液内分泌系统（SAS、RAAS）的影响；③对心肌能量代谢的影响；④对于心肌氧化应激和炎症的影响；⑤对生物标志物的影响。

生物标志物密切反映HF的病理过程。HF是一个复杂的、连锁的、动态的发展过程。早期诊断及准确对心衰患者进行危险分层、早期识别具有不良预后的高风险心衰人群，有利于指导临床决策的实施、延缓HF病情进展、改善患者心血管系统功能。既往HF诊断主要依靠临床症状、体征及心功能检测，具有一定的主观性，且在HF早期患者症状还不典型，容易造成误诊、漏诊，延误病情。越来越多与HF病理过程密切相关的酶、激素、生物学物质及心肌细胞损伤的标志物，受到广泛关注，其对临床的重要性日益增加。因此，在进行抗HF药物作用机制研究时，有必要检测HF生物标志物的变化情况。目前临床密切关注的与HF有关的生物标志物的分类见表12－3－4。每种生物标志物对于HF诊断、分类、分层及预后的判断价值均有局限性。HF的病理生理学改变极其复杂，因此有必要建立HF整合生物标志物系统，新的生物标志物与金标准标志物联合应用，才可能更深入地阐明抗HF新药的潜在作用机制。

**表12－3－4　目前临床密切关注的与心衰有关的生物标志物**

| 指标类型 | 生物标志物 |
|---|---|
| 反映心脏负荷和血流动力学异常 | 利钠肽、肾上腺髓质素（adrenomedullin）、卡烯内酯（DLIF）、精氨酸加压素（AVP）和C末端抗利尿激素前体（CT-PreAVP）等 |
| 反映心肌损伤 | 肌钙蛋白（cTn）、心型脂肪酸结合蛋白（H-FABP）、磷酸肌酸激酶同工酶（CK-MB）等 |
| 反映心肌纤维化、细胞外基质重构 | 可溶性基质裂解素2（ST2）、半乳糖凝集素-3、基质金属蛋白酶（MMP）、Ⅰ型前胶原氨基端肽（PⅠNP）和Ⅲ型前胶原氨基端肽（PⅢNP）等 |
| 反映炎症相关 | 高敏C反应蛋白（hs-CRP）、白介素-6（IL-6）、肿瘤坏死因子－α（TNF-α）、细胞因子（cytokines）、Toll样受体分子等 |
| 反映肾损伤、肾功能 | 胱抑素C（cystatin-C）、中性粒细胞明胶酶相关脂质运载蛋白（NGAL）、肾损伤分子-1（KIM-1）等 |
| 新兴的生物标志物 | 生长分化因子-15（GDF-15）、正五聚体蛋白-3（pentraxin-3，PTX-3）、和肽素（copeptin）、多配体蛋白聚糖-4（SDC-4）、microRNA、脂联素（APN）、嗜铬粒蛋白A（Cga）、甲状旁腺激素（PTH）、糖抗原125（CA-125）、α-防御素（α-defensin）、丙酮、胰岛素生长因子结合蛋白7（IGFBP7）等 |

此外，随着计算机技术的发展、HF发病机制和抗HF药物实验数据的增加及相关数据库的建设与开放，基于数据库和软件系统的生物信息学、人工智能方法可能成为预测和研究抗HF新药作用机制的重要途径。基于药物的构效关系分析和药物多靶点作用的新理念，应用系统生物学和网络药理学的理论和技术手段，通过药物作用机制（靶点）的计算机模拟和理论分析（虚拟/人工智能筛选），然后结合高通量/高内涵筛选验证，最终可"锁定"抗HF新药的作用靶点，从而进行深入的机制研究。

## 四、实例

### 盐酸水苏碱减轻压力超负荷引起的小鼠HF与钙失调

**1. 药物特性**　中药益母草在治疗心血管疾病方面有着悠久的历史。盐酸水苏碱（stachydrine hydrochloride）是益母草中主要的生物活性成分。前期研究发现，在胸主动脉缩窄手术（TAC）诱导的压力超负荷小鼠，盐酸水苏碱具有抑制心肌肥厚作用，并且可恢复新生大鼠心肌细胞的钙调控。然而，尚未报道盐酸水苏碱对HF的疗效如何。

**2. 研究目的**　在TAC诱导的压力超负荷型小鼠HF模型，探讨盐酸水苏碱对HF的保护作用，并阐明其可能的作用机制是否涉及对HF小鼠心肌细胞钙调控过程的影响。

**3. 动物和实验模型选择**　使用雄性成年小鼠（C57BL/6J，重量20～22g），采用TAC制造压力超负荷型HF模型。分离、纯化、培养成年小鼠（C57BL/6J）原代心肌细胞和大鼠乳鼠（SD）原代心肌细胞，使用去氧肾上腺素处理心肌细胞。

**4. 实验方法**　包括模型制作、实验分组、给药途径、给药剂量和给药时间。

（1）动物模型　小鼠气管插管进行机械通气，5%异氟醚麻醉（维持麻醉浓度为2%）后，使用27号针头进行TAC制作HF模型。实验分组分为4组（$n=10\sim12$）：假手术组、TAC组、TAC＋盐酸水苏碱组、TAC＋替米沙坦组。选择$AT_1$受体阻断药替米沙坦为阳性对照药。TAC手术3天后，假手术组和TAC组灌胃给予生理盐水，TAC + 盐酸水苏碱组和 TAC + 替米沙坦组分别灌胃给予盐酸水苏碱（12mg/kg）和替米沙坦（7.2mg/kg），每日给药一次，共给药 4 周。

（2）细胞模型　用致死剂量的戊巴比妥（100mg/kg）麻醉雄性成年 C57BL/6J 小鼠。之后，将心脏迅速从胸腔取出，在 Langendoff 装置上逆行灌注无 $Ca^{2+}$ 台氏溶液，37℃灌注 5 分钟，然后用含有 50μmol/L $Ca^{2+}$ 和胶原酶（300U/ml）的台氏液灌注消化 5 分钟；取心室并在含有 200μmol/L $CaCl_2$ 的台氏液中切成小块，以获得单个心肌细胞。此外，采用连续酶消化法（胰蛋白酶和胶原酶Ⅱ）分离、纯化 1 日龄 SD 大鼠乳鼠心肌细胞。细胞实验分为 4 组：生理盐水对照组、盐酸水苏碱对照组、去氧肾上腺素组（50μmol/L）、去氧肾上腺素 + 盐酸水苏碱组（10μmol/L）。药物处理时间均为 24 小时。

**5. 评价指标**　通过评估形态学变化、超声心动图和血流动力学参数来评估心功能。用离子成像系统测量细胞内钙。追踪肌节的长度和运动，以评估单个心肌细胞的收缩和舒张功能。

**6. 机制研究**　在离体培养的原代小鼠和大鼠心肌细胞研究盐酸水苏碱对钙/钙调素依赖激酶Ⅱ（CaMKⅡ）/受磷蛋白（phospholamban，PLN）-Ryanodine 受体 2 型通道（RyR2）信号通路的影响。

**7. 实验结果和疗效评价**　动物实验结果表明，盐酸水苏碱明显降低压力超负荷诱导的小鼠 HF 模型中胶原沉积和纤维化形成，促进心脏形态和功能的改善。细胞实验表明，盐酸水苏碱抑制心肌细胞肥大，提高心肌细胞钙瞬变幅度，抑制 TAC 小鼠心肌细胞肌浆网钙漏及钙火花，改善去氧肾上腺素诱导的肌节收缩、钙瞬变和钙火花增强作用。机制研究发现，盐酸水苏碱抑制 CaMKⅡ、PLN、RyR2 的过度磷酸化，阻止 FK-506 结合蛋白（FKBP12.6）与 RyR2 分离。结果提示，盐酸水苏碱对压力超负荷诱导的小鼠 HF 有显著的治疗作用，其机制可能与盐酸水苏碱阻断 TAC/PE 诱导的 CaMKⅡ过度磷酸化从而调节钙调控有关。

该研究实验设计基本合理，设置了充分的阴性对照，包括溶媒对照和假手术组的盐酸水苏碱对照，以排除溶媒和盐酸水苏碱本身对心功能（心肌细胞）的影响，也设置了阳性对照药替米沙坦。此外，实验设计不足的是：①在体和细胞实验，盐酸水苏碱均只设置了一个剂量（浓度）组，没有进行量效评价（单一的浓度和剂量设置均有文献和药动学依据）；②对盐酸水苏碱抑制 CaMKⅡ过度磷酸化的上游机制没有进行研究，其直接作用的靶点不清，值得深入研究。

（祝田田　胡长平）

# 第四节　抗高血压药物的药理学研究

## 一、概述

高血压（hypertension）是最常见的心脑血管疾病，也是最重要的心脑血管疾病危险因素。全世界高血压患病率 >30%，患者人数超过 10 亿。我国≥18 岁居民高血压患病率为 23.2%，患病人数 2.45 亿。高血压的重要并发症有脑血管意外（脑卒中）、肾衰竭、心力衰竭、冠心病、视网膜病变等，且这些并发症大多可致死或致残，严重危害人民健康。高血压人群如不经合理应用抗高血压药（antihypertensive drugs）治疗，平均寿命较正常人群缩短 15～20 年。

高血压的危害性除与患者的血压水平相关外，还取决于同时存在的其他心血管病危险因素以及合并的其他疾病情况。在高血压的定义与分类中，我国与欧洲高血压防治指南比较接近，目前中国高血压防治指南将高血压定义为：未服抗高血压药情况下，收缩压≥140mmHg 和（或）舒张压≥90mmHg。根据血压水平分为正常血压、正常高值血压和 1、2、3 级（轻、中、重度）高血压。收缩压≥140mmHg 和舒张压 <90mmHg 单列为单纯收缩期高血压（表 12－4－1）。患者收缩压与舒张压属不同级别时，应按两者中较高的级别分类。患者既往有高血压史，目前正在用抗高血压药，血压虽然低于 140/90mmHg，亦应该诊断为高血压。高血压定义和分类在不同国家有所区别，最新美国高血压防治指南将高血压定义为收缩压≥130mmHg 或舒张压≥80mmHg，分为 1 期高血压（收缩压 130～139mmHg 或舒张压 80～89mmHg）和 2 期高血压（收缩压≥140mmHg 或舒张压≥90mmHg）。

表 12-4-1 血压水平分类和定义

| 分类 | 收缩压（mmHg） | 舒张压（mmHg） |
| --- | --- | --- |
| 正常血压 | <120 和 | <80 |
| 正常高值 | 120~139 和（或） | 80~89 |
| 高血压 | ≥140 和（或） | ≥90 |
| 1 级高血压（轻度） | 140~159 和（或） | 90~99 |
| 2 级高血压（中度） | 160~179 和（或） | 100~109 |
| 3 级高血压（重度） | ≥180 和（或） | ≥110 |
| 单纯收缩期高血压 | ≥140 和 | <90 |

绝大部分高血压病因不明，称为原发性高血压或高血压病，少数高血压（5%~10%）可以确定其发病原因，称为继发性高血压或症状性高血压。

## （一）高血压病的致病因素及发病机制

高血压是遗传易感性与环境多种因素长期相互作用的结果。国际公认的高血压发病的危险因素是：超重、高盐膳食及中度以上饮酒。有报道人群体重指数的差别对人群的血压水平和高血压患病率有显著影响，而且基线体重指数每增加 3kg/m$^2$，其 4 年内发生高血压的危险女性增加 57%，男性增加 50%。膳食钠摄入量与血压水平呈显著相关性，在控制总热量后，膳食钠与收缩压及舒张压的相关系数分别达到 0.63 及 0.58。人群平均每人每天摄入食盐增加 2g，则收缩压和舒张压分别升高 2.0mmHg 及 1.2mmHg。研究发现男性持续饮酒者比不饮酒者 4 年内高血压发生危险增加 40%。此外，多项研究表明，血脂异常、糖尿病、胰岛素抵抗、C-反应蛋白等亦与高血压密切相关。

高血压病的发病机制复杂，迄今尚未完全阐明，但已知机体内有许多系统与血压的调节有关，其中最主要的有交感神经-肾上腺素系统和肾素-血管紧张素-醛固酮系统（renin-angiotensin-aldosterone system，RAAS）。此外，血管舒缓肽-激肽-前列腺素系统、血管内皮松弛因子-收缩因子系统、内皮素系统、利钠肽系统等都参与了血压的调节。目前认为人类原发性高血压是一种多基因遗传性疾病。已有较多报道血管紧张素原、肾素、血管紧张素转化酶、一氧化氮合酶等基因与高血压相关。总之，高血压的发病机制极为复杂，其发生、发展往往是多种因素综合作用的结果。

## （二）抗高血压药物的分类、品种及治疗目标

**1. 抗高血压药物分类** 形成动脉血压的基本因素是心输出量和外周血管阻力。前者受心脏功能、回心血量和血容量的影响，后者主要受小动脉紧张度的影响。交感神经系统、肾素-血管紧张素系统等调节上述两种因素，使血压维持在一定的范围。根据各种药物的作用和作用部位可将目前上市的抗高血压药物分为下列几类：

（1）利尿药 ①噻嗪类及噻嗪样作用利尿药：氢氯噻嗪、氯噻酮、吲达帕胺等。②髓袢利尿药：呋塞米、布美他尼、托拉塞米等。③保钾利尿药：螺内酯、依普利酮、氨苯蝶啶等。

（2）肾素-血管紧张素系统抑制药 ①ACE 抑制药：卡托普利、依那普利、雷米普利等。②$AT_1$受体阻断药：氯沙坦、坎地沙坦、阿利沙坦等。③肾素抑制药：阿利吉仑。

（3）钙通道阻滞药（钙拮抗药） ①二氢吡啶类钙通道阻滞药：硝苯地平、尼群地平、氨氯地平等。②非二氢吡啶类钙通道阻滞药：维拉帕米、地尔硫䓬等。

（4）肾上腺素受体阻断药 ①β 受体阻断药：普萘洛尔、美托洛尔、阿替洛尔等。②$\alpha_1$受体阻断药：哌唑嗪、特拉唑嗪、多沙唑嗪。③α、β 受体阻断药：拉贝洛尔、卡维地洛。

（5）交感神经抑制药 ①中枢性降压药：可乐定、甲基多巴、莫索尼定等。②交感神经末梢抑制药：利血平、胍乙啶。②神经节阻滞剂：樟磺咪芬。

（6）血管舒张药 ①直接舒张血管药：肼屈嗪、双肼屈嗪、硝普钠等。②钾通道开放剂：二氮嗪、米诺地尔、吡那地尔等。③其他血管舒张药：乌拉地尔。

**2. 抗高血压药物品种** 目前常用抗高血压药包括利尿药、ACE 抑制药（angiotensin-converting enzyme inhibitor，ACEI）、$AT_1$受体阻断药（angiotensin Ⅱ type 1 receptor blocker，ARB）、钙通道阻滞药（calcium channel blocker，CCB）和 β 受体阻断药五类，以及由上述药物组成的固定配比复方制剂。其他抗高血压药物如中枢性降压药和血管扩张药等较少单独应用。抗高血压药物至少有 50 种，制剂品种更多，最新中国高血压防治指南列出的口服抗高血压药、单片复方制剂抗高血压药、用于高血压急症的注射用抗高血压药分别见表 12－4－2、表12－4－3、表 12－4－4，使用方法详见国家药品监督管理局批准的有关药物说明书及其他药物说明书。据最近调研，我国最常用的抗高血压单药是钙通道阻滞药。

**表 12－4－2 口服抗高血压药**

| 口服降压药物 | 每天剂量（mg）（起始剂量～足量） | 每天服药次数 | 主要不良反应 |
|---|---|---|---|
| 二氢吡啶类 CCB | | | 踝部水肿，头痛，潮红 |
| 硝苯地平 | 10～30 | 2～3 | |
| 硝苯地平缓释片 | 10～80 | 2 | |
| 硝苯地平控释片 | 30～60 | 1 | |
| 氨氯地平 | 2.5～10 | 1 | |
| 左旋氨氯地平 | 2.5～5 | 1 | |
| 非洛地平 | 2.5～10 | 2 | |
| 非洛地平缓释片 | 2.5～10 | 1 | |
| 拉西地平 | 4～8 | 1 | |
| 尼卡地平 | 40～80 | 2 | |
| 尼群地平 | 20～60 | 2～3 | |
| 贝尼地平 | 4～8 | 1 | |
| 乐卡地平 | 10～20 | 1 | |
| 马尼地平 | 5～20 | 1 | |
| 西尼地平 | 5～10 | 1 | |
| 巴尼地平 | 10～15 | 1 | |
| 非二氢吡啶类 CCB | | | 房室传导阻滞，心功能抑制 |
| 维拉帕米 | 80～480 | 2～3 | |
| 维拉帕米缓释片 | 120～480 | 1～2 | |
| 地尔硫䓬胶囊 | 90～360 | 1～2 | |
| 噻嗪类利尿剂 | | | 血钾降低，血钠降低，血尿酸升高 |
| 氢氯噻嗪 | 6.25～25 | 1 | |
| 氯噻酮 | 12.5～25 | 1 | |
| 吲达帕胺 | 0.625～2.5 | 1 | |
| 吲达帕胺缓释片 | 1.5 | 1 | |
| 袢利尿药 | | | 血钾降低 |
| 呋塞米 | 20～80 | 1～2 | |
| 托拉塞米 | 5～10 | 1 | |
| 保钾利尿药 | | | 血钾增高 |
| 阿米洛利 | 5～10 | 1～2 | |
| 氨苯蝶啶 | 25～100 | 1～2 | |
| 醛固酮受体拮抗剂 | | | 血钾增高，男性乳房发育 |
| 螺内酯 | 20～60 | 1～3 | |

续表

| 口服降压药物 | 每天剂量（mg）（起始剂量～足量） | 每天服药次数 | 主要不良反应 |
|---|---|---|---|
| 醛固酮受体拮抗剂 | | | 血钾增高，男性乳房发育 |
| 依普利酮 | 50～100 | 1～2 | |
| β受体阻滞剂 | | | 支气管痉挛，心功能抑制 |
| 比索洛尔 | 2.5～10 | 1 | |
| 美托洛尔 | 50～100 | 2 | |
| 美托洛尔缓释片 | 47.5～190 | 1 | |
| 阿替洛尔 | 12.5～50 | 1～2 | |
| 普萘洛尔 | 20～90 | 2～3 | |
| 倍他洛尔 | 5～20 | 1 | |
| α、β受体阻滞剂 | | | 直立性低血压，支气管痉挛 |
| 拉贝洛尔 | 200～600 | 2 | |
| 卡维地洛 | 12.5～50 | 2 | |
| 阿罗洛尔 | 10～20 | 1～2 | |
| ACEI | | | 咳嗽，血钾升高，血管神经性水肿 |
| 卡托普利 | 25～300 | 2～3 | |
| 依那普利 | 2.5～40 | 2 | |
| 贝那普利 | 5～40 | 1～2 | |
| 赖诺普利 | 2.5～40 | 1 | |
| 雷米普利 | 1.25～20 | 1 | |
| 福辛普利 | 10～40 | 1 | |
| 西拉普利 | 1.25～5 | 1 | |
| 培哚普利 | 4～8 | 1 | |
| 咪哒普利 | 2.5～10 | 1 | |
| ARB | | | 血钾升高，血管神经性水肿（罕见） |
| 氯沙坦 | 25～100 | 1 | |
| 缬沙坦 | 80～160 | 1 | |
| 厄贝沙坦 | 150～300 | 1 | |
| 替米沙坦 | 20～80 | 1 | |
| 坎地沙坦 | 4～32 | 1 | |
| 奥美沙坦 | 20～40 | 1 | |
| 阿利沙坦酯 | 240 | 1 | |
| α受体阻滞剂 | | | 直立性低血压 |
| 多沙唑嗪 | 1～16 | 1 | |
| 哌唑嗪 | 1～10 | 2～3 | |
| 特拉唑嗪 | 1～20 | 1～2 | |
| 交感神经末梢抑制药 | | | |
| 利血平 | 0.05～0.25 | 1 | 鼻充血，抑郁，心动过缓，消化性溃疡 |
| 中枢作用药物 | | | |
| 可乐定 | 0.1～0.8 | 2～3 | 低血压，口干，嗜睡 |
| 可乐定贴片 | 0.25 | 1/周 | 皮肤过敏 |
| 甲基多巴 | 250～1000 | 2～3 | 肝功能损害，免疫失调 |

续表

| 口服降压药物 | 每天剂量（mg）（起始剂量~足量） | 每天服药次数 | 主要不良反应 |
|---|---|---|---|
| 直接血管扩张药 | | | |
| 米诺地尔[a] | 5~100 | 1 | 多毛症 |
| 肼屈嗪 | 25~100 | 2 | 狼疮综合征 |
| 肾素抑制剂 | | | |
| 阿利吉仑 | 150~300 | 1 | 腹泻，高血钾 |

CCB：钙通道阻滞药；ACEI：血管紧张素转化酶抑制药；ARB：血管紧张素1型受体阻断药；a：欧美国家上市，中国未上市。

**表12-4-3　单片复方制剂抗高血压药**

| 主要组分与每片剂量 | 每天服药片数 | 每天服药次数 | 主要不良反应 |
|---|---|---|---|
| 氯沙坦钾/氢氯噻嗪 | | | |
| （氯沙坦钾50mg/氢氯噻嗪12.5mg） | 1片 | 1 | 偶见血管神经性水肿，血钾异常 |
| （氯沙坦钾100mg/氢氯噻嗪12.5mg） | 1片 | 1 | |
| （氯沙坦钾100mg/氢氯噻嗪25mg） | 1片 | 1 | |
| 缬沙坦/氢氯噻嗪 | | | |
| （缬沙坦80mg/氢氯噻嗪12.5mg） | 1~2片 | 1 | 偶见血管神经性水肿，血钾异常 |
| 厄贝沙坦/氢氯噻嗪 | | | |
| （厄贝沙坦150mg/氢氯噻嗪12.5mg） | 1片 | 1 | 偶见血管神经性水肿，血钾异常 |
| 替米沙坦/氢氯噻嗪 | | | |
| （替米沙坦40mg/氢氯噻嗪12.5mg） | 1片 | 1 | 偶见血管神经性水肿，血钾异常 |
| （替米沙坦80mg/氢氯噻嗪12.5mg） | 1片 | 1 | |
| 奥美沙坦/氢氯噻嗪 | | | |
| （奥美沙坦20mg/氢氯噻嗪12.5mg） | 1片 | 1 | 偶见血管神经性水肿，血钾异常 |
| 卡托普利/氢氯噻嗪 | | | |
| （卡托普利10mg/氢氯噻嗪6mg） | 1~2片 | 1~2 | 咳嗽，偶见血管神经性水肿，血钾异常 |
| 赖诺普利/氢氯噻嗪片 | | | |
| （赖诺普利10mg/氢氯噻嗪12.5mg） | 1片 | 1 | 咳嗽，偶见血管神经性水肿，血钾异常 |
| 复方依那普利片 | | | |
| （依那普利5mg/氢氯噻嗪12.5mg） | 1片 | 1 | 咳嗽，偶见血管神经性水肿，血钾异常 |
| 贝那普利/氢氯噻嗪 | | | |
| （贝那普利10mg/氢氯噻嗪12.5mg） | 1片 | 1 | 咳嗽，偶见血管神经性水肿，血钾异常 |
| 培哚普利/吲达帕胺 | | | |
| （培哚普利4mg/吲达帕胺1.25mg） | 1片 | 1 | 咳嗽，偶见血管神经性水肿，血钾异常 |
| 培哚普利/氨氯地平 | | | |
| （精氨酸培哚普利10mg/苯磺酸氨氯地平5mg） | 1片 | 1 | 头晕，头痛，咳嗽 |
| 氨氯地平/缬沙坦 | | | |
| （氨氯地平5mg/缬沙坦80mg） | 1片 | 1 | 头痛，踝部水肿，偶见血管神经性水肿 |
| 氨氯地平/替米沙坦 | | | |
| （氨氯地平5mg/替米沙坦80mg） | 1片 | 1 | 头痛，踝部水肿，偶见血管神经性水肿 |
| 氨氯地平/贝那普利 | | | |
| （氨氯地平5mg/贝那普利10mg） | 1片 | 1 | 头痛，踝部水肿，偶见血管神经性水肿 |
| （氨氯地平2.5mg/贝那普利10mg） | 1片 | 1 | 头痛，踝部水肿，偶见血管神经性水肿 |

续表

| 主要组分与每片剂量 | 每天服药片数 | 每天服药次数 | 主要不良反应 |
|---|---|---|---|
| 复方阿米洛利 | | | |
| （阿米洛利2.5mg/氢氯噻嗪25mg） | 1片 | 1 | 血钾异常，尿酸升高 |
| 尼群地平/阿替洛尔 | | | |
| （尼群地平10mg/阿替洛尔20mg） | 1片 | 1~2 | 头痛，踝部水肿，支气管痉挛，心动过缓 |
| （尼群地平5mg/阿替洛尔10mg） | 1~2片 | 1~2 | |
| 复方利血平片 | | | |
| （利血平0.032mg/氢氯噻嗪3.1mg/双肼屈嗪4.2mg/异丙嗪2.1mg） | 1~3片 | 2~3 | 消化性溃疡；困倦 |
| 复方利血平氨苯蝶啶片 | | | |
| （利血平0.1mg/氨苯蝶啶12.5mg/氢氯噻嗪12.5mg/双肼屈嗪12.5mg） | 1~2片 | 1 | 消化性溃疡，头痛 |
| 珍菊降压片 | | | |
| （可乐定0.03mg/氢氯噻嗪5mg） | 1~3片 | 2~3 | 低血压；血钾异常 |
| 依那普利/叶酸片 | | | |
| （依那普利10mg/叶酸0.8mg） | 1~2片 | 1~2 | 咳嗽、恶心，偶见血管神经性水肿、头痛、踝部水肿、肌肉疼痛 |
| 氨氯地平/阿托伐他汀 | | | |
| （氨氯地平5mg/阿托伐他汀10mg） | 1片 | 1 | 转氨酶升高 |
| 坎地沙坦酯/氢氯噻嗪 | | | |
| （坎地沙坦酯16mg/氢氯噻嗪12.5mg） | 1片 | 1 | 上呼吸道感染；背痛；血钾异常 |

**表12-4-4　用于高血压急症的注射用抗高血压药**

| 药名 | 剂量 | 起效时间 | 持续时间 | 不良反应 |
|---|---|---|---|---|
| 硝普钠 | 6.25~12.5μg/min起泵入，根据血压调整剂量（围术期高血压）<br>0.25~10μg/(kg·min) IV（高血压急症）<br>起始剂量0.3~0.5μg/(kg·min)，根据血压反应可逐渐增加剂量；最大剂量10μg/(kg·min)。（妊娠期高血压；其安全级别C级） | 立即 | 2~10分钟 | 低血压、心动过速、头痛、肌肉痉挛。连续使用超过48~72小时或剂量>2g/(kg·min) 时可能导致氰化物中毒 |
| 硝酸甘油 | 5~100μg/min IV（高血压急症合并心肌缺血） | 2~5分钟 | 5~10分钟 | 头痛、呕吐 |
| 酚妥拉明 | 2.5~5mg IV（诊断嗜铬细胞瘤及治疗其所致的高血压发作，包括手术切除时出现的高血压，也可根据血压对本品的反应协助诊断嗜铬细胞瘤） | 1~2分钟 | 10~30分钟 | 心动过速、头痛、潮红 |
| 尼卡地平 | 0.5~10μg/(kg·min) IV，（围术期高血压，高血压急症）<br>起始剂量5mg/h，据血压反应逐渐增加至15mg/h（妊娠期高血压，安全级别C级） | 5~10分钟 | 1~4小时 | 心动过速、头痛、周围水肿、心绞痛、恶心、头晕，与硫酸镁合用可能抑制子宫收缩 |
| 艾司洛尔 | 0.15~0.3mg/(kg·min) 泵入（围术期高血压）<br>250~500μg/kg IV，继以50~300μg/(kg·min) 静滴（高血压急症） | 1~2分钟 | 10~20分钟 | 低血压、恶心 |
| 美托洛尔 | 3~5mg静推，间隔5分钟重复，最大可用到15mg（围术期高血压） | 5~10分钟 | 5~10小时 | 低血压、心力衰竭、心脏传导阻滞、头晕、疲劳、抑郁、支气管痉挛 |

续表

| 药名 | 剂量 | 起效时间 | 持续时间 | 不良反应 |
|---|---|---|---|---|
| 拉贝洛尔 | 25~50mg IV，15 分钟可重复，总量可达 200mg；也可静脉泵入，1~4mg/min（围术期高血压）<br>20~80mg IV，0.5~2.0mg/min 静脉滴注（高血压急症） | 5~10 分钟 | 3~6 小时 | 恶心、呕吐、头麻、支气管痉挛、传导阻滞、直立性低血压 |
| 乌拉地尔 | 10~50mg IV<br>6~24mg/h | 5 分钟 | 2~8 小时 | 低血压、头晕、恶心、疲倦 |
| 依那普利拉 | 1.25~5mg 每 6h IV | 15~30 分钟 | 6~12 小时 | 高肾素状态血压陡降、变异度较大 |
| 地尔硫䓬 | 5~10mg IV，或 5~15μg/(kg·min) 泵入（围术期高血压，高血压急症） | 5 分钟 | 30 分钟 | 心动过缓、房室传导阻滞、低血压、心力衰竭、外周水肿、头痛、便秘、肝毒性 |
| 肼苯哒嗪 | 10~20mg IV<br>10~40mg IM | 10~20 分钟<br>20~30 分钟 | 1~4 小时<br>4~6 小时 | 心动过速、潮红、头痛、呕吐、心绞痛加重 |
| 非诺多泮 | 0.03~1.6μg/(kg·min) IV | <5 分钟 | 30 分钟 | 心动过速、头痛、恶心、潮红 |
| 硫酸镁* | 5g 稀释至 20ml，静脉慢推 5 分钟，继以 1~2g/h 维持；或 5g 稀释至 20ml，每 4 小时一次深部肌内注射。总量 25~30g/d（妊娠期高血压，严重先兆子痫） | | | 当尿量 <600ml/d、呼吸 <16 次/分、腱反射消失时应及时停药 |

IV：静脉注射；IM：肌内注射；＊非高血压药物。

**3. 抗高血压药物治疗目标**　抗高血压药的治疗目标不仅是降低血压，控制血压于正常水平；而且还应保护心、脑、肾、血管等靶器官，降低致死性及非致死性并发症的发生率。强调终生服药，尽可能减少药物的不良反应，增加患者对药物治疗的顺从性，减轻靶器官的病理损害，维护和改善患者的生活质量，最终能延长高血压患者的寿命。

高血压患者，血压升高除可引起器官损伤，血压波动性升高（血压不稳定）还可导致器官损伤。血压在 24 小时内存在自发性波动，这种自发性波动被称为血压波动性，高血压时不但血压升高而且血压波动性升高。苏定冯、缪朝玉等在血压波动性与器官损伤方面已开展大量系统的基础研究，由此提出，降低血压波动性作为高血压治疗的新策略，该项目获国家自然科学奖二等奖。而且，当前临床实践中已形成“平稳降压”的高血压治疗新概念，提倡使用兼具降低血压波动性的抗高血压药，以及提倡使用长效抗高血压药以避免短效多次给药引起的血压不稳定，从而平稳控制高血压患者 24 小时血压水平。

临床上，采用动态血压监测（ambulatory blood pressure monitoring，ABPM）方法测量血压，可观察到血压呈明显的昼夜波动性，比偶测血压重复性好，误差减少，且可除外一些干扰因素。应用动态血压监测还可计算抗高血压药物的降压谷/峰比值。抗高血压药物的降压谷/峰比值（trough：peak ratio），依据各类抗高血压药的药理特性不同，口服抗高血压药物常在给药后 2~8 小时出现最大降压效应（峰效应，peak effect），并达稳态（steady state），此后，因药物从体内清除而降压效应的幅度逐渐减小，谷效应（trough effect）则是在给药末期所剩余的降压效应。抗高血压药物的降压谷/峰比值定义可简化为：抗高血压药物前一作用终末，下一剂量使用以前的血压降低值（谷值）与药物峰效应时测得的血压降低值（峰值）的比值（%）。1988 年美国食品药品监督管理局（Food and Drug Administration，FDA）在其拟定的新抗高血压药物临床试验评价指南中，要求计算抗高血压药的降压谷/峰比值，并提出经安慰剂校正后的降压谷/峰比值需大于 50%。应用降压谷/峰比值能较好地评价抗高血压药物控制 24 小时血压水平情况。谷/峰比值接近于 1 者，说明该药物有较平稳的降压效应。国内临床试验也评估抗高血压药的降压谷/峰比值，例如，阿利沙坦酯片的降压谷/峰比值 >60%。

### （三）抗高血压药物的发展历史及新药研发方向

**1. 抗高血压药物发展历史**　高血压的治疗在过去很长时期内被忽视，20 世纪 50 年代之前，几乎没有抗高血压药，临床上治疗高血压主要采用镇静药、亚硝酸类和硫氰酸类等，降压作用短暂而不稳定。直到 20 世纪 50 年代，高血压的治疗引起重视，抗高血压药物研发得到持续发展，目前抗高血压药至少有 50 种。高血压的治疗从忽视到重视与人们对疾病危害性的认识是分不开的，人们不断认识到高血压不仅仅是血压升高的表现，还是引起致死致残性心脑血管并发症的根源。

1947～1950年，神经节阻断药问世。六甲溴铵是第一个有效的降压药，但因同时阻滞副交感神经功能，因此副作用较多。后来继续发现有显著降压作用的神经节阻滞剂如美加明、潘必啶、樟磺咪芬等，但有较多不良反应。神经节阻滞剂现已不用，仅有樟磺咪芬用于高血压危象及外科手术时产生控制性低血压。

20世纪50年代中期，从印度萝芙木中提出的生物碱利血平用于治疗高血压，其降压作用温和。国内学者用中国萝芙木总碱制成降压灵，对轻度高血压疗效较好，副作用较小。利血平的应用在当时开启了有效药物治疗高血压的新时代，目前随着更好的抗高血压药出现，利血平单药已不用，主要以低剂量组分在复方中应用。同期出现的药物还有血管舒张药肼屈嗪等药物。胍乙啶是与利血平作用机制相似的人工合成药，属于交感神经末梢抑制药，降压作用较强，因不良反应较多且严重，目前已少用。1958年噻嗪类利尿药和1959年螺内酯利尿药也被用作降压药物，目前还是常用一线抗高血压药物，尤其是噻嗪类利尿药。20世纪60年代后期，甲基多巴和可乐定作为中枢性抗高血压药出现，两药均适用于中度高血压。

20世纪70年代，β受体阻断药普萘洛尔用于临床，其降压疗效良好，不良反应少，使抗高血压药进入新阶段。随后出现了大量同类药物，广泛用于高血压及冠心病等心血管疾病的治疗。随着受体学说的不断发展，药物对受体的影响在调节血压方面的作用也很受重视，$\alpha_1$受体阻断药哌唑嗪选择性作用于$\alpha_1$受体，降压效果好，其他作用于$\alpha_1$受体，以及同时作用于α与β受体的药物也纷纷出现。

20世纪70年代后期至80年代初期，钙通道阻滞药硝苯地平、维拉帕米、地尔硫䓬，以及ACE抑制药卡托普利的研制成功，使抗高血压药获得更进一步的发展。随后新的钙通道阻滞药和ACE抑制药上市，极大地丰富了抗高血压药。

血管舒张药中二氮嗪、米诺地尔等经研究证明是一类钾通道开放剂。

20世纪90年代，$AT_1$受体阻断药氯沙坦等药物及第二代中枢性降压药莫索尼定具有良好降压作用，而不良反应比同系统药物相应降低。迄今研发成功多种$AT_1$受体阻断药供临床选用，在高血压药物治疗中具有重要地位。

2007年首个肾素抑制药阿利吉仑获批临床应用，也是抗高血压药发展史上一个重要事件。肾素抑制药是继盐皮质激素受体拮抗药（也属利尿药，20世纪50年代）、ACE抑制药（20世纪80年代）、$AT_1$受体阻断药（20世纪90年代）之后的第四类临床应用RAAS抑制药。

近年对抗高血压药的研究，发现了药物对高血压病患者心肌肥厚及血管壁重构的预防和逆转作用。钙通道阻滞药、RAAS抑制药在这些方面显示有良好的发展及应用前景。因此，这些类型的新型系列药物不断研发上市。而且，在国内仿制药方面，五类常用一线抗高血压药包括利尿药、β受体阻断药、钙通道阻滞药、血管紧张素转化酶抑制药和血管紧张素受体阻断药，均有一些品种仿制药在生产应用。

我国1984年实施药品管理法以及2008年实施国家“重大新药创制”科技重大专项以来，加快了自主研发的步伐。鉴于大多数高血压患者控制血压需要联合用药，目的是为了增强疗效、降低副作用，从而提升血压控制率和服药顺应性，以及考虑抗高血压药终生服药和低收入患者希望抗高血压药价廉，苏定冯、缪朝玉教授团队与企业合作研发了抗高血压复方一类新药尼群洛尔片（1.5类），该药于2009年被CFDA批准获新药证书并生产应用，该药是我国1984年实施药品管理法以来第一个具有自主知识产权的复方抗高血压药。随后，研究团队又与企业合作研发我国原创沙坦药阿利沙坦酯片（1.1类），该药于2012年被CFDA批准获新药证书，2013年生产应用，从此国际上首次出现中国原创沙坦药，该药也是我国目前唯一一个抗高血压原创药。

**2. 抗高血压新药研发方向** 目前临床应用的抗高血压药物种类已经很多，因此，在研发新的抗高血压药物时需要关注新药的特点和优势。当今新药研发方向归纳如下。

（1）新靶标新机制药物 RAAS新靶标、新功能、新调节的不断发现，为心血管治疗学的精细化发展提供了机遇和挑战。因此，从各个侧面研制RAAS调节剂，仍是抗高血压药物研发热点。当前，新型肾素抑制药、$AT_1$受体偏向激动药、ACE2/Ang1-7/受体轴增强药、氨肽酶A抑制药、新型非甾体类盐皮质激素受体拮抗药等均在研发中，多个进入临床试验。

中性内肽酶 neprilysin（NEP）可降解利钠肽，因此抑制 NEP 可提高利钠肽水平，增强内源性降压机制，理论上 NEP 抑制剂是潜在的抗高血压药，但研究证明 NEP 抑制剂单用对高血压几乎无效。现已清楚，NEP 不但可降解利钠肽等血管舒张肽，而且还可降解内皮素等血管收缩肽，因此 NEP 抑制剂的降压效能有限。奥马曲拉（omapatrilat）等血管肽酶抑制剂是 NEP 和 ACE 的双重抑制剂，虽然降压效能强大，但安全性不够，可明显增加血管性水肿发生率，因此已停止研发。2015 年美国 FDA 批准上市的血管紧张素受体阻断/NEP 抑制双靶标新药（angiotensin receptor neprilysin inhibitor，ARNI）：缬沙坦/沙库巴曲（valsartan/sacubitril），获准用于心衰的治疗，已开展多项高血压治疗国际多中心临床试验，有望成为抗高血压新药。该药于 2017 年获准进入中国市场，通用药名：沙库巴曲缬沙坦钠片（商品名：诺欣妥），用于心衰的治疗，也在中国开展了高血压治疗临床试验研究。

内皮素受体阻断药波生坦（bosentan）于 2001 年获准为抗肺动脉高压药，同类药尚有 sitaxsentan、ambrisentan，理论上这类药可用于高血压治疗，因为内皮素受体是新型抗高血压靶标。当前这类药尚未获准为抗高血压药，可能原因为市场上抗高血压药种类已很多，企业没有对这类药的研发兴趣。但是，这类药物作为特殊人群的抗高血压药还是值得深入研究的。

（2）双靶标和多靶标新药　之所以需要发展双靶药、多靶药，主要因为高血压病是多因素疾病，多数高血压患者需要联合用药才能控制血压。联合用药是实现双靶、多靶作用的较简单方法，但是用药不方便，而且剂量难控制，往往造成剂量过大，存在诸多缺陷。改进的双靶、多靶作用是研发复方药物，包括尼群洛尔片（含尼群地平和阿替洛尔，为两药复方），以及我国早期复方利血平氨苯蝶啶片（主要含利血平、氢氯噻嗪、氨苯蝶啶、肼苯达嗪，每个药均为低剂量，为多药复方），目前已有多个复方药物在临床发挥积极的治疗作用，今后尚需研发配比优化的新型多靶标复方。进一步研发具有双靶、多靶作用的单分子药物，上述沙库巴曲缬沙坦是双靶标药，目前正在研发的一个小分子抗高血压药，至少作用于 3 个靶标，很可能是 4 个靶标，该药已获临床试验批文进入Ⅰ期临床试验，作用机制尚在深入研究中。

（3）新疗法　疫苗、基因治疗等生物药为高血压的防治开辟了一个新的研究领域，除了器官保护作用，这些生物药具有目前抗高血压药无可比拟的长效特性，可实现以“周、月、年”为给药间隔时间，甚至终生只需用药一次。尚处于临床前或临床研究阶段。如果将来研发成功，将会给高血压终生治疗带来极大的便利。目前基因治疗安全性问题有待解决，疫苗治疗可能只对高血压前期进展为高血压有预防作用。

## 二、高血压动物模型

根据制备方法的不同，高血压动物模型可分为两大类：实验性高血压动物模型和遗传性高血压动物模型，前者采用手术、药物手段来制备，后者采用遗传学方法来制备。

### （一）实验性高血压动物模型

**1. 肾血管性高血压模型**　肾血管性高血压模型也称肾动脉狭窄性高血压模型，可分为 2 肾 1 夹型（两侧肾完整，一侧肾动脉狭窄）、1 肾 1 夹型（一侧肾切除，另一侧肾动脉狭窄）和 2 肾 2 夹型（两侧肾完整，两侧肾动脉狭窄）。常用动物是犬和大鼠。高血压形成的基本原理是，狭窄肾动脉可造成肾脏缺血，导致肾脏内肾素合成和分泌增多，进而增高血中血管紧张素含量，使血压升高。属高肾素型高血压模型。

制作肾血管性高血压模型需注意，肾动脉狭窄程度要适度。在一定范围内，动物血压升高速度和程度与动脉狭窄程度成正比。但如果肾动脉狭窄不够，则动物不能形成高血压；如果肾动脉狭窄过度，则引起肾坏死，一方面可能因严重肾功能不全而导致动物死亡，另一方面也有可能因单侧肾功能丧失对侧肾功能完全代偿而使动物不能形成高血压。此外，一般采用成年动物造模，因为幼年动物生长迅速，肾对血液需要量增加过快，容易引起肾动脉狭窄后肾坏死。

肾血管性高血压模型是常用的高血压模型，具有以下特点：①病理生理与人类高血压有许多相似；②手术操作较简便，术后 4～5 周后 70% 以上大鼠出现持续性高血压；③高血压稳定，且对降压药物的反应与高血压患者比较相符，适用于抗高血压药物筛选和疗效评价；④2 肾 2 夹型高血压大鼠可作为易脑卒中型高血压模型，术后40周时脑卒中发生率为62%（表12-4-5）；⑤采用基因工程大鼠、小鼠，结合肾血管性高血压模型制备，有利于揭示高血压及其并发症的分子机制。

**表12-4-5 不同类型肾动脉狭窄性大鼠的高血压、脑卒中发生率**

| 动物模型 | 高血压发生率 | 脑卒中发生率（肾动脉狭窄40周时） |
|---|---|---|
| 2肾2夹型 | 100%（55/55） | 62%（34/55） |
| 1肾1夹型 | 77%（23/30） | 23%（7/30） |
| 2肾1夹型 | 70%（21/30） | 17%（5/30） |

**2. 肾性高血压模型** 直接对肾施行手术造成的高血压模型叫肾性高血压模型。由于采用的手术方式为肾外包扎压迫术，故该模型也称肾外包扎性高血压模型、肾外压迫性高血压模型。可分为2肾1扎型（两侧肾完整，一侧肾包扎）、1肾1扎型（一侧肾切除，另一侧肾包扎）和2肾2扎型（两侧肾完整，两侧肾包扎）。常用动物是大鼠。高血压形成的基本原理为肾外异物包扎（包扎材料可用自制双层乳胶薄膜和玻璃纸，还可用绸布、乳胶、火棉胶等材料），致肾周围炎，在肾外形成一层纤维素性鞘膜，压迫肾实质，造成肾组织缺血，使肾素形成增加，进而使血液中血管紧张素含量增加，血压上升。属高肾素型高血压模型。

制作该模型时，肾外包扎应足够紧，但不能勒破组织。1肾1扎型术后可加饮1%氯化钠溶液作为促进因素，约经3周，有70%以上的大鼠出现持续性高血压，收缩压一般可升高50%以上。2肾1扎型术后3~6个月10%~20%动物形成高血压。2肾2扎型术后3~4周70%以上动物形成高血压。

**3. 醋酸去氧皮质酮盐性高血压模型** 醋酸去氧皮质酮（desoxycorticosterone acetate，DOCA）为盐皮质激素，具有明显的水钠潴留作用，使细胞外液增加，血压升高。大鼠一侧肾脏切除后给予DOCA和附加饮用1%氯化钠溶液，给药5周停药后约70%大鼠可形成持续性高血压。与肾血管性、肾性高血压模型不同，该模型属低肾素型高血压模型。常用动物为大鼠。造模时，皮下注射部位应经常更换，注射针宜用酒精擦拭消毒以免注射局部感染。也可采用DOCA缓释片剂或微泵一次性皮下埋藏来制造模型，以避免长期皮下注射的麻烦，但价格较贵，且皮下植入部位应远离切口，以免皮质激素造成局部切口不愈。

DOCA盐性高血压模型是常用高血压模型，其制备简便，高血压较稳定，且对降压药物的反应与高血压患者比较相符，适用于抗高血压药物筛选和疗效评价。大鼠单用DOCA不易引起稳定的高血压，应预先切除一侧肾脏和附加饮用1%氯化钠才能引起持续性高血压。在制备有些高血压模型时，常用盐（氯化钠）作为高血压形成的促进因素，事实上单独长期高盐饮食就可形成慢性高血压，称为盐性高血压。

**4. 其他** 外源性给予血管紧张素、NO合酶抑制剂、脑垂体激素、甲状腺激素等也可造成动物高血压。采用肾上腺切除手术和术后饮用1%氯化钠溶液也可制备肾上腺再生性高血压模型。

## （二）遗传性高血压动物模型

**1. 选择性近亲交配高血压模型** 通过选择性近亲交配已培育出高血压兔、大鼠和小鼠。目前常用的是选择性近亲交配高血压大鼠，有下列品种。

（1）自发性高血压大鼠及其亚型 自发性高血压大鼠（spontaneously hypertensive rats，SHR）：1959年，Okamoto和Aoki从几百只Wistar京都种大鼠中筛选出一只收缩压持续在150~175mmHg的雄性大鼠，将它与收缩压为130~140mmHg的雌性大鼠交配，结果得到收缩压都大于150mmHg的子代，再选用血压较高的大鼠进行近亲交配，依次进行选择性近亲交配20代而获得稳定的高血压遗传性，从而建立了SHR品种。到1986年SHR已繁殖了80代。SHR出生后血压随鼠龄不断升高，3~4个月时为高血压确立期，6个月时血压升到最高水平，幼年SHR交感活性增高，4周龄时虽然血压正常但已出现心脏重量增加，以后随血压升高进一步出现心血管并发症。SHR的正常血压对照组为WKY（Wistar-Kyoto rats），但目前不少研究者认为WKY作为对照组不够理想，原因是WKY的自发性高血压发生率较高，WKY培育比SHR晚10年，WKY繁殖代数不够，在没有建立稳定的遗传性之前就商品化投放各实验室，导致各实验室的WKY遗传差异较大。

脑卒中易感型自发性高血压大鼠（stroke-prone spontaneously hypertensive rats，SHRSP）：是从死于脑卒中的

SHR 子代中经近亲选择交配而得。该模型不仅自发地发生高血压，而且无需外加诱因（如盐负荷）即可产生高血压并发症。在鼠龄 10~15 周时发生严重高血压，超过 200mmHg，雌、雄 SHRSP 分别在 13 个月和 9 个月死于脑出血或脑梗死，脑卒中发生率高达 90% 以上，相反脑卒中抵抗型自发性高血压大鼠（stroke-resistant spontaneously hypertensive rats，SHRSR）血压亦可达 195mmHg 左右，但死于脑卒中的不到 5%。SHRSP 的脑缺血、脑出血部位、病理改变和脑血管症状与人类脑卒中相似。

关于 SHR、SHRSP 的肾素水平，研究表明，SHR 的血浆肾素水平正常，与血压水平无明显相关；SHRSP 在血压低于 210mmHg 时血浆肾素水平维持正常，在血压高于 210mmHg 时血浆肾素水平显著升高，而且，血压水平与血浆肾素水平呈明显正相关（图 12－4－1）。这些提示，极度的血压升高可导致血浆肾素增加，后者进一步加重高血压。

此外，还培育出了肥胖型自发性高血压大鼠、自发性血栓形成大鼠、易动脉脂肪沉积大鼠、心肌缺血性大鼠等 SHR 亚型。

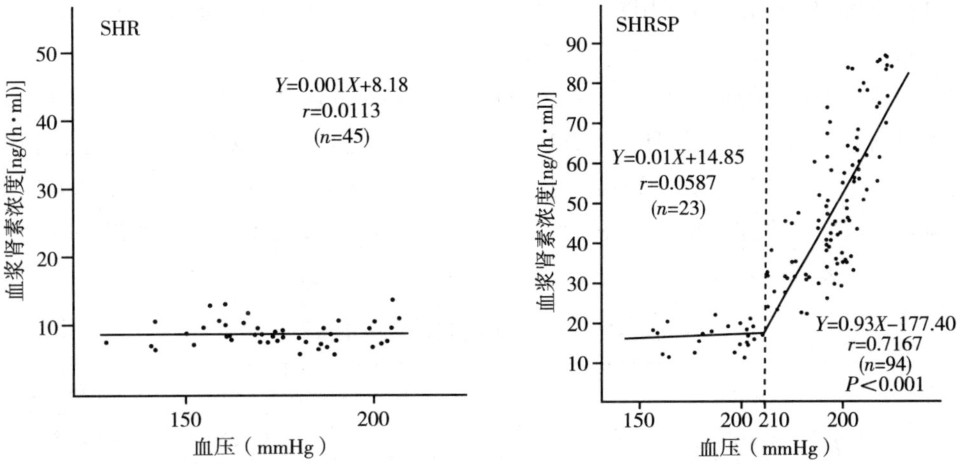


**图 12－4－1　自发性高血压大鼠（SHR）、脑卒中易感型自发性高血压大鼠（SHRSP）血浆肾素水平与血压水平的相关性**

（2）Dahl 盐敏感大鼠（Dahl salt-sensitive strain，DS）　将 Sprague-Dawley 大鼠用高盐饮食（8% 及 11.6%）及三碘甲状腺原氨酸处理形成高血压，再将血压最高和最低大鼠分别进行繁殖，分别得到 Dahl 盐敏感大鼠（DS）和 Dahl 盐不敏感大鼠（Dahl salt-resistant strain，DR）。DS 的血压高度由开始高盐饮食时年龄、性别和摄高盐饮食的持续时间及钠的含量所决定。DS 对其他升压措施如 DOCA 盐、可的松、肾动脉狭窄、肾上腺再生等也比 DR 敏感。在 DS 高血压发病机制中肾上腺、肾脏和神经系统起着重要作用。

（3）米兰种高血压大鼠（Milan hypertensive strain，MHS）　MHS 是从 Wistar 大鼠经选择性近亲交配而得。高血压逐代缓慢升高，平均每代升高 2mmHg，高血压程度较轻，出生 2 个月后血压不再随鼠龄升高。断奶 MHS 与米兰种正常血压大鼠（Milan normotensive strain，MNS）血压相同，但肾脏较小。将成年 MHS 肾脏移植给 MNS，使后者血压升高，这说明 MHS 肾脏功能异常参与其高血压的形成。

（4）遗传性高血压大鼠（genetically hypertensive strain，GH）　又称新西兰种高血压大鼠，是从 Wistar 大鼠经选择性近亲交配而得。高血压发生早，出生后 2 天血压即比对照鼠高，6 周龄时有心肌肥厚，GH 高血压发病机制可能与平滑肌细胞膜 $Ca^{2+}$ 处理或肾血流调节异常（可能因肾脏前列腺素脱氢酶活性低下）有关。

（5）以色列种高血压大鼠（Sabra hypertensive strain，SBH）　用以色列大鼠根据它们对 DOCA 盐引起高血压反应敏感或不敏感进行选择性交配而得。SBH 用 DOCA 盐或单侧肾动脉狭窄可使血压明显升高，与 DS 相当近似，而以色列种正常血压大鼠（Sabra normotensive strain，SBN）用同样处理后血压仍然正常。SBH 的高血压与水钠潴留有关。

（6）里昂种高血压大鼠（Lyon hypertensive strain，LH）　Sprague-Dawley 大鼠通过选择性交配而得，LH 体重比相应里昂种正常血压大鼠（Lyon normotensive strain，LN）或里昂种低血压大鼠（Lyon low blood pressure strain，LL）重，LH的中枢神经功能存在遗传性缺陷。属低肾素、盐敏感型高血压模型，肾功能异常在高血压发病中起重要作用。

上述各种遗传性高血压大鼠以SHR应用最多，SHR和SHRSP已在世界各地被广泛应用。SHR的血压升高是由多基因遗传决定的，与人类高血压病十分相似，是研究高血压病发病机制和筛选降压药物较为理想的动物模型。两者相似之处表现为：①遗传因素占重要地位；②在高血压早期无明显器质性改变；③病情相似，血压随鼠龄增加而增加，到6个月时已上升到最高水平；④血流动力学改变的特征一致，血管总外周阻力明显升高；⑤随着疾病发展可出现心、脑、肾、血管等并发症，用降压药物等治疗措施可预防或减轻疾病的进展和并发症的发生；⑥应激和摄取过量盐等因素能加速高血压的发展及加重并发症。但SHR与人类高血压病也有一些差异，表现为：①它主要通过遗传学上选择性繁殖所得，与高血压病的发生有一定差别；②甲状腺和免疫功能存在异常。

**2. 高血压基因工程动物模型** 20世纪80年代基因工程技术的发展为病理模型的制备开辟了崭新的途径。在高血压方面，自从1990年Mullins等采用转基因技术的显微注射法将小鼠肾素-2基因随机整合到大鼠基因组中制造了第一个转基因高血压大鼠以来，至今已有多种高血压基因工程小鼠和大鼠。

在小鼠，高血压基因工程动物有两大类：一类是将特定的外源基因随机整合到小鼠基因组中并高表达造成高血压，为转基因高血压小鼠，主要品种见表12－4－6；另一类是将小鼠基因组中的某个基因敲除（gene knockout）造成高血压，为基因敲除高血压小鼠，主要品种见表12－4－7。在大鼠，高血压基因工程动物只有一类，即转基因高血压大鼠，主要有2种：①携带小鼠肾素-2基因的转基因大鼠；②携带人血管紧张素原和人肾素基因的转基因大鼠。见表12－4－8。

**表12－4－6 转基因高血压小鼠**

| 转基因 | 启动子* | 小鼠品种# | 主要结果 |
|---|---|---|---|
| rAOGEN和rREN | 小鼠金属硫蛋白Ⅰ | C57BL/6×Balb/C | rAOGEN和rREN两者都表达时血压升高 |
| rAOGEN | rAOGEN | NMRI | 循环AngⅡ升高，血压升高 |
| hAOGEN和hREN | hAOGEN或hREN | 未特别指出 | 血压升高 |
| 兔$Na^+$-$H^+$交换体 | 人延长因子1α | （C3H×C57BL/6）$F_1$×C3H | 尿$Na^+$分泌受损，血压升高（盐敏感） |

r：大鼠；h：人；REN：肾素；AOGEN：血管紧张素原；AngⅡ：血管紧张素Ⅱ；
*特指用于表达转基因的调节区；#特指受精卵供体鼠种和繁殖用鼠种。

**表12－4－7 基因敲除高血压小鼠**

| 敲除基因 | 小鼠品种* | 纯合子（－/－） | 主要结果 |
|---|---|---|---|
| 内皮素-1 | 129/SVJ×C57BL/6J或ICR | 致死的 | 颅面缺损（－/－），血压升高（－/＋） |
| ANF | 129×C57BL/6J | 非致死的 | 血压升高（盐敏感） |
| 内皮NOS | 未特别指出 | 非致死的 | 血压升高 |
| $AT_2$ | 129/OLa×C57BL/6 | 非致死的 | 行为改变，血压升高，对AngⅡ升压反应增强 |
| GC-A受体 | 129/SVJ×C57BL/6J | 非致死的 | 血压升高（盐不敏感） |

NOS：一氧化氮合酶；$AT_2$：AngⅡ的2型受体；GC：鸟苷酸环化酶；ANF：心房利钠肽；
*特指胚胎干细胞鼠种和繁殖用鼠种。

**表12－4－8 转基因高血压大鼠**

| 转基因 | 启动子* | 大鼠品种# | 主要结果 |
|---|---|---|---|
| mREN2 | mREN2 | （SD×WKY）$F_1$×SD | 血压爆发性升高，循环RAS受抑，局部RAS激活 |
| hAOGEN和hREN | hAOGEN或hREN | SD | 血压升高，循环RAS激活 |

m：小鼠；h：人；REN：肾素；AOGEN：血管紧张素原；RAS：肾素血管紧张素系统；
*特指用于表达转基因的调节区；#特指受精卵供体鼠种和繁殖用鼠种。

基因工程动物模型为生命科学研究作出了巨大贡献，这些模型可保证我们从整体研究基因功能、理解病理机制和测试防治手段。马里奥·卡佩基等三位科学家因在基因敲除小鼠方面的突出工作荣获2007年诺贝尔奖。高血压基因工程动物为高血压研究提供了新的机遇。例如，转基因高血压大鼠已应用于高血压发病机制和药物研究，通过对携带小鼠肾素-2基因的转基因大鼠的研究，明确了肾外局部RAS激活在高血压发病中的重要性。再如，携带人血管紧张素原和人肾素基因的转基因大鼠适用于人RAS研究和人肾素抑制剂研究，克服了肾素抑制剂药效学整体动物研究的种属特异性瓶颈问题，见图12－4－2。但值得注意的是现有高血压基因工程动物模型是单基因或双基因疾病模型，这与多基因遗传的人类高血压病是有区别的。

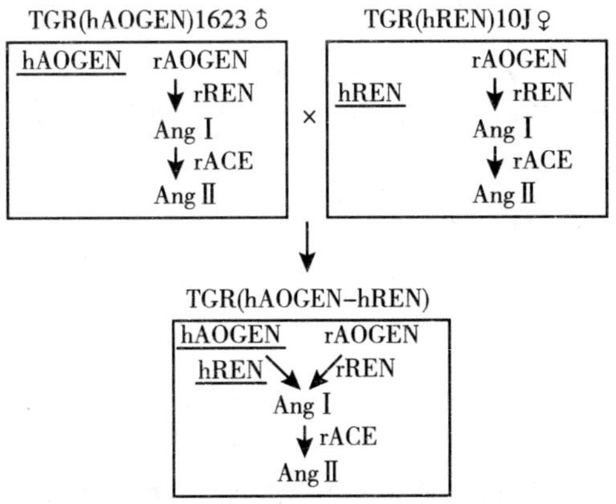


**图12－4－2　人肾素-血管紧张素系统过表达双转基因高血压大鼠模型**

TGR：转基因大鼠；h：人；r：大鼠；AOGEN：血管紧张素原；REN：肾素；AngⅠ：血管紧张素Ⅰ；AngⅡ：血管紧张素Ⅱ；ACE：血管紧张素转化酶

由于肾素的种属特异性，携带人血管紧张素原基因的转基因大鼠TGR（hAOGEN）、携带人肾素基因的转基因大鼠TGR（hREN）均不引起AngⅠ升高，也就没有AngⅡ升高，所以不出现高血压。而这两种单转基因大鼠交配繁殖后产生的双转基因大鼠TGR（hAOGEN-hREN），既有hAOGEN过表达又有hREN过表达，引起AngⅠ升高，进而AngⅡ升高，出现明显的高血压表型。

## 三、动物血压测量

血压是指血管内的血液施于单位面积血管壁的侧压力，国际标准计量单位为kPa，但常用mmHg作血压单位，换算方法为1mmHg＝0.133kPa。血压根据血管不同可分动脉血压、静脉血压和毛细血管血压，但通常所说的血压是指动脉血压。

实验动物动脉血压测定法大体分为间接血管外测压法和直接血管内测压法两种，每种又可细分为几种。间接测压法包括：大鼠尾容积测压法、大鼠足容积测压法、大鼠尾动脉脉搏测压法（简称尾套法）、犬颈动脉脉搏测压法（简称颈套法）等。直接测压法包括：麻醉动物直接测压法、清醒自由活动大鼠直接测压法、遥控测压法。血压研究的常用实验动物为大鼠、小鼠、犬和猫，一般不宜用兔子作血压实验，因为兔子血压易波动，对药物反应与人相差较大。应根据研究目的，选择合适的测压方法。由于麻醉、应激等因素可影响血压，所以在药效学研究中提倡选用合适的清醒动物测压方法（表12－4－9）。

**表12－4－9　清醒动物测压方法的选用**

| 测压方法 | 适用于 | 不适用于 |
|---|---|---|
| 清醒动物脉搏间接测压法 | 无创检测或筛选：<br>症状明显的收缩性高血压<br>大幅度收缩压变化<br>大样本收缩压变化<br>（如：高通量遗传筛选） | 血压与器官损伤等变量的相关性<br>干预措施或变量的非血压作用<br>间歇或轻度高血压或血压小变化<br>血压波动性、舒张压或脉压<br>无应激、无制动测压 |
| 清醒自由活动大鼠直接测压法（含遥控测压法） | 高血压或血压变化幅度<br>血压与器官损伤等变量的相关性<br>干预措施或变量的血压和非血压作用<br>间歇或轻度高血压或血压的小变化<br>连续测压、血压波动性<br>抗高血压药降压谷/峰比<br>血压昼夜节律（遥控测压）<br>完全无制动测压（遥控测压） | 症状明显的高血压或血压作用明显的大样本筛选 |

### （一）间接测压法

间接测压法采用充气加压压迫动脉，使血流中断，脉搏消失，然后减压，通过检测局部组织容积改变或动脉脉搏改变或动脉血流改变来间接测定血压。检测容积的方法有水容积法、光电容积法等，检测脉搏的方法有脉搏描记法、听诊法和触诊法，检测血流的方法有多普勒超声血流计法、显微镜观察法等。这些方法有些只能测收缩压，有些既能测收缩压，又能测舒张压。各种方法的应用广度和精度也有差别，目前以大鼠尾动脉脉搏描记法和犬颈动脉脉搏听诊法较为常用，能较精确地测定血压，与直接测压有良好相关性。

**1. 大鼠尾动脉脉搏测压法**

基本原理：大鼠尾根部加压超过收缩压时，脉搏消失，压力减至收缩压时，脉搏出现，继续减压至舒张压时，脉搏恢复加压前水平，检测这种脉搏变化时的瞬间压力，即得血压值。根据检测尾脉搏方法的不同，可分脉搏描记法和听诊法，前者相对常用。尾动脉脉搏描记法的测压仪有多种，各实验室自行设计装配的测压系统也有多种，但其基本构造如图 12－4－3 所示。关键部分是脉搏换能器，目前主要有光电换能器和压电换能器两大类，能良好地感受脉搏信号，使之转变为电信号，经放大后记录。旧式测压仪只能测收缩压和心率，舒张压数据虽然能测得，但由于当时舒张压的测定技术尚未过关，因此这一数据是不可靠的。新型测压仪能较精确地测定收缩压、舒张压、平均动脉压（计算所得）和心率。

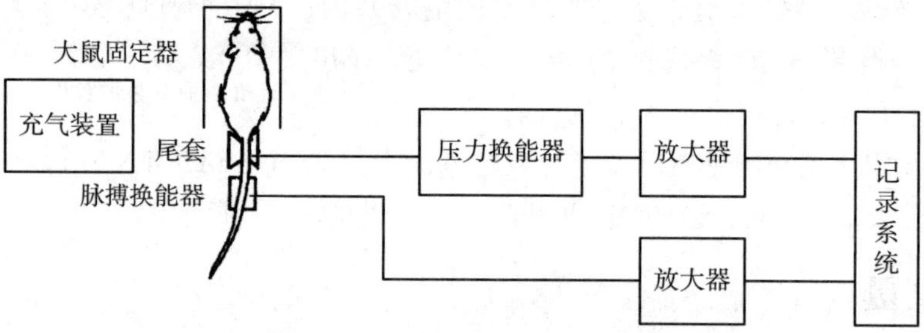


**图 12－4－3　大鼠尾动脉脉搏测压系统**

注意事项与评价：①麻醉和制动：此法可以用麻醉大鼠和清醒大鼠。由于麻醉可影响血压和药物反应，因此采用清醒大鼠较合适。但清醒大鼠固定后测压受制动应激的影响，一方面制动应激直接影响血压，另一方面制动和测压操作引起动物挣扎，可明显干扰脉搏检测，使测压不准，甚至测不出。为了使这些不足降至最轻程度，一定要在正式实验前训练动物 5～14 天，使之适应测压环境和操作，另外，动物加温也可使动物安静。②加温：动物加温可扩张尾动脉，促进血液循环，也可使动物安静，这些有利于脉搏检测和血压测定。但全身加温过高可引起体内释放加压物质，使血压升高，也可造成某些毒性反应，甚至动物死亡，因此动物加温应适当，一般 34℃加温 10 分钟，若仍未能检测到脉搏则适当增加温度（一般不超过 37℃）和时间。③尾套宽度和位置：尾套宽度太小，所测血压值比直接测压高，宽度太大，则相反，因此应选用合适的尾套宽度，一般大鼠体重小的以 1.5cm 为宜，200g 左右的以 2.0cm 为宜，300g 以上的以 2.5～2.8cm 为宜。尾套距尾根部越远，血压值越低，以放在尾根部为宜，每次操作须放在同一位置。④减压速度：减压速度可影响测压值，故选用自动恒速放气比较合适。

**2. 犬颈动脉脉搏测压法**

基本原理：与大鼠尾动脉脉搏测压法相同。关键在于犬颈动脉皮鞘的手术制备，需要在外科手术无菌操作条件下将颈动脉分离、包裹在颈部皮肤内制成 7～8cm 长的颈动脉皮鞘。测压方法有脉搏听诊法、触诊法和描记法。

注意事项与评价：不论采取哪种方法，动物均需事先训练，使之适应环境和测压操作，测压环境要保持安静。颈动脉脉搏听诊法与人的常规袖套测压法相似，触诊法只是用手触及脉搏。用听诊法和触诊法测量血压方便、快速，若环境和动物安静，则所测血压值较可靠，若动物兴奋，则血压升高、心率加快。在筛选药物和评价降压药物降压疗效时，为避免主观误差，可采用盲法，即测压者不知所用何药。为了防止听诊法和触诊法主观评定血压，也可采用颈动脉脉搏描记法测压（参见大鼠尾动脉脉搏描记法），但由于手续繁琐，一般不采用。

清醒动物间接测压法的选用见表 12－4－9。

### （二）直接测压法

将导管一端插入动脉中，另一端连至各种检压计以测定血压的方法叫直接测压法。经典的方法是采用U形水银检压计，从U形管两水银面高度的差读得血压值，也可记录在记纹鼓上，测得的血压为平均动脉压，目前已不常用了。目前采用各种类型压力换能器，其基本功能就是将压力信号转变为电信号，经放大系统记录在生理记录仪上或计算机上，能较精确地测定心动周期中各瞬间的血压值。

**1. 麻醉动物直接测压法**　常用的麻醉剂为戊巴比妥钠，犬和猫一般用30mg/kg静脉注射或腹腔注射麻醉，大鼠用45mg/kg腹腔注射麻醉，兴奋型犬的麻醉剂量可增至35～40mg/kg，最好采用静脉注射，便于掌握剂量。在实验过程中，为维持一定的麻醉深度可加用一定的维持量。戊巴比妥钠麻醉维持时间为2～4小时，若手术或实验时间短，可用硫喷妥钠。大鼠还常用乌拉坦1000～1500mg/kg ip麻醉，麻醉深而平稳，24小时还不能完全恢复。气管插管根据需要确定是否进行。动脉插管，一般选用颈动脉或股动脉进行插管。如需静脉给药或补液，可同时作颈外静脉或股静脉插管。若给药次数不多，也可采用舌静脉给药，即将舌拉出，用5号针头把药液直接注入舌静脉。将动脉导管与压力换能器相连（图12－4－4），信号经放大后记录于生理记录仪上或计算机上。可记录收缩压、舒张压、平均动脉压等，也可记录血压波形。

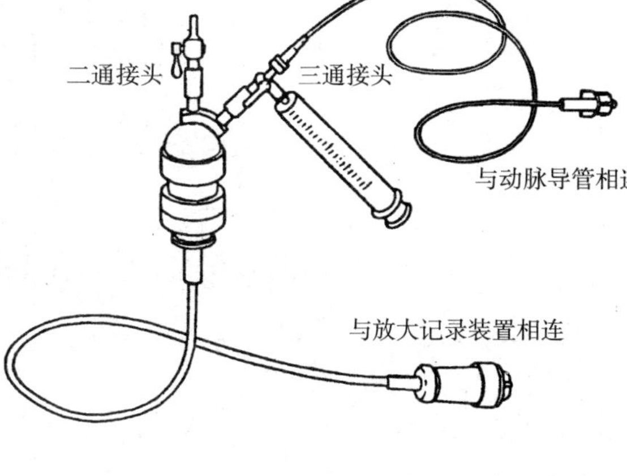


**图12－4－4　麻醉动物压力换能器**

注意事项与评价：①手术要仔细、柔和，勿损伤小血管，出血时要迅速止血。分离大鼠股静脉时，更要细心柔和，否则静脉塌陷难以插管。犬的皮肤易出血，可用烧灼法止血。②呼吸对血压影响很大，人工呼吸时注意呼吸量和频率，犬和猫的呼吸频率为20～24次/分，大鼠为70～80次/分。注意呼吸道是否被分泌物堵塞，一旦发现要即时清除。③压力换能器应预先定标。动脉导管预先充满0.05%肝素生理盐水，以防血液凝固，如实验过程中发生导管内凝血或脉压差过小，可经三通管用少量0.05%肝素生理盐水冲洗。静脉导管内充满生理盐水即可。动脉导管和压力换能器之间整个系统的空气必须排尽，微小气泡的存在将影响血压波形的真实性。④麻醉深浅可影响实验结果，故应保持麻醉深度平稳。麻醉对心血管功能和药物反应有不同程度影响，这是本法的最大不足。⑤本法仅用于急性实验。

**2. 清醒自由活动大鼠血压测定技术**　将PE10聚乙烯管插入PE50聚乙烯管制备为动脉导管，将动脉导管PE10端缓慢插入股动脉至腹主动脉，导管PE50端经背部皮下从头顶部剪口引出。根据需要，插上颈外静脉或股静脉导管，或者胃导管（胃壁切口插入导管），以备给药用，将给药导管经皮下从头顶部剪口引出与动脉导管一起用马鞍固定在项部。大鼠独笼饲养恢复36小时后连接测压系统（图12－4－5），将动脉导管经一连接管连接转动装置，连接管外由弹簧钢丝保护，转动装置可以随动物活动而旋转并保证液体流动通畅。在转动装置与压力换能器之间有一灌注三通管连接恒速推注器。经此灌注装置持续向动脉导管内输注（每小时0.5ml）肝素化（$2.5\times10^{3}$U/L）等渗葡萄糖液，以维持动脉导管通畅。采用生理记录仪或计算机专门程序记录血压，前者称为简易清醒自由活动大鼠血压测定技术，后者称为计算机化清醒自由活动大鼠血压测定技术。

计算机化清醒自由活动大鼠血压测定技术是采用安装专门程序的计算机记录血压（图12－4－5），这样可长时间连续监测血压，并快速取得实验结果。方法如下：①采样、记录和储存。压力信号经换能器转换为电信号，再经放大器输入计算机。我们多以250Hz的频率采样，即每4ms采样一次，若大鼠心率以每秒6次计，则对每个心动周期的动脉压波形取41～42个点，已能较真实地反映动脉血压波形。在采样的同时进行实时计算，计算出每个心动周期的5个参数：收缩压、舒张压、心动周期、射血面积和下降斜率。并将这5个参数值存放到硬盘内。采样的间断率在1%以内。②数据处理和结果分析。首先是整理数据，包括查阅、修正、打印、图形显

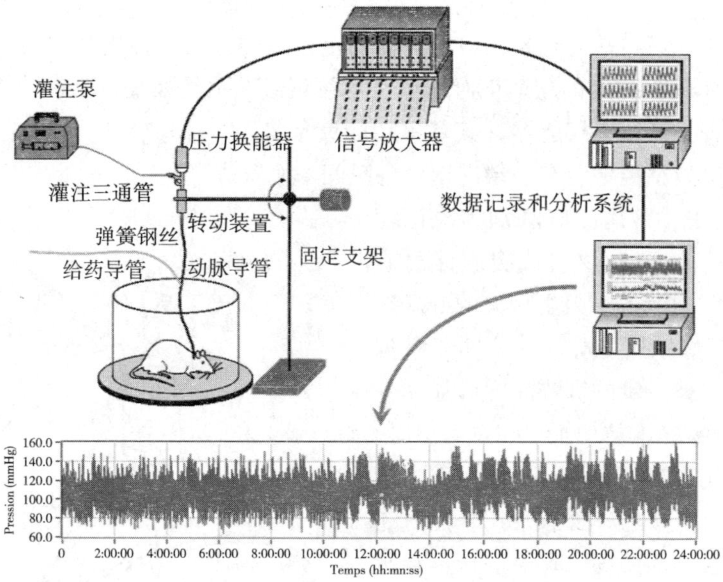


图 12-4-5　清醒自由活动大鼠测压系统

示和压缩等。主要是压缩，可以根据需要将记录中任一段时间内数据按任选的倍数压缩。压缩后数据以平均值和标准差表示。对压缩后的数据，可以进一步再加压缩。结果分析包括统计分析、信号分析和药物效应计算三部分。经过整理分析后的数据结果也可调用阅读、绘图、打印等程序，把数据或曲线打印在纸上供分析和保存。

注意事项与评价：①动脉插管的选择。开始采用国外类似方法，选用直接从腹主动脉插管，此法需打开腹腔，手术视野较大，动脉与静脉不易分开，易引起出血，故成功率低（约 50%）。1990 年后改用从股动脉插入腹主动脉的方法，有如下优点：不需要打开腹腔，手术创伤小，动物恢复快；手术简便，易掌握；手术成功率高，可达 80% 以上。②给药途径。如不采用静脉给药，则不作静脉插管，但灌胃、腹腔注射等给药操作可影响即时血压记录。为了满足口服药物实验需要，准确测定经胃给药的时效关系，可预先在胃壁上造胃瘘切口，将导管一端插入胃内，另一端用引针经皮下从头顶部剪口引出与动脉导管一起用马鞍固定，以备给药用。③为防止导管凝血，实验过程中一定要向动脉导管内恒速输注肝素化等渗葡萄糖液。④实验环境。实验室保持安静。动物连接到测压系统后，至少适应 4 小时再开始记录。动物放置在透明的有机玻璃圆筒内，圆筒放在通风的木制柜内。目前实验室直接采用不透明圆筒放置动物，以节省空间开展多个动物同步研究。动物可以自由摄食和饮水。实验室恒湿恒温（温度：23℃ ±1℃）、光照自动控制（8：00~20：00）灯亮，其余时间灯灭，即一天中明暗时间比为 12 小时：12 小时。⑤此法的优点包括动物为清醒状态，活动不受限制；可 24 小时连续动态测压，测量血压波动性；可进行急性实验和慢性实验，但慢性实验维持时间有限。

**3. 遥控测压技术**　遥控测压系统由三个基本部分组成（图 12-4-6）：①可植入微型压力发送器（implantable miniature pressure transmitter），也称遥控测压探头。植入动物体内，用以连续感受、处理和发送信号；②信号接收器，放置在动物笼子下面，用以检测压力发送器发出的信号，并输送至数据交换器；③计算机记录分析系统，用以采集、存储来自交换器的电信号，分析系统可以处理原始数据。此外，还包括环境压力校正仪，因为探头感受的是绝对压力值（环境压力值 + 血压值），因此需要实时从采集的数据中减去周围环境压力值，才能得到真正的血压值。遥控测压技术适用于大鼠、小鼠、犬等动物。

遥控测压探头（图 12-4-7）由体部和导管两部分组成。体部包括压力换能器（将压力信号转变为电信号）、可再利用的微电池操纵的电子模块（处理换能器输出信号并转换为模拟信号发送到接收器）、电池（为电子模块提供电能）。导管直接与体部的压力换能器相连，包括导管内不可压缩性液体（传递血压波到体部压力换能器）、薄壁头端（含有生物相容胶，可以防止不可压缩性液体从管中溢出或血液在头端凝结）。大鼠遥控测压探头的导管插入腹主动脉，体部固定在腹壁上。术后恢复 2 周进行遥控测压，此时血压昼夜节律已恢复。我们

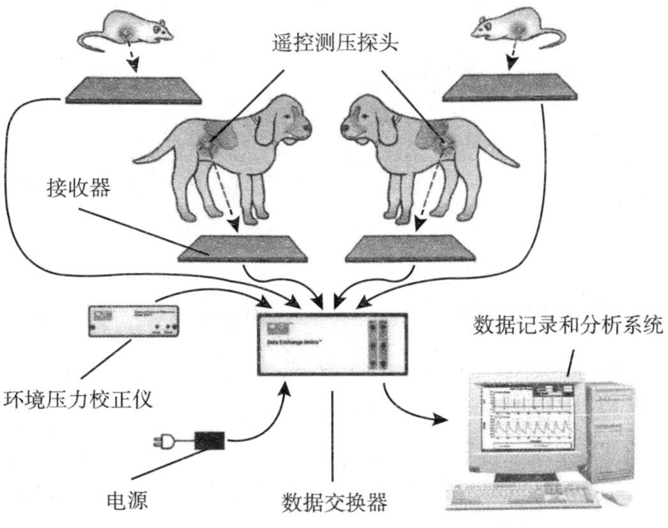


**图 12-4-6　遥控测压系统**

曾采用大鼠遥控测压法，比较术后 2、3、4 天以及 1、2、3 周血压昼夜节律的恢复情况，发现术后 2 周正常血压大鼠和高血压大鼠的昼夜节律已恢复，术后 2~4 天和 1 周的血压昼夜节律未完全恢复。这提示前述清醒自由活动大鼠血压测定法在术后 2~4 天内测压，虽然可以测定血压波动性，但不适用于血压昼夜节律相关研究。同时，说明遥控测压需要在术后恢复 2 周进行，此时血压昼夜节律已恢复。我们还利用大鼠遥控测压法研究心脑血管疾病死亡预测指标动态动脉硬化指数（ambulatory arterial stiffness index，AASI）。

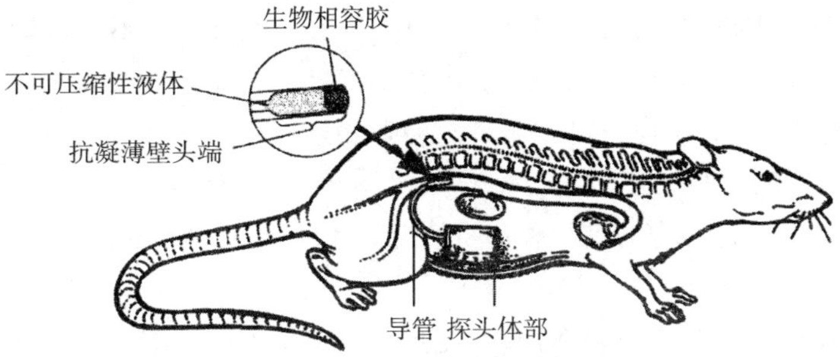


**图 12-4-7　遥控测压探头及植入**

注意事项与评价：尽管无线电遥测技术用于监测实验动物已有 60 多年的历史，但是只有最近 20 多年才出现了商业化产品用于监测实验动物的血压。本法优点：①与传统直接测压法相比，本法无需限制、麻醉或使用绳栓设备，因此几乎没有不良应激和人为干预。该法代表了在清醒、自由活动大鼠上最人性化监测血压的方法。②在单项实验中，可以减少动物使用达 60%~70%，在多重实验中达 90% 以上。③不需任何特殊动物护理，允许长时间连续动态测压（数天、周、月甚至更长时间），可确定昼夜节律、血压波动性等。④适用于所有实验动物，从小鼠到猴子，甚至鱼类。本法缺点：①使用成本昂贵，包括设备、实验室改建（隔音、温控、灯控等）。②技术难，手术、测量等需要专门的训练。③不可能在实验中检查系统基线漂移，需要根据体外定标值进行血压值校正。④重于 2g 的探头对体重小于 25g 的小鼠可能导致一些应激。现在，更新的小鼠遥控探头（TA11PA-C10：1.1cm$^3$，1.4g）可减轻此影响。

针对遥控探头植入方法的改进：①通过股动脉放置探头导管，将探头体部放在肋腹皮下，以避免进入腹腔。②在小鼠上采用经左颈动脉进入胸主动脉的导管植入法成为通用方法。颈动脉植入法在小鼠上可长期获取高保真血压记录，动物甚至最小可达 17g。尽管使用颈动脉方法在技术上非常可靠，但是结扎手术侧的颈动脉，可能影响脑血流。有些种系的小鼠脑 Willis 环发育不完全，在实验中需要考虑此点。

清醒自由活动大鼠直接测压法（含遥控测压技术）的选用见表 12－4－9。

## 四、抗高血压药物临床前药效学研究设计

新药的含义和范围在各个国家有明确的法律规定，不同国家有所不同，不同时期有所变化。根据 2015 年《国务院关于改革药品医疗器械审评审批制度的意见》和 2020 年《药品注册管理办法》规定：新药是指未曾在中国境内外上市销售的药品，根据物质基础的原创性和新颖性，将新药分为创新药和改良型新药。目前我国新药主要是指化学结构和药物组分不同于现有药品的药物，即新结构药物和新复方药物，也称原创新药和复方新药。由于复方药物在高血压防治中的重要性，以及复方新药研究的特殊性，本部分对高血压原创新药和复方新药进行分别介绍。

### （一）抗高血压原创新药的临床前药效学研究设计

观察一个药物是否具有抗高血压作用，能否成为抗高血压药物，从药效学研究角度，总体原则应考虑以下几点：①至少采用两种高血压动物模型；②至少设计 5 个组：模型对照组，阳性药物对照组，试验药物高、中、低剂量组；③根据临床用药途径设计胃内给药、静脉给药等；④观察药物的急性作用（1～3 天）、慢性作用（治疗 1～3 周），最好能观察药物的长期作用（治疗 3～4 个月）；⑤观察指标主要是血压和心率，其他血流动力学指标如血压波动性、降压谷峰比、心功能系列指标、器官血流量等也需酌情考虑，最好能观察长期给药对高血压靶器官的作用；⑥必要的作用机制研究。

**1. 药物、剂量及对照** 采用原料药进行药效学试验，给药方法应采用拟推荐临床应用的给药方法。若为注射剂，还须进行急性降压试验，与原料药进行对比。溶于水的药物，配制成生理盐水溶液。须加助溶剂才能溶解的药物，应以溶剂作对照，若溶剂有轻度降压效应，在评定所试药物降压疗效时，应减去溶剂引起血压下降的数值。给犬注射药物时不能用吐温 80 助溶，因它可引起组胺释放而致血压急剧下降。大鼠的此种反应较轻。也不宜用 DMSO 助溶。加助溶剂还不能溶解的药物，可配成悬液或油剂，但不可静脉或腹腔注射给药。悬液只能口服（灌胃、胃内插管），油剂可皮下注射或肌内注射。

试验药物要选择 3 个剂量以上，以便与已知阳性对照药物进行定量比较。剂量应按等比级数递增，差距应适当。除需溶剂对照（模型对照）外，还需与已知作用机制相似的公认疗效最佳的已知药进行对照（阳性对照），选择主要药效学为指标，比较降压幅度、作用持续时间和副反应（如心率、心律等），阳性对照药可用1～3 个剂量。

**2. 清醒高血压动物急性降压试验** 急性降压试验主要评价单次给药（必要时数次给药）的药效，一般观察 1～3 天。至少在 2 种高血压动物模型上开展急性降压试验。常用高血压大鼠依次为 SHR、肾血管性高血压大鼠、DOCA 盐性高血压大鼠。特殊情况需根据药物选择模型，例如肾素抑制剂具有种属特异性，拟选用在大鼠身上建立人类肾素血管紧张素系统的转基因大鼠，即携带人肾素基因和人血管紧张素原基因的双转基因大鼠。

测压的方法可用尾动脉脉搏间接测压法，但由于该法制动应激、加温等因素影响血压测定，目前更提倡采用动脉插管直接测压法，尤其是采用计算机化清醒自由活动大鼠血压动态监测技术，可连续测定给药前后的收缩压（systolic blood pressure，SBP）、舒张压（diastolic bloodpressure，DBP）、平均动脉压（mean arterial pressure，MAP）、心率（heart rate，HR），观察药物时效过程，考察药物对血压波动性的作用，研究降压药的谷/峰比，这些对高血压治疗新概念“24 小时平稳降压、器官保护”具有指导意义。有条件的还可采用遥控测压技术，是目前最先进的动态测压技术，可以在完全无制动、完全恢复昼夜节律的条件下，考察上述主要药效学指标，特别是可连续几天考察降压药谷/峰比。

给药方法与临床给药途径尽可能一致，例如灌胃给药、胃内给药适用于口服药实验研究，静脉注射、腹腔注射、皮下注射等适用于注射剂实验研究。采用计算机化清醒自由活动大鼠血压动态监测技术时，静脉插管、胃内插管等给药导管，与动脉测压导管同期制作。

每种动物模型至少设计 3 组：模型对照组（溶剂对照组），阳性药物对照组，试验药物组，通常每组 8 例左右。需要做预实验，寻找合适的剂量效应关系及时效关系，若为口服药，要求长效。预实验每组动物例数减少，

可 1～3 例，组数要多，剂量跨度要大（如 10 倍），以便较快确定降压剂量和维持时间，心率副作用也应考量。动脉插管直接测压法可连续观察给药前后血压、心率，求出急性降低血压 20～50mmHg 的剂量，并和已知药进行疗效的定量比较。若有加快心率作用，求出加快心率的剂量，并与相应已知药比较。

肾血管性高血压犬也是常用高血压动物模型，若有条件可用肾血管性高血压犬每组 5 例左右，采用颈动脉皮鞘测压，可口服给药，也可从肘静脉注射药物。测定给药前和给药后不同时间的血压、心率及心电图（ECG）。ECG 观察 QRS 波、T 波、ST 段、心率及心律。

**3. 高血压动物慢性降压试验**　慢性降压试验给药期 1～3 周，主要评价多天多次给药的降压疗效，例如每日一次给药是否能 24 小时控制血压，第几天出现，是否持久，有无药物耐受性，有无反射性心率加快作用等。必要时考察给药前后 ECG 和呼吸。测压方法可选用清醒动物间接测压法，可根据前述急性降压试验数据确定每日（或隔日）测压时间及次数（1～2 次）。由于目前口服抗高血压药物治疗强调用药方便，减少每天服药次数，主张长效药物，希望新药最多每日服用一次，因此，在慢性降压试验中，采用隔日测压一次即可，例如，在给药后 1 天、3 天、5 天、7 天、9 天等时间点测压。慢性降压试验血压下降 20mmHg 以上或下降到正常血压水平为有效。停药后观察血压恢复到给药前水平为止。

慢性降压试验的高血压动物模型选用（大鼠和犬）、每组例数及给药途径，与急性降压试验类似。每种动物模型的组数至少设计 5 组：模型对照组（溶剂对照组），阳性药物对照组，试验药物高、中、低剂量组。以考察多次给药后 24 小时血压控制情况及量效关系、时效过程。

有条件的也可采用遥控测压技术考察慢性降压试验疗效，所获得的主要药效学指标更多、更准确、更有价值，但同时更昂贵、更花时间和精力。

**4. 高血压动物长期治疗试验**　长期治疗试验是更高要求的药效学研究，给药期为 3～4 个月，主要评价药物长期治疗的降压、器官保护疗效。由于抗高血压治疗最终目标是防止高血压靶器官损伤，阻止或延缓心、脑、肾及血管并发症的发生，延长寿命，因此，3～4 个月的长期治疗试验在抗高血压新药研发中是必需的。若有条件，还可考察药物终生治疗对高血压并发症的预防作用，例如，预防脑卒中发生、死亡及延长寿命作用。

长期治疗试验的高血压动物模型：可选用大鼠模型 1～2 种（SHR、SHRSP 等），试验药可设 1～3 组（同时设模型组、阳性药组），给药途径可采用灌胃、含药饲料喂养或饮水给药，治疗中途可测压或不测压，治疗最后 1 天测压，测压结束后麻醉处死动物，取心、脑、肾、主动脉等组织器官做形态学检测。

测压方法：可选用清醒大鼠尾动脉间接测压、计算机化清醒自由活动大鼠血压动态监测或遥控测压，根据实验目的、实验室条件选用测压方法，前一种方法检测降压治疗效果的敏感性较低，仅测得收缩压和心率指标，供参考；而后两种方法可获得准确的血压、心率、血压波动性等更多药效学指标。

组织器官形态学检测指标：可采用总体的器官损伤评分，或者各单个器官的定性定量指标，例如：主动脉重及其与体重比、主动脉几何形态学（管壁厚、面积，管内外径、面积）、主动脉组织染色等；心脏、心室、左心室重及其与体重比，心脏几何形态学（心室壁厚、内径等），心脏组织染色，心内小动脉几何形态学及组织染色等；肾脏重及其与体重比，肾皮质厚、肾髓质厚，肾脏组织染色，肾小球硬化指数，肾内小动脉几何形态学及组织染色等；脑组织染色，脑内血管几何形态学及组织染色等。

高血压最重要的并发症为脑卒中，可致死致残。为了测试抗高血压药物是否具有预防脑卒中的作用，可选用脑卒中易感型高血压大鼠 SHRSP 或两肾两夹型肾血管性高血压大鼠，在较大样本上（每组 20 例以上），采用药物终生治疗考察脑卒中发生率、死亡率，绘制生存曲线。

**5. 麻醉动物血流动力学试验**　麻醉动物血流动力学试验一般用犬，因同时可测的指标较多。在戊巴比妥钠麻醉下，分离颈总动脉、颈外动脉、股动脉和股静脉。左侧开胸分离冠状动脉左旋支、主动脉上升支，结扎颈外动脉和椎动脉后在颈总动脉、冠状动脉、股动脉和升主动脉上放置电磁流量计探头即可分别测定这些血管的血流量，以主动脉流量代表心输出量。股动脉插管插到腹主动脉，测定中心动脉压。四肢皮下插针型电极，测 ECG。从心尖将导管插入左心室测左心室收缩压（left ventricular systolic pressure，LVSP）和舒张末期压（left ventricular end diastolic pressure，LVEDP），经微分标出左室压力上升和下降速率（LV$dp/dt_{max}$）。

麻醉大鼠从右或左颈动脉插管到左心室，也可同时测血压、ECG、LVSP 和 LV$dp/dt_{max}$。

试验结果评价：泵血功能主要以心输出量（cardiac output，CO）和心脏指数（cardiac index，CI）代表；收缩功能主要以 LV$dp/dt_{max}$代表；前负荷以 LVEDP 代表；后负荷以血压（blood pressure，BP）和总外周阻力（total peripheral resistance，TPR）代表；脑血流主要以颈内动脉血流代表；心脏血流以冠状动脉左旋支血流代表；外周血流以股动脉血流代表。必要时须测肾血流。

**6. 降压机制研究** 研究药物的降压机制，首先要确定药物的降压作用是属于中枢性降压还是外周性降压，然后再作进一步分析。区分中枢性降压与外周性降压的实验方法有：损毁脊髓动物实验、外周给药和中枢给药降压有效量比较实验等。若属于中枢降压机制，则可采用分层去脑法、脑微注射、微透析、受体结合试验等方法，进一步明确药物是在中枢哪个水平、哪个核团、哪个靶分子发挥作用。若属于外周降压机制，则可采用神经节阻断实验、对传出神经递质影响实验、α 受体拮抗实验、β 受体拮抗实验、对在体血管阻力影响实验、对离体血管张力影响实验、血管紧张素转化酶抑制实验、血管紧张素Ⅱ受体拮抗实验、肾素抑制实验、钙离子通道实验、利尿排钠实验等一系列整体、器官、细胞、分子水平实验方法，以进一步明确药物降压作用的靶器官（血管、肾脏、心脏等）、靶细胞、靶分子，甚至信号转导通路机制。

值得指出的是，基于靶标的药物发现所获得的原创新药，往往机制明确。但有些药物虽然某个靶标明确，其临床应用可能提示新的现象和问题，例如潜在的多靶标作用引起的治疗作用或不良反应，这些仍需要新药上市后继续探索机制。

对于一个靶标完全未知的抗高血压原创新药，也可采用靶标高通量筛选研究，例如，采用药物对已知血压调控相关蛋白（几百个）功能活性研究寻找潜在靶标，甚至在蛋白芯片上（1 万~2 万个）寻找药物结合蛋白，再进行验证和功能确认。往往需要长期研究才能明确。

机制研究中，化学干预（受体激动剂和拮抗剂、离子通道开放剂和阻滞剂、酶激活剂和抑制剂等）、生物干预（重组蛋白、抗体、基因过表达、基因敲减、基因或蛋白活性突变、基因敲除或过表达的转基因鼠等）是常用的手段，各有利弊。还值得采用药物与靶标结合活细胞检测、荧光定位、晶体结构分析、蛋白突变体实验等。通常需要根据研究目的，采用多种方法开展药物的作用机制研究。

### （二）抗高血压复方新药的临床前药效学研究设计

**1. 抗高血压复方研究的重要性** 抗高血压药物的联合应用已经是大势所趋。原发性高血压的病因不明，体内决定血压水平的机制较多。因此，从病理生理角度，高血压的治疗不应该局限在针对一个靶标。从临床治疗学角度，提倡联合用药的益处可以归结为三点：①有利于有效降压。任何一种降压药都难以对 100% 的患者有效，通常是 50% 或 60%。不少患者单用一种降压药，往往不能使血压降到正常范围，因此需要两药（或多药）联用。两药联用往往具有协同作用。因此，联合用药有利于更好地降低血压；②有利于器官保护。近年来，我们用动物实验证明：不同作用机制的药物联合应用，不仅在降低血压方面有协同作用，而且在稳定血压、改善动脉压力感受性反射功能等方面均有协同作用。无论是单次给药，还是长期给药，与单药相比，联合用药均能更好地稳定血压、降低血压波动性、增强反射功能。而这些均有助于阻止靶器官损伤，最终防止并发症的发生；③有利于降低副作用。联合用药往往使所用每个药的剂量减小，副作用也随之减少。

固定配比的单片复方制剂，用药方便，可以降低用药剂量、提高疗效、减少副作用、可以提高患者的服药依从性，从而可以提高高血压患者的治疗率和控制率。同时高血压复方制剂也是对高血压联合用药及个体化用药原则的补充或延伸。治疗高血压的复方药物是经过科学的筛选而产生，其配比对大多数高血压患者来说应具有一定的合理性。这些复方制剂为高血压治疗的联合用药提供了一种选择，为个体化用药提供了参考，特别是对基层医生的用药具有指导意义。

**2. 复方组分挑选的基本原则** 同一类药的联用基本是不提倡的。这是因为同一类药物作用在同一个靶标，它们的作用是相加而不是协同。同一类药物合用，与加大单药的剂量相似，对增加疗效作用不大，但引起副作用增加的可能性很大。即使靶标不同，有时同一系统的药物联用也是不可以的，例如，已经证明肾素抑制药、ACEI、ARB 这些同一系统的三类不同靶标药物不可以联用，因为联用会增加不良反应，尤其是肾脏损害。

简单地说，利尿降压药、钙拮抗药、肾素血管紧张素系统抑制药（ACEI 或 ARB）和交感神经系统抑制药（β 受体阻断药），这四大类药物之间的任何两两联用都是可以的。但仔细分析，这四大类药物两两联用的选择还是有讲究的。首先，钙拮抗药由于扩张肾血管，往往也有利尿作用；而利尿药也作用于离子通道（离子转运体），因此钙拮抗药与利尿药的联用不作为首选。其次，肾素血管紧张素系统抑制药能抑制交感神经的活性，反之亦然，β 受体阻断药能够抑制肾素的释放，因此，这两类药物的联用也不作首选。另外，近年发现 β 受体阻断药和利尿降压药的合用对血糖或代谢有不利的影响，因此，不提倡这两类药物的合用。根据上述理由，尚有三种组合可选作两药复方的组分：①利尿药和肾素血管紧张素系统抑制药的合用。这 2 类药物的联用非常广泛。现在市场上有许多复方降压药，特别是从国外引进的复方降压药，多为这 2 类药物的合用。利尿降压药基本全用双氢氯噻嗪，肾素血管紧张素系统（RAS）抑制药选用各种 ACEI 或各种 ARB。②钙拮抗药和肾素血管紧张素系统抑制药的合用。我们曾为国内几家制药企业研制这两类药的多个复方，选用的钙拮抗药均是氨氯地平，肾素血管紧张素系统抑制药选用 ARB 如厄贝沙坦、坎地沙坦或替米沙坦。国外这两类药的复方制剂研发时间早，用的钙拮抗药有氨氯地平、非洛地平等，肾素血管紧张素系统抑制药开始用 ACEI，后来用 ARB。③钙拮抗药和 β 受体阻断药的合用。这两类药物联合应用的协同作用是最强的。我们曾为国内几家制药企业研制这两类药的复方多个，其中我们研究的尼群地平与阿替洛尔的复方称作尼群洛尔片，2009 年获新药证书并生产上市。另有 2 个复方（左氨氯地平与比索洛尔、氨氯地平与阿替洛尔），获新药临床试验批件，开展临床试验。用图表示这四大类药物的两两联合应用或复方，恰成一个“Z”字形（图 12－4－8）。图中 A 为 ACEI 或 ARB 的英文首字母，B 为 β 受体阻断药的英文首字母，C 为钙拮抗药或钙通道阻滞药的英文首字母，D 为利尿药的英文首字母，这样 ABCD 构成顺时针图案，中间为两两联用“Z”字形，有利于记忆、推广。

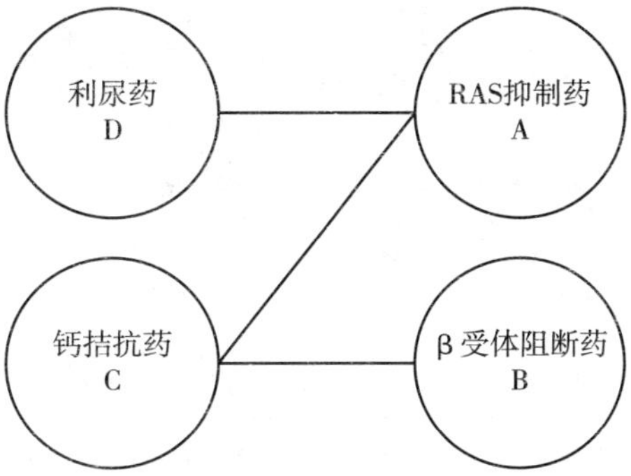


**图 12－4－8　四大类抗高血压药物两两联合应用或复方示意图**

**3. 复方药物的研究设计**　复方药物的研究重点是阐明其组方依据。而抗高血压药物的复方重点是研究其在降低血压方面的协同作用，其他研究内容按上述总体原则开展。若复方中单药作用机制已知，则复方药可不做降压作用机制研究。在此，主要介绍如何研究复方协同降压作用。

（1）动物模型选择　研究协同作用，一般选一种高血压动物模型即可，但能选用两种以上不同模型反复证明则更好。通常用 SHR。如无 SHR，可以用肾血管性高血压大鼠。

（2）测压方法选用　由于麻醉对降压药的作用影响很大，首先排除麻醉下测压。拟采用大鼠清醒状态下测压，如清醒自由活动大鼠直接测压、清醒大鼠尾动脉间接测压。主要评价指标通常选用收缩压。

（3）给药方法选用　口服药拟选用灌胃给药、胃内导管给药。

（4）概率和法判定协同作用　两个药物合用是否有协同作用？哪种比例的协同作用最强？这是很难回答的问题。目前复方抗高血压药物的临床研究采用析因分析。但是，析因分析有其局限性，只能看出协同作用的趋势。我们在临床前研究中，除了采用析因分析外，主要采用概率和法判定协同作用。

概率和法又称 $q$ 值法，是我国著名药理学家兼统计学家金正均教授生前的杰作。其公式为：$q = P_{(A+B)}/(P_A + P_B - P_A \times P_B)$。这里 $P$ 指有效率，A 和 B 分别指 A 药和 B 药，$P_A$ 指 A 药单用时的有效率，$P_B$ 指 B 药单用时的有效率。公式中的分子 $P_{(A+B)}$ 表示两药合用实际发生的有效率，分母表示理论上的有效率。当 $q \geq 1.15$ 时表示有协同作用，$q \leqslant 0.85$ 时表示拮抗，$q$ 值在 0.85 与 1.15 之间表示有相加作用。概率和法适用于效应为定性指标（质反应）的药物，我们将这一方法创造性地运用于效应为定量指标（量反应）的药物，也就是将定量指标转化为定性指标后使用概率和法。

抗高血压药引起的血压变化是一个定量的指标，而概率和法中的有效率是定性指标。因此，要预先定出一个标准，即降低几个 mmHg 的血压为有效。一般采用血压降低≥20mmHg 为有效。如果要研究其他指标，初步建议以变化 20% 为有效，如反射功能、左心室重量等。

## 五、实例

### 尼群洛尔片治疗高血压的主要药效学研究

**1. 药物特性** 尼群洛尔片是由二氢吡啶类钙拮抗药尼群地平（nitrendipine，Nit）与选择性 $\beta_1$ 受体阻断药阿替洛尔（atenolol，Ate）以 1∶2 配比组成的复方，口服治疗高血压。该复方抗高血压药于 2009 年获国家新药证书、药品注册批件（生产批件），当年生产上市。

**2. 研究目的** 明确尼群洛尔片复方的协同降压作用，完成尼群洛尔片治疗高血压的主要药效学研究。

**3. 药物配制、给药途径及对照** 单药 Nit、Ate 及复方 Nit + Ate 采用 80% 的聚乙二醇 400（PEG）溶解配成溶液，用于单次灌胃给药；采用 0.8% 羧甲基纤维素钠（CMC）配成混悬液，用于多次灌胃给药；犬试验时药物放入胶囊内口服；4 个月长期治疗采用含药饲料喂养。

复方的阳性对照为相应单药，阴性对照为溶剂，溶剂对血压无明显作用。

**4. 实验结果和疗效判断**

（1）尼群洛尔协同降压作用 复方配比筛选采用 SHR，设复方三种配比剂量及相应单药剂量共 7 组（表 12－4－10），每组 10 例，清醒大鼠尾动脉间接测压，灌胃给药后 6 小时收缩压下降≥20mmHg 为降压有效，<20mmHg 为无效。求得每组降压有效率，根据概率和法公式 $q = P_{(Nit+Ate)}/(P_{Nit} + P_{Ate} - P_{Nit} \times P_{Ate})$，求得复方三种剂量配比的 $q$ 值，获得复方 Nit + Ate 10mg/kg + 20mg/kg（1∶2 配比）具有协同降压作用，$q$ 值为 1.32，而其余两种配比只是降压相加作用。

**表 12－4－10 尼群洛尔协同降压作用复方配比筛选**

| 药物 | 剂量（mg/kg） | 降压有效率 | $q$ 值 |
|---|---|---|---|
| Nit | 10 | 0.6 | |
| Ate | 10 | 0.1 | |
| Ate | 20 | 0.2 | |
| Ate | 30 | 0.5 | |
| Nit + Ate | 10 + 10 | 0.7 | 1.09 |
| Nit + Ate | 10 + 20 | 0.9 | 1.32 |
| Nit + Ate | 10 + 30 | 0.9 | 1.13 |

（2）尼群洛尔急性降压试验 在高血压大鼠和犬两种模型，考察 Nit + Ate 单次给药的降压时效过程，并与 Nit、Ate 单药比较。

在 SHR，采用清醒自由活动大鼠直接测压，单次灌胃给药，记录给药前及给药后 24 小时内多个时间点（图12－4－9）的血压和心动间期（HP）。设 4 组。PEG 溶剂对照无明显作用，复方 Nit + Ate 10mg/kg + 20mg/kg 降压作用快而久，给药后检测的第 1 个时间点 15 分钟就观察到最大降压效应，血压降幅平均超过 60mmHg，降压作用持续 22 小时以上，可轻度延长 HP 即轻微减慢心率。单药 Nit 10mg/kg 降压作用较小、维持时间较短，出现明显而持久的心率加快（HP 缩短）。单药 Ate 20mg/kg 未观察到降压作用，但出现心率减慢（HP 延长）。故复方两药合用时降压作用增强，作用时间延长，取消了 Nit 的反射性心率加快作用。

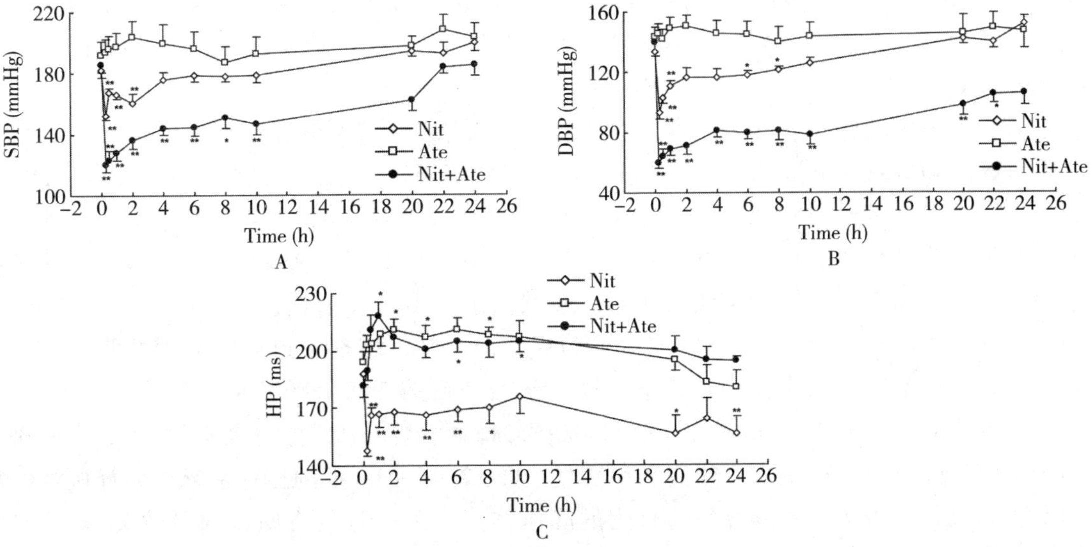


**图 12－4－9　尼群地平（Nit，10mg/kg）、阿替洛尔（Ate，20mg/kg）单用和合用（Nit＋Ate，10mg/kg＋20mg/kg）单次灌胃给药对 SHR 收缩压（SBP）、舒张压（DBP）、心动间期（HP）的影响**

$n=7\sim9$。与给药前比较，$*P<0.05$，$**P<0.01$

在两肾一夹肾血管性高血压犬，采用颈动脉皮鞘间接测压，单次口服胶囊给药，记录给药前及给药后 72 小时内多个时间点（图 12－4－10）的血压和心率。复方 Nit＋Ate 1mg/kg＋2mg/kg 降压起效快，4 小时左右达最大降压，收缩压平均下降 35mmHg，舒张压平均下降 28mmHg，降压作用维持到 48 小时以上，72 小时时血压检测已恢复到给药前水平，6 小时时心率比给药前减慢 22%。单药 Nit 1mg/kg 在降压同时心率明显加快，降压作用较小、维持到 6 小时。单药 Ate 2mg/kg 降压作用较小、维持到 32 小时，6 小时心率比给药前减慢 32%。故复方两药合用时降压作用增强，作用时间延长，取消了 Nit 的反射性心率加快作用，削弱了 Ate 的减慢心率作用。

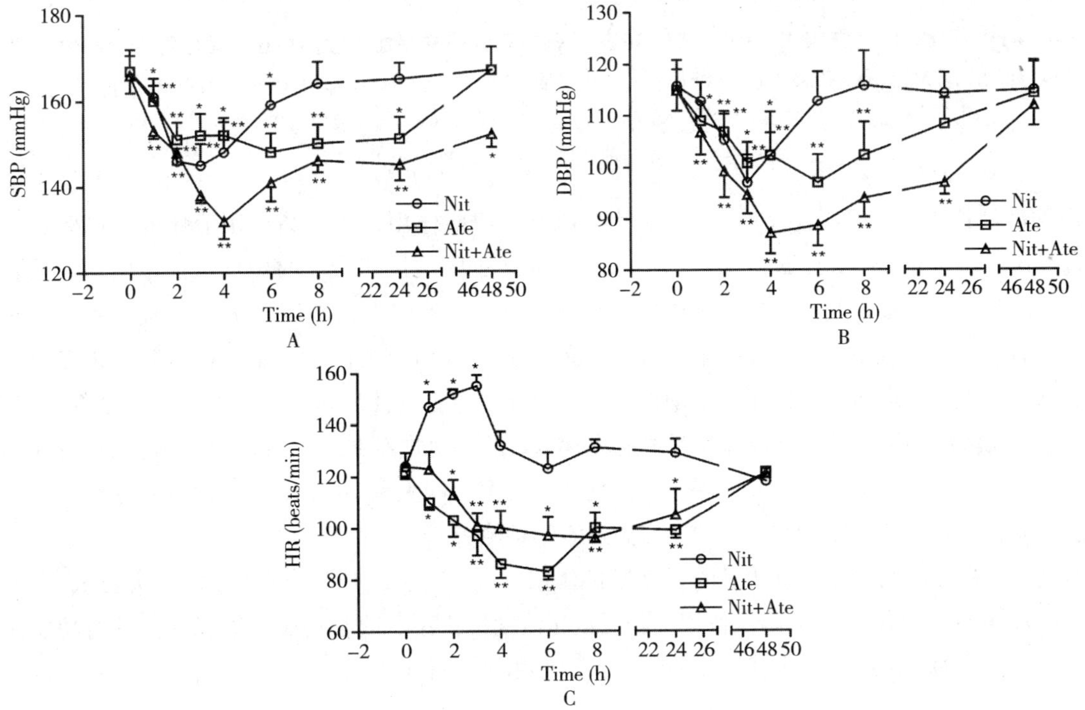


**图 12－4－10　尼群地平（Nit，1mg/kg）、阿替洛尔（Ate，2mg/kg）单用和合用（Nit＋Ate，1mg/kg＋2mg/kg）单次口服胶囊给药对肾血管性高血压犬收缩压（SBP）、舒张压（DBP）、心率（HR）的影响**

$n=5$。与给药前比较，$*P<0.05$，$**P<0.01$

（3）尼群洛尔慢性降压试验　在三种高血压大鼠（SHR、两肾一夹肾血管性高血压大鼠、DOCA 盐性高血压大鼠），考察 Nit + Ate 每日灌胃一次，连续给药 10 天的降压量效关系、时效过程、停药后血压恢复过程，并与 Nit、Ate 单药比较。

实验采用清醒大鼠尾动脉间接测压，测定给药前及每次给药后 24 小时（下次给药前）的血压值。比较Nit + Ate 低剂量（3mg/kg + 6mg/kg）、中剂量（10mg/kg + 20mg/kg）、高剂量（30mg/kg + 60mg/kg）的降压效应，在三种模型上的结果相似。CMC 溶剂对照没有作用，Nit + Ate 低剂量几乎无降压作用，中、高剂量均有非常显著的降压作用，说明尼群洛尔降压作用存在明显的量效关系。观察到药物能 24 小时控制血压，高剂量组在三种模型上的第 1 天就可测到，中剂量组在 DOCA 盐性高血压模型上第 1 天就可测到，其他两种模型第 3 天可测到（第 2 天未测压）。停药后，低、中、高剂量组血压分别在第 1、3、7 天恢复到给药前水平。低、中剂量对心率无明显影响，高剂量给药后第 7 天开始减慢心率（$P<0.05$），停药后心率恢复。同样的实验，单药 Nit 10mg/kg、Ate 20mg/kg 每日灌胃一次，连续给药 10 天，在三种高血压大鼠模型上均未观察到降压效应，也未观察到心率变化。图 12－4－11 举例显示两肾一夹肾血管性高血压大鼠模型上的实验结果。故再次证实复方两药合用的降压作用增强，且具有明显的量效关系，可达到 24 小时控制血压，停药后血压可恢复。

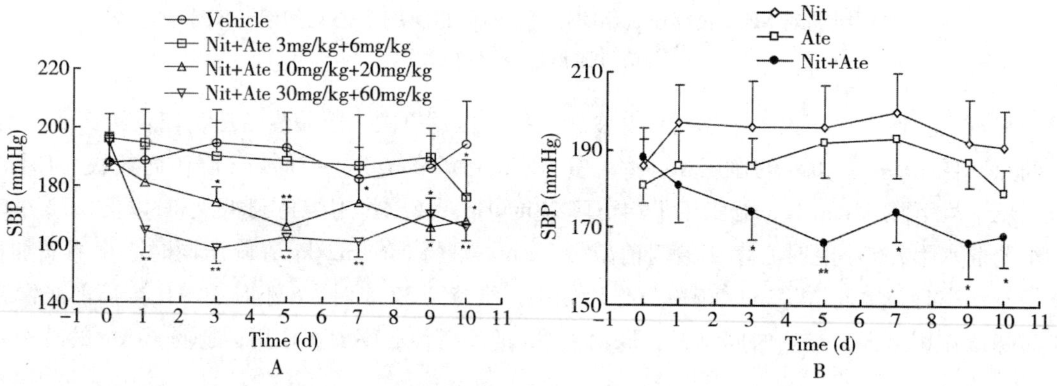


**图 12－4－11　尼群洛尔每日灌胃一次、连续 10 天给药对两肾一夹肾血管性高血压大鼠收缩压（SBP）的影响**

A. 比较尼群洛尔低剂量（Nit + Ate 3mg/kg + 6mg/kg）、中剂量（Nit + Ate 10mg/kg + 20mg/kg）、高剂量（Nit + Ate 30mg/kg + 60mg/kg）的作用；B. 比较尼群洛尔中剂量（Nit + Ate 10mg/kg + 20mg/kg）与相应单药 Nit 10mg/kg、Ate 20mg/kg 的作用。$n=7-9$。与给药前比较，* $P<0.05$，** $P<0.01$

（4）尼群洛尔长期治疗的器官保护、血流动力学机制及协同作用评价　高血压治疗最终目标是为了防止或逆转靶器官损伤，预防并发症，延长寿命。因此，评价抗高血压药长期治疗的器官保护作用非常重要，应该列为必做项目。同时，可考察长期治疗的降压作用，有条件的还可采用先进测压技术考察血压波动性、动脉压力感受性反射功能等指标，再做相关性分析来解释器官保护的血流动力学作用机制。在本复方研究中，由于想进一步阐明复方长期治疗对降压、降低血压波动性、改善动脉压力感受性反射功能、器官保护是否具有协同作用，故同时设计 SHR 模型对照组、复方组、2 个单药组及 WKY 正常动物对照组。治疗组采用含药饲料喂养 4 个月，对照组常规饲料喂养。治疗结束时，先采用计算机化清醒自由活动大鼠 24 小时血压动态检测，再测定动脉压力感受性反射功能，最后麻醉处死动物取各种器官做形态学检测分析。

形态学显示，复方长期治疗具有明显的器官保护作用（图 12－4－12）。仔细分析，从表 12－4－11 可见，复方 Nit + Ate 10mg/kg + 20mg/kg 的降压作用、降低血压波动性作用、改善动脉压力感受性反射功能作用，以及减轻左心室肥厚、主动脉肥厚、肾小球硬化等器官保护作用明显优于单药 Nit 10mg/kg、Ate 20mg/kg。而且，复方治疗组某些指标（例如，动脉压力感受性反射功能、主动脉大体指标），达到正常。

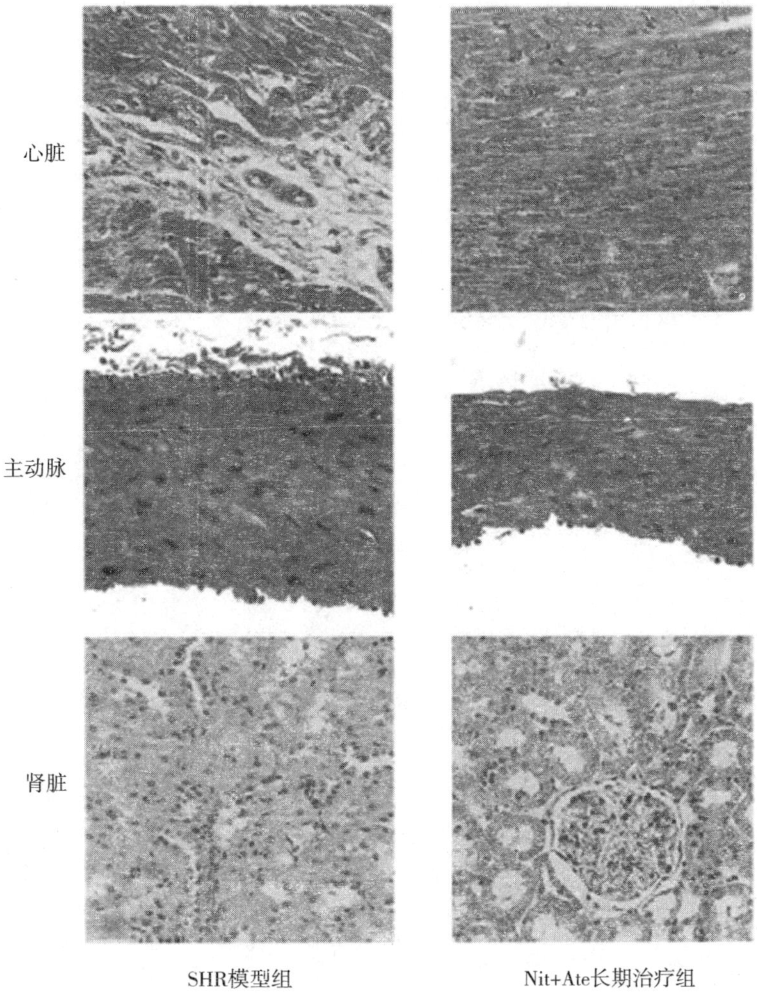


**图 12－4－12　复方 Nit + Ate 10mg/kg + 20mg/kg 长期治疗减轻 SHR 心脏、主动脉和肾脏的器官损伤**

**表 12－4－11　尼群地平（Nit，10mg/kg/d）、阿替洛尔（Ate，20mg/kg/d）单用和合用（Nit + Ate，10mg/kg + 20mg/kg/d）含药饲料喂养治疗 4 个月对 SHR 血流动力学指标和器官形态学指标的影响**

| | WKY（$n$=10） | SHR（$n$=10） | Ate（$n$=10） | Nit（$n$=10） | Ate + Nit（$n$=13） |
|---|---|---|---|---|---|
| SBP（mmHg） | 138 ±1.8 $^{**\#}$ | 192 ±3.0 | 170 ±4.5 $^{**\#\#}$ | 173 ±4.3 $^{**\#\#}$ | 151 ±3.4 $^{**}$ |
| DBP（mmHg） | 94 ±1.4 $^{**\#}$ | 128 ±5.4 | 113 ±3.8 $^{*\#}$ | 113 ±3.5 $^{*\#}$ | 101 ±2.3 $^{**}$ |
| HP（ms） | 172 ±5.1 | 161 ±3.0 | 193 ±3.2 $^{**\#}$ | 156 ±1.8 $^{\#\#}$ | 179 ±4.5 $^{**}$ |
| SBPV（mmHg） | 9.0 ±0.4 $^{**\#\#}$ | 15.0 ±0.6 | 12.5 ±0.8 $^{*}$ | 12.8 ±0.7 $^{*\#}$ | 11.1 ±0.4 $^{**}$ |
| DBPV（mmHg） | 7.4 ±0.3 $^{**\#\#}$ | 11.6 ±0.6 | 10.1 ±0.8 | 10.7 ±1.0 | 9.4 ±0.3 $^{**}$ |
| HPV（ms） | 25.6 ±1.6 $^{\#\#}$ | 29.9 ±2.5 | 38.8 ±1.0 $^{**}$ | 37.8 ±0.9 $^{*}$ | 37.8 ±2.3 $^{*}$ |
| BRS（ms/mmHg） | 1.10 ±0.08 $^{**}$ | 0.34 ±0.05 | 0.54 ±0.05 $^{*\#\#}$ | 0.57 ±0.05 $^{**\#\#}$ | 0.98 ±0.07 $^{**}$ |
| LVW/BW（mg/g） | 2.35 ±0.06 $^{**\#\#}$ | 3.62 ±0.09 | 3.35 ±0.08 $^{*\#\#}$ | 3.25 ±0.08 $^{**\#}$ | 2.95 ±0.08 $^{**}$ |
| RVW/BW（mg/g） | 0.666 ±0.015 $^{*}$ | 0.739 ±0.023 | 0.782 ±0.022 | 0.808 ±0.043 | 0.736 ±0.032 |
| VW/BW（mg/g） | 3.02 ±0.07 $^{**\#\#}$ | 4.36 ±0.10 | 4.08 ±0.08 $^{\#}$ | 4.06 ±0.13 $^{\#}$ | 3.69 ±0.10 $^{**}$ |
| LVW/RVW | 3.53 ±0.07 $^{**\#}$ | 4.93 ±0.16 | 4.24 ±0.12 $^{**}$ | 4.08 ±0.14 $^{**}$ | 4.07 ±0.14 $^{**}$ |
| AW/length（mg/mm） | 0.98 ±0.06 $^{**}$ | 1.50 ±0.03 | 1.14 ±0.05 $^{**\#}$ | 1.23 ±0.03 $^{**\#\#}$ | 1.02 ±0.03 $^{**}$ |
| GSS | 28.0 ±1.7 $^{**\#\#}$ | 59.2 ±2.6 | 49.3 ±2.0 $^{**\#\#}$ | 47.6 ±1.9 $^{**\#\#}$ | 41.1 ±1.3 $^{**}$ |

SBP，收缩压；DBP，舒张压；HP，心动间期；SBPV，收缩压波动性；DBPV，舒张压波动性；HPV，心动间期波动性；BRS，动脉压力感受性反射功能；LVW，左心室重；BW，体重；RVW，右心室重；VW，心室重；AW，主动脉重；GSS，肾小球硬化分数。＊ $P<0.05$；＊＊ $P<0.01$ vs SHR。#$P<0.05$；##$P<0.01$ vs Ate + Nit。

进一步，采用概率和 $q$ 值法，评价上述主要指标的协同作用。以 SHR 模型未治疗组指标的均值做对比，治疗组血压（收缩压或舒张压）下降≥20mmHg 为有效，其他指标以变化（升高或降低）≥20% 为有效。由此求得每个指标的单药和复方的有效率（表 12－4－12），再代入公式 $q=P_{(Nit+Ate)}/(P_{Nit}+P_{Ate}-P_{Nit}\times P_{Ate})$，求得每个指标 $q$ 值，$q>1.15$ 判断为协同作用。可知，复方两药合用长期治疗对降压、降低血压波动性、改善动脉压力感受性反射功能以及减轻左心室肥厚、主动脉肥厚、肾小球硬化等器官保护作用均具有明显协同作用。

**表 12－4－12　尼群洛尔对 SHR 长期治疗的协同作用 $q$ 值**

| 指标 | 组别 | 有效率 | q 值 |
|---|---|---|---|
| SBP | Ate | $P_{Ate}=50\%$ | $q=1.43$ |
| | Nit | $P_{Nit}=40\%$ | |
| | Ate + Nit | $P_{Ate+Nit}=100\%$ | |
| SBPV | Ate | $P_{Ate}=30\%$ | $q=1.66$ |
| | Nit | $P_{Nit}=30\%$ | |
| | Ate + Nit | $P_{Ate+Nit}=85\%$ | |
| DBP | Ate | $P_{Ate}=30\%$ | $q=1.75$ |
| | Nit | $P_{Nit}=20\%$ | |
| | Ate + Nit | $P_{Ate+Nit}=77\%$ | |
| DBPV | Ate | $P_{Ate}=30\%$ | $q=1.40$ |
| | Nit | $P_{Nit}=20\%$ | |
| | Ate + Nit | $P_{Ate+Nit}=62\%$ | |
| BRS | Ate | $P_{Ate}=50\%$ | $q=1.25$ |
| | Nit | $P_{Nit}=60\%$ | |
| | Ate + Nit | $P_{Ate+Nit}=100\%$ | |
| LVW/BW | Ate | $P_{Ate}=0$ | $q=1.92$ |
| | Nit | $P_{Nit}=20\%$ | |
| | Ate + Nit | $P_{Ate+Nit}=38\%$ | |
| AW/BW | Ate | $P_{Ate}=60\%$ | $q=1.36$ |
| | Nit | $P_{Nit}=20\%$ | |
| | Ate + Nit | $P_{Ate+Nit}=92\%$ | |
| GSS | Ate | $P_{Ate}=30\%$ | $q=1.59$ |
| | Nit | $P_{Nit}=40\%$ | |
| | Ate + Nit | $P_{Ate+Nit}=92\%$ | |

英文字母缩写的释义同表 12－4－11。

血流动力学指标与器官损伤指标之间两因素相关性分析显示，左心室肥厚、主动脉肥厚、肾小球硬化与血压、血压波动性成正比，与动脉压力感受性反射功能成反比。进一步多元回归分析显示，左心室肥厚减轻主要与收缩压波动性和收缩压降低有关，主动脉肥厚减轻主要与动脉压力感受性反射功能改善、收缩压波动性降低有关，肾小球损伤减轻主要与动脉压力感受性反射功能改善相关。相关性代表图见图 12－4－13。

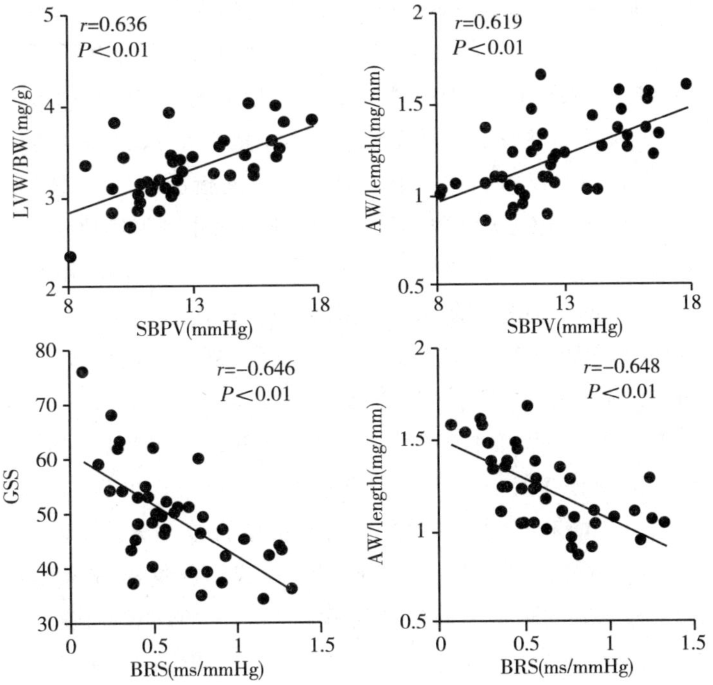


**图12-4-13 器官损伤指标与血流动力学指标相关性分析代表性散点图**

包含SHR模型对照组及单药和复方治疗组，$n=43$。英文字母缩写释义同表12-4-11

（缪朝玉 李志勇）

# 第五节 抗动脉粥样硬化和调血脂药物的药理学研究

## 一、概述

动脉粥样硬化（atherosclerosis，AS）是一种常见的血管硬化性疾病，主要累及大、中动脉，特别是主动脉、冠状动脉和脑动脉，最终导致心和脑等重要器官供血不足，是心脑血管疾病发生的主要病理基础。其病变特征是血中脂质在动脉内膜沉积；平滑肌细胞、巨噬细胞、T淋巴细胞聚集；结缔组织增生，引起内膜灶性纤维性增厚及粥样斑块形成，使动脉管壁变硬、失去弹性和管腔缩小。现代细胞和分子生物学技术显示，AS病变具有细胞内、外脂质积聚；巨噬细胞游移、平滑肌细胞增生；大量胶原纤维、弹力纤维和蛋白多糖等结缔组织基质形成和钙质沉着的特点。

AS的病因尚未完全确定，一般认为是遗传基因和脂质代谢异常、高血压、糖尿病、肥胖等多种环境危险因子相互作用的结果。脂质代谢紊乱是较为公认的AS危险因素。总胆固醇（total cholesterol，TC）、三酰甘油（triglyceride，TG）、低密度脂蛋白（low density lipoprotein，LDL）或极低密度脂蛋白（very low density lipoprotein，VLDL）增高，相应的载脂蛋白B（apoprotein B，ApoB）增高；高密度脂蛋白（high density lipoprotein，HDL）降低，载脂蛋白A（ApoA）降低都被认为是引起AS的重要病因。

AS的发病机制尚未完全阐明，曾有多种学说从不同角度来阐述，包括脂质浸润学说、血栓形成学说、炎症反应学说、内皮细胞损伤学说、氧化应激学说等。目前广泛认为，AS的病理形成包括以下环节：①动脉内皮细胞功能障碍是起始环节。动脉内表面排列的单层内皮细胞不但发挥血管壁屏障功能，还参与调节血管张力、维持凝血和纤溶系统平衡、调节炎症细胞在血管壁的聚集、调节血小板的吸附聚集等，维持心血管内环境稳态。在危险因素刺激下，受损的内皮细胞发生功能障碍，呈现出促炎、促血栓形成的表型，通过表达和分泌细胞间黏附因子-1（intercellular adhesion molecule，ICAM-1）、血管细胞黏附分子-1（vascular cell adhesion molecule-1，VCAM-1）等黏附分子，增加内皮通透性，促进血液中的炎性细胞与脂质附着和沉积至血管壁。②血浆脂蛋白水平增高，尤其是LDL和VLDL增高，可促进AS的发生。正常生理情况下，LDL通过与LDL受体结合可以相对自由地出入动脉内膜，当血浆LDL水平增高时，动脉内膜受高水平的LDL或合并其他因素的作用，可产生氧自由基及其他代谢产物，使进入内皮的LDL发生氧化，生成氧化低密度脂蛋白（ox-LDL）。ox-LDL抑制其自身与受体结合，抑制巨噬细胞迁移，因而不能像正常LDL那样移出内膜或被巨噬细胞所清除，结果大量沉积在内膜下。沉积的ox-LDL可以改变内皮细胞表面分子，导致内皮细胞通透性增加和内皮功能障碍，进一步促进LDL向动脉内膜的迁移。③以单核细胞为主的炎性细胞黏附沉积至动脉壁，分化形成巨噬细胞，并通过无限制地吞噬ox-LDL等脂蛋白颗粒，导致细胞内胆固醇积累，形成泡沫细胞，促进粥样斑块形成。此外，ox-LDL也可促使内皮细胞产生白介素-6（interlukin-6，IL-6）、肿瘤坏死因子α（tumor necrosis factor α，TNF-α），并促进VCAM-1的大量产生，而使血液中的单核细胞与内皮细胞黏附并进入动脉壁，摄取脂质并转化为巨噬细胞及泡沫细胞。④AS的形成还涉及平滑肌细胞从动脉壁的中层迁移到内膜，并在血小板衍生生长因子（platelet-derived growth factor，PDGF）等物质的作用下迅速增殖。在内膜中，平滑肌细胞合成并分泌间质胶原和弹性蛋白等细胞外基质，并覆盖泡沫细胞及其死亡后释放的积聚于细胞外的脂质，形成动脉粥样斑块。富含脂质的斑块区，称为斑块的坏死核心（necrotic core）。⑤斑块自内膜突向血管腔阻塞血流，导致靶器官供血不足。如果斑块破裂和形成血栓，则引发急性心血管风险。可见，AS的形成涉及内皮细胞、巨噬细胞、泡沫细胞、平滑肌细胞多种细胞，涉及多种细胞因子、生长因子、黏附因子等活性分子，以及细胞氧化应激、炎症反应等，是复杂的病理过程。

当前临床上防治AS的主要药物为调血脂药，包括羟甲基戊二酰辅酶还原酶A（hydroxymethyl glutaryl-CoA reductase，HMG-CoA）抑制剂（他汀类）、胆汁酸结合树脂、贝特类、烟酸、抗氧化剂、前蛋白转化酶枯草溶菌素9（proprotein convertases subtilisin/kexin type 9，PCSK9）抑制剂等。也有研究表明，部分活性化合物或中药可通过非调血脂作用干预AS的病理进程，发挥抗AS作用。

本节将从抗AS和调血脂药在整体动物模型上的药理学研究以及在体外细胞模型上的药物作用机制研究两方面，结合实例，综述当前抗AS和调血脂药的研究思路和方法。

## 二、抗动脉粥样硬化和调血脂药物临床前药效学研究设计

### （一）动物及动物模型选择

**1. 建模动物的选择** 自1908年Ignatowski建立了第一个AS动物模型——兔AS模型后，人们开始了对实验性AS模型的探索性研究。用于建模的动物应尽量符合下列条件：①容易饲养和繁殖；②价廉易得；③个体大小适于实验室要求；④用药量不会太大；⑤便于用药和取血。现在常用于建立AS的动物有兔、啮齿类动物、鹌鹑、猪及灵长类。

（1）兔 兔在标准饲料中加入0.5%~2%的胆固醇饲养4~16周就能形成AS病变，病变主要由主动脉弓和升主动脉开始，最终遍布整个主动脉。我国多用体重2kg左右的日本大耳白兔和新西兰白兔，青紫蓝兔个体差异较大，不宜采用。兔具有经济、易成模、操作方便等特点。兔对外源性胆固醇的吸收率高达75%~90%，对血脂的清除能力低，且病变近似人体，便于采血和饲养管理。但是，兔在血胆固醇达很高水平时始能形成斑块，而此时内脏易于发生脂质沉着，还有寿命短、抵抗力低、易继发感染等缺点。另外，兔为草食动物，其脂代谢与人差异较大，实验发现其冠脉病变主要在小分支，而人则主要发生在冠脉的大分支。

20世纪70年代初，渡边等培育出一种缺乏LDL受体的遗传性高脂血症（watanabe heritable hyperlipidemic，WHHL）兔，WHHL携带一个可遗传的变异基因，导致缺少LDL受体而出现高脂血症，与人类家族性高胆固醇血症类似。WHHL兔的血浆胆固醇主要为LDL，而其他高脂饲料诱导的模型中高胆固醇主要为β-VLDL，并且纯合体18个月主动脉即有AS病变，因此WHHL是研究家族性高胆固醇血症较理想的模型。

（2）大鼠 啮齿类动物由于应用广泛、饲养及管理方便，而且食性与人相近，使得其易形成与人体类似的AS病变，因此常用于建立AS模型。大鼠多用体重150~200g的Wistar或SD大鼠。但是，啮齿类动物对AS具

有一定的抵抗力，单用高脂饲料不易使大鼠血清胆固醇升高，必须在饲料中同时加入胆盐和抗甲状腺药物，或对其胸主动脉行球囊损伤联合高胆固醇喂食8周，方可出现早期AS表现。啮齿类动物有与人类不一样的脂蛋白谱，鼠胆固醇主要为VLDL，而人类是LDL，并且其血管形态上较人类更细，中膜更薄，同时缺少血管滋养管。在应用过程中大鼠易出现腹泻，而且脂肪乳剂的表面张力大，可造成灌胃困难，损伤较大，影响高脂血症的形成。

（3）小鼠　小鼠具有经济、易得、耗药量少和饲养管理方便的优点。但是，在自然条件下小鼠对AS具有极大的抗性，小鼠血浆中HDL占主导地位，而人类血浆中的载脂蛋白主要是LDL，并且小鼠体内缺乏胆固醇酯转运蛋白（cholesterol ester transfer protein，CETP），所以仅通过饮食诱导很难建立起稳定的小鼠AS模型。

目前构建小鼠AS模型常用敏感品系或利用基因修饰。载脂蛋白E（apolipoprotein E，ApoE）基因敲除小鼠（$ApoE^{-/-}$小鼠）和LDL受体敲除小鼠（$LDLR^{-/-}$小鼠）是目前研究AS机制最常用的高胆固醇小鼠模型。载脂蛋白A-Ⅰ（apolipoprotein A-Ⅰ，ApoA-Ⅰ）、ApoA-Ⅱ、ApoB、磷脂转运蛋白（phospholipid transfer protein，PLTP）、卵磷脂胆固醇酰基转移酶（lecithin cholesterol acyl enzyme transferase，LCAT）等基因敲除小鼠也可应用于AS研究之中。2011年Tadin-Strapps等人克服人类CETP基因难插入$ApoE^{-/-}$小鼠和$LDLR^{-/-}$小鼠的问题，培育出人类CETP转基因小鼠。CETP转基因小鼠具有和人类相似的脂蛋白，从而可以更好的模拟人类AS病变。近年来，PCSK9转基因小鼠也开始用于构建小鼠AS模型。

（4）鹌鹑　鹌鹑是能自发形成AS的易感动物之一，其病变与人类早期脂肪斑块相似。我国多用日本或朝鲜种雄性鹌鹑，有体小、强壮、消耗药品少、饲养管理、采血和给药方便的优点。高脂饲料喂养鹌鹑6周，其血脂明显升高，粥样斑块已经形成，至11周血脂进一步升高，出现典型的AS病理形态学改变。缺点是其个体及动脉较小，大体标本难以制作，动态观察血脂变化难度较大。

（5）小型猪　猪在生理、解剖、血脂和AS病变等诸方面与人体有较多相似之处，但是因体重大、用药量大、价格昂贵，故希望应用小型猪。如我国培育的贵州小型猪，月龄3.5，体重约10kg，即可作AS模型应用。

（6）猴　猴类如恒河猴、食蟹猕猴、绿长尾猴和黑长尾猴，在高胆固醇饮食情况下，可以发展成与人类相同的AS病变。血脂、AS病变的性质和部位、症状以及对药品的疗效，都近似人体。一般认为猕猴和恒河猴好，但其价格昂贵，而且多是受保护的物种，因此应用受限。

**2. 建立模型的方法**

（1）高脂饲料喂养法　用高胆固醇和脂类饲料喂养动物以形成实验性脂质代谢紊乱和AS病变，是较常用的方法。兔、鹌鹑等动物经高脂喂养数周，可呈现明显脂质代谢紊乱，数月即能形成早期的AS病变。啮齿类动物较难制备此类模型，如果饲料中增加蛋黄粉、胆盐和猪油等，可有促进作用。为了促使病变形成，在高脂饲料中还可加入抗甲状腺药及维生素D等。

各种常用动物的高脂饲料如下：

兔：一般在基础饲料中加胆固醇0.5%～3%，或再加猪油4%～8%、蛋黄粉5%～10%，10～15天即可使血脂升高，2～4个月发生AS病变。若剂量增加，则病变加快，但容易致死。

大鼠：高脂饲料的配方（基础饲料中加）：①胆固醇1%～4%、猪油10%、甲基硫氧嘧啶0.2%；②蛋黄粉10%、猪油5%、胆盐0.5%。也可在开始4天每日口服维生素$D_2$ 30万U/kg。一般7～10天即可出现血胆固醇升高。

小鼠：基础饲料加胆固醇2%、胆盐0.4%。

鹌鹑：高脂饲料配方（基础饲料中加入）：①胆固醇1.5%、猪油16%、花生油4%；②胆固醇1.5%、猪油20%；③胆固醇1%，猪油2.5%、蛋黄粉20%、花生油2.5%；④胆固醇1.3%、猪油2.6%、蛋黄粉10%。为准确计算，可将胆固醇及猪油单用，将每日量装入2号胶囊，填塞于口中。一般第2周血胆固醇升高，第6～8周斑块的发生率可达80%～90%。

贵州小型猪：基础饲料中加胆固醇4%、蛋黄粉10%、猪油8%、花生油8%、NaCl 1.2%，约半年可形成模型。

猕猴：基础饲料加胆固醇0.6%、猪油6.6%、蛋黄粉6.6%。

（2）生物工程动物模型　随着生物化学、分子生物学、基因工程和细胞学技术的进步，近年利用动物卵细胞或胚胎移植、胚胎嵌合、细胞核移植、转基因、基因敲除、克隆等生物技术，以及CRISPR/Cas9等新型基因编辑技术，成功研制了许多新型AS动物模型。目前常用于抗AS和调血脂药物研究的有以下数种：

1）$ApoE^{-/-}$小鼠：ApoE是血液中最主要的载脂蛋白，是LDL、VLDL、乳糜微粒（chylomicron，CM）和CM残基受体的配基，与很多脂蛋白代谢密切相关。ApoE功能缺失，使得LDL、VLDL/IDL等不能与相关受体识别结合，以致这些脂蛋白清除延缓，导致脂代谢紊乱，从而加速AS发病进程。由美国Rockefeller大学生化遗传与代谢实验室和North Carolina大学病理遗传实验室培育出的$ApoE^{-/-}$小鼠，是目前应用最广的AS动物模型之一。

将各含50% C57BL/6和129SvJ基因背景的小鼠ApoE基因敲除，喂饲低胆固醇低脂饲料，血浆胆固醇水平即可高达400~600mg/dl。血脂过高诱发脂蛋白的氧化修饰，促使AS病变形成，5~6周龄小鼠即可见单核细胞在血管内皮上黏附，并穿跨内皮细胞向内皮下迁移，10周后可见脂质条纹，20周后即可出现类似人类的粥样纤维斑块。$ApoE^{-/-}$小鼠的AS病变广泛，全身大中动脉如主动脉根部、胸主动脉、颈动脉、肾动脉、冠状动脉、股动脉等均可发生。$ApoE^{-/-}$小鼠是能在正常饮食条件下自发性形成AS的首个小鼠模型。

6~8周龄$ApoE^{-/-}$小鼠喂饲高脂饮食，血浆胆固醇水平升高和AS病变形成更快更严重，4周后头臂干动脉即可出现明显粥样病灶，具有与人类AS近似的易损斑块特点。从脂质条纹到中膜损伤再到纤维斑块，$ApoE^{-/-}$小鼠AS模型损伤的各个阶段均与人类近似。

2）$LDLR^{-/-}$小鼠：LDLR主要识别LDL颗粒表面的ApoB和IDL颗粒表面的ApoE，介导相关脂蛋白内化，并在细胞内进一步代谢。Ishibashi等人于1993年培育出$LDLR^{-/-}$小鼠。$LDLR^{-/-}$小鼠血浆中可见LDL等脂蛋白增多，血浆胆固醇水平升高两倍，其中VLDL、IDL和LDL-C显著升高，HDL-C含量减少。普通饮食饲养的$LDLR^{-/-}$小鼠在0~12个月内部分小鼠主动脉弓处出现了轻微AS病变，病变形成具有明显的个体差异。若饲以含胆酸的高胆固醇饲料，血浆胆固醇能迅速上升，可超过1500mg/dl，6周后主动脉弓、胸主动脉、腹主动脉出现明显的脂质条纹等AS病变，12周后主动脉根部炎症细胞浸润、巨噬细胞和胶原蛋白含量均显著增多，但纤维斑块病变少见。斑块发展具有时间依赖性和部位选择性的特点，易发部位顺序依次为主动脉窦>头臂干动脉>胸主动脉>腹主动脉，3个月内仅主动脉根部、头臂干动脉出现轻度AS病变，第6个月时病变发展至胸主动脉，第9个月至腹主动脉，第12个月时则从主动脉窦分布到腹主动脉叉。

3）PCSK9转基因小鼠：PCSK9基因的功能突变与人类高胆固醇血症（功能获得突变）或低胆固醇血症（功能丧失突变）有关。PCSK9调控LDLR的蛋白翻译后水平和降解，抑制LDLR重复利用。因此当体内过表达PCSK9时，LDLR表达下降，呈现和LDLR敲除类似的表型，因此PCSK9转基因小鼠模型实际上相当于$LDLR^{-/-}$小鼠。

此外有研究表明，在多个不同品系小鼠上单次注射表达人源（D377Y）或鼠源（D374Y）突变PCSK9的腺相关病毒，可引起血浆胆固醇浓度迅速而持久的增加，并促进AS发生，效果相当于$LDLR^{-/-}$或$ApoE^{-/-}$小鼠，为AS研究提供了一个新的高胆固醇血症小鼠模型。

4）人Apo B100转基因小鼠：LDL表面的载脂蛋白ApoB是LDLR的配基。Apo B100转基因小鼠饲以高脂饲料18周后，血浆胆固醇升高达300~500mg/dl，出现高胆固醇血症和严重的AS病变，6个月后形成进展型病变，可见较大的坏死脂质核和纤维帽。

5）突变型ApoE转基因小鼠：ApoE基因发生突变可干扰乳糜微粒和VLDL残粒的正常清除，在人类可形成显性遗传性Ⅲ型高脂蛋白血症。突变型ApoE基因包括E3 Leiden（ApoE氨基酸120~126串联重复）及E4 Arg142Cys（142位Arg突变为Cys）的突变型ApoE基因。导入突变型ApoE基因可产生类似显性遗传性Ⅲ型高脂蛋白血症的转基因小鼠，表现为VLDL及IDL组分中胆固醇和三酰甘油增多。ApoE3 Leiden和ApoE4 Arg142Cys转基因小鼠对饲料中胆固醇含量反应敏感，很容易引发食物性AS病变，饲以含胆酸的高胆固醇饲料后血浆胆固醇水平可达1600~2000mg/dl，并形成脂质条纹和纤维斑块病变。

6）人清道夫受体（scavenger receptor-AⅠ，hSR-AⅠ）转基因小鼠：hSR-AⅠ转基因小鼠的主动脉、肾、肝等中均有人类SR-AⅠ表达，并且主要集中在血管的内皮细胞上。该转基因小鼠血浆TG水平明显高于对照鼠，血管出现AS早期病理改变。hSR-AⅠ转基因小鼠喂饲高脂饲料后，在主动脉至主动脉弓、冠状动脉和肾动脉出现明显 AS 斑块病变，疾病敏感性高，并有自发性病变的倾向。

7）CRISPR/Cas9 靶向基因编辑技术：基因编辑技术是对基因组中的特定 DNA 序列进行靶向定性修改的一种新型分子工具。利用靶向基因编辑技术可以定位至某一个需要编辑的位点上并在此位点上敲除靶基因片段或插入新的基因片段，从而真正实现“编辑基因”。靶向基因编辑技术包括 20 世纪 80 年代建立的基因打靶技术和近年来发展建立的多种新型高效的 DNA 靶向内切酶技术，如锌指核酸酶（zinc finger nucleases，ZFN）技术、类转录激活样效应因子核酸酶（transcription activator-like efficient nucleases，TALEN）技术、规律成簇间隔短回文重复序列（clustered regularly interspaced short palindromic repeats，CRISPR/Cas9）系统技术等。其中，CRISPR/Cas9 以其靶向精确性及高效性等优点，成为当前最受关注的第三代“基因组定点编辑技术”。

CRISPR/Cas9 系统可以识别外源 DNA，并将它们切断，沉默外源基因的表达。如果在基因的上下游各设计一条向导 RNA（guide RNA，gRNA），将其与含有 Cas9 蛋白编码基因的质粒一同转入细胞中，gRNA 通过碱基互补配对可以靶向前间区序列邻近基序（protospacer adjacent motif，PAM）附近的目标序列，Cas9 蛋白会使该基因上下游的 DNA 双链断裂，生物体本身存在 DNA 损伤修复的应答机制，会将断裂上下游两端的序列连接起来，从而实现细胞中目标基因的敲除。对受精卵细胞进行基因编辑，并将其导入代孕母体中，可以实现基因编辑动物模型的构建。自 2013 年张锋和 Church GM 分别利用 CRISPR/Cas9 技术成功在小鼠以及人细胞内实现精确的基因编辑以来，CRISPR/Cas9 技术在基因编辑领域的应用呈现井喷式发展。

目前，靶向基因编辑技术已能高效地用于动物和细胞疾病模型的建立。通过进一步改进和运用 CRISPR/Cas9 技术，多种基于靶向基因编辑技术的新型动物模型包括小鼠、大鼠以及兔、猪等大动物模型被成功构建。在 AS 模型方面，目前已利用 CRISPR/Cas9 系统建立了 $ApoE^{-/-}$ 大鼠、兔模型，$LDLR^{-/-}$ 兔、猪等大动物模型，以及 PCSK9 过表达的大鼠、兔等动物模型。

（3）诱导法　①表面活性剂法：大鼠腹腔注射 Triton WRI339 300mg/kg，9 小时后血清胆固醇可升高 3～4 倍，20 小时达 4～6 倍，约 24 小时达高峰，48 小时恢复正常，TG 升高最强，次为游离脂肪酸及游离胆固醇，对血清胆固醇酯没有影响。此种模型制备较为简便，但是不易形成实验性 AS 病变。②注射同型半胱氨酸法：给兔皮下注射同型半胱氨酸硫代内酯（以 5% 葡萄糖溶液配成 1mg/ml），20～25mg/(kg·d)，连续注射 20～25 天，可出现 AS 病变。如同时在饲料中加入胆固醇，病变更为显著。③静脉注射胆固醇脂肪乳法：将胆固醇及猪油各 3g，加热搅拌溶解后，加入吐温 0.3g，搅匀，再缓缓加丙二醇 5ml 和沸水的混合液，充分搅拌乳化，终体积 100ml，经抽滤后显微镜下呈直径 <8μm 的均匀颗粒。5ml/kg 兔静脉注射，血脂可立刻升高，胆固醇升高持续 7～14 天，TG 的升高可持续 3 天，可用此法观测动物对脂质的耐受和消除的速度。④注射蛋黄乳法：取 1～2 天的新鲜鸡蛋黄用生理盐水配成 75% 的蛋黄乳，给禁食 16 小时的小鼠（体重约 20g）0.5ml/只腹腔注射，经约 20 小时，血清胆固醇可达 12.93mmol/L，然后逐渐恢复。

（4）免疫学方法　给兔注射大鼠主动脉的匀浆，可引起血胆固醇、LDL 及 TG 升高。给兔注射马血清每次 10ml/kg，共 4 次，每次间隔 17 天，动脉内膜损伤率为 88%，冠状动脉呈 AS 病变；同时给予高胆固醇饲料，病变更加明显，给兔喂以含 1% 胆固醇饲料的同时，静脉注射牛血清白蛋白 250mg/kg，可加速动脉内膜病变的形成。

（5）内膜损伤法　内皮损伤和脂质浸润是 AS 病变产生的最根本机制。高脂喂养造成的动物高脂血症是引起 AS 的基础，而内皮细胞功能障碍是 AS 形成的起始环节。因此，各种方法导致内膜损伤可以加快 AS 的形成，从而节省造模所需要的时间。

1）内膜空气干燥法：空气干燥术加高脂饮食法可以使家兔形成典型的颈 AS 病变。具体方法为：动物高脂饲料喂养一周后进行手术，术前 12 小时禁食、不禁水。术前肌内注射或静脉注射药物麻醉动物，仰卧固定。颈部脱毛消毒，颈部正中纵行切口，钝性分离，暴露两侧颈总动脉，分离右侧颈总动脉，长度约 12～25mm，两端以动脉夹阻断血流。用头皮针针头于近心端夹闭外侧刺入管腔，在远心端刺破颈总动脉；将抽有生理盐水的注射器连接于头皮针针头，用生理盐水灌洗血管腔，然后将医用氮气连接于头皮针针头，向夹闭段的颈总动脉行空气干燥术，以气流量为 120～250ml/min 进行干燥，时间为 5～10 分钟；而后以生理盐水置换出管腔内气体，松开动脉夹，恢复右侧颈总动脉的血流，压迫止血，缝合皮肤创口并包扎。术后可根据需要使用抗生素抗感染，并继续高脂饮食喂养。

术后第2周和第4周观察病变形态特征，可见内膜增生明显，而单纯高脂饮食对照组和空气干燥术组的颈动脉未发现明显的AS病变。

该方法建立的模型具有如下优点：损伤相对轻柔，由于干燥的气流直接风吹血管内膜，只损伤内皮细胞而不造成内弹力板和中膜的破坏；无动脉切口，无须结扎造模血管，从而不影响血流动力学变化；无血栓形成，不影响对结果的观察；可以准确掌握隔离血管段的长度，可以精确控制干燥气体的流速，因而损伤程度可保持相对恒定；内皮细胞的修复与内膜的增殖过程更接近颈动脉疾病的生理过程；内膜增殖程度和内膜、中膜中细胞的增殖程度易于量化，可重复性好，可操作性和实用性强，易于确定损伤部位。

2）球囊导管法：球囊导管法是复制AS再狭窄模型的经典方法。具体操作方法如下：选择适当动物，高脂饲料喂养1周后进行手术，术前12小时禁食、不禁水。一般采用经皮冠状动脉腔内成形术，暴露动物的股动脉或颈动脉，下方穿线后结扎远侧端，近侧端备用，动脉夹夹住近侧端动脉，在靠近远侧端结扎处作一切口，在X光透视下逆行插入相应型号的球囊导管5～25cm；球囊内注入0.25～0.9ml生理盐水，膨至2～8个大气压（1个大气压=760mmHg）；缓慢回拉导管5～10cm/s至动脉切口处，重复此过程3～5次，以损伤内皮；撤出球囊导管并结扎动脉近侧端，使动脉恢复血流，缝合切口。术后连续3天每日肌内注射抗生素抗感染。需留意球囊直径的大小、球囊扩张的程度及反复牵拉球囊的速度，此为模型成功的关键步骤。

此法复制的AS再狭窄模型具备了与人类AS病变相似的、明显的平滑肌层改变，并具有渗出、增殖、坏死等AS炎性反应的特征，因此此法不仅作为经皮冠状动脉腔内成形术后再狭窄的经典模型，而且还可成为研究AS炎性反应较为可靠的模型。目前，此法广泛应用于腹主动脉AS、髂AS及颈动脉狭窄模型的建立。由于该法可造成较严重的内弹力板及中膜损伤，并存在一定的血管闭塞率（与腹主动脉、髂动脉相比，颈总动脉内径相对较细，颈外动脉结扎后，颈总、颈内动脉血流显著减慢，容易造成血管闭塞），故能否用于建立颈AS病变的研究尚有一定争议。

3）电刺激法：利用血栓形成仪刺激血管外膜，通过电热刺激影响外膜至内膜，从而造成动物血管内膜损伤，或受损血管段血栓形成，并加饲高脂饲料，可使动物高脂血症形成。具体操作为：动物适应性喂养一周后进行实验。一般采用经皮冠状动脉腔内成形术，剥离动脉，开启电刺激血栓形成仪，稳定电流，将刺激电极上垫一自体脂肪组织放在近心端，温度电极在远心端，两电极托住血管并尽量使血管保持原状和原位置；调整电流为1.2～1.5mA，刺激10～15分钟；电损伤程度以血管壁无明显灼焦痕，管壁电灼处微变黄，局部变细，近心端水肿为度；刺激完毕后缝合肌层和皮肤，术后肌内注射抗生素3天抗感染。于术后第2天开始喂养高脂饲料，至4～8周即可成功建立AS模型。在动脉内膜损伤、受损段血管血栓形成和全身高脂血症三者综合作用下，形成了受电刺激血管段特有的局限性AS斑块。

本实验方法建立的模型有很多特点，如：造模时间短，电刺激后4～8周即可成型，所形成的狭窄范围局限，且狭窄程度一致；实用性强，既适合抗AS药物干预作用的研究，也可在直视下从颈外动脉插入导管进行球囊扩张术，制成再狭窄动物模型。

4）辐射损伤法：将新西兰大白兔经血管内$^{192}$Irg辐射，并喂以2%的高胆固醇饮食，在第2周时经辐射动脉有局灶性的巨噬细胞内皮下黏附及内皮损伤，在第6周时可观察到血管内AS斑块明显增加。

### （二）药效评价实验设计

**1. 给药途径的选择** 药物的给药途径一般要求与临床给药途径一致。目前大多数抗AS和调血脂药在临床上都是通过口服给药，因此在实验中一般通过灌胃法给药。如果药物为固体剂型时，也可直接将药物填充入胶囊放入动物口中，令其口服咽下，或将药物混入饲料或饮水中让其服下。一部分抗AS和调血脂药为单克隆抗体类药物，需皮下注射或静脉输注，实验中同样选择皮下注射或静脉注射给药。

**2. 给药剂量的确定** 对于某种动物的用药剂量来自实践经验。当准备给某种动物用药而需要解决剂量问题时，首先应该查阅该药的有关文献，了解前人的经验，如能查到相同种类动物用药的记录，则可以直接照试。

如果查不到可参考的治疗剂量时，需要根据药物的急性毒性实验结果和代谢动力学实验结果进行推算。比如，如果知道药物致死量（半数致死量 $LD_{50}$ 或最低致死剂量 MLD），可先用 1/5～1/3 的致死量进行预实验摸索。

如果查不到待试动物的剂量，但知道其他动物的剂量或人用剂量，则可按单位体重所占体表面积的比值进行换算。

**3. 给药时间的选择** 抗 AS 和调血脂药一般需要长达数周连续给药，可在造模前预防给药，也可在模型建立后给药。给药间隔一般根据临床给药时间间隔而定，一般可采用每日一次给药。个别长效药物可根据药动学特点间隔数日给药一次。

**4. 对照组的设立** 一般用生理盐水或药物溶媒作为阴性对照或空白对照。阳性对照药可选择原创药或标准工具药，抗 AS 和调血脂药可选择他汀类药物或依折麦布等胆固醇吸收抑制剂作为阳性对照药。

### （三）药物评价指标

**1. 血脂的测定** 脂质代谢紊乱是 AS 的重要致病因素，实验中有必要测定血脂改变，以评价药物的治疗效果。一般常测血脂指标包括：血清 TC、TG、游离胆固醇、胆固醇酯、LDL-C、HDL-C、ApoA-Ⅰ、ApoB 等。动物采血后，可通过比色法、酶法等方法测定血样中相关指标水平，可利用市售的血脂检测试剂盒完成相关检测。必要时还需对参与脂质代谢的酶的活性进行检测，如 HMG-CoA、CETP、LCAT、脂蛋白酯酶（lipoprotein lipase，LPL）、酰基辅酶 A 胆固醇酰基转移酶（acyl-CoA：cholesterol acyltransferase，ACAT）等。

值得注意的是，少数情况下动物在血脂无明显改变的情况下即有 AS 病理改变；而部分药物虽未影响血脂水平，但可明显阻抑 AS 进程。

**2. 内皮功能的测定** 血管内皮功能障碍是 AS 最早期的病理改变，因此测定内皮功能的变化是评价药物治疗作用的重要指标之一。内皮细胞通过合成和释放多种内皮衍生活性因子来调节血管功能，以维持心血管系统稳态。在病理因素（高血脂、氧化应激、机械损伤、高血压等）的作用下，合成和释放的血管活性因子之间的平衡被打破，发生功能障碍，其主要特征是：内皮源性舒张因子（endothelium-derived relaxing factor，EDRF）如一氧化氮（nitric oxide，NO）和内皮源性超极化因子（endothelium-derived hyperpolarizing factor，EDHF）生成量下降，而内皮源性收缩因子（endothelium-dependent contracting factor，EDCF）如内皮素（endothelin，ET）生成量上升。因此，乙酰胆碱诱导的内皮依赖性血管舒张反应会削弱。通过测定内皮依赖性血管舒张反应，可评价药物的防治效应。

具体操作为：动物麻醉后，分离胸主动脉、肠系膜动脉、颈动脉或股动脉，置于冷的凯氏缓冲液（Krebs-Henseleit 缓冲液：NaCl 120mmol/L，KCl 4.76mmol/L，$CaCl_2$ 2.5mmol/L，$MgSO_4$ 1.18mmol/L，$NaH_2PO_4$ 1.18mmol/L，$NaHCO_3$ 25mmol/L，葡萄糖 5.5mmol/L）中，充以 95% $O_2$ 和 5% $CO_2$ 的混合气体。小心剔除血管周围结缔组织及脂肪组织，避免损伤血管内皮。截取 2～5mm 的血管环，将其悬挂于两个不锈钢挂钩上，一端固定于浴槽，另一端连接张力换能器，并与生物信号采集系统相连，记录血管张力变化。血管环置于盛有凯氏液的 37℃恒温器官浴槽中，并持续充以 95% $O_2$ 和 5% $CO_2$ 的混合气体，调节气流速度为 1～2 个泡/秒。加 2g 张力负荷，不断调整张力水平，使之维持在 2g 左右（低于 1.8g 或高于 2.3g 开始调整），稳定 1 小时（每隔 15 分钟换 37℃凯氏液）。加入终浓度为 $1\times10^{-6}$mol/L 的去甲肾上腺素预收缩血管，待张力上升并稳定后，加入终浓度为 $1\times10^{-8}$～$3\times10^{-6}$mol/L 累积浓度的乙酰胆碱溶液舒张血管。血管环松弛程度以收缩的降低比率进行测算。

比较正常对照组、模型组以及药物组中乙酰胆碱舒张血管作用的强弱，可知药物是否对血管内皮功能有改善作用。

**3. 病理形态学检查**

（1）标本制备 将动物处死后，将心脏连同主动脉及有关病变部位取下，用 10% 福尔马林固定。主动脉固定后用苏丹Ⅳ饱和溶液作大体染色，以进一步显示病变。从主动脉根部病变和其他不同病变部位切取组织块，以便观察主动脉部位粥样斑块不同发展阶段的病理变化。心脏标本经一般外表观察后，从心室的基底部，按 0.3～0.5cm 厚度作冠状切面观察后，分别包埋主动脉和心脏组织块均用石蜡包埋，苏木素-伊红（hematoxylin-eosin，HE）染色。部分组织作连续切片，分别用 HE、Weigert-Vongieson 法及 Orien 法染色，少数病变组织用冷冻切片，做苏丹Ⅳ染色和 Schulty 反应，以显示脂质特点，并可分别制备透射电镜及扫描电镜切片样品。

（2）大体观察　肉眼观察主动脉内膜，病变主要有两种：一种是线点状脂质病灶，另一种是脂质斑块。后者是由前者发展而来。早期在主动脉内膜面、特别是在主动脉根部以及分支血管开口处，形成灰黄色帽针头大小的圆形或椭圆形点状病灶，稍隆起于内膜表面。病变进一步发展，点状病灶扩大融合，呈现纵形线状际处，继续扩大融合则形成灰黄色脂质斑块。斑块形状大小不一，常呈不规则的椭圆形，境界清楚，表面粗糙呈颗粒状，常与主动脉的纵轴平行，稍隆起于内膜表面。病变严重者，大部分主动脉内膜面几乎全为融合的脂质斑块覆盖。苏丹Ⅳ大体染色，上述病变均显鲜红色。部分动物的主动脉内膜面可能没有可见的点状病灶和脂质斑块，但整个主动脉内膜失去正常的光泽，外观呈灰黄色或灰白色混浊。苏丹Ⅳ染色呈淡红色。

（3）显微镜观察　显微镜下观察主动脉内膜，可见：内皮细胞增生、肿胀、内皮下层（或称内皮下间隙）增大和脂质沉着。增生的内皮细胞体积肿大，较深染，整体大而圆，胞质增多，可见圆形空泡，且内皮下层间隙扩大，可见红染的蛋白物质或蓝染的黏液样物质浸润，有时可见少数核深染的梭形细胞散在其间，内弹力膜尚完整或断续。冷冻切片、苏丹Ⅳ染色，在内膜表面及个别内皮细胞原浆内和内皮下层可见红色小圆形滴状嗜苏丹物质沉积。

在线点状病灶，内皮下层间隙明显增大，梭形细胞成分增多，并出现泡沫细胞；在细胞间可见红染的蛋白物质浸润。梭形细胞的胞核常呈不规则细长形或椭圆形，染色质粗大，颗粒状深染，胞浆细长红染，移行于红染的蛋白物质内。有的梭形细胞原浆内有空泡形成。这种梭形细胞常呈不规则纵向排列分布，内弹力膜断裂或消失，有的分裂成层。在病灶底部有时可见红染的蛋白物质浸润。

中膜浅层结构紊乱，肌纤维分离。有时在肌纤维间可见红染的蛋白物质浸润，肌细胞常呈不规则纵向排列，似向病灶内生长。

脂质斑块主要由泡沫细胞所构成，表面常为一层或多层扁平细胞覆盖。泡沫细胞常为圆形、椭圆形或多边形，泡沫丰富，空泡状，核多位于胞体的中央，圆形、椭圆形或稍不规则的深染；有的染色较淡。泡沫细胞呈多层镶嵌式排列，梭形细胞和红染色的纤维穿插其间，有时可见少量淋巴细胞及中性粒细胞浸润。少数脂质斑块的深部泡沫细胞变性，坏死崩解，形成红染细颗粒状粥样病灶，且可见针形裂隙。有的斑块深部可见红染的蛋白物质浸润，其中梭形细胞呈栅栏状或不规则纵向排列，移行于表层泡沫细胞之间，在斑块底部可见断续成层的弹力纤维。

中膜浅层肌纤维分离断裂，有的可见灶性泡沫细胞或红染的蛋白物质或蓝染的黏液样物质浸润。平滑肌细胞常呈不规则纵向排列，向棱形细胞移行。

冷冻切片、苏丹Ⅳ染色可见大量滴状嗜苏丹物质沉积于内皮下层和泡沫细胞内。而在斑块邻近肉眼观察“正常”的内膜表面和内皮下层也可见到少量嗜苏丹物质沉积。Schulty 反应上述病变部位均为阳性，显亮绿色。中膜浅层亦可见少量嗜苏丹物质沉积。

（4）电镜检测　扫描电镜：正常内皮细胞呈扁平近似梭形，境界清楚，排列规整，形态一致；病变者失去正常排列及形态，境界欠清，细胞隆起呈单个散在或聚集成簇，偶见内皮细胞破裂呈“小洞穴”“火山口”样改变。

透射电镜：正常内皮细胞扁平，细胞下间隙窄，内弹力板平直，厚薄均匀，中膜平滑肌细胞与弹力板相间平行排列。而 AS 病变者内皮细胞肿胀，胞浆内空泡增多，内皮下间隙增宽，有伸出伪足的单核巨噬细胞，内弹力板厚薄不匀，断裂甚或呈虫蚀状；中膜浅层平滑肌细胞增生，排列不规则，胞浆突起通过破损的内弹力板伸向内皮下间隙。

（5）内膜及中膜定量观测

内膜及中膜厚度的比值：在 10×10 倍放大下，用 1/10mm 目镜测微尺观测内膜及中膜厚度；根据病变情况和检查要求，选择有代表性的多处观测数据平均值，算出厚度的平均比值。比值加大，是早期病变的特征之一。

内膜泡沫细胞数的观测：在上述各点，于 40×10 倍放大下，用目镜测微尺观测各处 25 小方格内的泡沫细胞数，取全部观测平均值，算出每 $mm^2$ 内的泡沫细胞数。

中膜完整平滑基层数：上述各观测点，同时观测完整平滑肌的层数，算出平均值。

（6）斑块面积测定

1）全血管主动脉斑块测定：在心脏和主动脉弓交叉处至头臂干动脉之间剪下带部分血管的心脏，漂洗后放入10%福尔马林中浸泡过夜。将血管条纵向剖开，使主动脉弓和髂动脉分叉呈“Y”字形。将剖开的血管用PBS漂洗后用60%异丙醇（异丙醇：超纯水=6：4）漂洗30秒，然后立即放入装有油红O染色液的5ml离心管中，垂直混匀器混匀10分钟。倒出染色液，用60%异丙醇漂洗血管3次，3分钟/次，至非特异性染色被洗净，小心用镊子将血管平铺于明胶包被的载玻片上。将玻片置于黑色背景上，使得正常血管内膜、斑块和背景对比清晰，用数码相机固定距离拍摄，采用Image J软件计算斑块面积/全血管面积。

2）主动脉窦脂质斑块评价：制备冰冻切片，10%福尔马林固定10分钟。用染色架把切片放入60%异丙醇漂洗30秒。取滤过的油红O储备液（0.5%油红O，*W/V*）120ml，加蒸馏水80ml混合后室温静置10分钟。油红O工作液避光密封染色5分钟，期间慢速振荡。60%异丙醇稍洗（30秒）去除多余染液，分色至背景无色。蒸馏水洗3次，2分钟/次。Harris苏木素浅染核（30秒）。1%盐酸酒精分色。蒸馏水漂洗10分钟促蓝，通风橱中晾干。甘油或甘油明胶等水性封片剂封片，避免产生气泡。用显微镜拍照，单盲法分析斑块面积。

（7）动脉斑块的病变分级

1）主动脉斑块的病变分级：一般动物模型的病变首先呈现于主动脉，动物处死后，取主动脉（自心脏至髂动脉分叉处），于背侧面纵行切开，肉眼观察斑块，或先将主动脉上的脂肪组织剔除，用10%的甲醛溶液固定，苏丹Ⅳ染色，使斑块呈红色再行观测。若称重，算出斑块面积或重量所占动脉壁的百分率，按以下规定进行分级：

0级：无病变。

Ⅰ级：病变占1%～25%。

Ⅱ级：病变占26%～50%。

Ⅲ级：病变占51%～75%。

Ⅳ级：病变占76%～100%。

2）冠状动脉病变的分级：将心脏取出用10%甲醛溶液固定，再将心脏横切成3块，每块至少冷冻切片2片，用苏丹Ⅳ及落木素染色，每切片一般观察10个动脉断面，并以下列标准分级：

0级：冠脉内膜无脂质浸润。

0.5级：内膜有轻度脂质浸润。

1级：内膜斑块占管腔面积的1/4。

2级：内膜斑块占管腔面积的1/2。

3级：内膜斑块占管腔面积>1/2。

4级：管腔几乎全被斑块堵塞。

以上也可将左、右心室及室中隔三部分分别固定、切块、切片染色处理，计算冠脉病变的等级。本法亦可用于其他小动脉病变的观测。

## 三、药物体外机制研究

AS的病变形成涉及血管内皮细胞、泡沫细胞、平滑肌细胞等多种细胞的变异或功能障碍。在体外培养的条件下，有目的和有选择地控制细胞的生长环境，建立体外细胞模型，在此基础上考察药物的作用，有利于阐明药物抗AS的作用环节和机制。

### （一）血管内皮细胞

血管内皮细胞是内衬于血管内表面的单层扁平上皮细胞，它不仅是血管壁与血液之间的有效屏障，还可作为一个重要的内分泌器官，合成和释放多种血管活性因子来调节血管功能，以维持心血管系统稳态。正常的内皮细胞可发挥多种生理功能：①血管张力调节；②维持机体凝血和纤溶系统平衡；③血管平滑肌的生长调节；④调节炎症细胞聚集于血管壁等。

血管内皮细胞在病理因素（高血脂、氧化应激、机械损伤、高血压等）的作用下，合成和释放的血管活性因子之间的平衡被打破，发生功能障碍。大量研究表明内皮功能障碍与已知的心血管危险因素明显相关，内皮功能障碍的程度与AS斑块的易损性、冠状动脉事件的发生率及心力衰竭的严重性呈正相关。一方面内皮功能障碍是衰老、高血压、高血脂及高血糖等病理生理状态下的必然结果，另一方面内皮功能障碍又能加剧血压的升高，促进高脂、高糖诱导的血管炎症反应，而血管内皮细胞损伤引起的血管收缩、白细胞-内皮细胞黏附、平滑肌过度增殖、血小板聚集及血栓形成，参与 AS 的启动和进展。

**1. 血管内皮细胞的培养** 目前，研究 AS 所用内皮细胞培养的标本主要有人脐静脉，家兔、牛、大鼠和猪等的主动脉，以人脐静脉内皮细胞（human umbilical vein endothelial cell，HUVEC）最为常用。分离血管内皮的方法有 4 种。①酶消化法：适用于大血管（脐静脉、隐静脉）；②切碎和酶消化法：适用于微小血管；③机械刮取法：适用于大血管（如牛、猪主动脉）；④植块培养法：用于小动物的大血管（如大鼠主动脉）。

HUVEC 的原代分离及培养方法在 1973 年被 Jaffe 等成功建立。它来源相对稳定、分离培养方法容易掌握，与动物的血管内皮细胞相比，可使实验条件和所获结果更能符合人体实际情况，并且脐静脉中流动的是动脉血，具有一些与动脉生物学特征相似的优点，因此成为研究内皮功能常用的工具细胞，并且得到研究者的普遍认可。以下主要以 HUVEC 为例，介绍内皮细胞的培养方法。

取健康产妇经剖宫产分娩的新生儿脐带 20cm 左右，于无菌条件下剪去凝血块阻塞部分，用无菌的 PBS 缓冲液洗净脐静脉管腔，将脐带一端用止血钳夹紧，从另一端向脐静脉内灌注 0.25% 胰蛋白酶消化液（含 0.02% EDTA），37℃消化 15 分钟。消化结束后，放出细胞-酶消化液至含有 2ml 血清的小烧杯中，并用 PBS 冲洗脐静脉 1～2 次。将所有液体收集到 50ml 塑料离心管中，2500r/min 离心 6 分钟，弃上清，细胞沉淀用适量 HUVEC 完全培养液（M199 培养基，含 20% FBS、内皮细胞生长因子 75μg/ml、肝素 100μg/ml、谷氨酰胺 2mmol/L、青霉素/链霉素 100U/ml）制成细胞悬液，置于 37℃二氧化碳培养箱培养（含 5% $CO_2$，95% $O_2$）。8 小时左右第一次换液，去除不贴壁的细胞以防死细胞内含物的毒性作用，还能提高内皮细胞纯度，每隔 2～3 天换液一次，3～5 天后细胞融合，细胞呈铺路石状镶嵌式单层排列。

本法使用含 0.02% EDTA 的 0.25% 胰蛋白酶灌注脐静脉收集内皮细胞，接种至培养瓶后细胞很快贴壁生长。其中，胰酶的消化效果尤为关键，最好新鲜配置。当胰酶的消化能力得到保证，并且作用时间及温度适宜时，均可得到数目较多、纯度较高的内皮细胞。胰酶处理可降低非内皮细胞的贴壁能力，此外，内皮细胞比其他非内皮细胞贴壁时间更短，在接种后 6～12 小时可以通过 PBS 冲洗去除未贴牢的杂细胞（主要为平滑肌细胞、成纤维细胞和外膜细胞），这些杂细胞如不去除，后续将抑制内皮细胞增殖，并且影响实验结果的可靠性。

血管内皮细胞在体内、外自然增殖速度缓慢，是一种低更新的细胞，因而 HUVEC 在体外培养过程中需要加入内皮生长相关的刺激因子，如内皮细胞生长因子、肝细胞生长因子、胰岛素及激素等，才能促进内皮细胞正常生长。本实验发现，原代培养的 HUVEC 一般仅能传 8～10 代。10 代后内皮细胞趋于衰老，活性明显下降，繁殖速度非常缓慢，不宜于实验研究。而传 3～5 代的内皮细胞基本去除了原代培养细胞中混杂的少量纤维细胞和平滑肌细胞，而且细胞生长稳定和良好，是进行实验研究的较佳时期，因此一般使用 3～5 代的内皮细胞进行实验研究。

内皮细胞的鉴定，可采用：①显微镜下观察，细胞呈多角形，或呈典型的梭形或鹅卵石状；②免疫荧光法检测，胞浆中可见Ⅷ因子或 von Willebrand 因子（vWF）。

**2. 血管内皮细胞损伤模型** 培养的血管内皮细胞加入适当的损伤剂，可模拟体内不同病理刺激对内皮细胞的损伤作用。常用内皮细胞损伤模型包括：①多聚阳离子损伤，加入含多聚赖氨酸的培养基，终浓度为 200nmol/L，37℃孵育数小时（以实验要求而定）；②氧自由基损伤，加入含过氧化氢（$H_2O_2$）的培养基，终浓度为 200μmol/L，37℃孵育 0.5～4 小时；或浓度为 50～100μmol/L 的 $H_2O_2$ 刺激细胞 1 小时，刺激细胞 1 小时后，洗去 $H_2O_2$ 溶液后更换培养基，继续培养 2 天，建立氧化应激诱导的 HUVEC 衰老模型。③同型半胱氨酸损伤，加入含同型半胱氨酸（终浓度 10～200μmol/L）的培养基，37℃孵育 24～72 小时；④缺氧缺糖损伤，先将培养液换成无糖或低糖（糖含量 <1%）的培养基，然后将其放入充满氮气（含 >90%）的缺氧培养箱中，或在细胞的表面加入液状石蜡，培养数小时；⑤血管紧张素Ⅱ（angiotensin Ⅱ，Ang Ⅱ）损伤，加入含 AngⅡ（终浓度 1μmol/L）的培养基，37℃孵育 24～48 小时；⑥高糖损伤，加入含高浓度葡萄糖的培养基（含葡萄糖 33mmol/L），37℃孵育 24～48 小时；⑦ox-LDL 损伤，加入含 ox-LDL（终浓度 50μg/ml）的培养基，37℃孵育 48 小时；⑧肿瘤坏死因子-α（tumor necrosis factor-α，TNF-α）损伤，加入含 TNF-α（终浓度 10ng/ml）的培养基，37℃孵育 48

小时。

**3. 给药方案**　通常分正常对照组（不加药物和损伤剂），模型组（不加药物，只加损伤剂）和若干给药组（加入不同剂量的药物，并加损伤剂）。可在损伤前 12～24 小时提前给予药物，观察预防给药对内皮细胞的作用；也可在损伤同时或损伤后加入药物，以观察细胞被损伤剂损伤后药物的保护作用。

**4. 检测指标**

（1）内皮细胞存活率　可用 MTT 比色法或 CCK8 比色法测定内皮细胞存活率。

1）MTT 法

测定原理：活细胞线粒体中的琥珀酸脱氢酶能将 MTT ［3-(4,5-dimethylthiazol-2-yl)-2,5-diphenyltetrazolium bromide］的黄色溶液还原为不可溶性的蓝紫色结晶物并沉积在细胞中，而死细胞无此功能。酸性的 DMSO 或异丙醇可溶解其结晶物，用酶联免疫检测仪测定其（490nm 或 570nm 波长下）光吸收值，由此可判断细胞的代谢水平。

实验方法：经药物保护的内皮细胞被损伤剂损伤数小时后，每孔细胞加入 5g/L 的 MTT 10～20μl，继续培养 3～4 小时，然后吸去培养液，加入与培养液相同量的异丙醇溶液或 DMSO，振荡 10 分钟，使结晶充分溶解，最后在酶标仪上测定光吸收值，测定波长为 570nm，以对照组作为空白对照，计算细胞存活率。

2）CCK8 法

测定原理：CCK8 试剂中含有 WST-8，它在电子载体（1-Methoxy PMS）的作用下被细胞线粒体中的脱氢酶还原为具有高度水溶性的黄色甲臜染料，生成的甲臜物的数量与活细胞的数量成正比，因此可以用这一特性直接进行细胞存活率分析。

实验方法：经药物保护的内皮细胞被损伤剂损伤数小时后，每孔细胞加入 10μl CCK-8 试液，37℃孵箱继续培养 4 小时，利用酶标仪在 450nm 处测定光吸收值，以对照组作为空白对照，计算细胞存活率。

（2）内皮细胞衰老　慢性暴露于心血管疾病危险因素中的血管内皮细胞，可诱发早熟性应激性衰老表型。衰老的内皮细胞会发生形态和功能的改变，呈现促炎、促血栓形成的表型，对氧化应激、炎症等损伤刺激的应对能力下降。血管内皮细胞衰老是血管整体老化的重要病理改变，可引起血管功能紊乱、血管稳态失衡，促进 AS 的发生发展。

内皮细胞衰老伴随宏观和微观层面的变化，其形态学变化主要有：细胞膜变脆，通透性变差，膜受体数目、种类或对配体的敏感性改变；核膜凹陷、崩解，及染色质数目或结构改变；脂褐素堆积于胞内，细胞器和亚细胞器功能下降。其生理学变化表现为：细胞复制能力下降，细胞周期停滞，周期抑制蛋白 p16、p21、p53 表达增加；对促有丝分裂或促凋亡刺激反应性改变；细胞内酶活性受损，蛋白质合成和降解能力下降，内皮型 NO 合酶（endotheial NO synthase，eNOS）的表达或激活显著减少；ICAM-1、环氧合酶-2（cyclooxygenase-2，COX-2）及纤溶酶原激活物抑制物（plasminogen activator inhibitor-1，PAI-1）的表达显著增加。衰老过程中的细胞都会诱导衰老相关分泌表型（senescence-associated secretory phenotype，SASP）的产生。SASP 包括促炎细胞因子（多种白介素如 IL-1α、IL-1β、IL-6 和 IL-8）、生长因子（如转化生长因子 TGF-β、肝细胞生长因子 HGF 和粒细胞巨噬细胞集落刺激生长因子 GM-CSF）、趋化因子（CXCL-1/3 和 CXCL-10）和基质重塑酶（如金属蛋白酶 MMP）等。

内皮细胞衰老的检测指标包括：①细胞衰老相关 β-半乳糖苷酶（SA-β-gal）组织化学染色检测，将细胞接种于六孔板中，按 SA-β-gal 染色试剂盒说明步骤操作：先以固定液固定细胞 15 分钟，PBS 洗涤 3 次，各孔加入 1ml 新配置的 X-gal 染色工作液，37℃无 $CO_2$条件下孵育 12～16 小时，荧光显微镜下每组标本随机选取视野，细胞质蓝染者为衰老细胞，计数阳性细胞占观察细胞总数的百分比。②流式细胞术考察 $G_0/G_1$ 期细胞比例，HUVEC 培养至 70%～80% 融合时，PBS 洗 2 次，0.25% 胰酶消化，收集离心管中。取 $1\times10^6$个细胞用 75% 乙醇 4℃固定过夜。测定前离心除去 75% 乙醇，用 PBS 洗 2 次，重悬于 0.5ml PBS 中。然后样品经 50μg/ml RNA 酶处理后，用 PI 50μg/ml 于暗处染色 30 分钟，后应用流式细胞仪检测荧光，记录细胞周期各时相细胞百分率数据并分析。③Western blot 检测细胞周期抑制蛋白 p16、p53、p21 表达，RIPA 裂解液提取细胞总蛋白，用 BCA 法对蛋白进行定量。配置 8% 的分离胶和 5% 的浓缩胶，蛋白上样量为 25～100μg。70V、30 分钟 SDS-PAGE 分离后，

120V 继续电泳至溴酚蓝到达分离胶底部。200mA、120 分钟恒流电转到 PVDF 膜上，TBST 洗膜 10 分钟 ×3 次，5% 牛奶室温封闭 1 小时，加入 p16、p53、p21 等抗体，4℃孵育过夜。TBST 洗膜 10 分钟 ×3 次，二抗（1：5000）室温孵育 1 小时。TBST 洗膜 10 分钟 ×3 次，加生物发光液显影、定影，对条带进行分析并以 α-tubulin 为内参蛋白对条带进行统计分析。④EdU 荧光染色观察增殖细胞比例，细胞接种于 96 孔板中，用培养基按 1000：1 的比例稀释 EdU 溶液，制备适量 50μmol/L EdU 培养基。EdU 标记孵育 2 小时。每孔加入 50μl 细胞固定液（即含 4% 多聚甲醛的 PBS）室温孵育 30 分钟，弃固定液；每孔加入 50μl 2mg/ml 甘氨酸，脱色摇床振摇 5 分钟后，弃甘氨酸溶液；每孔加入 100μl PBS，脱色摇床清洗 5 分钟，弃 PBS；每孔加入 100μl 渗透剂（0.5% TritonX-100 的 PBS）脱色摇床振摇 10 分钟；PBS 清洗 1 次，5 分钟。细胞固定之后，每孔加入 100μl 的 1X Apollo©染色反应液，避光、室温、脱色摇床孵育 30 分钟后，弃染色反应液。在荧光显微镜下检测荧光强度。⑤SASP 检测，利用酶联免疫法或 Western blot 检测白介素、生长因子、趋化因子和金属蛋白酶等 SASP 的浓度。

（3）内皮细胞凋亡　细胞凋亡在血管内皮细胞的损伤过程中也起着重要的作用。大量研究表明，Caspase 家族是细胞凋亡过程的主要执行者，更是哺乳动物细胞中最主要的凋亡效应因子。当死亡受体触发凋亡，具长原域的 Caspase（如 Caspase-8、Caspase-10）先被激活，接着活化其下游的短原域的 Caspase-3、Caspase-6、Caspase-9 等，而最终导致细胞死亡。细胞的生存和死亡程序以基因的形式存储于细胞中，当细胞受到凋亡诱导因素的作用后激活凋亡基因，而同时细胞中也存在抑制凋亡的基因进行对抗以维持平衡状态。Bcl-2 基因是 Caspase 家族抑制凋亡基因的代表，主要分布于线粒体外膜上，具有稳定线粒体膜的功能，可阻止线粒体释放 Caspase。Bax 基因是 Bcl-2 家族中最重要的一个促凋亡因子，也是目前研究最深入的促凋亡基因之一。研究显示 Bax、Caspase-3 与血管内皮细胞凋亡呈正相关，Bcl-2 与血管内皮细胞凋亡呈负相关。提取细胞蛋白采用 Western blot 检测凋亡相关蛋白 Caspase-3、Bax 和 Bcl-2 的表达情况，可知受损内皮细胞的凋亡情况及药物的作用。

（4）NO 的生成量与 eNOS 活性检测　NO 是体内最重要的心血管保护因子之一，在血管张力调节、抗炎、凝血和抗 AS 等方面起着关键性作用。在血管内皮细胞中，NO 主要是由 eNOS 催化底物 L-精氨酸（L-arginine，L-Arg）和氧分子产生，eNOS 催化生成 NO 的过程主要是：eNOS 通过将 NADPH 提供的 1 个电子经黄素腺嘌呤二核苷酸（flavin adenine dinucleotide，FAD）、黄素单核苷酸（flavin mononucleotide，FMN）传递给血红素（heme）辅基，在四氢生物蝶呤（tetrahydrobiopterin，$BH_4$）辅因子作用下进而将电子传递给 L-Arg，从而催化生成 NO。然而，当缺乏 L-Arg/BH4 或受到氧化应激时，eNOS 会发生脱偶联，将电子错误传递给 $O_2$，从而生成 $O^{2-}$，此时不仅 NO 合成减少，$O^{2-}$ 还会与 NO 结合生成氧化作用更强的硝基化物，进一步加剧氧化应激。因此，正常二聚体 eNOS 在血管的调节功能发挥重要作用。

eNOS 的活化还依赖其磷酸化修饰。eNOS 具有多个磷酸化位点，包括激活位点丝氨酸 Ser1177 和 Ser635、抑制位点苏氨酸 Thr495 以及激活/抑制位点 Ser116 等。Ser1177 是一个被广泛研究的 eNOS 激活位点，其位于 eNOS 的 C 端还原酶区域，激活 eNOS 催化功能的原因是抑制 eNOS 中钙调素（calmodulin，CaM）的解离，并提高 eNOS 电子转移速率。eNOS（Ser1177）可以被缓激肽、表皮生长因子、组胺和凝血酶等激活。多种蛋白质激酶可以激活 eNOS（Ser1177），包括蛋白激酶 PKA、PKB（Akt）和 PKC、AMPK，以及钙调蛋白依赖激酶Ⅱ（calmodulin-dependent kinase Ⅱ，CaMK Ⅱ）。Ser635 是另外一个 eNOS 激活位点，其位于 eNOS 的 CaM 自抑域上，类似于 Ser1177，受血管剪切应力等因素刺激发生磷酸化，然而 eNOS（Ser635）的磷酸化与 $Ca^{2+}$ 无关。Thr495 是位于 eNOS 钙调蛋白结合域的抑制性磷酸化位点，Thr495 的磷酸化可以减弱 eNOS 对 CaM 的结合，蛋白磷酸酶 PP1 或 PP2A 介导的 eNOS（Thr 495）去磷酸化，增强 eNOS-CaM 相互作用而激活 eNOS。Thr 495 的磷酸化状态有利于调节 eNOS 催化产物超氧化物和 NO 之间的平衡。Ser116 是 eNOS 氧合酶域中唯一确定的位点，可激活或抑制 eNOS 活性，据报道，血管内皮生长因子 VEGF 可以促进内皮细胞中 eNOS（Ser116）的去磷酸化而激活 eNOS。相反，其他研究表明 HDL 和 ApoA-Ⅰ显著提高 eNOS（Ser116）的磷酸化水平而激活 eNOS。

检测内皮细胞产生的 NO 量，可采用 NO 荧光探针 DAF-FM DA 和 Griess Reagent System 方法。

1）DAF-FM DA 荧光法

实验原理：穿过细胞膜后，DAF-FM DA 被细胞内的酯酶催化形成 DAF-FM。DAF-FM 不能穿过细胞膜，在胞内与 NO 反应后可产生强烈荧光。

实验方法：用 DAF-FM DA 稀释液按 1∶1000 比例稀释 DAF-FM DA（终浓度为 5μmol/L）。弃去细胞培养液，加入稀释好的 DAF-FM DA，以充分覆盖细胞为宜（通常小皿加入 1ml 即可）。于 37℃ 细胞培养箱内孵育 20～30 分钟，再用磷酸盐缓冲液洗涤细胞 3 次，充分去除未进入胞内的 DAF-FM DA。然后在荧光显微镜下检测荧光强弱，并进行荧光强度分析。

2）Griess Reagent System 法

实验原理：细胞内极不稳定的 NO 可迅速代谢为硝酸盐及亚硝酸盐。先用 NADPH 依赖性硝酸盐还原酶将硝酸盐还原为亚硝酸盐，并使用乳酸脱氢酶（lactate dehydrogenase，LDH）清除高浓度 NADPH，再使用经典的 Griess reagent 试剂检测亚硝酸盐，间接算出 NO 总量。

实验方法：可利用市售的 Griess 法一氧化氮检测试剂盒进行检测。

样品收集：收集给药后 HUVEC 的培养基，每个小皿吸取 1ml 备用。

稀释标准品：用培养液把 1mol/L $NaNO_2$ 稀释成 2μmol/L、5μmol/L、10μmol/L、20μmol/L、40μmol/L、60μmol/L、80μmol/L，制作标准曲线。

准备相关试剂：加 1ml 超纯水至 5mg NADPH 中，混匀溶解后用超纯水定容至 3ml，配制成 2mmol/L NADPH 溶液（除现用的部分外，剩余 NADPH 溶液立即分装于 -80℃ 冰箱冻存）；FAD 已配制在适当溶液中，分装后于 -80℃ 保存；Griess Reagent Ⅰ和 Griess Reagent Ⅱ在使用前需达到室温。临用前取出 Nitrate Reductase 和 LDH，置于冰上，试剂盒中的其余各种试剂于冰上溶解暂存。

按表 12-5-1 依次加入标准品、样品和检测试剂，避光进行相应检测。

**表 12-5-1　Griess Reagent System 法测定 NO 含量**

| | 空白对照 | 标准品 | 样品 |
|---|---|---|---|
| 标准品 | - | 60μl | - |
| 样品 | - | - | *X*μl |
| 用于样品稀释的 | 60μl | - | (60-*X*) μl |
| NADPH (2mmol/L) | 5μl | 5μl | 5μl |
| FAD | 10μl | 10μl | 10μl |
| Nitrate Reductase | 5μl | 5μl | 5μl |
| | | 混匀后，37℃ 孵育 30 分钟 | |
| LDH Buffer | 10μl | 10μl | 10μl |
| LDH | 10μl | 10μl | 10μl |
| | | 混匀后，37℃ 孵育 30 分钟 | |
| Griess Reagent Ⅰ | 50μl | 50μl | 50μl |
| Griess Reagent Ⅱ | 50μl | 50μl | 50μl |
| | | 轻轻混匀，室温（20～30℃）孵育 10 分钟后测定 540nm 波长吸光度 | |

根据标准品曲线和样品的 540nm 波长吸光度计算样品中的 NO 浓度。

此外，还可通过 Western blot 法检测 eNOS 的总表达量，Ser1177、Ser635、Thr495、Ser116 等位点的磷酸化水平，考察 eNOS 的表达和活化情况。

eNOS 二聚体的检测可利用低温 SDS-PAGE：蛋白裂解后加入适量不含 2-巯基乙醇（强还原剂，可破坏二硫键）的 5×Loading Buffer（含 Tris·HCl 6.2ml、超纯水 2.8ml、溴酚蓝 1ml、甘油 10ml，充分混匀后，4℃ 或 -20℃ 保存）中，不经煮沸直接上样。电泳条件：40mA 恒流冰浴电泳，后续步骤同 Western blot 法。

（5）细胞氧化应激指标检测　细胞的氧化应激水平可通过活性氧荧光探针二氢乙啶（dihydroethidium，DHE）和 2′，7′-二氯荧光素（2′，7′-dichlorofluorescein，DCF）进行检测，或通过检测氧自由基损伤指标丙二醛（malondialdehyde，MDA），或细胞抗氧化指标超氧化物歧化酶（superoxide dismutase，SOD）。

1）DHE 荧光法

实验原理：DHE 荧光探针透过活细胞膜，进入细胞后被细胞内的超氧阴离子 $O^{2-}$ 氧化后形成氧化乙啶。氧化乙啶可以掺入染色体 DNA 中产生红色荧光（发射波长 567nm）。因此，活细胞中红色荧光强度，反映细胞中 ROS 含量。

实验方法：将 HUVEC 按适当密度种于 24 孔板，细胞处理完毕后，弃去培养液，室温下用预温 PBS 轻洗细胞 3 次，弃去 PBS，每孔加入 500ml 含 5μmol/L DHE 的无血清 M199 培养液，37℃避光孵育 20～30 分钟，再用 PBS 轻轻洗涤细胞 3 次，最后每孔加入 500ml 无血清 M199 培养液，荧光显微镜下观察并记录结果。

2）DCF 荧光法

实验原理：DCF-DA 本身是一种无荧光的脂溶性物质，可自由穿越细胞膜，在细胞内被酯酶水解为水溶性的 DCF。该物质可与细胞内的 $H_2O_2$ 等氧化物发生氧化反应，生成具有强荧光的 DCF（$\lambda_{Ex}=488nm$，$\lambda_{Em}=525nm$）。

实验方法：将 HUVEC 按适当密度种于 24 孔板，细胞处理完毕后，移去培养基，用温育的 PBS 清洗细胞，加入 $4\times10^{-5}$ mol/L DCF 染料于37℃孵箱中避光培养 15 分钟。温育的 PBS 清洗 5 分钟 ×3 次后在荧光显微镜下检测 DCF 绿色荧光，荧光强度反映细胞内 ROS 含量。

3）MDA 测定：MDA 的多少反映自由基损伤的指标。自由基对机体的损伤是由于分子中含有不配对的电子，其性质活泼，易与脂类、蛋白质和核酸发生反应，引起一系列过氧化损伤。它对内皮细胞的损害作用可引起生物膜上不饱和脂肪酸脂质过氧化反应，生成大量的髓过氧化物酶（myeloperoxidase，MPO），MPO 的代谢产物 MDA 可使磷脂、蛋白质发生交联、变性，同时其含量的变化间接反映了组织中自由基含量的变化。由于 MDA 为 MPO 的稳定代谢产物，因此常用来反映脂质损伤的程度。

取已经处理好的细胞上清 100μl，按照 MDA 测定试剂盒说明，用比色法检测各组 MDA 的水平。

4）SOD 测定：SOD 是主要存在于细胞质和线粒体内的一种蛋白酶，催化歧化反应，清除引发自由基连锁反应的起始基——超氧阴离子 $O^{2-}$，通过一系列化学反应及清除自由基而具有抗自由基损伤作用，是机体内抗氧化系统的重要组成部分，因此其活性的高低可间接反映组织自由基的含量和脂质过氧化程度。取已经处理好细胞上清 50μl，按照 SOD 测定试剂盒说明，用比色法检测各组 SOD 的水平。

（6）黏附因子的表达检测　在 AS 早期的损伤反应中，各种致病因素（如 ox-LDL、高糖和高血压）均可促进内皮细胞黏附分子的表达，从而诱导循环中的白细胞黏附到血管壁上，其中介导白细胞对血管内皮黏附的主要黏附分子是 ICAM-1、VCAM-1 和 E 选择素（E-selectin）等。伴随脂质的沉积，循环中的大量单核细胞在单核细胞化学趋化蛋白-1（monocyte chemotactic protein-1，MCP-1）的作用下迁移到血管病变处，并在病变处活化进而释放多种致炎性黏附分子和细胞因子，包括白介素、TNF-α 和干扰素-γ（interferon-γ，INF-γ）等，这些因子可以加速 AS 发病的进程。可通过 Western blot 检测内皮细胞中 ICAM-1、VCAM-1、E-selectin 及 MCP-1 等黏附因子的表达。

（7）Ox-LDL 介导单核细胞黏附实验　血液循环中的单核细胞在细胞黏附分子的诱导下黏附到血管内皮是 AS 脂质条纹形成的关键步骤。因此，通过 ox-LDL 介导的单核细胞和内皮细胞之间的黏附，是研究药物对 AS 早期病变的炎症损伤反应的重要实验。

具体实验操作如下：

制备 ox-LDL：采用超高速密度梯度离心法（超高速离心机 60 000r/min，10℃，离心 24 小时）从健康人新鲜血液中分离出 LDL。LDL 用 PBS 调节蛋白浓度至 0.5～1mg 蛋白/ml LDL。将 LDL 用无 EDTA 的 PBS 透析 24 小时以除去 EDTA。每 1ml LDL 加入 100μmol/L $CuSO_4$（$CuSO_4\cdot5H_2O$ 0.0025g/L）溶液 50μmol/L，使得 $CuSO_4$ 终浓度为 5μmol/L，于 37℃下氧化 22 小时，取出氧化好的 LDL 装于透析袋内，两头扎紧后放入一个大容器中在含 200μmol/L EDTA（0.074g/L）的 PBS 中开始透析，并于最初的 3 小时内每 0.5 小时换一次透析液，此后为每隔 1 小时换一次，逐渐延长换液时间，并放置过夜。ox-LDL 用 0.22μm 微孔滤膜过滤除菌，于 4℃避光保存备用。提取的 ox-LDL 于 3 周内使用有效。

单核细胞的制备与培养：取健康人静脉血，采用 Percoll 密度梯度离心法，分离收集单核细胞。所用分离液（比重 1.077），以等体积比徐徐加入血液后，2000r/min 离心 30 分钟，吸取白膜层，Hanks 液洗涤 2 次，然后混悬于 RPMI 1640 培养液（内含青霉素 100U/L，链霉素 100mg/L，10mmol/L Hepes 缓冲液），置细胞悬液于玻璃皿中，37℃孵育 30 分钟，倾去未黏附的淋巴细胞，加入相同培养液振摇，并用毛细吸管吹打，可得纯度达 90% 以上的单核细胞悬液。也可采用人白血病单核细胞株 THP-1，在含 10% FBS 的 RPMI 1640 培养液中于 37℃、5% $CO_2$ 条件下培养。

培养的单核细胞中加入 ox-LDL，使其终浓度为 50mg TG/L，在 5% $CO_2$、37℃分别温孵 0.5 小时、1 小时、3 小时、6 小时、12 小时及 24 小时后，收集细胞待测。采用细胞微管吸吮实验系统。将 HUVEC 接种于细胞微管吸吮系统的样品腔（此腔已用硅胶黏于薄型载玻片上），于 37℃、5% $CO_2$ 条件下培养，待细胞长满腔底面。收集单核细胞，用 PBS 洗 3 次，用 RPMI-1640 培养液重悬单核细胞至密度为（2～5）×$10^5$ 个/ml，加入接种了 HUVEC 的样品腔中，上机测定单核细胞与 HUVEC 的黏附能力。细胞微管吸吮实验系统由微管控制系统、三维进针系统、压力控制系统和图像采集分析系统组成。用时先拉制微管，控制口径在 2～3μm，拉好后先预灌悬浮待测细胞的溶液，然后置微管于进针器上，油镜下找到针尖并置于视野中央，调节针位使针尖口刚刚接触黏附于 HUVEC 表面的待测细胞，从低压力开始加负压并操推进器，观察此负压下能否拉离该细胞，否则继续加大负压，直至找到能拉离黏附细胞所需的最小负压值，同此过程连续测定 10 个以上细胞，取均值作为结果。细胞黏附性以临界分离应力表示，其公式为：$S_c=(R_p/R_i)^2\cdot P_c$。其中，$P_c$ 为最小负压值，$R_p$ 为微管口半径，$R_i$ 为两细胞接触面半径。

一般经 ox-LDL 处理的内皮细胞可提高对单核细胞的黏附力，表现为 1 小时开始增加，3～6 小时达高峰，增强 4～5 倍，一直持续 24 小时。经以 ox-LDL 处理的单核细胞，其黏附力有所增强，且增强较快，1 小时即达高峰，持续 24 小时。以上规律的发生为各细胞黏附分子及其受 ox-LDL 影响的不同所致。在抗 AS 药物的研究中，可经药物处理以观察其变化，进一步推测或确定药物对黏附力的影响。

### （二）血管平滑肌细胞模型

血管平滑肌细胞（vascular smooth muscle cell，VSMC）的异常增殖迁移和表型转化是 AS 的关键环节。位于血管中膜的 VSMC 在多种炎症介质和细胞因子的作用下向内膜迁移，并发生“表型转化”，由“收缩表型”转变为“合成表型”，丧失收缩功能，获得增殖与迁移的能力，在内膜进行大量增殖的同时又进一步合成、分泌各种细胞因子和大量细胞外基质蛋白（extracellular matrix，ECM）如胶原蛋白、弹性纤维蛋白等，促使血管壁原有基质降解、新的基质沉积，致使血管构型发生异常，促进血管重构进程。因此，以 VSMC 为细胞模型，筛选出有效抑制其生长增殖而毒副作用低的药物并研究其作用机制，是近年来医学研究的热点。

**1. VSMC 培养** 目前常以家兔、大鼠、牛、猪、羊及引产胎儿的主动脉、脐动脉的中膜进行分离，在合适的环境下进行 VSMC 的原代和传代培养。以组织贴块培养法和胰酶消化法最为常用。

（1）组织贴块培养法 取所需血管，置于盛有 D-Hanks 液的培养皿中，反复冲洗并剥离外膜，纵行剪开血管，剥去内膜，剪去血管两端被钳夹过的组织，以锋利的眼科剪将中膜剪成 0.5～2.0$mm^2$ 的小块。将组织块以 1.0～2.0mm 间距均匀排列在培养瓶底部，用吸管将 D-Hanks 液吸出，翻转培养瓶并置于 37℃、5% $CO_2$ 的培养箱中，3～6 小时后加入含 20% 小牛血清的培养液（一般为 DMEM 或 M199、RPMI1640 等），轻轻翻转培养瓶，使组织块浸于培养基中。继续置于 37℃、5% $CO_2$ 培养箱中静止培养 1 周左右，可见细胞从组织块边缘呈放射状长出。待细胞生长至 80% 汇合时可进行传代培养，传代所用的培养基含 10% 小牛血清。

（2）胰酶消化法 分离血管，用眼科剪、镊尽量去除血管外膜的脂肪和纤维组织，用含抗生素的 Kreb 液冲洗血管的外表面及血管腔内的凝血数次。将血管剪成小碎片，孵育在含 1% Ⅰ型胶原酶和 0.5mg/ml 弹性蛋白酶的 Kreb 液（注意需无 $Ca^{2+}$）中，置 37℃培养箱中孵育过夜。过筛（筛孔 100μm），去除组织块，取滤液离心。离心后收集的细胞重悬于 DMEM 完全培养基（含 10% 胎牛血清、青霉素 100U/ml、链霉素 100mg/L），置于含 5% $CO_2$、37℃培养箱中培养。8 小时后换液，除去未贴壁的细胞。以后每隔两天换液 1 次。

细胞鉴定：①形态学观察：倒置相差显微镜下，单个平滑肌细胞呈梭形，有多个细胞突起，胞质丰富，胞质密度高，不透明，核圆形居中，有多个核仁。细胞生长致密时平行排列成束，部分重叠。②免疫组化检测：α 肌动蛋白 α-actin 免疫细胞化学染色后，胞质着色，高倍镜下可见胞质内有大量棕色的、与细胞长轴平行的纤维细丝。

**2. VSMC 模型** 细胞传至 3~8 代，以一定的密度接种于不同孔径的培养板中，12 小时后换成无血清培养基（血清饥饿处理）培养 12~24 小时（或以含 0.5% 小牛血清的培养基培养 24~48 小时），使 90% 细胞静止于 $G_0/G_1$期。可采用以下几种方法刺激 VSMC 增殖或表型转化：①含 10% 小牛血清的培养基培养 24~72 小时；②含 10μmol/L $H_2O_2$的培养基培养 24~72 小时；③以 10~40ng/ml PDGF 刺激细胞 24~72 小时。

模型建立以后，即可观察药物抑制 VSMC 增殖和表型转化的作用。

**3. 检测指标**

（1）MTT 比色法或 CCK-8 比色法测定 VSMC 增殖 将 VSMC 接种于 96 孔板内，给药处理后，每孔加入 5g/L 的 MTT 10~20μl，37℃孵箱继续培养 3~4 小时，吸去培养液，加入与培养液相同量的异丙醇溶液或 DMSO，振荡 10 分钟，使结晶充分溶解，最后在酶标仪上于 570nm 处测定光吸收值。

或每孔细胞中加入 10μl CCK-8 试液，37℃孵箱继续培养 4 小时，在酶标仪上于 450nm 处测定光吸收值。

（2）EdU 荧光法测定细胞增殖 细胞接种于 96 孔板中，用培养基按 1000∶1 的比例稀释 EdU 溶液，制备适量 50μmol/L EdU 培养基。EdU 标记孵育 2 小时。每孔加入 50μl 细胞固定液（即含 4% 多聚甲醛的 PBS）室温孵育 30 分钟，弃固定液；每孔加入 50μl 2mg/ml 甘氨酸，脱色摇床振摇 5 分钟后，弃甘氨酸溶液；每孔加入 100μl PBS，脱色摇床清洗 5 分钟，弃 PBS；每孔加入 100μl 渗透剂（0.5% TritonX-100 的 PBS）脱色摇床振摇 10 分钟；PBS 清洗 1 次，5 分钟。细胞固定之后，每孔加入 100μl 的 1X Apollo©染色反应液，避光、室温、脱色摇床孵育 30 分钟后，弃染色反应液。在荧光显微镜下检测荧光强度。与对照组比较，计算细胞增殖率。

（3）细胞周期分析 取生长良好、基本汇合的 3~8 代细胞，换无血清培养基培养 12~24 小时，用胰蛋白酶消化收集细胞，1000r/min 离心 5 分钟，弃上清，用 75% 的乙醇固定细胞，4℃保存。用 PBS 洗涤细胞后，加入碘化丙锭（PI）染液，室温下避光 15 分钟，用流式细胞仪进行细胞周期分析。

（4）测定 VSMC 表型转化指标 VSMC 表型转化的标志包括两方面：①“收缩表型”标志物表达降低，比如平滑肌肌球蛋白重链（smooth muscle myosin heavy chain，SM-MHC）、平滑肌标志蛋白 SM-22α、平滑肌 α 肌动蛋白（smooth muscle α-actin，α-SMA）、钙调蛋白 calponin、钙调素结合蛋白 h-caldesmon 等；②“合成表型”标志物表达升高，如增殖细胞核抗原（proliferating cell nuclear antigen，PCNA）、骨调素 osteopontin、基质 Gla 蛋白（matrix gla protein，MGP）等。因此可通过 Western blot 检测细胞中以上标志蛋白的表达，从而评价药物对 VSMC 表型转化的作用。

（5）$^3$H-脯氨酸（$^3$H-Pro）掺入实验测定细胞胶原蛋白的合成 VSMC 细胞发生表型转化后，增殖、迁移水平提高，胶原蛋白等 ECM 的合成和释放增加。可通过$^3$H-脯氨酸（$^3$H-Pro）掺入实验测定细胞胶原蛋白的合成。

取 2~5 代 VSMC 经胰蛋白酶消化制成细胞悬液，调整细胞密度为每孔 $5\times10^6$/0.2L，接种于 96 孔培养板中，37℃、5% $CO_2$培养箱中孵育 24 小时，加入无血清培养基，再培养 12~24 小时后去掉无血清培养基，加入实验药物孵育 24~72 小时，弃上清，再加入$^3$H-Pro 1Ci/20L 继续培养 16 小时，然后用 PBS 洗脱 2 次，加入 0.25% 胰蛋白酶消化，制成细胞悬液。用 9999 型玻璃纤维滤纸经 ZT-Ⅱ型微量细胞收集仪收集细胞，滤膜经 37℃烘箱烘干后置入闪烁杯中，加入 PPO/POPOP/二甲苯闪烁液，用液体闪烁计数仪进行放射强度（cpm）的测定。并根据其放射强度值计算平滑肌细胞胶原蛋白合成的抑制率。细胞增殖并合成胶原蛋白时，标记的$^3$H-Pro 随之掺入合成的胶原蛋白中，$^3$H-Pro 的掺入量可间接反映细胞胶原蛋白的合成程度。

## （三）泡沫细胞模型

泡沫细胞的出现是动脉粥样斑块病变早期的细胞学特征，它是由单核-巨噬细胞或增殖迁徙到内膜的平滑肌细胞摄取大量脂质而形成。利用巨噬细胞或平滑肌细胞复制泡沫细胞模型，是 AS 实验研究中常用的重要方法，也可作为研究抗 AS 药物的实验方法之一。

单核-巨噬细胞和动脉中膜增殖移行的 VSMC 的表面表达大量脂蛋白受体，可识别并吞噬天然或修饰的脂蛋白。目前认为在 AS 中起关键作用的是 ox-LDL。Ox-LDL 主要存在于血管壁中，不能被 LDL 受体识别，但能被其他几种清道夫受体识别，如 SR-A（scavenger receptor A）、CD36（cluster of differentiation 36）及 CD68 等。这些受体在细胞表面的表达并不受细胞内 LDL 量的负反馈调节，ox-LDL 与这些受体结合并持续进入细胞。受体介导内吞的脂蛋白被运至溶酶体，将胆固醇酯水解为游离胆固醇。对细胞来说，游离胆固醇是“有毒性”的，它能引发胞内未折叠蛋白反应，最终导致细胞凋亡。细胞自我保护的第一道防线是，使过多的胆固醇与游离脂肪酸在ACAT作用下生成胆固醇酯，并以脂滴形式储存在细胞质中。而胆固醇酯的堆积导致泡沫细胞的形成。由于巨噬细胞和VSMC的胆固醇摄入不受负反馈调节，且不能分解代谢胆固醇，因此维持胞内胆固醇的平衡主要依靠第二道防线——胆固醇逆向转运机制。胆固醇逆向转运是指肝外组织中的胆固醇通过血液循环转运到肝脏合成胆汁酸并排出体外的过程。胆固醇外排是胆固醇逆向转运的初始关键步骤。胆固醇经ATP-结合盒转运子（ATP-binding cassette transporter）家族中的ABCA1、ABCG1和SR-BⅠ（scavenger receptor class B typeⅠ）转运至胞外，与ApoA-Ⅰ或成熟HDL结合。HDL中的未酯化胆固醇在LCAT作用下酯化为胆固醇酯。胆固醇酯经CETP介导，从HDL转运至LDL等其他脂蛋白，通过LDLR或其他相应受体进入肝脏进一步代谢。因此，转运子ABCA1/ABCG1促进胞内游离胆固醇流出，防止巨噬细胞和平滑肌细胞形成泡沫细胞，在延缓AS病变中发挥至关重要作用。

**1. 细胞的收集和培养**

（1）腹腔巨噬细胞的收集与培养　取30只C57BL/6雄性、10周龄、体重（23.9±2.5）g小鼠，腹腔注射无血清培养基RPMI1640 2ml，4天后注射RPMI1640 4ml收集腹膜巨噬细胞，以$10^9$/L的密度种植于培养瓶12小时，弃培养液，用PBS冲洗掉未贴壁的细胞组分，重复3次。分别加入空白对照培养液（含10%胎牛血清的RPMI1640），含ox-LDL 10mg/L的培养液4ml，继续培养96小时。豚鼠或家兔腹腔巨噬细胞的取得，需在数日前于腹腔注射石蜡油诱发巨噬细胞在腹腔聚集。巨噬细胞是终末细胞，不能长期传代培养。

（2）肺泡巨噬细胞的收集与培养　颈总动脉放血将兔处死，用血管钳夹住气管后，插入带橡胶管插头，用D-Hanks液灌洗下呼吸道，收集灌洗液，低速离心（1000r/min，10分钟），弃上清液，用RPMI1640培养液重新悬浮细胞，调整细胞数为（1~2）×$10^6$/ml。收集过程中尽量无菌操作。也可用同法收集其他动物的肺泡巨噬细胞。

（3）细胞系人源单核/巨噬细胞系　THP-1细胞传代前将培养瓶直立一个半小时使细胞自然下沉。吸弃上层少量培养液约1/3，将余下的培养液分成两瓶，再分别补加培养液即可。按5×$10^5$/ml的密度在6孔培养板上用含有10% FBS的DMEM培养基，37℃、5% $CO_2$条件下培养。处理前用佛波醇酯PMA（100ng/ml）刺激单核细胞48小时使之分化为巨噬细胞，即80%的细胞由悬浮状态变为贴壁状态，且细胞形态由圆形变成梭形、椭圆形、不规则形，出现伪足和突起，胞浆丰富。细胞贴壁后弃去培养液，添加10% FBS的DMEM完全培养液继续培养24小时。

小鼠单核/巨噬细胞系RAW264.7细胞、HEK293细胞培养条件为DMEM完全培养基（含10% FBS+双抗），于37℃培养箱培养。当细胞密度达到90%左右时按1∶3的比例传代。先吸去培养液，加灭菌的PBS洗3次，吸尽残余溶液，再加入0.25%胰酶37℃消化3分钟，于倒置显微镜下观察到大部分细胞变圆后，立即加入含血清的培养基混匀终止消化，同时吹落瓶底细胞，收集细胞悬液至15ml离心管，1000r/min离心5分钟，弃去培养液，加适量培养基重悬细胞，接种至培养瓶或培养皿。

（4）VSMC的培养方法　如前述。

**2. 泡沫细胞模型的建立**　上述细胞按1×$10^5$密度接种于24孔板，待细胞生长至亚融合状态，加入ox-LDL（50μg/ml）刺激24~72小时，弃去培养液，PBS清洗2次，观察细胞形态的改变及测定细胞内胆固醇的含量。

在泡沫细胞模型的建立过程中，加入ox-LDL的量和孵育时间随细胞的种类及ox-LDL的修饰程度不同而有所差异，可通过观察时量关系和量效关系来确定。例如，U937细胞与80mg/L ox-LDL孵育48小时可成功复制出U937泡沫细胞；PMA诱导THP1细胞分化的巨噬细胞，以ox-LDL 50mg/L刺激48小时，可形成泡沫细胞；C57BL6J小鼠腹膜巨噬细胞加入10mg/L ox-LDL，培养72~96小时可促成泡沫细胞；猪主动脉平滑肌细胞与15mg/L ox-LDL培养72小时可形成平滑肌细胞源性泡沫细胞；大鼠主动脉平滑肌细胞与50mg/L ox-LDL培养72小时，亦可形成平滑肌细胞源性泡沫细胞。建立的泡沫细胞模型要经过细胞形态显微观察和细胞内胆固醇酯含量的测定予以鉴定、证实。

**3. 检测指标**

（1）油红O染色　细胞加入10%中性福尔马林（PBS稀释）室温固定10分钟。以预冷的PBS清洗1次

（慢摇1分钟），再用60%异丙醇（蒸馏水配制）润洗15秒，形成脂溶性环境。尽量吸净异丙醇残液，加入0.5%油红O工作液（用异丙醇配制，中性滤纸过滤2次），37℃避光慢摇染色30分钟。以60%异丙醇稍洗15秒脱色，去除多余染液至背景无色。预冷PBS清洗3次，1分钟/次。用Harris-苏木精浅染胞核1分钟，PBS清洗3次返蓝，1分钟/次。洗完的细胞加入适量PBS，转移至倒置显微镜下观察，可见脂滴被染成红色，胞核蓝色衬染。弃PBS溶液，加入100~200μl异丙醇抽提油红O，慢摇1分钟至胞浆内无红色脂滴；转移溶液到96孔板，在518nm波长处测定吸光值，进行半定量分析。

（2）细胞对Dil-oxLDL的摄取　通过荧光显微镜观察巨噬细胞对Dil-oxLDL的摄取是研究巨噬细胞泡沫化及吞噬功能的快速而准确的方法。弃巨噬细胞培养液，PBS漂洗1次，加入Dil-oxLDL（10μg/ml）共孵育4小时。PBS充分漂洗，4%多聚甲醛室温固定30分钟。充分漂洗后使用激光共聚焦显微镜（$\lambda_{Ex}=520$nm；$\lambda_{Em}=580$nm）观察细胞对脂质的摄取，摄取Dil-oxLDL后细胞显红色荧光。

（3）细胞胆固醇流出率的测定　制备BODIPY-cholesterol标记培养基：DMEM培养基中加入BODIPY-cholesterol、胆固醇和甲基-β-环糊精粉末（终浓度分别为0.05mmol/L、0.2mmol/L、10mmol/L），37℃水浴超声溶解1小时（避光），然后水浴中摇晃过夜。使用前，溶液再超声处理1小时，0.45nm注射器式滤器过滤后可使用。

细胞分别加入250μl BODIPY-cholesterol标记培养基在培养箱中孵育1小时，使细胞荷脂。弃标记培养液，用灭菌的PBS清洗2次，再加入含0.2% BSA的DMEM继续平衡12小时。弃去培养基，再用PBS洗细胞，换含0.2% BSA的无血清培养基，加入ApoA-Ⅰ（25μg/ml）或HDL（50μg/ml）诱导胆固醇流出。12小时后收集培养液，过滤除去杂质，取相同体积上清于96孔板，在多功能酶标仪（$\lambda_{Em}=515$nm，$\lambda_{Ex}=482$nm）上读取荧光值；贴壁细胞用PBS洗涤2次，加入1% NaOH溶液裂解1小时，离心收集上清，等量读取荧光值。计算胆固醇流出率。

（4）胆固醇转运蛋白的表达　细胞上的多种清道夫受体如SR-A、CD36及CD68等可识别并吞噬结合到自身的修饰型脂蛋白，导致胞内脂质堆积。而ABCA1、ABCG1介导的胆固醇流出是胆固醇逆向转运的初始步骤，如果外排能力被抑制，可导致细胞内胆固醇稳态失衡，加剧泡沫化的进程。因此，通过Western blot检测以上胆固醇转运蛋白的表达水平，可知药物是否通过作用于胆固醇的摄取和外流影响泡沫细胞的形成。

## 四、实例

### 隐丹参酮对高脂诱导的ApoE$^{-/-}$小鼠动脉粥样硬化的治疗作用及机制研究

**1. 药物特性**　丹参是我国的传统中药，是唇形科植物丹参 *Salvia miltiorrhiza Bunge* 的干燥根及根茎。丹参性苦，微寒，具有祛瘀止痛、活血通经、清心除烦之功效，主治经闭痛经、癥瘕积聚、疮疡肿痛、胸腹刺痛、心烦不眠、心绞痛等疾病。丹参化学成分主要包括脂溶性成分和水溶性成分，其中脂溶性成分主要为丹参酮型的二萜类化合物，水溶性成分主要为聚酚酸类化合物。隐丹参酮是丹参的主要脂溶性化合物之一，其心血管保护活性和抗氧化、抗炎、抗菌等活性已被广泛报道，然而其是否具有抗AS的保护作用尚不明确。

**2. 研究目的**　明确隐丹参酮对高脂诱导的ApoE$^{-/-}$小鼠AS模型的治疗作用及机制。

**3. 动物选择和模型选择**　C57BL/6J遗传背景的ApoE$^{-/-}$小鼠是目前应用最广的AS模型动物。6周龄的雄性ApoE$^{-/-}$小鼠以高脂饲料（10%脂肪、1.25%胆固醇）持续喂养16周，可在主动脉壁形成稳定的动脉粥样斑块沉积，与人类形成的AS损伤接近。同龄雄性C57BL/6J小鼠作为正常对照组。

**4. 阳性、阴性对照选择**　阳性对照选择他汀类药物如阿托伐他汀，阴性对照选择0.5%羧甲基纤维素钠（CMC-Na，隐丹参酮的助溶剂）。

**5. 实验分组**　正常饲料喂养的C57BL/6J小鼠，灌胃给予0.5% CMC-Na，作为正常对照组（正常组）；高脂饲料喂养的ApoE$^{-/-}$模型小鼠，随机分为4组：模型组、隐丹参酮低剂量组、隐丹参酮中剂量组、隐丹参酮高剂量组、阿托伐他汀阳性对照组。

**6. 给药途径、给药剂量和给药时间**　按上述分组，具体给药方法如下。

（1）正常组　C57BL/6J小鼠，正常饲料喂养，从6周龄开始按0.2ml/10g体重灌胃给予溶媒0.5% CMC-

Na，每天1次，连续16周。

（2）模型组　ApoE$^{-/-}$小鼠，从6周龄开始高脂饲料喂养，按0.2ml/10g体重灌胃给予溶媒0.5% CMC-Na，每天1次，连续16周。

（3）隐丹参酮低剂量组　ApoE$^{-/-}$小鼠，从6周龄开始高脂饲料喂养，灌胃给予隐丹参酮10mg/kg，每天1次，连续16周。

（4）隐丹参酮中剂量组　ApoE$^{-/-}$小鼠，从6周龄开始高脂饲料喂养，灌胃给予隐丹参酮30mg/kg，每天1次，连续16周。

（5）隐丹参酮高剂量组　ApoE$^{-/-}$小鼠，从6周龄开始高脂饲料喂养，灌胃给予隐丹参酮90mg/kg，每天1次，连续16周。

（6）阿托伐他汀阳性对照组　ApoE$^{-/-}$小鼠，从6周龄开始高脂饲料喂养，灌胃给予阿托伐他汀7mg/kg，每天1次，连续16周。

**7. 评价指标**

（1）体重、血脂水平检测　给药过程中每周检测动物体重一次。给药16周结束后，动物禁食12小时，麻醉，采血，2600r/min离心15分钟分离血清，采用酶学试剂盒检测血清样品的血脂四项（TC、TG、HDL-C、LDL-C）。

实验前各组小鼠的体重和血脂水平无显著性差异。实验期间无动物死亡，动物肤色、二便正常且活动正常。与正常组C57BL/6J小鼠相比，ApoE$^{-/-}$模型组小鼠HDL降低，体重、TC、TG和LDL-C明显升高。与模型组比较，除了阿托伐他汀组以外，隐丹参酮各给药组的血脂水平并无改变。

（2）主动脉组织病理学检查　动物处死后，沿胸主动脉往下，分离腹主动脉直至髂动脉分支处，小心去除血管周围的结缔组织及脂肪，用滤纸小心吸干残留血液，用于油红O染色以及冰冻切片的制备。

1）全血管斑块面积的测定与分析：取主动脉行油红O染色，数码相机固定距离摄像，采用ImageJ图像分析系统对全血管斑块面积进行测量分析（单盲法）。结果表明，正常组C57BL/6J小鼠血管光滑平整，无斑块沉积，油红O染色呈阴性。ApoE$^{-/-}$模型小鼠在高脂喂养16周后主动脉根部、头臂干动脉、腹主动脉、髂内及髂外动脉均有广泛的斑块分布。隐丹参酮给药可以显著改善主动脉斑块沉积，呈剂量依赖性，高剂量组的效果与阳性对照药阿托伐他汀相近。

2）主动脉窦斑块面积测定与分析：分离心脏和主动脉，制作主动脉窦的冰冻切片，厚度为6~8μm。切片至心脏出现完整的三个瓣膜，开始收片。连续切片至瓣膜消失出现光滑的管腔，收集切片放于8张不同的载玻片上，每个载玻片贴3个切片，每个切片间间隔20μm。结果表明，正常组C57BL/6J小鼠主动脉窦无斑块沉积，而ApoE$^{-/-}$模型小鼠斑块面积显著增加。隐丹参酮给药可以显著改善主动脉窦斑块沉积，呈剂量依赖性，高剂量组的效果与阳性对照药阿托伐他汀相近。

3）HE染色：对主动脉冰冻切片后，进行HE染色，将玻片置于光学显微镜下镜检，拍片（400×）。采用XnView软件计算内膜厚度/血管厚度。

光学显微镜下观察可见：正常组内膜为单层扁平状内皮细胞，完整、均匀且平坦；中膜平滑肌细胞排列整齐、紧密、层次清晰。模型组小鼠明显可见内膜大面积增厚，血管壁向管腔内突出，内有泡沫细胞、坏死组织和胆固醇结晶等物质，钙化和纤维化明显；中膜平滑肌细胞增生、排列紊乱，并向内膜迁移，形成AS病变。与模型组相比，隐丹参酮和阿托伐他汀各给药组均能够显著抑制血管内膜增厚，减少内膜下脂质沉积，减轻血管钙化程度，减少平滑肌纤维断裂并改善其排列紊乱。

通过计算内膜厚度/血管厚度，模型组内膜/血管厚度明显增大，说明模型组内膜增厚严重。各给药组均能降低这一比值。

（3）血管内皮功能测定　分离胸主动脉，制备血管环，测定血管张力变化。

1）乙酰胆碱引起的血管舒张反应：乙酰胆碱主要通过刺激内皮细胞分泌EDRF，从而引起血管舒张。实验结果表明，与正常组比较，模型组血管对乙酰胆碱引起的血管舒张反应显著降低，各给药组均能一定程度改善乙酰胆碱引起的舒张反应。因此，该结果表明隐丹参酮有改善内皮功能的作用。

2）硝普钠（sodium nitroprusside，SNP）：引起的血管舒张反应　SNP 为 NO 供体，可直接舒张血管平滑肌，该作用不依赖于内皮细胞。实验结果表明，各给药组对 SNP 引起的血管舒张反应均无明显变化，提示模型及药物均不影响平滑肌的收缩舒张功能。

（4）主动脉氧化　应激水平取主动脉冰冻切片，进行 DHE 染色，荧光显微镜下观察红色荧光。结果表明，模型组主动脉横截面上的内皮、平滑肌细胞中 DHE 红色荧光较正常组明显增强，各给药组可明显改善主动脉氧化应激水平。

**8. 机制研究**　以上动物实验结果表明，隐丹参酮不影响血脂水平，但明显改善 AS 病变，其作用可能与改善内皮细胞功能有关。因此，后续将在 ox-LDL 诱导的 HUVEC 损伤模型上考察隐丹参酮的作用机制。

（1）考察隐丹参酮对 ox-LDL 受体 LOX-1 的表达　LOX-1（lectin-like ox-LDL receptor-1）是一种表达于内皮细胞的清道夫受体，可促进内皮细胞和巨噬细胞对 ox-LDL 的摄取，介导内皮细胞凋亡，促进单核细胞黏附于内皮细胞，促进泡沫细胞形成，因此对 AS 的发生发展有重要影响。许多研究发现 LOX-1 高表达于动脉斑块中。

在证实隐丹参酮可抑制 $ApoE^{-/-}$ 模型小鼠主动脉中 LOX-1 表达的基础上，在 ox-LDL 诱导的 HUVEC 损伤模型中验证了隐丹参酮呈剂量依赖性抑制内皮细胞 LOX-1 的表达。

（2）考察隐丹参酮对 ox-LDL 介导单核细胞黏附的抑制作用　LOX-1 介导的单核细胞黏附于内皮细胞，是 AS 早期病变的关键步骤。为考察隐丹参酮是否通过抑制 LOX-1 表达影响其介导的生物功能，进行了 ox-LDL 介导单核细胞黏附实验。结果表明，隐丹参酮可显著抑制 ox-LDL 引起的单核细胞在 HUVEC 表面的黏附，同时抑制 ox-LDL 引起的内皮细胞黏附因子 ICAM-1 和 VCAM-1 的表达。

（3）考察隐丹参酮对内皮细胞氧化应激和氧化酶 NOX4 的影响　LOX-1 激活可引起细胞内活性氧的产生，而氧化应激是内皮细胞功能障碍的重要病理因素。通过 DHE 实验，发现隐丹参酮可抑制 ox-LDL 引起的内皮细胞活性氧生成增加。NADPH 氧化酶是内皮细胞主要的活性氧来源。通过对内皮细胞的 NADPH 氧化酶进行考察，发现隐丹参酮主要通过下调 NOX4 的表达发挥抗氧化作用。

（4）考察隐丹参酮对 NF-κB 的影响　通过考察 NF-κB 的表达水平、p65 亚基的核表达水平，以及凝胶迁移实验考察 NF-κB 与 DNA 的结合活性，荧光素酶报告基因检测 NF-κB 的转录活性，发现隐丹参酮可显著抑制 ox-LDL 引起的 NF-κB 活化，从而抑制 NF-κB 靶基因 IL-1β、IL-6、VCAM-1、ICAM-1 的表达。再者，LOX-1 的表达也受 NF-κB 调控，因此隐丹参酮对 NF-κB 的抑制作用也是其抑制 LOX-1 表达的重要原因。、

综上，我们通过机制研究，证实了隐丹参酮可能通过抑制 NF-κB 的激活、下调 LOX-1 的表达，抑制LOX-1 介导的单核细胞-内皮细胞黏附及活性氧增加，进而抑制 ox-LDL 引起的内皮损伤，从而发挥抗 AS 作用。

（李卓明　刘培庆）

## 参考文献


[1] Heusch G, Gersh BJ. The pathophysiology of acute myocardial infarction and strategies of protection beyond reperfusion: a continual challenge[J]. Eur Heart J, 2017, 38(11): 774-784.

[2] GaoE, Lei Y H, Shang X, et al. A novel and efficient model of coronary artery ligation and myocardial infarction in the mouse[J]. Circ Res, 2010, 107(12): 1445-1453.

[3] Sun Q, Wang KK, Pan M, et al. A minimally invasive approach to induce myocardial infarction in mice without thoracotomy [J]. J Cell Mol Med, 2018, 22(11): 5208-5219.

[4] Lu Q, Liu J, Li X, et al. Empagliflozin attenuates ischemia and reperfusion injury through LKB1/AMPK signaling pathway [J]. Mol Cell Endocrinol, 2020, 501: 110642.

[5] Berg EL. Systems biology in drug discovery and development [J]. Drug Discov Today, 2014, 19(2): 113-125.

[6] Heijman J, Ghezelbash S, Dobrev D. Investigational antiarrhythmic agents: promising drugs in early clinical development[J]. Expert Opin Investig Drugs, 2017, 26(8): 897-907.

[7]Lei M,Wu L,Terrar DA,et al. Modernized classification of cardiac antiarrhythmic drugs[J]. Circulation,2018,138(17):1879-1896.

[8]Zhang W,Zhu B,Ren J,et al. Two methods for modeling of sick sinus syndrome in rats:ischemia reperfusion and sodium hydroxide induced injury[J]. Biomed Pharmacother,2019,111:778-784.

[9]薛晓艳,王苗苗,王晓露,等. 钠-钙交换体单克隆抗体 NCX-2D2 对异丙肾上腺素诱发成年大鼠心律失常的抑制作用[J]. 中国药理学通报,2018,34(9):1309-1314.

[10]尤欣宇,马静,尹清晟,等. 基于实时细胞分析技术的乌头碱致心律失常体外评价技术研究[J]. 中国药理学通报,2019,35(12). 1771-1775.

[11]丁健. 高等药理学[M]. 第 2 版. 北京:科学出版社,2019.

[12]Riehle C,Bauersachs J. Small animal models of heart failure[J]. Cardiovasc Res,2019,115(13):1838-1849.

[13]Spannbauer A,Traxler D,Zlabinger K. Large animal models of heart failure with reduced ejection fraction (HFrEF) [J]. Front Cardiovasc Med,2019,6:117.

[14]Shi X,Chen R,Zhang Y,et al. Zebrafish heart failure models:opportunities and challenges[J]. Amino acids,2018,50(7):787-798.

[15]管志远,郑慧萍,万峰,等. 动物慢性心衰模型评价及诊断现况[J]. 中国心血管病研究杂志,2017,15(10):877-881.

[16]Chen HH,Wang SN,Cao TT,et al. Stachydrine hydrochloride alleviates pressure overload-induced heart failure and calcium mishandling on mice[J]. J Ethnopharmacol,2020,248:112-306.

[17]缪朝玉. 心脑血管药理学[M]. 第 3 版. 北京:科学出版社,2019:352-398,741-772.

[18]Su DF,Miao CY. Reduction of blood pressure variability:a new strategy for the treatment of hypertension[J]. Trends Pharmacol Sci,2005,26(8):388-390.

[19]Miao CY,Zhu QY,Yang YC,et al. Antihypertensive effects of atenolol and nitrendipine alone or in combination on three hypertensive models of rats[J]. Acta Pharmacol Sin,1992,13(5):448-451.

[20]Li ZY,Xu TY,Zhang SL,et al. Telemetric ambulatory arterial stiffness index,a predictor of cardio-cerebro-vascular mortality,is associated with aortic stiffness-determining factors. CNS Neurosci Ther,2013,19(9):667-674.

[21]Wang P,Miao CY. NAMPT as a therapeutic target against stroke[J]. Trends Pharmacol Sci,2015,36(12):891-905.

[22]Libby P,Ridker PM,Hansson GK. Progress and challenges in translating the biology of atherosclerosis[J]. Nature,2011,473(7347):317-325.

[23]Vanhoutte PM,Shimokawa H,Feletou M,et al. Endothelial dysfunction and vascular disease-a 30th anniversary update [J]. Acta Physiol (Oxf),2017,219(1):22-96.

[24]Roche-Molina M,Sanz-Rosa D,Cruz FM,et al. Induction of sustained hypercholesterolemia by single adeno-associated virus-mediated gene transfer of mutant hPCSK9[J]. Arterioscler Thromb Vasc Biol,2015,35(1):50-59.

[25]Yamamoto H,Yamanashi Y,Takada T,et al. Hepatic Expression of Niemann-Pick C1-Like 1,a Cholesterol Reabsorber from Bile,Exacerbates Western Diet-Induced Atherosclerosis in LDL Receptor Mutant Mice[J]. Mol Pharmacol,2019,96(1):47-55.

[26]Liu Z,Xu S,Huang X,et al. Cryptotanshinone,an orally bioactive herbal compound from Danshen,attenuates atherosclerosis in apolipoprotein E-deficient mice:role of lectin-like oxidized LDL receptor-1 (LOX-1) [J]. Br J Pharmacol,2015,172(23):5661-5675.

第十三章

# 治疗自身免疫病药物的药理学研究

## 第一节　治疗类风湿关节炎药物的药理学研究

### 一、概述

类风湿关节炎（rheumatoid arthritis，RA）是一种病因未明的慢性、系统性自身免疫病，其特征是手、足小关节的多关节、对称性、侵袭性关节炎症，可以导致关节畸形及功能丧失；同时常伴有关节外器官（心脏、肾脏、呼吸系统、神经系统、消化系统）受累。关节局部症状包括晨僵、对称性多关节炎、关节畸形；全身症状可表现为发热、类风湿结节、体重减轻、贫血、以及疲乏感等。实验室检查可见血沉和C-反应蛋白升高、自身抗体的出现，包括类风湿因子、抗环状瓜氨酸抗体、抗核周因子、抗角蛋白抗体，以及抗核抗体、抗可溶性抗原抗体等。关节X线片可见软组织肿胀、骨质疏松以及关节面囊性变、侵袭性骨破坏、关节面模糊、关节间隙狭窄、关节融合及脱位。磁共振成像检查可发现手关节及腕关节的早期滑膜炎病变；关节超声对于滑膜炎、关节积液以及关节破坏有鉴别意义。对于有关节腔积液的关节，可进行关节液的检查，包括关节液培养、类风湿因子、抗环状瓜氨酸抗体和抗核抗体检测等。此外也可进行关节镜及关节滑膜活检，对RA进行诊断及鉴别诊断，以及作为单关节难治性的RA的辅助治疗。RA的诊断可以依据2010年ACR/EULAR关于RA新的分类标准，对关节受累和血清学指标（血沉和C反应蛋白升高）进行评分，总得分6分以上可确诊为RA。RA病情评估需结合临床及辅助检查，判断RA活动性的项目包括疲劳的严重性、晨僵持续的时间、关节疼痛和肿胀的程度、关节压痛和肿胀的数目、关节功能受限程度，以及急性炎症指标（如血沉、C反应蛋白和血小板）等。RA关节炎的病理主要表现为滑膜衬里细胞增生、间质大量炎性细胞浸润，以及微血管的新生、血管翳的形成及软骨和骨组织的破坏等。RA的发病可能与遗传、感染和免疫紊乱等多种因素有关。免疫细胞异常活化，与滑膜细胞相互作用，持续刺激滑膜细胞，导致滑膜细胞的异常活化和增生，同时滑膜下层结缔组织增生、血管增殖形成血管翳，引起软骨和骨组织的破坏，最终导致关节畸形和功能障碍。

### 二、治疗类风湿关节炎的药物

目前用于治疗RA的药物按药理作用特点分为非甾体抗炎免疫药、甾体抗炎免疫药、免疫调修药（化学药物、生物制剂以及中药和天然药物）等。非甾体抗炎免疫药对RA有肯定疗效，临床常用的此类药物有双氯芬酸钠、塞来昔布和依托度酸。非甾体抗炎免疫药治疗RA的临床药理学特征为起效迅速、可减轻炎性肿胀、缓解疼痛和改善功能，但对炎性疾病过程本身几乎无作用，停药后不久可出现反跳，或症状再现，不能使疾病真正缓解。常见的不良反应有胃肠道损伤、肝肾功能损害、对血液系统的影响、中枢神经系统症状及变态反应等。非甾体抗炎免疫药的作用机制是抑制COX-1和COX-2活性。结构酶COX-1不仅维持生理过程也参与炎症，诱导酶COX-2不仅参与炎症，也参与胃黏膜损伤的修复、调节水钠平衡和肾内环境稳定等。新近研究发现，阿司匹林不仅抑制COX-1和COX-2活性，还可以通过其乙酰化作用使cGAS发生乙酰化，抑制cGAS的活性，阻断

cGAS-STING 通路，进而抑制免疫反应。

糖皮质激素是临床上使用广泛的甾体抗炎免疫药，代表药物有地塞米松和甲泼尼龙。此类药物可以减轻症状，但长期使用可引起多种不良反应，包括体重增加、下肢水肿、出血倾向、创口愈合不良、骨质疏松、感染等。

免疫调修药包括化学药物、生物制剂以及中药和天然药物。化学药物的代表药物有甲氨蝶呤、柳氮磺吡啶、羟氯喹和硫唑嘌呤等。尽管它们的作用机制不尽相同，但是有共同的特点：无直接抗急性炎症作用，具有改善病情和延缓病情进展的作用；起效慢，用药数周或数月后，才能减轻 RA 的临床表现；疗程长，病情缓解后需长期维持治疗；该类药物多存在较严重的不良反应。临床常用的治疗 RA 的生物制剂包括 TNF-α 拮抗剂、IL-1 受体拮抗剂、CD20 单克隆抗体、细胞毒 T 细胞活化抗原-4 抗体、IL-6 受体抗体等。生物制剂具有抗炎及防止骨破坏的作用，主要的不良反应包括局部的皮疹、感染（尤其是结核感染），长期使用会导致淋巴系统肿瘤。为增加疗效和减少不良反应，生物制剂宜与甲氨蝶呤联合应用。临床常用的治疗 RA 的中药和天然药物有白芍总苷、雷公藤多苷、青藤碱。白芍总苷能调节 RA 患者的免疫功能，改善 RA 患者的病情，减轻患者的症状和体征，作用温和，除腹泻外无明显不良反应。雷公藤多苷具有抗炎、免疫抑制或免疫调节作用，但不良反应较多，包括皮肤黏膜过敏反应、消化系统的不良反应、肾毒性、生殖系统不良反应、神经系统毒性。消化系统的不良反应较为常见，主要表现为恶心、呕吐、腹痛、腹泻、便秘、食欲不振，少数可致伪膜性肠炎，严重者可致消化道出血。近年来小分子靶向药物 JAK 抑制剂用于 RA 的治疗取得显著疗效，适用于对甲氨蝶呤疗效不足或对其无法耐受的中度至重度活动性类风湿关节炎成年患者的治疗，可与甲氨蝶呤或其他非生物改善病情抗风湿药联合使用。

## 三、治疗类风湿关节炎药物临床前药效学研究设计

### （一）主要动物模型

RA 的动物模型种类较多，选择合适的模型是对治疗 RA 的药物进行药效学评价的首要环节。目前常用的动物模型有佐剂诱导关节炎、Ⅱ型胶原诱导关节炎、抗原诱导关节炎、链球菌细胞壁诱导关节炎、降植烷诱导关节炎、胶原抗体诱导关节炎、蛋白多糖诱导关节炎、6-磷酸葡萄糖异构酶诱导关节炎、软骨寡聚基质蛋白诱导关节炎、hIL-1β 诱导关节炎、自发性基因修饰关节炎等模型。这些模型在发病机制上不尽相同，各有特点，在实际工作中可以根据不同的研究侧重点选择不同的模型。

**1. 佐剂诱导关节炎模型**　该模型是细胞免疫介导的炎症反应模型，造模成败关键是弗氏完全佐剂的制备（尤其是结核分枝杆菌的研碎与乳化）和皮内注射。可通过研磨、注射器混合和超声等多种方法增加乳化程度，也可直接购买弗氏完全佐剂（10mg/ml）成品（弗氏完全佐剂浓度太低不容易诱发）。大鼠的种系、年龄与机体的免疫状态可影响发病率，如年幼（<21 日龄）或年老（>9 个月）大鼠不易诱发。另外皮内注射时注意无菌操作，避免细菌感染。该模型原发病变主要表现为早期致炎局部的炎症反应，致炎后 18 小时注射侧的足肿胀达峰值，持续 3 天后逐渐减轻，8 天后再度肿胀；继发病变一般出现于致炎后 10 天左右，表现为注射对侧和前肢的肿胀，耳和尾部出现“关节炎”小结。该模型的临床特点包括关节受到侵蚀、关节强直、体重减轻、食欲减退、脾大、白细胞增多、发热、急性期反应物增高、肌腱炎、皮疹、前葡萄膜炎、虹膜睫状体炎、角膜炎、尿道炎和腹泻等。该模型造模方法简单、耗费少、易成模，在 RA 机制研究或药物的研制方面被广泛应用，是目前评价治疗 RA 药物的公认模型之一；缺点是发病快、病程单一，病变具有自限性，缺乏慢性病理过程。

**2. 胶原诱导关节炎模型**　该模型是由皮内注射同源或异源性Ⅱ型胶原（与低浓度卡介苗的液体石蜡油混匀、乳化）引起的多发性关节炎。目前可用鸡Ⅱ型胶原或牛Ⅱ型胶原来诱导，DBA/1 小鼠为该模型的易感动物，由 DBA/1 小鼠诱导该模型的成功率在 90% 左右。该模型成败关键在于 CⅡ与含有低浓度卡介苗的液体石蜡油要充分乳化，并在冰浴中进行。造模过程中，乳化剂应保持低温状态（冰块或冰浴中），且需无菌操作。该模型由细胞免疫和体液免疫反应共同参与，可用于评价治疗 RA 的药物对细胞免疫和体液免疫的调节作用。

**3. 抗原诱导关节炎模型** 该模型是Th1介导的关节炎模型，主要特征表现为巨噬细胞和滑膜成纤维细胞活化。以异种抗原卵蛋白溶液或者牛血清白蛋白与含结核分枝杆菌的弗氏佐剂混合激发动物产生免疫反应。大鼠抗原诱导关节炎的原发侧膝关节于造模后第1天开始肿胀，第3天达高峰，关节病理改变明显，但继发侧无肿胀和明显的病理学改变。兔抗原诱导关节炎的原发病变主要表现为关节红、肿、热。关节内注射3~7天时上述症状最为显著，以后肿胀逐渐减轻，红、热症状逐渐消失；继发病变一般出现在70天之后，关节肿胀再次出现，160天达高峰。该模型适合评价药物对巨噬细胞和滑膜成纤维细胞的作用。

**4. 链球菌细胞壁诱导关节炎模型** 该模型主要是T细胞和单核细胞介导的免疫反应，早期急性期表现为中性粒细胞浸润滑膜，慢性期滑膜炎是依赖T细胞的，病程中包括血管翳形成、软骨与骨的侵蚀和关节的破坏。Lewis大鼠是最敏感的品系，BALB/c小鼠是易感的小鼠品系，C57BL/6是抵抗的品系。用Lewis大鼠诱导该模型24小时可出现急性炎症表现，10天左右逐渐缓解，15天再次活化，关节肿胀和关节炎指数急剧增加，28天前后肢发展为慢性侵蚀性关节炎。该模型关节外的表现与RA类似，包括小细胞性贫血、乏力和IL-2产生减少，但是缺乏高滴度的类风湿因子，而且没有类风湿结节的形成。该模型对非甾体抗炎免疫药、环磷酰胺、甲氨蝶呤和糖皮质激素有反应，但是对金制剂和青霉胺的反应差。该模型软骨与骨的侵蚀和关节的破坏明显，可用于评价治疗药物对于软骨与骨的侵蚀和关节的破坏的保护作用。

**5. 降植烷诱导关节炎模型** 该模型特点为关节对称性炎症、慢性反复发作及进行性加重、软骨和骨破坏。大鼠多采用Lewis或者DA等近交系，大鼠注射降植烷2~3周后即可发生急性关节炎，通常突然发生于一个关节，随后数日内迅速进展，可累及四肢。绝大多数为对称性、多个外周关节受累，受累关节呈红肿改变且活动受限。急性炎症消退后，病程仍迁延数月，反复发作，慢性进展，其病程接近人类，并且在模型的血清中检测到类风湿因子滴度升高。大鼠注射降植烷10天后临床关节炎表现尚未出现时，在镜下即可观察到滑膜增生，随后炎性细胞浸润，以中性粒细胞和单核细胞为主。注射药30天后可见软骨和骨的破坏，从软骨下开始向边缘侵蚀，有血管翳形成。小鼠降植烷诱导关节炎模型以迟发的慢性病程为特点，首次注射后70~180天可观察到一个或多个关节肿胀变形，持续、缓慢进展，迁延100~200天以上。关节炎症程度较轻，且局限于踝关节，很少蔓延至四肢，但也常常不只一个关节受累。在小鼠肉眼可见的关节炎出现10天后，即可观察到软骨和骨的破坏，从软骨下开始向边缘侵蚀，有血管翳形成。

**6. 胶原抗体诱导关节炎模型** 用纯化的Ⅱ型胶原抗体腹腔注射或静脉注射对小鼠进行免疫，4天左右足趾出现红肿，10天左右达高峰。受累关节的组织学显示大量中性粒细胞浸润，伴有骨和软骨侵蚀、血管翳形成和纤维蛋白沉积。该模型不涉及初级免疫反应过程，与胶原诱导关节炎相比发病快；可使用转基因或基因敲除等转基因小鼠，因此可用于研究某种基因在RA中的作用以及药物的影响。

**7. 6-磷酸葡萄糖异构酶诱导关节炎模型** 用重组人6-磷酸葡萄糖异构酶与完全弗氏佐剂等体积超声混合乳化，免疫10~14周的DBA/1小鼠，发病率大于90%，免疫后第9天出现足趾红肿，第15天达高峰，然后逐渐恢复。关节组织病理以淋巴细胞为主，进入缓解期后，炎细胞数量显著减少，大量纤维组织增生，符合RA慢性、以滑膜炎性改变为主的特点。相比胶原诱导关节炎模型，在对CD4 T细胞的依赖性以及对生物制剂反应性方面可以模拟RA患者体内$CD4^+$T细胞过度增殖和iNKT细胞缺陷等特点。

**8. 蛋白多糖诱导关节炎模型** 蛋白多糖作为抗原形成免疫交叉反应诱导关节炎症的发生、发展。该模型用12~14周的BALB/c小鼠腹腔注射蛋白多糖诱导，免疫1~2周出现足趾红肿，2~6周表现为关节变形、关节强直畸形，3~4月龄累及关节周围组织。此模型与MHCⅡ类分子相关，涉及T细胞和B细胞参与的细胞免疫和体液免疫。

**9. 软骨寡聚基质蛋白诱导关节炎模型** 软骨寡聚基质蛋白免疫动物可以诱导较强的自身抗体反应。通过激活淋巴细胞或与自身抗体结合，导致周围关节的炎症。该模型用大鼠诱导，表现为后足趾急性红斑和肿胀，逐渐累及踝关节。免疫后22天达高峰，43天关节症状基本消失，无关节畸形。此模型适用于研究软骨与免疫系统的相互作用。

**10. hIL-1β诱导关节炎模型** 包含人IL-1β cDNA的逆转录病毒转染小鼠胚胎成纤维细胞系NIH-3T3。经转导、克隆，筛选得到3T3-hIL-1β重组体，体外能产生高水平hIL-1β。于10~14周的DBA/1小鼠膝关节内注射该细胞，制备hIL-1β诱导关节炎模型。24小时后膝关节出现明显炎症反应，7~10天关节破坏明显。由于IL-1β在RA软骨和骨破坏中起重要作用。本模型中人IL-1β可以与小鼠的IL-1R发生交叉反应，该模型对于抗hIL-1β单克隆抗体的临床前药效学研究具有重要意义。

**11. 自发性基因修饰关节炎模型**　随着转基因和基因敲除等生物技术的发展，自发性基因修饰关节炎模型已广泛应用于治疗 RA 药物的筛选。

（1）人 TNF 转基因小鼠模型　用人珠蛋白基因替换人 TNF 基因的3′区域，构建3′-修饰的 TNF 基因。将此基因显微注射入小鼠受精卵，获得人 TNF 转基因小鼠。该小鼠高水平表达 TNF-α，4 周龄即可出现对称性、多发性关节炎，与 RA 患者的临床表现极为相似，病程中可见关节滑膜的增生和炎症细胞的浸润，病程的晚期可出现软骨及骨组织的侵蚀，但血清中不出现类风湿因子。该模型小鼠的病程表现为慢性炎症、进展缓慢、病情稳定、病程长且为非免疫依赖性，该模型有利于比较 TNF 抑制剂与其他药物的疗效差异。

（2）T 细胞受体的转基因小鼠模型　K/B×N 小鼠来自于 KRN-C57BL/6 T 细胞受体转基因小鼠与 NOD 小鼠杂交后代，能自发产生关节炎。3 周龄左右的 K/B×N 小鼠即可出现一种与 RA 非常相似的侵袭性多关节炎症。关节炎表现为慢性、进行性、系统性病变，呈现类似 RA 的表现包括滑膜炎、血管翳形成和软骨破坏，细胞因子 TNF-α 和 IL-6 增加，而且会持续产生抗 6-磷酸葡萄糖异构酶抗体。与 RA 不同的是，该模型起病较快、进展快、严重度高、远端趾（跖）间关节受累，偶有脊柱受累、缺乏类风湿因子。该模型关节炎的发生与 T 细胞、B 细胞均有关，抗 6-磷酸葡萄糖异构酶抗体为致病性抗体，适合研究自身抗体在 RA 中的作用。

（3）SKG 小鼠模型　SKG 小鼠是一种遗传背景为 BALB/c，具有隐形突变基因（Zap-70 突变）的自发关节炎模型，8 周龄左右出现对称性足趾和踝关节肿胀，慢性进行性进展，后期多发展为关节强直，该模型主要是由 T 细胞介导，高度依赖 IL-17 以及其他细胞因子的表达，适合研究 RA 与 T 细胞的关系。

## （二）药物剂量和给药途径设计及阳性对照药的选择

**1. 药物剂量设计**　确定最适给药剂量时，由小剂量开始，在离体器官时按照 3 倍或 10 倍剂量递增，在整体动物时一般按照 2 倍剂量递增。常用下面几种方法：①参考已有的临床前、临床文献参考资料。②根据预期量进行设计：动物给药时，应用初始剂量之后，若没有发现疗效，也未发现任何不良反应，可继续按照 2 倍、3.3 倍、5 倍递增，2～4 次可达到预期量，以后每次递增 30%～50%。③根据 $LD_{50}$ 设计：先采用急性毒性试验 $LD_{50}$ 的 1/10～1/20 开始试验，根据上述剂量间隔设计方法，找到有效剂量，从而设置高、中、低三个剂量。

**2. 给药途径设计**　上述动物模型（小鼠、大鼠）的给药方式主要有灌胃、静脉注射、腹腔注射等，根据药物特点选择与拟临床给药途径一致的给药方式。

**3. 量效时效设计**　通过药效学试验确定量效关系，量效关系要能确定最小有效量、半数有效量和最大效应量。在确定药效学试验剂量前，一般要有预试验，明确最小有效量、最大有效量，据此确定量效曲线的剂量设计。正式试验时，在最小有效量、最大有效量之间插入 1～3 个剂量点。根据实验目的进行预防性给药或者治疗性给药，预防性给药在建立模型之前给予药物，观察药物对实验性关节炎的预防作用；治疗性给药在疾病模型成立后给予药物，观察药物对实验性关节炎的治疗作用。药物的给药间隔，通常依据此类药物在临床中的使用情况作为参照。对于新药研究，可根据药物半衰期等确定给药次数。

**4. 阳性对照药设计**　选择公认的临床上治疗 RA 有效的药物作为评价药物治疗 RA 的阳性药，需要注意的是选择与实验药物机制相近的临床常用药物，此外注意阳性对照药不仅对 RA 患者有效，对 RA 动物模型也需有效。

## （三）主要观察指标与检测方法

根据 RA 患者的临床表现、实验室指标、免疫学指标（免疫细胞、细胞因子、抗体等）、关节 X 线、关节超声等选择表 13－1－1 中所列指标作为动物模型的观察指标。

**表 13－1－1　全身表现评分：每只动物最大 8 分**

| 部位 | 临床表现 | 评分 |
|---|---|---|
| 耳 | 无结节和发红症状 | 0 |
| | 一只耳朵有结节和发红症状 | 1 |
| | 两只耳朵有结节和发红症状 | 2 |

续表

| 部位 | 临床表现 | 评分 |
|---|---|---|
| 鼻 | 无结缔组织肿胀 | 0 |
| | 明显结缔组织肿胀 | 1 |
| 尾 | 无结节 | 0 |
| | 有结节 | 1 |
| 前足趾 | 无肿胀 | 0 |
| | 一个前足趾肿胀 | 1 |
| | 两个前足趾肿胀 | 2 |
| 后足趾 | 无肿胀 | 0 |
| | 一个后足趾肿胀 | 1 |
| | 两个后足趾肿胀 | 2 |

**1. 关节肿胀数** 每只足趾计1个踝关节和5个指（趾）关节，每只鼠最多计24个关节肿胀。

**2. 关节肿胀度** 致炎前（d0）用足容积测量仪测量大鼠后足（非致炎侧）容积，致炎后某一时间与致炎前足容积的差值即为该时大鼠的足爪肿胀度（Δml = 致炎后足容积 - 致炎前足容积）。

**3. 关节炎指数** 每个关节的继发性改变按下列标准评分：0 = 正常；1 = 踝关节出现红斑和轻微肿胀；2 = 踝关节到跖关节或掌关节出现红斑和轻微肿胀；3 = 踝关节到跖趾关节或掌关节出现红斑和中度肿胀；4 = 踝关节到趾关节出现红斑和重度肿胀。最大评分为16分。

**4. 足爪压痛阳性数** 使用压痛测定仪给动物足爪施加连续递增的压力，当其后足缩回时，由显示器上读出所加的压力数值为痛阈。致炎前测得的压力值为基础痛阈，致炎后某一时间测得的压力值为该时的痛阈。每个足爪压痛阳性计1分，最大计4分。

**5. 关节X线评分** 关节破坏从骨侵蚀和关节间隙改变两个方面进行评价。

（1）骨侵蚀评分 0分 = 正常；1分 = 可疑或一个微小局部病灶；2分 = 两个局部病灶或病灶总表面积 ≤50%；3分 = 三个以上的病灶或病灶总表面积 >50%；4分 = 关节面完全破坏，或出现骨缩小。

（2）关节间隙改变 0分 = 正常；1分 = 间隙内出现可疑或一个微小局部病灶；2分 = 关节间隙出现狭窄；3分 = 关节强直或关节间隙消失。

**6. 关节超声评分** 从关节积液、滑膜增生、关节骨质侵蚀、滑膜多普勒血流进行关节超声分级评价。

（1）关节积液分级 0级 = 无关节积液；1级 = 少量关节积液；2级 = 中量关节积液，无关节囊膨隆；3级 = 大量关节积液，有关节囊膨隆。

（2）滑膜增生分级 0级 = 无滑膜增厚；1级 = 滑膜轻度增厚，不超过骨面最高点连线；2级 = 滑膜增厚超过骨面最高点连线，但不超过骨干；3级 = 滑膜增厚超过骨面最高点连线，并延伸至少超过一侧的骨干。

（3）关节骨质侵蚀分级 0级 = 骨面规则，回声连续；1级 = 骨面不规则，回声不连续，但纵、横切面均未见缺损；2级 = 纵、横切面均可见到骨面有缺损；3级 = 多个缺损导致骨组织破坏明显。

（4）滑膜多普勒血流分级 0级 = 关节内无彩色血流信号；1级 = 关节内检测到最多3个彩色血流信号；2级 = 彩色血流信号较1级多，但血流填充区 <50% 关节内区域；3级 = ≥50% 以上关节内区域填充彩色血流信号。

**7. 关节病理学评分** 踝关节石蜡切片，进行HE染色，观察关节病理学改变并根据炎症、骨质侵蚀、破骨细胞数量和血管翳进行分项评分。

（1）炎症评分 0 = 正常；1 = 轻度炎症，出现1个聚集物或较少的分散白细胞浸润；2 = 中度炎症，出现2个或2个以上的白细胞聚集物；3 = 重度炎症，白细胞融合、分散浸润明显。

（2）骨质侵蚀评分 0 = 正常；1 = 小量侵蚀，1～2个小的浅部位；2 = 少量侵蚀，1～4个中等大小和深度部位；3 = 中等侵蚀，5个以上部位，局部侵蚀到骨皮质；4 = 重度侵蚀，多重损伤，局部或完全侵蚀到骨皮质；5 = 广泛损伤，皮质穿透骨长度的25%以上。

（3）破骨细胞评分　0 = 正常；1 = 较少破骨细胞（<5% 受累骨表面）；2 = 一些破骨细胞（5%~25% 受累骨表面）；3 = 很多破骨细胞（30%~50% 受累骨表面）；4 = 大量破骨细胞（>50% 受累骨表面）。

（4）血管翳评分　0 = 正常；1 = 滑膜组织轻度侵犯骨组织或软骨；2 = 滑膜组织中度侵犯骨组织或软骨；3 = 滑膜组织严重侵犯骨组织或软骨。

**8. 脾脏病理评分**　取脾脏进行石蜡切片，进行 HE 染色，从动脉周围淋巴鞘的细胞密度、淋巴小结增生（生发中心）、边缘区增生、红髓充血进行判定，按照病变从轻到重进行 0~3 级病理评分。

（1）动脉周围淋巴鞘的细胞密度评分　0 = 正常；1 = 细胞密度轻微增大；2 = 细胞密度中度增大，有细胞拥挤；3 = 细胞密度重度增大，有细胞拥挤叠加。

（2）淋巴小结增生（生发中心）评分　0 = 无增生，生发中心极少或无；1 = 轻微增生，可见生发中心；2 = 中度增生，生发中心明显；3 = 过度增生，细胞密度增大，生发中心多见。

（3）边缘区增生评分　0 = 无增生，混有少量红细胞；1 = 轻微增生，边缘区轻度增宽；2 = 中度增生，边缘区明显增宽，红细胞减少；3 = 重度增生，与白髓界限模糊。

（4）红髓充血评分　0 = 无充血；1 = 轻微充血，脾脏血量轻度增多；2 = 中度充血；红髓中固有的细胞成分减少，在小梁或被膜附近可见一些被血液排挤的淋巴组织；3 = 脾髓内充盈大量血液，红髓中固有的细胞成分大为减少，小梁或被膜附近明显可见被血液排挤的淋巴组织。

**9. 免疫学指标（免疫细胞、细胞因子、抗体等）评价**　用流式细胞术检测外周血以及脾脏中免疫细胞亚群及活化情况。包括初始 T 细胞（$CD4^+CD62L^+$）、活化的 T 细胞（$CD4^+CD25^+$，$CD4^+CD69^+$）、Th1 细胞（$CD4^+IFN\text{-}\gamma^+T\text{-}bet^+$）、Th2 细胞（$CD4^+IL\text{-}4^+GATA^+$）、Th17 细胞（$CD4^+IL\text{-}17^+ROR\gamma t^+$）、Treg 细胞（$CD4^+CD25^+Foxp3^+$）亚群比例；未成熟 B 细胞（$CD19^+IgM^+IgD^-$）、成熟 B 细胞（$CD19^+IgM^+IgD^+$）、浆细胞（$CD19^+CD138^+PCA\text{-}1^+$）、记忆 B 细胞（$CD19^+CD27^+$）亚群比例；树突细胞亚群（炎性条件下大量出现的 mo-DC 和 pDC）、成熟度（CD80、CD86、MHCI/II）和吞噬功能，巨噬细胞亚群（M1 型和 M2 型）、吞噬功能和极化情况。用免疫组化检测滑膜组织中免疫细胞的浸润等。用 ELISA、CBA、蛋白芯片、PCR 等方法检测血清或者滑膜组织中的细胞因子，包括 Th1 细胞分泌的 IFN-γ、IL-2；Th2 细胞产生 IL-4、IL-5、IL-9、IL-10 和 IL-13；Th17 细胞产生 IL-17、IL-21、IL-22、TNF-α；趋化因子 CXCL1、CXCL5、CCL20 和其他炎性因子 PGE2、NO、MMP、RANKL 以及 OPG 等。

**10. 血清学指标**　血清自身抗体可检测类风湿因子、抗Ⅱ型胶原抗体、抗环瓜氨酸肽抗体、抗 6-磷酸葡萄糖异构酶抗体等。另外急性期反应物如 C 反应蛋白、血沉也可以反映疾病的活动情况。

### （四）药物体外机制研究

为了更好阐明药物作用机制，在药理学研究中，经常采用体外细胞模型研究药物的作用机制。一般情况下在细胞生长到 70%~80% 处于对数生长期时加入药物，药物的剂量可以参考文献资料，也可以以 10 倍梯度先试 4~5 个浓度，一般设计为 $10^{-4}$mol/L、$10^{-5}$mol/L、$10^{-6}$mol/L、$10^{-7}$mol/L、$10^{-8}$mol/L、$10^{-9}$mol/L，然后根据实验结果做剂量调整。药物作用时间一般选做 24~72 小时（一般细胞 24 小时左右增殖一代，生长较快的细胞 12~16 小时增殖一代），实验的具体时间需要根据不同种类的细胞摸索，如果细胞密度过密，达到生长的平台期，则不适合评价细胞功能。因此针对不同的药物、不同的细胞种类，需要调整细胞密度、观察时间，以得到一个很好的时间-浓度依赖曲线。

**1. 滑膜细胞**　滑膜细胞是滑膜组织的重要组成成分，通过分泌各种细胞因子、蛋白酶类、花生四烯酸代谢产物等，在关节破坏过程中发挥重要作用。体外可以用胶原酶-胰蛋白酶消化法分离培养原代巨噬滑膜细胞，组织块培养分离培养原代成纤维滑膜细胞，也可选用人 RA 滑膜细胞株 MH7A。在体外实验设计中给予不同浓度的药物与细胞进行共培养，以正常动物或者正常人的滑膜细胞为对照。

RA 滑膜细胞典型特征为增殖异常活化，药物作用后可以通过 MTT、CCK8、BrdU、CFSE 等方法检测细胞的活力和增殖能力。滑膜细胞分泌的典型细胞因子包括 TNF-α、IL-17、IL-1、IL-6、IL-8、PGE2、MMP、OPG、RANKL 等；可用 ELISA、CBA、蛋白芯片等方法检测培养上清中细胞因子水平，评估细胞的分泌能力，以上指标可用于评估药物对滑膜增生、骨和软骨破坏的影响。另外还可以用免疫组化、免疫荧光、WB、PCR 等方法检测蛋白表达、受体信号分子等。

**2. 成骨细胞** 成骨细胞能特异性分泌多种生物活性物质，调节并影响骨的形成和重建过程。体外原代培养可以采用胶原酶处理松质骨骨块以除去结缔组织和骨髓造血组织，再将处理过的骨块进行培养来获得纯净的成骨细胞；也可对胚胎颅骨中所获得的成纤维样细胞加入 β-甘油磷酸钠诱导分化得到成骨细胞。小鼠胚胎成骨细胞 MC3T3-E1 属于前成骨细胞，它具有成骨细胞体外培养的所有特性，可以表达以及分泌骨细胞所具有的多种蛋白和受体，在研究药物对骨的影响中，MC3T3-E1 细胞是最为常用的骨代谢细胞模型。体外实验中可通过茜素红染色矿化分析、碱性磷酸酶活性测定、增殖检测以及分泌 OPG 和 RANKL 的检测等反映成骨细胞功能。

**3. 破骨细胞** 破骨细胞有骨吸收作用，是 RA 关节破坏的主要细胞。细胞因子和自身抗体影响破骨细胞的活化，从而影响局部骨吸收。促进破骨细胞分解或活化的细胞因子，如 IL-1、IL-6、IL-8、IL-11、IL-17、TNF-α、Th17 细胞等，抑制破骨细胞分解或活化的细胞因子，如 IL-4、IL-10、IL-13、IL-18、IFN-γ、IFN-β 等。促炎症细胞因子通过 RANK/RANKL/OPG 系统，直接或直接作用于破骨细胞。破骨细胞的培养方法主要有：骨髓机械分离法、骨髓细胞诱导法、脾干细胞诱导法、血液单个核细胞诱导法、小鼠 RAW264.7 细胞系诱导法及骨巨细胞瘤分离法。常用外周血单个核细胞经核因子 κB 受体活化因子配体和巨噬细胞集落刺激因子诱导分化为破骨细胞。可以通过 MTT、CCK8、BrdU、CFSE 等方法检测细胞的活力和增殖能力，采用比色法测定破骨细胞标志物抗酒石酸酸性磷酸酶（tartrate resistant acid phosphatase，TRAP）活性，采用 TRAP 染色观察破骨细胞形态并计算其数量，采用甲苯胺蓝染色观察骨片表面骨吸收陷窝形态，并计算骨吸收陷窝面积。通过对破骨细胞功能的检测可以评估药物对 RA 骨破坏的作用及机制。

**4. 软骨细胞** 软骨细胞的培养可以采用酶消化法进行原代培养，细胞株有 HC-A 人软骨细胞系和 ATDC5 小鼠成软骨细胞系。ATDC5 细胞株来源于小鼠畸胎癌株 AT805，作为一个前软骨细胞株其分化过程与软骨形成过程类似。在细胞因子、激素和无机磷酸盐等作用下，ATDC5 细胞可以发生增殖、聚集进而进入软骨细胞分化阶段，分化为增殖性软骨细胞。增殖性软骨细胞随后继续分化为肥大性软骨细胞，从而进入终末分化阶段，软骨基质发生矿化，最终沉积成骨。ATDC5 细胞系是体外研究软骨分化的理想模型，可以作为软骨分化的工具细胞系来评估药物的作用。在体外可以通过细胞增殖实验测定 ATDC5 细胞增殖，通过阿力新蓝染色分析细胞中软骨生成状况，RT-PCR 检测软骨相关特征分子Ⅱ、Ⅹ型胶原，聚集蛋白聚糖，软骨寡聚基质蛋白，SOX9，去分化特征分子Ⅰ型胶原，多功能蛋白聚糖等的表达。ATDC5 细胞株是研究软骨细胞增殖、分化与矿化的分子机制的有效的体外模型。

**5. 免疫细胞** 大量的活化免疫细胞是诱导 RA 自身免疫反应发生，导致关节滑膜炎症的关键因素。因此可以选择 T 细胞、B 细胞、巨噬细胞和树突细胞等免疫细胞进行体外药物作用机制研究。

（1）T 细胞 RA 的 T 细胞异常包括初始 T 细胞数量的减少、自身反应性 T 细胞的增殖，以及滑膜组织中 T 细胞的大量浸润。浸润在关节滑膜中的 T 淋巴细胞可以以直接接触的方式活化滑膜组织中的其他细胞，包括 B 细胞、单核/巨噬细胞、滑膜细胞等。体外可以从外周血或者脾脏通过磁珠分选或者流式分选的方法分离获得 T 细胞。利用 ELISA、CBA、蛋白芯片等方法检测培养上清中细胞因子水平（IFN-γ、IL-2、IL-4、IL-5、IL-9、IL-10、IL-13、IL-17、IL-21、IL-22 和 TNF-α 等），评估细胞的分泌能力。可以通过 MTT、CCK8、BrdU、CFSE 等方法检测细胞的活力和增殖能力，流式细胞术检测 T 细胞表面分子 CD62L、CD25、CD69 等的表达，评估 T 细胞的活化情况；也可以将 T 细胞与滑膜细胞、B 细胞等进行共培养，探讨细胞间的相互作用及药物的影响。

（2）B 细胞 B 细胞介导的 RA 的免疫反应包括自身抗原的提呈、自身抗体的产生、细胞因子的分泌以及对 T 细胞的活化。RA 患者血液中出现高滴度的自身抗体是 RA 的特点之一，也是早期诊断和判断预后的重要指标。体外可以用 LPS 刺激脾脏细胞，可以通过 MTT、CCK8、BrdU、CFSE 等方法检测细胞的活力和增殖能力；用流式细胞术检测 B 细胞表面分子的表达，评估 B 细胞的活化情况；也可以从外周血或者脾脏通过磁珠分选或者流式分选的方法分离获得 B 细胞，将 B 细胞与滑膜细胞、T 细胞等进行共培养，探讨细胞间的相互作用及药物的影响。

（3）树突细胞　未成熟的树突细胞可以在关节局部不断地获得软骨糖蛋白等自身抗原，摄取抗原后分化为高表达共刺激分子和MHCⅠ/Ⅱ的成熟树突细胞，成熟树突细胞提呈抗原，启动T细胞免疫反应，分泌Th1和Th17分化的关键分子IL-12和IL-23诱导Th1、Th17的分化。体外可对骨髓细胞进行诱导培养出树突细胞，通过流式细胞术检测树突细胞共刺激分子（CD80和CD86）、MHCⅠ/Ⅱ的表达，以及吞噬功能，来反映树突细胞的功能；还可以将树突细胞与T细胞进行共培养，通过流式细胞术检测T细胞表面活化相关的分子CD62L、CD25、CD69等的表达，反映树突细胞对T细胞的活化作用及药物的影响。

（4）巨噬细胞　在RA的免疫反应中巨噬细胞是重要的抗原提呈细胞，M1型巨噬细胞分泌趋化因子和促炎性细胞因子，通过提呈抗原参与RA的正向免疫应答，发挥免疫监视作用；M2型巨噬细胞抗原提呈能力较弱，可以通过分泌抑制性细胞因子IL-10、TGF-β等下调RA的免疫应答。因此可以通过流式细胞术检测巨噬细胞M1、M2亚群，吞噬功能；利用ELISA、CBA、蛋白芯片等方法检测培养上清中细胞因子水平，评估细胞的分泌能力；通过上述指标来阐明药物对RA免疫功能的调节作用。

**6. 受体及信号分子**

（1）白细胞分化抗原　白细胞分化抗原是免疫细胞在分化成熟的不同阶段及活化过程中，出现或消失的细胞表面标记，作为细胞的重要受体或配体广泛参与免疫细胞的生长、成熟、分化、发育、迁移、激活。在评价药物对RA的免疫调节功能时可以用免疫细胞上白细胞分化抗原的表达情况作为检测指标。如评价药物对T细胞活化的影响时可以检测T细表面CD62L、CD69、CD25的表达情况；评价药物对树突细胞成熟的影响时可以检测树突细胞表面CD80、CD86的表达。

（2）G蛋白偶联受体及信号　G蛋白偶联受体为7次跨膜蛋白，其配体包括前列腺素受体、趋化因子受体、$\beta_2$-肾上腺素受体、趋化因子受体等，它们在免疫系统和炎症调节中有重要作用，与RA的发生密切相关。G蛋白偶联受体典型的信号通路有Gα-AC-cAMP-PKA，Gq-PLC-IP3/DAG-PKC通路等。G蛋白偶联受体激酶可介导G蛋白偶联受体快速失敏，也参与ERK、PI3K、Akt的活化调控。如果药物可以影响这些配体或受体，或者影响配体与受体的结合，或者直接影响受体后信号分子，则可以通过检测这些受体及受体后信号，评估药物的作用。

（3）酪氨酸蛋白激酶型受体及信号　是最大的一类酶联受体，其配体包括胰岛素、多种生长因子（如表皮生长因子受体、血小板生长因子受体、巨噬细胞集落刺激生长因子受体、胰岛素和胰岛素样生长因子-1受体、神经生长因子受体、成纤维细胞生长因子受体、血管内皮生长因子受体、肝细胞生长因子受体等）、同源性癌基因产物等。与配体结合后的受体二聚化、受体内酪氨酸蛋白激酶活化，结合下游结构域衔接信号转导蛋白，激活多种信号转导通路如PLCγ-DAG-PKC，IP3-$Ca^{2+}$通路、PI3K-PKB通路，以及小G蛋白-Ras-Raf-MEK-ERK，与RA的免疫细胞功能的调节和炎症密切相关。如果药物可以影响这些配体或受体，或者影响配体与受体的结合，或者直接影响受体后信号分子，则可以通过检测这些受体及受体后信号，评估药物的作用。

（4）与酪氨酸蛋白激酶连接的受体及信号　胞膜上的受体通过与胞内的酪氨酸蛋白激酶（JAK家族、Src家族、Syk/ZAP-70家族）连接，受体与配体结合后受体发生异源或同源寡聚化，胞内非受体型PTK活化，影响相关基因表达，而改变靶细胞增殖、分化、参与调节RA的炎症免疫反应。此类受体有细胞因子受体超家族、淋巴细胞抗原受体以及部分细胞黏附分子等。Src激酶家族是原癌基因c-Src的产物，参与抗原受体、细胞因子受体和整合素介导的跨膜信号转导；JAK-STAT的胞外信号包括干扰素、白细胞介素、生长因子等，JAK1、JAK3更多的与免疫调节有关；Syk/ZAP-70家族包括Syk/ZAP-70介导淋巴细胞抗原受体和某些细胞因子受体的信号转导，在淋巴细胞的分化、发育和活化中具有重要作用。如果药物影响配体与受体的结合，或者直接影响受体后信号分子，则可以通过检测这些受体后信号，评估药物的作用。如JAK-STAT信号通路适用于评估JAK抑制剂、白细胞介素受体拮抗剂的作用。

（5）TNF受体家族及信号　此受体家族包括TNFR1、Fas、死亡受体3，与配体结合后可以通过诱导caspase或者NF-κB活化，影响多种细胞因子、黏附分子、免疫受体、急性时相蛋白、应激反应蛋白基因转录。在评估TNF拮抗剂类药物时，TNF受体后信号可以作为检测指标。

（6）核受体及信号　核受体是配体依赖性的转录调节因子，其配体为脂溶性分子，如糖皮质激素受体、雌激素受体、雄激素受体等。受体与配体结合后，受体以同源或异源二聚体形式与靶基因中激素反应元件结合，募集具有组蛋白乙酰转移酶活性的共激活因子，组蛋白乙酰化后，染色质结构打开，DNA 模板裸露，转录因子与 DNA 结合为转录起始复合物，从而促进转录。在评估甾体抗炎免疫药物时，核受体及信号是合适的检测指标。

### （五）药物疗效指标的选择与评价

**1. 诊断标准** 参考美国风湿病学会（American College of Rheumatology，ACR）和欧洲抗风湿病联盟（European League Against Rheumatism，EULAR）2010 ACR/EULAR RA 诊断标准，依据实验室多年研究经验，制定安徽医科大学临床药理研究所（Institute of Clinical Pharmacology of Anhui Medical University，ICPA）2019 ICPA 实验动物 RA 诊断标准，按照下列标准评分≥6/10，诊断为实验动物 RA。

表 13－1－2 显示 2019 ICPA 实验动物 RA 诊断标准包括关节受累、血清学、急性反应物、全身评分 4 个部分，总评分为 10 分。四项评分中取最高分，总得分≥6 分确诊为实验动物 RA。受累关节指的是任何红肿的关节，可通过影像学证据证实。中大关节指的是踝关节和膝关节，小关节指的是指（趾）关节。低滴度自身抗体阳性指的是自身抗体水平高于正常上限水平且低于 3 倍正常上限水平，高滴度自身抗体阳性指的是自身抗体水平高于 3 倍正常上限水平。

除根据 2019 ICPA 实验动物 RA 诊断标准对实验动物 RA 进行诊断外，还可对全身表现评分、关节肿胀数、关节肿胀度、关节炎指数、关节压痛、关节 X 线评分、关节超声评分等进行分项显著性检验。

**表 13－1－2 2019 ICPA 实验动物 RA 诊断标准**

| 按照下列标准评分≥6/10，明确诊断为实验动物 RA | | |
|---|---|---|
| | 指标 | 评分 |
| 关节累及 | 中大关节 1 | 0 |
| | 中大关节 2～4 | 1 |
| | 小关节 1～3 | 2 |
| | 小关节 4～10 | 3 |
| | >10（至少一个小关节） | 5 |
| 血清学 | 自身抗体阴性 | 0 |
| | 低滴度自身抗体阳性 | 2 |
| | 高滴度自身抗体阳性 | 3 |
| 急性反应物 | CRP 和 ESR 正常 | 0 |
| | CRP 或 ESR 升高 | 1 |
| 全身评分 | 1～3 | 0 |
| | 4～8 | 1 |

血清自身抗体：可检测类风湿因子、抗Ⅱ型胶原抗体、抗环瓜氨酸肽抗体、抗 6-磷酸葡萄糖异构酶抗体等。
CRP：C-reactive protein，C 反应蛋白；ESR：erythrocyte sedimentation rate，血沉。

**2. 疗效判断标准** 参考 RA 患者药物治疗 ACR20/50/70 标准，以及实验室多年的研究经验，制定 RA 动物模型 ICPA25/50/75 标准。

RA 动物模型的 ICPA25 定义为：足爪压痛阳性数和关节肿胀数至少减少 25%，并且以下 3 项中至少 2 项得到 25% 的改善：关节炎指数，全身表现评分，血清 CRP 或 ESR。

ICPA50 和 ICPA75 指上述指标得到 50% 或 75% 的改善。

致炎后足爪在某一时间的痛阈大于基础痛阈定义为压痛阳性，关节肿胀数、关节炎指数和全身表现评分的定义如前所述。给药后动物血清 CRP 或 ESR 水平较造模后降低定义为血清 CRP 或 ESR 改善。

除根据 ICPA25/50/75 标准进行药物疗效判断以外，还可以对全身表现评分、关节肿胀数、关节肿胀度、关节炎指数、关节压痛、关节 X 线评分、关节超声评分、关节病理学评分、脾脏病理评分、免疫学指标（免疫细胞、细胞因子、抗体等）等进行分项显著性检验，如表 13－1－3。

表 13-1-3　RA 动物模型 ICPA25/50/75 疗效判断标准

| 观察指标 | 足爪压痛阳性数 | 关节肿胀数 | 关节炎指数 | 全身表现评分 | 血清 CRP 或 ESR |
|---|---|---|---|---|---|
| ICPA25 | 改善 25% | 改善 25% | 改善 25% | 改善 25% | 改善 25% |
| ICPA50 | 改善 50% | 改善 50% | 改善 50% | 改善 50% | 改善 50% |
| ICPA75 | 改善 75% | 改善 75% | 改善 75% | 改善 75% | 改善 75% |

注：ICPA：Institute of Clinical Pharmacology of Anhui Medical University。

足爪压痛阳性数：每个足爪压痛阳性计 1 分，最大计 4 分。

关节肿胀数：每个关节计 1 个踝关节和 5 个指（趾）关节，每只动物最多计 24 个关节肿胀数。

关节炎指数：每个关节继发性改变按下列标准评分：0 = 正常；1 = 踝关节出现红斑和轻微肿胀；2 = 踝关节到跖关节或掌关节出现红斑和轻微肿胀；3 = 踝关节到跖趾关节或掌关节出现红斑和中度肿胀；4 = 踝关节到趾关节出现红斑和重度肿胀；每只动物最大计 16 分。

全身表现评分：每只动物最大计 8 分。

血清 CRP 或 ESR：实测值。

## 四、实例

### 托法替尼对大鼠佐剂性关节炎和小鼠胶原性关节炎的治疗作用及机制研究

**1. 药物特性**　托法替尼属于 JAK 抑制剂，可有效抑制 JAK3，对 JAK1、JAK2 和 Tyk2 也有一定抑制作用，阻断多种炎性细胞因子的信号转导。

**2. 研究目的**　明确托法替尼对大鼠佐剂性关节炎和和小鼠胶原性关节炎的治疗作用。

**3. 动物选择和模型选择**　本研究选用 SPF 级 150g 左右的雄性 SD 大鼠作为建立佐剂性关节炎的动物。选用 DBA/1 小鼠建立胶原性关节炎模型。

**4. 实验分组**　大鼠设正常组、模型组、实验药托法替尼三个剂量组（0.3mg/kg、1.0mg/kg、3.0mg/kg）、阳性对照药 MTX（0.5mg/kg）组，于 AA 大鼠全身炎症出现后随机分组，每组 8～10 只。小鼠设正常组、模型组、实验药托法替尼三个剂量组（0.4mg/kg、1.4mg/kg、4.2mg/kg）、阳性对照药 MTX（2mg/kg）组，于全身炎症出现后随机分组，每组 10～12 只。

**5. 给药途径、给药剂量和给药时间**　托法替尼为小分子化合物，临床用药为口服用药途径，因此本研究选择灌胃给药。药物在整体动物药效学评价一般设计 3 个剂量以上，针对大鼠设计托法替尼三个剂量组（每次 0.3mg/kg、1.0mg/kg、3.0mg/kg，灌胃给药，每天 2 次，用药 7～14 天）、阳性对照药 MTX 组（0.5mg/kg，灌胃，每 3 天 1 次，用药 3～5 次）。针对小鼠设计托法替尼三个剂量组（0.4mg/kg、1.4mg/kg、4.2mg/kg）、阳性对照药 MTX（2mg/kg）组，RA 临床用药多为治疗用药，因此托法替尼的给药时间为大鼠、小鼠出现关节炎表现以后。大鼠佐剂性关节炎炎症出现时间约为免疫后第 14 天左右，高峰期在第 21 天左右，第 35 天后逐渐缓解。因此本研究中托法替尼在佐剂性关节炎大鼠的给药时间为大鼠出现关节炎表现（第 14 天）后，给药 7～14 天。MTX 的剂量为每次 0.5mg/kg，灌胃给药，每 3 天 1 次，用药 3～5 次。小鼠胶原性关节炎炎症出现时间约为免疫后第 28 天左右，高峰期在第 35 天左右，第 50 天后逐渐缓解。因此本研究中托法替尼在胶原性关节炎小鼠的给药时间为小鼠出现关节炎表现（第 28 天）后，给药 14 天。MTX 的剂量为每次 2mg/kg，灌胃给药，每 3 天 1 次，用药 5 次。

**6. 评价指标**　根据 RA 患者的临床表现、实验室指标、免疫学指标（免疫细胞、细胞因子、抗体等）、关节病理、脾脏病理、关节 X 线、关节超声等观察指标，本研究选择全身评分、关节炎指数、关节肿胀数、关节压痛和关节病理的观察等指标作为评价托法替尼治疗大鼠佐剂性关节炎和小鼠胶原性关节炎的疗效指标。选择脾脏病理评分，T、B 细胞增殖，T、B 细胞活化和细胞亚群，树突细胞和巨噬细胞功能，细胞因子水平等免疫学指标，来评价托法替尼的免疫调节作用。

**7. 机制研究**　在炎症高峰期处死大鼠和小鼠，分离培养脾细胞、胸腺细胞、腹腔巨噬细胞和滑膜细胞。体外设模型组、托法替尼五个浓度组（$10^{-9}$mol/L、$10^{-8}$mol/L、$10^{-7}$mol/L、$10^{-6}$mol/L、$10^{-5}$mol/L）并取正常大鼠和小鼠脾细胞、胸腺细胞和滑膜细胞，作为对照。刺激同时用药：脾细胞用 LPS（5μg/ml）刺激；T 细胞用 ConA（4μg/ml）刺激。MTT 法检测 T 细胞、B 细胞、滑膜细胞增殖能力；ELISA 法检测滑膜细胞、腹腔巨噬细胞以及T细胞分泌能力（IL-1β、IL-2、IL-4、TNF-α、IL-6、IL-10、IL-17、RANKL、OPG）；Transwell检测滑膜细胞的迁移能力；流式细胞术检测巨噬细胞的吞噬能力。由于托法替尼属于JAK3及JAK1的抑制剂，本研究选择JAK-STAT信号通路作为评价药物作用机制的指标，用WB检测STAT的磷酸化，免疫荧光检测p-STAT的入核情况，通过观察上述指标揭示托法替尼治疗RA的作用环节和机制。

**8. 实验结果和疗效判断** 略。

（陈镜宇　魏　伟）

## 第二节　治疗系统性红斑狼疮药物的药理学研究

### 一、概述

系统性红斑狼疮（systemic lupus erythematsus，SLE）是一种自身免疫介导的弥漫性结缔组织病，血清中产生大量抗核抗体等多种自身抗体、出现多器官多系统累及为其两个主要临床特征。几乎各种自身免疫性疾病的临床表现均有可能发生在SLE。SLE的病因和发病机制尚未明确。目前研究认为，SLE的发病既有遗传、性激素等内在因素，也与环境因素、药物或感染等有关。

SLE临床表现复杂多样，多数呈隐匿起病，开始仅累及1～2个系统，表现轻度的关节炎、皮疹等，部分患者长期稳定在亚临床状态或轻型狼疮，后表现为病情的加重与缓解交替。SLE患者常常出现发热、疲乏等先兆症状；在鼻梁和双颧颊部呈蝶形分布的红斑是SLE特征性表现，还可出现光敏感、脱发、手足掌面和甲周红斑、盘状红斑、结节性红斑、脂膜炎、网状青斑、雷诺现象等；常出现对称性多关节疼痛、肿胀；50%～70%的SLE病程中会出现临床肾脏受累，表现为蛋白尿、血尿、管型尿乃至肾功能衰竭；有的SLE患者出现神经精神损害，表现为弥漫性的高级皮层功能障碍、局灶性神经定位体征等表现以及出现贫血和（或）白细胞减少和（或）血小板减少、胸膜炎、心包炎、消化道症状等。

SLE的诊断标准目前普遍采用美国风湿病学会1997年推荐的SLE分类标准（表13－2－1）。SLE分类标准的11项中，符合4项或4项以上者，可诊断为SLE。其敏感性和特异性均>90%。

**表13－2－1　美国风湿病学会推荐的SLE分类标准（1997年）**

| |
|---|
| 1. 颊部红斑：固定红斑，扁平或隆起，在两颧突出部位 |
| 2. 盘状红斑：片状隆起于皮肤的红斑，黏附有角质脱屑和毛囊栓；陈旧病变可发生萎缩性瘢痕 |
| 3. 光过敏：对日光有明显的反应，引起皮疹，从病史中得知或医生观察到 |
| 4. 口腔溃疡：经医生观察到的口腔或鼻咽部溃疡，一般为无痛性 |
| 5. 关节炎：非侵蚀性关节炎，累及2个或更多的外周关节，有压痛，肿胀或积液 |
| 6. 浆膜炎：胸膜炎或心包炎 |
| 7. 肾脏病变：尿蛋白>0.5g/24小时或+++，或管型（红细胞、血红蛋白、颗粒或混合管型） |
| 8. 神经病变：癫痫发作或精神病，除外药物或已知的代谢紊乱 |
| 9. 血液学疾病：溶血性贫血，或白细胞减少，或淋巴细胞减少，或血小板减少 |
| 10. 免疫学异常：抗ds-DNA抗体阳性，或抗Sm抗体阳性，或抗磷脂抗体阳性（后者包括抗心磷脂抗体，或狼疮抗凝物阳性，或至少持续6个月的梅毒血清试验假阳性的三者中具备一项阳性） |
| 11. 抗核抗体：在任何时候和未用药物诱发"药物性狼疮"的情况下，抗核抗体滴度异常 |

由于发病原因不明且临床表现复杂多样，SLE的药物治疗方案主要是根据病情进行对症治疗，其主要治疗药物包括糖皮质激素、抗疟药、免疫抑制剂、生物制剂等。

（1）糖皮质激素是SLE的基础用药，根据病情可采用大剂量冲击疗法、小剂量缓解期维持疗法以及局部联合羟基氯喹缓解关节痛等。

（2）羟基氯喹始终是轻症 SLE 的主要治疗药物，尤其对表现为关节炎、皮疹、脱发以及口腔和生殖器溃疡的患者；米帕林（mepacrine）是另外一种广泛应用于轻症狼疮患者的抗疟药，药物安全性好，使用剂量较小，当羟基氯喹单一用药效果不佳时常常选择两种药物联合治疗。

（3）对于伴有狼疮性肾炎的 SLE 患者，美国风湿病学会推荐以大剂量糖皮质激素冲击疗法后再给予每日大剂量的糖皮质激素联合免疫抑制剂（环磷酰胺、霉酚酸酯、硫唑嘌呤），可取得较好的疗效；对于妊娠患者则不能使用环磷酰胺、霉酚酸酯和甲氨蝶呤等致畸药物。

（4）对于难治性或复发性狼疮患者，利妥昔单抗（抗 CD20 单抗）、贝利木单抗（抗 B 淋巴细胞刺激因子单抗）等均显示出较好的治疗作用，但存在严重感染或诱发肿瘤等风险。目前还有多种生物药如依帕珠单抗（epratuzmab，抗 CD22 单抗）、阿巴西普（abatacept，重组的细胞毒淋巴细胞相关抗原与免疫球蛋白的融合蛋白）、注射用重组人 B 淋巴细胞刺激因子受体融合蛋白（TACI-Ig）等在 SLE 患者中进行疗效和安全性研究。

（5）对于神经系统受累的狼疮患者治疗取决于特定的临床综合表现，例如器质性脑病综合征和精神病样表现的治疗常需要多学科协作，给予患者糖皮质激素、免疫抑制剂和抗精神病药物的联合治疗。

## 二、治疗系统性红斑狼疮药物临床前药效学研究设计

### （一）在动物模型上药效学研究设计方法

**1. 动物模型的选择** 目前，国内外研究者建立了多种狼疮小鼠模型，对于了解 SLE 的病理生理机制、寻找更有针对性的治疗干预措施、开发更具潜力的 SLE 治疗药物等方面起到了至关重要的作用。其中，自发性小鼠模型主要有 MRL/lpr、（NZB/NZW）F1 代、（NZB/SWR）F1 代、MRL/gld 及 BXSB 小鼠等；诱发性小鼠模型有降植烷（pristane）诱导的 SLE 样小鼠模型、空肠弯曲菌诱导的 SLE 样小鼠模型、淋巴细胞染色质诱导的 SLE 样小鼠模型等。这些模型动物均可模拟出 SLE 的部分临床指标，如血清自身抗体增高、B 细胞多克隆激活、淋巴组织高度增生、间质性肾炎等，但其发病机制却不尽相同，所表现出的病理表现和性别偏向性也有差异。

（1）MRL/lpr 红斑狼疮小鼠模型 MRL/lpr 小鼠由 LG/J、AKR/J、C3H/Di 及 C57BL/6 几种不同品系小鼠经过一系列复杂交配产生，第 12 代时发生自发的常染色体隐性突变而区分成两个亚系，其中一个亚系为淋巴增殖基因（lymphoproliferation gene，lpr）突变丢失的 MRL/MpJ-Fas lpr（即 MRL/lpr）品系，另一亚系为 MRL/MpJl-pr/Fas（即 $MRL^{+/+}$）品系。MRL/lpr 小鼠由于缺失 Fas 基因而容易引起淋巴结病，同时由于 Fas 所介导的凋亡受到干扰，活化的淋巴细胞及自身反应性 T 细胞、B 细胞的存活时间明显延长，最终使机体自身免疫过度上调，表现出部分狼疮样病理特征。实验多采用 10~12 周龄雌性小鼠。

模型主要特点：

1）MRL/lpr 小鼠为一种自发性红斑狼疮模型，其发病表现、免疫学特点、肾脏损害表现均与人类 SLE 非常相似，广泛用于治疗 SLE 药物的评价。

2）发病特点：发病时间较早（2~3 月龄）。

3）血清学特点：MRL/lpr 小鼠血清中的自身抗体主要包括抗 DNA 抗体、抗组蛋白抗体、抗 ENA 抗体（如抗 Sm、Ro/SSA 和 La/SSB 抗体）。免疫球蛋白 IgG 和 IgM 都可出现，在 5 个月龄时血清中出现高水平的冷球蛋白（主要是 IgG3）。血清中类风湿因子也呈现较高水平。

4）病理学特点：表现为肾小球肾炎、重度淋巴结病、血管炎、关节炎、冷球蛋白血症、唾液腺浸润等。肾脏免疫复合物最早出现在 2 月龄时，大约 6 月龄时 MRL/lpr 鼠发生严重的伴随肾小球系膜和内皮细胞增生的免疫复合物性肾小球肾炎，偶尔形成月牙形沉积物，肾小球毛细血管壁肥厚，伴随血管炎的小管间质性肾炎。MRL/lpr 小鼠在 5~6 月龄时有 50% 的死亡率。

5）与其他模型小鼠相比，20%~25% 的 MRL/lpr 小鼠可观察到多发性关节炎，出现关节软骨破坏、滑膜增厚、血管翳形成以及渗出液贮留等类似人的类风湿关节炎表现。

6）MRL/lpr 小鼠还被广泛用于神经精神性狼疮研究，在高架十字迷宫和旷场实验中表现出焦虑行为；在蔗糖偏好实验和强迫游泳实验中表现出抑郁现象；在新物体识别实验和水迷宫实验中，可表现出认知功能障碍；在转棒和攀爬实验中，表现出运动功能障碍。

（2）NZB/NZW F1 红斑狼疮小鼠模型　NZB × NZW F1 小鼠是 NZB（New Zealand black mouse）与 NZW（New Zealand white mouse）的杂交一代动物。其亲代 NZB 小鼠体内可自发出现抗胸腺细胞抗体和抗红细胞抗体，后者会导致严重的溶血性贫血以致其在 15～18 周龄死亡，还常伴有 B 细胞增殖、免疫球蛋白过度产生、非活性 B 细胞凋亡缺陷等多种免疫缺陷；其另一亲代 NZW 小鼠自身抗体水平较低，通常患有系膜增生性肾小球肾炎，但极少发生肾脏衰竭，平均寿命较短。实验多采用 18～20 周龄雌性小鼠。

模型主要特点：

1）由于 NZB × NZWF1 小鼠体内主要组织相容性复合体（MHC）介导的抑制性 T 细胞功能减退或丧失，能自发地发生与人的 SLE 十分相似的自身免疫病，因此，该模型一般被认为是人类自身免疫病的合适天然模型。

2）发病特点：雌鼠比雄鼠发病早，50% 的雌鼠死于 8～9 月龄，而雄鼠一般在 15 月龄时死亡。与这一疾病的性别倾向有关，雌激素能使疾病恶化，雄激素则具有保护作用。

3）血清学特点：在 NZB/W F1 鼠，血清中主要存在的自身抗体有抗 ssDNA、dsDNA 抗体，抗组蛋白抗体及逆转录病毒 gp70 糖蛋白抗体。抗 DNA 抗体最早在小鼠 2 月龄时即出现升高，在 4～5 月龄时 ANA 和以 IgG2a、IgG3 为主的 anti-dsDNA 等自身抗体水平明显升高，尿蛋白水平显著升高并伴有全身水肿。

4）病理学特点：1 月龄时即出现胸腺组织退化、胸腺上皮萎缩及免疫缺陷、淋巴结病和脾肿大；肾小球免疫球蛋白沉积物最早在 3～4 月龄时出现，随着年龄的增长越来越严重；5～6 月龄时出现系膜增生性肾小球肾炎；在 6～12 月龄时死于晚期肾衰竭，死亡鼠的肾小球肾炎表现为弥漫性增生性肾小球肾炎，伴随所有细胞的中度增殖和新月体的形成。在肾小球系膜中可见大量 IgG 和补体 C3 等蛋白沉积，病变的肾脏中存在高浓度的抗 DNA 抗体。

5）与 SLE 患者以及 MRL/lpr、BXSB 小鼠不同的是，NZB × NZW F1 小鼠极少产生抗 RNA 复合物抗体。

（3）BXSB 小鼠 SLE 模型　BXSB 小鼠模型由 Murphy 和 Roths 在 1978 年培育而成。将 C57BL6/J 雌鼠与 SB/Le 雄鼠杂交获得的子一代雄鼠，与 SB/Le 回交产生的子代小鼠可见淋巴组织增殖，此回交产生的子代即为重组近交系 BXSB 小鼠，该品系小鼠可表现出狼疮样表现。雄性 BXSB 之所以能在早期自发地产生系统性自身免疫病与 Y 染色体上的 Yaa（Y-linked autoimmune accelerator）基因突变有关，这一突变还包括编码 TLR7 的基因从 X 染色体到 Y 染色体的易位，从而导致 TLR7 的过度表达。Yaa 基因的确切位置和功能还不清楚，被认为是一种自身免疫加速因子，能加速 BXSB 小鼠发生自身免疫病。实验多采用 10～12 周龄雄性 BXSB 小鼠。

模型主要特点：

1）BXSB 是研究 SLE 晚期并发狼疮脑炎的中枢神经系统功能和行为的动物模型。

2）发病特点：雄性小鼠寿命较雌性短（雄性 4～6 个月，雌性 >12 个月）。雌性小鼠有迟发性狼疮，而雄性小鼠肾脏损害为急性渗出性、增生性肾小球肾炎，与 MRL/lpr 小鼠接近。虽然雌性和雄性鼠都会死于致命的肾小球肾炎，但雄性鼠的 50% 死亡率发生在 5 月龄时，而雌性鼠则发生在 15 月龄时。雄性小鼠 3 月龄 IgG 和 C3 沉积于肾小球系膜和毛细血管壁，也沉积于肾小管基底膜和间质；雄性小鼠淋巴结增生（为正常的 10～20 倍）。

3）血清学特点：BXSB 鼠具有高丙种球蛋白血症、ANA 以及抗红细胞自身抗体水平升高、血清逆转录糖蛋白 gp70 水平升高等特点。另外 BXSB 鼠血清中存在高水平的脑反应性自身抗体（BRAA），在脑部的一些区域，如血管周围、海马的颗粒细胞中，存在接近心室内高水平的免疫球蛋白。

4）病理学特点：除了性别差异外，BXSB 鼠在组织病理学方面兼具 MRL/lpr 和 NZB//NZW F1 的特点。如 MRL/lpr 一样在早期就发生肾小球肾炎，但组织学的损伤类似于 NZB/NZW F1，伴随明显的中性粒细胞浸润。

（4）降植烷诱导的 SLE 样小鼠模型　该模型是一种小鼠诱导模型。降植烷是矿物油的成分之一，它是一种腹膜刺激剂，可以导致以 IL-6 升高为主的慢性炎症。模型以 0.5ml 降植烷给小鼠腹腔注射，5～6 月龄可以引起 SLE 样改变。

模型主要特点：

1）本方法对动物及实验条件的要求相对较低，腹腔注射一次性完成，动物死亡率低，患病时间较长，结果较稳定，发病情况从临床、免疫学及病理方面接近人类 SLE，适合于研究环境因素在 SLE 病理机制中的作用。

2）血清血特点：DNA、组蛋白 IgM 型抗体于 1～2 周内即可升高，至 2 个月左右下降，而 Sm、nRNP 等 IgG 型抗体则于 2 个月后开始升高，持续较久，但无 IgM 向 IgG 型别转换，此变化与其他 SLE 模型不同。

3）病理学特点：模型小鼠造模 5～6 个月出现免疫复合物型肾炎改变。

（5）同种异体淋巴细胞诱导的 SLE 样动物模型　该模型采用同种异体的亲代 DBA/2 或 BALB/C 小鼠的淋巴细胞输入 F1 代小鼠，2～4 周后即诱导出自身免疫反应，8～10 周出现较重的蛋白尿和肾脏间质性肾炎改变。

诱导方法：无菌取 DBA/2 或 BALB/C 小鼠脾、淋巴结和胸腺，分离出淋巴细胞，调细胞数至 $100\times10^6$～$180\times10^6$个/ml，间隔一周分两次经静脉输入未经照射过的同性别同年龄 F1 小鼠体内，2～4 周即可观察到自身免疫变化。

模型主要特点：

1）受鼠血清中出现 ANA 等多种高滴度自身抗体，肾和皮肤基底膜均见 IgG 免疫复合物沉积，小鼠往往死于免疫复合物性肾炎。这些变化与人 SLE 和自发性 SLE 小鼠所出现的改变极相似。

2）供、受鼠之间 H-2 抗原不同的情况下才能诱导出 SLE 样改变。

3）该模型 SLE 样改变出现较早，一般第 2 周即出现自身抗体，至第 4 周病变已基本形成，大大缩短了实验周期，为研究提供了诸多方便。

（6）空肠弯曲菌诱导的 SLE 样小鼠模型　该模型利用空肠弯曲菌的外膜蛋白与人自身抗原（如 ENA）存在交叉反应，将甲醛化的空肠弯曲菌悬液与佐剂混合后免疫敏感的动物引起体内自身免疫反应的发生，一段时间内引起动物血清自身抗体水平增高，免疫复合物性肾炎及多器官慢性炎症等类似于 SLE 的改变。

诱导方法：

1）甲醛化空肠弯曲菌悬液的制备：空肠弯曲菌（CJ-S131、CF-1）速融保存菌种，一次传代后，挑取典型菌落接种于 C-BAP 选择的培养基上，于 5% $O_2$、85% $N_2$、10% $CO_2$ 环境中，42℃孵育 24 小时，以 0.5%（*V/V*）甲醛生理盐水洗下菌苔，制成细菌悬液，用生理盐水在分光光度计 540nm 波长下将细菌悬液 OD 值调为 1.25（相当于 $3\times10^9$CFV/ml）。

2）免疫动物：选用 8 周龄 BALB/c 或昆明种雌鼠，取上述细菌悬液与等量 CFA 混匀，完全乳化后，取 50μl 给小鼠足跖注射，免疫后第 15 天，取 *A* 值为 1.25 的细菌悬液 0.2ml，给小鼠尾静脉注射，加强免疫一次，致敏 4 周后可观察相关指标。

模型主要特点：

1）制备甲醛化菌苗时应选择第 2 次移种后对数生长期的菌株洗下菌苔，此时细菌含量较多。细菌培养条件较为苛刻。

2）细菌与等量 CFA 混匀乳化应充分，以乳化液滴入水中不迅速散开时为佳。

3）此模型诱导方法较为简单易行，对小鼠的品系要求不高，模型的诱导周期短，结果较稳定。

（7）Con A 活化淋巴细胞的染色质诱导 SLE 样小鼠模型　利用经 ConA 活化刺激的淋巴细胞染色质免疫同种系小鼠，可诱发小鼠 SLE 样表现。

诱导方法：

1）脾淋巴细胞活化：处死小鼠，无菌取脾脏，制备细胞悬液调细胞浓度为 $2\times10^9$个/L，加入 Con A 终浓度为 3mg/L，直立培养（25ml 瓶），于 37℃，5% $CO_2$培养箱中培养 48 小时后取出，倒置显微镜下（×25）可见 ConA 活化瓶一个视野有 5 个以上大成团细胞，离心收集活化脾细胞。

2）染色质的制备：将分离的细胞按 1∶5 体积加入 Buf. A（0.25mol/L 蔗糖、3mmol/L $MgCl_2$、10mmol/L Tris-HCl，0.6% Triton X-100、0.1mmol/L PMSF）。匀浆破核，离心（800*g*/15min，4℃），弃上清，沉淀用 Buf. A（1∶8）匀浆，涂片观察核的逸出，离心（800*g*/15min，4℃），所得粗核悬浮于 20 倍体积的 Buf. B（2.2mol/L 蔗糖、

3mmol/L $MgCl_2$、10mmol/L Tris-HCl、0.1mmol/L PMSF）中、轻轻匀化后，铺于1/4体积的Buf. B上，超速离心（51900g，90分钟，4℃），收集沉淀，用20倍体积Buf. C（10mmol/L Tris-HCl、1mmol/L EDTA，pH7.9）悬浮，匀浆破核，离心（800g/15min，4℃），再将沉淀悬浮于1∶50的1% SSC（0.15mol/L NaCl，1.5mmol/L枸橼酸钠）中，离心（800g，20分钟，4℃），收集底部染色质。

3）模型诱导：将活性染色质100μg（0.2ml）分别于第0天、第14天和第28天皮内注射雌性6周龄BALB/c小鼠。首次免疫将染色质干粉和生理盐水及BCG制备混悬液，将该悬液逐滴加入搅拌中的等体积IFA，4℃搅拌12小时制成油包水乳剂，BCG终浓度为10g/L。第14天以染色质和IFA免疫但不含BCG，第28天以染色质混悬液再次免疫。8周左右可观察相关指标。

模型主要特点：

1）本模型建立时间短，小鼠为常用品系BALB/c，病变与临床一致性较高，发病时间短，发病率较高，病变明显。免疫后第45天开始出现SLE样病变，第60天出现严重的肾脏损害。

2）小鼠造模8周左右可见高滴度的ANA、anti-dsDNA自身抗体，脾脏可见淋巴细胞大量增生，肾脏出现明显的免疫复合物沉积和间质性肾炎改变。

**2. 给药途径的选择** 药物的给药途径一般要求与临床给药途径一致。口服制剂在实验中一般通过灌胃法给药；蛋白类药物一般通过皮下注射或静脉注射；静脉给药制剂尽量通过尾静脉注射给药，多次给药如果为每日给药可采用腹腔注射途径替代，如果是单次给药或者间隔时间2天以上应静脉注射。

**3. 给药剂量的确定** 设计药物剂量时，应查阅该药物的有关文献或者相关资料，可按照下述方法设计：

（1）如果已知药物或化合物的$LD_{50}$值，可取其1/10、1/20、1/30的剂量作为药效学的高、中、低剂量。

（2）对于中药和天然药物而言，可能很多时候测不到$LD_{50}$，常会以MTD的1/2或1/3作为药效学剂量。

（3）可根据人用量的数倍至几十倍用作动物试验剂量。

（4）文献中相似药物的用量，若处方相似、提取工艺相似，可作为参考，估计供试药的合理剂量范围。

（5）通过预试验估计剂量：不论以何种方法选择的给药剂量均应通过预试验，进一步确定合理的剂量范围，并按等比或等差级数分为三个及以上剂量组。

**4. 给药时间的选择** SLE治疗周期一般较长，需要长达数周或长期用药。给药起始时间应根据研究目的是预防用药还是治疗用药选择相应的起始时间，治疗用药窗口一般选择为可观察到动物具有明显的肾脏损伤出现（蛋白尿水平达101～300mg/100ml）。

给药间隔：需根据药动学特点选择合理间隔，或根据临床给药时间间隔而定。

**5. 对照组的设立** 一般用生理盐水或药物溶媒作为阴性对照或空白对照。阳性对照药可选择原创药或标准工具药，如激素（泼尼松、泼尼松龙等）、羟氯喹、环孢霉素、吗替麦考酚酯、利妥昔单抗、贝利木单抗等。选择阳性对照药除考虑治疗效果外，还应充分考虑待评价药物的可能作用机制。

**6. 检测指标**

（1）损伤指数的测定 损伤指数=脱发评分+皮肤评分+蛋白尿评分（总和不超过9分）。

1）脱发评分标准

0（0）：表示无脱发；

+（1）：表示小于$1cm^2$（一般在鼻子旁）；

++（2）：表示超过$1cm^2$（一般在鼻子、眼及前额周围）。

2）皮肤评分标准：观察有无明显的皮肤结痂、血管炎情况。

0（0）：未见皮肤损伤；

+（1）：1处，直径小于1cm；

++（2）：1处，直径大于1cm；

+++（3）：2处或2处以上，直径大于1cm。

3）蛋白尿分级标准（采用目测尿蛋白试纸检测）

0：阴性（小于10mg/100ml）；

0.5：微量（11～30mg/100ml）；

1：30～100mg/100ml；

2：101～300mg/100ml；

3：301～2000mg/100ml；

4：大于2000mg/100ml。

（2）胸腺指数和脾脏指数的测定　给药结束时称小鼠体重，脱臼处死小鼠，剥离胸腺和脾脏，分别称重，以每100g体重的胸腺或脾脏重量作为小鼠胸腺指数或脾脏指数。

（3）B和T淋巴细胞增殖反应检测　以LPS和ConA分别诱导脾脏淋巴细胞、胸腺淋巴细胞，$^3$H-TdR法或CCK法检测淋巴细胞增殖反应。必要时，以免疫磁珠或流式细胞术分选B细胞、T细胞以检测淋巴细胞增殖反应。

（4）免疫细胞数量及相关特征性表面抗原检测　根据药物作用特点，采用流式细胞技术检测相关免疫细胞亚群数量和比例。常选择T细胞及其亚群（Th1、Th2、Treg、Tfh、Th17等）、B细胞及其亚群（总B细胞、边缘区B细胞、生发中心B细胞、记忆B细胞等）、浆细胞、树突细胞及其亚群、巨噬细胞及其亚群等。

（5）自身抗体水平检测　不同动物模型的自身抗体种类和水平不尽相同，多数模型动物血清的抗核抗体（ANA）、anti-dsDNA抗体水平均明显升高，可根据研究需要选择。IgG1、IgG2a、IgM、IgA、抗核抗体（ANA）、anti-dsDNA抗体可采用ELISA试剂盒或者蛋白芯片检测。

（6）血清尿素氮（Bun）、肌酐（Cre）及尿蛋白水平检测　Bun、Cre及尿蛋白水平用来衡量动物肾脏的损伤程度。Bun、Cre检测可采用全自动生化分析仪检测，尿蛋白水平可采用考马斯亮蓝法进行定量检测。

（7）血清细胞因子水平检测　血清细胞因子、趋化因子等水平反映了免疫细胞的功能改变，可根据药物作用特点选择性测定相关因子的水平。包括B淋巴刺激因子（BLyS）、白介素（IL-1，IL-2，IL-4，IL-6，IL-10，IL-21，IL-23等）、趋化因子、肿瘤坏死因子（TNF-α）、干扰素（γ-IFN）等，可采用ELISA试剂盒或者蛋白芯片检测。

（8）病理学检查　肾脏、淋巴结和脾脏组织的病理改变采用常规组织学检查。在研究狼疮性脑炎改变时可取脑组织，观察脑血管炎症和神经损伤改变。

（9）组织中的特异性蛋白表达测定　根据药物作用特点可测定相应的特异性蛋白，其表达水平可选择免疫组织化学法、免疫荧光法、蛋白印迹或者PCR法等方法测定。

（10）记忆和行为学检测　研究药物对狼疮性脑炎作用时，可利用行为学研究设备观察动物记忆和行为学改变等。

### （二）在体外模型上药效学研究设计方法

SLE的病理机制主要表现为免疫系统紊乱和狼疮性肾炎改变，常伴有多种免疫细胞（T细胞、B细胞、树突细胞、巨噬细胞等）和肾脏组织固有细胞（足细胞、肾小球内皮细胞、肾小管上皮细胞、系膜细胞等）的数量、类型或功能异常。在体外培养的条件下，有目的和有选择地控制细胞的生长环境，建立体外细胞模型，在此基础上考察药物的作用，有利于阐明药物的作用特点和机制。

**1. 药物体外对细胞功能的影响**

（1）药物对细胞增殖功能的影响　考察药物体外对淋巴细胞（T细胞、B细胞）、系膜细胞等增殖功能的影响。主要实验方法：

1）淋巴细胞增殖实验：分离模型动物脾脏或淋巴结，制备淋巴细胞悬液（$10^6$个/ml），观察不同浓度（$10^{-10}$～$10^{-5}$mol/L）药物对ConA（T细胞）或LPS（B细胞）诱导细胞增殖的影响。

2）系膜细胞增殖实验：分离肾脏系膜细胞，调细胞浓度为$10^5$个/ml，观察不同浓度（$10^{-10}$～$10^{-5}$mol/L）药物对血小板衍生生长因子（PDGF）诱导细胞增殖的影响；体外也可选用系膜细胞株为对象，用PDGF或者其他细胞因子诱导刺激。

（2）药物对细胞功能性蛋白分泌、表面分子标志的影响　考察药物体外对淋巴细胞、巨噬细胞、系膜细胞等分泌功能性蛋白水平的影响。主要实验包括：

1）药物对淋巴细胞的影响：观察药物体外对T细胞分泌特征性细胞因子水平的影响，如Th1、Th2、Th17、Tfh细胞等亚群的细胞因子分泌水平，以及细胞表面分子标志的变化；检测药物体外对B细胞表面分子标志的影响，及其分泌免疫球蛋白的类型（IgG及其亚型、IgA、IgM、IgE等）。

2）药物对巨噬细胞的影响：观察药物体外对巨噬细胞分泌IL-1、TNF-α、IL-6、IL-10等水平的影响以及M1、M2型巨噬细胞的比例变化。

3）药物对系膜细胞的影响：观察药物体外对系膜细胞分泌IL-6、TNF-α、MMP、TIMP1等水平及其他细胞外基质的影响。

（3）药物对细胞其他功能的影响　考察药物体外对细胞的凋亡、肾小管上皮细胞转分化、足细胞转分化等功能的影响。

**2. 体外给药浓度的确定**　体外实验主要是用来研究药物的作用机制，由于没有体内神经内分泌、免疫等复杂因素的影响，体外与体内用药量之间没有必然的换算关系。设计体外细胞的药物浓度主要参考药物在体内的组织分布浓度，需要经过反复预实验以确定合理的药物浓度，一般采用在$10^{-10}$~$10^{-5}$mol/L区间内3个及以上的不同浓度。

**3. 对照组的设立**　体外实验也需要设计对照组。对照药物选择主要根据研究目的，选择诱导刺激剂、受体/信号激动剂、受体/信号抑制剂、阳性对照药物、阴性对照（溶媒、培养基）等，其浓度也需要经过预实验进行筛选。

**4. 指标选择**　体外细胞实验主要研究药物的作用机制，涉及细胞的功能检查，如增殖、凋亡、功能性蛋白表达与分泌等，可采用流式细胞术、蛋白印迹实验、PCR技术、免疫荧光技术、免疫组化技术、ELISA方法等做相应检测。

## （三）实例

### 注射用重组人B淋巴细胞刺激因子受体融合蛋白（TACI-Ig）治疗系统性红斑狼疮的主要药效学研究

**1. 药物概述**　B淋巴细胞刺激因子（BLyS）在促进B淋巴细胞增殖、类别转换和分化等过程中发挥重要作用。BLyS转基因小鼠的脾脏和淋巴结中$B220^+$ B细胞和浆细胞数量显著升高，anti-dsDNA水平明显上升，并伴有蛋白尿和肾小球肾炎等体征，与人SLE患者临床症状相似；而BLyS基因敲除小鼠则出现明显的脾脏边缘区（MZ）B细胞和成熟B细胞的减少，非T细胞依赖和T细胞依赖免疫反应的减弱，以及免疫球蛋白（Ig）分泌能力下降等，在SLE患者和动物模型血清中BlyS水平均显著升高。TACI-Ig是一种可溶的结合人IgG Fc片段的TACI受体融合蛋白，可以与体内天然存在的TACI受体竞争性结合BLyS和增殖诱导配体（A proliferating-inducing ligand，APRIL），从而阻止BLyS和APRIL与B细胞上的受体结合，抑制B细胞的成熟和分化，减少自身抗体产生。

**2. 实验目的**　研究TACI-Ig对红斑狼疮样小鼠MRL/lpr的作用及部分机制。

**3. 实验动物（细胞）**　从事新药研发时，实验动物应从具有实验动物生产许可证的厂商购买，应有实验动物质量合格证；如为自繁自养动物，应有相关动物种系证明或检验材料，并留有发票及相关资料以备真实性检查。

体外实验如采用细胞株，应保留细胞株来源及鉴定相关资料；来源于动物的原代细胞应介绍分离制备方法。

本实验所用的MRL/lpr小鼠为SPF级，8~10周龄。体外实验细胞来源于动物原代细胞。

**4. 分组及给药方法**

（1）实验分组　将MRL/lpr小鼠随机分为6组，即模型组（MRL/lpr组）、TACI-Ig组（3.75mg/kg、7.5mg/kg、15mg/kg）、阳性对照组（泼尼松，5mg/kg）、溶媒对照组（IgG-Fc，7.5mg/kg），另取BALB/c小鼠作为正常对照组（等体积生理盐水），每组10只。

（2）给药方法　除阳性对照组外，各组动物皮下注射给药，0.2ml/10g，隔日1次，连续给药8周；阳性对照组采用灌胃给药，每日1次。

（3）给药时间　当MRL/lpr小鼠尿蛋白大于100mg/100ml（11~12周龄）时开始给药。

**5. 检测指标**

（1）每周记录各组动物的体重。

（2）每周记录各组动物的尿蛋白变化 每周用代谢笼收集1次（24小时）的小鼠尿液，用考马斯亮蓝染色法测定尿液的蛋白质含量，乘以尿的体积，计算小鼠24小时的尿蛋白总量。

（3）损伤指数的测定 每周三测定一次动物损伤指数。

损伤指数 = 脱发评分 + 皮肤评分 + 蛋白尿评分（总和不超过9分），具体评分标准同前。

（4）病理学检查 处死小鼠，取肾、脾脏和肠系膜淋巴结，置于含10%甲醛溶液固定，石蜡包埋，HE染色，显微镜观察各组织病理学改变情况，并按照下列标准进行分级评分，统计评分结果。

1）肾脏病理评分标准

1级（1分）：正常或病变轻微，肾脏正常。

2级（2分）：单纯系膜病变，系膜增宽但绝大多数毛细血管开放，系膜区免疫复合物沉积。

3级（3分）：局灶增生性肾小球肾炎，<50%的肾小球局灶节段性毛细血管内和（或）毛细血管外增生、坏死和（或）硬化；系膜区和内皮下免疫复合物沉积。

4级（4分）：弥漫增生性肾小球肾炎，>50%的肾小球呈球性增生性病变、坏死、新月体；不同程度的硬化，肾间质明显的炎症细胞浸润；系膜区及内皮下免疫复合物沉积。

5级（5分）：膜性肾小球肾炎，毛细血管壁弥漫性增厚，上皮下和系膜区免疫复合物沉积。

6级（6分）：进行性硬化性肾小球肾炎进展期，肾小球破坏和节段硬化，肾小管萎缩，肾间质纤维化，免疫复合物沉积少见。

2）脾脏病理评分标准：脾脏病理从动脉周围淋巴鞘的细胞密度、淋巴小结增生（包括生发中心数量）、边缘区增生、红髓充血进行判定，按照病变从轻到重进行0~3（0 = 正常）级病理评分。

动脉周围淋巴鞘的细胞密度评分：0 = 正常；1 = 细胞密度轻微增大；2 = 细胞密度中度增大，有细胞拥挤；3 = 细胞密度重度增大，有细胞拥挤叠加。

淋巴小结增生评分：0 = 无增生，生发中心极少或无；1 = 轻微增生，可见生发中心；2 = 中度增生，生发中心明显；3 = 过度增生，细胞密度增大，生发中心多见。

边缘区增生评分：0 = 无增生，混有少量红细胞；1 = 轻微增生，边缘区轻度增宽；2 = 中度增生，边缘区明显增宽，红细胞减少；3 = 重度增生，与白髓界限模糊。

红髓充血评分：0 = 无充血；1 = 轻微充血，脾脏血量轻度最多；2 = 中度充血；红髓中固有的细胞成分减少，在小梁或被膜附近可见一些被血液排挤的淋巴组织；3 = 脾髓内充盈大量血液，红髓中固有的细胞成分大为减少，小梁或被膜附近明显可见被血液排挤的淋巴组织。

3）淋巴结病理评分标准：淋巴结病理从滤泡细胞密度、皮质旁区、髓索和淋巴结窦四个方面进行评分，按照病变从轻到重进行0~4（0 = 正常）级病理评分。

（5）胸腺指数和脾指数的测定 给药8周后称小鼠体重，脱臼处死小鼠，剥离胸腺和脾脏，分别称重，以每100g动物体重的胸腺和脾脏重量作为动物的相应胸腺指数和脾脏指数。

（6）LPS和ConA诱导的B淋巴细胞和T淋巴细胞增殖反应 无菌取胸腺和脾脏，用DMEM培养液分别制备T淋巴细胞、B淋巴细胞悬液（$1\times10^7$/ml），在96孔培养板上，每孔加入100μl细胞悬液（终浓度为$5\times10^6$/ml）及LPS（终浓度4mg/L）或ConA（终浓度3mg/L），终容积为200μl，各设3个复孔，置37℃、5% $CO_2$培养箱培养48小时，诱导T淋巴细胞、B淋巴细胞增殖。终止培养前6小时，每孔加入20μl CCK，培养结束后收集细胞，用酶标仪测吸光度，结果以3个复孔的均值表示。

（7）血清中肌酐和尿素氮的测定 分离动物血清，全自动生化仪检测血清肌酐（Crea）和尿素氮（BUN）水平。

（8）血清中免疫球蛋白（IgG1、IgG2a）、抗双链DNA抗体（anti-dsDNA）、抗核抗体（ANA）水平测定 于实验结束时收集动物的血清，ELISA试剂盒检测相应指标。

（9）血清中细胞因子的测定 分离动物血清，蛋白芯片法检测BLyS、IL-2、IL-4、IL-6、IL-10、IL-17A和干扰素（IFN-γ）水平。

（10）肠系膜淋巴结T淋巴细胞和脾脏B淋巴细胞亚群及活性测定　$CD4^+$ T细胞亚群和活性测定：处死动物，分离肠系膜淋巴结细胞，制备淋巴细胞悬液，调细胞浓度为$10^6$cell/ml，分别加入相应标记抗体，4℃避光放置20分钟，用流式细胞仪检测总Th细胞（$CD3^+CD4^+$）、表达CD40L的Th细胞（$CD4^+CD154^+$）、Treg细胞（$CD4^+CD25^+Foxp3^+$）、表达活化诱导分子Th细胞（$CD4^+CD69^+$）和未致敏Th细胞（$CD4^+CD62L^+$）T淋巴细胞、Th17细胞（$CD4^+IL17^+$）、Tfh细胞（$CD4^+CXCR5^+PD\text{-}1^+$）等细胞亚群比例。

B细胞亚群和活性测定：处死动物，取脾脏，常规制备脾细胞悬液，调细胞浓度为$10^6$cell/ml，分别加入相应的标记抗体，4℃避光放置20分钟，流式细胞仪检测总B细胞（$CD19^+$）、成熟B细胞（$CD19^+IgD^+IgM^-$）、记忆B细胞（$CD19^+CD27^+$）、早期B细胞（$CD19^+IgD^-IgM^+$）、表达补体受体B细胞（$CD19^+CD21^+CD23^-$）和表达Fc受体B细胞（$CD19^+CD21^-CD23^+$）、浆细胞（$CD19^-CD138^+$）等B淋巴细胞亚群比例。

（11）特征性分子表达检查

1）免疫组化检测：加入anti-CD45R/B220单抗、anti-CD3多抗或anti-CD138抗体，检测脾、肠系膜淋巴结B细胞、T细胞和浆细胞比例情况；加入C3荧光抗体观察肾脏的免疫复合物沉积情况。

2）蛋白印迹检测B细胞表面BLyS的三个受体（BAFFR、TACI、BCMA）及其相关受体信号p50、p65、IκB等蛋白的表达变化。

（严尚学　魏　伟）

## 第三节　治疗干燥综合征药物的药理学研究

### 一、概述

干燥综合征（sjögren's syndrome，SS）是一种慢性自身免疫病，其特征是外分泌腺体中淋巴细胞浸润，尤其是唾液腺和泪腺，导致口腔和眼部干燥。此外，多个器官或全身系统也可能受到影响，如肺、肾、肝、关节、皮肤等。除唾液腺和泪腺外，在其他器官的上皮组织周围淋巴细胞浸润，如肺、肾和肝，或血管炎（肾小球炎、紫癜、周围神经），以及免疫复合物沉积，B细胞过度活化等是其主要的病理机制。在流行病学研究中，原发性干燥综合征（primary sjögren's syndrome，pSS）具有较强的女性倾向性，男女比例达到1∶9。据估计，pSS的发生率为每1000人中4例，欧洲pSS的患病率为0.1%～4.8%。在北京，当使用哥本哈根标准时，pSS的估计患病率为0.77%。然而，由于许多症状是非特异性的，因此可能低估了pSS的实际患病率。SS的临床表现可能有很大差异，从经典的干燥症状到轻度的全身症状（如疲劳、不适、关节痛），及较重的全身症状（如神经病变或血管炎）。SS单独发生时为pSS，当继发于另一诊断明确的自身免疫病，如系统性红斑狼疮、类风湿关节炎和系统性硬化症时，称为继发性干燥综合征。

目前pSS的发病机制尚未完全明确，认为是由于环境因素、激素水平、免疫因素以及病毒感染综合影响导致的。B细胞活化导致免疫复合物的形成和自身抗体的产生，特别是Ro/SS-A自身抗体，也被认为在pSS病因中发挥重要的角色。Th1/Th2细胞失平衡及其分泌的细胞因子如IL-4、IL-17和IFN-γ在pSS的发病机制中也是至关重要的。此外，唾液腺和泪腺上皮细胞在pSS患者炎症过程的诱导和持续中发挥重要作用，可能与淋巴细胞的迁移、浸润密切相关。

自1965年第一个SS分类标准建立到2002年，世界各地提出了许多不同的标准，但没有一个是由美国风湿病学会（American Rheumatism Association，ACR）和欧洲风湿病联盟（European League Against Rheumatism，EULAR）共同支持的。这些标准结合不同的实验室指标和临床症状，检测方法临界点的正常值和异常值各不相同。在多中心研究中由于受统计标准尚未统一的限制，因此不能用于比较流行病学研究，也不能广泛应用于临床研究。到目前为止，临床和科学研究中使用最广泛的分类标准是2002年由欧美共识小组提出的AECG标准。AECG标准可以根据条目的类型和数量对干燥综合征进行分类。在没有任何潜在疾病的情况下，以下两项可诊断为原发性干燥综合征：①六项中任何四项的存在，且第四项（组织学）或第六项（血清学）为阳性；或②四项客观项目中（Ⅲ~Ⅵ）满足任何三项。如果个人患有潜在疾病，但也存在Ⅰ和Ⅱ任何一项，同时符合（Ⅲ、Ⅳ、Ⅴ）任何两项的，可以被定义为继发性干燥综合征。在被确定为原发性干燥综合时，应排除几种疾病的影响，包括头部和颈部放射治疗、丙型肝炎感染、艾滋病、淋巴瘤、结节病、移植物抗宿主病以及使用抗胆碱能药物等。

在2012年，ACR已经制定出pSS新的诊断标准。本准则适用于具有干燥综合征患者的症状和体征，且存在以下三条中满足两条，可诊断为干燥综合征：①阳性血清anti-Ro和（或）anti-La；②下唇腺活检显示局灶性淋巴细胞唾液腺炎症≥1淋巴细胞病灶/4$mm^2$（至少50个淋巴细胞聚集在4$mm^2$）；③角膜结膜炎，眼部染色分数≥3（孟加拉红或丽丝胺绿染色）。由于临床特征重叠或干扰诊断，排除标准与AECG标准相似，添加头颈部放疗史、丙型肝炎感染史、IgG4相关疾病史、淀粉样变性史、抗胆碱能药物清除史、淋巴瘤史。

2016年ACR和EULAR结合ACR标准和AECG标准，发布了一套新的原发性SS分类标准，较之以前的标准存在一些差异。首先，类似于其他自身免疫性疾病的最新分类标准，新标准也提供了SS分类的加权分数，并根据最终得分进行判断。提示局灶性淋巴细胞唾液腺炎和抗SSA抗体和（或）Ro抗体阳性在诊断中更为重要。另一方面，在ACR/EULAR标准中作为统计分析的结果SSB/La阳性的存在不再被视为分类项目，如抗SSB抗体阳性/抗SSA抗体阴性，其血清学特征与SS的关键表型特征无关；并且排除抗SSB/La项目似乎不会显著影响患者的分类。最后，该标准还强调了检查唾液和泪液功能受损的重要性。即使抗SSA抗体和Ro抗体是阴性的，也可以通过口干和眼干结合唇腺活检的客观检测来诊断，近年的诊断标准见表13-3-1。

**表13-3-1　干燥综合征的诊断标准**

| |
|---|
| **2002年的AEGG标准** |
| Ⅰ患者眼部症状（至少一个） |
| 1. 眼睛干涩症状至少3个月 |
| 2. 眼睛里有异物感 |
| 3. 每天使用人工泪液3次或更多次 |
| Ⅱ口腔症状（至少一个） |
| 1. 口干症状至少3个月 |
| 2. 持续性肿胀的唾液腺复发 |
| 3. 需要通过液体吞下干燥的食物 |
| Ⅲ眼部体征（至少一个） |
| 1. 异常Schirmer试验（≤5mm/5min） |
| 2. 角膜染色（≥4Van Bijsterveld评分） |
| Ⅳ组织病理学 |
| 小唾液腺活检显示局灶性淋巴细胞性唾液腺炎 |
| Ⅴ唾液腺受损（至少一个） |
| 1. 未受刺激的自然唾液流率<0.1ml/min |
| 2. 腮腺造影异常 |
| 3. 唾液腺放射性核素检查异常 |
| Ⅵ自身抗体 |
| 抗Ro、抗La或两种抗体阳性 |
| **2012年的ACR标准** |
| Ⅰ血清抗Ro和（或）抗La阳性（或类风湿因子阳性和ANA滴度≥1：320） |
| Ⅱ下唇腺活检显示局灶性淋巴细胞唾液腺炎症≥1淋巴细胞病灶/4$mm^2$（4$mm^2$内至少50个淋巴细胞聚集） |
| Ⅲ干燥角结膜炎，眼部染色评分≥3（孟加拉红或丽丝胺绿染色） |

续表

| 2016 年 ACR/EULAR 标准 | 评分 |
|---|---|
| 唇腺病理显示淋巴细胞灶≥1 个/4mm$^2$ | 3 |
| 抗 SSA 抗体/Ro 抗体阳性 | 3 |
| 角膜染色：Ocular Staining Score 评分≥5 或 Van Bijsterveld 评分≥4 | 1 |
| Schirmer 试验 <5mm/5min | 1 |
| 未受刺激的自然唾液流率 <0. 1ml/min | 1 |

注：得分 >4 的个体被归类为具有 pSS。

## 二、治疗干燥综合征的药物

目前SS尚无理想的治疗方法，常用的主要是对症治疗和替代治疗，以减轻患者症状，预防病情发展，提高生活质量。SS 可分为局部治疗和系统性治疗。

**1. 针对眼干、口干的局部治疗** 干眼症和口腔干燥症是 SS 的典型症状。使用人工泪滴和唾液替代品是临床实践中的一线治疗方法。人工唾液制剂有多种，包括羧甲基纤维素、黏蛋白、聚丙烯酸、黄色胶原蛋白或亚麻籽多糖等成分。人工泪液有多种非处方配方，且黏度不同，有的含有透明质酸、羧甲基纤维素。此外，自体血清泪液对眼部有较好的润滑作用，且耐受性良好。环孢霉素 A 和类固醇滴眼液是眼科医生治疗严重或难治性干眼症状的二线药物。针对严重的干眼症，FDA 批准外用环孢霉素治疗。严重的干燥性角结膜炎可局部使用糖皮质激素和非甾体消炎止痛药。此外，毒蕈碱乙酰胆碱受体激动剂 M3 毛果芸香碱和毒蕈碱乙酰胆碱受体激动剂 M1 西维美林被许可用于治疗 SS 中的干燥症症状。然而，由于出汗、脸红、恶心、腹泻和发冷等明显的副作用，这些药物的使用受到了限制。对于有严重外分泌腺损伤患者，这种治疗是无效的。

**2. 系统性治疗** 如果局部药物治疗不能控制眼干、口干等症状，且出现其他器官受损，就需要进行全身治疗。非甾体抗炎药（nonsteroidal anti-inflammatory drugs，NSAIDs）可用于治疗一般症状，如缓解肌肉疼痛和关节症状。当一般症状变得更持久时，羟氯喹（hydroxychloroquine，HCQ）和环孢霉素 A 可用于治疗 SS，尤其是 SS 出现关节痛时。近年来，不同的研究对 HCQ 在 SS 中的应用进行了评价，一项多中心回顾性研究表明，HCQ 治疗组腺体外表现发生率较低，支持其对 SS 的治疗效果。在治疗疼痛方面，HCQ 优于安慰剂，然而对口干、眼干和疲劳效果有争议。环孢素 A，除了用于治疗干眼症外，连续 16 周使用低剂量环孢素 A，可减少患者关节的疼痛和肿胀。

当存在严重的组织器官（皮肤、肺、肾、肌肉骨骼和神经）损伤时，可以使用糖皮质激素或免疫抑制疗法。如果糖皮质激素治疗效果不足，副作用引起的糖皮质激素耐受需要减少糖皮质激素剂量或考虑添加或改用免疫抑制剂（环磷酰胺、硫唑嘌呤）。对于冷球蛋白性血管炎，可以使用血浆置换。

了解 pSS 的病理机制中涉及的治疗靶点是 pSS 中生物制剂使用的基石。pSS 已证实出现器官损伤，且常规系统性治疗无效时是生物制剂使用的指征。

B 细胞在 pSS 的发展中发挥重要作用，尤其是 B 细胞的功能亢进、唾液腺的浸润和生发中心的形成，这些 pSS 的重要特征都与 B 细胞功能异常密切相关。因此，针对 B 细胞亚群的免疫治疗是合理的治疗策略。利妥昔单抗是一种嵌合性抗 CD20（一种 B 细胞特异性膜蛋白）单克隆抗体，通过在 4~12 个月内直接对 B 细胞产生毒性作用，使 B 细胞耗竭。研究表明，利妥昔单抗治疗对 pSS 患者有改善症状的效果，如角膜染色、疲劳和疼痛。在其他研究中，利妥昔单抗的疗效在全身活动性 pSS 患者中似乎更高，如利妥昔单抗使外周神经受累有明显改善。此外，pSS 患者血清 BAFF 水平升高刺激 B 细胞的成熟，可用抗 BAFF（belimumab）制剂治疗。BAFF 是 TNF 家族的一员，对 B 淋巴细胞的发育和存活至关重要。Belimumab 是一种单克隆抗 BAFF 抗体，在一项前瞻性的多中心研究中，Belimumab 可减少干燥评分、疲劳 VAS 评分、疼痛 VAS 评分，医生评估的全身活动 VAS 评分，改善 B 细胞活化的生物标志物值。从病理生理学角度看，Belimumab 单抗和利妥昔单抗联合治疗是一种有前途的治疗方案。

此外，人源化的抗 CD22 单克隆抗体（Epratuzumab）与利妥昔单抗相比，Epratuzumab 可能不会通过 B 细胞衰竭发挥作用。该分子与 CD22 结合可增强 CD22 对 BCR 的抑制作用，调节 B 细胞的活化。研究表明，Epratuzumab 对疲劳 VAS 评分、Schirmer 试验以及唾液流率等指标有改善作用。此外，抑制 TNF 在两项随机对照研究中未能证明对 pSS 患者的疗效。

T 细胞靶向治疗 pSS 也正在研究中。Abatacept 是一种完全人源性融合蛋白，由人细胞毒性 T 淋巴细胞相关抗原 4（CTLA-4）的细胞外结构域组成，该结构域与人 IgG1 修饰后的 Fc 部分相连接，已被批准用于治疗类风湿关节炎。其通过调节 CD80/86：CD28 共刺激信号，调节 T 细胞。研究表明，Abatacept 能增加唾液分泌，改善腺体炎症和全身表现。

Tocilizumab 是一种 IL-6 受体拮抗剂，通过与 IL-6 受体结合抑制 IL-6 介导的促炎信号传导。IL-6 是促炎细胞因子，在各种自身免疫疾病中发挥作用。在 pSS 患者的眼泪、唾液和血液中 IL-6 水平增加。Tocilizumab 用于 pSS 治疗的疗效有待于进一步的临床试验明确。

Baminercept 是一种淋巴毒素 β 受体融合蛋白，可阻止异位生发中心样结构的形成。临床前研究表明，baminercept 阻断了与炎症相关的自身免疫病的发病机制，因此，可能对多发性硬化、系统性红斑狼疮、克罗恩病和 pSS 具有一定疗效。

除此之外，有一些药物的治疗靶点正在研究中，包括各种细胞类型（EC 细胞、T 细胞和 B 细胞）、细胞与细胞之间的相互作用。Anti-CD40、一些细胞因子（如 IL-21、IL-4、IL-17 和 BAFF）、趋化因子（如 CXCL13、CCL19、CCL21）、和生物制剂 anti-ICOS（诱导 T 细胞 costimulator）配体，anti-BAFF-R 和磷酸肌醇 3-kinase（PI3Kδ）等。

2019 年 10 月，EULAR 发布了 SS 患者局部和全身药物治疗建议，并提出了 3 条总体原则和 12 条具体推荐意见，为 SS 患者能得到及时准确的治疗提供了专业建议（表 13－3－2）。

**表 13－3－2　SS 最新治疗指南**

| |
|---|
| **总体原则** |
| A. SS 患者的管理应该在专业的医疗机构或与之有密切合作的专业中心进行，并采用多学科方法 |
| B. SS 的一线治疗方法为局部治疗从而缓解症状 |
| C. 对于活动性全身性症状或累及其他器官可考虑系统性治疗 |
| **具体药物推荐** |
| 1. 在开始治疗口腔干燥症之前，建议对唾液腺功能进行基线评估 |
| 2. 依据唾液腺的功能，口腔干燥症首选治疗方法为：轻度功能障碍－非药物治疗；中度功能障碍－药物治疗；重度功能障碍－唾液替代品 |
| 3. 眼部干燥的一线治疗方法包括人工泪液以及眼部凝胶、软膏 |
| 4. 难治性/重症眼部干燥症可局部应用包含免疫抑制药物的滴眼剂和自体血清滴眼液治疗 |
| 5. 应使用特定的评分工具评估伴有疲劳/疼痛的 SS 患者的疾病严重程度 |
| 6. 权衡药效和副作用之间的平衡，考虑应用 NSAIDs 或其他缓解疼痛的药物治疗肌肉骨骼疼痛 |
| 7. 全身性疾病的治疗应根据 EULAR 干燥综合征疾病活动指数（ESSDAI）定义的器官特异性严重程度进行调整 |
| 8. 糖皮质激素用于控制活动性全身性症状时，应采用必要的最低剂量和时长 |
| 9. 免疫抑制药物主要作为糖皮质激素减量时应用，没有证据支持一种药物的选择优于另一种药物 |
| 10. 对于严重、难治性全身性症状患者，可考虑应用 B 细胞靶向治疗 |
| 11. 腺体外器官损失的治疗方法一般遵循糖皮质激素、免疫抑制剂和生物制剂的顺序（或联合）使用 |
| 12. B 细胞淋巴瘤的治疗应依据具体的组织学亚型和疾病分期，采用个体化方法 |

## 三、治疗干燥综合征药物临床前药效学研究设计

### （一）整体药效学研究

#### 1. 动物的选择

（1）自发型动物模型

1）非肥胖型糖尿病（non-obese diabetic，NOD）小鼠：NOD 小鼠是一种具有自发胰岛素依赖型糖尿病倾向

的小鼠，是一种实验室常用的干燥综合征模型鼠。在NOD小鼠不仅胰腺内有大量淋巴细胞浸润，而且在颌下腺、泪腺及其他器官也发现淋巴细胞浸润。雌性小鼠发生糖尿病及涎腺炎的几率高于雄性小鼠。NOD小鼠细胞因子的表达结果也与人类干燥综合征患者的结果相似，IL-1β、IL-2、IL-6、IL-7、IL-12、TNF-α、IFN-γ、IP-10、Mig、I-TAC等Th1型细胞因子表达较高，但是Th2型细胞因子的表达都较低，处于一种失衡的状态。并且浸润的淋巴细胞中CD4 T细胞要明显多于CD8 T细胞及B细胞。NOD小鼠出现病理现象时间也较早，从4~6周龄出现胰腺炎开始到10周龄时出现明显的淋巴细胞浸润灶再到15周龄时病情加重，较其他干燥综合征动物模型要早要快，且雌性小鼠发病率高于雄性小鼠，这一特征也与人类干燥综合征患者的特征一致。

2）MRL/lpr小鼠：常被用于系统性红斑狼疮动物模型的研究，但其同时也具有涎腺炎和泪腺炎特点，与人类SS具有相似的症状，MRL/lpr小鼠的成模原理是小鼠19号染色体上的lpr基因突变导致fas原基因缺失而影响T细胞的功能，致其异常增强，出现自身免疫病表现，并可累及肾、关节、血管等。所以MRL/lpr小鼠非常适合作为研究继发性干燥综合征的模型鼠。

3）NZB/WF1小鼠：是由新西兰黑小鼠和新西兰白小鼠杂交得到的F1代小鼠，因存在唾液腺淋巴细胞浸润和血清抗核抗体、抗SSA抗体而被用于SS模型的研究。

（2）诱导型动物模型　诱导型动物模型是指通过对正常的动物做出一些相关的处理以诱导其产生局部的干燥综合征的表现。目前主要使用的诱导方法为注射同种鼠或异种鼠的抗原或组织匀浆进行免疫；或用佐剂进行免疫；还有通过接种病毒进行诱导等。以下为诱导型鼠模型建立常用的品种：

1）C57BL/6小鼠，8周龄，雌性。

2）BALB/c小鼠，8~10周龄，雌性。

3）SMA小鼠，SPF级6~8周龄。

4）CRJ：CD-1小鼠，8周龄，雌性。

5）Lewis大鼠。

**2. 药物剂量和给药途径设计及阳性对照药的选择**

（1）药物剂量设计　确定最适给药剂量时，由小剂量开始，在离体器官时按照3倍或10倍剂量递增，在整体动物时一般按照2倍剂量递增。常用下面几种方法：①参考已有的临床前、临床文献参考资料。②根据预期量进行设计：动物给药时，应用初始剂量之后，若没有发现疗效，也未发现任何不良反应，可继续按照2倍、3.3倍、5倍递增，2~4次可达到预期量，以后每次递增30%~50%。③根据$LD_{50}$设计：先采用急性毒性试验$LD_{50}$的1/10~1/20开始试验，根据上述剂量间隔设计方法，设置合适的剂量。

（2）给药途径设计　上述动物模型（小鼠、大鼠）的给药方式主要有灌胃、静脉注射、腹腔注射等，治疗SS的药物除生物制剂外，大都可采用灌胃给药的方式，具体情况根据药物特点选择与拟临床给药途径一致的给药方式。

（3）量效时效设计　通过药效学实验确定量效关系，量效关系要能确定最小有效量、半数有效量和最大有效量。在确定药效学实验剂量前，一般要有预实验，明确最小有效量、最大有效量，据此确定量效曲线的剂量设计。正式实验时，在最小有效量、最大有效量之间插入1~3个剂量点。时效问题应充分考虑预实验的结果，并结合半衰期等药动学参数等综合因素确定。

（4）阳性对照药设计　选择公认的临床中治疗SS有效的药物作为评价药物治疗SS的阳性药，需要注意的是选择与实验药物机制相近的临床常用药物，此外注意阳性对照药不仅对SS患者有效，对SS动物模型也需有效。由于目前治疗SS没有理想的药物，阳性对照药的选择宜选择临床使用频次较高的药物。对于受试药物为化学药物而言，可选用醋酸泼尼松。临床中SS患者服用醋酸泼尼松的剂量约为0.33mg/(kg·d)，根据小鼠和人的剂量换算关系，选用醋酸泼尼松［4mg/(kg·d)］用于小鼠的治疗较为适宜，考虑醋酸泼尼松的半衰期，灌胃给药宜分两次给予比较合理。

**3. 检测指标与检测方法的选择**

（1）全身情况观察　体重可反映小鼠的整体状态，每周检测一次体重变化；观察小鼠眼周及全身皮肤有无搔抓、破损现象，口唇情况等。模型组小鼠由于颌下腺炎症，唾液量减少，会先后出现舔舌、抓挠口唇等现象，随着病程进展这种现象越发明显，而正常对照组并无明显异常。

（2）摄水量的检测　模型组小鼠由于唾液量减少，较正常对照组相比，摄水量会逐渐增加。定量供水，每3天称量，检测每组小鼠的摄水量。

（3）唾液流率　唾液量分泌的减少是模型动物最核心和关键的指标之一，一般选用单位时间内的唾液量作为衡量的指标，称之为唾液流率。由于小鼠的基础唾液流量较少，难于检测，一般采用麻醉后给予胆碱能受体激动剂，刺激唾液分泌，便于检测。收集的方法：可以采用导管置于唾液腺口引流的方式，此法操作需要精细，难度稍大。常用的方法：可以使用干式棉球称重法，操作简便，准确率较高。测量前小鼠腹腔注射2.4%的戊巴比妥钠（100μl/20g），以呼吸平稳、眼角膜反射消失、四肢肌群松弛为麻醉标准。完全麻醉后注射0.025mg/ml毛果芸香碱溶液（0.125mg/kg），5分钟后开始收集唾液，共收集10分钟唾液量（将预先称好的无菌小棉球塞入小鼠舌下，10分钟后取出称重，两次称重的差值即为唾液量）。

（4）脾指数、颌下腺指数、胸腺指数　脾作为免疫细胞定居的场所，含有大量T淋巴细胞、B淋巴细胞。当这些细胞被抗原等刺激后，T、B淋巴细胞便会克隆扩增，数目增加，从而使脾的体积增大。胸腺是T淋巴细胞分化发育的场所，如果T细胞发生增殖，胸腺的体积也会增大。因此脾指数和胸腺指数可以在一定程度上间接反映机体的免疫功能状态。SS模型小鼠颌下腺中存在淋巴细胞浸润及炎症反应，从而导致腺体损伤肿大、唾液分泌功能降低。因此，分别取出脾脏、胸腺、颌下腺称重，以脾脏、胸腺、颌下腺重量与小鼠体重的比值，计算脾指数、胸腺指数、颌下腺指数，是反映SS模型的重要指标。

（5）颌下腺组织病理学检查　临床上唾液腺体的病理活检，对于SS的诊断灵敏度达94%以上，特异度为100%，因此是诊断SS及判断药效的核心指标。HE染色光镜下观察，采用Chisholm-Mason分级，0级：无淋巴细胞浸润；1级：淋巴细胞浸润，但未形成灶性；2级：每4$mm^2$有一个淋巴细胞浸润灶；3级：每4$mm^2$有一个以上的淋巴细胞浸润灶（注：一个淋巴细胞浸润灶是指有50个或更多的淋巴细胞）。

（6）LPS诱导的脾脏B细胞和ConA诱导的胸腺T细胞增殖反应　T细胞、B细胞表面具有识别抗原的受体和有丝分裂原受体，在特异性抗原刺激下可使相应淋巴细胞克隆发生增殖。植物血凝素（PHA）、刀豆蛋白A（ConA），抗CD2、抗CD3单克隆抗体作为多克隆刺激剂可选择性地刺激T细胞增殖；而抗IgM、含葡萄球菌A蛋白的菌体（SAC）、脂多糖（LPS）则刺激B细胞发生增殖；美洲商陆（PWM）、肿瘤刺激剂PMA对T、B细胞的增殖均有刺激作用。目前临床上最常选用PHA刺激PBMC，根据形态学或可以通过MTT、CCK8、BrdU、CFSE等方法测定T细胞的活力和增殖能力。小鼠SS模型可取各组小鼠脾脏和胸腺，制取细胞悬液加入LPS或ConA（脾脏加LPS，胸腺加ConA），检测细胞的活力和增殖能力。

（7）T细胞亚群相关功能检测　SS患者涎腺组织被破坏的免疫机制目前虽然未完全明确，但很多研究提示其与腺体组织淋巴细胞浸润及腺体组织中的细胞因子水平密切相关。SS患者浸润唾液腺的T淋巴细胞主要为CD4细胞，其与CD8细胞的比值为3∶1。CD4细胞主要是Th细胞，分为Th1/Th2亚群。Th1细胞分泌IFN-γ、IL-2、TNF-α等细胞因子，促进细胞免疫反应；Th2细胞产生IL-4、IL-6和IL-10等细胞因子，刺激肥大细胞、嗜酸性粒细胞和IgG1、IgE抗体，促进体液免疫反应，Th1/Th2失衡与自身免疫性疾病的发生密切相关。由Th1细胞分泌的IFN-γ可增强NK细胞的杀伤能力，与IL-2共同刺激CTL细胞的增殖，特异性识别杀伤颌下腺组织细胞。IFN-γ不仅可促进Th0细胞的进一步分化，形成更多的Th1细胞，从而导致模型小鼠颌下腺中浸润淋巴细胞增多，病变逐渐加重；而且还抑制了Th2细胞的增殖，减少IL-10的分泌。

Th17细胞也是$CD4^+$T细胞亚群，在多种自身免疫性疾病中发挥重要的作用。IL-17A作为Th17细胞分泌的代表性因子，具有强烈的促炎作用，可诱导促炎细胞因子、趋化因子、基质金属蛋白酶表达和急性期反应蛋白产生，引起组织破坏，并与TNF-α有协同致炎作用。研究表明，在SS的炎症反应过程中，Th17效应增强可能促进SS的发展及恶化；活化的Th17细胞通过分泌IL-17、IL-21等因子发挥其促炎功能，而SS发病的主要特点就是通过炎症作用损伤靶器官。作为维持机体免疫耐受和免疫稳态的调节性T细胞（regulatory cell，Treg），分泌IL-10、TGF-β等细胞因子发挥免疫调节作用，抑制T细胞的活化与增殖，下调免疫应答。Treg可能扮演抑制过度亢进的Th17细胞的重要作用，而Th17/Treg细胞免疫失衡的发生可能促发或加剧疾病的发生发展。

1）外周血细胞因子的检测：CBA法。小鼠眼球取血，TNF-α、IFN-γ、IL-4、IL-10、IL-17、IL-6采用CBA

试剂盒测定。

2）转录因子T-bet、GATA-3、ROR-γt、FOXP3 mRNA表达：Q-PCR法。用TRIzol（Invitrogen）提取总RNA，在20ml反应容积中，3mg总RNA、寡（dT）和逆转录酶（Invitrogen）用于合成cDNA。

3）T细胞亚群测定：检测Th1细胞（$CD4^+/IFN\text{-}\gamma^+$）、Th2细胞（$CD4^+/IL\text{-}4^+$）、Th17细胞（$CD4^+/IL\text{-}17A^+$）、Treg细胞（$CD4^+CD25^+Foxp3^+$）、辅助性T细胞（$CD3^+CD4^+$），细胞毒性T细胞（$CD3^+CD8^+$）的表达情况。

（8）B细胞亚群相关功能检测　B细胞主要功能包括识别和提呈抗原，并通过合成、分泌抗体参与体液免疫应答，分泌细胞因子，参与免疫调节。与其他常见的自身免疫性疾病相比较，SS较为突出的特点是B细胞高度活化。SS患者血清免疫球蛋白水平显著升高，产生多种自身抗体，外周血及唇腺组织中B细胞比例显著增多，并可在唇腺组织中形成异位生发中心。

pSS发病过程中B淋巴细胞起重要作用，其在SS中的作用主要表现为：①在炎性组织中聚集并参与异位生发中心的形成；②B细胞亚群分化及分布的紊乱；③单克隆B淋巴细胞的产生；④产生多种特殊的自身抗体。B淋巴细胞功能亢进是原发性干燥综合征发病的关键性因素，尤其对淋巴瘤、血管炎的发生起至关重要作用。

B淋巴细胞异常是原发性干燥综合征的特征性病理改变，在正常成年人中，成熟B细胞、未成熟B细胞、记忆性B细胞、浆细胞所占比例相对稳定，

B细胞亚群选择性迁移、聚集、异常分化及活化存在于pSS患者受累的组织器官中，因此，检测B淋巴细胞亚群对于疾病的诊断及药效学评价有重要意义。

1）B细胞亚群测定：分离细胞，分别加入10μl的CD19、IgD、CD27等一抗，检测总B细胞（$CD19^+$）、成熟B细胞（$CD19^+IgD^+IgM^+$）、非成熟B细胞（$CD19^+IgD^-IgM^+$）、记忆B细胞（$CD19^+CD27^+$）、浆细胞（$CD19^+CD138^+$）、调节性B细胞（$CD19^+IL\text{-}10^+$）比例，流式细胞仪检测。

2）自身抗体的检测：采用ELISA法检测抗SSA抗体、抗SSB抗体及总IgG水平。

（9）树突细胞亚群相关功能检测　抗原提呈是SS免疫反应的中心和始动环节，外周血树突细胞的两个亚群，髓系树突细胞（mDC）和浆细胞样树突细胞（pDC）都能被募集到炎症区域参与这一过程。pDC低表达MHC Ⅱ等分子，抗原提呈能力弱，主要通过免疫调节作用参与固有免疫途径。pDC在接受病毒感染等刺激后发生形态和表型转化，不仅能够高表达MHCⅠ和MHCⅡ分子，有效提呈胞浆内或经内吞体-溶酶体处理后的内源性抗原，还结合免疫球蛋白样受体，获得了和经典树突细胞相类似的捕获、加工并提呈外源性抗原的能力。mDC是一类经典的树突细胞，具有很强的加工和提呈抗原的能力，在静息状态下它主要位于脾脏边缘区和非淋巴样组织中，不断获取组织局部及血液循环中的抗原，应激状态下则携带抗原进入T细胞区，活化T细胞。

因此，DC亚群及细胞因子的检测对于了解SS的免疫功能状态，评价药物对SS的疗效及炎症免疫反应的影响非常重要。

1）DC亚群和表面分子测定：流式细胞仪检测DC亚群，如单核细胞样DC（$CD11b^+CD209^+$）、浆细胞样DC（$CD11c^+PDCA\text{-}1^+$）、调节性DC（$CD11c^{low}CD45RB^{hi}$）的比例，检测DC表面分子CD80、CD86、CD40、MHCⅡ的表达情况。

2）骨髓来源DC表面分子、细胞因子和趋化因子的测定：流式细胞仪检测DC表面分子（CD80、CD86、CD40、MHCⅡ）的表达情况，ELISA法检测DC分泌的细胞因子（IL-12、TNF-α、IL-23、IL-10）含量。

### （二）体外药物作用机制研究

**1. 唾液腺上皮细胞**　唾液腺的主要功能包括分泌唾液、润滑、免疫防御等，唾液腺受损，功能减退，导致口腔干燥是SS的主要病理变化。其中唾液腺上皮细胞（salivary gland epithelial cell，SGEC）具有分泌和免疫功能，是行使唾液腺功能的主要细胞。SGEC在IFN-α或病毒的直接刺激下，通过分泌细胞因子和趋化因子募集和活化B淋巴细胞和T淋巴细胞，SGEC也可分泌B细胞活化因子（B-cell activating factor of TNF family，BAFF）等进一步促进B淋巴细胞的活化和浆细胞的生成。同时活化的T淋巴细胞可分泌IFN-γ或在病毒的直接作用下导

致 SGEC 死亡，SGEC 释放自身抗原，进一步激活树突细胞，促进 B 淋巴细胞的活化和自身抗体的产生。

SGEC 在唾液腺炎症及异位生发中心的形成中发挥重要的作用。SGEC 具有抗原提呈作用，可表达多种共刺激分子、黏附分子及 B 细胞活化分子。SGEC 不仅是异常免疫反应的靶细胞，在 IFN-α 和病毒的刺激下可分泌 BAFF、IL-7、IL-22、IL-6、CXCL10、CXCL12 和 CXCL13 等，促进 B 细胞、T 细胞、DC 细胞的聚集，以及促进异位生发中心的形成。因此，SGEC 也是启动和维持免疫反应的效应细胞。研究 SGEC、T 细胞、B 细胞、DC 细胞及其相互作用，是探讨 SS 免疫机制的重要内容。

（1）SGEC 原代培养　组织块法：无菌操作剥离双侧颌下腺，剪成小块，用探针将组织小块接种，加条件培养液，反向倾斜放置，贴服后缓慢翻瓶，3 天后首次半量换液，动作应轻巧，防止组织块漂起。以后每隔 3 天换液，同时密切观察细胞生长状况。消化法：将小鼠颌下腺组织剪碎，滴入胰酶，将消化的涎腺细胞离心，调整密度，接种、孵育；48 小时首次换液，去除未贴壁的细胞，继续培养；以后每隔 2～3 天更换液体。可使用唾液淀粉酶的抗体，标记 SGEC，采用免疫组化或免疫荧光的方法鉴定 SGEC。此外，目前有市售的人颌下腺上皮细胞株，也可用于后续的各项实验。

（2）SGEC 的分泌功能　SS 唾液量的减少与 SGEC 分泌功能的下降密切相关，因此检测 SGEC 分泌唾液的能力是反映其功能的重要指标，可采用检测唾液淀粉酶的水平评估 SGEC 的分泌功能。运用淀粉酶检测试剂盒检测 SGEC 细胞分泌淀粉酶的情况，测定前，将样本 1∶20 倍稀释，依据说明书进行操作。

（3）SGEC 的增殖、凋亡能力　SGEC 在颌下腺组织中受到免疫细胞及炎性环境的影响，细胞的增殖及凋亡能力均可能发生变化，进而影响其腺体分泌的功能，因此检测 SGEC 的增殖、凋亡能力是研究 SGEC 在 SS 中病理机制的重要内容。运用流式细胞术检测细胞凋亡情况。

**2. T 淋巴细胞**　SS 的 T 细胞异常包括初始 T 细胞数量的减少、自身反应性 T 细胞的增殖，以及唾液腺体组织中 T 细胞的大量浸润。浸润在腺体中的 T 淋巴细胞可以以直接接触的方式活化腺体组织中的其他细胞，包括 B 细胞、单核/巨噬细胞、树突细胞等。体外可以从外周血或者脾脏通过磁珠分选或者流式分选的方法分离获得 T 细胞。利用 ELISA、CBA、蛋白芯片等方法检测培养上清中细胞因子水平（IFN-γ、IL-2、IL-4、IL-5、IL-9、IL-10、IL-13、IL-17、IL-21、IL-22 和 TNF-α 等），评估细胞的分泌能力。可以通过 MTT、CCK8、BrdU、CFSE 等方法检测细胞的活力和增殖能力，流式细胞术检测 T 细胞表面分子 CD62L、CD25、CD69 等的表达，评估 T 细胞的活化情况；也可以将 T 细胞与 SGEC、B 细胞等进行共培养，探讨细胞间的相互作用及药物的影响。

（1）药物对 T 细胞增殖的影响　无菌取动物胸腺或外周血分选制备淋巴细胞悬液，种于 96 孔培养板上，每孔加入 ConA 及试验药物终容积为 200μl，诱导 T 细胞增殖，可以通过 MTT、CCK8、BrdU、CFSE 等方法测定 T 细胞的活力和增殖能力。

（2）药物对 T 细胞分泌的影响　培养上清，检测细胞因子 TNF-α、IFN-γ、IL-4、IL-10、IL-17、IL-6、$PGE_2$ 等，可采用 ELISA、CBA 等方法测定。

（3）药物对 T 细胞亚群的影响　无菌取胸腺或外周血分选制备淋巴细胞悬液，流式细胞仪检测 Th1、Th2、Th17、Treg 亚群的比例。同时 Q-PCR 法检测特征性转录因子 T-bet、GATA-3、ROR-γt、FOXP3 的基因表达。

**3. B 淋巴细胞**　B 淋巴细胞介导的 pSS 的免疫反应包括自身抗原的提呈、自身抗体的产生、细胞因子的分泌以及对 T 细胞的活化。pSS 自身抗体的产生及大量免疫球蛋白的存在是 pSS 的重要特点之一，也是早期诊断和判断预后的重要指标。体外可以用 LPS 刺激脾脏细胞，可以通过 MTT、CCK8、BrdU、CFSE 等方法检测细胞的活力和增殖能力；用流式细胞术检测 B 细胞表面分子的表达，评估 B 细胞的活化情况；也可以从外周血或者脾脏通过磁珠分选或者流式分选的方法分离获得 B 细胞，将 B 细胞与颌下腺上皮细胞、T 细胞等进行共培养，探讨细胞间的相互作用及药物的影响。

（1）药物对 B 细胞增殖的影响　无菌取模型动物脾脏或外周血分选后制备淋巴细胞悬液，种于 96 孔培养板上，每孔加入 LPS 及试验药物终容积为 200μl，诱导 T 细胞增殖，可以通过 MTT、CCK8、BrdU、CFSE 等方法检测细胞的活力和增殖能力。

（2）药物对 B 细胞分泌的影响　以上培养上清，用 ELISA 法分别检测细胞因子 IL-10 和免疫球蛋白抗 SS-A、抗 SS-B、抗核抗体（ANA）、$IgG_1$、$IgG_{2a}$、IgM 和 IgA 的水平。

（3）药物对 B 细胞亚群的影响　无菌取脾脏制备淋巴细胞悬液，LPS 及试验药物刺激，流式细胞仪检测总 B 细胞（$CD19^+$）、成熟 B 细胞（$CD19^+IgD^+IgM^+$）、非成熟 B 细胞（$CD19^+IgD^-IgM^+$）、记忆 B 细胞（$CD19^+CD27^+$）、浆细胞（$CD19^+PCA1^+$）、调节性 B 细胞（$CD19^+IL\text{-}10^+$）数量。

**4. 药物对 SS 模型或患者树突细胞（DC）的影响**　未成熟的树突细胞可以在外分泌腺体局部不断地获得一些自身抗原，摄取抗原后分化为高表达共刺激分子和 MHC-Ⅰ/Ⅱ的成熟树突细胞，成熟树突细胞提呈抗原，启动 T 细胞免疫反应，分泌的关键分子 IL-12 和 IL-23 诱导 Th1、Th17 的分化。体外可对骨髓细胞进行诱导培养出树突细胞，通过流式细胞术检测树突细胞共刺激分子（CD80 和 CD86）、MHC-Ⅰ/Ⅱ的表达，以及吞噬功能，来反映树突细胞的功能；还可以将树突细胞与 T 细胞进行共培养，通过流式细胞术检测 T 细胞表面活化相关的分子 CD62L、CD25、CD69 等的表达，反映树突细胞对 T 细胞的活化作用及药物的影响。

（1）药物对 $CD11c^+$ DC 细胞表型和功能的影响　骨髓源的 DC，加入试验药物共培养 48 小时，收集上清，ELISA 法检测 IL-12、IL-23、IL-10 的水平。流式细胞仪检测 DC 表面分子 CD80、CD86、CD40、MHC-Ⅱ的表达情况。

（2）药物对 $CD11c^+$ DC 细胞抗原摄取能力的影响　方法同上，收集预处理的 $CD11c^+$ DC，加入终浓度为 50μg/ml 的 FITC-dextran。流式细胞术检测吞噬 FITC 的荧光强度，进而判断 DC 吞噬抗原的强度。

**5. 受体及信号分子**

（1）G 蛋白偶联受体及信号　G 蛋白偶联受体为 7 次跨膜蛋白，包括前列腺素受体、趋化因子受体、$\beta_2$ 肾上腺素受体、血管紧张素受体等，它们在炎症免疫反应中发挥重要的调节作用，可能与 SS 的发生密切相关。G 蛋白偶联受体典型的信号通路有 Gα-AC-cAMP-PKA，Gq-PLC-IP3/DAG-PKC 通路等。G 蛋白偶联受体激酶（GRK）可介导 G 蛋白偶联受体快速失敏，也参与 ERK、PI3K、Akt 的活化调控。如果药物可以影响这些配体或受体，或者影响配体与受体的结合，或者直接影响受体后信号分子，则可以通过检测这些受体及受体后信号，评估药物的作用。

（2）与酪氨酸蛋白激酶连接的受体及信号　胞膜上的受体通过与胞内的酪氨酸蛋白激酶（JAK 家族、Src 家族、Syk/ZAP-70 家族）连接，受体与配体结合后受体发生异源或同源寡聚化，胞内非受体型 PTK 活化，影响相关基因表达，而改变靶细胞增殖、分化、参与调节 SS 的炎症免疫反应。此类受体有细胞因子受体超家族、淋巴细胞抗原受体以及部分细胞黏附分子等。Src 激酶家族是原癌基因 c-Src 的产物，参与抗原受体、细胞因子受体和整合素介导的跨膜信号转导；JAK-STAT 的胞外信号包括干扰素、白细胞介素、生长因子等，其中Ⅰ型干扰素在 SS 的病理机制中至关重要，越来越受到关注，其下游的 JAK1、JAK3 更多的与免疫调节有关；Syk/ZAP-70 家族包括 Syk/ZAP-70 介导淋巴细胞抗原受体和某些细胞因子受体的信号转导，在淋巴细胞的分化、发育和活化中具有重要作用。如果药物影响配体与受体的结合，或者直接影响受体后信号分子，则可以通过检测这些受体后信号，评估药物的作用。如 JAK-STAT 信号通路适用于评估 JAK 抑制剂、白细胞介素受体拮抗剂的作用。

（3）核受体及信号　核受体是配体依赖性的转录调节因子，其配体为脂溶性分子，常见的核受体如糖皮质激素受体、雌激素受体、雄激素受体等。受体与配体结合后，受体以同源或异源二聚体形式与靶基因中激素反应元件结合，募集具有组蛋白乙酰转移酶活性的共激活因子，组蛋白乙酰化后，染色质结构打开，DNA 模板裸露，转录因子与 DNA 结合为转录起始复合物，从而促进转录。在评估甾体抗炎免疫药物时，核受体及信号是合适的检测指标。

### （三）药物疗效指标的选择与评价

对于 SS 模型小鼠药效学评价的关键指标是唾液流率和颌下腺病理评分，特别是病理指标，其特异度和灵敏度均可达到 90% 以上。此外，对于 SS 患者腮腺肿大的特异度达 97% 以上，因此 SS 小鼠的颌下腺指数也是评价药效的重要指标。

此外，临床上根据干燥综合征疾病活动指数（ESSDAI）能评估疾病活动度及判断预后，其中血清学的指标

（低 C3/C4、高 IgG、RF 阳性）能比较直观的反映病情的严重程度，可以考虑作为治疗 pSS 模型的评价指标。

## 四、实例

### 醋酸泼尼松对 C57BL/6 小鼠诱导型干燥综合征模型的治疗作用

**1. 材料与方法**

（1）动物的选择　C57BL/6 小鼠，雌性，体重 18g±2g，饲养于 SPF 级实验室，温度 23℃±1℃恒温，湿度 50%～60%，自由进食进水。动物购进后，进行 1 周的适应性饲养后，开始实验。实验中涉及的小鼠实验方案均经动物伦理委员会批准。

（2）药物和试剂

1）醋酸泼尼松（prednisone acetate，PA）：5mg/片，取 1 片用 12.5ml 0.5% CMC-Na 制成 0.4mg/ml 混悬剂灌胃给药。以体重 20g 的小鼠灌胃 0.2ml。

2）戊巴比妥钠：25g/瓶，取 2.4g 溶于 100ml 双蒸水制成溶液（2.4%）供小鼠腹腔注射用。

3）毛果芸香碱：白色粉末，称取 10mg 溶于 10ml 双蒸水中配制成 1mg/ml，使用时稀释成所需浓度（0.025mg/ml）。

4）RPMI1640 培养液：500ml/瓶（350-000-CL），临用配以 100IU/ml 青霉素、100IU/ml 链霉素，根据需要加入 10% 胎牛血清。

5）青霉素-链霉素溶液：100ml/瓶（C0222），100ml 培养液或 PBS 中加 1ml。

6）LPS：用 DMEM 培养液配制成 1mg/ml 母液，经内径为 0.2μm 的微孔滤膜除菌，于 -20℃冰箱保存备用。

7）ConA：用 DMEM 培养液配制成 1mg/ml 母液，经内径为 0.2μm 的微孔滤膜除菌，于 -20℃冰箱保存备用。

8）CBA 试剂盒：CBA mouse Th1/Th2/Th17 细胞因子检测试剂盒。

9）ELISA 试剂盒：抗 SSA 抗体试剂盒与抗 SSB 抗体试剂盒。

（3）主要实验仪器　超净工作台、分析天平、$CO_2$培养箱、全波长酶标仪、荧光倒置显微镜、全自动高速冷冻离心机、-80℃超低温冰箱、石蜡切片机、脱水机、病理组织包埋机。

（4）动物模型的建立、分组及给药方式、剂量

1）抗原的制备：在无菌操作台上取 C57BL/6 小鼠颌下腺，提取颌下腺蛋白，BCA 法蛋白定量为 4.5～5mg/ml。加完全弗氏佐剂使抗原终浓度为 2.5mg/ml。

2）分组及抗原的注射：SPF 级雌性 C57BL/6 小鼠，6 周龄，16～18g，随机分组。除正常对照组外，以首次致敏当日作为第 0 天，第 0、7 天对各组小鼠背部酒精消毒后，背部皮内多点注射抗原，每只小鼠共注射 0.1ml 抗原。第 14 天，用不完全弗氏佐剂将颌下腺抗原调整为 2.5mg/ml，注射抗原方式同前。

3）给药：除正常对照组及模型组外，第 7 周起开始灌胃给药，PA 组 4mg/kg。连续给药 2 周，第 9 周处死小鼠。

（5）检测指标

1）全身情况观察：观察小鼠全身皮肤有无搔抓、破损现象，口唇情况等。

2）脾指数、颌下腺指数、胸腺指数：第 9 周处死小鼠，分别取出脾脏、胸腺、颌下腺称重，计算脾指数、胸腺指数、颌下腺指数。

3）唾液量：第 6 周、第 7 周、第 8 周分别测量各组小鼠的唾液量，共收集 10 分钟。

测量前小鼠腹腔注射 2.4% 的戊巴比妥钠（100μl/20g），以呼吸平稳、眼角膜反射消失、四肢肌群松弛为麻醉标准。完全麻醉后注射 0.025mg/ml 毛果芸香碱溶液（0.125mg/kg），5 分钟后开始收集唾液，共收集 10 分钟唾液量（将事先称好的无菌小棉球塞入小鼠舌下，10 分钟后取出称重）。

4）颌下腺组织病理学检查颌下腺组织病理：处死小鼠，取颌下腺，10% 福尔马林固定，HE 染色光镜下观察，唇腺活检评判分级，0 级，无淋巴细胞浸润。Ⅰ级，淋巴细胞轻度散在浸润。Ⅱ级，淋巴细胞中度浸润，但

未形成灶性。Ⅲ级，每 4mm$^2$ 有一个淋巴细胞浸润灶。Ⅳ级，每 4mm$^2$ 有两个及以上的淋巴细胞浸润灶（注：一个淋巴细胞浸润灶是指有 50 个或更多的淋巴细胞）。

5）检测各组小鼠 T、B 细胞活力或增殖能力：无菌取各组小鼠脾脏和胸腺，用 PBS 洗涤后透过纱网研磨均匀，离心洗涤，培养液重悬将悬液稀释；96 孔板中每孔加入细胞悬液和 LPS 或 ConA（脾脏加 LPS，胸腺加 ConA），培养箱培养，可以通过 MTT、CCK8、BrdU、CFSE 等方法检测细胞的活力和增殖能力。

6）不同浓度 HCQ 体外对模型组小鼠脾脏 B 淋巴活力或增殖能力的影响：取模型组小鼠脾脏 B 淋巴细胞，制成细胞悬液种板（方法同上）分别加入不同浓度的 PA（$10^{-9}$mol/L、$10^{-8}$mol/L、$10^{-7}$mol/L、$10^{-6}$mol/L、$10^{-5}$mol/L），培养，通过 MTT、CCK8、BrdU、CFSE 等方法检测细胞的活力和增殖能力。

7）运用流式细胞仪检测各组小鼠 T、B 细胞亚群及 DC 表面分子：检测 Th17 细胞（$CD4^+$/IL-$17A^+$）、Treg 细胞（$CD4^+CD25^+Foxp3^+$）、记忆 B 细胞（$CD19^+CD27^+$）、浆细胞（$CD19^+PDCA1^+$）及 DC 表面分子 CD80、MHC-Ⅱ的表达情况。无菌取脾脏和胸腺，用 PBS 洗涤后透过纱网研磨均匀，离心洗涤、弃上清后加红细胞裂解液裂解，离心洗涤后，重悬，流式细胞仪检测。所得数据用 Flowjo 7.6.1 进行数据处理。

8）运用 CBA 试剂盒检测各组小鼠血清中细胞因子表达情况：具体方法根据试剂盒说明书进行操作，上流式机检测。样本收集完毕（FCS2.0 格式）后，用 CBA 专用分析软件 FCAP Array v1.0 进行标准曲线绘制并作统计学分析。

9）运用 ELISA 法测定各组小鼠血清中抗 SSA 和抗 SSB 抗体水平：用 ELISA 试剂盒进行检测，酶标仪 450nm 波长下测 OD 值。制作标准曲线，计算样品对应浓度并作统计分析。

**2. 评价指标** 根据 SS 患者的临床表现、实验室指标、免疫学指标（自身抗体等）、唇腺病理等观察指标，本研究选择唾液流率和颌下腺病理评分等指标作为评价 PA 治疗小鼠 SS 模型的疗效指标。选择 T、B 细胞增殖，T、B 细胞活化和细胞亚群，树突细胞，细胞因子水平等免疫学指标，来评价 PA 对小鼠 SS 模型的免疫调节作用。

**3. 机制研究** 小鼠 SS 模型成模后，可处死小鼠，分离培养脾细胞、胸腺细胞、颌下腺上皮细胞。体外设模型组、PA 五个浓度组（$10^{-9}$mol/L、$10^{-8}$mol/L、$10^{-7}$mol/L、$10^{-6}$mol/L、$10^{-5}$mol/L）并取正常小鼠脾细胞、胸腺细胞和颌下腺上皮细胞作为对照。刺激同时用药：脾细胞用 LPS（5μg/ml）刺激；T 细胞用 ConA（4μg/ml）刺激。MTT、CCK8、BrdU、CFSE 等方法检测 T 细胞、B 细胞、颌下腺上皮细胞的活力和增殖能力；ELISA 法检测颌下腺上皮细胞以及 T 细胞分泌能力（IL-1β、IL-2、IL-4、TNF-α、IL-6、IL-10、IL-17）；Transwell 检测颌下腺上皮细胞对免疫细胞的迁移影响等。具体信号通路的检测可根据 PA 的作用机制进一步设计，通过观察上述指标揭示 PA 治疗 SS 的作用环节和机制。

（吴华勋　魏　伟）

# 第四节　治疗多发性硬化症药物的药理学研究

## 一、概述

### （一）多发性硬化症的定义

多发性硬化症（multiple sclerosis，MS）是以人类中枢神经系统（central nervous system，CNS）的慢性炎症性脱髓鞘病变为特征的自身免疫病。MS 是由于人体免疫系统异常攻击神经外部髓鞘引起炎症免疫反应及相关损伤，进而破坏大脑、视神经和脊髓正常功能，最终导致残疾。全球的 MS 患者超过 200 万人，其中高纬度地区居民和女性为多发人群，且具有遗传易感性，发病年龄通常在 20～40 岁。MS 有几种亚型：大约 15% 的患者为原发性进展型多发性硬化症（primary progressive multiple sclerosis，PPMS），从一开始就存在神经系统的恶化，完全不会缓解和改善。约 85% 的 MS 患者初发时表现为复发缓解型多发性硬化症（relapse remitting multiple sclerosis，

RRMS）的临床症状，其特征为反复发作的神经功能障碍，普遍认为该类型反映了 CNS 局灶性炎症病变的发展；2/3 的复发缓解型患者会发展为继发性进展型多发性硬化症（secondary progressive multiple sclerosis，SPMS）。老年患者中多见原发性进展型 MS 而非复发缓解型 MS，这表明大脑的年龄相对改变对此阶段神经功能障碍的增加起一定作用。多发性硬化症进行性病变最终会导致残疾，给个人、家庭、社会造成负担。尽管对复发缓解型 MS 的治疗取得了很大进展，但预防或逆转进展的治疗方法开发速度较慢。

随着 MS 患者的残疾逐渐恶化，大多数情况下表现为躯体运动和感觉功能障碍，临床表现主要为脊髓病变，也有进行性偏瘫、共济失调、视功能障碍或认知功能障碍。区分 MS 与大脑其他炎症性疾病的关键特征是广泛的原发性脱髓鞘，MS 特有的大脑皮层软膜下脱髓鞘病灶，而在脑部其他炎症性疾病中未见。除脱髓鞘外，病变部位还存在部分和可变的轴突变性和丢失。然而，轴突变性、神经细胞丢失和树突/突触损伤也发生在脑中的许多其他炎性病症中，因此这些不是 MS 特异性病理学特征。活跃的脱髓鞘和神经退行性病变与小胶质细胞的活化和巨噬细胞样细胞的存在有关。在活动性病变中，星形胶质细胞被激活并且参与炎症免疫反应和组织损伤的扩大传播。在慢性病变中，星形胶质细胞形成致密的神经胶质瘢痕。所以炎症、原发性脱髓鞘和神经变性是复发和进行性 MS 的主要病理特征。目前 MS 的主要诊断方法包括核磁共振成像技术（magnetic resonance imaging，MRI）和脑脊液（cerebrospinal fluid，CSF）分析，2017 年补充修订了 McDonald 标准作为新的诊断标准。综合患者的临床表现、影像学特征和实验室检查结果可作为诊断 MS 的依据。

MS 的确切病因至今不明，越来越多的证据表明 MS 的发病可能与遗传易感个体中的免疫系统的失调有关。已发现一些与免疫系统失调相关的风险因素：如感染因素（Epstein-Barr 病毒 EBV、水痘/带状疱疹和 HHV-6）、环境因素（纬度、维生素 D）和表观遗传因素（基因组后重排或体细胞突变）。遗传易感性的一个或多个风险因素的总和导致炎症免疫反应和自身免疫耐受之间的体内平衡丧失，使平衡倾向于针对 CNS 的自身免疫反应。目前临床上没有针对性强的、靶向治疗 MS 药物，药物最佳应用窗口非常短暂且价格高昂，已有的治疗药物尚不能阻止疾病的进展也难以逆转患者躯体运动和感觉功能障碍。针对 MS 治疗的研究有两个方向：解决触发 MS 的原因或者消除 MS 的症状。迄今为止，研究 MS 病理及治疗药物的实验动物模型主要集中于炎症免疫反应和脱髓鞘相关研究。

### （二）多发性硬化症的临床表现及生物标志物

**1. MS 的临床表现**　初期阶段 MS 的临床表现主要包括视神经炎、急性脊髓炎以及脑干和小脑受累症状的复发，包括复视、动眼神经麻痹、眼球震颤、眩晕、面部感觉减退等。复发后的残疾积累和疾病进展在 MS 患者中根据脑内受影响的区域差别产生不同的症状和体征。主要受影响的系统是视觉、锥体、感觉、小脑，以及脑干和括约肌功能的控制。

**2. 预测与诊断 MS 的生物标志物**　由于 MS 在临床、放射学、病理学和治疗反应特征方面的异质性，早期诊断对于临床和治疗决策及预后都至关重要。所以通过检测 MS 中的生物标志物可以实现早期诊断，更好的对患者进行护理和疾病管理。同时了解临床生物标志物有利于客观、科学评价临床治疗药物的疗效和药理学特点。

（1）易感性生物标志物　MS 中存在两种主要的易感性生物标志物：HLA DRB1 * 15:01 和针对 Epstein-Barr 病毒核抗原的抗体（抗 EBNA）。可在无症状个体中测量易感性的生物标志物，以达到预测疾病风险的目的。

（2）诊断生物标志物　2017 年 McDonald 诊断标准推荐检测 CSF 中 IgG 寡克隆带（IgG oligoclonal bands，OCGB），并使用灵敏度高的等电聚焦琼脂糖电泳以及免疫印迹、免疫固定等方法检测。通过间接免疫荧光血清检测抗水通道蛋白-4 IgG（anti-aquaporin-4 IgG，AQP4-IgG）抗体作为视神经脊髓炎的特异性生物标志物。游离免疫球蛋白轻链通常与完整的 IgG 分子一起分泌，并且它们在 CSF 中的表达与中枢神经系统中的免疫激活有关。使用等电聚焦和免疫印迹 OCGB 检测需要较高的实验技术且难以标准化定量，而 CSF 中 κ 链的测量是一种快速和定量测定，虽然没有 OCGB 检测的特异性高，但由于其易于标准化，更推荐于临床的应用。

### （三）多发性硬化症的病理学特征及发病机制

MS 的病理学特征在于广泛的脱髓鞘、轴突损伤和免疫细胞浸润。在 MS 的局灶性病变中，髓鞘蛋白成分被免疫系统细胞识别并导致髓鞘和少突胶质细胞的破坏。这种炎症免疫反应涉及的细胞和因素包括：髓鞘特异性自身反应性 CD4 T 细胞的活化，由 CD4 T 细胞分化的促炎症免疫反应的辅助性 T 细胞（Th1 细胞），CD8 T 细胞，分泌髓鞘定向抗体和细胞因子的 B 细胞，以及其他免疫系统相关因素。炎症免疫反应初期，从外周募集的活化的淋巴细胞穿过血脑屏障到达 CNS。接着 MS 患者 CSF 中的活化免疫细胞、免疫球蛋白及细胞因子导致 CNS 中出现（慢性）脱髓鞘，其表现特征为髓鞘的损失、轴突区域保留，以及星形细胞瘢痕的形成。MRI 影像学表现为 CNS 白质广泛髓鞘脱失并伴有少量少突胶质细胞病变，也可伴有神经细胞及轴索病变。MS 主要累及 CNS 的白质，也少部分累及灰质。累及皮质的病变还包括纯皮质内病变、灰白质混合病变和皮质旁病变。

在 MS 发病机制中，脱髓鞘可导致神经元结构和功能的进行性丧失，即神经变性。这是由于动作电位在脱髓鞘轴突上的传播受损导致的。脱髓鞘病变的积累可能导致 MS 的神经学特征并解释该疾病的异质性。在 MS 的早期阶段，自发性髓鞘再生和少突胶质细胞祖细胞（oligodendrocyte progenitor cell，OPC）重新包裹脱髓鞘轴突的过程有助于恢复轴突传导。然而，随着时间的推移，髓鞘再生不能补偿炎症免疫反应导致的脱髓鞘，并且随后的轴突损伤及功能障碍导致永久的、不可逆的神经衰退。

MS 的病理机制可概括为四点：①通常认为复杂发病机制导致的炎症免疫反应是导致大多数病例中枢神经系统组织损伤的主要触发因素。②MS 的关键标志特征是脱髓鞘病变，其中髓鞘或少突胶质细胞在炎症免疫反应过程中被破坏。③轴索损失或损坏。④神经胶质增生（对 CNS 造成损伤的星形胶质细胞异常增生）。传统观点认为，MS 是 Th1 细胞和巨噬细胞浸润病灶而引起的髓鞘脱失、轴突和神经元损伤的 CNS 慢性炎症免疫性疾病。目前普遍认为活化的 Th1 细胞和 Th17 细胞是 MS 的主要罪魁祸首。它们分别产生 IFN-γ 和 IL-17，通过树突细胞在 CNS 外活化，然后穿过血脑屏障遇到 CNS 中的抗原提呈细胞，接着通过促进炎症免疫细胞产生损害髓鞘和轴突的炎症产物和细胞因子，激活常驻小胶质细胞，进一步产生吸引炎症免疫细胞进入 CNS 并使炎症免疫反应持续存在。在此过程中 B 细胞和抗体也可以进入 CNS，浆细胞在 CNS 内产生抗体，同时抗体介导的免疫反应参与炎性脱髓鞘和神经变性。越来越多证据表明固有免疫细胞如树突细胞、自然杀伤细胞和小胶质细胞在 MS 的发生发展中也起重要作用，这些都可能为研发 MS 的治疗新药提供潜在的新靶点。

总之，急性 MS 病变的特征在于具有各种免疫细胞的浸润和活跃的脱髓鞘。当这种病变变成慢性时，髓鞘明显减少，炎症免疫细胞浸润和神经胶质增生减少，这使病变呈现“斑块”状态。炎症免疫反应和血脑屏障的破坏与复发的病理过程相关，CNS 中炎症免疫细胞新一波浸润的反应将导致临床复发。

### （四）治疗多发性硬化症的药物

MS 治疗可分为特异性治疗和对症治疗方法。其中特异性治疗的短期目标是减少临床复发并减少新 MRI 病灶的积累，因为它们都与预后不良有关。长期目标是延迟从复发到进行性 MS 的恶化，因为进行性 MS 主要由神经变性过程主导，该过程对现有治疗方法大多都不敏感。对症治疗包括多种药物，用于治疗各种临床症状，包括行走障碍、痉挛、疲劳、膀胱功能障碍、疼痛和抑郁。

目前主要的一线治疗药物包括有注射疗法（皮下注射和肌内注射给药）的干扰素 β（interferon-β，IFN-β）和醋酸格拉替雷（glatiramer acetate，GA），以及口服给药的特立氟胺（teriflunomide）和富马酸二甲酯（dimethyl fumarate）。二线治疗药物有静脉输注的那他珠单抗（natalizumab）及口服给药的芬戈莫德（fingolimod，FTY720）。三线治疗药物有静脉输注的米托蒽醌（mitoxantrone）。除此以外针对 B 细胞的抗 CD20 单克隆抗体（利妥昔单抗和奥瑞珠单抗）治疗以及基于干细胞的治疗策略还有待更多临床研究验证。

按照治疗时间长短分为急性复发短期治疗和长期治疗。糖皮质激素对 MS 急性发作患者的功能恢复速度具有短期影响，并广泛用于治疗复发缓解型 MS 急性加重期。它们发挥不同的免疫调节作用机制，包括抑制抗原提呈和抗炎作用，如抑制水肿、花生四烯酸代谢、促炎细胞因子的表达和淋巴细胞的增殖等。

批准的长期 MS 治疗药物可根据作用机制分为三类。

**1. 免疫细胞运输的抑制剂** 例如那他珠单抗和芬戈莫德。那他珠单抗是针对表达在活化的淋巴细胞、单核细胞表面的整合素 VLA4 黏附因子的 α4 亚基的人源化单克隆抗体，可通过抑制血脑屏障上 VLA4 活性，阻止淋巴细胞黏附到内皮并随它们转运进入 CNS。那他珠单抗是目前治疗 MS 最有效的许可药物，可使患者复发率降低 70%、新的 MRI 疾病活动降低 90%，但是它具有增加进行性多灶性白质脑病的风险。芬戈莫德属鞘氨醇 1-磷酸受体（S1PR）抑制剂，是首个治疗 MS 的口服药物。芬戈莫德在体内被鞘氨醇激酶磷酸化形成活性代谢产物，拮抗并下调 G 蛋白偶联受体 S1PR，降低外周淋巴细胞计数，抑制 T 细胞从淋巴结扩散到 CNS 中。该药还能直接调节树突细胞的成熟和下调特定的促炎症细胞因子，促进少突胶质细胞成熟、髓鞘生成和星形胶质细胞增生。不良反应包括严重心率减慢或房室传导阻滞、感染、黄斑水肿、血压升高、肝脏毒性以及潜在的致畸性。

**2. 细胞复制的抑制剂**　例如特立氟胺和米托蒽醌。特立氟胺是第二个被 FDA 批准的治疗 MS 口服药物，是来氟米特的主要代谢产物，可抑制线粒体二氢乳清酸脱氢酶，治疗机制尚不明确，可能与减少 CNS 中淋巴细胞数量有关。临床给药要注意对可能出现的肝毒性采用风险控制措施。米托蒽醌是一种用作癌症化学治疗剂的蒽二酮，影响 DNA 拓扑异构酶Ⅱ，导致 T、B 细胞增殖过程受损，可抑制 T 细胞和 B 细胞的活化和增殖，对于更具侵袭性的 MS 也非常有效，可减少复发并对进行性 MS 有潜在作用。但由于米托蒽醌可能引起致命性的充血性心力衰竭，MS 患者在每次使用前和停药后（每年定期）需评估左室射血分数（LVEF），并可能引起继发性白血病。目前在 MS 中的使用受到限制，作为 MS 治疗的三线药物。

**3. 免疫调节剂**　例如富马酸二甲酯、干扰素和醋酸格拉替雷。富马酸二甲酯最早作为银屑病治疗药物，直接激活抗氧化剂核转录因子（Nrf2）途径，发挥中和氧化应激反应，此外还能减少脊髓中巨噬细胞炎症、促进抑炎因子 IL-10 的表达。该药物可能引起淋巴细胞计数偏低，临床应用前需进行全细胞计数检查，严重感染者不宜使用。IFN-β 是 MS 确诊后的一线治疗药物也是最早治疗 MS 的药物，通过多重免疫调节机制发挥作用，包括调节细胞因子分泌、细胞凋亡、抑制 T 细胞的活化、增殖并抑制细胞迁移进入脑内。醋酸格拉替雷结构与髓鞘蛋白类似，可诱导髓鞘反应性 T 细胞的免疫耐受，诱导抗原特异性抑制性 T 细胞，促进 Th2 细胞分泌抗炎性细胞因子。醋酸格拉替雷在减少 MS 复发和 MRI 病灶方面与干扰素疗效相似，作为第一代 MS 疗法（干扰素和醋酸格拉替雷）显示出较高的合理性和安全性等优点，而更有效的那他珠单抗和米托蒽醌在临床使用中因安全性等问题受到限制。

## 二、治疗多发性硬化症药物临床前药效学研究设计

### （一）阳性对照药

设计研究 MS 治疗药物的药理学实验中可针对受试药物本身的药理特点、给药方式、作用机制等选取合适的阳性对照药。例如，注射给药的受试药物选取 IFN-β 和醋酸格拉替雷作为阳性对照药，口服给药的受试药物可选取特立氟胺和富马酸二甲酯作为阳性对照药。如受试药物作用机制为抑制免疫细胞的运输可以选择芬戈莫德作为阳性对照药。

### （二）评估 MS 药物的生物标志物

不断发现的新的生物标志物还可帮助评估药物治疗 MS 患者的疗效，指导选择具有最佳疗效最小风险的药物以制定个性化治疗方案。在新药研发方面，这些生物标志物还可作为新药药效学评估的参考指标。

**1. 炎症免疫相关的可溶性分子**　利用 IFN-β 治疗 MS 过程中，可通过检测一些炎症免疫相关的可溶性分子反映治疗效果。IL-17 是一种促炎细胞因子，IFN-β 可下调 MS 患者体内 IL-17 水平。IFN-β 治疗相关的另一个分子是肿瘤坏死因子（tumor necrosis factor，TNF）相关的凋亡诱导配体（TNF-related apoptosis inducing ligand，TRAIL）。TRAIL 是Ⅱ型膜蛋白的 TNF 家族的促凋亡成员，在 T 细胞毒性反应中起作用。IFN-β 能够在 T 细胞和单核细胞中诱导 TRAIL，所以 TRAIL 可以作为预测 IFN-β 药效的生物标志物。检测诊断性生物标志物（如 CSF 中 OCGB 水平）也可以很好地反映 IFN-β 的治疗效果。MS 患者的 CSF 中趋化因子 CXCL13（B 细胞的有效化学引诱物）的水平增加并且与 B 细胞数量相关，如利妥昔单抗治疗可以降低 CSF 中 CXCL13 水平，因此 CXCL13 可以作为评价 B 细胞消耗疗法效果的生物标志物。MS 患者的脑组织中，壳多糖酶 3 样蛋白 1（chitinase 3-like 1，CHI3L1）在活化的星形胶质细胞和巨噬细胞/小神经胶质细胞中的表达，可反映高度炎症免疫细胞活性的病变，也可以作为评价药效的生物标志物。

**2. 细胞亚群**　外周血淋巴细胞在免疫介导疾病的发病机制中起重要作用，可通过药物治疗进行调节。因此，通过流式细胞术检测细胞免疫亚群可以有效评价药物的治疗作用。例如 IFN-β 疗法恢复调节性 T 细胞（CD4/

CD25/FoxP3 阳性细胞）的抑制功能。醋酸格拉替雷治疗的 MS 患者中观察到循环抗原提呈细胞和 CD4 T 细胞的变化。富马酸二甲酯疗效较好的患者在给药后 6 个月显示中枢 CD4、CD8 T 细胞、记忆 B 细胞和促炎细胞因子水平显著减少。

**3. 神经变性的生物标志物** CSF 中神经丝轻链蛋白（neurofilament light chain，NFL）水平是检测 MS 中炎症和神经变性的有用工具，它可以反映大口径的髓鞘轴突的损伤。芬戈莫德治疗在第 12 个月显示 NFL 水平降低，这与复发和 MRI 结果的改善相关。利妥昔单抗和那他珠单抗治疗后也显示 CSF 中 NFL 降低。新的超敏感方法（SIMOA 技术）是基于单分子免疫阵列技术开发的超灵敏蛋白质检测技术，其灵敏度比传统 ELISA 技术高 1000 倍以上，可以检测血清中的 NFL（sNFL），达到通过血清样本便可检测出 MS 神经变性的目的。此外，随着神经保护和髓鞘再生疗法的出现，sNFL 可能成为研究治疗效果的重要工具。

**4. 新兴生物标志物** 细胞外囊泡是参与细胞间通信的膜结合颗粒，携带 miRNA 以及其他分子。细胞外囊泡在 MS 中失调，所以 miRNA 表达的变化可作为对疗效评价的生物标志物。例如芬戈莫德能够在治疗后 5 小时改变细胞外囊泡的 miRNA 浓度。那他珠单抗治疗可下调 MS 中上升的 mir-155。目前研究认为恢复失调的 miRNA 可以反映 MS 的临床治疗效果。

### （三）多发性硬化症动物模型概述

动物模型对于找寻 MS 的药物治疗靶点及研发治疗 MS 的新药至关重要。尽管没有模型可以完全复制 MS 发生发展的过程，但有几个已建立的实验模型反映了 MS 的异质性并且与其病理学相似。这些模型包括免疫介导模型、病毒诱导模型和毒素诱导模型。建立免疫介导模型的原理为利用髓鞘多肽片段免疫后产生的自身免疫反应，或将针对髓鞘表位的自身反应性 T 细胞进行被动转移诱发模型。其中典型模型是实验性自身免疫性脑脊髓炎（experimental autoimmune encephalomyelitis，EAE），这也是现在免疫学和脑部炎症最广泛使用的体内模型之一。病毒诱导模型考虑病毒感染的致病因素与 MS 有关，该模型主要包括泰勒氏（Theiler）鼠脑脊髓炎病毒诱导的脱髓鞘病和 MHV 冠状病毒所诱导的慢性脑脊髓炎。毒素诱导的脱髓鞘模型，如 cuprizone 和溶血磷脂酰胆碱（溶血卵磷脂）模型，不能单纯作为 MS 的参考模型，但它们比较适用于研究脱髓鞘和再髓鞘的形成过程。动物实验中 CNS 组织容易获得，其不足之处是：①动物模型不能在几天或几周的造模过程中完全模拟人类 MS 长达几年甚至几十年的临床表现。进行动物模型实验过程中，针对模型动物的治疗在诱导 MS 的早期就可以开始，但实际在人类 MS 疾病早期并无察觉，往往真正的治疗时期都在疾病的中晚期。②与人类 MS 患者中存在复杂的异质性，大多数实验研究使用近交品系小鼠具有遗传同质性，所以动物模型与人类疾病有一定区别。总之，动物模型尽管有其局限性，仍然是进行 MS 药理学研究的非常实用有效的工具。

**1. 免疫介导的 EAE 模型** 在 MS 病理研究的早期阶段，用溶解在盐水中的脑组织乳液进行免疫。这种免疫方法类似于人类疾病的发病过程，但需要长时间多次接种，且造模成功率低。为了提高重复性和成功率，实验中常加入佐剂造模，且多数是完全弗氏佐剂（complete Freund's adjuvant，CFA）。CFA 可以缓慢释放致敏抗原，并使用灭活的结核分枝杆菌作为免疫刺激剂。利用佐剂可大量刺激吞噬细胞的吞噬摄取和提呈，以及随后 CD4 T 细胞的活化和增殖，由这种致敏过程诱导的动物模型即为 EAE 模型，免疫介导的 EAE 模型广泛地应用于多发性硬化症的研究中。实验动物最常用的是小鼠、大鼠和灵长类动物。诱导模型的致脑部炎症物质包含髓鞘碱性蛋白（myelin basic protein，MBP）、蛋白脂质蛋白（proteolipid protein，PLP）、髓鞘少突胶质细胞糖蛋白（myelin oligodendrocyte glycoprotein，MOG）或替代上述蛋白的多肽。造模常用注射方式有脚垫、颈部及背部（皮下、皮内、肌内）注射、腹腔注射和尾静脉注射等，以皮下多点注射及脚垫注射的发病率最高。EAE 的敏感性和临床过程的特点（急性、慢性或复发缓解），取决于以下因素：实验动物的品系、周龄、雌雄、抗原及其剂量、给药途径和免疫佐剂等。EAE 模型用于神经炎症和免疫系统激活的研究，涉及细胞包括 CD8 T 细胞、CD4 T 细胞、Th17 细胞、Treg 细胞、单核细胞、巨噬细胞和 B 细胞等。

（1）主动致敏 EAE 模型 该模型原理是通过激活幼龄动物的外周循环中髓鞘特异性 CD4 T 细胞。此类模型需要在 CNS 内抗原提呈髓磷脂肽抗原并激活浸润性髓磷脂特异性 T 细胞，连同强的佐剂（如 CFA）和百日咳毒素（pertussis toxin，PT）增强体液免疫反应并诱发疾病症状出现。这种神经炎症免疫反应导致 T、B 细胞和巨噬细胞组成的炎症免疫细胞的浸润以及 CNS 中脱髓鞘的局灶斑块形成，类似于 MS 患者的病理和临床表现。例如用含有 MOG35-55 肽的 CFA 免疫 C57BL/6 小鼠可诱导慢性炎症性疾病。该模型局限性：模型主要局限于脊髓，对脑干和小脑的影响很小。

另一种接近 MS 疾病的模型可用大鼠、豚鼠或灵长类动物造模。造模需使用 MOG 的重组细胞外结构域（氨基酸 1～125）肽段、髓磷脂等进行免疫。此类模型的致病原理是它们诱导 CD4 T 细胞介导的脑部炎症反应伴随针对 MOG 的脱髓鞘自身抗体反应，病理变化类似于 MS。

（2）被动 T 细胞转移 EAE 模型　该模型原理是供体实验动物用脑组织致敏后，从其外周免疫系统中分离出的特异性 T 细胞，在体外再经诱导后转入到受体动物体内诱发神经系统的自身免疫反应。例如通过分离和繁殖供体小鼠中特异于 MBP 的 T 细胞系并克隆，将这些细胞通过静脉注射转移到受体小鼠后可引发脑脊髓炎。这种被动转移模型对于研究 CNS 免疫监视调控机制、诱导脑部炎症和 T 细胞介导的炎性组织损伤的机制较为适用。该模型的主要特点：由于其机制是由 CD4 T 细胞介导的炎症免疫反应，所以适用于研究针对 CD4 T 细胞介导的脑部炎症的药物药理作用及其分子作用机制。

（3）复发缓解型 EAE 模型　接近临床表现的复发缓解型 EAE 模型可采用前述主动致敏和被动转移的方法建立。主动致敏造模方法通常通过注射含有髓磷脂膜蛋白片段或脊髓组织匀浆的乳液或通过注射髓磷脂抗原特异性 T 细胞在动物中诱导 EAE。模型诱导后，活化的 T 细胞穿过血脑屏障并启动类似于在 MS 中观察到的疾病过程（炎症、脱髓鞘和轴突变性）。通过多种动物（如豚鼠、猴等）造模比较发现，小鼠 EAE 是复发缓解和慢性进行型 EAE 的最佳模型。在不同遗传背景的小鼠（例如 SJL/J、C57BL/6 和 NOD）中，通过主动免疫蛋白质或肽类，或被动转移致脑炎的 T 细胞均可诱导 EAE 模型。小鼠中的 EAE 的特征是从尾部开始上行麻痹，然后是肢体和前肢麻痹，使用 5 分量表进行评估。

最初利用 MBP 衍生肽和 MBP 反应性 T 细胞克隆在 SJL/J 小鼠中成功诱导 EAE。MBP 是髓鞘主要成分之一，可激活体内 Th 细胞透过血脑屏障攻击神经髓鞘的 MBP，最终导致 CNS 的脱髓鞘。除了 MBP，合成的 PLP139-151 已成为建立 EAE 小鼠模型常用的抗原刺激物。PLP139-151 免疫的 SJL/J 小鼠可以在初发后呈现类似临床表现的复发-缓解症状。需要注意的是不同的蛋白/肽段免疫不同的小鼠可能产生不同的效果。例如用 PLP139-151 免疫 SJL/J 小鼠可诱导复发-缓解疾病过程，而用 MOG 免疫显性表位（MOG35-55）肽段诱导 C57BL/6 小鼠呈现慢性疾病过程。MOG 35-55 肽段的剂量也可影响模型动物的疾病发展类型，高剂量的肽段和佐剂诱导 C57BL/6 小鼠出现慢性非缓解型 EAE，较低剂量却可以诱导复发缓解型疾病过程。

还可以通过被动转移 PLP 反应性 T 细胞系诱导复发缓解型 EAE 模型的形成。模型需要用 PLP 衍生的肽免疫供体小鼠，在培养 1 周后分离外周淋巴样细胞，体外刺激后转移到未经处理的小鼠体内。虽然此模型可一定程度证明 CD4 T 细胞在 EAE 发病机制中的核心作用，但它们在研究领域中的应用存在一些局限性。首先，很难从外周淋巴结中分离出针对特定抗原表位的 T 细胞。其次，转移的 T 细胞的致脑部炎症能力不一定能反映供体动物的体内状况。所以难以单纯使用被动转移模型来确定单个基因对致脑炎性 T 细胞功能的贡献。

（4）自发 EAE 模型　由于主动致敏或者被动转移的模型诱导方法主要通过免疫机制启动 MS 疾病和调节复发，为了更好地接近临床发病过程，最新建立了自发的炎症性脱髓鞘模型。转基因模型动物特异性表达 T 细胞的受体，该受体可识别例如 MOG 一类的脑内抗原。模型动物出生后几个月便可出现自发性炎症反应或炎症性脱髓鞘，患病率高达 80%。如利用 C57BL/6J 背景小鼠研究 MOG 35-55 诱导的 EAE。首先获得表位反应性 T 细胞克隆（2D2），其表达的 Vα 和 Vβ 链特异性地与 MOG 35-55 反应。该背景的 2D2 转基因小鼠也表现出比野生型同窝小鼠更严重的 EAE，其发生自发性 EAE 的频率高。与其他小鼠模型一样，自发 EAE 小鼠病变的病理学表现为轴突丧失和脱髓鞘，该模型可用于阐述抗原/表位在诱导慢性脑部炎症中的病理机制。

（5）MHC-Ⅰ类限制性 CD8 T 细胞诱导的 EAE 模型　近来关于 MS 的研究进展指出 CD8 T 细胞在 MS 的发病机制中起着重要的作用。T 细胞受体转基因动物和人源化小鼠模型中也报道了 MOG 特异性 CD8 T 细胞对脑部炎症的作用。CD8 T 细胞具有细胞毒性并能够破坏中枢神经系统内含有同源抗原的细胞。当 CD8 T 细胞识别少突胶质细胞内的抗原时，将导致原发性脱髓鞘和少突胶质细胞丢失的局灶性斑块产生。有研究从小鼠中分离培养自身反应性 CD8 T 细胞，用 MBP 主动致敏并将它们转移到幼稚（未活化）的受体动物中，可诱发受体动物的脑部炎症。然而，与CD4 T细胞相比，CD8 T细胞的转移通常需要更高的细胞数才能诱导脑部炎症和组织损伤。从MS患者的T细胞中提取的携带人T细胞受体蛋白的CD8 T细胞，也能在人源化转基因小鼠模型的体内实验中诱导脑部炎症的发生。但目前有关自身反应性CD8 T细胞致病性的动物模型相关研究还不够深入。

（6）中枢神经系统局灶性炎症性脱髓鞘病变模型　多数模型显示的炎症性脱髓鞘病变主要位于脊髓。病变的位置随机分布，多数集中于腰椎/骶髓部位。为了通过双光子激光显微镜分析体内分子运动或通过电生理学观察局部功能的改变，需要在CNS的特定区域对病变进行精确定位。现在已经可以通过局部立体定向注射少量促炎细胞因子，在致敏动物的外周免疫系统中诱导致脑部炎症的T细胞反应和脱髓鞘抗MOG抗体反应。细胞因子局部注射于中枢神经系统的限定位点，注射部位周围会产生炎症免疫性脱髓鞘。

（7）B细胞相关脑炎模型　实验性MS研究进展中，一个尚未解决的主要问题就是目前没有可用的与B细胞相关的脑部炎症免疫模型。目前尚不清楚的是，单独的B细胞是否可以启动和驱动中枢神经系统中的急性或慢性的炎症免疫反应，B细胞是否只是被招募到由T细胞所介导的炎症病灶中发挥次要作用，以及它们是以何种方式独立于抗体而促进组织损伤的诱导和传播。关于B细胞相关脑部炎症免疫模型和机制还有待进一步研究和完善。

**2. 病毒诱导的炎症性脱髓鞘模型**　动物的某些病毒感染可能会引起炎症免疫性脱髓鞘疾病，与MS有相似之处。尽管目前缺乏关于MS特异性病毒感染的证据，但是病毒诱导的炎症性脱髓鞘实验模型的研究可以帮助阐明MS的病理机制，例如如何诱导或传播脑和脊髓中的这种病理状况，同时这些研究可能提供有关MS的相关炎症、脱髓鞘和神经变性机制方面的其他信息。病毒诱导的炎症免疫性脱髓鞘疾病模型的主要特点及优点是它们是在感染过程中所引起的，而不是由对脑组织的主动致敏化所引起的。病毒模型的一个主要缺点就是其发病机制非常复杂，包括直接病毒诱导作用、抗病毒免疫和额外的自身免疫机制，而这些不同的致病过程的作用很难一一解释清楚。目前两种最为广泛使用的病毒MS模型是由Theiler病毒或MHV冠状病毒所诱导的慢性脑脊髓炎。

（1）Theiler病毒（TMEV）诱导的慢性脱髓鞘脑脊髓炎　虽然有几种病毒均可诱导脱髓鞘模型，但效果最佳的模型是TMEV。TMEV模型被广泛应用于关于中枢神经系统病毒清除机制的研究。Theiler病毒是一种无包膜的单链RNA病毒，该病毒直接感染动物脑内中枢神经系统，导致大多数感染动物急性脑脊髓炎的形成。病毒感染初期出现急性脑炎，开始感染约1个月后，出现缓慢进展的慢性脱髓鞘疾病、炎症及轴索损害等改变，主要影响脊髓，发病小鼠出现虚弱、痉挛，严重时出现强直性痉挛。急性脑炎之后病毒抗原从脑中可以清除，但在单核细胞/巨噬细胞、小胶质细胞、星形胶质细胞和少突胶质细胞中持续存在，引发慢性脱髓鞘疾病。脱髓鞘发生在胶质细胞活化和巨噬细胞浸润的部位，其主要特征是进行性脊髓萎缩和轴索缺失伴随神经系统恶化，类似于在MS患者中观察到的（痉挛、尿失禁和四肢无力，最后是后肢麻痹）症状，此病变与MS中的病变有共同的本质特征。研究表明，早期免疫反应主要针对病毒，但在后期，更多的自身免疫反应可能是通过抗原/表位扩散的机制所引起的。TMEV颅内接种的易感小鼠（SJL/J）必须在4~8周龄之间进行，以复制在MS患者中的慢性脱髓鞘病理过程。

总之，TMEV模型是研究病毒介导的急性和原发性进展型MS机制的关键模型。MS的危险因素包括遗传背景，主要是MHC抗原和环境因素（如病毒感染）。该模型在多种方面模拟人MS的机制，包括涉及CD4 T细胞、CD8 T细胞、B细胞和骨髓细胞的慢性炎症免疫反应。性别会影响疾病病程和症状，如步态改变和尿失禁。该模型还可以确定不同淋巴细胞群在致病过程中所起的作用。CD8 T细胞在病毒清除和病毒特异性抗体反应中起着重要作用，而CD4 T细胞则参与炎症性脱髓鞘的形成。

（2）小鼠肝炎（冠状）病毒（MHV）诱发的慢性炎症性脱髓鞘疾病　从表现为传播性脑脊髓炎和显著脱髓鞘的瘫痪小鼠大脑中可分离出MHV，提示炎性脱髓鞘疾病可能由病毒感染引起。在随后的几年中，MHV诱导的脱髓鞘脑脊髓炎发展成为MS的另一种实验动物模型。MHV是一种大型冠状病毒，根据病毒株的不同，可能诱发肝、肠、呼吸或神经系统疾病。颅内或鼻腔感染具有神经毒性的菌株后会发生神经系统疾病。它的发展分为两个阶段：第一阶段开始于感染后的几天内，可导致由病毒引起的全脑炎症的发生。当动物从第一阶段恢复时，第二阶段可能在大约4周后会出现，其特征为出现具有炎性脱髓鞘病变的神经麻痹性疾病。

该疾病的病理特征是慢性炎症反应和原发性脱髓鞘的汇合斑块的形成，伴有不同程度的急性轴突损伤和丧失。病毒抗原主要见于疾病的急性期，存在于多种不同的细胞类型中，包括单核/巨噬细胞、小胶质细胞、星形胶质细胞、少突胶质细胞和神经元。当动物从急性期恢复时，脑中的病毒大部分已被清除，尽管病毒 RNA 在整个慢性脱髓鞘阶段持续存在于组织中，但病毒蛋白的表达很少或无法检测到。免疫细胞浸润包括 T 细胞和活化的巨噬细胞/小胶质细胞。鞘内产生免疫球蛋白也表明 B 细胞和浆细胞在炎症免疫反应中起着重要作用。与 EAE 模型不同的是：MHV 模型中慢性病毒诱导的炎症性脱髓鞘与大量小胶质细胞的激活有关，这种激活可见于整个大脑和脊髓中，其特征是在小胶质细胞即使是在病变边缘和正常出现的白质中都会表达产生氧自由基的酶，以及在活动性病变中发生大范围的氧化损伤。此外，由于病毒感染这些细胞，可能存在严重的星形胶质细胞变性的情况。星形胶质细胞功能的障碍可能与少突胶质细胞丢失和脱髓鞘的发病机制有关。

**3. 毒素诱导的脱髓鞘模型** 原发性脱髓鞘是一种病理学标志，可用来区分 MS 与 CNS 的其他炎症性疾病之间的不同。为了确定新的治疗策略，需要深入了解针对于脱髓鞘和再髓鞘化这些过程中所涉及的机制，这些信息可以在毒性脱髓鞘的模型中获得。这种模型不会随着因适应性免疫驱动的炎症免疫反应过程引起 CNS 的变化而复杂化。最常用的毒性脱髓鞘模型是通过一种选择性铜离子螯合化学物质（cuprizone）来诱导的。其他模型包括将溶血卵磷脂或溴化乙锭局部注射到特定的白质区中。

（1）Cuprizone 诱导的脱髓鞘和再髓鞘化 Cuprizone 模型适用于去髓鞘和再生髓鞘的代谢和炎症机制研究。Cuprizone 是一种对髓鞘有毒的低分子铜螯合剂，可引发少突胶质细胞凋亡，并通过氧化损伤机制在小鼠脑部白质和灰质引起可逆性脱髓鞘。脱髓鞘和髓鞘再生的过程涉及小胶质细胞和星形胶质细胞，并通过炎症机制被进一步放大或修饰。多数模型在 C57BL/6 小鼠上使用 4 周的 cuprizone 引起脱髓鞘后即可导致迅速、广泛的髓鞘再生。此模型还可以在不同的小鼠品种和其他动物物种中引起脱髓鞘病变，包括大鼠、豚鼠或仓鼠。

为了研究脱髓鞘和髓鞘再生形成过程，以及 cuprizone 摄入后的微小和星形胶质细胞增生过程，cuprizone 诱导的造模方法通常分两种。第一种用于研究急性脱髓鞘后的自发髓鞘再生：给予 C56BL/6 小鼠含 0.2% cuprizone 的补充饮食 4~6 周，然后使小鼠在正常饮食中恢复。第二种用于研究慢性脱髓鞘：用 0.2% cuprizone 的补充饮食喂养相同的小鼠品种 12 周。在该模型中，慢性脱髓鞘病变是在少量髓鞘再生的情况下诱导发生的。髓鞘再生受损可能是由于不同的因素所致，例如 OPC 的分化和消耗、参与 OPC 增殖的细胞因子的局部微环境的改变，或抑制 OPC 迁移到病变区中。

（2）溶血卵磷脂诱导的局灶性脱髓鞘模型 将 1% 卵磷脂溶液注射到脊髓、小脑尾部或胼胝体以研究脱髓鞘/髓鞘再生过程。卵磷脂可引起局灶性脱髓鞘，破坏富含髓鞘的脂膜。这是一种高度重复性的原发性脱髓鞘模型，它的优点是可在 CNS 内的一个确定的位置触发一个局灶性的病变。髓鞘破坏之后很快就会发生髓鞘再生，再生的速度和程度依赖于年龄，随着年龄的增长可减缓髓鞘再生。

（3）溴化乙锭诱导的脱髓鞘模型 通过给白质区内注射溴化乙锭不仅能够导致少突胶质细胞的退化，还能导致星形胶质细胞的退化。该模型表明少突胶质细胞的再生需要星形胶质细胞的存在。溴化乙锭向白质传递诱导病变的标志是星形胶质细胞和少突胶质细胞丢失，而轴突不受影响。在没有少突胶质细胞的情况下，施万（Schwann）细胞可迁移到病变部位中促进髓鞘再生。虽然溴化乙锭模型可帮助分析局部脱髓鞘区域，但该模型不能完全排除免疫学因素，而且与卵磷脂模型相似，随着年龄的增长髓鞘再生也会减少。

### （四）多发性硬化症动物模型的评价

**1. 模型神经功能评分标准** 发病小鼠一般表现为食欲下降、体重减轻、皮毛不光滑、弓背等，相继出现尾部脱垂直到四肢瘫痪的神经系统症状。使用 0~5 分的评分标准进行模型神经功能评分，具体如下：0 分，健康；0.5 分，小鼠仅尾部尖端下垂；1 分，尾部下垂、无力或蹒跚步态；1.5 分尾部无力伴蹒跚步态；2 分，双后肢无力或单后肢瘫痪，被动翻身可自行恢复；2.5 分，单后肢瘫痪伴另一后肢不完全瘫痪；3 分，双后肢瘫痪，被动翻身后不能自行恢复，但给予刺激后可稍活动；3.5 分，双后肢瘫痪伴一只前肢无力；4 分，四肢瘫痪或双后肢瘫痪伴前肢肌力减弱伴二便失禁；5 分，垂死或死亡。从造模当日开始，每天同一时段由两人采取双盲法对各组小鼠进行神经功能障碍评分。分数越高，表明疾病越严重。凡出现症状程度分级增加，并持续 48 小时，即视为一次发病；如果动物曾有发病，完全或部分恢复后，症状程度分级再次增加，并持续 48 小时，即视为复发。

**2. 病理检查**

（1）HE 染色评价脊髓的免疫细胞浸润　用于观察炎症免疫细胞的浸润情况，评分标准：0 分，没有炎症免疫细胞；1 分，少数散在的炎症免疫细胞；2 分，炎症免疫细胞聚集浸润在血管的周围，呈密集环绕状，即“袖套样”炎性结构变化；3 分，广泛的血管套形成，并延伸入邻近实质区域，或实质区域的浸润而无明显的血管套形成。

（2）砂罗铬花青法　用于观察髓鞘脱失情况，髓鞘呈鲜蓝色，细胞核深蓝色，胶原纤维粉红色。评分标准如下：1 分，软脊膜下少量脱髓鞘改变；2 分，软脊膜下和血管周围明显的脱髓鞘；3 分，软脊膜下或血管周围脱髓鞘斑块融合；4 分，软脊膜下和血管周围广泛的脱髓鞘累及一半的脊髓，并伴有 CNS 实质内炎性细胞的浸润；5 分，广泛的软脊膜下和血管周围脱髓鞘累及整个脊髓横断面，伴有 CNS 实质内的炎症免疫细胞浸润。

（3）劳克坚牢蓝染色　用于评价脱髓鞘的程度，对髓鞘和轴突进行染色，髓鞘呈鲜蓝色，细胞核深蓝色，胶原纤维粉红色。劳克坚牢蓝染色阳性区域定义为：染色区密度显著超过每个背景的阈值。可以用劳克坚牢蓝染色的靶向白质区域的百分比表示髓鞘形成区域。

（4）免疫组织化学染色　利用 MBP 抗体进行免疫组织化学染色，观察组织病理脱髓鞘的程度：髓鞘呈棕黄色，细胞核呈淡蓝色。

**3. MRI 扫描**　EAE 动物病变多分布于脑室周围，颞、枕叶、颈腰髓也有病灶散在，呈斑块状改变。病变在 T2WI 中显示为长 T2 高信号，而在 T1WI 上病灶为长 T1 低信号，但不易辨认。这与人类 MS 的影像改变有相似之处，也证明了该模型的可靠性。

**4. 少突胶质细胞增殖的鉴定和检测**　模型小鼠处死后心内灌注盐水，然后灌注 4% 多聚甲醛。除去脑和脊髓，获得冠状脑段和腰脊髓。从每个组织切下一系列 6μm 厚的冠状石蜡切片进行免疫染色。利用抗 2′,3′-环状核苷酸-3′-磷酸二酯酶（2,3′-cyclic nucleotide-3′-phosphodiesterase，CNPase）的抗体和硫酸软骨素蛋白多糖鉴定成熟少突胶质细胞和 OPC 细胞。溴脱氧尿苷（bromadeoxyuridine，BrdU）是一种抗坏血酸类似物，在 S 期能够结合到分裂细胞的 DNA 中。为了标记增殖细胞，从 EAE 发病第一天起，连续 7 天每天将 BrdU（100mg/kg）腹腔注射于小鼠体内。神经元胶质抗原 2（neuron-glial antigen 2，NG2）是软骨素蛋白多糖的主要成分。利用 BrdU 和 NG2 的特殊抗体标记的双重免疫荧光染色鉴定增殖的 OPC 细胞。由于成熟的少突胶质细胞是有丝分裂的并且不能增殖，因此利用 BrdU 和 CNPase 的特殊抗体标记的双重免疫荧光染色来鉴定分化的 OPC 细胞。在高倍显微镜下测量 EAE 模型动物 CNS 中 BrdU/NG2 双阳性细胞和 BrdU/CNPase 双阳性细胞的数量。所得细胞数目除以测量面积，并用每 $mm^2$ 的数目来表示和统计。

**5. 小胶质细胞分离与检测**　小胶质细胞的分化：小胶质细胞主要有两种表型，即 M1 型和 M2 型。M1 型为经典激活型，M1 型小胶质细胞可以通过 Th1 细胞分泌的细胞因子如 IFN-γ、TNF-α 等的诱导激活，激活后增强促炎性因子如 IL-1、TNF-α 等细胞因子的表达，这些均可引起组织的炎性损伤。M2 型小胶质细胞为选择激活型，由 Th2 细胞分泌的细胞因子如 IL-4、IL-10 等诱导激活。目前普遍的共识认为 M2 型小胶质细胞与抗炎作用相关，因为激活后的 M2 型小胶质细胞可以释放和分泌抗炎性因子，如 IL-10、TGF-β 等抑制免疫反应。M1 型转化为 M2 型，可以促进少突胶质细胞的分化从而促进髓鞘再生。从促炎性表型 M1 转化为抗炎性表型 M2，可上调抗炎作用、下调炎性反应，在 EAE 中发挥保护作用。

**6. 脑和脊髓的单细胞制备**　用 2% 戊巴比妥麻醉小鼠，取小鼠脑和脊髓，放于含有少量Ⅱ型胶原酶工作液的六孔板，剪刀剪碎后转移到离心管，37℃ 摇床 200r/min 消化 45 分钟，继续孵育 15 分钟，每管加入 1ml 的 0.5mol/L 的 EDTA，摇床继续 5 分钟。取出消化好的组织，立即加入 MACS 缓冲液阻断消化，40μm 滤器过滤、研磨，MACS 缓冲液冲洗，1800r/min 离心 5 分钟，去上清，加入 40% 的 percoll 分离液，离心吸取最底层沉淀物，MACS 缓冲液重悬备用。

**7. 脑和脊髓小胶质细胞数量及功能的检测**　细胞悬液加入荧光抗体 CD45、CD11b 等，利用流式细胞术检测小胶质细胞的数量及相关表面标志物。免疫荧光染色法和实时定量 PCR 检测星形胶质细胞特异性标记胶质纤维酸性蛋白（glial fibrillary acidic protein，GFAP）的表达。

**8. T、B 细胞功能检测**　常规利用流式细胞术检测 EAE 动物模型中的百分比变化，对浸润的 Th1 和 Th17 细胞的比例进行分析。Th22 是 CD4 T 细胞中的一个新的亚型，参与 MS 的病理过程。Th22 细胞主要分泌 IL-22，后者属于 IL-10 家族的成员，参与炎症免疫反应、自身免疫性疾病、肿瘤等的发生发展，在机体免疫调节、宿主防御及组织修复中发挥重要作用。Th17 细胞只在发病期升高，而 Th22 细胞在疾病活动期前一个月就有所升高，所以检测 Th22 细胞百分比有更高的特异性。

可以选择 ELISA 试剂盒、微量样本多指标流式蛋白定量技术（cytometric bead Array，CBA）试剂盒或者蛋白抗体芯片技术检测外周血清中 Th1、Th2、Th17、Th22 细胞分泌的 IL-2、IL-4、IL-6、TNF-α、IFN-γ、IL-17A、IL-22 等相关炎性细胞因子水平。

已有研究表明体液免疫在 MS 的发病中也发挥重要作用。其中 B 细胞在 MS 发病中的作用机制仍不是非常清楚。所以除了检测 T 细胞亚群的功能，还需要关注 B 细胞功能的变化。以小鼠 EAE 模型为例，可以在免疫第 0、3、7、14、21、30 天时取外周血利用流式细胞术检测 B 细胞亚群（初始成熟 B 细胞、记忆性 B 细胞、浆细胞）百分比。免疫后不同时间点（发病前期、高峰期、缓解期）取大脑及脊髓，进行 HE 染色和劳克坚牢蓝染色。免疫组织化学检测 T 细胞及 B 细胞亚群相关蛋白标志物在组织中的定位，分析 EAE 小鼠神经功能障碍的不同疾病阶段免疫反应的类型及相互间的影响。

### （五）体外实验与评价

**1. 神经元细胞的培养** 将出生后 4~5 天 C57BL/6 小鼠的小脑放置于 NMEM/B27 培养基中进行培养。从 6~8 周龄的小鼠中取出成熟的背根神经节（dorsal root ganglion，DRG）神经元细胞，在含有和不含有神经生长因子（50ng/ml）的条件下培养 24 小时。如进行生物化学和实时定量 PCR 分析实验需在聚-L-赖氨酸（10μg/ml）和层粘连蛋白（2μg/ml）包被的 35mm 培养皿上培养小脑神经元细胞（$3\times10^6$）。如进行免疫细胞化学实验则将小脑（$2.5\times10^4$）或 DRG 神经元细胞（$5\times10^3$）接种在聚-L-赖氨酸（100μg/ml）和层粘连蛋白（5μg/ml）包被的盖玻片（13mm）上。体外加入待测药物与小脑神经元细胞共培养，在不同时间点（如 1 小时、8 小时、24 小时）收集细胞进行后续实验。

**2. 器官型小脑细胞的培养（organotypic cerebellar cell cuture）** 用组织切片机制备模型小鼠的小脑切片（350μm）。将切片放置在插入式 Millicell 培养小室的膜上，在培养基中加入待测药物，体外刺激切片 2 小时、8 小时和 24 小时后进行后续检测。

**3. 免疫细胞化学检测** 将培养细胞在含 4% 多聚甲醛和 5% 蔗糖的 PBS 中固定 15 分钟，在含 0.1% Triton-X-100 的 PBS 中穿透 5 分钟并在含 2% BSA 的 PBS 缓冲液中封闭 30 分钟。将细胞放置于针对兔抗Ⅲ类 β-微管蛋白的一抗（1∶1000）中 4℃孵育过夜。再利用荧光二抗定量小脑培养物中神经元的总数（Ⅲ类 β-微管蛋白呈阳性表达）。

**4. 免疫组织化学检测** 器官型培养物用 4% 多聚甲醛在 4℃的条件下固定 1 小时，然后制备 7μm 的石蜡切片。免疫组织化学检测神经元标志蛋白 NeuN、c-Fos 的表达。将脑浸润在冰冷的 PBS 中进行解剖，并在 4℃的条件下用 4% 多聚甲醛固定 3~4 天。然后将组织脱水，包埋在石蜡包衣中，制备成 5μm 的石蜡切片。用含 2% BSA 的 PBS 封闭后，用 MBP、GFAP 等一抗检测蛋白水平表达。

**5. Western blot 检测蛋白表达水平** 细胞或脑切片在含蛋白酶抑制剂和磷酸酶抑制剂的裂解液中裂解。样品在 10% SDS-PAGE 上分离，然后在 PVDF 膜上转移。5% 脱脂奶粉封闭后，加入神经元活性相关的蛋白 c-Fos、FosB、Egr1 和 Egr2 的一抗 4℃孵育过夜，洗膜后再加入 HRP 标记的二抗，37℃孵育 2 小时后加入 ECL 发光试剂，暗室中显影，以 β-actin 作为内参对照。

**6. 实时定量 PCR 检测 mRNA 表达** 小脑细胞培养物中分离出总 RNA 和进行逆转录。为了检测神经元活性相关的基因 *c-Fos*、*FosB*、*Egr1* 和 *Egr2*。用 SYBR green 嵌合荧光法并利用实时定量 PCR 仪检测每个样品的阈值循环值（Ct 值）。Ct 值越高，表明样品中某个基因的 cDNA 量越低。将溶媒对照组的相对 mRNA 表达值设定为 1，计算各组细胞中 mRNA 的表达并进行统计。

### （六）治疗多发性硬化症药物的治疗靶点及治疗新策略

**1. T 细胞作用机制研究** 大量证据表明 CD8 T 细胞在 MS 的发病机制中同样起关键作用。CD8 T 细胞比 CD4

T 细胞在 MS 患者的急性和慢性 CNS 损伤中可能发挥更多作用。为了研究 CD8 T 细胞在 MS 发病机制中的作用，可使用 MOG 免疫小鼠的 MS 动物模型。该模型将利用 MOG37-46 在 B6 系小鼠中诱导特异性 CD8 T 细胞应答。

CNS 中存在不同类型的炎症免疫细胞浸润。证据表明 MS 脑中存在 IL-17、IFN-γ 阳性 T 细胞。现在已经确定了产生 IFN-γ 和 IL-17 的 T 细胞在 MS 和 EAE 的发病机制中的重要作用。文献报道 Th1 细胞与 CNS 浸润物中较多的单核细胞相关，而 Th17 细胞与 CNS 浸润物中较高比例的嗜中性粒细胞相关。此外，发现 Th1 细胞和 Th17 细胞介导的 EAE 的临床症状不同：Th1 细胞诱导经典 EAE，而 Th17 细胞诱导具有更严重临床表型的 EAE，通常以非典型表现为特征。利用 IFN-γ 或 IL-17 敲除小鼠模型已证明它们可导致 EAE 的易感性。如 IL-17A 或 IL-17A 受体缺陷型小鼠模型显示出 EAE 的发病率降低和临床表现较轻，以及 EAE 的延迟发作。此外，接受 IL-17 中和单克隆抗体治疗的复发缓解型 MS 受试者的临床试验发现病变活动减少和复发率降低的趋势。这些研究均支持 Th17 细胞和 IL-17 细胞因子在 MS 的发病机制中的核心作用。

EAE 小鼠中通过转移 Treg 细胞可降低疾病的严重程度，抗 CD25 抗体可以降低 Treg 细胞的保护作用。此外，利用 Foxp3-GFP 报告基因小鼠可以更好地研究 Treg 细胞的活性。与健康对照相比，患有 MS 的患者常伴随 Treg 细胞功能受损。从 MS 受试者的外周血和 CSF 中分离的 Treg 细胞的抑制功能显著降低，同时 MS 受试者的 Tregs 细胞也常伴随更高的 IFN-γ 表达趋势。最近，与 Treg 细胞功能相关的 CD25、CD127 和 CD58 已被鉴定为 MS 易感性的风险等位基因，进一步表明 MS 可能存在 Treg 细胞缺陷。用 IFN-β 治疗 MS 患者可一定程度恢复 Treg 细胞的功能。有报道显示增强 Treg 细胞活性可以改善 EAE，Foxp3-GFP 报告基因小鼠对 Treg 细胞活性的研究也提供了 Treg 疗法的实验室依据，并且形成了针对增强 Treg 细胞功能的靶向药物治疗的新策略。应特别注意的是，在疾病高峰期间从 CNS 分离的 Treg 细胞能够抑制大多数外周效应 T 细胞，但是不能抑制从 CNS 分离的髓鞘特异性效应 T 细胞。已有研究表明炎症期间的 CNS 中的效应 T 细胞可能对 Treg 细胞的抑制作用具有抗性。

**2. B 细胞作用机制研究** 研究发现大多 MS 患者 CSF 中鞘膜内产生的免疫球蛋白增加表明在 MS 和 EAE 的发病机制中有 B 细胞的参与。B 细胞缺陷（$\mu MT^{-/-}$）小鼠和抗 CD20 介导的 B 细胞耗竭都可被用于研究 B 细胞在 EAE 中的作用。重组人 MOG 蛋白免疫能在野生型小鼠上成功诱导 EAE，而在 B 细胞缺陷小鼠（$\mu MT^{-/-}$ C57BL/6）则不能成功诱导 EAE，表明 B 细胞及其产生的抗体在用人 MOG 蛋白免疫接种过程中显示关键作用以产生 CNS 炎症免疫反应。在表达转基因 MOG 特异性 TCR 的自发的复发缓解型 EAE 模型小鼠中，B 细胞的减少可以抑制这些小鼠 EAE 的发展。已有很多实验证明 B 细胞也是 MS 的致病因素，利妥昔单抗（抗 CD20 抗体）在减少复发缓解型 MS 患者炎症免疫性病变和临床复发方面的功效也证明了 B 细胞在 MS 中的致病作用。

**3. 代谢相关蛋白作用机制研究** 代谢中起作用的分子在免疫应答的调节中也起到重要作用。脂肪细胞衍生的激素瘦素蛋白在正常和病理条件下也调节免疫应答。有些学者在 EAE 小鼠模型中研究了瘦素在 MS 中的作用。研究显示瘦素缺陷型小鼠（ob/ob 小鼠）对一系列实验诱导的自身免疫性疾病（包括 EAE）具有抗性。正常的野生型小鼠在 EAE 诱导后显示血清中瘦素的分泌增加，并且炎症免疫细胞浸润的脑组织中瘦素呈阳性表达。MS 患者中瘦素分泌与 Treg 细胞百分比呈负相关，利用瘦素拮抗剂中和瘦素可以增加 Treg 细胞的数量改善 EAE 过程。这些数据表明，瘦素在免疫耐受、代谢状态和自身免疫之间发挥重要作用，靶向干扰瘦素可能成为治疗自身免疫病的新策略。

## 三、实例

### 芬戈莫德的治疗作用及对 EAE 小鼠中 OPC 增殖和分化的影响

**1. 药物特性** 芬戈莫德是一种 S1PR 调节剂，是第一个被批准口服治疗复发缓解型 MS 的药物，能够降低 MS 患者疾病复发的频率，延缓病情恶化程度。芬戈莫德在体内被鞘氨醇激酶磷酸化后类似于鞘氨醇 1-磷酸，可与淋巴细胞上的 S1PR 结合，它可以隔离淋巴结内特定的免疫细胞，防止它们作用于中枢神经系统并造成损害，而且它对淋巴细胞的隔离作用是可逆的，所以患者在治疗停止后体内循环的淋巴细胞可以恢复到正常水平。

**2. 研究目的** 明确芬戈莫德是否能够刺激 OPC 分化成成熟的少突胶质细胞并研究其作用机制。

**3. 模型选择和动物选择** 选用 EAE 小鼠模型作为本研究使用的动物模型，动物选用雌性 SJL/J 小鼠（6～8

周龄），研究芬戈莫德对EAE小鼠神经功能恢复和对OPC增殖分化的影响，并进一步研究Shh信号通路是否参与芬戈莫德促进少突胶质细胞的生成过程。

**4. 造模方法、实验分组、给药途径、给药剂量和给药时间**　为了研究芬戈莫德是否通过Shh通路发挥治疗EAE小鼠的作用及其分子机制，本实验另外设置了环巴胺（一种Shh途径的抑制剂）给药的EAE小鼠治疗组以及芬戈莫德-环巴胺联合治疗组作为对照组。

为了诱导EAE的成型，选取雌性SJL/J小鼠（6~8周龄），PLP139-151髓鞘蛋白肽皮下注射，百日咳毒素（200ng）在免疫当天和免疫48小时后也静脉注射于小鼠体内，观察并记录小鼠体重、精神状态及神经功能评分。SJL小鼠在PLP免疫后约10天会发作EAE，之后4天左右达到高峰。从开始发病后将EAE小鼠随机分为以下不同治疗组，并开始给药，小鼠在开始给药后第7天或30天处死。

小鼠分组及给药：①正常对照组；②EAE模型对照组；③芬戈莫德治疗组：分为0.15mg/kg和0.3mg/kg剂量组，从EAE发病之日起，连续30天每天灌胃一次；④环巴胺治疗组：将环巴胺按10mg/kg的剂量溶于45% 2-羟丙基-β-环糊精中，从发病的第一天起每隔一天腹腔注射给药一次；⑤芬戈莫德-环巴胺联合治疗组：从发病的第一天起，每日灌胃给予小鼠芬戈莫德的最佳剂量，并将环巴胺按10mg/kg的剂量溶于45% 2-羟丙基-β-环糊精中，每隔一天腹腔注射给药一次。

**5. 评价方法**

（1）整体指标评价　观察、记录并比较各组小鼠体重及神经功能障碍评分等变化。

（2）免疫组织化学染色和劳克坚牢蓝染色检测脑组织样本　将小鼠处死后心内灌注盐水，然后灌注4%多聚甲醛。除去脑和脊髓，获得冠状脑段和腰脊髓。从每块组织上切下一系列6μm厚的冠状石蜡切片，进行免疫染色。免疫组织化学染色利用抗Shh抗体检测EAE小鼠中枢神经系统中Shh的表达。选择包括脑室下区、胼胝体和大脑的20个纹状体以及脊髓白质区部位样本，采用劳克坚牢蓝染色法对髓鞘和轴突进行染色以评估脱髓鞘的情况，如果蓝色染色密度显著超过每个背景的阈值则定义为阳性区域。

（3）免疫荧光染色法检测OPC　利用CNPase的抗体和NG2鉴定成熟少突胶质细胞和OPC。因为成熟的少突胶质细胞已经历过有丝分裂，并不能增殖。所以利用BrdU和NG2抗体进行的双重免疫荧光染色鉴定增殖的OPC。利用BrdU和CNPase抗体进行双重免疫荧光染色来鉴定分化的OPC。在高倍显微镜下测量EAE小鼠CNS中BrdU/NG2双阳性细胞和BrdU/CNPase双阳性细胞的数量。将有荧光标记的细胞数量除以测量的面积，并以每平方毫米的数量表示。

分别孵育抗Shh抗体、星形胶质细胞标志物GFAP和CNpase的特殊抗体，通过双重免疫荧光染色法检测Shh的内源性来源。在预定的靶区首先统计单个表型细胞NeuN、GFAP和CNpase的总数，再计数Shh/NeuN、Shh/GFAP和Shh/CNpase双重免疫荧光阳性细胞的数量，然后将双免疫荧光细胞的数量除以相应的表型细胞总数，可得到Shh免疫反应性细胞的百分比。

（4）Western blot法检测蛋白水平表达　上述小鼠于第7天或者第30天处死后，从脊髓中分离得到组织并裂解得到蛋白质裂解液。采用Western blot法检测NG2、MBP、Shh、Shh受体Smo和效应剂Gli1的蛋白水平。

**6. 机制研究**

（1）芬戈莫德促进EAE小鼠的神经功能恢复　通过神经功能障碍评分测试，与模型组相比，芬戈莫德（0.3mg/kg）治疗组有显著的治疗效果。

（2）芬戈莫德治疗增加EAE小鼠CNS中的髓鞘面积和成熟少突胶质细胞　Western blot法检测的结果显示芬戈莫德治疗组和EAE模型组在第7天时的MBP水平无显著差异，这表明两组在疾病早期阶段的脱髓鞘损伤相似；然而，在第30天时，芬戈莫德治疗组与EAE模型组相比，MBP水平显著增加。劳克坚牢蓝染色也是同样的结果，结果提示EAE模型组与正常组相比，髓鞘区域显著减少。芬戈莫德治疗组在口服后30天可以显著增加髓鞘形成面积，提示芬戈莫德在早期没有发挥神经保护作用，在疾病晚期发挥主要作用。除了抗炎作用之外，芬戈莫德治疗组在疾病晚期阶段增加的MBP水平可能由新生成的髓鞘少突胶质细胞所产生。

（3）芬戈莫德可促进EAE小鼠中枢神经系统中OPC细胞的增殖和分化　PLP诱导的EAE小鼠模型除了广泛用来评估MS的治疗作用外，它还可用于确定药物对OPC细胞分化的作用。由于OPC是新的少突胶质细胞的唯一来源，因此需要研究芬戈莫德治疗后 OPC 的分化是否有助于增加髓鞘蛋白和少突胶质细胞。结果显示芬戈莫德治疗组中的 NG2 阳性的 OPC 在 EAE 小鼠的 CNS 和室下区的白质中显著增加，并且与对照组相比至少持续到第 30 天。为了确认芬戈莫德治疗后 OPC 增殖的来源是 CNS 中增加的 OPC，实验中使用抗 BrdU 和 NG2 的抗体通过双重免疫荧光染色检测增殖的 OPC 的数量。正常小鼠 CNS 中的 BrdU/NG2 双阳性细胞很少。与 EAE 模型组相比，芬戈莫德治疗组在第 7 天时显著增加，并且至少持续到第 30 天，表明芬戈莫德治疗可促进 OPC 增殖。

正常小鼠的 CNS 中不存在代表分化的 OPC 的 BrdU/CNPase 双阳性细胞。与 EAE 模型组相比，芬戈莫德治疗后 BrdU/CNPase 双阳性细胞显著增加。由于早在第 7 天就观察到口服芬戈莫德对 OPC 增殖的作用，因此测量 OPC 分化率可排除芬戈莫德促使 OPC 分化增加仅是由于 OPC 细胞增加所致。总分化率表示为 BrdU/CNPase 双阳性细胞数除以 NG2 阳性的 OPC 细胞总数。结果显示在第 30 天口服时，芬戈莫德治疗组中 EAE 小鼠中枢神经系统的 OPC 分化率显著提高，说明芬戈莫德治疗不仅促进 OPC 增殖，而且还促进 OPC 分化。

在第 7 天时观察到芬戈莫德对少突胶质细胞增殖的影响，测定少突胶质细胞的分化率，排除了芬戈莫德治疗后少突胶质细胞的分化增加只是少突胶质细胞数量增加的结果。与 EAE 模型组相比，芬戈莫德治疗组的 EAE 小鼠 CNS 中的少突胶质细胞的分化率显著增加。以上结果表明芬戈莫德治疗不仅促进少突胶质细胞的增殖，而且促进其分化。

（4）芬戈莫德激活 EAE 小鼠 CNS 中的 shh 途径　通过 Western blot 检测 EAE 小鼠 CNS 中 Shh 的蛋白表达及其受体 Smo 和效应子 Gli1。结果显示与 EAE 相比，芬戈莫德在急性疾病阶段（第 7 天）显著增加了 EAE 小鼠 CNS 中的 Shh、Smo 和 Gli1 的蛋白质水平，并且至少持续到症状缓解阶段（第 30 天）。

（5）芬戈莫德通过 Shh 信号影响少突胶质细胞并发挥治疗 MS 的作用　为了进一步确定 Shh 信号通路是否介导芬戈莫德增强的 OPC 增殖和分化，实验利用工具药进行了功能丧失研究。环巴胺是 Smo 的抑制剂，是用来阻断体内 Shh 信号通路的工具药。通过比较环巴胺治疗组和非环巴胺治疗组之间的神经功能和 OPC 细胞、少突胶质细胞、髓磷脂的分布以及 OPC 的增殖和分化，环巴胺组与 EAE 模型组之间的神经功能评分无显著差异，提示环巴胺整体给药无治疗作用也无毒性。虽然单用芬戈莫德治疗对 EAE 小鼠有改善，但联合芬戈莫德-环巴胺治疗则无效，表明阻断 Shh 途径活性可以抵消芬戈莫德的治疗作用。Western blot 蛋白水平检测结果一致，这些结果表明芬戈莫德治疗 MS 的作用机制之一可能是通过 Shh 信号通路介导促进 OPCs 的增殖和分化。

（吴育晶　魏　伟）

# 第五节　治疗银屑病药物的药理学研究

## 一、概述

银屑病（psoriasis），俗称“牛皮癣”，是一种常见的慢性炎症性皮肤疾病，易复发、难根治，被 WHO 列为世界十大顽症之一。在欧洲和北美有多达 2% 的人群患有银屑病，而据不完全统计中国的银屑病患者已达 1000 万人。银屑病顽固难治，且易反复发作，严重影响患者生活质量，是世界皮肤疾病领域的重要研究课题之一。银屑病组织病理学特征包括：①有角质形成细胞过度分裂增殖导致的表皮过度增生；②真皮内大量 CD4 T 细胞和 DC 细胞浸润，表皮内则主要是 CD8 T 细胞的浸润；③由角质形成细胞异常分化导致的颗粒层减少或缺失；④真皮中血管显著增生导致的红斑；⑤角化不全的角质层内中性粒细胞聚集等。目前银屑病发病原因不明，无长期有效治疗手段，无法根治。

根据临床表现不同，银屑病可分为斑块状、点滴状、红皮型、脓疱型和关节型。斑块状银屑病又称作寻常型银屑病，是最常见的银屑病类型，约占所有患者的 90%。斑块状银屑病的病理生理机制非常复杂，医学界和学术界普遍认为与身体的 T 细胞活化有关。研究表明，在银屑病患者皮损处聚集大量的辅助性 T 细胞 1（Th1）、辅助性 T 细胞 17（Th17）在内的 CD4 T 淋巴细胞。特别是 IL-23/IL-17 炎症轴的介导可能是银屑病发病的关键因素。最初的致病因素如病毒感染激活树突细胞，活化的树突细胞提呈抗原并分泌 IL-23，促使 naïve T 细胞向 Th17 细胞分化，Th17 细胞分泌的细胞因子如 IL-17 和 IL-22 激活角质形成细胞，活化的角质形成细胞又分泌抗菌肽、促炎细胞因子（TNF-α、IL-1β 和 IL-6 等）、趋化因子（CCL20、CXCL10、CXCL15 等）等和免疫细胞相互作用，造成角质形成细胞过度活化增殖，真皮内大量炎性细胞浸润等银屑病病理表型。因此 IL-23/IL-17 炎症轴在银屑病中起重要作用。

银屑病的发生和发展可能与多方面因素有关，包括遗传、免疫、代谢等。由于银屑病发病机制尚不明确，目前已有的治疗手段效果不佳且易反复，因此现在银屑病的治疗目的主要是控制病情的发展，减轻症状，避免病情反复，从而提高患者生活质量。目前针对银屑病的治疗主要有药物治疗、生物治疗、物理治疗、心理治疗等多种手段。

### （一）药物治疗

药物治疗则分为外用药和口服药，外用药物主要为糖皮质激素类、煤焦油类、维 A 酸类、维生素 $D_3$ 类似物、抑制剂类、钙调磷酸酶以及部分中药类等。这些外用药物一般被制成软膏、凝胶、霜剂、搽剂等形式，且其作用机制各有不同，例如糖皮质激素类的主要作用是抗炎及免疫抑制；维 A 酸类、维生素 $D_3$ 类似物的主要作用则是抑制细胞增殖和促进表皮分化；抑制剂主要作用为抑制疾病相关信号通路、细胞因子或细胞。

口服药主要有抗生素类、维甲酸类、皮质类固醇激素、抑制剂类等。目前常用药物为：多类抗生素、阿维 A 酯和阿维 A 酸、皮质类固醇激素、甲氨蝶呤及环孢菌素 A 等。

这些治疗银屑病的外用或内服传统治疗药物一般相对价格低廉，外用制剂的安全性较好；系统给药的口服制剂虽具有更为良好的治疗效果，但副作用较大，有些对肝脏、肾脏甚至骨髓有毒性并可致畸。

### （二）生物治疗

生物治疗则是目前针对多种靶点，如 TNF-α、PDE4、JAK 及 IL&ILR 所开发的新型生物制剂治疗药物，其中多为抗体类抑制剂药物。由于银屑病的发病机制十分复杂，涉及诸多信号通路及细胞因子，随着研究的不断深入，越来越多的治疗靶点被发现，相对应的抑制剂也均被研究用于治疗银屑病。目前，多种针对这些靶点的药物已被批准上市，如抗 TNF-α 的单克隆抗体 infliximab、PDE4 和 TNF-α 抑制剂 apremilast、Jak3 抑制剂 tofacitinib、抗 IL-12/23 的单克隆抗体 ustekinumab 等，且还有大批药物正进行临床试验。

在过去的十多年内，因为生物制剂药物相对于传统药物具有更佳的治疗效果，特别是针对 IL-17A 及其受体 IL-17R 靶点的抗体药物在临床对银屑病疗效显著，生物制剂药物被认为是治疗中度到重度银屑病的重要手段，是治疗银屑病的重大突破。

尽管如此，大部分基于抗体等生物制剂药物的银屑病治疗方法都易造成一定程度的毒副作用。同时，机体可能对药物产生耐药性，从而导致疾病的复发和反弹。例如：抗 CD11a 抗体 efalizumab，可增加银屑病患者患进行性多灶性白质脑病的风险，2009 年 4 月已被 genentech 公司撤市。因此生物制剂安全性还有待于进一步考证，对于这类药物还需进一步研究。

### （三）物理治疗

物理治疗方法主要是指通过紫外线、光化学治疗银屑病，如窄谱中波紫外线照射、内服或外用光敏剂后照射长波紫外线等。这类疗法常与外用药物联合治疗，也具有不错的治疗效果，但长期使用仍有一定风险，如需注意长期使用长波紫外线可导致皮肤老化、色素沉着等不良反应。

### （四）心理治疗

心理治疗则是通过改善银屑病患者心情焦虑不安、紧张抑郁等情绪来达到治疗银屑病的效果。由于病患的这些不良情绪也是银屑病发病的诱因及加重的促进因素，因此这种心理疗法也具有一定疗效，可改善病症、缓解复发从而提高患者的生活质量。

总而言之，目前治疗银屑病的方法较多，其中外用药物的治疗方式应用最为广泛，且外用药物具有用药便捷、价格低廉的特点，适用于轻、中度的寻常型银屑病。为了追求更佳的疗效，目前的治疗方案越来越多采用联合治疗，如外用和口服药物分阶段联合用药、中西医结合辅以现代物理疗法的方式等多样形式，其效果明显优于单一药物。此外，鉴于有机小分子化合物高效、安全、成本低和稳定等优点，通过建立高效和特异的筛药模型筛选有机小分子化合物已成为新药研制领域的一项重要课题，因此小分子抗银屑病药物依然是市场需求的导向。

除了以上西医治疗银屑病的方法，我国中医治疗银屑病也历史悠久。目前，中医治疗方式以口服和外用中药为主，有研究表明其具有更好的安全性、能一定程度改善患者皮损并提高生活质量，而且与西医疗法联合使用时效果更佳，并能减轻西药所带来的不良反应。

## 二、治疗银屑病药物临床前药效学研究设计

### （一）在动物模型上药效学研究设计

**1. 动物及动物模型选择** 目前建立类银屑病动物模型主要有小鼠、大鼠、豚鼠、食蟹猴等模型。其中小鼠模型性价比较高，既能体现疾病的相关病理特征，又可大规模用于研究，易建模、造价低、模型种类丰富，是目前银屑病新药临床前药效学研究的首选动物模型。小鼠模型选择的动物品系主要有 BALB/c 小鼠、C57BL/6 小鼠、ICR 小鼠等。这几种品系小鼠均被广泛认可并用于生物学、免疫学和药理学的动物试验。

治疗银屑病新药的整体药效学研究一般要求采用两种或以上类银屑病模型，评价药物的治疗作用。目前，银屑病的动物模型主要分为以下几类。

（1）人工诱导动物模型　包括：①药物刺激类［局部外用或口服如咪喹莫特（imiquimod，IMQ）、普萘洛尔、噁唑酮等］；②化学刺激类（皮内注射 IL-23、来源于酿酒酵母菌的甘露聚糖等）；③外力刺激类（紫外线照射、皮肤屏障破坏、减少必需脂肪酸饮食等）。

（2）基因工程动物模型　采用基因编辑技术，导入外源性基因或敲除内源性目的基因，从而导致动物产生银屑病样的改变，如 PL/J/CD18 减效突变小鼠等。

（3）异体移植动物模型　将人源性银屑病皮肤和（或）免疫细胞移植到免疫缺陷动物体内，从而导致动物产生银屑病样表型。

这些模型各有其特点和局限性，并不能完全代表银屑病。目前普遍认为，理想的银屑病动物模型应具有类似银屑病的病理特征和发病机制，且对治疗银屑病的药物有较好的反应。

以上三类动物模型中，人工诱导类具有建模周期短、价格低廉、操作便捷、稳定性好等诸多优点，但也有明显的局限性，如缺少统一诱导标准，模型持续时间有限，部分病理特征与其他自身免疫性疾病重叠，缺乏一定特异性。基因工程动物模型有助于银屑病发病机制研究，持续时间长，但该类模型种类繁多、制作繁琐、耗时极长、花费多。最为重要的是该类模型基于基因敲除或过表达，与正常小鼠有基因层面的差异，可用于基础研究，但在临床前药效研究中存在缺乏普适性的缺点。异体移植动物模型能较好的模拟人银屑病病理特征及各病理过程的改变，是最为接近人类银屑病的模型。但该类模型持续时间短、技术要求高、耗时长、花费高昂、稳定性均一性较差，且需要银屑病患者提供建模所需样本，难以扩大规模、广泛推广。

对于治疗银屑病新药的整体药效学研究来说，三类动物模型中基因敲除模型的局限性较大，且涉及基因层面的编辑，普适性不足，不建议使用该类模型进行研究。异体移植动物模型最能体现银屑病的表型和发病机制，如能克服其稳定性的问题，不失为优秀的研究模型。人工诱导动物模型虽然也存在一定的局限性，但对建模进行标准化规范后可作为研究中的重要模型之一。

目前比较成熟的且已被广泛用于治疗银屑病药物的药效学研究的动物模型有：IMQ 诱导的类银屑病小鼠模型、普萘洛尔诱导的豚鼠/小鼠模型、小鼠尾部鳞片表皮颗粒层形成模型、雌激素周期阴道上皮细胞有丝分裂小鼠模型等，这些模型在临床表现、病理学和免疫学等方面和人银屑病有许多相似特征。

其中，小鼠尾部鳞片表皮颗粒层形成模型和雌激素周期阴道上皮细胞有丝分裂小鼠模型是经典的银屑病动物模型。小鼠尾部鳞片表皮颗粒层形成模型是根据小鼠尾鳞片表皮可因天然缺乏颗粒层而出现角化不全的特征，与人类银屑病相似，从而部分模拟银屑病中表皮角化不全的病理特征。国内外使用该模型来评价药物促进颗粒

层形成的作用。而雌激素周期阴道上皮细胞有丝分裂小鼠模型是根据小鼠阴道上皮细胞可因雌激素刺激从而发生上皮细胞转换加快、周期性增殖活跃等变化，与银屑病患者表皮过度分裂增殖相似，从而模拟银屑病中表皮过度分裂增殖的病理特征。国内外使用该模型来评价药物抑制有丝分裂的作用。虽然这两种模型被国内外广泛认可使用于评价银屑病药物，但其也有一定的局限性。这两种模型均只能模拟部分银屑病的病理特征，且在外部观察层面上模型表型与银屑病相差较大，无法单独作为评价模型，需与其他模型一起对药物的效果进行评价，且不太适合作为主要评价模型。

普萘洛尔诱导的类银屑病豚鼠模型则是通过阻滞角朊细胞的β肾上腺素能受体，降低细胞内环磷酸腺苷水平，从而导致模型出现表皮棘层肥厚、角化过度、角化不全以及炎症等银屑病病理特征。虽然该模型能较好的模拟银屑病患者表皮改变的部分病理特征，但仍旧与人类自发的银屑病存在一定的差异。该模型具有诱导便捷、稳定性好等优点，诱导周期略长，为2周或2周以上。

目前，IMQ诱导的类银屑病小鼠模型凭借其建模周期短、成功率高、便捷低廉、能有效的模拟人类银屑病的发病状况等优点被人们广泛应用于对银屑病发病机制和治疗药物筛选及药效学研究中。

咪喹莫特是Toll样受体7/8的激动剂，常被用于治疗生殖器疣、浅表基底细胞癌和光化性角化病。然而其具有诸多副作用，包括局部的炎症反应，如皮肤破损、皮肤结痂，以及全身反应，如发热、头痛和疲劳等。有报道显示，一些病人在使用咪喹莫特时引发了类似银屑病的皮肤炎症。于是，人们开始利用咪喹莫特来建立类银屑病小鼠模型。已有研究证实，在小鼠皮肤上涂抹咪喹莫特能使其产生类似人类银屑病组织学特征的病变表型，如棘层增厚、炎症细胞浸润、血管增生、角化不全、角化过度等诸多病理特征，且还能产生IL-23/IL-17相关炎症。此外，该模型中咪喹莫特软膏诱导的小鼠皮肤还会出现水分丧失增加、皮肤表面pH值降低、脱皮等情况，而且皮肤中involucrin表达降低，IL-17A、IL-23和TNF-α的表达有所升高。

在临床前药效学研究中一般要求采用两种或以上类银屑病模型，其中应有一种首要模型能较为完整的模拟大多数银屑病病理特征，如IMQ诱导的类银屑病小鼠模型或普萘洛尔诱导的类银屑病豚鼠模型。而小鼠尾部鳞片表皮颗粒层形成模型和雌激素周期阴道上皮细胞有丝分裂小鼠模型由于只能模拟较少部分的银屑病病理特征，因此只适合作为补充的第二/第三种模型。

除了上述几种模型外，还有部分模型也具有成为治疗银屑病药物的药效学研究常用动物模型的潜力，如重组IL-23细胞因子诱导的类银屑病小鼠模型、IMQ诱导的类银屑病食蟹猴模型等。但目前这些模型主要还是被用于基础科学研究中，如果能够进行一定的规范化建模，并量化评价指标，也可作为第二/第三种模型。

在临床前药效学研究结果中，药物效果应在首要模型上获得验证，并需要存在一定的剂量关系。而在第二/第三种模型中至少达到药物治疗有效的实验结论。

**2. 建模方法及模型特征**

（1）IMQ诱导的类银屑病小鼠模型　在目前常用于药效学研究的动物模型中，IMQ诱导的类银屑病小鼠模型具有良好的可操作性，外用涂抹、口服灌胃、静脉注射等方式都具有可行性。于小鼠剃毛后背部或耳部，连续涂抹咪喹莫特软膏1周，每天每只小鼠涂抹9mg/cm$^2$的咪喹莫特软膏。建模需注意以下几点：如于背部诱导模型，则应选取7周龄退毛期小鼠建模，以防毛发残留无法剃尽影响造模；由于小鼠存在个体差异以及咪喹莫特软膏批次差异，诱导效果会有起伏，因此为保证建模成功的小鼠数量，可根据情况适当增加软膏使用剂量或延长诱导时间；涂抹软膏时应均匀涂抹，并让软膏充分吸收。

建模期间，诱导第一天至第三天，皮肤逐渐泛红，但无银屑出现，并且小鼠体重持续下降，皮肤厚度变化不大。诱导第四天开始，小鼠体重逐步回升，可能产生鳞屑，且皮肤逐渐变厚。诱导第五天，皮肤出现明显结痂，皮肤厚度进一步增厚。诱导第七天，皮肤结痂十分明显，皮肤厚度增厚达到高峰。第八天则结痂会脱落。

（2）小鼠尾部鳞片表皮颗粒层形成模型　由于该模型是利用小鼠尾部天然缺失表皮颗粒层，因此无需进行建模可直接予以治疗操作。但如果提前对小鼠尾部用毛刷刷进行刺激，可进一步确保使表皮颗粒层消失，保证模型的稳定性。

（3）雌激素周期阴道上皮细胞有丝分裂小鼠模型　连续3天每只小鼠腹腔注射2.5mg/ml己烯雌酚100μl即可完成建模。治疗7天后，每只小鼠腹腔注射0.5mg/ml秋水仙素100μl终止有丝分裂，6小时后处理小鼠。建模需注意以下几点：己烯雌酚不溶于水，配置粉末时可使用聚乙二醇 PEG300 溶解；如治疗时给药方式为阴道灌注，则应当防止药物倒流损失；如小鼠阴道上皮有丝分裂细胞不多则可根据情况于治疗期间持续注射己烯雌酚。注射己烯雌酚后小鼠阴道部位会出现大量分泌物，此为诱导所致的正常现象。

（4）普萘洛尔诱导的类银屑病豚鼠模型　于豚鼠耳部连续涂抹5%普萘洛尔乳剂（约200μl），每日涂抹4次，连续涂抹4周。可根据发病情况适当调整诱导周期。

建模1周后，耳部毛发部分脱落，局部出现红肿。2周后，红肿加重并覆有少量银屑。3周后，红肿持续加重，银屑部分脱落，血管扩张。4周后，诱导严重者出现明显结痂。

（5）重组IL-23细胞因子诱导的类银屑病小鼠模型　每隔一天皮内注射重组的IL-23细胞因子500ng至小鼠耳部，连续注射8次。每次给每只小鼠耳部注射。该模型也可加倍剂量每次注射1μg，注射4次构建模型。建模需注意以下几点：皮内注射时应注意手法，避免液体外漏，影响造模效果；每只小鼠耳朵注射的液体体积应不超过25μl，以防液体过多破坏耳部皮肤结构。

诱导第一至八天，小鼠耳部基本无明显异常，耳朵厚度略有增加。第九天开始，小鼠耳朵厚度明显增厚，并出现少量银屑。第十三天，银屑增多，小鼠耳朵出现明显银屑。

**3. 给药途径、给药剂量和给药时间选择**

（1）给药途径　药物的给药途径一般要求与临床给药途径一致，银屑病临床给药途径一般以外用涂抹和口服为主，目前也有静脉注射抗体的方式。而药效实验中所涉及的给药途径多以外用患处涂抹、灌胃口服、尾静脉注射等方式为主，具体途径应考虑所用模型的需要以及药物特性。

（2）给药剂量　给药剂量应设置三个或以上使用剂量，分为低、中、高不同剂量组，组间剂量应具有一定区间，既要保证至少能区分低剂量与高剂量间的治疗效果差异，也要能尽量确保低剂量组接近起效剂量、高剂量组接近最佳治疗效果剂量。给药剂量的设定应有一定实验依据，相关梯度药效预实验结果应可供查阅分析。

（3）给药时间　给药时间的选择应考虑所用实验模型的限制以及所研究药物的特性。一般来说，给药时间不应早于建模时间，可根据实验需要在建模期间进行调整，但也应遵循造模后给药的原则，在模型出现一定的病理特征后给予药物。如果药物具有一定预防性质或由于给药时间较长甚至所用模型都无法满足，则可根据实际情况调整给药起始时间，调整至建模之前，但应做特定的情况说明，如有可能加入一定的实验辅证如此操作的必要性。

**4. 不同类银屑病模型的给药时间**

（1）IMQ诱导的类银屑病小鼠模型给药时间　该模型一般建模时间为7天，7天后模型病情达到高峰期，皮损状况最为显著，后续模型维持可达最多2周，但在维持第10天左右，小鼠背部发病部位开始出现毛发，逐渐开始影响后续观测与分析，因此建议该模型至多研究3周，包括诱导期1周和维持期2周。而起始给药时间可选择建模第三天或维持期第一天，因为该模型在建模第三天便会出现一定的皮肤发红状况，可初步认为其开始出现早期的类银屑病病理特征。而选择维持期第一天给药则是考虑于其达到发病高峰期开始治疗，可以确定模型的构建成功。

（2）小鼠尾部鳞片表皮颗粒层形成模型给药时间　由于该模型是利用小鼠尾部天然缺失表皮颗粒层，因此可直接进行给药治疗，给药时间可为1～3周甚至更长，应根据待试药物的起效时间以及所用阳性对照药物的治疗时间来设计实验。一般实验设计治疗时间可参考已发表的各类文献，或以预实验结果为设计基础。

（3）雌激素周期阴道上皮细胞有丝分裂小鼠模型给药时间　该模型注射己烯雌酚后即可进行治疗，治疗时间一般为1～2周，如治疗时间较长超过10天则建议根据实际情况持续注射己烯雌酚从而维持模型。

（4）普萘洛尔诱导的类银屑病豚鼠模型给药时间　该模型诱导完成需要3～4周，之后治疗周期一般为1～2周，如治疗时间较长则也需要持续诱导模型。如有需要调整起始治疗时间至诱导模型期，可根据模型发病情况，在出现明显病症后予以治疗。

（5）重组IL-23细胞因子诱导的类银屑病小鼠模型给药时间　该模型由于停止注射细胞因子病理特征会逐渐减轻消失，建议在治疗期间持续隔天注射IL-23以维持模型，治疗起始时间也可定在第三次注射IL-23耳部出现明显银屑之后。

**5. 对照设计及量效和时效关系**

（1）对照设计　在临床前药效学研究中对照设计十分关键，是判断模型构建是否成功的标准，是评价药物治疗效果的标尺。实验对照分为阴性对照、阳性对照以及模型对照，阴性对照是指不含有待测药物有效成分的溶媒部分，阳性对照是指已确定在该模型中具有一定治疗效果的药物，模型对照则指并未构建模型的对照实验组。

1）阴性对照：一般来说，阴性对照对于银屑病并无明显治疗效果，但由于银屑病作为一种慢性炎症性皮肤疾病，在临床上存在保湿状态下未使用药物治疗却病情缓解的情况，因此阴性对照具有一定治疗效果也是可能的。但无论如何，阴性对照的治疗效果不应比有待测药物的治疗效果更强，且待测药物中有效成分的效果应占主要地位。

2）阳性对照：阳性对照作为评价模型及待测药物的指标，一般应选用明确具有效果的成分如激素、成品药等，最好为目前已上市的一线临床用药。此外，在选择阳性对照时可参考已发表的文献中所使用的药物对照及其使用剂量，以此增加可行性与可信度。对照设计应考虑所用对照与待测药物在药物使用方式上的一致性，如研究外用涂抹的待测药物选用口服药物作为阳性对照则并不太合适。

此外，作为阳性对照的药物类型与待测药物差别过大也会影响相互之间比对的有效性。不过，在有些模型中对照的选择较为单一，如 IMQ 诱导的类银屑病小鼠模型由于其为急性模型，发病程度较深，病理特征极为明显且炎症较重，一般的非激素类外用药物很难在该模型建模及维持的 3 周内达到初步治疗的效果，无法作为阳性对照指标。目前，国际上利用该模型进行研究的实验室或公司，大多都使用激素类药物如得肤宝等作为阳性对照。如需选用该模型进行药物临床前药效研究非激素类待测药物的药效，则可适当放宽阳性药物选择标准使用激素药物，但仍应注意待测药物的疗效不应过于劣于阳性对照药物，否则会稀释待测药物的价值和降低其评价。

对于阳性药物与待测药物间治疗效果的比较，设计中应以非劣效或优效为选择标准，从而增强其治疗效果的说服力。而该比较则涉及评价指标的选择，由于部分银屑病动物模型的相关病理特征较多，应对各指标进行综合评价，该综合评价中阳性药物与待测药物间治疗效果达到非劣效及以上，便可认为待测药物的治疗效果较为良好。

3）模型对照：模型对照在临床前药效学研究中也具有重要意义，该对照是评价模型是否构建成功的一部分，其与模型组间的比较能体现该模型发病情况的严重性，能最为直观的展示模型发病后各项病理特征指标的异常程度，也能衬托出待测药物及阳性对照、阴性对照对于病情的影响程度。当然，部分银屑病动物模型由于其为自发性模型，并不存在模型对照，如小鼠尾部鳞片表皮颗粒层形成模型，该模型的小鼠尾鳞片表皮天然缺乏颗粒层而出现角化不全的特征。因此，在使用该模型进行临床前药效学研究时无需加入模型对照。

总而言之，对于临床前药效学研究的对照设计应能达到评价建模成败、划分药效有无、体现药效优劣的条件。

（2）量效和时效关系　临床前药效学研究中也应注意量效时效的重要性。如上所述，给药剂量应设置三个或以上使用剂量，分为低、中、高不同剂量组。这三个剂量组间需能体现明确的量效关系，一般来说，在所用模型的主体评价指标中，低剂量与高剂量组间药效须有显著性差异，三组间尽量能有梯度变化的明确趋势。当然，由于部分用于评价药效的动物模型评价指标少，所涉及的病理特征较为单一，也会有出现量效关系不够明确的现象。此时应优先选取可体现量效关系、与待测药物作用机制关联性更强的动物模型，如实在无法做到，至少保证一种动物模型具有明确量效关系，余下的模型达到具有趋势的程度。此外，还需考虑起始剂量、最大剂量的确定，一般通过剂量梯度预实验对待测药物进行更为详尽的剂量摸索，寻找最低起效剂量和最大有效剂量。由于剂量摸索难以十分精确，能确定大致范围，并选取可用于实验且能明确其药效的剂量即可。通常剂量梯度实验中设计剂量如剂量区间较窄则由低到高按等差数列进行划分，其中效价较佳的范围内可进行更细致的划分；如剂量区间较宽可按等比例倍数进行划分，其中效价较佳的范围内同样可进行更细致的划分。

在进行药物剂量设计时，有时会碰到剂量与药效呈非抛物线而是拱桥形的情况。药物在某一中间剂量达到药效最佳，而后剂量上升药效递减。该情况可能涉及多种因素，如药动学改变、药物作用机制特性等，此时对于剂量设计造成一定影响，可选取前半段抛物线上升区间中的剂量进行临床前药效学研究，将高剂量组设定为最佳药效的剂量。值得注意的是，最大剂量并不一定等同于最优剂量，因此在设计时需要考虑多方面因素，尽量将低剂量设置为起效剂量或接近的范畴，高剂量设置为最佳药效的剂量，中剂量则选取其中的中间值，以保证设计的剂量梯度的合理性。如低高剂量的药效区间较为宽阔，可多设计中剂量组，但仍应保证其具有明确的量效关系梯度变化。当然，所有的剂量设计都应考虑与毒性剂量的关系，最大剂量的设定应在毒性剂量明确的条件下进行确定，以保证安全性。

时效关系同样应在正式药效实验前摸索清晰，通过预实验，探索出合适的治疗时长。一般来说，无需在正式的药效学研究中设置时间梯度，只需在之前确定好适合所用动物模型、满足用药条件（如安全性、实用性等）的适宜治疗时长，该时长也并不一定要求为最佳的治疗时长，能达到体现药效的程度即可。

**6. 评价指标选择** 临床前药效学研究中评价指标的选择是最直观影响结果体现的。评价指标是基于银屑病的病理特征以及研究中所用动物模型的特性而制定的，因此每种动物模型的评价指标均有所不同，但都是最能与其发病机制、作用机制相关联，并可量化表现出来的。

众所周知，银屑病是慢性炎症性皮肤疾病，其病理特征主要体现于其患病部位皮肤，最为重要的病理特征有：表皮过度分裂增殖和炎症细胞的浸润。不过由于可用于银屑病药物临床前药效学研究的动物模型有限，且各模型模拟疾病的侧重点有所不同，因此评价指标也大相径庭。

（1）IMQ 诱导的类银屑病小鼠模型评价指标选择　IMQ 诱导的类银屑病小鼠模型由于是通过外用涂抹咪喹莫特软膏于小鼠皮肤，从而刺激皮肤形成类似银屑病的外观症状，因此临床上用于评价银屑病的银屑病面积与严重性指数（psoriasis area and severity index，PASI）评分指标也可适用于该模型，且 PASI 评分可作为一个全面的、概述性的评价指标。PASI 评分越低则病情越轻。

PASI 评分一般分为三组评价，分别为皮肤厚度、红斑状况、银屑状况。每组指标评分为 0～4 分，具体评价标准见表 13－5－1。

**表 13－5－1　PASI 评分评价标准**

| 分值 | 0 | 1 | 2 | 3 | 4 |
| --- | --- | --- | --- | --- | --- |
| 皮肤厚度 | 皮损与正常皮肤平齐 | 皮损轻微高于正常皮肤表面 | 中等度隆起 | 皮损肥厚，隆起明显 | 皮损高度增厚，隆起极为明显 |
| 银屑 | 无可见银屑 | 部分皮损表面上覆有鳞屑，以细微的鳞屑为主 | 大多数皮损表面完全或不完全覆有鳞屑，鳞屑呈片状 | 几乎全部皮损表面覆有鳞屑，鳞屑较厚成层 | 全部皮损表面均覆有鳞屑，鳞屑很厚成层 |
| 红斑 | 无红斑可见 | 呈淡红色 | 呈红色 | 呈深红色 | 红色极深 |

PASI 评分为这三组评分的总和，以上三组评分一般是通过外观肉眼判断而出，带有一定的主观色彩。因此，为了能进一步优化评价标准，以更为客观的角度去评分，可适当进行评分方法学的调整，如皮肤厚度可通过游标卡尺测量小鼠受试皮肤的变化，甚至可以通过对受试皮肤苏木精伊红（hematoxylin & eosin，HE）染色切片分析表皮厚度从而判断该组分值。如以受试皮肤 HE 染色切片分析表皮厚度从而判断皮肤厚度分值，则可将模型组厚度和正常组厚度设为上下阈值，从而量化受试药物组的表皮厚度评分。银屑和红斑的评判可通过阶段性拍照记录，从而能更为直观的对比差异进行评分。由于咪喹莫特诱导的银屑病小鼠模型具有发病高峰期，因此可将各表型高峰期时发病程度设为最高分值，从而方便量化实验结束时各组病理特征程度。皮肤厚度一般在诱导后 1 周结痂未脱落前达到最厚，再次持续诱导 2 周可能会出现结痂再生皮肤变厚的情况，但基本可以以诱导 1 周后皮肤厚度为最高峰。银屑状况在该模型中较为明显，体现为长出结痂，最高峰与皮肤厚度的类似。红斑状况一般在诱导 1 周的中间阶段最为明显，后续由于结痂的出现红斑不易观察，因此红斑程度在该模型中较低。

此外，银屑病最为重要的病理特征，即表皮过度分裂增殖和炎症细胞的浸润也是必须体现的指标，可通过受试皮肤的 HE 染色结果进行量化统计。表皮厚度越薄、炎症细胞浸润数越少则病情越轻。为尽量准确的获得这两个评价指标，在固定皮肤组织时应尽量展平皮肤，从而在计算表皮厚度时获得较为精准的结果；而炎症细胞的浸润则可以通过多点选取一定范围真皮，统计其内的细胞核数目从而类比获得各实验组间浸润细胞数差异，甚至可通过以下方法进一步优化：①同时统计 HE 染色图中细胞数和真皮面积从而获得更准确的单位面积浸润细胞数；②通过计算机扫描记录 HE 染色图，获取结果；③分离消化皮肤组织，通过流式染色方法，统计炎症细胞数。

由于 IMQ 诱导的类银屑病小鼠模型还能产生 IL-23/IL-17 相关炎症，与银屑病的发病机制类似。炎症因子表达量越低则病情越轻。因此，也可通过检测皮肤组织内炎症因子表达量的变化，从而将其作为评价指标之一。

当然，除了以上的三大类主要指标外，还有很多辅助指标可作为评价标准，如小鼠脾脏大小变化（炎症轻重的体现），受试表皮 Ki67 表达变化（表皮细胞增殖快慢的体现），小鼠体重的变化（受试药物具有一定副作用，是否影响小鼠状态）等，这些指标也都可以进行测量，侧面体现药物治疗效果差异。

（2）小鼠尾部鳞片表皮颗粒层形成模型评价指标选择　小鼠尾部鳞片表皮颗粒层形成模型是根据小鼠尾部鳞片表皮可因天然缺乏颗粒层而出现角化不全的特征，其天然的角化形成与人类银屑病表皮相似，从而部分模拟银屑病中表皮角化不全的病理特征。因此，该模型并没有银屑病的主要特征体现，使用该模型只能用于探索药物是否对表皮颗粒层形成具有促进作用，其评价指标也只有一个，即小鼠尾部每 100 个鳞片中含有颗粒层的鳞片数目。每 100 个鳞片中含有颗粒层的鳞片数目越多，则药物对表皮颗粒层形成促进作用越强。在统计时，应注意对于鳞片大小和含有颗粒层鳞片的界定：以尾部皮肤中每两个毛囊间皮肤为一个鳞片的大小；两个毛囊口之间的鳞片有排列成行的颗粒层者为有颗粒层的鳞片。而颗粒层有无的判定可根据 HE 染色时表皮中角质层下方的一层细胞是否被染上苏木精，染上苏木精的细胞则可认为是颗粒层细胞。排列成行的界定则是指至少具有 5 ~ 6 个连续的颗粒层细胞，当然最好能将标准统一为具有每个鳞片中一半长度的颗粒层细胞，这样既便于分辨，也更具有更强的可行度。

（3）雌激素周期阴道上皮细胞有丝分裂小鼠模型评价指标选择　激素周期阴道上皮细胞有丝分裂小鼠模型是根据小鼠阴道上皮细胞可因雌激素刺激从而发生上皮细胞转换加快、周期性增殖活跃等变化，与银屑病患者表皮过度分裂增殖相似，从而模拟银屑病中表皮过度分裂增殖的病理特征。因此，该模型也没有银屑病的主要特征体现，使用该模型只能用于探索药物是否对细胞有丝分裂是否具有抑制作用，其评价指标也只有一个即每 100 个上皮基底细胞中处于有丝分裂的细胞数（有丝分裂指数）。有丝分裂指数越低则药物对上皮细胞有丝分裂的抑制作用越强。在统计时，应注意对于细胞是否处于有丝分裂的界定：处于有丝分裂的基底层细胞的细胞核会变大、着色较深，明显的会处于胞质分裂期。

（4）普萘洛尔诱导的类豚鼠银屑病模型评价指标选择　普萘洛尔诱导的类银屑病豚鼠模型也是通过外部涂抹用药造成模型出现表皮棘层肥厚、角化过度、角化不全以及炎症等银屑病病理特征。但在评估时，可量化评价指标主要是表皮厚度这一特征变化。表皮厚度越薄则病情越轻。该模型中表皮厚度量化与咪喹莫特诱导的类银屑病小鼠模型类似。

除了以上四种主流模型外，IL-23 诱导的类银屑病小鼠模型、异体移植动物模型等也有各自的评价标准。无论哪种模型，其评价指标的设定主要基于模型构建的机制原理和所模拟的银屑病病理特征，以可量化、可比较、可重复为主要原则，差异处稳定体现即可，相关方法学的设立符合实验逻辑与机制作用原理。

### （二）在体外实验中的药效学设计

**1. 体外研究的细胞及浓度、对照选择**　银屑病是慢性炎症性皮肤疾病，其涉及的主要为人体皮肤，以及免疫系统。体外研究的对象大多也聚焦于皮肤组织细胞和免疫细胞。目前，对于银屑病的研究常用的工具细胞有鼠源/人源原代角质形成细胞、人永生化表皮细胞 HaCaT，鼠源/人源 T 淋巴细胞等。鼠源/人源原代角质形成细胞、人永生化表皮细胞 HaCaT 可用于研究药物对角质形成细胞的增殖、分化的影响，如使用 CCK-8 检测细胞增殖；而鼠源/人源 T 淋巴细胞可用于研究药物对 T 淋巴细胞的增殖、分化的影响，如进行免疫抑制实验、使用分化体系诱导 T 细胞亚群检测对分化的影响。此外，还可通过酶联免疫吸附测定、免疫组化、流式细胞等技术对各类细胞进行多种分子学、免疫学检测从而获得更多的药物作用数据。目前，3D 皮肤模型也被广泛应用于皮肤相关科学研究中，通过体外培养 HaCaT 细胞、人成纤维细胞并用胶原模拟构建皮肤分层，从而在体外完成 3D 皮肤模型。该模型可被用于药物临床前药效学研究的体外试验中，能更为形象具体的展现药物的作用效果。

对于体外实验中药物浓度的确定则需要通过梯度试验进行筛选并明确其作用的 $IC_{50}$ 值。当然在设定梯度时应考虑药代、毒理等试验中所体现的剂量关系。如有必要，对于体外实验中药物作用时间也应开展梯度试验。

体外实验中阴性对照一般为药物溶媒，由于不同药物所溶于的溶媒不同，溶媒的剂量也有所不同，如使用二甲基亚砜溶解药物则需注意二甲基亚砜本身对于细胞的作用，避免实验因此而受到影响。此外，实验中也应尽量设计阳性对照，当然由于部分种类的药物性质特殊，暂时还无上市已证实有效的同类药物，因此阳性对照根据实际情况可酌情不加入设计方案。

**2. 机制研究原则** 药物药效学机制研究也是临床前药效学研究中的重要环节，能明确揭示药物作用原理，才能更好的确定其疗效。对于药物机制研究应遵循科研逻辑，明确药物作用的受体对象及其所涉及的生物学反应，如能筛选出药物的作用靶点、关键分子及药物与关键分子的构效关系，则更能说明机制原理，增加后续实验可行性。

因此，对于体外实验的设计应多参考前沿的科学研究，在符合科学逻辑的前提下能够达到揭示作用原理、体现治疗效果才是体外实验的设计标准，而不是拘泥于上述常规的实验对象或实验技术，更为深入的分子学实验也可被应用于体外实验中。

## 三、实例

### 【实例一】 CKBA 治疗银屑病的临床前药效学研究

**1. 药物特性** 赛克乳香酸（cykeboswellic acid，CKBA）是以中药乳香主要活性化学成分乙酰基-11-酮-β-乳香酸作为先导化合物，进行结构修饰和优化，并通过化学合成方法获得的全新化学实体。

CKBA，英文名为 cykeboswellic acid，化学名称为 3-O-环己甲酰基-11-羰基-β-乳香酸，英文化学名为 3-O-cyclohexanecarbonyl-11-keto-β-boswellic acid。本品为白色至类白色粉末或颗粒，在甲醇中溶解，在乙醇、异丙醇、丙酮中易溶，在乙腈中微溶，在水中几乎不溶。本品拟用于治疗轻到中度斑块状银屑病。

赛克乳香酸能够调控辅助性 T 细胞 17 的分化，显著抑制银屑病皮损组织中炎症因子白细胞介素-17A 的分泌和表达；同时抑制皮肤角质形成细胞增殖并诱导其分化，促进表皮角化正常化，减少炎性细胞浸润，改善银屑病皮损症状和严重程度。

**2. CKBA 对 IMQ 诱导类银屑病小鼠模型的治疗作用**

（1）研究目的 明确 CKBA 对 IMQ 诱导的类银屑病小鼠模型的治疗作用，评价不同浓度规格的 CKBA 软膏对 IMQ 诱导的类银屑病小鼠模型的治疗效果，为其临床试验提供科学依据。

（2）动物选择和模型选择 BALB/c 小鼠是白色变种实验室研究用老鼠，广泛用于生物学、免疫学和药理学的动物实验。BALB/c 小鼠是构建 IMQ 诱导的类小鼠模型的极佳小鼠品种。因此本研究选用 SPF 级 7 周龄雌雄各半的 BALB/c 小鼠作为建立模型的动物。

（3）阳性、阴性对照选择 阳性对照选择卡泊三醇倍他米松软膏，阴性对照选择不含 CKBA 的空白软膏。

（4）实验分组 设未施加任何操作的小鼠为正常小鼠组（正常组）；IMQ 诱导的类银屑病小鼠模型为发病但未实施治疗的阴性对照组（模型组）；诱导发病同时皮肤涂抹空白软膏为基质对照组，诱导发病同时皮肤涂抹卡泊三醇倍他米松软膏为阳性对照组，诱导发病同时皮肤涂抹 3 个浓度规格 CKBA 软膏为 0.02% CKBA 软膏治疗组、0.1% CKBA 软膏治疗组、0.5% CKBA 软膏治疗组。于诱导前随机分组，连续涂抹咪喹莫特软膏 7 天后按照组别等差数列依次分组。

（5）建模方案 麻醉小鼠后使用剃毛刀将其背部面积为 2cm×3.5cm 的毛发剃净，每天在每只小鼠剃除毛处涂抹咪喹莫特软膏63mg，连续涂抹7天。7天后，每只小鼠每天背部剃毛处涂抹对应药物，连续治疗10天。治疗10天中，第2、4、6、8、10天，每天每只小鼠背部剃毛处涂抹咪喹莫特软膏63mg。

（6）给药途径、给药剂量和给药时间　CKBA为小分子化合物，由于银屑病为皮肤疾病，本研究选择将CKBA制成软膏直接作用于患处。药物在整体动物药效学评价一般设计3个剂量以上，本研究设计CKBA软膏三个剂量组（0.02% CKBA软膏治疗组、0.1% CKBA软膏治疗组、0.5% CKBA软膏治疗组），每天给药1次，共给药10天，每天给药量为100mg/只。阴性对照组给予溶媒空白软膏100mg/只，阳性对照组给予卡泊三醇倍他米松软膏30mg/只。

（7）评价指标　本研究选择受试部位皮肤表皮厚度、表皮$Ki67^+$细胞数、真皮内炎症细胞浸润数、皮肤内炎症因子IL-17A和IL-23的表达量和PASI评分，评估和比较各浓度规格CKBA软膏及阳性对照药卡泊三醇倍他米松软膏对IMQ诱导的类银屑病小鼠模型的治疗效果。

受试部位皮肤表皮厚度越薄，表皮$Ki67^+$细胞数越少，真皮内炎症细胞浸润数越少，皮肤内炎症因子IL-17A和IL-23的表达量越低，PASI评分越低，则药物对咪喹莫特诱导的类银屑病小鼠模型的治疗效果越明显。

**3. CKBA对小鼠尾部鳞片表皮颗粒层形成模型的治疗作用**

（1）研究目的　明确CKBA对小鼠尾部鳞片表皮颗粒层形成模型的治疗作用，评价不同浓度规格的CKBA软膏对小鼠尾部鳞片表皮颗粒层分化的作用，并与阳性药物比较疗效，为其临床试验提供依据。

（2）动物选择和模型选择　ICR小鼠是白色变种实验室研究用小鼠，广泛用于生物学、免疫学和药理学的动物试验。ICR小鼠是构建小鼠尾部鳞片模型的最佳小鼠品系。因此本研究选用SPF级5周龄雌雄各半的ICR小鼠作为建立模型的动物。

（3）阳性、阴性对照选择　阳性对照选择卡泊三醇软膏或维A酸乳膏，阴性对照选择不含CKBA的空白软膏。

（4）实验分组　以尾部进行预处理的ICR小鼠为模型对照组（模型组），尾部皮肤涂抹空白软膏为基质对照组，尾部皮肤涂抹卡泊三醇软膏或维A酸乳膏为阳性对照组，尾部皮肤涂抹3个浓度规格CKBA软膏为0.02% CKBA软膏治疗组、0.1% CKBA软膏治疗组、0.5% CKBA软膏治疗组。于尾部预处理前随机分组。

（5）建模方案　第1天，在每只小鼠尾部距离根部0.5cm处标记，距离根部2.5cm处再次标记。使用牙刷在每只小鼠尾部两处标记间2cm的部位刷100下用于建模。

建模第2天到第10天，每天使用注射器推棒刮取药物，将药膏均匀涂抹于每只小鼠尾部两处标记间2cm的部位。

（6）给药途径、给药剂量和给药时间　本研究设计CKBA软膏三个剂量组（0.02% CKBA软膏治疗组、0.1% CKBA软膏治疗组、0.5% CKBA软膏治疗组），每天给药1次，共给药10天，每天给药量为20mg/只。阴性对照组给予溶媒空白软膏20mg/只，阳性对照组给予卡泊三醇软膏或维A酸乳膏20mg/只。

（7）评价指标　用显微镜对小鼠尾部造模处皮肤组织HE染色切片于10×20倍进行拍摄。以尾部皮肤中每两个毛囊间皮肤为一个鳞片的大小，将切片上整个组织逐个鳞片置于视野中央拍照记录。

对每张照片进行分析，皮肤表皮中出现明显的一层颗粒层细胞，则记录为含有颗粒层的鳞片，统计每100个鳞片中含有颗粒层的鳞片数目。含有颗粒层的鳞片数目越多则治疗效果越明显，药物对于小鼠尾部鳞片表皮颗粒层形成的促进作用越强。

**4. CKBA对雌激素周期阴道上皮细胞有丝分裂小鼠模型的治疗作用**

（1）研究目的　明确CKBA对雌激素周期阴道上皮细胞有丝分裂小鼠模型的治疗作用，评价不同浓度规格的CKBA软膏对雌激素周期小鼠阴道上皮细胞有丝分裂的抑制作用，并与阳性药物比较疗效，为其临床试验提供依据。

（2）动物选择和模型选择　ICR小鼠是白色变种实验室研究用小鼠，广泛用于生物学、免疫学和药理学的动物试验。ICR小鼠是构建小鼠尾部鳞片模型的最佳小鼠品系。因此本研究选用SPF级5周龄雌雄各半的ICR小鼠作为建立模型的动物。

（3）阳性、阴性对照选择　阳性对照选择维A酸乳膏，阴性对照选择不含CKBA的空白软膏。

（4）实验分组　以未施加任何操作的小鼠为正常小鼠组（正常组），雌激素周期小鼠阴道上皮细胞有丝分裂模型为阴性对照组（模型组），阴道灌注给予空白软膏为基质对照组，阴道灌注给予维 A 酸乳膏为阳性对照组，阴道灌注给予 3 个浓度规格 CKBA 软膏为 0.02% CKBA 软膏治疗组、0.1% CKBA 软膏治疗组、0.5% CKBA 软膏治疗组。连续 3 天腹腔注射己烯雌酚后进行分组。

（5）建模方案　使用电子天平称取己烯雌酚粉末 125mg，使用聚乙二醇 PEG300 溶解，并于 50ml 容量瓶中定容，置于 50ml 离心管中室温放置备用。

除正常组小鼠外，每日每只小鼠注射 100μl 己烯雌酚溶液，连续 3 天。第 4～9 天，早上 9:00 将药物挤入注射器中。使用灌胃针头从阴道灌注 50μl/只。第 10 天，早上 9:00 将各组药膏挤入注射器中，使用灌胃针头从阴道灌注药物。使用电子天平称取秋水仙素末 25mg，使用无菌水溶解，并于 50ml 容量瓶中定容，置于 50ml 离心管中室温放置备用。

灌注药物 2 小时后，每只小鼠腹腔注射 100μl 秋水仙碱溶液，同时再次从阴道灌注药物；6 小时后处死小鼠，取阴道组织，置于通用组织固定液中固定，进行 HE 染色。

（6）给药途径、给药剂量和给药时间　本研究设计 CKBA 软膏三个剂量组（0.02% CKBA 软膏治疗组、0.1% CKBA 软膏治疗组、0.5% CKBA 软膏治疗组），治疗第 1～6 天，每天给药 1 次，治疗第 7 天给药 2 次，每次给药量为 50μl/只。阴性对照组给予溶媒空白软膏 50μl/只，阳性对照组给予维 A 酸乳膏 50μl/只。

（7）评价指标　使用显微镜对 HE 染色切片于 10×20 倍进行拍摄，在显微镜下将每只小鼠组织切片样本均匀选取 6 个表皮部位，将表皮基底层置于视野中央拍照记录。计数基底层细胞总数和其中的有丝分裂细胞数目，从而计算每 100 个基底细胞中处于有丝分裂的细胞数，即有丝分裂指数。有丝分裂指数越低则治疗效果越明显，药物对于雌激素周期小鼠阴道上皮细胞有丝分裂的抑制作用越强。

**5. CKBA 对银屑病治疗的机制研究**

（1）概述　银屑病中 Th17 细胞及其分泌的炎症因子 IL-17A 与银屑病发展有密切的联系，成为治疗银屑病的热门靶点。Th17 细胞分泌 IL-17A，激活角质形成细胞，造成表皮过度分裂增殖和炎症加剧。Th17 细胞的分化依赖于乙酰辅酶 A 羧化酶（acetyl coa carboxylase，ACC）及其介导的脂肪酸的合成，且在 Naïve CD4 T 细胞中条件性敲除 ACACA（ACC1 的编码基因）会使其无法分化成 Th17 细胞。此外，RORγt 是调节 IL-17A 的靶基因，可直接激活 Th17 的标记基因，在 Th17 细胞的分化和 IL-17A 的分泌中扮演重要的角色。

CKBA 通过抑制 ACC1/ACC2 活性和 RORγt 转录活性，实现对 T 细胞分化的调控，抑制 Th17 细胞的分化，下调 IL-17A 表达，减少炎症细胞浸润，从而改善银屑病皮损症状。

CKBA 的药效及相关作用机制在生化酶和细胞等多个水平上开展研究，包括抑制 ACC1/ACC2 活性和 RORγt 转录活性；选择性抑制人、鼠 Th17 细胞分化，抑制人角质形成细胞及炎症相关细胞的增殖。

（2）CKBA 对乙酰辅酶 A 羧化酶 1 和乙酰辅酶 A 羧化酶 2 活性的抑制作用　在对 CKBA 的早期研究中，通过亲和纯化“pull down”靶点的方法发现 CKBA 可能直接作用于蛋白乙酰辅酶 A 羧化酶-1（acetyl coa carboxylase-1，ACC1）。文献表明 ACC1 是 Th17 细胞分化通路必不可少的酶，在 Naïve CD4 细胞中条件性敲除 ACACA（ACC1 的编码基因）会使细胞无法分化成 Th17 细胞。因此在体外生化水平上和细胞水平上，进一步验证 CKBA 对乙酰辅酶 A 羧化酶蛋白亚型 ACC1 和 ACC2 的抑制作用。

ACC1 激酶和 ACC2 激酶与其底物 ATP、Acetyl-CoA 和 $NaHCO_3$ 进行酶学反应，在此过程中加入 CKBA，通过 ADP-Glo 试剂和发光的方法检测产物的量用以反映 CKBA 对 ACC1 和 ACC2 酶学活性的抑制作用。

本研究体外实验设计在 ACC1/ACC2 与其底物 ATP、Acetyl-CoA 和 $NaHCO_3$ 酶学反应体系中，加入受试药物，利用 ADP-Glo 试剂和发光的方法检测产物的量用以反映 ACC1 酶/ACC2 酶活性，从而检测 CKBA 在不同浓度下（100μmol/L、33.333μmol/L、11.111μmol/L、3.704μmol/L、1.235μmol/L、0.412μmol/L、0.137μmol/L、0.046μmol/L、0.01524μmol/L、0.00508μmol/L、0.00169μmol/L、0.000565μmol/L）对 ACC1 酶/ACC2 酶活性的抑制能力，并计算 CKBA 抑制 ACC1 酶/ACC2 酶活性的 $IC_{50}$ 值。随着反应体系中 CKBA 浓度升高，ACC1 和 ACC2 酶促反应的生成产物都减少，表明 CKBA 对 ACC1 和 ACC2 都有一定的抑制作用，通过上述实验结果揭示 CKBA 对乙酰辅酶 A 羧化酶 1 和乙酰辅酶 A 羧化酶 2 活性的抑制作用。

（3）CKBA 对 HepG2 细胞脂肪酸合成的抑制作用　本研究体外实验设计选用脂肪酸合成能力较强的人肝肿

瘤细胞（HepG2 细胞），加入受试药物孵育 1 小时，在细胞培养基中加入同位素标记的［2-$^{14}$C］-醋酸钠，继续孵育 5 个小时，随后裂解细胞、萃取并分离细胞内的脂肪酸组分，分析整合入脂肪酸中同位素的相对含量，从而检测 CKBA 在不同浓度下（10μmol/L、3.3μmol/L、1.1μmol/L、0.37μmol/L、0.1μmol/L、0.041μmol/L、0.0137μmol/L、0.0046μmol/L）对 HepG2 细胞脂肪酸合成的抑制作用，并计算其 $IC_{50}$ 值。本试验在细胞培养基中加入同位素标记的［2-$^{14}$C］-Acetate（$^{14}$C 标记的乙酸），可跟踪检测乙酸在细胞内的代谢路径，从而检测 CKBA 对细胞新合成脂肪酸的影响。通过上述实验结果揭示 CKBA 对 HepG2 细胞脂肪酸合成的抑制作用。

（4）CKBA 对 RORγt-辅激活蛋白结合的抑制作用　CKBA 和熊果酸同为五环三萜化合物，结构相似，文献报道熊果酸可抑制 Th17 细胞转录因子 RORγT 从而抑制 Th17 细胞的分化和细胞因子 IL-17 的产生，因此 CKBA 也有可能作用于 RORγt。因此在体外生化水平和细胞水平，通过结合试验和同位素标记试验来验证 CKBA 对 RORγt 的抑制效果。

本研究体外实验设计在 RORγt-辅激活蛋白的药物筛选体系下，加入受试药物，通过荧光共振能量转移的方法检测 RORγt 与 SRC 的结合强度以反映 RORγt 与辅激活蛋白 SRC 的结合活性，从而检测 CKBA 在不同浓度下（500μmol/L、166.667μmol/L、55.556μmol/L、18.519μmol/L、6.173μmol/L、2.058μmol/L、0.686μmol/L、0.229μmol/L、0.0762μmol/L、0.0254μmol/L、0.00847μmol/L、0.00282μmol/L）对 RORγt 与辅激活蛋白 SRC 结合活性的抑制能力，并计算 CKBA 抑制 RORγt 与辅激活蛋白 SRC 结合活性的 $IC_{50}$ 值。通过上述实验结果揭示 CKBA 对 RORγt-辅激活蛋白结合的抑制作用。

（5）CKBA 对 RORγt 转录活性的抑制作用　本研究体外实验设计在转染 ROR-GAL4 嵌合受体的 HEK293T 细胞中，加入受试药物，通过检测荧光素酶报告基因的表达，从而测定 CKBA 在不同浓度下（50μmol/L、25μmol/L、12.5μmol/L、6.25μmol/L、3.125μmol/L、1.5625μmol/L、0.78125μmol/L、0.390625μmol/L、0.1953125μmol/L、0.0976563μmol/L）对 RORγt 转录活性的抑制能力，并计算 CKBA 抑制 RORγt 转录活性的 $IC_{50}$ 值。通过上述实验结果揭示 CKBA 对 RORγt 转录活性的抑制作用。

（6）CKBA 体外对小鼠 $CD4^+$ T 细胞亚群分化的作用　本研究体外实验设计采用不同的细胞因子诱导小鼠脾脏 Naïve CD4 T 细胞向 Th1、Th17、Treg 细胞分化，加入不同浓度 CKBA 溶液（终浓度：1μmol/L、2μmol/L、4μmol/L、6μmol/L、8μmol/L）培养 72 小时。使用荧光标记的抗体标记 T 细胞亚群特异性细胞因子或转录因子，流式细胞仪分析辅助性 T 细胞亚群在 CD4 T 细胞中所占比例，并计算不同浓度 CKBA 对各 T 细胞亚群数目的抑制百分比（%），通过抑制百分比对 CKBA 浓度的对数值做图计算半数抑制浓度（$IC_{50}$）。通过上述实验结果揭示 CKBA 体外对小鼠 CD4 T 细胞亚群分化的作用。

（7）CKBA 体外对人辅助 T 细胞 17 分化的作用　本研究体外实验设计采用细胞因子诱导人外周血单个核细胞来源 CD4 T 细胞向 Th17 细胞分化，加入不同浓度 CKBA 溶液（终浓度：1μmol/L、2μmol/L、4μmol/L、6μmol/L、8μmol/L）共培养 6 天。使用带有荧光标记的抗体标记 Th17 细胞亚群特异性细胞因子 IL-17A，流式细胞仪分析 Th17 细胞亚群在 $CD4^+$ T 细胞中所占比例，并计算不同浓度 CKBA 对 Th17 细胞亚群数目的抑制百分比（%），通过抑制百分比对 CKBA 浓度的对数值做图计算半数抑制浓度（$IC_{50}$）。通过上述实验结果揭示 CKBA 体外对人辅助 T 细胞 17 分化的作用。

（8）CKBA 对人角质形成细胞及炎症相关细胞增殖的抑制作用　本研究体外实验设计在体外培养条件下，分别培养 HEK001 细胞、HaCaT 细胞、HH 细胞、THP-1 细胞，在含有不同浓度 CKBA 的细胞培养液中（1μmol/L、2μmol/L、4μmol/L、8μmol/L、12μmol/L、16μmol/L、24μmol/L、32μmol/L）继续培养细胞 12 或 24 小时，使用 CCK-8 试剂盒检测培养后细胞的吸光度值（OD 值），并计算不同浓度 CKBA 对各株细胞的增殖抑制百分比（%），通过增殖抑制百分比对 CKBA 浓度的对数值作图计算 CKBA 对上述细胞增殖抑制作用的半数抑制浓度（$IC_{50}$）。通过上述实验结果揭示 CKBA 对人角质形成细胞及炎症相关细胞增殖的抑制作用。

## 【实例二】 苯烯莫德对实验性银屑病的治疗作用

**1. 药物特性**　苯烯莫德是一个非激素非甾体类小分子化合物，最早从线虫共生菌的代谢物中提取而来。中文别名为（$E$）-3,5-二羟基-4-异丙基二苯乙烯，英文名为 benvitimod，化学名称为 5-（2-苯乙烯基）-2-异丙基-1,3-苯二酚，英文化学名为 2-（1-methylethyl）-5-［（$E$）-2-phenylethenyl］benzene-1,3-diol，分子式为 $C_{17}H_{18}O_2$，相对分子量为 254.32。本品拟用于治疗轻到中度斑块状银屑病。

苯烯莫德是新型非激素类免疫调节剂，目前多以人工合成的方式制作，属于一芪类小分子化合物，呈白色粉末状，分子内含 2 个苯环。由于苯环具有稳定性好、不易分解的特性，且含疏水基与亲水基，因而有利于分子随意进入组织中起作用。

苯烯莫德乳膏属于非甾体类抗炎药，它能够显著抑制 T 细胞的浸润和干扰素 γ、白细胞介素、肿瘤坏死因子 α 等在内的炎症因子的分泌。

**2. 苯烯莫德对普萘洛尔诱导的类银屑病豚鼠模型的治疗作用**

（1）研究目的　明确苯烯莫德对普萘洛尔诱导的类银屑病豚鼠模型的治疗作用，评价不同浓度规格的苯烯莫德对普萘洛尔诱导的类银屑病豚鼠模型的治疗效果，为其临床试验提供科学依据。

（2）动物选择和模型选择　豚鼠是无尾啮齿动物，作为实验室研究用动物，广泛用于生物学、免疫学和药理学的动物试验。豚鼠是普萘洛尔诱导的类银屑病模型的极佳品种，被学术界广泛认可。因此本研究选用体重为 300～400g 雌雄各半的豚鼠作为建立模型的动物。

（3）阳性、阴性对照选择　阳性对照选择维 A 酸乳膏，阴性对照选择不含苯烯莫德的赋形剂和生理盐水。

（4）实验分组　设未施加任何操作的小鼠为正常豚鼠组（正常组）；普萘洛尔诱导的类银屑病豚鼠模型发病但未实施治疗的为模型组；诱导发病同时皮肤涂抹赋形剂的为赋形剂对照组，诱导发病同时皮肤涂抹生理盐水的为阴性对照组，诱导发病同时皮肤涂抹维 A 酸乳膏为阳性对照组，诱导发病同时皮肤涂抹 3 个浓度规格苯烯莫德为 0.5% 苯烯莫德低剂量治疗组、1% 苯烯莫德中剂量治疗组、2% 苯烯莫德高剂量治疗组。

（5）建模方案　每天在豚鼠双耳背部皮肤上涂抹 5% 普萘洛尔乳剂（约 200μl），每日涂抹 4 次，连续涂抹 4 周。4 周后检验模型是否成功，以耳部皮肤厚度为指标。治疗期间，每只豚鼠每天耳部皮肤处涂抹对应药物 2 次，连续治疗 7 天。最后一次给药后 1 小时处死豚鼠，取给药部位皮肤，4% 甲醛溶液固定。石蜡包埋，HE 染色。

（6）给药途径、给药剂量和给药时间　苯烯莫德为小分子化合物，由于银屑病为皮肤疾病，本研究选择将苯烯莫德制成乳膏直接作用于患处。药物在整体动物药效学评价一般设计 3 个剂量以上，本研究设计苯烯莫德乳膏 3 个剂量组（0.5% 苯烯莫德低剂量治疗组、1% 苯烯莫德中剂量治疗组、2% 苯烯莫德高剂量治疗组），每天给药 2 次，共给药 7 天，每天每次给药量约为 200μl/只。阴性对照组给予赋形剂/生理盐水 200μl/只，阳性对照组给予维 A 酸乳膏 200μl/只。

（7）评价指标　本研究选择光学显微镜下采用显微测量尺测量受试部位皮肤表皮厚度，评估和比较各浓度规格苯烯莫德乳膏及阳性对照药维 A 酸乳膏对普萘洛尔诱发豚鼠银屑病模型的治疗效果。受试部位皮肤表皮厚度越薄，则药物对普萘洛尔诱导的类银屑病豚鼠模型的治疗效果越明显。

**3. 苯烯莫德对银屑病治疗的机制研究**

（1）概述　角蛋白 19（K19）是表皮干细胞的标志，有研究表明，K19 在银屑病皮损处表达下降，其在银屑病发生发展过程中可能发挥重要作用。苯烯莫德可能会促进表皮细胞中 K19 的表达，从而诱导角质形成细胞分化，抑制其过度分裂增殖。

（2）苯烯莫德对 HaCaT 细胞分化的影响　本研究体外实验设计采用免疫组化法检测 K19 表达。于已加有灭菌玻片的 6 孔板中种入适量 HaCaT 细胞，待细胞贴壁后分别加入适当 20μg/ml 苯烯莫德及空白对照。置于 37℃ 细胞培养箱内，分别培养 24 小时、48 小时、72 小时。对贴有 HaCaT 细胞的玻片进行 K19 免疫组化染色，置于显微镜下观察并拍照，统计 K19 染色情况。正常的 HaCaT 细胞内不具有 K19，出现 K19 着色则表明细胞分化成熟。通过上述实验结果可揭示苯烯莫德诱导角质形成细胞分化，从而阻止其分裂增殖。

（3）苯烯莫德对 HaCaT 细胞增殖的影响　本研究体外实验设计采用 MTT 法检测 HaCaT 细胞增殖变化。培养后的 HaCaT 细胞种于 96 孔板中，37℃ 培养 24 小时后去除培养基。每孔加入新鲜培养基 90μl 和各浓度（100μg/ml、10μg/ml、1μg/ml、0.1μg/ml、0.01μg/ml）的苯烯莫德 10μl。放入 37℃ 继续培养，并分别于 24 小时、48 小时、

72 小时进行 MTT 法实验，检测于 570nm 处每孔吸光度值，并计算 $IC_{50}$。通过上述实验结果揭示苯烯莫德对 HaCaT 细胞增殖的抑制作用。

（王宏林）

## 参考文献


[1]魏伟,吴希美,李元建. 药理实验方法学. 第4版. 北京:人民卫生出版社,2010.

[2]Tu J,Hong W,Guo Y,et al. Ontogeny of Synovial Macrophages and the Roles of Synovial Macrophages From Different Origins in Arthritis[J]. Front Immunol,2019,10:1146.

[3]Han C,Li Y,Wang Y,et al. Development of Inflammatory Immune Response-Related Drugs Based on G Protein-Coupled Receptor Kinase 2 [J]. Cell Physiol Biochem,2018,51(2):729-745.

[4]Wu H,Yan S,Chen J,et al. JAK1-STAT3 blockade by JAK inhibitor SHR0302 attenuates inflammatory responses of adjuvant-induced arthritis rats and decreases Th17 and total B cells[J]. Joint Bone Spine,2016,83(5):525-532.

[5]Chen J,Wang Y,Wu H,et al. A Modified Compound From Paeoniflorin,CP-25,Suppressed Immune Responses and Synovium Inflammation in Collagen-Induced Arthritis Mice[J]. Front Pharmacol,2018,9:563.

[6]Robak E,Sysa-Jedrzejowska A,Wozniacka A. Progress and perspectives in the treatment of systemic lupus erythematosus [J]. Przegl Lek,2005,62(9):894-899.

[7]Lipsky PE. Systemic lupus erythematosus:an autoimmune disease of B cell hyperactivity[J]. Nat Immunol,2001,2(9):764-766.

[8]Shlomchik MJ, Madaio MP, Ni D, et al. The role of B cells in lpr/lpr-induced autoimmunity[J]. J Exp Med, 1994, 180(4): 1295-1306.

[9]Theofilopoulos AN,Dixon FJ. Murine models of systemic lupus erythematosus[J]. Adv Immunol,1985,37:269-390.

[10]McPhee CG,Bubier JA,Sproule TJ,et al. IL-21 is a double-edged sword in the systemic lupus erythematosus-like disease of BXSB [J]. Yaa mice. J Immunol,2013,191(9):4581-4588.

[11]张晓丹,严尚学,王晶晶,等. 淋巴细胞活性染色质诱导系统性红斑狼疮样小鼠模型研究[J]. 中国药理学通报,2011,27(5):728-732.

[12]Li H,Zhang YY,Sun YN,et al. Induction of systemic lupus erythematosus syndrome in BALB/c mice by immunization with active chromatin[J]. ActaPharmacol Sin,2004,25(6):807-811.

[13]Mavragani CP. Mechanisms and New Strategies for Sjögren's Syndrome[J]. Annual Review of Medicine,2017,68:331-343.

[14]Both T,Dalm VA,van Hagen PM,et al. Reviewing primary Sjögren's syndrome:beyond the dryness-From pathophysiology to diagnosis and treatment[J]. International Journal of Medical Sciences,2017,14:191-200.

[15]Sankar V,Noll JL,Brennan MT. Diagnosis of Sjögren's Syndrome:American-European and the American College of Rheumatology Classification Criteria[J]. Oral & Maxillofacial Surgery Clinics of North America,2014,26:13-22.

[16]Ramos-Casals M,Brito-Zerón P,Bombardieri S,et al. EULAR recommendations for the management of Sjögren's syndrome with topical and systemic therapies[J]. Ann Rheum Dis,2020,79:3-18.

[17]Wang SQ,Zhang LW,Wei P,et al. Is hydroxychloroquine effective in treating primary Sjogren's syndrome:a systematic review and meta-analysis[J]. BMC Musculoskeletal Disorders,2017,18:186-199.

[18]Lassmann H,Bradl M. Multiple sclerosis:experimental models and reality[J]. Acta Neuropathol,2017,133(2):223-244.

[19]Constantinescu CS,Farooqi N,O'Brien K,et al. Experimental autoimmune encephalomyelitis (EAE) as a model for multiple sclerosis (MS) [J]. Br J Pharmacol,2011,164(4):1079-1106.

[20]Zhang J,Zhang ZG,Li Y,et al. Fingolimod treatment promotes proliferation and differentiation of oligodendrocyte progenitor cells in mice with experimental autoimmune encephalomyelitis[J]. Neurobiol Dis,2015;76:57-66.

[21]Procaccini C,De Rosa V,Pucino V,et al. Animal models of Multiple Sclerosis[J]. Eur J Pharmacol,2015,759:182-191.

[22]Anastasiadou S,Knöll B. The multiple sclerosis drug fingolimod (FTY720) stimulates neuronal gene expression,axonal growth and regeneration[J]. Exp Neurol,2016,279:243-260.

[23]李龙振,李萍．寻常型银屑病外用药物的研究进展[J].现代中西医结合杂志,2016,25(6):680-681.
[24]陈明,钟杰敏,刘冠萍,等．银屑病治疗靶点及其药物研发进展[J].中国医院药学杂志,2015,35(9):846-850.
[25]Wolf-Henning Boehncke, Michael P. Schön. Animal models of psoriasis[J]. Clinics in Dermatology, 2007, 25:596-605.
[26]张同梅,王刚．银屑病动物模型研究进展[J].实用皮肤病学杂志,2018,11(5):292-296.
[27]刘珉宇,于鹏霞,赵帅,等．苯烯莫德对实验性银屑病的治疗作用[J].中国新药与临床杂志,2016,35(8):589-595.

第十四章

# 治疗泌尿系统疾病药物的药理学研究

## 第一节　治疗前列腺炎药物的药理学研究

### 一、概述

前列腺炎是指前列腺受到致病菌感染和（或）某些非感染因素刺激而出现的骨盆区域疼痛或不适、排尿异常、性功能障碍等临床表现，是成年男性的常见疾病。目前，前列腺炎的发病机制、病理生理改变尚不十分清楚。根据前列腺炎的基础和临床研究，1995 年美国国立卫生研究院（National Institutes of Health，NIH）提出将前列腺炎分为四型：Ⅰ型，急性细菌性前列腺炎（acute bacterial prostatitis，ABP）；Ⅱ型，慢性细菌性前列腺炎（chronic bacterial prostatitis，CBP）；Ⅲ型，慢性前列腺炎/慢性骨盆疼痛综合征（chronic prostatitis/chronic pelvic pain syndrome，CP/CPPS），该型又分为ⅢA（炎症性 CPPS）和ⅢB（非炎症性 CPPS）两种亚型；Ⅳ型，无症状性前列腺炎（asymptomatic inflammatory prostatitis，AIP）。

Ⅰ型，急性细菌性前列腺炎，大多由尿道上行感染所致，致病菌多为革兰阴性杆菌或假单胞菌，最常见的有大肠埃希菌，也有葡萄球菌、链球菌、淋球菌及衣原体、支原体等。发病突然，有急性疼痛症状伴随排尿刺激症状和梗阻症状以及发热等全身症状。积极卧床休息，输液，应用抗菌药物及大量饮水，并使用止痛、解痉、退热等药物可以缓解症状。大多数病人治疗后炎症可以消退，少数治疗不彻底者可以转变为慢性前列腺炎，严重者发展为前列腺脓肿。

Ⅱ型，慢性细菌性前列腺炎，大多数患者没有急性炎症症状过程，致病菌与急性前列腺炎相似，主要经尿道逆行感染所致。前列腺上皮的类脂质膜是多种抗生素进入腺泡的屏障，这是慢性前列腺炎治疗不理想、难以根治的原因。临床表现主要有尿频、尿急、尿痛、尿道不适或灼热，尿道分泌物增多，疼痛、性功能减退等。治疗首选有较强穿透力的抗菌药物。还可采用综合疗法减轻炎症，以及活血化瘀、清热解毒等。

Ⅲ型，慢性前列腺炎/慢性骨盆疼痛综合征，大多数的慢性前列腺炎属于慢性非细菌性前列腺炎。类似于慢性细菌性前列腺炎，主要表现为长期反复的会阴、下腹部等区域疼痛或不适，表现为尿频和尿不尽，可以伴有不同程度的性功能障碍、生育能力下降、精神心理等一系列综合征。由于慢性疼痛久治不愈，患者生活质量下降，并可能有性功能障碍、焦虑、抑郁、失眠、记忆力下降等。治疗中可以用 α 受体阻断药解痉和改善症状。某些天然产物对改善症状也有一定的疗效。

Ⅳ型，无症状性前列腺炎，临床上绝大多数患者没有主观症状，而是在其他检查如前列腺活检、精液、前列腺按摩液中发现炎症证据。

在这四型前列腺炎中，只有Ⅰ型病因明确，临床治疗效果确切，这类患者较少，只占前列腺炎患者总数的 2%～3%，其他三种类型的前列腺炎发病机制较为复杂，治疗效果迥异。其中Ⅲ型前列腺炎占慢性前列腺炎发病率的 90% 以上，病因最复杂，所以此型前列腺炎是药物和临床研究中最为关注的。慢性前列腺炎的发病机制尚未完全阐明，目前学者们多认为可能是免疫失调、病原菌感染、盆底肌肉痉挛和神经性疼痛等多种致病机制共同作用的结果。

慢性前列腺炎病因复杂，发病机制尚不完全清楚，目前比较认可的主要机制是：①病原体感染，如细菌、真菌及支原体等感染，有研究发现大肠埃希菌是主要的病原菌；②免疫反应异常：前列腺炎是自身免疫性疾病，免疫功能低下者容易出现炎性症状；③性激素：性激素失衡是慢性非细菌性前列腺炎/慢性骨盆疼痛综合征发生的重要原因之一，根据这一理论基础在大鼠上成功建立模型，从组织学的角度揭示了性激素引起慢性前列腺炎的机制；④排尿功能异常：某些疾病如逼尿肌-括约肌协同失调导致尿道前列腺部压力升高，尿液反流入前列腺内，尿酸对前列腺产生化学性刺激，可能导致前列腺炎而产生症状；⑤神经调控紊乱：慢性损害性刺激长期存在将导致神经系统的慢性损伤，可能使支配前列腺的 $L_5 \sim S_2$ 脊神经节段继发性病变，从而引起慢性骨盆疼痛综合征。

慢性前列腺炎的治疗目的是缓解疼痛及改善排尿异常等症状，并且提高生活质量，改善症状是其主要的疗效评价依据。目前，慢性细菌性前列腺炎治疗主要是口服抗生素，选择敏感抗生素，疗程为 4～6 周，其间对疗效进行阶段性评价，如果疗效不满意，需改用其他的敏感抗生素。除此之外，可选用能改善前列腺炎相应症状的 α 受体阻断药、非甾体抗炎药、M 受体阻断药及天然产物等药物。

因此，慢性前列腺炎的诊断及治疗困难，特别是其引起的疼痛，是一种顽固性的病理性疼痛综合征，具有慢性、难治性、反复性及疼痛部位多变的特点，且治疗效果不明显，因此找到合理的治疗措施显得尤为重要。建立可靠、容易复制的前列腺炎的疾病动物模型，有助于研究慢性前列腺炎发生和发展过程中的病理改变、分子机制，为疾病发病机制的研究和新药筛选打下坚实的基础及提供可靠的平台。

## 二、治疗前列腺炎药物临床前药效学研究设计

治疗前列腺炎新药的临床前药效学研究主要包括整体动物模型治疗作用研究和体外药物作用机制研究。为了探索研究慢性前列腺炎的发病机制以及进行药物筛选，国内外众多学者们通过不同的方法成功建立了稳定的慢性前列腺炎模型，用于筛选药物和药物作用机制以及疾病发生机制的研究。常见的有自发性慢性前列腺炎模型、去势结合雌激素诱导慢性前列腺炎模型、化学性诱导慢性前列腺炎模型及自身免疫反应诱导慢性前列腺炎模型。其中大多采用化学试剂诱导方式，化学性慢性前列腺炎模型即在动物前列腺内直接使用化学制剂造成非细菌性前列腺炎模型。另外，相比较而言，自身免疫反应诱导慢性前列腺炎模型所使用的前列腺匀浆蛋白悬液制备工艺复杂，去势结合雌激素诱导慢性前列腺炎模型采用激素方法造模可操作性较强，材料较容易获取。

体外研究模型，应用较少，而且没有成熟公认的模型，本书就不做介绍了。

**1. 动物及动物模型选择** 慢性前列腺炎的动物模型构建时，可以选择大鼠或者小鼠，最常用的是大鼠的慢性前列腺炎模型。涉及的实验动物主要为小鼠模型、大鼠模型、兔模型及犬模型。从实验动物的选取及成本来考虑，小鼠前列腺体积较小获得标本较少，兔模型或犬模型造模价格相对昂贵，采用大鼠模型较容易控制成本。

目前较常用的化学制剂包括角叉莱胶、消痔灵、甘油、2% 琼脂、甲醛、巴豆油、弗氏完全佐剂等。其致炎机制可能主要是化学因素引起局部前列腺素合成增加，并与血管活性肽类和激肽类物质一起诱发水肿。局部注射的部位主要位于前列腺背侧叶，主要因为背侧叶位于精囊内侧，皱襞较多且间质宽，利于注射。

**2. 给药途径、给药剂量和给药时间选择** 药物的给药途径一般要求与临床给药途径一致。

## 三、实例

### 【实例一】自身免疫性前列腺炎模型膀胱功能的研究：青藤碱对慢性前列腺炎大鼠膀胱功能和 ICC 样细胞的影响

**1. 药物特性** 青藤碱，是从我国传统药材防己科植物青风藤中提取的生物碱单体，药用多为其盐酸盐。它通过抑制树突细胞的活化和多种细胞因子表达参与免疫调控。动物实验表明，青藤碱对组胺引起的豚鼠回肠平滑肌收缩有显著抑制作用。鉴于青藤碱具有抗炎和免疫抑制以及对平滑肌的抑制作用，希望它可以为治疗慢性前列腺炎及膀胱功能障碍提供新的思路。

**2. 研究目的** 观察慢性非细菌性前列腺炎大鼠模型膀胱功能及膀胱样细胞网络的变化，研究中药青藤碱对慢性前列腺炎及膀胱功能的影响，探讨青藤碱治疗慢性前列腺炎的机制。

**3. 动物选择和模型选择**　动物模型选用目前公认的自身免疫性前列腺炎大鼠模型。大鼠实验性自身免疫性前列腺炎模型是CPPS的非感染性自身免疫性大鼠模型，通过皮下注射大鼠前列腺抗原和佐剂进行诱导，大鼠出现慢性前列腺炎的病理改变。

取240～300g大鼠处死后，无菌条件下剥取前列腺组织，洗净匀浆离心后，制备大鼠前列腺蛋白提取液。取240～300g大鼠腹腔注射百白破疫苗0.5ml，并多点皮内注射大鼠前列腺蛋白提取液和弗氏佐剂（比例1∶1）的混合液1.0ml，分别在0和30天各注射一次，45天后模型构建成功。

**4. 实验分组**　大鼠皮内注射前列腺蛋白提取液2次，45天后造模成功。慢性前列腺炎模型大鼠随机分为模型对照组、青藤碱大剂量组（30mg/kg）、青藤碱中剂量组（20mg/kg）、青藤碱低剂量组（10mg/kg）。另设正常对照组。

**5. 给药途径、给药剂量和给药时间**　盐酸青藤碱粉剂使用前用生理盐水稀释成2%的溶液，大、中、小剂量组分别为30mg/kg、20mg/kg和10mg/kg，腹腔注射，每天一次，连续给药14天。

**6. 评价指标**　取大鼠前列腺组织，肉眼观察前列腺组织的形态，HE染色显微镜下观察大鼠前列腺组织实质与间质的病理变化，并对各组大鼠前列腺组织的病理表现进行分级，分析各组间的差异。前列腺组织匀浆提取上清液，ELISA方法测定大鼠前列腺组织匀浆的白细胞介素-1β、前列环素 $E_2$ 和β-内啡肽含量，研究青藤碱对慢性前列腺炎大鼠前列腺组织病理学的改变和相关炎症因子的影响。

**7. 机制研究**　排尿功能异常是慢性前列腺炎患者的常见症状之一，主要表现为尿频、尿急、尿痛、排尿困难等。不稳定膀胱是临床常见的排尿功能异常的病症之一，是引起尿频、尿急、尿失禁等储尿期症状的主要原因。逼尿肌不稳定是指在储尿期内膀胱出现逼尿肌收缩，在膀胱充盈性压力测定过程中可见逼尿肌收缩所致的压力波动。慢性前列腺炎大鼠会出现逼尿肌不稳定收缩等膀胱功能异常，以及膀胱样细胞数量和网络结构变化。大鼠给予呋塞米腹腔注射5分钟后麻醉，通过微量灌注泵向膀胱灌注生理盐水，利用压力感受器记录膀胱压力，研究逼尿肌的收缩活动。同时检测膀胱逼尿肌中的c-kit阳性的Cajal间质细胞（interstitial cells of Cajal，ICC），研究ICC细胞的网络构成，检测逼尿肌中神经生长因子的基因表达量，探究青藤碱缓解慢性前列腺炎大鼠排尿功能异常的机制。

## 【实例二】感染诱导的非细菌性前列腺炎模型：雷公藤对解脲支原体诱导的非细菌性前列腺炎大鼠的影响

**1. 药物特性**　雷公藤（tripterygium wilfordii），又称龙舌兰根、黄酸盐、明胶或龙舌兰草，是一种苦味草本植物。作为雷公藤属植物的提取物之一，雷公藤是一种具有多种药理作用的免疫抑制剂。腹腔注射能抑制移植物与宿主的排异反应。它还能抑制延迟型超敏反应，抑制由植物血凝素（phytohemagglutinin，PHA）引起的外周血单核细胞增殖反应。雷公藤也有显著的抗炎作用。

**2. 研究目的**　通过建立解脲支原体感染前列腺炎大鼠模型，分析雷公藤的作用。

**3. 动物选择和模型选择**　动物模型选择解脲支原体感染诱导的非细菌性前列腺炎大鼠模型：不同类型的支原体存在于人类泌尿生殖系统、呼吸系统和关节，支原体感染与前列腺炎有密切的关系。解脲支原体可分为14个血清型，属于2个不同的生物群，正常情况下，解脲支原体寄生在泌尿生殖道的黏膜上。如免疫降低、激素水平变化、黏膜损伤、手术和创伤等特殊情况可导致机会性感染，导致非淋菌性尿道炎、反应性关节炎，甚至不孕或流产。解脲支原体与人类尿路感染和非细菌性前列腺炎有密切关系。

复苏并培养扩增以冻干粉末保存的解脲支原体标准菌株，通过培养基的颜色确定解脲支原体的滴度，常用滴度为（9～10）$\times 10^7$cu/ml。取支原体检测阴性的大鼠，麻醉状态下打开腹腔，向腹侧前列腺内注射0.6ml的解脲支原体。接种1周后采集大鼠前列腺液，接种于解脲支原体液体和固体培养基，根据颜色变化以及菌落数评价解脲支原体的感染状态以及非细菌性前列腺炎模型的成模情况。

**4. 实验分组**　成功建模的大鼠随机分为解脲支原体感染模型组和雷公藤治疗组（10mg/kg）。每天给药3次，连续给药7天。

**5. 给药途径、给药剂量和给药时间**　雷公藤采用灌胃给药，剂量是10mg/kg，每天3次，连续给药7天。

**6. 评价指标**　处死大鼠摘取前列腺组织，匀浆后计算白细胞总数和卵磷脂细胞密度，反映前列腺组织炎症的程度；采集腹主动脉血液，离心收集血清，ELISA 方法检测血清中的肿瘤坏死因子 α、细胞间黏附分子-1 和核因子-κB 的含量，反映大鼠体内炎性介质的水平。通过以上指标研究雷公藤对非细菌性前列腺炎的影响。

#### 【实例三】化学制剂诱导的慢性前列腺炎模型：酵母聚糖诱发的慢性前列腺炎小鼠模型中的痛觉传导以及与炎症介质的关系

**1. 研究目的** 应用酵母聚糖诱发小鼠慢性前列腺炎，探讨慢性前列腺炎疼痛的发病机制以及与炎症因子的关系。

**2. 动物选择和模型选择** 动物模型选用酵母聚糖诱发小鼠慢性前列腺炎：酵母聚糖诱发小鼠慢性前列腺炎模型是化学物质诱导的非感染性小鼠慢性前列腺炎模型，通过在前列腺背叶注射酵母聚糖（0.1mg/10μl），在注射后 7 天、14 天、21 天和 28 天切除前列腺，进行组织学和分子生物学研究。

**3. 评价指标** 采用开放场地活动评估和深部触觉敏感性评估两种方法评估前列腺炎症的痛觉行为；利用荧光示踪快速蓝的含量，反映神经元分布的数量；通过单细胞 RT-PCR 和 qRT-PCR 研究分离以及体外培养的背根神经节中与内脏痛觉机制相关的基因的表达水平；通过检测前列腺炎症反应激活的免疫应答分子的变化，探究炎症反应与前列腺背根神经节介导痛觉传入神经的离子通道和受体的基因表达的关系。

**4. 机制研究** 慢性非细菌性前列腺炎在成年男性中很常见，其特点是在没有确定病因的情况下，盆腔区域存在泌尿生殖痛。但是前列腺的感觉神经支配和相应的神经介质研究较少。尽管人们对与慢性前列腺炎相关疼痛的机制知之甚少，但越来越多的人认识到，受影响器官持续的感觉神经的传入对于维持疼痛、痛觉超敏感化和盆腔疼痛综合征中的器官间敏化是很重要的。通过构建慢性前列腺炎模型，重点探讨前列腺神经支配和器官炎症对前列腺原发痛觉标志基因表达的影响，研究慢性前列腺炎中疼痛的发生机制以及与前列腺炎症之间的关系。

造模小鼠采用两种方法评估前列腺炎症后的痛觉行为。在前列腺内注射酵母聚糖 4 天、7 天、10 天、14 天、21 天和 28 天后，进行开放场地活动评估。简单地说，小鼠被单独放置在 25cm × 40cm 高的有机玻璃盒子中，并通过光电监测它们的探索行为（15 分钟）。光电光束间隔 1.5cm，提供 0.75cm 的空间分辨率。通过软件分析在 $xy$ 平面上小鼠在盒子的不同部分花费的时间、路径信息、行走的距离和总的运动。同时分析在垂直平面上或需要伸展腹部的站立姿势所花费的时间，这种姿势被认为在持续的腹部痛觉的情况下是不舒服的。将小鼠下腹部压在与克力计相连的杆上，通过检测所产生的阻力和逃逸行为，评估内脏组织产生的痛觉。造模小鼠采用下列的实验研究疼痛的相关机制。模型小鼠麻醉后，开腹使前列腺无菌暴露，在前列腺背叶分 2 ~ 4 个点注射快速蓝，利用荧光示踪快速蓝的含量，反映神经元分布的数量。注射快速蓝 14 天后，麻醉模型小鼠，通过升主动脉注入甲醛固定并制备背根神经节组织切片和背根神经节细胞培养，研究前列腺痛觉传入的主要神经来源，通过荧光示踪计数研究前列腺炎发病过程中神经元的数量变化。通过单细胞 RT-PCR 和 qRT-PCR 研究分离以及体外培养的背根神经节中与内脏痛觉机制相关的基因的表达水平，如酸感离子通道 3（acid-sensing ion channel 3，ASIC3）、瞬时感受器电位通道［transient receptor potential（TRP）channels］V1 和 A1、双孔结构的钾离子通道（two-pore domain potassium channels）TREK-1 和 TREK-2、离子型嘌呤受体（ionotropic purinoceptors）P2X2 和 P2X3，研究痛觉分子与前列腺炎疼痛之间的关系。随后，通过检测前列腺中的一些免疫调节分子，探究炎症与痛觉相关因子和受体基因表达的关系。

（李　慧　杨宝学）

## 第二节　治疗肾脏疾病药物的药理学研究

### 一、治疗急性肾脏缺血再灌注损伤药物的药理学研究

#### （一）概述

缺血再灌注损伤（ischemic reperfusion injury，IRI）是指组织或器官缺血及重获灌注或氧供应后，对组织或

器官所产生的损伤作用。肾脏缺血再灌注损伤（renal ischemic reperfusion injury，RIRI）是临床常见的病理过程，在肾脏手术、心脏手术、肾移植和体外震波碎石等过程中，均可发生不同程度的 RIRI，它是导致急性肾损伤（acute kidney injury，AKI）最常见的原因，也是肾脏移植术后影响移植物早期功能恢复和移植物长期存活的重要因素之一。因此，深入研究 RIRI 的发病机制以及降低其损伤程度是临床上密切关注的问题。目前，临床上仍然没有十分有效的药理学干预手段来改善 AKI，因此寻找有效的干预药物仍然是当前研究的热点。研发和评价防治 AKI 药物常用动物肾缺血再灌注模型和体外细胞模型。与其他模型相比，采用动物一侧肾脏缺血再灌注加对侧肾切除的方式，能够模拟临床的缺血再灌注状况，该模型可用于探讨 AKI 的发病机制及氧自由基清除药的防治作用、药物筛选、新药的临床前药效学研究等。在动物模型获得药效学实验数据后再应用体外细胞模型进行药物作用分子机制的深入探究。

### （二）治疗肾脏缺血再灌注损伤新药的临床前药效学研究设计

**1. 动物模型**

（1）动物及动物模型选择　目前多选用大鼠和小鼠建立肾脏缺血再灌注损伤模型，也有选择家兔进行肾脏缺血再灌注损伤的研究报道。当进行药物筛选或者候选化合物价格昂贵的情况下，多选用小鼠。

（2）实验分组　正常对照组、模型组、阳性药物组和受试药物组，每组 10～15 只动物。

（3）模型建立　在麻醉状态下，游离左肾动脉，用动脉夹夹闭一定时间后，再灌注不同时间（0 小时、3 小时、6 小时、12 小时、24 小时、72 小时等）检测尿量、肾功能［肌酐（Scr）、尿素氮（BUN）和尿白蛋白等指标］、肾脏组织病理学、血压、血生化、尿生化、尿渗透压、肾重指数，并取肾脏标本进行分子机制研究。对麻醉动物的肾动脉进行阻断和再通后，可引起 RIRI。这些动物模型在症状、神经体液因素变化、肾脏病理生理学和组织病理学等方面与人肾脏缺血再灌注具有许多相似特征。同时，在缺血再灌注过程中，钙超载、线粒体能量合成障碍和线粒体动态平衡异常、氧化应激失衡和炎症反应等因素诱发肾小管内皮细胞脱落、凋亡，肾脏组织结构破坏进而导致肾脏功能障碍。缺血时间和再灌注时间的长短与肾脏损伤的程度以及不同的病理生理学指标的变化密切相关。线粒体功能障碍、氧化应激失衡和炎症多出现的比较早；而凋亡和肾脏间质纤维化等指标的变化相对出现的较晚。

（4）给药途径、给药剂量和给药时间选择　药物的给药途径一般要求与临床给药途径一致，给药剂量和给药时间需参照文献和临床。如果有药动学和毒理学资料，有助于确定给药剂量和给药时间。当研究药物预防作用时，需要提前给药 1～3 天或者 1 周，然后造模；当研究药物治疗作用时，需要造模后给药进行疗效观察。

**2. IRI 细胞模型**　通常采用肾小管上皮细胞进行实验，常用的细胞有人肾脏近曲小管上皮细胞（HK-2 细胞）和大鼠肾小管上皮细胞（NRK-52E 细胞）。可建立缺氧-复氧模型（物理缺氧），即把细胞放入低氧培养箱培养特定时间，然后再放入常规的细胞培养箱培养，模拟缺氧-复氧的病理生理过程。另外还有氯化钴诱导的缺氧模型（化学缺氧）。细胞模型更容易进行转基因操作和工具药应用实验等，有利于进行深入的靶基因分子机制研究。

### （三）实例

#### 低分子量褐藻多糖硫酸酯对肾脏缺血再灌注损伤的保护作用研究

**1. 药物特性**　褐藻多糖硫酸酯（fucoidan）是一类富含岩藻糖的天然硫酸多糖。低分子量褐藻多糖硫酸酯（low molecular weight fucoidan，LMWF）是将褐藻提取物经过彻底水解之后得到的，其分子量约为 7kDa。LMWF 具有多种生物学和药理学活性，如抗氧化、抗凝血、抗血栓、抗增殖、抗黏附和抗病毒等作用。另外，临床上以褐藻多糖为主要成分的海昆肾喜胶囊用于慢性肾功能衰竭患者的治疗。

**2. 研究目的**　研究 LMWF 能否防治急性肾脏缺血再灌注损伤，并探讨其可能的保护机制。

**3. 动物选择和模型选择**　采用 20～22g C57BL/6J 雄性小鼠，一侧肾缺血再灌注加对侧肾切除法造模。

**4. 实验分组**　实验随机分为四组：假手术组、假手术 LMWF 组、缺血再灌注模型组、缺血再灌注 LMWF 组。实验组：背部两侧各做 0.8～1.0cm 的切口，暴露肾蒂后用无损伤微型动脉夹迅速夹闭右侧肾蒂，肾脏由红变紫黑色表示夹闭成功，持续夹闭 30 分钟，结扎左侧肾蒂后切除左侧肾脏，分层缝合关闭腹腔。术后小鼠放于

24～29℃的环境，密切观察小鼠的生命体征，同时补充水与饲料。假手术组：同法打开腹腔并找到肾蒂，但不夹闭右侧肾蒂，只切除左侧肾脏。

**5. 给药途径、给药剂量和给药时间** 给药组在手术前7天腹腔注射给予LMWF，剂量为100mg/kg，每日2次，在再灌注期间继续腹腔注射给药。

**6. 评价指标** 模型建立成功标志：松开动脉夹观察肾脏从紫黑色转红色，说明肾脏经过缺血再灌注的病理生理过程；如果松开动脉夹后5分钟，肾脏未转变为正常的红色，则认为再灌注未成功；术中如损伤大血管或者周围组织时认为造模不成功；缝合腹部切口继续观察2小时，如动物能正常活动说明造模成功，否则也认为造模不成功。与假手术组相比，小鼠肾脏在经历缺血再灌注后表现出明显的形态学改变，包括肾小管扩张和刷状缘丢失等，同时伴随肾功能损伤，如BUN和Scr水平升高等。

**7. 作用机制研究** 在小鼠肾脏缺血再灌注损伤模型中，LMWF可以改善缺血再灌注损伤引起的肾功能下降、肾脏组织病理学改变、氧化应激失衡以及细胞凋亡。无论在体内还是体外，LMWF均可以抑制MAPKs信号通路的激活，进而抑制细胞色素c从线粒体释放，下调Bax/Bcl-2、cleaved caspase-3/caspase-3蛋白的比例，抑制p53的磷酸化，从而抑制细胞凋亡。

在体外模型中，LMWF可以对抗缺氧-复氧或氯化钴对HK-2的细胞毒性，表现为抑制细胞活力的下降、细胞凋亡的发生和线粒体膜电势的下降。研究结果提示LMWF可以作为一种潜在的治疗肾脏缺血再灌注损伤的药物，而MAPKs信号途径尤其是JNK/p38 MAPK信号途径有可能成为其治疗肾脏缺血再灌注损伤有价值的治疗标靶。

## 二、治疗药毒性肾脏损伤药物的药理学研究

### （一）概述

肾脏是药物毒性作用的重要靶器官，约20%的肾毒性由药物引起。肾脏对药物损伤具有特殊易感性的主要原因是：肾脏接受的供血量占心输出量的20%～25%，因而更容易暴露于循环血中的药物下；肾小管的浓缩过滤作用使其暴露于较高的药物浓度之下；肾脏转运子能进一步增加细胞内的药物浓度；肾小管有比较高的能量需求使其对肾毒性药物损伤具有易感性。

临床上主要引起肾脏损伤的药物包括重金属化合物、免疫抑制剂、抗生素、抗肿瘤药物和一些中药成分。因此，研发防治药毒性肾脏损伤药物时，主要采用上述药物进行造模。抗生素引起的肾损害是一组较常见的药源性疾病，临床上许多抗菌药物及其代谢产物由肾脏排出，其中有些具有明显的肾毒性或产生过敏反应。

临床上早期肾损伤难于发现，采用传统肾功能检测方法发现血肌酐、尿素氮水平升高时，细胞损伤已超过70%～80%，肾脏往往已发生严重损害，甚至功能衰竭。因此，除了研发防治药毒性肾脏损伤药物，发现灵敏、准确、特异性强的评价肾功能损害指标也是目前研究的重点之一。近年来肾毒性生物标志物检测方法正在不断发展，部分项目已经用于临床早期发现和诊断肾脏损伤，受到广泛关注和重视。另外，多重检测方法如LuminexxMAP等运用越来越多，其比酶联免疫吸附测定和蛋白质免疫印迹技术更快速高效，但是多重检测方法仍需要在实际应用中进行方法间的比较和验证。另外，不依赖于抗原抗体反应的检测方法和基于毒理基因组学和蛋白质组学的方法正在发展。如中性粒细胞明胶酶相关脂质运载蛋白（neutrophilgelatinase-associated lipocalin，NGAL）、白介素-18（interleukin-18，IL-18）、肾损伤分子-1（kidney injury molecule-1，Kim-1）、钠氢交换子-3（hydrogenexchanger-3，NHE-3）、肝脏型尿脂肪酸结合蛋白（liver fatty acid binding protein，L-FABP）、尿富半胱氨酸蛋白61（cysteine-rich protein 61，cyr 61）、尿N-乙酰-β-D-氨基葡萄糖苷酶（尿N-acetyl-beta-D-glucosaminidase，NAG）、尿胎球蛋白A（fetuin-A）等。这些新的检测方法将大大推进药物肾毒性生物标志物的发现和验证，也为评价治疗药毒性肾脏损伤药物提供更可靠的依据。

### （二）防治药毒性肾脏损伤不同新药临床前药效学研究设计

不同的药物导致肾脏损伤的机制不同，但是同一类药物往往具有类似的肾脏损害机制。因此，在研究中经常采用经典药物进行造模，然后根据其导致肾脏损伤的不同病理生理机制，研发保护和治疗药物。例如，抗生素对肾脏的损害主要表现为急性过敏性间质性肾炎和急性肾小管坏死两大类，重者可引起急性肾脏功能衰竭。

药物安全性预测联盟（predictive safety testing consortium，PSTC）指出，在药物临床前试验出现肾毒性时，可以考虑运用尿液 Kim-1、尿白蛋白、尿总蛋白（uTP）、血清半胱氨酸蛋白酶抑制剂 C（CysC）和 α-微球蛋白（α-MG）等检测早期临床试验的肾脏毒性。但是，以上 8 个肾损伤生物标志物依然没有取代 BUN 和 Scr，而是作为传统指标与肾脏病理的补充检测指标。

另外，在研究药物肾脏毒性的时候，容易忽视药物导致血流动力学改变而诱发肾毒性相关方面的研究。肾脏血流动力学改变而导致的肾功能不全，是由药物导致肾脏入球小动脉收缩或出球小动脉扩张使肾小球血流量下降而引起，因而肾小球毛细血管不能维持正常的滤过功能。

**1. 动物模型**　通常采用小鼠、大鼠和家兔进行造模，观察动物给药后的一般状况，检测动物尿量、BUN、Scr 等指标以及肾脏组织形态学的改变以评价药物肾毒性，并对防治药物进行药效学评价。由于传统动物模型存在实验成本高、周期长、效率低等问题，限制了其在药物毒性筛选中的应用。斑马鱼是一种新型动物模型，具有发育快、体积小、实验周期短、用药量少及胚胎透明，在显微镜下可直接观察到肾脏器官的形态等优点。且斑马鱼基因组与人类基因组高度相似，许多肾毒性化合物引起斑马鱼胚胎肾损伤的表现与人类的表现相似，现已作为一种理想的模式生物应用于药物毒性与安全性评价中。

在抗生素中，氨基糖苷类抗生素、盐酸万古霉素和多黏菌素等抗生素导致的肾脏损伤模型是比较常用的模型。一直以来，氨基糖苷类抗生素肾毒性的评估主要还是依赖于肾功能受损的检测标准，即 BUN 或 Scr 的升高。但是，为了更大范围灵敏地评价药物的肾毒性和研发防治药物，目前推荐多种血、尿生化指标和生物标志物的联合运用。其他常用的造模药物包括免疫抑制剂（如环孢霉素 A）、抗肿瘤药物（如顺铂）、重金属化合物（如氯化汞）和中药（如马兜铃酸）等。给药方式多采用腹腔注射的方法。

**2. 细胞模型**　肾脏是药物毒性作用的主要靶器官，预测药物的肾毒性是药物安全性评价的重要内容。传统的临床前安全性评价动物实验可以较好地反映药物对动物的整体毒性作用（包括肾脏毒性），但由于周期长、费用高、不适合高通量筛选防治药物及毒性机制研究。因此，利用体外实验方法，建立离体模型，可精确测定某些重复性好的毒性终点，用于药物的临床前安全性评价，可提高效率，降低成本。然而，现有的体外评价药物肾毒性的模型存在明显不足：一些离体模型存活时间较短，不适合长期观察；另一些则毒性终点检测方法复杂，依赖于特定的仪器设备。因此，迫切需要建立更加完善的体外评价药物肾毒性的模型，满足现代研发治疗药毒性肾脏损伤药物的需要。根据药物损伤的部位，采用不同的细胞进行造模。肾小管是药物肾脏毒性的主要作用部位，因此，前述的肾小管上皮细胞 HK-2 细胞和 NRK-52E 细胞是通常采用的离体细胞模型，也可以采用原代培养的肾小管上皮细胞等。

### （三）实例

#### 人参皂苷 Rb3 通过调节 AMPK/mTOR 介导的自噬和细胞凋亡对顺铂诱导的肾毒性保护作用研究

**1. 药物特性**　人参皂苷（ginsenoside）是人参中的主要活性成分，具有多种生物学活性，包括抗糖尿病、抗肿瘤、抗氧化应激和抗凋亡等。人参皂苷 Rb3（G-Rb3）是代表性的原人参二醇三萜皂苷，研究发现其对顺铂诱导的小鼠肾毒性具有保护作用。

**2. 研究目的**　在已有人参皂苷对顺铂诱导的肾损伤有较好的预防作用的基础上，探讨人参皂苷 Rb3 对顺铂诱导的肾损伤的保护作用及其分子机制。

**3. 实验动物**　22～25g，SPF 级雄性成年 ICR 小鼠。

**4. 实验模型**　顺铂是一种重金属化合物，具有很强的抗癌作用，与多种抗肿瘤药物有协同作用，是目前较常用的和有效的化疗药物之一。但是，由于顺铂具有广泛的毒副作用，如肾毒性。因此，顺铂诱导的急性肾损伤被作为常用的 AKI 模型。顺铂导致肾脏损伤的主要机制包括：氧化应激失衡、炎症反应和凋亡等。造模组通过对小鼠一次性腹腔注射顺铂（25mg/kg，溶于水）诱导 AKI。

**5. 实验分组**　小鼠随机分为四组：对照组、顺铂造模组、顺铂+10mg/kg G-Rb3 组、顺铂+20mg/kg G-Rb3 组。

**6. 给药途径、给药剂量和给药时间**　G-Rb3 粉末溶于 0.05% 羧甲基纤维素钠（CMC-Na）中，通过口服给药。造模给药组分别给予 G-Rb3 10mg/kg 与 20mg/kg 的剂量，连续 10 天，每天一次。对照组和造模组平行口服 0.05% CMC-Na。

**7. 评价指标** 通过收集血清样本进行生化参数分析如 Scr 和 BUN，评价肾功能；并取肾组织做病理切片，通过 HE 染色、PAS 染色和 Masson 染色等，观察肾脏组织结构的变化；取肾组织匀浆检测丙二醛（malonaldehyde，MDA）、谷胱甘肽（glutathione，GSH）和超氧化物歧化酶（superoxide dismutase，SOD）水平，评价脂质过氧化反应水平；通过免疫组化分析 Bax 和 Bcl-2 水平及 TUNEL 染色评价细胞凋亡水平；通过 Western blot 方法检测信号通路相关蛋白的表达水平，探究药物作用机制。

**8. 机制研究** 在顺铂诱导的小鼠 AKI 模型中，G-Rb3 通过改善氧化应激失衡、减少肾近曲小管上皮细胞凋亡及抑制肾近曲小管的自噬，从而降低 Scr 和 BUN，改善肾脏功能。G-Rb3 通过调节 AMPK/mTOR 通路而调节顺铂诱导的自噬。采用顺铂诱导的 HEK293 细胞模型，发现 G-Rb3 通过下调 ROS 产生而抑制顺铂导致的细胞凋亡。同时，G-Rb3 可以抑制 AMPK 通路进而抑制细胞凋亡与自噬，此外还可以通过抑制自噬减少细胞凋亡。综上，G-Rb3 可以通过调节 AMPK/mTOR 信号通路改善氧化应激失衡；通过抑制 ROS 介导的凋亡和自噬改善肾小管损伤，从而发挥对肾脏的保护作用。

## 三、治疗高尿酸血症性肾病药物的药理学研究

### （一）概述

尿酸是人类嘌呤化合物的终末代谢产物，嘌呤代谢紊乱导致高尿酸血症。高尿酸血症是临床上的常见病和多发病。大量研究证实高尿酸血症伴发糖尿病和高血压等心血管系统疾病，对肾脏有直接和间接的致病作用；同时高尿酸血症也是肾脏疾病发生和发展的独立危险因素。因此，研究高尿酸血症与肾脏疾病的相关性具有重要意义。血中的尿酸水平由尿酸生成和排泄的平衡决定，肾脏损害与血尿酸水平、持续时间成正比。因此，高尿酸动物模型的制备方法主要以尿酸代谢过程为基础，通常联合应用下面的方法，包括：①增加尿酸合成的底物，如腺嘌呤、次黄嘌呤、黄嘌呤和酵母等，或直接增加外源性尿酸；②抑制尿酸的肾脏排泄，如乙胺丁醇和烟酸等；③应用尿酸酶抑制剂，如氧嗪酸钾。

早期研究认为高尿酸导致的肾脏损伤主要源于尿酸盐结晶的直接损伤。近年来，大量的临床研究和流行病学调查结果表明，高尿酸可以通过多种分子机制导致肾脏损伤，包括肾小球系膜细胞损伤、氧化应激、炎症反应、EMT 和间质纤维化等。尿酸盐在肾小球自由滤过后，由位于近曲小管的尿酸盐转运子重吸收和再分泌。当血尿酸过饱和时，尿酸结晶在肾小管和集合管中，引起肾小管基底膜细胞剥落；又由于大量的线粒体分布在近曲小管上皮细胞，使其易受活性氧等因素的侵害。因此，尿酸对肾脏的损伤主要涉及肾小管细胞，进而引发肾小管间质病变，最终导致不可逆的肾功能损害，甚至出现 ESRD 或肾功能衰竭。

肝脏的黄嘌呤氧化酶（xanthine oxidase，XO）是体内合成尿酸的关键酶，肾脏的尿酸转运子是影响尿酸排泄的主要药物靶标。因此，在研发治疗高尿酸血症性肾病的药物时，主要通过前述方法建立高尿酸血症动物模型，观察候选化合物降尿酸的效果。然后，检测化合物对肝脏 XO 和肾脏尿酸转运子的影响。通过肾脏功能和组织病理学检测，研究药物是否具有保护高尿酸血症性肾病的作用，同时研究化合物对前述高尿酸血症性肾病的病理机制的作用，以探究其作用的分子机制。阳性对照药物多采用别嘌醇、非布司他和苯溴马隆等。

### （二）治疗高尿酸血症性肾病新药临床前药效学研究设计

**1. 动物模型**

（1）动物选择 ①啮齿类动物：小鼠和大鼠。具有价格便宜、操作简单的特点。由于属于哺乳动物，与人类在种属上接近。但是由于存在尿酸酶，嘌呤代谢产物为尿囊素。因此，经常采用联合尿酸酶抑制和尿酸产生的底物进行造模。②禽类：嘌呤代谢途径与人类相似，尿酸为嘌呤代谢最终产物，但种属上与人类相差太大，且饲养操作不方便。③转基因动物模型。

（2）给药方法 灌胃和腹腔注射的方法可以准确地控制给药量，但是血尿酸水平波动较大。将药物掺入饲料中优点是血尿酸水平波动较小，缺点是不能准确地控制每只动物的用药量。

**2. 细胞模型**　多采用肾小管上皮细胞 HK-2 细胞和 NRK-52E 细胞，用高尿酸刺激进行造模。由于尿酸盐需要在碱性条件下溶解，因此，要注意调整溶液的 pH。

### （三）实例

#### 黄芩素对高尿酸血症性肾病的保护作用研究

**1. 药物特性**　黄芩素是黄芩中含量最高的黄酮类天然化合物之一，化学名称为 5,6,7-三羟基黄酮。研究发现，黄芩素具有抗菌、抗病毒、清除氧自由基、抗氧化、解热镇痛、抗炎、抗肿瘤、保护心血管及神经元等多种生物学作用。并对糖尿病、肾脏缺血再灌注等导致的肾脏损伤和肾脏纤维化都有一定的预防和治疗作用。

**2. 研究目的**　旨在揭示天然产物黄芩素对小鼠尿酸水平的调节及对高尿酸血症性肾病的保护作用，探究其对尿酸合成关键酶 XO 的影响及保护肾脏的分子机制，为高尿酸血症性肾病的治疗提供新的可能方案。

**3. 动物选择和模型选择**　8 周龄雄性 ICR 小鼠 18～22g，模型组和模型给药组腹腔给予氧嗪酸钾 300mg/kg 和次黄嘌呤 300mg/kg 进行高尿酸造模 14 天，造模给药 21 天（其中预给药 7 天），空白对照组和空白给药组腹腔注射生理盐水。

**4. 实验分组**　实验分为空白对照组、空白给药组、模型组、模型给药组共 4 组，每组 10 只动物，按照对应剂量灌胃给予黄芩素，连续给药 21 天，包括 7 天预给药，空白对照组给予同样剂量的生理盐水。

**5. 给药途径、给药剂量和给药时间**　黄芩素给药组每只 50mg/kg。除空白对照组和空白给药组外，其余各组小鼠每天腹腔注射 300mg/kg 氧嗪酸钾和 300mg/kg 次黄嘌呤，持续 14 天。各剂量给药组和空白给药组在造模前预给药 7 天，共持续 21 天。

**6. 评价指标**　血尿酸水平是评价模型是否建立成功的“金指标”。由于尿酸水平的动态变化，需要严格控制检测时间点的一致性。模型组小鼠血尿酸水平明显升高，黄芩素可以降低血尿酸水平。肾功能明显受损，Scr 和 BUN、尿白蛋白水平均明显升高；而黄芩素给药后小鼠血尿酸水平恢复正常，肾脏功能得到明显改善。肾脏组织病理学检测结果也提示黄芩素可以改善肾脏组织病理学损伤。

**7. 机制研究**

（1）黄芩素降尿酸机制的研究　用 Western blot 方法检测肝脏 XO 的表达水平和药物的作用；用 XO 检测试剂盒检测酶的活性与黄芩素抑制 XO 的 $IC_{50}$；用 Western blot 方法检测黄芩素对肾脏尿酸转运子的表达水平的影响。

（2）黄芩素治疗高尿酸血症性肾病的机制研究　高尿酸血症性肾病小鼠出现氧化应激失衡，其血清中过氧化氢（$H_2O_2$）水平明显升高，肾脏中超氧化物歧化酶 SOD、Mn-SOD、GSH、GPx 活性下降，MDA 水平升高。给予黄芩素后显著改善氧化应激失衡，血中 $H_2O_2$ 含量下调，肾脏中 SOD、Mn-SOD、GSH、GPx 活性升高，MDA 水平降低。同时，肾脏中 NOX4 在模型对照组中表达上调，给药后明显下调。另外，小鼠肾脏 Masson 染色提示黄芩素能够抑制纤维化水平。模型对照组肾脏纤维化相关蛋白 FN、MMP-9 表达上调，MMP-7 表达下调，给药后 FN、MMP-9 表达下调，MMP-7 表达上调。模型对照组小鼠肾脏肾小管上皮细胞转分化标志蛋白 α-SMA 明显升高，E-cadherin 表达明显降低，而黄芩素能够逆转该变化。

综上所述，黄芩素可以抑制尿酸的合成和改善高尿酸血症性肾病。黄芩素可能通过与 XO 直接结合，抑制尿酸合成过量。同时，黄芩素通过改善高尿酸血症导致的肾脏氧化应激失衡、阻滞纤维化及 EMT 进程，保护高尿酸血症性肾损伤。本研究为今后发现新的治疗高尿酸血症及其合并肾损伤的小分子天然产物提供了重要的实验依据。

## 四、治疗糖尿病肾病药物的药理学研究

### （一）概述

糖尿病肾病（diabetic nephropathy，DN）是常见的糖尿病全身性微血管并发症之一。我国的发病率亦呈上升趋势，目前已成为 ESRD 的首位原因，其发病机制尚未完全阐明。尽管对 DN 发病机制的研究取得了明显进展，但对导致 DN 发生、发展的主要原因及预后判断尚缺乏足够认识。而限制我们对 DN 深入了解的一个重要原因是

缺乏可靠的能模拟人类 DN 发生的动物模型。因此，建立理想的实验动物模型，是研究 DN 发病机制、新药研发和疾病防治的关键环节。目前常用的 DN 动物模型主要包括手术或化学药物诱导的 DN 模型、自发性 DN 模型和转基因 DN 模型等。

### （二）治疗糖尿病肾病的新药临床前药效学研究设计

**1. 动物及动物模型选择** 大鼠和小鼠是最常采用的动物。研究 DN 时，采用大鼠更为理想，因为需要观察的时间较长，从大鼠能够获取的样本量更多，便于获取更多的信息。但是，从药物筛选的角度看，需要的药量比较多，花费比较多。2001 年，美国糖尿病并发症动物模型工作组（animal models diabetic of complications，AMDCC），定义了各种糖尿病并发症动物模型的造模成功准则：整个生存期 GFR 至少下降 50%；与同一品系、相同年龄和相同性别的对照相比，造模动物尿蛋白增加超过 10 倍；系膜基质增生，伴或不伴结节性硬化和系膜溶解，不同程度的小动脉透明样变，基底膜增厚超过基线水平的 50%，小管间质纤维化。理想的动物模型应该具有符合上述准则的表型，但是很难建立符合上述所有准则的模型。

（1）化学药物诱导性模型 应用链脲佐菌素（STZ）大鼠诱导 1 型 DN 模型是目前广泛使用的一种 DN 模型。常选用的是大鼠类动物，包括 Sprague-Dawley（SD）大鼠、Wistar-Kyoto（WKY）大鼠、spontaneously hypertensive rat（SHR）大鼠；也有使用小鼠进行制备的。另外，四氧嘧啶及四氧嘧啶联合嘌呤霉素等方法也被使用。目前，STZ 诱导的 DN 模型主要使用 3 种剂量进行诱导，主要的造模小鼠品系有 C57BL/6 小鼠、C57BLKS 小鼠、Balb/c 小鼠和 DBA2 小鼠等。

大量的实验研究已经建立了比较可靠的低剂量 STZ 多次给药的 DN 小鼠模型。STZ 具有肾脏毒性，如采用小剂量多次注射（40～50mg/kg 连续 5 天）可以避免；而且能够避免严重的依赖外源性胰岛素的高血糖症；并且能最小化对其他脏器的毒性。值得注意的是不同品系的小鼠对 STZ 的敏感程度不同，有研究表明敏感程度依次为 DBA/2 > C57BL/6 > MRL/MP > 129/SvEv > Balb/c。STZ 诱导的 DN 小鼠，出现肾小球肥大的组织病理学改变。随着病情进展，出现系膜扩张，一些品系的小鼠会发生系膜硬化。只有少数品系的动物（如 KK）会发生小动脉透明样变和结节性硬化。

（2）自发性糖尿病小鼠模型

1）1 型 DN 小鼠模型：①NOD 小鼠是研究 1 型 DN 的良好模型。随着胰岛 β 细胞破坏的加重，会出现典型的 DN 表现，如肾功能受损、进行性加重的蛋白尿、肾小球基底膜增厚和肾小球硬化、系膜细胞增生、细胞外基质积聚、免疫球蛋白沉积增加等。②Akita 小鼠是 C57BL/6 小鼠常染色体胰岛素Ⅱ基因显性突变引起胰岛细胞缺失，导致胰岛分泌大量减少的类似于 1 型 DN 的模型。其早期表现为足细胞凋亡增加，进展为轻度蛋白尿、系膜扩张、基底膜增厚及肾小管间质纤维化等改变。其缺陷在于该模型不发生结节性肾小球硬化和系膜溶解等 DN 典型病变，且系膜区存在不明原因的 IgA 沉积。③OVE26 小鼠是由于 FVB 小鼠胰岛细胞钙调蛋白高表达，导致胰岛细胞死亡、胰岛素合成分泌障碍所致的一种 1 型 DN 动物模型，该模型从 2.5 月龄起出现肾小球肥大，肾小球膜基质扩张，基底膜增厚，随着病程的延长，出现白蛋白尿，足细胞数目减少，弥漫性和结节性的肾小球硬化。

2）2 型 DN 小鼠模型：目前，2 型自发性糖尿病小鼠模型比较多。db/db 小鼠是 C57BLK S/J 或 C57BL/6 小鼠瘦素受体基因 G-T 点突变所致的肥胖性 2 型 DN 模型。此外还有 ob/ob 小鼠、GK 大鼠、OLETF 大鼠、Zucker 糖尿病肥胖大鼠和 $KKA^Y$ 小鼠等

**2. 细胞模型** 在研究糖尿病肾病时，多采用足细胞、系膜细胞和肾小管上皮细胞进行离体实验，给予高糖、高胰岛素、AGEs，或高糖结合炎症因子和高脂等刺激因素。如果药物保护肾脏与降糖、改善胰岛素抵抗有关，可能会结合其他组织器官的体外糖尿病细胞模型。细胞模型更多用于药物高通量筛选、药物代谢分析、药物毒性筛选、药效学评价、细胞因子的相互作用、胰岛细胞功能、糖尿病合并症靶器官损害的分子机制和防治药物筛选、评价和机制研究等。

由于胰岛素抵抗（insulin resistance，IR）和胰岛素分泌不足是糖尿病的重要病理生理基础和显著特征，在体外研究中多通过建立胰岛素抵抗的细胞模型进行药物分子机制研究。机体对胰岛素敏感的主要作用部位是肝脏和外周组织，如脂肪、肌肉。在细胞水平上胰岛素抵抗的主要表现是细胞表面胰岛素受体数目减少或受体后

缺陷，如 AKT 的磷酸化水平下降，提示胰岛素信号受损。目前，胰岛素抵抗细胞模型常用的有：动物原代肝细胞，肝脏细胞（HepG2 和 LO2 细胞），人和动物脂肪原代细胞，3T3-L1 细胞，人，鼠原代肌肉细胞，L6 成肌细胞，人、动物原代胰岛细胞，胰岛细胞系（RIN 系、MIN 系、NIT 系、TC 系、TC-ttet 系、IIC 系等）。胰岛素抵抗主要通过检测细胞膜上胰岛素受体数目、亲和力和结合率等进行评价。

## （三）实例

### 低分子量褐藻多糖硫酸酯对糖尿病肾脏损伤的保护作用研究

**1. 药物特性**　褐藻多糖硫酸酯（fucoidan）是一类富含岩藻糖的天然硫酸多糖。低分子量褐藻多糖硫酸酯（low molecular weight fucoidan，LMWF）是将褐藻提取物经过彻底水解之后得到的，其分子量约为 7kDa。低分子量褐藻多糖硫酸酯具有多种生物学功能，如抗氧化、抗凝血、抗血栓、抗增殖、抗黏附、抗病毒等作用。

**2. 研究目的**　采用 STZ 诱导的 1 型糖尿病大鼠模型和 2 型糖尿病 GK 大鼠模型，以及体外 TGF-$\beta_1$ 诱导的 HK-2 细胞模型，探讨 LMWF 对糖尿病肾病的保护作用及其作用机制。

**3. 动物选择和模型选择**

（1）1 型糖尿病大鼠模型　利用 STZ 对动物胰岛 β 细胞有很强的选择性杀伤作用的原理，采用腹腔注射即可使胰岛素分泌缺失，形成 1 型糖尿病模型。选取 Sprague-Dawley（SD）雄性大鼠，体重为 200～250g。造模前实验室适应性喂养后，禁食不禁水 14 小时，腹腔注射 STZ-柠檬酸盐缓冲液 65mg/kg，约 1 天后大鼠出现多饮多尿现象，3 天后分别随机测定血糖和禁食 14 小时血糖，根据禁食血糖值大于 16.5mmol/L 标准确定入选动物，未达到此标准值的补充注射 STZ-柠檬酸盐缓冲液进行二次造模。

（2）2 型糖尿病大鼠模型　GK 大鼠是常用的自发性非肥胖型 2 型糖尿病大鼠。GK 大鼠主要特征是葡萄糖刺激的胰岛素分泌受损，空腹血糖稍高，餐后血糖明显升高，糖耐量异常，肝脏、肌肉和脂肪组织中度胰岛素抵抗，并且并发 DN。GK 大鼠模型是一种与典型亚洲 2 型糖尿病患者十分近似的自发性非肥胖型 2 型糖尿病模型，十分适合研究 DN。因此，采用 STZ 诱导的 1 型糖尿病大鼠模型和自发性 2 型糖尿病 GK 大鼠模型，来研究 LMWF 对 DN 的保护作用。

**4. 实验分组**

（1）1 型糖尿病大鼠模型　大鼠随机分为正常对照组（control）、糖尿病组（STZ）、糖尿病 LMWF 组（STZ-F）、普罗布考（probucol）阳性药组（STZ-P）。

（2）2 型糖尿病大鼠模型　GK 大鼠 24 周龄时会出现多种血管并发症，包括血压增高、糖尿病肾病等。随机分为正常对照组（control）、糖尿病组（GK）、糖尿病 LMWF 组（GK-F）、普罗布考阳性药对照组（GK-P）。

**5. 给药途径、给药剂量和给药时间**　每天灌胃给药 2 次，LMWF 和普罗布考的剂量均为 100mg/kg，时程 12 周。

**6. 评价指标**　本实验中选择 STZ 一次性大量注射的方法建立 1 型糖尿病大鼠模型，研究 LMWF 对 1 型糖尿病肾病的保护作用。STZ 注射 72 小时后，模型组大鼠出现尿量增多、血糖升高的症状。在 12 周的实验过程中，模型组大鼠血糖均维持在 16.7mmol/L 以上，且表现出多饮、多食、多尿、消瘦以及血压升高的糖尿病症状。同时，12 周后模型组 Scr 和 BUN 水平明显升高，模型组大鼠肾脏体积明显增大，光镜下观察见大部分肾小球增大、基底膜增厚、肾小管肿胀，说明模型组大鼠出现了明显的 DN 症状。LMWF 可以明显降低糖尿病导致的血压升高，改善肾功能和肾组织形态变化，说明 LMWF 可以减轻 STZ 引起的 DN。

与 Wistar 正常大鼠相比，GK 大鼠血糖较高，体重减轻，血压升高。24 周龄时，GK 大鼠血糖继续升高，并出现了明显的 DN 症状：Scr 和 BUN 水平明显升高，尿蛋白增多，肾脏体积增大，肾重/体重指数升高，光镜下观察见部分肾小球增大，基底膜增厚。LMWF 可以抑制 GK 大鼠的血压升高，改善肾功能、尿蛋白和肾组织形态变化，说明 LMWF 可以改善 GK 大鼠的 DN。

**7. 体外细胞模型**

（1）离体实验采用 HK-2 细胞（人肾小管上皮细胞系），使用含有 10% 胎牛血清、100U/ml 青霉素和 100μg/ml 链霉素的 DMEM/F12 培养液，置于 $CO_2$ 细胞培养箱中，培养条件为 37℃，饱和湿度，5% $CO_2$，95% 空气。细胞传代采用 0.125% 胰酶消化，800r/min 离心 5 分钟。

（2）待 HK-2 细胞融合至 80%，1∶3 传代，用 10ng/ml 重组人源 TGF-$\beta_1$、不同浓度的 LMWF（0～20μg/ml）

与含 10% 血清的完全培养基共孵育 48 小时，光镜下可以观察到 HK-2 细胞受 TGF-$\beta_1$ 刺激后细胞形态发生变化：从上皮细胞样向间充质细胞样转化。同时，检测 EMT 的生物标志物。

**8. 机制研究** 通过检测 TGF-$\beta_1$ 激活的促纤维化信号分子的表达水平，研究 LMWF 作用的分子机制。LMWF 可能通过抑制 TGF-$\beta_1$ 信号通路，减少 ECM 的积聚。离体和在体的结果均提示：LMWF 可以通过抑制TGF-$\beta_1$ 下游的 Smad、MAPKs 和 Akt 信号通路的激活，抑制 EMT 的发生，进而抑制 ECM 的生成，抑制肾脏纤维化。LMWF 有可能作为一种潜在的治疗 DN 的有效药物。

## 五、治疗多囊肾病药物的药理学研究

### （一）概述

多囊肾病（polycystic kidney disease，PKD）主要分为常染色体显性遗传多囊肾病（autosomal dominant polycystic kidney disease，ADPKD）和常染色体隐性遗传多囊肾病（autosomal recessive polycystic kidney disease，ARPKD）。其中 ADPKD 较常见，发病率为 1/1000～1/400。ADPKD 患者在 60 岁以后，约有 50% 以上的患者会进展到 ESRD。ADPKD 目前尚无理想的治疗药物，主要是进行对症治疗，如用 ACEI 进行降压治疗和保护肾脏。PKD 如果发展为 ESRD 则需要采取透析、肾移植等方法进行替代治疗。随着对 PKD 发生和发展的病理生理机制的深入研究，已经发现了许多新的药物干预靶点，一些有治疗前景的活性化合物正在进行临床前和临床试验研究。抗利尿激素受体阻断药托伐普坦已在日本被批准为世界首个用于延缓 ADPKD 进展的治疗药物。

目前，治疗 PKD 药物的主要研究方法是采用 PKD 小鼠或大鼠模型、胚胎肾囊泡模型、MDCK 细胞囊泡模型和斑马鱼模型等进行药物抑制囊泡形成和生长作用的研究。同时，使用来源于 ADPKD 患者、犬和猪集合管上皮细胞或者近曲小管细胞进行药物作用机制的探讨。此外，也有采用 *Pkd*1 敲除集合管细胞 IMCD、*Pkd*1 敲除的近曲小管细胞 LLCPK 和人源细胞 OX161 进行机制探讨。

### （二）治疗多囊肾病的新药临床前药效学研究设计

**1. 动物模型**

（1）实验动物的选择 目前，PKD 研究多以小鼠、大鼠作为动物模型，这些动物模型可由 PKD 相关基因自发突变或通过 *Pkd*1、*Pkd*2 基因敲除而获得。

1）小鼠模型

*pkd*1$^{flox/-,Ksp\text{-}Cre}$小鼠：是通过肾脏组织特异性敲除 *Pkd*1 基因而建立，其病变只在纯合子小鼠肾脏发生，表现为进展性多囊肾病变。*Pkd*1 肾脏组织特异性敲除小鼠（*pkd*1$^{flox/-,Ksp-Cre}$）只在肾脏发生囊泡，其他组织器官基本正常。肾囊泡生长迅速（图 14－2－1），在两周内导致肾功能衰竭，*pkd*1$^{flox/-,Ksp-Cre}$小鼠死于 20 天龄。该模型鼠适合用于治疗多囊肾病药物的体内药效学实验。在小鼠出生第一天，通过基因组 PCR 鉴定其基因型，并称取体重，同窝纯合子小鼠随机分为治疗组与生理盐水组。同窝杂合子小鼠表现为野生型表型，可用作正常对照，也分为治疗组与生理盐水组，以观察待测化合物对正常小鼠的药理学作用。每组至少 5～10 只小鼠以保证结果统计学分析的可靠性。

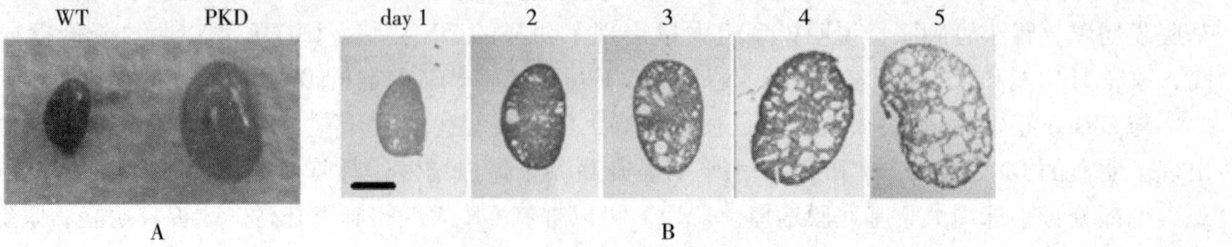


**图 14－2－1 *Pkd*1 基因敲除小鼠肾脏标本**

A. 新鲜肾脏标本（WT，野生型；PKD，*Pkd*1 敲除）；B. *Pkd*1 敲除小鼠肾脏石蜡切片

*Pcy* 小鼠：品系 CD-1－*Pcy*$^{lusm}$，与造成人类肾消耗性病 Type 3（nephronophthisis type 3）的相同基因相关，在集合管中缓慢发生囊性肾病，疾病进程中肾单位的其他部位也发生囊肿。

*Jck* 小鼠：品系 C57BL/6J-nek8$^{jck}$，与造成人类肾消耗性病 Type 9（nephronophthisis type 9）的相同基因相关，

小鼠出现缓慢进行性多发性肾脏囊性病变，雄性小鼠中病变更明显。

CFWwd 小鼠：是 CFW 小鼠中发生的自然突变鼠系。突变特点是受周围环境影响大，无菌环境时只 5% 发生肾囊肿，一般条件下则 100% 发生肾囊肿。其肾囊肿病与人 ADPKD 类似，成年发病、显性遗传。出现部分 ADPKD 的典型表现，如动脉瘤、肝囊肿在此模型中有 20% 的发生率。死亡率从 10 月龄后增加，大部分死于 18 月龄。

c-Myc 转基因小鼠：属常染色体显性遗传，具有 100% 的外显率，囊肿遍布肾皮质、髓质层，一般在 6 周~3 月龄间死于肾功能衰竭。通过原位杂交可以检测到 c-Myc 基因的高表达只局限于肾小管囊肿的内衬上皮细胞内。

类固醇诱导的 PKD 小鼠：在出生后 1 周内，通常只需一次性注入皮质酮即可诱导 PKD，其形成机制尚存争论。研究发现反复注入氯化钾可以预防肾囊肿发生，这提示糖皮质激素的盐皮质激素样作用导致的低血钾可能在囊肿生成中发挥一定的作用。

$Pkd2^{WS25/-}$ 小鼠：通过诱导 2 个等位基因突变建立小鼠 PKD 模型。一个是 *Pkd*2 基因，一个是无效的等位基因 WS25，然后采用同源重组技术模拟人 ADPKD“二次打击”学说建立小鼠 PKD 模型。研究发现小鼠肾脏和肝脏囊泡形成与 *Pkd*2 基因受到二次打击有关。*Pkd*2 敲除小鼠在胚胎 13.5 天和出生期间死亡。$Pkd2^{WS25/-}$ 小鼠也出现胰腺的囊肿，暗示人 ADPKD 胰腺出现囊肿的特征也与二次打击学说有关。成年 $Pkd2^{WS25/-}$ 小鼠随着肾囊肿的发生发展出现肾功能衰竭和早死（与对照组相比，平均生成期 65 周比 94 周）。

2）大鼠模型

PCK 大鼠：品系 PCK/Crl-Pkhd1pck/Crl，是造成人类常染色体隐性遗传多囊肾（ARPKD；PKHD1）的相同基因发生突变。肾脏囊肿进展缓慢，与人类 PKD 相同，肝脏和肾脏发生囊肿。

Han：SPRD 大鼠：是自然突变大鼠。大鼠出现肾囊肿和高血压病症，其肾脏上皮细胞增殖明显，囊肿内液体积聚，肾细胞外基质重构。目前，多囊肾大鼠模型 Han:SPRD（Cy/+）的应用越来越广，应用于多囊肾病药物及作用机制的研究，而 Han:SPRD（Cy/Cy）大鼠在出生后只能存活 3 周左右，其出生后不久，肾脏就开始增大，有研究表明在 8 周龄时，多囊肾大鼠模型 Han:SPRD（Cy/+）与野生型大鼠 Han:SPRD（+/+）相比，其肾脏体积要大 1 倍，肾功能衰竭指标也增加 1 倍多。Han:SPRD（Cy/+）模型大鼠和多囊肾患者肾组织中 β-TrCP 的表达量与 Han:SPRD（+/+）野生型大鼠和囊肿旁正常组织相比都有明显的升高，这表明 Han:SPRD 大鼠与人类肾组织囊肿可能具有相似的 β-TrCP 调控机制。

（2）观察指标

1）常规指标：肾功能检查，如 Scr、BUN 等；血电解质检查，如 $Na^+$、$K^+$、$Ca^{2+}$、$Cl^-$ 等，其他，如肾脏大小、囊泡数量、尿渗透压、生存期等。

2）组织病理学检测：在光学显微镜下观察肾脏组织切片（0.1mm 间隔），用 Image-Pro Plus 6.0 分析计算肾脏肾囊泡面积与肾总面积的百分比，以评价药物对囊泡的抑制作用。还可应用免疫组化进行相关指标的评价。

3）细胞内信号通路研究：cAMP-PKA 信号通路、MAPKs 信号通路、mTOR 信号通路、Wnt 信号通路、HNF-1β 信号通路、c-Myc 信号通路、JAK-STAT 信号通路、水通道相关信号通路的激活均证明与 PKD 的发生、发展密切相关。多囊肾病囊泡的形成、生长主要涉及囊泡上皮细胞的异常增殖和囊液的过度分泌。细胞增殖方面可以选择 EGFR、Ras/Raf/MEK/ERK、mTOR、Wnt、JAK-STAT、c-Myc 信号通路等。囊液分泌方面可以选择 CFTR、$P_2$受体、血管加压素 $V_2$受体等信号通路，水通道蛋白和 $Na^+$,$K^+$-ATP 酶等。此外，基质重构、血管增生、细胞分化等也可以作为研究指标。

**2. 胚胎肾模型**　8-Br-cAMP 是 cAMP 类似物，容易透过细胞膜进入细胞，继而激活 PKA 依赖的下游信号通路。如图 14-2-2 所示，将 13.5 天的小鼠胚胎肾置于 Transwell 培养板中，用含 100μmol/L 8-Br-cAMP 的特殊培养液培养 4 天，肾组织中可形成多发性、进行性生长的肾囊泡。通过比较各组胚胎肾囊泡面积与肾总面积的百分比，评价待测化合物对胚胎肾囊泡生长的影响。

**3. MDCK 囊泡模型**　Forskolin 能够激活腺苷酸环化酶（AC）促进细胞内 cAMP 的生成。犬集合管上皮细胞系 MDCK 细胞在含有 forskolin 的三维基质胶中培养可形成囊泡，并可持续生长（图 14-2-3A~C），其囊泡特性与多囊肾病囊泡的特性相似，是筛选治疗多囊肾病药物和进行药效学评价的体外模型。如果没有 forskolin 作用，空白组基质胶中的细胞只长成细胞集落（图 14-2-3D~F）。

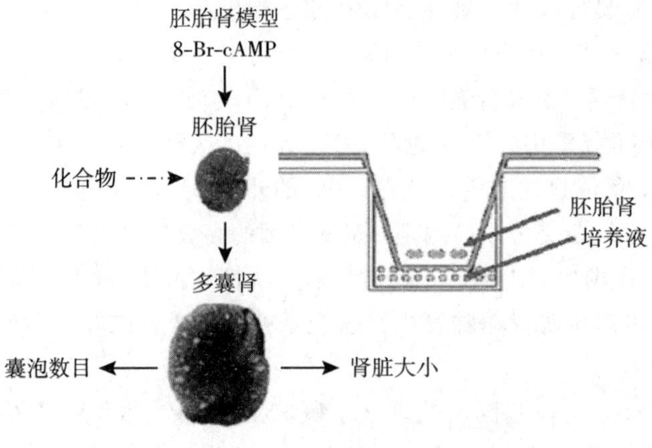


图 14－2－2　胚胎肾囊泡模型示意图

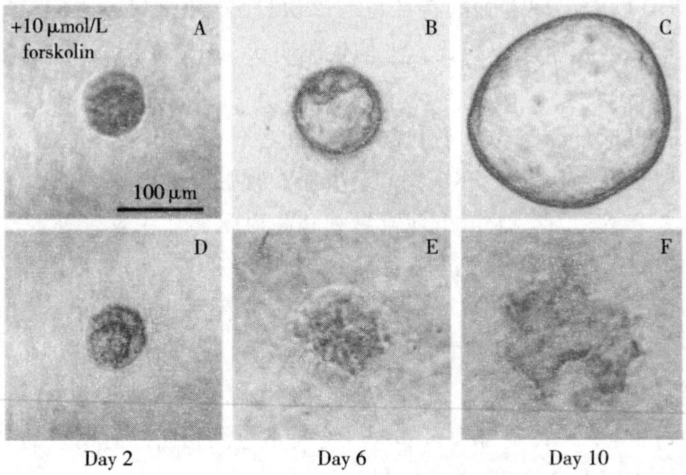


图 14－2－3　MDCK 囊泡实验模型

A～C. MDCK 细胞在 forskolin 作用下形成囊泡。D～F. 细胞长成集落。

该模型主要进行囊泡形成实验和囊泡形成抑制实验。成功建立 MDCK 细胞囊泡模型需注意以下几点：①含基质胶的细胞悬液最终 pH 应调整为 7.2～7.4，以适合 MDCK 细胞生长。②90 分钟后含基质胶的混悬液凝固。但含基质胶的细胞悬液凝固时间可因环境温度不同而有差异。③MDCK 细胞状态很重要，如果在制备细胞悬液之前细胞分化或细胞状态不佳，可能导致囊泡模型失败。④制备含基质胶的细胞悬液时，不要产生气泡，否则影响囊泡模型的观察。

## （三）实例

### 灵芝三萜治疗多囊肾病作用的研究

**1. 药物特性**　灵芝三萜（*Ganoderma triterpenes*，GT）是从灵芝中分离提纯的一类三萜类化合物，是灵芝中十分重要的化学和药效成分。到目前为止，从各种灵芝的子实体、孢子和菌丝中分离得到的三萜类化合物超过 300 多种，灵芝三萜属灵芝的二级代谢产物，分子量大多在 400～600kDa 之间。灵芝中的三萜类化合物多为四环三萜和五环三萜，是一类高度氧化的羊毛甾烷类衍生物。灵芝三萜包含多种生物活性物质，具有抗肿瘤、抗氧化、抗炎、免疫调节、保肝、降血脂、降血糖、抗病毒、抗微生物、神经保护等多种药理学作用。

**2. 研究目的**　研发治疗多囊肾病囊泡发生和发展的有效药物，并探讨其作用机制。

**3. 动物选择和模型选择**　体外模型选择 MDCK 囊泡模型、胚胎肾模型、MDCK 小管模型。

1）MDCK 囊泡小管生成实验：使用加入 10μmol/L forskolin 的 DMEM/F12 培养液进行培养，至第 4 天，使

MDCK 细胞形成囊泡样结构。从第 5 天开始，去除 DMEM/F12 培养液及 forskolin，使用 3T3 条件培养液进行培养，每 24 小时更换新鲜培养液，至第 12 天。在第 12 天，统计每个 MDCK 囊泡上形成的小管样结构的数目并测量每个囊泡上形成最长小管样结构的长度，以此评价细胞的分化能力。

2）MDCK 囊泡模型：将细胞及三维基质胶等成分共同混合形成细胞混悬液培养至 24 孔培养板中，加入含有 forskolin 的 DMEM/F12 培养液，forskolin 作为腺苷酸环化酶的激动剂，能够上调细胞内 cAMP 的水平，促进 MDCK 囊泡的形成和生长。每 12 小时更换新鲜的含有 forskolin 的培养液。在囊泡培养的第 4 ~ 6 天，可以观察到单层细胞包被的含有空腔的囊泡样结构。第 6 天统计囊泡生成率。

3）胚胎肾囊泡模型：胚胎肾囊泡模型是评价药物是否具有预防和（或）治疗 ADPKD 效果的体外整体器官模型。取第 13.5 天的孕鼠，处死取出胚胎，无菌条件下取出胎鼠肾脏，将小鼠胚胎肾脏置于 Transwell 的上层小室中进行培养，下层培养孔中加入含有多种辅助药物的 DMEM 培养液，每 12 小时更换新鲜培养液，主要在 8-Br-cAMP 的刺激下，肾脏组织内会逐渐形成多发性、进行性增大的肾脏囊泡。胚胎肾可在 Transwell 中培养至第 6 天，观察其囊泡形成率。

4）ADPKD 小鼠模型：肾脏特异性敲除 *Pkd*1 基因的 PKD 小鼠和集合管特异性敲除 *Pkd*1 基因的 PKD 小鼠（$Pkd1^{flox/flox}$；Ksp-Cre 小鼠及 $Pkd1^{flox/flox}$；AQP2-Cre 小鼠），简称为 *k*PKD 小鼠（kidney-specific polycystic kidney disease mouse）及 cPKD 小鼠（collecting duct-specific polycystic kidney disease mouse）。用来研究药物在体内环境下对肾脏囊泡的抑制作用。

**4. 实验分组**　PKD 小鼠和野生型小鼠均随机分为 2 组，实验组（灵芝三萜给药组）及对照组（溶剂空白给药组），每组至少 6 ~ 8 只小鼠。

**5. 给药途径、给药剂量和给药时间**　PKD 小鼠从出生后第一天开始皮下注射给药，每只小鼠灵芝三萜的给药剂量为 100mg/(kg · d)，每次注射体积为每只小鼠 20μl，直至小鼠出生后第 4 天给药完成为止。cPKD 小鼠给药方式及剂量与 kPKD 小鼠相同，唯一不同为给药时长延伸至小鼠出生后第 8 天给药完成为止。

**6. 评价指标**　MDCK 细胞在体外培养于三维基质胶中，可以形成上皮样囊泡。MDCK 囊泡与 ADPKD 肾脏囊泡非常相似，都是由单层细胞包被的充液囊泡，具有上皮细胞过度增殖以及囊液异常积累的特性。MDCK 囊泡模型是用来研究 ADPKD 囊泡发生机制和筛选潜在治疗药物的良好的体外模型。我们使用的另一个体外模型为胚胎肾囊泡模型，来评价灵芝三萜在器官水平的活性。在这个体外肾器官培养模型中，我们取胚胎 13.5 天野生型小鼠的肾脏在特定的培养基中进行培养，去除肾脏组织来源于个体水平的各种刺激，进行生长和分化。由于 8-Br-cAMP 的刺激，肾脏内会逐渐形成囊泡样的结构，并逐渐增大。在多种体外及体内模型中均证实灵芝三萜对 ADPKD 具有一定的抑制作用。

**7. 机制研究**　在体外培养的 MDCK 细胞中，灵芝三萜能够显著下调由 forskolin 诱导激活的 Ras/MAPKs 信号通路，而对 mTOR 信号通路无显著影响。在两种 ADPKD 小鼠模型肾脏中，灵芝三萜能够抑制过度激活的 Ras/MAPKs 信号通路，而对正常小鼠肾脏中的 Ras/MAPKs 信号通路无显著影响，证明灵芝三萜的特异性作用靶点为 Ras/MAPKs 信号通路，药物通过下调过度激活的 Ras/MAPKs 信号通路，发挥抑制肾脏囊泡的作用。此外，在体外 MDCK 细胞中，使用 cAMP 放免试剂盒检测药物对细胞内 cAMP 水平的影响，结果发现灵芝三萜显著下调 forskolin 诱导的 cAMP 积累。因此，灵芝三萜对细胞内 cAMP 水平的调节作用，可能是其影响 Ras/MAPKs 信号通路、抑制肾脏囊泡的上游机制。

## 六、治疗肾脏纤维化药物的药理学研究

### （一）概述

肾脏纤维化是各种肾脏疾病引起的慢性肾病（chronic kidney disease，CKD）进展至 ESRD 的共同通路和主要的病理学基础，主要以肾间质纤维化、肾小球硬化、细胞外基质的合成与降解失衡、肾脏正常的结构和功能破坏为特征。目前，尚无有效的治疗手段，仅依靠透析或者肾移植维持生命。

单侧输尿管梗阻（unilateral ureteral obstruction，UUO）模型是目前研究肾小管间质纤维化常用的而且较为成

熟的动物模型，通过结扎单侧输尿管引起肾脏引流系统的阻塞，导致梗阻性肾脏功能的改变和慢性肾脏结构的损害，模拟临床上常见的输尿管梗阻导致的肾间质损伤。由于梗阻侧肾脏血流量降低，静脉引流阻塞，导致肾脏出现巨噬细胞浸润、纤维细胞增殖和瘢痕形成。该模型重复性好、间质纤维化发生迅速（结扎1周内出现）、可以观察到肾小管上皮细胞EMT过程。另外，由于肾脏纤维化是多种肾脏疾病的终末阶段，糖尿病肾病、多柔比星模型、腺嘌呤模型、肾脏缺血再灌注损伤和高尿酸血症性肾病等模型动物也会出现肾脏纤维化。

**（二）治疗肾脏纤维化的新药临床前药效学研究设计**

**1. 动物模型** 经典的UUO模型在左侧输尿管结扎后1周内，左侧肾脏开始出现肾间质纤维化病理学特征，并伴随大量细胞和分子的病理生理变化。Masson染色是常用的检测肾脏胶原沉积的方法，用来判定模型是否建立成功和药物是否有效。肾功能检测多采用Scr、BUN和尿白蛋白。肾脏纤维化的分子机制主要检测TGF-$\beta_1$介导的经典Smad2/3或非经典的MAPKs信号通路。EMT主要检测相应的标志物变化，如E-cadherin、α-SMA、Vimentin等。

**2. 细胞模型** 细胞模型多采用前文所述肾小管上皮细胞（如NRK-52E和HK-2细胞）、正常大鼠成纤维细胞（NRK-49F）等。除了采用与疾病模型相关的高糖、游离脂肪酸、炎症因子和氧化应激等刺激因素造模外，比较常用的经典刺激方式是给予TGF-$\beta_1$。TGF-$\beta_1$诱导的细胞模型可用于高内涵分析技术的肾纤维化体外模型，对候选化合物进行筛选。在细胞模型中，可以进行EMT和TGF-$\beta_1$信号通路的荧光染色，也可以利用Western blot技术检测促纤维化信号分子和EMT的变化。同时，利用工具药物或者RNA干扰技术等研究待测药物对肾脏纤维化的抑制作用及其分子机制。

**（三）实例**

### 灵芝酸抑制肾脏纤维化的作用研究

**1. 药物特性** 灵芝（ganoderma）是我国的传统中医药材，具有广泛而悠久的使用历史。灵芝酸（ganoderic acid，GA）是从灵芝中提取出来的一类含有羧基的三萜类化合物，目前已经分离出灵芝酸一百余种。此前的大量研究证明灵芝酸具有多种生物学功能和药理学活性，如抗炎、抗菌、抗病毒、抗肿瘤、保肝、抗心血管疾病等作用。

**2. 研究目的** 研究灵芝酸能否抑制由单侧输尿管结扎引起的小鼠肾脏纤维化进程，并探讨其可能的保护机制。

**3. 动物选择和模型选择** 采用25～30g，8～10周龄的C57BL/6J雄性小鼠，行单侧输尿管结扎术造模。该方法为目前应用最广泛的研究药物对肾脏纤维化作用的动物模型，与其他模型相比，单侧输尿管结扎造模法，能够在短期（7～14天）内模拟临床中CKD的肾脏纤维化病理改变，该模型较为成熟和常用，主要用于药物筛选和探讨肾脏纤维化的发病机制等研究。

**4. 实验分组与实验操作** 随机分为四组：假手术组、假手术+GA组、UUO模型组、UUO模型+GA组。实验组：小鼠麻醉后，取仰卧位固定，在左侧中腹做0.8～1.0cm纵向切口，在左后腹壁沿肾门向下辨认白色细线状的输尿管，游离左侧输尿管，使用缝合线结扎近肾端输尿管，分层缝合关闭腹腔。将术后小鼠置于24～29℃的环境，密切观察小鼠的生命体征，同时补充水与饲料。对照组：同法打开腹腔并找到输尿管，但不结扎，随后缝合关闭腹腔。

**5. 给药途径、给药剂量和给药时间** 给药组在手术当天腹腔注射给予GA，剂量为50mg/kg，每日一次，直至造模结束。

**6. 评价指标** 模型建立成功标志：造模一段时间后，取术侧肾脏进行组织病理学检测，通过Masson染色和HE染色检测纤维化和小管损伤程度。与假手术组相比，小鼠肾脏在经历输尿管结扎后表现出明显的形态学改变，包括皮质变薄，肾间质炎症细胞浸润，肾间质增宽，肾小管扩张、消失，集合管、远端肾小管呈囊状扩张及纤维组织显著增生等，同时伴随Scr和BUN水平的升高，标志肾功能显著下降，整个过程中肾小球形态和功能改变不明显。此外，Western blot检测肾脏组织可发现，造模组肾脏纤维化相关分子fibronectin、collagen Ⅳ及α-SMA表达水平显著升高。

**7. 机制研究** 在小鼠肾脏纤维化过程中，GA 可显著改善 UUO 引起的肾功能下降、肾脏组织病理学改变等。无论在体内还是体外，GA 均可以抑制 TGF-$\beta_1$/Smad 及 3 条 MAPKs 信号通路（ERK、JNK、p38）的激活，进而抑制 EMT 和纤维化相关分子的表达水平，从而抑制纤维化的进展。

在体外模型中，GA 可以剂量依赖性地抑制由 TGF-$\beta_1$诱导的 HK-2 细胞的纤维化进程，表现为抑制 Smad2/3、ERK、JNK、p38 等信号分子的磷酸化水平，进而降低 fibronectin 及 α-SMA 表达水平。此外，GA 可以抑制由 TGF-$\beta_1$引起的细胞形态改变。研究结果提示 GA 可以作为一种潜在的治疗肾脏纤维化的药物。

（周　虹　杨宝学）

## 参考文献


[1]Shan P,Lu Z,Ye L,et al. Effect of tripterygium wilfordii polyglycoside on experimental prostatitis caused by urea-plasma urealyticum in rats[J]. Med Sci Monit,2016,22:3722-3726.

[2]Schwartz ES,Xie A,La JH,et al. Nociceptive and inflammatory mediator upregulation in a mouse model of chronic prostatitis[J]. Pain,2015,156(8):1537-1544.

[3]黄永明. 大鼠慢性前列腺炎模型脊髓 L6-S1 神经节中 B 型钠尿肽及其受体的表达变化[D]. 南昌:南昌大学,2017:16-17.

[4]杨玻. 青藤碱和针刺会阳、中膂俞穴对慢性非细菌性前列腺炎大鼠膀胱功能和 ICC 样细胞影响[D]. 大连:大连医科大学,2010:1-3.

[5]Chen J,Wang W,Zhang Q,et al. Low molecular weight fucoidan against renal ischemia-reperfusion injury via inhibition of the MAPK signaling pathway[J]. PLoS One,2013,8(2):e56224.

[6]Xing JJ,Hou JG,Ma ZN,et al. Ginsenoside Rb3 provides protective effects against cisplatin-induced nephrotoxicity via regulation of AMPK-/mTOR-mediated autophagy and inhibition of apoptosis in vitro and in vivo[J]. Cell Prolif,2019:e12627.

[7]Meng X,Mao Z,Li X,et al. Baicalein decreases uric acid and prevents hyperuricemic nephropathy in mice[J]. Oncotarget,2017,8(25):40305-40317.

[8]Chen J,Cui W,Zhang Q,et al. Low molecular weight fucoidan ameliorates diabetic nephropathy via inhibiting epithelial-mesenchymal transition and fibrotic processes[J]. Am J Transl Res,2015,7(9):1553-1563.

[9]Su L,Liu L,Jia Y,et al. Ganoderma triterpenes retard renal cyst development by downregulating Ras/MAPK signaling and promoting cell differentiation[J]. Kidney Int,2017,92(6):1404-1418.

第十五章

# 治疗生殖系统疾病药物的药理学研究

## 第一节 治疗女性生殖系统常见疾病药物的药理学研究

### 一、治疗痛经药物的药理学研究

#### （一）概述

痛经（dysmenorrhea），是女性月经期间最常见的伴随性疾患。据报道有 45%~95% 的女性遭受痛经的困扰，10%~25% 的女性遭遇严重痛经。国内流行病调查研究显示，在校学生的痛经发病率为 60%~70%。临床上分为原发性痛经（primary dysmenorrhea）和继发性痛经（secondary dysmenorrhea）。原发性痛经指经临床检查确诊生殖器官无器质性病变的痛经，多见于青春期青少年，是由于子宫固有的功能障碍所引起，与排卵密切相关，疼痛大多发生于月经前和行经初期。痛经时下腹部呈痉挛性疼痛，可放射至腰骶部和大腿内侧，并可伴有恶心、呕吐、腹泻、头晕、乏力、面色发白、出冷汗等身体虚弱症状。痛经的危险因素包括痛经家族史、初潮年龄<12 岁，体重过轻、吸烟、月经不规则、性侵犯史等。

痛经通常由子宫收缩活性异常增加引起，并且基底子宫张力和收缩度都增加，当子宫强烈收缩时，子宫血管阻力增加、子宫内膜血流减少、子宫供血不足进而导致厌氧代谢物的蓄积，刺激疼痛相关的神经反射。目前，公认前列腺素（prostaglandin，PG）的异常变化是导致痛经发病的主要原因，认为痛经导致的疼痛是由于子宫内膜细胞分泌过量的 $PGE_2$ 和 $PGF_{2\alpha}$ 导致子宫肌收缩。临床上，痛经患者体内 $PGE_2$ 和 $PGF_{2\alpha}$ 含量较无痛人群明显增高证明了这一观点。此外，缩宫素、抗利尿素以及 β-内啡肽等物质的增加以及血管内皮功能障碍也可能是导致痛经的诱发因素。

与痛经相关的基因研究较少。Erten 等探讨了家族性地中海热（familial mediterranean fever，FMF）中 MEFV 在痛经患者中的基因突变频率，发现痛经患者 MEFV 等位基因变异率显著增加，个体突变频率明显高于对照组。Lee 等发现脑源性神经营养因子（brain-derived neurotrophic factor，BDNF）Met/Met 纯合性可能与痛经风险增加有关，BDNF Val66Met 基因多态性可能是痛经患者月经疼痛和疼痛相关情绪的调节因子。

现有改善和治疗痛经的药物包括：①非甾体抗炎药（nonsteroid anti-inflammatory drugs，NSAIDs），这类药物为前列腺素合成酶抑制剂，通过减少 PG 的产生，防止出现过强或痉挛性子宫收缩，缓解或消除疼痛。新型的环氧合酶-2（cyclooxygenase，COX2）抑制剂，在缓解痛经方面也表现出良好的疗效，是目前临床常用药物之一。②复方口服避孕药（combined oral contraceptives，COCs），该类药物是次于 NSAIDs 用于改善原发性痛经的二线治疗药物，作用机制为降低雌激素、孕激素水平，抑制排卵、抑制子宫内膜生长，进而减少月经量及经血中 PG 含量而缓解痛经。③钙离子拮抗剂，此类药物因为可抑制子宫收缩也用于痛经治疗。

继发性痛经可见于女性整个育龄期，青少年中较少见，仅占约 10%，通常在初潮后数年后（≥3 年）才出现痛经症状。这类痛经通常与某些盆腔器质性疾病相关联，如子宫内膜异位症、子宫肌腺症等，多伴随月经过多、不孕、放置宫内节育器或盆腔炎病史，临床表现为持续性疼痛，尤其是以行经前后或月经期表现更加明显的下腹疼痛、坠胀，伴腰酸或其他不适。

由于原发性痛经和继发性痛经的病因不同，因此，在药物研究中，需考虑治疗药物拟针对的病因。如针对原发性痛经的治疗药物，应重点考虑药物的镇痛抗炎作用；如针对继发性痛经的治疗药物，除需进行改善痛经症状的相关实验外，还需增加与继发性痛经病因相关实验。例如，针对子宫内膜异位症引起的痛经，需增加抗内膜异位增殖的相关实验（见本节中“二、治疗子宫内膜异位症药物的药理学研究”）。

### （二）治疗痛经新药临床前药效学研究设计

由于原发性痛经通常不存在器官的器质性病变，多与正常人子宫内膜细胞分泌的激素有关，目前的药效和作用机制研究主要采用激素诱导的动物模型。受伦理学的限制，尚未见在体外利用人正常子宫内膜细胞模型进行原发性痛经的研究。

新药临床前主要药效学指标以改善痛经症状、缓解子宫肌收缩为主要目的。主要药效学指标通常包括三部分：①痛经动物模型的建立及药效学指标，包括出现扭体反应的动物数（扭体反应率）和单个动物出现扭体反应的次数；②在体子宫收缩实验；③离体子宫肌条收缩实验。②和③用于评价药物对子宫收缩程度、频率和强度的影响。次要药效学指标包括血清雌激素、孕激素水平，血液流变学，血清 PG 含量及血清炎症因子的测定及其在子宫组织中的变化。这些指标的变化在一定程度上也可以反映药物的作用机制。

**1. 动物及动物模型的选择**

（1）整体动物痛经模型实验　由于大鼠对激素的敏感性较好，通常优选 180 ~ 220g 的 SD 大鼠或 Wistar 大鼠，其他动物罕见使用。

实验方法：采用雌二醇——缩宫素诱导建立大鼠痛经模型。通常分为致敏和致痛 2 个阶段。致敏诱导剂通常为雌激素，皮下注射苯甲酸雌二醇（estradiol benzoate）。连续 10 天，第 1、10 天剂量为每只 0.5mg/d、第 2 ~ 9 天剂量为每只 0.2mg/d。致痛剂诱导剂可使用缩宫素 0.1ml/kg。腹腔注射缩宫素后即刻可观察到扭体现象，表现为大鼠腹部收缩，躯干与后肢伸展、臀部与一侧肢体内旋“歪扭”。此后扭体次数逐渐增加，高峰期出现在作用 10 ~ 20 分钟时，一般持续 40 分钟后逐渐自行缓解。因此观察记录的时间宜选择在 30 分钟以内。

模型的特点：在本模型中，缩宫素诱导雌激素致敏的大鼠出现扭体反应。应注意，诱导炎症模型的其他因素也可导致动物出现扭体，例如，（冰）醋酸等也可因诱发动物胃肠道痉挛而出现与痛经模型类似的扭体现象。由于不同诱导剂的作用机制和作用位点不相同，在进行痛经实验时不应采用其他与激素无关的致痛诱导剂，否则可能造成结果误判。

（2）离体子宫肌条收缩实验

1）动物的选择：在子宫离体实验中，通常可采用豚鼠、大鼠和家兔子宫制备离体子宫肌条。不同种属的动物子宫对药物的效应存在明显的差别。例如，肾上腺素可抑制处于未孕动情期的猫的子宫收缩，使子宫肌松弛，却可导致处于未孕动情期的兔的子宫兴奋，使子宫肌收缩。动情期大鼠的离体子宫以及事先用雌激素处理的未孕猫在体子宫适合鉴定缩宫素及相关的多肽的药理效应，而不适合鉴定麦角生物碱类的药理效应。相反，未孕的动情期的兔离体子宫则更适合于鉴定麦角生物碱类的药理效应。因此，须根据待测药物与实验目的选择适当的动物进行实验，以避免出现假阳性或假阴性的结果。此外，由于子宫对药物的敏感性会随着动情周期发生变化，需要根据研究目的在实验准备阶段加以处理。通常处于动情期的动物子宫对药物较敏感，可根据阴道细胞学检查选择动物进行实验，也可在实验前 24 ~ 48 小时注射雌激素使之产生人工动情周期。

2）大鼠离体子宫肌条实验法：实验前预热恒温水浴槽，使整个离体装置工作温度保持于 37℃ ±1℃，并连续通以 95% 的 $O_2$ 和 5% $CO_2$，达到 6 ~ 7 个气泡/秒。颈椎脱臼法处死大鼠，剖腹取出子宫，迅速置于预冷、充氧的洛氏液中，洗净血渍、剥离附着于子宫壁上的结缔组织和脂肪组织，并剪下一段 1cm 长的子宫，将一端固定于浴槽中的支架上，另一端通过结扎线固定于肌肉张力换能器。调节张力给予子宫 1g 前负荷使子宫活动保持稳定状态。标本稳定后，记录正常活动曲线作为对照。将待试药加入浴槽，待子宫收缩反应达到峰值后，用新鲜营养液冲洗 3 ~ 5 次，待标本稳定一段时间后可再次加药。每个浓度下应取 6 ~ 8 个不同标本。测定给药前后肌条张力、收缩强度、收缩频率和活动力的变化（图 15 - 1 - 1）。

张力：以各次收缩之间的最低点表示基础张力。

强度：即收缩的幅度，以每次收缩所达到的最高点表示。

频率：单位时间内收缩的次数。

活动力：以强度与频率的乘积表示。

本模型的关键点在于保持离体子宫具有良好的收缩活力。应避免过度用力牵拉损伤子宫组织，且每次实验使用的子宫肌条长度应相同，以保证每个子宫肌条的基础收缩力相近。多数标本在移至营养浴槽的最初0.5小时内活动最为明显，并且对药物反应过度敏感。随着时间的推移，标本活动有所减弱，逐渐趋向稳定。一般在1~3小时后活动最为规律，对药物的反应也比较稳定，是进行实验的理想时间。为保持子宫肌条良好的收缩力，需在浴槽中持续给予95%的$O_2$和5% $CO_2$的混合气体以便保持营养液pH的相对稳定。此外，浴槽的温度也是影响离体子宫活动的重要条件之一。通常，温度偏低时（30~32℃）标本能保持更长的工作寿命，温度偏高时（37~39℃）标本更为敏感，但肌条工作寿命相对缩短。因此，宜根据实验的需要考虑温度的选择。

营养液的选择：保养离体子宫最常用的营养液首选任-洛氏液（Locke's solution，Locke-Ringer solution）。其主要组成如下（g/L）：NaCl 9.0，KCl 0.42，$CaCl_2$ 0.24，$NaHCO_3$ 0.1~0.3，Glucose 1.0~2.5，或（mmol/L）：NaCl 153.99，KCl 5.63，$CaCl_2$ 4.32，$NaHCO_3$ 1.19~3.57，Glucose 5.5~13.85。洛氏液对各种哺乳动物的离体子宫都适用。在常用的营养液中，影响子宫活动重要的电解质是钙离子和镁离子。钙离子趋于增加子宫的自发活动，并提高子宫对药物作用的敏感性，而镁离子则减少子宫的自发活动，降低子宫对药物的反应性。根据上述作用特点，在实验中若有必要可以对营养液的成分进行适当调整。对自发活动过多的标本，可在洛氏液中另加$MgCl_2$ 5mg/L，能使自发活动减少而不影响子宫对缩宫素的兴奋效应。采用低钙的洛氏液，如将洛氏液中的钙离子由$CaCl_2$0.24g/L减为0.06g/L可以减少或消除子宫的自发活动。多种实验动物的离体子宫标本对台氏液（Tyrode's solution）不够敏感。但是，猫的离体子宫在台氏液中却能产生满意的实验结果。若将台氏液中减少$NaH_2PO_4$ 50mg/L可使标本处于安静状态，特别适用于测定微量缓激肽（bradykinin）的药理效应。

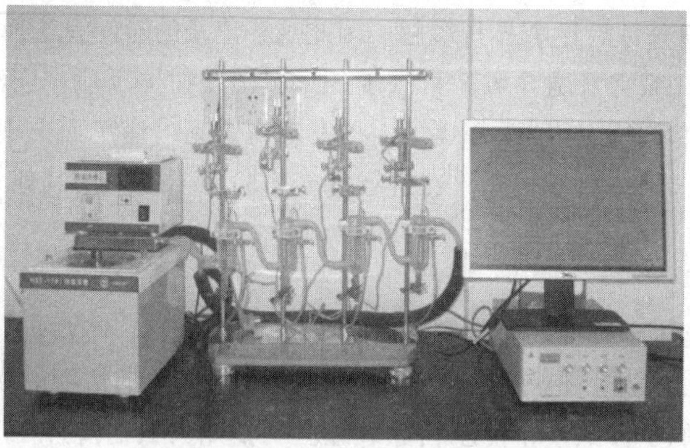

**图15-1-1　离体组织器官实验装置**

（3）在体麻醉动物子宫收缩实验　离体子宫肌条收缩实验反映的是子宫局部肌层的收缩变化，而在体子宫收缩实验可反映药物处理后整个子宫的运动变化。

1）动物选择：兔由于体型较大，子宫较大、易操作，常作为首选；豚鼠和大鼠也可使用，但因其子宫较小，操作难度较高。可选用体重较大的大鼠实验。豚鼠耐受力较弱，长时间实验容易死亡。

2）兔在体子宫肌条实验法：以3%戊巴比妥钠1ml/kg（30mg/kg）耳缘静脉麻醉兔，使之仰位固定于手术台。剃去腹部兔毛，沿中线切开下腹部，用浸有温生理盐水的纱布盖住腹腔，暴露一侧子宫，在子宫中下部做约1cm切口，将导管末端充满生理盐水的橡胶球囊插入子宫腔。导管的一端与橡胶球囊相连，另一端与"T"形管相连。"T"形管一端与压力换能器相连，另一端连接注射器，从该端使用注射器注入少量生理盐水，使球囊和导管内的气体排空并使压力换能器达到一定压力，作为前负荷。使球囊充盈紧贴子宫壁，分别缝合子宫切口和腹腔。当子宫出现收缩运动时，压迫球囊，引起囊内水压变化。这一压力变化可通过压力传感器放大后由生理记录仪记录。记录给药前后子宫收缩张力、强度和频率，计算子宫活动力的变化。每个剂量下应取6～8个不同动物进行，实验后进行统计分析。

实验成功的关键点在于保持整体子宫的具有良好的收缩活力，手术时应避免过度用力牵拉以免损伤子宫，导管密闭系统中应彻底排尽气泡，以免影响系统的灵敏度，同时在实验中需给予麻醉动物保暖，避免其体温过低。

子宫收缩强度：即子宫收缩的幅度，以每次收缩所达到的最高点表示。

子宫收缩频率：单位时间内子宫收缩的次数。

子宫活动力：以强度与频率的乘积表示。

模型特点：在子宫内置入水囊，对宫体具有一定刺激作用，因此所记录到的运动波形并不能真正代表静息状态下的子宫活动。但利用此法比较给药前后的子宫运动的变化，对评价药物作用仍然有一定价值。

麻醉药的选择：本模型需对动物进行全身麻醉。由于很多麻醉药都可不同程度的影响子宫的正常活动，因此，在选择麻醉药时必须加以注意。通常，挥发性麻醉药如乙醚、三氯甲烷对子宫有比较明显的抑制作用，氟烷抑制程度略轻但最好也避免使用。巴比妥类对子宫的活动影响较小，一般也不干扰待试药物对子宫的作用。其中最常用的是戊巴比妥钠，根据所需麻醉的深度，多数动物可选用25～45mg/kg静脉注射或肌内注射。乌拉坦或氯醛糖也较少直接影响子宫活动，可考虑选用。但必须注意，氯醛糖能增强肾上腺素兴奋子宫的作用．还能减弱子宫对拟胆碱药的反应。

**2. 给药途径、给药剂量和给药时间的选择**

（1）痛经模型动物实验　给药途径与临床给药途径一致，治疗本疾病的药物给药途径可采用经口给药或经皮给药等给药方式，通常无需采用经血管给药途径。鉴于痛经通常见于每次经期前和行经期间，实验中可相应地采用单次或多次预防性给药。抗炎镇痛类药物通常为单次或数次给药的方式；中成药通常为多次给药方式。如非必要，不宜长期用药，否则会干扰正常的月经周期，因此，大鼠痛经模型实验的多次用药时间长度为3～10天。给药剂量可参考人临床用药折算动物剂量，以人临床用药折算动物剂量为中剂量，设置低、中和高2～3个实验剂量。

阳性药物的选择：应根据受试化合物的特性选择临床现有药物作为对照品。虽然很多NSAIDs都具有抑制PG合成的作用，但在选择时应加以比较。如以吲哚美辛（indomethacin，又称消炎痛）为代表的醋酸衍生物因具有明显的胃肠道副反应，不作为临床治疗痛经的首选，但在动物实验中疗效显著，仍可作为阳性药使用。临床目前使用药物包括：苯基丙酸类化合物，包括布洛芬（ibuprofen）、酮洛芬（ketoprofen）和萘普生（naproxen）；芬那酸类（fenamates）衍生物：甲灭酸（mefenamic acid）、甲氯灭酸（meclofenamic acid）和氟灭酸（flufenamic acid）均可用作阳性对照药。COX2抑制剂，如塞来昔布（celecoxib）也可应用。应注意的是，因子宫对阿司匹林不敏感，不宜使用该药物做阳性对照品。

（2）麻醉动物在体子宫收缩实验　可与痛经模型实验的给药时间和给药剂量相一致，单次或多次连续给药后测定麻醉大鼠的子宫收缩的强度。

（3）离体子宫肌条收缩实验　离体器官实验旨在研究药物对离体子宫肌条收缩强度的直接影响及其对生理性子宫收缩剂（如缩宫素）的拮抗作用，因此，通常采用单次给药方法。给药剂量宜与药物在体内靶器官的浓度相近，亦应设置2～3个不同梯度的剂量进行实验。

## （三）实例

### 吲哚美辛对痛经模型的预防性治疗效果及机制研究

**1. 药物特性**　吲哚美辛为化学合成的非甾体抗炎化合物，具有解热镇痛的作用，不仅可用于缓解关节疼痛和肿胀、减轻软组织损伤和炎症，还对缓解痛经有良好的疗效。吲哚美辛通过抑制前列腺素合成酶，减少前列腺素的产生，防止出现过强或痉挛性子宫收缩，从而减轻或消除痛经。

**2. 研究目的**　评价吲哚美辛对实验性大鼠痛经模型的治疗作用及其机制。

**3. 实验分组**　大鼠痛经模型实验设5个组，分别为空白对照组，模型对照组，布洛芬组（作为阳性对照药），以及吲哚美辛低、中和高剂量3个剂量组。由于动物的个体差异，并非所有动物都会出现扭体现象，因此，每组动物数为10~12只。麻醉大鼠在体子宫收缩实验：每组动物数不少于6只。共设置6个组，分别为空白对照组，布洛芬组（阳性对照药），缩宫素组（模型对照药），吲哚美辛低、中和高剂量3个剂量组。离体大鼠子宫肌条收缩实验：剪取相同解剖部位的子宫进行实验，至少采用6条不同的大鼠子宫肌条进行实验。共设置9个组，分别为空白对照组，缩宫素组，吲哚美辛低、中和高剂量3个剂量组，吲哚美辛低剂量+缩宫素组，吲哚美辛中剂量+缩宫素组和吲哚美辛高剂量+缩宫素组。

**4. 动物选择和模型建立** 致敏：除正常对照组外，受试各组大鼠皮下注射苯甲酸雌二醇连续10天，第1、10天剂量为每只0.5mg/d、第2~9天剂量为每只0.2mg/d。致痛实验当天，灌胃给予吲哚美辛2mg/kg，30分钟后进行致痛实验。致痛：大鼠腹腔给予缩宫素0.1ml/kg后即刻观察扭体现象，记录30分钟内各组大鼠扭体次数和扭体动物数。多重组间均数比较应用方差分析（analysis of variance，ANOVA）。麻醉大鼠在体子宫收缩实验：选用体重180~220g、动情周期规律正常SD大鼠，麻醉后开腹，将子宫与压力装置相连接，待子宫收缩稳定后，灌胃给予吲哚美辛，记录灌胃后150分钟内子宫压力变化，记录子宫收缩幅度和频率，计算子宫收缩强度。比较同一动物给药前后各项指标变化显著差异可用配对 $t$ 检验，多重组间均数比较应用ANOVA。离体大鼠子宫肌条收缩实验：选用体重180~220g、动情周期规律正常SD大鼠，剪取距卵巢0.5cm处、长度为1cm的子宫肌条，悬挂于30ml含洛氏液的浴槽中，给予前负荷1g。待子宫收缩稳定后描记5分钟子宫收缩曲线，在浴槽中加入吲哚美辛，记录给药后10分钟子宫肌条的收缩幅度和频率，计算子宫收缩强度。用Kreb清洗数次，待肌条收缩恢复正常后，给予下一个浓度。在同一肌条上测定不同浓度的受试物，从低浓度开始逐渐提高药物浓度。记录肌条收缩张力、强度、频率和活动力，计算肌条活力。比较同一肌条给药前后各项指标变化显著差异可用配对 $t$ 检验，多重组间均数比较应用ANOVA。

**5. 给药途径、给药剂量和给药时间** 吲哚美辛临床用药为口服给药，单次给药后即可缓解疼痛，因此，痛经整体模型研究选择单次灌胃给药。临床成人常用量为一次25~50mg，一日2~3次，人以60kg体重计算，折合大鼠剂量为5~15mg/kg，实验中选择2.5mg/kg为中剂量。设低、中和高剂量3个剂量组，低剂量为1.25mg/kg，高剂量为5mg/kg，剂距为2倍。给予吲哚美辛30分钟后再给予缩宫素，观察吲哚美辛对大鼠痛经模型的拮抗作用。相应地，麻醉大鼠在体子宫收缩实验和离体子宫肌条实验也采用单次给药方式，实验剂量与痛经模型相同，观察吲哚美辛对麻醉子宫平滑肌收缩的拮抗作用。离体子宫肌条实验：吲哚美辛采用3个浓度进行实验，以3μmol/L、10μmol/L和30μmol/L为起始剂量，根据子宫收缩的实际情况调整浓度，剂距为3倍，并以缩宫素0.25U为诱导剂，给予吲哚美辛5分钟后再给予缩宫素，观察吲哚美辛对缩宫素诱导子宫平滑肌收缩的拮抗作用。

**6. 评价指标** 痛经模型的主要评价指标为：①每个组大鼠出现扭体反应的数量、每只大鼠扭体反应率和扭体次数；②麻醉大鼠在体子宫收缩幅度、收缩频率及收缩强度；③离体子宫肌条收缩幅度、收缩频率及收缩强度及对缩宫素诱导的子宫肌条收缩的拮抗作用。次要药效学指标：血清雌二醇（estradiol，$E_2$）、孕酮（progesterone，$P_4$）以及与子宫疼痛和凝血相关的指标 $PGE_2$、$PGF_{1\alpha}$，$PGF_{2\alpha}$，$TXB_2$、6-keto-和β-EP水平。

$$\text{扭体反应率（\%）}=\frac{\text{各组扭体反应大鼠数}}{\text{各组大鼠总数}}\times 100\%$$

$$\text{扭体反应次数}=\text{扭体次数}+\text{伸长次数}$$

$$\text{子宫收缩强度}=\text{单位时间内的收缩幅度}\times\text{单位时间内的收缩频率}$$

吲哚美辛对缩宫素的拮抗参数：计算pD2、pA值。

Elisa方法检测血清中 $PGE_2$、$PGF_{1\alpha}$、$PGF_{2\alpha}$、$TXB_2$、6-keto-和β-EP含量。

**7. 机制研究** 痛经与子宫收缩活动增加相关。对原发性痛经病因方面的研究认为主要与子宫组织中前列腺素（PG）释放有关。雌激素能够保证大鼠持续性地处于动情期，并对PG分泌有刺激作用，动情期的大鼠对缩宫素敏感，缩宫素不仅直接作用子宫肌细胞引起子宫收缩，同时还刺激蜕膜细胞释放PG，从而诱导大鼠产生扭体反应，建立痛经模型。

与生殖系统密切相关的是前列腺素 $PGE_2$ 和 $PGF_{2\alpha}$。$PGE_2$ 可抑制子宫平滑肌的自发活动，而 $PGF_{2\alpha}$ 则促进子宫平滑肌收缩。$PGE_2$ 和 $PGF_{2\alpha}$ 在痛经患者内膜和经血中含量较正常女性明显升高，尤其是 $PGF_{2\alpha}$ 含量增高是造成痛经的主要因素。此外，前列腺环素（$PGI_2$）和血栓素（$TXA_2$）也是PG家族成员。$TXA_2$ 是一种强烈的血小板聚集诱导剂，有较强的血管收缩作用。$PGI_2$ 则相反，不但有着较强的抗血小板凝集作用，而且有较强的血管扩张作用，可降低血管平滑肌张力，减少血管阻力。$TXA_2$ 与 $PGI_2$ 在体内不稳定，很快分别代谢为稳定的 $TXB_2$ 和6-keto-$PGF_{1\alpha}$。$TXB_{2/6}$-keto-$PGF_{1\alpha}$的比值增加，说明血管痉挛、血栓形成、缺血等。β-内啡肽（β-EP）属于内源性阿片肽的一种，是镇痛系统的主要递质，具有内源性镇痛作用。子宫是β-EP的靶器官之一。

本研究观察到吲哚美辛对大鼠痛经模型具有拮抗作用，其作用机制为吲哚美辛抑制麻醉子宫平滑肌收缩、拮抗缩宫素诱导的子宫平滑肌收缩，并抑制血清中 $PGE_2$、$PGF_{1\alpha}$、$PGF_{2\alpha}$、$TXB_2$、6-keto-和β-EP水平升高，说明吲哚美辛抑制大鼠子宫收缩的机制与抑制PG有关。

## 二、治疗子宫内膜异位症药物的药理学研究

### （一）概述

子宫内膜异位症（endometriosis，EMs）是指具有激素反应性的子宫内膜组织（腺体和间质）生长于子宫腔以外的部位，在激素作用下，异位内膜随月经周期的变化发生周期性缺血、坏死、脱落及出血，造成局部慢性炎症反应。EMs具有激素依赖性，多见于育龄期妇女，全世界范围内总体患病率为2%～50%，并且发病率持续上升，在患不孕症的女性中发生率为21%～47%，是导致（继发性）痛经和不孕症的常见原因之一，也是导致子宫切除的重要原因。

异位内膜通常主要移行种植于腹膜、卵巢或侵犯直肠阴道隔，盆腔内异症最为常见，但也有些病灶发生于其他远隔部位（脑、肺及腹部皮下等）。临床上，部分患者无症状，部分患者表现为慢性盆腔痛、不孕及附件区包块，远隔部位内异症患者可发生相关部位的症状，如周期性头痛、咯血和胸痛等。EMs虽属良性病变，却有恶性肿瘤的特性，如侵袭、转移和血管生成。

EMs的病因仍存在争议，多种学说并存。目前受到普遍支持的理论是Sampson提出的经血反流和子宫内膜种植学说以及Meyer提出的体腔上皮化生学说。前者认为经期时脱落的、有活力的子宫内膜细胞可通过输卵管蠕动进入盆腔，种植并黏附于卵巢或盆腔内其他组织和器官，并在这些部位浸润、生长，因而导致盆腔内异症的发生。遗传、解剖、内分泌、免疫和环境等多种因素均可能影响EMs的发生风险。

EMs的重要特征之一是具有内分泌反应性。研究发现，异位内膜中不仅表达雌激素、孕激素受体，还有芳香化酶（aromatase），编码类固醇急性调节蛋白（StAR）、胆固醇P450侧链裂解酶（SCC），3β-羟基类固醇脱氢酶Ⅱ和17α-羟化酶等多种与雌激素合成和转化相关的酶类表达，提示异位内膜自身具有产生雌激素的能力。近年的研究显示，EMs还可能是一种表观遗传相关的疾病。在异位内膜组织和细胞中已检测到芳香化酶、ERβ、PR、甾体生成因子1（steroidogenic factor-1，SF-1）、E-cadherin以及HOX10等基因甲基化异常并伴有这些基因表达异常。此外，很多与增殖相关的细胞因子、趋化因子也存在于异位内膜病灶中，如血管内皮生长因子（VEGF）、碱性成纤维细胞生长因子、IL-6、IL-8、血小板原性生长因子等，这些细胞因子与EMs的进程有关。趋化因子可招募和激活白细胞分泌多种炎症介质，如促炎症细胞因子和前列腺素，产生血管活性和疼痛效应，共同在EMs的进程中发挥作用。现已发现近百个在EMs中异常表达的基因同时也在乳腺癌、卵巢癌、脑癌、胰腺癌、结肠癌和肺癌等多种恶性肿瘤中呈现异常表达，表明EMs的调控基因可能与恶性肿瘤之间具有互通性。有研究者发现，EMs本身可能增加罹患与盆腔或腹部器官无关的淋巴瘤、黑色素瘤和乳腺癌的风险，其间的关联机制还有待深入研究。

EMs的临床治疗包括手术治疗和药物治疗。对于不希望手术的患者而言，药物治疗是首选。由于EMs最主要的特征表现为进行性加重的痛经，因此，改善痛经症状是治疗的首要目标（见痛经）。异位子宫内膜自身具有雌激素合成能力，降低体内雌孕激素水平，可有效抑制子宫内膜的生长，因此，目前临床的主要治疗药物包括：①促性腺激素释放激素（gonadotropin-realeasing hormone，GnRH）类似物：目前主要使用GnRH激动剂。这类药物的作用机制为通过抑制下丘脑-垂体GnRH的分泌而降低卵巢和子宫内膜的雌孕激素的生成，抑制排卵，使子宫内膜萎缩，并减轻疼痛。由于该类药物可导致骨质流失和潮热等明显的副反应，通常认为用药时间不应超过6

个月，为减轻副反应，现一般采用激素反向添加疗法，即在使用GnRH类药物的同时给予低剂量雌激素，以减轻副反应。但停药后病灶可复发。②孕激素：目前用于治疗EMs的孕激素主要为孕三烯酮（gestrinone，R2323）。孕三烯酮为一种中等强度孕激素，同时还具有较强的抗孕激素和抗雌激素活性以及弱的雌激素和雄激素活性，具有显著的抑制排卵、抗着床和抗早孕作用。研究显示，孕三烯酮不仅可下调异位内膜雌激素、孕激素受体表达，还可调节ERa/Src/p38 MAPK信号通路，降低与肿瘤进程相关的酪氨酸激酶c-Src活性，上调p38MAPK的活性，表现为多途径多靶点的作用机制。该药物在国内应用较多，国外报道较少。早期曾应用的达那唑（danazol）因明显的高雄激素和低雌激素性副反应现已少用。③复方口服避孕药（COCs）：COCs是最早用于EMs治疗的药物，可抑制排卵，抑制子宫内膜增殖，有效缓解痛经和减少月经出血量，连续应用数月可形成暂时性人工闭经。但也存在停药后病灶恢复的问题。④其他：鉴于异位内膜病灶可表达高水平的环氧合酶-2（COX2）和芳香化酶，因此推论非甾体抗炎药COX2抑制剂不仅能镇痛还可能抑制异位内膜的生长，但后者还需要临床试验的验证。

### （二）治疗子宫内膜异位症新药临床前药效学研究设计

治疗EMs药物药理的研究方法包括：利用体外原代培养的人子宫异位内膜细胞和动物子宫内膜移植模型。原代培养的、刚离开机体的人异位内膜细胞具有人异位内膜的特征，可较好地反映体内细胞的生物学特性，且生长迅速、不受体内复杂因素的影响，可用于药物抑制率的筛选和药物作用机制的研究。由于生殖系统疾病受多种因素，尤其是激素的调控，整体动物模型能够更加准确的反映药物在体内的疗效。

**1. EMs在细胞模型上的建立与应用**

（1）子宫内膜细胞的分离、鉴定及特性　子宫内膜细胞由腺上皮细胞和基质细胞组成，二者相互作用、相互影响。建立原代培养的内膜细胞模型成为研究EMs的重要方法之一。基质细胞具有旁分泌功能，其产生的酶类、功能蛋白和细胞因子调节子宫内膜腺体细胞的分化、增殖。对于初步的药物活性筛选而言，将基质细胞和上皮细胞共培养是较好的方法，但在探索子宫内膜的发病机制和药物作用靶点时，区分作用靶点是在内膜间质细胞抑或在上皮细胞是重要的，因而，分离培养高纯度的基质细胞和上皮细胞是必不可少的。

人子宫异位内膜可在腹腔镜下用子宫内膜负压吸管获取，取材后立即保存于培养液中。内膜离体保存时间不宜超过2个小时，应尽快洗涤、消化和分离。间质细胞和腺上皮细胞的分离有一定难度，尤其对异位内膜细胞更加不易。内膜组织消化后的细胞悬液中可见单个间质细胞及葡萄串状的上皮细胞；通常可采用筛网过滤法分离子宫内膜间质细胞及腺上皮细胞，然后分别进行培养。两种细胞在形态和分布上有所不同。上皮细胞呈多角形或蝌蚪形，细胞轮廓清晰，排列紧密，胞浆星颗粒状，核圆而大，核仁明显，细胞之间有丝状物连接，易形成细胞团。上皮组织和上皮细胞中有大量角蛋白（cytokeratin）表达；而间质细胞在显微镜下可见两种细胞形态，一种呈多角形，有多个短小细胞突触，胞浆薄而透明，核圆居中，细胞排列无极性，平铺生长；另一种为梭形，具有成纤维细胞形态，胞浆丰富，核椭圆。间质细胞中主要表达波形蛋白（vimentin）。据此，可根据其不同特性采用免疫组化方法进行鉴别，上皮细胞角蛋白染色呈阳性，而基质细胞波形蛋白染色呈阳性。原代培养的细胞经过传代后，原来纯度虽不高的间质细胞亦可纯化，纯度率可达99%。间质细胞传代后存活率较高，细胞以梭形细胞为主，长期培养的间质细胞呈长梭形，以平行束状排列。异位内膜和正常内膜细胞有所不同。异位子宫内膜间质细胞形态较在位间质细胞小，分散生长，呈伸展、挺直状，中间稍宽，两头尖，似纺锤状。

（2）内膜细胞的消化与培养　成功建立原代细胞培养模型的关键是在短时间内获得大量有活力的内膜细胞，选择合适的组织消化方法是获得大量细胞的关键。需根据所获标本的特性调整消化时间。常规方法是将新鲜的人子宫内膜正常组织或异位内膜组织置于培养皿内以HBSS液反复漂洗2~3次，除去残留血液，在培养皿中剪（切）成1~2$mm^3$大小，加入1mg/ml胶原酶Ⅰ，置于37℃水浴中震荡中消化0.5~1小时，显微镜下观察并控制消化时间。将含细胞的滤液以100目筛网过滤，上皮细胞通常留在筛网上，间质细胞可经过筛网留在滤液中。分别收集两种细胞，以1000r/min，离心5分钟，细胞沉淀物以培养液洗涤1~2次，将细胞分别接种于含10%胎牛血清、40U/ml硫酸庆大霉素、15mmol/L HEPES、0.2mmol/L L-谷氨酰胺的DMEM/F12培养液中，于37℃、5% $CO_2$培养箱中进行培养，隔3~5天换液进行。待细胞密度达80%左右时可进行传代或给予药物处理。药物处理时间通常不宜超过72小时。

（3）影响内膜细胞生长的因素　由于EMs在人体内的生长受多种因素调节，而体外的生长环境与体内相差较大，数次传代后可导致细胞生长率下降，并出现形态和功能的改变。因此，培养液的选择也是影响EMs细胞生长、形态和功能的重要因素。有报道采用含10%胎牛血清的DMEM培养液或15%的小牛血清的DMEM培养液，曾有使用含10%胎牛血清的DMEM/F12培养液进行原代培养获得较好的结果。此外，细胞的种植密度也是影响细胞生长的因素。取材后组织块污染、组织块未能充分消化，组织块放置时间过长、不新鲜或缺乏活性等原因常导致无法获得足够量的细胞，细胞数量过少、细胞接种密度过低是最常见的失败原因，但细胞接种密度过高也不利于细胞的生长。消化液的选择也是影响获得大量细胞的因素之一。子宫内膜组织质地较软，通常情况下使用0.1%~0.2%的胶原酶Ⅰ消化内膜组织即可。也有曾报道在胶原酶中加入0.005% DNA酶或采用混合消化酶，含2.5g/L胰蛋白酶、1g/L Ⅳ型胶原蛋白酶和1g/L透明质酸酶。此外，根据经验和大多数文献报道，使用100目筛即可获得良好的分离效果，但也有研究者采用200目筛。

应予以注意的是，来源于人异位内膜的细胞模型为有限细胞系。内膜的间质细胞通常可传代4~6代，而内膜上皮细胞寿命短，通常在传代3~4代以后生长趋于缓慢、老化并失去原有的细胞特性，因而使用此类原代细胞不宜多次传代。

**2. EMs在动物模型上的建立与应用**　动物模型被广泛地运用于EMs的基础和临床研究中。包括大鼠、小鼠、家兔、猴、狒狒等，其中以啮齿类动物应用最广泛。还有研究者使用鸡胚绒毛尿囊膜（chicken chorioallantoic membrane，CAM）模型研究EMs的生长机制和药物作用机制。

（1）各种不同动物模型的特点及选择　猴和狒狒是与人最相近的灵长类动物，具有明显的月经周期，可出现自发的子宫内膜脱落，因而可产生自发的EMs，是模拟人类子宫内膜异位症的最佳动物。但猴价格昂贵、繁殖周期长，其自发性EMs发生率远低于人类，用于研究时仍需要用手术种植方法建立EMs模型。

啮齿类动物繁殖能力强，价格便宜，且有规律的动情周期，每个周期为4~5天，由于不会像灵长类动物出现内膜脱落，因而不能自发形成异位内膜病灶，但其内膜组织具有旺盛的生长能力，可通过手术方法将内膜组织移植到腹腔形成异位内膜病灶，建立实验性内异症模型。

大鼠对性激素敏感性高的特性，可作为首选动物。治疗内异症的新药整体药效学一般要求两种动物模型评价药物的治疗作用。因此，小鼠和家兔也可用于内异症实验模型，但小鼠因体积小、耐受性差、容易死亡，操作难度较高；兔因无自发性排卵，无动情周期的变化，移植物法成功率较大鼠低，因而在进行新药药效学评价时通常推荐使用大鼠。

应注意的是，实验前大、小鼠应进行1~2个动情周期的检查。研究中发现，虽然实验动物的遗传背景和饲养环境均相同，但仍存在个体差异，个别大（小）鼠对激素变化不敏感，表现为动情周期不规律。选择动情周期变化规律的动物进行子宫内膜的移植实验成功率较高。由于家兔是诱发性排卵，没有类似大、小鼠的规律的动情周期，因此使用家兔造模时需在实验前和实验中给予一定量的雌激素才能维持异位内膜的生长。

CAM模型常被用于研究肿瘤细胞的侵袭性、转移性和血管生成潜能。由于子宫异位内膜具有与肿瘤相似的特性，CAM含有细胞外基质成分，类似于人腹膜的ECM，该方法也可用于研究异位内膜的侵袭和血管生成机制。将人的子宫内膜覆于鸡蛋CAM，有增殖能力的子宫内膜碎片可穿过CAM上皮细胞侵入间充质层，在CAM层形成子宫内膜样病变。经7~10天的孵育，建立子宫内膜异位症模型。

（2）内膜移植模型的建立与应用　经典的实验性内异症模型通常采用二次开腹法，第一次为种植内膜时，第二次为种植3周后开腹测量异位囊肿的体积，检查模型种植成功与否。有条件时可利用动物B超方法测定异位囊肿的体积，可避免二次开腹对动物的损伤。

1）相同种属自体内膜移植模型：选择动情周期规律的大鼠进行实验。取当日处于动情期或动情前期的大鼠进行实验。大鼠全身麻醉，背位固定于手术板上，腹部毛剃净，碘伏或75%乙醇溶液消毒皮肤。于腹中线上距耻骨联合1cm处作3cm长的纵行切口，进入腹腔，游离一侧子宫，距子宫角约2cm处切下一小段子宫，置于营养液或生理盐水中，修去子宫周围多余脂肪，纵行切开，分离肌层与内膜，取一段约0.5cm×0.5cm内膜，用4-0铬线缝合固定于腹内侧壁富含血管处。对照组可取大小相仿的脂肪组织种植于相应部位。子宫断端行端-端吻合术后，关腹。伤口处给予少量庆大霉素防止伤口感染。手术3周后进行第二次剖腹，观察移植物的生长情况。用游标卡尺测定移植物的长径、短径和高，计算移植物体积。移植灶体积增大，呈透明的结节状、囊状、有澄清液体积聚，移植物被结缔组织覆盖并有血管形成，质地软，表明模型成功。按照移植物体积进行随机分组，开始给药见图15－1－2。

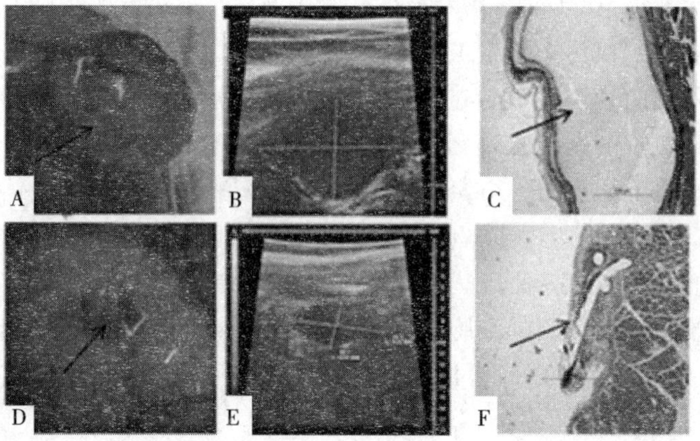


**图15－1－2　亮丙瑞林对实验性SD大鼠子宫异位内膜的抑制作用**

A～C. 模型对照组异位囊泡；D～F. 给予亮丙瑞林治疗后异位囊泡明显缩小；
A、D. 异位囊泡大体形态；B、E. 异位囊泡的超声影像；C、F. 病理组织切片

也可集中采用数只大鼠子宫作为内膜供体，将供体动物的子宫全部剪下，分离肌层与内膜，并剪成多个大小均等的内膜片。将大小相等的内膜分别种植于其他受体大鼠腹腔。此方法较前者省力，两种方法造模的成功率均可达80%～90%，无显著性差异。但总体来看，采用大鼠自身供体移植的内膜生长会更好一些。

本方法在整个手术过程应注意无菌。子宫组织剪下后应及时浸于生理盐水或营养液中，尽快进行内膜分离和种植，否则会影响内膜的生长活性。剥离子宫肌层后再行内膜种植有利于移植内膜与腹壁间接触更紧密，有利于囊泡的形成。内膜种植时应将内膜面朝腹腔，将剥离肌层的一面紧贴腹壁缝合。挑选腹壁血管丰富的部位进行种植有利于异位内膜的生长。此外，可于术前48小时给予大鼠皮下注射雌激素，使子宫充盈，便于手术同步进行。该模型很好的模拟了异位内膜在动物体内的形成，可用于研究药物或其他因素对子宫内膜异位症的作用。但大鼠与人有较大的种属差异性，实验结果与临床可能存在差异。

曾有采用将子宫内膜碎片注射至腹腔的方法建立模型。该方法操作简单、不必开腹，但缺点是模型成功率和稳定性逊于大鼠内膜移植法。作为治疗药物的药效学评价时仍推荐采用经典的大鼠内膜移植方法.

2）种植部位的选择：EMs动物模型制作主要基于“子宫内膜种植学说”，在人类，子宫异位内膜累及的常见部位为盆腔、直肠和卵巢等，因此，根据研究的目的，可将内膜缝合（种植）于动物腹腔的腹壁、腹腔肠系膜、卵巢及直肠，Berkley曾报道种植于卵巢的囊泡生长较种植于腹壁好。但种植于腹壁和肠系膜的文献报道较多，方法更成熟。

（2）不同种属异体内膜移植模型　异体移植是将人的正常内膜或异位内膜组织或细胞种植于免疫缺陷动物体内，建立异体移植EMs模型。子宫内膜碎片的着床部位主要为肠道、腹壁肌肉、肝脏和腹部器官周围的脂肪。

1）动物的选择与比较：由于存在排异反应，不同种属间的移植模型通常采用免疫缺陷动物，如免疫缺陷型裸小鼠、严重联合免疫缺陷（severe combined immunodeficiency，SCID）小鼠，以及非肥胖糖尿病（NOD）-SCID小鼠。然而，普通裸小鼠虽然缺乏T和B淋巴细胞，但还存在自然杀伤（natural killer，NK）细胞，因此将人内膜组织碎片直接接种会导致有一定比率的内膜被吸收使建模成功率降低，内膜移植成功率为60%，而SCID小鼠NK活性被抑制，内膜移植成功率可达100%。若移植前将子宫内膜组织体外培养24小时后，可提高成功率。

2）实验方法：取性成熟的CB-17 SCID/SCID雌性小鼠，体重18～22g，饲养在屏障系统隔离笼内。将新鲜的人子宫内膜用冷无菌HBSS冲洗，去除细胞碎片，再剪成2mm×2mm的组织片，悬于HBSS缓冲液或培养液中，注射至SCID小鼠的腹腔内，操作过程需取材后60分钟内尽快完成。

在小鼠异体移植模型中，人内膜组织维持完整性时间是有限的。在裸鼠中子宫内膜存活时间通常不超过4周。文献报道接种后3周后即可观察到内膜组织去分化和淋巴细胞浸润。而使用NOD-SCID小鼠内膜的成活率可维持至28天。

应予以注意的是，此类模型由于需要取人体组织，通常需要预先进行伦理审批，此外，因存在异体内膜自身成活率不高和成活时间有限的问题，在进行新药评价时尤其应注意设置对照组，以免出现对药效结果误判。

**3. EMs在动物模型上药效学研究设计**　新药药效学评价时通常建议采用整体动物模型。目前多采用经济实惠的大鼠子宫内膜移植法，待移植的内膜生长形成异位囊泡后，再给予药物治疗，为治疗性用药。

（1）阳性对照药的选择　虽然很多实验报道以达那唑作为阳性对照药，但根据多年的实验经验，在动物模型实验中达那唑的疗效逊于GnRH类似物和孕三烯酮（gestrinone，R2323），宜选择GnRHa和R2323作为阳性对照药物。

（2）药效指标的选择　临床上子宫内膜异位症的临床表现为疼痛、盆腔粘连、结节或包块。因此，判断治疗药物是否有效的主要药效学指标为：①给药前后异位囊泡的体积变化；②异位内膜的病理组织学形态、腺体数量、腺腔面积以及异位内膜厚度；次要药效学指标包括：①血清中雌激素、孕激素水平及炎症因子水平的变化；②异位内膜组织的雌、孕激素受体水平和炎症因子受体的变化。此外，子宫内膜异位症生育指数（endometriosis fertility index，EFI）是目前唯一与患者的生殖预后相关的评分系统，因此，若拟评价新药是否可改善内异症导致的不孕，评价指标中还应增加测定大鼠生育力的实验，测定雌性大鼠的受孕率、妊娠率、产子鼠等。

（3）给药途径、给药剂量和给药时间选择　移植的异位内膜通常于移植3周（21天）左右生长成为异位囊泡。由于机体的免疫排异反应，移植的异位内膜都会在移植4~6周后逐渐缩小，因此，通常模型成功后立即给药，给药时间为3周（21天），不宜过长。给药途径和频率宜与临床给药途径一致。由于子宫内膜异位症为慢性病，用药时间长，且容易复发，建议采用非血管给药途径。

## （三）实例

### 亮丙瑞林对子宫内膜异位症的治疗作用与作用机制研究

**1. 药物特性**　亮丙瑞林是促性腺素释放素激动剂（GnRHa），为多肽类药物。GnRHa类药物与GnRH结构相似，二者竞争性结合GnRH受体，GnRHa对垂体GnRH受体的亲和力强于GnRH。当GnRH受体被GnRHa占领和耗竭后，表现为抑制垂体-性腺轴功能，进而抑制卵巢激素（雌激素、孕激素）的分泌，类似手术切除卵巢，称为药物去除卵巢法（medical oophorectomy）。是目前临床用于治疗子宫内膜异位症的常用药物，可作为本类疾病治疗药物评价的阳性对照药物。

**2. 研究目的**　评价亮丙瑞林对实验性子宫内膜异位症的治疗作用及其机制。

**3. 动物选择和模型选择**　因SD大鼠对激素敏感性较高，作为本实验的内异症模型建立的首选动物。选用性成熟大鼠，体重为200~220g。手术前1周进行1~2个动情周期检查，每日检查阴道细胞学涂片，挑选其中动情周期规律的大鼠进行实验。于手术前48小时皮下注射，每只给予苯甲酸雌二醇0.1ml，使子宫充盈，便于手术同步进行。采用前文中“相同种属自体内膜移植模型”方法建立EMs大鼠实验模型。

**4. 实验分组**　由于动物的个体差异和排异反应，并非所有移植物都能生长成为异位囊泡。各组动物数设为10~12只。第1次开腹行内膜移植手术后第21天进行第2次开腹探查，测量异位囊泡的长、宽和高，计算囊泡体积，剔除囊泡生长过大、过小或未形成囊泡的动物后，根据囊泡体积大小随机分组，开始给予药物治疗。设溶剂对照（假手术）组，模型对照组，阳性对照组，以及亮丙瑞林低、中和高剂量3个剂量组。本实验不宜按体重分组。

**5. 给药途径、给药剂量和给药时间**　阳性对照组摘除卵巢。亮丙瑞林临床给药方法为皮下或肌内注射，单次皮下注射3.75mg，1次/4周，共注射3次。本实验采用皮下注射给予大鼠。以临床拟定剂量折合大鼠剂量为实验中剂量，低剂量和高剂量分别为中剂量的0.5倍和2倍。为加强药效学效果，增加给药频率1次/10天。

**6. 评价指标**　临床上子宫内膜异位症的临床表现为疼痛，盆腔粘连、结节或包块。因此，对动物该模型是否成功的判断标准为移植的内膜是否生长成为异位囊泡，以及药物治疗后异位囊泡的体积变化。

主要评价指标为：①给药前后异位内膜体积的大体形态学变化。测量囊肿的长、宽和高，采用长椭球公式即 $V=0.52\times$长$\times$宽$\times$高计算异位内膜体积；也有文献采用公式 $V=(4/3)\pi r^2R$（$r$ 和 $R$ 分别代表囊肿的短径和长径）计算。②异位囊泡的病理组织学形态，测定腺体数量、腺腔面积以及异位内膜厚度。

次要评价指标包括：①血清中雌激素、孕激素以及 TNF-α、CA125、IL-6 和 COX2 水平；②异位内膜中雌激素受体（ER）、孕激素受体（PR）及血管生成因子（VEGF）表达水平及其活性。

**7. 机制研究** 激素应答是子宫内膜异位症的重要特征之一。通常认为子宫内膜异位症的发病机制与局部的雌激素水平异常升高有关，因此，以促性腺素释放激素（GnRH）和孕激素受体（PR）为靶点的药物，如促性腺素释放激素类似物（GnRHa）和孕激素是目前主要的治疗药物。此外，内异症病灶有向组织深部及周围浸润生长的特点，一些患者的细胞因子（如 IL-$\beta_1$、IL-6 和 TNF-α 等）的表达和活性可能使这些患者脱落的子宫内膜碎片易于黏附，因此，基质金属蛋白酶（MMPs）、VEGF 等细胞因子成为最新的研究热点区域。针对细胞因子产生和作用的治疗药物也在被研究作为 EMs 的辅助治疗。内膜异位症衍生的趋化因子可以招募和激活白细胞，后者可分泌各种可溶性炎症介质，如促炎性细胞细胞因子和前列腺素，在内异症症状的发生中具有重要作用。例如，在内异症病灶中表达高水平的环氧合酶-2（COX2）。因此，靶向抑制 COX2 的抗炎药物可能有效。由于目前对子宫内膜异位症确切的发病机制仍有争议，因此，对其靶点的研究也多种多样。目前尚未见针对本疾病的、有效的单靶点治疗药物。

本研究结果显示，亮丙瑞林可明显抑制异位内膜的生长，降低血清中雌激素、孕激素水平，并降低 TNF-α、CA125、IL-6 和 COX2 水平，抑制异位内膜组织中 ER、PR 及 VEGF 表达，表明亮丙瑞林不仅可下调激素水平，还可抑制异位内膜生长相关的细胞因子，减轻炎症反应，其抑制异位内膜生长的机制是多环节的。

## 三、治疗子宫肌瘤药物的药理学研究

### （一）概述

子宫肌瘤（uterine leiomyoma or uterine fibroids），是女性生殖系统最常见的良性肿瘤，多见于 30～50 岁育龄期女性。以 40～50 岁最多见，20 岁以下少见。子宫肌瘤来源于子宫肌层的平滑肌细胞。通常表现为大小不等（几个毫米~几个厘米）的多个肌瘤或多种类型的肌瘤发生于同一子宫，称为多发性肌瘤。按肌瘤所处部位通常分为宫体肌瘤和宫颈肌瘤，分别约占 92% 和 8%；按肌瘤所处肌层位置通常分为：肌壁间肌瘤（生长于肌层内，占 60%～70%）、浆膜下肌瘤（生长于子宫表面，约占 20%）和黏膜下肌瘤（生长朝向子宫腔内，占10%～15%）。肌瘤所处的位置不同，可导致不同的临床症状。黏膜下和肌壁间瘤导致的主要临床症状表现为月经量增多、经期延长或不规则阴道流血。若患者长期月经过多易导致继发性贫血。过大的肌瘤可压迫周围器官和神经，表现为下腹坠痛、腰背部酸痛及排尿或排便障碍等。当肌瘤合并内膜异位症或子宫腺肌症时，还可引起疼痛；部分不孕症与子宫肌瘤有关。

据统计，高达 77% 的女性可罹患子宫肌瘤，15%～30% 的患者出现明显的临床症状。子宫肌瘤的确切病因尚不十分明确，可能与子宫体局部内分泌环境有关。子宫肌瘤的大小随月经周期的不同而变化，卵泡期较小，黄体期增大，妊娠期迅速增大，表明子宫肌瘤具有高度的激素依赖性。子宫局部雌、孕激素水平过高一直被认为是子宫肌瘤的主要诱发因素，被称为“雌激素假说”。雌激素可刺激促进子宫肌瘤生长，因而子宫肌瘤多发于育龄期女性，而绝经后肌瘤可停止生长，甚至萎缩。孕激素可通过促进和维持子宫肌瘤细胞上的雌激素受体含量、提高上皮生长因子样蛋白和上皮生长因子受体的含量加强雌激素效应，二者共同作用促进肌瘤生长。子宫肌瘤还表现出种族差异性。研究显示，非洲裔美国女性比高加索女性更易患肌瘤，并且前者表现出的临床症状更严重。细胞遗传学研究显示，40%～50% 子宫肌瘤存在细胞遗传学异常，出现某些特异性的染色体重排、易位及缺失等，这些改变可能导致基因表达的异常。此外，环境、生育、体重指数、初潮年龄、饮食和生活习惯等都曾作为是否为子宫肌瘤的风险因子被研究。因此，子宫肌瘤的病因很可能是多种潜在的遗传病因和局部环境刺激共同作用的结果。

除表达雌激素受体（estrogen receptor，ER）和孕激素受体（progesterone receptor，PR）外，子宫肌瘤还表现

为细胞外基质（extracellular matrix，ECM）异常沉积。现已发现的可能与子宫肌瘤相关的基因还包括：高迁移率族蛋白 A2（high mobility group protein A2，HMGA2，HMGI-C）、雌激素代谢酶儿茶酚-O-甲基转移酶（catechol-O-methyltransferase，COMT）、血管表皮生长因子（vascular endothelial growth factor，VEGF）、碱性成纤维细胞生长因子（basic fibioblast growth factor，bFGF）以及表皮生长因子（epidermal growth factor，EGF）、肝素结合表皮生长因子（heparin-binding epidermal growth factor，HBEGF）、胰岛素样生长因子（insulin-like growth factor）、血小板生成因子（platelet derived growth factor，PDGF）等，这些因子都与平滑肌细胞的生长与增殖密切相关。此外，丝裂酶原激活蛋白激酶（mitogen-activated protein kinase，MAPK）家族、转化因子 β（transforming growth factor β）家族、SMAD 信号通路、Wnt 信号通路、PI3K/AKT-mTOR 信号通路以及凋亡相关的信号通路等都在子宫肌瘤中表达异常。其他相关因素还包括：泌乳素、甲状腺素等激素水平异常。近期研究显示，一些小的非编码 RNAs（miRNAs）在子宫肌瘤的病理进程中也可能发挥作用。还有研究显示一些环境雌激素如双酚 A（bisphenol-A，BPA）和己烯雌酚（diethylstilbestrol，DES）等也可能参与子宫肌瘤进程（图 15 -1 -3）。

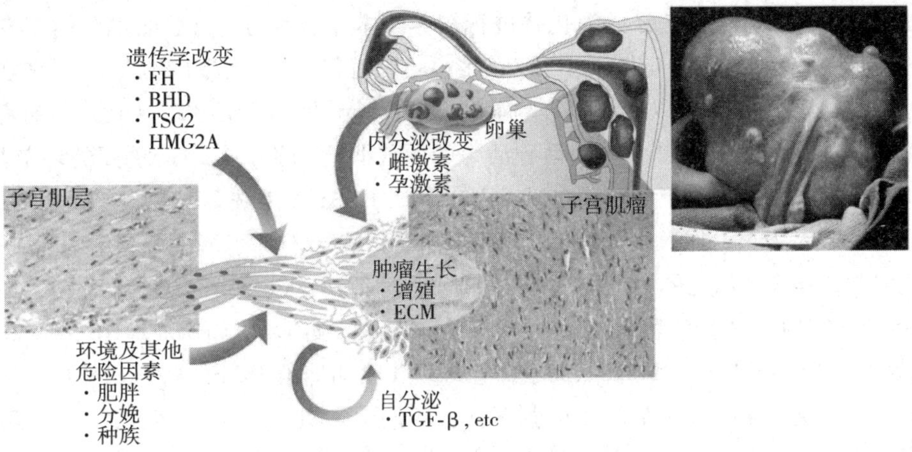


**图 15 -1 -3　子宫肌瘤的起源和相关因素**

子宫全切除术是唯一能根治子宫肌瘤的方法，但单独的子宫切除术可能存在远期不良影响，可能与心血管疾病以及阿尔茨海默病和帕金森症等常见的认知功能障碍发生率增加相关。此外，子宫动脉栓塞术和磁共振引导的聚焦超声也是近年来采用的子宫肌瘤治疗新方法。在药物治疗方面，鉴于子宫肌瘤的重要特征是对卵巢激素具有依赖性，因而，抗雌、孕激素是目前子宫肌瘤治疗的主要方向，目前临床主要的治疗药物为：①促性腺激素受体类似物包括拮抗剂 GnRH-A 和激动剂 GnRHa；②孕激素受体拮抗剂。由于 GnRH 类似物的作用靶点在下丘脑和垂体，通过抑制下丘脑-垂体促性腺激素释放激素的分泌而降低下游靶器官（卵巢和子宫）雌、孕激素的产生，不仅可使异位子宫内膜萎缩，用于治疗子宫内膜异位症，还可用于子宫肌瘤的治疗，使肌瘤萎缩。虽然在治疗期间疗效明显，但停药后病灶可复发，一般用于术前治疗。

孕激素受体拮抗剂（亦称孕激素受体调节剂，progesterone receptor modulators，PRMs）包括米非司酮（mifeprostone，RU486）和醋酸优力司特（ulipristal，UPA），二者最初均用于紧急避孕，在无保护性交 120 小时内服用可降低妊娠概率，后发展用于术前改善子宫肌瘤症状。米非司酮在国内应用历史已有 30 年，2014 年国家食品药品监督管理总局批准米非司酮 10mg/d 用于手术前子宫肌瘤的治疗。2013 年欧盟批准 5mg UPA 用于子宫肌瘤的术前应用，但尚未获美国 FDA 的批准。这类药物的作用机制为与孕酮受体结合发挥强大的抗孕激素活性，但这种特性也可能导致局部的雌激素水平升高增加子宫内膜增生或子宫内膜癌的发生风险，因此多用于术前改善子宫肌瘤症状，有利于手术的进行。长期应用尚需要更多临床数据的支持。

其他正在尝试的治疗药物还包括：芳香化酶抑制剂和抗血管生成药物。前者的代表药物为来曲唑，其作用机制基于芳香化酶抑制剂可抑制雄激素向雌激素的转化酶，减少雌激素产生，达到抗雌激素的目的以遏制肌瘤生长；后者则基于血管生成因子 bFGF 及其 I 型受体在与子宫肌瘤出血的病理过程中表现出重要作用。研究发现干扰素拮抗 bFGF 的效应可缩小肌瘤并减轻出血症状。但这些应用的有效性及风险/利益比还在评估中。

### （二）治疗子宫肌瘤新药临床前药效学研究设计

治疗子宫肌瘤药物药理的研究可利用体外培养的子宫肌瘤细胞以及子宫肌瘤动物模型。前者适合用于药物筛选和药理作用的研究，后者适合用于药物的有效性评价以及对作用机制的验证。

**1. 子宫肌瘤体外细胞模型的应用及药效学设计** 体外培养的子宫肌瘤细胞模型包括：①体外原代培养的人子宫肌瘤细胞；②雌性 Eker 大鼠来源的细胞系。培养人原代肌瘤细胞需要获得大量的人体组织，需经过伦理批准，且培养难度较高，细胞生长缓慢，不易保存。鼠源性的子宫肌瘤细胞尚未见商品化，国外有数篇文章报道，但国内未见应用。

（1）原代培养的人子宫肌瘤细胞 刚离开机体的人子宫肌瘤细胞还保留有人子宫肌瘤的原始特征，可较好地反映体内细胞的生物学特性，直接以人子宫肌瘤细胞为研究靶点，有利于进行药物作用机制研究和大规模药物筛选实验。

人子宫肌瘤通常在腹腔镜手术和全子宫手术时即可取得。取材后应尽快保存于培养液中。肌瘤离体保存时间不宜超过 2 个小时。取材后应尽快洗涤、消化并进行培养。体外培养的子宫肌瘤细胞属于有限细胞系，原代培养的子宫肌瘤细胞增殖较慢，第 2~4 代细胞比较旺盛，此后随着传代次数的增加，其增殖能力减弱，亚细胞器增加，肌丝开始减少，至第 5~6 代以后细胞已基本停止生长。因此，建议用 2~4 代进行研究。

建立该细胞模型的关键点在于获得大量的具有活力的原代肌瘤细胞。其中最重要的环节是组织块的消化。常规实验方法：将人子宫肌瘤组织置于培养皿内以 D-Hanks 或 HBSS 液漂洗 2~3 次，尽量除去残留血液，在培养皿中剪（切）成 1~2mm$^3$大小，加入 0.1%~0.3% 胶原酶Ⅰ，置于 37℃水浴中震荡中消化 1~3 小时，显微镜下观察并控制消化时间，移去未消化的组织块，将含细胞的滤液以 1000r/min，离心 5 分钟，细胞沉淀物以培养液洗涤 1~2 次，将细胞接种于含 10% 胎牛血清、40U/ml 硫酸庆大霉素、15mmol/L HEPES、0.2mmol/L L-谷氨酰胺、10ng/ml 人表皮生长因子以及 0.2U/ml 胰岛素的 DMEM/F12 培养液中，于 37℃、5% $CO_2$ 培养箱中进行培养，隔 3~5 天换液一次。待细胞密度达 80% 左右时可进行传代或给予药物处理。药物处理时间通常不宜超过 72 小时。

该方法应注意以下几点：①取材后组织块污染、组织块未能充分消化，组织块放置时间过长、不新鲜或缺乏活力等原因常导致无法获得足够量的细胞，细胞数量过少、细胞接种密度过低是最常见的失败原因，但细胞接种密度过高也不利于细胞的生长。②由于子宫肌瘤标本通常质地坚硬，有时仅使用胶原酶很难将细胞消化下来，此时可在加入胶原酶消化之前先用 0.25% 的胰酶将组织块进行适当消化（10~30 分钟或更长时间），使组织块松软，再加入胶原酶消化，有利于细胞从组织中游离出来，获得更多细胞。但此方法需要实时监控细胞的消化程度，以免细胞被胰酶过度消化致死。③消化后的组织块中可能仍含有大量未游离出的细胞。可将这些组织块放置于培养皿中，加入少量培养液，使其贴壁并置于培养箱中培养，使细胞自组织中游离出来后，再取出组织块。此法称为组织块培养法。组织块培养法也可取得一定的成功率。其中的关键点在于组织块须贴壁于培养皿中，不能漂浮在培养液中。

显微镜下可见，原代培养子宫肌瘤细胞多为不规则三角形或带形，细胞生长呈放射状，细胞核多为卵圆形。生长较慢；传代后，肌瘤细胞生长速度较快，多为梭形或带形，细胞生长呈放射状、旋涡状或火焰状走行，排列紧密，细胞核多为短棒状。免疫组化 α-actin 鉴定结果为平滑肌细胞。

（2）大鼠子宫肌瘤细胞系 大鼠子宫肌瘤 ELT-3 细胞系取自基因突变的 Eker 大鼠，1995 年美国安德森癌症研究中心 Dr Cheryl Walker 等首次报道。该细胞系保留子宫肌瘤表型，表达雌、孕激素受体 ER 和 PR，α-actin 表达阳性，可作为体外子宫肌瘤研究模型，但该细胞系未见商品化，仅见于国外少数几个实验室文献报道。国内未见应用，尚无该方面的经验。

**2. 在动物模型上药效学研究设计**

子宫肌瘤动物模型的比较：子宫肌瘤动物模型包括三类：①基因缺陷型子宫肌瘤模型；②外源性雌、孕激素诱导的豚鼠或大鼠模型；③人子宫肌瘤组织裸鼠移植瘤模型。

（1）基因缺陷型子宫肌瘤模型 1995 年美国安德森癌症研究中心 Dr Cheryl Walker 等首次报道了可自发形成子宫肌瘤的 Eker 大鼠。Eker 大鼠为突变结节性硬化症复合体 2（Tsc2）基因缺陷型大鼠。文献报道 12 月龄以上的老年雌性 Eker 大鼠子宫及宫颈可自然生长出单个或多个肿瘤，自然发生率可达65%，并随大鼠年龄的增长发病率有升高的趋势。Eker 大鼠的平滑肌瘤具有高度雌激素敏感性并且具有类固醇性激素受体表达，肌瘤的病理特征与人类子宫肌瘤相似，并表现出 HMGA2、IGF-1 和 mTOR 通路的失调。但 Eker 大鼠也会出现肾癌和肝癌，通常是致命的，这个特征可能会限制其研究。此外，临床流行病研究资料显示，人类的子宫肌瘤好发于育龄期，随绝经期的来临子宫肌瘤逐渐缩小，而 Eker 大鼠的子宫肌瘤通常出现于老年大鼠，与临床有差异。该模型国内罕见使用，缺乏该动物模型的研究经验。

此外，还开发了 Tsc2 基因突变的小鼠子宫肌瘤模型。这种模型小鼠表现为肺部和子宫肌层形成肿瘤。也有学者认为，Eker 大鼠和 Tsc2 小鼠不是理想的 UL 临床前模型，因为人类的子宫肌瘤不受 Tsc2 基因突变的影响。最近，研究者根据子宫肌瘤中常见的 Med12c. 131G > A 错义突变开发出一种新型的小鼠子宫肌瘤模型。这种小鼠模型在生殖系统中表达由 $Amhr2^{+/Cre}$驱动的突变体 Med12 基因，这些小鼠在组织学水平上形成类似人的子宫肌层肿瘤，包括形成的结节中细胞外基质（ECM）增加以及染色体不稳定。其他一些基因突变的小鼠模型也正在研发中，包括过度表达人 GPR10 的小鼠模型以及条件 Rest 敲除模型。

（2）外源性雌、孕激素诱导的豚鼠或大鼠模型　国内目前常用的是采用外源性雌、孕激素诱导大鼠或豚鼠形成子宫肌瘤的模型。由于豚鼠和大鼠对性激素敏感性较好，均可选用。据报道，雌性豚鼠更容易罹患肿瘤，老年豚鼠约 8.4% 可自发性发生子宫肌瘤。与大鼠相比，豚鼠对性激素的敏感性更高，其病理组织学特征与人更接近，因而使用豚鼠进行造膜的成功率更高。对药物疗效的判定更加准确。但豚鼠饲养较难，极易感染，死亡率较高。

造模方法：以豚鼠为例，通常宜采用体重较大（350 ~ 400g）的雌性豚鼠，以 3% 戊巴比妥钠麻醉后腹位固定，从背部切口摘取两侧卵巢，缝合伤口，手术前后分别肌内注射庆大霉素 0.2ml/只，连续三天，以防止术后腹腔感染。手术 20 天后随机分组，开始皮下注射给予雌激素诱导形成子宫肌瘤模型。

诱导剂的选择与比较：此方法造模可单独应用雌激素诱导，也可采用雌激素、孕激素联合造模。短时间单独给予大量雌激素可诱导子宫增生、形成瘤样组织，多呈纤维瘤样结构。一般认为雌激素、孕激素联合造模形成的模型更稳定。由于孕激素对雌激素具有拮抗作用，使用雌激素诱导方法造模时应先以雌激素诱导一段时间后，再与孕激素合用，才能诱导纤维瘤转化为较理想的子宫平滑肌瘤。

此外，本实验宜采用摘除卵巢的去势动物。一方面，去势动物摘除卵巢后，相当于切断了内源性雌激素、孕激素最主要的产生途径，阻断了内源性雌激素对子宫的直接作用，此后再给予定量的雌激素诱导有利于实验后期对药物作用的评价；另一方面，去势后消除了体内的孕激素分泌源，解除对雌激素的抵抗作用，有利于雌激素发挥促增殖活性，促进子宫呈纤维样变化。以雌激素诱导 6 ~ 8 周后，再给予孕激素可诱导纤维瘤向平滑肌瘤样转变，形成类似于人类的肌瘤模型。若不进行去势就给予雌、孕激素则无法形成良好的肌瘤模型。此外，还应注意的是，雌激素、孕激素不仅导致肌层改变，还可导致子宫内膜的改变，因此在本模型中应注意区分病变是在内膜还是在肌层。

此模型的缺点是需要较长的造模时间，即 12 ~ 16 周，才能形成的较好的肌瘤。因此，在摘除卵巢时，手术应确保无菌。此外，激素诱导建立的肌瘤模型为旋涡状瘤化（趋势）结构，虽然与人类的病理结构类似，但与人子宫肌瘤病理学特征仍有一些不同。

（3）人子宫肌瘤组织裸鼠移植瘤模型　人子宫肌瘤组织裸鼠移植瘤模型系将来源于人的子宫肌瘤组织直接种植于免疫缺陷型裸鼠。移植受体小鼠可使用遗传背景明确的裸鼠或使用严重联合免疫缺陷（severe combined immune-deficiency，SCID）小鼠。由于后者具有严重的免疫缺陷特性，可以克服异种间的免疫排斥反应，有利于移植组织仍保持原有的组织形态及生化特征。

肌瘤组织接种：选用出生 7 ~ 8 周的 SCID 鼠，采用皮下移植方法建模。在超净工作台内，选择子宫肌瘤中心活力较好组织浸入 4℃ 的无菌生理盐水中充分漂洗，用眼科剪将组织剪成尽量小的碎块（1 ~ $2mm^3$），用骨髓穿刺针将肌瘤组织碎片注射至 SCID 小鼠臀部，并放回笼内继续饲养。观察移植物情况及荷瘤鼠的状况。

模型特点：成瘤潜伏期 7 ~ 10 周。移植肌瘤标本自身的活性以及处理过程对移植成功率影响较大。由于子宫肌瘤为激素依赖性肿瘤，利用该方法建立的移植模型仍需要给予额外的雌激素、孕激素以及免疫抑制剂处理才能维持移植肌瘤的生长。成瘤后取出皮下移植物，以病理组织学检测结果为最终判定依据。

**3. 子宫肌瘤动物模型的药效学评价指标选择**

（1）药效评价指标的选择　子宫肌瘤的临床表现为月经过多、腹部肿块、腹痛、腰酸背痛、膀胱或直肠出现压迫症状等，长期月经过多可导致继发性贫血。由于人类症状在动物上很难完全模拟，因此，在动物模型中评价该药物疗效的药效学指标以子宫病理组织学改变为主，包括：①子宫重量及子宫脏器系数；②子宫肌层和内膜病理组织学变化，子宫肌层厚度及腺体数量；③子宫组织中雌、孕激素受体含量及血清中雌、孕激素水平的变化。次要指标包括血液学变化及对凝血功能的影响。

（2）给药途径、给药剂量和给药时间选择　本模型需采用雌激素长时间（＞12 周）诱导才能形成。雌激素、孕激素的诱导剂量、频率和时间与肌瘤发生率呈正相关，诱导频率与动物死亡率呈正相关，诱导时间过短时可导致子宫肌层增生，但肌瘤形成概率低。大剂量雌激素和高频率诱导有助于肌瘤的形成，但可因毒性导致动物死亡；因此，宜选择性成熟和体重较重的豚鼠（体重 350～400g）或大鼠（体重 220～240g）进行实验。以皮下注射雌激素 2 次/周的频率对豚鼠进行诱导时，成瘤率约为 60%。如采用 SD 大鼠造模，雌激素诱导 6～8 周后再加用黄体酮（progesterone，$P_4$）8～10 周，1～2 次/周，然后再根据体重进行随机分组。

由于本模型造模时间较长，因此可在激素诱导一段时间，待子宫呈纤维化改变后再给予受试药物，为治疗性用药。鉴于目前子宫肌瘤的治疗药物多为抗雌、孕激素，因此，在给予治疗药物的同时还应继续给予雌、孕激素诱导，以观察药物的抗雌、孕激素效应。通常可给予受试药物 8～12 周。

给药途径宜与临床给药途径一致。由于子宫肌瘤为慢性病，用药时间长，且容易复发，不建议采用血管给药途径，长效制剂会较受欢迎。

## （三）实例

### 米非司酮对子宫肌瘤的作用及作用机制研究

**1. 药物特性**　米非司酮是化学合成的孕酮受体（PR）特异性拮抗剂，与 PR 的亲和力比黄体酮高 5 倍。具有很强的抗孕激素活性和抗糖皮质激素活性，无孕激素、雌性激素、雄性激素和抗雌性激素的活性。大剂量（150～200mg）用于抗早孕和引产等。低剂量（10mg）用于子宫肌瘤的术前治疗。

**2. 研究目的**　评价米非司酮对实验性大鼠子宫肌瘤的治疗作用及其机制。

**3. 动物选择和模型选择**　因 SD 大鼠较豚鼠耐受性好、死亡率低，本研究采用去势大鼠给予外源性雌、孕激素诱导方法建立大鼠子宫肌瘤模型。

**4. 实验分组**　去势 4 天后，各组动物进行阴道涂片检查，连续监测 1～2 个动情周期，确保去势手术成功。剔除阴道涂片显示仍有动情周期变化的动物（去势不成功）后按动物体重进行随机分组。研究中设正常对照组，模型对照组，阳性对照组，以及米非司酮低、中和高剂量 3 个实验剂量组。每组动物数 10～12 只。

**5. 给药途径、给药剂量和给药时间**　大鼠随机分组后，开始皮下注射给予外源性苯甲酸雌二醇（2 次/周）诱导肌瘤形成。雌激素诱导第 8 周后，除正常对照组外，其余各组同时给予皮下注射孕激素（1 次/周）以诱导肌层分化。第 9 周起在给予雌、孕激素诱导的同时给予药物治疗。模型组每天给予溶剂。米非司酮的临床推荐剂量为口服 10mg/d。给药途径与临床给药途径一致，每天连续灌胃，治疗时间共 10 周。采用临床剂量折合大鼠剂量为实验中剂量，低剂量和高剂量分别为中剂量的 0.5 倍和 2 倍。阳性对照组采用 GnRHa。皮下注射，1 次/2 周。

**6. 评价指标**　主要药效学指标为：①子宫脏器系数；②子宫肌层和内膜病理组织学变化，子宫肌层厚度；③血清雌、孕激素含量变化；④子宫组织中雌、孕激素受体（ER、PR）及 EGF、IGF、TGF-β 和 HMGA2 表达。

**7. 机制研究**　雌激素仍然被认为是目前子宫肌瘤发生机制中最重要的促生长因素，具有致有丝分裂作用，可刺激孕激素受体、表皮生长因子及胰岛素样生长因子而使肌瘤生长。而孕激素又可进一步促进和维持子宫肌瘤细胞上的雌激素受体含量，并通过提高上皮生长因子样蛋白和上皮生长因子受体的含量，利用外源性雌激素可刺激子宫平滑肌增殖，孕激素诱导形成子宫肌瘤样变化，因而形成子宫肌瘤动物模型。

雌、孕激素及其受体不仅在子宫肌瘤的发生和发展过程中发挥重要作用，还通过某些细胞因子调节子宫肌瘤的生长，因此，抗雌、孕激素目前仍然是子宫肌瘤治疗药物的主要作用机制和作用靶点。一些癌基因在子宫肌瘤的形成中也扮演重要作用，包括表皮生长因子（epidermal growth factor，EGF）、胰岛素样生长因子（insulin like growth factor，IGF）、转化生长因子β（transforming growth factor-β，TGF-β）和高度可移动簇蛋白（high mobility group protein，HMG）等。这些基因及其所涉及的通路都在子宫肌瘤治疗药物中被研究。

本研究显示，米非司酮可明显抑制雌、孕激素诱导的实验性大鼠子宫肌瘤生长，并降低血清中雌、孕激素水平，降低子宫肌瘤组织中 EGF、IGF、TGF-β 和 HMGA2 表达水平，表明米非司酮不仅可下调雌孕激素水平，还可抑制子宫肌瘤组织中 ER、PR 以及相关的细胞因子，其抑制子宫肌瘤生长的机制是多环节的。

## 四、治疗多囊卵巢综合征药物的药理学研究

### （一）概述

多囊卵巢综合征（polycistic ovarian syndrome，PCOS），又称 Stein-Leventhal 综合征，是一种发病多因性、临床表现呈多态性的内分泌综合征。育龄期女性的发病率为 9%～18%，是导致月经紊乱和不孕症最常见的原因之一。PCOS 可能在青春期之前或青春期发生，内分泌改变的特征为：①雄激素过多；②雌酮过多；③促性腺激素比例失调；④胰岛素过多。临床表现为多毛、痤疮，月经失调（闭经或月经稀发），不孕。病理表现为多囊卵巢和子宫内膜增生。患者卵巢中细胞色素 P450c17（CYP17）异常，导致卵巢间质和卵泡膜细胞产生过量雄激素，雌激素的正常分泌模式受干扰，卵泡发育异常，卵巢体积增大但发育不良，不能形成优势卵泡，导致无成熟卵泡生成且无排卵，长期无排卵导致子宫内膜持续受雌激素刺激，表现出不同程度的子宫内膜增生，甚至是子宫内膜癌。研究显示，PCOS 患者的内膜癌发生率约为对照组的 5.3 倍。此外，50% 以上 PCOS 患者肥胖，并伴有黑棘皮症。20%～40% 的 PCOS 患者还普遍存在胰岛素抵抗。现已明确，肥胖与 PCOS 和子宫内膜癌密切相关。

PCOS 具有家族性倾向性，确切病因尚未完全阐明。研究发现，雄激素过多可能与下丘脑黄体激素（luteal hormone，LH）高脉冲频率有关。与正常对照人群相比，PCOS 患者的下丘脑促性腺激素释放激素（GnRH）脉冲频率和振幅增加，GnRH 不仅可驱动 LH 的释放，导致 LH 分泌过剩，还可增加垂体的敏感性，提高 LH 对 GnRH 刺激的敏感性，而卵泡刺激素（follicular stimulating hormone，FSH）水平相对较低。LH 水平的增加又可促进卵巢分泌雄激素，导致雄激素过多，持续无排卵的恶性循环。但目前 PCOS 患者出现 GnRH 脉冲异常变化的机制尚不十分明确。

与激素相关的蛋白或肽类与 PCOS 有密切关系。临床分析发现较低的血清性激素结合球蛋白 SHBG 水平和较高的 AMH 水平明显较高，与多囊卵巢综合征的风险相关，Kisspeptin 是一种神经肽，通过 G 蛋白-偶联受体 54（也称为 Kiss1r）正向调节促性腺激素释放激素（GnRH）分泌。可能是 PCOS 患者血清 LH 水平升高的原因。越来越多的证据显示，PCOS 可能是一种由多种易感基因与环境因素相互作用而引起的复杂的遗传性疾病。遗传因素在多囊卵巢综合征的病因学中起着重要作用。现已鉴别出与 PCOS 敏感性相关的基因及通路包括 PPAR-γ、TNF-α、IL-6、VEGF、IGF1、FBN3、HMGA2 等 40～50 种。Li & Beak 总结了这些 PCOS 敏感基因所在的区域位点包括 2p16.3、2p21、9p33.3、9q22.3211q22.1、12q13.2、12q14.3、19.3p13.3、16q12.1、20q13.2 以及 12p12.2，这些信息显示，大多数 PCOS 的相关区域与其他疾病，如代谢、炎症、胰岛素和癌症信号有共同之处。此外，在 PCOS 患者中还检测有 20～30 种异常表达的 microRNA。这些 microRNA 的功能及其在 PCOS 中调节的意义还有待深入研究。

PCOS 作为慢性内分泌代谢性疾病，可影响女性一生，难以根治但可有效控制，需根据女性各个生理阶段采取对症处理及个体化治疗，并进行远期并发症的预防及长期管理。根据不同生理阶段的需求，对于 PCOS 患者的治疗通常为降低雄激素和促排卵方案。其中药物治疗是主要手段。对药物治疗无效的、症状严重的患者采取手术治疗。

药物治疗手段包括：①降低 LH 水平，包括使用口服避孕药（COC）和 GnRH 类似物，调整月经周期，改善雄激素过多导致的临床症状。COC 可促进睾酮的代谢，并提供足够的孕酮防止子宫内膜过多增生；GnRH 激动剂可抑制垂体 Gn 分泌，进而减少卵巢合成雄激素，降低血清雄激素水平。②抗雄激素治疗，包括醋酸环丙孕酮（cyproterone acetate，CPA）、螺内酯（spironolactone）和来曲唑（letrozole，LE）。CPA 可与雄激素受体结合具有抗雄激素活性。螺内酯可通过影响细胞色素 P450 的活性而抑制雄激素的产生。来曲唑为第三代芳香化酶抑制剂，阻止睾酮及雄烯二酮转化为雌二醇和雌酮，进而抑制雌激素对下丘脑-垂体的负反馈作用，增加促性腺激素

分泌，促进卵泡发育，早期应用于乳腺癌辅助治疗中，2001 年首次引进促排卵领域。③降糖药（胰岛素增敏剂）改善 PCOS 患者胰岛素敏感性，调整代谢紊乱：包括二甲双胍，噻唑烷二酮类药物（罗格列酮、吡格列酮）和阿卡波糖。其中，噻唑烷二酮类药物是选择性过氧化物酶增殖激活受体 γ 激动剂（peroxisome proliferators-activated receptors，PPARs），可以加强胰岛素受体底物、葡萄糖转运体的表达，长期应用可改善胰岛素的敏感性并恢复排卵，副作用为可导致体重增加、水钠潴留等。α-糖苷酶抑制剂通过阻止糖水解，减少糖吸收降低血糖，同时具有增加胰岛素敏感性等作用。

### （二）治疗 PCOS 新药临床前药效学研究设计

PCOS 的模型包括：①体外细胞模型；②激素诱导的动物模型。由于 PCOS 多发生于青少年及育龄期女性，以长期的药物治疗为主，取患者病变的卵巢组织进行研究并不容易。目前尚未见来源于人类患者的 PCOS 细胞系。文献报道的体外研究多数采用动物（主要是大鼠、小鼠）的正常卵巢颗粒细胞以及来源于中国仓鼠的卵巢细胞系。

**1. 在体外细胞模型上药效学研究设计** 原代培养的大鼠卵泡颗粒细胞的培养和应用：取 20～22 日龄的雌性大鼠，于晨 8 时皮下注射雌二醇，每天 1 次，每次 0.5mg，连续 3 天，促使卵泡成熟。第 4 天处死动物；无菌条件下，迅速取下卵巢，去除周围组织及卵巢表面包膜，用冷 McCoy's 5A 培养液或 HBSS 洗涤 2～3 次。在解剖镜下，刺破卵泡膜使颗粒细胞释放于培养液中（每只卵巢可有 10～15 个发育成熟的卵泡）。弃去卵泡膜后，将颗粒细胞转移至离心管中，4℃、1000r/min 离心 5～10 分钟，弃上清液；再次加入新鲜的 McCoy's 5A 培养液，吹打均匀，按（1～2）×$10^5$个细胞/孔的浓度种于培养板/瓶中，置于 37℃、5% $CO_2$ 培养箱内培养，2～3 天更换培养液。由于血清和酚红中含有激素类物质，为减少干扰，在进行激素类药物研究时，应使用不含酚红的培养液，并在实验前 24～48 小时更换为处理的不含激素的血清，以减少外源性雌激素对实验的干扰。

PCOS 动物模型的建立与应用：可用于 PCOS 模型建立的动物包括大鼠、小鼠、羊和猴。家兔由于是诱发性排卵动物，没有类似大鼠、小鼠规律的动情周期较少使用。猴和绵羊是子宫内成熟物种，在子宫内就完成了卵巢分化，与人类相似，二者皆可用于 PCOS 模型的建立，但由于其价格偏高，目前用于临床前药效学评价的 P-COS 模型动物主要为大鼠。SD 大鼠对性激素反应性高，成为目前实验室用于建立 PCO 模型最常用的实验动物。常用的 PCOS 模型诱导方法包括：雄激素造模法、雌激素造模法、人绒毛膜促性腺激素（human chorionic gonado-tropin，HCG）联合孕激素或胰岛素（insulin，INS）造模法等。多数文献使用雄激素诱导刺激的 PCOS 模型。

（1）雄激素诱导的 PCOS 法　该方法为未成年雌性大鼠皮下注射雄激素，包括脱氢表雄酮（dehydroepiandro-sterone，DHEA）、睾酮（testosterone，T）或双氢睾酮（dihydrotestosterone，DHT），造成高雄激素血症的病理特征。诱导时间包括短期（30 天）、中期（30～39 天）和长期（>90 天）。诱导开始的时间可根据研究的需要决定，有研究者在母鼠妊娠期开始给予雄激素用于研究发育源性疾病。

该模型特点为动物体重增加，血清雄激素水平升高、持续不排卵，并还可导致高胰岛素血症和胰岛素抵抗，可诱发卵巢多囊改变，但相关报道显示单纯应用 DHEA 构建的模型血清 LH 水平降低，可能与外源性增高的雄激素反馈抑制 LH 的分泌相关。由于胰岛素能刺激卵巢卵泡膜细胞和间质细胞合成雄激素，增加 LH 受体的作用，提高 LH 水平，促使肾上腺雄激素分泌增加，降低血中性激素结合蛋白，因此，将胰岛素与雄激素联合，使模型在激素水平上更符合人 PCOS 的病变特征。

（2）HCG 联合孕激素或胰岛素造模法　HCG 为 LH 的类似物，可抑制颗粒细胞的有丝分裂，最终导致卵泡发育停止。在卵泡早期使用可致卵泡闭锁。将 HCG 与孕激素或胰岛素联合应用更能有效促进多囊卵巢模型的形成，获得具有排卵障碍、高雄激素、高 LH 和高胰岛素血症、卵巢囊性病变等多种 PCOS 典型特征。但由于该模型是通过给予外源性胰岛素建立起来的，因而不适合于胰岛素抵抗方面的研究。

（3）雌激素和雌激素活性物质诱导造模法　高雌激素可使垂体对下丘脑的 GnRH 的敏感性增加，LH 水平升高、排卵性 LH 峰消失，持续的雌激素刺激对垂体 FSH 有抑制作用，可促进囊性卵泡形成。引起卵巢呈 PCO 样改变，卵巢中包含大量的小囊泡，并以卵泡膜间质细胞增生形成巨大的条索为特征，在形态上与人类 PCOS 比较相似。

该方法诱导时可采用 200～220g SD 大鼠，每天皮下注射戊酸雌二醇（estradiol valerate，EV）4mg，连续 8～

9 周。有条件者可用 E2 缓释泵代替每天皮下注射 EV。诱导期间每天行阴道涂片连续检查动情周期，阴道上皮细胞出现持续角化细胞和血清呈高雄激素变化时表明造模成功。若诱导时间过短，虽可观察到卵巢的囊性变化，但难以检测到血清高雄激素变化。解剖可见卵巢重量和窦卵泡的数量降低。通常诱导 8 周后可见真正的囊性卵泡，这些囊性卵泡分布于较大的次级卵泡间，并在囊性卵泡壁周围可见退化的颗粒细胞。血清学表现为 LH 和 FSH 的血清变化模式呈现为由低频率的脉冲组成的双峰并且呈现为持续较长时间大的波动。

模型特点：此模型由于长期雌激素的刺激会导致下丘脑神经元退化。垂体出现代偿性增生并对 GnRH 刺激出现异常反应，因此会导致下丘脑-垂体轴损伤而不适合 PCOS 治疗反应性方面的研究。此外，此方法建立的模型卵巢囊性卵泡的数量少、囊性卵巢体积减小、无包膜增厚和卵巢膜间质细胞的增生、颗粒细胞发生退化，与 PCOS 的卵巢形态学特点有差异，在造模时应给予考虑。

（4）其他造模方法　鉴于芳香化酶抑制剂来曲唑可抑制雄激素向雌激素转化，Kafali 等 2004 年报道了连续灌胃给予来曲唑 0.1～1.0mg/kg 21 天后可导致大鼠动情周期紊乱，卵巢呈多囊样改变，血清 LH、FSH 和 T 水平升高，$E_2$ 和 $P_4$ 水平降低。该模型在国内应用较多并进行了改进，如将来曲唑与高脂饲料联合应用可提高 PCOS 的造模成功率。但该药物也恰是目前临床使用的排卵诱导方法，因此，使用该模型进行药效学评价时，应予以注意。持续光照可干扰大鼠动情周期，导致卵泡发育停滞，诱导大鼠出现多囊样卵巢改变。但该方法使用光照的强度、持续时间和波长等都会影响模型的建立效果，因而不适合于治疗药物的药效学研究，较少使用。国外已报道的转基因小鼠模型包括 bLHβ-CTP、JCR：LA-cp 和 PAI-1 模型，这些模型目前较少用于新药的临床前药效学评价。

**2. 在 PCOS 动物模型上药效学研究设计**

（1）药效学评价指标的选择　成功的 PCOS 动物模型应具备以下特征：①持续性无排卵；②卵巢组织形态学特异性改变，多个卵泡呈囊性改变、间质增生；③内分泌和代谢的紊乱：伴随高雄激素、高胰岛素血症和胰岛素抵抗，LH 升高，伴有正常或低水平的 FSH，雌激素水平稳定。PCOS 可以分成多种亚型，如高血 LH 型、高血睾酮型和高血催乳素型。各种 PCOS 动物模型模拟的临床症状各有侧重，无法覆盖 PCOS 的全部特征。因此，此类疾病治疗药物的药效学评价宜选择 2 种以上不同类型的模型进行综合评价。

评价药物疗效的药效学指标以卵巢的形态学、病理组织学变化以及血清激素水平变化为主，包括：①卵巢形态学指标，如卵巢大小、重量和形态及卵巢脏器系数；②卵巢病理组织学变化，如各级卵泡数量和大小、黄体数量；③血清激素指标，如睾酮（testosterone，T）、双氢睾酮（dihydrotestosterone，DHT）、雄烯二酮（androstenedione）、FSH、LH、$E_2$、$P_4$、催乳素（prolactin，PRL）及胰岛素水平的变化。

（2）给药途径、给药剂量和给药时间选择　给药途径应与临床给药途径一致。由于 PCOS 为慢性病，用药时间长，不建议采用血管给药途径。在动物模型的建立过程中，诱导剂量和诱导时间对于模型成功与否是关键性因素。通常造模 3 周左右阴道涂片显示无完整的动情周期，雄激素水平升高，可随机选择 2～3 只动物处死进行卵巢组织病理检查，出现病理改变即表明模型成功。此时，可按体重分组并开始给予药物治疗，为治疗性给药。治疗性给药时间通常为 3 周。由于激素诱导的病理模型在诱导停止后易自行恢复排卵，因此，给药过程中应持续检查动情周期。可在药物治疗期间同时继续给予激素诱导。治疗药物的剂量一般设 3 个剂量组，采用拟用临床剂量折合大鼠剂量为实验中剂量，低剂量和高剂量剂距分别为 2 倍。

## （三）实例

### 环丙孕酮对子宫肌瘤的治疗作用及其机制研究

**1. 药物特性**　醋酸环丙孕酮为 17-羟孕酮衍生物，具有孕激素和糖皮质激素活性，同时还具有抗促性腺激素活性、抗雌激素活性，以及较强的抗雄激素活性，可与睾酮和双氢睾酮竞争受体，并诱导肝微粒体酶加速血浆雄激素的代谢，从而降低雄激素的生物效应。

**2. 研究目的**　评价环丙孕酮对实验性大鼠子宫肌瘤的治疗作用及其机制。

**3. 动物选择和模型选择**　因 SD 大鼠对激素敏感性较高，可作为 PCOS 模型建立的首选动物。选用性成熟大鼠，体重为 200～220g，实验前进行动情周期的检查，选取动情周期规律的大鼠进行实验。采用 HCG 与胰岛素联合应用方法建立 PCOS 模型，第 1～10 天皮下注射胰岛素，剂量由 0.5IU/d 逐步增加至 6IU/d，按此剂量维持至第 21 天。并以 5% 葡萄糖溶液代替日常饮水。第 11～21 天注射固定剂量胰岛素 6IU/d，同时每天皮下注射 hCG 6IU/2 次。观察阴道涂片，连续 2 个动情周期持续出现角化细胞，失去完整动情周期，血清 T 和胰岛素异常升高，病理切片显示卵巢呈多囊样改变，表明造模成功。开始给予环丙孕酮治疗。

**4. 实验分组** 本研究设正常对照组，模型对照组，阳性对照组，环丙孕酮低、中和高剂量 3 个实验剂量组。每组动物数 10～12 只。

**5. 给药途径、给药剂量和给药时间** 建模成功后按体重进行随机分组给药。模型对照组灌胃给予溶剂。阳性对照组皮下注射亮丙瑞林，亮丙瑞林为长效制剂，临床上单次给药后可维持 1 个月，但为增强疗效，本研究采用 1 次/10 天的给药方法。给药剂量按临床用量折合大鼠剂量。环丙孕酮组灌胃给药，采用临床剂量折合大鼠剂量为实验中剂量，低剂量和高剂量分别为中剂量的 0.5 倍和 2 倍。治疗时间 3 周。

**6. 评价指标** 评价指标包括：①动情周期的变化；②卵巢形态学指标，如卵巢大小、重量和形态及卵巢脏器系数；③卵巢病理组织学指标，如各级卵泡数量和大小、黄体数量、颗粒细胞层数等；④血清激素指标，如 FSH、LH、T、DHT、雄烯二酮、$E_2$、$P_4$、PRL 及胰岛素水平的变化。

**7. 机制研究** PCOS 患者内分泌功能异常，最特异和最显著的临床特点是多毛。与体内过高的雄激素水平、肥胖及胰岛素抵抗密切相关，利用这些特点可建立 PCOS 动物模型。现普遍认为 PCOS 患者下丘脑-垂体-卵巢-肾上腺功能紊乱是导致代谢异常的因素，同时也是治疗的靶点所在。因此，针对 PCOS 治疗药物的主要机制为降低 LH 水平、降低血雄激素水平，诱发排卵和改善胰岛素抵抗症状。

本研究显示，环丙孕酮可明显抑制 FSH、LH、T、DHT、雄烯二酮、$E_2$、$P_4$、PRL 及胰岛素水平，改善模型大鼠的动情周期变化，改善模型大鼠的卵巢形态，提示环丙孕酮改善 PCOS 模型大鼠的症状与抑制 FSH、LH，降低雌激素及雄激素水平有关。

（朱 焰 谢淑武）

## 第二节 治疗男性生殖系统常见疾病药物的药理学研究

### 一、治疗勃起功能障碍药物的药理学研究

#### （一）概述

勃起功能障碍（erectile dysfunction，ED）是指阴茎持续不能达到或维持足够的勃起以获得满意的性生活，病程持续至少半年。ED 患病率随年龄增加而升高。临床上许多因素都可能导致男性 ED，包括身体和心理状况、合并症和使用药物等。另外生活方式和行为以及雄激素缺乏症也可能引起 ED；高血压、糖尿病和心血管疾病等疾病以及抑郁和焦虑等心理疾病也可导致中、老年男性出现 ED（图 15－2－1）。

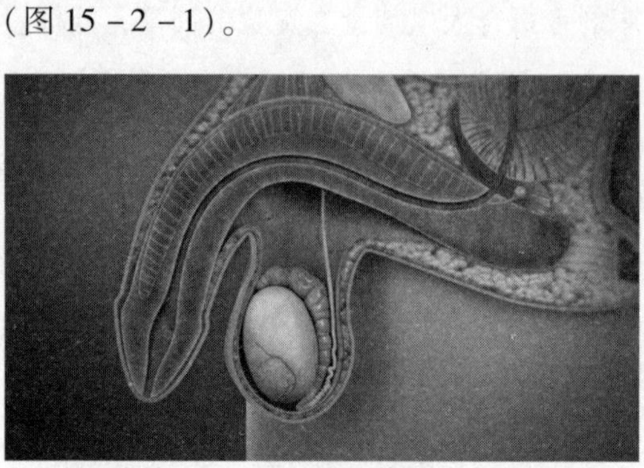

图 15－2－1 男性阴茎解剖示意图

临床上将 ED 分为心理性、神经性、血管性、内分泌性及混合性 5 种。其中心理性 ED 是指由于心理或人际因素，如焦虑、抑郁、缺乏自信或其他心理因素所致的持续或反复无法达到较满意的阴茎勃起以完成性活动。神经性 ED 可由创伤或疾病引起的中枢性或周围性神经病变引起。血管性 ED 多由高血压、高血脂等疾病引起。内分泌性 ED 则与激素尤其是睾酮水平异常有关。

目前针对以上病因开展的治疗包括基础治疗、药物治疗、阴茎海绵体内注射、阴茎假体植入、血管手术、真空缩

窄装置和体外冲击波治疗等，其中临床药物治疗以磷酸二酯酶-5（$PDE_5$）抑制剂为主，它主要通过抑制 cGMP 水平，导致阴茎海绵体平滑肌舒张而发挥作用。除此以外，开发研究靶向药物治疗 ED 成为研发趋势，靶向药物主要作用包括中枢和外周途径，中枢靶向作用药物包括黑皮质素受体激动剂和多巴胺能激动剂。外周作用药物包括可溶性鸟苷酸环化酶活化剂和 Rho 激酶抑制剂。

最新的蛋白质疗法和基因疗法则通过恢复或再生海绵体血管内皮细胞、海绵体神经或抑制继发于神经血管功能障碍的组织纤维化，使受损的阴茎勃起组织再生。在 ED 患者的阴茎组织中的蛋白质可能无法正常起作用，替换这些蛋白质可能会改善勃起功能。蛋白质疗法和基因疗法旨在提供正确的蛋白质或生成蛋白质及相关产物的基因。实验动物模型证明勃起功能有所改善，人体研究也部分证实了这种疗法是成功的。目前的治疗策略包括促血管生成、促神经再生和抗纤维化。其中在促血管生成疗法方面，阴茎是血管丰富的器官，血管内皮在调节血管张力和血流中起重要作用。ED 通常与内皮功能障碍直接相关。因此，重新建立阴茎组织的微血管系统，恢复内皮功能，可能可以治疗 ED 的潜在病症并克服口服 $PDE_5$ 抑制剂的局限性。血管生成素-1 可以促进生成无渗漏、稳定、成熟的血管。血管生成素-1 和血管内皮生长因子的共同作用增强了阴茎侧支血管形成。有研究者在糖尿病性 ED 和血脂异常 ED 的小鼠模型中，单次注射腺病毒介导的合成血管生成素-1 基因，或两次注射海绵体内合成的血管生成素-1 蛋白，都可以显著使海绵体内皮细胞增殖、内皮型一氧化氮合酶磷酸化和 cGMP 表达，并降低活性氧的产生。尽管前景值得关注，大规模生产重组蛋白的困难限制了该疗法的临床应用。此外血管生成素-4 也在血管生成中起关键作用，有研究者使用血管生成素-4 蛋白局部递送，通过海绵状血管内皮细胞的再生和活性氧生成的抑制来恢复内源性 Akt-NO 途径，诱导糖尿病小鼠勃起功能的恢复。在促神经再生疗法方面，神经营养因子是诱导神经元存活、发育和功能的蛋白质家族。神经营养因子包括脑源性神经生长因子、神经营养因子-3、神经胶质细胞系源性神经营养因子和生长分化因子-5 在 ED 动物模型中通过海绵体神经的保护或神经再生部分恢复勃起功能。在抗纤维化疗法方面，促纤维化因子增加、海绵体纤维化是 ED 的重要原因之一。在各种促纤维化因子中，转化生长因子-β（TGF-β）被认为是最相关的成纤维细胞因子，Smad7 是一种抑制性 Smad 蛋白，通过负反馈环路阻断 TGF-$\beta_1$ 信号传导。有研究者将编码 Smad7 基因的腺病毒单次注射到 CNI 小鼠的阴茎海绵体中显著降低了细胞外基质蛋白（包括 PAI-1、纤连蛋白、Ⅰ型胶原和Ⅳ型胶原）的产生并诱导内皮一氧化氮合酶磷酸化，通过增强内皮细胞功能和抗纤维化作用成功地恢复了勃起功能。

### （二）治疗 ED 新药临床前药效学研究设计

治疗 ED 新药的临床前药效学研究主要包括体外细胞模型、整体动物模型治疗作用研究和体外药物作用机制研究。

**1. 在细胞模型上的药理学研究设计**　目前国内外治疗 ED 临床前药物药理研究主要以动物模型为主，究其原因主要是因为阴茎勃起是一项复杂运动，需要全身的精神心理、神经内分泌、血管和阴茎海绵体等多器官多组织协同配合才能完成，单独的细胞模型仅可以反映很小一部分药物作用环节和活性。

海绵体平滑肌细胞模型：阴茎海绵体平滑肌（corporal cavernosum smooth muscle，CCSM）作为阴茎的重要组成部分，其健全的结构与功能是正常勃起的基础。当 CCSM 舒张时，血液灌注、回流受阻，阴茎则处于勃起状态；而若 CCSM 收缩，血液经静脉回流，阴茎则回复至松弛状态。阴茎海绵体平滑肌细胞（corporal cavernosum smooth muscle cell，CCSMC）是构成 CCSM 的基本单位，也是保障 CCSM 舒张和收缩生理功能的基本单位。运用缺氧、血小板源性生长因子（platelet-derived growth factor，PDGF）、烟燃烧气体等外界因素直接作用于 SD 大鼠或大鼠 CCSMC，或者构建不同类型的 ED 大鼠模型（诸如海绵体神经损伤 ED、糖尿病性 ED、高血压性 ED、动脉性 ED 等）后发现，CCSMC 表型转化现象往往伴随出现于上述各类 ED 的病理生理进程之中。

阴茎海绵体平滑肌细胞被认为是男性阴茎勃起反应的效应细胞，占海绵体组织的 42%~50%。有学者将阴茎定义为一个血管性组织，血管平滑肌细胞的生理特点在阴茎海绵体组织中也能得到表现。不同于心肌和骨骼肌细胞多处于终末分化阶段，血管平滑肌细胞具有广泛的可塑性，可在局部环境刺激下发生从收缩表型到合成表型的转化，表型转化是以增加细胞增殖、迁移和细胞基质的生成及收缩功能的下降为特点，伴随合成型蛋白标记物如波形蛋白、Ⅰ型胶原的升高和收缩相关蛋白如 α-平滑肌肌动蛋白、肌间线蛋白等的下降。阴茎的勃起依赖海绵体血窦的开放和充血，此过程受到神经体液和内分泌系统的精确调控，平滑肌细胞作为效应细胞通过舒缩活动起到调控血流进出的开关作用。

不同类型 ED（如海绵体神经或动脉损伤所致的、糖尿病或高血压伴随的等）大鼠模型或外界刺激（缺氧和 PDGF 等）直接作用于大鼠或 CCSMC 后，CCSMC 表现出由“收缩型”向“合成型”或“增殖型”转化的趋势，α-平滑肌肌动蛋白（α-smooth muscle actin，α-SMA）、平滑肌肌球蛋白重链（smooth muscle myosin heavy chain，SMMHC）、碱性调宁蛋白（calponin）、肌滑蛋白（smoothelin）、肌间线蛋白（desmin）等可作为收缩型 CCSMC 分子标志物，波形蛋白（vimentin）、骨桥蛋白（osteopontin）、Ⅰ型胶原蛋白（collagen Ⅰ）等可作为合成型或增殖型 CCSMC 分子标志物。

药物筛选方法以大鼠为例，断颈椎处死大鼠，在 75% 乙醇溶液中浸泡约 5 分钟。无菌条件下切开皮肤，分离、切取阴茎组织，移入 PBS 中，剔除阴茎白膜、尿道、血管及周围结缔组织。将海绵体组织剪成 1～2mm 大小组织块，按 0.5cm 的间隔放置到涂有 20% FBS 的无菌培养瓶内，在 37℃、5% $CO_2$ 培养箱中静置 5 小时后翻转培养瓶，使组织块与培养液接触。3～4 天后有较多细胞从组织块游离出，剔除组织块，细胞继续培养至 80% 融合时，予以传代。细胞传代至第 2 代后，采用兔抗大鼠平滑肌细胞 α-SM-Actin 单克隆抗体标记 CCSM，并经免疫细胞化学染色鉴定。然后使用受试化合物作用于 CCSM，观察不同浓度和不同时间受试物作用后 CCSM 的活性。注意事项：为了保证培养出的阴茎海绵体平滑肌细胞的纯度，在将海绵体组织进行分离时需要仔细分离，尽量去除 CCSMC 周围的纤维结缔组织、血管等；另外还可采用差异贴壁法，原理就是利用成纤维细胞比平滑肌细胞贴壁快的特点，避免酶消化法中消化酶对细胞的损伤，最大程度的保护了 CCSMC 的细胞膜，有利于维持细胞的活力，为后续药物筛选提供有力的工具。

此外，还需要注意的是，海绵体平滑肌细胞从收缩型转化为合成型的过程称之为表型转化，其生物学标志是细胞表型蛋白的变化，收缩型的主要功能是收缩，合成型的收缩功能下降，增殖、分化功能加强。研究认为平滑肌细胞向非收缩状态的转变往往是局部病理改变的基础。阴茎组织中平滑肌细胞占比大，平滑肌细胞功能改变对于勃起功能的变化同样受到重视。

有研究者采用外源性血小板源性生长因子干预平滑肌细胞，PDGFR 阻断剂、siRNA 和过表达等手段研究平滑肌细胞表型相关蛋白、PDGFR 和下游通路蛋白表达的变化，探讨 PDGF 促进海绵体平滑肌细胞表型转化的分子机制。结果显示 PDGF 可诱导大鼠阴茎海绵体平滑肌细胞肥大及发生表型转化，它通过 PDGF/$STAT_3$ 通路调控海绵体平滑肌细胞表型转化。后续进一步开展细胞发生表型转化的机制以及表型转化对于勃起功能的直接和间接的影响研究，将有助于全面阐释 ED 的发病机制及可能的治疗方法。

另外较多研究发现 miR-145 在血管平滑肌细胞表型转化中起着重要作用，miR-145 可抑制 CCMSC 的增殖及迁移，并抑制 CCSMC 从收缩型向合成型转化，即抑制表型转化。沉默 miR-145 可致大鼠阴茎勃起功能降低，为进一步研究 ED 的发病机制及可能基因治疗提供依据。

**2. 在动物模型上的药理学研究设计** ED 的病因错综复杂，因为阴茎勃起是一项复杂的血管活动，需要精神心理、神经内分泌、血管和阴茎海绵体等因素密切协同。全身性疾病、营养与药物等多种因素也会影响阴茎勃起功能。由于直接对人体开展阴茎勃起功能研究存在伦理、道德和法律等因素的限制，所以用于 ED 的性医学、病理生理学、药理学等方面研究的稳定的动物模型显得尤为重要。目前应用最多最广的 ED 实验动物为啮齿类动物，也有猫、犬和灵长类动物的 ED 模型。

（1）血管性 ED 动物模型　血管性病变是 ED 的主要病因，占 ED 患者近 50%，这是由于 ED 与心血管病存在共同危险因素，包括高血压、高血脂、肥胖等。根据阴茎勃起过程的血流动力学特点，任何造成阴茎海绵体动脉供血减少的疾病均可能引起血管性 ED，如急性血管损伤、动脉粥样硬化、动脉狭窄及心功能异常等。

1）急性血管性 ED 模型：急性损伤导致血管灌注不足的病理情况，其优点是该病理过程发生速度较快，因此此类模型称为急性血管性 ED 模型。具体造模方法包括通过结扎新西兰家兔的髂内动脉复制血管损伤导致的血管性 ED 模型和采取结扎 SD 大鼠阴部内动脉导致的血管性 ED 模型，评价方法可以通过电刺激海绵体神经监测阴茎海绵体内压（intracavernous pressure，ICP）评价 ED 模型，其中电刺激结扎后的 SD 大鼠，其 ICP 可上升

10～30cm$H_2O$，相较假手术组的80cm$H_2O$显著下降。

2）慢性血管性ED模型：慢性血管性ED模型模拟的是动脉粥样硬化、高脂血症、高胆固醇血症等病理情况，其主要机制都是导致海绵体供血动脉的栓塞，但是这些病理过程的发生耗时较长。高脂血症和高胆固醇血症ED模型的建立以高脂饮食为主，可选择含2%胆固醇和10%猪油的高脂饮食喂养大鼠5个月进行动物造模，模型表现为血脂异常和显著的ED。此外还有血管紧张素Ⅱ诱导的高血压ED模型，具体为在无菌条件下将SD大鼠麻醉并植入微量渗透泵，通过持续泵入血管紧张素Ⅱ使血压显著上升，进而导致海绵体血管过度收缩，最终引起ED。国内研究者在综合传统方法的基础上进行探索创新，发现通过高脂饲料喂养新西兰家兔的同时用球囊导管扩张髂内动脉的方法，可以加速血管性ED模型的形成，并可使粥样硬化病变定位于双侧髂内动脉。

（2）神经性ED动物模型　大脑、脊髓、海绵体神经、阴部神经以及神经末梢、小动脉及海绵体上的感受器病变也可以引起勃起功能障碍，损伤部位的不同，其病理生理学机制也不同。中枢性系统疾病引起多种功能障碍，通过多种途径对性功能产生影响从而引起ED。而脊髓损伤，尤其是下脊髓损伤的患者，仅25%保留勃起功能，可见骶段副交感神经是最重要的勃起中枢。周围神经的损伤如膀胱癌，前列腺癌和结、直肠癌等盆腔肿瘤根治术中易损伤海绵体神经或阴部神经，破坏神经通路引起ED。

常用的神经性ED制作方法是损伤调节勃起功能的神经，如挤压、冷冻或切断单侧或双侧海绵体神经。其中挤压模型可通过镊子、止血钳和动脉夹等器械对CN进行机械压迫引起，这种手术方式类似于保留神经的盆腔肿瘤根治术，由于SD大鼠的海绵体神经分布与人类相似，位于主盆神经节（major pelvic ganglia，MPG）下方，模拟手术损伤该区域导致的ED较为可行。冷冻模型可用含有干冰的一次性离心管冷冻单侧海绵体神经。与挤压伤类似，此法不会破坏神经鞘，而神经鞘可以提供轴突再生时到达靶组织所需的通路，有助于勃起功能的恢复。切断神经模型则是一种模拟神经严重损伤的神经性ED模型，切断神经后，神经鞘的连续性中断，无法形成再生轴突的神经通路，从而造成不可逆的损伤。另外还可选择脊髓损伤的方式建立神经性ED模型，具体可在动物背部中线作一切口，用剪刀横断脊髓，出现类似于射精的节律性球海绵体肌收缩和阴茎勃起。与具有完整脊髓的动物相比，脊髓横断后的动物勃起反应增强，球海绵体肌的肌电图动作电位幅度增加。

（3）内分泌性ED动物模型　性腺功能减退症、甲状腺功能亢进症、高泌乳素血症以及糖尿病均可引起ED，其中以糖尿病性ED（diabetes mellitus erectile dysfunction，DMED）最为多见。

1）糖尿病性ED模型：糖尿病患者ED发生率高达30%～70%，比非糖尿病患者高2～5倍。目前最经典的建模方法是链脲佐菌素（streptozotocin，STZ）诱导的1型糖尿病性ED的大鼠模型。此法具有成本低、操作简单快捷等优点。另一个用来制作1型糖尿病的动物模型是新西兰家兔，可采用四氧嘧啶耳缘静脉注射的方式建立糖尿病ED家兔模型，四氧嘧啶注射的起始剂量为100mg/kg，为了防止首次注射后导致的低血糖，一般在注射后24小时内给予10%葡萄糖饮水或立即注射5%葡萄糖溶液，造模成功的标志通常为空腹血糖大于126mg/dl。2型糖尿病的建模方法可通过对SD大鼠进行低剂量的STZ腹腔注射合并喂养高脂饮食，建立2型糖尿病相关的ED模型，大鼠通常在DM诱导12周后出现ED，可测得阴茎nNOS表达降低，平滑肌与胶原纤维比值降低等反映ED的指标。

2）性腺功能减退性ED模型：性腺功能减退症也是内分泌性ED的病因之一，性腺分泌的雄激素（如睾酮）是阴茎正常勃起的重要因素，对于男性的生长发育和维持第二性征起不可替代的作用，已有研究发现睾酮水平直接影响海绵体的血流动力学。性腺功能减退症、雄激素合成减少或作用障碍等引起雄激素水平下降的疾病均能导致勃起功能障碍。造模采用手术或药物去势的方式建立雄激素减少的动物模型。主要方法为将大鼠麻醉固定后，在阴囊处作前正中线切口，暴露睾丸，分离并结扎输精管后行睾丸切除术。ED评价指标ICP显著降低，同时NOS活性也降低至正常的25%，而给予双氢睾酮（dihydrotestosterone，DHT）后能使其勃起功能恢复至正常水平。

（4）内分泌性ED动物模型　心理压力与ED密切相关，如夫妻关系不协调、性知识缺乏、不良性经历、工作压力等，同样ED也可以引起抑郁、焦虑等症状。与器质性ED不同，心理性ED的发病人群趋于年轻化，有研究显示35岁以下的男性心理性ED的发病率高达70%。目前动物模型以各种应激引起的心理性ED为主。可选择将大鼠限制在长16cm、直径5cm的树脂玻璃圆柱内，暴露两小时后，立即观察其应激后的性行为。或将大鼠置于电击怒盒里，对大鼠采取足底电击方式使大鼠产生应激，并于电击结束15分钟后评估大鼠的性行为。评价指标主要为插入次数和射精潜伏期。此外还有焦虑导致的大鼠ED模型，具体将实验大鼠在超大鼠的观察注视下进行性行为时产生了焦虑和压力，从而出现ED。

**3. 药效评价指标及药物作用机制研究**

（1）一般性指标

1）ED临床症状：表现为阴茎不能有效勃起或勃起时间不够，因此，治疗本疾病的新药临床前的主要药效学疗效指标包括：阴茎海绵体测压实验、交配实验和性行为观察。

2）次要药效学指标：包括血清雄激素水平测定和海绵体平滑肌肌电图图谱。

治疗ED新药的整体药效学研究一般要求采用两种或以上实验性ED动物模型，推荐激素敏感的SD大鼠，体重300~320g。

（2）ED药效评价指标

1）阴茎海绵体测压实验：测量动物模型的ICP是评价和筛选ED动物模型的主要手段。测量ICP主要采用穿刺测压法，以大鼠阴茎海绵体穿刺测压为例，实验前需将生理记录仪的压力传感器与肝素化的注射器和静脉输液针连接，随后将动物麻醉，使其取仰卧位，固定四肢，在下腹正中作5cm切口，手术暴露阴茎海绵体组织及白膜，用静脉输液针穿刺，固定后连接压力感受器，由生理记录仪记录海绵体内压变化曲线，同时采用电刺激诱发阴茎勃起。除穿刺测压法之外，随着传感器小型化技术和无线传输技术的发展，通过植入遥测装置持续监测ICP能克服早期穿刺测压法的一些缺点，使ICP能更稳定、持续、可靠的反映动物各种生理状况下勃起功能的情况。

2）交配实验：交配试验仍是现阶段研究勃起功能障碍的常见手段之一，简便快速，但有一定的局限性，即便能正常勃起的大鼠交配试验也可为阴性。具体操作为将雄性实验大鼠和处在发情期的雌性实验大鼠置于同一笼内，周围环境安静、光线明显，适应环境10分钟后，观察30分钟或至第一次性交成功为止。交配评价参数包括爬高潜伏期（mount latency，ML）、爬高次数（mount frequency，MF）、插入次数（intromission frequency，IF）、插入潜伏期（intromission latency，IL）和射精潜伏期（ejaculatory latency，EL）等。

3）性行为观察实验：选用药物诱导勃起并直接观察性行为的方式，如皮下注射阿扑吗啡（apomorphine，APO）或海绵体注射罂粟碱等方法，此方式较为简便。以雄性SD大鼠为例，一般操作方法为先将雄性大鼠放在观察箱中适应10分钟，灯光调暗，室内保持安静，然后将浓度为80μg/kg的APO注射于大鼠颈项皮肤松弛处。常观测的结果为记录30分钟内的勃起次数，阴茎头充血及末端阴茎体出现即可算作勃起1次。待成功诱导勃起后，通过观察大鼠的各种性行为如伸展肢体、打呵欠从而检测、评价阴茎的勃起功能。

（3）海绵体肌肌电图图谱　测量动物性行为时的肌电图图谱也是评价勃起功能的方法之一，大鼠在进行不同性行为时，坐骨海绵体肌与球海绵体肌的肌电图图谱不同。一般方法为，事先将电极埋于坐骨海绵体肌与球海绵体肌的肌体，大鼠勃起时记录肌电图图谱来评价勃起功能。

（4）雄激素水平测定　雄激素（如睾酮）是阴茎正常勃起的重要因素，对于男性的生长发育和维持第二性征起不可替代的作用，已有研究发现睾酮水平直接影响海绵体的血流动力学，因此测定雄激素水平可作为评价勃起功能的一个辅助指标。具体可取动物动脉血清，选择Elisa或者放免法来测定其睾酮和双氢睾酮水平。

## （三）实例

### 西地那非对糖尿病性ED大鼠模型的治疗效果及作用机制研究

**1. 药物特性**　西地那非为白色结晶粉末，分子式为$C_{22}H_{30}N_6O_4S$，为环磷酸鸟苷（cGMP）特异性$PDE_5$的选择性抑制药，对离体人海绵体无直接松弛作用，但能够通过抑制海绵体内的$PDE_5$对cGMP的分解，从而增强一氧化氮（NO）的作用。当性刺激引起局部NO释放时，西地那非抑制$PDE_5$，可增加海绵体内cGMP水平，松弛海绵体平滑肌，血液流入海绵体，从而诱导和维持阴茎勃起，药效可持续4小时。

**2. 研究目的**　评价西地那非对实验性糖尿病性ED大鼠模型的治疗作用及作用机制。

**3. 模型选择和动物选择**　模型选择：目前公认的是糖尿病ED大鼠模型；动物选择：雄性SD大鼠，建模前

8 周龄，体重 200～230g；交配用成年雌性 SD 大鼠，14 周龄，230～250g，交配实验前 1 周去势。造模方法：SD 雄性大鼠禁食（不禁水）14 小时后，于左下腹腔注射 1% 链脲左菌素溶液（60mg/kg），自由饮食。72 小时后大鼠断尾测随机血糖，血糖浓度 >16.7mmol/L 者认为患有糖尿病。符合上述标准者继续饲养 8 周后，再次断尾测随机血糖，并配制 APO 溶液，将 APO 按 100μg/kg 注射大鼠颈项皮下，肉眼或摄像头记录 30 分钟内的勃起次数。血糖 >16.7mmol/L，APO 诱导实验阴性为建模成功。其中通过给予大鼠皮下注射 APO 可诱导大鼠出现阴茎勃起。因此糖尿病 ED 大鼠模型评价除了血糖外，可结合电生理测量阴茎海绵体 ICP、MAP，根据 ICP/MAP 值评估各组大鼠勃起功能，糖尿病 ED 成功大鼠模型可见 ICP 及 ICP/MAP 显著降低，提示大鼠勃起功能严重受损，建模可靠和成功。

**4. 实验分组**　大鼠 ED 模型实验设空白对照组，模型对照组，阳性对照组和受试品低、中和高剂量组，动物个体存在差异，ED 造模成功率为 80%～90%，因此，每组动物数设为 10～12 只。

**5. 给药途径、给药剂量和给药时间**　西地那非临床为口服给药，单次给药后即可产生治疗 ED 的效果，但为增强疗效，本研究设单次给药和多次给药（连续 4 周），给药剂量参考临床剂量，设低（6mg/kg）、中（12mg/kg）和高（24mg/kg）剂量组，中剂量为临床剂量折算大鼠剂量，剂距为 2 倍。

**6. 评价指标**

（1）主要药效学指标　ED 临床症状表现为阴茎不能有效勃起或勃起时间不够，因此，治疗本疾病的新药临床前的主要药效学疗效指标包括：阴茎海绵体测压实验、交配实验和性行为观察。

阴茎海绵体测压实验：实验前将生理记录仪的压力传感器与肝素化的注射器和静脉输液针连接，随后将动物麻醉，使其取仰卧位，固定四肢，在下腹正中作 5cm 切口，手术暴露阴茎海绵体组织及白膜，用静脉输液针穿刺，固定后连接压力感受器，由生理记录仪记录海绵体内压变化曲线，同时采用电刺激诱发阴茎勃起。

交配实验：将雄性实验大鼠和处在发情期的雌性实验大鼠置于同一笼内，周围环境安静、光线明显，适应环境 10 分钟后，观察 30 分钟或至第一次性交成功为止。观察参数包括：爬高潜伏期（mount latency，ML）、爬高次数（mount frequency，MF）、插入次数（intromission frequency，IF）、插入潜伏期（intromission latency，IL）和射精潜伏期（ejaculatory latency，EL）。

性行为观察：将雄性大鼠放在观察箱中适应 10 分钟，灯光调暗，室内保持安静，然后将浓度为 80μg/kg 的 APO 注射于大鼠颈项皮下。常观测的结果为记录 30 分钟内的勃起次数，阴茎头充血及末端阴茎体出现即可算作勃起 1 次。待成功诱导勃起后，通过观察大鼠的各种性行为如伸展肢体、打呵欠从而检测和评价阴茎的勃起功能。

（2）次要药效学指标　次要药效学指标包括血清雄激素水平测定和海绵体平滑肌肌电图图谱。

血清雄激素水平测定：性腺分泌的雄激素（如睾酮）是阴茎正常勃起的重要因素，对于男性的生长发育和维持第二性征起不可替代的作用，睾酮水平直接影响海绵体的血流动力学。

肌电图图谱检测：大鼠阴茎勃起和射精时，坐骨海绵体肌与球海绵体肌的肌电图图谱不同。检测方法为，事先将电极埋于坐骨海绵体肌与球海绵体肌的肌体，待大鼠勃起时记录肌电图图谱来评价勃起功能。

注意事项：交配雌鼠需作卵巢切除去势术，在交配前皮下给予苯甲酸雌二醇和黄体酮，以维持其动情和易于交配，备用。

**7. 作用机制研究**　ED 患病率随年龄增加而升高。许多因素可能导致男性性功能障碍，包括身体和心理状况、合并症和使用的药物。生活方式和行为以及雄激素缺乏症（通常是 T 水平下降）也可能影响性功能。高血压、糖尿病和心血管疾病等以及抑郁和焦虑等心理疾病也导致中、老年男性性功能障碍。心血管疾病和高血压导致动脉狭窄和硬化，使阴茎血流量减少，影响勃起功能。糖尿病是性功能障碍的常见病因，因为它可以影响阴茎的血管和神经。男性糖尿病患者出现 ED 的可能性比未患糖尿病人群高 4 倍，患病时间平均提前 15 年。

但无论 ED 病因如何复杂，最终通过影响阴茎海绵体平滑肌舒张来起作用。具体为阴茎海绵体中的 $PDE_5$ 能水解 cGMP，使其浓度降低，抑制阴茎海绵体平滑肌松弛。$PDE_5$ 抑制剂可减少 cGMP 的降解而提高其浓度，促使海绵体平滑肌舒张从而增加阴茎动脉血流，阴茎海绵窦充血、膨胀，促进阴茎勃起。所以可以选择其中的关键酶表达变化来反映药物可能的作用强度及作用机制。通过观察西地那非对阴茎海绵体 $PDE_5$ 酶活性、cGMP 和 NO 水平及其相关信号通路蛋白表达的变化来评价其可能的作用机制。其中对丝裂原活化蛋白激酶（mitogenactivated protein kinases，MAPK）信号通路和 ED 的研究不断深入，发现该信号转导通路与 ED 有密切联系，也逐步认识到该信号转导通路在勃起功能中的作用。MAPK 信号通路在细胞的分化、增殖及凋亡等过程中起十分关键的作用，它与诸多疾病的病理生理进程密切相关。从目前的研究来看，ERK、JNK、p38 三条信号通路与 ED 的发生发展具有相关性，对 MAPK 信号通路进行调控可能是今后治疗各类型 ED 的新思路。开发此类药物时可参考来设计实验参考指标和进行作用机制研究。

## 二、治疗早泄药物的药理学研究

### （一）概述

早泄是指男性在性交过程中，缺乏控制射精的能力，总是或近乎总是在插入阴道前或插入阴道后 1 分钟内即出现射精，并伴有苦恼、忧虑、挫折或回避性亲热等不良情绪的疾病。它是临床上较为常见的射精功能障碍疾病，根据全球流行病学研究显示，约 30% 不同年龄段的男性具有不同程度的早泄表现。

目前认为，引起早泄的因素主要有以下两个方面：阴茎感觉过敏或阴茎感觉神经兴奋性增高（图 15－2－2 中 A 部位）；中枢神经系统 5-羟色胺（5-HT）受体敏感性变化：$5\text{-}HT_{2C}$受体敏感性降低或 $5\text{-}HT_{1A}$受体敏感性增高（图 15－2－2 中 B 部位）。

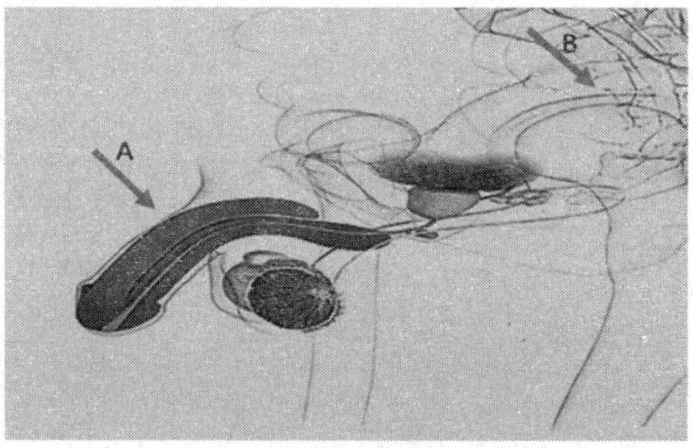

图 15－2－2　男性阴茎射精局部和中枢神经调控示意图

治疗主要分为按时长期用药和按需用药。按时长期服用药物主要包括选择性 5-羟色胺再摄取抑制剂（selective serotonin reuptake inhibitors，SSRIs）（最常用）、三环类药物（tricyclic antidepressant，TCA）和 α 肾上腺素受体阻断剂。按需服用药物主要为达泊西汀、5-型磷酸二酯酶抑制剂（phosphodiesterase type 5 inhibitors，$PDE_5i$）、曲马多及局部应用的局麻类药物。目前临床应用最广泛的药物为 SSRIs，该类药物是利用其能延时射精的“副作用”来治疗早泄疾病。主要包括帕罗西汀、舍曲林、氟西汀、西酞普兰等，均属于超药品说明书范围使用。目前达泊西汀是第一个且唯一一个专门开发用于治疗早泄的药物，其仍是一个强有力的 SSRIs，自研发之初便被设计为按需给药的一种药物，也是 EAU 男性性功能障碍诊断指南中推荐使用的药物。目前多数指南还是推荐首选药物治疗，但是这些常用的抗抑郁药治疗早泄，很有可能在停用后再次复发。此外，超药品说明书范围使用 SSRIs 治疗早泄患者时，出现延迟射精的效果一般在开始吃药 5～10 天后，然而需要 2～3 周治疗后才会彻底生效且往往要长期服药维持。所以有相当一部分患者拒绝治疗或自行停药，因为显效所用时间长、不想服抗抑郁药和治疗效果达不到期望值等。

在早泄动物模型方面，以前我们关于性行为和射精功能的大部分神经生物学和神经解剖学的认知程度，都来源于具有正常性功能的动物实验，则不可避免存在很多的缺陷，几乎没有一个模型能够完全代表人类的射精障碍疾病，尤其是原发性早泄模型；参考射精连续统一体理论，假设 IELT 为从过早射精到甚至不能射精的一个连续统一体，这种筛选早泄和射精延迟的动物模型目前被广大学者认可。对动物模型的设计是随着对疾病病理机制的研究而不断发展和改进的，很多的研究都认为原发性早泄和继发性早泄可能由躯体障碍及神经生物方面的失调所致，生物因素原因包括阴茎龟头敏感、阴部神经的高度敏感、中枢 5-羟色胺能神经传递的失调、前列腺炎、抗抑郁药或减肥药的副作用，以及慢性盆腔疼痛综合征、精索静脉曲张、甲状腺疾病等。最近的一些研究表明神经生物方面的因素和遗传变异可能在一些原发性早泄患者的发病中起到更重要的作用，5-羟色胺转运体启动子区（5-HTTLPR）基因多态性对原发性早泄男子 IELT 有显著影响，因此针对相应新的发病机制而研究新的动物模型是今后发展的方向。

总之，临床前动物模型需考虑针对早泄发病原因和作用靶器官来设计和建立。如考察药物是否对 5-HT 摄取或者受体敏感性有影响，除考虑阴茎感觉神经兴奋性增高外，还需要增加中枢内分泌指标，使药物作用靶点和机制尽可能明确，以利于后续可能的临床治疗研究。

### （二）治疗早泄新药临床前药效学研究设计

治疗早泄新药的临床前药效学研究主要包括整体动物模型治疗作用研究和体外药物作用机制研究。

**1. 在动物模型上的药理学研究设计**　由于射精过程需要通过一系列高度复杂、紧密协调的反射来实现，所以其动物模型仅能反映一部分作用环节和靶点。

目前建立最常用和成熟的动物模型是 Wistar 大鼠或 Sprague Dawley 大鼠。根据受试品前期活性，可选择不同早泄模型进行相关药效和作用机制研究，以针对性评价药物治疗作用。例如：研究药物对早泄的影响，可选择药物诱导射精模型或电刺激诱导射精模型，但应注意试验药物与诱导药物之间是否有交互效应，若不能排除此类情况，则可选用电刺激模型进行实验，以减少可能存在的实验误差；对于早泄电生理方面的药物研究，则宜选用电刺激模型；对于在实验中快速获得射精动物模型的药物研究，则可选择 PCA 诱导或电刺激诱导；研究受试药物对于精神因素引起的早泄或为了更好地模拟人类早泄的情况，则可选择射精统一体理论模型。

（1）药物诱导射精早泄模型　腰骶部神经中枢作为周围神经末梢与高级中枢的中转站，在接受生殖器感觉传入神经冲动的刺激后可自发传出神经冲动，传递与射精相关的感觉信息到丘脑初级躯体感觉皮层，并调节下行的传导信号，在此过程中会受到神经递质的调节，例如多巴胺（dopamine，DA）、催产素、5-HT 等。因此多种化合物、神经传导物质及神经肽等能够促进大鼠性行为，使其表现出类似人类早泄的一些特征。

1）对氯苯丙胺（p-chloroamphetamine hydrochloride，PCA）：将 5-HT 受体激动剂 PCA 溶于生理盐水中配成浓度为5mg/ml 的溶液，对 12～14 周龄雄性 Wistar 大鼠进行腹腔内注射（1ml/kg），麻醉大鼠在给药之后的 30 分钟内即出现自发的阴茎勃起和射精，EL 约为（631.0±61.5）秒，而未注药对照组未见阴茎勃起及射精。腹腔内注射 PCA 可以通过刺激腰骶脊髓节段及外周受体，引起外周 5-HT 释放，并作用于腰骶髓射精中枢参与射精过程；同时 PCA 也可以直接作用于脊髓射精中枢参与射精反应的表达。当用药剂量达到 5mg/kg 时，PCA 可显著诱导阴茎勃起及射精。

2）间氯苯哌嗪［1-(3-chlorophenyl)piperazine hydrochloride，m-CPP］：将 $5\text{-}HT_{2C}$受体激动剂 m-CPP 溶于生理盐水中，按 1ml/kg 对 12～14 周龄雄性 Wistar 大鼠进行腹腔内给药，当剂量达到 3mg/kg 时可出现明显的诱导射精。低剂量（0.3～1mg/kg）的 m-CPP 可通过作用于 $5\text{-}HT_{2C}$受体促进大鼠的射精反应及阴茎勃起，而 3mg/kg 时可显著诱导大鼠射精。但由于 m-CPP 与大鼠阴茎勃起次数之间的关系近似于钟形曲线，达到最大效应时的药物浓度为 0.6mg/kg，故 3mg/kg 的剂量在诱导大鼠射精的同时会抑制阴茎的勃起功能。此外，高剂量的 m-CPP（3mg/kg）激活 $5\text{-}HT_{2B}$受体也可能会对射精产生抑制作用。而小剂量的 DA 受体激动剂阿扑吗啡与小剂量 m-CPP 联用可诱导射精而不改变各自对阴茎勃起等反应的作用，由此可避免高剂量 m-CPP 对射精及阴茎勃起的抑制作用。

3）8-羟基四氢萘［8-hydroxy-2-(di-N-propylamino)tetralin，8-OH-DPAT］：将 20μg $5\text{-}HT_{1A}$受体激动剂 8-OH-DPAT 溶于 10μl 生理盐水中，对 12～14 周龄雄性 Wistar 大鼠进行腰骶脊髓节段蛛网膜下腔囊内注射或脑室内注射，可显著缩短交配活动中雄鼠的 EL、IF 及交配的时间间隔。8-OH-DPAT 可增加大鼠的交配率并促进射精行为，但抑制交配活动以外的射精及勃起功能。其诱导射精作用的实现受中枢 $D_2$ 样受体的调节而不只是 $5\text{-}HT_{1A}$受体的作用。

以上 3 种药物均可用于诱导大鼠射精，但由于 PCA 的有效性及可靠性，故将其作为药物诱导射精模型的常用药，而较少使用 m-CPP 及 8-OH-DPAT。通过药物注射诱导射精模拟早泄，其操作简便，能够显著诱导阴茎勃起及射精，明显缩短 EL，在实验中被广泛应用。但此种模型与电刺激模型均主要在麻醉大鼠身上进行，因此并不能完全模拟人类早泄的真实情况，对于精神因素引起的早泄或者终身性早泄反应较差。

（2）电刺激诱导射精早泄模型　将 12～14 周龄雄性 Wistar 大鼠麻醉后，解剖暴露出大鼠精囊及内脏小神经（lesser splanchnic nerve，LSN），精囊腔内置管记录其管腔内的压力。双极不锈钢电极及电刺激发生器刺激 LSN（刺激电压 10V，频率 80Hz，每次持续时间 1ms）可以引起阴茎勃起及尿道球海绵体肌节律性收缩（反映射精过程中排精相的替代性标志）。

在进行药物实验前，应先刺激 LSN 1 分钟以诱导精囊产生最大的收缩效应，然后按不同的实验要求注入药品进行实验。大鼠的脊髓射精发生器位于腰椎 $L_3$～$L_4$ 脊髓节段的第 7 和第 10 层脊髓，是除了高级中枢以外控制射精的又一重要区域。电刺激诱导射精模拟早泄模型通过刺激外周神经将冲动传入该中枢，再由该中枢发出冲动而诱导射精。

此种方法诱导射精所需的时间较短，可避免诱导射精的药物与其他试验药物发生交互作用而影响实验结果，也便于记录精囊压力及尿道球海绵体肌的肌电图等情况，从而更好研究药物等干预措施对射精过程中排精相及泌精相的影响，有利于从神经生理学的角度研究早泄。

（3）交配实验筛选早泄模型　12～14 周龄 Wistar 大鼠，雌、雄鼠比例接近于 1∶1，数量在 100 只以上，以便能够选取一定量的早泄大鼠。将雌鼠麻醉后行双侧卵巢切除，术后隔 5 天以上进行交配实验；同时，对切除卵巢的雌鼠皮下注射激素微丸（包含 0.5mg 雌二醇及 32.5mg 孕酮），以诱导其发情。实验前 1 周，需将雌鼠静置于无雄鼠存在的交配观察室（大小约为 60cm × 30cm × 35cm）内，每次 20 分钟以充分适应环境，共 2 次，间隔 2 天进行。雄鼠在交配实验前单独置于观察室内 5 分钟以适应环境，之后再放入预先处理的雌鼠，用摄像机连续拍摄 30 分钟记录其交配情况（包括 MF、IF、ML、EL、EF 等）。将成年雄性大鼠与预处理的雌鼠进行为期 6 周的交配实验，每周 1 次，每次均在同一天的同一时间段进行，且 6 次分别与 6 只不同的雌鼠进行交配。6 次试验后选取试验过程中射精情况稳定的大鼠进行分组，按第 3 次到第 6 次试验中 EF 的平均值作为分组依据，将 EF≤1.75 作为射精延迟组，EF≥4.00 作为射精急促组，而将 EF 值在 2.00～3.75 作为正常组。根据射精分布理论，急促组及延迟组所占比例各为 10%，正常组为 80%，由此可筛选得到一定数量的早泄大鼠。

由交配实验筛选出来的射精延迟组和射精急促组大鼠与人类射精迟缓和射精过快者相似。大鼠骑跨次数反映了阴茎的敏感程度，高频次的骑跨提示这些大鼠需要更强的阴道及阴茎刺激来达到射精，而对于那些射精过快的大鼠，只需要很小的阴道阴茎刺激即可使其达到射精。此种方法筛选出来的大鼠代表性较好，但耗时较长，所需样本量较大，且不能保证一次性就能筛选出足够数量的实验对象。

（4）根据多个性伴侣可选择性平台（multiplepartner choice arena，MPCA）筛选早泄模型　12～14 周龄雌、雄 Wistar 大鼠，分开饲养，其中雄鼠有性交经历并且在交配活动中能于 15 分钟内射精 2 次以上。将 4 个透明塑料圆筒紧密环形排列，其间围成一个相对封闭的空间，4 个圆筒底部各有一个朝向中间区域的开口（开口较小，仅允许雌鼠通过，雌鼠可进入任一圆筒内并与其中的雄鼠进行交配）。将雌鼠麻醉后行双侧卵巢切除，术后 2 周内对雌鼠进行 2 次适应性试验，间隔 1 天，即将雌鼠置于上述的装置内 15 分钟使其充分适应环境。交配实验前 48 小时给雌鼠皮下注射苯甲酸雌二醇 10μg，前 4 小时皮下注射孕酮 0.5mg 以诱发雌鼠发情。选取脊柱前凸商数（判断雌鼠发情的指标）在 90% 以上的雌鼠作为后续实验的对象。交配实验时，将筛选出来的雌鼠放入装置的中间区域内并封闭 4 个开口，使其在此空间内适应 5 分钟后取出。再将雄鼠依次放入 4 个圆筒中，在每个圆筒中静置 5 分钟以适应环境。之后在 4 个圆筒中各随机放入 1 只雄性大鼠，在所围成的中间区域放入雌鼠，并同时将 4 个开口打开，记录并观察雌鼠与雄鼠的交配情况及雄鼠间的相互竞争关系。根据雄鼠 MF、IF、ML、EL、EF 等值，筛选出早泄的大鼠模型。MPCA 能诱导大鼠快速射精，模拟了因紧张、焦虑等精神因素引起的射精，其操作较为简单，排除了药物诱导可能对后续实验产生的影响，此种模型和男性早泄的模式相似。

以上几种动物模型，如果要研究药物对早泄的影响，可选择药物诱导射精模型或电刺激诱导射精模型，但应注意试验药物与诱导药物之间是否有交互效应，若不能排除此类情况，则可选用电刺激模型进行实验，以减少可能存在的实验误差；如果要研究早泄电生理方面，则宜选用电刺激模型；对于在实验中快速获得射精动物模型，则可选择 PCA 诱导或电刺激诱导；对于研究精神因素引起的早泄或为了更好地模拟人类早泄的情况，则可选择射精统一体理论模型或 MPCA 模型。

**2. 药效评价指标及药物作用机制研究**

（1）一般性指标　早泄临床症状表现为阴茎射精过快、插入次数减少、不能完成有效性交过程，因此治疗本疾病的新药临床前的主要药效学疗效指标包括：阴茎射精潜伏期、插入频率、射精频率、交配有效率和 5-HT 浓度。其他指标包括附属精囊内压力和尿道球海绵体肌肌电图。

（2）早泄药效评价指标

1）阴茎射精潜伏期：射精潜伏期是指第 1 次插入至射精所需要的时间，它可以间接反映阴茎勃起维持至射精的时间间隔。

2）插入频率：插入频率是指观察时间内插入总次数。它反映的是阴茎有效勃起次数，间接反映射精频率及多少。

3）射精频率：射精频率是指观察时间内有射精活动大鼠的射精次数，它直接反映阴茎射精的间隔。

4）交配有效率：交配有效率是指插入次数/(插入次数＋骑跨次数)，它反映了阴茎勃起的程度和维持时间，间接反映射精间隔。

5）5-HT 浓度：血清 5-HT 又名血清素，是中枢神经系统重要的神经递质。下丘脑、脑干和脊髓等均存在 5-HT 能神经元，这些神经元参与射精调控的全过程。有研究证实 PE 患者血清 5-HT 浓度明显低于正常男性。选择性 SSRIs 可以有效治疗 PE 间接说明 5-HT 在射精调控中发挥重要作用，可以作为早泄的诊断和治疗指标。

6）血清睾酮及其他生殖激素：PE 患者的血清睾酮水平普遍增高，血清睾酮水平与 PE 严重程度存在明显相关性，血清睾酮浓度越高，PE 越严重。有研究表明 PE 患者的血清促甲状腺激素、黄体生成素和泌乳素水平明显降低。5-HT、睾酮、促甲状腺激素、黄体生成素和泌乳素等在射精的调节中起着重要的作用，各种激素共同影响射精的发生。以上激素水平检测可作为药物治疗 PE 的辅助指标。

## （三）实例

### 达泊西汀对早泄大鼠模型的治疗效果及作用机制研究

**1. 药物特性** 达泊西汀，白色至灰白色结晶粉末，分子式：$C_{21}H_{23}NO$，为选择性 5-羟色胺再吸收抑制剂（SSRI），它可以抑制神经元对 5-羟色胺的再吸收，影响神经递质作用于细胞突触前后受体的电位差，进而调节雄性的射精反射，延长阴部运动神经元反射放电（pudendal motoneuron reflex discharges，PMRD）的潜伏期，并减少 PMRD 的持续时间，最后达到延迟射精的作用，临床用于治疗男性早泄。

**2. 研究目的** 评价达泊西汀对实验性早泄大鼠模型的治疗作用及作用机制。

**3. 动物选择和模型选择** 动物选择：雄性 Wistar 大鼠，14 周龄，体重 300～320g，交配成年雌性 Wistar 大鼠，14 周龄，230～250g，交配实验前 1 周将雌鼠去势。

模型选择：与受试药品达泊西汀相对应的 5-HT 受体激动剂诱导的大鼠早泄模型。原理：腹腔内注射 5-HT 受体激动剂对 PCA 可通过刺激腰骶脊髓节段及外周受体，引起外周 5-HT 释放，并作用于腰骶髓射精中枢参与射精过程；同时 PCA 也可以直接作用于脊髓射精中枢参与射精反应的表达。造模方法：将 PCA 溶于生理盐水中配成浓度为 5mg/ml 的溶液，雄性 Wistar 大鼠腹腔注射（剂量为 1ml/kg），大鼠在给药之后的 30 分钟内出现自发的阴茎勃起和射精，表示造模成功。

**4. 实验分组** 大鼠早泄模型实验设空白对照组，模型对照组，阳性对照组和受试品低、中和高剂量组，由于动物的个体差异和造模有一定失败率，每组动物数设为 12～16 只。

**5. 给药途径、给药剂量和给药时间** 达泊西汀临床为口服给药，单次给药后即可产生治疗早泄的效果，但为增强疗效，本研究设单次给药和多次给药（连续 2 周），给药剂量参考临床剂量，设低（3mg/kg）、中（6mg/kg）和高剂量组（12mg/kg），中剂量为临床剂量折算大鼠剂量。

**6. 评价指标**

（1）主要药效学指标 早泄临床症状表现为阴茎射精过快、插入次数减少、不能完成有效性交过程，结合本研究受试药物为 5-HT 再摄取抑制剂达泊西汀，因此治疗本疾病的新药临床前的主要药效学疗效指标，包括阴茎射精潜伏期、插入频率、射精频率、交配有效率和 5-HT 浓度。

阴茎射精潜伏期：第 1 次插入至射精所需要的时间。

插入频率：观察时间内插入总次数。

射精频率：观察时间内有射精活动大鼠的射精次数。

交配有效率：插入次数/(插入次数＋骑跨次数)。

5-HT 浓度：血清 5-HT 浓度测定。

（2）次要药效学指标 包括附属精囊内压力和尿道球海绵体肌肌电图。

附属精囊内压力：射精过程伴随有精囊压力的减少，可以间接评价射精与否及射精多少。

尿道球海绵体肌肌电图：阴茎尿道与射精共用一个通道，因此射精过程同时需要尿道球海绵体肌的收缩才能顺利完成，肌电图可以辅助反映射精与否及强度变化。

注意事项：交配雌鼠需作卵巢切除去势术，在交配前皮下给予苯甲酸雌二醇和孕激素，以维持其动情和易于交配，备用。

**7. 作用机制研究** 5-HT被认为是参与调控射精的主要神经递质，以5-HT转运体为作用靶点的SSRI是目前临床证据最多、应用最广泛的药物。理论上，任何影响5-HT合成、释放、转运、代谢等因素都可能为早泄的药物治疗提供新思路。随着对生理性射精过程和相关神经递质的深入研究，新的早泄药物治疗靶点越来越多，射精过程的任一环节都可能成为药物作用靶点。腰骶部神经中枢作为周围神经末梢与高级中枢的中转站，在接受生殖器感觉传入神经冲动的刺激后可自发传出神经冲动，传递与射精相关的感觉信息到丘脑初级躯体感觉皮层，并调节下行的传导信号，在此过程中会受到神经递质的调节，例如多巴胺、催产素、5-HT等。其中5-HT及其受体在生理射精过程中发挥重要作用，5-HT释放减少/再摄取增加、$5\text{-HT}_{1A}$/$5\text{-HT}_{2C}$受体功能失调可能与早泄有关。本研究受试药物5-HT再摄取抑制剂达泊西汀通过抑制突触前膜5-HT的再摄取部位，提高突触间隙5-HT的浓度，激活突触后膜相关的5-HT受体，提高射精阈值，发挥其延迟射精的功能。因此通过观察达泊西汀作用后5-HT及其受体表达和5-HT转运体启动子区基因多态性的变化，可以初步揭示受试药物的作用机制。

## 三、治疗少弱精子症药物的药理学研究

### （一）概述

由于环境污染、长期微量元素缺乏、不良生活习惯、长期精神高度紧张、过度吸烟、饮酒、滥用激素类药物、性传播疾病等因素的影响，人类生殖能力呈逐年下降趋势，大约20%的育龄夫妇受到不孕不育的困扰，男性因素占到40%~60%，其中精子生成、成熟和运输异常是男性不育最常见的原因。男性不育症以少、弱精子症较为常见，临床上少精症是指男性禁欲2~7天，精子密度<$20\times10^9$/L；弱精症是指禁欲2~7天，具有快速向前运动的精子A级和缓慢向前运动的精子B级总和（A级+B级）<50%或A级精子<25%，二者常同时发生，合称少弱精子症（图15-2-3）。

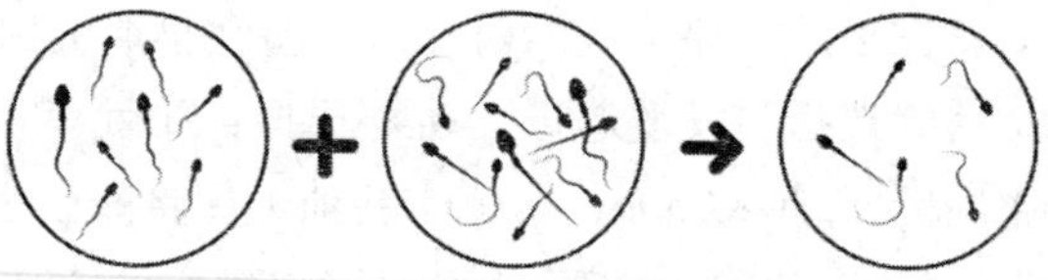


**图15-2-3 男性少弱精子症临床诊断示意图**

少弱精症在发病原因上，主要包括遗传因素、性激素和精子相关基因突变、先天性输精管缺如、抗精子抗体、感染、内分泌因素、疾病、锌缺乏、环境、饮食和吸烟等。其中在内分泌因素上，生殖活动与垂体-下丘脑-性腺密切相关，精液正常是促卵泡生成素（FSH）、促黄体生成素（LH）、催乳素（PRL）、睾酮（T）、抑制素B（INHB）、雌二醇（$E_2$）等多种性激素共同作用维持在一个动态平衡状态的结果，因此少弱精症与该轴功能紊乱及各种激素的异常有关。精浆中催乳素能提高精子对氧的摄取，影响精子活力，与精子活力呈线性相关；血清中$E_2$水平的升高，可导致精子的活力降低；睾酮过高也可能导致精子的活力降低。

在感染因素上，各种病原菌感染造成睾丸病变和生殖道炎症均会影响到生精功能、精子活率和活力，最终导致不育。解脲支原体（UU）感染可使精浆中细胞因子紊乱，AsAb阳性率增高，降低精子活力。泌尿生殖系统感染时，大量白细胞聚集在精浆中，进而产生弹性蛋白酶，可使精液中的超氧化物歧化酶（superoxide dismutase，SOD）活性减低，同时使精液清除ROS的能力减弱，精液中ROS增多，诱导氧化应激反应，造成精子DNA损伤和断裂、精子活力降低，导致少弱精子症的发生。

在遗传因素方面，染色体异常和基因缺失是少弱精子症主要的发病原因。研究表明，常染色体和性染色体先后天异常，对精子数量及精子的活力有显著影响。近些年研究发现：精子线粒体MTCYB和MTATP6的基因先天缺如、雄激素受体异常、H19基因印迹丢失等都可能最终导致弱精子症的发生。回文序列介导的染色体突变与精子密度、活力相关。TEKT3、SMCP作为两个鞭毛结构基因，其表达水平与精子活力呈正相关，也是导致少弱精子症的原因之一。SEPT4蛋白定位于精子环，弱精症患者精子中SEPT4表达量显著低于正常生育力男性，

可见为精子活力低下的原因之一，但其具体机制尚未明确，可能与 SEPT4 低表达导致线粒体的异常或缺失有关。

在环境因素方面，微波辐射、重金属污染、日常中的化学因素、农药残留等均对精子活力产生影响。有研究发现长期受到雷达辐射的海员精液情况显示，精子密度、精子活力明显低于对照组，远离辐射后精子活力明显好转。另外通过研究镉 10～1000mol/L 的浓度在体外对荷斯坦（Holstein）公牛精子膜 DNA 完整性、精子活力、精子顶体和胞吐能力的影响，发现镉可导致公牛精子膜损伤、DNA 断裂和精子活力降低。

在微量元素缺少方面，微量元素对于人体的生殖能力具有重要的影响，其中目前认为最重要的微量元素主要是锌。锌对于男性生殖系统具有重要的作用。锌是精子代谢、男性生殖系统免疫及荷尔蒙合成的重要营养元素；锌与生殖系统的多种脱氢酶相关，参与精子形成、成熟及获能等一系列过程；具有抗氧化作用，作为 SOD 的成分之一，延缓细胞膜氧化，保持其稳定性，从而使精子活力正常。缺乏锌对于人体生殖系统产生巨大影响，导致男性生殖器官发育不良，降低精子的活力，机体分泌促性腺激素水平降低。有研究表明，体内游离锌增高与精子活力低下呈正相关，游离锌对精子活力有毒性作用，使得精子尾部弯曲，活力低下；锌及其氧化物可抑制精子的糖酵解及氧化过程，也使得精子活力降低。

在免疫学方面，一般情况下，成年男性不会产生抗精子抗体（As-Ab），而当出现意外情况，如外伤、感染、生殖道梗阻等因素时，血-睾屏障异常，在自身免疫功能作用下，精子发生自身免疫应答反应，导致 As-Ab 形成，As-Ab 与精子发生抗原抗体反应，导致弱精子症的发生。

在生活方式因素方面，随着现在社会的发展，人们的压力越来越大，生活方式也发生了比较大的变化，不规律的生活习惯也成为不育的重要原因之一。熬夜、吸烟、酗酒、吸毒、穿紧身裤、桑拿浴及久坐、缺乏运动都会影响精液质量。有研究显示，吸烟与精子活力呈负相关。

此外，有学者通过生物信息学分析挖掘，发现弱精子症患者精子在活力下降的同时，精子的基本生命活动，如蛋白质及大分子物质新陈代谢也是下降的；而同时差异基因在细胞死亡/凋亡以及凋亡介导生物过程中富集，可见弱精子症精子不仅活力比较差，而且精子的生命力也比较弱，更易于发生凋亡或死亡。参与细胞骨架构成、微管运动、细胞运动的一些差异表达基因，如 KIF3B、MYO15A、KIF6、KIF26B、KIF3A、DNHD2、DMN、DYNC2H1、STARD9、MYOHD1、TPM1 等，可能由于细胞骨架及微管运动异常导致精子活力不足，值得进一步深入研究。

在发病机制上，少弱精子症主要涉及一氧化氮和超氧化物歧化酶、蛋白质酪氨酸磷酸化和膜流动性、离子通道、微量元素异常等，由于病因及机制的不确定性，治疗方法也就多种多样、疗效各异，主要包括：特异性治疗（内分泌治疗）、半特异性治疗（感染性不育和免疫性不育）、非特异性治疗（提高精子质量和活力）、酶制剂、抗氧化药物、手术治疗、辅助生殖技术和基因治疗等。

在内分泌治疗上，激素可直接或间接作用于下丘脑-垂体-睾丸性腺轴，促进精子生成和提高精子活力，主要使用于各种诊断明确的原发性或继发性促性腺激素低下性性腺功能减退症。针对因低促性腺激素性性腺功能减退引起的弱精子症。促性腺激素释放激素（GnRH）脉冲疗法和促性腺激素（Gn）替代疗法是临床主要常见的两种疗法。Gn 替代疗法主要有：人绒毛膜促性腺激素（HCG）、人绝经期促性腺激素（HMG）、纯化的 FSH 进行治疗。但根据国外的一项研究发现，该疗效并不确切。雄激素是决定男性特征的最重要物质，生理水平的雄激素对精子生成和成熟起到关键的作用，并影响精子活力和精液成分。在抗感染治疗上，有明确生殖道感染证据时，应坚持夫妻同治，根据药敏试验选用合适的抗生素，如革兰阳性菌（葡萄球菌、淋球菌）感染可应用青霉素、头孢菌素类、林可霉素等；革兰阴性菌（大肠埃希菌等）感染可选用卡那霉素、丁卡霉素类；滴虫感染可选用甲硝唑等药物；淋病奈瑟菌感染用头孢菌素类联合阿奇霉素。

在提高精子质量和活力上，人体内 L-肉毒碱是由附睾上皮分泌到附睾液中，并进入精子内。睾丸中的精子并不具备运动功能，当精子从附睾头部移至尾部的过程中，精子才获得运动功能。L-肉毒碱参与这个过程，在促进精子运动、提高精子受精能力等方面发挥重要作用。有研究使用勃锐精治疗 30 例特发性弱精子症 3 个月后，精子活力及总数明显提升。左卡尼汀可提高精子活动率及前向运动精子百分率。在抗氧化药物治疗上，维生素 A、维生素 C、维生素 E 具有抗氧化作用。其中维生素 E 又称生育酚（α-tocopherol），促进性激素的分泌，使男子精子活力及数量增加，提高生育能力，维生素 E 缺乏时，会出现睾丸萎缩及上皮细胞变性，发生男性不育。谷胱甘肽是一种辅酶，是由半胱氨酸、谷氨酸和甘氨酸组成的三肽，具有抗氧化作用，服用谷胱甘肽治疗少弱精子症，可提高精子活力和数量。在辅助生殖治疗上，现阶段辅助生殖技术发展迅速，自 1992 年卵泡浆内单精子注射（ICSI）应用于弱精子症的治疗以来，已经成为弱精子症不育患者的选择。主要包括：人工授精、试管婴儿和供精辅助生育。试管婴儿技术包括：体外受精-胚胎移植（IVFET）、卵胞浆内单精子注射（ICSI）、移植前遗传学诊断（PGD）/移植前遗传学筛查（PGS）。

在动物模型研究上，男性不育症是由多种疾病和（或）因素造成的结果，有高达 30%～40% 的患者为不明原因，给临床治疗带来极大的挑战，也推动了众多的临床和基础实验研究。因此相关的造模方法也有很多种，目前主要分为物理因素、化学因素、内分泌因素、环境因素和遗传因素等。使用最广泛的为化学因素，其优势是成功率高、费用低、造模所需时间短，但也存在不足，如应用化学药品可能对肝、肾及其他脏器造成损害，形成多脏器损伤的疾病模型，直接影响模型的生物稳定性。而且部分化学药物的使用剂量在相关文献中不统一，存在重复性差的现状。物理方法对于生殖系统的损伤针对性较强，但生殖功能受到损害后极易恢复，模型稳定性较差，并且干预手段的最佳剂量及时间很难定量。内分泌因素模型给药途径与化学方法相似，但研究数据较少，因此有待更多相关方面的动物实验研究。目前关于环境化合物的基础研究越来越多，大量研究发现许多人工合成并广泛应用于工业及农业的有机化合物均具有较强的生殖毒性，其作用机制与化学因素和内分泌因素相似，但相关研究数据亦较少，考虑其较强致癌性，剂量、造模时间及给药途径仍有待研究。近年来生精相关基因研究成为生殖医学领域的热点，据报道有超过 2300 组基因在睾丸中表达，其中有相当多的基因影响人类的生殖功能并能导致男性不育症的发生，因此基因学将成为未来生殖医学领域的研究重点。但基于生精基因修饰造模的操作难度大，尚不能广泛应用于实验研究。综上所述，目前化学方法为主要造模手段，随着研究的深入以及造模方法的不断改进，环境化合物造模以及基因修饰造模或许将代替化学方法，成为未来不育症动物实验的主要造模方法。

因此，针对上述病因和治疗方法，新药研发的临床前少弱精症模型需要根据受试药物可能的作用靶点来设计和建立。如针对少弱精症治疗药物可以选择主要干扰附睾精子成熟的雷公藤多苷来制备少弱精症不育模型，以针对性的评价受试品的真实效果，避免模型选择不当，使结果出现假阴性/阳性结果，影响药物的后续开发。

### （二）治疗男性少弱精症新药临床前药效学研究设计

治疗少弱精子症新药的临床前药效学研究主要包括动物模型治疗作用研究和药物作用机制研究。

**1. 在动物模型上的药理学研究设计** 目前建立最常用和成熟的动物模型是 Sprague Dawley 大鼠和 Wistar 大鼠。选择原因：鼠类的生长发育较快，繁殖能力强，常用于生殖研究；同时大鼠的抗病能力及对环境的适应性较小鼠强，小鼠对疾病抵抗力差，对环境变化敏感，不耐冷热；而在大鼠的种系中，SD 大鼠生长发育较 Wistar 快，而且比 Wistar 大鼠的适应性和抗病能力更强，所以动物选择上以 SD 大鼠为最佳。进一步的动物模型选择，应根据受试品前期体外活性，选择相对应的不同少弱精症模型进行相关药效和作用机制研究，以针对性评价药物治疗作用。如针对少弱精症治疗药物可以选择主要干扰附睾精子成熟的雷公藤多苷来制备少弱精症不育模型，以针对性的评价受试品的真实效果，避免模型选择不当，使结果出现假阴性/阳性结果，影响药物的后续开发。

（1）雷公藤多苷模型　雷公藤多苷是中药雷公藤的根芯中提取的一种脂溶性混合物，具有免疫抑制、抗炎、抑制肾脏系膜细胞及基质等作用，对多种自身免疫性疾病具有疗效；但该药长期使用对生殖有明显的毒性，如导致男子不育、精子减少等。选用雷公藤多苷建立不育症模型是利用其生殖毒性的特性。给药剂量和时间选择：20～30mg/(kg·d)，给药方法均为将雷公藤多苷片剂制成混悬液灌胃，造模时间为 4 周。

（2）棉酚模型　棉酚是草棉、树棉或陆地棉成熟种子、根皮中提取的一种多元酚类物质。有研究表明棉酚能够对精子活力以及密度造成影响。腹腔内注射剂量为 5mg/kg、10mg/kg 和 20mg/kg 的棉酚溶液后，发现大鼠的精子活力及密度显著降低，支持细胞自身毒性加强，加速曲细精管变性，大剂量同时能够影响小鼠肝的正常功能。在造模时应注意棉酚对模型肝功能的伤害，选择未观察到不良影响的最佳剂量为宜。该模型适合筛选作用靶器官在睾丸的候选化合物。

（3）腺嘌呤模型 腺嘌呤是通过诱发慢性肝、肾功能损伤建立动物模型的常用药物，可造成雄性大鼠睾丸生精功能障碍，因此腺嘌呤大鼠不育症动物模型为当今不育症药效学及药理学研究的常见模型之一。以200mg/kg腺嘌呤灌胃30天，观察发现服用腺嘌呤后大鼠的精子总数及活力显著降低，同时腺嘌呤能够降低血清睾酮含量、抑制类固醇合成及睾丸内皮素-1相关的mRNA表达。但考虑其具有较强肝肾毒性，应选择造模最佳剂量及时间。

（4）环磷酰胺模型 环磷酰胺为烷化剂类抗肿瘤药物，具有显著的免疫抑制作用。临床研究发现经环磷酰胺治疗后，癌症患者弱精子症的发病率显著上升。筛选实验可选取昆明小鼠腹腔注射环磷酰胺，制备弱精子症模型，模型组小鼠精子各运动参数显著降低。环磷酰胺可使各级生精细胞凋亡增加，是造模成功的原因；但环磷酰胺可使部分精原细胞不能分化成熟，使其出现生殖毒性的不可逆性，故在选其造模时应慎重考虑。

（5）己烯雌酚模型 己烯雌酚是人工合成的雌激素，能产生与天然雌二醇相同的药理作用。研究表明己烯雌酚能够抑制小鼠生殖功能。选择刚出生的幼年雄性小鼠皮下注射100ng己烯雌酚，注射后小鼠睾丸内间质细胞、生殖细胞以及多核细胞减少，同时影响下丘脑功能，导致内分泌功能失调。另有研究发现己烯雌酚能够干扰小异源二聚体伴侣基因Nrob2的表达，而该基因的表达能通过调节生殖细胞进入减数分裂以及睾酮合成来控制睾丸功能。提示在己烯雌酚干预下能够抑制小鼠睾丸生精，建立不育症模型。

（6）炔雌醚和左炔诺孕酮模型 左炔诺孕酮炔雌醚片为常用的有效避孕药，应用广泛。其中主要成分为炔雌醚和左炔诺孕酮，两者均为人工合成的激素类药物。研究证实单独使用炔雌醚或联合应用两者的混合物均会对大鼠生殖功能造成损害，将SD大鼠按重量随机分组，分别口饲0.33mg/kg炔雌醚和0.67mg/kg左炔诺孕酮以及同等剂量的两种混合物，小鼠睾丸内表现出畸形精子增多。

（7）双酚A模型 双酚A的化学名称为2,2-二（4-羟基苯基）丙烷，为已知的具有抗雄激素样化合物，能够诱导雄性大鼠不育。按照剂量为0.0005～5mg/kg喂养成年大鼠8周，此浓度的双酚A未产生全身毒性反应以及明显的血清激素水平改变，但明显减少曲细精管内上皮细胞的高度和圆细胞的数量以及精子数量，抑制雄激素受体以及精子外部致密纤维蛋白相关基因的表达。另有研究发现，分别用剂量0、20μg/(kg·d)和40μg/(kg·d)的双酚A干预出生21天、35天、49天的幼年雄鼠，5周后小鼠睾丸内雌激素受体α表达增加，生殖细胞有丝分裂减慢，精子密度及质量下降，但并不影响生殖细胞印迹基因的甲基化。

综合以上动物模型，目前使用较多的为雷公藤多苷模型，其他模型应用较少，其原因可能有：目前研究热点为少弱精子症，在现有的药物治疗不育症的动物实验研究中亦主要是对弱精子症进行观察研究；而对畸形精子症、免疫性不育、内分泌异常等其他原因所致不育研究较少；雷公藤多苷对生殖的影响为可逆性，而乙酸棉酚及环磷酰胺虽有良好的造模效果，但对生殖的影响均为不可逆性，若选后者进行研究，必然会加大实验难度，降低研究效果。

**2. 药效评价指标及药物作用机制研究**

（1）一般性指标

1）精子在睾丸生成后，经过狭长迂曲的附睾管后逐步成熟并获得受精能力，因此少弱精症可能与睾丸和附睾的结构功能发生异常密切相关，同时少精症常伴有精子活力低下的弱精症。因此治疗本疾病的新药临床前主要药效学指标通常包括：①精子密度和活力；②精子形态和功能；③受孕率；④药物对睾丸和附睾组织细胞增殖活性的影响实验。

2）其他次要药效学指标包括睾丸和附睾组织学检查、睾丸附睾组织与血清雄激素水平测定。

可选择HE和透射电镜分析生殖组织学和超微结构变化，选择Elisa测定组织与血清T和DHT水平。评价药物对上述组织结构和激素水平的影响，间接支持其有无治疗少弱精子症的活性及潜在作用靶标。

（2）少弱精子症药效评价指标 少弱精症临床症状表现为精子密度和活力下降，生育率亦随之降低，同时睾丸和附睾结构和功能可能出现异常。

1）精子密度和活力：精子密度是指单位容量内精子的数量，精子密度下降与少精症密切相关，药物干预治疗少精子症后，精子密度提高，则提示该化合物具有改善治疗少精症的潜在活性。精子活力是指精液中运动精子所占的百分率。由于只有具有前向运动的精子才可能具有正常的成熟和受精能力，所以精子活力与女性受孕密切相关，药物干预治疗弱精症后精子活力提高，提示该化合物具有治疗弱精症潜在活性。上述指标可以通过计算机辅助精子分析系统（computer-aided sperm analysis，CASA）来测定。

2）精子形态和功能：精子形态分析可观察和分析精子形态，了解正常精子和畸形精子所占比率，是反映男性生育能力的重要指标。具体分析有肉眼观察、CASA 和电镜超微分析等方法，分别从不同角度分析精子形态。精子功能评价包括精子低渗功能渗透法、伊红 Y 水试验和精子功能酶学变化等指标，反映精子膜完整性、精卵结合能力等。

3）受孕率：将不同剂量药物干预不育模型与正常雌鼠交配，在受孕中期进行剖腹产手术，考察以下指标：怀孕率、黄体数、着床数、胚胎数、活胎数、死胎率。另外还要对胚胎进行性别鉴定、称重和鉴别是否有畸形。最后确定交配指数（精子阳性雌鼠/总配对数）和受孕指数（受孕雌鼠/精子阳性雌鼠）。

4）睾丸附睾组织学检查：观察睾丸生精小管支持与间质细胞形态、各级精细胞形态梯度变化等指标，以评价药物对睾丸的影响；观察头体尾附睾管上皮细胞、间质细胞和管腔内精子的形态学变化，各细胞间连接是否完整。在此基础上使用透射电镜对睾丸支持和间质细胞、附睾上皮细胞进一步作超微结构观察，评价药物是否影响睾丸附睾结构。

5）血清雄激素水平：雄激素水平与睾丸精子发生和附睾精子成熟密切相关，通过测定其血清水平，能反映药物干预前后雄性动物雄激素水平变化，评价药物有无激素活性及可能的作用靶器官。

### （三）实例

#### 左卡尼汀对少弱精症大鼠模型的治疗效果及作用机制研究

**1. 药物特性** 左卡尼汀（L-carnitine）又称左旋肉碱，是脂肪酸 β 氧化过程中必不可少的一种重要物质，其对细胞中能量的产生和转运起重要作用。随着左卡尼汀临床应用及研究的不断深入，其在提高精子活力、改善附睾功能、治疗男性不育方面的疗效和安全性得到了广大临床医生的认可，已经成为目前男性不育治疗领域的常用药物。

**2. 研究目的** 评价左卡尼汀对少弱精症大鼠模型的治疗效果及可能的作用机制。

**3. 动物选择和模型建立** 动物选择：雄性 SD 大鼠，14～16 周龄，体重 300～320g，交配成年雌性 SD 大鼠，14 周龄，230～250g。

模型选择：目前公认的雷公藤多苷诱导大鼠少弱精症模型。原理：雷公藤多苷是中药雷公藤根芯中提取的一种脂溶性混合物，它长期使用对男性生育有明显的抑制作用，可导致附睾精子数量和活力下降，引起少弱精症。造模方法：将雷公藤多苷制成混悬液，大鼠灌胃，剂量 20mg/(kg · d)，连续 8 周，造模的同时给予受试药物同步干预治疗。

**4. 实验分组** 大鼠少弱精症模型实验设空白对照组，模型对照组，阳性对照组和受试品低、中和高剂量组，由于动物的个体差异和造模有一定失败率，每组动物数设为 10～12 只。

**5. 给药途径、给药剂量和给药时间** 左卡尼汀临床为口服给药，给药时间为一个生精周期（8 周），为了减少造模停药后生育恢复而影响药效评价的结果，本研究造模与干预同时给药，但在同一天时，最好错开造模给药和干预给药的时间，以减少药物相互作用对药效的影响。给药剂量参考临床剂量，设低（15mg/kg）、中（30mg/kg）和高剂量组（60mg/kg），中剂量为临床剂量折算大鼠剂量。

**6. 评价指标**

（1）主要药效学指标 少弱精症临床症状表现为精子密度和活力下降，生育率亦随之降低，同时睾丸和附睾结构和功能可能出现异常。因此治疗本疾病的新药临床前的主要药效学疗效指标包括：精子密度和活力、精子形态和功能、受孕率、离体药物对睾丸和附睾组织细胞增殖活性的影响实验。

精子密度和活力：采用 CASA 进行分析。

精子形态和功能：相差显微镜和精子功能酶学分别对其形态和功能进行分析。

受孕率：观察受试雄鼠和有生育力的雌鼠交配 15 天后的受孕情况。

睾丸附睾组织细胞增殖活性：MTT 或 CCK-8 试剂盒检测用药 48～72 小时细胞增殖活性变化。

（2）次要药效学指标　包括睾丸和附睾组织学检查、睾丸附睾组织和血清雄激素水平测定、睾丸和附睾左卡尼汀浓度测定。

组织学检查：HE 染色和超微结构分析睾丸附睾组织细胞的变化。

血清雄激素水平测定：雄激素对于维持雄性生殖功能尤其是生育功能至关重要，通过测定用药后雄激素水平的变化，评价受试药物对大鼠雄激素水平有无影响。

睾丸和附睾左卡尼汀浓度测定。

**7. 作用机制研究**　附睾组织、精浆和精子中含有体内最高浓度的游离左卡尼汀，其中附睾是精浆中游离左卡尼汀的主要来源，而附睾又是精子完全成熟与贮存的场所，附睾中左卡尼汀的浓度直接影响精子的成熟和代谢过程，与精子运动及受精能力直接相关。另外左卡尼汀可调节睾丸支持细胞脂肪、糖及蛋白质的代谢，从而影响支持细胞蛋白质的合成，间接对精子发生起促进作用。它不但转运脂肪酸和磷脂进入线粒体内，而且将血清内的脂肪酸转运至附睾上皮，再经附睾上皮转运至附睾管腔和精子细胞内，并经三羧酸循环彻底氧化供能。同时左卡尼汀将线粒体内的乙酰基或中短链酰基运出线粒体，因此它在将脂肪酸转运至线粒体内的同时，又将乙酰毒素转运出线粒体。此外，有研究表明左卡尼汀还能清除 ROS，可作为精子抗氧化剂使用。因此本研究左卡尼汀治疗少弱精症的作用机制与能量代谢和抗氧化信号通路密切相关，可以根据药效结果选择筛选和测定这 2 个信号通路的关键蛋白进行作用机制的探讨和确认。

另外有学者研究发现，不育症患者 Fas 蛋白表达较正常人明显增加，尤其是弱精子症患者中，由 Fas 蛋白表达增加的精子数量高达 50%，而正常生育男性 Fas 阳性精子比例相对较少。Fas 属于肿瘤坏死因子超家族；在人类 Fas 的胞内段的胞质内，有 1 个约 80 个氨基酸残基组成的结构域，称为 Fas 相关死亡结构域（fas-associated death domina，FADD）。FasL 是 Fas 的配体，FasL 与相邻细胞表面的 Fas 结合后，可激活 FADD，向细胞内部传递死亡信号，触发细胞凋亡程序。正常情况下，细胞凋亡主要由人类生殖细胞表面表达的凋亡蛋白 Fas 与支持细胞表面表达的 Fas 受体 FasL 协调作用来调控其凋亡程度。睾丸生殖细胞的凋亡受多种基因控制，在精子形成的每个阶段都可因局部或外源性因素而发生凋亡。生精细胞凋亡是机体清除过量及缺陷生精细胞的正常生理机制，其病理状态下的过度凋亡会导致少、弱精子症发生。Fas/FasL 系统是介导哺乳动物睾丸生精细胞凋亡的主要途径。FasL 特异性与生精细胞膜上的 Fas 结合后，通过胞内肽段的死亡结构域激活相关的半胱天冬氨酸酶级联反应，诱导其凋亡。Fas/FasL 系统在调节生精细胞凋亡中发挥重要作用但其过度表达会对精子数量和质量产生不利影响。左卡尼汀治疗少弱精症的作用机制也可从抗生精细胞凋亡和调控 Fas/FasL 信号通路角度探讨其可能的作用机制。

（谢淑武　朱　焰）

## 参考文献

[1] Jerome F StraussIII, Robert L Barbieri. 乔杰主译．生殖内分泌学[M]. 北京：科学出版社，2019：607-608.

[2] Speroff L, Fritz MA. 李继俊主译．临床妇科内分泌学与不孕[M]. 第 7 版．济南：山东科学技术出版社，2006：426-427.

[3] 魏伟，吴希美，李元建．药理实验方法学[M]. 第 4 版．北京：人民卫生出版社，2010：1410-1413.

[4] GrümmerR. Animal models in endometriosis research[J]. Hum Reprod Update, 2006, 12(5): 641-649.

[5] Matthews CJ, Redfern CP, Hirst BH, et al. Characterization of human purified epithelial and stromal cellsfrom endometrium and endometriosis in tissue culture[J]. FertilSteril, 1992, 57(5): 990-997.

[6] Walker CL, Stewart EA. Uterine fibroids: the elephant in the room[J]. Science, 2005, 308(5728): 1589-1592.

[7] Fujii S, Nakashima N, Okamura H, et al. Progesterone-induced smooth muscle-like cells in the subperitoneal nodules produced by estrogen. Experimental approach to leiomyomatosisperitonealisdisseminata[J]. Am J ObstetGynecol, 1981, 139 (2): 164-172.

[8] Osuka S, Nakanishi N, MuraseT, et al. Animal models of polycystic ovary syndrome: A review of hormone-induced rodent models focused on hypothalamus-pituitary-ovary axis and neuropeptides[J]. Reprod Med Biol, 2018, 18(2): 151-160.

[9]Li L, Baek KH. Molecular genetics of polycystic ovary syndrome: an update[J]. Curr Mol Med, 2015, 15(4): 331-342.

[10]Kafali H, Iriadam M, Ozardali I, et al. Letrozole-induced polycystic ovaries in the rat: a new model for cystic ovarian disease[J]. Arch Med Res, 2004, 35(2): 103-108.

[11]Patel DP, Pastuszak AW, Hotaling JM. Emerging treatments for erectile dysfunction: a review of novel, non-surgical options[J]. CurrUrol Rep, 2019, 20(8): 44.

[12]Zhang HB, Chen FZ, He SH, et al. In vivo tracking on longer retention of transplanted myocardingene-modified adipose-derived stem cells to improve erectile dysfunction in diabetic rats[J]. Stem Cell Res Ther, 2019, 10(1): 208.

[13]Zhao F, Yan J, Zhao J, et al. Effect of platelet-derived growth factor-BB on gap junction and connexin 43 in rat penile corpus cavernosum smooth muscle cells[J]. Andrologia, 2019, 51(3): e13200.

[14]Zhang Z, Zhang HY, Zhang Y, et al. Inactivation of the Ras/MAPK/PPARγ signaling axis alleviates diabetic mellitus-induced erectile dysfunction through suppression of corpus cavernosal endothelial cell apoptosis by inhibiting HMGCS2 expression [J]. Endocrine, 2019, 63(3): 615-631.

[15]Waldinger MD. Drug treatment options for premature ejaculation[J]. Expert Opin Pharmacother, 2018, 19(10): 1077-1085.

[16]Sun Y, Yang L, Bao Y, et al. Efficacy of PDE5Is and SSRIs in men with premature ejaculation: a new systematic review and five meta-analyses[J]. World J Urol, 2017, 35(12): 1817-1831.

[17]Sahin S, Bicer M, Yenice MG, et al. A Prospective Randomized Controlled Study to ompare Acupuncture and Dapoxetine for the Treatment of Premature Ejaculation[J]. Urol Int, 2016, 97 (1): 104-111.

[18]Colpi GM, Francavilla S, Haidl G, et al. European Academy of Andrology guideline Management of oligo-astheno-teratozoospermia [J]. Andrology, 2018, 6(4): 513-524.

[19]Mongioi L, Calogero AE, Vicari E, et al. The role of carnitine in male infertility[J]. Andrology, 2016, 4(5): 800-807.

[20]Abd-Elrazek AM, Ahmed-Farid OAH. Protective effect of L-carnitine and L-arginine against busulfan-induced oligospermia in adult rat[J]. Andrologia, 2018, 50(1): e12806.

# 第十六章

# 治疗血液系统疾病药物的药理学研究

## 第一节　治疗贫血药物的药理学研究

### 一、概述

血液是人体中的重要组成部分，其功能是不可或缺的，广泛参与体温调节、抗炎免疫、营养递送、物质存储、氧气运输、废物排泄等生理过程。血液系统的功能与其组成密切关联。血液是在心脏和血管腔内循环流动的一种组织，主要包括有形成分和无形成分以及液体。液体组分是水，无形成分包括白蛋白、球蛋白、纤维蛋白原、脂蛋白等各种营养成分以及无机盐、氧、激素、抗体和细胞代谢产物等。而有形成分是各类血细胞，包括红细胞、白细胞和血小板等。其中红细胞（red blood cell，RBC）也称红血球（erythrocytes），是血液中数量最多的一种血细胞，富含血红蛋白（hemoglobin，Hb），是人体内血氧和二氧化碳运输的最主要介质，运输二氧化碳时呈暗紫色，运输氧气时呈鲜红色。此外，红细胞参与免疫作用，并决定 ABO 血型。

人体红细胞的平均寿命为 120 天，每天都有红细胞死亡，而同时，红细胞也在不断地生成，因此人体红细胞数量能够维持稳定。衰老的红细胞主要被脾脏和淋巴结等组织清除，而在个体发育的不同阶段，红细胞可以由卵黄囊、肝、脾、胸腺和骨髓等造血器官生成。在出生前，红细胞主要由卵黄囊、肝、脾、胸腺等产生；而出生后，骨髓则成为红细胞生成的主要器官，主要是颅骨、椎骨、肋骨、骨盆、长骨的近端等部位。像其他血细胞一样，红细胞的发生和成熟经历了多个阶段，主要包括多功能造血干细胞、造血祖细胞和造血细胞。多功能造血干细胞分化为多能造血祖细胞和各系造血祖细胞，在调节因子的作用下，它们只能朝着一个方向分化，进行有限的细胞增殖活动。其中，红细胞的发生和成熟在造血因子的作用下，逐渐通过多功能造血干细胞→多功能造血祖细胞→红系祖细胞→原红细胞→早幼红细胞→中幼红细胞→晚幼红细胞→网织红细胞，最后脱核成为成熟红细胞。红细胞发生和成熟过程中有几个关键特征性事件，包括脱核、血红蛋白合成和富集、细胞体积变小等。成熟的红细胞呈两面凹陷的煎饼状，没有细胞核和其他主要细胞器。这种形状赋予红细胞很大的表面积，使氧气以及二氧化碳能够快速地渗透细胞内外；同时也赋予红细胞极好的柔韧性，使它能够很好地通过毛细血管，有助于红细胞的血氧运输功能。

在人体细胞中，红细胞是数量最多的血液细胞，一般成年男性的红细胞数量为每毫升（4.0～5.5）$\times 10^9$ 个，女性为每毫升（3.5～5.0）$\times 10^9$ 个。这么庞大的红细胞量对维持人体的血氧供应是必需的。当红细胞的生成不足或发生功能障碍时就会导致血氧供应不足，从而产生贫血。贫血是各种原因导致的外周血红细胞容量低于正常的一种常见临床综合征，最早出现的症状有头晕、乏力、困倦；而最常见、最突出的体征是面色苍白。症状的轻重取决于贫血的速度、贫血的程度和机体的代偿能力。

贫血可以通过外周血红细胞的数量来表示。由于红细胞富含血红蛋白且血红蛋白是结合并运输氧气的主要分子，血红蛋白的量也可以用作贫血的诊断指标之一。在中国海平面地区，一般认为成年男性 Hb $<$ 120g/L（正常值为 120～160g/L）、成年女性 Hb $<$ 110g/L（正常值 110～150g/L），就有可能贫血。但是无论红细胞数量减少

还是 Hb 含量降低，都只是机体变化的一种表象。因为贫血不是一种独立疾病，而可能是一种生理性或复杂疾病的重要临床表现，一旦发现贫血必须查明其发生原因。

造成贫血的原因有很多，可以来自于生理和（或）病理的原因。例如女性因为月经周期性失血而导致的贫血即为生理性贫血。而在各种病理条件下产生的贫血即为病理性贫血，包括出血性贫血、溶血性贫血、骨髓红系增生性贫血（如缺铁性贫血、巨幼细胞贫血等）、增生低下性贫血（如再生障碍性贫血）等。出血性贫血主要为失血过多所导致的贫血，例如外伤、慢性胃肠道疾病、泌尿系或妇科的慢性出血等所致贫血；溶血性贫血（hemolytic anemia）主要是因为不同原因引起的红细胞破坏速率增加（红细胞寿命缩短），超过骨髓造血代偿能力而导致的贫血，例如地中海贫血等。而增生性贫血（hyperplasia anemia，HA）主要因为造血细胞、骨髓造血微环境和造血原料等的异常影响红细胞生成，从而导致红细胞生成减少性贫血，其原发性原因包括铁、叶酸等缺乏或造血干祖细胞功能缺陷或者肾功能障碍等。恶性血液病患者发生的贫血可由于骨髓造血组织被恶性细胞挤占而导致造血不足所致。贫血通常只是一个症状或某种疾病的表现之一而不是一个单独的疾病，因此，查明引起贫血的原发性病因是治疗和预防贫血的关键。

贫血的治疗主要有三种策略：①输血；②补充红细胞生成的必需成分，如铁剂、维生素 $B_{12}$、叶酸等；③原发性疾病的治疗等。其中输血治疗主要用于急性大量出血或溶血引起的贫血；而原发性疾病的治疗则依据原发疾病的不同，选择治疗方案，包括骨髓移植、抗感染、抗肿瘤的治疗等。此处主要讨论直接用于治疗贫血的常见药物，包括铁剂、叶酸、维生素 $B_{12}$、GM-CSF、EPO 等，它们多数是红细胞生成和成熟过程中的必需因子，是针对贫血的直接病因而设计的药物。

（1）铁剂　包括口服的硫酸亚铁（ferrous sulfate）、葡萄糖亚铁（ferrous gluconate）、富马酸亚铁（ferrous fumarate）以及静脉滴注的右旋糖酐铁（iron dextran）等。铁是人体必需的微量元素，机体内的铁一方面用于合成含血红素的蛋白质和参与过氧化氢酶等含铁酶的构成；另一方面以铁蛋白等形式构成人体储存铁。因此足够的铁量是人体内合成血红蛋白所必需的。但铁摄取不足或丢失过多时就会引起缺铁性贫血。通过膳食或适当补充铁剂是治疗和预防缺铁性贫血的有效方法。

（2）叶酸（folic acid）和维生素 $B_{12}$（vitamin $B_{12}$，Vit$B_{12}$）　叶酸是一种水溶性 B 族维生素，是由蝶啶、对氨基苯甲酸和 L-谷氨酸结合而成，也叫蝶酰谷氨酸。叶酸是人体必需的一碳单位，参与 DNA、RNA 合成以及氨基酸代谢，促进细胞分裂和增殖，是红细胞成熟过程中的必需因子。Vit$B_{12}$也是一种水溶性 B 族维生素，保证叶酸在细胞内的转移和贮存并促进蛋白质的合成。叶酸和 Vit$B_{12}$是红细胞发育和成熟过程中不可或缺的维生素，当二者缺乏时往往会导致红细胞成熟障碍，造成巨幼红细胞性贫血（megaloblastic anemia）。因此，叶酸和 Vit$B_{12}$可以预防和治疗巨幼红细胞性贫血。

（3）粒细胞-巨噬细胞集落刺激因子（granulocyte-macrophage colony stimulating factor，GM-CSF）　红细胞是从造血干祖细胞分化而来，在这一复杂过程中需要 GM-CSF。GM-CSF 在髓系干细胞到成熟粒细胞的增殖与分化过程均有刺激作用，可促进髓系干细胞向包括红系、粒系等的共同祖细胞分化，并促进各粒系造血定向干细胞的增殖与成熟，也是红细胞分化和增殖的主要刺激因子。代表性药物有沙格司亭等。

（4）促红细胞生成素（erythropoietin，EPO）　又称红细胞刺激因子、促红素，是一种主要由肾脏合成和分泌的人体内源性糖蛋白激素。EPO 是一种集落刺激因子，在缺氧（例如贫血）的条件下，EPO 被分泌入血，与红系祖细胞的表面受体结合，促进骨髓内红系定向干细胞分化为红系母细胞、有核红细胞的血红蛋白合成以及骨髓内网织红细胞和红细胞的释放。EPO 是红细胞生成的主要促进因子。重组人 EPO（recombinant human EPO，rhEPO）广泛用于多种因素所致的贫血，包括治疗肾功能不全合并的贫血、获得性免疫缺陷综合征/艾滋病本身所致贫血或因治疗引起的贫血、恶性肿瘤伴发的贫血、风湿病引起的贫血以及类风湿关节炎及严重的寄生虫病患者的慢性贫血、镰状红细胞性贫血等等。

## 二、治疗贫血药物临床前药效学研究设计

在评价一种治疗贫血的药物的药效学前，通常要结合药物的潜在适应证考虑以下几个重要问题：

### （一）模型选择

贫血的原因有很多，而相应的治疗和预防贫血的药物也有很多种，每一种药物有其适应证。因此，一定要根据药物治疗适应证来选择合适的贫血模型。建立贫血模型是药物药理学研究中非常重要的一步，也是决定性的一步。常见的贫血模型有以下几类：

**1. 缺铁性贫血模型**　缺铁性贫血（iron deficiency anemia，IDA）是由于机体铁的缺乏而导致的贫血。铁是血红蛋白合成中的重要元素，铁的缺乏导致红细胞成熟障碍和携氧能力下降。当机体的铁需求和供给失衡时，时间久了，就会导致机体储存铁耗竭，导致红细胞内铁含量不足，血红蛋白合成障碍，从而导致缺铁性贫血。对普通人群来说，随着人们生活水平的提高以及饮食选择多元化，除了某些偏食患者，一般少见单纯性缺铁性贫血。缺铁性贫血目前主要见于欠发达地区以及某些对铁需求较大的人群，例如婴幼儿以及孕产妇等。在婴幼儿和孕产妇的膳食配方中都强调铁剂的补充。对一些补铁药物的研究中往往会用到缺铁性贫血模型。缺铁性贫血模型的建立可以通过以下方式获得：①单纯性低铁或缺铁饮食；②缺铁饮食辅助定量少量放血；③定量单纯放血等。单纯性低铁或缺铁饮食模型的建立就是给予实验鼠以铁含量低或不含铁的食物。在众多的贫血模型中，相对来说单纯性低铁或缺铁所诱导的贫血模型最容易建立，缺点是该模型的建立所需时间相对较长，可能会影响实验进度。

**2. 失血性贫血模型**　缺血，尤其慢性缺血是贫血中的常见因素，可以由胃肠道的急慢性出血、胃溃疡、月经过多等慢性出血导致。这类出血模型可以通过从大小鼠眼眶定量长期放血获得。例如大鼠每天放血 5.0ml/kg，连续 12 天即可建立失血性贫血模型。但是该方法的缺点是食物中的铁可能会干扰模型的建立。因此，比较常用的方法是缺铁饮食辅助定期少量放血，该方法往往快捷准确。

**3. 溶血性贫血模型**　溶血性贫血是由于机体某种原因例如遗传改变致使红细胞破坏增加、存活期缩短而超过了骨髓代偿能力所引起的一类贫血，是一种常见的造血系统疾病。正常骨髓有 6~8 倍的红系造血代偿能力，只有当红细胞破坏速率超过一定程度才有溶血性贫血的症状；较低水平的溶血可以被骨髓代偿能力所掩盖。因此，造成溶血性贫血的根本原因是：虽然红细胞生成和血红蛋白的合成正常，但红细胞破坏速率增加，寿命缩短。具体因素有多种，包括：①免疫系统异常：自身免疫性疾病所继发的溶血性贫血，例如系统性红斑狼疮、类风湿关节炎、淋巴细胞恶性病变、白血病、病毒感染（巨细胞病毒、EB 病毒、麻疹病毒都可以引起溶血性贫血）以及某些细菌感染（支原体肺炎、传染性单核细胞增多症）等。②红细胞膜蛋白成分异常。例如患者中可见红细胞膜带 3-蛋白（band 3 protein）减少，红细胞膜蛋白修饰发生了改变。③葡萄糖-6-磷酸脱氢酶（glucose-6-phosphate dehydrogenase，G6PD）异常。G6PD 是一种存在于人体红细胞内协助葡萄糖进行新陈代谢的酶，以 $NAD(P)^+$ 为辅基作用于 CH-OH 基团。在代谢过程中会产生 NADH 以保护红细胞免受氧化物质的威胁。G6PD 缺乏时，若身体接触到具有氧化性的特定物质或服用了这类药物（例如氯霉素、磺胺类抗菌药、阿司匹林、抗疟疾药等），红细胞就容易被破坏而发生急性溶血反应。新生儿黄疸就是因为 G6PD 缺乏所致。此外，G6PD 缺乏症患者在食用蚕豆后往往会出现急性溶血性症状。由此可见溶血性贫血主要见于特殊体质或异常易感性的患者。④珠蛋白异常。珠蛋白（globin）是一类能够通过铁卟啉环可逆性结合氧的呼吸性蛋白质，血红蛋白（hemoglobin，Hb）和肌红蛋白（myoglobin，Mb）都属于珠蛋白，它们分别由珠蛋白/血红素以及珠蛋白/正铁红素组成，氧气的输送与贮存以及二氧化碳的运输就是依靠这两种蛋白完成。首先，Hb 将 $O_2$ 结合到它的 Fe（Ⅱ）上，并从肺部将 $O_2$ 运送到肌肉组织，再将 $O_2$ 传递给 Mb 分子贮存起来，留供机体新陈代谢的需要。其后，Hb 用某些氨基结合一氧化碳，并将它们带回肺部。当珠蛋白生成异常时，例如珠蛋白基因突变或缺失造成一种或一种以上珠蛋白肽链合成减少或完全受抑制，导致构成 Hb 珠蛋白肽链比例失衡而引起慢性进行性溶血性贫血，该类贫血为珠蛋白生成障碍贫血（thalassemia，又称地中海贫血）。⑤血红蛋白链异常。正常 Hb 由 4 条链组成，即两条 α 链，两条 β 链，组成 α2β2 四聚体。在镰刀型贫血（sickle cell anemia，SCA）患者中 β 链上第 6 位谷氨酸被缬氨酸所替代，即 β 多肽链一碱基发生了 A→T 突变。氧分压下降时血红蛋白 S 分子之间相互作用，成为螺旋形多聚体，使红细胞扭曲成镰状细胞（即镰变现象）。镰变的红细胞可发生溶血、堵塞毛细血管等，引起相关症状。

常用溶血性贫血的模型有体外红细胞模型、自发性动物模型以及化学诱导动模型等。

（1）体外红细胞模型　红细胞由于其内容物少，耐渗透压的能力弱。另外，红细胞膜自身受损就可以发生溶血。因此，可以在适当的缓冲液中加入分离完整的红细胞悬液，与不同的细胞膜损伤试剂孵育可以造成溶血，例如具有氧化能力的苯肼、酒精、乙醚、皂碱、胆碱盐等。此外，改变溶液的渗透压，例如低渗的盐水也可以引起红细胞溶解。该方法的优点是：快速，很快即可评判结果。更重要的是可以采用人红细胞进行直接实验，结果有更好的关联性。体外培养红细胞的评定指标有：①全溶血：溶液澄明红色，离心后试管底部没有红细胞残留；②部分溶血：溶液澄明或棕色，离心后管底有部分红细胞残留；③无溶血：离心后发现红细胞全部下沉，上层溶液无色澄明；④凝聚：不溶血，但是试管底部沉淀的红细胞在振摇后不分散。在药物研究中，红细胞溶解实验可以用来评判某一药物是否可以保护红细胞免受溶血性损害；另一方面也可以评判某一药物是否可以注射或静脉给药。

（2）自发性动物模型　自身免疫性溶血性贫血（autoimmune hemolytic anemia，AIHA）可以由于自身免疫系统的某些改变，例如产生自身免疫性抗体而引起。在重大的模型动物中，新西兰黑鼠（New Zealand black rat，NZB）是很好的自发性 AIHA 模型。该黑鼠可自发产生 IgM 型的天然胸腺毒性自身抗体（natural thymocytotoxic autoantibody，NTA）、抗 DNA 和抗 RBC 等自身抗体，后者导致出现溶血性贫血，症状与人的 AIHA 极为相似。NZB 也可以有肾小球肾炎，但较轻。目前 NZB 被广泛用于系统性红斑狼疮性贫血、狼疮性肾炎等的研究。

（3）化学诱导性溶血性贫血模型　由于 HA 可以由一些氧化性物质破坏红细胞的细胞膜而发生，因此，该类溶血性贫血模型的建立也可以通过给予实验动物例如大小鼠或家兔等注射一定量的氧化性化学物质例如盐酸苯肼或乙酰苯肼（acetylphenyl hydrazine，APH）或者一些生物学因素（例如微生物）获得。苯肼是一种强氧化剂，能特异性地对红细胞发挥缓慢而进行性的氧化损伤作用，尤其是干扰红细胞内的 G6PD，促进血红蛋白变性而形成海氏小体，也可直接破坏红细胞的膜蛋白和脂类，使膜溶解破裂、红细胞崩解，造成溶血性贫血。该溶血模型比较适合于抗溶血性贫血药物的研究。

**4. 再生障碍性贫血模型**　再生障碍性贫血（aplastic anemia，AA）简称再障，是一组由多种病因所致的骨髓造血功能衰竭性综合征，以骨髓造血细胞增生减低和外周血全血细胞减少为特征，临床以贫血、出血和感染为主要表现。确切病因尚未明确，再障发病可能与化学药物、放射线、病毒感染及遗传因素有关。再障主要见于青壮年，其发病高峰期有 2 个，即 15～25 岁的年龄组和 60 岁以上的老年组。男性发病率略高于女性。根据骨髓衰竭的严重程度和临床病程进展情况分为重型和非重型再障以及急性和慢性再障。再障的贫血模型可以通过腹腔注射特定的化学药物，例如环磷酰胺、白消安等。这些药物可以通过抑制骨髓功能而导致造血功能障碍，引起贫血。另外一些化学药物例如抗疟疾药、抗菌药等都有引起贫血的毒副作用，因此也可以利用这些毒副作用而建立贫血模型。最近有文章利用卡铂抑制骨髓增殖作用的原理，一次性经尾静脉给予大鼠卡铂 60mg/kg 的剂量在 2～3 周内即可建立贫血模型。该类模型在研究骨髓功能保护药物、治疗由于骨髓功能障碍而导致的血液细胞生成方面的药物，例如升白药和红细胞生成药物方面是较好的模型。

**5. 过度运动诱导贫血模型**　这一类贫血可能与红细胞的急性损伤有关。在剧烈运动过程中，足部血管会受到冲击，肌肉的剧烈伸缩也会使红细胞与血管的摩擦、碰撞增加，这些都增加了红细胞的损伤几率，患者甚至会出现血尿。另一方面，剧烈运动会导致汗液排出的铁也增加。这些都是剧烈运动导致贫血的可能原因。因此可以通过采用电等物理条件刺激性强迫小鼠持续运动而诱导急性贫血的建立。该模型可以用于剧烈运动而导致的贫血机制和预防研究。

以上模型由于其诱导贫血的机制不同，在药物研究方面也有自身的特点和应用，可以根据适应证的不同合理选择上述模型。

### （二）动物选择

用于贫血研究的模式动物有多种，常用的有家兔、豚鼠、大鼠和小鼠等。

### （三）给药方式和给药剂量

依据药物的物理化学性质决定给药方式，通常药物化学家已经在前期进行了很好的分析，初期可以确定给药方式。例如，多数的铁剂、叶酸和维生素 $B_{12}$ 及相关产品都是口服制剂，给药方式因而以口服给药为主；但有的补铁药物是静脉给药的，主要由药物的综合性质决定。而生物制品，例如 rhGM-CSF 和 rhEPO 等属于蛋白质类药物，容易被肝脏代谢，因此通常采用非肠道给药方式，包括静脉或经皮给药的方式进行。而给药剂量的设立主要基于药物的半数致死量 $LD_{50}$ 而初步设立高、中、低三个剂量组，然后进一步据此进行调整，直到获得理想的剂量。

### （四）给药时间选择

给药频率以药物的稳定性、半衰期等决定。

### （五）对照设计

目前治疗贫血的药物根据其作用机制可以分成多种，包括铁剂、叶酸、维生素 $B_{12}$、GM-CSF 和 EPO 等。在新药的评价过程中，除了设置溶剂对照外，选用合理的阳性对照药物也是必需的，而这一对照药物的选择主要基于研究对象的适应证。例如，如果某候选药物是一类新的补铁药物，那么临床上的主流药物例如富马酸亚铁可以用作阳性对照；如果研究的对象是一种新开发的 EPO，则非格司亭（neupogen）、普罗克里特（procrit）和雷贝拉唑（aciphex）、替莫唑胺（temodar）和利扎曲坦（maxalt）等都可以用作阳性对照。

### （六）观察指标和指标的检测

在评价治疗贫血药物的药理学作用中，很重要的一条是评价药物作用后红细胞相关的检测指标是否有一定的改善，尤其是与已有药物相比其作用是否有了一定或显著性的提高。在建立相关模型时，这些指标也是评判模型是否成功建立的标准。这些观察内容和检测指标主要包括模式动物的临床表现和血液学检测指标。

**1. 临床表现**　贫血主要表现为皮肤黏膜和精神行为状态的改变，评判一个贫血模型是否成功建立以及药物是否能改善贫血，可以通过观察模式动物的表现进行初步判断，主要指征有：皮肤苍白，皮毛粗糙、稀疏，毛色失去光泽，出现板块脱落；食欲下降，身体消瘦，生长减慢等。

**2. 血液学指标分析**　①Hb 含量。在贫血的客观指标中，无论是缺铁性贫血、溶血性贫血还是再生障碍性贫血，Hb 是最客观的一个指标。一般认为 Hb≤100g/L 即为贫血。②红细胞参数，包括红细胞计数、红细胞体积、红细胞平均容量，平均红细胞血红蛋白浓度等。红细胞计数也是贫血中的一个常用指标。贫血时红细胞计数、红细胞平均体积（erythrocyte mean corpuscular volume，MCV）和红细胞平均血红蛋白浓度（mean corpuscular hemoglobin concentration，MCHC）都有不同程度的下降。③铁含量。铁在机体中主要分布在 Hb、Mb、肝脏组织。贫血尤其是缺铁性贫血时血清铁明显降低，常小于 10μmol/L，而血清总铁结合力增高，常大于 60μmol/L。

**3. 特殊指标分析**　主要指叶酸、EPO、GM-CSF 水平等。叶酸是核酸合成的重要一碳单位，叶酸减少直接导致红细胞生成障碍。EPO 是由肾脏分泌的一类糖蛋白激素，在分泌入血后刺激骨髓生成红细胞，促其成熟。而 GM-CSF 是红细胞生成过程中的一个集落刺激形成因子。这三个重要因子的缺乏是红细胞生成障碍的常见主要原因。

## 三、治疗贫血药物临床药效学研究设计

在临床前研究中具有较好结果的抗贫血药物有可能进行进一步临床研究。临床研究通常分为Ⅰ、Ⅱ、Ⅲ期。此处我们主要描述临床Ⅰ期的研究设计。

**1. 测试人群的选定**　临床Ⅰ期通常选用健康成年人进行，性别不限，没有相关的临床病史，实验前 3 个月没有服用药物。女性不在孕期、不在哺乳期、不在月经期，且近期也没有孕育计划。受试者也没有服用任何用于治疗贫血的药物。

**2. 研究设计和给药设计**　遵循双盲、随机、对照原则，受试药物剂量可以固定也可以逐渐加大。药物可以经空腹给药或按照厂家建议进行给药。

**3. 药动学分析**　通常在给药前（0 分钟）和给药后 0.5 小时、1 小时、2 小时、3 小时、4 小时、4.5 小时、5 小时、6 小时、8 小时、9 小时、10 小时、12 小时、14 小时、16 小时、20 小时、24 小时、36 小时，以及 48 小时静脉采血以分析药物的代谢动力学参数，同时密切观察受试者的反应。

**4. 临床实验室分析**　在指定时间内分别静脉采血，进行血常规分析，尤其关注贫血和红细胞的相关指标，

包括：全血计数、红细胞计数、Hb、MCV，平均红细胞血红蛋白含量（mean corpuscular hemoglobin，MCH）、MCHC、网织红细胞计数（reticulocyte count）、血小板和白细胞计数及分类等。

**5. 临床症状分析** 主要包括皮肤、黏膜色泽苍白；心脏跳动次数及搏出量增加，可引起心慌、胸闷、气短；脑细胞缺氧，轻者感头昏、注意力不集中、记忆力差，重者可出现嗜睡或昏迷等。

## 四、实例

### 【实例一】富铁牛初乳粉对防止缺铁性贫血的动物实验研究

缺铁性贫血（iron deficiency anemia，IDA）常见于婴幼儿和孕产妇，而配方奶粉有时候是婴幼儿主要铁的来源。目前市场上许多配方奶粉都加强了铁剂的补充。本项目是研究含铁量高的牛乳粉是否在大鼠模型中有预防和治疗缺铁性贫血的作用。

**1. 实验动物** Wistar大鼠32只，雄性，健康，体重（74.88 ± 5.68）g，初测Hb（129.03 ± 11.33）g/L，RBC（540.38 ± 37.76）$\times 10^4$/ml，符合试验要求。

**2. 大鼠IDA模型建立** 大鼠隔离检疫1周后，以低铁饲料喂养。为加速制成贫血大鼠模型，大鼠尾部经75%乙醇溶液消毒，每3天剪去尾尖，放血10滴，连续8周。每周取尾血测定Hb、RBC计数并称体重，观察大鼠状态。8周后，大鼠表现为皮毛蓬松脱毛，精神萎靡。测定各项指标，血红蛋白由（129.03 ± 11.33）g/L下降至（82.94 ± 5.15）g/L，红细胞计数由（540.38 ± 37.76）$\times 10^4$/ml下降至（511.0 ± 126.0）$\times 10^4$/ml。达贫血标准，IDA模型建立成功。

**3. 试验分组** 将32只贫血大鼠随机分为4组：A组——富铁牛初乳组；B组——牛初乳组；C组——硫酸亚铁组：D组——空白对照组。因为本项目中的牛乳是以食物的形式补充，只设定了一个浓度，但是设立了阳性和空白对照。

**4. 模拟治疗** 药物通过灌胃的方式给予。在大鼠的缺铁性模型建立后，各组继续饲以低铁饲料，其中A组、B组、C组分别用纯净水配制成溶液，管饲灌胃［Fe剂量为0.25mg/(kg·d)］。A组：每日富铁牛初乳溶液管饲灌胃［(0.2g/(kg·d)］；B组：每日牛初乳溶液管饲灌胃［16.7g/(kg·d)］；C组：每日硫酸亚铁溶液管饲灌胃［1.25mg/(kg·d)］；D组：每日饮用纯净水。

**5. 观察指标** 分别在给食后的第5、11、18天尾部取血，测定大鼠的Hb、RBC计数、MCH和铁含量分析。

**6. 研究结果** 各组大鼠试验期间Hb、RBC、MCH的变化干预前后，空白对照组各项指标均无统计学差别，其他3组干预前后Hb明显增加；富铁牛初乳组RBC、MCH试验前后相比明显增加，牛初乳组和硫酸亚铁组MCH试验后较试验前增加。除牛初乳组RBC与空白对照组比较无统计学差异外，其余各组包括富铁牛初乳组、硫酸亚铁组、牛初乳组三项指标与空白对照组对比，均有显著性增加；仅有富铁牛初乳组RBC分别与硫酸亚铁组和牛初乳组RBC相比，有统计学差异，其余各组三项指标两两比较均无统计学差异。

**7. 结论** 富铁牛初乳能显著补充铁，提高铁水平，提升血红蛋白含量和增加红细胞数量。富铁牛初乳粉能显著改善缺铁性贫血。

### 【实例二】EPO治疗肿瘤患者缺铁性贫血的研究

EPO是促红细胞生成素，由肾脏合成分泌。肾脏作为血氧浓度的重要感受器，在血氧浓度下降时能迅速启动EPO的合成并分泌入血，刺激造血多能干细胞使形成红细胞祖细胞进而促进红细胞的生成和成熟。EPO缺乏常见于早产儿贫血、附红细胞体病、小儿纯红细胞再生障碍性贫血、新生儿红细胞增多症-高黏滞度综合征、妊娠合并红细胞增多症、妊娠合并巨幼红细胞性贫血、先天性红细胞膜病、单纯红细胞再生障碍性贫血、溃疡病大出血、恶性肿瘤所致贫血等。如前所述，目前临床使用多种重组人EPO（rhEPO）。

**1. 研究目的** 贫血常见于肿瘤患者，本研究要确定rhEPO在接受放疗的肿瘤患者中的安全性、有效性以及其能否改善患者的生活质量。

**2. 受试对象** 有贫血症状的、愿意接受4周以上放疗的肺癌、乳腺癌、宫颈癌、前列腺癌患者，且这些患者的 Karnofsky 评分 > 70，预期生存期大于 3 个月。贫血的诊断标准是男性 Hb < 130g/L，女性 Hb < 120g/L。但是，具有显著性低铁的患者不能入组，标准为血清铁 > 20%；载铁蛋白 > 20ng/ml；总铁结合力（total iron binding capacity，TIBC）< 400μg/dl，且直接 Coombs 实验阴性。

**3. 受试者分组** 随机分成 2 组，一组接受 rhEPO 治疗；一组为对照，不接受 rhEPO 的常规治疗。

**4. 患者处理** 受试者经皮给予 200U/kg 剂量的 rhEPO，每天一次，每周 5 天，直到 Hb 达到理想水平（男性：150g/L；女性：140g/L）。此时，EPO 的剂量减半作为维持量，直到放疗疗程结束。所有患者同时辅以口服硫酸亚铁，325mg，每天 3 次。硫酸亚铁的补充是为了保证足够的铁储备，以免在红细胞生成过程中出现缺铁性贫血。

**5. 检测指标** 实验前采血一次，实验中每周采血一次，分析全血计数（complete blood count，CBC）、Hb、白细胞计数（WBC）、红细胞计数（RBC）、血小板计数。

**6. 实验结果和结论** 接受放疗的肿瘤患者中，rhEPO 平均每周能提高 4g/L 的 Hb 水平，其中第 2 周的水平最高，达到 6. 8g/L。rhEPO 显著性改善了患者的生活质量。

（毛新良）

## 第二节 促凝血和抗凝血药物的药理学研究

### 一、概述

#### （一）血凝系统和凝血系统疾病

出血（hemorrhage）是常见病理现象，而凝血（blood coagulation）即血液凝固，是生理性止血的重要环节，依赖于血液系统中重要的凝血系统。血液由有形成分和无形成分组成。其无形成分中的凝血因子（blood coagulation factor）、纤维蛋白（fibrinogen）等和有形成分的血小板（platelet）组成血液的凝固系统，而机体的正常止血和凝血主要依赖于完整的血管壁结构和功能、有效的血小板质量和数量以及正常的血浆凝血因子活性。例如，在人体血管损伤后，血小板会被损伤部位激活，出现血小板的聚集，成为血小板凝块。进一步在凝血因子的逐级作用下，纤维蛋白原也被激活，互相交织的纤维蛋白使血小板与血细胞缠结成血凝块，形成血栓，从而达到止血的作用。

在凝血过程中，三个组分至关重要，分别是血小板、凝血系统和纤维蛋白。血小板是由成熟巨核细胞（megakaryocyte）脱落下来的小块胞质，没有细胞核和一些重要细胞器，但是其表面具有许多特异的血小板受体，这些受体与血管破损处的相应配体结合，即被激活。血小板激活后能伸出伪足，具有很强的黏附作用，迅速黏附于创伤处，并聚集成团，形成较松软的止血栓子（hemostatic plug）。此外，激活的血小板分泌并释放大量的炎性物质和凝血因子，其中炎性物质主要包括血栓烷 $A_2$（$TXA_2$）、5-羟色胺、儿茶酚胺等血管收缩素，而凝血因子主要有因子Ⅴ、Ⅶ、Ⅻ和血管通透因子等。这些物质进一步激活其他的血小板，促进止血。

在凝血和止血过程中，凝血系统处于承上启下的核心位置。血小板及其释放的因子激活凝血系统，并进一步激活纤维蛋白原。没有凝血系统的激活和参与，血小板就不能和纤维蛋白形成成熟的血栓而达到稳定止血的目的。凝血系统通常指的是凝血途径，包括内源性和外源性两种。内源性凝血途径是指从激活因子Ⅻ到激活因子Ⅹ的过程。当血管壁发生损伤，内皮下组织暴露，带负电荷的内皮下胶原纤维与凝血因子Ⅻ结合并使之活化为Ⅻa。在不依赖钙离子的条件下，因子Ⅻa 将因子Ⅺ激活。在钙离子的存在下，活化的Ⅺa 还激活因子Ⅸ，而Ⅸa 进一步激活因子Ⅹ。但是，Ⅸa 只有在与Ⅷa 1∶1 结合形成的因子Ⅹ复合物才能高效地激活因子Ⅹ。因此，在因子Ⅷ缺失时就会发生凝血功能障碍，即血友病（hemophilia）。值得注意的是内源性凝血途径中参与凝血过程的因素都来自于血液内部，而外源性凝血途径中的凝血因子并非全部存在于血液中，还有外来的凝血因子即组织因子参与。组织因子（tissue factor，TF）是存在于多种细胞质膜中的一种特异性跨膜蛋白。例如外源性组织损伤后，组织因子被释放，并在钙离子的参与下与因子Ⅶ一起形成1∶1 复合物。该复合物能快速激活因子Ⅹ。

无论上述哪一途径，最终都激活因子Ⅹ，Ⅹa 进一步激活凝血酶原（prothrombin or thrombinogen）而形成凝血酶（thrombin），后者进一步水解纤维蛋白原，使之成为纤维蛋白单体，并交联形成稳定的纤维蛋白（fribin）凝块。因此，Ⅹa 激活凝血酶原进而水解纤维蛋白原是内外源性凝血途径中的共同通路。

血液凝固是血液从流动的液态到凝聚态的聚合过程，而这一过程是可逆的。在血液的生理机制中还存在抗凝系统（anti-coagulation system），凝血和抗凝两者间的动态平衡是正常机体维持体内血液流动状态和防止血液丢失的关键。机体的正常凝血和止血主要依赖于完整的血管壁结构和功能、有效的血小板质量和数量以及正常的血浆凝血因子活性；而抗凝过程依赖于血液系统中的抗凝因子，主要包括因子Ⅲ（anti-thrombin）、蛋白 C（protein C）、蛋白 S（protein S）、组织因子途径抑制物（tissue factor pathway inhibitors，TFPIs）以及组织纤维蛋白溶酶原激活剂（tissue plasminogen activators，tPA）等。其中，因子Ⅲ既能抑制Ⅹa 对凝血酶原的激活，也抑制凝血酶对纤维蛋白原的水解作用；而蛋白 C 在蛋白 S 的激活作用下抑制多个凝血因子的激活，包括因子Ⅷ和因子Ⅴ。TFPI 抑制外源性凝血途径中组织因子对因子Ⅶ的激活；而 tPA 能激活纤溶酶，后者能溶解血栓中的纤维蛋白。

总之，凝血系统和抗凝系统以及功能完好的血小板和完整的血管内皮共同协调维持血液处于良好的运行状态。当上述系统出现异常时就会导致血液凝固障碍，从而诱发一系列心脑血管性疾病（例如弥漫性血管内凝血、冠心病和脑溢血等），严重时危及患者生命。

### （二）凝血和抗凝血系统的药物

凝血和抗凝血系统是一个精密调控的系统，一旦出现问题，就会导致一系列出血性和血栓性疾病。目前，针对这一系统已经研发出一系列广泛应用于临床的各类药物。这些药物包括：

**1. 抗血小板药物（anti-platelet drugs）** 抗血小板药物主要通过直接或间接作用于血小板本身，抑制其活性。根据其作用机制可以分为以下几大类，即：①以阿司匹林为代表的血栓素 $A_2$（$TXA_2$）抑制剂；②以氯吡格雷为代表的二磷酸腺苷（ADP）P2Y12 受体拮抗剂；③以替罗非班为代表的特异性非肽类的 GPⅡb/Ⅲa 受体拮抗剂；④以阿昔单抗为代表的小鼠抗人 GPⅡb/Ⅲa 受体的单克隆抗体；⑤以双嘧达莫为代表的磷酸二酯酶抑制剂；⑥以沙格雷酯为代表的 5-羟色胺（5-HT）受体拮抗剂等。

**2. 抗凝血系统药物（anti-coagulant drugs）** 抗凝血系统药物主要以直接或间接抑制凝血系统中的各类凝血因子而实现抗凝血作用，主要包括以下几类：①以肝素为代表的间接凝血酶Ⅲ抑制剂；②以华法林和香豆素为代表的维生素 K 拮抗剂（维生素 K 是肝脏合成凝血酶原及因子Ⅶ、Ⅸ和Ⅹ的重要因子）；③以水蛭素、阿加曲班、利伐沙班等为代表的凝血酶直接抑制剂；④以磺达肝癸（fondaparinux）为代表的间接Ⅹa 抑制剂；⑤以利伐沙班（rivaroxaban）为代表的Ⅹa 直接抑制剂等。

**3. 溶栓药物（thrombolytic drugs）** 溶栓药是通过降解纤维蛋白而溶解血栓的药，主要为一些天然和人工溶栓酶，它们可直接或间接作用于纤溶系统各环节，是促进蛋白溶解剂或纤溶酶原的激活剂。主要包括来自于溶血性链球菌的链激酶（streptokinase，SK）、来源于人体尿液的尿激酶（urokinase，UK）以及重组人组织纤溶酶原激活剂阿替普酶（alteplase）、瑞替普酶（reteplase）等。它们可以作用于内源性纤维蛋白溶解系统，催化裂解纤溶酶原成纤溶酶，后者不仅能降解纤维蛋白凝块，亦能降解血循环中的纤维蛋白原、凝血因子和凝血因子Ⅷ等，从而发挥溶栓作用。

**4. 促凝药物（pro-coagulant drugs）** 顾名思义，促凝血药物与抗凝血药物功能相反，能加速血液凝固或降低毛细血管通透性，促进血液凝固。这类药物主要包括补充机体缺失或失活的维生素 K 以及凝血因子Ⅶ、凝血因子Ⅷ等凝血因子。

## 二、抗凝血和促凝血药物临床前药效学研究设计

### （一）模型选择

机体凝血或出血障碍的原因有多种，造成的疾病多样化，导致治疗药物和作用机制也有很大不同，因此，在开展相关药理学研究之前要依据候选药物和适应证选择合适的模型。大体上来说，从疾病类型来说至少可以分为出血性模型和血栓性模型。

**1. 出血性模型**　出血性疾病是临床常见病和多发病，建立合适的出血性实验模型是研究出血性疾病发生和研究止血药物的关键。出血性疾病的发生可以有多种原因，包括血管内壁损伤、凝血酶功能失活或缺失、血小板减少或功能减弱等，在构建出血性疾病模型时就可以从这几方面考虑。根据疾病特点和出血部位，也可以设计并建立不同出血部位的出血模型，常见的有胃、脑、肺、子宫、眼、胰腺、皮肤等，这类模型也可以用于上述不同原因的出血性药理学研究。

（1）胃出血模型　急性胃出血主要是由于胃黏膜受损而出现的出血表现，是上消化道出血的最常见原因，约占70%，是临床常见急诊之一。引起胃出血的原因有多种，包括：①外部撞击伤引起：如果胃脘部受到暴力的击打，及剧烈运动或奔波劳顿，容易使胃部血管充血，引发胃出血。②滥用药物而致胃出血：临床研究发现某些止血药以及对心血管有影响的药物也可引起胃出血，如吲哚美卒、阿司匹林或激素类药物。③饮食等生活习惯引起的胃出血：饮食无节制、劳累过度、情绪紧张等都可引起胃壁血管扩张而诱发胃出血。例如，过度的饮酒损伤胃黏膜而出血。胃溃疡患者有时食用了不易消化的食物和刺激性强的食物也会加重对溃疡面的损伤，导致溃疡面的出血。④肝硬化引起的胃出血：肝硬化患者一般都会发展成食管-胃底静脉曲张，如果再食用粗糙食物、情绪过度刺激，就会导致食管胃底的静脉血管暴裂而发生大出血。⑤胃癌引起的出血：胃癌一般都会引起溃疡和息肉，稍不注意就会引起溃疡面和息肉表面破损，从而引发出血。⑥其他疾病引起：如血液病、红斑狼疮等免疫性病症也可引发胃出血。⑦严重烧伤和大手术等引起的应激性溃疡等。

因此根据急性胃出血的原因可以采用化学或物理方法建立多种相关模型。代表性的具体方法有：①选用具有诱导胃出血的药物如阿司匹林、地塞米松、泼尼松等，灌胃给药。②建立乙酸性溃疡方法获得胃出血模型，具体方法是经灌胃针管直接将适量乙酸注射入大鼠胃内，引起高浓度酸性环境诱发为溃疡出血。③采用复方中药建立大鼠的急性出血模型。具体方法是将由等量的附子、干姜、肉桂、党参、黄芪、辣椒制备的热盛配方煎制后灌胃昆明小鼠，随后注射吲哚美辛，灌服乙醇。每天一次，连续10次即可诱导小鼠胃黏膜多处出血模型。该模型对中药抗胃出血药理学的评估和研究有重要应用。④由于发现颈髓损伤患者常常伴有消化道急性出血，因此可以通过诱导大鼠颈髓损伤来建立胃出血模型。具体方法是在大鼠禁食24小时后，用乙醚麻醉，分开颈部皮肤，用锐利针头插入第七颈椎锥间孔以横断颈髓，在横断后1小时后即可发现胃黏膜高度充血并有明显出血点。该模型可用于胃溃疡出血药物药理学的研究。

（2）脑出血模型　脑出血（cerebral hemorrhage）是指非外伤性脑实质内血管破裂引起的出血，占全部脑卒中的20%～30%，急性期病死率为30%～40%。常见病因包括：①脑血管异常：高血压合并小动脉硬化，微动脉瘤或者微血管瘤，其他包括脑血管畸形、脑膜动静脉畸形、淀粉样脑血管病、囊性血管瘤；②颅内肿瘤和颅内静脉血栓；③特异性动脉炎、真菌性动脉炎等；④血液异常，包括抗凝、抗血小板或溶栓治疗、嗜血杆菌感染、白血病、血栓性血小板减少症；⑤酒精中毒及交感神经兴奋药物等；⑥用力过猛、气候变化、不良嗜好（吸烟、酗酒、食盐过多，体重过重）、血压波动、情绪激动、过度劳累等为诱发因素。稳定、可重复且接近人类的脑出血模型主要有：①脑内注入自体血模型；②胶原酶诱导ICH模型；③自发性ICH模型和微气囊植入ICH模型。该类模型可以选用大一点的动物，例如小型猪和大鼠等。戴如飞等通过立体定向术向大鼠脑内注入一定量的自体血建立脑出血模型，成功率高（93.3%），方法简便，与临床脑出血相似。该模型适合研究脑实质出血的自然过程、病理形态学特点及药物疗效观察。建立蛛网膜下腔出血模型一般采用两种方式：一是将自体动脉血直接注入蛛网膜下腔；二是刺破颈内动脉颅内段某一部位，使血液自动流入蛛网膜下腔。第一种造模方式有侧脑室插管注血法和经额蛛网膜下腔插管注血法等，但多采用小脑延髓池注射自体动脉血的方法造模。

（3）肺出血模型　肺出血是肺血管壁损伤、变性和（或）伴有肺动脉高压等因素引起的以咯血为主要特点的疾病，可以见于各个年龄段，包括新生儿和老年人。尤以新生儿肺出血常见，并常可威胁生命。新生儿肺出血病死率高，主要原因有窒息、缺氧、寒冷损伤、低体温、早产、低出生体重及严重感染等。目前建立肺出血的模型有很多，但常见的还是以幼龄鼠或新生大鼠为模式动物，方法包括化学和物理诱导方法等。化学诱导法可以将外源性5-羟色胺经气管滴入建立新生大鼠肺出血模型或用高分子右旋糖酐静脉注射来建立高血黏滞征引起肺出血的动物模型。物理诱导法中可以在寒冷损伤结合低氧环境来建立肺出血模型，具体可以将Wistar新生大鼠放入氧浓度为5%～6%的有机玻璃箱内，并将该箱放入（10±1）℃冰箱中1～4小时后迅速取出并放入置于水浴箱中的有机玻璃箱内，维持箱温37℃，供氧使箱内氧浓度达99.5%~100%，持续2小时。该方法可以快速建立新生大鼠的肺出血模型。

（4）子宫出血模型　子宫出血指与月经无关的血液经子宫流出的现象。子宫出血是临床常见事件，主要包括功能失调性子宫出血（dysfunctional uterine bleeding，DUB）和产后子宫出血等。DUB是指下丘脑-垂体-卵巢轴神经内分泌调节机制失常所致的子宫异常出血，例如在不完全流产的情况下由于外界刺激可以引起子宫大出血。胎儿娩出后24小时内出血量超过500ml则称为产后出血，80%发生在产后2小时内。晚期产后出血是指分娩24小时以后，在产褥期内发生的子宫大量出血，多见于产后1~2周。产后出血是分娩期严重的并发症，是导致孕产妇死亡的四大原因之一。产后出血的发病原因依次为子宫收缩乏力、软产道裂伤、胎盘因素及凝血功能障碍。而功能性子宫出血则可见于以下多种原因，包括：①内分泌因素：无排卵性子宫出血、排卵性子宫出血、排卵性出血、性激素、避孕药使用不当。②妊娠并发症：流产、异位妊娠、葡萄胎、绒毛膜癌、前置胎盘时妊娠晚期伴有无痛性子宫出血、胎盘早期剥离时妊娠晚期子宫出血伴有腹痛、宫缩乏力、胎盘滞留、子宫复旧不全。③肿瘤引起的子宫出血：子宫肌瘤、子宫颈癌、子宫体癌、子宫肉瘤、子宫颈葡萄状肉瘤、卵巢颗粒细胞瘤。④炎症性出血。⑤外伤性子宫出血。⑥全身性疾病引起的子宫出血，如再生障碍性贫血、血小板减少性紫癜、白血病等。常用的子宫出血模型可以利用流产建立起来。具体方法是在妊娠第七天给予大鼠灌胃米非司酮，8小时后给予米索前列醇，该序贯用药能造成早孕大鼠不完全流产的子宫出血、子宫出血量增多和出血时间延长。该模型可用于药物终止早孕引起子宫出血防治研究的药效评价。另外，也可感染恒河猴建立子宫内膜炎性出血模型，具体方法是选择月经正常的雌性育龄恒河猴，在其月经第三天时用致病性大肠埃希菌、金黄色葡萄球菌、厌氧消化链球菌混合感染子宫内膜。宫腔细菌接种后第5天进行宫颈分泌物的细菌培养鉴定，继而连续观察三个月经周期经量、经期等的变化，于第四个月经周期时即可发现受试恒河猴月经量明显增多、经期明显延长。光镜观察可以发现慢性子宫内膜炎症改变，且间质出血严重，表浅微血管、静脉窦扩张明显，螺旋动脉扩张较明显。该模型可以用于慢性炎症性子宫出血的机制和药理学研究。

（5）眼出血模型　眼出血是常见病，包括眼睑出血、结膜出血、角膜（内）出血、眼眶出血、视神经出血、前房出血、玻璃体出血、虹膜出血、睫状体出血、脉络膜出血、视网膜出血等。眼部出血可为眼局部病变，亦可为全身疾病在眼部的表现，眼部出血（包括眼外、内出血），由外伤或病理性所造成，而病理性者则往往与全身性疾病因素有关。眼出血模型可以在兔、猫、犬、猴等动物采用激光眼内照射或胰蛋白酶球后注射获得。此外，可以在脉络膜上腔内注入自体抗凝血而建立眼脉络膜上腔出血（suprachomidal hemorrhage，SCH）模型。该方法安全可靠，可为视网膜受损及相关治疗研究提供依据。

（6）血小板减少所致出血模型　血小板减少是临床上多种出血的根本原因，通常情况下，血小板 $<5\times10^{10}$/L时，即存在皮肤、黏膜出血的危险性；$<2\times10^{10}$/L时，有自发性出血的高度危险性；$<1\times10^{10}$/L时则有极高度危险性。常见病因有血小板生成减少、破坏过多或者分布异常等。小鼠血小板减少性紫癜模型的建立可以通过在小鼠体内注射抗血小板抗体获得，因为抗血小板血清可以破坏血小板，造成小鼠一过性血小板减少，甚至导致多器官出血而死亡。

**2. 血栓性模型**　正常情况下，血液在血循环内呈液体状态因而能够在循环系统通行无阻，其关键是机体内存在相互拮抗的凝血和抗凝血系统。一旦凝血系统增强或抗凝血系统减弱就可能导致机体凝血系统/抗凝血系统的平衡失调，使机体处于高凝状态，甚至导致血栓形成而引起致命性疾病，例如脑卒中、心肌梗死、肺栓塞等。所谓血栓形成（thrombosis）是指在一定条件下，血液有形成分在血管内（多数为小血管）形成栓子，造成血管部分或完全堵塞，相应部位血液供应障碍的病理过程。机体内血栓的形成可以由于物理、化学、创伤、感染、免疫和代谢等因素造成，具体包括：①血管内皮细胞因机械（如动脉粥样硬化）、化学（如药物）、生物（如内毒素）、免疫及血管自身病变等因素受损伤，血管完整性被破坏；②血小板黏附、聚集、释放反应增加；③各种导致血小板数量增加、活性增强的因素；④在多种生理（例如妊娠、高龄）及病理（例如恶性肿瘤、高脂血症）状态下，人体凝血活性可显著增强，表现为某些凝血因子水平升高或活性增加；⑤人体生理性抗凝活性减低；⑥纤溶活力降低；⑦各种原因引起的血液黏滞度增高、红细胞变形能力下降等。在抗血栓药物药理研究中就可以通过模拟上述致病原因建立动物血栓模型。

**3. 血栓模型的建立方法** 根据已有报道研究方法，血栓模型可以采用物理、化学、生物学等方法建立，具体如下：

（1）物理损伤法 主要可以采用物理方法破坏血管内皮完整性或是改变血流动力学，或是直接激活血凝系统而诱发血栓形成。常见方法有：①机械损伤法：分离并选择直径1mm的股深动脉血管，用微型血管夹夹住上下两端，留出1.5cm长的血管以便分析。将微型刮匙深入血管内，反复扰乱血管内膜以破坏内皮，触发血栓形成。②股动脉异物法：在股动脉内放置螺旋钢丝线圈，造成血管内膜损伤，局部血流改变，激活凝血系统，促进血小板聚集而导致血栓形成。③结扎法：分离出下腔静脉，在两端结扎后血流不畅，血流淤滞、缺氧而导致血管内皮损伤，激发血栓形成。④电流损伤法：其原理是以直流电刺激颈动脉血管引起血管内皮损伤，进而引起血小板黏附、聚集并激活而释放多种活性物质，从而激活内源性凝血系统。与此同时，血管损伤释放的组织凝血素可以激活外源性凝血系统，最终导致混合性血栓形成。该模型可以在大鼠或家兔进行，操作简单，但是易受动物年龄、环境温度的影响，血栓形成时间不均一，实际应用时有一定局限性。造模过程中需遮盖手术切口附近的组织，以避免影响血管壁表面温度和刺激电极与周围组织接触。

（2）化学损伤法 主要是基于某些化学物质能够损伤血管内皮，破坏血管的完整性而诱发血栓形成。常用的化学物质为具有强氧化活性的三氯化铁和过氧化氢。①三氯化铁法：利用铁离子侵入血管壁可造成血管内膜损伤，血小板黏附聚集，血栓形成。具体方法是将大鼠麻醉后，以侧卧位固定，自眼眦和外耳切口，暴露大脑中动脉；用不同浓度的三氯化铁溶液浸渍过的滤纸条覆盖在分离的主动脉表面。也可以暴露腹主动脉后，在腹主动脉上覆盖含三氧化铁的滤纸。该方法在孵育20分钟即可诱导血栓形成。该模型常用于血栓机制和抗血栓药物药理学研究。②过氧化氢法：过氧化氢能通过氧化损伤血管内皮而激活凝血机制，促进血栓形成。具体方法是在颈动脉两端用动脉夹夹闭，用4号针头刺入动脉并固定以抽出动脉血管内的血液，并用生理盐水冲洗3~4次。然后注射10%的过氧化氢0.4ml，维持10分钟。然后用生理盐水冲洗动脉，缝合动脉，松开动脉夹以恢复血流畅通。该模型可以得到白色血栓，可以用于抗血小板药物机制的研究。③光化学法：自颞下途径开骨窗暴露大脑中动脉近侧段，颈前切口暴露双侧颈总动脉，并行左侧股静脉插管。按照12.5mg/kg剂量经插管缓慢注射血卟啉衍生物（hematoporphyrin derivative，HPD），注射时间1分钟以上。同时用氦-氖（He-Ne）激光器（功率30mW，波长630nm）照射嗅束和大脑下静脉之间的大脑中动脉15分钟。激光的投照光能量密度大于640mW/cm$^2$。然后夹闭双侧颈总动脉60分钟后再松解，关闭伤口，模型制作完毕。该模型得到白色血栓，与上述过氧化氢诱导模型类似，但是操作起来要复杂一些。

（3）生物激活法 凝血酶原通常处于失活状态，只有在一定条件下才可以发生水解激活。因此可以通过加入适当蛋白水解酶激活酶原系统或者直接血管注射活性凝血酶而激活凝血系统，诱导血栓形成。常见方法有：①胰蛋白酶法：家兔麻醉后暴露右侧颈总动脉约2.5cm，在血管两端结扎后，从近心端注射1.0%胰蛋白酶，15分钟后注入生理盐水经远心端流出。松开动脉夹，恢复血液流通，即可形成血栓。原理是胰蛋白酶利用蛋白水解酶的作用使血管内膜和部分肌层脱落，促进血小板黏附、聚集，致血栓形成。②凝血活酶法：凝血酶通常需要被激活后才能激活纤维蛋白酶原，从而触发血栓形成。该方法与上述胰蛋白酶法类似，只是在结扎的血管中注射的是被激活的凝血酶（即凝血活酶）。相比于胰蛋白酶法，凝血活酶法能更迅速激活纤维蛋白酶，造模时间短。

（4）体外模型 血栓的药理学研究还可以在体外进行。常见方法有：①取静脉血，注入体外旋转圆塑料环内，在体外血栓仪上以17.5r/min转动10分钟，然后取下塑料环，将血栓倒在滤纸上吸干水分，测量血栓长度、湿重及干重。②取静脉血，分装在无抗凝剂的试管中，加入胶原蛋白或凝血酶，37℃孵育5~10分钟，即可观察到血栓的形成。③分离制备富含血小板的血浆，分装在无抗凝剂的试管中，先加入纤维蛋白原至终浓度2mg/ml，继而加胶原蛋白或凝血酶，37℃孵育5~10分钟，即可观察到血栓的形成。这些体外血栓模型不考虑血管内皮因素，经济快速，研究因素明确，重复性好。可以广泛用于抗凝、抗血小板以及溶栓药物药理的初期研究以及分子机制研究。

### （二）动物选择

如上所述，依据模型需要，可以选择猪、兔、猫、犬、猴、大鼠和小鼠等。其中，小型猪在解剖、组织、生理、营养代谢等方面与人类极为接近，脑容量较啮齿类动物大20~30倍，适合做脑卒中模型。大鼠脑血管解剖及生理接近人类，相关实验资料如生理、生化、药理、形态等较多，便于比较研究。另外大鼠价廉，且易繁殖获得纯种动物，利于实验结果的一致性。家兔脑出血模型如果建立在动脉粥样硬化的基础上，更接近于临床。

### （三）给药方式和给药剂量

由待测试药物的物理化学性质决定，可以是胃肠道给药（灌胃）或者静脉给药。

### （四）给药时间选择

由待测试药物的活性决定。

### （五）对照设计

一般设计3~4个组，即测试药组、阳性对照组、假手术组、溶剂对照组。

### （六）观察指标和指标的检测

通常包括凝血四项，即：①凝血酶原时间（prothrombin time，PT）；②活化部分凝血活酶时间（activated partial thromboplastin time，aPTT）；③凝血酶时间（thrombin time，TT）；④纤维蛋白原（fibrinogen，FIB）等。

**1. 凝血酶原时间** 是指在缺乏血小板的血浆中加入过量的组织凝血活酶和钙离子，凝血酶原转化为凝血酶，导致血浆凝固所需的时间。凝血酶原时间是反映血浆中凝血因子Ⅰ、Ⅱ、Ⅴ、Ⅶ、Ⅹ活性的指标。凝血酶原时间测定是检查机体外源性凝血系统功能有无障碍的过筛试验，也是临床抗凝治疗的重要监测指标。

**2. 活化部分凝血活酶时间** 是在体外模拟体内内源性凝血（包括因子Ⅻ、Ⅺ、Ⅸ、Ⅷ、Ⅹ、Ⅴ、凝血酶原和纤维蛋白原）的全部条件，测定血浆凝固所需的时间，用以反映内源凝血因子是否异常，是最常用的筛查内源凝血功能的试验之一。

**3. 凝血酶时间** 是指在血浆中加入标准化的凝血酶后血液凝固的时间。在共同凝血途径中，所生成的凝血酶使纤维蛋白原转变为纤维蛋白，可用凝血酶时间来反映。

**4. 纤维蛋白原** 是一种由肝脏合成的具有凝血功能的蛋白质，是凝血过程、血栓形成过程中的重要物质，它在凝血过程中被凝血酶切除而激活。高纤维蛋白原是各种血栓性疾病重要危险因素，在临床中被认为是疾病状态的标志物。

**5. 其他** 血栓的重量、血小板计数、血栓形成的时间等。

## 三、实例

### 【实例一】阿加曲班抗静脉血栓形成的大鼠研究

**1. 受试药物和对照药物** 受试药物：阿加曲班；对照药物：肝素。

**2. 动物模型** 雄性大鼠，戊巴比妥麻醉后建立血栓模型。

（1）静脉血栓模型的建立 大鼠左静脉暴露后行插管术，以便给予药物和凝血活酶。同时分离腹主动脉。在静脉注射20μg/kg剂量的兔大脑凝血活酶，10秒钟后用动脉止血钳夹住腹主动脉15分钟。

（2）分组和处理 受试药物阿加曲班或肝素在大鼠用凝血活酶建立模型前5分钟一次性给予2ml/kg剂量或者在凝血活酶注射前30分钟持续以0.1ml/min的速度给药，连续45分钟。

**3. 观察指标** 在腹主动脉结扎15分钟后将静脉血栓取出，立即称重，并做统计学分析。每一处中血栓形成的被抑制程度以百分比报告，估算半数有效浓度（$ED_{50}$）。

**4. 观察结果** 在注射凝血活酶15分钟即可在结扎的腹主动脉形成约20mg重的红色血栓。在凝血活酶给予前5分钟注射阿加曲班能剂量依赖性地防止血栓的形成，$ED_{50}$为125μg/kg。相比而言，肝素的抗血栓效果更强，其$ED_{50}$只有42μg/kg。如果在给予凝血活酶前30分钟持续低浓度给药干预，阿加曲班的$ED_{50}$为1.5μg/kg，而肝素为1.2μg/kg。二者比较接近。

### 【实例二】阿加曲班抗动脉血栓形成的大鼠研究

**1. 受试药物和对照药物** 受试药物：阿加曲班；对照药物：肝素。

**2. 动物模型**　雄性大鼠，戊巴比妥麻醉后建立血栓模型。

（1）动脉血栓模型的建立　大鼠左静脉暴露后行插管术，以便给予药物和凝血活酶（thromboplastin），同时分离左颈动脉，剥离交感神经和包被组织以适应多普勒血流探头（Triton Technology，San Diego，CA，USA）。为激活动脉血栓形成，通过直流电刺激器产生 3mA 电流刺激动脉血管外膜（adventitial surface）5 分钟，测定电刺激后 1 个小时内的血流速度，在血流速度下降到实验前设定的 0 值时即认为是血栓完全形成。

（2）测试分组和处理　受试药物阿加曲班或肝素在大鼠用凝血活酶建立模型前 5 分钟一次性给予 2ml/kg 剂量或者在血栓形成前 45 分钟持续以 0.1ml/min 的速度给药，连续 65 分钟（共 110 分钟）。

**3. 观察指标**　①记录并统计分析不同处理组血栓形成延长时间的百分比。②在实验结束时，取 5ml 血样以确定凝血酶时间（TT）和激活部分凝血活酶时间（aPTT）。

**4. 观察结果**　直流电刺激动脉血管外膜能形成稳定的动脉血栓；静脉给予阿加曲班 4mg/kg 能显著性延长血栓形成时间；而肝素在 2mg/kg 的剂量就能产生显著性效果，这个延迟的效果与 8mg/kg 剂量的阿加曲班作用相似。而通过静脉持续滴注时这些测试药物对血栓形成的抑制效果的差别则不再存在。在 TT 和 aPTT 方面，测试药物间的差别是显著的。阿加曲班剂量依赖性的增加 TT，在最高剂量时达到了 51%，同时 aPTT 的增加量为 73%。

## 【实例三】阿司匹林联合替罗非班抑制蝰蛇毒素所致血栓的研究

**1. 研究目的**　蝰蛇咬伤后释放鲁塞尔喹蛇毒液（Russell's viper venom，RVV）入血从而激活凝血系统，引起血栓，甚至引起弥漫性血管内凝血，是急性肾衰竭的重要诱因。本项目的目的有两个：①建立 RVV 诱导的动物血栓模型；②考察阿司匹林和抗血小板药物能否预防 RVV 导致的血栓和组织坏死。

**2. 受试材料**　①蝰蛇蛇毒；②阿司匹林；③替罗非班；④氯吡格雷；⑤肝素。

**3. 动物模型**　雌性小鼠，25g 左右。将亚致死剂量的 RVV（0.05μl）直接注射入小鼠左侧爪垫，建立 RVV 导致的小鼠血栓模型；小鼠在被注射 RVV 后 30 分钟腹腔注射各抗凝药物，分析抗凝药物预防 RVV 导致的血栓作用。

**4. 动物分组**　54 只小鼠分为 9 组：①对照组（没有药物处理）；②替罗非班组；③肝素组；④氯吡格雷组；⑤阿司匹林高剂量组；⑥阿司匹林低剂量组；⑦替罗非班 + 阿司匹林；⑧替罗非班 + 肝素；⑨替罗非班 + 氯吡格雷。

**5. 实验观察**　①RVV 诱导小鼠局部缺血程度和动态变化，观察时间点为：RVV 注射前；RVV 注射 30 分钟后；给予药物 8 小时、16 小时和 48 小时后。②局部缺血程度分为：发绀（cyanosis）、坏疽（gangrene）、干尸化（mummification）、坏死（necrosis）。③局部组织损伤变化分布：全爪垫（4/4）；部分爪垫（3/4、1/2、1/4）；无变化。

**6. 结果分析**

（1）在注射 RVV 15 分钟后就可见注射部位出现发绀；16 小时后可见坏疽；48 小时可见干尸化；7 天后可见坏死。具体结果如表 16－2－1 所示。

**表 16－2－1　抗血小板药和抗凝血药在预防蝰蛇蛇毒引起组织缺血坏死中的作用**

| 治疗组 | 缺血性病理改变比例（%） | | | |
|---|---|---|---|---|
| | 发绀 | 坏疽 | 干尸化 | 坏死 |
| 对照组 | 100%（6/6） | 100%（6/6） | 100%（6/6） | 100%（6/6） |
| 阿司匹林（低剂量） | 100%（6/6） | 100%（6/6） | 100%（6/6） | 100%（6/6） |
| 阿司匹林（高剂量） | 100%（6/6） | 100%（6/6） | 0%（0/6） | 0%（0/6） |
| 替罗非班 | 100%（6/6） | 100%（6/6） | 0%（0/6） | 0%（0/6） |
| 肝素 | 100%（6/6） | 100%（6/6） | 100%（6/6） | 100%（6/6） |
| 氯吡格雷 | 100%（6/6） | 100%（6/6） | 100%（6/6） | 100%（6/6） |
| 替罗非班 + 氯吡格雷 | 100%（6/6） | 100%（6/6） | 0%（0/6） | 0%（0/6） |
| 替罗非班 + 肝素 | 100%（6/6） | 100%（6/6） | 0%（0/6） | 0%（0/6） |
| 替罗非班 + 阿司匹林 | 0%（0/6） | 0%（0/6） | 0%（0/6） | 0%（0/6） |

（2）除了阿司匹林联合替罗非班能够完全阻断 RVV 导致的局部栓塞损伤外，其他抗血小板或抗凝血药物单用或联用都不能预防发绀和坏疽（图 16－2－1）。提示阿司匹林联合替罗非班具有很强的抑制 RVV 所致的小鼠血栓和对组织损伤的作用，二者联用完全阻滞了缺血的发生。

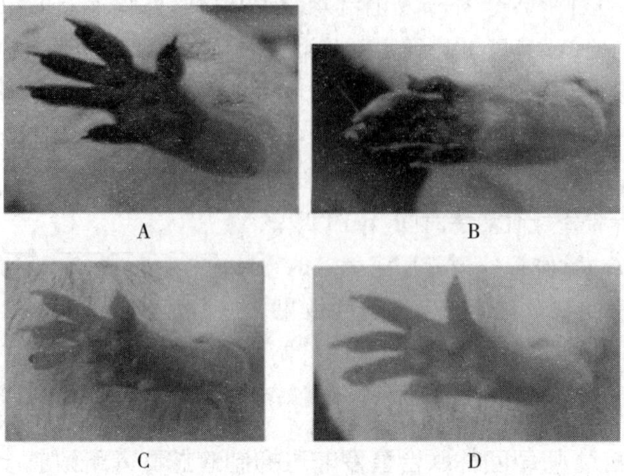

图 16－2－1　替罗非班和阿司匹林治疗效果图

A. 替罗非班治疗后 1 天；B. 替罗非班治疗后 2 天；C. 替罗非班＋阿司匹林联合治疗后 1 天；
D. 替罗非班＋阿司匹林联合治疗后 2 天

**7. 结论**　尽管多价抗蛇毒血清是治疗蝰蛇咬伤所致凝血的金标准，但是多价抗蛇毒血清只存在某些医院，且必须经特殊医生处方才能使用。而阿司匹林和替罗非班等抗凝血和抗血小板药物在各医院甚至诊所都有使用。相对于多价抗蛇毒血清，它们使用起来更方便，并且能逆转已经发生的发绀和坏疽，且其预防和治疗的效果更佳。

## 【实例四】抗凝血药物的临床研究

**1. 研究目的**　评估阿加曲班在治疗心源性脑卒中（cardioembolic stroke）的疗效及其与关联出血的安全性评价。

**2. 受试药物**　阿加曲班（argatroban）。

**3. 对照药物**　肝素、阿司匹林、奥扎格雷（ozagrel）和依达拉奉（edaravone）。

**4. 受试人群**　2001～2004 年间来自日本 60 家医院的 16630 名急性脑卒中患者；就诊时脑肿瘤、硬膜下或硬膜外出血或其他类似于缺血性脑卒中患者除外。

**5. 基本资料**　年龄、性别、血压、口服抗凝或抗血小板药物使用情况、家族史、吸烟和饮酒情况。

**6. 血管危险因子**　冠心病史、其他心脏病史、脑卒中史、糖尿病史、高血压史等。

**7. 统计学分析**　最后选定 3113 名心源性脑卒中患者进行研究。这些患者按照美国国立卫生研究所脑卒中评分量表（National Institute of Health Stroke Scale，NIHSS）标准依据入院时的患者特点进行分层包括分析。患者分层包括三个水平：轻度（评分 0～10）、中度（评分 11～22）和重度（评分 23～42）。多参数回归分析作为主要的统计学分析方法；逻辑回归用于二分式结果的分析；多线性回归用于 NIHSS 评分变化的分析。

**8. 结果**　对轻度的患者来讲，阿加曲班和肝素都产生了较好的临床结果，但是没有显著性差异。对中度患者来说，相对于没有特殊治疗的患者，阿加曲班和肝素的疗效都明显改善，但是只有肝素在临床转归（出院率方面）有显著性意义。

## 【实例五】抗血小板药物药理学研究

在上述内容中我们重点阐述了抗凝血和促凝血药物的分类和药效学研究，在本例中，我们将以抗血小板小分子化合物为例来分析其药理学作用。如上所述，抗血小板药物是抗血栓的主要药物之一，目前在预防和治疗脑卒中和冠心病中起重要作用。目前临床上的抗血小板药物有十多种，依据其靶作用位点的不同可以分为 5 类，分别是：①血栓素 $A_2$（$TXA_2$）抑制剂，代表性药物为阿司匹林；②二磷酸腺苷（ADP）P2Y12受体拮抗剂，代表性药物为噻氯匹定、氯吡格雷、普拉格雷、替卡格雷、替格瑞洛等；③凝血酶受体拮抗剂，代表性化合物（尚未上市）有Vorapaxar（SCH-530348）和Atopaxar（E5555）；④5-羟色胺（5-HT）受体拮抗剂，代表性药物有：沙格雷酯（sarpogrelate）；⑤血小板糖蛋白（glycoprotein，GP）Ⅱb/Ⅲa受体抑制剂，代表性药物有阿西单抗、替罗非班；⑥磷酸二酯酶抑制剂，代表性药物有双嘧达莫、西洛他唑。

目前随着对血小板活性调控机制的深入研究发现，一些新的信号转导通路也参与血小板活性和功能的调控，而针对这些新的信号通路一些新的血小板抑制剂也在不断被发掘。例如，最近的研究发现JAK2/STAT3信号通路参与血小板的生成和成熟并提升血小板的功能。发现了一个有较好的抑制血小板功能的小分子化合物，而其机制可能是抑制JAK2/STAT3信号通路。具体该如何研究呢？现详述如下。

**1. 研究目的**　阐明小分子化合物SC99抑制血小板活性的分子机制。

**2. 研究材料**　新鲜分离的人血小板；小鼠。

**3. 研究对象**　小分子化合物SC99。

**4. 主要研究内容和研究方法**　①血小板聚集能力分析：血小板在与SC99孵育后，用血小板激活剂包括凝血酶和胶原蛋白激活，然后用血小板聚集仪分析血小板在经SC99处理后对其聚集功能的影响。②血小板在小鼠体内水平的活性分析：小鼠在用治疗剂量SC99处理45分钟后，获得小鼠血液，经分离后，得到的血小板用胶原蛋白孵育1分钟，然后用血小板聚集仪分析SC99对血小板聚集功能的影响。③血小板与纤维蛋白结合能力分析：新鲜分离的血小板在经SC99处理后与PE标记的CD62P或FITC标记的纤维蛋白原孵育。血小板在被用凝血酶激活后用流式细胞仪分析血小板功能的变化。④血小板活力分析：血小板在与SC99孵育后，用流式细胞仪分析血小板的凋亡水平。⑤血小板的伸展能力分析：经SC99处理后，血小板滴加到胶原蛋白预处理的盖玻片，室温孵育60分钟后，用PBS冲洗未结合的血小板。经4%的福尔马林固定后，血小板用四甲基异硫氰酸罗丹明标记的鬼笔环肽（TRITC-labeled phalloidin）染色，荧光显微镜观察分析。⑥JAK2/STAT3信号变化：新鲜分离的血小板在经SC99处理后被胶原蛋白或凝血酶激活，提取蛋白质，用Western blot分析JAK2/STAT3的磷酸化水平。⑦血块收缩实验：血小板在经SC99处理后，用凝血酶激活。观察45分钟后形成血块的大小。⑧为了分析SC99对小鼠出血的影响，小鼠经腹腔注射SC99处理，45分钟后，剪掉尾部末端，记录止血所需时间，并比较与不给药组小鼠的尾部止血时间差异。

**5. 主要研究结果分析**　SC99抑制血小板聚集。在凝血酶或胶原蛋白的激活下，血小板很快铺展开并进一步聚集，但是SC99却抑制了血小板的这种活力。值得注意的是SC99能够抑制血块的缩合能力，但不诱导血小板的凋亡，也不延长小鼠的出血时间。在具体机制方面，SC99抑制血小板分泌α颗粒以及对纤维蛋白的结合作用，这种作用可能是由于SC99剂量和时间依赖性抑制JAK2和STAT3磷酸化水平，阻断了血小板活化过程中的信号通路。

**6. 结论**　SC99通过抑制JAK2/STAT3的信号通路而抑制血小板的活力，包括黏附、聚集和伸展能力，但是在活性剂量水平对血小板的存活没有影响。

（毛新良）

## 第三节　治疗恶性血液病药物的药理学研究

### 一、概述

造血系统泛指机体内整个制造血液的系统，由造血器官和造血细胞组成。造血系统包括血液、骨髓单核-巨噬细胞系统和淋巴组织，凡与造血系统病理、生理异常相关的疾病都属于血液病。因此，血液病是一种原发于造血系统，或者是造血系统发生异常并伴发血液相关改变的疾病，常表现为贫血、出血、发热等症状，其中恶性血液病（hematological malignancies）通常主要指急慢性白血病、恶性淋巴瘤、多发性骨髓瘤、骨髓增生异常综合征等血液肿瘤，往往难以治疗，恶性程度高，并常导致死亡。

## （一）血液发生系统

**1. 造血干细胞** 一般认为血细胞起源于共同的骨髓造血干细胞（hemopoietic stem cell，HSC），此类干细胞具有自我更新和多向分化两大显著特征，从而保证血液细胞的不断生成。正常造血干细胞始终维持着自我增殖与多向分化之间的动态平衡，此动态平衡更依赖于一个复杂的、精确的调控网络，包括多种信号通路、生长因子、细胞因子、转录因子等。

造血干细胞学说最初是在20世纪60年代处被研究者提出，普遍认为造血干细胞是体内各种血细胞的唯一来源。其在骨髓中数量极少，大约每1万~10万个骨髓细胞中只有1个干细胞，且常常处于静止状态。HSC具有高度的自我维持与更新能力、多向分化潜能、长期迁移重建造血的能力和不均一性等特征。

人体造血干/祖细胞在增殖分化的过程中表面抗原会发生相应的变化。CD34是公认干/祖细胞表面标记，因此，CD34抗原也是目前研究者用来分离纯化造血干/祖细胞，不表达CD34的细胞几乎没有细胞集落形成能力。但是$CD34^+$造血细胞还不是完全纯合的细胞系，其中除了造血干细胞外，还包括各种不同分化阶段的各系造血祖细胞。因此，研究者在此类细胞系中根据其他不同抗原标记进一步分类，例如CD38抗原。所以$CD34^+$细胞又可分为$CD34^+CD38^+$和$CD34^+CD38^-$两种亚细胞系。$CD34^+CD38^+$细胞大多处于造血祖细胞阶段，它可以形成各系造血集落，但是不能维持长期造血功能。而$CD34^+CD38^-$细胞则更幼稚更接近于造血干细胞，但是此类细胞系中只有很少一部分是造血干细胞。因此，除了CD34和CD38抗原之外，造血干细胞还高度表达CD90，低表达或不表达HAL-DR，无系列特异的抗体（即$lin^-$）。总的来说，人造血干/祖细胞的免疫标记特点是：$CD34^+CD38^-CD90^+HAL\text{-}DR^-lin^-$。

**2. 血细胞的生成** 血液细胞的发育可经初级多能干细胞（pluripotent stem cell）、次级多能干细胞（multipotent stem cell）、定向祖细胞（committed progenitor cell）、前体细胞（precursor cell）和成熟细胞5个阶段。血细胞生成除需要造血干细胞外，还需要造血调控因子和正常造血微环境，例如微血管系统、神经组分、基质等。

（1）红细胞 正常人红细胞的生成过程包括：造血干细胞分化为红系祖细胞，红系前体细胞的增殖与分化，网织红细胞的增殖与成熟和网织红细胞向外周血释放成熟红细胞四个过程。

（2）粒细胞、单核细胞 粒细胞和单核细胞来源于共同的祖细胞，也是由造血干细胞分化产生的粒细胞-巨噬细胞系造血祖细胞，后者可进一步分化形成粒细胞系祖细胞和单核-巨噬细胞系祖细胞。在骨髓微环境和造血因子的影响和调控下，祖细胞增殖分化形成粒细胞、单核细胞或二者混合存在的集落。经过造血干细胞、祖细胞阶段，粒细胞继续增殖分化，直至分化为能在形态学上可以辨认的成熟粒细胞。此过程包括原始粒细胞、早幼粒细胞、中幼粒细胞、晚幼粒细胞、杆状核粒细胞和分叶核粒细胞，并在中幼粒细胞阶段开始分化为中性、嗜酸和嗜碱粒细胞。

单核细胞经过干/祖细胞阶段，进一步增殖分化形成原始单核细胞、幼稚单核细胞，最终分化为成熟单核细胞。骨髓中成熟的单核细胞很快被释放进入到人血循环中，血循环中的单核-巨噬细胞系统在机体防御过程中也起着十分重要的作用。

（3）血小板 造血干细胞可分化为巨核祖细胞，然后分化增殖为巨核细胞，巨核细胞是血小板的前体细胞，其可分化成熟生成血小板。各级祖细胞经过不断增殖分化，一直到形成不再具备增殖能力的巨核细胞，这些没有增殖能力的巨核细胞进入到成熟阶段后，逐渐分化为可以识别的巨核细胞，包括原始巨核细胞（megakaryoblast）、幼稚巨核细胞（promegakaryocyte）、颗粒巨核细胞（granular megakaryocyte）、产板巨核细胞（thromocytogenic megakaryocyte）和裸核型巨核细胞（bare megakaryocyte nucleus）。

（4）淋巴细胞 淋巴细胞包括T淋巴细胞和B淋巴细胞，都是由淋巴系干/祖细胞分化而来。淋巴系干/祖细胞在骨髓中分化为T系前体细胞和B系前体细胞，随后T系前体细胞迁移至胸腺，在胸腺微环境下进一步发育分化，经不成熟的胸腺细胞，分化形成具有免疫功能的成熟T淋巴细胞；而B系前体细胞则在骨髓中增殖分化，经过原始B淋巴细胞分化为幼稚B淋巴细胞，最终分化为成熟的B淋巴细胞。成熟的B淋巴细胞经过抗原刺激后可继续分化为合成和分泌免疫球蛋白的浆细胞。

在人体淋巴细胞中，除了T淋巴细胞和B淋巴细胞外，还有一类非T非B淋巴细胞，它们不具备T淋巴细胞和B淋巴细胞表面标志。但这类细胞也是由淋巴系干/祖细胞分化增殖产生，在骨髓中发育成熟，包括自然杀伤细胞（natural killer cells，NK）、肿瘤浸润淋巴细胞（tumor-infiltrating lyphocytes，TIL）和淋巴因子活化的杀伤细胞（lymphokine-activated killer cells，LAK）。

**3. 造血微环境（hematopoietic microenvironment）** 在血液生成和循环过程中，除了造血干细胞等外，造血微环境也具有十分重要的作用，它们是造血细胞赖以生存及维持其正常造血的必需内环境。造血微环境主要包括：基质细胞（stromal cells）、细胞外基质（extracellular matrix，ECM）和各种造血因子（hematopoietic factors）等。在这些因素的综合调控下，造血细胞得以增殖和分化，最终形成成熟的血细胞。

（1）基质细胞 基质细胞对人体正常造血的调控作用有以下几点：

1）参与形成对造血细胞生长具有调控作用的骨髓微环境。造血细胞的生长有赖于由多种基质细胞组成的黏附层，如果缺少这些黏附层，造血干/祖细胞便不能持续生长。

2）它们可分泌多种细胞因子以促进或抑制造血细胞的生长发育。促进和抑制造血细胞的生长因子相互调节、共同作用，从而维持机体的造血环境的平衡。促进细胞因子包括：①各种白介素（interleukin，IL），如IL-1、IL-6等；②各种集落刺激因子，如G-CSF、M-CSF、GM-CSF和分泌干细胞因子等；③基质细胞衍生因子-1。造血抑制因子也有很多，例如：转化生长因子β（TGF-β）、肿瘤坏死因子α（TNF-α）等。

3）对造血干/祖细胞归巢的调控作用。造血干/祖细胞只有成功归巢到造血组织后才能发挥其功能。造血干/祖细胞归巢的基本途径主要有两种，其一是通过自身特异性表达的细胞黏附因子与骨髓微血管内皮细胞接触，然后经过内皮孔径进入血管外造血微环境；其二是通过黏附分子与细胞因子间相互作用，结合并定向分布于造血微环境中的基质细胞和细胞外基质上，从而进一步增殖分化。而骨髓基质细胞表面有多种重要的黏附分子调控干/祖细胞的归巢。例如：选择素家族（selectin）：P-选择素、E-选择素等，整合素家族（integrin）：VLA-4、VLA-5等，免疫球蛋白超家族的血管内皮黏附分子1等。

（2）细胞外基质 细胞外基质是由细胞分泌到细胞外间质中的大分子物质，主要包括胶原蛋白、糖蛋白和蛋白多糖三种。它们构成复杂的网架结构，支持并连接组织结构、调节组织的发生和细胞的生理活动。细胞外基质对正常造血功能的调控作用有：①介导细胞与细胞、细胞与基质之间的黏附作用。代表性分子有糖蛋白中的纤维粘连蛋白等。②促进细胞与细胞之间的黏附和相互识别，诱发干/祖细胞的定向迁移。代表性分子有蛋白多糖中的硫酸乙酰肝素（HS），它可为造血干/祖细胞上的CXCR4提供结合位点，促进干/祖细胞的归巢。

**4. 造血因子** 造血因子是体内细胞产生的一类小分子物质，具有重要的生物活性，在生理情况下参与机体血细胞的生成和分化，对造血具有重要的影响。造血因子均为糖蛋白家族，包括集落刺激因子（CSF）、白细胞介素（IL）、干扰素（IFN）和趋化因子等。这些造血因子具有共同的生物学特性：①多相性和网络型；②可与靶细胞的相应受体结合；③具有细胞系的专一性，一定的等级性和调控作用；④具有协同作用和转导作用；⑤可作用于不同水平的造血干/祖细胞，并调节其增殖与分化。

### （二）恶性血液病

恶性血液病即为多种血液系统肿瘤性疾病的一种统称，其中主要包括急性白血病（acute leukemia，AL）、慢性白血病（chronic leukemia）、骨髓增生异常综合征（myelodysplasia syndrome，MDS）、淋巴瘤（lymphoma）以及多发性骨髓瘤（multiple myeloma，MM）等疾病，不同类型的疾病有不同的发病机制、临床表现及预后特点。

**1. 急性白血病** 白血病起源于造血干/祖细胞，是细胞遗传学变异等因素累积造成的结果。一般可以分为急性和慢性白血病。罹患急性白血病时造血细胞分化阻滞于造血发育的早期阶段，原始细胞失控性增殖、积聚，逐渐抑制和取代正常造血，从而导致贫血、出血、感染和多种组织器官浸润等表现，病情发展迅速，自然病程仅数周或数月。按白血病细胞的归属分为急性髓系细胞白血病（acute myeloid leukemia，AML）和急性淋巴细胞白血病（acute lymphoblastic leukemia，ALL）2大类。

（1）急性髓系细胞白血病（AML） AML是成年急性白血病患者中最为常见的一种，是起源于造血干细胞的恶性克隆性疾病。WHO 综合经典的 FAB 分型依据、形态学和免疫表型等，将急性髓系细胞白血病分为四个亚型：①伴随有重现性染色体异常的 AML；②伴随有多系发育异常的 AML；③治疗相关性 AML 和骨髓增生异常综合征；④无法分型的 AML。

急性髓系细胞白血病的病因目前还未被完全阐明，致病因素包括：①物理因素，如最常见的电离辐射；②化学因素，如接触到含苯的试剂；③遗传因素，如先天性再生障碍性贫血（Fanconi 贫血）等。普遍认为细胞、分子遗传异常是 AML 的致病基础。AML 患者约 60% 有克隆性染色体数量、结构异常，更多的患者存在与细胞增殖、生存或分化调节有关的基因突变或表达异常。AML 遗传学变异主要表现为癌基因表达增高或突变或抑癌基因丢失或突变失活等。其中常见 Ras、KIT 和 Flt3 等原癌基因激活突变，以及与细胞增殖、生存优势有关的抑癌基因，例如 TP53、Rb 失活突变，该突变将使细胞周期停滞，细胞凋亡受到抑制。与实体肿瘤不同，AML 还常伴有特异的染色体易位或基因重排，易位基因包括转录因子基因、造血发育必需基因、造血分化基因、同源功能基因及凋亡相关基因等，以转录因子基因易位最为多见。染色体易位后形成融合基因，编码融合蛋白，使基因表达异常，或表达产物的稳定性、细胞定位和生物学功能异常，引起造血干/祖细胞恶性转化和增殖、分化或凋亡障碍，从而导致恶性血液病的发生。已知的 AML 染色体易位和基因突变类型多达 200 多种，常见的有 PML-RARα、c-kit 等。

（2）急性淋巴细胞白血病（ALL） ALL 好发于儿童，常被认为是儿童的原发肿瘤，约 61% 的 ALL 患者年龄低于 20 岁。而常见发病高峰是大于 85 岁的患者。ALL 的可能致病因素包括与杀虫剂等有机溶剂的接触和电离辐射影响。ALL 患者骨髓中由于白血病细胞的增多及浸润，正常造血功能受到影响，从而出现相应的症状，包括乏力、发热、感染和黏膜出血等。此外，相当部分的 ALL 患者常被检测出染色体异位，不同的染色体易位的 ALL 患者具有不同的基因表达谱，这也为 ALL 的靶向治疗提供了依据。与 ALL 的诊断和治疗相关的基因主要有 TEL-AML1、E2A-PBX1、BCR-ABL、MLL 基因重排等。

**2. 慢性白血病** 慢性白血病可进一步分为慢性髓系细胞白血病（chronic myelogenous leukemia，CML）和慢性淋巴细胞白血病（chronic lymphocytic leukemia，CLL）两种。CML 患者具有特异性的 t（9;22）/BCR-ABL 融合基因，该基因促进祖细胞池的扩增，髓细胞过度增殖，粒细胞生成增多而清除缓慢，形成粒细胞在体内积聚。CLL 归属为“成熟 B 细胞肿瘤”，表现为功能缺陷的成熟单克隆 B 小淋巴细胞增生、蓄积。

（1）慢性髓系细胞白血病（CML） CML 也称为慢性粒细胞白血病，属于一种起源于骨髓多能造血干细胞的骨髓增殖性肿瘤（myeloproliferative neoplasm，MPN）。特征性表现是存在费城（Ph）染色体和 BCR-ABL 融合基因。Ph 染色体是 CML 的重要的诊断标记，此标记也是将 CML 和类白血病反应、MDS 以及其他骨髓增生性疾病等进行区分鉴别的重要依据。依据 Ph 染色体有无存在也可将 CML 分为两类：$Ph^+$ CML 和 $Ph^-$ CML。其中 $Ph^+$ CML 占大部分，约为 95%。而 BCR-ABL 融合基因编码的蛋白质具有高度的酪氨酸激酶活性，通过底物促进 CML 细胞的黏附、存活和耐药。BCR-ABL 作为一个重要的蛋白是 CML 治疗的基石。

（2）慢性淋巴细胞白血病（CLL） CLL 也称为小淋巴细胞淋巴瘤（small lymphocytic lymphoma，SLL），简称慢淋，是一种成熟 B 细胞克隆增殖性肿瘤。95% 的肿瘤来源于 B 淋巴细胞，即为 B-CLL，仅有一小部分是由 T 淋巴细胞分化而来，即为 T-CLL。细胞凋亡抑制和细胞周期阻滞是该病的主要病理变化。CLL 细胞由于能力有限，常规核型分析经常失败或不能发现异常，因此间期荧光原位杂交（FISH）是最常用的染色体异常检测技术。FISH 发现最常见的染色体异常是 13q14 缺失，约占 50%。此外 11q22-q23 缺失（ATM 基因缺失）和 17p13 缺失（p53 基因缺失）也较为常见。

**3. 骨髓增生异常综合征（MDS）** MDS 是一组克隆性造血干细胞疾病，代表了一组异质性的髓系肿瘤，特点是髓系细胞分化、成熟异常、造血功能衰竭，以及因遗传不稳定而导致的高风险向急性髓系白血病转化。主要表现特征为：骨髓造血功能衰竭致外周血细胞减少，或一系或多系病态造血。

**4. 恶性淋巴瘤** 恶性淋巴瘤（malignant lymphoma，ML）是一组起源于淋巴造血系统的恶性肿瘤的总称，在机体内外因素的共同作用下，不同发育阶段的免疫活性细胞发生分化和增殖异常引起的疾病。根据病理、临床特点以及预后转归等将淋巴瘤分为非霍奇金淋巴瘤（non-Hodgkin's lymphoma，NHL）和霍奇金淋巴瘤（Hodgkin's lymphoma，HL）两类。

**5. 多发性骨髓瘤（MM）**　MM是一种恶性浆细胞病，其肿瘤细胞起源于骨髓中的浆细胞，为血液系统常见恶性肿瘤之一，临床上常伴有贫血、溶骨性骨病、肾损害和瘤细胞髓外浸润所致损害。尽管对MM的发病机制及新药研究方面已取得很大进展，但目前MM仍不可治愈。

## 二、治疗恶性血液病药物

恶性血液病的治疗策略目前主要有化学治疗、生物治疗（包括免疫细胞治疗和抗体药物治疗等）、靶向治疗和造血干细胞移植（hematopoietic stem cell transplantation，HSCT）。因为多种原因，化疗仍然是恶性血液病最基础的治疗方案。恶性血液病治疗的发展带动了肿瘤的治疗，最早的抗肿瘤药物就是用于治疗淋巴瘤和白血病的，很多用于治疗白血病的药物也可用来治疗其他具有相同靶标的实体瘤。例如，伊马替尼除可以治疗CML外，还可以用于胃肠间质瘤的治疗。

传统的抗白血病药物主要是细胞毒药物，后来随着研究者们的深入研究，不断有新的药物开发出来并取得了很好的疗效，如我国学者张亭栋等率先将中药砒霜的主要成分三氧化二砷用于治疗急性早幼粒细胞白血病（acute promyelocytic leukemia，APL），陆道培等首先证实中药雄黄的有效成分四硫化四砷对初治或复发的APL具有显著的疗效。近年来，抗白血病药物正不断被研发出来，且很多药物都具有高效、低毒的特点，如BCR-ABL酪氨酸激酶抑制剂、单克隆抗体等。

根据药物的化学结构、来源和作用机制的不同，已有的抗白血病药物可分为：抗代谢类（主要包括甲氨蝶呤、巯基嘌呤、阿糖胞苷、吉西他滨等）、烷化剂类（主要包括环磷酰胺、白消安、苯丁酸氮芥等）、抗生素类（主要包括柔红霉素、多柔比星、米托蒽醌等）、植物碱类（主要包括长春碱、长春新碱、依托泊苷、替尼泊苷、高三尖杉酯碱等）、酶类、铂类（顺铂、卡铂等）、激素类（地塞米松、波尼松）等。此外，还有大量的中成药和中药单体用于白血病的治疗。

过去10年来随着研究的不断深入和新技术的开发，越来越多的新药物被开发出来，这类药物主要为靶向药物，例如：针对FLT3突变的Rydapt（midostaurin），用于治疗携带异柠檬酸脱氢酶2（IDH2）基因突变的Enasidenib（Idhifa），用于治疗新诊断的费城染色体慢性髓细胞性白血病的Bosutinib（博舒替尼），Rituxan Hycela（利妥昔单抗和人透明质酸酶组合）等等。更有新的抗白血病方式，即嵌合抗原受体T细胞免疫疗法（CAR-T），例如CTL019。

## 三、治疗恶性血液病药物临床前药效学研究设计

### （一）在细胞模型上的药理学研究设计

采用组织培养技术在体外建立白血病细胞系，进行抗癌药物的筛选和药物作用机制研究，因其研究周期短，能去除某些不利或不易排除的因素，可使药物开发时间变短，所以细胞模型是目前抗白血病药物开发研究的基本方法和重要技术。这类模型细胞主要由两个来源：建立好的血液病细胞株和直接从患者骨髓或血液中分离的血液病原代细胞。血液病细胞株由于性质稳定，能够长期培养和存活而广受欢迎，原代细胞由于其更接近实际，在抗血液病药物药理学研究中更受欢迎，但其来源往往受限。在抗血液病药物药理学研究中，血液病细胞株被广泛应用，代表性的应用如下。

**1. 高通量筛选抗白血病药物细胞模型**　高通量筛选（high throughput screening，HTS）技术是指以分子水平和细胞水平的实验方法为基础，以灵敏快速的检测仪器和自动化操作系统执行试验过程，通过计算机分析系统，在同一时间检测数以千万的样品，从而在大样本中筛选出有效的抗白血病药物。其最明显的特点就是快速、灵敏和检测量大。在过去的20多年里，HTS成为化药开发中小分子苗头化合物发现的主力军。很多FDA批准的化学分子类抗肿瘤药物都可追溯至早期的小分子化合物的筛选。例如：用于治疗慢性淋巴细胞白血病和套细胞淋巴瘤的伊布替尼（ibrutinib）；用于治疗ALL、CML的达沙替尼（dasatinib）等。

高通量筛选药物主要采取两种策略：细胞基础上的表型筛选及靶点基础上的生化筛选。通过将绿色荧光蛋白与某些特异的靶点结合，例如以维甲酸受体为靶点，构建含有维甲酸受体应答元件并连接报告基因GFP的重

组载体，然后将其转染至细胞株中，进行单克隆培养，最终挑选出敏感、高效、稳定表达的单克隆细胞，最终作为药物筛选的细胞模型。此模型筛选方法简便，适用范围广，灵敏度高，结果稳定。在细胞水平上对候选药物分子进行大规模的靶向筛选是当前药物研究的重要手段和策略。

**2. 基于 PROTAC 策略的抗白血病药物筛选模型** 蛋白水解靶向嵌合分子（proteolysis-targeting chimeras, PROTAC）本质上是一种杂合双功能小分子化合物，其结构中含有两种不同配体：一个是泛素连接酶 E3 配体，另一个是与细胞中目标靶蛋白结合配体，两个配体之间通过连接基相连。PROTAC 通过将目标靶蛋白和细胞内的 E3 拉近，形成靶蛋白-PROTAC-E3 三元聚合体，通过 E3 泛素连接酶给靶蛋白加上泛素化蛋白标签，启动细胞内强大的泛素化水解过程，利用泛素-蛋白酶体途径特异性地降解靶蛋白。

白血病发生发展过程中需要一些起重要作用的 E3 连接酶，包括 MDM2、cIAP1、$CRL2^{VHL}$ 等。基于 PROTAC 策略，一系列小分子被发现。例如靶向降解 BRD4 的 PROTAC 小分子 dBET1。dBET1 通过连接基将 BRD4 抑制剂 JQ1 与 $CRL4^{CRBN}$ E3 小分子配体沙利度胺相连。与经典的 BET 抑制剂 JQ1 相比，低剂量（100nmol/L）的 dBET1 在 2 小时内可以完全降解 AML MV4:11 细胞中的 BRD4，比 JQ1 能更显著、更持久的下调 c-Myc 基因，诱导细胞凋亡和抑制细胞增殖。其他类似的有效抑制剂还有很多，如首个靶向酪氨酸激酶 BCR-ABL 的 PROTAC 分子 PROTAC-BCR-ABL 等。

虽然 PROTAC 技术具有很多的优点，是近年来比较热门的一项技术，但是此技术也具有一些不足之处，例如目前发现的一些 PROTAC 分子大都是随机合成，还未进行系统的构效关系研究。如何合理设计效果最好、降解活性最优，且实验效果最好的 PROTAC 分子是该技术需要解决的关键问题。

除了目前应用于流行的大规模的靶向药物筛选之外，模式血液病细胞株也可以用于传统细胞毒性抗白血病药物药理学的研究。这类药物包括上述大多数的药物，例如抗代谢类、烷化剂类、抗生素类和植物碱等。这种药物的筛选方法主要有：用染料排斥实验，例如伊红、台盼蓝、苯胺黑等染料；用生长曲线测定药物的抗癌作用；用集落形成法测定药物对白血病的抑制作用。

**3. 癌分化诱导剂细胞模型** 细胞分化是指同源细胞逐渐发育为形态结构、生理功能和生化特征稳定的另一类型细胞。诱导肿瘤细胞向正常细胞分化是药物开发的一种重要策略之一。例如，白血病 HL60 细胞在不同的分化诱导剂刺激下可分化为粒细胞、单核细胞或巨噬细胞，检测分化的指标主要包括形态学变化、功能变化和生物化学变化，如硝基蓝四氮唑（nitrotetrazolium blue chloride, NBT）还原能力、吞噬功能、酯酶活性等。还有一些红系白血病细胞例如 K562，可在不同的分化诱导剂作用下向红细胞系方向分化，形成成熟红细胞，产生血红蛋白（Hb），因此，检测 Hb 是这类细胞分化的典型标志。

**4. 抗白血病耐药性细胞模型** 癌细胞对药物的抵抗作用称为抗药性或耐药性。耐药复发是白血病治疗失败的主要原因之一。耐药性产生的机制有很多方面，例如药物泵出机制、代谢机制等。细胞模型是抗癌药物耐受性研究的一种很好的选择，且是快速寻找有效耐药逆转剂的方法。筛选这些药物耐受逆转剂的方法有：MTT 法、荧光法、谷胱甘肽检测法等。

**5. 抗血管生成模型** 肿瘤新生血管的形成是肿瘤生长和转移的重要环节，研究表明原发瘤和转移瘤的生长都依赖于新生血管的形成，抑制血管生成是抗癌药物筛选的策略之一。白血病抗癌药物筛选中常采用内皮细胞和肿瘤细胞共培养模型，该细胞模型可较好的模拟体内内皮细胞与肿瘤细胞的相互作用。肿瘤细胞分泌的促血管生成因子可刺激血管内皮细胞增殖、迁移。将内皮细胞和白血病细胞共培养，检测药物作用下的血管内皮细胞的增殖、迁移等，可评价药物对肿瘤新生血管形成的影响。

### （二）在动物模型上的药理学研究设计

在抗恶性血液病药物药理学研究尤其是临床前研究中，实验动物模型起着十分关键的作用。白血病动物模型通常是选用动物或人源性白血病细胞株移植到同种或免疫缺陷型动物体内，经传代后生长特性稳定，并可在受体动物中继续传代的一类模型。正确制作或选择一个合理的动物模型是医药科研工作者研究疾病的发病机制，开发创新药物成功与否的关键。如果在研究过程中使用了一个不合理的动物病理模型，除了会造成实验结果的不准确性，甚至可能得出与预想猜测完全相反的结果。即使实验结果是研究者所需要的，有时也会因为不合理的动物病理模型得不到别的研究者的认可。相反，一个合理的动物模型，不仅可以增加实验的可信性和真实性，也能提高研究的成功率。恶性血液病的动物模型常用的有异种移植性和自发性血液病动物模型。

**1. 异种移植性（xenograft）动物模型**　该模型的建立是将人的血液病细胞株通过不同方式移植到免疫缺陷性小鼠以此得到相应的白血病模型。

（1）AML 动物模型

1）动物及动物模型选择：选择具有 T、B 淋巴细胞功能联合免疫缺陷的 SCID 小鼠，建立具有人类造血功能的 SCID 小鼠模型，这是目前研究人类 AML 的最常见动物模型。

2）造模方法：以典型的人 AML 细胞系 HL-60 为例。大致步骤如下：①复苏、培养 HL-60 细胞，制备 HL-60 细胞悬浮液；②选取 4～5 周龄、体重 18～22g 的 SCID 小鼠，以尾静脉注射或腹腔注射的方式将HL-60 细胞悬浮液注射至小鼠体内，注射细胞量为（6～7）$\times 10^7$个/只小鼠；③创面按压止血。

3）模型特点：首先是模型容易建立，速度快。一般 3 周左右即可在小鼠外周血中见白血病细胞的浸润，且外周血白血病细胞比例可逐渐升到 3%～11%，随机抽取发病小鼠进行骨髓检查，骨髓白血病细胞均达到人类白血病的诊断比例，及所占比例超过 30%。另外，此种造模方式，HL-60 细胞都能快速地在体内扩散并致病。腹腔接种后，白血病细胞可向周围组织和器官直接浸润；静脉接种后则可表现为全身各脏器不同程度的白血病细胞的浸润，外周血也会出现大量的白血病细胞。此类动物模型与人类白血病的临床表现极为相似。

（2）ALL 动物模型　ALL 是儿童中常见的血液肿瘤疾病，约占 70%，且其中 80% 来自 B 细胞系。

1）动物及动物模型选择：选择具有 T、B 淋巴细胞功能联合免疫缺陷 SCID 小鼠或裸鼠。

2）造模方法：以典型的人急性 B 淋巴细胞白血病细胞系 Nalm-6 为例。大致步骤如下：①复苏、培养 Nalm-6 细胞，在其对数生长期，1000r/min 离心 5 分钟，悬浮于无菌 PBS 中，制备 Nalm-6 细胞悬浮液；②选取 5 周龄的 BALB/c-nu/nu 雌性小鼠；③用无菌 PBS 液配制 10mg/ml 的环磷酰胺，腹腔注射小鼠 2mg/只，连续注射 2 天；④以尾静脉注射的方式将 Nalm-6 细胞悬浮液注射至小鼠体内，注射细胞量为 $5\times 10^6$个/只小鼠；⑤每隔 1～2 天观察小鼠症状，以后肢出现瘫痪为发病标准。

3）模型特点：一般在注射白血病细胞 19 天后小鼠可出现后肢行动迟缓，并迅速发展为双后肢瘫痪，随着病情进展，小鼠严重消瘦，并伴有脊柱侧弯、弓背，呈恶病质，直至死亡，平均死亡时间为 25 天。与正常小鼠组织切片相比，白血病小鼠的肝、脾、肾、脑膜、脑实质、肺部都有白血病细胞浸润，细胞呈团状生长，小鼠部分肝脾组织出现坏死。

（3）人 T 淋巴细胞白血病细胞裸小鼠异种移植模型　利用 T 淋巴细胞和自然杀伤细胞（NK）联合缺陷的 beige-nude 小鼠异种移植人 T 淋巴细胞白血病细胞。

1）动物及动物模型选择：beige-nude 小鼠，4～6 周龄，雌雄不限。

2）造模方法：①小鼠放在空气层流架中的带盖鼠盒内饲养，饮用水（pH 3～4），加复合维生素、标准饲料及其他与动物接触的物品均须经过高压灭菌处理。②接种白血病细胞，每只小鼠在右前肢皮下注射 EM 细胞（3～5）$\times 10^6$个。

3）模型特点：①初次接种白血病细胞后，一般经过 1 个月的潜伏期，在注射部位可见瘤块生长。再次传代接种，其潜伏期可缩短到 20 天左右。瘤块生长迅速，1 个月内瘤块平均直径可达 20mm 左右，荷瘤小鼠平均生存期为 84 天左右。腹腔接种后在肠系膜及周围可形成瘤块，但不产生腹水。瘤细胞具有人 T 淋巴细胞膜标志。②人类白血病/淋巴瘤细胞一般很难在普通裸小鼠体内移植成功，主要原因是普通裸小鼠体内还存在一定数量的免疫活性细胞如 NK 细胞。本模型则是利用 T 淋巴细胞和 NK 细胞联合缺陷的裸小鼠进行人 T 淋巴细胞白血病细胞移植与复制，成功率高达 90%～100%，是在体内条件下进行人白血病细胞特性和药物疗效等研究的有用工具。

（4）CML 动物模型

1）动物及动物模型选择：选择具有 T、B 淋巴细胞功能联合免疫缺陷的 NOD/SCID 小鼠。NOD/SCID 小鼠具有 T、B 淋巴细胞功能缺陷、NK 细胞活性低下、无循环补体、巨噬细胞和抗原提呈细胞功能损害等特性。此模型可以成功复制人源性 CML 动物模型。

2）造模方法。大致步骤如下：①分离新近诊断为 CML 的慢性期患者的外周血细胞；②利用单克隆抗体分析检测 CD34、CD33、CD3 和 CD19 的表达水平；③分选出 CD34 阳性的细胞；④小鼠经过亚致死剂量（300～350cGy）全身 γ 射线照射，并转入人 GM-CSF 基因；⑤以尾静脉注射的方式将细胞悬浮液注射至小鼠体内，注射细胞量为 $1\times10^8$ 个/只小鼠。

3）模型特点：转入人 GM-CSF 基因的 NOD/SCID 鼠或 SCID 鼠可以促进 CML 患者的白血病细胞在体内增殖，该模型在注射 CML 细胞 6 周后，CML 的细胞数量可达到高峰。

（5）移植性淋巴瘤动物模型（组织块原位种植法）

1）造模方法：取人原发性结直肠恶性淋巴瘤原发灶和肝转移灶术中新鲜瘤组织块，对受体动物实施麻醉后，取腹正中线切口，辨认结直肠，在浆膜面向肠壁内做 3mm 切口深达黏膜层，以 10.0 无损伤缝合线经切口将瘤组织块植入裸小鼠结直肠黏膜层内，固定于肠壁黏膜层，关腹缝皮。然后进行体内原位器官筛选，选取同一瘤源肝转移灶 $1mm^3$ 瘤小块移植到另一只裸鼠结肠黏膜层，成瘤后的肝转移灶移植裸鼠结肠黏膜层。按此操作在裸鼠体内连续重复 4 次进行筛选。观察小鼠，一般观察期为 60～90 天。实验结束后，采取适当方法处死小鼠后，系统解剖，取出移植瘤。

2）模型特点：此模型与人结肠恶性淋巴瘤病的高转移模型移植瘤在组织病理学、免疫组织化学表型、超微结构、DNA 倍体水平和染色体核型等方面有高度相似性，而且肿瘤的抑制生长率高。

3）模型应用：组织块原位种植方法制备的模型具有稳定的生物学特性，在深入研究直结肠恶性淋巴瘤的生物学特性、组织发生、病因病理、侵袭和转移机制方面有不可取代的作用。

（6）MM 动物模型（骨髓原位接种法）

1）造模方法：将转染荧光蛋白的多发性骨髓瘤细胞直接注入裸鼠的胫骨骨髓腔内，利用活体成像仪、微型 CT 扫描、HE 染色等方法检测肿瘤细胞在骨髓腔内的分布情况。结果显示肿瘤细胞植入后，向骨盆、对侧股骨和胫骨、脊柱中扩散，流式检测发现 CD138 阳性的人骨髓瘤细胞只在骨微环境中表达，不在其他任何脏器中表达，另外小鼠有后肢瘫痪和高副蛋白血症的表现，这些症状高度类似于人骨髓瘤临床症状。

2）模型特点：①能在短时间内模拟人骨髓瘤的生长过程，这个模型中骨髓瘤细胞的扩散方式和生长模式与人骨髓瘤高度相似；②可行性大，能高度重复；③可操作性强，成瘤快，通常 3～4 周即有阳性发现。但是此模型的缺点也很明显，例如操作难以准确定位于胫骨骨髓中。

（7）多发性骨髓瘤动物模型（基于人微环境中的 SCID-hu 模型）

1）造模方法：无菌条件下分离胎儿双侧股骨和胫骨，去除肌肉筋膜和骨骺，植入实验组 Balb/c-nu 小鼠皮下。术后连用阿奇霉素预防感染。对照组仅手术而不植入胎骨，并同样用抗生素预防感染。胎骨植入后 3 周，于实验组裸鼠皮下胎骨骨髓腔内接种骨髓瘤细胞株（例如 XG-7 细胞株），制备人浆细胞瘤 Balb/c-nu-hu 荷瘤模型，对照组皮下接种同样细胞数的骨髓瘤细胞。

2）模型特点：通过使原代 MM 细胞在人骨髓中生长，很好地复制了人 MM 的疾病特点，为临床前期体内实验提供了重要平台，但此模型也有一些缺点：①胎儿骨来源的限制以及胎儿骨应用的伦理限制；②胎儿骨髓微环境相比于成年人 MM 细胞的同种异体特征，如胎儿骨骨髓中含有大量成骨祖细胞；③来自于不同个体、不同妊娠期的胎儿骨的生物异质性。因此，该模型的应用非常有限。

（8）多发性骨髓瘤鸡胚胎异种移植模型

1）造模方法：将多发性骨髓瘤患者的原代恶性浆细胞或细胞系经静脉注入火鸡胚胎静脉中。结果显示，1 周之后，在火鸡胚胎静脉中，注入患者 MM 原代细胞的有约 50% 的 MM 细胞在火鸡胚胎静脉中成活，注入细胞系的几乎 100% 成活。

2）模型特点：该模型能在短时间内研究药物的体内治疗效果，可用于快速筛选药物模型，而且成本低。但缺点是：①患者骨髓 MM 细胞数有限，因而限制了能够注入胚胎内的胚胎数；②影响此模型的因素有很多，例如植入胚胎内的时间点不同，从而导致不同的样品成功率不一致；③火鸡微环境与人微环境存在明显差别。

**2. 自发性动物模型**

（1）自发性白血病动物模型　AKR 小鼠是白血病高发品系，淋巴细胞白血病发病率很高，其中雄性为

76%～90%，雌性为68%～90%。各个小鼠的白血病病程不一，经血液检查确诊为白血病后的次日，即可随机分组并开始给药，观察实验结果。观察指标包括：末梢血象、白细胞数、淋巴结和脾大小，以及动物的生存时间等。

与用实验方法诱发的肿瘤相比，该模型通常与临床上人类肿瘤的症状更为相似，有利于将动物实验结果推用到人身上；且肿瘤发生的条件比较自然，有可能通过细致观察和统计分析而发现一些导致肿瘤发生的致癌因素。但是动物和人还是不一样，其自发肿瘤的病因往往是由动物的遗传特性产生的，与人类的肿瘤病因有很大的差异，因此，自发性肿瘤模型很少在抗肿瘤药物的常规筛选中广泛使用。

（2）自发性淋巴瘤动物模型　某些动物体内也可发现类似人淋巴瘤产生的症状，例如Boxer犬体内可发生类似人霍奇金病的淋巴肉瘤，因此这些动物可作为研究人淋巴瘤的自发性动物模型。因这些动物模型涉及一些遗传和环境等致癌因素，理论上这些动物模型是理想的研究工具，但是该模型的影响因素也很多，例如成瘤时间长、稳定性相对差，因此实际应用较少。

**3. 诱发性动物模型**　诱发性肿瘤模型是运用物理、化学和生物等方法与动物特定部位直接或间接接触，使靶器官产生肿瘤。其操作相对简便，常用诱导剂成瘤机制清楚，成瘤率相对较高，是一种较好的建立肿瘤模型的方法之一。

（1）T淋巴细胞白血病小鼠（L615）模型

1）动物及动物模型选择：新生和（或）成年L615小鼠。

2）造模方法：用病毒诱发的昆明小鼠白血病组织的无细胞提取液，皮下注射给新生L615小鼠，经81天潜伏期，取1只患白血病小鼠，用生理盐水制备脾细胞悬液（25%），给4只成年L615小鼠皮下注射，均发生白血病，平均存活时间为29.7天，以患病小鼠的脾脏为瘤源，在L615小鼠连续移植传代，能100%发病，且存活时间逐渐缩短，达30代后建成稳定的白血病模型，称L615白血病动物模型。

将L615白血病细胞体外传代后，按$1 \times 10^6$个细胞经腹腔注射入正常L615小鼠。接种后第3天，每日断尾取血进行外周血白细胞计数，以证实种鼠是否发病。第7天小鼠将死前处死小鼠，无菌条件下取出脾脏，预冷PBS液清洗2次，在100目金属网中边研磨边逐渐添加培养液，直至研磨完全，收集细胞悬液，离心弃上清，然后用预冷红细胞裂解液处理细胞沉淀，再用200目尼龙网过滤，细胞液重悬并计数，按$1 \times 10^5$个细胞接种于L615小鼠腹腔内即可获得T淋巴细胞白血病（此模型来源于中国医学科学院天津血液病研究所）。

3）模型特点：①L615小鼠存活时间为（6.7±1.2）天，除皮下接种外，腹腔接种也可100%发病，存活时间稍短，但无腹水形成。②外周血白细胞升高，最高可达$200 \times 10^9/L$，白血病细胞占33.4%，血小板数开始升高，以后下降，血红蛋白无明显变化。③L615白血病小鼠动物模型是人类T细胞白血病发病机制、药物筛选及药效、预后等研究的极好动物模型。

（2）慢性粒细胞白血病动物模型（病毒转染法）

1）动物：BALB/c小鼠。

2）造模方法：成熟的应用方法有两种。

方法1：分离雌性BALB/c小鼠的骨髓细胞，用表达bcr/abl融合基因的逆转录病毒载体转染，筛选后以约$1 \times 10^5$个细胞注入到6～12周龄经致死剂量（900cGy）照射的同源雄性BALB/c小鼠体内，小鼠出现CML相关症状以及急性淋巴细胞性白血病。

方法2：分离用氟尿嘧啶（5-FU）（150mg/kg）预处理的雄性BALB/c小鼠骨髓细胞，并以P210 bcr/abl基因逆病毒载体转染，按$(1 \sim 2) \times 10^5$个细胞注射到接受致死剂量照射的同源雌性小鼠体内。

3）模型特点：①该实验模型有助于了解激活状态下的bcr/abl基因是如何影响CML造血干细胞功能的。②发现无论bcr/abl基因的形式如何，均有90%小鼠发生肿瘤。在这些小鼠中有大约50%小鼠表现异常骨髓增殖，与人慢性粒细胞白血病慢性期的特征有许多相似之处，而其余的小鼠则表现为B淋巴细胞异常增生。

（3）病毒诱发性淋巴瘤动物模型　EB病毒（Epstein-Barr virus）因为具有嗜B淋巴细胞特性，其可以通过EBV/c3d受体（CD21）感染B淋巴细胞，进入B淋巴细胞后，其DNA发生环化，成为B淋巴细胞染色体外能复制的附加成分，在细胞中建立隐性感染，刺激细胞增生和转化，诱导肿瘤的发生。因此，EB病毒是构建淋巴瘤动物模型的一个重要工具。

1）造模方法：①EB 病毒筛选，筛选可以释放有转化能力的 EB 病毒，体外用 EBV 转化狨猴 B 淋巴细胞的标志细胞株 B95-8 细胞，大量制备 EB 病毒；②淋巴细胞分离和接种，用淋巴细胞分离液分离出淋巴细胞，无菌条件下以腹腔接种的方式注入至 SCID 小鼠腹腔内，接种 3 天后腹腔注射 EB 病毒；③模型复制后，为防止宿主因移植物抗宿主反应导致死亡，连续两天腹腔注射环孢素 A 10mg/(kg・d)，第三天后，剂量增加为 15mg/(kg・d)，隔天注射，共 11 次。

2）模型特点：这种病毒诱发性淋巴瘤模型具有很高的侵袭性和致死性，恶性程度较高。此模型分子背景清楚，易于改造和操作，实验周期短，存活小鼠的肿瘤诱发率高，且小鼠易于观察。

（4）化学诱发性淋巴瘤动物模型　目前最常用的化学诱导剂是 N-甲基亚硝基脲。其致癌机制主要是与 $O^6$-甲基鸟嘌呤形成有关，致使 DNA 复制过程中发生 CyA 点突变。

1）造模方法：通过腹腔注射、静脉注射、口服的方法，单次或多次给药，均可诱导多品系小鼠产生胸腺淋巴瘤。目前常用的是腹腔注射 6～8 周 SPF C57BL/6 小鼠。注射后，密切关注动物体重、饮食、毛色等一般指标。

2）模型特点：此造模方式实际是单个 T 淋巴细胞 TCR 基因重排后，在诱导剂作用下恶性转化，并克隆性增生，最终取代胸腺内正常细胞，是属于 T 细胞来源的肿瘤。另外，造模方法多样，可腹腔注射、静脉注射，也可口服给药。成瘤周期短。但该模型常诱发多部位的肿瘤，因此一般不作为药物的筛选模型。

**4. 转基因动物模型**　转基因动物（transgenic animals）是指应用实验的方法将外源基因导入到早期的胚胎内，使之可以在动物染色体基因组内稳定的整合，并能遗传给后代的一类动物。转基因动物所有的细胞均整合有外源基因，并具有将外源基因遗传给子代的能力，若动物只有部分组织细胞整合有外源基因，则称为嵌合体动物，这类动物只有在整合了外源基因的“局部组织细胞”恰为生殖细胞时，才能将其携带的外源基因遗传给子代。随着遗传操作技术的不断发展，转基因动物技术已经广泛的应用于疾病发病机制、基因功能、药物筛选、治疗效果评价等多个方面的研究。

（1）CML 转基因动物模型　CML 是累及骨髓造血干细胞的一类恶性肿瘤，BCR/ABL 阳性是 CML 患者的典型分子遗传学特征之一。

1）造模方法：通过克隆分析小鼠 Tec 基因的启动子序列和功能，采用小鼠的 Tec 基因的启动子序列，制备转基因载体，携带白血病相关基因 bcr/abl。通过同源重组技术，将人的 P190 bcr/abl 插入到小鼠的 BCR 基因的第一外显子（exon 1）中，在使小鼠的 BCR 基因失活的同时，用小鼠 BCR 的启动子调控 P190 bcr/abl 基因的表达。

2）模型优缺点：利用不同的启动子已建立几个能模拟人 CML 的转基因小鼠品系。与逆转录病毒转染并移植法建立的 CML 模型相比，转基因小鼠模型有以下几个优点：①BCR/ABL 基因作为转基因小鼠的一部分在体内表达，更能精确的模拟人 CML；而逆转录病毒转染并移植法建立的 CML 模型在细胞培养、移植过程受许多细胞因子的影响，这些细胞因子和处理受体鼠的 5-FU 都对疾病的表型有较大的影响；②BCR/ABL 转基因鼠可以传代，而逆转录病毒转染并移植法建立的 CML 模型须重新建立；③转基因 CML 模型有一定的潜伏期，这与人的 CML 极为相似；而逆转录病毒转染并移植法建立的 CML 模型潜伏期短，不利于人 CML 发病前机制的研究；④转基因鼠的 CML 有类似于人 CML 的单克隆性，而逆转录病毒转染并移植鼠的 CML 是多克隆的。

此转基因小鼠模型也存在缺点，如：①转基因动物的所有细胞都存在 BCR/ABL 基因表达，而人体中只有在造血干细胞和祖细胞中能检测到表达，这可能会影响模型的应用。②有些小鼠模型，如 SHP-2E76K 小鼠，在正常发育过程中仅发生髓系增殖病，但辐射后发生白血病和其他肿瘤。

3）模型的应用：①证实 CML 是否具有造血干细胞源性。②BCR/ABL 对白血病的作用。研究 BCR/ABL 基因与其他相关基因对白血病共同影响。用 BCR/ABL 转基因鼠与其他相关基因的转基因鼠或基因敲除鼠杂交，观察所得双转基因鼠的白血病的恶化或减轻情况，可以判断其他相关基因是增强或减弱白血病的进程。③治疗药物的筛选。由于 BCR/ABL 转基因鼠能很好地模拟人 ALL 或 CML 症状，为抗白血病药物的筛选提供了一个良好的条件。

（2）骨髓瘤转基因动物模型

1）造模方法：目前多发性骨髓瘤（MM）基因工程模型主要利用转基因方法使 B 细胞内的 IL-6、XBP-1s、

NPM-ALK 融合蛋白过表达或使 c-Myc、Bcl-xl 失调节表达。例如：①XBP-1 为浆细胞分化所必需的转录因子，在 MM 细胞中过量表达，因此将剪切形式的 XBP-1 转入到 B 细胞系的 IgH 启动子和增强子序列中，小鼠在出现意义未定的单克隆丙种球蛋白病（monoclonal gammopathy of uncertain significance，MGUS）后一年左右进展至 MM，其血清中的 IgM 和 IgG 浓度显著升高，骨髓内浆细胞逐步扩增、恶性转化直至进展为 MM，最终出现溶骨病变。另外，淋巴细胞和 MM 细胞内的转录本也会出现与人 MM 类似的异常调节，包括 cyclinD1、IL-6 受体（gp80）、gp130、c-Maf、MafB、BAFF 等。该模型特别适用于研究 MM 疾病进展过程中的遗传学改变。②c-Maf 转基因小鼠可使 B 细胞内 c-Maf 过表达。该模型以浆细胞扩增，高球蛋白血症，高表达 c-Maf 靶基因、CCND2、ITGβ7 为特征，而且是携带人 MM t（14;16）（q32;q23）异位染色体的绝佳模型。

2）模型特点：优点：①可研究癌基因在正常细胞恶性转化过程中的作用；②相比于其他模型，这种鼠具有免疫力，因此可研究免疫反应在 MM 中的作用；③能通过基因改造研究新的蛋白靶标；④可评价抗 MM 药物在肿瘤各个发展阶段的作用。缺点：①肿瘤细胞并不能在自然环境中自动启发增殖，相反只在能启动癌发生的成熟鼠微环境中生长；②鼠与人间质成分的显著差异、复制不同肿瘤阶段和模拟肿瘤进展等困难的限制；③需要花费大量的人力、精力和财力；④成瘤时间长。

**5. 来源于患者肿瘤组织的模型**　来源于患者肿瘤组织（patient-derived xenograft，PDX）模型是一种将肿瘤患者的肿瘤组织移植至重症免疫缺陷型小鼠体内，并使肿瘤组织在小鼠体内生长而构建成的一种肿瘤模型，从而很好的保持了肿瘤的异质性，同时，PDX 模型是将肿瘤组织直接移植到 NSG 小鼠体内，并没有经过任何人工培养，其生物学特性保持的更加完整，从而与临床相似度更高，是现阶段最优秀的肿瘤动物模型。NSG 小鼠是在NOD-SCID 小鼠（非肥胖糖尿病/重症联合免疫缺陷）的基础上进一步对 Il2rg 基因进行敲除，获得严重免疫缺陷小鼠，缺失成熟 T、B、NK 细胞，是人源化小鼠、异种移植、免疫重建、抗肿瘤药物筛选的重要载体。

常用 PDX 模型的移植方法包括：①皮下移植，肿瘤一般局限于皮下成团生长，很少出现转移和扩散，移植成功率较低，只有约 25%。②肾包膜由于血供丰富，组织相容性好是较常采用的移植方法，其成功率能达到 70% 以上。③原位移植是将肿瘤组织移植到小鼠体内与其同源的组织内，其影响因素较多，成功率低，建模难度大。确认 PDX 模型与原发瘤的组织相似性至关重要，其溯源方法包括：①组织形态学比较，通过组织学类型和 Lauren 分类等方法对移植瘤和原发瘤组织形态进行分析，判断一致性。②肿瘤特异性标志物分析，人源性的特异性标志物检测能够确定移植瘤的来源，进而对比二者的一致性。特异性标志物也是指导临床诊断和治疗策略的潜在分子靶点，如甲胎蛋白（alpha fetoprotein，AFP）、癌胚抗原（carcinoembryonic antigen，CEA）等。

PDX 的研究过程中也存在一些不足之处，包括以下几点。①移植成功率：不同的宿主、不同的肿瘤其 PDX 模型制备的成功率也不一样。②人源化问题：人和小鼠始终是不一样的物种，在疾病的模拟过程中，肯定会有一些不同之处，因此这些是应用 PDX 模型的过程中必须考虑的问题之一。③正确评估和应用 PDX 模型：目前 PDX 模型广泛应用于新药评价和肿瘤新靶标的筛选，体现良好的应用前景。尽管如此，研究者们也对包括 PDX 模型在内的精准医学提出质疑。因此，基于 PDX 模型的个体化治疗还有待进一步研究开发。

**6. 白血病动物模型选取和设计原则**

（1）相似性　在动物上模拟复制人类疾病的模型，目的是要从中找出可以外推应用于患者的相关规律。因此，在进行白血病动物模型研究时，其中的一个重要原则就是此动物模型应该尽可能类似于人类白血病的情况。首先可以选择与人类疾病相同的动物自发性疾病模型，例如：AKR 自发性白血病小鼠模型，AKR 小鼠是白血病高发品系，与人类的白血病症状更为相似。其次，根据疾病发生的病因选取与人类相似的造模方法。如果动物模型与临床情况不相似，在动物身上有效的治疗方案也就不能用于临床。

（2）重复性　理想的动物模型应该具有可重复性，甚至可以标准化。为了增强动物模型复制时的重复性，必须在动物品种、品系、年龄、性别、体重、健康状况、饲养管理，以及实验环境条件、实验方法步骤，甚至实验者操作技术熟练程度等方面都要保持一致，因为一致性是重复性的可靠保证。

（3）可靠性　复制动物模型应该力求可靠地反映人类疾病，必须可特异、可靠地反映某种疾病，应该具备该种疾病的主要症状、体征和实验室相关指标的变化。

（4）适用性　供医学实验研究用的动物模型，在复制时，应该尽量考虑今后临床应用和便于控制其疾病的发展，以利于研究的开展。

（5）易行性和经济性　在复制动物模型中，所采用的方法应该尽量做到容易执行并合乎经济原则。相比较一些大型动物，一些小动物如大小鼠等可以复制出与人类疾病相似的动物模型，并且它们容易做到遗传背景明确、体内微生物可控、模型稳定且价格便宜。

**7. 白血病动物模型设计注意事项**　除了前文提到的基本原则之外，我们在进行白血病动物模型研究时还要注意以下问题。

（1）小鼠的正确选择　随着研究技术和对白血病的发生发展机制的不断深入，小鼠白血病模型显得尤为重要，不同的动物模型具有不同的优缺点，因此根据特定的实验要求和目的选取设计不同的动物模型十分关键，高效正确的小鼠白血病模型对抗白血病药物的开发具有十分重要的意义（表16－3－1）。

**表16－3－1　常见白血病小鼠模型**

| 小鼠种类 | 适用模型 |
|---|---|
| C57BL | T淋巴细胞白血病；评价血管形成抑制剂的抗肿瘤作用 |
| L615 | T淋巴细胞白血病；用于抗癌药物的筛选以及肿瘤免疫与机制的研究 |
| BALB/c | 红白血病；常用于单克隆抗体开发和免疫学研究 |
| BALB/c-nu/nu | 急性B淋巴细胞系白血病小鼠模型 |
| NOD/SCID/$\gamma c^{null}$ | 急性髓性白血病模型；多种骨髓瘤模型；青少年骨髓单核细胞性白血病模型 |
| NOD/SCI/$\beta 2m^{null}$ | 用于研究HSC增殖、分化和自我更新 |
| beige-nude小鼠 | 人T淋巴细胞白血病细胞裸小鼠异种移植模型 |
| NSG小鼠 | 常用于白血病PDX模型的建立 |

（2）环境因素　复制模型的成败往往与环境的改变有密切关系。生活环境的拥挤、饮食的变化、屏障系统的改变等，任何一项变化都有可能影响实验结果的改变。因此，要尽可能使动物模型处在这些稳定的条件下。

（3）尽可能模拟所要求的人类疾病　复制动物模型时必须强调从研究目的出发，熟悉诱发条件、宿主特征、疾病表现和发病机制，充分了解动物模型的全部信息。研究者必须深入了解动物疾病在组织学、生化学、病理学等方面与人类疾病之间的差异。

（4）正确评估动物疾病模型　任何一种动物模型都不能完全复制人类疾病的真实情况，只是一种间接性研究，只可能局部反映人类的疾病。模型实验结论的正确性只是相对的，可能在研究过程中总会出现与人类疾病不同的情况，因此必须分析它们之间的区别，找到相平行的共同点，正确评估哪些是有价值的。

### （三）抗恶性血液病药物的临床前研究

抗白血病新药的临床研究过程通常分为Ⅰ期、Ⅱ期和Ⅲ期。Ⅰ期临床试验主要包括：药物的耐受性、药动学；Ⅱ期临床试验主要包括：给药剂量、给药方案，剂量安全性；Ⅲ期临床试验则在Ⅱ期基础上进一步确证临床疗效。但此顺序也不是固定的开发顺序，着重要考虑的是不同的受试人群、不同的给药方案，以及不同肿瘤的有效性等因素。

**1. 研究人群的选定**　研究人群的选择需要考虑很多因素，包括：已经组织病理学确诊的肿瘤患者；肿瘤患者预生存期应该至少3个月，以确保可以进行安全性资料回访；经过一定的传统治疗而无效，可能对新药受益的患者；签署知情同意书等等。Ⅲ期临床受试人群的选择除了符合Ⅰ期和Ⅱ期的基本条件外，还应选择在Ⅱ期临床试验观察到的有一定疗效的肿瘤类型。

**2. 研究设计和给药设计**　遵循双盲、随机、设立必要对照组（例如安慰剂组）。给药剂量、给药方式、给药时间、给药间隔都是必须考虑的关键因素。

**3. 观测指标**　常规血常规和生化指标（白细胞计数、血红蛋白及血小板计数等），完全缓解率，总生存率，无事件生存率及不良反应的情况等。除此之外，还有回访资料分析，例如生活质量等。Ⅲ期临床研究则主要观察评价新开发的药物是否可提供临床受益。

**4. 临床研究报告** 研究结束后应提供临床研究报告，报告的基本要求是应该包括基础数据和分析方法，且对其应给予十分清晰的阐述，以便于能够重现对数据和结果的分析。除此之外，还应遵循《化学药物临床试验报告结构与内容技术指导原则》和《抗肿瘤药物上市申请临床数据收集技术指导原则》等。

新药临床试验的三个过程是新药用于临床的必需且最为复杂、关键的过程，是抗肿瘤药物获得上市许可证的必需步骤，且临床报告必须获得肯定的临床获益结果。

## 四、实例

### 【实例一】长春新碱体内、体外抗白血病研究

长春新碱（vincristine）是一种双吲哚型生物碱。溶于三氯甲烷、丙酮和乙醇。长春新碱为夹竹桃科植物长春花中提取的有效成分。对很多肿瘤都被证明具有抑制其增殖的作用，包括人白血病、人肝癌、人视网膜母细胞瘤、小鼠 Ridgeway 成骨肉瘤、Mecca 淋巴肉瘤、X-5563 骨髓瘤等。长春新碱浓度达 0.01μg/ml 时，即可显著诱导人白血病 K562 细胞的凋亡。

长春新碱主要作用于有丝分裂 M 期，可将肿瘤细胞阻滞在 M 期。长春新碱还可通过抑制 RNA 多聚酶从而抑制 RNA 合成，也可抑制细胞膜的类脂质合成及氨基酸在膜上的转运。

**1. 体外探讨长春新碱对白血病细胞株增殖的抑制作用**

（1）研究目的 初步探讨长春新碱对白血病细胞株增殖的抑制作用。

（2）研究用细胞 人白血病 K562、Jurkat 细胞株。同时以正常人血液细胞为对照细胞。

（3）实验方法及观测指标 四甲基偶氮唑盐微量酶反应比色法（MTT）。

取对数生长期 K562、Jurkat 细胞，用完全培养基调整细胞浓度为 $1\times10^5$ 个/ml，接种于 96 孔板中，每孔 100μl 细胞悬液。每组设 3 个复孔。受试药的终浓度调整为大、中和小三个剂量组，以及未处理组（不加任何药物），阳性对照组（临床常用药物，如阿糖胞苷等）。细胞在加入药物后培养 24 小时、48 小时和 72 小时，每孔加入 10μl MTT（5mg/ml）后继续培养 4 小时，可见深紫色结晶物沉淀，加入 100μl MTT 溶液过夜培养后，于酶标仪上 492nm 处测吸光值（$A$）。计算出 $IC_{50}$。

（4）实验结果及结论 MTT 检测结果显示长春新碱药物可显著抑制人白血病 K562 和 Jurkat 细胞的增殖，呈现明显的剂量、时间依赖性趋势。以上的 MTT 检测结果同时也显示，不同的细胞对不同的药物，甚至同一药物的反应性也可能存在一定的差异，由于不同细胞的反应性不同，为了更清楚地认识不同药物对白血病细胞株的肿瘤抑制效果，在具体的实验中应该选取更多的细胞系作为研究对象。

**2. 长春新碱对白血病细胞株体内增殖的抑制作用研究**

（1）研究目的 初步探讨长春新碱对白血病细胞株体内肿瘤模型的抑制作用。

（2）动物模型的选择 选择具有 T、B 淋巴细胞功能联合免疫缺陷的 SCID 小鼠或裸鼠。

（3）实验方法及观测指标 培养对数生长期的白血病细胞（例如 K562 细胞），接种到 SCID 裸鼠皮下，每只小鼠接种约 $1\times10^7$ 细胞/0.2ml，待裸鼠形成肿瘤后，采用尾静脉注射的方式给药，每周一次，给药 4 次。①每隔两天测量小鼠肿瘤大小及小鼠体重。②最后一天取血，进行血液生化指标分析。③切取新鲜瘤组织置于 4% 中性甲醛固定液中固定 72 小时后，常规制作石蜡切片，HE 染色，光镜下观察并拍照。④从开始给药治疗后逐日观察荷瘤裸鼠，动物濒临死亡时处死，准确记录死亡时间，计算各组生存延长率。

（4）给药途径和给药剂量 药物给药剂量可根据半数致死量分为：大剂量组（1/10 $LD_{50}$），中剂量组（1/15 $LD_{50}$）和小剂量组（1/20 $LD_{50}$）。对照组给予相同剂量的溶剂（生理盐水）。采取尾静脉注射的方式给药。给药时间一般为 3～4 周。

（5）实验结果及结论 体内小鼠实验结果显示长春新碱对人白血病 K562 细胞体内小鼠肿瘤模型具有显著的抑制作用。随着药物剂量的升高，药物对肿瘤的抑制作用更明显，呈剂量依赖性趋势。

**3. 长春新碱在小鼠体内的一般药效学和毒理学研究**

（1）研究目的 观察长春新碱对小鼠的一般毒性及其致死剂量，为临床研究提供依据。

（2）动物选择　10～12 周龄 BALB/c 小鼠。

（3）一般毒性分析实验方法及观测指标　BALB/c 小鼠 50 只随机分组，每组 10 只，雌雄各半。药物各剂量组间的比例为 1∶3，设包括对照组在内的 5 个剂量组，混匀溶于生理盐水中一次性尾静脉注射，对照组注射同体积生理盐水。给药后常规饲养，每 4 小时观察一次，观察 7 天，详细记录神经、呼吸、消化等系统的变化。

采用眶静脉采血方法，取小鼠血测血常规，包括白细胞、红细胞、血红蛋白、血小板等；检测小鼠肝、肾功能相关指标。

采取适当方法将小鼠处死后，取适量肝、脾、肾、心、肺、脑组织分别应用电镜固定液和 10% 福尔马林固定，常规制备电镜和病理切片染色检查。

（4）半数致死量（$LD_{50}$）实验设计　选取同批健康 BALB/c 小鼠 50 只，雌雄各半，称取体重后，按小鼠的体重和性别随机配成 5 组，每组 10 只，雌雄各 5 只。首先通过预试验初步测试引起小鼠 0% 和 100% 死亡的剂量范围内。然后在此范围内采用随机分组法设立包括对照组在内 5 个剂量组，分别溶于 0.3ml 生理盐水中一次性尾静脉注射，对照组注射同体积的生理盐水。给药后常规饲养连续观察 7 天，并做好详细记录。包括：准确记录动物死亡时间，并统计各组在 7 天内死亡动物数；对主要脏器和可疑病变的组织进行病理学检查；按 Bliss 法计算 $LD_{50}$。实验结束后取 1/3 存活动物，适当方法处死小鼠，对主要脏器和有异常的组织进行病理学观察。剩余小鼠分别于 14 天、21 天处死，观察小鼠主要器官、组织的损伤情况。

（5）实验结果及结论　根据小鼠的死亡率和 Bliss 软件计算长春新碱对小鼠的 $LD_{50}$。急性毒性实验显示低剂量的长春新碱对小鼠的毒性较小，大剂量的药物对小鼠具有一定的毒性，主要表现为神经毒性。因此开发出低毒高效的药物是药理学以及药物开发的最终目标。

**4. 长春新碱对白血病增殖的抑制作用分子机制研究**

（1）研究目的　探讨长春新碱对白血病增殖的抑制作用的分子机制。

（2）实验方法及观测指标　研究已经证实长春新碱对细胞的周期具有抑制作用，因此可通过流式细胞术分析的方法研究长春新碱对白血病细胞凋亡和周期的影响。

主要实验方法大致如下：取对数生长期白血病细胞，加新鲜培养液，计数后稀释到 $6\times10^5$ 细胞/ml，然后将其吹打混匀后取 1ml 接种于 24 孔板内，按药物浓度为 1μmol/L 作用，放于 37℃、5% $CO_2$ 饱和湿度培养箱内培养 24 小时。1000r/min 离心 5 分钟，收集细胞，用 PBS 清洗一遍。先用 100μl AnnexinV-FITC binding buffer 重悬细胞，再分别依次加入 AnnexinV-FITC 和 PI（两者可混匀后一起加入），避光处理细胞约 10 分钟。加入 300μl AnnexinV-FITC binding buffer，混匀使其终止反应。用流式细胞仪对细胞凋亡和周期进行检测。

（3）Real-time PCR 分析凋亡和周期相关基因的表达　收集经不同药物浓度处理或者是处理不同时间的白血病细胞，用 Trizol 抽提细胞 RNA，设计相关引物，采用 Real-time PCR 方法分析凋亡和周期相关基因的表达水平。

（4）实验结果及结论　流式细胞仪检测结果显示长春新碱药物可明显诱导人白血病 K562 细胞凋亡。PCR 结果显示长春新碱可诱导凋亡相关基因的表达，包括 p53、Bcl-2、Mcl-1 等。以上结果说明长春新碱可通过诱导细胞凋亡从而达到抑制白血病细胞增殖的作用。

## 【实例二】分子靶向药物抗白血病研究

近年来，随着分子靶向疗法的出现和发展，相关靶向药物的研发和临床应用为白血病患者提供了更多新的治疗选择和希望。除了已经被用于临床的吉妥珠单抗、利妥昔单抗、伊马替尼等，2018 年，FDA 又批准了一些用于治疗白血病的新药。包括用于治疗复发或难治性急性骨髓性白血病的 Ivosidenib；治疗新诊断的成人急性骨髓性白血病的 Daurismo；和治疗儿童或年轻成人的急性淋巴性白血病的 Asparlas 等。下面我们将以利妥昔单抗为例，介绍分子靶向药物在抑制白血病增殖过程中的实验研究。

**1. 研究目的**　利用分离的人外周血单个核细胞建立急性淋系白血病 C3Hf/Sed/Kam 小鼠模型；观察利妥昔单抗等分子靶向药物对白血病的治疗作用。

**2. 动物模型建立**　人急性淋系白血病小鼠模型：将 C3Hf/Sed/Kam 小鼠随机分为模型组和对照组，两组小鼠经全身 X 线照射 300cGay，6～12 个小时内通过尾静脉注射 ALL 患者样本中 CD20 阳性率最高的人外周血单个核细胞（用台盼蓝拒染法，细胞活性95%，$1\times10^7$个/只，液体总量200μl）到模型组小鼠，对照组小鼠通过尾静脉注射等体积PBS作为正常对照。

**3. 动物模型鉴定**　小鼠模型的鉴定：观察小鼠的一般情况；流式细胞术检测小鼠外周血CD20细胞阳性率；移植60天后处死小鼠，采用组织病理检查，检测小鼠肝脏、脾脏、肺脏等的白血病特征。模型成功后，经静脉给予利妥昔单抗，对照用PBS处理。

**4. 评价指标**　①骨髓片的制作和观察：剪掉小鼠大腿上的皮肤和肌肉，暴露股骨及两端相连的关节，然后从股骨两端关节头处取下股骨，剪断股骨一端，用生理盐水插入骨髓腔深处，冲洗骨髓液，将冲出的骨髓液滴于洁净的玻片中间，涂片，晾干，固定。采用瑞氏染色法，光镜下观察。②小鼠外周血中白细胞计数方法分析。③流式细胞术分析细胞凋亡、细胞周期的变化。④小鼠生存时间及生活质量分析。

**5. 实验结果及结论**　实验结果显示利妥昔单抗对人急性淋系白血病小鼠肿瘤模型具有显著的抑制作用。随着剂量的升高，药物对肿瘤的抑制作用更明显，呈剂量依赖性趋势。利妥昔单抗还可显著延长小鼠的生存时间和提高小鼠生活质量。流式细胞仪检测结果显示利妥昔单抗可明显诱导细胞凋亡和抑制细胞周期。以上结果说明利妥昔单抗可通过诱导细胞凋亡和抑制细胞周期从而达到抑制白血病增殖的作用。

### 【实例三】联合用药策略抗白血病研究

近年来因为药物的长期使用导致患者对药物产生耐药性，从而降低了药物的疗效，因此，联合用药常被用于治疗患者，以此来减轻药物的毒副作用或者是增加药物的疗效。联合用药通常采用两种或两种以上药物同时或先后应用，但有时也会产生相反的作用，因此在临床应用前必须先进行一系列的体内、体外实验。临床上白血病的治疗常使用联合用药的策略，例如干扰素联合达沙替尼治疗白血病等。

传统的肿瘤模型中，随着建模时间的延长，连续传代的肿瘤细胞为了适应外界的环境，丧失了肿瘤微环境，如非肿瘤基质细胞和肿瘤微环境等，因此传统模型并不能完全反映原始肿瘤的特征。而PDX（patient derived xenografts）动物模型较好地弥补了这一缺陷。PDX模型是指将患者的新鲜肿瘤组织处理后移植到免疫缺陷小鼠上，依靠小鼠提供的环境生长，这种模型可以最大程度维持原代肿瘤的微环境和基本特性，从而为研究肿瘤的机制、治疗和药物筛选提供了一个非常理想的体内模型。这种模型还能够反映不同患者来源的样本之间的差异，使其更接近于临床患者的实际情况。因此，近年来研究者越来越重视PDX模型在白血病药物开发方面的应用研究。下面我们将以此模型为例介绍在联合用药研究中的实例研究。

（1）研究目的　酪蛋白激酶Ⅱ（CK2）在B-ALL中经常上调，从而在白血病的发生发展中发挥重要的作用。因此通过联合使用CK2的抑制剂（例如CX-4945）和甲基化抑制剂地西他滨，观察它们单独使用和联合使用抗白血病的疗效，进行体内外分析。

（2）研究方法　体外观察CX-4945和地西他滨单独和联合应用对白血病细胞株体外疗效；采用纵向全身荧光成像和外周血流式细胞术检测NSG小鼠体内肿瘤细胞增殖情况。

（3）实验细胞的选择　人B-ALL细胞株SEM、RS4∶11、REH和NALM-6。构建稳定表达绿色荧光蛋白（green fluorescent protein，GFP）和增强型荧光素酶（enhanced luciferase，eLuc）的B-ALL细胞株SEM和RS4∶11。

（4）动物模型的建立（PDX动物模型）　选取NOD小鼠（NOD. Cg-$Prkdc^{scid}Il2rg^{tm1Wjl}$/SzJ，NSG）。将$2.5\times10^6$个细胞（SEM-GFP-eLuc、RS4∶11-GFP-eLuc，或de novo B-ALL细胞）采用尾静脉注射方式接种到小鼠体内。使用小动物活体成像系统和相关软件在注射后7天通过生物发光成像评估肿瘤细胞的植入情况。

（5）评价指标　分析单独用药和联合用药后小鼠相关疗效指标的变化，包括：①MTT法检测CX-4945联合地西他滨对体外培养肿瘤细胞增殖的抑制作用；细胞-基质黏附实验检测CX-4945联合地西他滨对肿瘤细胞黏附能力的影响；应用Transwell小室重建基底膜侵袭实验分析CX-4945联合地西他滨对肿瘤细胞趋化能力的影响。②骨髓片的制作和观察：剪掉小鼠大腿上的皮肤和肌肉，暴露股骨及两端相连的关节，然后从股骨两端关节头处取下股骨，剪断股骨一端，用生理盐水插入骨髓腔深处，冲洗骨髓液。将冲出的骨髓液滴于洁净的玻片中间，涂片，晾干，固定。采用瑞氏染色法，光镜下观察。③小鼠外周血中白细胞计数方法分析：用流式细胞仪检测小鼠体内白血病细胞表面标记，判断它是否来自所植入的细胞。④小动物活体成像仪分析检测肿瘤细胞在小鼠体内的分布情况。⑤流式细胞术分析细胞凋亡、细胞周期的变化。⑥小鼠中位生存时间及生活质量分析，从而判断疗效。

（6）实验结果和结论　CK2 抑制剂和地西他滨联合应用的策略显著降低了 B-ALL 的增殖。单独使用地西他滨对 B-ALL 细胞系的抗增殖作用不明显，但与 CX-4945 联合使用，可观察到协同抑制作用。在体内模型中，CX-4945 与 DEC 联合治疗后，B-ALL 的扩张明显减慢，骨髓和脾脏的浸润减少。说明 CX-4945 与地西他滨协同作用的抗白血病潜能，并在体内鉴定 CK2 为 B-ALL 的潜在靶激酶。

（张祖斌　毛新良）

## 参考文献

[1] Boddu PC, Kadia TM. Updates on the pathophysiology and treatment of aplastic anemia: a comprehensive review[J]. Expert Rev Hematol, 2017, 10 (5): 433-448.

[2] Rainville N, Jachimowicz E, Wojchowski DM. Targeting EPO and EPO receptor pathways in anemia and dysregulated erythropoiesis [J]. Expert Opin Ther Targets, 2016, 20(3): 287-301.

[3] Cascio MJ, DeLoughery TG. Anemia: evaluation and diagnostic tests[J]. Med Clin North Am, 2017, 101(2): 263-284.

[4] Jelkmann W. Erythropoietin[J]. Front Horm Res, 2016, 47: 115-127.

[5] Liu C, Sun Y, Shao Z. Current concepts of the pathogenesis of aplastic anemia[J]. Curr Pharm Des, 2019, 25(3): 236-241.

[6] 吕清浩．颈髓横断性急性胃出血和胃粘膜损伤机理的初步研究[J]．北京医学院学报, 1984, 16(3): 179-181.

[7] 赵效国．富铁牛初乳粉防治铁缺乏和缺铁性贫血(IDA)的动物实验研究[J]．新疆医科大学学报, 2008, 31(6): 656-659.

[8] Gazouli M. Genetics in Anti-Platelet Treatment[J]. Curr Pharm Des, 2016, 22(29): 4506-4511.

[9] Wu RC, Chou PT, Chen LK. Aspirin plus tirofiban inhibit the thrombosis induced by Russell's viper venom[J]. Thromb J, 2016, 14 (Suppl 1): 38.

[10] Xu Z, Xu YJ, Hao YN, et al. A novel STAT3 inhibitor negatively modulates platelet activation and aggregation[J]. Acta Pharmacol Sin, 2017, 38 (5): 651-659.

[11] 刘瑜, 董小黎．血栓动物模型的建立[J]．首都医科大学学报, 2002, 23(3): 277-281.

[12] 吕小波．云南红药对功能失调性子宫出血模型大鼠血浆血栓烷 A2 和前列环素含量的影响[J]．中国药理学与毒理学杂志, 2011, 25(6): 558-561.

[13] 周光才．人类疾病动物模型复制方法学[M]．上海: 上海科学技术出版社, 2008.

[14] 施新猷．人类疾病动物模型[M]．北京: 人民卫生出版社, 2014.

[15] 祁娜．一种改良的 $Ph^+$ 急性淋巴细胞白血病小鼠模型快速建立方法[J]．中国实验血液学杂志, 2018, 26(2): 341-346.

[16] 师长宏．肿瘤患者来源的异种移植(PDX)模型[J]．实验动物与比较医学, 2018, 38(3): 165-168.

[17] Milne TA. Mouse models of MLL leukemia: recapitulating the human disease[J]. Blood, 2017, 129(16): 2217-2223.

[18] Robak P, Robak T. Novel synthetic drugs currently in clinical development for chronic lymphocytic leukemia[J]. Expert Opin Invest Drugs, 2017, 26 (11): 1249-1265.

[19] 李才．疾病模型与实验病理学[M]．长春: 吉林大学出版社, 2002.

[20] 汤家铭, 陈民利．医学实验动物学[M]．北京: 中国中医药出版社, 2012.

第十七章

# 抗肿瘤药物的药理学研究

## 第一节　抗肿瘤药物概述

恶性肿瘤是一种严重威胁人类健康的常见病和多发病，其发病率正在不断上升。肿瘤的发生发展，与外界致癌因素（如化学致癌物、物理辐射、生物致癌因子等）和机体内在因素（如遗传、性别、年龄以及生活方式等）的刺激有着密切的联系。自 1946 年 Gilman 发现氮芥可用于淋巴瘤的治疗以来，人类一直在寻找治疗肿瘤的理想药物，经过几十年的发展，药物治疗已经成为临床上治疗恶性肿瘤的重要手段。巨大的临床需求推动了抗肿瘤药物研发的迅猛发展，同时，随着抗肿瘤新药的不断被发现，人们对其作用机制的研究日益深入，也逐步改进与完善了其用药方法，肿瘤化疗的目标已逐步从姑息性治疗发展为根治性治疗。

科学家们在研究癌症发生发展的过程中提出了许多理论和假说，包括癌基因与抑癌基因学说、肿瘤多步骤启动理论、DNA 损伤修复理论、细胞凋亡学说、细胞多信号转导途径学说和细胞周期学说等。而抗肿瘤药物的研发也随着理论体系与研究技术的更新进入了一个全新的阶段，即从杀伤型的细胞毒类药物研究转向新一代针对特定肿瘤或靶标、选择性高的非细胞毒类药物研究。这些抗肿瘤作用新靶标包括但不限于：癌基因与抑癌基因、组蛋白修饰与表观遗传调控、细胞周期相关因子、DNA 拓扑异构酶、微管蛋白、端粒与端粒酶、血管生成、生长因子及其受体、蛋白激酶及其信号转导通路、肿瘤微环境、肿瘤干细胞和肿瘤细胞的异常代谢等。这些新靶标的发现与确证为抗肿瘤治疗提供了许多新型有效的策略，促进了大量抗肿瘤新药的研发。

尽管如此，传统的细胞毒类药物在现在以及今后的相当一段时间内仍将是肿瘤治疗的基础药物，其存在固有的缺点，即对肿瘤细胞缺乏选择性，在杀伤肿瘤细胞的同时对正常细胞也会有损伤，易导致严重的毒性反应，限制了其临床应用。通过改善释药途径和药动学性质或联合用药，有望缓解此类药物的不良反应，当然，抗肿瘤药物发展的长远目标还是开发能够选择性作用于肿瘤的靶向创新药物。从抗肿瘤药物靶向治疗的角度看，靶向具有多个层次的理解：第一层次是把药物定向地输入到肿瘤发生的部位以消除瘤块，即器官水平的被动靶向治疗；第二层次是利用肿瘤细胞摄取或代谢等生物学上的特点，将药物定位到要杀伤的肿瘤细胞上，即细胞靶向（具有主动定向的性质）；第三层次是利用肿瘤细胞与正常细胞之间分子生物学上的差异，包括基因、酶、信号转导、细胞周期、细胞融合、吞饮及代谢上的不同特性，将药物精准定位到靶细胞的生物大分子或小分子上，抑制肿瘤细胞的生长增殖，即分子靶向。此外，针对肿瘤细胞免疫逃逸机制所设计的免疫治疗药物也是目前的研究热点，通过肿瘤免疫治疗可重新启动并维持肿瘤-免疫循环，恢复机体正常的抗肿瘤免疫反应，以达到有效控制与清除肿瘤的目的。

目前，全球获批用于临床的抗肿瘤治疗药物约有 100 多种，细胞毒类药物、分子靶向药物、内分泌治疗药物、免疫治疗药物和基因药物等各类抗肿瘤药物已陆续上市或进入临床研究。抗肿瘤药物从发挥非选择性的细胞毒性作用向针对分子靶点、免疫应答、肿瘤代谢、肿瘤表观遗传等多环节作用的方向发展，带动了一系列体内外实验研究技术的产生与革新。本章将对抗肿瘤药物的药理学研究进行系统阐述，考虑抗肿瘤药物的作用特点以及注重药理学研究设计思路的特点，在内容安排上采用由药效到机制，由一般到特殊的顺序：①抗肿瘤药物的一般体外药效学研究；②抗肿瘤药物的一般体内药效学研究；③抗肿瘤药物诱导肿瘤细胞凋亡研究；④抗肿瘤药物的作用机制研究；⑤免疫治疗药物的研究。每部分内容对常用的模型、技术和方法进行了具体介绍，并辅以具体实例。本章旨在为抗肿瘤新药研发、肿瘤药理及肿瘤生物学等领域的研究人员提供参考。

## 第二节　抗肿瘤药物的体外药效学研究

### 一、概述

近年来，随着分子肿瘤学、分子药理学等学科的飞速发展，以及对肿瘤本质的探索，大规模、快速筛选组合化学、基因工程等先进技术的发明和应用，全球抗肿瘤药物的研发异常活跃。在抗肿瘤药物研发过程中，建立一套经济、高效、便捷、筛选终点稳定、适于大规模操作的药物研究、筛选和评价系统具有非常重要的意义。为实现药物的高通量筛选，同时又节省时间和节约成本，研究者往往首先采用体外研究方法，将体外培养的肿瘤细胞与待测药物相互作用，探究受试物的作用强度、作用机制及其对不同类型肿瘤的敏感性，从而对抗肿瘤药物进行初步的研究、筛选和评价，了解其抗瘤谱，并为随后的体内抗肿瘤试验提供参考（如给药剂量、肿瘤类型等）。

### 二、抗肿瘤药物体外药效学研究设计

#### （一）体外药效学研究的基本思路

抗肿瘤药物活性的体外检测方法主要基于待测药物作用于肿瘤细胞后某些生物酶或分子的定位、含量或活性的改变来指证细胞增殖或者损伤死亡情况，进而计算受试物的半数抑制浓度（$IC_{50}$）或半数致死浓度（$LC_{50}$），以评价受试药物的作用强度。开展具体实验时，需要根据受试物的理化性质、结构特点、作用机制和特殊实验条件来确定所要采用的检测方法，还需设置阳性对照组对结果进行比较。此外，为了更好阐明抗肿瘤药物的作用机制，在药理学研究中，也经常采用体外细胞模型研究药物的作用机制（如抑制肿瘤细胞黏附或转移、抗肿瘤血管生成、癌细胞分化诱导、特异性作用于肿瘤干细胞、放化疗增敏等）。

#### （二）体外药效学研究的常用方法

体外抗肿瘤药物研究、筛选和评价方法有很多，选择合适的模型是对抗肿瘤药物进行药效学评价的首要环节。由于不同抗肿瘤药物的作用机制各有特点，所影响的细胞表型也不尽相同，在实际工作中可以根据不同药物的作用机制选择不同的模型。

目前常用的体外研究方法包括基于肿瘤细胞增殖表型进行检测的 MTT 法、CCK-8 法、磺酰罗丹明 B（Sulforhodamine B，SRB）法、染料排斥法等实验，基于肿瘤细胞迁移或侵袭表型进行检测的划痕修复实验、Transwell 实验，基于细胞黏附能力表型进行检测的肿瘤细胞与内皮细胞或细胞外基质蛋白的黏附实验，基于肿瘤血管生成表型进行检测的小管形成实验，以及基于癌细胞的干细胞性质或分化状态、对放化疗敏感等细胞表型进行检测的其他方法。本节将主要介绍抗肿瘤药物体外药效学研究的思路与方法，关于其作用机制的研究方法将在本章后续内容中进行讲解，此处不予赘述。

**1. MTT 法**　MTT 是 3-(4,5-二甲基噻唑-2)-2,5-二苯基四氮唑的溴盐，其溶液呈黄色，当其被活细胞线粒体中的代谢相关脱氢酶还原后，会形成具有明显蓝紫色且不溶于水的甲臜结晶；而在死亡细胞中，MTT 无法被代谢还原。在用溶剂溶解细胞中的甲臜结晶后，可利用酶标仪测定其在 570nm 波长处的吸光度（OD 值）。在一定细胞数量范围内，甲臜结晶形成的量与活细胞数成正比，因此根据测得的 OD 值可推断活细胞数量，从而评估药物抑制肿瘤细胞增殖或直接杀伤细胞的能力强弱。需要注意的是，MTT 最好现用现配，或在溶解过滤后按小剂量分装，再用锡箔纸避光包裹，长期保存于 −20℃；当 MTT 变质后呈灰绿色时，不可再用。若待测化合物本身有颜色且会对实验结果造成干扰时，需更换其他体外活性评价方法进行检测。该模型是基于肿瘤细胞增殖表型

进行的检测方法，适用于大多数细胞毒类、周期阻滞类等抗肿瘤药物的研究、筛选与评价。

**2. XTT 法**　XTT 即 3,3′-[1-(苯氨酰基)-3,4-四氮唑]-二(4-甲氧基-6-硝基)苯磺酸钠，是一种类似于 MTT 的化合物。在电子耦合试剂存在的情况下，活细胞线粒体中的一些与 NAD（P）H 相关的脱氢酶可将黄色的 XTT 还原成显橙黄色且可溶于水的甲臜。这种生物还原反应仅发生在活细胞中，故反应所产生的水溶性甲臜的含量与活细胞数量成正比，可直接用酶标仪测定其在 465nm 波长处的 OD 值，推断出活细胞的数量，进而可评估药物抑制或杀伤肿瘤细胞的能力。由于 XTT 的生物还原代谢产物可溶于水，无需经过吸去上清和溶解结晶等繁琐的步骤即可测得 OD 值，使实验更加简便；同时减少了额外操作所带来的实验误差，使实验重复性也优于 MTT 法。XTT 的细胞毒性很低且其甲臜产物水溶性较好，可进行连续多次 OD 值的测定，便于摸索 XTT 法的检测条件（如加入 XTT 后孵育的时间等）。此外，XTT 法较 MTT 法的实验时间明显缩短，效率提高，且敏感性提高。同样地，该模型适用于大多数细胞毒类、周期阻滞类等抗肿瘤药物的研究、筛选与评价。

**3. CCK-8 法**　CCK-8 即 Cell Counting Kit-8 试剂盒，是一种基于 WST-8 广泛应用于细胞增殖和细胞毒性的快速高灵敏度检测试剂盒。而 WST-8 是一种高水溶性的四唑盐，它在电子耦合试剂存在的情况下可以被线粒体内的脱氢酶还原生成具有高度水溶性的橙黄色甲臜染料，颜色的深浅与细胞的增殖水平成正比，与待测药物的细胞毒性成反比。使用酶标仪测定其在 450nm 波长处的 OD 值，可间接反映活细胞数量；CCK-8 法的检测灵敏度高于其他方法（如 MTT 法、XTT 法等）。与前两者类似，CCK-8 法也是基于线粒体脱氢酶活性来区分、标记活细胞或死亡细胞的，因此影响脱氢酶活性的条件或化学物质可能导致实际活细胞数与实验测得的活细胞数之间有差异，实验时需注意排除相关因素的干扰。CCK-8 的毒性非常低，可以通过在不同时间点连续多次测定 OD 值，摸索 CCK-8 的孵育时间等实验条件。在完成 OD 值的测定后，相同的细胞还可用于其他的细胞增殖实验，如结晶紫染色、中性红染色等（一般不推荐）。同样地，该模型适用于大多数细胞毒类、周期阻滞类等抗肿瘤药物的研究、筛选与评价。

**4. SRB 法**　SRB 是一种粉红色、水溶性的阴离子氨基黄嘌呤类蛋白结合染料。在弱酸性条件下，SRB 能与蛋白质中的碱性氨基酸残基定量结合，形成静电复合物；而在碱性条件下，SRB 可被溶解提取。粉红色染料的深浅程度可反映与其结合的蛋白质含量，蛋白质的量又与每孔中活细胞数目成正比，由此可推断细胞增殖状况，进而可评价抗肿瘤药物活性。SRB 法在细胞固定或染色后的产物不像 MTT 法那样不稳定，在 96 孔板中可以放置较长时间，而用 Tris 碱溶液溶解的 SRB 染料也可在较长时间内保持稳定。因此，不同时间点或经过不同药物处理的细胞培养板可集中存放，待成批处理、测定 OD 值，其结果不会有明显改变。SRB 法克服了 MTT 法的时间依赖性，提高了实验效率并减少误差，适用于高通量药物筛选。此外，由于 SRB 法是将细胞固定后再染色的，因此适用于测定包括贴壁细胞与悬浮细胞在内的所有培养细胞的增殖情况。同样地，该模型适用于大多数细胞毒类、周期阻滞类等抗肿瘤药物的研究、筛选与评价。

**5. 染料排斥法**　染料排斥法是根据活细胞对某些染料具有排斥作用的原理建立的。代谢旺盛、细胞膜结构完整的正常肿瘤活细胞对许多染料（如台盼蓝、藻红、苯黑等）均具有排斥效应，染料不能通过细胞膜，而当药物作用杀伤肿瘤细胞后，死亡或已损伤细胞中不完整的细胞膜对染料的排斥能力也相应降低，染料极易透过胞膜进入胞浆，使细胞着色。判断标准：细胞形态完整、胞内透亮无染料颗粒的染色阴性细胞为活细胞，细胞膜皱缩、胞内无光泽并有着色颗粒的染色阳性细胞为死细胞。药物杀伤肿瘤细胞的能力在以下情况下可能被低估：第一，被药物杀伤致死的细胞过早地崩解、消失，在细胞计数时无法将其包括在内，使细胞死亡率计算值低于实际值；第二，药物作用造成部分细胞的致死损伤，但这种作用可能需要较长时间，在此期间存活的细胞可能继续增殖分裂，使活细胞率计算值高于实际值。因此，在实际工作中，需要根据选用的不同细胞株合理设计、调整给药浓度和作用时间，才能对某个药物的作用效果进行真实、准确地评估。体外药物敏感性筛选实验是开发新的抗肿瘤药物过程中重要的检测手段，其中，根据显微镜下细胞形态、结构、透亮度及生长情况的目测方法最为简便，但精确度不高且主观性较强；而染料排斥实验以胞浆内是否具有染料颗粒为标准明确鉴别活细胞与死亡细胞，易于判断且客观性较强，故可作为常规的肿瘤药物敏感性实验。

**6. 生长曲线法**　一般在细胞传代之后，经过短暂的悬浮后贴壁（悬浮细胞除外），随后会进入生长缓慢且时长不一的延滞期、迅速大量分裂的指数期、生长减缓甚至停止的稳定期以及细胞退化衰亡期。通过细胞计数法绘制细胞生长曲线，可以帮助我们更好的了解、判断细胞的生长状态和活力，从而反映药物等外界因素对细胞生长的影响。当使用悬浮培养细胞进行实验时，可在同一细胞培养瓶中连续取样计数；而每份贴壁生长的细胞只能作为一次计数，因此需预先计算好所需细胞培养的总份数。细胞生长曲线法较为常用，但有时其反映的数值不够精确，可存在较大的实验误差，需结合其他实验指标进行综合分析。

**7. 克隆形成法** 肿瘤恶性程度的高低主要取决于肿瘤细胞的增殖分裂能力，肿瘤中具有连续增殖潜能的细胞被称为克隆原细胞。当单个克隆原细胞连续分裂，所形成的一个含≥50个细胞的单克隆集落被称为细胞克隆。常规的抗肿瘤药物体外评价试验只能检测出药物作用后细胞的存活率，这只代表这些细胞在经过药物的作用后能够存活，但并不是每个活下来的细胞都能增殖和形成克隆；而能形成克隆的细胞必为存活且有增殖活力的细胞。因此，通过克隆形成实验测定药物对肿瘤细胞的作用，可反映药物作用后肿瘤克隆原细胞的增殖潜力，能较灵敏地评价药物的抗肿瘤活性。注意，克隆形成实验成功的关键在于单细胞悬液的制备和接种密度的确定，细胞一定要分散得好，不能有细胞团，接种密度不能过大。克隆形成实验被认为是一种较为理想的检测手段，根据细胞类型通常可分为贴壁法和半固体培养基法两种。其中，平板克隆形成实验仅适用于贴壁生长的细胞，软琼脂克隆形成实验对贴壁生长和悬浮培养细胞均适用。通常认为，平板克隆形成实验检测的是肿瘤细胞增殖能力特征，而软琼脂克隆形成实验结果反映的是肿瘤细胞增殖能力以及部分肿瘤干细胞的特征。

**8. $^{51}$Cr 释放实验** $^{51}$Cr 释放实验是一种定量检测药物（或效应细胞）对靶细胞细胞毒性的体外试验，即先以放射性同位素$^{51}$Cr 标记靶细胞，再加效应药物分子（或细胞）共孵育，然后根据靶细胞损伤裂解后所释放$^{51}$Cr 的放射性脉冲次数（cpm）判断其细胞毒性。具体地，$Na_2{}^{51}CrO_4$能进入到增殖的靶细胞内，并与胞质中的蛋白质牢固地结合；当$^{51}$Cr 标记的细胞受到某种药物作用而损伤或死亡后，可释放出放射性同位素$^{51}$Cr，再通过 γ 计数仪测定裂解的靶细胞释放到上清中的$^{51}$Cr，即可推断、评估待测药物（或效应细胞）的细胞毒性强弱。$^{51}$Cr 释放实验是检测细胞损伤程度的传统方法，但由于实验中使用了放射性物质$^{51}$Cr（铬酸钠），易对环境造成污染，限制了$^{51}$Cr 释放法的应用。

**9. 抗肿瘤药物的效能比测定** 肿瘤化疗中常见的副作用是药物对正常细胞的杀伤毒性，对增殖较快的造血组织等的毒性尤为常见。药物对正常组织的毒性与其在体内分布的选择性等特点有关，但细胞对药物敏感性的差异也是影响因素之一。因此，在体外同时测定某个化合物对癌细胞及正常细胞的细胞毒作用，可计算出该化合物在细胞水平上的效能比。由于造血细胞是抗肿瘤药物毒性的主要承受者，而测定造血细胞存活率的方法又比较成熟，因此一般选择它们作为正常细胞的代表。药物的效能比 = 正常细胞的 $IC_{50}$/肿瘤细胞的 $IC_{50}$。当效能比 = 1，说明药物对肿瘤细胞的杀伤作用无选择性；效能比越大，表示选择性越强。

**10. 放化疗增敏药物的体外筛选** 癌组织由于生长快、血液供应差，往往会发生细胞坏死，而在坏死区与生长区的交界处会形成乏氧带。其中，乏氧带细胞对辐射及某些化疗药物的敏感性下降，这些细胞往往会成为治疗后复发的引爆点。增敏剂本身对细胞无明显杀伤作用，但可增强放化疗对乏氧细胞的杀伤能力，对正常供氧的健康组织则没有增敏作用，从而增强了治疗作用。将受试增敏剂加入到肿瘤细胞悬液中，并放置于37℃低氧培养箱中培养60~90分钟，然后用X射线或化疗药物于37℃处理1小时，随即脱离射线照射或离心洗去药物，将细胞用新鲜培养液配成悬液后进行克隆形成分析。为鉴别受试化合物是否为乏氧细胞增敏剂，应在常氧培养箱中进行与上述处理相同的平行实验。此模型可用于潜在放化疗增敏药物的研究、筛选和评价。

### （三）体外药效学研究的设计要点

**1. 肿瘤细胞系的选择** 在选择体外试验的肿瘤细胞时，除了要考虑细胞的物种来源（如人源或鼠源等），还要考虑肿瘤的组织来源（如肺、结肠、卵巢、肾、膀胱、前列腺、乳腺、脑、血液、皮肤等）、肿瘤细胞的基因分型、细胞的生长和增殖速率等因素。根据国家药品监督管理局发布的《细胞毒类抗肿瘤药物非临床研究技术指导原则》，抗肿瘤新药研发中，除非有充分证据证明受试药物仅作用于特定的人体细胞，一般应至少选用12种人癌细胞系进行体外试验。抗肿瘤药物的体外活性检测主要采用人源性传代肿瘤细胞系，另外也有研究者采用患者来源的肿瘤细胞系（patient-derived cell lines，PDC）建立生物样本库，并基于这些样本库开展肿瘤患者敏感性药物的筛选和相关新药研发。

**2. 受试化合物的配制**　在确定药效学实验剂量前，一般要有预实验。受试药物的作用浓度可以参考文献资料，也可以以 10 倍稀释的梯度先配成 5 个浓度的药物储备液（储备液浓度 = 终浓度 × 稀释倍数），而终浓度通常预先设计为 $10^{-4}$ mol/L、$10^{-5}$ mol/L、$10^{-6}$ mol/L、$10^{-7}$ mol/L、$10^{-8}$ mol/L，然后根据实验结果进行浓度调整。常用的溶剂为二甲基亚砜（dimethyl sulfoxide，DMSO）和水，由于 DMSO 具有明显的细胞毒性，在采用以 DMSO 配制的化合物进行细胞给药时，DMSO 的终浓度控制在 0.1% 以内通常被认为对细胞实验结果没有干扰。

**3. 细胞的给药前处理**　用胰蛋白酶消化得到贴壁细胞后，以含 5%～10% 胎牛血清的细胞培养液（即完全细胞培养液）将其重悬并轻轻吹打成单细胞悬液，再使用台盼蓝染液和血细胞计数板对活细胞进行计数（台盼蓝不着色的为活细胞）；悬浮培养细胞则可直接通过台盼蓝拒染法计数。不同细胞系的细胞体积、生长速度等因素差异较大，因此需要根据细胞类型、实验模型及周期长短的不同，合理调整细胞浓度，并在细胞培养板中（通常为 96 孔板）接种细胞悬液，使每孔内含合适的细胞量（一般以每孔含 5000～40000 个细胞为宜）。对于常用的基于肿瘤细胞增殖表型的实验模型来说，控制细胞接种量的原则是对照组的细胞在实验结束时的 OD 值与活细胞数仍然处于线性范围内（一般为 OD 值为 0.2～2.0）。通常先将接种后的细胞置于标准的细胞培养条件（37℃，100% 相对湿度，含 5% $CO_2$ 和 95% 空气）中预培养 24 小时（悬浮培养细胞的预培养时间可适当缩短，至少为 2 小时），待细胞接种并预培养 24 小时后置于显微镜下观察，可见细胞均匀分布在孔底，此时可弃去细胞培养液，加入无血清细胞培养液继续培养一段时间，使细胞周期同步化（饥饿处理为可选步骤，非必需）。待细胞贴壁后，可进行给药处理，药物作用时间一般选为 24～72 小时（药物作用时长可以按照具体需求进行调整）。

**4. 组别设置**　通常情况下，需设置溶剂对照组、阳性对照组，每组分别设 3～5 个复孔。溶剂对照组即阴性对照，其目的是可作为受试药物有效与否的对比标准、排除假阳性结果；通常以临床公认有效且与受试物结构相似、作用机制相同或相近的药物作为阳性对照药，其目的是考察实验模型及方法的可靠性、排除假阴性结果、比较受试物与临床用药的治疗作用强弱。此外，应确认阳性对照药对所选用的抗肿瘤药物体外研究模型有效。

## 三、实例

### 蛋白酶体抑制剂（PS-341）抗神经母细胞瘤的体外药效学研究

**1. 药物特性**　PS-341（又名 Bortezomib 或 Velcade）是一类可逆的选择性蛋白酶体抑制剂，是首个由美国 FDA 批准用于临床多发性骨髓瘤治疗的药物。

**2. 研究目的**　联合应用 MTT 法和生长曲线法评价蛋白酶体抑制剂 PS-341 对神经母细胞瘤细胞增殖的影响，明确其对神经母细胞瘤的治疗作用。

**3. 模型选择**　本研究选用神经母细胞瘤细胞 CHP126 作为实验细胞系，基于肿瘤细胞的增殖表型联合应用 MTT 法和生长曲线法评价、研究 PS-341 对神经母细胞瘤细胞的量效和时效关系。

**4. 实验分组**　在 MTT 法实验模型中，设置溶剂对照组（0.01% DMSO）和不同浓度给药组（3.125nmol/L、6.25nmol/L、12.5nmol/L、25nmol/L 及 50nmol/L），每组分别设置 3 个复孔。此外还设有空白对照组（只加等体积完全培养液，无细胞），以校正培养液的背景值。在生长曲线法实验模型中，设置溶剂对照组和不同浓度给药组（5nmol/L、10nmol/L 及 20nmol/L），并分别在药物作用 24 小时、48 小时及 72 小时后收集细胞并计数。

**5. 实验步骤**

（1）MTT 法　在 37℃、5% $CO_2$、饱和湿度的无菌细胞培养条件下，将神经母细胞瘤细胞 CHP126 培养于含 10% 胎牛血清、100U/ml 青霉素和 100μg/ml 链霉素的 RPMI-1640 细胞培养基中，待细胞生长汇合度至 85% 左右，用胰酶-EDTA 溶液将其消化后进行传代。

取对数生长期的 CHP126 细胞，以 1000 转/分钟的转速离心 5 分钟，弃去上清培养液，用含 10% 胎牛血清的 RPMI-1640 培养液将其重悬并吹匀，制成单细胞悬液。用血细胞计数板计数后，将细胞稀释至 $5\times10^4$ 个/ml，以 100μl/孔接种于 96 孔培养板，接种 24 小时后换新鲜培养液，此外还设有空白对照组（只加等体积完全培养液，无细胞）。

向实验孔中加入 PS-341 溶液，使其终浓度分别为 3.125nmol/L、6.25nmol/L、12.5nmol/L、25nmol/L 及 50nmol/L，同时设溶剂对照组（0.01% DMSO），每组分别设置 3 个复孔。待药物作用 72 小时后，每孔中加入 20μl MTT 溶液（2.5mg/ml，现配现用），置于细胞培养箱中孵育 4～6 小时后，吸弃孔内上清液，每孔加入 100μl DMSO，并轻微振荡。待甲臜完全溶解后，用酶标仪于 570nm 处测定吸光度值（OD 值），以空白孔调零，以上实验重复 3 次。根据每组 3 个复孔的平均值，计算细胞存活率和增殖抑制率，计算三次独立重复实验的均值和 SD 值，并作图。

（2）生长曲线法　取对数生长期的 CHP126 细胞，制成浓度为 $1\times10^5$ 个细胞/ml 的单细胞悬液，并接种于 $75cm^2$ 的细胞培养瓶中，于接种 24 小时后换新鲜培养液，并向实验组分别加入 PS-341（药物终浓度为 5nmol/L、10nmol/L 及 20nmol/L），同时设置溶剂对照组，分别在药物作用 24 小时、48 小时及 72 小时后收集细胞，并用血细胞计数板统计细胞量，计数重复三次，取平均值。以上实验重复 3 次，本实验结果以相对增殖抑制率来表示，计算均值和 SD 值，并描绘生长曲线。相对增殖抑制率 =（对照组细胞数 - 给药组细胞数）/对照组细胞数 ×100%。

**6. 实验结果与药效评价**　略。

# 第三节　抗肿瘤药物的体内药效学研究

## 一、概述

由于抗肿瘤药物体外研究方法不能全面地反映药物在进入生物体后的药效情况以及生物体对药物的作用，因此体外研究方法更适合于药物的作用机制研究以及高通量药物筛选。在对抗肿瘤药物进行初步的体外研究、筛选和评价后，需要进一步开展体内活性评价，以考察受试药物体内抑制或杀伤特定类型肿瘤细胞的作用，并探索受试物在体内条件下发挥药效作用的给药途径、剂量、频率和周期等因素。

在动物体内评价抗肿瘤药物，首先需要建立肿瘤动物模型。通过自发性或实验性诱导可以使动物体内发生肿瘤，并对其进行不同处理以评价抗肿瘤药物或治疗手段的疗效。模型构建时需注意动物模型和人体肿瘤的相似性，通过控制肿瘤的种类来源及体外培养的代数，肿瘤的接种方式，以及肿瘤生长的激素环境等综合因素来模拟人体内肿瘤发生发展的特性。同时，在使用动物体内模型进行抗肿瘤研究时，需参考体外试验结果、药物作用的生物学特点等因素来选择肿瘤类型。原则上，在进行药物研究时，应尽量选用多种人癌异体移植瘤模型，或者根据体外研究中发现的肿瘤敏感性及在组织学、基因表达特点、耐药性等方面的特点进行综合选择。

## 二、抗肿瘤药物体内药效学研究设计

### （一）体内药效学研究的基本思路

**1. 动物的选择**　在抗肿瘤药物的体内研究、筛选与评价中，通常选择小鼠、大鼠、犬等作为肿瘤模型的宿主动物，并且每批动物都要求来源明确，具有一定的遗传背景（如 T 细胞免疫缺陷裸小鼠，乳腺癌高发的 C3H 小鼠和白血病高发的 AKR 小鼠等）和微生物控制水平，根据实验要求还需合理选择近交系、远交系、免疫缺陷型、高癌系等不同品系动物。一般情况下选择雌雄各半，但对某些肿瘤的研究（如卵巢癌、宫颈癌、睾丸癌、前列腺癌等）必须使用相应性别的动物，避免激素差异引起不必要的实验误差。

**2. 动物组别设置**　进行动物实验时，通常需要根据实验要求分成若干组，一般应包括低、中、高 3 个给药剂量组、阳性对照组和阴性对照组。通常以临床公认有效且与受试物结构相似、作用机制相同或相近的药物作为阳性对照药，其目的是考察实验模型及方法的可靠性、排除假阴性结果、比较受试物与临床用药的治疗作用强弱。此外，应确认阳性对照药对所选用的抗肿瘤药物体内研究模型有效。阴性对照组一般是对肿瘤模型动物给予药物溶剂或赋形剂处理，其目的是可作为受试药物有效与否的对比标准、排除假阳性结果。

每组的动物数，应综合考虑实验类型、实验方法和实验周期等因素后确定，确保在实验结束时尚存的动物数量符合统计学要求，通常不少于6只/组。动物分组时，应按照随机分配的原则，使实验动物被分配到各组时只受纯机遇抽样误差的影响，避免因实验者主观因素或其他偏差性误差造成的影响，因此每只动物被分配到各给药组和对照组的概率都应相等。在分组后，为区分每组内的各实验动物通常需要将其编号标记，便于研究者观察并记录每只动物的体征变化。常用的动物编号标记法包括染色法、烙印法和挂牌法等。

**3. 肿瘤模型的选择** 在开展试验前，应根据国家药品监督管理局所制定的抗肿瘤药物药效学指导原则和实验经验的积累，并结合体外试验的结果、受试药物的来源、给药途径、作用方式和作用特点、拟用于临床的适应证及其他不同实验目的等，选择和设计研究所需的肿瘤动物模型。根据国家药品监督管理局发布的《细胞毒类抗肿瘤药物非临床研究技术指导原则》，细胞毒类抗肿瘤新药的临床前体内试验一般至少应选用3~4种人癌异体移植瘤模型，且试验至少应重复一次。

**4. 受试化合物的配制** 在实际工作中，需要根据受试物的不同理化性质，采取不同的溶解、配制策略。首先，对于那些水溶性较好的样品（如某些化学合成药或中药有效成分等），可将其直接溶解于水或生理盐水（取决于具体给药途径）。不同受试药物的理化性质不同，若受试物稳定性较差，则需临用时现配；如受试物见光易分解，则需避光保存。其次，对于那些水溶性很差的样品，可选择适当溶剂将其溶解。某些样品可先用少量的酸（0.1~0.5mol/L HCl）或碱（NaOH、$NaHCO_3$ 或 $Na_2CO_3$ 等）生成可溶性盐后，再调至适宜pH（4.5~9.0），并且确保受试药物无析出。某些样品可先用少量95%乙醇或丙酮溶解，再用水或生理盐水稀释（要求乙醇的终浓度低于2%，丙酮的终浓度低于5%）。需要时还可把大豆油、花生油等油类物质作为稀释用的溶剂。而对于特别难溶的样品，可考虑以0.5%羧甲基纤维素钠溶液或2%~3%淀粉溶液为助悬剂，将样品置于洁净的研钵中研磨制成混悬液。但此种混悬液不能应用于静脉注射途径，仅可通过口服给药。

**5. 受试物的给药途径** 通常可采用灌胃给药、静脉注射、肌内注射、腹腔注射、皮下注射及皮内注射等方式。根据药物发挥药效的方式与特点也可选择瘤内给药、瘤周给药等途径。一般情况下，动物实验所选用的给药途径应与拟用于临床给药的途径保持一致。此外，给药途径的选择还受肿瘤动物模型的特点所影响，如经腹腔移植形成的腹水瘤动物模型一般不通过腹腔注射途径给药等。

**6. 给药剂量与频率** 研究抗肿瘤药物的治疗作用时，实验动物给药剂量设计的合适与否直接影响实验结果的准确性与可靠性，剂量太小时药物作用不明显，而给药剂量太大时，又易导致动物毒性反应甚至致死而影响实验结果的分析。因此，在研究药物的抗肿瘤疗效前，首先应粗略地探索出动物的耐受剂量，确定受试物的毒性强度，以便选择合适的给药剂量。

可通过预实验确定受试药物的$LD_{50}$，一般选择$LD_{50}$量的1/5~1/3作为每日给药量（也有研究者认为，可将药物对该种动物的$LD_{10}$作为肿瘤治疗的最大耐受量）。通常认为，在适宜的剂量范围内，药物的治疗作用可随给药剂量的加大而增强；因此，通常设置低、中、高3个剂量（一般按1∶2∶4的比例）同时进行实验，以便获得关于药物治疗作用较为完整的实验资料。当没有$LD_{50}$资料可参考时，对于化学合成药物可参照临床使用的同类药物，以相同摩尔量作为参考；对于从植物提取的有效成分可选用500mg/kg作为最大给药剂量。在治疗期间，若给药组小鼠死亡率超过20%，或者在自身对照的情况下平均体重（不含肿瘤）下降超过15%，说明药物毒性过于明显，应降低给药剂量重新实验。给药剂量一般以mg/kg或者g/kg表示，在给药前需根据通常固定的给药容量（ml/kg）换算出相应所需的药物配制浓度。对照组动物以同种途径给予等体积药物溶剂。

此外，不同种类实验动物单次给药的最大耐受剂量不同，超剂量给药可能会引起不同程度的损伤；同一种动物经不同给药途径的给药容量也不同，如静脉给药过多易造成心力衰竭和肺水肿，灌胃给药过多易导致胃扩张等。就小鼠而言，腹腔注射和皮下注射应在0.2~0.5ml，灌胃给药应在0.2~0.8ml；而对于大鼠，腹腔注射和皮下注射应在0.5~1.0ml，灌胃给药应在1~3ml。当给药容量超过以上范围时，可采用多点或多次给药，确保药物被充分地吸收。

给药方案需要根据不同受试药物的药动学特征和毒性作用来确定，通常每天给药一次，给药周期为1~2周，也可实际调整为每天多次给药或数天给药一次。可评估每种药物采取不同给药频率和给药剂量所发挥的药效作用，从而优化出一种最佳给药方案。

**7. 评价指标** 常用的抗肿瘤药物体内研究评价指标包括肿瘤发生率、瘤灶数、肿瘤体积、瘤重、动物体重、生存时间、死亡率、大体解剖观察结果、肺转移情况、组织病理学检查、关键血液生化指标等。在实际工作中，研究者应参照相关指导原则，并根据自身实验需求合理选择恰当的指标对受试药物进行研究、评价。

### （二）药效学研究常用动物模型

常见的肿瘤动物模型有以下四类：自发性肿瘤动物模型、诱发性肿瘤动物模型、移植性肿瘤动物模型和转基因动物肿瘤模型。这四类肿瘤动物模型通过不同手段使实验动物体内自行发生或诱发产生肿瘤，因此各自具有不同的特点与优势，可满足不同的实验需求。此外，还可根据药物可能的作用机制不同，基于不同的表型（如肿瘤转移、血管生成、多药耐药性、肿瘤干细胞特征等）设计、选用合理的体内研究模型，针对不同环节的抗肿瘤药物进行研究。本节将主要介绍抗肿瘤药物体内药效学研究的思路与方法，关于其作用机制的研究方法将在本章后续内容中进行讲解，此处不予赘述。

**1. 自发性肿瘤动物模型** 自发性肿瘤动物模型是指在不经任何人为实验处理时，实验动物在自然条件下能产生肿瘤，从而可用于后续实验的一种动物模型。自发性肿瘤发生的类型和几率可随实验动物的种属、品系、生长发育情况等条件的不同而各有差异。某些品系的动物在一定年龄阶段有一定几率能自发形成某种肿瘤，在这种生物学表现的基础上，研究者经过优化培育得到了一些具有特定肿瘤高自发率的纯合品系动物。一般选用小鼠进行实验，常见的有白血病淋巴瘤高发的 AKR 小鼠、乳腺癌高发的 C3H 小鼠和肺腺瘤高发的 A/He 小鼠等品系。

在肿瘤药物学研究中选用此类自发性肿瘤动物模型进行实验，具有以下优点：首先，从肿瘤发生学和癌细胞动力学特点上看，自发性肿瘤与人类所患的肿瘤更为相似，有利于通过动物实验的结论指导临床用药；其次，此类肿瘤生长速度较移植肿瘤慢，且对药物敏感程度较低，使得药物疗程较长，故可用于研究综合治疗。此外，此类肿瘤的发生条件自然，可着重观察遗传因素在肿瘤发生上的作用，且通过细致的观察和统计学分析也可能会发现新的环境致癌因素。因此，理论上选用此类模型进行肿瘤发病学研究和药物筛选等实验应属理想。

但是，实际上自发肿瘤很少应用于抗肿瘤药物的研发过程，主要是因为存在以下缺点：首先，自发肿瘤形成的原因与特点往往取决于动物的生物学背景，与人体肿瘤的病因仍存在较大差异；其次，肿瘤的自发情况（如出现时间、部位、数量、大小等）可能参差不齐，不容易同时获得大批病程相似的自发瘤动物，且各动物之间的肿瘤生长速度也存在较大差异，使药效难以评价及使实验的工作量巨大。此外，由于自发肿瘤的出现和生长都较慢，实验周期相对较长，使实验成本明显增加。

在实验时，为得到较多量同源瘤株也可利用自发肿瘤动物模型，获得瘤块后进行同种移植，其中的第一代移植肿瘤仍能保持自发性肿瘤的部分生物学特征（如激素依赖性等），可节约动物数量、缩短实验周期，使评价指标更加量化，但实际上这已不属于自发肿瘤模型范畴。

**2. 诱发性肿瘤动物模型** 诱发性肿瘤动物模型是指利用外源性致癌因素（包括物理、生物和化学性因素等）的处理引起动物细胞遗传特性异常而呈现异常生长和高增殖活性，在实验条件下诱发动物产生肿瘤，从而可用于实验的一种动物模型。该模型常被用于验证可疑致癌因素的作用，也越来越多地被应用于研究肿瘤发生机制及观察防治效果，在肿瘤病因学、遗传学、生物学、实验性治疗等方面的研究中发挥重要的作用。

诱发性肿瘤动物模型通常可借助物理、生物、化学等方法来建立。其中，物理方法指利用放射性物质致瘤，如采用放射线照射或局部注射放射性同位素等；生物方法一般指利用某些生物病毒致瘤，如小鼠白血病病毒、SV40 病毒等；而化学致癌方法则利用体内某些脏器能够选择性富集一些化学物质的特性，在一定条件下高浓度的某种化学物质能使动物致癌，形成与人体肿瘤相似的实验模型。

据报道，80%~90% 人体肿瘤的发生是由环境中的致癌化学物质引起的，故在此处仅详细介绍由化学物质诱发的肿瘤动物模型。目前发现能使动物致癌的化学物质已超过 3000 种，如苯并芘、甲基胆蒽、联苯胺、亚硝胺类、黄曲霉素类等，其中少数物质本身具有致癌性质，绝大多数物质可经过体内代谢而转化形成致癌性产物。一般情况下，致癌性物质可与细胞核内 DNA 共价结合，所形成的 DNA 加成复合物可认为是一种 DNA 损伤，当受损 DNA 未经修复即开始复制，就会形成基因突变，继而可能出现癌变表型。诱癌性化学物质的给予途径包括经口法（如掺入饮用水或饲料、灌胃等）、注射法、器官灌注法（肺癌）、涂抹法（皮肤癌）、穿线法、包埋法等。通常选用大鼠、小鼠、犬等进行实验，常见的有：二乙基亚硝基胍诱发胃癌耗时短，致癌率接近 100% 且所诱发肿瘤可转移至淋巴结，但不会引发消化道肉瘤；利用二甲基苯蒽或N-亚硝基甲基脲可诱发雌性大鼠产生乳腺癌，由于此种模型所诱发的肿瘤都是雌激素依赖性的，因此也可用于激素疗法（如应用雌激素受体阻断剂等）的实验研究；苯并芘经小鼠体内芳烃羟化酶的代谢活化，形成的产物可与DNA分子相互作用，引起DNA损伤及异常复制，最终使细胞出现异常生长和高增殖活性等癌变表型，此模型的建立周期较短、步骤简单、诱发率高且稳定，因此可作为研究肺癌发生发展及体内研究、筛选和评价抗肺癌药物的理想模型之一。

由于癌症的诱发因素和条件可人为控制，且肿瘤诱发率远高于自然发生率，故在肿瘤实验研究中诱发性肿瘤模型优于自发瘤模型。从病因学角度分析，诱发性肿瘤与人体肿瘤更为相似，均经过较长时间逐渐成癌，且癌细胞增殖动力学在诱发瘤动物和临床患者之间也较为接近，故此种模型常用于深入研究肿瘤发生发展的机制和综合化疗。

但是，人癌发生的病因更为复杂，肿瘤的病理组织学分型也与动物诱发肿瘤不尽相同，肿瘤的演进过程也不与动物诱发肿瘤完全一致。并且，此种肿瘤模型难以动态地观察肿瘤的发生发展，多数体内肿瘤必须经过解剖甚至组织切片才能确认肿瘤的发生与否，无法及时客观地评价肿瘤的发生、发展或消退等。此外，诱发肿瘤模型的建立耗时较长；成瘤率多数达不到100%，肿瘤发生的潜伏期、部位及发展的速度个体差异较大，不易同时获得病程相似或癌块大小较均一的动物，使各组动物间难以形成有效对照。因此，此种模型不宜用于一般抗肿瘤药物的研究、筛选与评价，但有时在移植性肿瘤动物模型上证明有效的药物可利用此模型进一步验证其治疗作用。通常情况下，可先将动物随机分组，再对各组动物在诱癌处理之前和（或）同时给予受试药物（或药物溶剂、阳性药物等），定期观察并适时解剖获得靶器官，并与单独诱癌处理组动物进行比较，计算肿瘤诱发率和抑瘤率（IR）及进行病理检查，筛选和评价抗癌药物。

**3. 移植性肿瘤动物模型** 移植性肿瘤动物模型是指把肿瘤组织或细胞（来源于动物或人）移植到同系、同种或异种动物体内所形成的肿瘤动物模型，产生的肿瘤能在受体动物中继续传代，经传代后宿主移植存活率、荷瘤存活时间、肿瘤的生长速度、自发消退率、侵袭和转移能力等生物学特性稳定且肿瘤组织学类型明确，通常把这种可移植传代的肿瘤称为移植瘤或瘤株。移植性肿瘤动物模型被广泛应用于肿瘤相关基础研究和抗肿瘤药物的研究、筛选和评价。待移植瘤复苏后，应传2~3代后再用于体内抗肿瘤试验；为保持移植瘤的生物学特性和遗传特性一致，复苏后移植瘤体内传代应少于15~20代。

根据肿瘤的来源不同，可将移植性肿瘤动物模型分为同种移植和异种移植两大类。其中，同种移植是指将动物肿瘤组织或细胞移植于同系或同种动物体内，而异种移植是指将人体或其他动物的肿瘤组织或细胞直接移植到另一种属的受体动物体内，异种移植模型的建立主要依赖于受体动物免疫功能的缺失。

目前使用最为广泛的异种移植模型是人癌裸小鼠移植模型，裸小鼠是通过基因突变小鼠繁殖产生的隐性纯合子，因其天生性胸腺缺陷导致T细胞缺乏，可呈现无毛体征，并且因缺乏细胞免疫使裸小鼠易于接受异种移植。除了单一T细胞缺陷的裸小鼠，目前已相继培育出一系列多种免疫细胞联合缺陷小鼠，如T细胞、B细胞缺陷的严重联合免疫缺陷鼠（SCID小鼠），T细胞、B细胞、NK细胞均缺陷的非肥胖糖尿病/严重联合免疫缺陷鼠（NOD-SCID小鼠）等。目前，大多数人体肿瘤都已成功构建异种移植模型，使人源性肿瘤能在动物体内长时间传代而保持其原有的生物学特性，极大程度地提高了进行体内抗肿瘤药物药效评价的准确性与可靠性。但免疫缺陷动物易受微生物感染，因此所要求的饲养条件高，必须在微生物屏障系统中的无特定病原体（specific pathogen free，SPF）或无菌（germfree，GF）条件下饲养和实验，并且存在生育繁殖能力偏低、雌鼠母性极差等缺点，使实验成本明显增加。

按肿瘤的移植部位不同，可将移植性肿瘤动物模型分为原位移植和异位移植两大类。原位移植是指将肿瘤组织或细胞悬液移植到肿瘤原发部位所对应的受体动物器官组织内，使移植瘤长在动物特定器官（与人体肿瘤生长位置一致），主要包括肝、肺、乳腺、胃、肠、颅内等部位的原位接种。原位移植瘤动物模型的肿瘤微环境（如血供、相关细胞因子等）、生物学特性（如浸润、转移能力等）及肿瘤生长对该器官组织功能的影响与人癌实际情况更相似，更能客观模拟人体肿瘤的演进过程，且对研究药物分布的器官特异性及其作用专一性等具有重要的作用；但是，原位移植模型也存在实验操作复杂、不直观、个体差异较大等缺点。异位移植是指将肿瘤组织或细胞悬液移植到受体动物的皮下、腹腔、肌肉、肾囊膜下等常见部位。其中，将肿瘤异位移植到皮下具有移植成功率高、浅表肿瘤更加直观、实验操作与观察更简单、肿瘤潜伏期短、个体差异小、易获得大批病程相似的荷瘤动物等优点，是目前最常用的方法，尤其在抗肿瘤药物的研究、评价试验中广泛应用；但皮下移植同样也存在一些缺点：皮下生长的肿瘤血供较差，当肿瘤体积大到一定程度，瘤内易出现细胞坏死；皮下肿瘤出现浸润和侵袭转移的概率较低，且主要集中在肺，与临床实际情况存在差异；皮下肿瘤生长的微环境与原肿瘤生长不同，因此必定会发生不同程度的生物学特性改变。此外，由于肾囊膜部位免疫功能较差但血供丰富，故将肿瘤移植到肾囊膜下成功率高于皮下；若将肿瘤组织或细胞接种于动物腹腔，可形成独特的腹水瘤动物模型。原位移植和异位移植两种方式以及异位移植到各部位互有优势和不足，需要根据实验目的与具体要求合理选择。

（1）鼠源肿瘤移植模型　移植性肿瘤模型的常用实验动物为小鼠、大鼠和地鼠，而将鼠源肿瘤组织或细胞系移植到同种鼠体内形成的模型称为鼠源肿瘤移植模型。由于动物肿瘤移植模型无法真实模拟临床肿瘤患者的实际情况，故此种模型与药物临床疗效的相关性不强，仅可用于候选药物的初步筛选评价。在筛选抗肿瘤药物时，最好选用3类代表性的瘤株进行实验（即实体瘤、腹水型肿瘤和血液型肿瘤），其中目前应用最广泛的鼠源细胞系有Lewis肺癌、黑色素瘤B16、白血病P388和L1210、宫颈癌M14、肝癌H22、乳腺癌CD8F1、艾式腹水瘤（EAC）、网织细胞瘤M5076等，以及其他一些小鼠肿瘤亚型或耐药株等。在体内试验研究、评价抗肿瘤药物时，主要通过参考体外针对人肿瘤细胞株的实验结果，并结合预期临床适应证及不同细胞系的生物学特性、基因型和成瘤率，综合考虑选择合适的移植瘤细胞株。当然，还要确保用于荷瘤的组织或细胞处于较好的生长状态（对数生长期）、无污染。

1）皮下移植肿瘤模型：在接种、传代前，首先需要获得较多量同源瘤块。取出于液氮中冷冻保存的选定瘤株，将其皮下接种于少数几只同种鼠，作为瘤源动物（亦可将自发瘤动物模型或转基因动物肿瘤模型作为瘤源动物）；除了从瘤源动物体内获得同源瘤块外，还可采用体外培养的鼠源肿瘤细胞系经消化获得后直接接种到受体动物，其余操作相似。对于生长较慢的小鼠肿瘤，推荐采用测量瘤径计算肿瘤体积的方法动态观察受试药物的抗肿瘤治疗作用。根据移植瘤的生长情况确定瘤径的测量次数，一般为2~3次/周，同时记录小鼠体重。对于生长较快的小鼠肿瘤，可采用称量瘤重的方法来评价受试药物的抗肿瘤治疗作用。除了药效指标（肿瘤体积、瘤重等）外，还要结合药物的安全性相关指标（如动物体重和死亡率等），综合评价药物的抗肿瘤治疗作用。

2）腹水瘤动物模型：将腹水瘤动物随机分组并给药，每日观察和记录动物的死亡时间，通常以动物的生存时间（天数）为指标来评价受试药物的抗肿瘤治疗作用。

（2）人源肿瘤细胞系异种移植模型　人源肿瘤细胞系异种移植模型（cell line-derived xenograft，CDX）是指将人源的传代肿瘤细胞系原位或异位地接种到免疫缺陷小鼠或大鼠体内，以观察和评估肿瘤的生长或转移情况的一种肿瘤动物模型。通常构建的CDX模型主要包括皮下荷瘤模型、各种转移模型、原位荷瘤模型等。其中，皮下荷瘤模型主要用于抑制肿瘤生长（即细胞增殖）的药物的筛选评价，通过左心室注射、尾静脉注射形成的各种转移模型主要用于抑制肿瘤转移的药物的筛选评价试验，而原位模型是将肿瘤细胞移植到动物的相应器官部位，肿瘤易发生转移（如肺癌、乳腺癌等），因此原位模型既可用于筛选抑制肿瘤生长的药物，又可用于抑制肿瘤转移的药物的研究、评价试验。

当利用CDX模型评价细胞毒类抗肿瘤药物对肿瘤疗效时，采用的方法与鼠源肿瘤移植模型相同。由于免疫缺陷小鼠皮下移植的肿瘤不易发生转移，多数死于原发性肿瘤，而临床患者的死亡多是由于肿瘤转移，两者的死因不同；因此，对于人癌异种移植试验，寿命延长率并不是理想的观测、评价指标。对于生长较慢的小鼠肿瘤，推荐采用测量瘤径的方法动态观察受试药物的肿瘤治疗作用；对于生长较快的小鼠肿瘤，可采用称量瘤重的方法来评价受试药物的肿瘤治疗作用。

CDX模型因其具有易构建、成瘤率高、周期短等优点而被广泛应用，然而却仍存在一定局限性，如肿瘤异质性低、微环境分子多样性低、肿瘤仅生长于鼠源间质中等，其中导致无法真实模拟临床病人肿瘤实际情况的最大缺陷就是缺乏肿瘤异质性。CDX模型用的是经传统体外方法处理过的永生化人源肿瘤细胞系进行移植，由于此类细胞具有高度同质性，且移植后缺少细胞外基质、非肿瘤细胞等肿瘤微环境的作用，使移植后的肿瘤难以有临床的组织病理特征。因此，通过CDX模型进行体内试验所得出的药物剂量范围、疗效与实际临床治疗作用可能存在较大差异。

（3）人源性肿瘤异种移植模型　人源性肿瘤异种移植模型（patient-derived xenograft，PDX）是指直接将患者身上的原代肿瘤组织（一般为原发性肿瘤）原位或异位地接种到免疫缺陷动物体内，在异种动物体内培育出人源肿瘤组织，以观察和评估肿瘤的生长或转移情况的一种肿瘤动物模型。PDX 模型可应用于抗肿瘤药物研究、筛选与评价、肿瘤个性化治疗、分子标记物的发现等研究中，具有一系列优势：首先，使用 PDX 模型进行药物筛选和评价，得到的结果与临床疗效的相关性非常高，有助于为临床患者制定出更加合理有效的治疗方案；其次，通过利用不同患者肿瘤组织建立 PDX 模型进行药物敏感性研究，可很好地预测每个患者对药物的敏感性，有利于提高化疗治疗的针对性，给患者带来巨大的临床受益，同时也可对肿瘤分型、药敏结果及相应临床疗效进行统计学分析并汇总，用以精准预测临床治疗效果；最后，PDX 模型产生的肿瘤组织可以传代或保存，为对肿瘤发生机制及潜在治疗靶点的探究提供了宝贵的样本。

通常构建的 PDX 模型主要包括皮下移植、肾囊膜下移植、原位移植等类型。其中，皮下移植是指将原代肿瘤组织移植于免疫缺陷小鼠皮下，一般会选择血液丰富的位置，如腋下、腹股沟、侧腹部等；但往往局限于皮下生长，很少出现转移，部分肿瘤成功率很低。肾囊膜下移植（sub-renal capsule，SRC）PDX 模型是将患者新鲜肿瘤移植于免疫缺陷鼠的肾囊膜下，由于肾囊膜具有血管丰富等优势，为一些皮下难以成瘤的瘤株开辟了一个新途径；肿瘤在肾囊膜下移植成功率很高，且与临床肿瘤生长状态很相近，但肾脏较小且囊膜脆弱，操作难度较大、易失败，甚至会造成小鼠感染致死，加上不能直观地观察肿瘤的大小，其应用受到限制。原位移植是将患者肿瘤组织移植在原发器官，以模拟肿瘤在患者体内的生长及转移过程，可发生近端或远端转移，最贴近人类肿瘤实际生长状态，但是操作比较困难，且肿瘤处于原位不易观察，需要借助活体成像，因此其应用也受到限制。

总的来说，PDX 模型保持了原代人源肿瘤的肿瘤异质性且瘤块内包含人源性细胞间质，更好地模拟了肿瘤细胞在人体内的生长环境，可以避免肿瘤细胞出现严重的化学或机械损伤而对失巢凋亡敏感。PDX 模型较好地保留了原发肿瘤的生物学特性，但是肿瘤细胞在小鼠体内传代过程中人源性瘤组织间质成分会逐渐被鼠源性间质代替，且缺乏免疫系统的体内环境也会改变肿瘤的微环境，原发肿瘤携带的异质性会逐渐丢失，成为该模型的缺陷之一，另外，还存在构建 PDX 模型的难度比 CDX 大、周期更长等不足。

（4）人源化异种移植模型　人源化异种移植模型（humanized patient-derived xenograft，Hu-PDX）是指将患者肿瘤组织块或细胞和外周血或骨髓细胞共同移植到免疫缺陷小鼠中所形成的一种肿瘤动物模型。具体为，先将人的造血干细胞移植于经低剂量 X 线全身照射或其他方法清理骨髓所形成的重度免疫缺陷小鼠体内，然后再将患者的瘤组织移植于该小鼠体内，由此可建立 Hu-PDX 模型。这种人源化肿瘤模型的体内可以产生各种免疫细胞，在小鼠体内重建了与人体相似的免疫系统，使肿瘤生长微环境与人体更相似，还可以更好地保留原发肿瘤的异质性，使对临床疗效的预测更加精准，为肿瘤的个体化研究或免疫治疗提供了极佳的动物模型。

**4. 转基因动物肿瘤模型**　转基因动物肿瘤模型是指利用一种或多种基因工程方法导入或敲除特定基因而定向编辑、改造实验动物的遗传信息，从而影响动物性状表达（如肿瘤的发生与演进）并产生稳定遗传修饰的一类肿瘤动物模型。常用的基因编辑技术有以下几种：通过 DNA 重组技术将外源肿瘤基因或肿瘤相关基因导入至动物细胞核并整合到染色体基因组中，使之稳定表达并能遗传给子代；通过基因打靶技术定向敲除抑癌基因；通过 Cre/LoxP 系统技术使抑癌基因缺失或使原癌基因激活；通过外源性稳定过表达组织特异性的启动子，来启动 SV40 大 T 抗原或组织特异性的原癌基因的表达等。目前常用的将外源基因导入到宿主细胞基因组的方法有显微注射法、逆转录病毒感染法、精子载体法、胚胎干细胞介导法、电转移法及人工酵母染色体法等，而显微注射是最可靠、使用最为广泛的一种方法，具有外源基因整合效率高、目的基因片段长度不受限制、可直接获得纯合子动物等优点。通过转基因技术构建的肿瘤动物模型，为深入研究肿瘤发病机制、特定基因与肿瘤演进的关系创造了前所未有的有利条件，为肿瘤学基础研究和基因药物的研发提供了理想的实验动物模型。

（1）乳腺癌转基因小鼠模型　将乳腺肿瘤病毒（MMTV 原病毒）通过显微注射法转入 FVB 小鼠单细胞受精卵，使其整合于宿主细胞的基因组中。具体地，MMTV 原病毒的插入位点位于宿主染色体上的 Wnt-1 基因编码区之外，MMTV 对 Wnt-1 基因的转录发挥增强子的作用；由于在 MMTV-Wnt-1 转基因构件中不存在完整的 MMTV 结构，因此细胞中不会有病毒的蛋白组分表达，MMTV-LTR 只是作为增强子，以激活 Wnt-1 蛋白在乳腺上皮细胞的高水平表达，进而激活自身及邻近细胞膜上的 Wnt 蛋白受体，促进乳腺上皮的增生和恶性转化，最终形成乳腺癌发病率稳定的转基因小鼠模型。

MMTV-Wnt-1 转基因小鼠发病率稳定，一次性可得到大量的肿瘤模型，便于观察乳腺肿瘤发展进程中的不同阶段，也可作为我们研究乳腺癌的发病机制及分子机制良好的动物模型；MMTV-Wnt-1 转基因小鼠还可作为抗乳腺癌药物研究和筛选的理想动物模型，为临床寻求最佳的治疗方案提供帮助。在实验时，为得到较多量同源瘤株也可利用转基因动物肿瘤模型，获得瘤块后进行同种移植，其中的第一代移植肿瘤仍能保持转基因肿瘤的部分生物学特征（如激素依赖性等），可节约动物数量、缩短实验周期，使评价指标更加量化，但实际这已不属于转基因肿瘤模型范畴。

（2）肝癌转基因小鼠模型　转病毒基因模型是建立肝癌转基因小鼠模型时最常使用的一种，其所采用的基因主要有乙型肝炎病毒（HBV）和丙型肝炎病毒（HCV）等肝炎病毒基因及猴空泡病毒（SV40）等。而其中肝炎病毒在目前最为常用，SV40 病毒近年也受到较多关注，成为常用的建模方法之一。

1）HBV 转基因模型：HBV 感染是肝细胞癌的主要诱因之一。当宿主受到 HBV 长期感染时，病毒基因会整合到宿主细胞的基因组中，导致基因突变、染色体不稳定性及基因重排等，最终会引发肝癌。HBV 病毒基因中含有 4 个开放阅读框（open reading frame，ORF），分别为 S 基因（编码包膜蛋白）、C 基因（编码 e 抗原和核心抗原）、P 基因（编码聚合酶）以及 X 基因（编码 HBx 蛋白）。其中，X 基因是目前构建 HBV 转基因肝癌模型时采用最多的基因，其编码的 HBx 蛋白作为一个反式转录激活因子，可促进一系列原癌基因的表达，从而诱导肝癌产生。

通过显微注射法可将 X 基因及其启动子和增强子转入 CD1 小鼠单细胞受精卵中，使其整合于宿主基因组中，可成功构建 HBx 转基因小鼠。由于在异常增生的肝结节和肝细胞癌组织中可观察到 HBx 蛋白的异常高表达及增生细胞核抗原（proliferating cell nuclear antigen，PCNA）阳性率的显著增高，因此可通过比较转基因小鼠与非转基因正常小鼠间 HBx 和 PCNA 的表达差异指证造模是否成功。通常，HBx 转基因小鼠于 6 月龄时肝脏出现不典型增生，于 11 ~ 18 月龄左右发展为肝癌，成瘤率为 70% ~ 85%。在 HBx 肝癌模型的帮助下，研究者发现了多种 HBV 促肝癌发生的机制，如参与 DNA 修复及合成、影响细胞周期以及加速肝细胞凋亡等；通过计算药物对肝脏肿瘤结节的抑制率及辅以镜下病理组织学检查，可评估受试药物的治疗作用。

2）SV40 抗原转基因模型：SV40 是一种 DNA 病毒，其基因组编码的大 T 抗原和小 t 抗原可通过结合并灭活宿主细胞中 p53、Rb 等抑癌基因，促进 DNA 复制与细胞的异常增殖，最终引发癌症。SV40 抗原转基因肝癌模型可通过显微注射法将具有肝脏特异性蛋白启动子的重组基因导入小鼠受精卵而构建；也有其他研究者利用 Cre/LoxP 系统成功构建了肝脏特异表达 SV40T-抗原的转基因小鼠，这种 SV40T-抗原转基因肝癌小鼠在 4 ~ 12 周内即可发展为肝癌，并且能发生肺转移。

转基因动物肿瘤模型能较好地模拟人体肿瘤发生发展的全过程（包括从正常细胞到癌前病变，最后发展至恶性肿瘤），同时此模型也为在整体水平研究特定基因与肿瘤的关系及研发基因药物创造了良好的条件。但是，这种转基因动物肿瘤模型也存在一定的不稳定性：经过多次繁衍传代后，动物的基因型与性状会发生改变或丢失。这种不稳定性可通过利用多种手段防止外源基因的丢失来避免，如加强对肿瘤动物模型生物学特性的观察，同时利用 qRT-PCR 检测外源基因在动物体内的表达水平，还可应用胚胎或配子冷冻技术进行留种等。此外，一般认为肿瘤是经多个基因协同调控而发生的，而转基因肿瘤主要是由于一个基因的表达改变而引起的，因此与临床肿瘤发生的实际情况仍存在一些差异。当然，该模型与自发肿瘤动物相似，同样存在实验周期较长、肿瘤发生情况不一等缺点，且部分转基因动物繁殖能力降低，使实验成本明显增加。因此，需要根据实验目的与具体要求合理选用此肿瘤动物模型。

## 三、实例

### 新型抗肿瘤化合物 MONCPT 的药效学研究

**1. 药物特性**　喜树碱（camptothecin，CPT）是一种细胞毒性喹啉类生物碱，能抑制 DNA 拓扑异构酶Ⅰ。在初步临床试验中，喜树碱有显著的抗癌特性、溶解度低以及含有高度的药物不良反应特性，因此，对喜树碱进行结构改造已成为喜树碱类药物的研究热点，从而促使一大批毒性小、疗效好的抗肿瘤药物产生。根据化合物的构效关系分析，在喜树碱母体 A 环的 9 位上引入胺基、硝基、甲氧基可增强其抗肿瘤活性，在母体 10 位上引入羟基可增强抗肿瘤活性。10-甲氧基-9-硝基喜树碱（10-methoxy-9-nitro-camptothecin，MONCPT）正是基于这一理论对喜树碱的结构改造得到的，具有潜在显著的抗肿瘤活性和稳定性。

**2. 研究目的**　建立 A549 裸小鼠移植瘤模型，研究、评价新型抗肿瘤化合物 MONCPT 的体内抗肿瘤活性。

**3. 模型选择**　本研究选用人非小细胞肺癌 A549 细胞作为实验细胞系，选用免疫缺陷的雌性裸小鼠（BALB/c nude）作为移植瘤模型的动物。根据移植瘤的相关技术要求以及便于肿瘤相关指标检测的目的，移植部位选择为血液丰富的腋下。

**4. 实验分组**　从 60 只预先接种 A549 细胞的裸小鼠中，选择肿瘤体积大小及形状较均匀的 38 只裸小鼠，随机分成 4 组：阴性对照组 14 只；MONCPT 5mg/kg 组 8 只；MONCPT 10mg/kg 组 8 只；MONCPT 20mg/kg 组 8 只。其中，阴性对照组通过肌内注射给予注射用茶油（0.05ml/10g），给药组受试小鼠每天分别肌内注射 5mg/kg 或 10mg/kg 或 20mg/kg MONCPT，持续 9 天，然后隔天注射一次，持续 6 天。

**5. 实验步骤**　在 37℃、5% $CO_2$、饱和湿度的无菌细胞培养条件下，将人非小细胞肺癌 A549 细胞培养于含 10% 胎牛血清的 RPMI-1640 细胞培养基中，传代后待细胞达到所需量时，用胰酶-EDTA 溶液消化并收集细胞；将 $1\times10^7$ 个 A549 细胞注射入裸小鼠腋窝皮下，待肿瘤生长至 $1000mm^3$，解剖取肿瘤并切成 $1mm^3$ 大小（理论上，应待移植瘤传 2～3 代后再用于体内抗肿瘤试验）；然后，将瘤块皮下接种到裸小鼠左侧腋下，待肿瘤生长至 $300mm^3$ 后，将动物随机分组并开始给药。

从 60 只预先接种 A549 细胞的裸小鼠中，选择肿瘤体积大小及形状较均匀的 38 只裸小鼠，随机分成 4 组：阴性对照组 14 只；MONCPT 5mg/kg 组 8 只；MONCPT 10mg/kg 组 8 只；MONCPT 20mg/kg 组 8 只。其中，阴性对照组通过肌内注射给予注射用茶油（0.05ml/10g），给药组受试小鼠每天分别肌内注射 5mg/kg 或 10mg/kg 或 20mg/kg MONCPT，持续 9 天，然后隔天注射一次，持续 6 天。

给药期间，隔天给小鼠称量体重并利用游标卡尺测定瘤径以计算肿瘤体积，于给药后第 16 天称体重并处死裸小鼠，取瘤块称重。通过以上数据，计算相对肿瘤体积（relative tumor volume，RTV）、相对肿瘤增殖率 T/C（%）和抑瘤率（IR），进行统计学分析。

**6. 实验结果与药效评价**　略。

## 第四节　抗肿瘤药物诱导肿瘤细胞凋亡的研究

### 一、概述

在多细胞生物中，精准控制细胞的数量和质量对于生物体的生长发育和正常生理维持都有极为重要的意义。生物体主要通过严格控制细胞死亡和细胞增殖之间的平衡来调控细胞数量和质量。如果这一控制机制出现差错，就会导致多种疾病的发生。细胞死亡的研究增进了人们对胚胎发育异常、癌症、神经退行性疾病等的认识，为解决这些难题提供了生物学基础。

细胞死亡方式可以分为程序性死亡和非程序性死亡。程序性死亡是细胞主动发生死亡的过程，能被细胞信号转导抑制剂阻断；而非程序性死亡则是指细胞在受到环境中的物理或化学刺激时所发生的细胞被动死亡，不能被细胞信号阻断。

程序性死亡方式包括凋亡、自噬、坏死、胀亡、坏凋、铁死亡、衰老样细胞死亡等，其中凋亡是目前研究最多的一种程序性死亡方式。与非程序性死亡不同，细胞凋亡不是被动的过程，而是主动的过程，涉及一系列基因的激活、表达以及调控，是细胞为了更好地适应生存环境而主动争取的一种死亡过程。细胞凋亡和细胞增殖都是生命的基本现象，是维持体内细胞数量动态平衡的基本措施。在胚胎发育阶段，生物体通过细胞凋亡方式清除多余的和已完成使命的细胞，保证了胚胎的正常发育；在成年阶段，生物体通过细胞凋亡清除衰老和病变的细胞，保证了机体的健康。细胞凋亡不仅在胚胎发育、神经及免疫系统发育起重要的调控作用，而且在肿瘤抑制中也有重要作用。目前已有研究发现一些抑制凋亡的基因和驱使细胞发生凋亡的抑癌基因在协调机体生长平衡时的作用。因此，对凋亡有关的生物学机制进一步深入研究，将可能揭示许多疾病的病理机制，为人类征服肿瘤提供新契机和新靶点。

研究表明肿瘤的发生发展是细胞丧失自发凋亡反应能力的最终结果。一般认为恶性转化的肿瘤细胞是因为失控生长，过度增殖，从细胞凋亡的角度看则认为是肿瘤的凋亡机制受到抑制不能正常进行细胞死亡清除的结果。肿瘤细胞中有一系列的癌基因和原癌基因被激活，并呈现过表达状态。这些基因的激活和肿瘤的发生发展之间有着极为密切的关系。癌基因中一大类属于生长因子家族，也有一大类属于生长因子受体家族，这些基因的激活与表达，直接刺激了肿瘤细胞的生长，这些癌基因及其表达产物也是细胞凋亡的重要调节因子。癌基因表达以后，阻断了肿瘤细胞的凋亡过程，使肿瘤细胞数目增加。因此，从细胞凋亡角度来理解肿瘤的发生机制，是由于肿瘤细胞的凋亡通路受到抑制，肿瘤细胞减少受阻所致。通过细胞凋亡角度和机制来设计对肿瘤的治疗方法就是重建肿瘤细胞的凋亡信号转导系统，即抑制肿瘤细胞生存基因的表达，激活死亡基因的表达。此外，由于药物诱导的其他死亡方式在杀伤肿瘤细胞的同时对正常细胞具有严重的毒副作用，而药物诱导的肿瘤细胞凋亡具有毒副作用小、杀伤效果彻底等优点，因此，诱导肿瘤细胞凋亡可能是最有效的治疗肿瘤的方式。目前普遍认为，大多数抗肿瘤药物都可通过诱导肿瘤细胞凋亡的形式杀灭肿瘤细胞从而达到治疗效果。

细胞凋亡的形态学特征与细胞坏死的形态特征有所不同。坏死细胞的膜通透性增高，致使细胞肿胀，细胞器变形或肿大，早期细胞核无明显形态学变化，最后阶段细胞破裂。另外坏死的细胞裂解后会释放出内含物，常引起炎症反应；在愈合过程中常伴随组织器官的纤维化，形成瘢痕。但在凋亡细胞中，首先出现的是细胞体积缩小、连接消失、与周围的细胞脱离，然后是细胞质密度增加、线粒体膜电位消失、通透性改变、释放细胞色素 C 到胞浆、核质浓缩、核膜核仁破碎、核 DNA 降解成为 180～200bp 片段；胞膜有小泡状形成，膜内侧磷脂酰丝氨酸（phosphotidylserine，PS）外翻到膜表面，胞膜结构仍然完整，最终可将凋亡细胞遗骸分割包裹为几个凋亡小体，无内容物外溢，因此不引起周围的炎症反应，凋亡小体可迅速被周围专职或非专职吞噬细胞吞噬。

肿瘤细胞凋亡主要有两条途径，均以 Caspase-3 为终末剪切酶。一是外部途径，通过胞外信号激活细胞内的凋亡酶 Caspase，也称为死亡受体途径，其通过特定的死亡配体（如 TNF、FasL、TRAIL 等）与细胞表面的死亡受体（如 TNFR-1、Fas、DR5 等）相互作用，介导胞内 Caspase-8 激活，进而诱导细胞凋亡；二是内部途径，通过线粒体释放凋亡酶激活因子（如细胞色素 C 等）激活 Caspase-9，介导细胞凋亡。基于两条信号通路在细胞凋亡中的重要作用，以此为靶点的新药研究很多，主要是竞争性结合死亡受体的抗体类药物及 Bcl-2 抑制剂两大类凋亡诱导剂。前者靶向死亡受体途径，代表药物有 DR5 的竞争性结合抗体 TRA-8，后者则主要是靶向抑制 Bcl-2 和 Bcl-xL 的小分子抑制剂，如 ABT-737、ABT-263 和 GDC-199 等。其中，Bcl-2 抑制剂 GDC-199 已成功上市，为肿瘤治疗开辟了一个全新的治疗领域，是近年来抗肿瘤药物研发领域具有“里程碑”意义的标志性事件。这些研究表明，通过药物诱导肿瘤细胞凋亡发挥抗肿瘤作用是药物研发的重要方向。

## 二、抗肿瘤药物诱导细胞凋亡的药理学研究设计

**1. 早期检测**

（1）磷脂酰丝氨酸（phosphotidylserine，PS）在细胞外膜上的检测　在正常的活细胞中，PS 位于细胞膜的内侧，但在早期凋亡的细胞中，PS 从细胞膜的内侧翻转到细胞膜的表面，暴露在细胞外环境中。Annexin V 是一种分子量为 35～36kDa 的 $Ca^{2+}$ 依赖性磷脂结合蛋白，能与 PS 高亲和力结合，可通过细胞外侧暴露的 PS 与凋亡早期细胞的胞膜结合，再通过简单的显色或发光系统进行检测。因此 Annexin V 是检测细胞早期凋亡的灵敏指标。这是一种凋亡早期的活细胞检测方法（悬浮细胞和贴壁细胞都适用），可与 DNA 染料或别的晚期检测方法相结合来标记凋亡的发展阶段。

（2）细胞内氧化还原状态改变的检测　这反映了细胞凋亡研究中相对较新的趋势，研究何种氧化还原环境可引起下游事件的发生。可通过荧光染料体外检测凋亡细胞细胞质中谷胱甘肽（glutathione；GSH）的减少来检测凋亡早期细胞内氧化还原状态的变化。正常状态下，GSH 作为细胞的一种重要的氧化还原缓冲剂。细胞内有毒的氧化物通过被 GSH 还原而定期去除，氧化型的 GSH 又可被 GSH 还原酶迅速还原。这一反应在线粒体中尤

为重要，许多呼吸作用中副产物的氧化损伤将由此被去除。在 Jurcat 和一些其他类型的细胞中，细胞膜中有可被凋亡信号启动的 ATP 依赖的 GSH 转移系统。当细胞内 GSH 的排除非常活跃时，细胞液就由还原环境转为氧化环境，这可能导致凋亡早期细胞线粒体膜电位的降低，从而使细胞色素 C（三羧酸循环中的重要组分）从线粒体内转移到细胞液中，启动凋亡效应器 Caspase 级联反应。

（3）细胞色素 C 的定位检测 细胞色素 C 作为一种信号物质，在细胞凋亡中发挥着重要的作用。正常情况下，它存在于线粒体内膜和外膜之间的腔中，凋亡信号刺激使其从线粒体释放至细胞液，结合 Apaf-1（apoptoticprotease activating factor-1）后启动 Caspase 级联反应：细胞色素 C/Apaf-1 复合物激活 Caspase-9，后者再激活 Caspase-3 和其他下游 Caspase。细胞色素 C 氧化酶亚单位Ⅳ（cytochrome c oxidase subunit Ⅳ，COX4）是定位在线粒体内膜上的膜蛋白，凋亡发生时，它保留在线粒体内，因而它是线粒体富集部分的一个非常有用的标志。

（4）线粒体膜电位变化的检测 在凋亡研究的早期，从形态学观测线粒体没有明显的变化，而线粒体跨膜电位 DYmt 的下降，被认为是细胞凋亡级联反应过程中最早发生的事件，它发生在细胞核凋亡特征（染色质浓缩、DNA 断裂）出现之间，一旦线粒体 DYmt 崩溃，则细胞凋亡不可逆转。线粒体跨膜电位的存在，使一些亲脂性阳离子荧光染料如 Rhodamin123、3,3-Dihexyloxacarbocyanine iodide（DiOC6）、JC-1、TMRM 等可结合到线粒体基质，其荧光的增强或减弱说明线粒体内膜电负性的增高或降低。注意始终保持平衡染液中 pH 的一致性，因为 pH 的变化将影响膜电位。与染料达到平衡的细胞悬液中如果含有蛋白，它们将与部分染料结合，降低染料的浓度，引起假去极化，故操作过程中注意不要使细胞裂解破碎。

**2. 晚期检测** 细胞凋亡晚期时主要的生化特征是其染色质发生浓缩，染色质 DNA 在核小体单位之间的连接处断裂，形成由 180～200bp 或整数倍为单位组成的寡核苷酸片段，可用不同手段检测。

（1）TUNEL 染色 常用于检测细胞、组织的凋亡情况。细胞在发生凋亡时，会激活一些 DNA 内切酶，这些内切酶会切断核小体间的基因组 DNA。细胞凋亡时抽提 DNA 进行电泳检测，可以发现 180～200bp 的 DNA ladder。基因组 DNA 断裂时，暴露的 3′-OH 可以在末端脱氧核苷酸转移酶（terminal deoxynucleotidyl transferase，TdT）的催化下加上荧光探针荧光素标记的 dMTP（fluorescein-dMTP），从而可以通过荧光显微镜或流式细胞仪进行检测。分为直接标记和间接标记两种方法，其中，直接标记步骤少，操作简便；间接标记有信号放大的作用，检测灵敏度高。

（2）琼脂糖凝胶电泳分析 琼脂糖凝胶电泳是基因工程操作中常规的实验方法，它能检测少量的 DNA，且检测的范围很广。琼脂糖凝胶电泳对 DNA 分子的检测，主要基于在凝胶中加入溴化乙锭或核酸红染料，它们会嵌入 DNA 分子中形成络合物，使 DNA 在紫外光下发射很强的荧光，而在紫外光下 DNA 发出的荧光是可见光。细胞在发生凋亡时，会激活一些 DNA 内切酶，这些内切酶会切断核小体间的基因组 DNA。细胞凋亡时抽提 DNA 进行电泳检测，可以发现 180～200bp 的 DNA ladder。

（3）LM-PCR Ladder（连接介导的 PCR 检测） 当凋亡细胞比例较小以及检测样品量很少（如活体组织切片）时，直接琼脂糖电泳可能观察不到核 DNA 的变化。通过 LM-PCR（ligation-mediated PCR），连上特异性接头，专一性地扩增核小体的梯度片段，从而灵敏地检测凋亡时产生的核小体的梯度片段。此外，LM-PCR 检测是半定量的，因此相同凋亡程度的不同样品可进行比较。

上述方法都针对细胞凋亡晚期核 DNA 断裂这一特征，但细胞受到其他损伤（如机械损伤、紫外线等）也会产生这一现象，因此它对细胞凋亡的检测会受到其他原因的干扰。

（4）端粒酶检测（telemerase detection） 相对来说，这是推出较早、用得较多的一种方法。端粒酶是由 RNA 和蛋白组成的核蛋白，它可以自身 RNA 为模板逆转录合成端粒区重复序列，使细胞获得“永生化”。正常体细胞是没有端粒酶活性的，每分裂一次，染色体的端粒会缩短，这可能作为有丝分裂的一种时钟，表明细胞年龄、复制衰老或细胞凋亡的信号。同样，这种检测方法也不专对细胞凋亡，检测结果也不单反映细胞凋亡的发生。

（5）PI/Annexin V 碘化丙啶（propidium iodide，PI）是一种能够通过凋亡中晚期和死细胞的细胞膜的核酸染料，使其细胞核染成红色。合用 Annexin V 与 PI，可以将处于不同凋亡时期的细胞区分开。

**3. 形态学检测**

（1）苏木素-伊红（HE）染色法 细胞形态，特别是细胞核形态变化为凋亡最典型的特征，也是判断凋亡的基本参数。凋亡的主要形态学变化为：细胞体积缩小，连接消失，细胞质密度增加；线粒体膜电位消失，通透性改变，释放细胞色素 C 到胞浆，核质浓缩，核膜核仁破碎；胞膜有小泡状形成，膜内侧 PS 外翻到膜表面，胞膜结构仍然完整，最终可将凋亡细胞遗骸分割包裹为几个凋亡小体，无内容物外溢。组织切片用此方法染色，效果较好。苏木素染液为碱性，主要使细胞核内的染色质与胞质内的核酸着紫蓝色；伊红为酸性染料，主要使细胞质和细胞外基质中的成分着红色。

（2）直接观察法　凋亡发生时，细胞体积缩小，连接消失；核质浓缩，核膜核仁破碎，质核比显著增加；胞膜结构仍然完整，但胞膜有小泡状形成；在凋亡晚期，凋亡细胞遗骸分割包裹为几个凋亡小体，无内容物外溢。可直接在镜下观察到凋亡细胞的体积变小、变形，细胞膜完整但出现发泡现象，细胞凋亡晚期可见凋亡小体。贴壁细胞出现皱缩、变圆、脱落。该方法操作简单，可进行初步判断，若需准确的结果，染色法更为精确。

（3）荧光探针法　一般以细胞核染色质的形态学改变为指标来评判细胞凋亡的进展情况。凋亡最突出的形态学变化就是染色质固缩，DNA 广泛裂解后导致核形态变化。许多荧光化合物可嵌入 DNA 分子或以静电相互作用与 DNA 分子结合，可用作细胞 DNA 的荧光探针。用 DNA 荧光探针染凋亡细胞 DNA，即可在荧光显微镜下直接观察细胞核形态变化。常用的特异性染料有：HO 33342（Hoechst 33342）、HO 33258（Hoechst 33258）和 DAPI。三种染料与 DNA 的结合是非嵌入式的，主要结合在 DNA 的 A-T 碱基区。紫外光激发时发射明亮的蓝色荧光。

（4）电子显微镜检测法　细胞凋亡一般以细胞核染色质的形态学改变为指标来评判进展情况。凋亡最突出的形态学变化就是染色质固缩，DNA 广泛裂解后导致核形态变化，因此通过电子显微镜可以观察凋亡细胞体积大小以及染色质的变化情况来判断凋亡发生情况。

**4. 凋亡通路相关蛋白检测**　多条信号通路参与细胞凋亡过程，其中 Caspase 家族在介导细胞凋亡的过程中起着非常重要的作用，Caspase-3 作为关键的执行分子，在凋亡信号传导的许多途径中发挥功能。Caspase-3 正常以酶原（32kDa）的形式存在于胞浆中，在凋亡的早期阶段，它被激活，活化的 Caspase-3 由两个大亚基（17kDa）和两个小亚基（12kDa）组成，裂解相应的胞浆胞核底物，最终导致细胞凋亡。但在细胞凋亡的晚期和死亡细胞中，Caspase-3 的活性明显下降。因此可通过蛋白免疫印迹（western blot）检测以 Caspase-3 为代表的凋亡通路相关蛋白水平和活性作为细胞凋亡的指标。

## 三、实例

### 【实例一】Hoechst 33342 染色检测阿托伐他汀诱导的细胞凋亡

研究人员发现阿托伐他汀（atorvastatin，Ator）可以抑制由血管紧张素Ⅱ（angiotensin Ⅱ，Ang Ⅱ）诱导的人脐静脉内皮细胞的凋亡。利用 Hoechst 33342 染色考察人脐静脉内皮细胞的染色质浓缩情况以指证凋亡发生的情况。

具体方案如下：在人脐静脉内皮细胞上单独作用 1μmol/L 的 Ang Ⅱ或者将 Ang Ⅱ与 10μmol/L 的 Ator 合用，24 小时后弃去细胞培养液，用预冷的 PBS 洗 3 次。用 8μg/ml Hoechst 33342 在 37℃ 避光染色 15 分钟，用 PBS 清洗 3 次，晾干后观察，在 340nm 的紫外光下激发 Hoechst。正常细胞的形状正常，染色质染色灰暗，染色质占细胞的大部分。凋亡的细胞染色质浓缩，细胞核呈致密浓染。

如图 17－4－1 所示，当单给 Ang Ⅱ时，人脐静脉内皮细胞的染色质浓缩比例较对照组增加（箭头所示），表明发生凋亡的细胞增加。当 Ang Ⅱ与 Ator 合用时，染色质浓缩的细胞比例减少，表明 Ator 对由 Ang Ⅱ诱导的人脐静脉内皮细胞的凋亡具有抑制作用。

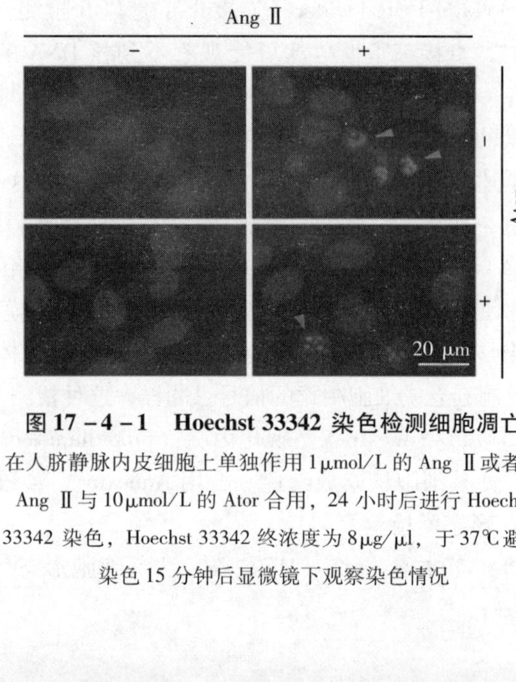


**图 17－4－1　Hoechst 33342 染色检测细胞凋亡**

在人脐静脉内皮细胞上单独作用 1μmol/L 的 Ang Ⅱ或者将 Ang Ⅱ与 10μmol/L 的 Ator 合用，24 小时后进行 Hoechst 33342 染色，Hoechst 33342 终浓度为 8μg/μl，于 37℃避光染色 15 分钟后显微镜下观察染色情况

### 【实例二】Annexin V/PI 双染检测芬维 A 胺诱导的细胞凋亡

研究表明 DJ-1 是细胞内氧化还原感受器，其氧化还原状态决定了芬维 A 胺［retinoid N-(4-hydroxyphenyl) retinamide，4-HPR］作用于肿瘤细胞，肿瘤细胞是发生自噬还是凋亡的不同情况。研究人员利用 Annexin V/PI 双染，结合流式细胞术检测给不同浓度的 4-HPR 后 Hela 细胞的凋亡水平。研究发现，当给低浓度 4-HPR 时，Hela 细胞主要发生自噬，而当给高浓度的 4-HPR 时，细胞主要发生凋亡。

具体方案如下：在 Hela 细胞上给予不同浓度的 4-HPR 作用 24 小时，加入 0.25% 的胰酶消化细胞，收集约 $1\times10^5$ 细胞，用预冷的 PBS 清洗 3 遍后，重悬于 1×结合缓冲液（由试剂盒中提供的 10×结合缓冲液用去离子水稀释得到）。加入 2μl Annexin V-FITC（200μg/ml）和 1μl PI（50μg/ml），混匀，避光室温反应 10 分钟。加入 300μl 1×结合缓冲液，在 1 小时内使用流式细胞仪检测。

如图 17-4-2 所示，当给予 5μmol/L 的 4-HPR 作用 Hela 细胞 24 小时后，与对照组相比，细胞凋亡比例无明显变化，当给予 10μmol/L 的 4-HPR 作用 Hela 细胞 24 小时后，与对照组相比，细胞凋亡比例明显增加，表现为 Annexin V/PI 双染阳性率明显增加，表明在高浓度 4-HPR 作用下，Hela 细胞走向凋亡。

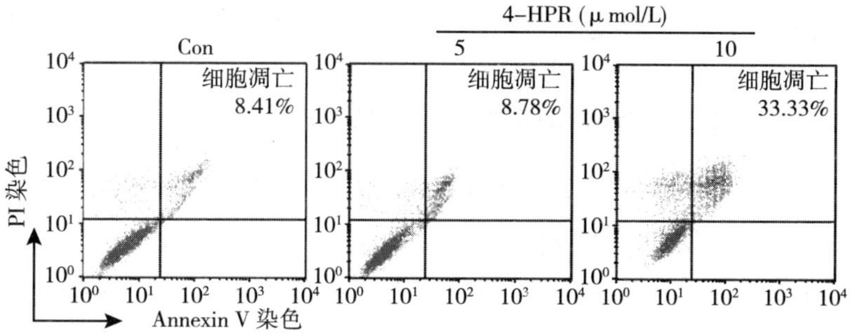


**图 17-4-2　Annexin V/PI 双染检测细胞凋亡**

在 Hela 细胞上给予不同浓度的 4-HPR 作用 24 小时，加入 0.25% 的胰酶消化细胞，收集约 $1\times10^5$ 细胞，用预冷的 PBS 清洗 3 遍后，重悬于 1×结合缓冲液（由试剂盒中提供的 10×结合缓冲液用去离子水稀释得到）。加入 2μl Annexin V-FITC（200μg/ml）和 1μl PI（50μg/ml），混匀，避光室温反应 10 分钟。加入 300μl 1×结合缓冲液，在 1 小时内使用流式细胞仪检测

### 【实例三】TUNEL 染色检测吖啶黄诱导的细胞凋亡

吖啶黄（acriflavine，ACF）是一种已知的抗菌类药物，近年来有研究表明，ACF 具有潜在的抗肿瘤作用。在一项研究中，研究人员发现 ACF 与烷化剂类抗肿瘤药美法仑（melphalan，Mel）有协同抑制肿瘤生长的功能。在体内动物水平上，研究人员发现合用 ACF 和 Mel 后，与单独使用一种药物相比表现出协同的细胞毒性，TUNEL 染色结果显示，ACF 和 Mel 合用后表现出协同增加肿瘤细胞凋亡的作用。

具体方案如下：小鼠腋下接种 HCT116 细胞或者 Hela 细胞后随机分成 4 组，按如下组别给药：空白对照组、ACF 单独给药组（10mg/kg，腹腔注射，每天一次）、Mel 单独给药组（0.25mg/kg，腹腔注射，每两天一次）、ACF 与 Mel 合用组。实验终点时，取肿瘤组织，冰冻切片。进行 TUNEL 染色实验时，在切片上滴加 20μg/ml 不含 DNase 的蛋白酶 K，20~37℃作用 15~30 分钟，PBS 洗涤 3 次。5μl TDT 酶和 45μl 荧光标记液充分混合配制成 50μl TUNEL 检测液，滴加在肿瘤组织切片上，37℃避光孵育 1 小时。PBS 洗涤 3 次后进行 DAPI 染色，1∶4000 稀释 DAPI 染色 4 分钟。用抗荧光淬灭剂封片后荧光显微镜下观察。

如图 17-4-3 所示，接种 HCT116 细胞或 Hela 细胞长成的肿瘤进行组织切片 TUNEL 染色后，单独给予 ACF 和 Mel 的组别中，TUNEL 染色显示细胞没有发生明显凋亡，ACF 与 Mel 合用后，细胞发生显著凋亡。

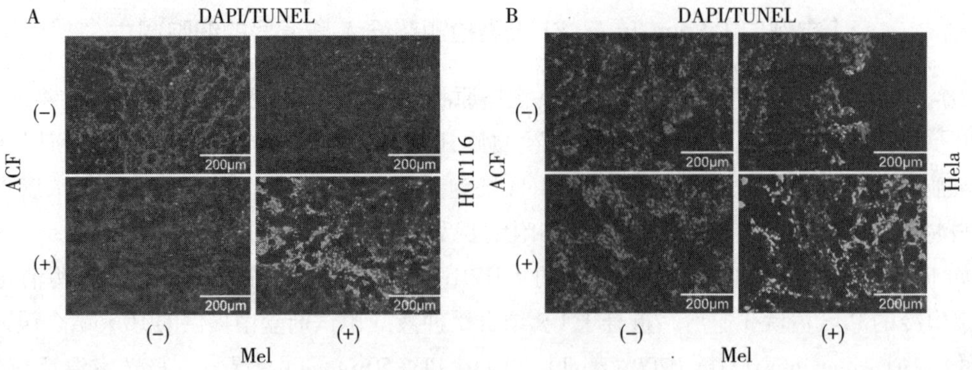


**图 17－4－3　TUNEL 染色检测凋亡**

鼠腋下接种 HCT116 细胞或者 Hela 细胞后随机分成 4 组，按如下组别给药：空白对照组、ACF 单独给药组（10mg/kg，腹腔注射，每天一次）、Mel 单独给药组（0.25mg/kg，腹腔注射，每两天一次）、ACF 与 Mel 合用组。实验终点时，取肿瘤组织，将其切片。切片上滴加 20μg/ml 不含 DNase 的蛋白酶 K，20～37℃作用 15～30 分钟，PBS 洗涤 3 次。5μl TDT 酶和 45μl 荧光标记液充分混合配制成 50μl TUNEL 检测液，滴加在肿瘤组织切片上，37℃避光孵育 1 小时。PBS 洗涤 3 次后进行 DAPI 染色，1∶4000 稀释 DAPI 染色 4 分钟。用抗荧光淬灭剂封片后荧光显微镜下观察

## 【实例四】凋亡通路相关蛋白检测考察吖啶黄和美法仑的协同诱导凋亡作用

在 ACF 和 Mel 合用协同抗肿瘤的研究中，除了在体内动物水平对两药合用的抗肿瘤效果做了评价外，在前期研究中，研究人员也在体外细胞水平对两者合用的效果做了评价。与体内结果一致，在体外细胞水平合用 ACF 和 Mel 后，促进了细胞的凋亡。主要体现在 PARP 被切割，Cleaved-Caspase-3 的蛋白水平增加，表明 Caspase-3 被激活，细胞发生凋亡。

具体方案如下：在结肠癌细胞 HCT116，多发性骨髓瘤细胞 RPMI-8226 和宫颈癌细胞 Hela 上单独作用 ACF 或者 Mel 或者两药合用。ACF 在 HCT116 细胞上作用浓度为 0.5μmol/L，在 RPMI-8226 细胞和 Hela 细胞上作用浓度为 0.75μmol/L。Mel 在三株细胞上的作用浓度为 37.5μmol/L。24 小时后收集细胞。制备样品：将收集的细胞用 4% SDS 裂解液（4% SDS，150mmol/L NaCl，50mmol/L 三乙胺，pH 8.0）裂解后，用 BCA 试剂盒进行定量，使各组上样量保持一致。SDS-PAGE 电泳分离，蛋白免疫印迹检测相关蛋白的表达水平。

如图 17－4－4 所示，在结肠癌细胞 HCT116，多发性骨髓瘤细胞 RPMI-8226 和宫颈癌细胞 Hela 上单独作用 ACF（HCT116 上浓度为 0.5μmol/L，RPMI-8226 和 Hela 上作用浓度为 0.75μmol/L）或者 Mel（浓度为 37.5μmol/L）时，Western Blot 没有检测到 PARP 蛋白有明显的切割，Cleaved-Caspase 3 水平没有明显增加，表明单独作用 ACF 或 Mel，细胞没有发生明显的凋亡。当合用 ACF 和 Mel 时，在三株细胞上 PARP 的切割明显增加，Cleaved-Caspase3 的水平明显增加，表明 Caspase-3 被激活，细胞发生凋亡。

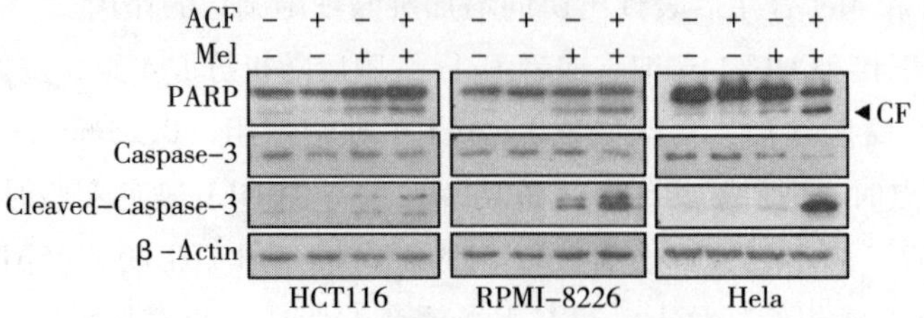


**图 17－4－4　凋亡相关蛋白检测细胞凋亡水平**

在结肠癌细胞 HCT116，多发性骨髓瘤细胞 RPMI-8226 和宫颈癌细胞 Hela 上单独作用 ACF 或者 Mel 或者两药合用。ACF 在 HCT116 细胞上作用浓度为 0.5μmol/L，在 RPMI-8226 细胞和 Hela 细胞上作用浓度为 0.75μmol/L。Mel 在三株细胞上的作用浓度为 37.5μmol/L。24 小时后收集细胞，用 SDS 裂解 BCA 试剂盒定量，Western Blot 检测凋亡相关蛋白 PARP、Caspase、Cleaved-Caspase-3 的水平，以 β-Actin 的水平作为内参

# 第五节　抗肿瘤药物的机制研究

近年来，随着生命科学领域内药理学、分子生物学、分子药理学、药物化学等学科的飞速发展，全球抗肿瘤药物研发异常活跃，新型细胞毒类药物、分子靶向药物、内分泌治疗药物、抗体药物、免疫治疗药物等各类抗肿瘤药物陆续上市或进入临床研究。现有抗肿瘤药物发挥作用的分子机制一般是从干预和对抗肿瘤细胞本身的典型特征入手。比如，Cell 杂志上连续发文总结了肿瘤细胞具有区别于正常细胞的典型特征，包括自给自足生长信号、生长抑制信号的不敏感、抵抗细胞死亡、无限的复制能力、持续的血管生成、组织浸润和转移、逃避免疫摧毁、促进肿瘤相关炎症、细胞能量异常与基因组不稳定和突变。抗肿瘤药物发挥作用的机制一般与干预这些典型特征密切相关。上一节已经总结了多数抗肿瘤药物发挥作用的最终机制，即诱导肿瘤细胞凋亡，本节将从其他的特征入手介绍相关的机制研究方法。

## 一、细胞毒类抗肿瘤药物的机制研究

细胞毒类抗肿瘤药物是指能够直接杀伤肿瘤细胞或者抑制肿瘤细胞生长、增殖的一类化疗药物，作用机制包括抑制肿瘤细胞核酸或蛋白质的合成、干扰大分子物质代谢、干扰微管系统、抑制拓扑异构酶等。细胞毒类抗肿瘤药物是目前治疗恶性肿瘤的主要手段之一。对于不同作用机制的细胞毒类药物，需要根据其作用特点采用不同的研究方法。

### （一）抗代谢药物

抗代谢药物（antimetabolites）是干扰细胞正常功能特别是 DNA 复制合成的一类药物，其化学结构大多与机体内细胞增殖所必需的一些代谢物质如叶酸、嘌呤碱、嘧啶碱相似，它们能竞争与酶的结合，从而以伪代谢物的形式即“以假乱真”的方式干扰或阻断核酸的生物合成和利用，导致肿瘤细胞死亡。抗代谢药物包括抗叶酸药物、嘌呤类似物和嘧啶类似物。抗叶酸药物（如甲氨蝶呤）主要阻止 DNA 合成所必需的还原型叶酸的形成。嘌呤类似物（如硫鸟嘌呤、2-氯脱氧腺嘌呤）和嘧啶类似物（如氟尿嘧啶、阿糖胞苷）既可以抑制正常核苷酸的形成，又可以与 DNA 相互作用阻止细胞的分裂增殖。因此，可以通过检测代谢过程中的关键酶活性与表达水平的变化来研究这一类药物的作用机制。

**1. 二氢叶酸还原酶活性测定**　辅酶Ⅱ（NADPH）在生物转化反应中提供还原性电子（$H^+$）的来源，在二氢叶酸还原酶（DHFR）的催化下将二氢叶酸还原为四氢叶酸。利用微量滴定板分光光度计，在室温下通过测定体系在反应前后在 340nm 处的 UV 吸收值的变化，计算 DHFR 的活性，进而评价抗代谢药物对叶酸代谢过程的抑制作用。

**2. 胸苷酸合酶活性测定**　脱氧尿嘧啶核苷酸（dUMP）在胸苷酸合酶（TS）作用下经甲基化生成脱氧胸苷酸 dTMP，$N^5$,$N^{10}$-甲烯四氢叶酸作为甲基供体。标记的【5-$^3$H】dUMP 在胸苷酸合酶催化下生成 dTMP，释放出 $H^3$标记的水，以其转化速率定量 TS 活性。TS 活性降低的程度代表药物对上述 dUMP 代谢过程抑制的程度。

**3. 二氢嘧啶脱氢酶（DPD）活性测定**　通过测定底物的代谢率而测定二氢嘧啶脱氢酶活性。底物可以是外源性探针药物，如异烟肼、氨苯砜、咖啡因等可用于 N-乙酰基转移酶表型测定，非治疗目的，一次性服用；也可以是治疗药物，如氟尿嘧啶，以原形与代谢物比值表示相关酶活性的强弱。

**4. 二氢嘧啶脱氢酶（DPD）转录水平测定**　DPD mRNA 水平与其活性密切相关，肿瘤组织或细胞 DPD 活性可预测 5-FU 的治疗效应和毒性效应。因此，也可采用免疫组化或逆转录聚合酶链反应（RT-PCR）方法测定肿瘤组织 DPD 蛋白表达，预测 DPD 活性。

**5. 核苷转运抑制测定**　核苷转运是指细胞外的核苷通过细胞膜进入细胞，转运是细胞利用外源性核苷的第一步，抑制核苷转运就抑制了核苷的摄取和掺入。核苷转运抑制剂可能会增强抗代谢物的抗肿瘤作用，此外还可能降低核苷类药物的毒性。核苷转运抑制程度越高，表示抗代谢药物的药理作用越强。

## （二）微管蛋白抑制剂

微管在细胞有丝分裂过程中扮演重要角色，这一重要作用使得微管成为抗肿瘤治疗的重要靶标，而微管蛋白是构成微管系统必不可少的基础单位。若微管蛋白遭到破坏，微管系统则会失去其稳定性，最终影响细胞有丝分裂。基于微管蛋白在细胞中具有的重要行为，能与微管蛋白相互作用的药物也越来越多的被开发和研究，同时一些已经在临床上被批准用于肿瘤的治疗。下面介绍一种微管蛋白抑制剂的研究方法。

**1. 免疫荧光法检测细胞内微管蛋白的分布** 微管蛋白形成的微管分布在核周围，呈放射状向胞质四周扩散。在免疫荧光显微镜下观察细胞内微管蛋白的分布（或者用高内涵活细胞成像系统进行检测），根据药物作用后微管系统的分布变化情况，可以直接检测药物对于微管蛋白的药理作用。

**2. 药物对细胞形态学影响实验** 微管是一类重要的细胞骨架。微管蛋白抑制剂抑制细胞内的微管系统，细胞的形态会产生明显变化。不同时间段下用倒置显微镜观察药物对细胞形态变化的影响状况，可以反映药物的作用情况。

## （三）烷化剂

烷化剂又称烃化剂（alkylating agents），是能将烷基导入生物大分子，从而破坏DNA正常生物功能的一类具有高度活性的化合物。烷化剂含有1个或2个烷基分别称为单功能或双功能烷化剂。其烷基可与DNA、RNA或蛋白质中的亲核基团发生烷化反应，但与DNA发生烷化反应最为重要。鸟嘌呤（G）的$N^7$和腺嘌呤（A）的$N^3$是烷化剂最易攻击的部位。如：氮芥首先解离出一个$Cl^-$，生成乙撑亚胺离子，继而形成正碳离子，与鸟嘌呤（G）的$N^7$或腺嘌呤（A）的$N^3$产生交联反应，同时烷化剂的另一基团也以同样方式与DNA另一个G-$N^7$或A-$N^3$产生交联反应。这种交联反应可以发生在DNA单链不同的鸟嘌呤或腺嘌呤之间，也可以发生在同一DNA两条链之间，还可以发生在不同DNA链之间。分别形成：链内交联、链间交联、分子间交联。可以通过以下方法检测烷化剂对细胞DNA产生的作用。

**1. 免疫法检测DNA加合物** 免疫法基本原理是用已标记的多克隆或单克隆抗体结合于待测加合物上进行定性和定量分析。目前已发展的方法有放射免疫法（radioimmunoassay，RIA）、固相竞争或非竞争酶联免疫吸附法（enzyme-linked immunosorbent assay，ELISA）、放射免疫吸附法（radioimmunosorbent technique，RIST）、超敏酶促放射免疫法（ultrasensitive radioimmunoassay，USERIA）等。对于RIA，样品中加合物浓度是通过测定其与同位素标记的抗原竞争一定数量抗体的能力而定量。ELISA通过待测加合物与一定量包被的化学物修饰的DNA竞争特定的加合物抗体-酶复合物进行定量。RIST与ELISA不同之处是通过加入同位素标记的二抗与一抗形成抗原抗体复合物，然后根据其放射性进行定量。USERIA与RIST相似，但二抗是酶抗体复合物，通过加入同位素标记的酶底物来定量，灵敏度更高。根据DNA加合物检测结果，可以评价烷化剂的DNA损伤作用。

**2. 荧光测定法检测DNA加合物** 许多加合物在受到某一波长光的激发时可显示特征性的荧光峰，因此可以利用这一特性进行加合物测定。当加合物为非荧光化合物时，则通过给加合物附上荧光标记物或将加合物转换成荧光衍生物，最终达到检测目的。扫描同步荧光分光光度法（synchro-nous fluorescence speetrophotometry，SFS）是应用最为广泛的荧光测定法，其灵敏度为3～10个加合物/10个核苷酸。荧光检测法优点是DNA不需水解即可测定，免去了复杂的纯化过程，并且灵敏度较高。其缺点是不能区分共价和非共价结合，不同加合物可能有类似的荧光谱，导致特异性不是很高，另外测定所需DNA量较大（100μg）。通常可以将SFS与色谱技术如HPLC、气相色谱联用，不仅可以提高检测灵敏度，还可鉴别不同种类加合物。根据DNA加合物检测结果，可以评价烷化剂的DNA损伤作用。

**3. 碱洗脱法检测DNA交联** 碱洗脱法是最早采用的检测DNA交联的方法。其原理是首先用DNA断裂系统如X射线照射使DNA链断裂，然后经特定孔径的滤膜进行碱洗脱，由于形成交联的DNA不能通过滤膜而滞留在滤膜上，因此膜上DNA占全部DNA量的百分率可反映DNA交联的程度。检测DNA交联时必须在裂解液中加蛋白酶K，消除DNA-蛋白质交联造成的影响。根据DNA交联检测结果，可以评价烷化剂的DNA损伤作用。

**4. 溴化乙锭染色法检测DNA交联** 溴化乙锭染色法测定DNA交联率快速简便，特异性较高。其原理是溴化乙锭与双链DNA结合产生的荧光强度比单链DNA高20～30倍，DNA加热变性后荧光强度可明显减弱，但交联 DNA 由于双链 DNA 不能解链而使荧光强度增强。检测时将细胞裂解，加入溴化乙锭与 DNA 结合，测定相对荧光强度，然后水浴变性，立即室温冷却，测定变性后的相对荧光强度，根据 DNA 变性前后相对荧光强度比值，可以计算出 DNA 交联率。

**5. 琼脂糖凝胶检测 DNA 断裂**　琼脂糖凝胶具有网络结构，物质分子通过时会受到阻力，大分子物质在涌动时受到的阻力大，因此在凝胶电泳中，带电颗粒的分离不仅取决于净电荷的性质和数量，而且还取决于分子大小，DNA 分子在琼脂糖凝胶中泳动时受到电荷效应和分子筛效应，从而使得不同大小的片段得以分开。由 DNA 断裂产生的不同大小的 DNA 片段在琼脂糖凝胶中分开，表示药物对 DNA 具有损伤作用。

### （四）拓扑异构酶抑制剂

拓扑异构酶参与细胞内与 DNA 链分裂如 DNA 复制、转录、重组和修复有关的代谢过程。基于初期对 DNA 作用方式的不同，拓扑异构酶分成Ⅰ型 DNA 拓扑异构酶（type Ⅰ DNA topoisomerase，TopoⅠ）和Ⅱ型 DNA 拓扑异构酶（type Ⅱ DNA topoisomerase，TopoⅡ）两类。TopoⅠ的作用是在双链 DNA 的单链上造成瞬间缺口，另一条链快速通过缺口，改变连接数（有一个单元）。TopoⅡ的作用是在 DNA 的双链上造成瞬间缺口，另一条双链 DNA 片段通过缺口，改变连接数（有两个单元）。TopoⅡ能去连接和连接双链 DNA，在复制末期参与姐妹分子的分离和分解。TopoⅡ在催化周期中需要水解 ATP，而 TopoⅠ不需要能量辅助因子。TopoⅠ和 TopoⅡ能通过瞬时缺口取消 DNA 超螺旋，允许其他单链或双链 DNA 分子经过缺口。然而，只有 TopoⅡ能够连续和不连续关闭双链 DNA。

基于拓扑异构酶在细胞 DNA 链分裂中的关键作用，拓扑异构酶抑制剂类抗肿瘤药物的药理学研究集中在 DNA 断裂、DNA 解旋、超螺旋等方面。

**1. DNA 断裂分析（DNA cleavage assays）**　DNA 断裂形成后会立刻激活细胞的 DNA 损伤应答机制，使 DNA 双链断裂点以及附近的组蛋白 H2AX、53BP、TRF2、ATM 等迅速磷酸化，聚集在双链断裂处感应和放大 DNA 损伤信号并募集修复蛋白对 DNA 断裂进行修复。这些磷酸化的组蛋白大量聚集在 DNA 断裂处成为损伤灶点即焦点（foci）。使用免疫荧光染色分析技术，借助高对比度、高分辨率及可重建三维图像的独特优势的激光共聚焦显微镜获取图像就可以量化灶点数目，用于评价 DNA 断裂的数量和位置，从而评价 DNA 双链断裂损伤的程度。

**2. 超螺旋松弛分析（supercoil relaxation assay）**　细胞 DNA 基因组通常是超螺旋结构，在酶或者物理化学因子的作用下双链核酸分子中一条单链出现断裂并导致超螺旋结构破坏，形成带切口的松弛 DNA，称为松弛 DNA。TopoⅠ抑制剂作用后，抑制了 TopoⅠ对 DNA 单链损伤的修复作用，同样会产生松弛 DNA，对松弛 DNA 的检测，可以评价 TopoⅠ抑制剂的作用。

## 二、周期阻滞类抗肿瘤药物的机制研究

周期阻滞类抗肿瘤药物作用于周期进程相关调控蛋白，阻断肿瘤细胞的周期进程，使得周期阻滞于某一时相，肿瘤细胞增殖受抑制。临床用于肿瘤治疗的 CDK2 抑制剂、Aurora 激酶抑制剂、PLK1 抑制剂、Chk1 抑制剂等均属于周期阻滞类抗肿瘤药物。因此，在研究周期阻滞类抗肿药物的作用机制时，可以从细胞周期变化及周期调控蛋白的变化两个层面进行分析。

### （一）周期阻滞类抗肿瘤药物的通用机制研究设计

**1. 细胞周期分布**　碘化丙啶（propidium，PI）是一种荧光染料，和双链 DNA 结合后可以产生荧光，并且荧光强度和双链 DNA 的含量成正比。细胞内的 DNA 被 PI 染色后，可以采用流式细胞仪对细胞进行 DNA 含量的检测，然后根据 DNA 含量的分布情况，进行细胞周期的分析。取对数生长期的肿瘤细胞，药物作用 12～24 小时，收集细胞，通过 -40℃无水乙醇固定、PBS 漂洗、RNA 酶消化等过程后，加入 PI 染料避光染色，流式细胞仪进行荧光信号的采集分析。

**2. 细胞周期相关调控蛋白分析**　周期阻滞类抗肿瘤药物通常可以引起周期调控蛋白水平的变化，如 CDK 抑制剂作用后可以引起 p21、p27、P Rb 蛋白水平变化；Aurora 激酶抑制剂作用后可以引起 Cdc25b（Aurora A 的底

物）、Survivin、CENP-A、组蛋白 H3（Aurora B 的底物）等蛋白的磷酸化水平改变；PLK1 抑制剂作用后可以引起细胞内 PLK1 和 Cdc25C 的磷酸化水平改变，Chk1 抑制剂作用后可以引起 Chk1 的磷酸化水平改变及下游 Wee1 激酶、Cdc25c 磷酸酶和 CDK1 的激活。取对数生长期的肿瘤细胞，药物作用 12～24 小时后，收集细胞，用适当方法裂解后采用 western blot 方法检测目标蛋白水平的变化。

### （二）针对不同作用靶点的周期阻滞类药物机制研究

**1. CDK 抑制剂诱导周期阻滞研究** CDK 家族蛋白属于丝氨酸/苏氨酸蛋白激酶，是周期检查点的重要组成部分，在细胞周期进程中和周期蛋白 Cyclin 结合形成异二聚体，CDK 蛋白为催化亚基，Cyclin 蛋白为调节亚基，不同的 CDK-Cyclin 复合物可以催化不同底物磷酸化，调节细胞周期各个环节的启动与进展。CyclinE-CDK2 复合物可以介导 Rb 蛋白磷酸化，推动周期从 $G_1$ 期进入 S 期。CyclinB-CDK1 复合物可以催化包含核纤层蛋白在内的多种底物蛋白磷酸化，促进核纤层解体，核膜消失，推动细胞周期从 $G_2$ 期进入 M 期。CDK4/6 主要与 CyclinD 结合形成复合物，也可以磷酸化底物蛋白 Rb，调节细胞由 $G_1$ 期向 S 期转换。可以用 western blot 方法在细胞水平上检测给药后 CDK 的底物蛋白变化以及体外纯蛋白体系检测 CDK 的激酶活性。

**2. Aurora 激酶抑制剂及 PLK1 抑制剂诱导周期阻滞研究** Aurora 激酶是负责调控细胞有丝分裂的一类重要的丝氨酸/苏氨酸激酶，参与细胞有丝分裂中的中心体成熟分离、纺锤体组装和维持、染色体分离及胞质分裂等多个事件。PLK1（polo-like kinase 1）是真核生物中有丝分裂进程细胞分裂的关键调节因子，在细胞有丝分裂前中期定位于中心体、纺锤体和着丝粒，分裂后期位于中心纺锤体，胞质分裂时位于中间体。

细胞成像技术（live cell imaging）基于荧光标记技术和光学仪器，在维持细胞存活的情况下，获取单一焦平面的信号，捕捉活动状态细胞的延时系列图像，实现对活细胞生命过程的动态监测。免疫荧光技术基于抗原-抗体特异性反应，以已知抗原的荧光抗原标记物或荧光抗体示踪，以荧光显微镜判定结果，实现细胞或组织内抗原物质的定位。常见的荧光抗原标记物以绿色荧光蛋白（green fluorescent protein，GFP）为主要代表。Histon-H2B 是核小体的重要组成成分之一，与 DNA 分子紧密结合，参与染色质组装、凝集、解旋等多个过程。细胞有丝分裂过程中监测 Histone-H2B 的位置可以判别染色质的形态和定位。

因此，可以用活细胞成像结合免疫荧光研究这两类周期阻滞类药物的抗肿瘤作用。构建 GFP-Histone H2B 稳定过表达的肿瘤细胞，给予 Nocodazole 处理 18 小时，使肿瘤细胞同步化阻滞在 $G_2$/M 期，给药后利用活细胞成像仪处监测 GFP 荧光信号，也可以通过免疫荧光直接检测给药后 DAPI 和 α-tubulin 的信号来检测纺锤体的形成与染色体分离。

**3. Chk1 抑制剂诱导周期阻滞研究** Chk1（checkpoint kinase 1）属于丝氨酸/苏氨酸蛋白激酶家族成员，在 DNA 损伤反应中是细胞周期检测点的核心蛋白，负责调节 S 期 DNA 的复制、$G_2$/M 过渡期和有丝分裂期的进入以及 M 期的纺锤体检查点。Chk1 蛋白激酶具有促进肿瘤细胞增生的功能，它的缺乏能使肿瘤细胞对放疗或化疗更加敏感，其抑制剂与其他分子靶向药物联合应用具有“合成致死”的效应。

彗星实验（Comet assay）也称单细胞凝胶电泳实验（single cell gel electrophoresis，SCGE），是一种有效评估细胞 DNA 损伤的方法。其原理是器官或组织经处理（如辐射、重金属等）后，细胞中的 DNA 发生单链或双链断裂，经细胞及其核膜裂解后，DNA 解旋，在电场作用下，DNA 断片迁移出细胞核，形成彗星状的电泳图谱。正常细胞的大分子 DNA 在电场作用下迁移距离较短，DNA 仍保留在细胞核的范围，形成圆形或轻微拖尾的图谱。根据电泳缓冲液的 pH 不同，可分为中性彗星实验（$pH = 8.4$）和碱性彗星实验（$pH > 13$）。中性彗星实验主要用于检测 DNA 双链的断裂损伤，碱性彗星实验具有更高的灵敏性，可用于检测更少量的单链和双链断裂损伤。

因此可以通过彗星实验检测 DNA 损伤来研究 Chk1 抑制剂诱导的周期阻滞。

## 三、诱导细胞分化抗肿瘤药物的机制研究

分化疗法是指使用药物诱导癌细胞发生分化，并不可逆转的失去恶性表型的治疗方法。以维甲酸为代表的分化药物在治疗急性早幼粒细胞白血病上获得重大成功，近年来研究发现，除白血病外，分化疗法在治疗不同

实体瘤上也展现出较好的疗效。分化疗法的研究以检测肿瘤细胞形态变化和分化的分子指标为主，但针对不同的癌症，检测方法和指标又不尽相同，以下以急性髓性白血病（AML）、神经母细胞瘤、骨肉瘤、黑色素瘤和肝癌为例对分化疗法进行介绍。

### （一）药物对急性髓性白血病细胞的诱导分化研究

急性髓性白血病细胞在不同分化诱导剂的作用下可分化为成熟度不同的粒细胞（中幼粒、晚幼粒、杆状核、分叶核细胞）或巨噬细胞。其分化指标包括细胞形态学变化、髓系分化表面抗原 CD11b 的表达、硝基四氮唑蓝（NBT）还原能力、杀菌能力、分化相关转录因子的表达等。

AML 细胞核/质比较大、细胞核为圆形或椭圆形，而在分化后细胞核的形状大小会发生明显变化，可采用 Wright-Giemsa 染料将细胞核染成紫红色以观察细胞核形态。

髓系分化表面抗原 CD11b 通常在分化成熟的粒性细胞（granulocyte）、单核/巨噬细胞（monocyte/macrophage）和自然杀伤细胞（natural killer cell）中上调，进而发挥免疫调节的作用。可采用流式细胞术对 CD11b 进行测定。

未分化的细胞 NBT 反应阴性，细胞分化后产生的大量的还原氢可被吞噬的或渗透到细胞质内的 NBT 染料接受，使淡黄色的 NBT 还原成蓝黑色的甲臜，以折光性强的点状或斑块状颗粒沉积于细胞内，可在镜下清楚看出着色斑，并定量计算阳性百分数。可拍照记录 NBT 染色结果。

白血病细胞经由分化药物诱导形成的成熟度不同的粒细胞重新获得杀菌能力，分化越成熟，杀菌能力越强。可以检测白血病细胞对金黄色葡萄球菌的杀菌效果。

急性髓性白血病细胞分化过程是由下游分化相关转录因子（STAT1、PM1 和 CEBPβ 等）的启动所介导。可以用 RT-PCR 法和 western blot 法分别检测这些指标的 mRNA 水平和蛋白水平。

### （二）药物对神经母细胞瘤细胞的诱导分化研究

神经母细胞瘤是儿童常见的恶性肿瘤之一，少数患儿肿瘤可以分化成熟，最后自行消失，常被认为是肿瘤诱导分化治疗的理想模型。目前已经建立了多种神经母细胞瘤细胞系，包括 SH-SY5Y、SK-N-BE 和 CHP-126 等。神经母细胞瘤可被许多分化诱导剂诱导分化为成熟的神经细胞，其分化指标包括细胞形态变化，以及通过免疫荧光或者免疫印迹法检测分化标记物 Tau、β-Ⅲ tubulin、MAP-2 和 GAP-43 的蛋白表达。

未成熟的神经母细胞瘤细胞呈小梭形，部分呈泪滴状，少数呈三角形。经诱导剂处理后，开始出现形态分化，细胞变短、变圆，有神经突起形成，类似树突、轴突，整个细胞形态由原来的小梭形变为类多边形，类似成熟的神经节细胞。给药后可通过观察细胞形态变化来判断分化效果。

β-Ⅲ tubulin 又名 tubulin β-4，是原始神经上皮中所表达的最早的神经元标志物之一，是神经元特有标志物。可以通过免疫荧光对神经母细胞瘤细胞标记 β-Ⅲ tubulin 荧光信号，在荧光显微镜下观察并拍照。根据 β-Ⅲ tubulin 标记的突触，计算细胞平均突触长度。

Tau 主要功能包括调节、维持微管稳定性，辅助神经元轴突的运输功能等。微管相关蛋白-2（microtubule-associated protein-2，MAP-2）是组成神经元细胞骨架的重要组成成分，是神经元树突标志物。GAP-43（growth associated protein-43）又称作 neuromodulin，是一种神经特异性的轴突膜蛋白，参与神经细胞外生长及突触发育形成和神经细胞再生。可以用 Western blot 法检测 Tau、β-Ⅲ tubulin、MAP-2、GAP-43 等神经母细胞瘤分化标记物的蛋白表达。

### （三）药物对骨肉瘤细胞的诱导分化研究

骨肉瘤常被认为是一种分化缺陷性疾病，目前有多种骨肉瘤细胞系，包括 MG63、M2OS 和 SaOS2 等。骨肉瘤细胞可被许多分化诱导剂如全反式维甲酸（ATRA）诱导发生成骨分化。其分化指标包括细胞内碱性磷酸酶 ALP 活性以及 Osterix、OPN、OCN、RMNX2 等骨肉瘤分化标志物表达水平。

碱性磷酸酶 ALP 是成骨细胞产生的一种酶，它的表达活性是成骨细胞分化的一个明显特征。BCIP/NBT 是 ALP 的常用底物，在 ALP 的催化下，BCIP 会被水解产生强反应性的产物，而该产物会和 NBT 发生反应，形成不溶性的蓝紫色 NBT 甲臜，因此 BCIP/NBT 显色法是检测细胞内 ALP 活性的常用方法。以拍照的方式记录显色结果。

骨桥蛋白（osteopontin，OPN）和骨钙素（osteocalcin，OCN）是在类骨质中由基质细胞产生的骨特异蛋白质，伴随着细胞的成骨分化，其表达水平呈显著上调；*RMNX2* 和 *Osterix* 基因作为转录因子在成骨细胞分化的多种信号途径中起着中心作用，是成骨细胞分化和骨形成的重要调控因子，同样伴随细胞的成骨分化而上调。可以用 real-time RCR 法和 western blot 法分别检测这些指标的 mRNA 水平和蛋白水平。

### （四）药物对黑色素瘤细胞的诱导分化研究

B16 黑色素瘤是 1954 年 Jackson 研究所饲养的 C57BL/6J 小鼠耳部皮肤自发的黑色素瘤，具有生成黑色素和转移能力。黑色素瘤 B16 细胞可被许多分化诱导剂诱导分化为成熟的上皮样细胞。其分化指标包括黑色素生成能力增加、酪氨酸酶活力升高以及细胞形态改变为长条形。

经分化诱导的黑色素瘤细胞体积变大，多数细胞有树突（dendrite）状结构。

黑色素可用比色法测定，470nm 测吸光度，将结果换算为 $10^6$ 个细胞的吸光度值，或用黑色素做标准，计算黑色素的实际含量。有效的分化诱导剂应使黑色素含量增加两倍以上。

酪氨酸酶是黑色素生成的限速酶，具有多巴氧化酶（dopaoxidise）和酪氨酸羟化酶（tryrosinehydroxylase），可通过测定【3,5-$^3$H】酪氨酸中$^3$H 的释放量，测定其活性。取一定量的上清液，用液体闪烁计数仪测定放射脉冲数。用 Lowry 法测定蛋白质的浓度，结果以每 mg 蛋白放射性脉冲数表示。有效的分化诱导剂应使酪氨酸酶活力增加 1 倍以上。

### （五）药物对肝癌细胞的诱导分化研究

甲胎蛋白（AFP）在肝癌中分泌量很高，而在正常人肝中则无分泌，因此 AFP 是诊断肝病的标志蛋白。ALB 是成熟肝细胞分泌的蛋白，是肝细胞成熟分化的标志。AFP、ALB 量以 $10^7$ 细胞标定，表示为 ng/$10^7$ 细胞。这些指标均为肝癌特异性指标，因此检测的特异性高，酶学法及放射免疫法灵敏度高。此方法准确可靠，可用于肝癌细胞的增殖分化研究。

TAT 在正常肝细胞中活性较高而在肝脏癌变时活性下降，因此它也是肝细胞分化的标志之一。γ-GT 在成年鼠肝中活性极低，而在癌症发生发展过程中活性逐渐上升，故 γ-GT 也是一个公认的肝癌标志。肝癌细胞 Bel7402 的特点是 AFP 分泌能力强，γ-GT 活性高，ALB 及 TAT 分泌极低。因此，利用此细胞株，在体外测定这些蛋白的含量及活性，用以判断肝癌细胞的分化程度。γ-GT 活力的测定根据 α-萘胺标准曲线算出 α-萘胺释放量，并换算为每小时每 mg 蛋白释放 α-萘胺的 nmol 数。TAT 活力的测定从对羟基苯甲醛的吸光度标准曲线上求出对羟基苯甲醛量，从而得出酶反应产物对羟基苯丙酮酸量，每 mg 蛋白每分钟所形成的对羟基苯丙酮酸的 μmol 数即为 TAT 的比活性。

## 四、抗肿瘤血管生成药物的机制研究

在胚胎发育、生长以及创口愈合的过程中出现血管形成，其主要机制是通过已经存在的血管以出芽的方式引起新生血管形成。机体新血管的形成很少发生，但是绝大多数恶性实体肿瘤如卵巢癌、肝癌、宫颈癌和乳腺癌都是血管依赖性肿瘤。在恶性肿瘤的生长和转移过程中，肿瘤新生血管生成起着非常重要的作用。当肿瘤生长超过 1.0~2.0$mm^3$ 时就需要新生血管支持，它为肿瘤的生长和转移提供了所必需的营养和氧气。破坏或抑制肿瘤的新生血管生成，能有效阻止肿瘤血管网的形成从而抑制肿瘤的发展。

在体外检测与血管生成有关的内皮细胞的各项指标以及建立各种体内血管生成模型是实现寻找新的抗肿瘤血管生成药物的关键。抗肿瘤血管生成药物的研究方法介绍如下：

### （一）小管形成实验

HUVEC 在 Matrigel H 培养 16~24 小时之后，会出现内皮细胞的管腔样结构，称为小管形成，对于内皮细胞小管形成的抑制，可以间接反映化合物抑制血管生成的能力。具有血管形成抑制能力的药物能够明显减少甚至完全抑制管腔形成。用图像处理软件或手动计数管腔数，并统计分析各处理组差异性，可以评价药物对血管生成的抑制作用。

**（二）细胞侵袭实验**

肿瘤细胞分泌的促血管生成因子可诱导内皮细胞迁移，以协助肿瘤细胞获得更多营养，也为肿瘤血道转移创造条件，体外模型中抑制内皮细胞的迁移可以评价药物抑制血管生成过程的作用。具有细胞迁移和血管形成抑制能力的药物能够明显减少内皮细胞的迁移。用图像处理软件或手动计数，并统计分析各处理组细胞迁移数目的差异性，可以评价药物抑制血管生成的作用。

**（三）大鼠动脉环实验**

正常与病理情况下的血管生成过程中，新生血管从原有大血管或小血管中分支而来的情况较多，大鼠胸腹部主动脉切割后在体外培养条件下，其血管内皮细胞可向外发芽，抑制内皮细胞的迁移可以模拟药物对内皮细胞迁移的效果，以评价抗肿瘤药物抑制血管生成过程的作用。具有抑制血管形成和细胞迁移的药物能够明显减少内皮细胞的迁移。用图像处理软件计数大鼠动脉环培养后细胞铺展的面积，并统计分析各处理组细胞迁移数目的差异性，可以评价药物对血管生成过程的抑制作用。

**（四）鸡胚尿囊膜法**

在鸡胚绒毛尿囊膜的血管生成早期，机体免疫系统尚未完全建立，因此对各种异物几乎不发生排斥反应，便于将含药物载体置于其表面，观察各种诱导剂和抑制剂对血管生成的影响。用计算机图像分析系统对鸡胚血管生成的血管数目（VN）、血管平均管径（VD）、血管面积（VA）、血管面积/鸡胚面积之比值（VA/CAM）四项指标进行定量，并统计分析各处理组差异性，可以评价药物对血管生成的影响。由于鸡胚尿囊膜法对抗血管生成药物敏感，目前仍被认为是一种较理想的药物筛选模型。

**（五）Matrigel plug 实验**

肿瘤组织中的血管生成可以作为药物作用的靶点，抑制肿瘤生成过程中血管生成可直接反映药物的抗血管生成效应。Matrigel plug 实验将基质胶注入小鼠皮下，直接观察药物对基质胶中血管生成的影响。用统计学方法分析血红蛋白水平以及新生血管数量是否存在明显差别，可以反映抗新生血管药物的效应。

## 五、抗肿瘤转移药物的机制研究

近年来抗肿瘤药物的研究取得了飞速发展，出现了一些新型的抗肿瘤药物，作用于肿瘤发生和转移的不同环节和新靶点。而针对抗肿瘤转移药物的研究方法也发展成熟。

肿瘤的转移是一个多步骤的复杂过程，一般需经以下五个步骤，先是肿瘤细胞从原发瘤中脱落、肿瘤新生血管生长。接着浸润上皮基底膜及上皮进入血管或淋巴管道。继而在循环系统中存活、形成瘤栓、被靶细胞捕获并与上皮及基底膜发生黏附。然后穿出血管并形成微小转移灶。最后肿瘤血管生成，转移癌灶增殖。转移的过程受癌细胞内在的性质和各种环境因素的调节。因此，研究肿瘤的转移，就必然要建立与临床表现相近的肿瘤转移实验模型。本部分将介绍肿瘤转移研究中的体内肿瘤侵袭、转移实验动物模型和体外肿瘤细胞聚集黏附、侵袭（浸润）、迁移、转移等细胞模型类型。

**（一）Lewis 肺癌自发肺转移模型**

Lewis 肺癌为一株恶性程度较高的自发性肺内未分化上皮样癌，受体鼠为 C57BL/6。移植瘤主要通过血行散播在肺部形成转移灶。移植于皮下、肌肉或者足趾等特定部位，移植瘤增殖形成原位瘤，若给予一定剂量的有效抗癌药物，则可抑制肿瘤在体内的生长。随后肿瘤细胞开始侵袭周围的正常组织和血管，继之癌细胞进入血液循环转运至靶器官，黏附于血管壁上并穿过血管，癌细胞增殖成集落，最后形成转移瘤。上述过程基本类似于人类肿瘤从生长到转移瘤形成所经历的一系列步骤，故称之为癌的自发肺转移模型。

建立 Lewis 肺癌自发肺转移模型，给予抗肿瘤药物后一段时间，结束实验，称动物体重，并剖取动物的肿瘤和肺组织、称重，统计各组动物的抑瘤率；计数转移瘤集落数，称肺重，计算自发性肺转移灶集落的抑制率，还可计算肺平均重量。肺转移瘤越多则肺越重，肺转移灶抑制率越低，以此来评价抗肿瘤转移类药物的药效。

### （二）B16 小鼠黑色素瘤人工肺转移模型

B16 是 C57BL/6 小鼠耳根部皮肤上发现的自发性黑色素瘤，随后又在该瘤株中筛选出肺部高转移的集落株，小鼠静脉内移植后主要形成肺转移瘤，肺外转移极少。该瘤细胞注入静脉内，在短时间内直接把大量瘤细胞输入血液循环，不经过癌转移的前几个过程，故称为人工转移模型，以区别于自发性转移模型。该模型体现了肿瘤细胞进入血液循环后癌转移的几个步骤，对于研究肿瘤细胞在循环系统中的生成能力、瘤细胞附着、穿越靶器官血管的能力和探讨癌转移的器官特异性则有其独特的优势。

建立 B16 小鼠黑色素瘤人工肺转移模型，随机分组进行实验，实验结束称小鼠体重，剖取肺，称肺重，并计数各肺叶的转移集落数。计算给药组平均肺集落数与阴性对照组的平均肺集落数，计算肺转移抑制率。

### （三）荧光标记肿瘤转移体内模型

生物发光和荧光成像是近年来新兴的活体动物体内光学成像技术，利用灵敏的光学检测仪器可以直接检测活体生物内的细胞活动和基因行为。生物发光是用荧光素酶基因标记细胞或 DNA，而荧光技术则采用荧光报告基因（GFP、RFP、Cyt 及 dyes 等）进行标记。以荧光素酶作为体内报告源的生物发光方法，较之荧光的优点之一是以酶和底物的作用而发光，特异性较强；但由于荧光素酶在体内具有较短的半衰期，并且其发光需要 ATP 和氧，所以荧光成像与生物化学发光相比，有方便、便宜、直观、标记靶点多样和易于被大多数研究人员接受的优点。与常规的动物肿瘤模型相比，活体光学成像动物模型具有直观简便、动态连续的优点，可以在不处死动物的情况下直接观察肿瘤的生长和转移。通过建立表达 GFP 的单克隆肿瘤细胞株，体内移植建立荧光标记的肿瘤转移模型，可以实时观察肿瘤的生长及转移情况，为探求肿瘤转移的机制提供了有力的工具。

建立荧光标记肿瘤转移体内模型，利用活体荧光成像系统连续观察，实验结束解剖后观察并计算肺部和淋巴结转移率，进而评价抗肿瘤转移类药物的作用。

### （四）肿瘤细胞与基质蛋白和内皮细胞黏附作用研究

细胞黏附是肿瘤转移的最初进程，是细胞从肿瘤组织中流出并进入次生组织的基础。在肿瘤转移过程中进入循环中的肿瘤细胞在血液中存活并进而与内皮细胞及其细胞外基质成分黏附、出血管从而形成转移瘤。肿瘤细胞的黏附并不是通过单一的某种黏附因子，而是通过各种不同的黏附因子在不同时间范围内动态调节相互作用来协同完成的。因此，很难通过研究单一分子的作用来研究肿瘤细胞的黏附作用。除利用放射标记靶细胞，黏附后释放进行黏附量的检测外，荧光 Marker（如 CFDA、BCECF-AM）也应用于荧光显微镜下的黏附率测定。如肿瘤细胞与内皮细胞单层黏附实验、肿瘤细胞与层粘连蛋白（laminin，LN）黏附实验。

### （五）划痕修复实验（wound healing assay）

在病理状态下，肿瘤细胞、上皮细胞、成纤维细胞等表现出的细胞迁移能力以侧向运动为主。而细胞划痕修复实验则是将细胞单层培养在培养板上，待细胞融合后机械性地使小片细胞脱落，随后继续培养细胞，观察细胞向无细胞的划痕区域迁移情况的实验，很好地模拟了这种侧向迁移运动。划痕法的优点为价格低廉、操作简单、细胞外环境简单、容易控制；然而该方法也存在一定的不足：划痕实验要求细胞本身具有较强的迁移能力，且对无血清的培养环境有较强的忍受力，因此只适用于上皮、纤维样细胞系和部分肿瘤细胞系。该模型是基于肿瘤细胞迁移表型进行的检测方法，适用于抗转移类抗肿瘤药物的研究、筛选与评价。

### （六）Transwell（Boyden 小室）实验

Transwell 小室是一类具有通透性的杯状装置，杯子底层是一张有通透性的膜，一般为聚碳酸酯膜（polycarbonatemembrane），膜上带有微孔，孔径大小有 0.1～12.0μm。应用不同孔径和不同材料来源且经不同处理的膜，就可以进行细胞趋化、细胞迁移、细胞侵袭等多方面的研究，该模型适用于抗转移类抗肿瘤药物的研究、筛选与评价。

**1. Matrigel 侵袭实验** 肿瘤细胞侵袭基底膜被认为是肿瘤转移发生过程中的一个关键环节，肿瘤细胞最初穿过基底膜是其侵入淋巴系统或血管床的开始，随后肿瘤细胞可通过血行散播或淋巴转移进入靶器官或组织，最终形成转移灶。为了评估药物对肿瘤细胞的侵袭能力的影响，人们研制出同质性较好的细胞外基质来用于体外侵袭实验的研究，其中应用最广泛的是 Matrigel，它主要包含层粘连蛋白Ⅳ型胶原、硫酸类肝素蛋白多糖等多种基底膜组分，可包被于小室膜的上方，形成基质胶。该模型考察的是细胞黏附在基质胶上，侵袭进入和穿过基质，继而朝向趋化因子方向迁移的能力。

**2. 肿瘤细胞跨内皮迁移检测** 本模型模拟的是在肿瘤细胞转移过程中，肿瘤细胞黏附于血管内皮层后进一步迁移穿过内皮层的过程，适用于抗转移类抗肿瘤药物的研究、筛选与评价。内皮细胞间存在特殊的细胞连接，从而构成了血液和组织间的屏障。利用这一特性，可在特制的 Transwell 细胞小室中将内皮细胞培养至汇合状态以形成屏障，并在上室加入高侵袭能力的肿瘤细胞，在培养室下层加入肿瘤趋化因子以激活肿瘤细胞的趋化运动性。培养一段时间后可通过观察迁移通过内皮细胞层的肿瘤细胞数目，评价药物对肿瘤细胞向内皮层迁移能力的影响。

## 六、分子靶向抗肿瘤药物的机制研究

### （一）靶向蛋白激酶的小分子药物

**1. 概述** 蛋白激酶（protein kinase，PK）是细胞生命活动重要的关键调节分子，可催化将 ATP 末端的 γ-磷酸基团转移并共价结合至底物蛋白氨基酸残基的羟基上，可指导许多蛋白的活动、定位以及总体功能，在细胞增殖、存活、凋亡、代谢、转录以及分化中具有重要作用。多种疾病的发生过程伴随着蛋白激酶的失调，包括癌症、炎症、自身免疫和退行性疾病等，因此蛋白激酶是极具研究前景的药物靶点。近年来，随着对肿瘤致病机制的深入研究，肿瘤细胞内的信号转导通路变化过程正在被逐步阐明，证据表明蛋白激酶的异常表达通常导致细胞增殖调节发生紊乱，致使肿瘤发生，并与肿瘤的侵袭、转移、肿瘤新生血管生成以及肿瘤的化疗抗药性密切相关。蛋白激酶与肿瘤之间的密切关系，促进了一系列靶向蛋白激酶治疗肿瘤的研究尝试。当前研发药物的最有效途径之一是以一些细胞信号转导通路中的关键激酶为靶点进行药物筛选，从而发现高效、低毒、特异性强的新型靶向药物。令人注意到的是，在这些药物靶标中，超过 1/4 是靶向蛋白激酶，在抗肿瘤领域中更是高达 75%。

根据其底物蛋白被磷酸化的氨基酸残基种类，蛋白激酶可分为酪氨酸蛋白激酶、丝氨酸/苏氨酸蛋白激酶、组氨酸蛋白激酶、色氨酸蛋白激酶和天冬氨酰基/谷氨酰基蛋白激酶。至今已发现了大量天然和合成的蛋白激酶抑制剂，其中大多数是通过与 ATP、肽底物或酶辅助因子等竞争性结合激酶的 ATP 结合位点、肽结合位点或变构调节位点而发挥蛋白激酶抑制作用。由于肽底物和变构调节位点最能反映蛋白激酶的生物学特性，故直接作用于这两个位点的抑制剂特异性最强。

**2. 靶向蛋白激酶的抑制剂** 根据作用位点的不同，目前上市的大部分小分子肿瘤靶向抑制剂可分为酪氨酸蛋白激酶抑制剂和丝/苏氨酸蛋白激酶抑制剂。酪氨酸激酶根据其结构可分为两大类：受体酪氨酸激酶和非受体酪氨酸激酶。其中，受体酪氨酸蛋白激酶一般位于细胞膜上，能与相应的配体结合，并通过自磷酸化激活其酪氨酸激酶活性，包括血管内皮细胞生长因子受体、血小板生长因子受体、表皮生长因子受体、成纤维细胞生长因子受体等；非受体酪氨酸蛋白激酶一般位于细胞质内，与激活的受体结合后激活其酪氨酸激酶活性，包括 ABL、SRC 等激酶。而丝/苏氨酸蛋白激酶主要有蛋白激酶 C（PKC）、丝裂原活化蛋白激酶（MAPK）和磷酸肌醇 3 激酶（PI3K）。在众多蛋白激酶抑制剂中，酪氨酸蛋白激酶代表药物伊马替尼的发现以及其在治疗费城染色体阳性的慢性白血病中所取得的傲人成绩，被誉为是人类抗癌史上的一大突破。伊马替尼的作用靶标主要有 3 种：各种 ABL 受体、C-Kit 受体以及血小板衍化生长因子受体。作为 ATP 竞争性抑制剂，伊马替尼结合在激酶的 ATP 位点，阻止磷酸基团由 ATP 向酪氨酸基团转移，从而抑制激酶活性。研究表明。其有效抑制表达 BCR-ABL 细胞的增殖和肿瘤形成，从而达到抗肿瘤的作用。用于治疗慢性粒细胞白血病急变期、加速期或 α-干扰素治疗失败后的慢性期患者，以及不能手术切除或发生转移的恶性胃肠道间质肿瘤患者。

其他相应的靶点及小分子抑制剂如表 17－5－1 所示。

表 17-5-1 常见的蛋白激酶抑制剂

| 靶点 | 抑制剂 | 功能主治 |
|---|---|---|
| 受体酪氨酸激酶 | | |
| 表皮生长因子受体家族 | 吉非替尼 | 非小细胞肺癌 |
| 胰岛受体家族 | 布加替尼 | ALK 阳性非小细胞肺癌 |
| 血小板衍化生长因子受体家族 | 达沙替尼 | 慢性粒细胞性白血病 |
| 血管内皮细胞生长因子受体家族 | 索拉非尼 | 肾细胞癌、肝癌、甲状腺癌 |
| 成纤维细胞生长因子受体家族 | 尼达尼布 | 非细胞肺癌 |
| 非受体酪氨酸激酶 | | |
| SRC 家族 | 伯舒替尼 | 非小细胞肺癌 |
| ABL 家族 | 普纳替尼 | 慢性粒细胞性白血病 |
| JAK 家族 | 鲁索利替尼 | 骨髓纤维化 |
| 丝/苏氨酸蛋白激酶 | | |
| 蛋白激酶 C | Bryostatin 1 | 癌症免疫治疗 |
| 蛋白激酶 B | Ipatasertib | 乳腺癌Ⅱ期临床试验 |
| 酪蛋白激酶 2 | BMS-595 | 肺癌、结肠癌、淋巴瘤 |

**3. 蛋白激酶抑制剂研究方法** 伴随大量蛋白激酶的发现及其功能的阐明，以及以蛋白激酶为靶点的一系列药物的成功开发，相关的激酶检测方法也在不断地发展和完善。蛋白激酶的检测方法有 2 种不同的分类：按照检测目标，可以分为检测 ATP 的消耗量、检测 ADP 的生成量、检测多肽底物以及检测激酶本身；而按照检测的方法学分类，则有同位素标记分析法、质谱、核磁共振、反相高效液相色谱、毛细管电泳等诸多手段。其中较为常见的包括放射性同位素标记 ATP、酶联免疫吸附测定法、检测 ATP/ADP 含量变化以及检测多肽底物的激酶分析方法。

（1）基于放射性同位素标记的 ATP 进行激酶活性检测 放射性同位素方法主要有膜过滤法和接近闪烁计数法，在此简单介绍膜过滤法。在膜过滤法中，激酶反应使得多肽产物被$^{32}$P-ATP 或者$^{33}$P-ATP 标记。该产物会结合在过滤膜上，而其他游离的放射性同位素则会被磷酸盐洗脱，从而不会干扰实际检测。该方法不需对多肽底物进行标记和修饰，直接检测放射性同位素的含量即可表征激酶活性，从而确定激酶抑制剂抑制作用的强弱。

（2）酶联免疫吸附测定法 酶联免疫吸附测定法作为经典的蛋白质定量方法，被广泛应用于各种测定场合。其基本原理是将反应液中的抗原或者抗体固定在固相载体上，再加入酶偶联的抗体或者抗抗体与之形成复合物，利用酶催化反应的信号值来体现反应液中抗原或抗体的量。例如该法与化学发光相结合可确定哺乳动物雷帕霉素靶蛋白复合物 1/复合物 2（mammalian target of rapamycin complex C1/C2，mTORC1/mTORC2）的激酶抑制剂：mTORC1 可催化 4E-BP1 磷酸化，磷酸化的 4E-BP1 可被专一性的抗磷酸化 4E-BP1 的抗体识别，并结合标记了辣根过氧化素酶的抗抗体，随后加入化学发光试剂并检测发光强度，以发光强度的大小反映激酶活性的高低。

（3）检测 ATP/ADP 含量变化 在激酶反应中，ATP 的消耗伴随 ADP 的产生。由此可形成两类检测方法：一方面，可以利用测定激酶反应中未被消耗掉的 ATP 量来检测酶活性。例如 Kinase-Glo 技术利用激酶反应后剩余的 ATP，将荧光素转化为氧化荧光素，并发出化学冷光，荧光信号值与激酶活性成反比。另一方面，也可以检测 ADP 的生成量来反映激酶活性。例如，在 ADP-Glo 技术中，激酶反应剩余的 ATP 会被 ADP-Glo 试剂消耗掉，而生成的 ADP 则会被激酶检测试剂还原成 ATP；然后 ATP 在荧光素酶的作用下，与荧光素反应发光，发光信号与激酶活性正相关。另外也有 ADP hunter 技术利用激酶反应中产生的 ADP，将烯醇式丙酮酸转化为丙酮酸并最终转化为荧光信号来反映激酶活性。

（4）检测带标记或者修饰的多肽产物 除了上述方法外，也可对多肽底物进行各种修饰，并应用荧光技术进行检测，如荧光偏振（fluorescence polarization，FP）、荧光共轭能量转移（fluorescence resonance energy transfer，FRET）、时间分辨荧光（time-resolved fluorescence resonance energy transfer，TR-FRET）等方法。以测定荧光

共轭能量转移为例，该方法将“受体”荧光分子和“供体”荧光分子连接在一起，当“供体”荧光分子受到激发时，能将非放射性的能量转移到“受体”荧光分子上，并发生荧光信号。具体过程为首先在多肽底物的N端以及C端，分别标记上“供体”荧光分子香豆素和“受体”荧光分子荧光素，这两种荧光分子的发射光谱分别为445nm和520nm。若多肽底物在激酶反应中被磷酸化，就不易被蛋白水解酶水解，FRET仍存在；若多肽底物没有被磷酸化，未磷酸化的多肽底物会被蛋白水解酶降解，FRET不复存在。因此可使用445nm和520nm的荧光强度的比率高低（S445/S520）来表示其磷酸化水平：比率越高，则多肽底物的磷酸化水平越低，提示其酶活反应程度较弱。

### （二）靶向DNA损伤修复系统的小分子药物

DNA作为细胞生命活动最重要的遗传物质，保持其分子结构的完整性和稳定性对于细胞的存活和正常生理功能的发挥具有重要意义。而生物有机体基因组DNA经常受到多种外源或内源性因素的影响而导致结构发生变化，从而产生损伤。目前放疗及临床上主要应用的一些传统化疗药物包括烷化剂、DNA嵌入剂、拓扑异构酶抑制剂、抗代谢物等都是通过直接或者间接造成不同形式的DNA损伤（包括碱基和核苷酸水平的损伤以及DNA链断裂等）来实现其抗癌作用的。在这些损伤中，DNA双链断裂（double strand break，DSB）是最常见也是最严重的损伤形式，可导致肿瘤细胞死亡。例如在放疗过程中X射线、γ射线等电离辐射通过不连续的电离作用或电离产生的自由基破坏DNA结构，导致DNA双链断裂；而在化疗过程中，博来霉素能直接引起DNA双链断裂，以此达到抗癌作用。

在长期进化的过程中，机体也相应形成了一系列DNA损伤修复机制来应对损伤的DNA。DNA损伤导致DNA损伤修复途径激活，引起细胞周期检查节点的激活，从而使细胞有足够的时间去修复被损害的DNA，不能够被正确修复的细胞则会走向凋亡。不同类型的DNA损伤是由不同的途径来修复的，主要有直接修复通路、碱基切除修复通路、核苷酸切除修复通路、碱基错配通路、同源重组修复和非同源末端连接。已有研究证实肿瘤细胞修复系统的激活是导致肿瘤细胞对放、化疗产生耐药的一个重要原因，因此靶向DNA损伤修复被认为可促进肿瘤细胞发生凋亡，从而增强放疗以及烷化剂和铂类等药物化疗的敏感性。

### （三）靶向多聚ADP核糖聚合酶

目前临床上已获得成功的DNA损伤修复靶点为多聚ADP核糖聚合酶（poly ADP-ribose polymerase，PARP）。PARP是一种多功能蛋白质翻译后修饰酶，参与调控许多细胞功能，如DNA修复、基因组稳定性、程序性细胞死亡甚至是炎症基因的表达。它能够识别因代谢、化学或辐射诱导的DNA损伤片段，与DNA结合后发生构象变化，并开始合成聚合二磷酸腺苷核糖（poly adenosine diphosphate ribose，PAR）链，该链作为其他DNA修复酶的信号。目标酶包括DNA连接酶Ⅲ、DNA聚合酶β和支架蛋白，如X线修复交叉互补基因1（X-ray repair cross-complementing gene 1，XRCC1）等。修复完成后PAR链经糖水解酶PARG降解。它还能对许多核蛋白进行聚腺苷二磷酸核糖基化，如通过组蛋白的ADP-核糖基化使组蛋白脱离下来，有助于修复蛋白的结合而进行DNA的损伤修复。同时，PARP又是细胞凋亡核心成员半胱氨酸天冬氨酸蛋白酶（cysteine-containing aspartate-specific proteases，Caspase）的切割底物。因此，它在DNA损伤修复与细胞凋亡中所扮演的角色对于肿瘤的发生发展以及抗癌治疗发挥着重要作用。

PARP抑制剂是一种靶向聚ADP核糖聚合酶的抗癌疗法。它是第一种成功利用合成致死（synthetic lethality）概念获得批准在临床使用的抗癌药物。BRCA1、BRCA2和PALB2是通过无错误的同源重组修复途径修复双链DNA断裂的重要蛋白。当其中一种蛋白质的基因发生突变时，这种变化会导致DNA修复的错误，最终引发肿瘤。携带BRCA1或BRCA2种系基因突变的癌症患者体内携带特定的DNA修复缺陷，因此对同样能阻碍DNA修复的PARP抑制剂尤其敏感。由于这一特性，PARP抑制剂的疗效有望拓展到其他携带同样DNA修复缺陷的肿瘤。为此，PARP抑制剂的研发已经成为抗癌领域的一个热点。合成致死是指当两种不同的基因或蛋白同时发生变化时会导致细胞死亡，而这两种基因或蛋白中如果只有一种异常则不会导致细胞死亡。PARP抑制剂通过与PARP1或PARP2催化位点结合，导致PARP蛋白无法从DNA损伤位点上脱落。被束缚在DNA上的PRAP在DNA复制时会导致DNA复制停滞和DNA复制无法顺利进行。这时细胞通常会激发同源重组修复途径来纠正错误。BRCA1、BRCA2 和其他称为“类 BRCA”的蛋白在 HRR 中起到重要作用，当这些蛋白功能受损导致 HRR 功能失常时，细胞运用其他 DNA 修复方法通常会引发大规模的基因组重组，从而导致细胞死亡。作为抗肿瘤治疗药物开发的热门靶点之一，虽然 PARP 抑制剂通常与 BRCA1 或 BRCA2 种系基因突变联系在一起，但是它对其他肿瘤也可能产生疗效。许多肿瘤细胞虽然没有 BRCA1/2 种系基因突变，但是由于其他原因导致 HRR 缺陷，这些肿瘤细胞也可能对 PARP 抑制剂敏感。这将大大扩展 PARP 抑制剂的应用范围。已有研究表明一部分高度浆液性卵巢癌、晚期前列腺癌和胰腺癌患者也可能会受益于 PARP 抑制剂疗法。

### （四）靶向 PARP 抑制剂的研究方法

当 DNA 损伤时，PARP 能以 $NAD^+$ 依赖的形式催化多聚 ADP 核糖往自身以及邻近的组蛋白等核蛋白聚合，从而参与到 DNA 碱基切除修复的过程中。利用生物素标记的多聚 ADP-核糖聚合到邻近组蛋白的反应，并采取无放射性的比色法/化学发光法可确定已知或可能的 PARP 抑制剂。该法采取预包被在板上的 PAR 单克隆抗体以捕获细胞内的 PAR 和 PAR 结合蛋白，用抗 PAR 多克隆抗体作为检测抗体，加入辣根过氧化物酶（horseradish peroxidase，HRP）标记的抗抗体并与 HRP 底物产生化学发光。使用紫外/可见光分光光度计读取吸光度。信号强弱反映了被检物对 PARP 的抑制作用，即信号越弱，则表明被检测物对 PARP 的抑制作用越强。

### （五）靶向泛素-蛋白酶体系统的小分子药物

**1. 概述** 泛素化修饰是翻译后修饰（post-translational modification）的重要形式之一。它是指泛素（76 个氨基酸大小）共价结合到底物蛋白的赖氨酸残基上的过程。与其他翻译后修饰一样，泛素化修饰是可逆的。底物蛋白上的泛素可被去泛素化酶（deubiquitinases，DUBs）切除。根据氨基酸组成序列和结构域的不同，去泛素化酶可分为六个家族：泛素羧基末端水解酶（ubiquitin carboxyl-terminal hydrolases，UCHs），泛素特异性蛋白酶（ubiquitin-specific proteases，USPs），卵巢肿瘤相关蛋白酶（ovarian tumor proteases，OTUs），马查多约瑟夫病蛋白结构域蛋白酶（Machado-Joseph disease proteases，MJDs），JAB1/MPN/MOV34 金属蛋白酶（JAMMs）以及含泛素的新型去泛素化酶家族（MINDYs）。除了 JAMMs 家族成员是锌金属蛋白酶，其他的去泛素化酶都是半胱氨酸蛋白酶。

泛素-蛋白酶体系统（ubiquitin proteasome system，UPS）是一个选择性蛋白水解系统，它是控制细胞内蛋白丰度的主要降解机制。UPS 是一个逐步级联的调节过程，包含泛素激活酶 E1、泛素结合酶 E2、泛素连接酶 E3 以及蛋白酶体。泛素激活酶 E1 利用 ATP 激活泛素，形成泛素-腺苷中间体。激活的泛素通过硫酯键从泛素激活酶 E1 转移到泛素结合酶 E2。泛素连接酶 E3 具有识别目标蛋白的特异性，它能促进底物蛋白的赖氨酸残基和泛素羧基端的甘氨酸之间形成异肽键。在该过程中，泛素从泛素结合酶 E2 上转移到底物蛋白的赖氨酸上。泛素连接酶 E3 主要分为三类：RING 泛素连接酶、HECT 泛素连接酶以及 RBR 泛素连接酶。底物蛋白被泛素化后，它们的降解通常发生在 26S 蛋白酶体上。26S 蛋白酶体是一种桶形的蛋白水解细胞器，包括一个 20S 中心催化亚基和两个 19S 调节亚基。其中，19S 调节亚基结合底物蛋白，随后使底物蛋白去泛素化，最终将它们引导到 20S 中心催化亚基的内核。20S 中心催化亚基的内核具有六个蛋白水解位点，可降解目标蛋白。

泛素化具有调节蛋白质丰度、影响蛋白-蛋白相互作用以及促进底物蛋白激活或失活等功能。泛素-蛋白酶体系统的紊乱将会导致包括肿瘤在内的一系列疾病的发生。因此，开发靶向泛素-蛋白酶体系统的药物具有极大的治疗学意义。

**2. 靶向泛素-蛋白酶体系统的抑制剂** 关于靶向泛素-蛋白酶体系统的药物，硼替佐米（Bortezomib，PS341）是第一个进入临床试验的蛋白酶体抑制剂，它能抑制约 30% 蛋白酶体所介导的蛋白质的降解，目前主要用于治疗多发性骨髓瘤。硼替佐米对多发性骨髓瘤的治疗作用主要在于以下几点：①其对蛋白酶体的抑制作用稳定了 NF-κB 复合物在细胞质中的表达；②对蛋白酶体的抑制作用可导致错误折叠蛋白质累积从而激活 c-Jun 氨基端激酶，最终诱导细胞凋亡。鉴于硼替佐米耐药性的出现，FDA 先后批准两种第二代蛋白酶体抑制剂卡非佐米（Carfilzomib，2012 年）和艾沙佐米（Ixazomib，2015 年）用于治疗复发难治性多发性骨髓瘤。此外，目前正在研究中的新型脑渗透性蛋白酶体抑制剂 Marizomib 和 Oprozomib 有望用于治疗复发难治性多发性骨髓瘤和恶性胶质瘤。

除了靶向蛋白酶体的化合物，临床上还存在靶向泛素连接酶 E3 的药物。来那度胺（Lenalidomide）作为一种免疫调节剂，它能促进 Cereblon（CRBN，泛素连接酶 E3）对底物蛋白的泛素化修饰，从而加速酪蛋白激酶 1α（casein kinase1，CK1α）等底物蛋白的降解，用于治疗多发性骨髓瘤。氟维司琼（Fulvestrant）是 FDA 在 2002 年批准上市的选择性雌激素受体拮抗剂。它能促进致癌驱动因子雌激素受体 α 的降解，从而治疗转移性乳腺癌。

其他相应的靶点及其小分子抑制剂已经对应的适应证如表 17－5－2 所示。

**表 17－5－2　靶向泛素-蛋白酶体系统的小分子药物**

| 名称 | 靶点 | 疾病 | 作用方式 | 研究进展 |
|---|---|---|---|---|
| 硼替佐米 | 20S 蛋白酶体 | 多发性骨髓瘤 | 抑制蛋白酶体 | 批准临床 |
| 卡非佐米 | 20S 蛋白酶体 | 多发性骨髓瘤 | 抑制蛋白酶体 | 批准临床 |
| 来那度胺 | CRBN | 多发性骨髓瘤 | 降解 CK1α，Ikaros 以及 Aiolos | 批准临床 |
| 砷类 | PML-RARα | 急性早幼粒细胞白血病 | 靶向降解 | 批准临床 |
| 氟维司琼 | 雌激素受体 α | 乳腺癌 | 降解雌激素受体 | 批准临床 |
| RAD1901 | 雌激素受体 α | 乳腺癌 | 降解雌激素受体 | Ⅰ期临床试验 |
| RG7112 | MDM2 | 血液系统肿瘤 | 抑制泛素连接酶 E3 | Ⅰ期临床试验 |
| P5091 | MSP7 | 多发性骨髓瘤 | 抑制去泛素化酶 | 临床前研究 |
| ARV-771 | BET 蛋白 | 前列腺癌 | PROTAC 介导靶向降解 | 临床前研究 |
| dBET1 | BET 蛋白 | 急性髓细胞白血病 | PROTAC 介导靶向降解 | 临床前研究 |

BET：布罗莫结构域和外末端基元（bromodomain and extraterminal motif）；PROTAC：蛋白水解靶向嵌合体（proteolysis-targeting chimeras）。

**3. 蛋白酶体系统抑制剂的研究方法**　目前，研究人员发明了许多方法用于检测蛋白酶体的活性，基于这些方法，我们可以进一步研究蛋白酶体的抑制剂的作用机制。其中，最常见的检测蛋白酶体活性的方法是基于肽段的模型底物和基于蛋白质的模型底物。

（1）基于肽段的模型底物　体外蛋白酶体活性的检测通常基于测量荧光底物的荧光强度。这些荧光底物包括 3～4 个氨基酸的短肽以及连接在它们羧基端的荧光基团。这些短肽的氨基酸序列被设计为可以特异性地与 20S 亚基结合并被降解。常见的荧光肽段底物是 N-琥珀酰-L-亮氨酰-L-亮氨酰-L-亮氨酰-7-氨基-4-甲基香豆素（Suc-LLVV-AMC）、叔丁氧羰-亮氨酸-精氨酸-精氨酸-7-氨基-4-甲基香豆素（Tert-Butoxycarbonyl-Leucine-Arginine-Arginine-AMC）以及 N-乙酰基-正亮氨酸-脯氨酸-正亮氨酸-天冬氨酸-7-氨基-4-甲基香豆素（N-Acetyl-Norleucinal-Proline-Norleucinal-Aspartate-AMC）。它们分别用于测定 β5 胰凝乳蛋白酶样、β2 胰蛋白酶样和 β1caspase 样活性。

短肽和 AMC 的桥连化合物是应用较为广泛的荧光底物。当 AMC 共价结合到肽段上时，它的荧光与游离的 AMC 相比显著被削弱（激发波长 345nm，发射波长 445nm）。蛋白酶体通过切割肽段释放 AMC，导致荧光强度增加。体系的荧光强度与蛋白酶体的蛋白水解活性呈正相关。因此，在该领域的研究方法学上，我们通常利用微孔板读数器实时监测反应体系的荧光的强度变化。这种检测方式快速可行，可以较为直观地检测蛋白酶体系统抑制剂的效果。

尽管基于短肽的荧光底物可用于初步测量蛋白酶体活性，这种检测方法也存在一定缺陷。小分子的肽段容易逃过 19S 蛋白酶体的识别而只表征 20S 蛋白酶体的活性，所以短肽水解的过程并不能精确模拟蛋白质的生理降解过程。因此，若要准确评估蛋白酶体的活性，我们需要使用多种模型底物，从多个角度对其进行表征。

（2）基于蛋白质的模型底物　许多蛋白质可以用于体外监测 20S 和 26S 蛋白酶体降解底物的过程。定量蛋白质降解的方法：荧光胺试验是定量测定蛋白酶体切割蛋白质的方法。将荧光胺加入到无胺的测定缓冲液中，通过蛋白酶体的水解作用，使水解得到的短肽的氨基末端快速标记上荧光胺。通过实时检测荧光胺的荧光强度从而测定蛋白酶体切割蛋白质的效率。或者利用荧光各向异性，通过检测荧光染料标记的蛋白质底物的丰度，从而对 20S 和 26S 蛋白酶体降解底物的过程进行实时追踪。在该体系中引入蛋白酶体系统抑制剂，便可以通过检测荧光染料标记的底物蛋白的丰度来判断抑制剂的效应。基于该法，目前多种蛋白酶体特异性底物得以开发：

20S（19S 依赖）特异性底物：β-酪蛋白是检测 20S 蛋白酶体降解蛋白的常用底物，可商业化购买。需要注意的是，该法用于易聚集的蛋白质时需要谨慎，因为可溶性低聚物会损害蛋白酶体的正常功能。

26S（泛素非依赖）特异性底物：当要考察 19S 对 26S 蛋白酶体降解作用的贡献时，可利用稳定折叠的底物蛋白质。鸟氨酸脱羧酶（ornithine decarboxylase，ODC）是一种羧基端含降解标签的稳定折叠蛋白质，它能被 26S 蛋白酶体通过泛素非依赖的方式快速降解。可以将 ODC 的降解标签（cODC）融合到其他的蛋白质上，这样便能促进这些蛋白质通过蛋白酶体被降解。例如，cODC 融合到 Titin 蛋白的 I27 结构域后可使后者进行泛素非依赖的降解。此外，Titin 蛋白 I27 结构域的不稳定突变也能加速其自身的降解。

26S（泛素依赖）特异性底物：折叠底物蛋白的 26S 泛素依赖性降解可被四泛素融合的具有羧基末端非结构化区域或者四泛素化的二氢还原酶的绿色荧光蛋白（GFP）检测到。

**4. 泛素连接酶 E3 抑制剂研究方法** 泛素连接酶 E3 是泛素化级联过程中负责特异性识别底物的一种酶，目前已经发现了 600 多种 E3 泛素连接酶。研究 E3 泛素连接酶抑制剂的方法主要有以下两种。

（1）基于荧光的测定法 测量体系中 E3-底物或底物-泛素的荧光变化：科学研究中，荧光共振能量转移法常用于泛素连接酶 E3 抑制剂的效应确证。我们可以用两个荧光基团标记目标底物、泛素或泛素连接酶 E3。这两个荧光基团中，一个分子作为供体，另一个作为受体。只有当两种蛋白质靠近而导致两种荧光发色团紧密接近时，激发波的能量才能从供体转移到受体发色团，最终检测到受体基团的发射光。基于这种荧光变化，我们可以进一步确证泛素连接酶 E3 抑制剂的效应。除了荧光共振能量转移法之外，基于荧光偏振的测定法也被用于泛素连接酶 E3 抑制剂的作用机制研究。

（2）微量滴定板法 与上述测定方法（在溶液中进行）不同，已有技术可以将泛素连接酶 E3 或底物蛋白固定在微量滴定板上。在泛素化反应结束后，洗掉反应的其他组分，并量化附着在 E3 连接酶上或底物上的泛素量。泛素的量使用泛素抗体或标签抗体直接或间接确定。除了在微量滴定板上固定之外，还可以使用珠子固定泛素连接酶 E3 和底物蛋白。例如，一种蛋白质固定在供体珠上，另一种蛋白质固定在受体 α 筛珠上。在激发条件下，供体珠子能够将氧气转化为反应性单线态氧，其可以激发接近（最多 200nm）的受体珠粒以发射特定波长的光从而被检测系统检测到。该技术固定了泛素连接酶 E3 和底物蛋白，而泛素化反应的所有组分都存在于溶液中，这有利于排除其他组分对于最终定量的干扰，得到更为可靠的实验结果。该技术已用于评估泛素连接酶 E3 抑制剂干扰底物-泛素连接酶 E3 结合的作用效果。

**5. 去泛素化酶抑制剂研究方法** 去泛素化酶可以切除蛋白质上修饰的泛素，抑制去泛素化酶可以选择性诱导特定的蛋白质降解（包括一些不可药靶的靶点）。例如抑制泛素特异性蛋白酶 7（USP7）可导致致癌性 MDM2（泛素连接酶 E3）的降解，进一步导致肿瘤抑制因子 p53 在多种肿瘤中的再激活。检测去泛素化酶活性的方法有以下三种。

（1）荧光检测去泛素化酶活性法 该方法中，常将包含荧光标签的双泛素分子修饰的蛋白质作为去泛素化酶活性测量的底物。这种测量方法的原理是：当荧光标记的双泛素底物的双泛素分子被切割时，底物蛋白会产生荧光各向异性（荧光偏振）；荧光分子在溶液中的运动速率会发生变化。通过测量荧光分子运动速率的改变所引起的发射光的偏振，可以表征去泛素化酶活性的强弱。基于此，在体系中引入去泛素化酶抑制剂，便可以通过观察“偏振”，直观的判断抑制剂对于特定去泛素化酶的酶活抑制作用。

（2）新型双泛素链荧光底物法 为了提高荧光检测体系的灵敏度，研究人员发明了新型双泛素链荧光底物。该方法的作用原理是：使用特殊修饰的双泛素来检测去泛素化酶或异肽酶的活性。该双泛素中，第一个泛素分子通过羧基端的异肽键和第二个泛素分子的侧链赖氨酸残基相连。两分子泛素上分别修饰上荧光基团和淬灭剂。当去泛素化酶或异肽酶切割双泛素分子时，荧光基团和淬灭剂分离，可以检测到体系荧光增强。反之，当体系中引入特定去泛素化酶抑制剂时，荧光基团和淬灭剂分离受阻，大部分荧光得以淬灭。

（3）体外去泛素化实验 与上述高通量检测不同，体外去泛素化实验用于研究特异性去泛素化酶的抑制剂。该法需要运用具有生物学意义的底物，因此更加符合生理状态，能够真实反映抑制剂的生理作用。体外去泛素化酶实验一般有三步：首先，确认去泛素化酶对不同泛素链切割的特异性，然后将特异性泛素链修饰的底物和待研究抑制剂共孵育并收集切割样本。最后，可以通过 Western Blot 或者银染来确证抑制剂的功能或分析其脱靶效应。

### （六）实例

#### 化合物 A （PI3K-Akt 抑制剂）的抗肿瘤作用机制研究

**1. 药物特性**　化合物 A 为全新结构的具有抗肿瘤活性的 PI3K-Akt 抑制剂，在临床前研究中已经表现出非常突出的体内外抗肿瘤活性。本实例主要研究其抗肿瘤机制。

**2. 研究目的**　采用骨肉瘤细胞 KHOS 和卵巢癌细胞 SKOV3 等，初步研究受试物 A 抗肿瘤作用机制。

**3. 激酶靶点选择，抑制剂体外激酶模型，细胞水平验证模型选择**　激酶靶点选择：磷脂酰肌醇 3-激酶（PI3K）。PI3K/Akt 通路被认为是人类癌症中重要的原癌基因之一。越来越多的研究表明，这一信号通路在骨肉瘤和卵巢癌等多种肿瘤中被过度激活，并促进肿瘤的发生和发展过程，包括肿瘤起始、增殖、侵袭、细胞周期进展、凋亡、血管生成、转移和耐药等过程。目前，针对 PI3K/Akt 的几种药物正在单独或联合临床试验中，应用于实体肿瘤和血液恶性肿瘤。小分子化合物靶向抑制 PI3K/Akt 激酶，是一种非常有前景的治疗特定类型肿瘤的药物研发策略。

PI3K-Akt 抑制剂体外激酶模型：基于荧光发射测量 ATP 含量变化的分析方法。在任何底物的激酶反应中，酶都是利用 ATP 分子将磷酸化基团转移到底物上。通过测量 ATP 使用的情况就可以知道底物被磷酸化的程度。Promega 的 KinaseGlo 及 Cambrex 的 PK light 都是基于此原理。该方法是利用酶反应中的 ATP 分子催化荧光素酶（luciferase）的反应产生冷光（luminescence）或磷光。在激酶存在下，ATP 分子被用于磷酸化底物，从而用于催化荧光酶反应的 ATP 分子减少，发射的磷光也相应减少。对激酶抑制剂来说，能增加磷光发射的化合物代表它能抑制酶的活性。磷光分析虽具有一定的局限性，但优点是不限于肽底物，可应用于包括蛋白质在内的其他激酶底物。

细胞水平验证模型选择：检测 AKT 和 Mtor 的活化水平。PI3K 启动之后，在质膜上产生第二信使，第二信使可与细胞内含有 pH 结构域的信使蛋白 AKT 和 PDK1（phosphoinositide dependent kinase-1）结合，促使 PDK1 磷酸化 AKT 蛋白的 Ser308 导致 AKT 活化。AKT 也可磷酸化 TSC1/2（tuberous sclerosis complex），使得 Mtor 复合物（Mtorc1）活化。

**4. 评价指标**　体外激酶活性：PI3K 激酶抑制剂的 $IC_{50}$ 等指标作为确证受试物 A 靶向于 PI3K 激酶活性的指标。

细胞水平验证：Akt 和 mTOR 是 PI3K 经典下游信号，并且与肿瘤细胞的凋亡和周期密切相关。因此，本研究选择凋亡率、凋亡蛋白 PARP 表达等指标作为受试物 A 抗肿瘤效应的指标，选择 Akt 和 mTOR 的磷酸化水平作为受试物 A 功能性靶向于 PI3K 激酶的指标。

**5. 机制研究**　体外激酶活性检测结果显示：受试物 A 具有和阳性对照 NVP-BEZ-235 近似的 PI3K 激酶抑制活性，受试物 A 的 $IC_{50}=5.6$nmol/L，阳性对照 NVP-BEZ-235 的 $IC_{50}=4.2$nmol/L。

流式细胞术检测结果显示，受试物 A（100～400nmol/L）作用 72 小时呈浓度依赖性地诱导卵巢癌 SKOV3、KHOS 细胞凋亡，受试物 A 100nmol/L 引起 SKOV3 的凋亡率为 20.20% ±4.51%，浓度提高至 400nmol/L 时凋亡率上升至 36.88% ±11.14%（对照组 5.71% ±1.01%）。受试物 A 100nmol/L 作用 72 小时引起 KHOS 的凋亡率为 49.51% ±4.64%，400nmol/L 凋亡率上升至 78.83% ±5.44%（对照组 1.9% ±0.48%），同时流式结果表明，受试物 A 对肿瘤细胞无明显周期阻滞作用。受试物 A 浓度依赖性地下调 PARP 以及 Akt 和 mTOR 的磷酸化表达。本实验条件下，受试物 A 通过抑制 PI3K 和 mTOR 的活性，诱导肿瘤细胞 KHOS 和 SKOV3 发生凋亡，最终发挥抗肿瘤效应。

## 七、抗体类抗肿瘤药物的机制研究

抗体药物是以细胞工程技术和基因工程技术为主体的抗体工程技术制备的药物。其具有特异性高、性质均一及针对特定靶点定向制备等优点。抗体药物主要用于恶性肿瘤、免疫性疾病、移植排斥反应、感染性疾病和心血管疾病等的治疗，特别是其对肿瘤治疗的应用前景备受关注。当前，抗体药物的研究与开发已经成为生物技术药物领域研究的热点，居近年来所有医药生物技术产品之首。这些抗体包括利妥昔单抗、曲妥珠单抗、吉妥单抗、异贝莫单抗、托西莫单抗、贝伐单抗、西妥昔单抗、帕尼单抗和塔西单抗等，其中抗肿瘤抗体药物占多数。

抗体类抗肿瘤药物的发展是基于肿瘤细胞表面抗原或肿瘤相关抗原的发现与研究，抗原与抗体的高亲和力和高特异性的相互作用可以改变细胞一系列功能，如抑制细胞增殖、促进细胞凋亡、改变免疫系统功能等。

抗体药物治疗肿瘤的原理大致可分为以下几种：①抗体直接作用，如通过与抗原结合来抑制或阻断细胞内信号通路，诱导细胞凋亡；②免疫系统介导的细胞死亡，如抗体依赖的细胞介导的细胞毒性作用（antibody-dependent cell-mediated cytotoxicity，ADCC）、补体依赖的细胞毒性作用（complement dependent cytotoxicity，CDC）以及 T 细胞功能调节，其中抗体的 Fc 段主要是通过 ADCC 和 CDC 机制来杀死肿瘤细胞的；③抗体与一些特殊的药物分子或放射性小分子偶联，通过抗原抗体特异性结合，将药物小分子携带到靶位点，从而抑制或杀死肿瘤细胞。以上机制已在临床治疗中得到应用，但临床试验表明抗原的筛选和抗体的优化是十分必要的，如需要筛选出肿瘤特异性抗原，提高抗体药物中抗体亲和力和特异性、抗体药物人源化，降低抗体药物毒性等。

抗体药物的药理学研究方法通常为一些细胞和分子生物学实验方法，如酶联免疫吸附试验、免疫共沉淀等。

### （一）酶联免疫吸附试验

酶联免疫吸附试验（enzyme-linked immunosorbnent assay，ELISA）是以免疫学反应为基础，将抗原、抗体的特异性反应与酶对底物的高效催化作用相结合起来的一种敏感性很高的试验技术。由于抗原、抗体的反应在一种固相载体聚苯乙烯微量滴定板的孔中进行，每加入一种试剂孵育后，可通过洗涤除去多余的游离反应物，从而保证试验结果的特异性与稳定性。最后结合在固相载体上的酶量与标本中受检物质的量成一定的比例。加入酶反应的底物后，底物被酶催化氧化成为有色物质，产物的量与标本中受检物质的量直接相关，故可根据颜色反应的深浅程度用于定性或定量分析。由于酶的催化反应效率很高，可极大地放大反应效果，从而可以达到很高的敏感度。在测定时，把抗体药物和酶标抗体按不同的步骤与固相载体表面的抗原起反应，经过洗涤、酶催化反应后，就可以根据颜色反应的深浅程度判断抗体药物与相应抗原的反应情况。

### （二）免疫共沉淀

免疫共沉淀（Co-immunopreipitation，Co-IP）是以抗体和抗原之间的特异性结合以及细菌蛋白质的“proteinA/G”特异性地结合抗体 Fc 段的现象而开发出来的方法，是研究蛋白质相互作用的经典方法，主要用于确定两种蛋白质在完整细胞内是否存在生理性相互作用。其原理是：当细胞在非变性条件下裂解时，完整细胞内存在的许多蛋白质-蛋白质间的相互作用可以被保留下来。如果用蛋白质 X 的抗体进行免疫沉淀，则在细胞内与 X 结合的蛋白质 Y 也能被沉淀下来。目前多将精制的蛋白质 A/G 预先结合固化在琼脂糖珠上，使之与含有抗原的溶液及抗体反应后，琼脂糖珠上的蛋白质 A 就能吸附抗原及其结合蛋白，通过低速离心，可以将目的抗原及其结合蛋白与其他成分分离。通过免疫共沉淀实验，可以评价抗体药物与相应抗原的结合情况。

## 八、内分泌治疗药物的机制研究

内分泌疗法用于治疗激素依赖性恶性肿瘤，如雌激素依赖性乳腺癌。在雌激素依赖性乳腺癌中，雌激素与雌激素受体（ER）结合形成复合物，然后被招募到 ER 靶标基因启动子的雌激素反应元件（ERE）上，进而调控靶基因的转录活性。内分泌疗法主要通过药物竞争性的结合 ER，阻断雌激素与 ER 形成的复合物，如三苯氧胺；或者通过药物与 ER 结合后靶向 ER 降解，如氟维司群（ICI182780）、17b-estradiol（E2）、4HT；抑或阻止雄激素向雌激素的转换，如芳香化酶抑制剂。

内分泌治疗药物的作用机制研究方法主要有以下两种：

E2 等药物作用后可以抑制雌激素诱导的 SDF-1、PGR 和 BCL2 等基因的表达。Real-Time PCR 利用带有荧光信号的非特异性 DNA 结合染料（如 SYBR Green Ⅰ）检测 PCR 过程中积累的基因扩增产物，最终通过达到特定荧光值的循环数 Ct 值计算上述基因表达情况。因而可以通过 Real-Time PCR 法检测 ER 靶基因 SDF-1、PGR 和 BCL2 的变化。

4HT 和氟维司群等药物作用后可使乳腺癌细胞中 ERE 表达下调。将标记有荧光素酶的 ERE 表达于细胞内，细胞裂解后与荧光素酶底物及特定试剂混合即会产生一种迅速衰减的闪光（发射峰波长为 480nm），发光量的总值与样品的荧光酶活性成正比。因而可以通过 Luciferase 报告基因检测 ERE 水平。

# 第六节　肿瘤免疫治疗药物研究

肿瘤免疫治疗是指通过增强机体的免疫系统（包括体液免疫和细胞免疫），来控制和杀灭肿瘤的一种治疗方法。随着肿瘤学、免疫学以及分子生物学等相关学科的不断发展和交叉渗透，肿瘤免疫治疗在基础和临床研究中均取得了迅猛的发展，它已逐渐成为继手术治疗、放射治疗和化疗之后的“第四大”肿瘤治疗方法。传统医疗手段往往聚焦于肿瘤病灶局部，在物理和化学层面上杀灭肿瘤细胞，而肿瘤免疫疗法则是直接作用于人的免疫系统，通过增强人的免疫系统达到控制和杀灭肿瘤的目的。肿瘤免疫治疗主要包括非特异性免疫激活剂、免疫检查点抑制剂、嵌合抗原受体 T 细胞疗法及肿瘤疫苗等，本节就肿瘤免疫治疗药物的研究思路作一概述。

## 一、非特异性免疫激活剂

非特异性免疫治疗是指应用非特异性免疫激活剂，通过非特异性增强机体免疫能力，激活机体抗肿瘤免疫应答来实现对肿瘤的治疗。非特异性免疫激活剂主要包括细胞因子（cytokine，CK），Toll 样受体（Toll-like receptors，TLR）激动剂，干扰素基因刺激蛋白（STING）激动剂，吲哚胺 2,3-双加氧酶（IDO）抑制剂等。

### （一）非特异性免疫激活剂分类

**1. 细胞因子**　细胞因子是由免疫细胞（如单核细胞、巨噬细胞、淋巴细胞等）与某些非免疫细胞（如血管内皮细胞、成纤维细胞、表皮细胞等）合成和分泌的，具有调节细胞免疫和生长功能的一类生物活性物质，最常见的细胞因子包括白介素（interleukin，IL）、干扰素（interferon）等。细胞因子作为分子信使，允许免疫系统细胞彼此通信，以产生对靶抗原的协调。

白细胞介素（白介素）是由多种细胞产生并作用于多种细胞的一类细胞因子。由于最初是由白细胞产生又在白细胞间发挥作用，所以由此得名，现仍一直沿用。目前已发现了 40 余个白介素，它们在免疫细胞（T、B 细胞与 NK 细胞等）的成熟、活化、增殖和免疫调节等一系列过程中发挥重要作用，如 IL-1、IL-2、IL-6、IL-10 等可激活 B 淋巴细胞，IL-2、IL-6、IL-15 可激活 T 细胞，IL-2、IL-15、IL-18 可激活 NK 细胞，同时，它们也会激活免疫细胞产生其他细胞因子来调节机体免疫功能。目前，上市的白介素类药物包括重组人白介素-2 以及重组人白介素-11，高剂量的重组人白介素-2 可用于治疗黑素瘤和肾细胞癌。

干扰素是由多种细胞产生的具有广泛的抗肿瘤和免疫调节作用的可溶性糖蛋白，主要包括 Ⅰ 型干扰素（IFN-α，IFN-β）与Ⅱ型干扰素（IFN-γ）。干扰素能调节细胞周期中不同基因（c-myc、pRb、cyclin D3 等）的表达，发挥调控细胞增殖、抑制癌基因的表达、增强单核巨噬细胞的吞噬功能、增强 NK 细胞和抗体依赖性细胞介导的细胞毒作用（ADCC）。在临床应用中，IFN-α 多用于Ⅲ期黑素瘤的辅助治疗。

**2. Toll 样受体激动剂**　Toll 样受体（TLRs）是参与非特异性免疫的一类重要的 Ⅰ 型跨膜蛋白，由胞外区、跨膜区与胞内区组成，胞外区存在富含亮氨酸的重复序列，参与识别受体，跨膜区一般认为决定 TLRs 分子亚细胞定位，胞内区含有 Toll/IL-1 受体同源区（TIR），与胞内含有 TIR 结构域的接头蛋白分子相互作用如髓样分化因子 88（My D88）、TIR 结构域衔接蛋白（TRIF）、桥联适配分子（MAL）等，起始下游级联反应。TLRs 不仅广泛表达于免疫细胞，还大量表达于各种上皮以及内皮细胞中，单核/巨噬细胞与中性粒细胞是表达 TLRs 种类最多的细胞，但是不同的 TLRs 在不同细胞上的表达水平具有差异，TLR2、TLR4 表达于除 T、B 细胞与 NK 细胞外的其他免疫细胞，TLR3 则特异性表达于树突细胞（DCs）。近年来，TLRs 也被发现在肿瘤细胞上存在表达来发挥促肿瘤作用。

当 TLRs（除 TLR3）被激活后，受体二聚形成同源二聚体或异二聚体，下游接头蛋白 MyD88 被募集，从而激活下游激酶（IRAKs），导致核因子-κB（NF-κB）和丝裂原活化蛋白（MAP）激酶、Jun N 末端激酶（JNK）等的激活，最终影响下游蛋白的转录。而 TLR3 则通过 β 干扰素 TIR 结构域衔接蛋白，激活 TRIF 相关接头分子（TRAM），随后激活 IKK、TBK1 复合物，引起 IRF 磷酸化后形成二聚体入核起始转录功能。同时 TLRs 可以通过调节细胞因子分泌来激活免疫反应，如 TLR3 激动剂能诱导Ⅰ型干扰素的分泌，TLR7 可诱导 IFN-α、TNF-α 和其他炎性因子生成，TLR8 激动剂偏向于诱导炎性细胞因子 TNF-α 和 IL-12 的生成。

在大多数研究中，外源性 TLR 激动剂已被用于诱导抗癌 T 细胞应答。TLR 激动剂可通过多种机制介导抗肿瘤活性，高剂量的 TLR 激动剂，例如聚肌胞苷酸（polyI:C），其刺激 TLR3，诱导 IFN 信号，激活 NF-κB 及 caspase 信号，导致细胞发生凋亡。TLR9 激动剂，如 IMO-2055、CPG7909 和 MGN1703，诱导树突细胞分泌Ⅰ型干扰素，促进细胞毒性细胞、自然杀伤细胞和 T 细胞的 Th1 型反应，以及促进 M2 到 M1 的转换，这些作用有助于肿瘤特异性免疫反应和免疫抑制的逆转。目前，TLR7、TLR8 激动剂咪喹莫特已被批准用于治疗基底细胞癌，大多数药物仍处于Ⅰ、Ⅱ期临床实验中。

**3. STING 激动剂** 干扰素基因刺激蛋白（STING）是一种含有 379 个氨基酸的蛋白质，由多个跨膜区组成，在多种内皮细胞和上皮细胞中表达，造血细胞中也存在表达，如 T 细胞、巨噬细胞和树突细胞等。研究表明，在静息状态下，STING 主要定位于内质网膜或线粒体相关内质网膜上。

环状 GMP-AMP 合成酶（cyclic GMP-AMP synthase，cGAS）作为胞质 DNA 模式识别受体，通过感知细胞质内的异常 DNA 从而启动下游的免疫应答。当外源 DNA 或泄露到胞质的自身损伤 DNA 被 cGAS 识别，二者结合并诱导 cGAS 催化 ATP 和 GTP 合成环状二核苷酸（cyclic dinucleotides，CDNs），CDNs 作为第二信使，与内质网上效应蛋白结合，STING 构象发生变化，与 TANK 结合激酶 1 形成复合体并将其磷酸化激活，随后该复合体通过自噬小体（autophagosome）经内质网、高尔基体至核周内体，促进 IRF3 和 NF-κB 的核转位，诱导Ⅰ型 IFN、细胞因子和干扰素刺激基因的表达，进而增强机体的免疫能力，更大限度的杀伤肿瘤细胞。STING 激动剂的作用原理是通过激活 STING 蛋白发挥抗肿瘤作用。

**4. IDO 抑制剂** 吲哚胺 2,3-双加氧酶（IDO）是细胞内含有亚铁血红素的酶，是肝脏外唯一可以催化色氨酸分子中吲哚环氧化裂解，从而沿犬尿酸途径分解代谢的限速酶。IDO 家族包括色氨酸 2,3-双加氧酶（TDO），以及两个相关的 IDO 同工酶（IDO1、IDO2），TDO 通常只在肝脏中表达，在多种肿瘤的免疫逃逸中起一定作用。而 IDO2 在 T 细胞对肿瘤抗原的免疫耐受中的角色和机制还有待深入研究，因此我们提及的 IDO 通常认为是 IDO1。IDO1 广泛存在于肝外组织，并在抗原提呈细胞（巨噬细胞和树突状细胞）中高度表达，同时，IDO1 在多种肿瘤细胞中均有较高的表达，这也是导致肿瘤免疫耐受的原因之一。

IDO 主要是将色氨酸分解为犬尿氨酸，而色氨酸是 T 细胞发挥免疫作用的必需氨基酸，局部微环境中色氨酸含量的下降，会导致 T 细胞活性的抑制；色氨酸的代谢产物 L-犬尿酸（KYN）不仅可直接抑制 T 细胞增殖，还可诱导其凋亡；与此同时，犬尿氨酸会与芳香烃受体（AhR）进行结合，导致未成熟的 $CD4^+$ T 细胞分化为抑制性T 细胞，此外，KYN 与 AhR 结合也能诱导 IDO1 的表达，进一步抑制 T 细胞的免疫应答。因此，IDO 抑制剂的作用原理是通过抑制 IDO 的活性来恢复 T 细胞的活性。

### （二）非特异性免疫激活剂的药效学研究设计

**1. 动物及动物模型选择** 用于非特异性免疫激活剂研究的动物模型主要包括小鼠同种异体移植瘤模型和人源化小鼠模型。小鼠同种异体移植瘤模型是将鼠源的肿瘤细胞系或肿瘤组织移植入小鼠体内建立而成。用于非特异性免疫激活剂研究最为广泛且最常用的为 BALB/c 与 C57BL/6 小鼠。该类小鼠同种异体移植瘤模型建立方便，但缺乏人类的肿瘤组织及免疫系统。而人源化小鼠模型是通过将人的造血细胞、淋巴细胞或组织植入免疫缺陷小鼠体内，从而使其重建人类免疫系统的小鼠模型。用于非特异性免疫激活剂研究的人源化小鼠模型，如免疫重构小鼠模型。通过将分离得到的人外周血单核细胞（PBMC）尾静脉注射到重度免疫缺陷小鼠（NCG、NOG 等），通常在回输 PBMC 3~4 天后，采集血液检测人源 $CD45^+$细胞的表达情况。若正常 NCG 小鼠（未回输人 PBMC）的人源 $CD45^+$比例很低，回输人 PBMC 的 NCG 小鼠均检测到人源 $CD45^+$细胞，表明人源免疫系统的建立。

**2. 给药方式**　重组人白介素属于针剂，可采用腹腔注射、静脉注射、皮下注射的方式；TLR 受体激动剂可选择静脉注射、瘤内注射；STING 激动剂的临床试验侧重于肿瘤内递送或者静脉给药；IDO 抑制剂如 Epacadostat 为口服剂型，选择口服给药。

**3. 评价指标**　根据小鼠肿瘤负荷的变化、生存曲线或肿瘤潜伏期的时间的变化（半数以上小鼠长出可触摸肿瘤的时间）来对药物体内药效进行评判。

### （三）免疫治疗药物的机制研究

非特异性免疫激活剂主要通过非特异性增强机体免疫能力，激活机体抗肿瘤免疫应答来实现对肿瘤的治疗。这类药物的体外抗肿瘤机制研究主要从免疫细胞激活、细胞因子分泌以及相关信号通路激活等方面展开，根据药物分类不同存在一定差异，此处将对该类药物的体外机制研究进行分类概述。

**1. 细胞因子类药物的机制研究**　在肿瘤免疫治疗中，细胞因子类药物主要通过增强免疫细胞活性以及诱导其他细胞因子分泌来发挥抗肿瘤作用，因此细胞因子类药物的药效评价主要围绕免疫细胞活性以及细胞因子检测两方面展开。

检测细胞因子类药物对免疫细胞活性的影响：免疫细胞活性可通过检测免疫细胞对肿瘤细胞的杀伤作用体现。首先从人外周血中分离 PBMC，再通过免疫磁珠分离技术获取所需的免疫细胞，如加入 NK 细胞分选试剂 cocktail，可获得 NK 细胞。将免疫细胞培养在完全培养基中，给予相应的激活信号刺激，活化 2～4 天，与肿瘤细胞共孵育，并给予相应的细胞因子类药物，检测肿瘤细胞存活情况来判断药物效应。

检测细胞因子类药物对其他细胞因子分泌的影响：细胞因子可以通过激活免疫细胞，导致其他细胞因子产生增加，如 IL-2 可促进 IFN-γ、TNF-β 等分泌，IL-12 可诱导 IFN-γ、TNF-α 等分泌。因此，通过免疫磁珠分离技术获取所需的免疫细胞，给予细胞因子类药物处理，一般在 37℃ 下培养 2～4 小时后收集上清液，通过 Elisa 试剂盒检测其他细胞因子分泌量的变化来判断药物的药效。

**2. TLR 激动剂的机制研究**　TLR 激动剂主要通过对下游信号通路以及对炎性细胞因子、Ⅰ型干扰素和趋化因子分泌的影响来发挥抗肿瘤作用，因此，可以在单核巨噬细胞上给予 TLR 激动剂，通过 Western blot 检测 NF-κB、MAPK、IRF 等相关蛋白的变化来考察 TLR 激动剂的药效，同时收集培养基，通过 Elisa 或特定检测试剂盒来检测相关细胞因子的表达情况。

**3. STING 激动剂的机制研究**　STING 激动剂的药效可以通过检测 IFN-β 的分泌量以及 p-STING 和 p-IRF3 的表达情况进行评价。IFN-β 的分泌量主要采用 IFN-β 电化学发光试剂盒或者 Elisa 试剂盒检测，主要步骤是：先从人外周血中分离 PBMC，将 STING 激动剂加入到 PBMC 中，在 37℃ 下培养 2～4 小时后收集上清液，上清将用于后续 IFN-β 的分泌检测。而 p-STING 以及 p-IRF3 的表达情况则主要通过 Western blot 检测。

此外，荧光素酶法也可验证 STING 激动剂对 STING 信号的激活：在 293T 细胞上转染 IFNβ-Luc、CMV-Luc 与 STING 质粒，通过给予 STING 激动剂，培养 24～48 小时，用荧光素酶报告检测试剂盒检测给予 STING 激动剂对荧光信号变化的影响。

**4. IDO 抑制剂的机制研究**　根据色氨酸与犬尿酸含量判断 IDO 抑制剂的药效：鼠结肠癌细胞 CT26 和鼠胰腺癌细胞 PAN02 相对高表达 IDO1，因此可以用来判断 IDO 抑制剂的药效。同时，IFN-γ 能诱导肿瘤细胞中 IDO 的活性，因此也可以采用 IFN-γ 诱导模型考察 IDO 抑制剂的药效，给予鼠源 IFN-γ 预刺激 24～48 小时，同时给予药物处理 24～48 小时后收集培养基，通过液体色谱/质谱（LC／MS）对色氨酸以及犬尿酸含量进行分析。

根据 T 细胞和 NK 细胞增殖情况判断 IDO 抑制剂的药效：人宫颈癌细胞 HeLa 和原代人 DC 均可被促炎细胞因子诱导表达内源性 IDO1，它们可以抑制 T 细胞、NK 细胞增殖，而 IDO 抑制剂的存在可以逆转这种作用，因此可以将表达内源性 IDO1 的细胞与 T 细胞、NK 细胞共培养，根据 T 细胞、NK 细胞增殖情况来判断 IDO 抑制剂的疗效。从外周血中分离得到 PBMC，通过免疫磁珠分离技术获取所需的 CD4、CD8 T 细胞以及 NK 细胞。同时，在 PBMC 中给予 IL-4 以及重组粒细胞-巨噬细胞集落刺激因子（GM-CSF），培养 5～6 天，悬浮的细胞被认为是未成熟的 DC，随后，给予 IFN-γ、脂多糖（LPS）以及肽聚糖（PGN）刺激 1～2 天获得成熟的 DC 细胞。将人源 IFN-γ 激活过的 $IDO^+$ DC 细胞与 T 细胞或 NK 细胞进行共孵育，给予或不给予 IDO 抑制剂，共培养 1～2 天，通过

BrdM 细胞增殖检测试剂盒检测细胞增殖量。类似的，人源 IFN-γ 激活过的 $IDO^+$ Hela 细胞也可通过共孵育的体系来判断 IDO 抑制剂的药效。其次，IDO 抑制剂是通过影响淋巴细胞的活性发挥作用，而 IFN-γ 的分泌量是淋巴细胞功能的一种量度，因此在检测增殖量前可以收集上清液检测 IFN-γ 的分泌量。由于 IDO 能促进幼稚 $CD4^+$ T 细胞向 Treg 样细胞转化，因此在 $IDO^+$ 细胞与 T 细胞共孵育 6 天后，收集 T 细胞并用 FITC 标记的 anti-CD4 抗体和 APC 标记的 anti-Foxp3 抗体（Treg 细胞的特异性标记物）共染色，通过流式细胞术验证 IDO 抑制剂是否具有逆转 Treg 细胞转化的作用。

### （四）实例

**1. IDO 抑制剂 Epacadostat 的体内药效学研究**

（1）药物特性　IDO 抑制剂 Epacadostat 是一种口服的选择性吲哚胺 2,3-双加氧酶（IDO1）抑制剂，已进入Ⅲ期临床阶段。Epacadostat 能靶向结合 IDO1 从而抑制其酶活，抑制色氨酸的降解，解除对 T 细胞和 NK 细胞增殖和功能的抑制，降低了 Treg 样细胞的转化，逆转肿瘤相关的免疫抑制，恢复有效的抗肿瘤免疫反应。

（2）研究目的　明确 IDO 抑制剂 Epacadostat 对肿瘤的治疗作用及机制。

（3）模型选择　由于 CT26 和 PAN02 肿瘤均高表达 IDO1，因此可用于考察 IDO1 抑制剂对肿瘤生长的影响。可选择携带 PAN02 胰腺肿瘤的雌性 C57BL/6 或 Balb/c nu/nu 小鼠，CT26 模型接种的 8 周龄雌性 Balb/c 或 Balb/c nu/nu 小鼠。本研究选用携带 PAN02 胰腺肿瘤的雌性 C57BL/6 小鼠研究 Epacadostat 对肿瘤的治疗作用。

免疫重构小鼠模型：将人 PBMC 尾静脉输入 NCG 小鼠 3～4 天后，采集血液检测人源 CD45 细胞的表达情况。检测结果表明：人正常血液中（阳性对照）CD45 细胞比例很高而普通 NCG 小鼠（未回输人 PBMC）的人源 CD45 细胞几乎检测不到，回输人 PBMC 的 NCG 小鼠则均检测到了人源 $CD45^+$ 细胞，表明人源免疫系统建立成功。

（4）实验分组　设置对照组（无 Epacadostat）、实验组（25mg/kg 与 100mg/kg Epacadostat）。对照组与实验组每组均设置 5～6 只小鼠。

（5）实验方法　携带 PAN02 胰腺癌细胞的雌性 C57BL/6 小鼠，单次口服 25mg/kg 与 100mg/kg Epacadostat，每天一次，给药周期 25 天。将 $5\times10^6$ 个接种细胞注射入 NCG 小鼠左侧腋下，待肿瘤长出后，分离人 PBMC，按 $1.2\times10^7$/只尾静脉注射入 NCG 小鼠体内。待肿瘤生长至平均体积 50～100$mm^3$ 后，根据流式检测 $CD45^+$ T 细胞结果将检测为阴性或表达异常的动物剔除，其余构建成功的小鼠进行后续药效学评价。将 NCG 小鼠按瘤体积随机分为 3 组：对照组、给药组（25mg/kg 与 100mg/kg Epacadostat）。单次口服 25mg/kg 与 100mg/kg Epacadostat，每天 1 次，给药周期 25 天。

（6）评价指标　根据小鼠肿瘤负荷的变化、生存曲线或肿瘤潜伏期的时间的变化（半数以上小鼠长出可触摸肿瘤的时间）来对药物体内药效进行评判。

**2. IDO 抑制剂 Epacadostat 的体外药效学研究**

（1）实验方法　体外检测 IDO 抑制剂对色氨酸以及犬尿酸的影响：在 PAN02 细胞中给予 IDO 抑制剂作用 24 小时后收集培养基，通过液体色谱/质谱（LC/MS）对色氨酸以及犬尿酸含量分析。

体外检测 IDO 抑制剂对 T 细胞或 NK 细胞增殖以及 Treg 细胞转化的影响：从外周血中分离提取 PBMC，通过磁珠分选获得 T 细胞以及 NK 细胞，将 IFN-γ 激活过的 $IDO^+$ HeLa 细胞和 $IDO^+$DC 细胞分别与不同比例的 T 细胞或 NK 细胞进行共孵育，给予 IDO 抑制剂，共培养 1～2 天，通过 BrdM 细胞增殖检测试剂盒检测细胞增殖量。类似的，将 IFN-γ 激活过的 $IDO^+$ HeLa 细胞和 $IDO^+$DC 细胞分别与不同比例的 T 细胞进行共孵育，给予 IDO 抑制剂，共孵育 6 天。收集 T 细胞并用 FITC 标记的 anti-CD4 抗体和 APC 标记的 anti-Foxp3 抗体（Treg 细胞的特异性标记物）共染色，通过流式细胞术验证 IDO 抑制剂是否具有逆转 Treg 细胞转化的作用。

（2）评价指标　通过液质联用（LC/MS）测量培养基犬尿氨酸水平和抑制剂的浓度来判断 IDO1 抑制剂的疗效；通过 BrdM 细胞增殖检测试剂盒检测 T 细胞以及 NK 细胞的增殖情况；通过流式细胞术检测 Treg 细胞的含量。

## 二、免疫检查点抑制剂

免疫检查点抑制剂（ICIs）的主要作用是靶向T细胞上的抑制性受体并重新激活抗肿瘤免疫反应，并且已经广泛应用于临床治疗中。目前上市的免疫检查点抑制剂有三种，细胞毒性T淋巴细胞相关抗原4（CTLA4）是临床靶向的第一个免疫检查点受体，仅在T细胞上表达，主要调节T细胞早期活化。另外两种则分别针对T细胞表面的PD-1以及肿瘤细胞表面的PD-L1。针对PD-1/PD-L1轴的抗体已经被批准用于不断增长的恶性肿瘤列表的二线或一线治疗，包括黑素瘤、淋巴瘤、肺癌、肾细胞癌（RCC）、头部和颈部鳞状细胞癌（HNSCC）、膀胱癌、肝癌和胃食管癌。因此，人们对识别和开发ICIs反应的预测性生物标志物存在浓厚的兴趣，以便在癌症免疫疗法中实现精确医学方法并且更好地理解和克服抗性机制。

### （一）免疫检查点抑制剂分类

A2AR（adenosine A2A recepter）是腺苷A2A受体，主要表达在免疫细胞和内皮细胞表面，和腺苷结合发挥免疫抑制作用。在肿瘤微环境中，细胞快速大量的更新以及相对缺氧的环境使得该部位的腺苷水平比相邻组织高10~20倍。达到了抑制细胞毒性T细胞功能的程度。与此同时，肿瘤微环境中的其他细胞，例如肿瘤细胞、浸润性淋巴细胞、基质细胞以及内皮细胞等都会发生CD39和CD37的异位表达。这一步促进了细胞外腺苷的积累。除此之外，细胞外腺苷的积累还会下调肿瘤微环境中一系列免疫功能的活性，包括巨噬细胞、NK细胞、中性粒细胞和树突细胞的活性。这使得阻断A2AR成为一个可行的免疫治疗手段。

B7-H3又名CD276，属于B7超家族成员之一。B7-H3在许多人类肿瘤中都有较高的表达，和不良的预后相关。最初，B7-H3被当作T细胞的刺激因子，可以促进T细胞的激活以及IFN-γ的产生。但后来越来越多的研究表明，B7-H3缺失或抑制B7-H3的表达可以增强自身免疫。

B7-H4同属B7超家族，又名VTCN1。主要在肿瘤细胞和肿瘤巨噬细胞表面表达。它与癌症的发生发展、患者的低生存率以及调节性T细胞的肿瘤浸润都有关系，因此被作为一个免疫治疗的靶点。

BTLA（B and T lymphocyte attenuator）又名CD272，属于CD28:B7超家族，表达在大部分淋巴细胞上。它的配体是HVEM（herpes virus entry mediator），属于TNFR（TNF receptor）超家族，主要表达在淋巴细胞和肿瘤细胞表面。该受体系统还包括LIGHT和CD160，它们和BTLA共同竞争HVEM，对T细胞的激活起到平衡的作用。有趣的是，有研究发现，在人类T细胞分化为病毒抗原特异性的$CD8^+$ T细胞过程中，细胞内的BTLA始终保持一个较高的表达量，并且这部分BTLA保持着对HVEM的高度敏感性。这个特点是BTLA成为免疫治疗潜在靶点的重要因素。

CTLA-4（cytotoxic T lymphocyte-associated antigen-4）又名CD152，是一种白细胞分化抗原。CTLA-4属于CD28家族，仅由T淋巴细胞表达。CTLA-4通过和CD28竞争配体B7-1和B7-2来抑制CD28的共刺激信号传递，实现抑制T细胞激活的功能。CTLA-4已经是研究比较成熟的一个靶点，有不少阻断CTLA-4的药物已经被FDA批准用于临床使用，例如2011年批准的Ipilimumab。

IDO（indoleamine 2,3-dioxygenase）是一种色氨酸分解代谢酶，广泛存在于肿瘤、肿瘤引流淋巴结的各种细胞中。影响T细胞、NK细胞、调节性T细胞的产生和活化。它在肿瘤细胞的过表达与不良的预后相关。IDO作为一种具有明确生物学定义的单链催化酶，和其他的癌症治疗靶点不同，更易于开发小分子药物。这给IDO抑制剂的开发带来巨大优势。

LAG3（lymphocyte activation gene-3）和MHC-Ⅱ结合，通过影响调节性T细胞或者直接影响效应T细胞发挥免疫抑制功能。

NKG2A和CD94可以形成异二聚受体，识别peptide/HLA-E复合物传导抑制信号。HLA-E是一种非经典的MHC-Ⅰ类分子，在癌症中总是过度表达，包括黑色素瘤、子宫颈癌、卵巢癌、头颈部鳞状癌等。阻断NKG2A这条信号通路，可以有效地增强免疫反应。

PD-L1（programmed death ligand 1，CD274，B7-H1）是PD-1的天然配体之一，在T细胞、B细胞、非造血细胞以及肿瘤细胞表面均有广泛的表达。PD-L1参与介导肿瘤免疫逃逸的机制主要与抑制T细胞功能相关。肿瘤细胞膜表面的 PD-L1 与 T 细胞上的 PD-1 结合后可以抑制 T 细胞的迁移、增殖以及细胞毒性介质的分泌，并抑制 T 细胞对肿瘤细胞的杀伤作用。目前，已在多种肿瘤细胞中发现存在 PD-L1 高表达的现象，研究表明，PD-L1 的表达水平与肿瘤转移和患者的不良预后相关。因此，PD-L1 被认为是免疫治疗的重要靶点。

TIGIT（T-cell immunoglobulin and ITIM domain）是一个主要表达在 NK 细胞和活化的 CD4、CD8 T 细胞上的抑制性受体。它的配体是 CD155（又名 PVR）和 CD112（又名 PVRL2 或者 Nectin2）。TIGIT 和人类树突细胞上的 CD155 结合，产生白介素-10，抑制 T 细胞的活化。同时 TIGIT 还可以和 CD155 或者 CD112 结合来抑制 NK 细胞的细胞溶解。

TIM-3（T-cell immunoglobulin domain and mucin domain 3）表达在人类 $CD4^+$ T 细胞上，调节 Th1 和 Th17 细胞因子。它的配体有 galectin-9、phosphatidyl serine 与 CEACAM-1。

VISTA（V-domain Ig suppressor of T cell activation）是一种抑制性检查点分子，表达在造血细胞和白细胞上。

CD47（cluster of differentiation 47）是一种在正常细胞上广泛表达并经常在癌细胞上过表达的蛋白质，已显示阻断 CD47-SIRPα 的相互作用能促进吞噬细胞（包括巨噬细胞和嗜中性粒细胞）对癌细胞的破坏。此外，越来越多的证据表明，靶向 CD47-SIRPα 轴还可以促进抗原提呈细胞功能，从而刺激适应性 T 细胞介导的抗癌免疫。CD47 可与 SIRPα、血小板反应蛋白（thrombospondin-1，TSP1）以及整合素（integrins）相互作用，介导凋亡、增殖、免疫等一系列的反应。是调节巨噬细胞吞噬作用的一个重要信号，巨噬细胞表面 SIRPα 结合会产生一系列的级联反应抑制巨噬细胞的吞噬作用。动物实验中，CD47 抗体对于多种肿瘤治疗皆具有显著的效果，CD47 抗体为 PD-1/PD-L1 抗体之后，下一代肿瘤免疫抑制剂的明星靶点。

**表 17-6-1 抑制性免疫检查点**

| 免疫检查点基因 | 配体 |
| --- | --- |
| A2AR | adenosine |
| B7-H3 | 未知 |
| B7-H4 | 未知 |
| BTLA | HVEM |
| CTLA-4 | CD80/CD86 |
| IDO | 色氨酸 |
| LAG3 | MHC-Ⅱ |
| NKG2A | MHC-Ⅰ |
| PD-1 | PD-L1/PD-L2 |
| TIGIT | CD155/CD112 |
| TIM-3 | galectin-9、phosphatidyl serine 和 CEACAM-1 |
| VISTA | 未知 |
| CD47 | SIRP |

## （二）免疫检查点抑制剂的药效学研究

**1. 动物及动物模型选择** 考察免疫检查点抑制剂药效比较成熟的模型主要是两种人源化的小鼠模型：免疫嵌合模型、免疫重构模型。对比小鼠和人基因序列，两者的基因在蛋白氨基酸序列上的同源性不是特别高。所以，一般情况下，识别人蛋白的抗体，并不识别小鼠相应基因蛋白。换言之，普通小鼠模型一般不用来评价抗人蛋白抗体的药效。所以需要对小鼠的基因进行人源化改造。例如，以免疫检查点 PD-L1 为例，将小鼠的 PD-L1 基因换成人的 PD-L1 基因，所得到的 PD-L1 人源化小鼠就可以用来作为人源化抗 PD-L1 抗体的药效评价。人源化小鼠模型的优势是，小鼠自身的免疫系统是完整的，非常适合针对同一靶点的不同单克隆抗体之间药效和毒性的精确比较。在 R&D 阶段找到药效最好、安全性最好的候选抗体，会提高最终抗体成药的成功率。另一种方法是分离人的外周血单核细胞（PBMC）尾静脉注射到重度免疫缺陷小鼠中将免疫重建，优点在于 PBMC 已是人体内发育成熟的免疫细胞。但由于 PBMC 的 T 细胞受体注射到小鼠体内后，会非特异地识别小鼠的 MHC，导致人T细胞（尤其是$CD8^+$ T细胞）在小鼠体内大量增殖，分泌大量的细胞因子，最终引起移植物抗宿主反应，可在5～6周内导致小鼠体重下降和死亡。如果在这种免疫重建的小鼠中接入肿瘤，由于体内大量活化的T细胞和细胞因子的存在，将使肿瘤免疫药效试验的结果非常复杂和不稳定，虽然可以做一些定性试验，但很难精确比较不同抗体的药效和安全性。

**2. 给药方式** 药物的给药途径一般要求与临床给药途径一致。已上市的免疫检查点抑制剂，如CTLA-4抗体以及PD-1/PD-L1单抗均采用腹腔或静脉注射，通常每周给药两次，给药剂量为5mg/kg或10mg/kg。

**3. 评价指标** 根据小鼠肿瘤负荷以及小鼠的生存期评价免疫检查点抑制剂的药效，同时也可通过流式细胞术检测$CD4^+$T细胞、$CD8^+$T细胞的数量以及IFN-γ等细胞因子的水平。

### （三）免疫检查点抑制剂的机制研究

目前考察免疫检查点抑制剂体外药效比较成熟的模型是免疫细胞和肿瘤细胞的共孵育模型，如考察PD-1/PD-L1的药效，分离外周血单核细胞，根据一定比例和肿瘤细胞进行共孵育，考察其对肿瘤细胞的杀伤作用，或者考察相关因子的分泌如Granzyem B等，具体方法将在实例中具体展开。

### （四）实例

**1. PD1/PD-L1免疫检查点抑制剂的药效学研究**

（1）免疫嵌合小鼠模型 将C57BL/6小鼠的PD-L1细胞外部分替换为相应的人源片段，完整保留了小鼠PD-L1的细胞内部分，构建PD-L1人源化小鼠模型：C57BL/6-hPD-L1（图17－6－1）。

将表达人源PD-L1分子的结肠癌细胞MC38-hPDL1培养至对数生长期后接种至6～8周龄的C57BL/6-hPD-L1（PD-L1人源化小鼠）皮下，待肿瘤生长至平均体积约$100mm^3$时随机分为对照组、PD-1/PD-L1给药组（$n>6$）。每3天给药1次，共给药6次。考察肿瘤的生长速度，从而考察PD-1/PD-L1抑制剂的药物效果。

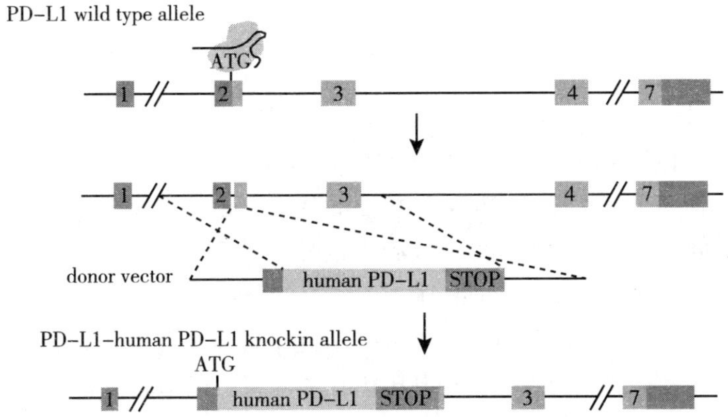


**图17－6－1 PD-L1人源化小鼠构建策略**

在C57BL/6J遗传背景下，将人源PD-L1蛋白编码序列插入小鼠PD-L1基因的ATG位置，在表达全人源PD-L1蛋白的同时取代小鼠内源PD-L1的表达。

（2）免疫重构小鼠模型 动物及动物模型构建将人PBMC尾静脉输入NCG小鼠3～4天后，采集血液检测人源$CD45^+$细胞的表达情况。检测结果表明：正常NCG小鼠（未回输人PBMC）的人源$CD45^+$仅为0.11%，人血液中（阳性对照）$CD45^+$为99.63%。回输人PBMC的NCG小鼠均检测到了人源$CD45^+$细胞范围在2.78%～33.97%，表明人源免疫系统的建立。

将$5\times10^6$个人恶性黑色素瘤A375细胞注射入NCG小鼠左侧腋下，待肿瘤长至$50mm^3$，分离人外周单核细胞（PBMC），按$1.5\times10^7$/只尾静脉注射入NCG小鼠体内。3天后流式检测小鼠外周血$CD45^+$ T细胞比例，根据检测结果将$CD45^+$ T细胞阴性或异常的动物剔除，其余构建成功的小鼠进行后续药效学评价。将NCG小鼠按瘤体积随机分为对照组及PD-1/PD-L1给药组。各组按10ml/kg的给药容量静脉注射给予相应浓度的受试物，每周2次，给药周期21天。记录肿瘤体积，绘制瘤体积曲线，计算抑瘤率。同时通过流式细胞术检测$CD4^+$T细胞、

$CD8^+$ T 细胞的数量以及 IFN-γ 等细胞因子的水平考察 PD-1/PD-L1 抑制剂的抗肿瘤效果。

（3）体外药效学评价　从人外周血分离纯化获得 PBMC 细胞，采用 CD3 和 CD28 刺激 3 天，使 T 细胞活化，并同时给予 IL-2 维持 T 细胞生长。将活化的 T 细胞与肿瘤进行共孵育（5∶1），给予 PD-1/PD-L1 抑制剂作用6～8 小时，以上市的 PD-1/PD-L1 抗体作为阳性对照，考察 T 细胞对肿瘤细胞的杀伤作用。

**2. CD47 抑制剂的药效学研究**　CD47 是免疫球蛋白超家族中的一种细胞表面分子，可以结合几种蛋白质，包括整合素和血小板反应蛋白-1，并参与多种生理过程，包括细胞迁移、T 细胞和树突细胞激活和轴突发育。此外，CD47 通过结合在吞噬细胞上表达的信号调节蛋白 α（SIRPα）起到吞噬作用的抑制剂的作用，导致酪氨酸磷酸酶活化和抑制吞噬突触的子膜组装位点的肌球蛋白积累。通过这种方式，CD47 可以作为“不要吃我信号”和自我标记，因为 CD47 的缺失导致老化或受损细胞的稳态吞噬作用。实际上，CD47 在大多数正常组织中广泛表达，表明其是调节吞噬作用的关键分子。

（1）免疫嵌合小鼠模型　将小鼠结肠癌 MC38-hCD47 细胞（人源化 CD47 并去除小鼠 CD47）移植到 b-hsirpa/hCD47 纯合小鼠体内建立皮下肿瘤模型，将巨噬细胞回输入小鼠体内，3 天后流式检测小鼠外周血 $CD14^+$ 巨噬细胞比例，将检测结果阴性或异常的动物剔除，其余的小鼠进行后续药效学评价。待肿瘤体积约为 $150mm^3 \pm 50mm^3$ 时将动物分组。开始抗体治疗，每周两次 400μg 腹膜内注射抗 CD47 抗体或人同种型匹配的 IgG 对照 6 周。每周进行肿瘤尺寸测量。处理 6 周后，对动物实施安乐死并切除肿瘤，称重并固定在 10% 福尔马林中用于组织学和 IHC 分析。同时，将小鼠的肺和肝固定在福尔马林中用于组织学分析。

（2）体外药效学评价　对于体外吞噬作用测定，首先将巨噬细胞在无血清培养基中孵育 2 小时，然后加入羧基荧光素琥珀酰亚胺酯（CFSE）标记的肿瘤细胞。加入指定的抗体（10μg/ml）并在 37℃ 温育 2 小时。反复洗涤巨噬细胞，随后用倒置显微镜（Leica DMI6000B）成像。吞噬指数计算为每 100 个巨噬细胞吞噬的 $CFSE^+$ 细胞数。

## 三、细胞疗法

嵌合抗原受体 T 细胞（chimeric antigen receptor T cell，CAR-T）技术是通过基因重组在体外获得表达嵌合抗原受体的 T 细胞，经过纯化、体外扩增和活化，令其识别肿瘤细胞表面的抗原。然后将这些经过基因修饰的 T 细胞输注回患者体内进行扩增并杀伤具有相应特异性抗原的肿瘤细胞。CARs 是一种靶向目标表面分子的重组受体，其结构由细胞外抗原结合区、中间的跨膜区和细胞内信号传导区三部分组成。T 细胞活化基序（如 CD3 复合物）与一般的抗原提呈依赖于主要组织相容性抗原（MHC）Ⅰ类或者Ⅱ类分子不同，重组 CAR-T 与抗原的结合不需要依赖于 MHC 的提呈，有效避免了肿瘤细胞 MHC 表达下调这一免疫逃逸机制。对 CAR-T 细胞的设计原理进行概括：根据 T 细胞的双信号激活原理，利用基因工程技术，将识别肿瘤相关抗原的单链抗体（scFv）、跨膜的共刺激结构域（如 CD28 和 CD4-1BB）和 T 细胞活化基序（如 CD3ζ 胞内结构域）构成一体，通过基因转染的技术转染 T 细胞，经基因修饰的 T 细胞通过单链抗体增强与肿瘤抗原的亲和能力。同时通过共刺激信号和活化基序的表达激活 T 细胞增殖和细胞毒活性，使其能特异性地识别和杀伤肿瘤细胞，提高表达特定肿瘤抗原患者的临床疗效。

在临床试验中，CD19 靶向 CAR-T 细胞疗法在治疗 B 细胞恶性肿瘤方面表现出显著的疗效，包括复发或难治性急性淋巴细胞白血病、滤泡性淋巴瘤、弥漫性大 B 细胞淋巴瘤、套细胞淋巴瘤和慢性淋巴细胞性淋巴瘤。随着 CAR-T 在治疗 B 细胞恶性肿瘤的成功，其用于治疗其他恶性血液病和实体瘤的多项临床试验也在广泛开展中。

### （一）细胞疗法分类

细胞疗法是近年来基于分子生物学以及免疫学发展起来的一种新型抗肿瘤手段，现阶段主要用于治疗急性 B 淋巴细胞白血病、非霍奇金淋巴瘤等血液系统疾病，尽管细胞疗法在针对实体瘤的治疗中遇到了许多瓶颈，但由于高特异性、高靶向性等优势，其用于实体瘤治疗的多项研究仍在广泛开展。

**1. 针对血液系统肿瘤的细胞疗法**　和传统抗体药物相比，CAR-T 疗法具有高灵敏度，其脱靶毒性会导致更为严重的毒副作用。因此，CAR-T 治疗的靶点选取不能套用传统抗体药物治疗的靶点选择标准，而是需要寻找更具肿瘤专一性的肿瘤特异性抗原作为靶点。以 CD19 为靶点的 CAR-T 细胞疗法在治疗 B 细胞恶性肿瘤中研究较为成熟。CD19 广泛表达在多种 B 细胞恶性肿瘤细胞表面，在正常 B 细胞、滤泡性树突细胞表面也有表达，而在其他组织和血液细胞没有表达，血液中也未曾检测到 CD19 可溶性蛋白的存在。因此它被认为是 CAR-T 治疗 B 细胞肿瘤的理想靶点。目前血液系统恶性肿瘤正在开展研究其他具潜力的 CAR-T 细胞靶点，包括用于治疗 B 细胞恶性肿瘤的 CD22、CD20，用于治疗髓系恶性肿瘤的 CD33、CD123 等。

**2. 针对实体瘤的细胞疗法** 虽然 CD19 靶向 CAR-T 细胞疗法在血液系统恶性肿瘤方面技术较为成熟。然而，针对实体瘤的 CAR-T 细胞疗法目前在临床试验中疗效不佳，可能受到多种因素的影响，包括：实体瘤中难以实现有效的 T 细胞归巢、实体瘤肿瘤微环境的免疫抑制性增加抗原选择难度、体内 T 细胞寿命有限等。近年来，越来越多的针对实体瘤抗原的 CAR-T 细胞疗法临床试验相继开展，如通过靶向癌胚抗原（CEA）治疗结直肠腺癌；通过靶向成纤维细胞活化蛋白（FAP）治疗恶性胸膜间皮瘤；通过靶向神经节苷脂 GD2 治疗神经母细胞瘤；通过靶向间皮素治疗胰腺癌；通过靶向表皮生长因子受体（EGFR）治疗非小细胞肺癌等。针对实体瘤的细胞疗法在体内外抗肿瘤活性试验研究设计的总原则和实验操作与血液系统恶性肿瘤的细胞疗法一致，在实验设计和实验操作可以参照 CD19 靶向 CAR-T 细胞疗法。

### （二）细胞疗法的药效学研究设计

**1. 动物及动物模型选择** 目前，已应用于 CAR-T 产品研究或正处于探索阶段的动物模型主要包括同源小鼠模型、转基因小鼠模型、移植瘤小鼠模型、免疫系统重建人源化小鼠模型。其中，重度免疫缺陷小鼠（如 NSG 小鼠、B-NDG 小鼠等）被广泛用于 CAR-T 的药效评价，尤其在针对 B 细胞淋巴瘤的 CAR-T 试验中获得不错的结果。NSG 小鼠利用 CRISPR/Cas9 系统直接在 NOD 鼠上进行 Prkdc 和 IL2rg 双基因敲除，没有成熟 T 细胞、B 细胞和功能性 NK 细胞，细胞因子信号传递能力缺失，对人源 T 细胞和组织几乎没有排斥反应。同时 NSG 小鼠也没有 B 淋巴细胞泄漏，是目前国际公认的免疫缺陷程度最高、最适合人源细胞移植的工具小鼠。

**2. 实验分组及给药方式** 通常将实验小鼠分为阴性对照组（PBS）、T 细胞组以及 CAR-T 细胞实验组，并采用尾静脉注射 PBS、T 细胞以及 CAR-T 细胞。

**3. 评价指标** 采用肿瘤细胞体内示踪成像技术，对肿瘤体积连续定量，根据小鼠肿瘤负荷评价细胞疗法的抗肿瘤效果。

### （三）体外药效学研究设计

用于建立模型的人源肿瘤细胞株通常因研究目的和肿瘤类型不同而各不相同，但主要特点是高表达相应肿瘤特异性抗原或肿瘤相关抗原的细胞系或细胞株。如抗 CD19 特异性 CAR-T 细胞通常选择高表达 CD19 的人源细胞系作为肿瘤靶标细胞，如 B 淋巴细胞瘤细胞系 Nalm6 细胞、Daudi 细胞和 Raji 细胞系等。平行设置对照组进行对比，以评估 CAR 转导的 T 细胞对抗原阳性和抗原阴性肿瘤靶标的杀伤能力。将扩增的 CAR-T 细胞与 GFP 或 CFSE 标记的肿瘤靶标细胞按照一定的比例（常见比例为1：1）置于完全培养基中共培养24 小时。通过常规 ELISA 收集上清液以定量检测与肿瘤细胞共培养的 T 细胞分泌的细胞因子（IL-2 和 INF-γ）。共培养 3～5 天后，从每个孔中收集 T 细胞和肿瘤细胞并准备 FACS 分析，分别使用 GFP 和 CD3 检测肿瘤细胞和 T 细胞。

### （四）实例

**1. 抗 CD19 CAR-T 体内药效学研究**

（1）动物及动物模型构建 抗 CD19 CAR-T 体内抗肿瘤活性试验通常选取 6～10 周龄大小的 NSG 小鼠。为了便于后续肿瘤细胞体内成像示踪，实验前需要将 Nalm6 细胞过表达荧光素酶报告基因（Luc-Nalm6）。每只 NSG 小鼠经尾静脉注射 $1 \times 10^6$ Luc-Nalm6 细胞。

（2）实验分组 通常在肿瘤细胞注射 7 天完成小鼠荷瘤后将荷瘤小鼠分为三组，分别经尾静脉注射约 $5 \times 10^6 \sim 10 \times 10^6$的 CAR-T 细胞、T 细胞以及 PBS，观察肿瘤体积和小鼠体重变化。

（3）评价指标 同时使用 Xenogen IVIS 100 系统（Caliper Life Sciences，Hopkinton，MA）对 Nalm6 异种移植

物进行生物发光成像（BLI）从而对肿瘤体积进行连续定量。在实验结束时，对小鼠实施安乐死并收获肿瘤组织。从两腿的股骨和胫骨收集骨髓样品。脾脏手动分离获得单细胞悬浮液。使用ACK裂解缓冲液裂解来自骨髓、脾和外周血的红细胞，并通过流式细胞术对剩余的细胞染色以确定肿瘤存在的CD19和GFP等，使用Student's *t* 检验完成光子通量和肿瘤负荷的统计分析。

**2. 抗CD19 CAR-T体外药效学研究** 将扩增的抗CD19 CAR-T细胞与GFP或CFSE标记的肿瘤靶标细胞按照1∶1的比例置于完全培养基中共培养24小时。通过常规ELISA收集上清液以定量检测与肿瘤细胞共培养的T细胞分泌的细胞因子（IL-2和INF-γ）。共培养3~5天后，从每个孔中收集T细胞和肿瘤细胞并准备FACS分析，分别使用GFP和CD3检测肿瘤细胞和T细胞。

## 四、肿瘤疫苗

免疫系统可以通过识别肿瘤细胞表达的肿瘤抗原而实现对肿瘤细胞的识别以及杀伤作用。肿瘤疫苗的原理就是将肿瘤抗原导入患者体内，激活或加强机体的抗肿瘤免疫，从而杀伤、清除肿瘤细胞，实现抗肿瘤免疫治疗。目前，肿瘤疫苗已成为抗肿瘤免疫治疗领域的一大热点。

### （一）肿瘤疫苗分类

肿瘤疫苗常分为四大类：全细胞疫苗、多肽疫苗、基因工程疫苗以及抗体肿瘤疫苗，下文对这四类肿瘤疫苗进行详细描述。

**1. 全细胞疫苗** 全细胞疫苗包含全部肿瘤细胞及细胞裂解物，含有全系列的肿瘤相关抗原（tumor-associated antigen，TAA），能够同时表达MHC Ⅰ、Ⅱ类限制性抗原，激活 $CD8^+$ T细胞和 $CD4^+$ 辅助T细胞，诱发全面抗肿瘤免疫应答。全细胞疫苗根据细胞来源又可分为肿瘤细胞疫苗和树突细胞疫苗。在肿瘤特异性抗原尚未明确的情况下，肿瘤全细胞疫苗有其独特的优势。肿瘤全细胞疫苗包含全系列的肿瘤相关抗原（TAA），富含 $CD8^+$ T细胞和 $CD4^+$ 辅助T细胞的抗原表位，能同时表达MHC Ⅰ和Ⅱ类限制抗原，引起全面有效的抗肿瘤应答和长效记忆T细胞。

**2. 多肽疫苗** 多肽疫苗采用肿瘤细胞表面的抗原肽或肿瘤细胞异常表达的肽段来制备，具有特异性强、安全性高的优点。进一步对氨基酸残基修饰、氨基酸序列改变或者制备热休克蛋白-肽复合物，以提高多肽抗原的特性，避免与宿主细胞相似导致自身免疫。例如由韩国KAEL-GemVax公司生产的GV1001是多肽疫苗的代表之一，也是一种端粒酶疫苗。端粒酶包含RNA模板和端粒酶逆转录酶（telomerase reverse transcriptase，TERT）。端粒酶肽段是一种理想的TAA，不仅可以激活 $CD4^+$ 和 $CD8^+$ T细胞，还能诱导hTERT特异性的细胞毒性T淋巴细胞激活，因此是肿瘤疫苗的有利靶标。GV1001是表达hTERT亚基611~626位氨基酸的16肽疫苗，被FDA授予了孤儿药资格，主要用于胰腺癌治疗。

**3. 基因工程疫苗** 基因工程疫苗的原理是利用基因工程技术将编码某种特异性抗原的基因通过病毒载体或质粒DNA在机体内表达，以诱发特异性抗肿瘤免疫反应。例如由丹麦的Bavarian-Nordic公司研发的Prostvac疫苗是由两种不同重组病毒载体组成的异源性初免/加强方案。两种载体都含有前列腺特异抗原（prostate specific antigen，PSA）和三联T细胞共刺激，这两种载体分别是牛痘病毒和鸡痘病毒，前者可刺激机体产生初始免疫反应，后者则用于增强并维持这种针对PSA的免疫反应。Inovio公司研制的一种HPV相关性宫颈癌及癌前病变的治疗性DNA疫苗——VGX-3100。该疫苗通过电穿孔法（一种伴随注射的小型电脉冲）向患者细胞内插入一段合成质粒DNA，其所编码的特异性蛋白能够激活免疫系统，以HPV16和HPV18的E6、E7蛋白作为靶点攻击HPV感染细胞，促使癌症消退。VGX-3100能够改善宫颈上皮内瘤变（cervical in-traepithelial neoplasia，CIN）2/3患者的组织病理学表现。

**4. 抗体肿瘤疫苗** 根据依赖抗体细胞介导的细胞毒性作用（ADCC）理论设计的单克隆抗体肿瘤疫苗，是疫苗发展的一个新方向。单克隆抗体与相应的抗原能高度特异性结合，具有较好的分子靶向功能。例如单克隆抗体-抗肿瘤单抗的曲妥珠单抗（herceptin）对于人HER-2阳性的转移性乳腺癌有较好的治疗作用。

这些类型的肿瘤疫苗体外和体内抗肿瘤活性实验方法比较相似，因此以肿瘤疫苗中的树突细胞疫苗为例。

### （二）肿瘤疫苗作用机制

肿瘤疫苗有四个关键组成部分：肿瘤特异性抗原、配方（肽段、热休克蛋白、DNA、mRNA、全肿瘤细胞、或者树突细胞等）、免疫佐剂（GM-CSF 等）和运载工具（比如脂质体）。以树突细胞疫苗为例，首先在注射部位发生抗原提呈细胞（APC）如树突细胞（DC）的抗原相遇，载有抗原的 APC 通过淋巴管到淋巴结（主要招募 T 细胞）。在淋巴结中，成熟 DC 将 MHC-Ⅰ类分子和 MHC-Ⅱ类分子上的肿瘤衍生肽提呈给 $CD8^+$ 和 $CD4^+$ T 细胞。通过向 T 细胞递送共刺激“信号 2”，例如通过 CD80-CD28、CD86-CD28、CD70-CD27 和 CD40-CD40 配体（CD40L）相互作用，并通过 DC 产生的 IL-12 和Ⅰ型干扰素（IFN）增加共刺激促进肿瘤特异性 T 细胞应答的产生。这些相互作用共同促进活化的肿瘤特异性 $CD4^+$ 和 $CD8^+$ T 细胞的产生和扩增。$CD4^+$ 和 $CD8^+$ T 细胞通过血液进入到肿瘤部位，如果遇到同源抗原时，它们通过细胞毒性和产生效应细胞因子如 IFN-γ 和肿瘤坏死因子（TNF）杀死肿瘤细胞。反过来，裂解的肿瘤细胞释放肿瘤抗原，可以再次被 APC 捕获，加工和提呈诱导多克隆 T 细胞反应，从而增加抗肿瘤免疫反应的抗原性广度并引起到表位扩散的过程。

### （三）体内抗肿瘤活性试验

以树突细胞疫苗为例，采用小鼠结肠癌-CT26 模型，来评价嵌合肿瘤特异性抗原 gp-70 衍生肽（AH1）和辅助蛋白-卵清蛋白（OVA）的树突细胞的免疫活性。

实验设计如下：选取 8~12 周龄的 BALB/C 小鼠，在 BALB/C 小鼠右侧皮下接种 $5\times10^5$ 个 CT-26 小鼠结肠癌细胞。接种当天视为 0 天。荷瘤肿瘤的小鼠分别分为：AH1-DC（DC-Pep 组）；AH1-OVA-DC（DC-Pep-OVA 组）即瘤内注射 $6\times10^5$ 个细胞/100μl PBS 嵌合不同肽段的 DCs；naïve DCs（来自脾脏）；仅用 PBS（肿瘤小组）作为对照。同时为了观察嵌合肽段的特异性，采用 DC-OVA-P15（一个与肿瘤无关的肽段）作为另外一个对照组。

在接种第 3 天和第 10 天给予不同处理的 DCs。在整个实验过程中，观察小鼠是否出现皮毛脱落、行为异常以及肝、肾、肺和胃肠道损伤等不良反应。肿瘤体积每 3 天测量一次，测到第 42 天。通过测量肿瘤的体积来评价 DCs 疫苗的抗肿瘤效果。

### （四）体外抗肿瘤活性试验

从健康志愿者的外周血中分离出 T 淋巴细胞，重悬疫苗为 $1\times10^5$/ml，与 T 淋巴细胞混合培养 96 小时，$^3$H-TdR 掺入法检测 T 淋巴细胞的增殖程度，计算刺激指数 SI =（实验组 cpm-对照组本底 cpm）/（对照组 cpm-机器本底 cpm），用于指征疫苗（肿瘤细胞裂解物致敏 DC）对 T 淋巴细胞的刺激作用。之后，以相应癌细胞株为靶细胞，疫苗（肿瘤细胞裂解物致敏 DC）刺激的 T 淋巴细胞为效应细胞，按操作指南，用乳酸脱氢酶释放法检测 T 淋巴细胞对相应癌细胞的杀伤效应，计算杀伤率。

## 五、溶瘤病毒

溶瘤病毒治疗是指最初在被感染的癌细胞内，利用病毒自我复制来破坏宿主细胞达到治疗的目的。病毒劫持细胞的蛋白合成工厂，生产加工病毒所需的元件而当宿主细胞裂解后，释放出许多具有感染其他细胞能力的子病毒，从而增强了病毒感染及传播能力。

近年来，随着溶瘤病毒研究的深入，研究者发现那些可以诱发更有效的抗肿瘤免疫反应和（或）削弱免疫抑制在临床试验中表现更出色。溶瘤病毒对于机体来说是一种异源物，可以诱发机体产生免疫应答，这一方面限制了病毒自身的繁殖，另一方面由于病毒特异性感染肿瘤细胞后，细胞毒性淋巴细胞可识别被提呈的病毒抗原进而杀伤肿瘤细胞；而长效的抗肿瘤机制则是基于病毒裂解肿瘤细胞后，释放出大量肿瘤抗原，被机体内免疫系统识别产生针对肿瘤的特异性免疫反应。

至今用于溶瘤治疗的病毒高达数十种，包括单纯疱疹病毒Ⅰ型、痘病毒、腺病毒、呼肠孤病毒、新城疫病毒和流感病毒等。在溶瘤病毒后续改造设计中，通常需要考虑病毒对于正常细胞的毒副作用，一方面通过删除病毒某些关键基因减毒；另一方面增加病毒靶向性，常见的思路是修饰改造病毒外壳蛋白以靶向肿瘤细胞或对病毒基因组进行改造，将病毒基因组的关键部分置于肿瘤特异性启动子的控制之下，使其只能在癌细胞中复制或转录。此外，为了增强溶瘤病毒抗瘤活性，研究者会在病毒中加载外源治疗基因实现特定治疗目的。

### （一）溶瘤病毒抗肿瘤机制

溶瘤病毒一般通过以下机制发挥抗肿瘤效果。

**1. 直接杀伤肿瘤** 如：①增殖型病毒感染肿瘤细胞后，大量增殖最终导致肿瘤细胞裂解，而释放出的子病毒又会感染其他肿瘤细胞，增强抗肿瘤效果；②病毒在肿瘤细胞内增殖同时释放毒性蛋白颗粒，诱导细胞发生凋亡；

**2. 改变肿瘤免疫微环境** ①溶瘤病毒感染肿瘤启动或放大抗肿瘤免疫反应，如感染病毒的肿瘤细胞因为病毒抗原被提呈从而被细胞毒淋巴细胞识别并杀伤；当肿瘤细胞裂解后，大量特异性的抗原释放，破坏了肿瘤免疫抑制；②利用基因工程使病毒载有表达肿瘤相关抗原，感染后肿瘤细胞无法实现免疫逃逸，最终被免疫系统清除。

### （二）体内抗肿瘤活性试验

针对可以直接杀伤肿瘤的溶瘤病毒通常选用 Balb/c 小鼠、C57 小鼠等，采用原位移植或是异位移植人肿瘤细胞肿瘤建立小鼠肿瘤模型；也有通过近交品系小鼠在一定年龄内，自发产生肿瘤的肿瘤小鼠模型；还有常见通过基因工程建立肿瘤小鼠模型如 P53 敲除、Ras 过表达等。建立小鼠肿瘤模型后，通过瘤内注射或是尾静脉注射，部分肿瘤可采用腹腔注射溶瘤病毒，对照未给予病毒组，主要检测小鼠瘤体积大小变化、小鼠存活时间等。

诱导宿主细胞发生免疫反应的溶瘤病毒则可以采用免疫重构小鼠，采用免疫缺陷型小鼠如 NOD-SCID 小鼠、Balb/c 小鼠等，利用原位移植或是异位移植。瘤内注射或尾静脉注射溶瘤病毒，同时在小鼠体内回输人源免疫细胞。对比未给予病毒治疗组，主要检测小鼠瘤体积大小变化、小鼠存活时间；处死小鼠后，检测肿瘤组织中相应蛋白的变化情况。

### （三）体外抗肿瘤活性试验

对于直接杀伤肿瘤细胞的溶瘤病毒，需要先检测其感染肿瘤细胞后的感染效果，可检测肿瘤细胞表面病毒抗原表达等。溶瘤病毒感染肿瘤细胞后，通过 SRB、MTT 法等检测肿瘤细胞存活率。同时应感染与肿瘤相对应的正常组织细胞，检测其与正常细胞的杀伤情况。

针对诱导宿主免疫的溶瘤病毒，一般筛取对应癌种易于被病毒感染的肿瘤，设置空载病毒及含目的基因病毒，通过免疫组化或是 Western Blot 检测肿瘤组织或细胞中病毒目的基因蛋白表达。同时为了区别病毒起效并非通过其溶出，可采用 PBS 处理富集后的肿瘤细胞 72 小时，用 0.4% 的台盼蓝稀释测定存活率。免疫反应通常外泌如 IL 家族等因子，故可以在病毒感染后，在不同时间点收集上清检测，利用对应的 Elisa 试剂盒检测培养液中免疫因子的浓度。探究肿瘤细胞与免疫细胞相互作用，将上述上清加入免疫细胞的培养液中，培养一定时间，流式细胞术或是免疫表型上验证对应抗肿瘤免疫反应已启动。

### （四）实例

**1. 新城疫病毒对黑色素瘤治疗的体内药效学研究** 新城疫病毒（NDV）是一种直径在 100～300nm 的包膜病毒，归类用副黏病毒科，内含由约 16000 个核苷酸的反义 RNA 单链构成的基因组。该病毒诱发鸟类出现致命呼吸性疾病，应用于人类相对安全，仅会出现短时间轻微发热或结膜炎。新城疫病毒在病毒复制和溶瘤方面表现出肿瘤选择性，这种选择性是由于肿瘤细胞在抗病毒和凋亡途径上的缺陷。新城疫病毒已被用于治疗癌症，主要通过以下三种方式：①直接裂解肿瘤细胞；②修饰肿瘤细胞作为疫苗，以刺激抗肿瘤免疫反应；③作为传递治疗基因的载体。

（1）研究目的 明确新城疫病毒对黑色素瘤细胞、动物治疗作用及机制。

（2）细胞及动物模型选择 实验主要采用小鼠黑色素瘤癌细胞系 B16-F10。动物模型采用双侧腹侧肿瘤模型，选取 6～7 周龄 C57 小鼠，在实验第 0 天于双侧腹侧均皮下注射 100μl PBS 重悬 $2.0\times10^5$ 个 B16-F10 细胞（或其他黑色素瘤细胞）。

（3）实验分组 体外实验分组分为黑色素瘤细胞组、黑色素瘤感染新城疫病毒组。

体内实验一般设置为空白组、对照组（注射等体积 PBS）、实验组（注射对应体积的新城疫病毒）。

（4）给药途径、感染病毒量和感染时间

体外实验：将 B16-F20 细胞接种至 6 孔板，病毒感染组每个细胞对应新城疫病毒为 50PFMs，感染时间在 24～96 小时之间。

体内实验：在双侧腹侧黑色素瘤模型建立成功后，在第 7 天、10 天、13 天、16 天，采用瘤内注射 $2.0\times10^7$ PFMs 新城疫病毒或者利用尾静脉注射 $2.0\times10^7$ PFMs 新城疫病毒，空白组不做处理，对照组注射等体积 PBS 缓冲液，每日监测肿瘤体积变化。

（5）评价指标 新城疫病毒治疗黑色素瘤主要通过局部免疫激活，导致肿瘤细胞死亡、抗原释放及干扰素产生。在细胞实验中，感染 96 小时病毒后，利用 0.25% 台盼蓝染色，考察感染病毒后死亡的癌细胞数；同时用血细胞计数板计数独立孔中细胞总数，计算癌细胞存活率；另一方面新城疫病毒感染黑色素瘤细胞后，采用流式细胞术检测细胞表面细胞生态刺激因子表达变化（ICOS），来阐明新城疫病毒抗肿瘤作用及机制。

在体内实验中，需要每日测量小鼠瘤体积变化，游标卡尺检测肿瘤直径变化来考察新城疫病毒体内抗肿瘤效果。处死小鼠后，取出肿瘤组织，分离出其中淋巴细胞，采用流式细胞术考察淋巴细胞中 $CD4^+$、$CD8^+$ 细胞比例的变化。

**2. 新城疫病毒对黑色素瘤治疗的体外机制研究** 新城疫病毒的抗肿瘤免疫反应范围较为广泛。在黑色素瘤癌细胞感染病毒后后，24 小时、48 小时、72 小时，采用 Western Blot 或流式细胞术检测肿瘤细胞表面 PD-L1 表达情况，探究肿瘤细胞与免疫细胞相互作用。在双侧腹侧肿瘤模型中，可以考察一侧黑色素瘤感染病毒后，另一侧肿瘤组织（即远端）情况，可对比两处活化后 T 细胞浸润情况，以考察其通过局部抗肿瘤免疫激活，对全身抗肿瘤免疫的影响。

（杨 波 丁 玲）

## 参考文献


[1]魏伟，吴希美，李元建．药理实验方法学[M]．第4版．北京：人民卫生出版社，2010.

[2]徐寒梅，李梦玮，罗燕平．抗肿瘤药物药理学实验指南[M]．北京：中国医药科技出版社，2015.

[3]Ibarrola-Villava M，Cervantes A，Bardelli A. Preclinical models for precision oncology[J]. Biochimica et biophysica acta Reviews on cancer，2018，1870（2）：239-246.

[4]Krall N，Superti-Furga G，Vladimer GI. Patient-derived model systems and the development of next-generation anticancer therapeutics[J]. Current opinion in chemical biology，2020，56：72-78.

[5]Bresnahan E，Ramadori P，Heikenwalder M，et al. Novel patient-derived preclinical models of liver cancer[J]. Journal of hepatology，2020，72(2)：239-249.

[6]Robertson FL，Marqués-Torrejón M-A，Morrison GM，et al. Experimental models and tools to tackle glioblastoma[J]. Disease models & mechanisms，2019，12(9)：120.

[7]Makena MR，Ranjan A，Thirumala V，et al. Cancer stem cells：Road to therapeutic resistance and strategies to overcome resistance[J]. Biochimica et biophysica acta Molecular basis of disease，2020，1866（4）：165-339.

[8]Ibarrola-Villava M，Cervantes A，Bardelli A. Preclinical models for precision oncology[J]. Biochimica et biophysica acta Reviews on cancer，2018，1870(2)：239-246.

[9]Krall N，Superti-Furga G，Vladimer GI. Patient-derived model systems and the development of next-generation anticancer therapeutics[J]. Current opinion in chemical biology，2020，56：72-78.

[10]Yoshida GJ. Applications of patient-derived tumor xenograft models and tumor organoids[J]. Journal of hematology & oncology，2020，13(1)：4.

[11]Ji Cao，Meidan Ying，Nan Xie. The Oxidation States of DJ-1 Dictate the Cell Fate in Response to Oxidative Stress Triggered by 4-HPR[J]. Autophagy or Apoptosis? ANTIOXIDANTS & REDOX SIGNALING，2014，21(10)：1443-1459.

[12]Ji Cao, Guanyu Lin, Yanling Gong. DNA-PKcs, a novel functional target of acriflavine, mediates acriflavine's p53-dependent synergistic anti-tumor efficiency with melphalan[J]. Cancer Letters, 2016, 383(1): 115-124.

[13]Manning G, Whyte DB, Martinez R, et al. The protein kinase complement of the human genome[J]. Science, 2002, 298(5600): 1912-1934.

[14]Ray Chaudhuri A, Nussenzweig A. The multifaceted roles of PARP1 in DNA repair and chromatin remodelling[J]. Nature Reviews Molecular Cell Biology, 2017, 18(10): 610-621.

[15]Harrigan JA, Jacq X, Martin NM, et al. Deubiquitylating enzymes and drug discovery: emerging opportunities[J]. Nat Rev Drug Discov, 2018, 17(1): 57-78.

[16]Huang X, Dixit VM. Drugging the undruggables: exploring the ubiquitin system for drug development[J]. Cell Research, 2016, 26(4): 484-498.

[17]Ramanjulu JM, Pesiridis GS, Yang J. Design of amidobenzimidazole STING receptor agonists with systemic activity[J]. Nature, 2018, 564(7736): 439-443.

[18]Keir ME, Butte MJ, Freeman GJ, et al. PD-1 and its ligands in tolerance and immunity[J]. Annual Review of Immunology, 2008, 26: 677-704.

[19]Yoshida K, Tsujimoto H, Matsumura K. CD47 is an adverse prognostic factor and a therapeutic target in gastric cancer [J]. Cancer Medicine, 2015, 4(9): 1322-1333.

[20]Dai XY, Park JJ, Du YY. One-step generation of modular CAR-T cells with AAV-Cpf1[J]. Nature Methods, 2019, 16(3): 247-254.

[21]Hu Z, Ott PA, Wu CJ. Towards personalized, tumour-specific, therapeutic vaccines for cancer[J]. Nature Reviews Immunology, 2018, 18(3): 168-182.

[22]Bommareddy PK, Shettigar M, Kaufman HL. Integrating oncolytic viruses in combination cancer immunotherapy[J]. Nature Reviews Immunology, 2018, 18(8): 535.

第十八章

# 抗菌药物的药理学研究

## 第一节 抗菌药物非临床药理学研究

抗菌药物与其他类药物不同，其作用靶点为细菌而不是宿主，同时细菌在药物作用下可能会产生耐药，日趋严重的耐药问题给临床抗感染治疗带来极大挑战。宿主对进入体内的抗菌药物产生吸收、分布、代谢和消除等药动学（pharmacokinetics，PK）过程，药物也会对宿主产生一定的不良反应，加之细菌和宿主之间产生感染和免疫的博弈过程。因此抗菌药物的合理应用需要综合考虑药物、细菌和宿主间的相互关系，而抗菌药物非临床研究为阐明三者间的作用关系提供了有效手段。抗菌药物体外药效学（pharmacodynamics，PD）研究通过体外实验方法对药物抗菌活性进行最直观的评价，也是评估其预期疗效的重要依据，包括体外药敏试验、杀菌曲线试验、抗生素后效应测定等。抗菌药物体外药动学/药效学（pharmacokinetics/pharmacodynamics，PK/PD）研究通过体外模拟人体药动学过程，绘制动态杀菌曲线，进行 PK/PD 分析，有效将体外药效学结果和体内药动学数据结合用于临床给药方案评价。抗菌药物动物药动学和药效学研究作为体内研究方法，在综合分析药物体内抗菌效果和药动学过程的基础上，可以将宿主免疫因素纳入考虑，与药物人体内抗菌过程更相近，抗菌药物动物 PK/PD 研究更是新抗菌药物临床给药方案和药敏折点制定不可缺少的重要依据。因此，本章对抗菌药物体外药效学研究、体外药动学/药效学研究、动物药动学及药动学/药效学研究进行详细介绍。

### 一、抗菌药物体外药效学研究

#### （一）抗菌药物体外药效学研究的方法学

抗菌药物一般是指具有杀菌或抑菌活性的药物，包括各种抗生素及磺胺类、咪唑类、吡咯类、硝基咪唑类、喹诺酮类等化学合成药物，临床上用于治疗细菌、真菌感染性疾病。采用体外的各种研究手段进行抗菌药物药效学及与药动学相结合的药动学/药效学研究可以为药物疗效评价及临床有效给药剂量探索提供依据。在体外研究中，药物浓度、细菌或真菌接种量以及培养环境等可以根据需求进行控制，从而更灵活的设置实验条件，获得符合不同临床情况的研究结果。

**1. 研究手段** 抗菌药物敏感性试验的研究目的为评价抗菌药物对细菌的体外抗菌活性，具体方法包括微量肉汤稀释法、琼脂稀释法、纸片法和 E-test 法等。

**2. 受试细菌选择** 应根据研究药物可能抗菌谱选择受试细菌，如果研究药物有同类药物供参考，可根据同类药物抗菌谱选择受试细菌，应包括研究药物临床适应证的常见病原菌。无同类药物供参考时，受试细菌选择方法包括：①将研究药物的待开发适应证的目标病原菌作为受试细菌；②根据研究药物起效作用基团的空间结构选择可能合适的受试细菌；③将临床上常见的病原菌作为受试细菌，开展初筛工作。受试细菌应为经纯分培养后得到的细菌。

**3. 菌液浓度选择** 开展体外药效学试验时，细菌菌液浓度通常为0.5Mc浊度，约$1.5\times10^8$ CFU/ml。菌液浓度过高或过低，均会影响药敏结果的判读。开展静态和动态杀菌曲线试验时，菌液浓度通常为$10^6\sim10^8$ CFU/ml、$10^6$CFU/ml和$10^8$CFU/ml分别模拟体内普通感染和重度感染情况。模拟轻度感染时，细菌菌液浓度可设置为$10^5$CFU/ml。

**4. 培养基** 培养基按形态可分为液体、半固体和固体三种，液体培养基包括各种肉汤培养基，半固体和固体培养基为肉汤培养基加入不同比例的琼脂配制，其中半固体培养基主要用于细菌保存，固体培养基主要用于细菌分离、鉴定及培养。细菌学实验常用的培养基有Muller-Hinton（M-H）培养基、血培养基、巧克力培养基、中国蓝培养基等。M-H培养基可供大多数非苛养菌良好生长，批间重复试验较好。一些苛养菌的药敏试验需要采用特殊培养基，例如肺炎链球菌药敏试验用含5%脱纤维马血的阳离子调节M-H培养基。用于药敏试验的琼脂培养基厚度应为4mm左右，培养基过厚或过薄均会影响结果判读。

**5. 抗菌药物浓度的选择** 静态杀菌曲线是指试验过程中药物浓度保持恒定观察其抗菌活性变化的试验。开展该研究时，抗菌药物浓度通常为最低抑菌浓度（minimum inhibitory concentration，MIC）的倍数，并按2倍逐渐递增，如0.25MIC、0.5MIC、1MIC、2MIC、4MIC、8MIC、16MIC、32MIC、64MIC、128MIC等。

## （二）体外药敏试验方法

**1. 纸片扩散法** 纸片扩散法（K-B法）是评价抗菌药物体外抗菌活性的半定量方法。原理：抗菌药物不断从纸片中扩散至含有细菌的培养基中，在药物浓度高于最低抑菌浓度的区域，细菌生长受到抑制，其他区域细菌仍然可以生长，从而形成抑菌圈。它的大小反映受试细菌对测定药物的敏感程度，与MIC呈负相关。纸片法操作步骤包括：制备菌悬液、涂平板、贴药敏纸片、孵育、卡尺测量抑菌圈直径、结果判读。该方法优点在于：选药灵活、一个平皿可以测多种抗菌药物，价格便宜且结果易懂。缺点是接种菌量、细菌生长率、抗菌药含量、平皿厚度、温度和预孵育时间等多个因素均影响测定结果，因而需要标准化操作。

开展药敏试验时，应遵循临床实验室标准化委员会（clinical & laboratory standards institute，CLSI）制定的抗菌药物选择原则。抗菌药物选择分为三类：常规测试并报告的药物、选择性报告的药物，以及药敏试验补充药物，详见表18-1-1。

**表18-1-1 药敏试验推荐的抗菌药品种**

| 抗菌药分组 | 肠杆菌科 | 铜绿假单胞菌 | 不动杆菌属 | 葡萄球菌属 | 肠球菌属 | 肺炎链球菌 |
|---|---|---|---|---|---|---|
| A组 | 氨苄西林、头孢唑林、庆大霉素 | 头孢他啶、庆大霉素、哌拉西林 | 氨苄西林/舒巴坦、头孢他啶、亚胺培南、环丙沙星、庆大霉素 | 苯唑西林（头孢西丁纸片）、克林霉素、青霉素、红霉素、甲氧苄啶-磺胺甲噁唑 | 氨苄西林、青霉素 | 青霉素（苯唑西林纸片）、红霉素、甲氧苄啶-磺胺甲噁唑 |
| B组 | 阿米卡星、阿莫西林/克拉维酸、哌拉西林/他唑巴坦、头孢呋辛、头孢吡肟、头孢西丁、环丙沙星、亚胺培南、哌拉西林、甲氧苄啶-磺胺甲噁唑 | 阿米卡星、氨曲南、头孢吡肟、环丙沙星、亚胺培南、哌拉西林/他唑巴坦 | 阿米卡星、哌拉西林/他唑巴坦、头孢吡肟、头孢噻肟、甲氧苄啶-磺胺甲噁唑、哌拉西林、四环素 | 四环素、万古霉素、利奈唑胺 | 万古霉素、利奈唑胺 | 万古霉素、克林霉素、四环素、左氧氟沙星 |
| C组 | 头孢他啶、氯霉素、氨曲南、四环素 | | | 环丙沙星、庆大霉素、氯霉素 | 庆大霉素（120μg）、链霉素（300μg） | 氯霉素、利奈唑胺 |
| U组 | 头孢唑林、磷霉素、呋喃妥因 | | | 头孢唑林、磷霉素、呋喃妥因、磺胺异噁唑、甲氧苄啶 | 环丙沙星、四环素、呋喃妥因、磷霉素 | |

注：A组：需常规测试并报告的抗菌药物；B组：可常规测试，选择性报告的药物；C组：替代或补充药物；U组：补充药物（仅用于治疗泌尿道感染）。

**2. 肉汤稀释法** 肉汤稀释法是评价抗菌药物体外抗菌活性的定量研究方法，分为常量肉汤稀释法（图 18－1－1）和微量肉汤稀释法（图 18－1－2）。前者指肉汤用量 2ml，常用玻璃试管进行实验。后者是指肉汤用量 0.1ml，一般用 96 孔板进行实验。原理：将含有受试菌的培养基加入一定浓度的抗菌药物（一系列不同倍数稀释，通常为双倍稀释）中，培养 16～24 小时。药物浓度高于最低抑菌浓度（MIC）时，细菌生长受到抑制，溶液澄清，否则溶液中细菌生长导致溶液浑浊。肉汤稀释法操作步骤包括：配制一系列对倍稀释的抗菌药物溶液、接种细菌、35℃孵育、判定结果、获得 MIC。此法优点是 MIC 测定结果准确可靠，可测定多个菌株，可获得 $MIC_{50}$ 和 $MIC_{90}$ 等反映药物敏感性的指标。缺点是实验劳动强度大，细菌生长情况不可查。此外，用肉汤稀释法开展研究时需注意接种效应，菌悬液浓度过高时会导致 MIC 偏高，否则会导致 MIC 偏低，接种菌量通常为 $10^4$～$10^5$ CFU/ml。

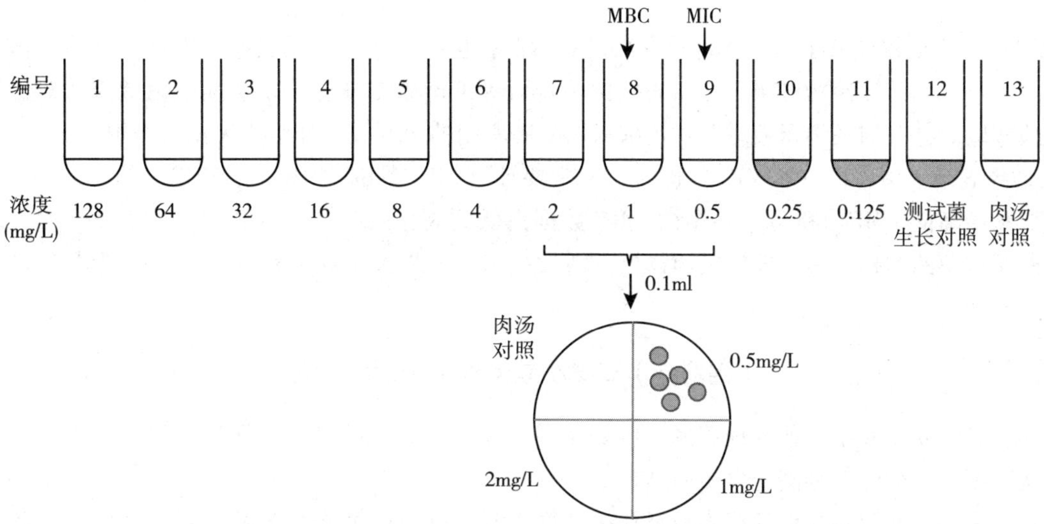


**图 18－1－1 宏量肉汤稀释法测定细菌最低抑菌浓度的示意图**

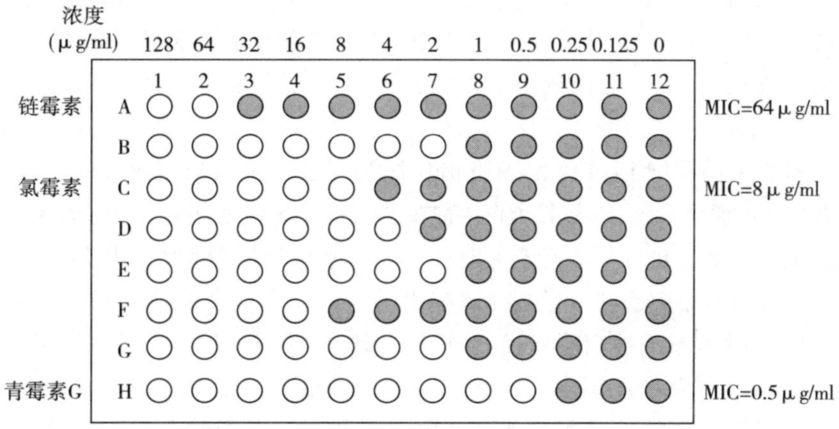


**图 18－1－2 微量肉汤稀释法测定细菌最低抑菌浓度**

**3. 琼脂稀释法** 琼脂稀释法是定量评价抗菌药物体外抗菌活性的方法，通过观察细菌在含不同浓度药物的琼脂平板上生长情况获得最低抑菌浓度。操作步骤：首先制备含不同浓度抗菌药的系列平板，然后制备菌悬液，点种菌后（浓度为 $10^4$～$10^5$CFU/ml）进行孵育，最后判读结果，获得 MIC。此法可同时测定多株菌，细菌生长情况可查，测定结果精确可靠。缺点是制备平皿费时费力，测多个药时劳动强度大。

**4. E-test 法** E-test 法是将稀释法和扩散法相结合的一种定量测定抗菌药物体外活性的方法（图 18－1－3）。原理：将 E-test 试条贴在已接种细菌的琼脂平板上后，药物从试条载体上释放进入琼脂，在试条下方建立具有浓度梯度的抗菌药物区域。在药物浓度高于 MIC 的区域，细菌生长受到抑制，形成以试条为中心的对称抑菌椭圆环。该椭圆环与试条交界处的刻度即为 MIC 值。操作步骤：①制备琼脂平板，按照扩散法标准操作涂布接种细菌；②贴 E-test 试条，孵育 15～18 小时；③读取抑菌浓度，并按标准解释。此法优点包括：①具有浓度梯度，与琼脂稀释法相关性好；②影响因素少，稳定性高；③操作简单，省时；④MIC 可以不是底数为 2 的整数指数幂。缺点是造价昂贵。此法适用于快生长菌、苛养菌、厌氧菌、酵母菌和分枝杆菌的抗菌活性测定。

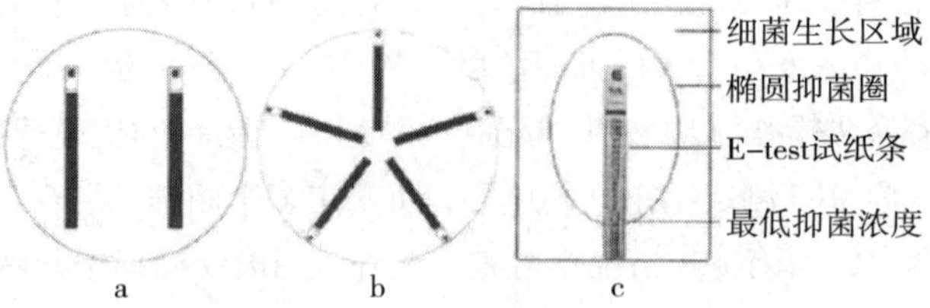


图 18－1－3　E-test 实验测定药物对细菌 MIC

**5. 试验对照**　开展体外抗菌活性评价时应当设立对照，包括：①试验菌对照：无药情况下，试验菌应能在培养基内正常生长。②已知药物对照：已知的抗菌药物对标准敏感菌株应出现预期抗菌效应，对已知的耐药菌不应出现抗菌效应。③溶剂及稀释液对照：抗菌药物配制所用的溶剂及稀释液应无抗菌作用。

**6. 试验结果表示**　用表格整理 MIC 数据时，通常要计算 MIC 范围、$MIC_{50}$、$MIC_{90}$。其中，MIC 范围是指测量结果最低值和最高值，$MIC_{50}$和 $MIC_{90}$分别指 MIC 数据由低到高排列时中位数和 90% 分位数。$MIC_{90}$数值越低，表明受试细菌对抗菌药物越敏感，即抗菌药物抗菌活性越强。如果抗菌药物有折点，还需要计算耐药率（R%）或敏感率（S%）。

## 【实例一】安妥沙星体外抗菌活性测定

研究目的：确定安妥沙星对葡萄球菌属、肠杆菌科、非发酵菌及嗜血杆菌属体外抗菌活性，并比较标准琼脂二倍稀释法与纸片扩散法两种测定方法的结果。

研究方法：采用标准琼脂二倍稀释法与纸片扩散法（5μg 和 10μg）测定安妥沙星对临床常见致病菌的敏感性，并与临床常用的氟喹诺酮类药物相比较。

受试菌株为 2005～2006 年临床分离菌株，包括葡萄球菌属、肠杆菌科、非发酵菌和嗜血杆菌属。质控株包括大肠埃希菌（ATCC25922）、金黄色葡萄球菌（ATCC29213）和铜绿假单胞菌（ATCC27853）。试验前，每株细菌均经过分离纯化，获得适合浓度的菌悬液。研究药物安妥沙星效价为 997.5μg/mg，纸片规格包括 5μg 和 10μg。

测定抗菌活性时，首先采用美国 CLSI 标准琼脂稀释法测定各种抗菌药物 MIC。抗菌药物测定浓度范围为 0.016～256mg/L，过夜生长的新鲜菌液用多点接种仪接种在含抗菌药物 MHA 培养基，每接种点细菌量约为 $10^4$CFU。

采用纸片法测定抗菌活性时，挑取单菌落于生理盐水中制成 0.5Mc 混悬液，均匀涂布于培养基上，每个平皿贴 5 种抗菌药物纸片。按各自培养条件，嗜血杆菌在 35℃、5% $CO_2$环境孵育 16～18 小时，其他细菌在 35℃孵育 16～18 小时后，以游标卡尺量取抑菌圈直径。同时采用纸片法对 3 种标准菌株抑菌圈质控范围进行测定，以确定质控标准。将所得 MIC 结果作分布图，取 95% 以上可信限为质控范围。

结果显示，安妥沙星对甲氧西林敏感葡萄球菌和甲氧西林耐药葡萄球菌 $MIC_{90}$ 分别为 0.5mg/L 和 64mg/L（表 18－1－2）。与对照药相比，安妥沙星对革兰阳性菌抗菌作用与环丙沙星、左氧氟沙星相当。

表 18－1－2　安妥沙星与其他喹诺酮类药物对临床分离细菌 MIC 测定结果（部分）

| 细菌（株数） | 抗菌药物 | MIC（mg/L） | | |
|---|---|---|---|---|
| | | $MIC_{50}$ | $MIC_{90}$ | $MIC_{range}$ |
| 甲氧西林敏感金黄色葡萄球菌（38） | 安妥沙星 | 0.25 | 0.5 | 0.125～8 |
| | 环丙沙星 | 0.5 | 1 | 0.125～4 |
| | 加替沙星 | 0.125 | 0.125 | 0.062～1 |
| | 左氧氟沙星 | 0.25 | 0.5 | 0.125～4 |

续表

| 细菌（株数） | 抗菌药物 | MIC（mg/L） | | |
|---|---|---|---|---|
| | | $MIC_{50}$ | $MIC_{90}$ | $MIC_{range}$ |
| 甲氧西林耐药金黄色葡萄球菌（19） | 安妥沙星 | 64 | 64 | 32～128 |
| | 环丙沙星 | 64 | 128 | 16～256 |
| | 加替沙星 | 4 | 16 | 2～16 |
| | 左氧氟沙星 | 32 | 64 | 4～64 |
| 甲氧西林敏感表皮葡萄球菌（22） | 安妥沙星 | 0. 25 | 4 | 0. 125～16 |
| | 环丙沙星 | 0. 25 | 4 | 0. 062～16 |
| | 加替沙星 | 0. 125 | 1 | 0. 062～4 |
| | 左氧氟沙星 | 0. 25 | 4 | 0. 125～8 |
| 甲氧西林耐药表皮葡萄球菌（32） | 安妥沙星 | 8 | 64 | 0. 125～256 |
| | 环丙沙星 | 8 | 64 | 0. 125～256 |
| | 加替沙星 | 2 | 8 | 0. 062～256 |
| | 左氧氟沙星 | 8 | 64 | 0. 125～256 |

安妥沙星与其他喹诺酮类对临床分离细菌抑菌圈见表 18－1－3。由表 18－1－3 可见，安妥沙星对葡萄球菌抑菌圈直径范围为 6～35mm，$MIC_{50}$为 24. 2～26. 48mm，$MIC_{90}$为 6mm。安妥沙星对各细菌 $MIC_{50}$略低于左氧氟沙星，但 $MIC_{90}$与左氧氟沙星相当。

**表 18－1－3　安妥沙星与其他喹诺酮类对临床分离细菌的抑菌圈**

| 细菌（株数） | 抗菌药物 | 纸片（μg） | 抑菌圈直径（mm） | | |
|---|---|---|---|---|---|
| | | | $MIC_{50}$ | $MIC_{90}$ | 范围 |
| 肠杆菌科（195） | 安妥沙星 | 5 | 21. 32 | 6. 00 | 33. 10～6. 00 |
| | 安妥沙星 | 10 | 23. 24 | 6. 00 | 35. 70～6. 00 |
| | 环丙沙星 | 5 | 26. 30 | 6. 00 | 41. 50～6. 00 |
| | 加替沙星 | 5 | 24. 84 | 13. 32 | 39. 20～6. 00 |
| | 左氧氟沙星 | 5 | 25. 40 | 11. 30 | 37. 60～6. 00 |
| 葡萄糖非发酵菌（102） | 安妥沙星 | 5 | 20. 22 | 6. 00 | 31. 78～6. 00 |
| | 安妥沙星 | 10 | 22. 44 | 6. 00 | 33. 72～6. 00 |
| | 环丙沙星 | 5 | 26. 28 | 6. 00 | 38. 62～6. 00 |
| | 加替沙星 | 5 | 24. 22 | 6. 00 | 34. 92～6. 00 |
| | 左氧氟沙星 | 5 | 24. 62 | 6. 00 | 34. 02～6. 00 |
| 嗜血杆菌（50） | 安妥沙星 | 5 | 30. 74 | 17. 06 | 34. 72～6. 00 |
| | 安妥沙星 | 10 | 32. 66 | 19. 28 | 36. 62～6. 00 |
| | 环丙沙星 | 5 | 34. 72 | 25. 34 | 38. 42～9. 70 |
| | 加替沙星 | 5 | 35. 18 | 26. 00 | 38. 82～14. 10 |
| | 左氧氟沙星 | 5 | 34. 42 | 24. 10 | 38. 84～10. 20 |
| 葡萄球菌（111） | 安妥沙星 | 5 | 24. 20 | 6. 00 | 33. 00～6. 00 |
| | 安妥沙星 | 10 | 26. 48 | 6. 00 | 35. 20～6. 00 |
| | 环丙沙星 | 5 | 25. 00 | 6. 00 | 35. 70～6. 00 |
| | 加替沙星 | 5 | 28. 94 | 13. 60 | 36. 00～6. 00 |
| | 左氧氟沙星 | 5 | 27. 30 | 6. 00 | 35. 80～6. 00 |

安妥沙星（5μg、10μg）、环丙沙星、加替沙星和左氧氟沙星的纸片抑菌圈直径与琼脂法 MIC 值相关性良好（图 18-1-4）。对肠杆菌科和非发酵菌相关性系数 $R^2$ 达到 0.82~0.92，对葡萄球菌和嗜血杆菌 $R^2$ 则达到0.92~0.96。

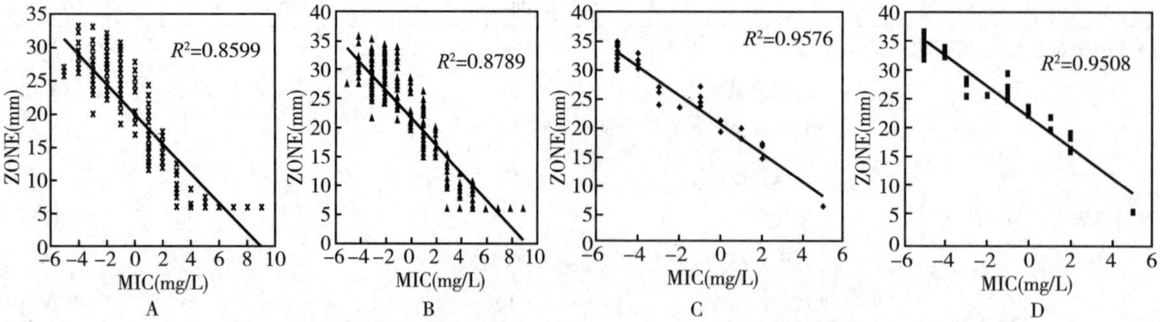


**图 18-1-4　安妥沙星抑菌圈直径与 MIC 间关系图**

A、B 分别为 5μg、10μg 纸片对肠杆菌、非发酵菌和葡萄球菌相关性比较；

C、D 分别为 5μg、10μg 纸片对嗜血杆菌相关性比较

## 【实例二】三种抗真菌药物对口腔白念珠菌最低抑菌浓度的体外对比研究

研究目的：通过测定氟康唑、制霉菌素和洗必泰 3 种抗真菌药物对口腔白念珠菌临床分离株的最小抑菌浓度（MIC），指导临床合理用药。

受试菌株：采集于 2008 年 3 月至 2009 年 7 月口腔科门诊和内、外科病区 60 例可疑口腔念珠菌感染患者的口腔拭子标本。经过镜检、CHROMagar Candida 培养基分离培养及 API-20C-AUX 酵母菌鉴定后，获得 37 株白色念珠菌。质控菌株为白色念珠菌 ATCC22019（对氟康唑敏感）。药敏试验试剂选用 RPMI1640 液体培养基。氟康唑和洗必泰用无菌蒸馏水配成贮备液，制霉菌素先用 DMSO 溶解，再用 RPMI1640 液体培养基配成贮存液。

菌液制备：将受试菌株在 35℃，抗生素沙氏琼脂培养基上连续转种 2 次以保证其纯度及生长力。将活化菌株划线接种于抗生素沙氏琼脂平皿培养基，35℃培养 24 小时，挑取 5 个直径≥1mm 的菌落，用 0.9% 氯化钠溶液制成 5ml 菌悬液。将菌悬液在振荡器上振荡 15 分钟，使之充分混匀，通过血细胞计数板计数，调整菌悬液浓度至（1~5）$\times 10^6$CFU/ml。

抗真菌药物稀释液制备：将 3 种抗真菌药物贮备液依次按 4℃、室温、35℃各 1 小时融化后，用 RPMI1640 液体培养基经梯度稀释，使其终浓度分别为 128~0.25μg/ml、128~0.25μg/ml、256~0.5μg/ml。将每种药物的梯度溶液分别置于 16mm×100mm 无菌试管内，编号保存。

接种和培养：所使用 96 孔微量培养板为 8 行×12 列。将 8 行平分为上下 2 区，每区 4 行，前 3 行每行对应 1 种药物；12 列中设定第 1 列和第 12 列分别为阴性对照和阳性对照，第 2~11 列为试验孔。每块 96 孔微量培养板可用于检测 3 种药物对 2 株受试菌的敏感性。将每种药物的梯度溶液用微量加液器，按由低到高的顺序对应加入各试验孔中，每孔 100μl。将配好的 37 份菌悬液分别用 RPMI 1640 液体培养基稀释 1000 倍，使其浓度均为（1~5）$\times 10^3$CFU/ml。用微量加液器将每份菌悬液 100μl 加入对应区的各试验孔中。将孔内液体充分混匀，此时各孔含液体 200μl，细菌浓度为（0.5~2.5）$\times 10^3$ CFU/ml，氟康唑、制霉菌素、洗必泰的浓度分别为 64~0.125μg/ml、64~0.125μg/ml、128~0.25μg/ml。阴性对照孔加 200μl RPMI 1640 液体培养基；阳性对照为 100μl 菌悬液和 100μl RPMI 1640 液体培养基。将接种好的微量药敏板平稳置于 35℃有氧环境中培养 46~50 小时。此实验过程重复 3 次

质控标准：3 种药物对质控菌株白色念珠菌 ATCC22019 MIC 参考值为：氟康唑：0.25~1μg/ml，制霉菌素：1~2μg/ml，洗必泰：2~4μg/ml。每次实验过程均包括质控菌株，当 MIC 值介于上述范围时，认为实验操作准确可靠。

结果判定：只有当阴性对照孔无菌生长（培养基透亮、清晰），阳性对照孔菌生长良好（培养基明显混

浊），质控菌株符合质控标准，方可进行结果判定。肉眼观察各试验孔的菌生长盘，并按下列标准比较、记录：①肉眼观察清晰（100%被抑制生长）；②略模糊（80%被抑制生长）；③浊度显著减低（50%被抑制生长）；④浊度轻度减低（20%被抑制生长）；⑤浊度未减低（0%被抑制生长）。MIC是真菌生长完全被抑制时（肉眼观察）所对应试验孔的抗真菌药物的最低浓度。白色念珠菌质控株对3种药物MIC值的测定结果见表18－1－4。

**表18－1－4　3种药物对受试菌株和质控菌株的MIC值**

| 抗真菌药物 | 受试菌株MIC（μg/ml） | 质控菌株MIC（μg/ml） | 测试浓度范围（μg/ml） |
|---|---|---|---|
| 氟康唑 | 0.13～64 | 0.25～1 | 0.13～64 |
| 制霉菌素 | 0.13～4 | 1～2 | 0.13～64 |
| 洗必泰 | 1～16 | 2～4 | 0.25～128 |

氟康唑对36株菌MIC值介于0.13～8μg/ml之间，另一株MIC值为64μg/ml。制霉菌素和洗必泰对37株白色念珠菌MIC值分布集中，分别为0.13～4μg/ml和1～16μg/ml。各抗真菌药物对受试菌株$MIC_{90}$分别为：氟康唑2μg/ml、制霉菌素2μg/ml、洗必泰8μg/ml。详见表18－1－5。

**表18－1－5　3种药物对受试菌株MIC值的分布**

| 抗真菌药物 | MIC分布情况：菌株数及占总数的百分数（%） | | | | | | | | | | | | |
|---|---|---|---|---|---|---|---|---|---|---|---|---|---|
| | ≤0.13 | 0.25 | 0.5 | 1 | 2 | 4 | 8 | 16 | 32 | 64 | 128 | 256 | ≥512 |
| 氟康唑 | | | | | | | | | | | | | |
| 株数 | 2 | 7 | 4 | 20 | 1 | 1 | 1 | | | 1 | | | |
| 百分数 | 5.4 | 18.9 | 10.8 | 54.1 | 2.7 | 2.7 | 2.7 | | | 2.7 | | | |
| 制霉菌素 | | | | | | | | | | | | | |
| 株数 | 1 | 3 | 5 | 17 | 8 | 3 | | | | | | | |
| 百分数 | 2.7 | 8.1 | 13.5 | 45.9 | 21.6 | 8.1 | | | | | | | |
| 洗必泰 | | | | | | | | | | | | | |
| 株数 | | | | 9 | 13 | 10 | 4 | 1 | | | | | |
| 百分数 | | | | 24.3 | 35.1 | 27 | 10.8 | 2.7 | | | | | |

### （三）联合药敏试验

体外联合药敏试验目的包括：①治疗混合性感染；②预防或减少细菌耐药性的发生；③联合用药可以减少剂量以避免达到毒性剂量；④对某些耐药细菌引起的严重感染，联合用药比单一用药时效果更好。

抗菌药物联合用药可出现4种结果：①无关作用，两种药物联合作用的活性等于其单独活性；②拮抗作用，两种药物联合作用显著低于单独抗菌活性；③累加作用，两种药物联合作用时的活性等于两种单独抗菌活性之和；④协同作用，两种药物联合作用显著大于其单独作用的总和。

方法1：纸片扩散法。选择两种抗菌药物纸片贴在涂布有细菌的药敏平板上，两纸片中心点距离24mm左右（可以根据两种药单独测量抗菌活性时所具有抑菌圈半径之和决定两纸片中心点距离），35℃孵育18～24小时后读取结果。判定结果时，需根据两药抑菌圈的形状、大小及交角综合判断两药之间的协同或累加或拮抗相互作用。

方法2：棋盘法。是目前最常用的定量方法，利用肉汤稀释法原理，首先分别测定拟联合的抗菌药物对被测菌的MIC。根据所得MIC，确定药物稀释度（一般为6～8个稀释度），药物最高浓度一般为其MIC 8倍，依次对倍稀释。两种药物的稀释分别在方阵的纵列和横列进行，这样在每管（孔）中可得到不同浓度组合的两种药物混合液。接种菌量为$5\times10^5$CFU/ml，35℃培养18～24小时后观察结果。计算部分抑菌浓度指数

(fractional inhibitory concentration，FIC)。通过计算 FIC 指数判断两药相互作用：FIC 指数 = 联合时 A 药 MIC/A 药 MIC + 联合时 B 药 MIC/B 药 MIC。判断标准：FIC 指数≤0.5 为协同作用；0.5~1 为相加作用；1~2 为无关作用；>2 为拮抗作用（图 18-1-5）。该方法优点在于，可以精确测定两种抗菌药物在适当浓度比例下所产生的相互作用。

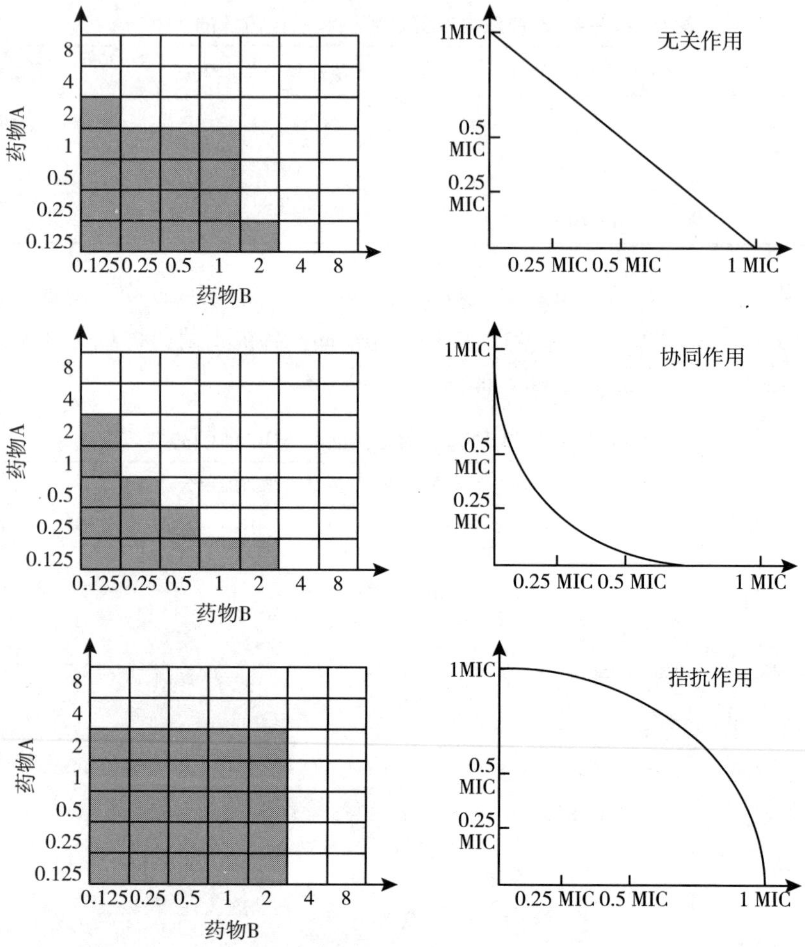


**图 18-1-5　棋盘法判断两药相互作用的示意图**

## 【实例】泛耐药鲍曼不动杆菌的体外联合药敏分析

研究目的：评价美罗培南与多西环素、环丙沙星、舒巴坦及头孢哌酮/舒巴坦联合用药对泛耐药鲍曼不动杆菌的体外抗菌效应。

受试菌株来自南方医院 2012 年 2~8 月期间临床分离的 50 株泛耐药鲍曼不动杆菌，由神经外科、外科 ICU、创伤骨科等患者体液标本分离，采用 BD-100（凤凰-100）全自动微生物分析仪鉴定确认。质控菌株为大肠埃希菌 ATCC25922 和铜绿假单胞菌 ATCC27853。培养基为 MH 肉汤和血平板，抗菌药物购自中国食品药品检定研究院。

首先用无菌蒸馏水将美罗培南、多西环素、头孢哌酮/舒巴坦、舒巴坦、环丙沙星配成贮备液。然后制备接种菌悬液：从临床标本（尿液、痰液、分泌物等）中分离出泛耐药鲍曼不动杆菌，经 BD-100 鉴定确认。在已纯分并过夜新鲜培养的细菌平板上挑取 4~5 个单菌落接于 3~5ml 无菌生理盐水中用比浊仪调整浓度至 0.5Mc，再用 MH 肉汤按 1∶100 稀释，即为接种菌悬液。依照 CLSI（2009 年版）推荐的方法进行微量肉汤稀释法测定 5 种抗菌药物对 50 株泛耐药鲍曼不动杆菌的 MIC 值。

采用棋盘法开展联合药敏试验。将美罗培南、多西环素、环丙沙星、头孢哌酮/舒巴坦、舒巴坦贮备液以灭菌的 MH 进行梯度稀释，在联合药敏实验中所使用的美罗培南、多西环素、环丙沙星及舒巴坦的浓度为

（512mg/L、256mg/L、128mg/L、64mg/L、32mg/L、16mg/L、8mg/L、4mg/L、2mg/L、1mg/L，头孢哌酮/舒巴坦的浓度为1024mg/L、512mg/L、256mg/L、128mg/L、64mg/L、32mg/L、16mg/L、8mg/L、4mg/L、2mg/L，均倍比稀释成10个浓度梯度。将配好的不同浓度的两种抗菌药物按棋盘法设计两两组合加入96孔平板中，每种药物各50μl，再加入100μl接种菌悬液，37℃培养过夜，读取结果并记录单独用药时的最低抑菌浓度（$MIC_{甲药单用}$和$MIC_{乙药单用}$），并选择最佳组合效应时两药联用时各自的MIC值（$MIC_{甲药联用}$和$MIC_{乙药联用}$），以计算FIC。FIC指数根据$MIC_{甲药联合}/MIC_{甲药单用}+MIC_{乙药联合}/MIC_{乙药单用}$计算，FIC指数≤0.5为协同作用，FIC指数0.5～1为相加作用，FIC指数1～2为拮抗作用。

由表18－1－6可见，5种抗菌药物对泛耐药鲍曼不动杆菌均表现为耐药。联合用药后，美罗培南与多西环素、舒巴坦或头孢哌酮/舒巴坦的$MIC_{50}$及$MIC_{90}$均较单用时明显下降，尤其是美罗培南与多西环素或者头孢哌酮/舒巴坦联合后，其$MIC_{50}$及$MIC_{90}$均可降为单用时的1/4，联合后的MIC值范围也提示部分MIC值可降至敏感值。

**表18－1－6　5种药物单用与联用对50株泛耐药鲍曼不动杆菌MIC**

| 抗菌药物 | 单用（μg/ml） | | | 联合（μg/ml） | | |
|---|---|---|---|---|---|---|
| | $MIC_{50}$ | $MIC_{90}$ | $MIC_{range}$ | $MIC_{50}$ | $MIC_{90}$ | $MIC_{range}$ |
| MER＋DOX | | | | | | |
| MER | 64 | 128 | 16～128 | 16 | 32 | 4～64 |
| DOX | 64 | 128 | 16～128 | 32 | 32 | 2～64 |
| MER＋CIP | | | | | | |
| MER | 64 | 128 | 16～128 | 32 | 64 | 8～128 |
| CIP | 32 | 64 | 8～128 | 32 | 64 | 8～128 |
| MER＋SUL | | | | | | |
| MER | 64 | 128 | 16～128 | 32 | 64 | 4～64 |
| SUL | 32 | 64 | 16～128 | 16 | 16 | 4～32 |
| MER＋CFS | | | | | | |
| MER | 64 | 128 | 16～128 | 16 | 32 | 4～64 |
| CFS | 64 | 128 | 32～256 | 32 | 64 | 4～128 |

MER：美罗培南，CIP：环丙沙星，DOX：多西环素，SUL：舒巴坦，CFS：头孢哌酮/舒巴坦。

图18－1－6显示，美罗培南与多西环素或者舒巴坦联合后，浓度-累积抑菌百分率曲线均发生了显著的左移；与头孢哌酮/舒巴坦联合，曲线左移也比较明显；但是与环丙沙星联合，浓度-累积抑菌百分率曲线左移幅度不大。

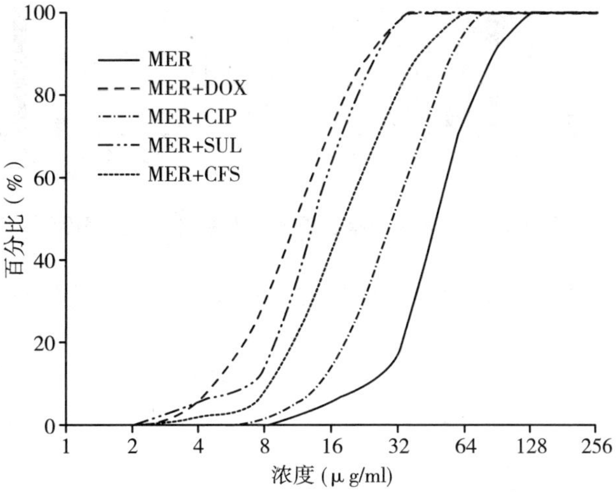


**图18－1－6　美罗培南单用及与其他药物联用对XDR-AB的浓度-累积抑菌百分率曲线**

由图 18 - 1 - 7 可见，美罗培南与多西环素或舒巴坦联合后，各自的 MIC 分布峰值均较单用时明显左移，美罗培南的 MIC 分布峰值均可由单用时的 64 降低至 16。多西环素与舒巴坦的 MIC 分布峰值也比单用时降低。而美罗培南与环丙沙星联合，两者的 MIC 分布峰值较单用时基本无变化。

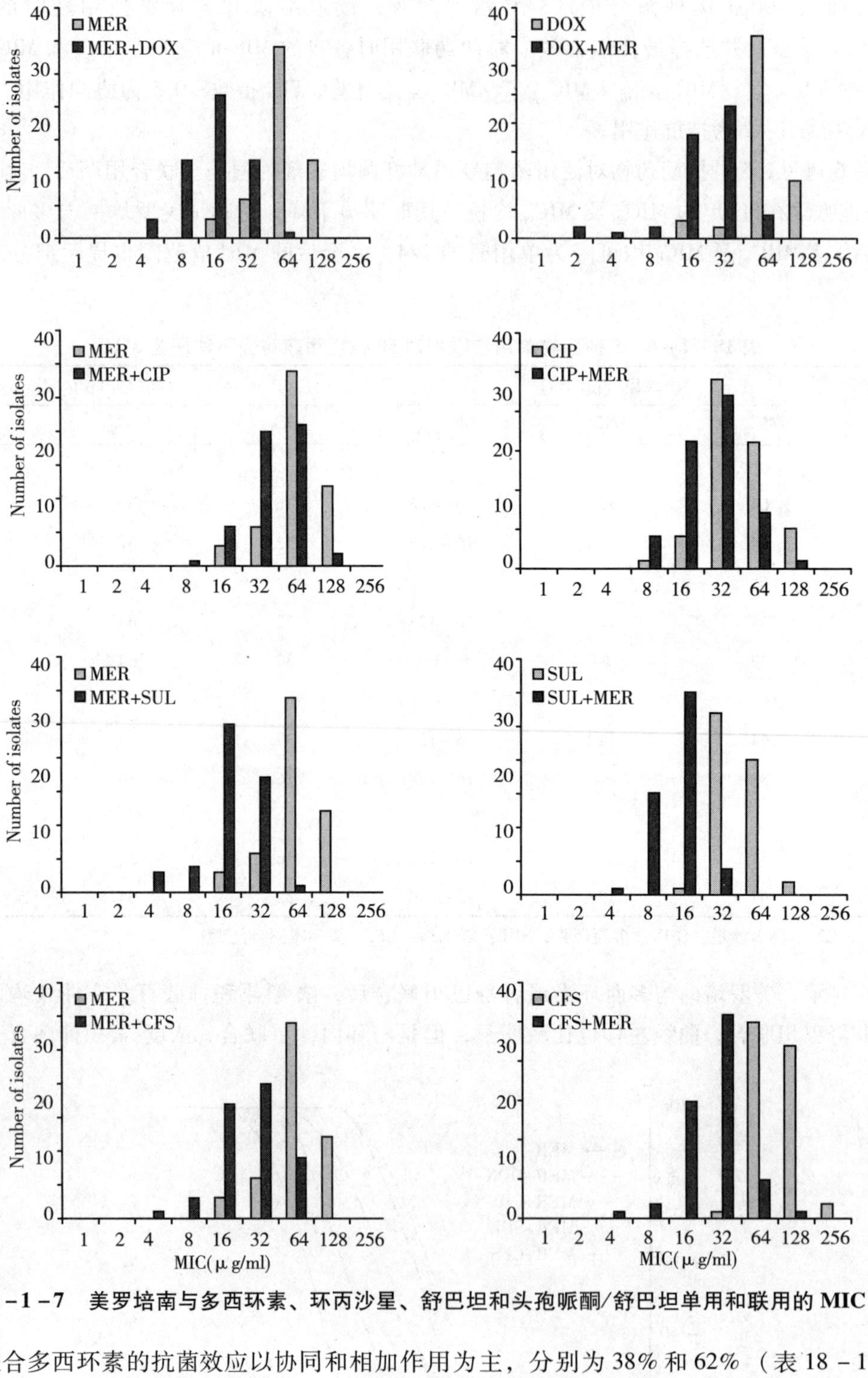


**图 18 - 1 - 7　美罗培南与多西环素、环丙沙星、舒巴坦和头孢哌酮/舒巴坦单用和联用的 MIC 分布**

美罗培南联合多西环素的抗菌效应以协同和相加作用为主，分别为 38% 和 62%（表 18 - 1 - 7）。类似地，美罗培南与舒巴坦或者头孢哌酮/舒巴坦的联合抗菌效应也主要表现为协同和相加作用，其中协同作用分别占 26% 和 10%。3 组药物的联合抗菌效应均未表现出无关作用和拮抗作用。而在美罗培南与环丙沙星的联合效应中，相加作用与无关作用比例相近，分别占 56% 和 44%，未发现协同及拮抗作用。

表 18-1-7　四组药物联用对 50 株泛耐药鲍曼不动杆菌 FIC 指数构成比

| 抗菌药物 | FIC | | | |
|---|---|---|---|---|
| | ≤0.5 | 0.5~1 | 1~2 | >2 |
| MER + DOX | 38 | 62 | 0 | 0 |
| MER + CIP | 0 | 56 | 44 | 0 |
| MER + SUL | 26 | 74 | 0 | 0 |
| MER + CFS | 10 | 90 | 0 | 0 |

MER：美罗培南，CIP：环丙沙星，DOX：多西环素，SUL：舒巴坦，CFS：头孢哌酮/舒巴坦。

### （四）最低杀菌浓度的测定

最低杀菌浓度（MBC）是指使细菌数减少 99.9% 或以上的所需最低药物浓度，是衡量抗菌药物活性大小的指标之一。MBC 数值越低，提示药物杀菌能力越强。

测定方法：在肉汤稀释法测定药物对细菌 MIC 基础上，从肉眼无细菌生长的试管中取 100μl 菌液，分别接种至不含抗菌药物琼脂平面上，于 37℃培养箱中过夜培养。平板上生长的菌落数小于 5 个对应的肉汤管中的最低药物浓度即为最低杀菌浓度。

最低杀菌浓度测定结果受多种因素影响，包括菌液浓度、培养基组成、pH 值、渗透压、离子强度、阳离子浓度和环境条件（如温度和湿度）等。测定 MBC 前应确保实验方法符合标准要求。

$MBC_{50}$和 $MBC_{90}$表示药物能将 50% 或 90% 受试菌的最初活菌总数杀灭 99.9% 或以上所需要的 MBC。

### （五）防耐药突变浓度的测定

防耐药突变浓度（mutant prevention concentration，MPC）是指防止第一步耐药突变株选择性增殖所需的最低抗菌药物浓度。其中，耐药突变株是指药物浓度高于 MIC 时，大量敏感细菌被杀灭，剩余的被选择出来持续生长的菌株。防耐药突变浓度也可以理解为对第一步耐药突变株的最低抑菌浓度。

当药物浓度介于 MIC 和 MPC 之间时，耐药突变株会被选择性扩增，从而导致耐药。以 MPC 为上界、MIC 为下界的浓度范围，称为突变选择窗（mutant selection window，MSW）。药物浓度维持在 MPC 上的时间越长，越有利于清除病原菌，并且有利于防止细菌耐药产生。MPC 与最低抑菌浓度的比值称为选择指数（selection index，SI），选择指数越低，表示 MSW 越窄，抗菌药物防耐药突变株产生的能力越强。

采用琼脂扩散法测定 MPC 时，需接种比常规 MIC 试验浓度更高的菌液（$10^{10}$ CFU/ml），通常应用倍比稀释法测定。取上述浓度菌液均匀涂抹在含倍比稀释的抗菌药物平板上，37℃孵育，以 72 小时后无菌落生长的最低抗菌药物浓度作为暂定防耐药突变浓度（$MPC_{preliminary}$，$MPC_{pr}$）。再以 $MPC_{pr}$为基准，线性递减（20%）抗菌药物浓度，不出现细菌生长的最低药物浓度即为 MPC。

**【实例】左奥硝唑等 4 种抗菌药的防耐药突变浓度测定及临床用药剂量合理性分析**

研究目的：测定左奥硝唑、亚胺培南西司他丁钠、莫西沙星和替硝唑单用或联用时的防耐药突变浓度，为临床上的合理用药提供依据。

（1）受试药物最低抑菌浓度的测定　采用《抗菌药物敏感性试验执行标准（2009 年版）》中规定的微量肉汤稀释法测定左奥硝唑、亚胺培南西司他丁、莫西沙星和替硝唑的 MIC。首先用灭菌注射用水配制一系列梯度浓度药物溶液。然后将脆弱拟杆菌 ATCC25285 接种至布氏琼脂平板，过夜培养后用新鲜布氏肉汤配制含菌量 $1\times10^5$ CFU/ml 的菌悬液。取 96 孔板，每孔加入菌悬液 180μl，另加入系列浓度药物溶液 20μl，混匀后置 37℃培养 24 小时，测定药物 MIC。结果：左奥硝唑、亚胺培南西司他丁、莫西沙星和替硝唑 MIC 分别为 1.0mg/L、0.25mg/L、0.5mg/L 和 1.0mg/L。

（2）药物联用时的 FIC 测定　采用棋盘法分别测定左奥硝唑与亚胺培南西司他丁或莫西沙星联用时的 MIC，并计算部分抑菌浓度指数。取 96 孔板，每孔加入菌悬液 180μl，然后按照棋盘格法依次加入 4 种药物系列溶液，混匀，各药每个浓度平行 4 份，37℃培养 24 小时，计算 FIC 指数。结果显示，左奥硝唑与莫西沙星联用后对脆弱拟杆菌 ATCC25285 的 FIC 指数为 0.75，表明二者联用后抗菌作用为相加；左奥硝唑与亚胺培南西司他丁联用后对脆弱拟杆菌 ATCC25285 的 FIC 指数为 0.5，显示二者联用的协同作用（表 18-1-8）。

**表 18-1-8　左奥硝唑与亚胺培南西司他丁或莫西沙星联用时的 FIC 指数**

| 药物 | MIC（mg/L） | FIC |
|---|---|---|
| LONZ | 1.0 | \ |
| IMI | 0.25 | \ |
| MOX | 0.5 | \ |
| LONZ + IMI | 0.25（LONZ）+0.0625（IMI） | 0.5 |
| LONZ + MOX | 0.25（LONZ）+0.25（MOX） | 0.75 |

LONZ：左奥硝唑，IMI：亚胺培南西司他丁；MOX：莫西沙星。

（3）药物暂定防耐药突变浓度的测定　将脆弱拟杆菌 ATCC25285 接种至强化布氏琼脂平板，37℃培养约 24 小时，用接种环刮取菌苔至布氏肉汤培养基，混旋仪混匀，比浊预估浓度，以 3000r/min 离心 5 分钟，合并收集菌体并用新鲜布氏肉汤稀释，制得含菌量约为 $3\times10^{10}$CFU/ml 的浓缩菌悬液，备用。

单药平板的制备：取灭菌培养皿若干只，逐个分别加入系列药物溶液各 2ml，再加入强化布氏培养基 18ml，混匀，得药物质量浓度为 64mg/L、32mg/L、16mg/L、8mg/L、4mg/L、2mg/L、1mg/L、0.5mg/L、0.25mg/L、0.125mg/L、0.0625mg/L 和 0.03125mg/L 的系列单药平板，每个浓度平行 4 块平板。

联用药物平板的制备：取质量浓度分别为 640mg/L、320mg/L、160mg/L、80mg/L、40mg/L、20mg/L、10mg/L 和 5mg/L 的 LONZ 溶液 1ml 加入无菌平板，每个浓度平行 40 块平板；另取质量浓度分别为 640mg/L、320mg/L、160mg/L、80mg/L、40mg/L、20mg/L、10mg/L、5mg/L、2.5mg/L 和 1.25mg/L 的 IMI 溶液，加入上述制备的 LONZ 平板（LONZ 溶液每个浓度的 40 块平板中分别加入 10 个浓度的 IMI 溶液各 1ml，IMI 溶液每个浓度平行 4 份），另加入强化布氏培养基 18ml，混匀，制得质量浓度分别为 32mg/L、16mg/L、8mg/L、4mg/L、2mg/L、1mg/L、0.5mg/L 和 0.25mg/L 的 8 组 LONZ 含药平板，每组 40 块，且每组平板含质量浓度分别为 32mg/L、16mg/L、8mg/L、4mg/L、2mg/L、1mg/L、0.5mg/L、0.25mg/L、0.125mg/L 和 0.0625mg/L 10 个浓度的 IMI 溶液。

取质量浓度分别为 640mg/L、320mg/L、160mg/L、80mg/L、40mg/L、20mg/L、10mg/L 和 5mg/L 的 LONZ 溶液 1ml 加入无菌平板，每个浓度平行 32 块平板，另取质量浓度分别为 640mg/L、320mg/L、160mg/L、80mg/L、40mg/L、20mg/L、10mg/L 和 5mg/L 的 MOX 溶液加入上述制备的 LONZ 平板（LONZ 溶液每个浓度的 32 块平板中分别加入 8 个浓度的 MOX 溶液各 1ml，MOX 溶液每个浓度平行 4 份），另加入强化布氏培养基 18ml，混匀，制得质量浓度分别为 32mg/L、16mg/L、8mg/L、4mg/L、2mg/L、1mg/L、0.5mg/L 和 0.25mg/L 的 8 组 LONZ 含药平板，每组 32 块，且每组平板含质量浓度分别为 32mg/L、16mg/L、8mg/L、4mg/L、2mg/L、1mg/L、0.5mg/L 和 0.25mg/L 8 个浓度的 MOX 溶液。在各含药平板中加入浓缩菌悬液 100μl，用涂布棒涂布均匀，置 37℃培养 48 小时，肉眼观察有无细菌生长。当某药同一浓度下的 4 块平板中均无细菌生长时，该浓度即可视为该药的 $MPC_{pr}$。

结果显示，单用 LONZ、IMI、MOX 和 TIN 时，各药对脆弱拟杆菌 ATCC25285 的 $MPC_{pr}$ 分别为 16mg/L、8mg/L、4mg/L 和 32mg/L；LONZ 与 IMI 联用时，两药对脆弱拟杆菌 ATCC25285 的 $MPC_{pr}$ 均为 2mg/L；LONZ 与 MOX 联用时，两药对脆弱拟杆菌 ATCC25285 的 $MPC_{pr}$ 分别为 4mg/L 和 2mg/L。

（4）药物防耐药突变浓度的测定

单药平板的制备：分别取各供试药，先以灭菌注射用水稀释至浓度为其 $MPC_{pr}$ 的 10 倍，再取该稀释液 8ml，加入灭菌注射用水 2ml，此后按依次线性递减 20% 的比例予以稀释，制得各供试药的 5 个浓度的系列稀释液，其中最高浓度为各自 $MPC_{pr}$ 的 10 倍，相邻 2 个浓度的比值为 1∶0.8。

取灭菌培养皿若干，逐一分别加入上述各供试药系列稀释液 2ml 和强化布氏培养基 18ml，混匀，各药每个浓度平行 4 份，制得最高药物浓度为 $MPC_{pr}$、其余依次递减 20% 的系列单药平板。

联用药物平板的制备：分别取 LONZ、IMI、MOX，先以灭菌注射用水稀释至浓度为其 $MPC_{pr}$ 的 20 倍，再取该稀释液 8ml，加入灭菌注射用水 2ml，此后按依次线性递减 20% 的比例予以稀释，制得各供试药的 5 个浓度的系列稀释液，其中最高浓度为 $MPC_{pr}$ 的 20 倍，相邻 2 个浓度的比值为 1∶0.8。

取灭菌平板若干，加入 LONZ 各浓度药液 1ml，每个浓度平行制备 20 块平板；于 LONZ 各浓度的 20 块平板中分别加入 5 个浓度 IMI 溶液各 1ml，每个浓度平行 4 份，加入强化布氏培养基 18ml，混匀。LONZ 与 MOX 联用平板的制备方法同上。在各含药平板中加入浓缩菌悬液 100μl，用 L 棒涂布均匀，置 37℃培养 48 小时，肉眼观察有无细菌生长。

结果显示，单用 LONZ、IMI、MOX 和 TIN 时，各药对脆弱拟杆菌 ATCC25285 的 MPC 分别为 10.24mg/L、5.12mg/L、4.0mg/L 和 20.24mg/L，选择性指数（MPC 与 MIC 之比）分别为 10.24mg/L、20.24mg/L、8.0mg/L 和 20.24mg/L；当 LONZ 与 IMI 联用时，两药对脆弱拟杆菌 ATCC25285 的 MPC 均为 1.6mg/L；LONZ 与 MOX 联用时，两药对脆弱拟杆菌 ATCC25285 的 MPC 分别为 3.2mg/L 和 1.6mg/L。

### （六）抗生素后效应的测定

抗生素后效应（postantibiotic effect，PAE）是指细菌与抗生素短暂接触后，即使药物浓度下降至低于 MIC 或已消失，细菌生长仍受到持续抑制的效应。抗生素后效应是一种药效学指标，反映了细菌接触抗生素后复苏所需要的时间。

测定抗生素后效应时，先将受试菌与一定浓度抗生素短暂接触，然后清除抗生素，与未处理的对照组比较细菌恢复生长的时间，实验组与对照组细菌恢复生长的时间之差可反映抗生素后效应的大小。

开展体外 PAE 研究时，通常用对数生长期数据（菌浓度为 $10^6$～$10^7$CFU/ml）与待研究抗生素作用一定时间，然后去除抗生素，再观察细菌生长情况。进行试验时还要设置作同样处理的未用药对照组。抗生素清除是测定 PAE 的关键之一，方法包括：①反复冲洗法，采用新鲜培养基冲洗，反复离心沉淀细菌，此法宜用特殊仪器，保证细菌不受损伤。②稀释法：将细菌药物混合培养液进行稀释，该法操作简便、迅速，适用于各种抗生素研究。稀释倍数与抗生素浓度有关：药物浓度近于 MIC 时，稀释 100 倍即可，药物浓度较高时，则需稀释 1000 倍以上。③酶灭活法，仅适用于 β-内酰胺类或氨基糖苷类，需要特殊的酶试剂如 β-内酰胺酶或氨基糖苷类钝化酶（乙酰转移酶、腺苷化酶等）。

抗生素消除后，细菌生长情况的检测有多种方法，简述如下：

**1. 菌落计数法（又称活菌计数法）**　抗生素清洗后立即计数不同时间培养液内的菌落数，绘制细菌生长曲线，实验组与对照组菌量（CFU/ml）增加一个对数级（1log）所需的时间差即为 PAE。此法是经典的准确检测方法，工作量大，操作繁锁，需多次重复才能获得准确的 PAE。需注意，β-内酰胺类抗生素与革兰阴性菌接触后形成丝状体（约含有 20 个细胞），抗生素消除后，1 个丝状体可分为许多细菌，出现 CFU 较无药对照组快速增加的情况，因而 PAE 可出现负值。

**2. 电传导检测法**　细菌在生长过程中，其数量与带电荷代谢物成正比。用仪器每隔 6 分钟自动检测一次代谢物，从而获得细菌生长曲线，并且还能得到滞后时间和生长时间等参数。此法操作简单、准确性和重复性较好，缺点是菌落数低于 $10^4$CFU/ml 时，仪器无法测定。

**3. 生物荧光检测法**　细菌胞内含有三磷酸腺苷（ATP），将其提取出来并加入虫荧光素酶试剂，试剂中的荧光素-AMP 复合物在有氧状态下发生解离，释放的光能经荧光检测仪测定后可得到 ATP 含量，从而间接反映活菌计数。以不同时间点 ATP 值绘制细菌产生的曲线，换算成 CFU，然后计算实验组与对照组 CFU 增长 2log 的时间差，即得 PAE。此法快速灵敏，对高浓度氨基糖苷类 PAE 检测特别有利。实验方法包括：对数期菌浓度按 ATP 荧光分析法调节至 $10^7$CFU/ml，每个样本取 0.5ml 菌液加入至 0.5ml 含不同浓度研究药物培养基的试管中，37℃孵育 1 小时，取样检测 ATP（同时设 CFU 计数对照）后，用培养基稀释 $10^{-3}$（消除抗生素），细菌再培养，每隔 1 小时取样测定细胞内 ATP。ATP 荧光检测法包括用腺苷三磷酸双磷酸酶去除胞外 ATP，胞内 ATP 提取及用虫荧光素酶试剂，提取物混合测定荧光强度，并以标准含量 ATP 作参比。此法测得的 PAE 一般小于活菌计数，因为 ATP 增长快于细胞增殖。

**4. 光谱分析法**　根据不同时间细菌在培养液中生长浊度变化来计算 PAE。应用 Abbot MS-2 分析仪记录细菌生长时间-透光度曲线，将实验组与对照组透光度值下降 5% 所需的时间差确定为 PAE。细菌对数生长期菌液透光度下降 5% 相当于细菌 CFU 增加 1log。此方法快速、灵敏，但细菌培养时间、研究药物的化学性质、细菌形态改变等因素会影响细菌悬液透光性，从而影响光密度法对菌量的估计。

**5. 形态学检测法** 根据细菌形态变化计算 PAE。以氨苄西林为例，该药使革兰阴性杆菌形成丝状体，菌体延伸，以90%菌体形态由丝状恢复成杆菌所需时间定为 PAE（丝状体完全恢复为正常细胞的时间差异明显但转变为90%较为恒定，因而以90%恢复为指标）。此法反映酶活性（青霉素结合蛋白）的恢复并可提示 PAE 产生机制，即抗生素消除后细菌酶功能从失活状态到酶功能完全恢复所需要的时间。PAE 测定结果与体内情况接近。

开展体外 PAE 研究时，应具备的条件包括：①菌量、培养基、研究药物浓度与接触细菌的时间应标准化，细菌增长，特别是静止期应尽可能与体内试验相似。②抗生素接触后的消除方法所致机械损伤应最小。③细菌间黏附应该分离，不要损坏一些抗生素引起的丝状体和球状体。④细菌再生长检测方法应能准确检测活菌存在与增长，并便于观察生长时相全过程。

**【实例】 利奈唑胺与万古霉素对耐甲氧西林金黄色葡萄球菌抗生素后效应的研究**

研究目的：研究利奈唑胺和万古霉素对耐甲氧西林金黄色葡萄球菌的体外抗生素后效应。

采用微量稀释法测定最低抑菌浓度。耐甲氧西林金黄色葡萄球菌（methicillin-resistant staphylococcus aureus，MRSA）菌株为 2008 年 1～12 月临床分离获得的。将利奈唑胺和万古霉素药物倍比稀释至不同浓度梯度，加入 96 孔平板中，再加过夜培养的 MRSA 菌液，使最终菌液浓度为 $1\times10^5$CFU/ml；另设空白对照孔和不加药的生长对照孔，然后将抗生素和细菌各 100μl 加入 96 孔板，37℃孵育 16～18 小时，观察 MIC 结果。

采用菌落平板计数法测定抗生素后效应。用同样处理的未加药的受试菌作为空白对照。将受试抗菌药物用肉汤倍比稀释 4 个浓度：1×MIC，2×MIC，4×MIC，8×MIC。将生长后的菌液，用 MH 肉汤调至 0.5Mc 浊度，随后用 MH 肉汤稀释 15 倍，含菌量约为 $1\times10^7$CFU/ml。吸取药物和菌悬液各 100μl，加到 96 孔板中，震荡；35～37℃培养 1 小时、2 小时、3 小时。用稀释法清除抗菌药物。置 35～37℃继续培养，于 0 小时、1 小时、2 小时、3 小时、4 小时、5 小时、6 小时、7 小时、8 小时、12 小时、24 小时采样，以 MH 培养液 10 倍系列稀释（$1\times10^{-4}$，$1\times10^{-5}$，$1\times10^{-6}$），各浓度菌液 0.1ml 涂于不含抗菌药物 MH 琼脂平皿上，置 35～37℃培养 16～24 小时，选择生长 30～300 个菌落，以菌落计数器计数。实验过程重复 3～4 次，取平均值绘制生长曲线，以活菌数的常用对数为纵坐标、以孵育时间为横坐标。PAE 为稀释后实验管（T 管）中细菌增加 1log 所需时间减去空白管（C 管）细菌增加 1log 所需时间。

形态学观察：于清除药物即刻、2 小时分别吸取培养液 45ml，加入 50ml 无菌离心管，10000$g$ 离心 10 分钟，弃上清，将收集的细菌重新悬浮于 1ml MH 肉汤中，加入 2%甲醛 0.4ml，于 4℃固定。用扫描电镜观察 MRSA 与抗菌药物接触撤药后的形态变化。

研究结果显示，MRSA 对利奈唑胺和万古霉素均敏感。利奈唑胺 $MIC_{50}$ 和 $MIC_{90}$ 均为 1mg/L，万古霉素 $MIC_{50}$ 和 $MIC_{90}$ 分别为 0.5mg/L 和 1mg/L。

利奈唑胺和万古霉素对 MRSA 能产生中度 PAE。随着接触时间延长，药物浓度增加，PAE 逐渐延长。

形态学观察结果显示，与空白对照组比较，受试 MRSA 与利奈唑胺在 4×MIC 接触 2 小时撤药后，环境扫描电子显微镜下，未观察到 MRSA 形态有显著的变化。相同条件下，万古霉素也未观察到 MRSA 形态有显著的变化，见图 18-1-8。

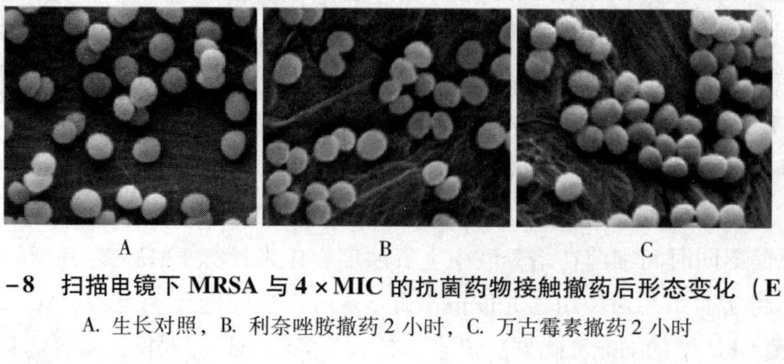

A　　B　　C

**图 18-1-8 扫描电镜下 MRSA 与 4×MIC 的抗菌药物接触撤药后形态变化（E×2000）**

A. 生长对照，B. 利奈唑胺撤药 2 小时，C. 万古霉素撤药 2 小时

## （七）静态杀菌曲线

静态杀菌曲线（static time-kill curve）是指固定一系列抗菌药物浓度，观察药物对受试菌的杀菌活性以及杀菌速率随浓度的变化过程。

开展静态杀菌曲线研究前，需测定药物对细菌的MIC值，再根据该值进行杀菌曲线方案设计。应设置一系列MIC倍数曲线，如1/2MIC、1MIC、2MIC、4MIC、8MIC、16MIC、32MIC、64MIC等，评价不同药物浓度下的抗菌效果。受试菌一般应覆盖拟定临床适应证的主要病原菌种，每种细菌至少包含不同MIC值的菌株（包含野生型分布的高MIC值端菌株）及质控菌株。接种菌量约为$5 \times 10^5$CFU/ml。与抗菌药物混合后，在各个时间点（如0小时、2小时、4小时、6小时、8小时、12小时、24小时、36小时和48小时）取菌液0.1ml，然后均匀涂布于平板中，置于37℃孵箱培养24小时后计数。计数结果以$\log_{10}$/CFU表示，然后绘制菌落计数-时间曲线，得到静态杀菌曲线。

开展静态杀菌曲线研究时应实施质控。实验所用培养基、培养液需经过35℃过夜培养，经培养后无细菌生长的培养基、培养液方可利用。每次实验以不含药物培养液与稀释细菌混合，作为细菌是否生长以及生长浓度的质控。普通革兰阴性菌和葡萄球菌经16~20小时培养，菌液浓度可达到$10^9$CFU/ml左右。

分析静态杀菌曲线数据时，杀菌速率通过初始时间段菌落计数对数变化值与时间差的比值得到。除了细菌菌落计数-时间曲线外，结果描述还应包括细菌杀菌速率-药物浓度曲线图和菌落计数-药物浓度对数量效曲线等。根据图示和反映量效关系的药效学模型（如$E_{max}$模型）等，分析该抗菌药的PK/PD特性属浓度依赖性或时间依赖性。药效学参数包括$E_{max}$、$EC_{50}$、$\gamma$（Hill系数，反映曲线陡度）和模型拟合相关指数（$R^2$）等。

通过静态杀菌曲线可以初步判断受试药物抗菌活性特征。随着浓度增加，杀菌曲线不断向坐标原点靠近，提示抗菌活性随浓度增加而增强，属于浓度依赖性（图18-1-9A）。如果杀菌曲线随着浓度增加逐渐趋向于某特定位置，提示抗菌活性增加与浓度增加不成正比，具有饱和性，属于时间依赖性抗菌物（图18-1-9B）。

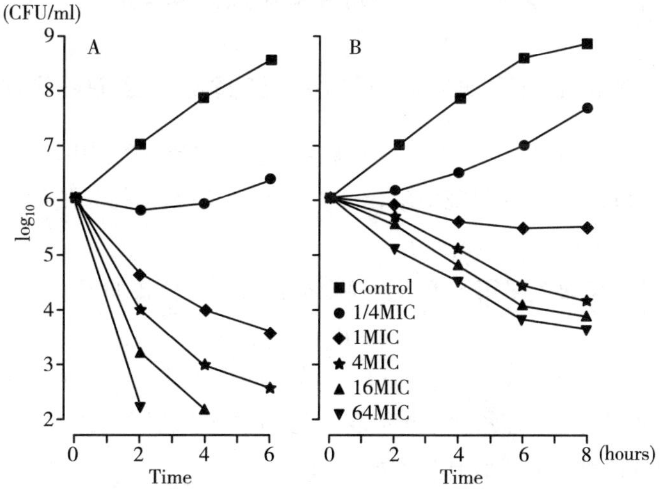


**图18-1-9 浓度依赖性（A）和时间依赖性（B）抗菌药物杀菌曲线示意图**

A. 妥布霉素；B. 替卡西林，受试菌为铜绿假单胞菌ATCC27853

根据药物处理组和无药对照组的杀菌曲线数据，可以计算多个参数，用于评价药物抗菌活性（表18-1-9、图18-1-10）。

**表18-1-9 解读杀菌曲线的各种参数及其解释**

| 参数 | 解释 |
|---|---|
| $\Delta \log N_{min}$ | 最大杀菌效应（菌落计数初值$\log N_0$与最低值$\log N_{min}$之差） |
| $\Delta \log N_{\tau}$ | 菌落计数初值$\log N_0$与观察时刻菌落计数$\log N_{\tau}$之差 |
| AAC | 杀菌曲线与菌落计数初值水平线相夹的面积 |
| ABBC | 杀菌曲线和对照组曲线相夹的面积 |

续表

| 参数 | 解释 |
|---|---|
| AUBC | 杀菌曲线与时间轴相夹的面积 |
| $I_E$ | 观察终点对照组菌落计数与药物处理组菌落计数之差，反映抗菌活性强度 |
| $K_{elb}$ | 杀菌速率（初始阶段菌落计数下降值与时间的比值） |
| $T_{90\%}$ | 菌落计数降低至初值10%所需时间 |
| $T_{99\%}$ | 菌落计数降低至初值1%所需时间 |
| $T_{99.9\%}$ | 菌落计数降低至初值0.1%所需时间 |
| $T_E$ | 菌落计数值恢复至初值所需的时间 |
| $T_{min}$ | 菌落计数达到最低值对应的时间 |

$\tau$：观察期限（例如24小时、48小时），$N$：菌落计数，log：以10为底的对数。

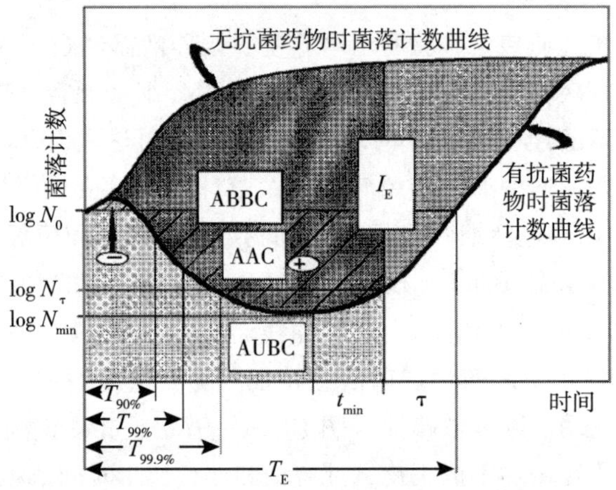


**图18-1-10 解读杀菌曲线的各种参数**

## 【实例】 左奥硝唑对脆弱拟杆菌的静态杀菌曲线研究

本研究以脆弱拟杆菌质控株（ATCC 25285）和3株临床株［06-W6-57（MIC=0.5mg/L），13-W45-64（MIC=1mg/L）和13-W45-69（MIC=2mg/L）］为研究对象，开展体外静态杀菌曲线研究。对照药为甲硝唑。两个药浓度范围均为0.5MIC至64MIC。

左奥硝唑对脆弱拟杆菌的杀菌效应采用S型 $E_{max}$ 模型拟合，计算公式如下：

$$E = E_0 + \frac{(E_{max} - E_0) \cdot C^\gamma}{EC_{50}^\gamma + C^\gamma} \quad (18-1-1)$$

式中，$E$ 表示杀菌效应（$\Delta logCFU_{24h}$），$E_0$ 和 $E_{max}$ 分别表示基础效应和最大效应，$EC_{50}$ 表示获得效应最大变化值（$E_{max}-E_0$）一半时所需的药物浓度，$\gamma$ 表示Hill系数。

分别用式（18-1-2）和式（18-1-3）计算 $EC_{90}$（效应最大变化值90%所需药物浓度）以及达到不同药效学水平所需的浓度。

$$EC_{90} = (9^{1/\gamma}) \cdot EC_{50} \quad (18-1-2)$$

$$C = EC_{50} \cdot \left(\frac{E_{max} - E}{E-E_0}\right)^{-\frac{1}{\gamma}} \quad (18-1-3)$$

最后，计算杀菌速率，分析左奥硝唑杀菌速率与浓度之间的关系。

由图18-1-11可见，随着药物浓度增加，甲硝唑和左奥硝唑对脆弱拟杆菌杀菌活性逐渐增强，菌落计数降低到检测下限的时间越来越短，初步提示两药抗菌活性具有浓度依赖性。

由图18-1-12可见，药物浓度高于10mg/L时，甲硝唑抗菌活性随浓度增加还有增加趋势，而左奥硝唑抗菌活性趋于稳定，达到最大值。左奥硝唑和甲硝唑抗菌效应和浓度的关系均符合S型 $E_{max}$ 模型。

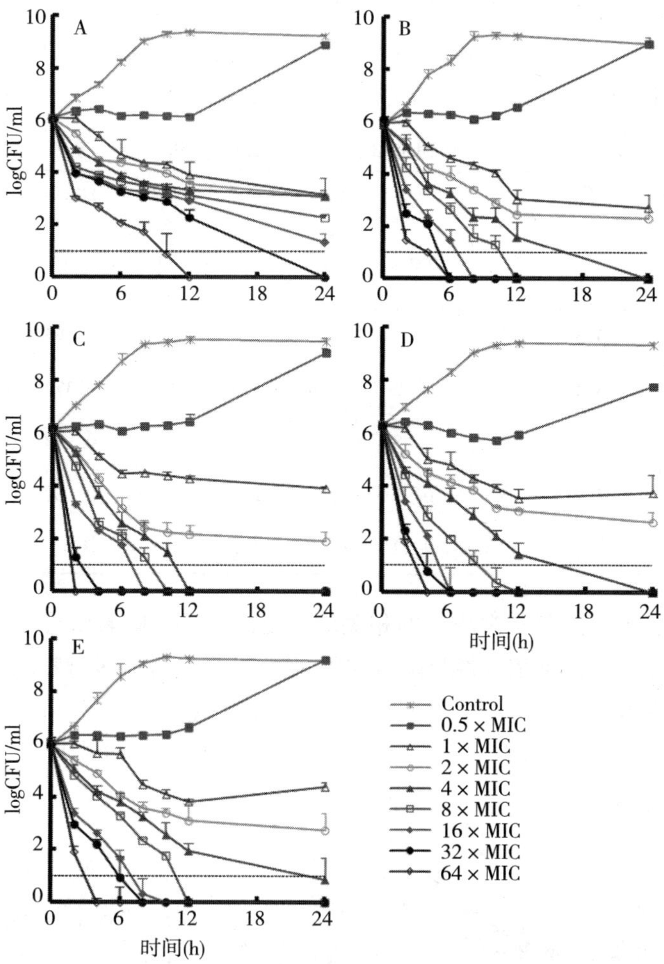


**图 18－1－11　甲硝唑（A）和左奥硝唑（B～E）对脆弱拟杆菌的静态杀菌曲线（Mean ± SD，*n*＝3）**

菌株：A 和 B 均为 ATCC 25285，C 为 06-W6-57，D 为 13-W45-64，E 为 13-W45-69

水平点状线表示检测下限（$1\log_{10}$ CFU/ml）

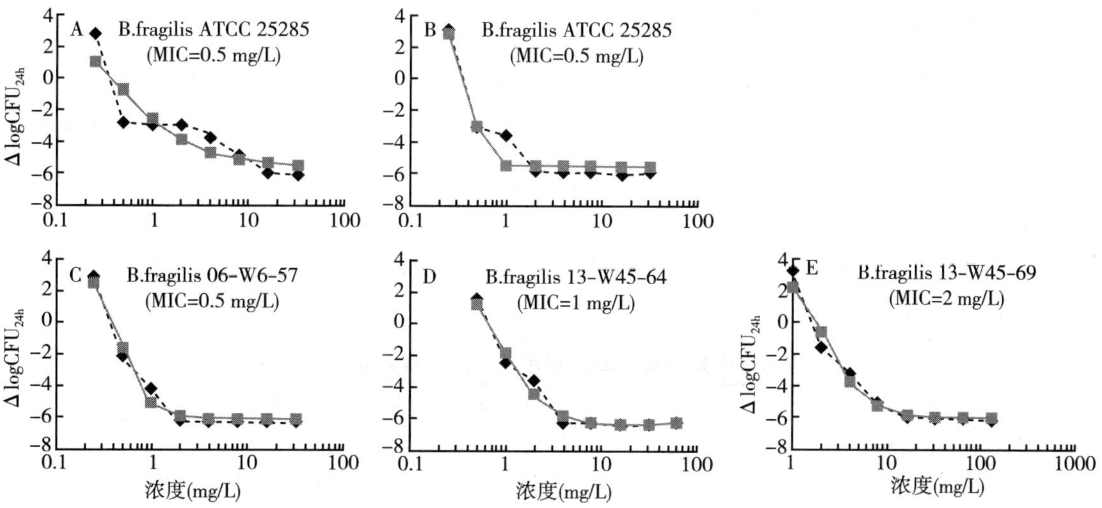


**图 18－1－12　杀菌效应和抗菌药物浓度（A 甲硝唑，B～E 左奥硝唑）的相关性**

菌株：A 和 B 均为 ATCC 25285，C 为 06-W6-57，D 为 13-W45-64，E 为 13-W45-69

虚线为实测值，实线为拟合值

表 18－1－10 显示左奥硝唑和甲硝唑对脆弱拟杆菌抗菌活性的参数估算结果。随着 MIC 增加，$EC_{50}$ 和 $EC_{90}$ 也明显增加，两者线性关系良好（$R^2$ 分别达到 0.997 和 0.991）。以 $\Delta\log CFU_{24h}$ 降低 3 作为药理效应时，甲硝唑和左奥硝唑浓度需分别达到 1.09 和 0.499，表明后者抗菌作用高于前者。

**表 18－1－10　左奥硝唑和甲硝唑对脆弱拟杆菌的 S 型 $E_{max}$ 模型参数以及不同抗菌效应所需浓度**

| 抗菌药物 | 脆弱拟杆菌 | MIC | $E_0$ | $E_{max}$ | $EC_{50}$ | $EC_{90}$ | γ | $R^2$ | $\Delta logCFU_{24h}$ 目标效应所需药物浓度（mg/L） | | | | |
|---|---|---|---|---|---|---|---|---|---|---|---|---|---|
| | | mg/L | logCFU/ml | logCFU/ml | mg/L | mg/L | \ | \ | 0 | −2 | −3 | −4 | −5 |
| 甲硝唑 | ATCC 25285 | 0.5 | 3.58 | −5.49 | 0.53 | 3.42 | 1.17 | 0.94 | 0.365 | 0.739 | 1.09 | 1.82 | 4.56 |
| 左奥硝唑 | ATCC 25285 | 0.5 | 3.42 | −5.59 | 0.42 | 0.648 | 4.96 | 0.96 | 0.377 | 0.452 | 0.499 | 0.567 | 0.710 |
| | 06-W6-57 | 0.5 | 3.63 | −6.11 | 0.48 | 1.02 | 2.88 | 0.99 | 0.398 | 0.532 | 0.620 | 0.745 | 0.971 |
| | 13-W45-64 | 1 | 3.21 | −6.33 | 0.95 | 2.99 | 1.92 | 0.98 | 0.669 | 1.05 | 1.32 | 1.72 | 2.46 |
| | 13-W45-69 | 2 | 3.68 | −6.00 | 2.22 | 6.19 | 2.15 | 0.98 | 1.77 | 2.62 | 3.23 | 4.16 | 6.09 |

图 18－1－13 显示杀菌速率与抗菌药物浓度的相关性。由图可见，随着浓度提高，杀菌速率也在上升，提示左奥硝唑和甲硝唑抗菌作用均为浓度依赖性。随着 MIC 的增加，左奥硝唑对脆弱拟杆菌的杀菌速率有下降趋势，表现为杀菌速率－浓度曲线右移。

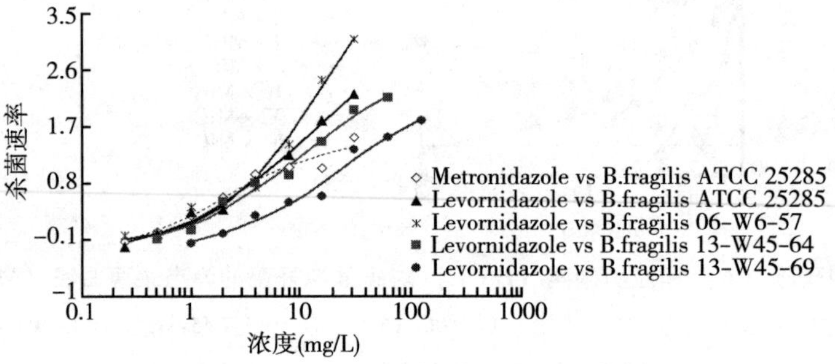


**图 18－1－13　杀菌速率与浓度的相关性分析**

### （八）动态杀菌曲线研究

借助体外装置，实现药动学模拟体内药物浓度随时间变化，并同时观察药物对受试菌杀菌活性随时间变化的过程，所获得的菌落计数－时间曲线称为动态杀菌曲线。该曲线常用于抗菌药物 PK/PD 指数及靶值制定、给药方案筛选等研究，具体介绍详见本章第二节。

### （九）小结

本部分所述的内容总结于表 18－1－11。研究者应根据研究目的，以及研究药物药理特点选择适合的手段开展体外药效学评价。

**表 18－1－11　各种抗菌药物体外药效学研究手段、目的、优缺点、实现方法和适用范围汇总**

| 研究手段 | 目的 | 优点 | 缺点 | 实现方法 | 适用范围 |
|---|---|---|---|---|---|
| 体外药敏 | 评价体外活性（例如，最低抑菌浓度） | 操作简单 | 结果大多为静态，有时不能很好地反映体内疗效 | 纸片扩散法、肉汤稀释法、琼脂稀释法、E-test 法 | 所有抗菌药物 |
| 联合药敏 | 与另一种药物联合后的体外活性评价 | 药物联用效果的精准判断方法 | 操作相对复杂，结果判读不易 | 纸片扩散法、棋盘法 | 预期临床联合使用的药物 |

续表

| 研究手段 | 目的 | 优点 | 缺点 | 实现方法 | 适用范围 |
|---|---|---|---|---|---|
| 最低杀菌浓度 | 体外杀菌活性评价 | 操作相对简单 | 结果为静态 | 肉汤稀释法 + 琼脂稀释法 | 适用于所有抗菌药物，尤其是杀菌剂 |
| 防耐药突变浓度 | 测定突变选择窗和选择指数 | 有利于评价防耐药突变能力，指导合理用药 | 实验较繁琐 | 肉汤稀释法<br>琼脂稀释法 | 预测细菌发生耐药时进行实验 |
| 抗生素后效应 | 评价细菌接触抗菌药物后复苏需要的时间 | 有利于给药方案设计，维持疗效并减少不良反应 | 实验较繁琐 | 常用反复冲洗法（清除抗生素）+菌落计数法（检测细菌生长） | 所有抗菌药物 |
| 静态杀菌曲线 | 观察杀菌活性动态变化以及与浓度的关系 | 用于评价杀菌速率的浓度依赖性和（或）时间依赖性 | 浓度始终不变，不能很好反映体内情况 | 浓度设为一系列 MIC 倍数后开展实验，需质控和对照 | 适用于所有抗菌药物，尤其是杀菌剂，单用或联用均可 |
| 动态杀菌曲线 | 寻找 PK/PD 指数并制定靶值 | 研究结果接近体内真实情况 | 操作复杂，需预先搭装置，实现体内药动学模拟 | 装置分为稀释型和扩散型（如中空纤维模型） | 适用范围广，单用或联用均可 |

## 二、抗菌药物体外药动学/药效学研究

体外药动学/药效学（PK/PD）模型可用于模拟药物在人体的药动学过程，其实验基础为抗菌药物体外动态杀菌曲线的绘制，能够经时反映药物的杀菌作用，更符合临床实际。相比于动物模型或人体，体外模型可操作性强，已成为研究抗菌药物 PK/PD 的有力工具。此处对体外 PK/PD 研究的一般考虑和实验设计进行介绍。

### （一）实验装置设计和选择

体外 PK/PD 模型装置用于模拟抗菌药物在机体内药物浓度随时间变化。装置可分为稀释模型和扩散模型。最常见的扩散模型为中空纤维感染模型（hollow fiber infection model，HFIM）。

稀释模型是指添加培养液，使装置里的药物不断被稀释的模型。该模型有两种用途：①装置中预先放入含有药物的培养液，添加的培养液无药。装置里的培养液通过一根管道排出至废液收集装置。适用于模拟静脉注射给药（图 18－1－14）。②装置里的培养液最初不含有药物，添加的培养液含有药物，因而药物浓度先上升后下降，适用于模拟静脉滴注给药和血管外给药。该模型用于动态杀菌曲线研究时，细菌需预先置于装置内。通常采用 0.45μm 滤膜避免细菌流失，同时采用侧向过滤或磁力搅拌避免细菌堵塞滤膜（图 18－1－15）。

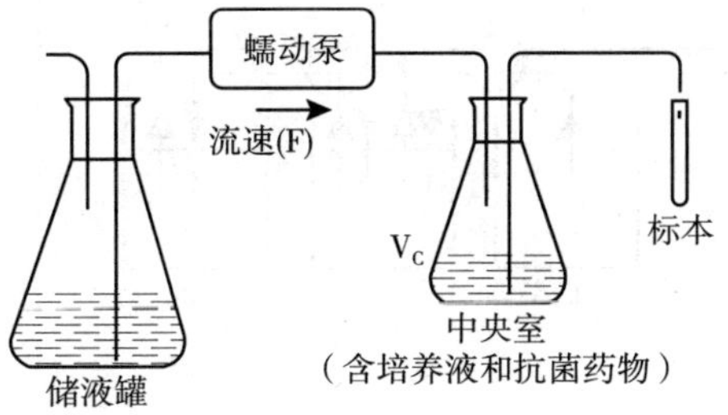


**图 18－1－14　体外一房室模型示意图（模拟静脉注射）**

应根据体内药动学模型结构搭建相应的体外稀释模型。如果体内药动学模型有外周室，应在体外稀释模型中增加外周室，该室和中央室通过管道双向连接。如果药物为血管外给药，应在体外模型中增设吸收室，流路上介于新鲜培养液罐和中央室之间。各种体内药动学模型对应的体外稀释模型结构及相应药时曲线总结于图 18－1－16。

稀释模型的优点：模型装置经清洗后可以反复利用，降低研究成本。缺点：①该模型中蠕动泵流速保持恒定，只能用于线性药动学模拟。如果体内药动学具有非线性特征（如非线性消除），图 18－1－16 所示的模型装置不能很好在体外重现。②体内药动学模型结构复杂时（如三房室模型），体外模型装置也变得复杂，可操作性降低。

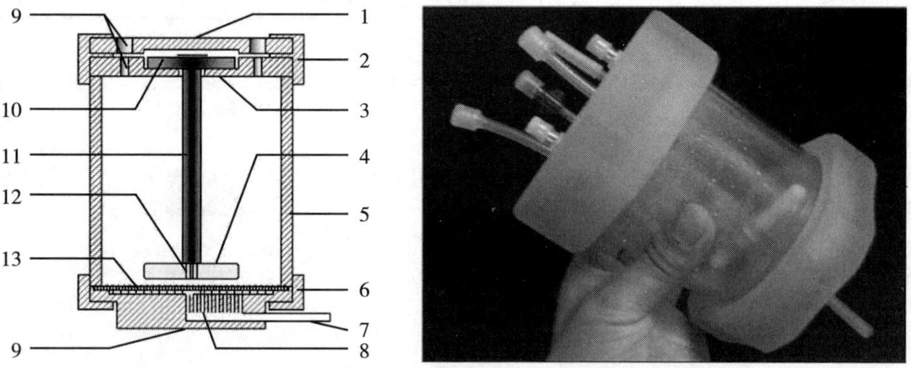


A　　　　　　　　　　B

**图 18-1-15　滤过型中央室装置的结构示意图（A）及实物照（B）**

1. 上封盖，2. 上环形内螺纹箍，3. 下封盖，4. 磁力搅拌子，5. 杯桶，6. 下环形内螺纹箍，7. 排液管，8. 排液孔道，9. 封盖孔，10. 陶瓷轴承，11. 悬空轴，12. 搅拌子扣，13. 滤膜，14. 底托

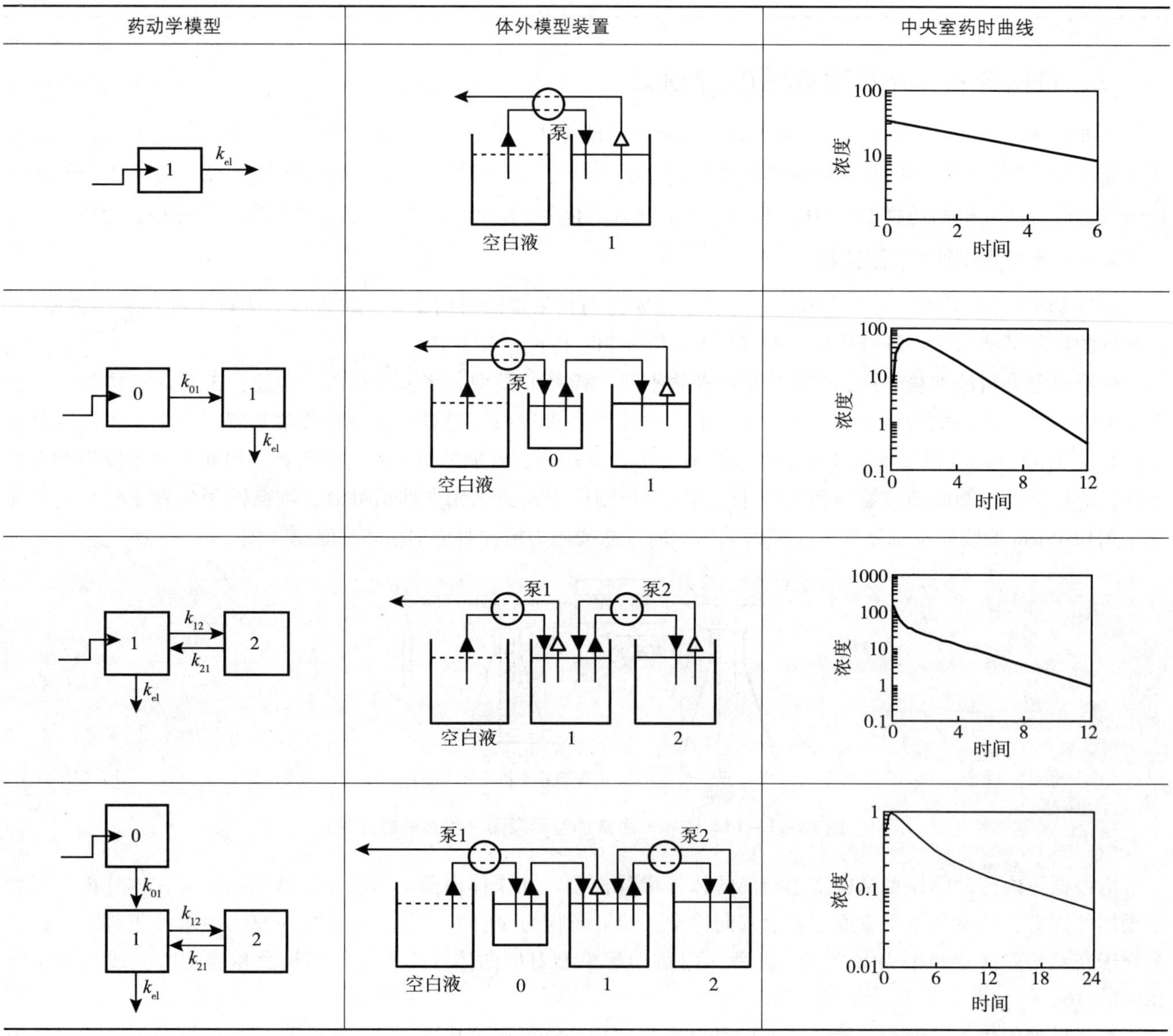


**图 18-1-16　体内药动学模型对应的体外模型和药时曲线**

药动学模型和体外模型装置栏里，⌐表示给药，0 为吸收室，1 为中央室，2 为外周室

如果开展针对厌氧菌的动态杀菌曲线研究，为兼顾厌氧菌生长习性，可以将整个实验装置放于厌氧箱中，并用厌氧袋构造气路，以维持整个模型装置的厌氧环境。有文献报道了关于左奥硝唑对脆弱拟杆菌的动态杀菌曲线研究，具体模型装置详见图 18-1-17。

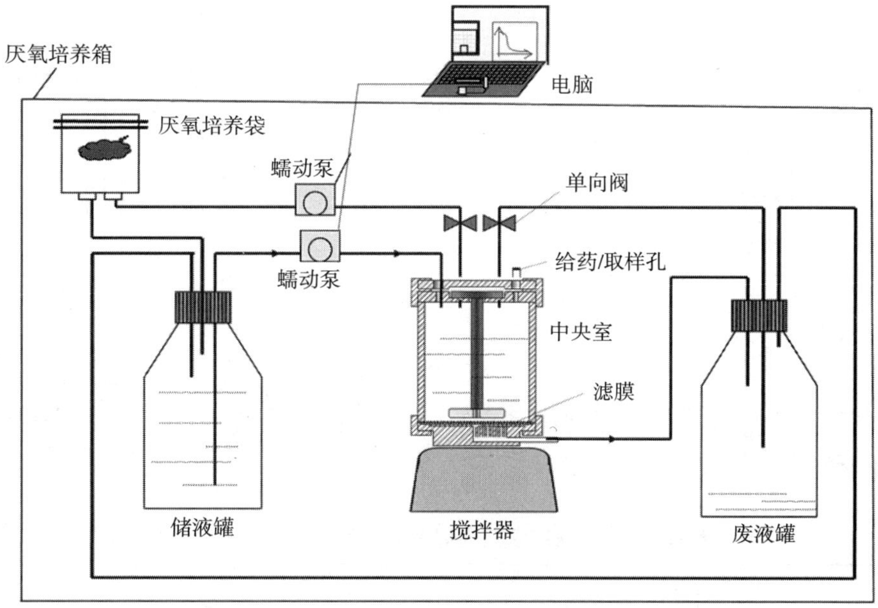


**图 18-1-17　针对厌氧菌的体外 PK/PD 模型（模拟静注给药）**

如果开展联合用药的体外动态杀菌曲线研究，也可以搭建体外稀释模型。图 18-1-18 展示了联合用药的稀释法模型装置（两药 PK 均符合一室模型）。该装置原理：A 药消除速率高于 B 药时，除了中央室（culture）同时放置 A 药和 B 药外，还应在 $V_S$ 罐中放置 B 药，对 B 药过快消除进行补偿，从而实现 B 药按自身规律（即体内消除速率）进行消除。联合用药体外模型装置较复杂，目前还没有二室模型联合用药的稀释法模型装置报道。

稀释法模型中，细菌置于中央室。如果中央室不放置滤膜，或者滤膜控制不严，会存在细菌流失可能。此时可以考虑采用中空纤维模型解决该问题。图 18-1-19 为中空纤维透析器模型中央室。该室与中空纤维柱内腔相通，外腔为细菌培养部位。培养液中的药物通过蠕动泵在中央室和中空纤维柱内腔之间快速循环，而外腔中的菌液以逆方向自循环。药物通过中空纤维柱内腔半透膜进入外腔发挥抗菌活性，而细菌不能通过半透膜进入内腔。通过增加中空纤维柱，可以同时观察抗菌药物对不同菌株的抗菌活性。通过调整中央室与中空纤维柱之间液体交换速度，中空纤维柱可以用作外周室感染模型。中空纤维模型的不足是造价昂贵、只能使用一次，而且系统复杂。

### （二）体外模拟药动学过程

当研究药物还处在非临床阶段时，可采用动物 PK 数据进行体外模拟体内药动学过程。如果研究药物处于临床开发阶段，一般采用健康受试者或患者 PK 数据进行体外模拟。模拟前，应先根据体内平均数据进行房室模型拟合，获得房室模型参数后，再开展体外模拟 PK 研究。体外模拟所用给药方案通常是体内已经开展的给药方案。如果体外模拟所用方案未在体内开展，应根据房室模型参数进行模拟，然后根据模拟浓度做体外模拟 PK 研究。

如果药物体内 PK 模型结构复杂（如三房室模型、非线性药动学），用上述稀释法模型不能解决问题时，可以考虑采用流速调节技术进行体外模拟 PK。该技术核心思想是流速随时间动态变化，可以模拟出各种体内药动学模型，因而不需要根据体内药动学模型结构搭建体外模型装置。表 18-1-12 总结了模拟静脉注射给药的各种 PK 模型所需流速（基于体外一室模型）。流速随时间推移逐渐递减可以模拟二房室或三房室模型，流速随时间推移逐渐递增可以模拟非线性药动学和零级药动学。

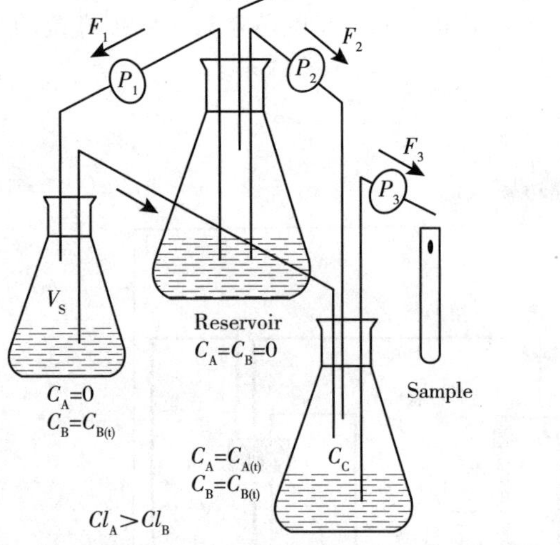


图 18-1-18　同时模拟两种不同半衰期药物的体外联合用药模型

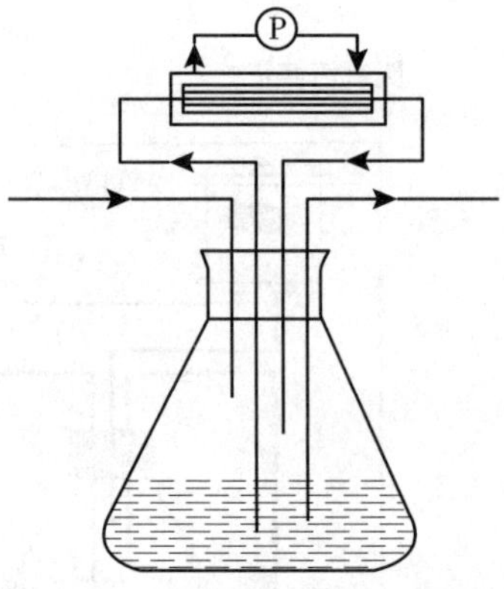


图 18-1-19　中空纤维柱透析器模型中央室

**表 18-1-12　静脉注射给药药时曲线方程及流速（F）计算公式**

| 类型 | 药时曲线方程 | $k_{rel}$ | $F$ |
|---|---|---|---|
| 线性乳突模型 | $c = \sum_{i=1}^{l} A_i e^{-k_i t}$ | $k_{rel} = -\frac{\sum_{i=1}^{l} A_i \cdot k_i \cdot e^{-k_i t}}{\sum_{i=1}^{l} A_i e^{-k_i t}}$ | $F = V_C \cdot \frac{\sum_{i=1}^{l} A_i \cdot k_i \cdot e^{-k_i t}}{\sum_{i=1}^{l} A_i \cdot e^{-k_i t}}$ |
| 一室模型 | $c = c_0 \cdot e^{-k_e \cdot t}$ | $k_{rel} = -k_e$ | $F = k_e \cdot V_C$ |
| 二室模型 | $c = Ae^{-\alpha t} + Be^{-\beta t}$ | $k_{rel} = -\frac{A\alpha e^{-\alpha t} + B\beta e^{-\beta t}}{Ae^{-\alpha t} + Be^{-\beta t}}$ | $F = V_C \cdot \frac{A\alpha e^{-\alpha t} + B\beta e^{-\beta t}}{Ae^{-\alpha t} + Be^{-\beta t}}$ |
| 三室模型 | $c = Ae^{-\alpha t} + Be^{-\beta t} + Re^{-\gamma t}$ | $k_{rel} = -\frac{A\alpha e^{-\alpha t} + B\beta e^{-\beta t} + R\gamma e^{-\gamma t}}{Ae^{-\alpha t} + Be^{-\beta t} + Re^{-\gamma t}}$ | $F = V_C \cdot \frac{A\alpha e^{-\alpha t} + B\beta e^{-\beta t} + R\gamma e^{-\gamma t}}{Ae^{-\alpha t} + Be^{-\beta t} + Re^{-\gamma t}}$ |
| 零级模型 | $c = c_0 - k_e t$ | $k_{rel} = -\frac{k_e}{c_0 - k_e t}$ | $F = \frac{V_C \cdot k_e}{c_0 - k_e t}$ |

注：$k_{rel}$表示浓度相对变化率，即（dc/dt）/c。

动态杀菌曲线研究中，PK 和 PD 采样可以不一致，特别是实验开始阶段。如果 PK 采样点十分密集影响 PD 研究时，可以先做 PK 模拟实验用于考察体外模拟效果（该实验为密集采样），然后在 PK/PD 实验中稀疏采集若干点进行 PK 验证。

获得体外浓度数据后，可以通过计算模拟偏差来评价模拟效果：①根据体外模拟 PK 浓度数据以非房室和房室模型计算参数，和体内 PK 参数进行比较。②计算各时间点体外实测浓度与体内实测浓度（或体内目标模拟浓度，即体内房室模型拟合曲线）的相对偏差。

## （三）体外药效学研究

应根据抗菌药物对目标病原菌体外药效学研究结果，选择拟订临床适应证的主要目标病原菌开展体外动态杀菌曲线研究。

菌株的选择：应挑选质控株和临床株，菌株敏感性最好覆盖敏感、中介和耐药。接种量通常为 $5 \times 10^5$ ~ $10^6$ CFU/ml。如果要模拟重度感染，接种菌量可提高至 $10^7$ CFU/ml。药效学采样点、菌落计数方法和结果表示与静态杀菌曲线相同。

体外药效学数据的处理方法与静态杀菌曲线相同，各指标的计算方法及其图解分别见表 18－1－9 和图18－1－10。

## （四）动态杀菌曲线数据分析

**1. PK/PD 指数及靶值分析**　药效学指标通常为 $\Delta \log_{10} CFU_{24h}$，此外还可以选用杀菌曲线下面积（aera under bacterial kiiling curve，AUBKC）等指标。自变量有两种选择，一是针对总浓度的 PK/PD 指数（$\% T > MIC$，$C_{max}/MIC$ 和 $AUC/MIC$），二是针对游离药物浓度的 PK/PD 指数（$\% fT > MIC$，$fC_{max}/MIC$ 和 $fAUC/MIC$，$f$ 为游离分数），选哪一类作为自变量无明确要求，目前倾向认为游离药物浓度 PK/PD 指数与药效相关性更好（游离药物能进入组织发挥作用）。对于 β-内酰胺酶抑制剂，自变量还可以选$\% T >$ threshold。建立 S 型 $E_{max}$ 模型描述药效学指标与自变量之间的关系：

$$E = E_0 + \frac{(E_{max} - E_0) \cdot X^{\gamma}}{EC_{50}^{\gamma} + X^{\gamma}} \tag{18－1－4}$$

式中，$E$ 为因变量（即药效学指标），$X$ 为自变量 $PK/PD$ 指数。$E_0$表示初值，$E_{max}$表示药效学最大值，$EC_{50}$表示达到 50% 最大变化值（$E_{max} - E_0$）所需的自变量数值，$\gamma$ 为 Hill 系数。将上述各指标及自变量数据代入，观察各模型拟合效果以及参数估算结果，并计算相关系数（$R^2$）和赤池信息判据（akaike information criterion，AIC）等指标。以 $R^2$最高（或 AIC 最低）者对应的指数作为最佳 PK/PD 指数。

PK/PD 靶值计算：将细菌菌落计数对数降低不同单位时（$\Delta \log_{10}$CFU 取值 0、－1 或－2，分别对应细菌净生长为零、细菌菌落计数降低至 1/10 和 1/100）PK/PD 指数对应值作为 PK/PD 靶值。结果描述中，除杀菌曲线图外，细菌菌落计数降低值与 PK/PD 指数（如 $fC_{max}/MIC$、$fAUC_{0-24}/MIC$ 或$\% fT > MIC$）即相关性分析图也需提供，并对体外 PK/PD 靶值作描述性统计分析。

该分析方法的不足为仅利用了杀菌曲线初值和观察终点信息，中间点数据信息未考虑。

**2. 数学模型分析法**　杀菌曲线数据还可以采用数学模型来处理，常用的数学模型如图 18－1－20 所示。

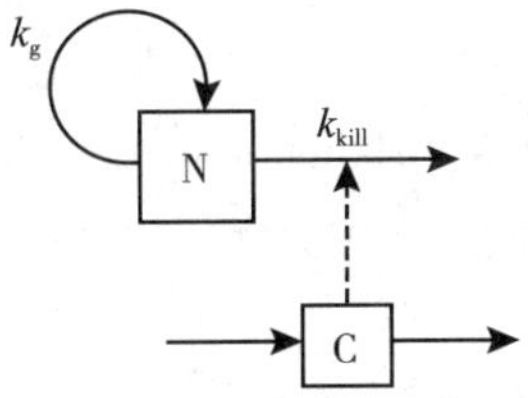


$$\frac{dN}{dt} = \left[k_g\left(1 - \frac{N}{N_m}\right) - \frac{K_{max} \cdot C^{\gamma}}{EC_{50}^{\gamma} + C^{\gamma}}\right] \cdot N$$

**图 18－1－20　描述杀菌曲线数据的 PK/PD 数学模型**

式中，$N$ 表示菌落计数，$N_m$表示菌落计数最大值。$k_g$为生长速率，$k_{kill}$表示杀菌速率，$K_{max}$为最大杀菌速率，$C$ 为药物浓度，$EC_{50}$表示达 50% 最大杀菌速率所需药物浓度，$\gamma$ 为 Hill 系数。

该模型常用于预测不同给药方案的杀菌曲线，以及分析药效学参数与菌株敏感性的相关性，也可以进行涉及耐药的相关分析。建立该模型利用了杀菌曲线所有数据，通过参数和模拟结果获得的信息量大。数据处理过程相对复杂，需要专业软件才能开展此项工作。

### 【实例】 奈诺沙星对肺炎链球菌的动态杀菌曲线研究

**1. 研究目的**　开展奈诺沙星对肺炎链球菌的体外 PK/PD 研究，获得最佳 PK/PD 指数及其靶值。

**2. 研究方法**

（1）细菌最低抑菌浓度（$MIC$）测定　本研究选用 4 株临床分离的肺炎链球菌，包括：青霉素敏感肺炎链球菌菌株 10-w12-27 和 10-w2-5（$MIC_{PEN}$分别为 0.015mg/L 和 2mg/L）；青霉素中介肺炎链球菌菌株 ET-17（$MIC_{PEN}$ 4mg/L）；青霉素耐药肺炎链球菌菌株 10-w8-75（$MIC_{PEN}$ 8mg/L）。质控菌为 ATCC49619。参照 2011 年美国国家临床实验室标准委员会标准，采用微量稀释法测定奈诺沙星对肺炎链球菌的最低抑菌浓度。

（2）体外药动学模型　奈诺沙星在健康受试者体内的药动学符合吸收无延迟的二房室模型，据此进行体外 PK

模拟。体外 PK/PD 模型的建立按照 Grasso 和 Sevillano 描述进行。该系统主要包括新鲜储液罐、吸收罐、中央罐和废液缸等，各个容器通过硅胶管依次相连（图 18－1－21）。蠕动泵（Masterflex L/S，Cole-Parmer 公司）置于新鲜储液罐与吸收罐流路中，将培养液从储液罐泵入吸收罐。其中，蠕动泵与微型电脑相连，其流速受 WinLIN 软件（3.2 版，Cole-Parmer 公司）控制，在电脑控制下能自动调节。中央室底部放置 0.45μm 混合纤维素酯膜，以防止细菌随培养液从中央室底部流失。中央室内部（滤膜上方）固定一悬空轴，轴尾端放置磁性搅拌棒，随磁力搅拌器不断旋转，防止细菌堵塞滤膜并起到混匀液体作用。整个装置是密封的，因而外界空气与吸收室和反应室内空气互不连通。除蠕动泵与微型电脑外，整个模型系统全部置于培养箱内，培养箱内温度为 35℃，含 5% $CO_2$。

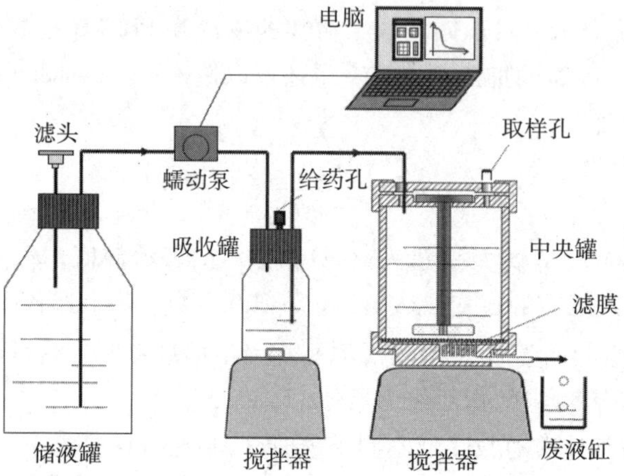


**图 18－1－21　口服一室体外 PK/PD 模型装置示意**

模型中采用的培养液为含 0.5% 酵母提取物的 Todd-Hewitt 肉汤。吸收室内液体量 35.06ml，而中央室内的液体量固定为 250ml。储液罐中的新鲜培养液通过蠕动泵泵入吸收室；在压力作用下，吸收室内的等量液体同时被泵入到中央室。同样，中央室内也有等量液体被排出到废液缸。为了能够在上述模型中精确模拟奈诺沙星口服二室药动学，根据文献单剂口服药动学体外模拟流速调节公式计算流速-时间曲线。结果表明，蠕动泵流速分为 18 段时的 PK 模拟效果较佳，流速值随时间推移逐渐递减（图 18－1－22）：0～2.3 小时时间段内的流速为 1.39ml/min；2.3～13 小时时间段内，流速从 1.13ml/min 逐渐降至 0.33ml/min，变化梯度 0.05ml/min；13～24 小时时间段内，流速固定为 0.33ml/min。药物在零时刻点通过给药孔注入吸收室，随培养液进入中央室后再从中央室被逐渐清除。

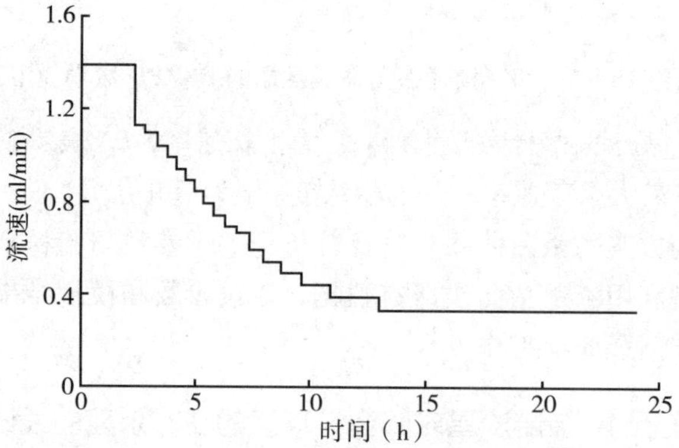


**图 18－1－22　奈诺沙星口服药动学体外模拟的蠕动泵流速－时间曲线**

（3）体外 PK 模型验证　采用体外 PK/PD 模型模拟中国健康受试者口服奈诺沙星 100mg、250mg、500mg 和 750mg 后 24 小时内血药浓度的经时变化。奈诺沙星血浆蛋白结合率为 16%。注入吸收室的奈诺沙星药量依次为 0.329mg、0.822mg、1.644mg 和 2.466mg，药液体积为 0.5ml。给药后 15 分钟、30 分钟、45 分钟、1 小时、1.5 小时、2 小时、4 小时、6 小时、8 小时、12 小时和 24 小时从中央室采样，取样量为 250μl。每个剂量组均重复 3 次，计算各时间点平均浓度并绘制药时曲线，与目标 PK 曲线作比较。培养液样品中奈诺沙星的浓度测定方法参照以往研究报道的 LC/MS-MS 法。

（4）奈诺沙星体外 PK/PD 研究　过夜培养的菌液接种到预热的中央室，起始细菌浓度为 $1\times10^6$ CFU/ml，细菌在35℃条件下预生长1小时。预培养结束后将含不同药量奈诺沙星的水溶液（空白组以无菌蒸馏水代替）注入吸收室并开启蠕动泵。分别于给药后0小时、2小时、4小时、6小时、8小时、10小时、12小时和24小时从中央室采集菌液200μl用于PD分析。样品用MH肉汤稀释不同比例后，取100μl均匀涂布于含5%羊血的琼脂糖平板，每个稀释度3块平板，置于 $CO_2$ 培养箱内35℃培养24小时后进行计数。以计数结果对数值作为 $y$ 轴，时间点为 $x$ 轴绘制动态杀菌曲线。为了确保药动学被准确模拟，每次实验中给药后1小时、6小时、12小时和24小时点采样250μl，在 $8000\times g$ 和4℃条件下离心10分钟，取200μl上清液并冻存于-80℃冰箱，用于药物浓度测定。所有试验均重复2次。

（5）PK/PD 分析　根据奈诺沙星体外模型药物浓度数据，采用 Phoenix WinNonlin 软件（6.0版，美国 Pharsight 公司）计算 PK 参数 $fC_{max}$ 和 $fAUC_{0-24}$。其中，$f$ 表示奈诺沙星游离药物分数（取值0.84），$C_{max}$ 表示血浆中药物峰浓度，$AUC_{0-24}$ 为游离药物在0~24小时区间的药时曲线下面积。结合奈诺沙星对肺炎链球菌的 $MIC$ 值，计算 $fAUC_{0-24h}/MIC$、$fC_{max}/MIC$ 和 $\%fT>MIC$ 等 PK/PD 指数。其中，$\%fT>MIC$ 是指24小时内稳态游离药物浓度高于 $MIC$ 值的累积时间占给药间隔百分比。计算24小时与0小时菌落计数对数值的差值［$\Delta logCFU_{24h}$］，将此作为奈诺沙星药效学指标。构建S型 $E_{max}$ 模型依次描述三个 PK/PD 指数与药效学指标间的关系。综合奈诺沙星不同给药方案下 PK/PD 指数和药效学指标数据进行模型分析，并计算菌落计数降低3log单位时的 PK/PD 指数靶值。用 Matlab 软件（美国 Mathworks 公司）实现 $E_{max}$ 模型参数和奈诺沙星 PK/PD 靶值的计算。

（6）PK/PD 数学模型验证　为了考察奈诺沙星杀菌效应是否具有时间依赖性，设计体外 PK/PD 实验进行验证，考察剂量拆解对奈诺沙星药效学的影响：分别以敏感株（10-w12-27）和耐药株（10-w2-5）为研究对象，比较125mg（q6h）和500mg（q24h）给药方案的药效学差异。在此试验中，125mg（q6h）方案组的流速设置每隔6小时重复1次，500mg（q24h）方案组的流速设置与“（4）奈诺沙星体外 PK/PD 研究”部分流速设置相同。采样方法为：给药后12小时内每2小时采样1次，12~24小时内每3小时采样1次。样品的处理方法与“（4）奈诺沙星体 PK/PD 研究”部分相同。

**3. 研究结果**

（1）奈诺沙星的最低抑菌浓度　奈诺沙星对肺炎链球菌菌株10-w8-75、ET-17、10-w12-27和10-w2-5的最低抑菌浓度分别为0.06mg/L、0.06mg/L、0.25mg/L和2mg/L。

（2）体外药动学模型　体外药动学模型很好地模拟了奈诺沙星在人体内的药动学曲线（图18-1-23A）。各采样点药物浓度数据与人体内数据相对偏差均在10%以内（图18-1-23B）。$C_{max}/MIC$ 和 $AUC_{0-24}/MIC$ 与人体相应值比较，平均相对偏差（ARD）分别为5.1%和3.3%。体外药时曲线符合二房室模型，表明流速多阶段调节能较好的重现奈诺沙星的体内药动学过程。

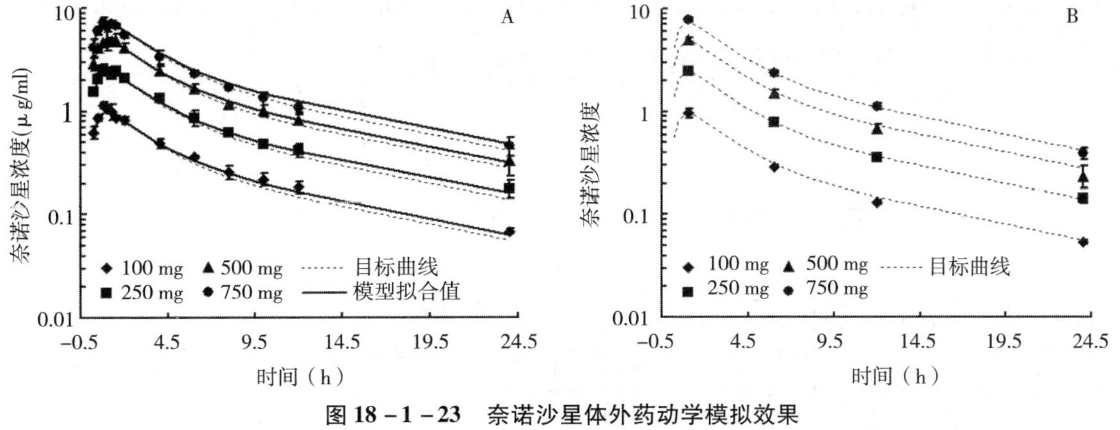


**图18-1-23　奈诺沙星体外药动学模拟效果**

A. PK模型验证（$n=3$）；B. PK/PD实验中的药动学监测（$n=2$）

实测值用点表示（mean ± SD），二房室模型拟合值和目标PK曲线分别用实线和点状线表示

（3）奈诺沙星的体外动态杀菌效果　$MIC$ 值为0.06mg/L时，奈诺沙星100~750mg均能有效杀灭肺炎链球菌，且给药后24小时细菌无恢复生长（图18-1-24）。$MIC$ 增至0.25mg/L时，奈诺沙星500mg和750mg给药

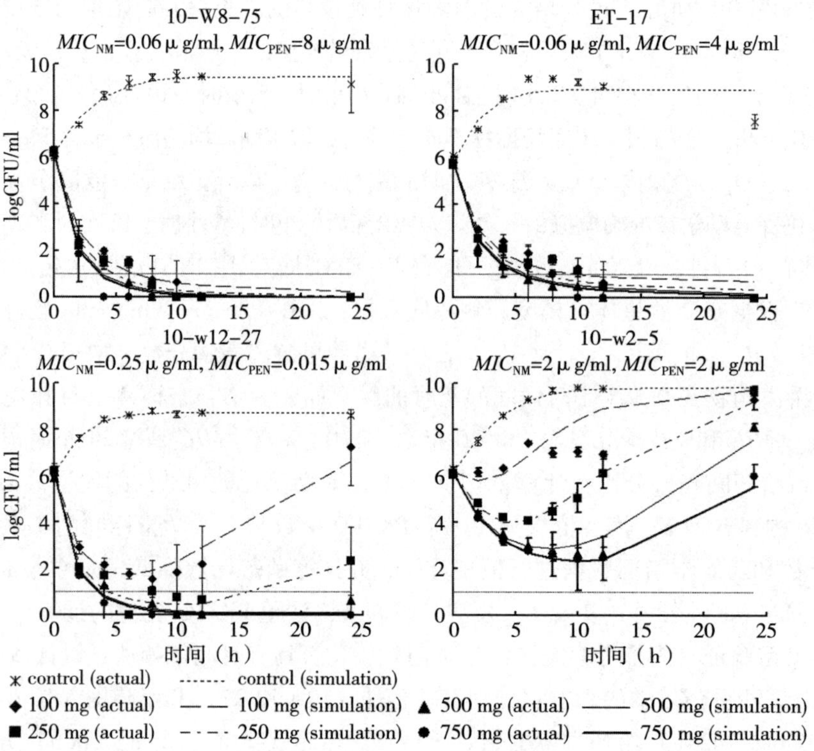


**图 18-1-24　奈诺沙星在不同剂量下的动态杀菌曲线（means ± SD；$n$ = 2）**

实测值和 PK/PD 模型拟合值分别用点和线条表示水平线表示定量下限（1logCFU/ml）。NM：奈诺沙星；PEN：青霉素

方案仍能在给药后 24 小时内有效杀灭细菌，而 100mg 和 250mg 给药方案仅在给药后 12 小时内有效杀灭细菌，至 24 小时时细菌出现恢复生长。当 *MIC* 值为 2mg/L 时，500mg 和 750mg 给药方案在给药后 8～12 小时内使菌落计数降低 3 个 log 单位，但 24 小时后均有显著反跳；100mg 和 250mg 给药方案的杀菌作用较为微弱。肺炎链球菌对青霉素的敏感性与奈诺沙星对肺炎链球菌的杀菌作用无相关性。

给药方案 125mg（q6h）和 500mg（q24h）对比试验中，两种给药方案在给药 24 小时后的杀菌效果与菌株 *MIC* 水平有关（图 18-1-25）。*MIC* 为 0.25mg/L 时，两种给药方案均能完全杀灭细菌，给药后 24 小时内细菌无恢复生长，因而终点杀菌效应近似。当 *MIC* 增至 2mg/L 时，两种给药方案均不能抑制细菌生长，其中 125mg（q6h）方案在给药后 24 小时的对数菌落计数（logCFU）低于 500mg（q24h）方案。然而，用 AUBKC（杀菌曲线下面积）作为药效学指标时，500mg（q24h）方案对两株细菌的 AUBKC 值均低于 125mg（q6h）方案。

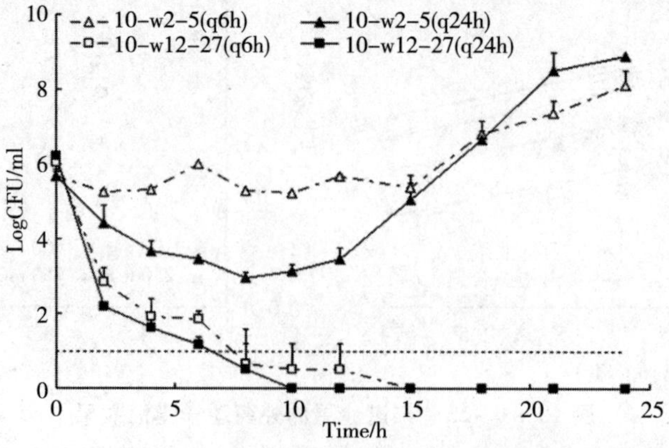


**图 18-1-25　奈诺沙星不同给药方案的药效学比较**

500mg 日剂量按 q24h 方案（一日 1 次，实线）或 q6h 方案（一日 4 次，虚线）给药

10-w2-5 和 10-w12-27 菌株的药效学结果分别用三角形和方框表示；水平线表示检测定量下限（1logCFU/ml）

（4）PK/PD 指数与药效指标的相关性　纳入所有体外 PK/PD 实验数据的 $E_{max}$ 模型分析结果显示，$\%fT>MIC$ 与药效指标 $\Delta logCFU_{24h}$ 的相关性和 $fAUC_{0-24}/MIC$ 类似，$R^2$ 值分别为 0.9753 和 0.9708（图 18-1-26）。$fC_{max}/MIC$ 与 $\Delta log\ CFU_{24h}$ 的相关性略低于 $\%fT>MIC$ 和 $fAUC_{0-24}/MIC$，$R^2$ 值为 0.9582。针对每个 PK/PD 指数的 $E_0$、$E_{max}$、$EC_{50}$ 和 Hill 系数计算结果见表 18-1-13。当菌落计数降低 3 个 log 单位时，所需的 $\%fT>MIC$，$fAUC_{0-24}/MIC$ 和 $fC_{max}/MIC$ 靶值分别为 53.4%、47.05 和 5.07。

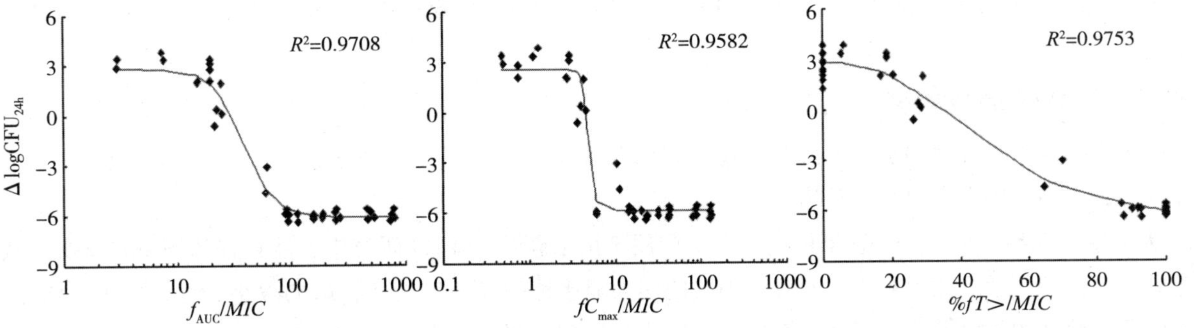


**图 18-1-26　奈诺沙星 PK/PD 参数与药效指标（$\Delta logCFU_{24h}$）的相关性分析**

实测值和模型拟合值（根据 S 型 $E_{max}$ 模型得到）分别用菱形和实线表示

**表 18-1-13　$\Delta logCFU_{24h}$ 与奈诺沙星 PK/PD 指标的 $E_{max}$ 模型参数**

| PK/PD 指标 | $E_0$ [a] | $E_{max}$ [a] | $EC_{50}$ | $H$ |
|---|---|---|---|---|
| $fAUC/MIC$ | 2.835 | -6.126 | 38.60 | 3.154 |
| $fC_{max}/MIC$ | 2.553 | -5.897 | 4.826 | 13.15 |
| $\%fT>MIC$ | 2.827 | -7.290 | 47.63% | 2.683 |

注：模型拟合所用数据包括剂量递增实验和剂量拆解实验。

a. 单位均为 $log_{10}CFU/ml$。

## 三、抗菌药物动物药动学及药动学/药效学研究

### （一）概述

抗菌药物动物药动学及药动学/药效学研究的目的是阐明抗菌药物、动物和病原体三者间的相互关系，主要包括动物体内药动学研究和体内药效学研究两个方面。一般实验方法为建立全身或局部感染动物模型，给予单次或多次抗菌药物治疗，采集血浆、体液或组织作为药动学样品用于抗菌药物浓度测定与分析，通过存活率或动物体内细菌数量变化评价抗菌药物体内杀菌作用，动物、抗菌药物和细菌是研究中的三个关键因素。

**1. 动物**

（1）实验动物选择　最常用的为 SPF（specific pathogen free）级小鼠和大鼠，对于脑膜炎、心内膜炎等较复杂的感染模型适合采用兔。实验动物均需由具有实验动物生产许可证与合格证的单位提供，饲养于适宜的设备环境中。

（2）样本量计算　以常用的小鼠和大鼠为例，药动学研究中，动物数量要满足每个采样时间点至少获得 5 个重复样本。药效学研究中，以体液或组织菌量为观察指标时，每个药效学指标要获得至少 3 个重复数据。小鼠肺炎模型中以肺组织菌量为观察指标时，每个剂量组需设置 3 只小鼠，而大腿模型中，两侧大腿肌肉菌量可作为独立重复样本，每个剂量组设置 2 只小鼠即可。以存活率为观察指标时，小鼠、大鼠每组均不少于 8～10 只。

（3）对照组　每次药效学实验均需设置不给药对照组，在给药前和观察终点时进行菌落计数，用于评价细菌在动物体内生长情况。

（4）终点评价指标选择　终点观察指标主要为动物组织或体液细菌量，将其与给药前对照组菌量比较，根据升高或降低的量评价药物体内抗菌作用。也可采用存活率、$ED_{50}$ 作为抗菌作用评价指标。

**2. 感染菌株**

（1）菌株选择　菌株需满足以下几个基本条件：①抗菌药物主要目标病原菌；②能够在实验动物体内稳定生长，观察终点时对照组菌量可增加1~2个$log_{10}$CFU；③药效学实验中，每种菌至少3~5株，最好覆盖标准株和临床株，以及药物不同敏感性和携带不同耐药基因的菌株。

（2）接种菌量　以能够引起对照组动物观察终点菌量增加1~2个以上$log_{10}$CFU为合适接种量。

**3. 抗菌药物**　给药剂量范围应覆盖最大杀菌效果，设计4~5个剂量组，2倍或4倍递增。给药方式尽量与临床给药途径相近。

### （二）常用感染动物模型

多种感染疾病动物模型的建立为抗菌药物非临床药理学研究提供了有效手段。小鼠由于其成本较低、可操作性强，是最常用的感染模型实验动物。

**1. 大腿感染模型**　小鼠大腿感染模型被广泛应用于抗菌新药PK/PD研究中，能较好的预测对肺炎、皮肤软组织感染等人体相关适应证的靶值。同时，小鼠两侧大腿接种的细菌生长互相影响很小，可以作为生物学重复，减少了使用实验动物的数量。该模型建立方法已经比较成熟，具体操作为：将小鼠麻醉后，在双侧大腿肌肉分别注射菌液0.1ml，接种菌量与细菌种属和毒力相关，根据细菌在大腿肌肉的生长情况确定，通常为$10^5$~$10^8$ CFU。接种细菌后2小时开始进行抗菌药物治疗，在研究终点时采用颈椎脱臼法将各组小鼠处死，取大腿肌肉进行菌落计数。每组实验中，均需要检测给药前和研究终点时的对照组小鼠大腿肌肉细菌量，分别作为起始菌量水平和用于观察菌株在小鼠体内的生长情况。用观察终点时各治疗组小鼠大腿肌肉菌量与起始菌量的$log_{10}$CFU差值作为疗效评价指标。

**2. 肺炎模型**　抗菌药物肺组织穿透性使药物肺组织浓度和血液浓度存在差异，因此使用肺炎模型可以更准确的评价药物疗效，该模型越来越多被应用在目标适应证为肺部感染的抗菌药物PD和PK/PD研究中。常用实验动物包括小鼠、大鼠、兔等，有多种细菌接种方法，以小鼠为例，包括经鼻滴入法、雾化吸入法、气管插管法、经皮穿刺法等。经鼻滴入法由于其操作方便快捷、细菌接种效率高，且对动物损伤小，是目前小鼠及大鼠肺炎模型建立中最常采用的方法，具体操作为：在感染当天用异氟烷麻醉小鼠，待小鼠全身松弛后，抓住小鼠双耳使身体竖立，鼻腔朝上，用移液枪吸取50μl菌液，在距离小鼠鼻尖1~2mm处滴入鼻腔，待小鼠将菌液自发完全吸入后再放回笼中，菌量为$10^5$~$10^8$CFU/只。于观察终点时进行肺组织菌落计数评价疗效。小鼠肺炎模型现多用于目标适应证为鲍曼不动杆菌、金黄色葡萄球菌和铜绿假单胞菌等为病原体的医院或社区获得性肺炎抗菌药物PK/PD研究中。

**3. 皮肤及软组织感染模型**　目前已建立的皮肤及软组织感染模型包括创伤、皮肤磨损、烧伤和脓肿模型等，动物在感染前需要进行脱毛处理，或直接采用毛发较少的动物，常用实验动物有小鼠、大鼠、豚鼠和兔等。造成动物皮肤浅表感染，可以采用胶带反复粘贴去除角质层后再进行局部感染的方法，与临床中单纯性浅表皮肤组织感染较为接近。以小鼠为例，具体操作为：感染当天对小鼠进行麻醉后，将医用胶带紧密粘贴在皮肤脱毛处，数次按压后撕下，去除皮肤角质层。换用新的胶带后重复粘贴-撕脱过程7~10次，通过测定TEWL（transepidermal water loss）标定皮肤屏障破坏程度，随后于破损处涂抹菌液5μl，接种菌量$10^5$~$10^7$CFU/只。对于深部感染，可以采用直接皮下注射菌液，或手术切开表面皮肤层，接种细菌后手术缝合的方法。于观察终点时取感染创伤面皮肤进行组织病理检查和菌落计数评价疗效。对于使用生物荧光标记菌株进行感染的模型，可采用影像学方法对体内菌量进行实时监测。该模型是研究外部创伤抗菌药物疗效的常用工具，在PK/PD研究中应用较少。

**4. 脓毒症和腹腔感染模型**　脓毒症动物模型在研究脓毒症发病机制和评价抗菌药物体内疗效中起到重要作用。构建脓毒症模型的方法包括静脉注射菌液或内毒素、腹腔注射菌液或内毒素、盲肠结扎穿孔（cecal ligation and puncture，CLP）、腹腔持续置管引流（colon ascendens stent peritonitis，CASP）等，后三种方法为腹腔感染引起的脓毒症模型，也是构建动物腹膜炎模型的常用方法。根据研究目的不同选择合适的感染模型，CLP和CASP是非临床研究中常用的两种模型，均模仿腹腔脓毒症感染的临床过程。在抗菌新药的疗效评价中，最常采用的是小鼠败血症模型，该模型操作简便，且终点易于进行观察和分析。具体操作方法为：首先对小鼠进行免疫抑制，随后腹腔注射0.1～0.5ml处于对数生长期的菌液，可加入5%的黏蛋白增强细菌毒力，促进脓毒症的形成。该模型终点观察指标为存活率或血液中的细菌量，检测血液菌量采样更方便，且不需要组织匀浆过程，因此和肺部、大腿等其他感染模型相比更省时省力。

**5. 脑膜炎模型**　脑膜炎模型常用实验动物为大鼠和兔。兔体型较大，可以在小脑延髓内埋留置针或插动脉导管，进行连续脑脊液和血清取样。具体操作为：采用3%戊巴比妥钠将兔进行麻醉后俯卧位固定，头顶正中纵行切口，露出冠状缝和矢状缝。使用牙科台钻在冠状缝后5mm中线偏右处钻一直径约2mm小孔，将静脉输液针垂直进入，使用注射器抽取脑脊液0.25ml，随后向脑室注射等体积菌液，接种菌量为$10^4$～$10^6$CFU/只。接种完毕后用抗生素清洗术区防止感染，封闭骨孔，缝合头皮。于感染后14～18小时开始治疗，在观察终点时采集动物脑脊液及血浆进行菌量计数评价疗效。

**6. 尿路感染模型**　尿路感染作为最常见的感染之一，其动物模型被广泛应用于抗菌药物疗效评价中。实验动物主要采用小鼠、大鼠和兔。最常见的操作方法为：将动物麻醉后，在无菌条件下行膀胱导尿管插管，用注射器吸尽尿液后，吸取菌液经导尿管注入膀胱内并夹闭导尿管1小时防止菌液被排出。常用菌液接种体积兔为1ml，大鼠、小鼠为50μl，接种菌量根据细菌毒力和动物种属不同差别较大。药效评价指标通常为膀胱或肾脏菌量，也可以采用肝脏、脾脏、血液菌量或观察存活率，用于评价是否出现尿路感染引起的全身播散性感染。对于一些在膀胱中无法产生病理作用的菌株，可以采用尿路梗阻模型，即通过手术方式将菌液直接接种至膀胱，并且连接导尿管造成梗阻引起感染，该方法具有一定操作难度。也可直接接种菌液至肾脏，同样有一定操作要求。

**7. 心内膜炎模型**　常采用兔作为实验动物，具体操作为：对动物进行麻醉后，采用手术方法将无菌导管插入右侧颈总动脉，向前推进穿过主动脉瓣进入左心室腔，随后将导管末端结扎后固定于皮下，缝合手术切口，将动物放回笼中。动脉插管会引起主动脉瓣上无菌赘生物的形成。术后24小时开始接种细菌，可从耳缘静脉注射菌液1ml或者直接通过导管将细菌接种于赘生物上，引起心内膜炎。药物治疗通常于感染后1～2天开始，终点观察指标为心脏赘生物菌落数或动物存活率，也可以检测血液菌量确定是否发生了败血症及治疗后感染复发。该模型是研究心内膜炎药物治疗策略的重要手段。

**8. 免疫抑制动物模型**　感染模型构建经常采用免疫抑制动物，主要有以下几方面原因。首先，动物在免疫系统功能正常情况下对体内细菌有很强的清除作用，细菌无法在体内稳定生长，从而导致建模失败。其次，在研究终点获得的疗效评价指标是免疫系统和药物治疗共同作用的结果，达到相同抗菌作用的情况下，免疫正常小鼠所需要的药物暴露量通常低于免疫抑制小鼠2～4倍，而获得的靶值要低2～10倍，去除或降低免疫作用，可以获得更确切的药物疗效评价。需要注意的是，尽管在动物感染模型中多采用免疫抑制小鼠，但该模型并不是为了获得抗菌药物在中性粒细胞缺乏感染患者体内的靶值，其在临床的转化应用更多是针对非中性粒细胞缺乏的群体。

目前的国内外研究中，常采用注射环磷酰胺的方法引起小鼠免疫抑制，具体操作为：在接种细菌的前4天和前1天，分别皮下注射环磷酰胺150mg/kg和100mg/kg，可引起小鼠中性粒细胞的明显下降（<100个/μl），免疫抑制作用可维持4～7天。若动物给药治疗期较长，需要观察3～5天或以上，可在治疗期间增加一次环磷酰胺注射，维持动物免疫抑制状态。

### （三）抗菌药物动物药动学研究

动物体内药动学研究的目的是阐明药物在动物体内的吸收、分布、代谢和排泄过程，获得药物的基本药动学参数，揭示药物体内动态变化规律，为新药的开发研究提供科学依据。抗菌药物动物PK研究可以帮助确定是否在感染部位有足够药物浓度和是否发挥抗菌作用，对药效学结果的解释和评价十分重要。

**1. 抗菌药物动物药动学研究的总体设计**

（1）受试药物　受试药物应采用工艺相对稳定、纯度和杂质含量能反映临床试验拟用样品和（或）上市样品质量和安全性的样品，明确其来源、批号、规格、保存条件和配制方法等。与药效学研究中采用药品尽量使用同一批次，避免不同批次杂质和药物含量差异影响药效学评估。

（2）动物种属　常用的动物有小鼠、大鼠、兔、豚鼠、犬、小型猪和猴等。药动学研究中动物选择一般原则如下：尽可能选择与药效学研究相同的动物；尽量在清醒状态下进行实验，最好从同一动物多次连续采样，减小不同个体带来的误差；抗菌药药动学研究应选用两种或两种以上的动物，包括啮齿类和非啮齿类，以了解药物在体内是否存在明显的种属差异；注意雌雄动物兼用，了解是否存在明显的性别差异；口服药物研究不宜采用兔等食草类动物，因为该类动物胃肠道结构与人不同，吸收不规则，因此不适于口服药物的药动学研究。

动物种属对抗菌药物 PK 影响很大，主要体现在不同种属间药物清除率的差异。小鼠、大鼠等小型哺乳动物的生物代谢和清除率快，因此半衰期比大型哺乳动物短得多。动物品系不同对部分药物也可能有较大影响，例如伊曲康唑在 BALB/c 和 DBA/2 小鼠体内的血浆药物浓度存在明显差异。在动物体内模拟人体 PK 主要有两种方法，一种是增加给药频率或采用输注给药，以抵消小型动物对抗菌药物的快速清除，目前采用的连续输注系统包括组织笼输注、输液泵等。另一种是对动物造成肾损伤降低药物清除率，适用于以肾脏为主要代谢途径的药物。以小鼠为例，具体操作为：在小鼠感染前 3 天，皮下注射硝酸铀酰溶液 10mg/kg，可造成最长 7 天的持续肾损伤，也可采用顺铂等其他化合物。

（3）感染状态　感染状态对抗菌药物在动物体内 PK 的影响根据感染部位、药物类型等有所差异，主要是由于感染引起的炎症改变了药物的组织穿透性、表观分布容积和药物清除率等。小鼠感染金黄色葡萄球菌肺炎对特地唑胺和利奈唑胺的肺组织穿透性产生明显影响，特地唑胺肺组织穿透率由 6.14 升高到 10.63，而利奈唑胺从 1.72 下降至 1.15，同时感染后血药浓度均高于健康小鼠。因此，抗菌药物临床前动物 PK 研究通常需要同时在健康动物和感染动物中进行，以评价感染是否会明显改变药物 PK 特征，而在动物 PK/PD 研究中，采用感染动物 PK 也可以更准确进行药效学评价和解释。

（4）给药剂量

1）剂量估算：确定动物用药剂量时可根据不同物种间体表面积或药物暴露量进行近似估算，根据估算剂量的实验结果进一步探索有效剂量和药动学研究剂量范围。药理实验中常采用的体表面积剂量换算公式为

$$D_b = D_a \times R_{ab} \times S_a / S_b \quad (18-1-5)$$

式中，$D$ 为给药剂量（mg/kg），$R_{ab}$ 为换算系数（表 18－1－14），$S$ 为非标准体重动物校正系数：

$$S = (W/W_{标})^{1/3} \quad (18-1-6)$$

式中，$W$ 为实验动物实际体重，$W_{标}$ 为动物标准体重，当使用实验动物体重在标准体重 ±20% 范围内时，该公式可简化为：

$$D_b = D_a \times R_{ab} \quad (18-1-7)$$

**表 18－1－14　标准体重动物剂量折算表（mg/kg，由动物 a 折算到动物 b）**

| 动物品种 | 小鼠 b | 仓鼠 b | 大鼠 b | 豚鼠 b | 家兔 b | 家猫 b | 猕猴 b | 比格犬 b | 狒狒 b | 微型猪 b | 成人 b |
|---|---|---|---|---|---|---|---|---|---|---|---|
| 标准体重（kg） | 0.02 | 0.08 | 0.15 | 0.4 | 1.8 | 2.5 | 3 | 10 | 12 | 20 | 60 |
| 小鼠 a | 1.000 | 0.600 | 0.500 | 0.375 | 0.250 | 0.240 | 0.250 | 0.150 | 0.150 | 0.111 | 0.081 |
| 仓鼠 a | 1.670 | 1.000 | 0.833 | 0.625 | 0.417 | 0.400 | 0.417 | 0.250 | 0.250 | 0.185 | 0.135 |
| 大鼠 a | 2.000 | 1.200 | 1.000 | 0.750 | 0.500 | 0.480 | 0.500 | 0.300 | 0.300 | 0.222 | 0.162 |
| 豚鼠 a | 2.670 | 1.600 | 1.330 | 1.000 | 0.667 | 0.640 | 0.667 | 0.400 | 0.400 | 0.296 | 0.216 |
| 家兔 a | 4.000 | 2.400 | 2.000 | 1.500 | 1.000 | 0.960 | 1.000 | 0.600 | 0.600 | 0.444 | 0.324 |
| 家猫 a | 4.170 | 2.500 | 2.080 | 1.560 | 1.040 | 1.000 | 1.040 | 0.625 | 0.625 | 0.463 | 0.338 |
| 猕猴 a | 4.000 | 2.400 | 2.000 | 1.500 | 1.000 | 0.960 | 1.000 | 0.600 | 0.600 | 0.444 | 0.324 |
| 比格犬 a | 6.670 | 4.000 | 3.330 | 2.500 | 1.670 | 1.600 | 1.670 | 1.000 | 1.000 | 0.741 | 0.541 |
| 狒狒 a | 6.670 | 4.000 | 3.330 | 2.500 | 1.670 | 1.600 | 1.670 | 1.000 | 1.000 | 0.741 | 0.541 |
| 微型猪 a | 9.000 | 5.400 | 4.500 | 3.380 | 2.250 | 2.160 | 2.250 | 1.350 | 1.350 | 1.000 | 0.730 |
| 成人 a | 12.330 | 7.400 | 6.170 | 4.630 | 3.080 | 2.960 | 3.080 | 1.850 | 1.850 | 1.370 | 1.000 |

2）剂量组：进行动物体内药动学研究应设置至少三个剂量组，合适剂量最好根据预实验结果进行调整后确定，其中通常要求低剂量与动物最低有效剂量基本一致，高剂量接近最大耐受剂量，中、高剂量按一定比例增加，主要目的是考察在所设剂量范围内，药物体内过程是否具有线性药动学特征，以利于药效学和毒理学研究结果的解释和评价，为新药的进一步开发和研究提供依据。

一般情况下只需要进行单剂量给药的药动学研究，但对于半衰期长（给药间期短于4个半衰期）、有明显的蓄积倾向且临床需长期给药的药物，应考虑进行多次给药的药动学研究，以了解药物在体内的蓄积情况。

（5）给药途径　动物给药途径包括灌胃、静脉注射、腹腔注射、皮下注射和皮内注射等，药动学研究中具体给药途径和方式，应尽可能与动物药效学研究和毒理学研究的给药途径一致，并考虑与临床给药方式的一致性。

（6）采样点设计　一个完整的血药浓度-时间曲线应包括药物的吸收相、平衡相（峰浓度附近）和消除相，采样点在各相中应该均有分布。给药前需采集空白样品，吸收相包括2~3个时间点，对于血管外给药吸收快的药物，应尽量避免第一个点是峰浓度（$C_{max}$），在$C_{max}$附近需要3个时间点以尽可能保证$C_{max}$的真实性。整个采样周期应持续3~5个半衰期，或持续到血药浓度降至$C_{max}$的1/10~1/20。采样中应注意采血途径和整个实验周期的采血总量不影响动物的正常生理功能和血流动力学，一般不超过动物总血量的15%~20%。通常以每个时间点采样不少于5个数据计算所需实验动物数量。

**2. 抗菌药物动物组织分布研究**

（1）药物组织分布试验　一般选用大鼠或者小鼠，选择一个有效剂量后，分别于吸收相、平衡相和消除相各选取一个时间点采样，测定药物在心、肝、肾、脾、肺、胃、肠道、生殖腺、脑等组织的浓度，以了解药物在体内的主要分布组织，尤其在药效学和毒理学靶器官的分布。组织分布试验中药物测定方法可以采用色谱法或放射性核素标记法，前者可以对药物浓度准确定量，但操作复杂，测定工作量大；后者可以简便快速显示药物组织分布情况，但无法准确定量，在实际研究中可以将两种方法结合使用，先用放射性核素标记法确定主要目标组织，再用色谱法准确定量。

（2）组织穿透性研究　药物PK研究通常直接测定血药物浓度，而组织穿透性导致一些抗菌药物在感染部位浓度与血浓度差异较大，因此测定组织药物浓度，确定药物组织穿透率对评价药物疗效和制定给药方案更具有参考意义，对于主要适应证感染部位为脑部、眼部、肺组织、尿路等的抗菌药物尤为必要。此外，对于胞内寄生菌，药物胞内浓度才是起到抗菌作用的关键。进行组织穿透性研究，在实验操作中存在一定困难，获得的结果和实际浓度有一定误差，选择恰当的样本采集和处理方法，是获得准确组织浓度的关键。组织穿透率通常用组织和血液中药物暴露量的比值来表示。

1）脏器匀浆：直接采集脏器进行匀浆是组织穿透性研究采样中最常用的方法，该法适用范围广，对测定心、肝、脾、肺、肾、胃肠道、生殖腺、脑、骨骼肌等组织的浓度均可采用，操作简单。但该方法存在一定的局限性和误差，组织匀浆过程将细胞间隙液和细胞内液进行了混合，而实际这两个部分相对独立，药物浓度不同。由于细胞内液体积大于细胞间隙，对于主要分布于组织间隙的药物，测定组织匀浆液获得的药物浓度会低于实际胞间浓度，例如β-内酰胺类和氨基糖苷类抗菌药。因此，当根据组织匀浆药物浓度评价抗菌效果时，还需同时考虑药物的胞内外浓度以及病原菌在胞内外的寄生情况。

2）采集组织体液：①肺泡灌洗液：肺组织上皮细胞衬液无法直接采集，获得其药物浓度可以通过采集肺泡灌洗液，测定药物浓度后再进行校正的方法，但该方法存在较大变异和误差。以小鼠为例，具体操作为：对小鼠进行颈部解剖，暴露气管后剪开一小切口插入无菌导管并用缝线固定，用注射器沿导管注入生理盐水1ml，冲洗肺部2次后回收液体，收集小鼠肺泡灌洗液约0.8ml。使用该方法计算肺泡上皮细胞衬液浓度还需要同时测定血药物浓度、肺泡灌洗液和血中的尿素浓度，计算公式为：

$$C_{ELF} = C_{BALF} \times \frac{Urea_{Plasma}}{Urea_{BALF}} \qquad (18-1-8)$$

②脑脊液：脑脊液的采集常用于大鼠和兔。大鼠一般采用枕骨大孔直接穿刺法，对大鼠进行麻醉后头部固定，用手术刀沿头颈部纵轴切一约2cm纵行切口，用剪刀钝性分离颈部背侧肌肉，最深层附着在骨上的肌肉用手术刀背刮开，暴露出枕骨大孔及脑组织。用微量注射器由枕骨大孔朝向小脑延髓池侧进针，针尖完全进入后抽取脑脊液。抽取完毕后，注入等量无菌生理盐水以保持脑脊髓腔的压力。缝合外层肌肉、皮肤，并于切口处撒磺胺粉防止感染。③微透析：微透析技术是一种动态连续采样方法，其原理是将类似于人工血管的微透析探针植入采样部位，待测化合物在探针膜内外浓度差作用下被动扩散进入探针内，被灌流液连续带出，实现动态连续采样。相较于传统采样方法，微透析技术采集样品无需样品前处理或经简单前处理后可进样，可在同一动物个体内获得连续药时曲线，减少动物使用数量，同时所采集样品真实代表采样点目标化合物浓度，现已应用于脑组织、肺组织、皮肤和皮下脂肪组织、眼、骨骼肌等多个组织部位的药动学样本采集中。

（3）蛋白结合率测定　大部分抗菌药物入血后会和血浆蛋白呈可逆性结合，而只有游离药物可以到达感染部位发挥抗菌活性。对于蛋白结合率高的抗菌药物，其变化对血药浓度带来的影响尤为明显，例如厄他培南蛋白结合率为85%~95%，当蛋白结合率由90%增至95%时，其游离血药浓度会降低两倍。相应的，如果是低蛋白血症患者，其血浆游离药物浓度则会明显升高。药物血浆蛋白结合率受感染状态的影响，同时一些药物在不同种属间也有较大差异，因此建议在临床前药效学研究采用的不同种属动物中，均应该进行相应的药物血浆蛋白结合率测定。在PK/PD研究中，考虑蛋白结合率差异对于PK/PD靶值从动物到人体的转化也是十分必要的。

药物血浆蛋白结合率测定方法包括平衡透析法、微透析法、超滤法、超速离心法等。测定时可根据药物特点选择一种方法，进行至少3个药物浓度（包括有效浓度）的血浆蛋白结合率实验，每个浓度至少重复实验3次，以了解药物蛋白结合率可能存在的浓度依赖性特征和种属差异。

**3. 生物样品抗菌药物浓度测定方法**　相较于临床样品，动物PK样品存在样品类型多（血、粪便、尿液、各种组织等）、药物浓度低、干扰物质多、样品量少及个体差异大的特点。因此必须建立灵敏、专一、精确、可靠的生物样品定量分析方法，并进行方法学验证，才能保证测定结果的准确性和可靠性。在进行测定前，需根据待测化合物结构和理化性质、生物介质等，建立适宜的生物样品分析方法，目前常用的主要有色谱法、免疫学方法、放射性核素标记法、微生物学测定法等。

（1）色谱法　色谱法包括高效液相色谱法（HPLC）、气相色谱法（GC）和色谱-质谱联用法，具有灵敏度好、特异性高、重现性好和分析快速的优点，已成为生物样品分析的首选方法，适用于各种组织样品中抗菌药物浓度的检测。该方法主要步骤包括生物样品分析方法学建立和验证、生物样品处理、药物浓度测定，其中建立稳定可靠的分析方法并进行方法学验证是生物样品分析的基础。方法学验证一般应从以下几方面进行考察：特异性、标准曲线和定量范围、精密度与准确度、定量下限、样品稳定性、提取回收率、基质效应等。

（2）免疫学方法　免疫学方法包括放射免疫法、酶联免疫法和荧光免疫法等，通常用于大分子药物和部分临床样本小分子药物的检测，在抗菌药物动物PK样本分析中较少采用。

（3）放射性核素标记法　采用放射性核素标记法可以追踪药物的体内过程，在药物在动物体内组织分布和排泄物料平衡等研究中有较好应用。

（4）微生物学测定法　微生物学测定法是在一定实验条件下比较标准品与待测物对接种实验菌的抑菌圈大小，建立两者间的定量关系，通过该定量关系及待测物抑菌圈大小，求得待测物浓度。该方法可检测具有抗菌活性的原型药及其有效代谢物，青霉素、链霉素、氯霉素、四环素类及大环内酯类等多种抗菌药均可采用。操作步骤主要包括含菌平皿制备、标准曲线制备、生物样品处理、样品测定与药物浓度计算等。

**4. PK数据处理**　获得动物生物样本药物浓度数据后，首先应绘制药物浓度-时间曲线，了解药物体内经时变化过程。通常采用非房室模型进行药动学分析计算获得PK参数，包括血药浓度-时间曲线下面积（$AUC$）、峰浓度（$C_{max}$）和达峰时间（$T_{max}$）、消除半衰期（$t_{1/2}$）、药物平均滞留时间（$MRT$）、表观分布容积（$V_d$）、清除率（$CL$）等，评价药物在动物体内吸收和消除规律。

判断药物是否具有线性药动学特征是动物PK数据分析的重要内容之一，有两种常用方法。一种是对PK参数（$AUC$、$C_{max}$）均值和剂量进行线性回归分析，以相关系数 $R^2$ 作为评价指标，$R^2$ 越接近 1，即线性越好。该方法有一定的不足之处，$R^2$ 反映的是实测值和拟合直线的相关程度，而不是线性回归程度，有可能出现 $R^2$ 值为 1 但药物为非线性动力学的情况，同时对 $R^2$ 值的大小并没有统一接受标准。另一种方法是将 PK 参数和剂量取对数值后再进行线性回归，斜率 $\beta$ 越接近 1，线性越好，如果 $\beta=1$ 则认为具有最佳线性动力学特征。若考虑个体间/内变异，还可以对 $\beta$ 值进一步进行置信区间分析，该方法目前已经被广泛接受，尤其在人体 PK 线性特征分析中，同时该方法也对实验精度提出了更高的要求，因此对于个体间变异或误差较大的动物 PK 数据，可能不易得出线性动力学特征的结论。

## 【实例一】 多黏菌素 B 在大鼠体内的组织分布研究

**1. 研究目的**　评价多黏菌素 B 在大鼠体内的组织分布特征。

**2. 研究方法**　采用 SD 大鼠，单剂尾静脉注射给予多黏菌素 B 3mg/kg，于给药后 3 小时、6 小时及 24 小时对大鼠实施安乐死，分别采集血清、肾脏、大腿肌肉、心脏、肺、肝、脾和脑组织，称重后按照质量比 1∶2 加入去离子水，进行匀浆。采用 UPLC-MS/MS 法对血清和各组织匀浆中的多黏菌素 B 药物浓度进行测定，计算各组织与血浆中药物浓度比值。

**3. 研究结果**　多黏菌素 B 在大鼠各组织分布浓度如图 18－1－27 所示。肾脏中的分布浓度最高，给药后 3 小时和 6 小时与血清药物浓度比值的平均值分别为 7.45 和 19.62。给药后 24 小时血清药物浓度低于检测限，肾组织浓度仍为其他器官组织的 1.4～5.8 倍。多黏菌素 B 在脑组织中的分布浓度最低，且低于血清浓度，在其他器官组织中浓度与血清浓度近似。

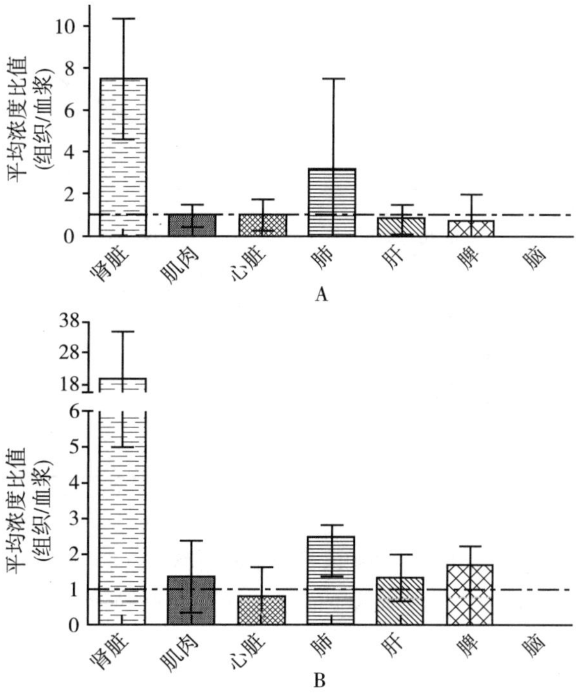


**图 18－1－27　多黏菌素 B 给药 3 小时（A）及 6 小时（B）后大鼠体内组织分布**

## 【实例二】 头孢他啶-阿维巴坦在铜绿假单胞菌感染小鼠体内肺组织穿透性研究

**1. 研究目的**　确定头孢他啶-阿维巴坦在铜绿假单胞菌感染小鼠体内剂量与暴露量的线性和比例关系，获得两种化合物在小鼠体内的肺组织穿透率，并观察不同感染部位对其肺组织穿透性的影响。

**2. 研究方法**

（1）采用 2 株铜绿假单胞菌，分别建立中性粒细胞减少小鼠大腿感染模型和小鼠肺炎模型。

（2）感染后 2 小时开始给药，共设计 8 种给药方案，给药途径为单剂皮下注射。对于大腿感染小鼠，给药剂量为头孢他啶-阿维巴坦 16/4mg/kg、8/1mg/kg、64/32mg/kg 和 2/128mg/kg。对于肺炎小鼠，给药剂量为 32/16mg/kg、4/2mg/kg、128/8mg/kg 和 1/64mg/kg。给药方案设计尽可能考虑不同配比情况下两药的 PK 相互作用，以及覆盖较宽的剂量范围。

（3）给药后 6 小时内按照不同时间点进行采样，同时采集血浆和肺泡灌洗液样品。

（4）采用 LC-MS/MS 法进行 PK 样本中头孢他啶和阿维巴坦药物浓度测定，并根据血浆和肺泡灌洗液中尿素浓度比值，分别计算两种药物在肺泡上皮细胞衬液中的浓度。

（5）采用 WinNonlin 2.1 软件进行药动学分析，分别获得头孢他啶和阿维巴坦在血浆和肺泡上皮细胞衬液中的药动学参数 *AUC*。采用 Power 模型分析剂量和 *AUC* 的比例关系，在小鼠肺炎模型和大腿模型中，对药物剂量与 *AUC* 关系拟合直线的斜率和截距进行比较，判断在不同感染模型中，两种化合物的 PK 是否具有显著性差异。

**3. 研究结果**

（1）如图 18－1－28 为头孢他啶和阿维巴坦分别在大腿感染小鼠和肺炎小鼠体内给药剂量和 *AUC* 的线性比例关系。在血浆或上皮细胞衬液中，两种化合物在实验剂量范围内均显示线性动力学特征，且在不同感染模型中的剂量效应比例关系无显著性差异。

（2）头孢他啶和阿维巴坦在上皮细胞衬液中药物浓度比血浆中浓度约低 4 倍，根据 *AUC* 计算获得头孢他啶游离药物肺组织穿透率为 0.27，阿维巴坦为 0.22。两种化合物在小鼠大腿感染模型中的肺组织穿透率略高于肺炎模型，但无显著性差异。

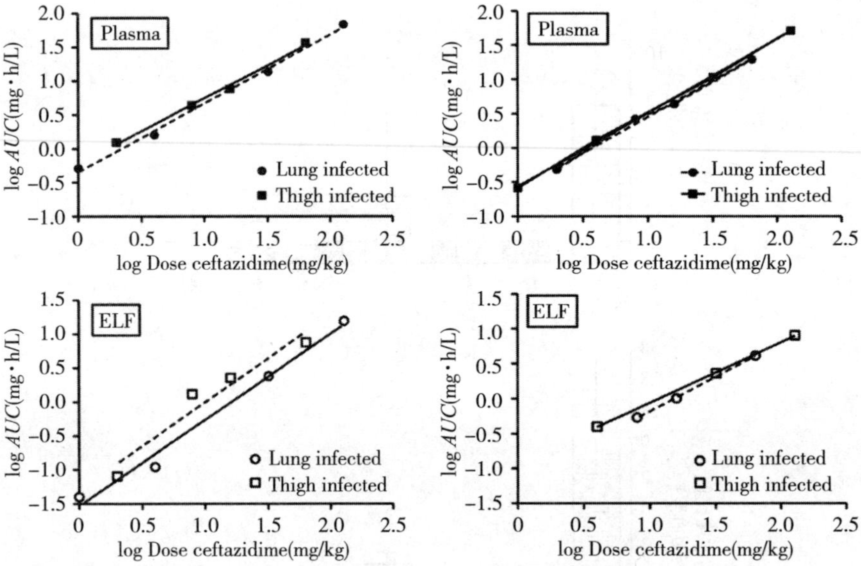


**图 18－1－28　头孢他啶和阿维巴坦在感染小鼠血浆和肺泡上皮细胞衬液中的剂量-曲线下面积（*AUC*）线性比例关系**

## （四）抗菌药物动物药效学研究

**1. 动物模型选择**　评价抗菌药物动物体内抗菌作用最好根据药物临床适应证，选择感染类型相似的实验动物感染模型。

**2. 给药方案**　设计给药剂量通常根据动物预实验和体外抗菌作用实验结果（*MIC* 测定等）确定，包括 4～6 个总剂量，剂量间以 2～4 倍递增。最低剂量不产生杀菌作用或只有弱杀菌作用，高剂量可产生最大杀菌作用。给药途径以和临床用法相近最佳。

**3. 药效学评价内容**

（1）常用生理指标　①一般状态观察：在实验期间，应持续观察动物体征和行为活动，包括体重、毛发、活动度、饮食量等，可以根据动物状态进行打分评价。②血液学指标：血液中白细胞数量是判断感染情况的重要指标。③组织病理学检查：取感染部位组织进行病理学检查，观察是否出现炎性细胞浸润、组织结构崩解、脓肿等病理状态。

（2）体内保护试验　体内保护试验主要目的是获得抗菌药物半数有效量 $ED_{50}$。通常采用小鼠为实验动物，以最小致死菌量（引起全部小鼠死亡的最低菌量）作为接种菌量，随后通过预实验找出给药后小鼠全部死亡和全部存活时的给药剂量，在该范围内设计 4～6 个剂量组，每组 10 只小鼠。给药后观察并记录各组小鼠存活数至研究终点，按 Bliss 法计算 $ED_{50}$。

（3）体内抗菌作用　多数情况中，动物接种细菌造成感染后，无法引起死亡或不能在短时间内全部死亡，此时不再适合以存活率作为评价指标。清除细菌是抗菌药物的治疗目的，体内细菌量变化是最直观的指标，被广泛采纳用于体内抗菌作用评价，具体包括绘制体内杀菌曲线和终点时体内菌量计数。体内杀菌曲线可以反映药物的体内杀菌速率和细菌生长情况，例如给药后是否出现细菌再生长，同时也可以根据杀菌曲线制定合适的药效学实验观察期。

（4）抗生素后效应　尚未建立动物体内抗生素后效应的测定通用标准操作方法，常采用动物感染模型进行测定，其结果根据抗菌药物浓度，细菌接种量等有所差异。常用模型为中性粒细胞减少小鼠大腿感染模型和肺炎模型，以小鼠大腿模型为例，具体操作为：①按照前文介绍方法建立中性粒细胞减少小鼠大腿感染模型；②感染后 2 小时开始给药治疗，由于不同给药剂量获得的 PAE 不同，最好设置 2～3 个剂量组，要求较低的1～2 个剂量组在给药治疗后会出现细菌再生长现象，而高剂量组不出现再生长；③完成给药后，在观察周期内的不同时间点从对照组和治疗组各处死两只小鼠进行大腿肌肉菌落计数，实验终点后根据计数结果绘制对照组和给药组的体内杀菌曲线；④结合药物在小鼠体内的药物浓度-时间曲线，确定计算 PAE 所需要的时间段长度，包括 $C$：对照组小鼠大腿肌肉菌量增长一个 $\log_{10}$CFU 需要的时间；$T$：体内药物浓度低于 MIC 值后，各给药组小鼠大腿肌肉菌量恢复增长 1 个 $\log_{10}$CFU 的时间。采用公式 $PAE = T - C$，计算不同剂量给药后药物的 PAE。

## 【实例一】奈诺沙星在小鼠体内抗菌作用研究

**1. 研究目的**　评价奈诺沙星在全身和局部感染小鼠体内的抗菌作用。

**2. 研究方法**

（1）奈诺沙星在全身感染小鼠体内抗菌作用研究　①动物感染模型建立：分别采用 2 株金黄色葡萄球菌、1 株头状葡萄球菌、3 株肺炎链球菌、2 株粪肠球菌和 2 株大肠埃希菌，对小鼠腹腔注射菌液 500μl，造成小鼠全身感染。②实验分组：每株细菌感染 11 组小鼠，包括 10 个给药组和 1 个空白对照组，10 只/组，雌雄各半。③给药方案：以左氧氟沙星作为对照药物，每组小鼠给药两次，给药时间为感染后 15 分钟和 6 小时。采用灌胃给药，奈诺沙星和左氧氟沙星分别设计 5 个剂量组，根据感染菌株不同，给药剂量范围有所差异。空白对照组在相同时间灌胃给予等量生理盐水。④观察指标：记录给药后 7 天内的小鼠存活率，计算半数有效剂量 $ED_{50}$ 及其 50% 置信区间。

（2）奈诺沙星在肺炎小鼠体内抗菌作用研究　采用肺炎链球菌和肺炎克雷伯菌各 1 株，用滴鼻法接种菌液 50μl 至小鼠肺部建立小鼠肺炎模型，其中肺炎链球菌感染模型需采用免疫抑制小鼠。实验分组参照全身感染模型研究，以左氧氟沙星为对照药物，各包括 4 个剂量组，灌胃给药 3 次。观察指标为感染后 28 小时肺组织细菌量。

（3）奈诺沙星在尿路感染小鼠体内抗菌作用研究　采用 1 株大肠埃希菌，通过手术方法接种 50μl 菌液至小鼠膀胱建立小鼠尿路感染模型。实验分组及给药方案参照小鼠肺炎模型研究，观察指标为感染后 28 小时肾脏菌量。

**3. 研究结果**　在全身感染小鼠模型中，奈诺沙星对金黄色葡萄球菌、肺炎链球菌、粪肠球菌和大肠埃希菌的 $ED_{50}$ 分别为 2.08～2.95、3.68～5.47、5.48～15.16、3.13～5.28；在小鼠肺炎模型中，奈诺沙星对肺炎链球菌和肺炎克雷伯菌的 $ED_{50}$ 分别为 2.93～6.34、3.13～5.88；在小鼠尿路感染模型中，奈诺沙星对大肠埃希菌的 $ED_{50}$ 为 3.53～4.85。结果显示奈诺沙星在动物体内抗菌活性优于对照药物左氧氟沙星。

**【实例二】 安妥沙星在免疫抑制小鼠肺炎模型中的抗生素后效应研究**

**1. 研究目的** 获得安妥沙星在肺炎小鼠体内的抗生素后效应。

**2. 研究方法**

（1）建立免疫抑制小鼠肺炎克雷伯菌肺炎模型。

（2）实验分组 感染小鼠分为 3 组，包括两个不同给药剂量组，一个对照组，每组 21 只。

（3）给药方案 于感染后 2 小时开始给药，给药组小鼠分别单剂皮下注射安妥沙星 10mg/kg 和 40mg/kg，对照组给予等量生理盐水。

（4）样本采集 于给药后 1 小时、2 小时、4 小时、6 小时、8 小时、12 小时和 24 小时，分别从各组选取 3 只小鼠，实施安乐死后进行肺组织菌落计数。

（5）PAE 计算 绘制细菌在对照组和给药组小鼠体内生长曲线，对照组小鼠体内肺组织菌量增加一个 $\log_{10}$CFU 所用时间为 $C$，药物浓度低于感染细菌 MIC 后，给药组小鼠体内菌量增加一个 $\log_{10}$CFU 所用时间为 $T$，采用公式 $PAE = T - C$ 评价安妥沙星抗生素后效应。

**3. 研究结果** 对照组及给药组小鼠细菌体内生长曲线如图 18－1－29 所示，$C$ 值为 3 小时，10mg/kg 和 40mg/kg 剂量组的 $T$ 值分别为 6.2 小时和 8.3 小时，根据计算公式得出，安妥沙星在 10～40mg/kg 剂量范围内的抗生素后效应为 3.2～5.3 小时。

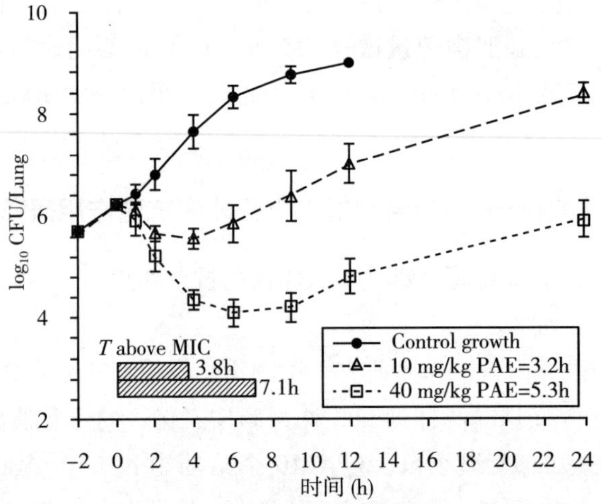


**图 18－1－29 安妥沙星在感染小鼠体内抗生素后效应结果**

## （五）抗菌药物动物药动学/药效学研究

抗菌药物动物 PK/PD 研究将药动学和药效学评价结合，目的是确定其体内疗效相关 PK/PD 指数，并获得取得不同抗菌效果时的 PK/PD 靶值，为临床剂量方案评价和药敏折点制定提供依据。抗菌药物的直接作用目标为病原菌，因此认为在动物体内获得的 PK/PD 靶值可以外推用于人体，大量已报道动物 PK/PD 研究亦显示，同类抗菌药物在动物感染模型和临床患者中获得的靶值具有一致性。相较于体外模型，动物模型可以根据抗菌药物适应证选择具体的感染部位，并且考虑宿主感染病理状态对抗菌作用的影响。同时，采用动物模型可以研究不同免疫状态对抗菌药物细菌清除作用的影响。与临床 PK/PD 研究相比，动物模型可以直接采用体内菌量对抗菌作用进行定量评价，给药方案设计也更加灵活可行。

**1. 抗菌药物动物 PK/PD 研究的一般考虑**

（1）动物感染模型 选择用于动物 PK/PD 研究的感染模型通常要便于进行菌落计数定量评价，小鼠大腿感染模型和肺炎模型由于具有操作方便、与多种适应证疗效靶值一致性良好的优点，成为抗菌药物动物 PK/PD 研究中被采用最多的模型。抗真菌药物常采用血流感染小鼠或大鼠模型。

感染菌株是动物感染模型构建和影响 PK/PD 分析计算准确性的重要因素，选择细菌需要考虑其种属、毒力、研究药物对其 MIC 值以及其耐药基因表达等，一般要求在前文已做介绍。目前关于最佳选用菌株数量并无统一看法，但大多研究中至少选用 4 株，也有学者认为，应增加菌株数量至获得的各种菌 PK/PD 靶值的中位数和平均值相近。

（2）给药方案　给药方案设计原则与前文介绍药动学和药效学研究中基本一致。对于在动物体内具有线性药动学特征的抗菌药物，PK 研究采用 3~5 个总剂量即可，应尽量包含 PD 研究剂量范围，需要用到的其余剂量方案的 PK 参数可根据其线性特征模拟获得。而对于呈非线性药动学的药物，例如两性霉素 B，需对 PD 实验中采用的剂量组均进行 PK 研究，或建立非线性药动学模型进行不同剂量药动学参数预测。药物治疗通常开始于感染后 2 小时，为接种细菌提供恢复对数生长的时间，体内接种部位菌量已比较稳定。

（3）PK 采样点　PK/PD 研究中 PK 采样点设计与独立的动物药动学研究基本一致，不同之处是每个采样时间点要求获得 3 个重复数据即可。

（4）研究终点　目前普遍采用评价疗效终点指标是研究结束时动物体内相对治疗起点时的组织菌量变化量，包括抑菌作用（$\Delta\log_{10}$CFU = 0）和杀菌作用（$\Delta\log_{10}$CFU < 0）。对于最适于预测人体内疗效的 $\Delta\log_{10}$CFU 取值并没有确切的说法，而是根据感染部位和严重程度等有不同。例如，$\Delta\log_{10}$CFU = 0 时的 PK/PD 靶值可用于人体皮肤及软组织感染，而对于一些更严重的感染如医院获得性肺炎，则对应的在动物模型中需达到杀菌效果，即靶值需达到 $\Delta\log_{10}$CFU = −1、−2。

**2. 确定疗效相关 PK/PD 指数**

（1）抗菌药物杀菌模式　抗菌药物杀菌模式分为浓度依赖性和时间依赖性，氨基糖苷类、氟喹诺酮类、多黏菌素、达托霉素及一些新的糖肽类抗菌药物均属于浓度依赖性，可以采取增加剂量、减少给药频率的给药方案，当药物浓度低于 *MIC* 值时，其 PAE 可以抑制细菌再生长，发挥持续抗菌作用。*AUC/MIC* 和 $C_{max}$/MIC 是与该类药物抗菌作用效果相关的 PK/PD 指数，通常 *AUC/MIC* 相关性略高于 $C_{max}/MIC$，但 $C_{max}/MIC$ 对于易出现耐药亚群菌株的感染有重要意义。所有 β-内酰胺类抗菌药均属于时间依赖性，其浓度依赖性很小，只对葡萄球菌有较长的体内抗生素后效应。当达到一定浓度水平，继续提高浓度并不能有效增加杀菌效果。当浓度低于 *MIC* 时，大部分细菌会出现再生长。因此对于该类药物，应该增加一定药物暴露量的持续时间，即$\%T > MIC$ 作为 PK/PD 指数。

一般根据抗菌药物类别、半衰期、杀菌机制、PAE 长短等可对 PK/PD 指数进行经验判断，半衰期长和 PAE 长的药物通常为浓度依赖性，以阻断细菌遗传物质功能为杀菌机制的抗菌药物，往往有较长的 PAE，从而呈现浓度依赖性。动物试验常用于抗菌药物 PK/PD 指数的验证。

（2）剂量拆分试验　PK/PD 指数 *AUC/MIC*、$C_{max}/MIC$ 和$\%T > MIC$ 三者之间存在一定的共线性，单剂给药的剂量变化往往引起三个指数的同时改变，因此需要通过剂量拆分法拆解共线性，从而找出与抗菌作用最相关的指数。具体方法为：选择一株代表性菌株建立动物感染模型，标准株或临床株均可。将 4~5 种日剂量以 2~4 种给药频率（如 q24h、q12h、q8h、q6h）对感染动物给予治疗，根据不同给药方案的 PK/PD 指数值和体内抗菌作用对指数相关性进行评价。在获得药物血浆蛋白结合率的前提下，最好采用游离药物 PK/PD 指数 *fAUC/MIC*，$fC_{max}/MIC$ 和$\%fT > MIC$ 进行分析。

（3）$E_{max}$模型　$E_{max}$模型是常用于剂量-效应关系分析中的非线性模型，源于 Hill 方程，表达式为：

$$R = E_0 + \frac{E_{max} \times D^N}{D^N + ED_{50}^N} \tag{18-1-9}$$

式中，$R$ 表示药效，$D$ 表示药物水平，包括给药剂量、药物暴露量和 PK/PD 指数等，$E_0$表示药物水平为 0

时的基线效应，$E_{max}$表示药物能达到的最大效应，$ED_{50}$表示达到50% $E_{max}$时的药物水平，$N$为曲线斜率，可以显示药效对给药量的敏感性。$E_0$、$E_{max}$、$ED_{50}$和$N$是$E_{max}$模型的主要参数，该模型可以预测药物最大效应，$ED_{90}$也是常用到的预测值，对评价药效具有实际应用意义。需要注意的是，并不是所有的药物-效应关系都满足$E_{max}$模型，例如剂量-效应关系不是单一增加和减小或不是连续结果时不宜采用。同时，$E_{max}$模型有4个主要参数，因此采用该模型建议最少有5个不同的点进行曲线拟合，反映到实验中即除对照组外最好设置至少4个剂量组，当剂量组过少时，使用该模型可能出现较大误差。

（4）PK/PD分析　根据剂量拆分试验结果，绘制剂量-效应曲线可以对PK/PD指数的相关性进行初步判断。日剂量相同时，若增加给药频率，抗菌作用增强，提示$\%T>MIC$相关，若减少给药频率，抗菌作用增强，提示$C_{max}/MIC$相关；若不同给药频率抗菌效果相近，只随日给药剂量的增加而增强，说明与$AUC/MIC$最相关。

更准确的相关性判断方法为建立$E_{max}$模型，结合PK参数和受试菌株$MIC$值，获得不同给药方案的PK/PD指数值，用$E_{max}$方程对PK/PD指数和体内菌量变化量进行拟合，根据拟合相关系数$R^2$的大小评价不同指数相关性。

**3. 获得动物PK/PD靶值**　抗菌药物在动物体内能达到不同抗菌作用的PK/PD靶值和人体相近，动物靶值可以作为制定人体剂量方案的参考，尤其对于处于研发中的新抗菌药物，动物PK/PD靶值是制定Ⅱ期临床试验给药方案的重要依据。

（1）影响动物PK/PD靶值大小的因素

1）免疫状态：中性粒细胞的作用会使获得的PK/PD靶值偏低，因此目前抗菌药物动物PK/PD研究主要采用中性粒细胞减少的动物，尽管如此，免疫状态对靶值的影响根据细菌和抗菌药物的不同仍各有差异。一些研究结果显示，动物免疫状态对β-内酰胺类抗菌药的$\%T>MIC$靶值影响很小，仅在5%~8%。而对于氨基糖苷类和氟喹诺酮类，中性粒细胞的作用使其$AUC_{0-24}/MIC$靶值降低了1.5~2倍。从细菌角度，免疫状态对抗肺炎链球菌作用的影响更明显，抑制免疫功能后，四环素类和大环内酯类靶值增长2~4倍，克林霉素和氟喹诺酮类增长5~6倍。

2）病原菌：免疫抑制小鼠模型中获得的同类抗菌药物对不同细菌的靶值有一定差异。例如，青霉素和头孢菌素类为时间依赖性抗菌药，但其对葡萄球菌有3~5小时的PAE，而对链球菌和革兰阴性菌没有，因此对葡萄球菌的$\%T>MIC$靶值低于链球菌和革兰阴性菌。喹诺酮类和四环素类抗菌药物对葡萄球菌、链球菌和革兰阴性菌起到抑菌作用时的$AUC/MIC$靶值相近，但杀菌作用靶值并不同。同时，同种细菌不同菌株的PK/PD靶值也存在差异，主要原因是不同菌株在动物体内生长情况不同。在对照组小鼠体内生长情况较差的菌株，其对应的PK/PD靶值偏低，在建立感染模型时，尽量控制各株菌在对照组动物体内增长相同的$\log_{10}$CFU可以减小变异。另外，不同菌株对抗菌药物的响应不同、接种量及实验误差也会导致靶值间的变异，接种菌量过低会引起PK/PD靶值的降低，目前多采用$10^{6-7}$ CFU作为与临床相关的动物标准接种量。

3）细菌耐药性：细菌携带耐药基因可能会引起靶值的改变。β-内酰胺类抗菌药物对青霉素敏感、中介和耐药的肺炎链球菌在免疫抑制小鼠大腿感染模型中的$\%T>MIC$靶值相近。同样在免疫抑制小鼠大腿感染模型中，氟喹诺酮类抗菌药吉米沙星，对于敏感和携带ParC、ParE和GyrA耐药基因的肺炎链球菌有相近的$AUC_{0-24}/MIC$靶值。而对于以外排泵为耐药机制的菌株，其靶值要明显高于喹诺酮药物敏感菌株。

4）感染部位：从小鼠大腿感染模型、腹膜炎模型和败血症模型中获得的PK/PD靶值差异不大，主要原因是在腹水、大腿肌肉组织间隙液和血浆中游离药物浓度是相近的。而在肺炎模型中获得的靶值会有较明显的升高或降低，根据药物的肺组织穿透性不同，肺泡上皮细胞衬液的游离药物浓度差异较大。在动物PK/PD研究中，经常同时采用小鼠肺炎和大腿感染模型，对于肺组织穿透性强的抗菌药物，在肺炎模型中获得的靶值往往明显低于大腿模型。万古霉素在大腿模型中的抗菌作用约是肺炎模型的3倍，而大环内酯类和氨基糖苷类在肺炎模型中显示的抗菌作用优于大腿模型。

5）抗菌药物类别：不同类的β-内酰胺类抗菌药物 PK/PD 靶值大小不同，由于这类抗菌药物没有 PAE，因此 PK/PD 靶值的大小会直接反映在杀菌速率中，通常为碳青霉烯类 > 青霉素类 > 头孢菌素类，碳青霉烯类对于肺炎链球菌的杀菌效果尤为明显，$\%T > MIC$ 达 10 ~ 20 即可产生抑菌作用。

6）剂量方案：通常 PK/PD 靶值不受给药间隔的影响，但对于在小鼠体内半衰期很短（小于 30 分钟）的抗菌药，当采用长给药间隔，其体内靶值会升高。例如，阿米卡星在采用间隔 1 小时、3 小时和 6 小时给药时，其 *AUC/MIC* 靶值相近，但当给药间隔增加至 12 小时和 24 小时，靶值明显升高；若通过肾损伤将其在动物体内半衰期增至 110 分钟，间隔 6 小时、12 小时、24 小时给药获得的靶值则相近。红霉素、克林霉素等在小鼠体内半衰期很短的药物也有相似现象，当给药间隔超过 6 小时，靶值会出现明显升高。

7）蛋白结合率：一般游离药物可以到达感染部位发挥抗菌作用，明确药物在不同物种的蛋白结合率是 PK/PD 靶值从动物外推至人体的关键之一。

（2）剂量递增试验　采用动物感染模型获得 PK/PD 靶值的实验过程与剂量拆分试验相似，主要是感染菌株和给药方案的不同。剂量递增试验中，感染菌株需要至少 3 ~ 5 株，覆盖标准株和临床株、敏感株和耐药株，最好耐药株中还包含不同的耐药基因。给药剂量需设置 4 ~ 6 组，剂量范围覆盖最小及最大抗菌作用。根据剂量拆分实验的结果，或者已知抗菌药物 PK/PD 特征，采用一种给药频率即可。

（3）PK/PD 分析　抗菌药物动物 PK/PD 研究的最后一步是获得 PK/PD 靶值，即综合考虑药物对不同菌株的杀菌作用，计算能够达到抑菌作用（$\Delta\log_{10}CFU = 0$）和杀菌作用（$\Delta\log_{10}CFU = -1、-2$）时 PK/PD 指数的值。最常用的方法是采用 $E_{max}$ 模型对不同给药方案下 PK/PD 指数和杀菌效果做拟合，获得 $E_{max}$ 模型参数值后根据公式计算靶值。表 18 - 1 - 15 列出了常见抗菌药物动物 PK/PD 靶值。

**表 18 - 1 - 15　常见抗菌药物动物 PK/PD 靶值**

| 抗菌药物 | PK/PD 指数 | 病原菌 | 动物 PK/PD 靶值 |
|---|---|---|---|
| 喹诺酮类 | *fAUC/MIC* | 肺炎链球菌 | 30 ~ 40[a] |
| | | 金黄色葡萄球菌 | 60 ~ 80[a] |
| | | 肠杆菌科 | 30 ~ 40[a]；80 ~ 100 |
| β-内酰胺类 | $f\%T > MIC$ | 金黄色葡萄球菌 | 40 ~ 45 |
| | | 肺炎链球菌 | 35 ~ 51 |
| | | 肠杆菌科 | 35 ~ 55 |
| 多黏菌素 | *fAUC/MIC* | 铜绿假单胞菌 | 37 ~ 46 |
| | | 鲍曼不动杆菌 | 23 ~ 95 |
| 利奈唑胺 | *fAUC/MIC* | 金黄色葡萄球菌 | 83[a] |
| 万古霉素 | *fAUC/MIC* | 金黄色葡萄球菌 | 130 ~ 270 |

注：a 表示达抑菌作用（bacteriostasis）时的 PK/PD 靶值；其余均为达 $2-\log_{10}CFU$ 杀菌作用的 PK/PD 靶值。

## 【实例一】德拉沙星在小鼠肺炎模型中的药动学/药效学研究

德拉沙星为广谱喹诺酮类抗菌药，适应证为敏感菌引起的成人急性细菌性皮肤及皮肤结构感染，抗菌谱包括耐甲氧西林和甲氧西林敏感金黄色葡萄球菌、溶血葡萄球菌、无乳链球菌等革兰阳性菌，及大肠埃希菌、阴沟肠杆菌、肺炎克雷伯菌和铜绿假单胞菌等革兰阴性菌。

**1. 研究目的**　获得德拉沙星在小鼠肺炎模型中的 PK/PD 靶值。

**2. 研究方法及结果**

（1）感染动物模型建立　采用滴鼻法建立中性粒细胞减少小鼠肺炎模型，感染细菌包括 4 株金黄色葡萄球菌、4 株肺炎链球菌和 4 株肺炎克雷伯菌，每种细菌的不同菌株耐药性有所差异，且携带不同的耐药基因。接种菌液浓度约为 $10^{8.0\sim8.4}$CFU/ml，各株菌接种后对照组小鼠组织菌量在 24 小时后均可达 1～2 个以上 $\log_{10}$CFU 生长。

（2）药动学研究　在中性粒细胞减少肺炎感染小鼠中进行德拉沙星药动学研究，单剂皮下注射给药，给药剂量组为 2.5mg/kg、10mg/kg、40mg/kg 和 160mg/kg。给药后 24 小时内按照不同时间点（1 小时、2 小时、4 小时、6 小时、8 小时、12 小时、24 小时）采集小鼠血样，每个时间点采集 3 只小鼠。PK 样品药物浓度采用 LC-MS/MS 法测定，利用非房室模型对血药浓度数据进行计算，获得德拉沙星小鼠体内 PK 参数 $T_{1/2}$、$AUC$、$C_{max}$。德拉沙星小鼠血浆蛋白结合率为 97.6%，由此可获得其游离药物 PK 参数。用线性内插法和外推法计算未测定剂量组的 PK 参数。

（3）药效学研究　在各株菌感染肺炎小鼠体内均进行剂量递增实验，给药方案为：日剂量 0.156～640mg/kg，给药间隔为 6 小时。感染后 2 小时开始治疗，24 小时后进行肺组织菌落计数。剂量-效应曲线结果表明，德拉沙星对研究中所采用的金黄色葡萄球菌和肺炎链球菌都有强大体内抗菌活性，对不同肺炎克雷伯菌抗菌活性根据其 *MIC* 值有所差异。

（4）PK/PD 分析　德拉沙星为喹诺酮类抗菌药，其杀菌模式为浓度依赖性，因此确定 *AUC/MIC* 为其疗效相关 PK/PD 指数。采用 $E_{max}$ 模型对剂量递增实验中各给药方案的 PK/PD 指数和体内抗菌作用结果相关性进行拟合（图 18－1－30），对金黄色葡萄球菌、肺炎链球菌和肺炎克雷伯菌，德拉沙星产生抑菌作用的靶值分别为 *fAUC/MIC*＝1.42、0.56 和 40.3，降低一个 $\log_{10}$CFU 的靶值分别为 *fAUC/MIC*＝7.92、3.36 和 55.2。

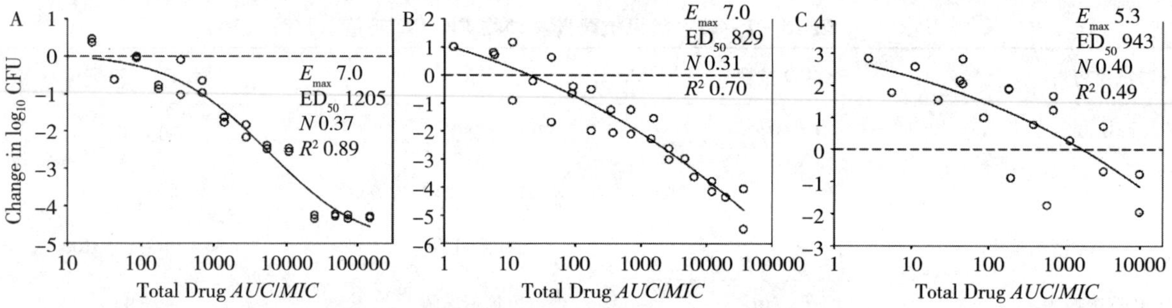


**图 18－1－30　德拉沙星剂量递增试验结果 $E_{max}$ 模型拟合曲线**

A. 金黄色葡萄球菌；B. 肺炎链球菌；C. 肺炎克雷伯菌

## 【实例二】头孢洛林在小鼠肺炎模型和小鼠大腿感染模型中的药动学/药效学研究

头孢洛林为广谱头孢菌素类抗菌药物，对革兰阳性菌包括耐甲氧西林金黄色葡萄球菌、耐多药肺炎链球菌以及常见革兰阴性菌具有杀菌活性，主要用于治疗成人社区获得性肺炎及复杂性皮肤软组织感染。

**1. 研究目的**　获得头孢洛林在不同病原菌小鼠感染模型中的药动学/药效学靶值。

**2. 研究内容及结果**

（1）感染动物模型建立　采用中性粒细胞减少小鼠大腿感染模型和小鼠肺炎模型，感染细菌包括 5 株肺炎链球菌、4 株金黄色葡萄球菌和 4 株肠杆菌科细菌，细菌接种后 24 小时对照组小鼠大腿肌肉和肺组织菌量均可达1～2 个以上 $\log_{10}$CFU 生长。

（2）药动学研究　在大腿感染小鼠中进行单剂 PK 研究，给药剂量组包括 1.56mg/kg、6.25mg/kg、25mg/kg 和 100mg/kg，皮下注射给药。给药后 6 小时内按照不同时间点（0.25 小时、0.5 小时、1 小时、2 小时、4 小时和 6 小时）采集小鼠血浆，同一只小鼠进行 3～4 次连续采样。采用微生物学方法进行药物浓度测定，用大肠埃希菌制备检菌液。利用非房室模型分析药物浓度数据，计算 $T_{1/2}$、$AUC$、$C_{max}$ 等药动学参数，并进行线性药动学特征评价。采用超滤法获得头孢洛林在感染小鼠血浆中浓度范围为 10～100μg/ml 时的蛋白结合率为 63%～66%。

（3）药效学研究　①体内 PAE 测定：分别采用金黄色葡萄球菌、肺炎链球菌和大肠埃希菌各一株，给药剂量组与药动学研究一致。结果显示头孢洛林在动物体内对肺炎链球菌和大肠埃希菌几乎无抗生素后效应，但对金黄色葡萄球菌有较长的 PAE（0.8～7.2 小时）。②剂量拆分实验：分别采用金黄色葡萄球菌、肺炎链球菌和大肠埃希菌各一株，其中治疗金黄色葡萄球菌和肺炎链球菌感染小鼠日给药剂量范围均为 0.39～100mg/kg，大肠埃希菌为 6.25～1600mg/kg，给药间隔均包括间隔 24 小时、12 小时、8 小时和 6 小时，于给药后 24 小时进行小鼠肺组织菌落计数；③剂量递增实验：对每株菌均进行药物抗菌作用研究。

（4）PK/PD 分析　①确定 PK/PD 指数：根据剂量拆分试验的结果，用 $E_{max}$ 模型对不同给药方案 PK/PD 指数值和对应小鼠肺组织菌量变化量进行拟合，对于实验中采用的 3 种细菌感染模型，头孢洛林均显示其 $\%T>MIC$ 与疗效相关性最好。②确定 PK/PD 靶值：头孢洛林对肺炎链球菌、金黄色葡萄球菌以及肠杆菌科细菌感染小鼠达到杀菌效果 $\Delta\log_{10}$CFU = −2 时的靶值分别为（50±10）%、（45±13）% 和（54±3）%。

## 【实例三】艾沙康唑在免疫抑制小鼠念珠菌感染模型中的药动学/药效学研究

艾沙康唑是具有广谱抗真菌活性的唑类化合物。

**1. 研究目的**　评价艾沙康唑 PK/PD 特征，获得其在小鼠念珠菌血流感染模型中的 PK/PD 指数及靶值，为其临床给药方案和药敏折点制定提供依据。

**2. 研究方法**

（1）建立免疫抑制小鼠念珠菌血流感染模型　分别采用 5 株白念珠菌、1 株热带念珠菌及 2 株光滑念珠菌，尾静脉注射菌液 0.1ml 造成小鼠血流感染，菌液浓度（6.28±0.19）$\log_{10}$CFU/ml，观察指标为给药治疗后 24 小时或 96 小时小鼠肾脏细菌量。

（2）药动学研究　①给药方案：单剂灌胃给药，剂量组分别为 10mg/kg、40mg/kg、160mg/kg、640mg/kg；②样本采集及测定：各剂量组在给药后 24 小时内采集血浆，采样时间点为 0.5 小时、1 小时、2 小时、4 小时、8 小时、12 小时和 24 小时，每个时间点 3 只小鼠。采用 LC-MS/MS 法测定小鼠血浆中艾沙康唑药物浓度；③PK 数据分析：采用非房室模型对药物浓度数据进行分析，获得 PK 参数。

（3）药效学研究　①确定 PK/PD 指数：采用 1 株白念珠菌建立血流感染小鼠模型进行剂量拆分实验，共 20 种给药方案（日剂量 40～640mg/kg，给药间隔包括 6 小时、8 小时、12 小时、24 小时），于给药后 24 小时进行小鼠肾脏菌落计数；②获得 PK/PD 靶值：采用 4 株白色念珠菌、1 株热带念珠菌及 2 株光滑念珠菌建立小鼠血流感染模型进行剂量递增实验，剂量范围为 20～320mg/kg，每 12 小时给药一次，分别在给药后 24 小时和 96 小时进行肾脏菌落计数。

（4）PK/PD 分析　艾沙康唑 PK/PD 分析方法和前一个实例类似，感兴趣的读者可自行查阅。本部分不再详述。

**3. 研究结果**　艾沙康唑 PK/PD 指数 $fAUC/MIC$ 与其体内抗菌效果相关性最佳，对热带念珠菌、光滑念珠菌、白念珠菌能够达到 50% 有效杀菌剂量时的 $fAUC_{0-24h}$/MIC 靶值分别为 6.2、1.6、50。

## 【实例四】头孢他啶/阿维巴坦在免疫抑制小鼠铜绿假单胞菌大腿和肺炎模型中的药动学/药效学研究

**1. 研究目的**　评价头孢他啶/阿维巴坦动物体内 PK/PD 特征，获得其在小鼠铜绿假单胞菌大腿和肺炎模型中的 PK/PD 指数及靶值，为临床给药方案评价和药敏折点制定提供依据。

**2. 研究方法**

（1）建立免疫抑制小鼠大腿和肺炎感染模型　共采用 7 株菌铜绿假单胞菌，其中 3 株菌用于建立小鼠肺炎模型，7 株菌全部用于建立小鼠大腿感染模型。观察指标为给药后 24 小时肺组织或大腿肌肉组织细菌量。

（2）药动学研究　略。

（3）药效学研究

1）小鼠大腿感染模型：①剂量拆分试验：采用 1 株铜绿假单胞菌建立小鼠大腿感染模型，给药方案为固定头孢他啶剂量，每 2 小时给药一次（单药治疗 24 小时后引起大腿肌肉组织 1～2 个 $\log_{10}$CFU 菌量增长），对阿维巴坦进行剂量拆分，日剂量范围 4～64mg/kg，给药间隔 2～12 小时。②剂量递增试验：采用剩余 6 株细菌建立小鼠大腿感染模型，给药方案为固定头孢他啶剂量，每 2 小时给药一次，对阿维巴坦进行剂量递增给药，采用一种给药间隔即可。

2）小鼠肺炎模型：略。

（4）PK/PD 分析　采用 $E_{max}$ 模型对不同给药方案中阿维巴坦的 PK/PD 指数和体内杀菌效果进行拟合，获得其疗效相关指数及靶值。剂量拆分实验拟合曲线如图 18－1－31 所示，阿维巴坦药效学评价指标包括给药剂量、$fAUC$、$fC_{max}$ 及 $\%fT>C_t$，其中 $C_t$ 值根据体外模型研究结果获得，分别为 0.25mg/L、1mg/L 和 4mg/L。

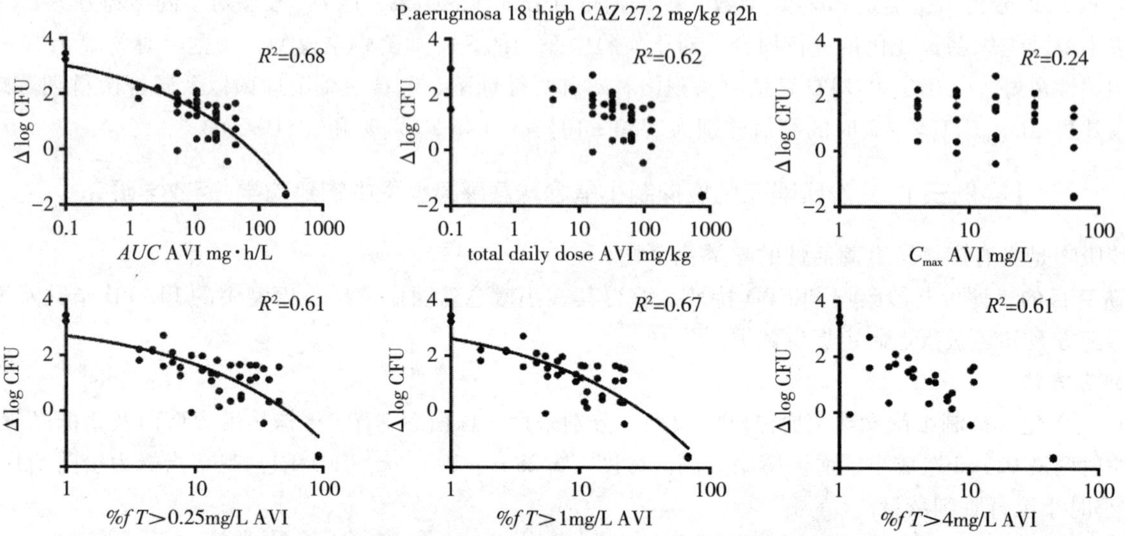


**图 18－1－31　小鼠大腿感染模型中固定头孢他啶给药剂量下阿维巴坦剂量拆分实验 $E_{max}$ 拟合曲线**

**3. 研究结果**　阿维巴坦在小鼠铜绿假单胞菌感染模型中疗效相关指数为 $\%fT>C_T$ 1mg/L，在小鼠肺炎模型中达到抑菌效果的靶值为 0～21.4%，在小鼠大腿感染模型中为 14.1%～62.5%。

（陈渊成　李　鑫　朱德妹　张　菁）

# 第二节　抗菌药物临床药理学研究

## 一、临床药理研究方法的考虑

抗菌药物临床药理学研究不同于其他药物，抗菌药物作用特点是杀灭或抑制入侵到人体内的外来病原菌而发挥药理效应，其疗效取决于抗菌药物、病原菌和机体三者相互作用的结果。病原菌种类复杂，致病力不同并可能存在不同的耐药机制，是致病关键因素；人体自身免疫功能可防御病原菌入侵，其功能正常或缺陷与否可影响抗菌治疗的效果。有效抗菌治疗方案需能够保证抗菌药物在机体的感染灶中达到足以杀灭或抑制病原菌的有效浓度并维持一定的时间，能够清除感染灶内的病原菌以实现治愈感染的目的，能够遏制细菌耐药性的产生，并能够同时尽可能降低抗菌药物对机体产生的不良反应。抗菌药物临床药理学研究必须体现抗菌药物的特点，疗效评价必须同时评价杀灭或清除病原菌的微生物学疗效和临床疗效。自 20 世纪 90 年代以来，抗菌药物药动学和药效学两者相结合（PK/PD）的研究，对抗菌药物给药方案的制订和优化，对临床合理应用抗菌药物及减少或延缓细菌耐药性产生发挥了重要指导作用。抗菌药物的临床药理学研究已广泛应用于抗菌新药临床评价、筛选抗菌药物不同制剂、上市后抗菌药物给药方案的优化和制订个体化的给药方案等。

### （一）试验设计

研究药物为尚未上市新药，通常要开展以注册为目的Ⅰ～Ⅲ期临床试验，上市后开展Ⅳ期临床研究，以考察该药在广泛患者中的药物使用利益和风险等。

Ⅰ期临床试验是指初步的临床药理学及人体安全性评价试验。观察人体对于新药的耐受程度和药动学，为制定给药方案提供依据。可进一步分为耐受性、单剂药动学和多剂药动学试验。

Ⅰ期临床试验通常为单中心研究。耐受性试验一般设置多个剂量，且设置安慰剂对照，因而该阶段试验通常为随机双盲研究。药动学研究可与单剂耐受性试验同期开展，也可以单独开展单剂药动学试验。单剂药动学研究通常设置三个剂量，采取三周期三交叉拉丁方设计，考察单剂给药后药动学及其线性特征。如为口服给药，还应考察高脂餐对药动学的影响，通常选择单剂试验的中剂量开展研究。开展多剂耐受性和药动学试验时，通常设置1~2个剂量，开展多剂给药研究，其中一个剂量应该是单剂试验的中剂量。多剂给药时可以设置安慰剂对照，以考察多剂给药时的安全性。研究药物为生物类似物时，如果开展Ⅰ期临床试验所需例数较多，可以考虑开展多中心研究，以加快受试者入组速度。

Ⅱ期临床试验为治疗作用初步评价阶段，为疗效探索性研究，初步评价药物对目标适应证患者的治疗作用和安全性。

Ⅱ期试验目的为确定新药作用于目标患者的最大和最小有效剂量时，可以开展早期概念探索性研究（表18－2－1），采用剂量递增设计。如试验目的为评估新药产生疗效的血药浓度与药效学参数的关系，可以开展早期对照研究，采用平行剂量-效应设计。如果试验目的为评估试验药物有效率，选择最佳剂量和给药方案进入Ⅲ期试验时，通常采用随机化对照临床试验。对照形式包括同期对照、自身对照等。受试者随机化分组、盲法和试验中心数目等因素也需一一确定。其中，盲法包括单盲和双盲。对照临床试验中，如试验药物和对照药物外观、色香味均一致，用代码标记药物即可，否则可采用双盲双模拟法。

**表18－2－1　一般Ⅱ期临床试验分期、研究目的和试验设计**

| 分期 | 研究目的 | 试验设计 |
|---|---|---|
| Ⅱa期（早期概念探索性研究） | ①确定新药对患者的最佳使用剂量、最大耐受剂量等<br>②为Ⅱb提供更精准的剂量和治疗方案 | 剂量递增设计 |
| Ⅱb期（早期对照研究） | ①评估新药有效性和安全性<br>②评估研究终点、受试患者群体的选择，为Ⅲ期临床试验设计提供依据 | 平行剂量-效应设计 |

Ⅲ期临床试验属于治疗作用确证阶段，目的是进一步验证药物对目标适应证患者治疗作用和安全性，评价利益与风险关系，为药物注册申请的审查提供充分的依据。

Ⅲ期的临床试验设计原则与Ⅱ期试验设计有很多类似之处，基本原则是随机、对照、盲法和前瞻。需根据试验目的采取不同分组方法，常用方法包括平行组设计、交叉设计和析因设计等。其中，平行组设计在Ⅲ期验证性临床试验经常采用。交叉设计是指每个个体随机接受两个或多个治疗方案，是一种自身比较的试验方法；该设计需包含洗脱期，以避免前一方案的延滞作用。析因设计是指通过治疗的不同组合对两个或多个治疗药物同时进行评价，适用于复方制剂试验，检验不同组合因子之间的交互作用。开展Ⅲ期临床试验时，研究病例数应符合统计和《药品管理法》要求。

Ⅳ期临床试验指新药上市后应用研究阶段。目的是考察广泛使用条件下药物的疗效和不良反应、评价在普通或者特殊人群中使用的利益与风险关系以及改进给药剂量等。

Ⅳ期临床试验设计包括研究方法、研究对象、样本量、用药方案、有效性评估指标和安全性评价指标等方面。以安全性评价为主要目的时，可以不设置对照组，采取开放试验设计。以疗效评价为主要目的时，需设置对照组，随机和盲法等方法也应设置。Ⅳ期临床试验可以设计成多个试验，用于不同人群。可以采取携带式多因素设计，多因素是指多个可能影响研究结果的因素，事先尽可能找准找全，开展研究时，及时准确记录这些因素在患者身上的取值。Ⅳ期临床试验入选和排除标准，疗效评价、不良反应等标准可参考Ⅱ期试验。除说明书提到的药物禁忌外，合并用药均可使用。如果研究对象为老人、儿童、孕妇、肝肾功能损害者等特殊人群，应在相应人群中完成研究。病例数应在2000例以上，样本量计算应符合统计学要求。

【实例】 苯果酸奈诺沙星注射液在健康中国受试者中的安全性、 耐受性和药动学研究

**1. 研究目的** 评价苹果酸奈诺沙星注射液在健康中国受试者中的安全性、耐受性和药代动力学特征。

**2. 研究设计**

(1) 单剂量耐受性研究 随机、双盲、安慰剂对照、单剂量递增设计，共入组92例健康受试者，男女各半，设为12个剂量组，剂量范围为25~1250mg，每组6~8名受试者，以3∶1比例随机分配单剂静脉滴注试验药或安慰剂。在完成上一剂量组安全性评价后，才能进入下一剂量组试验。当研究者对剂量限制性毒性的评价结果认为受试者缺乏耐受性，或者接受试验药物3例或3例以上的受试者发生了与药物相关的2级毒性，将终止剂量递增。观察受试者在耐受性试验期间内发生的临床不良事件，记录受试者给药前后进行各项生命体征、体格检查、实验室检查和12导联心电图检查结果，并记录所有AE的表现、类别、严重程度、持续时间及转归。

(2) 单剂量药动学研究 随机、开放性、3周期、3剂量拉丁方交叉研究设计，共入组12例受试者，男女各半。12名受试者拉丁方交叉分别单剂静脉滴注苹果酸奈诺沙星250mg、500mg和750mg，不同剂量组间洗脱期为7天。分别在静脉滴注前（0小时）、滴注中、滴注结束即刻、滴注结束后0.5小时、1小时、1.5小时、2小时、3小时、4小时、6小时、8小时、12小时、16小时、24小时、36小时、48小时、60小时及72小时采集血样，在给药前0~1小时、滴注结束后0~2小时、2~4小时、4~8小时、8~12小时、12~24小时、24~36小时、36~48小时、48~72小时时间段采集尿标本。采用LC-MS/MS法进行样本药物浓度测定，用WinNonlin5.2.1软件计算PK参数。

**3. 研究结果** 奈诺沙星注射液在中国健康受试者中耐受性良好，未发生药物相关重要和严重AE。单剂静脉滴注250mg、500mg、750mg后，其$C_{max}$分别为4.83μg/ml、7.15μg/ml、11.03μg/ml，$AUC_{0-72h}$分别为17.05μg·h/ml、39.30μg·h/ml、61.98μg·h/ml，平均消除半衰期为11小时。奈诺沙星注射液在250~750mg剂量范围内呈线性剂量-效应特征。

### （二）受试者选择和入排标准制定

开展临床试验时，受试者最好选择能测试出潜在效果的人群，同时该人群应有较好的依从性，能完成给药、采集样本和进行各项检查等安排。选择受试者时，应充分考虑其承担的研究风险和获益。受试者招募材料、招募发布方式需经过伦理委员会审查批准。避免过度劝诱、强迫患者/健康志愿者参与试验，或不正当影响其参与试验的决定。

Ⅰ期试验主要考察试验药物在某一个人群中（如亚洲人、非洲人）的普遍规律，严格入选的健康受试者代表同一个地域种群的人的普遍性特征，小样本研究对象需有一定均一性，以减少个体差异对结果的影响，因而Ⅰ期试验通常选择健康受试者为研究对象。但一些具细胞毒性或成瘾毒性较大药物，选择患者作为研究对象。开展生物等效性（bioequivalence，BE）试验时，受试者选择可参考《以药动学参数为终点评价指标的化学药物仿制药人体生物等效性研究技术指导原则》，选择受试者一般应符合以下要求：①年龄在18周岁以上（含18周岁）；②应涵盖一般人群的特征，包括年龄、性别等；③如果研究药物拟用于两种性别的人群，一般情况下，研究入选的受试者应有适当的性别比例；④如果研究药物主要拟用于老年人群，应尽可能多地入选60岁以上的受试者；⑤入选受试者的例数应使生物等效性评价具有足够的统计学效力。

开展Ⅱ期/Ⅲ期临床试验时，选择患者需患有与新药适应证相同疾患。诊断标准需采用临床上公认的标准，且签署知情同意书。Ⅱ期受试者一般应无其他严重疾患，Ⅲ期可适当放宽。如果在患者体内开展PK研究，患者需病情稳定，无并发症，且合并用药较少。如果受试者有药物过敏史，为孕妇及哺乳期妇女，或者具有严重肝/肾功能损害、心血管疾病时，应当排除。如果试验中发现不符合入选标准、因不可预料原因导致中断治疗、发生严重不良反应，或患者自行退出时，可以对这些受试者作剔除处理。

开展特殊人群PK研究时，应选择相应人群作为研究对象。特殊人群包括：肝功能损害、肾功能损害、儿童、孕妇、产妇和老年人。开展肝功能或肾功能损害患者PK研究时，伴有研究药物治疗适应证的肝、肾功能受损患者

不宜纳入研究，仅选择伴有肝、肾功能损害受试者开展研究。此避免疾病因素和生理因素对PK的双重影响。

研究者需在研究方案和招募材料中列举所有必须满足的条件以及剔除标准。常见的筛选标准包括：人口统计学（年龄、性别、体重和体重指数）、健康状态、疾病史和手术史、体格检查、实验室检查、生命体征、合并用药、与研究者关系的规定、妊娠和生育条件、吸烟和饮酒、献血、是否签知情同意等。

### （三）给药剂量考虑和给药途径选择

**1. 给药剂量**　考虑耐受性试验目的是在尽可能少的受试者中尽快发现不良反应出现的剂量。开展该研究时，通常设置一系列剂量，考察试验药物安全性。如果试验药物为首次人体临床试验，应计算最大推荐起始剂量（maximum recommended starting dose，MRSD），据此计算耐受性试验起始剂量。MRSD 计算方法：先获得最适动物的最大无毒性反应剂量，用标准系数将此换算为成人等效剂量，再除以安全系数，便得到 MRSD。最大推荐起始剂量应是预期在人体不出现不良反应的剂量。以起始临床剂量给药时应避免在人体出现不良反应，同时选择的剂量应允许以合理的递增速率达到耐受性临床试验终止目标。最大剂量根据动物毒性试验结果或同类产品应用的剂量来确定，应起码相当于或略高于拟临床常用剂量的高限。最大剂量通常以动物长期毒性实验最大耐受剂量 1/5～1/2 估算。

举例：某抗菌新药在大鼠和犬体内的最大无毒性反应剂量分别为 100mg/kg 和 10mg/kg。大鼠和犬用药剂量（mg/kg）转换为人用药剂量（mg/kg）的系数分别为 0. 162 和 0. 54，将该系数乘以最大无毒性反应剂量，然后除以安全系数 10，分别得到 MRSD 为 1. 62mg/kg 和 0. 54mg/kg。按体重 60kg 计，该药品在成人体内最大推荐起始剂量分别为 97. 2mg 和 32. 4mg。同类药物有效剂量为 600mg，除以安全系数 10，得到最大推荐起始剂量为 60mg，即 0. 54mg/kg（60kg 人体则为 32. 4mg）。结合可操作性，最终在耐受性研究中设置 50mg 为起始剂量。该剂量介于根据大鼠和犬计算得到的最大推荐起始剂量（97. 2mg 和 32. 4mg）之间。最大剂量的确定：该药在 Beagle 犬内最大耐受剂量为 160mg/kg，以最大耐受量 1/5、人体体重 60kg 计算，人体最大耐受剂量为 1920mg。该药同类药物临床治疗的最大剂量为每日 1200～1500mg。结合动物长期毒性试验结果，将最大耐受剂量设定为 1800mg，此高于有效剂量，且低于以动物长期毒性实验结果估算的人体最大剂量 1920mg。

开展耐受性研究时，一般从最小剂量到最大剂量之间设若干组（3～8 组），剂量递增比例通常采用费氏递增法（改良 Fibonacci 法），开始时剂量递增可以较快，剂量较高时递增比例宜减慢。剂量较高时过快的药物剂量递增会带来较大的安全性风险。例如，某抗菌新药单剂量耐受性试验设计方案如表 18－2－2 所示。

**表 18－2－2　某抗菌新药单剂量递增耐受性试验设计（共 56 例受试者）**

| | 组别 | | | | | | | |
|---|---|---|---|---|---|---|---|---|
| | 1 | 2 | 3 | 4 | 5 | 6 | 7 | 8 |
| 受试者例数* | 3＋1 | 3＋1 | 6＋2 | 6＋2 | 6＋2 | 6＋2 | 6＋2 | 6＋2 |
| 单次剂量（mg） | 50 | 100 | 200 | 400 | 800 | 1200 | 1600 | 1800 |
| 递增比例（%） | 起始量 | 100 | 100 | 100 | 100 | 50 | 33 | 12. 5 |

注：*结果表示为试验药物例数＋安慰剂例数。

开展单剂给药研究时，为了解药物剂量与浓度的关系，通常设置低、中和高三个剂量，以探索研究药物药动学的线性特征。研究剂量应在最大推荐起始剂量与最大可耐受剂量之间，中剂量为临床拟采用剂量。由低剂量至高剂量可设计为线性递增（例如：300mg、600mg 和 900mg），或者等比递增（例如：50mg、100mg 和 200mg）。

开展多剂给药研究时，研究剂量应选择单剂给药研究的中剂量。如果开展两个剂量的多剂给药，另一剂量可以为低剂量，也可以为高剂量。多剂给药研究可提供药物蓄积性以及多剂给药情形下受试者耐受性等重要信息。

在患者中开展以有效性探索为目的的早期探索性试验常采用剂量递增设计，以初步评价药物剂量与效应关系。针对所探讨的适应证，后期探索性试验常采用平行组剂量效应设计，所选剂量可以来自Ⅰ期临床多剂给药研究使用的剂量。探索性临床试验使用的药物剂量应低于最大耐受剂量。在患者中开展确证性临床试验时，所用药物剂量一般是临床所用剂量，从探索性临床试验所用剂量中选取。

**2. 给药途径选择** 给药途径结合药物剂型和特点选择，常见的方式为口服和静脉滴注，其次包括静脉注射、皮下给药、肌内注射、吸入给药，以及舌下给药和直肠给药等。

### （四）受试者样本量计算

**1. Ⅰ期临床试验** 耐受性试验例数应根据设计而定，在剂量爬坡过程中，低剂量组例数为2~4人。随着剂量增加，受试者数据可逐渐递增，接近治疗剂量时，每组可增至6~8人。如果同时开展耐受性试验和药动学研究，每组例数可增至10~12人。如果设置安慰剂对照，低剂量组服用安慰剂者至少1人，接近治疗剂量时，每组2人，服用受试药物与安慰剂例数比例至少为3∶1。

开展单剂药动学研究时，每组受试者例数通常为8~12人，采用随机和开放设计。如果受试者包含男性和女性，则男性和女性比例通常为1∶1。如果同时开展单剂药动学和耐受性试验，则采取安慰剂对照，每组服用安慰剂者例数2名。如果考虑研究药物安全性，可以在低剂量组中设置哨兵给药组（例数2~3名），给药完成并通过安全性评估后，再进行其余受试者的给药。

开展多剂药动学研究时，每组受试者例数通常为10~16例。如果受试者包括男性和女性，通常比例1∶1。如果设置安慰剂对照，则每组至少2名受试者服用安慰剂，每组服用试验药物例数与安慰剂例数比值最高不超过3∶1，通常4∶1。

**2. Ⅱ~Ⅳ期临床试验** 临床试验样本量根据试验的主要指标和统计原则制定，应足够大，足以说明性别、年龄、种族、特殊人群等重要变量的问题，且符合统计学要求。对数据进行期中分析时，如发现结果与预期结果明显不符，则应适当修订假设条件，重新确定样本量，并记录于报告中。

以苹果酸奈诺沙星胶囊Ⅱ~Ⅲ期临床试验为例。Ⅱ期临床试验包括奈诺沙星胶囊500mg和750mg两个剂量组，对照组为氧氟沙星。主要有效性指标为临床有效率，采用非劣效设计，根据两个剂量的试验组与对照组的临床有效率比较的非劣效检验来估计样本量，非劣效界值设定为15%。由于非劣效检验为单侧检验，本研究为探索性研究，所以显著性水平设为单侧0.05。如果预估试验药750mg组临床有效率与对照组药临床有效率相等，则每组样本量55例可使非劣效检验的效能（Power）达到80%；如果预估试验药500mg组临床有效率与对照组药临床有效率相等，则每组样本量54例即可使非劣效检验的效能达到80%。综合考虑，确定每组样本量为55例，三组共165例，考虑20%脱落率，样本量为198例，每组66例。

苹果酸奈诺沙星Ⅲ期试验为随机双盲、阳性对照药的非劣效性试验设计。假设试验组（奈诺沙星500mg）及对照组（左氧氟沙星500mg）的临床疗效均为85%，非劣效界值为10%，取显著水平$\alpha=0.025$，检验效力为80%，采用2∶1的分组比例，试验组需有302例可评价的人数、对照组需有151例可评价的人数。考虑无法评价例数超过20%，则试验组计划入选360例，对照组计划入选180例。

苹果酸奈诺沙星胶囊Ⅳ期临床试验为上市后开放试验，不设对照组，主要进行安全性评价，样本数量2000例。

**3. 生物等效性研究** 生物等效性是指在相似的试验条件下单剂或多剂给予相同剂量的试验药物后，受试制剂中药物的吸收速度和吸收程度与参比制剂的差异在可接受范围内。根据药物特点，可选用：①两制剂、单剂给药、交叉试验设计；②两制剂、单剂给药、平行试验设计；③重复试验设计。入选受试者例数应使生物等效性评价具有足够的统计学效力。对于个体差异大的制剂，受试者例数应相应增加。生物等效性试验通常采用双交叉试验设计，例数取决于受试制剂与参比制剂PK参数均值之差、随机误差变异和等效限，显著性水平$\alpha$和功效$(1-\beta)$也会影响样本量。表18-2-3为生物等效性评价试验对样本例数的一般要求。

表 18-2-3　生物等效性评价试验对样本例数的要求（$\alpha=5\%$，等效限 $=\pm20\%\mu_R$）

| CV（%） | 功效 80% | | | | 功效 90% | | | |
|---|---|---|---|---|---|---|---|---|
| | Δ=0% | Δ=5% | Δ=10% | Δ=15% | Δ=0% | Δ=5% | Δ=10% | Δ=15% |
| 10 | 8 | 8 | 16 | 52 | 10 | 10 | 20 | 70 |
| 12 | 8 | 10 | 20 | 74 | 10 | 14 | 28 | 100 |
| 14 | 10 | 14 | 26 | 100 | 14 | 18 | 36 | 136 |
| 16 | 14 | 16 | 34 | 126 | 16 | 22 | 46 | 178 |
| 18 | 16 | 20 | 42 | 162 | 20 | 28 | 58 | 224 |
| 20 | 20 | 24 | 52 | 200 | 24 | 32 | 70 | 276 |
| 22 | 24 | 28 | 62 | 242 | 28 | 40 | 86 | 334 |
| 24 | 28 | 34 | 74 | 288 | 34 | 46 | 100 | 396 |
| 26 | 32 | 40 | 86 | 336 | 40 | 54 | 118 | 466 |
| 30 | 40 | 52 | 114 | 448 | 52 | 70 | 156 | 618 |
| 40 | 70 | 90 | 200 | 794 | 90 | 124 | 276 | 1098 |

注 1：CV 为变异系数，计算方法：$s/\mu_R\times100\%$，其中 $s$ 为误差项的均方平方根（来自方差分析），$\mu_R$ 为参比制剂 PK 参数均值。
注 2：Δ 表示受试制剂与参比制剂 PK 参数相对偏差，计算方法：$(\mu_T/\mu_R-1)\times100\%$，$\mu_T$ 为参比制剂 PK 参数均值。
注 3：功效表示把握度，即 $1-\beta$，$\beta$ 表示Ⅱ类错误。$\alpha$ 表示Ⅰ类错误。

## 二、临床药动学研究

### （一）生物样本类型选择

临床药动学研究中，血液是最常见的生物样本类型，因为血液中药物浓度综合反映了机体对研究药物的处置情况（特别是分布、代谢和消除环节）。血液样本分为血浆和血清两种。血浆是指抗凝管保存全血，通过离心沉淀获得的不含细胞成分的液体，其中含有纤维蛋白原。血清是指干燥管保存全血，在室温下放置一段时间后，通过离心沉淀获得的淡黄色液体，其中无纤维蛋白原。如果抗凝剂对药物浓度测定影响较弱，或者研究药物不稳定时，通常选择血浆作为临床药动学研究样本。获得血浆的过程可以进行时间和温度控制以保证研究样本稳定性。如果抗凝剂对药物浓度测定有影响，或者出于其他方面考虑，则采用血清作为临床药动学研究样本。不足是相同体积血液分离得到的血清少于血浆。

尿液和粪便也是临床药动学研究中经常选择的生物样本。尿液是指按照尿液采集操作规范收集得到的受试者尿液，按尿液样本存储操作规范存储。尿液中药物浓度反映了药物经肾排泄情况。如果需考查药物经肾排泄情况，应将尿液作为临床药动学研究样本之一。粪便中药物浓度反映了药物经肠道排出情况。如果药物主要经肝胆排泄，或者药动学过程受肠道菌群代谢影响，或者主要研究目的为考察物料平衡时，应将粪便作为临床药动学研究样本。

评价药物在肺组织体液中药动学时，可以将痰、支气管肺泡灌洗液和肺组织作为生物样本。痰是呼吸道受到刺激分泌的液体，为肺泡、支气管和气管分泌物。研究目的是考察研究药物在呼吸系统中分布时，或者研究药物通过雾化吸入给药，应考虑将痰液作为临床药动学生物样本之一。支气管肺泡灌洗液、肺组织和支气管黏膜也可以作为生物样本，用于评价药物在肺组织中的穿透性。获取这些样本为有创操作，需事先获得受试者知情同意。研究目的为考察药物在脑组织中的分布时，应将脑脊液作为临床药动学生物样本。脑脊液是一种存在于脑室及蛛网膜下腔的无色透明液体，在中枢神经系统中起着淋巴液作用，如运走脑组织代谢产物等。脑脊液一般通过腰椎穿刺获得，需事先获得受试者知情同意。

考察药物在孕妇、产妇体内药动学，可将乳汁、脐带血作为生物样本。如果研究目的是考察药物穿透血乳屏障的能力，或者评价药物在产妇体内药动学时，应考虑将乳汁作为研究样本。脐带血指胎儿娩出、脐带结扎并离断后残留在脐带中的血液。如考察研究药物对新生儿的影响，或者评价药物透过胎盘屏障的能力，可将脐带血作为药动学研究生物样本。

### （二）健康受试者药动学研究

**1. 临床药动学研究** 抗菌药物在健康受试者中的临床药动学研究包括单剂给药和多剂给药，分别详述如下。

（1）单剂给药 单剂药动学研究中的剂量设计以及给药途径选择已在本节前面部分详述，此处不再阐述。采样点设计对药动学参数估算有直接影响。如果采样点选择不当，所得药时曲线可能不能真实反映药物在体内动态变化规律性，由此计算的药动学参数失去了意义。健康受试者单剂药动学一般为密集采样，以反映完整的药时曲线，包括吸收分布相、平衡相和消除相，采样点设计应兼顾这三个时相。通常吸收分布相需要2～3个采样点，平衡相需要3个采样点，消除相需要4～6个点。整个采样时间应持续3～5个半衰期，或持续到血药峰浓度的1/10～1/20。

研究药物半衰期较短，且安全性较好时，单剂量给药通常采取随机、开放、三周期、三剂量给药拉丁方交叉设计，以评价不同剂量下研究药物药动学，以及药动学的线性特征。如果研究药物半衰期较长，可采取平行分组、单次给药设计，以减少时间耗费。

给药方式为口服时，应将单剂药动学研究分为两个阶段。第一阶段为空腹给药研究，开展单剂药动学试验前，让受试者禁食10～12小时，排除食物对药物吸收的影响。第二阶段为食物影响试验，评估进食对口服研究药物药动学的影响。该试验通常采用平行自身对照设计，所用药物剂量一般为单剂PK第一阶段中剂量或者高剂量。食物为高脂餐，各营养成分含量需在研究方案中规定。受试者进食高脂餐结束后口服研究药物，进食结束至口服药物的时间间隔需在研究方案中规定。如果前期研究结果显示食物对药动学有影响，可以开展三周期三交叉试验设计，评估受试者在空腹状态、进普通餐或高脂餐条件下药动学的差异。

临床药动学研究中一般不控制饮水。如果在研究中同时收集尿液，为了方便尿液收集，有必要控制受试者饮水，此将避免过度饮水导致血液和尿液过度稀释，进而导致药物浓度检测困难的情况。

（2）多剂给药 应根据临床拟采用的给药方案，设置给药间隔和给药次数。对于抗菌药物，临床上通常给予7～14天。多剂给药研究通常和单剂给药研究相互独立，先开展单剂再开展多剂研究。如果前期研究显示研究药物安全性良好，可以考虑将单剂和多剂研究串接：受试者先开展单剂研究，结束后进入清洗期，然后开展多剂研究。对于该类药动学研究，一般是单剂给药和多剂末剂给药实施密集采样，多剂第一次给药后可以不采样。该类研究优点是节省了受试者例数，降低了研究耗费。如果多剂给药设计了两个剂量，一般先开展低剂量研究，结束后再开展高剂量研究。

多剂药动学研究中，第一次给药后通常实施密集血液采样，最后一次给药后也实施密集采样。最后一次给药后药时曲线反映了稳态药动学，如果与首次给药后药时曲线相比存在差异，说明多次给药对药动学有影响。第二次给药至最后一次给药前属于中间给药，该阶段一般稀疏采样，即给药后采集峰浓度（例如，口服给药在平衡相采点，静脉滴注结束后即刻采点），下一次给药前采集谷浓度。该阶段可以每次给药后均采集峰/谷浓度，也可以挑选若干次给药采集峰/谷浓度。谷浓度随给药次数的变化反映药物浓度进入稳态的程度。峰浓度随给药次数的变化反映：①是否进入稳态；②药物分布、代谢酶、转运体等因素是否引起非线性药动学；③滴注时间控制是否合适（针对静脉滴注给药）。如果多剂给药研究中还收集尿液，一般在第一次给药和最后一次给药后采集全程，中间给药阶段一般不采集尿液样本。

开展药动学研究的同时应评估研究药物安全性。如果安全性也是多剂阶段主要研究目的之一，可以采取随机、双盲、安慰剂对照的多剂给药设计。

**2. 生物利用度和生物等效性研究**

（1）概述 生物利用度是指药物制剂中主要成分进入血液循环速率和程度的一种量度，即血管外给药剂量实际到达血液循环的分数。了解药物制剂的生物利用度有助于指导药物制剂研制和生产、临床合理用药，以及提供药物处方设计合理性依据。生物利用度分为绝对生物利用度和相对生物利用度。绝对生物利用度指吸收进入体内循环药量占总给药剂量的分数，参照为静脉给药制剂（如注射液）。原理是同一受试者不同时期分别进行静脉给药和血管外途径给药，测定血药浓度，计算药时曲线下面积（*AUC*），绝对生物利用度（*F*）为血管外给药*AUC*与静脉给药*AUC*比值，见公式（18－2－1）。

$$F = \frac{AUC_{oral}/D_{oral}}{AUC_{iv}/D_{iv}} \times 100\% \qquad (18-2-1)$$

相对生物利用度是一种受试制剂与已知的参比制剂吸收分数的比较，参照为国内外已上市的相同剂型的制剂，或被仿制的原研制剂。原理是同一受试者不同时期分别给予两种制剂，测定血药浓度并计算 $AUC$，受试制剂和参比制剂 $AUC$ 之比为相对生物利用度 $F$，见公式（18－2－2）。

$$F = \frac{AUC_T/D_T}{AUC_R/D_R} \times 100\% \qquad (18-2-2)$$

生物等效性是指两个不同制剂（成分和制剂类型相同）吸收速率和程度在统计学上的比较，即一定概率水平上，两种制剂药动学参数差异是否在规定的允许范围内。生物等效性和生物利用度在含义上紧密关联，因此经常将该类研究称为“生物利用度和生物等效性研究”。

（2）试验设计　研究药物半衰期较短时，生物利用度和生物等效性研究通常采用双交叉试验设计（图 18－2－1 左图）。交叉是指同一受试者先后给予受试制剂和参比制剂，以克服个体差异对试验结果影响。受试者等分为两组，一组先服受试制剂（第 1 周期），后服参比制剂（第 2 周期），另一组先服参比制剂，后服受试制剂。两个周期之间存在清洗期（至少 7～9 个消除半衰期），通常间隔 1～2 周。

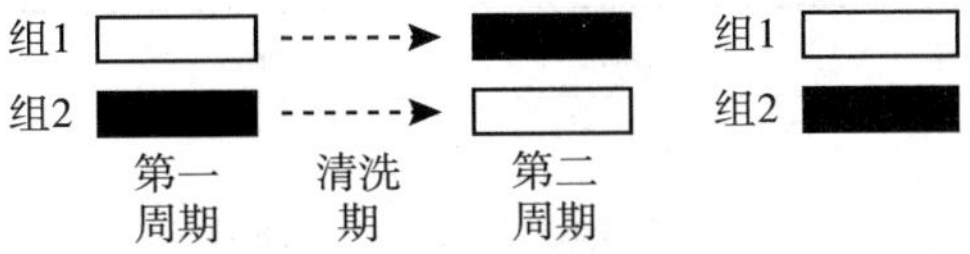


**图 18－2－1　生物利用度和生物等效性研究的两种设计：双交叉试验（左）和平行试验（右）**

受试制剂，参比制剂

研究药物半衰期较长时（数天至几十天），采用双交叉试验会导致清洗期较长，受试者生理状况、试验条件和受试者耐受性会受较大影响，此时宜采用平行试验设计（图 18－2－1 右图），即一组受试者服用参比制剂，另一组受试者服用受试制剂。该设计可以提高受试者顺应性，并缩短试验周期。

如果有两个受试制剂（$T_1$ 和 $T_2$），共用一个参比制剂 R，可采用三周期三交叉试验设计。为满足每个制剂给药顺序均衡，受试者例数需达到 18 例或 24 例。表 18－2－4 给出了 18 例 3×3 试验设计。

**表 18－2－4　三周期三交叉试验设计表**

| 受试者编号 | 周期 1 | 周期 2 | 周期 3 |
|---|---|---|---|
| 1 | $T_1$ | R | $T_2$ |
| 2 | $T_1$ | R | $T_2$ |
| 3 | $T_1$ | R | $T_2$ |
| 4 | R | $T_1$ | $T_2$ |
| 5 | R | $T_2$ | $T_1$ |
| 6 | R | $T_2$ | $T_1$ |
| 7 | $T_1$ | $T_2$ | R |
| 8 | $T_1$ | $T_2$ | R |
| 9 | $T_2$ | $T_1$ | R |
| 10 | $T_2$ | R | $T_1$ |
| 11 | $T_2$ | R | $T_1$ |
| 12 | R | $T_2$ | $T_1$ |
| 13 | R | $T_1$ | $T_2$ |
| 14 | R | $T_1$ | $T_2$ |
| 15 | $T_2$ | R | $T_1$ |
| 16 | $T_1$ | $T_2$ | R |
| 17 | $T_2$ | $T_1$ | R |
| 18 | $T_2$ | $T_1$ | R |

(3) 剂量和PK采样点　开展生物利用度和生物等效性研究时，药物剂量一般与临床单次用药剂量一致。如果血药浓度测定方法灵敏度有限，可适当增加剂量，但不得超过最大安全剂量，以防止可能给受试者带来不良反应。受试制剂和参比制剂采用相同剂量。

为获得完整药时曲线，生物利用度和生物等效性研究通常实施密集采样，采样点设计详见单剂药动学研究相关描述。此外，对于药时曲线变化不规则的制剂如缓、控释制剂，取样点应相应增加。

(4) 生物等效性评价的统计学方法　获得临床药动学数据后，应先采用非房室模型法计算药动学参数，然后开展统计分析。对于双交叉试验，可以采用方差分析、双单侧 $t$ 检验和 $(1-2\alpha)\%$ 置信区间法，分别详述如下。

1) 方差分析：方差分析是指样本均数差异的显著性检验，包括单因素方差分析和多因素方差分析。在交叉设计试验中，需考察的影响因素包括制剂间变异（即药品间变异）、周期间和个体间变异。需分析的PK参数包括 $AUC$（$AUC_{0-t}$、$AUC_{0-inf}$）和 $C_{max}$，分析前进行对数转换。以某抗真菌药等效性试验为例，方差分析结果如表18－2－5所示。由表18－2－5可见，制剂间变异 $P$ 值 $>0.05$，初步认为受试制剂和参比制剂在分析指标上近似，是否等效还需采用双单侧 $t$ 检验或 $(1-2\alpha)\%$ 置信区间法。

**表18－2－5　方差分析示意表**

| 误差来源 | SS | df | MS | F | 临界值 | P |
|---|---|---|---|---|---|---|
| 总变异 | 0.9470 | 39 | | | | |
| 药品间 | 0.0066 | 1 | $6.65\times10^{-3}$ | 0.861 | $F_{0.05}$（1，18）$=4.41$ | 0.3659 |
| 周期间 | 0.0047 | 1 | $4.74\times10^{-3}$ | 0.614 | $F_{0.05}$（1，18）$=4.41$ | 0.4434 |
| 个体间 | 0.796 | 19 | $4.19\times10^{-2}$ | 5.43 | $F_{0.05}$（19，18）$=2.20$ | 0.0004 |
| 误差 | 0.139 | 18 | $7.72\times10^{-3}$ | | | |

2) 双单侧 $t$ 检验：$t$ 检验用于比较两个平均数差异是否显著，原假设（$H_0$）为：$\mu_T-\mu_R\leqslant\theta_1$ 或 $\mu_T-\mu_R\geqslant\theta_2$，备择假设（$H_1$）为：$\theta_1<\mu_T-\mu_R<\theta_2$。其中 $\theta_1=-0.2x_R$，$\theta_2=0.2x_R$，$\theta$ 表示临界值，$x$ 表示PK参数均值，$R$ 表示参比制剂。统计量 $t$ 计算公式如下：

$$t_1=\frac{\bar{x}_T-(\ln0.8+\bar{x}_R)}{s\cdot\sqrt{2/n}},t_2=\frac{\ln1.25+\bar{x}_R-\bar{x}_T}{s\cdot\sqrt{2/n}} \qquad (18-2-3)$$

式中，$s$ 为误差项的均方平方根（$s=\sqrt{MS}$），由方差分析得到。T表示受试制剂，$n$ 表示例数。$t_1$ 和 $t_2$ 服从自由度为 $\lambda$（$=n-2$）的 $t$ 分布，临界值为 $t_{1-\alpha}(\lambda)$（$\alpha$ 通常为0.05）。如果 $t_1$ 和 $t_2$ 均高于 $t_{1-\alpha}(\lambda)$，认为两制剂生物等效。

3) $(1-2\alpha)\%$ 置信区间法：置信区间指样本统计量构造的总体参数的估计区间。在生物等效性分析中，置信区间法工作原理为：构造参比制剂 $x_R$ 90%置信区间（$\alpha=0.05$），如果 $x_T$ 落在该区间内，认为两制剂生物等效。置信区间［$CI_1$，$CI_2$］计算公式如下：

$$CI_1=r_1\bar{x}_R+t_{1-\alpha}(\lambda)\cdot s\cdot\sqrt{\frac{2}{n}},\quad CI_2=r_2\bar{x}_R-t_{1-\alpha}(\lambda)\cdot s\cdot\sqrt{\frac{2}{n}} \qquad (18-2-4)$$

其中，$CI_1$ 和 $CI_2$ 分别为置信上限和置信下限。通常 $r_1=0.8$，$r_2=1.2$，将上式进行对数转换，得到：

$$CI_1=\ln0.8+\bar{x}_R+t_{1-\alpha}(\lambda)\cdot s\cdot\sqrt{\frac{2}{n}},\quad CI_2=\ln1.25+\bar{x}_R-t_{1-\alpha}(\lambda)\cdot s\cdot\sqrt{\frac{2}{n}} \qquad (18-2-5)$$

也可以计算受试制剂与参比制剂PK参数比值 $R$ 及其 $(1-2\alpha)\%$ 置信区间：

$$CI_1=R-t_{1-\alpha}(\lambda)\cdot s\cdot\sqrt{\frac{2}{n}},\quad CI_2=R+t_{1-\alpha}(\lambda)\cdot s\cdot\sqrt{\frac{2}{n}} \qquad (18-2-6)$$

如果 $R$ 的 $(1-2\alpha)\%$ 置信区间落在80.00%～125.00%范围内，认为两制剂等效。

4) Wilcoxon法：如果采用平行对照试验设计，等效性分析方法为：对受试制剂组和参比制剂组中受试者逐一匹配，然后计算PK参数（包括 $AUC$ 和 $C_{max}$）比值，根据公式（18－2－6）获得该比值几何均数和90%置信区间。如果90%置信区间落在80.00%~125.00%范围内，认为生物等效。

### （三）患者药动学研究

在目标适应证患者中，如其疾病状态可能对药物的药动学过程产生明显影响，应进行目标适应证患者的药动学研究，阐明其药动学特点，以指导临床合理用药。该类研究通常在Ⅱ期和Ⅲ期临床试验期间进行，包括单剂给药或多剂给药的药动学研究，也可采用群体药动学研究方法。患者顺应性比健康人低，因而在设计药动学采样点时，需充分考虑患者承受能力和临床试验可操作性。

**1. 密集采样PK研究**　研究目的是比较患者与健康人药动学差异时，可以开展密集采样PK研究。该研究对患者要求较高，不宜在所有患者中开展。通常选择一部分人群开展该研究，例数6~12例，每人采集8~12点，覆盖吸收（适用于血管外给药）、分布和消除三个阶段。如果药物为多剂给药，通常在稳态阶段采血，以获得研究药物在稳态时的药动学。例如：奈诺沙星胶囊在Ⅱ期临床试验阶段开展了密集采样PK研究。招募12名社区获得性肺炎患者参加此研究。药动学采样点包括：①第7天：当天给药后0.25小时、0.5小时、1小时、2小时、4小时、8小时、12小时、24小时；②第9天：末次给药后48小时。共9个时间点。

**2. 稀疏采样PK研究**　这是一种通过稀疏采集若干点开展PK研究的方法。由于采样点数较少，患者顺应性较好，因而在患者药动学研究中应用广泛。Ⅱ期临床研究中，每位患者可以采集3~4个点。Ⅲ期临床研究中，每位患者采集点数可减少至2~3个点。每位患者采集1个点时，采用群体药动学模型法分析患者数据时不能区分个体间变异和残留变异。为提高患者顺应性，尽量安排PK采血和随访实验室检查抽血一起进行。PK采样点最好分布于药时曲线各阶段，有利于捕获药时曲线特征。每人采2点时，最好峰浓度和谷浓度各采1点。每位采集3~4点时，除峰、谷浓度外，其余点分别安排至浓度上升期（如吸收或静脉滴注中）和消除期。例如，奈诺沙星注射液治疗社区获得性肺炎Ⅲ期临床研究中，开展稀疏PK采样时，每人采集1点。时间点为研究第4天±1天（即访视2），PK采血时间同血常规检查采血时间。

药物浓度随时间推移变化较快，或者每位患者PK采集点过少不足以捕获全程PK时，可以采取分组办法。例如，受试者分为两组，第1组和第2组采集时间点不重合。综合后，可以保证采样时间点分布于药时曲线各阶段。奈诺沙星胶囊Ⅱ期临床试验采用了这种办法开展稀疏采样PK研究，见表18－2－6。

**表18－2－6　苹果酸奈诺沙星胶囊稀疏采样PK研究：血样留取时间表**

| 研究天数* | | 取样时间点 |
|---|---|---|
| 第1组 | 给药第4天 | 给药后0.75小时、3小时、12小时 |
| | 给药第7天 | 给药后48小时 |
| 第2组 | 给药第4天 | 给药后1.25小时、6小时、24小时或给药前即刻 |
| | 给药第7天 | 给药后72小时 |

注：*给药第1天为研究第1天。

临床上抗菌药物通常为多剂给药，因而一般在稳态阶段收集PK样本。如果研究药物单剂PK和多剂稳态PK存在差异，应考虑单剂和稳态阶段同时采样，以全面了解该药物在患者体内药动学。如果采样点数过少不足以覆盖两个阶段PK时，可以将患者分为两组，分别侧重单剂PK和稳态PK采样。

PK采样总点数一般达到200点以上时，可以采用群体药动学模型法估算PK参数。为分析疾病对PK的影响，最好将健康受试者PK数据一起纳入建立群体药动学模型。纳入数据库的患者例数越多，研究人群广泛性越好，PK分析结果越有说服力。

临床实践中，患者PK标本采集实际时间与方案规定时间经常存在一定偏差，应及时准确记录PK样本采集实际时间和患者实际给药时间，这对准确估算患者PK参数十分重要。

**3. 组织穿透性研究**　研究目的是考察研究药物在组织中的分布时，应设计组织PK样本采集方案。建议每位患者组织采集2个时间点或更多，此允许采用群体药动学模型法估算组织PK参数，获得PK参数个体间变异。采集2个时间点时，最好在组织峰浓度和谷浓度各安排1个点，以捕获组织PK。如果每位患者组织采集1个时间点，只能采用房室模型法估算组织PK参数。当组织PK采样点较少不足以反映全程PK时，可以将受试者分为若干组，每组的组织 PK 采样时间点互不重合。例如，开展左氧氟沙星组织穿透性研究时，设计了表 18－2－7 同时考察该药在血液、肺组织和支气管黏膜中的药动学。

表 18－2－7　左氧氟沙星组织穿透性研究的采样点设计

| 组别 | 例数 | 采样时间点（小时） | |
|---|---|---|---|
| | | 血液 | 肺组织和支气管黏膜 |
| 1 | 8 | 给药前，给药后 1.5 小时、4 小时 | 给药后 4 小时 |
| 2 | 8 | 给药前，给药后 1.5 小时、8 小时 | 给药后 8 小时 |
| 3 | 8 | 给药前，给药后 1.5 小时、12 小时 | 给药后 12 小时 |
| 4 | 8 | 给药前，给药后 1.5 小时、24 小时 | 给药后 24 小时 |

### （四）特殊人群药动学研究

**1. 肝功能损害受试者的药动学研究**　肝脏在体内药物代谢、消除过程中发挥非常重要的作用，其功能状态可能改变药物的药动学特征，并进而影响药物的安全性和有效性。在肝功能损害患者中进行药动学研究的目的是根据肝脏功能损害的严重程度，确定对药物的药动学特征影响的程度，调整给药剂量，在确保药效的前提下降低治疗不足或过量的危险性。

（1）需要对肝功能损害者进行药动学研究的情况　①肝脏首过效应明显的前体药；②肝脏为主要消除器官，在肝脏中代谢和（或）排泄的量占原型药物或活性代谢产物清除量的 20% 以上；③肝脏不是药物的主要消除器官，但药品说明书或文献研究提示该药治疗范围窄；④药物可能应用于肝功能损害患者，并且肝功能损害会对药物的药动学过程造成显著改变；⑤药物的代谢情况不明，且其他资料不足以证明肝脏清除为次要途径。

同时，当药物有如下特征时，一般不需要进行肝功能损害患者的药动学研究：药物完全通过肾脏途径消除；仅小部分药物（<20%）通过肝脏途径消除，且药物说明书或文献资料显示该药治疗范围宽；主要通过肺部清除的气态或挥发性药物；仅单剂量使用或预期不会应用于肝功能损害患者的药物。

（2）研究设计

1）肝损分级：Child-Pugh 分级是目前应用最广泛的肝功能分级方式，其根据两种临床特征（脑病、腹水）和三种实验室指标（血清白蛋白、血清胆红素和凝血酶原时间）对受试者进行分组，分为“轻度”“中度”和“重度”。由于这些观察指标均不是肝脏疾病的特异指标，采用该方法时，确定肝功能损害是导致 Child-Pugh 分级指标发生变化的原因是非常重要的。

2）试验人群：试验中招募的最常见的患者类型是病毒性肝炎或酒精性肝病患者，同时应设立试验内对照组，来自肝功能正常的目标患者人群。对照组应尽可能与肝功能损害患者在年龄、体重和性别方面相似。试验设计可采用基本全面研究设计，简化研究设计和群体药动学方法。基本全面研究设计即在 3 个 Child-Pugh 分级的患者和对照组中进行研究，每组中至少应包括 6 例可评价的受试者。简化研究设计一般应包括中度肝损患者，该结果也适用于分级为轻度的患者，但在重度患者中，不可按照该结果制定给药方案，该研究设计的对照组和中度肝损害组至少应各有 8 名受试者，以提供可评价的数据。如果在Ⅱ期和Ⅲ期临床试验中没有排除肝功能改变的患者，并且在患者中采集到了足够的 PK 信息，可以确定其 PK 特征，那么在Ⅱ期和Ⅲ期试验中的群体 PK 筛选可用于评估肝功能改变（作为协变量）对 PK 的影响。采用群体 PK 方法时，应对Ⅱ期和Ⅲ期研究中患者的脑病、腹水、血清胆红素、血清白蛋白和凝血酶原时间（Child-Pugh 分级组成部分）或者相似的一组肝功能指标进行评估。

3）给药方案：可以设计为单剂量或多剂量研究，当药物及其活性代谢物的浓度呈现线性和非时间依赖性的 PK 特征时，进行单剂量研究即可，当已知药物或者一种活性代谢物表现为非线性或者时间依赖性 PK 特征时，需要进行多剂量研究。一般推荐临床给药剂量作为研究中的适宜给药剂量，如果药物显示由于广泛的肝脏代谢而导致强大的首过效应，存在血药浓度增加会出现药物毒性的可能，则应降低肝脏损害患者的给药剂量。

4）样本采集：血浆样品采集的频度和持续时间应足够以准确评估药物和代谢产物的药动学特征，与对照人群相比，在肝脏损害患者的采血时间可能要延长。对于可以被肝脏大量摄取和高蛋白结合率的药物，需同时对前体药物和活性代谢产物的游离浓度和总浓度进行描述分析。

（3）数据分析　数据分析的主要目的是确定肝脏损害对药物及其活性代谢产物药动学过程的影响，据此评估是否需要在肝功能损害患者中进行剂量调整。

1）参数估算：对获得的血浆或尿药物浓度数据进行分析，计算药物及活性代谢产物的药动学参数，包括血浆药物浓度曲线下面积（*AUC*）、峰浓度（$C_{max}$）、终末半衰期（$t_{1/2}$）等。

2）药物 PK 与肝功能关系评估：由于肝功指标局限性，据此预测药物 PK 的改变十分困难，但仍可采用线性与非线性模型探索肝功能指标与药物 PK 参数之间的相互关系。

3）给药剂量推荐：肝损害研究的首要目的是推荐给药剂量，以使患者在出现肝脏疾病时可以适当调整给药剂量和给药间隔。首选置信区间方法进行分析，确定推荐剂量时基于以下考虑采用一般方法即可：

如果肝损害对药物 PK 的影响非常明显（如 *AUC* 增加两倍或更多），应在药品说明书中推荐进行剂量调整。在肝损害患者中，对于前药（即药物主要通过肝脏代谢后发挥活性），可能应该增加给药剂量，或者缩短给药间隔。

当如下情况之一被确定后，可以得出肝损害对药物 PK 无影响（指无临床意义的影响）的结论：①在研究开始之前，基于在研究药物［剂量-效应试验和（或）浓度-效应试验］中所获得的信息，确定了无影响范围；②*AUC* 和 $C_{max}$90% 置信区间落入标准的 80%～125% 范围，未发现不等效的其他信息。在通常只有少数受试者参加的肝损害研究中，证明 PK 参数维持在 80%～125% 的无影响范围是非常困难的。如果临床上可以找到支持更宽范围的证据，就有可能得出不需要进行剂量调整的结论。

**2. 肾功能损害受试者的药动学研究**　如果一种药物主要通过肾脏排泄消除，肾功能损害可能会导致其 PK 发生一定程度的改变，严重肾功能损害者尤为显著，因此，与肾功能正常的患者相比，这部分患者需要调整给药方案。

（1）需要对肾功能损害者进行药动学研究的情况　①肾损害可能明显的改变药物或活性代谢产物的 PK 特征。②药物和其活性代谢产物的治疗指数窄，或药物和其活性代谢产物主要通过肾脏消除。

以下情况不需要对肾功能损害患者进行药动学研究：治疗指数宽，主要通过肝代谢和胆汁排泄消除的药物和活性代谢产物；主要通过肺排泄的气态或挥发性药物和活性代谢产物；单剂给药的药物。

（2）研究设计

1）肾功能测定：一般通过测定肾小球滤过率对肾功能进行评估，以肌酐清除率的改变作为药物剂量调整的标准。根据肌酐清除率将肾功能分为 5 期，包括正常（＞80ml/min），轻度损害（50～80ml/min），中度损害（30～50ml/min），重度损害（＜30ml/min）和肾病末期（end-stage renal disease，ESRD）。

2）试验人群：当药物的药动学不受肾功能损害影响或者治疗指数宽无安全性顾虑时，可采用完整 PK 研究设计，为保证能够代表不同程度肾脏损害患者，应在 1～5 期中入选大约相同数量的对照组受试者和不同水平肾功能损害受试者，各个肾功能组年龄、性别、体重等相互之间应具有可比性。当有证据认为肾功能损害对 PK 的影响较小而不需要调整药物剂量时，可采用简化研究设计，只纳入正常肾功能和未进行透析的 ESRD 患者，若初步研究结果提示肾损伤患者需要进行剂量调整，应继续进行全面 PK 研究。此外，对参加Ⅱ期和Ⅲ期临床试验的受试者进行群体药动学评价，可以评估肾脏功能对药物 PK 的影响。以上各研究设计中肾功能对照组的受试者应能代表研究药物的目标患者人群。

3）给药方案：当有证据显示研究药物及其活性代谢产物呈线性和非时间依赖 PK 特征时，可进行单剂量研究。单剂量研究中，肾脏功能一般不会明显影响药物的峰浓度，因此参与研究的所有患者通常都可以给予相同剂量的药物。当研究药物或其活性代谢产物呈非线性或者时间依赖型 PK 时，则需要进行多剂量研究。多剂量研究中，为预防药物和代谢产物的蓄积，对于肾功能损害患者，应考虑随肾功能下降减少给药剂量和降低频度。同时，通常需要足够长的连续给药周期以便达到稳态，也可采用负荷剂量策略。

4）样本采集：应对血浆或全血及尿液中的原药及活性代谢产物进行分析，采集血、尿标本的频率和时间应足够长，以便准确评估原型药物及活性代谢产物的相关药动学参数。对于肾功能损害患者，药物血浆蛋白结合率常常会发生变化，当药物的蛋白结合率表现为浓度依赖，或受代谢产物及其他随时间变化的因素影响时，才需要测定每个样品中的游离药物浓度，否则，可从每位患者选取有限数量样品测定游离药物比例即可。

5）透析对药动学的影响：透析可显著改变药物的药动学特征，当相当部分药物或活性代谢产物被透析清除时，需要调整给药剂量，例如透析结束后给予补充剂量等。即使药物不是主要经肾脏途径消除，也有可能在透析过程中被排出。对可能用于接受透析治疗的ESRD患者的药物，应进行透析和非透析情况下的PK研究，以确定透析对药物及其潜在活性代谢产物清除的影响。对透析患者的PK研究可以与肾脏损害患者的PK研究整合在一起评估，也可以单独设计试验实施。通常只有在透析对药物或其活性成分消除无明显影响时才可以省略该部分研究。

（3）数据分析　①参数估算：对获得的血浆或尿药物浓度数据进行分析，计算药物及活性代谢产物的药动学参数，包括$AUC$、$C_{max}$和$t_{1/2}$等。②药物PK与肾功能关系评估：建立肾脏功能指标与相关PK参数之间关系的数学模型，用于预测药物在不同肾功能损伤患者中的PK参数，评价其PK特征。③给药剂量推荐：基于肾功能与药物PK关系模型预测结果推荐给药剂量，通常情况包括调整剂量、用药间隔或同时对两者进行调整，使药物及其活性代谢产物在肾功能损害患者中的药物浓度与正常肾功能患者相近。

**3. 老年受试者药代动力学研究**　老年人通常指年龄大于65岁的人群。与健康人相比，老年人生理学变化包括：①脂肪组织含量上升，无脂肪体重减少；②心输出量减少，重要脏器血流量也减少，肾功能减退，血浆白蛋白也减少；③组织器官萎缩，生理功能减退。这些生理学变化对药动学各方面均有一定影响，具体为：①胃肠血流量减少使得药物吸收减慢，肌肉萎缩导致肌注药物吸收减少；②脂肪组织含量增加使得脂溶性药物分布容积上升，水溶性药物分布容积下降；血浆蛋白减少使得游离药物浓度增加，更容易分布至组织中；③肝组织缩小使得肝脏代谢清除减少，原药浓度增加，代谢物浓度下降；④肾小球滤过率逐年降低，因而药物消除减慢，半衰期延长。因此，如果预期老年人为主要用药群体，或者前期研究发现年龄或肾功能对药动学有影响时，应考虑开展老年人药动学研究。

开展抗菌药物在老年人体内PK研究时，需注意两点：①通常开展单剂PK研究。不开展多剂研究的原因是避免潜在的不良反应，老年人不良反应发生率通常高于年轻人。②以年轻人为对照开展药动学研究时，需注意匹配，即对药动学有潜在影响的因素（如性别）在两组中分布尽量均衡。例如：开展左奥硝唑注射液在老年人体内药动学研究采用了该研究策略：先入组老年人受试者（年龄60～80岁，男性体重≥50kg，女性≥45kg），开展PK研究；然后按性别匹配年轻受试者（年龄19～45岁，体重入选标准同老年人，体重指数19～24kg/m$^2$），开展PK对照试验。

研究结果显示抗菌药物在老年人体内$AUC$达到年轻人$AUC$ 2倍甚至更多时，应考虑调整给药方案，以避免潜在不良反应。调整方法包括降低剂量或延长给药间隔等。

## （五）药动学数据处理

**1. 非房室模型法**　非房室模型法是一种基于统计矩理论的分析方法，假设药物末端以单指数消除，可以获得药时曲线下面积、峰浓度和半衰期等PK参数。开展新药早期临床研究时，应首先采用非房室模型法计算PK参数。该方法分析结果客观，受主观影响因素较少；缺点是不能提供药时曲线细节描述。采用非房室模型法计算PK参数时，受试者最好密集采样，覆盖吸收（针对血管外给药）、分布和消除等环节。受试者为稀疏采样时，需采用特殊方法（如自举法、基于群体药动学模型的模拟）才能计算非房室PK参数。根据单剂血药浓度数据可计算的非房室PK参数见表18-2-8。

**表18-2-8　单剂给药的血浆药动学参数（非房室模型法）**

| 名称 | 单位 | 解释 | 计算方法 | 适用范围 |
|---|---|---|---|---|
| $C_{max}$ | mg/L | 血药峰浓度 | 取实测值 | 1，2 |
| $T_{max}$ | h | 达峰时间 | 取实测值 | 1，2 |
| $AUC_{0-t}$ | mg·h/L | 给药开始即刻至$t$时刻药时曲线下面积$^+$ | 按线性梯形法则计算 | 1，2 |

续表

| 名称 | 单位 | 解释 | 计算方法 | 适用范围 |
|---|---|---|---|---|
| $AUC_{0-\infty}$ | mg·h/L | 给药开始后0小时至无穷大时药时曲线下面积 | $AUC_{0-last}+C_{last}/\lambda_Z$，$C_{last}$为末端点浓度 | 1，2 |
| $\lambda_z$ | 1/h | 末端消除速率 | 对末端点浓度-时间曲线按对数线性回归求算（至少取3点） | 1，2 |
| $T_{1/2}$ | h | 末端相半衰期 | $0.693/\lambda_Z$ | 1，2 |
| $MRT_{0-\infty}$ | h | 0小时至无穷大时平均滞留时间 | $AUMC_{0-\infty}/AUC_{0-\infty}$。AUMC为浓度与时间乘积在时间域上的积分，公式：$AUMC_{0-\infty}=AUMC_{last}+t_{last}\times C_{last}/\lambda_Z+C_{last}/\lambda_Z^2$ | 1，2 |
| $CL_t^{\&}$ | L/(h·kg)# | 总清除率 | 剂量/$AUC_{0-\infty}$ | 1 |
| $V_d^*$ | L/kg# | 表观分布容积 | $CL_t/\lambda_Z$ | 1 |
| MR | % | 代谢比率 | 代谢物$AUC_{0-\infty}$/原药$AUC_{0-\infty}\times100\%$ | 2 |

注1：1表示原药，2表示代谢物。
注2：#适用于给药剂量单位为mg/kg。如果给药剂量单位为mg，删除分母中的kg即可。
注3：+如果t时刻为末次可测定药物浓度的采样时间，通常要求$AUC_{0-t}/AUC_{0-\infty}>0.8$。
注4：& 如果药物为血管外给药，参数名称为$CL_t/F$，F表示生物利用度。
注5：＊如果药物为血管外给药，参数名称为$V_d/F$，F表示生物利用度。

如果受试者还有尿液和粪便药物浓度数据，可以计算与尿排出和粪便排出有关的PK参数。表18-2-9为反映尿排出的PK参数，反映粪便排出的PK参数与此类似。

**表18-2-9 反映尿排出的药动学参数**

| 名称 | 单位 | 解释 | 计算方法 | 适用范围 |
|---|---|---|---|---|
| $Ae_{t_1-t_2}\%$ | % | $t_1\sim t_2$小时区间尿中排泄率 | $t_1\sim t_2$时间段尿液排泄量/剂量 | 1 |
| $Ae_{0-t}\%$ | % | $0\sim t$区间尿中排泄率 | $0\sim t$时间段尿液排泄量累积值/剂量 | 1 |
| $CL_r$ | L/(h·kg)# | 肾清除率 | $U_{0-last}/AUC_{0-last+}$ | 1，2 |
| $U_{t_1-t_2}$ | mg/kg# | $t_1\sim t_2$小时区间尿中排泄量 | $t_1\sim t_2$时间段尿液浓度×尿体积 | 1，2 |
| $U_{0-t}$ | mg/kg# | $0\sim t$小时区间尿中排泄量 | $0\sim t$时间段的各段尿液排泄量之和 | 1，2 |

注1：1表示原药，2表示代谢物。
注2：#适用于给药剂量单位为mg/kg。如果给药剂量单位为mg，删除分母中的kg即可。
注3：+last表示最后一次采样时刻。

多剂给药时，根据血药浓度数据可计算的PK参数，见表18-2-10。

**表18-2-10 多剂给药的血浆药动学参数、解释及计算方法**

| 名称 | 单位 | 解释 | 计算方法 | 适用范围 |
|---|---|---|---|---|
| $AUC_{0-\tau}$ | mg·h/L | 给药开始即刻至τ时刻药时曲线下面积 | 按线性梯形法则计算 | 1，2，a |
| $AUC_{0-\infty}$ | mg·h/L | 给药开始即刻至无穷大时药时曲线下面积 | $AUC_{0-last}+C_{last}/\lambda_Z$，$C_{last}$为末端点浓度 | 1，2，a |
| $C_{av}$ | mg/L | 坪浓度 | $AUC_{0-\tau,ss}/\tau$ | 1，2，b |
| $CL_{ss}^{\&}$ | L/(h·kg)# | 稳态清除率 | 剂量/$AUC_{0-\tau}$ | 1，b |
| $CL_t^{\&}$ | L/(h·kg)# | 总清除率 | 剂量/$AUC_{0-\infty}$ | 1，a |
| $C_{max}$ | mg/L | 血药峰浓度 | 取实测值 | 1，2a |
| $C_{min}$ | mg/L | 谷浓度 | 末次给药开始即刻至τ时刻之间最低血药浓度 | 1，2，b |
| FD | % | 波动度 | $(C_{max,ss}-C_{min})/C_{av}\times100\%$（$C_{max,ss}$为末次给药峰浓度） | 1，2，b |

续表

| 名称 | 单位 | 解释 | 计算方法 | 适用范围 |
| --- | --- | --- | --- | --- |
| $MRT_{0-\infty}$ | h | 0小时至无穷大时平均滞留时间 | 公式：$\frac{AUMC_{0-\tau}+\tau\cdot(AUC_{0-\infty}-AUC_{0-\tau})}{AUC_{0-\tau}}$<br>$AUMC_{0-\tau}$为浓度与时间乘积在时间域上的积分 | 1，2，b |
| $R$ | \ | 积累系数 | 有4种算法：①$AUC_{0-\tau}$（末次给药）/$AUC_{0-\tau}$（首次给药）；②$C_\tau$（末次给药）/$C_\tau$（首次给药）；③$C_{max}$（末次给药）/$C_{max}$（首次给药）；④$1/(1-e^{-\lambda z\cdot\tau})$ | 1，2 |
| $T_{1/2}$ | h | 末端相半衰期 | $0.693/\lambda_Z$ | 1，2，a |
| $T_{max}$ | h | 达峰时间 | 取实测值 | 1，2，a |
| $V_d^{\&}$ | L/kg# | 表观分布容积 | $CL_t/\lambda_Z$ | 1，a |
| $V_{ss}^{\&}$ | L/kg# | 稳态表观分布容积 | $MRT_{0-T}\times CL_{ss}$ | 1，b |
| $\lambda_Z$ | 1/h | 末端消除速率 | 对末端点浓度-时间曲线按对数线性回归求算（至少取3点） | 1，2，a |

注1：1表示原药；2表示代谢物；a表示首次给药和末次给药均计算；b表示仅适用于末次给药。
注2：#适用于给药剂量单位为mg/kg。如果给药剂量单位为mg，删除分母中的kg即可。
注3：& 如果药物为血管外给药，参数名称需添加“/F”，F表示生物利用度。

**2. 房室模型法** 该法是一种根据房室模型理论计算PK参数的方法。需事先通过模型嵌合获得最佳房室模型结构（大部分数据点落在拟合曲线上），然后计算PK参数。该分析方法获得的参数虽有些主观，但能描述药时曲线细节，是群体药动学模型法的基础。本部分列出针对单药的房室模型参数，包括一房室模型参数（表18－2－11）和二房室模型参数（表18－2－12）。对于原药-代谢物、血液-尿/粪排出等综合房室模型，需事先建立模型，然后再估算参数。

**表18－2－11 一房室模型计算PK参数及其解释**

| 名称 | 单位 | 解释 | 备注 |
| --- | --- | --- | --- |
| $CL^{\&}$ | L/(h·kg)# | 清除率 | |
| $V^{\&}$ | L/kg# | 中央室分布容积 | |
| $K_a$ | 1/h | 吸收速率 | 适用于血管外给药（如口服） |
| $T_{lag}$ | h | 吸收延迟时间 | 适用于血管外给药（如口服） |

注1：#适用于给药剂量单位为mg/kg。如果给药剂量单位为mg，删除分母中的kg即可。
注2：& 如果药物为血管外给药，参数名称需添加“/F”，F表示生物利用度。
注3：表中所示参数均通过模型拟合得到。

**表18－2－12 二房室模型计算PK参数、解释和计算方法**

| 名称 | 单位 | 解释 | 计算方法 |
| --- | --- | --- | --- |
| $CL^{\&}$ | L/(h·kg)# | 清除率 | 参数估算得到 |
| $V_1^{\&}$ | L/kg# | 中央室分布容积 | 参数估算得到 |
| $V_2^{\&}$ | L/kg# | 外周室分布容积 | $Q/K_{21}$，$K_{21}$根据参数估算得到 |
| $Q^{\&}$ | L/(h·kg)# | 房室间清除率 | $K_{21}\times V_2$，$K_{21}$根据参数估算得到 |
| $K_a^{\Delta}$ | 1/h | 吸收速率常数 | 参数估算得到 |
| $T_{lag}^{\Delta}$ | h | 吸收延迟时间 | 参数估算得到 |
| $T_{1/2,\alpha}$ | h | 分布相半衰期 | $0.693/\alpha$，根据参数估算得到$\alpha$（分布相速率） |
| $T_{1/2,\beta}$ | h | 消除相半衰期 | $0.693/\beta$，根据参数估算得到$\beta$（消除相速率） |

注1：#适用于给药剂量单位为mg/kg。如果给药剂量单位为mg，删除分母中的kg即可。
注2：& 如果药物为血管外给药（如口服），参数名称需添加“/F”，F表示生物利用度。
注3：Δ适用于血管外给药（如口服）。

用房室模型和非房室模型法计算 PK 参数的常见软件包括 Phoenix WinNonlin、3P87（3P97）、DAS、PKBP-N1 和 NDST 等。

**3. 群体药动学模型法** 群体药动学是一种药动学模型与统计模型相结合的分析方法，它将受试者个体特征与药动学参数联系起来，作为患者临床个体化给药的依据。由于该方法可以定量描述各种影响因素对药动学的影响，因而在临床药动学中应用广泛，特别是研究对象为患者的临床Ⅱ期和Ⅲ期研究。

首先，确定建模数据来源。临床Ⅰ期结束后可以收集各阶段数据用于建模。临床Ⅲ期结束后可以收集临床Ⅰ期~Ⅲ期数据建立群体药动学模型。收集浓度数据和协变量数据，建立数据集。协变量是指对浓度可能有影响且客观存在的独立变量，如人口统计学、实验室检查、合并用药、基础疾病、食物等。通常将协变量基线值纳入数据集用于建模。构建好的数据集示例如表 18－2－13 所示。数据集构建完成后需进行检查，确保数据准确和完整。

**表 18－2－13 群体药动学数据集示例**

| C | DataSec：PPK Study | | | | | | | |
|---|---|---|---|---|---|---|---|---|
| C | ID | TIME | AMT | EVID | DV | MDV | FOOD | AGE |
| C | | h | mg | | mg/L | | | Year |
| | 1 | 0 | 250 | 1 | . | 1 | 0 | 25 |
| | 1 | 0.5 | . | 0 | 1.997 | 0 | 0 | 25 |
| | 1 | 1 | . | 0 | 2.362 | 0 | 0 | 25 |

注：ID 受试者编号，TIME 时间，AMT 剂量，EVID 事件编号，DV 浓度，MDV 数据缺失标记，FOOD 进餐，AGE 年龄，C 为注释符。

其次，采用房室模型法建立药动学模型，作为群体药动学基础模型的母核。然后，构建描述个体间随机效应数学模型，描述 PK 参数在不同受试者之间差异。模型主要包括乘法模型［公式（18－2－7）］和加法模型［公式（18－2－8）］。其中，$P_{tv}$和$P_{ind}$分别为参数典型值和个体值，$\eta$为随机效应，符合均值为 0，方差为$\omega^2$正态分布。由于 PK 参数通常符合对数正态分布，因而乘法模型应用较多。

$$P_{ind} = P_{tv} \times \exp(\eta) \quad (18-2-7)$$

$$P_{ind} = P_{tv} + \eta \quad (18-2-8)$$

构建残留随机效应数学模型，描述未知因素导致的拟合值与观测值之间的差异。未知因素是指测定误差、不同的试验操作人员、模型本身错误等。常见模型形式包括加法模型［公式（18－2－9）］、比例模型［公式（18－2－10）］和混合模型［公式（18－2－11）］，后二者在实际应用中较多。

$$\text{Obs} = \text{Pred} + \varepsilon \quad (18-2-9)$$

$$\text{Obs} = \text{Pred} \times (1 + \varepsilon) \quad (18-2-10)$$

$$\text{Obs} = \text{Pred} \times (1 + \varepsilon_1) + \varepsilon_2 \quad (18-2-11)$$

建立固定效应模型，用于描述协变量对 PK 参数的影响。通常采用线性模型或幂模型描述协变量与 PK 参数间的关系，针对连续型变量的线性模型和幂模型分别见公式（18－2－12）和公式（18－2－13），针对离散变量的幂模型见公式（18－2－14）。常采用逐步法实施协变量筛选，构建最终固定效应模型。

$$P_{ind} = P_{tv} + \theta \times (\text{Cov} - \text{Cov}_{median}) \quad (18-2-12)$$

$$P_{ind} = P_{tv} \times (\text{Cov}/\text{Cov}_{median})^{\theta} \quad (18-2-13)$$

$$P_{ind} = P_{tv} \times \theta^{\text{Cov}} \quad (18-2-14)$$

通常采用一级条件估算法（FOCE）或含交互作用的一级条件估算法（FOCEI）估算群体药动学参数，用贝叶斯反馈获得每位受试者 PK 参数值。获得的最终模型用自举法或可视化预测检查进行验证，证明参数估算结果稳定可靠。

由于群体药动学模型法涉及大量计算，通常用软件实现。常用软件包括 NONMEM、Phoenix NLME 和 PDx-Pop，此外还有 PsN、Xpose、Pirana、Monolix 和 nlmixr 等。

## 三、临床药效学研究

### （一）临床疗效

临床疗效是指在治疗后访视时对患者临床治疗反应结果的最终判断，是基于比较患者用药前和治疗结束后访视时的症状、体征及相关实验室检查指标的基础上获得，其评价时间点依据临床试验的目标适应证而定。具体判定分类如下：

**1. 临床治愈** 患者在治疗结束后访视时所有入选时的症状、体征均已消失或完全恢复正常，且影像学和实验室检查等非微生物学指标均已恢复正常。对于某些适应证，若在治疗结束访视时仍观察到一些临床症状或体征，或仍存在一些实验室检查指标的异常，经医生判断为正常生理状态下或感染后存在，而不是提示活动的感染，仍可判断为临床治愈。

**2. 临床无效** 患者在治疗结束后访视时所有入选时的症状、体征持续或不完全消失或恶化；或者出现了这一疾病的新的症状或体征和（或）使用了其他的针对这一疾病的抗菌治疗措施。

### （二）微生物学疗效

微生物学疗效评价主要用于抗感染药物。主要是指在完成治疗并经过恰当时间的访视后，根据最终确定的微生物学转归情况及敏感性测定情况对细菌清除、敏感及耐药情况的分析和判断，以细菌培养结果为依据。需要注意的是，纳入微生物学疗效的细菌应该被认为是该感染性疾病的致病菌。疗效分析结果包括细菌清除情况和药物敏感性测定。

**1. 细菌清除情况**

（1）清除 治疗后来自原感染部位的标本未培养出原感染的致病菌。

（2）假定清除 对于临床疗效为治愈的患者，若疾病症状体征的消失使得可培养的材料无法获取（如痰液、皮肤脓液或分泌物），或者获取标本的方法对于康复的患者而言侵袭性过强，则认为细菌学结果为假定清除。

清除和假定清除合并用于计算清除率。

（3）未清除 治疗后来自原感染部位的标本仍培养出原感染的致病菌。

（4）假定未清除 对于临床治疗无效的患者，若无法获得标本培养结果，则认为细菌学结果为假定未清除。

未清除和假定未清除合并用于计算未清除率。

（5）其他 二重感染、复发、定植、菌群交替也是微生物转归的常见结果，在进行微生物学疗效评价时也应进行关注。

**2. 药物敏感性测定** 对于临床试验中获得的临床分离株，应采用纸片法和微量肉汤稀释法进行试验药和对照药物的敏感性测试，分析 $MIC_{50}$、$MIC_{90}$和 $MIC$ 分布范围等。同时应该对菌株耐药情况进行分析，包括耐药率、耐药基因等。

### （三）综合疗效

综合疗效是对临床结果和细菌学结果综合考虑后所进行的评价，分为痊愈和无效。

**1. 痊愈患者** 在治疗结束后访视时临床治愈，且细菌清除或假定清除。

**2. 无效患者** 在治疗结束后访视时临床无效或者细菌未清除、假定未清除和部分清除，或者两者兼有。如果患者临床和细菌学结果中的某项为无效而另一项缺失，则综合疗效应为无效。

### （四）疗效数据处理

**1. 数据统计** 对每个时间点的疗效数据进行描述性统计。以临床疗效为例，分别统计临床治愈和临床无效的例数，并计算相应百分比。

观察疗效的时间点有多个时（如给药后 1 周、给药后 2 周），研究对象仅有 1 组且目的是比较用药后是否比用药前有所改善时，可以采用重复测量方差分析、多水平模型或广义估计方程。研究对象分为 2 组或多组，目的是比较各时间点之间差异和组间差异时，仍可以采用前述三种分析方法。

**2. 寻找疗效影响因素** 影响因素包括给药方案、PK 参数、人口统计学、实验室检查指标、合并用药、基础疾病等。如果疗效数据为二分类（如临床治愈和临床无效），采用 Logistic 回归寻找疗效影响因素［公式（18－2－15）］，通常先开展单因素分析，然后再做多因素分析。

$$P_{\text{Clinical effect}}(\%) = \frac{1}{1+e^{-(\text{Slope}\times\text{Factor}+\text{Intercept})}} \times 100\% \qquad (18-2-15)$$

如果疗效数据为多分类且各水平间存在顺序关系（例如细菌清除、假定清除、假定未清除和未清除），采用有序多分类 Logistic 回归模型寻找影响因素［公式（18－2－16）］。其中，$p$ 为独立概率，下标表示取值水平，$\alpha$ 为截距，$\beta$ 为斜率，$x$ 为影响因素。

$$\begin{cases} p_1 = \dfrac{1}{1+e^{-(\alpha_1+\beta x)}} \\ p_i = \dfrac{1}{1+e^{-(\alpha_i+\beta x)}} - \dfrac{1}{1+e^{-(\alpha_{i-1}+\beta x)}} (2 \leqslant i \leqslant n-1) \\ p_n = 1 - \dfrac{1}{1+e^{-(\alpha_{n-1}+\beta x)}} \end{cases} \qquad (18-2-16)$$

使用 SPSS、R 或 Matlab 软件可完成疗效数据分析工作。

## 四、药动学/药效学研究

动物和体外 PK/PD 研究尚不能完全反映抗菌药物临床 PK/PD 关系，开展临床 PK/PD 研究，可以为临床治疗方案提供更准确依据。抗菌药物临床 PK/PD 研究包括 PK 研究、PD 研究和 PK/PD 分析，PK 和 PD 研究在前文已进行详细介绍，本小结主要详述 PK/PD 分析方法。

### （一）临床 PK/PD 指数及靶值

临床常用的 PK/PD 指数包括 $AUC_{0-24}/MIC$、$C_{max}/MIC$ 和 $\%T>MIC$，此外还有 $\%T>C_T$（适用于 β-内酰胺酶抑制剂）。针对游离浓度的 PK/PD 指数主要包括 $fAUC_{0-24}/MIC$、$fC_{max}/MIC$ 和 $\%fT>MIC$，其中 $f$ 为游离分数。计算 PK/PD 指数时，PK 参数通常由患者群体药动学研究获得，$MIC$ 数据来自患者自身感染病原菌。

寻找临床 PK/PD 指数时，自变量为 PK/PD 指数，因变量为疗效。如果疗效为二分类（如临床治愈和临床无效），采用 Logistic 模型进行拟合。如果疗效为多分类（如细菌清除、假定清除、假定未清除和未清除），采用有序多分类 Logistic 模型进行拟合。将相关系数 $R^2$ 最高、赤池信息判据（AIC）较低且能够被解释的 PK/PD 指数作为预测疗效的最佳 PK/PD 指数。

获取 PK/PD 靶值有两种方法：①指定疗效成功概率目标（通常取 90%），根据 Logistic 回归模型将对应 PK/PD 指数数值作为靶值；②采用分类回归树（classification and regression trees，CART），并结合受试者工作特征曲线（receiver operating characteristic curve，ROC）和列联表分析，获取 PK/PD 靶值。最好在 PK/PD 分析计划书规定采取何种方法。

临床 PK/PD 靶值对药物治疗方案最具有指导价值，但在临床研究中，同时获取 PK 和 PD 数据往往比较困难，且纳入分析的细菌种类和数量可能缺失代表性，导致不能获得准确的临床 PK/PD 结果，此时需充分考虑非临床 PK/PD 分析结果。不少研究显示，抗菌药物动物或体外研究获得的 PK/PD 靶值与临床 PK/PD 靶值接近。

### （二）评价临床给药方案

采用 PK/PD 研究结果评价抗菌药物不同给药方案的基本方法为，计算不同给药方案的 PK/PD 指数值，将其与 PK/PD 靶值进行比较。由于临床 PK/PD 靶值在临床研究阶段不易获得，前期通常采用体外或动物等非临床 PK/PD 研究中获得的靶值，或直接参考同类药物靶值。

**1. 给药方案设置** 临床上抗菌药物通常多次给药，因而 PK/PD 研究中常模拟多剂给药，分析稳态时 PK/PD 指数。如果给药方案包含负荷给药，应同时关注负荷给药期和维持给药期的 PK/PD 指数。如果研究药物为序贯给药，建议同时关注静脉给药和口服阶段的 PK/PD 指数。

给药方案（包括剂量和给药间隔）应针对患者，在临床允许范围内进行设置。可以在临床试验使用的给药方案基础上多设置一些方案，评价给药方案因素对 PK/PD 指数的影响。对于 PK/PD 指数为 $AUC/MIC$ 的抗菌药物，剂量为主要影响因素，其次为给药间隔。抗菌药物 PK/PD 指数为 $C_{max}/MIC$ 时，剂量为主要影响因素，其次为静滴时间。抗菌药物疗效为时间依赖性时，静滴时间对 PK/PD 指数影响较显著，其次为给药间隔。

如果待研究的给药剂量在临床试验中没有测试过，有两种解决方法：①根据事先建立的群体药动学模型进行模拟推算；②$AUC$ 和 $C_{max}$ 等暴露型参数根据最邻近剂量研究结果按比例推算，房室模型计算的 PK 参数取最邻近剂量研究结果。此法适用于 PK 为线性特征的药物。

**2. 单点估计法** 该方法是一种通过计算 PK/PD 指数优化临床用药方案的方法。只要获得药动学和 MIC 信息就可以计算 PK/PD 指数，不要求是否有 PK/PD 靶值。如果抗菌药物为浓度依赖性，通常计算的 PK/PD 指数包括 $AUC_{0-24}/MIC_{50}$、$AUC_{0-24}/MIC_{90}$、$C_{max}/MIC_{50}$ 和 $C_{max}/MIC_{90}$。如果抗菌药物为时间依赖性，通常计算 $\%T>MIC_{50}$ 和 $\%T>MIC_{90}$。如果预测疗效最佳 PK/PD 指数针对游离浓度，则用游离浓度 PK 参数计算 PK/PD 指数。PK 参数来自健康受试者或患者，PD 参数为目标病原菌 $MIC_{50}$ 或 $MIC_{90}$，来自体外药效学研究中 $MIC$ 分布结果。体外药效学的病原菌株分离自Ⅱ、Ⅲ期临床试验目标适应证患者时获得的 PD 参数更具有临床参考价值。单点估计法特点是 PK 和 PD 均为单点估计值，未考虑 PK 参数个体间及个体内变异以及细菌 $MIC$ 分布。在有 PK/PD 靶值的情况下，该方法计算结果说服力比蒙特卡洛模拟结果弱一些。

计算 $AUC/MIC$ 时，$AUC$ 通常取算术平均值，然后除以 $MIC$ 得到 $AUC/MIC$。$C_{max}/MIC$ 计算方法与此类似。计算 $\%T>MIC$ 的方法为：当 $MIC$ 低于药时曲线最低浓度时，$\%T>MIC$ 为 100%；$MIC$ 高于峰浓度时，$\%T>MIC$ 为 0；$MIC$ 介于最低浓度与峰浓度之间时，求算 $MIC$ 水平直线与药时曲线交点，分别用 $t_1$ 和 $t_2$ 表示，则：

$$\%T > MIC = \frac{|t_2 - t_1|}{\tau} \times 100\% \qquad (18-2-17)$$

其中，$\tau$ 表示给药间隔。需采用房室模型参数计算 $\%T>MIC$。不同给药方式和不同房室模型下的药时曲线公式不同，因而 $\%T>MIC$ 计算公式也不一样。多剂稳态时一房室静脉滴注 $\%T>MIC$ 计算方法见公式（18－2－18）。

$$\%T > MIC = \frac{1}{\tau}\cdot\left\{T + \frac{V}{CL}\cdot\ln\left[\left(\frac{Dose}{MIC\cdot CL\cdot T} - 1\right)\left(\frac{1 - e^{-\frac{CL}{V}\cdot\tau}}{e^{-\frac{CL}{V}\cdot T} - e^{-\frac{CL}{V}\cdot\tau}} - e^{-\frac{CL}{V}\cdot T}\right)\right]\right\}\times 100\% \qquad (18-2-18)$$

**3. 蒙特卡洛法** 蒙特卡洛法是一种将概率作为研究对象的数值模拟方法。在抗菌药物 PK/PD 研究中，通过 PK 和（或）PD 抽样来推断 PK/PD 指数分布特征，并与靶值相比较，为临床给药方案提供概率决策。PK 参数来自健康受试者或患者，需获得均值和变异，PD 信息来自体外药效学研究 $MIC$ 分布。靶值来自非临床或临床 PK/PD 研究结果。具体包括：

（1）达标概率（probability of target attainment，PTA） 指 $MIC$ 取特定水平时 PK/PD 指数达到靶值的概率。以 $AUC_{0-24}/MIC$ 为例，首先对 $AUC_{0-24}$ 分布特征进行判定，判断该参数符合正态分布还是对数正态分布。然后，$AUC_{0-24}$ 按最佳分布产生随机数，计算 $AUC_{0-24}/MIC$，统计该指数超过靶值个数并计算占总体百分比，得到达标概率。由于模拟 5000 次以上时计算结果趋于稳定，故随机数常设为 5000 次或 10000 次。PTA≥90% 时，提示抗菌药物治疗细菌感染（$MIC$ 不高于设定水平）可预期获得良好疗效。

达标概率特点是数值受 $MIC$ 影响显著，与细菌种类无关。根据 PK 参数和靶值信息就可以计算达标概率。通常将达标概率≥90% 时 $MIC$ 范围最高值作为 PK/PD 界值。如果该界值≥$MIC_{90}$，提示细菌对抗菌药物敏感；如果界值≤$MIC_{50}$，提示细菌对抗菌药物不敏感。综合分析 PK/PD 界值和体外流行病学界值，还可用于制定抗菌药物临床折点。

通常采用画图方式示意达标概率，典型的 PK/PD 指数达标概率示意图如图 18－2－2 所示。

（2）累积响应百分率 累积响应百分率（cumulative fraction of response，$CFR$）是指 $MIC$ 取特定分布时 PK/PD 指数达到靶值的概率。和 $PTA$ 区别在于，$MIC$ 需按离散分布产生随机数，其余过程与达标概率计算相同。累积响应百分率≥90% 时，提示抗菌药物治疗该细菌所致感染预期取得较好效果。该指标特点是结果不受 $MIC$ 数值影响，与细菌种类密切相关。同一个药物对不同细菌的靶值和 $MIC$ 分布不同，导致累积响应百分率不同。累积响应百分率与达标概率的关系可用公式（18－2－19）描述，其中 $F_i$ 表示 $MIC$ 分布频率。

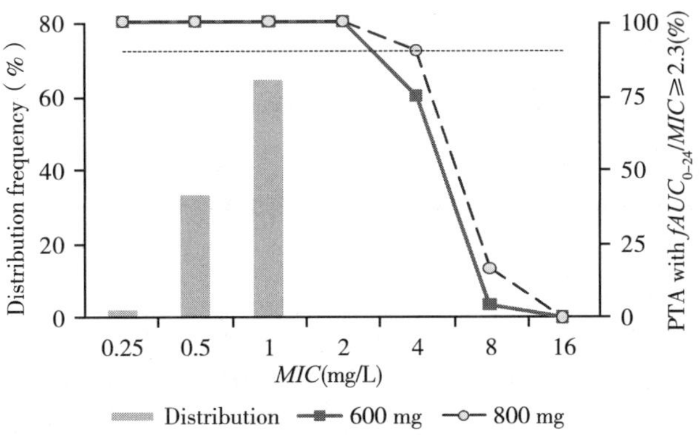


**图 18-2-2　某抗菌药物对甲氧西林耐药金黄色葡萄球菌 $fAUC_{0-24}/MIC$ 达标概率**

直方柱为 *MIC* 分布频率，对应左纵坐标；折线为达标概率，对应右纵坐标；水平点状线表示 90% 达标概率

$$CFR(\%) = (\sum_{i=1}^{n} PTA_i \times F_i) \times 100\% \qquad (18-2-19)$$

实现蒙特卡洛法的常用软件包括水晶球、Risk 软件，其次还有 Matlab 和 R 软件等。

## （三）实例

### 苹果酸奈诺沙星胶囊在成人社区获得性肺炎患者中的药动学及药动学/药效学研究

**1. 研究目的**　阐明苹果酸奈诺沙星胶囊在成人社区获得性肺炎患者中的药动学特征，建立 PPK 模型定量考察患者生理和病理情况下对该药体内过程的影响，结合体外药效学结果，建立 PK/PD 模型，通过 Monte Carlo 模拟评价不同给药方案，为该药临床合理应用提供依据。

**2. 研究设计**　苹果酸奈诺沙星胶囊在成人社区获得性肺炎患者中的药动学研究分为两部分，第一部分为全程药动学研究，在Ⅱ期临床研究中进行。采用开放试验设计，12 例受试者口服苹果酸奈诺沙星胶囊 500mg，另 6 例口服该药 750mg，均每日一次，连续口服 7～10 天，末次给药后 72 小时内在不同时间点采集受试者血浆、尿液测定其药物浓度，采用 WinNonlin 软件以非房室模型和二房室模型分析法计算各项药动学参数。

第二部分为奈诺沙星群体药动学研究，该研究整合 4 部分数据来源建立数据库构建 PPK 模型，包括：

（1）苹果酸奈诺沙星胶囊在健康受试者中密集采样的血药浓度数据，具体研究设计可见前文实例中介绍。

（2）Ⅱ期临床研究中 CAP 患者全程药动学研究中的血药浓度数据。

（3）Ⅱ期临床研究中稀疏采样的 CAP 患者的血药浓度数据。本研究组包括从Ⅱ期临床研究受试者中随机选取的 120 例自愿参加受试者，包含 750mg 给药组、500mg 给药组和对照组，每日一次，连续口服 7～10 天。入选受试者被随机分为两组，进行稀疏采血。

（4）Ⅲ期临床研究中稀疏采样的 CAP 患者的血药浓度数据。

共入选 113 例 CAP 患者进入 PPK 研究（包括第一部分中 18 例全程 PK 试验的 CAP 患者），测得 463 份血样中的药物浓度，并整合Ⅰ期临床研究中健康受试者的血药浓度数据，采用 NONMEM 程序、PDxPOP 软件、R 程序包和 XPOSE 程序建立 PPK 模型并做验证。

苹果酸奈诺沙星胶囊药动学/药效学研究中，患者个体血药浓度数据根据所建立的 PPK 模型，通过贝叶斯反馈获得，随后采用 WinNonlin 软件计算药动学参数。药效学数据为研究单位前期获得的包括肺炎链球菌、流感嗜血杆菌、金黄色葡萄球菌等共计 302 株细菌的药敏结果。以喹诺酮类药物对肺炎链球菌的 PK/PD 靶值 $C_{max}/MIC \geq 5$，$AUC_{24h}/MIC \geq 25$ 为预期可获得良好临床和微生物疗效的靶标，进行蒙特卡洛模拟，计算不同给药方案 PTA 和 CFR，对该给药方案进行评价。

**3. 研究结果**　建立了稳定性良好的 PPK 模型用于探究药物在患者体内的药动学特征，PPK/PD 分析显示，苹果酸奈诺沙星 500mg 以及 750mg 口服每日一次，连续 7～10 天治疗 CAP 患者预期可获得良好临床和微生物疗效。

## 五、抗菌药物治疗药物监测

治疗药物监测（therapeutic drug monitoring，TDM）通过测定患者治疗用药的血或其他体液浓度，以药动学原理和计算方法拟订最佳的适用于不同患者的个体化给药方案，包括药物剂量、给药间期和给药途径，以提高疗效和降低不良反应，从而达到有效而安全治疗的目的，是临床药理学的重要组成部分。

### （一）血药浓度和药理效应的关系

药物经吸收进入人体，由血循环到达作用部位或受体并达一定浓度后，才能产生相应的药理作用。一般而言，药物疗效高低及维持时间的长短取决于作用部位的活性药物浓度，而血液中的药物浓度与细胞外液及细胞内的药物浓度形成了动态平衡，因此血药浓度水平可间接地反映作用部位药物浓度。

由于患者间存在个体性差异，生理、病理状态不同，对某一药物以相同剂量和同一途径给药后，在不同患者中的血药浓度和临床疗效可有显著差异。患者的年龄、体重、疾病状态、遗传因素、饮食和合并用药等均可使药物体内过程发生重要变化，从而影响药物在体内的吸收、分布、代谢和排泄过程，以致血药浓度各异，其药理效应亦不同，直接影响药物的疗效及安全性。众多临床实践也证明药物的疗效，即药理效应的强弱与血药浓度密切有关，因此进行治疗药物监测可以获得个体药物浓度，从而正确评估药理作用，为患者制定个体化给药方案，提高疗效并降低毒性反应。

### （二）治疗药物监测的适应证

抗菌药物需进行TDM，主要为治疗指数低、毒性大的药物，这类药物即治疗浓度范围与中毒浓度甚为接近者。由于血药浓度的个体差异，在治疗剂量下即可因血药浓度过高而发生毒性反应，也可因血药浓度过低而无治疗效果。如氨基糖苷类中庆大霉素、阿米卡星等，以及氯霉素、万古霉素等均属此类药物。

### （三）血药浓度监测与给药方案个体化

测定血药浓度并根据其结果制订个体化给药方案是TDM中最常用的方法。可参照各类药物的有效治疗浓度范围拟定适用于不同个体的给药方案。

（1）峰-谷浓度法，以氨基糖苷类庆大霉素为例，如测定峰浓度过高，即可减少每日给药总量；如谷浓度过高，则可延长间期。

（2）药动学分析方法，常用的方法包括：①稳态一点法：仍以庆大霉素为例，在首次静脉滴注给药后收集3次血标本，采集标本时间需超过2~3个半衰期，然后将测定结果按一室模型计算其表观分布容积（$V_d$）、给药间期（$T$）和给药剂量（$K_0$），即可按此结果制定个体化给药方案，经给药3~4个剂量后，可测定血峰、谷浓度，如在期望值内，则采用此治疗方案，如不在期望值内，则可按峰-谷浓度法再略加调整；②贝叶斯（Bayesian）反馈法：当给予初始剂量后未获得预定的治疗效果时，采集患者的稳态谷浓度，利用Bayesian反馈程序，估算得到患者的个体药动学参数，之后结合下一剂给药剂量和时间间隔计算血药浓度预测值，根据该预测值对给药方案进行调整，以上方法均需在疗程中重复测定峰、谷浓度1~2次，如未达预期结果，可再次调整，直至建立最适宜的给药方案。

### （四）浓度测定方法介绍

抗菌药物TDM的方法必须具有灵敏度高、特异性强和快速的特点，以适应及时更改给药方案的要求，其结果也不应受联合用药的影响。目前在临床上常用的方法包括如下几种。

**1. 色谱法**　目前被广泛采用的是高效液相色谱法，该方法使用范围广、测定迅速、灵敏度高、特异性强，但测定前需要建立分析方法，且样本处理过程较为繁琐。

**2. 免疫法**　包括放射免疫法、酶免疫法、荧光免疫法，该类方法具有快捷、灵敏度高、专一性强、样本使用量少等优点，但其要求的特殊仪器和试剂价格较高，一般临床实验室难以普遍采用。

**3. 微生物测定法**　该方法根据抗菌药物抑制细菌生长所产生的抑菌圈大小与剂量的对数呈线性关系的原理而设计，操作无需特殊仪器及设备，但专一性较差，易受合并用药的影响，且测定所需时间较长。

**4. 质谱法** 用电场和磁场将运动的离子按质荷比分离后进行检测的方法。该方法灵敏度高，样品用量少，分析速度快，最低定量限可达到 pg 级。缺点是仪器结构复杂，价格昂贵。

## （五）实例

### 万古霉素治疗药物浓度与其疗效和安全性的相关性研究

**1. 研究目的** 通过万古霉素治疗药物浓度与该药的临床疗效、微生物疗效以及肾毒性等安全性的相关性分析，探讨我国感染患者应用万古霉素后血药谷浓度的有效性和安全性区间，为提高疗效、降低毒副反应、促进临床合理应用提供科学依据。

**2. 研究设计** 本研究为前瞻性、多中心、开放性的临床观察性研究，研究单位包括上海地区 13 家医院，于 2012 年 2 月至 2015 年 11 月期间共入组 503 例患者，包括 395 例成人和 108 例儿童，均为已诊断为耐甲氧西林葡萄球菌等革兰阳性球菌感染并已采用万古霉素治疗的患者。所有入组受试者都应有完整的临床及微生物学证据，且应用万古霉素治疗大于 5 天。万古霉素初始治疗方案为：对肌酐清除率（CrCl）> 50ml/L 的患者为 1g，12 小时给药一次；CrCl 10 ~ 50ml/L 者为 1g，24 ~ 96 小时给药一次；CrCl < 10ml/L 者为 1g，4 ~ 7 天给药一次。根据万古霉素 TDM 结果进行给药方案调整，一般革兰阳性球菌感染患者万古霉素谷浓度目标范围为 10 ~ 15mg/L，严重感染患者万古霉素谷浓度目标范围为 15 ~ 20mg/L。

万古霉素血药谷浓度标本和峰浓度标本采集时间分别为万古霉素第 4 ~ 5 剂给药前和给药后 0.5 ± 0.5 小时，CrCl < 30ml/min 的肾功能重度减退患者（包括正在接受血液透析和腹膜透析治疗的患者）则分别采集于万古霉素第 2 剂给药前后（0.5 ± 0.5）小时。采用化学发光微粒子免疫分析法进行血样本药物浓度测定，检测范围为 3.00 ~ 100mg/L。

收集入组患者感染部位分离获得的革兰阳性菌菌株，采用 CLSI 规定的琼脂稀释法进行万古霉素对常见抗革兰阳性菌的 MIC 测定。

根据临床疗效和微生物疗效，将患者分为细菌清除组和细菌持留（未清除）组。细菌清除定义为末次万古霉素给药后 7 天内，治疗前培养分离的感染部位病原菌培养结果为阴性，可停止抗菌药物治疗。细菌持留定义为万古霉素治疗后，感染部位基线病原菌培养结果为阳性。对研究中患者出现的不良事件进行记录，用于分析其与研究药物的相关性。

所有的统计检验均采用双侧检验，*P* 值为 0.05。定量描述的指标为计算例数、均数、标准差、中位数、最小值、最大值。分类指标的描述用各类的例数及百分数。统计分析使用 SAS 9.4 软件。

**3. 研究结果** 共入组 470 例患者用于相关性评价，包括 370 例成人及 100 例儿童，成人和儿童患者中细菌清除率分别为 86% 和 96%。无论成人还是儿童患者，细菌清除组和细菌持留组的给药方案均无显著性差异。对于不同病原菌引起的大部分不同部位感染，万古霉素治疗可达 70% 以上治愈率。统计结果显示，细菌清除组和持留组患者的万古霉素血药峰谷浓度无显著性差异，未发现万古霉素血药谷浓度与疗效的相关性。万古霉素血药谷浓度与其产生的肾毒性显著相关，或可用于其肾毒性的观察预测。建议我国感染成年患者万古霉素谷浓度的目标区间为 10 ~ 15mg/L。

表 18 - 2 - 14 和表 18 - 2 - 15 分别总结了抗菌药物在健康受试者和患者体内临床试验各阶段的特点、关注重点、适用范围和实施建议，建议研究者选择合适的研究手段开展抗菌药物临床药理学研究。

**表 18 - 2 - 14 抗菌药物在健康受试者中临床试验：各研究阶段特点、关注点、适用范围和 PK 实施建议**

| 研究内容 | 特点 | 关注重点 | 适用范围和实施建议 |
|---|---|---|---|
| 耐受性试验 | 多个剂量，通常设置安慰剂对照，随机双盲 | 起始剂量，剂量爬坡速度，受试者安全性 | 可同期开展单剂 PK 研究和心脏安全性摸索 |
| 单剂药动学 | 一般三个剂量，三周期三交叉设计。药动学密集采样 | 原药和活性代谢物 PK 以及线性特征 | 如果为口服，一般空腹给药；如果为时间依赖且静滴给药，注意静滴时间设置 |

续表

| 研究内容 | 特点 | 关注重点 | 适用范围和实施建议 |
| --- | --- | --- | --- |
| 食物影响试验 | 通常为高脂餐试验，受试者自身对照（空腹数据来自单剂药动学） | 食物的配制，给予食物和给药的间隔 | 主要适用于口服给药药物。如果食物对 PK 影响显著，采取空腹、普通餐和高脂餐三周期三交叉设计 |
| 多剂药动学 | 一般 1~2 个剂量，平行设计。首末剂药动学密集采样，中间为稀疏采样 | 药物是否蓄积，受试者安全性 | 结束后建议开展 PPK 和 PK/PD 研究（PD 数据来自体外试验） |
| 肝功能损害药动学 | 一般单剂给药，受试者入组慢 | 入排标准设计，原药及活性代谢物 PK | 适用于肝清除为主的药物或肝首过效应明显的前体药物 |
| 肾功能损害药动学 | 一般单剂给药，受试者入组较慢，必要时多中心 | 入排标准设计，原药及活性代谢物 PK | 适用于肾清除为主的药物 |
| 老年人药动学 | 一般为单剂给药，采用年轻人进行对照。老年受试者因基础疾病原因招募困难 | 入排标准设计，受试者安全性 | 预期老年人为主要用药人群，或年龄对 PK 有显著影响时开展 |
| 绝对生物利用度 | 血管外给药和静滴给药一起进行，通常采用双周期双交叉设计 | PK 采样点设计 | 适用于有口服和静脉两种剂型，预期临床序贯给药尤为考虑。有条件时血、尿、粪标本一起收集，分析物料平衡 |
| 生物等效性 | 小分子药物通常为双交叉试验，大分子药物通常为平行试验 | 受试者例数，PK 采样点设计，*AUC* 和 $C_{max}$ 是否等效 | 适用于仿制药（包括生物类似物）。例数较多时考虑多中心 |

**表 18-2-15　抗菌药物在患者中各阶段临床试验特点、关注点、适用范围和 PPK 实施建议**

| 研究内容 | 特点 | 关注重点 | 适用范围和实施建议 |
| --- | --- | --- | --- |
| Ⅱ期临床试验 | 初步疗效评价。实施时间较长。通常为多中心、随机双盲、平行对照设计 | 同期 PK 通常稀疏采样，关注采样点设计；如果设置密集采样，关注病例数和 PK 采样点 | PK 采样和随访抽血同步进行时，受试者顺应性最佳。临床疗效和微生物学疗效需一起评价 |
| Ⅲ期临床试验 | 疗效确证评价。实施时间长，一般为多中心、随机双盲、平行对照设计 | 受试者例数；同期 PK 研究均为稀疏采样，关注 PK 采样点设计以及收集病例数 | 临床疗效和微生物学疗效需一起评价。结束后建议开展 PPK 和 PK/PD 研究（综合Ⅰ~Ⅲ期数据） |
| Ⅳ期临床试验 | 上市后多中心临床研究。受试者例数很多 | 受试者安全性（特别是少见的）。如果同期开展 PK 研究，关注稀疏采样点设计 | 可设计成多个试验，用于不同患者人群。疗效评价为主要目的时，需设置对照 |
| 组织穿透性研究 | 通常为开放设计，实施时间较长，组织样本采集需和临床密切配合 | 入排标准，血浆和组织 PK 采样点，以及组织样本采集方法 | 适用于研究药物在组织中发挥作用，考虑该药组织分布时开展 |
| 治疗药物监测 | 实施时间长，需临床和临床药理或临床药学密切合作 | 快速分析方法的开发，PK 采样设计，以及 TDM 记录表的设计 | 适用于治疗指数低、毒性大的药物，例数足够多时可以开展 PPK 研究 |

（陈渊成　李　鑫　张　菁）

## 参考文献

[1] 肖永红，李耘，刘健，等．安妥沙星纸片扩散法外抗菌活性测定折点初步研究[J]．中国临床药理学与治疗学，2010，15：298-304.

[2] 刘晓慧，张金廷，王军．3 种抗真菌药物对口腔白念珠菌最小抑菌浓度的体外对比研究[J]．河北医药，2010，32：3041-3043.

[3] 陆一丹，张亚莉，周浩，等．泛耐药鲍曼不动杆菌的体外联合药敏分析[J]．南方医科大学学报，2014，1697-1701.

[4] 汪辉，郝琨，王广基．左奥硝唑等 4 种抗菌药的防耐药突变浓度测定及临床用药剂量合理性的分析[J]．药学进展，2012，36：277-281.

[5] 梁蓓蓓，王瑾，白楠，等．利奈唑胺与万古霉素对耐甲氧西林金黄色葡萄球菌抗生素后效应的研究[J]．中国临床药理学杂志，2013，29：31-33.

[6] Hu J, Zhang J, Chen Y, et al. In vitro bactericidal property of levornidazole against Bacteroides fragilis studied by time-kill assay and sigmoid $E_{max}$ model analysis[J]. Int J Antimicrob Agents, 2015, 45: 673-675.

[7] Liang W, Chen Y, Cao Y, et al. Pharmacokinetics and pharmacodynamics of nemonoxacin against *Streptococcus pneumoniae* in an in vitro infection model[J]. Antimicrob Agents Chemother, 2013, 57(7): 2942-2947.

[8] Manchandani P, Zhou J, Ledesma KR, et al. Characterization of Polymyxin B Biodistribution and Disposition in an Animal Model[J]. Antimicrob Agents Chemother, 2016, 60(2): 1029-1034.

[9] Berkhout J, Melchers MJ, Van Mil AC, et al. Pharmacokinetics and Penetration of Ceftazidime and Avibactam into Epithelial Lining Fluid in Thigh and Lung-Infected Mice[J]. Antimicrob Agents Chemother, 2015, 59(4): 2299-2304.

[10] Li C, Li Y, Li G, et al. In vivo antibacterial activity of nemonoxacin, a novel non-fluorinated quinolone[J]. J Antimicrob Chemother, 2010, 65(11): 2411-2415.

[11] Zhou Y, Tao M, Huo B, et al. In Vivo Pharmacokinetic and Pharmacodynamic Profiles of Antofloxacin against *Klebsiella pneumoniae* in a Neutropenic Murine Lung Infection Model[J]. Antimicrob Agents Chemother, 2017, 61(5): 341.

[12] Lepak AJ, DR Andes. In Vivo Pharmacodynamic Target Assessment of Delafloxacin against *Staphylococcus aureus*, *Streptococcus pneumoniae*, and *Klebsiella pneumoniae* in a Murine Lung Infection Model[J]. Antimicrob Agents Chemother, 2016, 60(8): 4764-4769.

[13] Andes D, WA Craig. Pharmacodynamics of a new cephalosporin, PPI-0903 (TAK-599), active against methicillin-resistant *Staphylococcus aureus* in murine thigh and lung infection models: identification of an in vivo pharmacokinetic-pharmacodynamic target[J]. Antimicrob Agents Chemother, 2006, 50(4): 1376-1383.

[14] Lepak AJ, Marchillo K, Vanhecker J, et al. Andes DR. Isavuconazole pharmacodynamic target determination for *Candida* species in an in vivo murine disseminated candidiasis model[J]. Antimicrob Agents Chemother, 2013, 57(11): 5642-5648.

[15] Berkhout J, Melchers MJ, Van Mil AC, et al. Pharmacodynamics of Ceftazidime and Avibactam in Neutropenic Mice with Thigh or Lung Infection[J]. Antimicrob Agents Chemother, 2016, 60(1): 368-375.

[16] Guo B, Wu X, Zhang Y, et al. Safety and clinical pharmacokinetics of nemonoxacin, a novel non-fluorinated quinolone, in healthy Chinese volunteers following single and multiple oral doses[J]. Clin Drug Investig, 2012, 32(7): 475-486.

[17] 武晓捷. 抗菌新药苹果酸奈诺沙星胶囊群体药代动力学及药代动力学/药效学研究[D]. 上海：复旦大学，2012.

[18] Liang X, Fan Y, Yang M, et al. A Prospective Multicenter Clinical Observational Study on Vancomycin Efficiency and Safety With Therapeutic Drug Monitoring[J]. Clin Infect Dis, 2018, 67(suppl_2): S249-S255.

[19] 魏伟，吴希美，李元建. 药理实验方法学. 第4版. 北京：人民卫生出版社，2010.

[20] 张婴元. 实用抗感染治疗学[M]. 北京：人民卫生出版社，2018.

## 第十九章

# 抗病毒药物的药理学研究

病毒性传染病严重威胁人类的健康，已成为全球发病率最高的疾病之一，是造成全球每年超过5000万人死亡的第二大原因。近30多年，全球新发现超过40种新病原体，其中大多数是病毒。我国由于人口基数大，传染病感染人数居全球之首，各种传染病反复流行及新发传染病不断产生，严重危害人民的健康和生命，极大地阻碍、破坏经济和社会的发展。因此目前我们急需研发和储备针对各类病毒感染的治疗药物。

## 第一节 治疗艾滋病药物的药理学研究

### 一、概述

艾滋病，又称获得性免疫缺陷综合征（acquired immune deficiency syndrome，AIDS），是一种由人类免疫缺陷病毒（humanimmunodeficiency virus，HIV）感染引起的全球流行的传染性疾病。病毒以CD4 T细胞为入口，引起多种免疫细胞功能受损，导致严重感染和肿瘤的发生，是世界上严重威胁人类健康的疾病之一。

#### （一）抗HIV药物的发现

1987年3月，首个抗艾滋病药物齐多夫定（zidovudine，AZT）获批上市，这是一种核苷逆转录酶抑制剂，在受病毒感染的细胞内被细胞胸苷激酶磷酸化为三磷酸齐多夫定，后者通过与病毒的DNA聚合酶结合，中止DNA链的增长，从而抑制病毒的复制，并且对人的α-DNA聚合酶的影响小而不抑制人体细胞增殖。

由于单药治疗病毒很快出现耐药，治疗效果并不理想，因此何大一教授团队首次提出一种全新的策略：鸡尾酒疗法。1996年，何大一教授团队发现，接受鸡尾酒疗法的患者，体内的HIV病毒水平迅速降低至无法检测的水平，艾滋病相关死亡率下降了47%。

进入21世纪之后，新型抗艾滋病药物不断涌现。随着多种核苷逆转录酶抑制剂、非核苷逆转录酶抑制剂，以及蛋白酶抑制剂获批上市，以及鸡尾酒疗法的广泛应用，艾滋病已经不再等同于“死刑判决”，而是成为一种可控的慢性疾病。

#### （二）HIV病毒的结构和分型

人类免疫缺陷病毒呈二十面体立体对称，大致呈球形，直径为100～120nm，表面有刺突状的糖蛋白结构。典型的HIV-1颗粒由核心和包膜两部分组成。病毒外膜是来自宿主细胞脂蛋白的包膜，嵌有病毒的糖蛋白gp120和gp41，其中gp120为外膜糖蛋白，gp41是跨膜糖蛋白，两者通过非共价作用结合。成熟的病毒核心是由蛋白p24组成的锥形、半锥形衣壳，内含病毒RNA基因组、核心结构蛋白和病毒复制所必需的酶类（逆转录酶、整合酶、蛋白酶）等。蛋白p17构成病毒外膜和病毒核心间的球形基质。

根据血清学反应和病毒核酸序列测定，目前已发现的人类免疫缺陷病毒分为Ⅰ型（HIV-1）和Ⅱ型（HIV-2），其中HIV-1是引起艾滋病的主要亚型。通过序列对比和基因组的分析，HIV-1与黑猩猩分离到的灵猴免疫缺陷病毒（simian immunodeficiency viruscpz，SIVcpz）为同源；HIV-2与SIVsmm（从feral sooty mangebey猴分离到的SIV）

同源。目前认为，HIV-1 和 HIV-2 分别是由 SIVcpz 和 SIVsmm 通过跨种传播而来的。

### （三）HIV-1 基因组

HIV-1 基因组是由两条正链 RNA 在 5′端通过部分碱基互补配对组成的二聚体。病毒基因组全长约 9200bp，两端是长末端重复序列（long terminal repeats，LTR），含顺式调控序列，控制前病毒的表达。基因组主要分为顺式调控 RNA 的序列和编码蛋白 RNA 的序列。5′端非编码区、中间嘌呤区和近 U3 端聚嘌呤区组成了顺式调控 RNA 序列。5′端非编码区含多种顺式调控元件，这些元件调控病毒的逆转录、转录延长、病毒基因组二聚体化、病毒 RNA 剪切、全长病毒 RNA 组装等。中间聚嘌呤区和近 U3 端聚嘌呤区与正链病毒的 DNA 合成有关。

HIV-1 基因组中编码蛋白的 RNA 序列含有 3 个结构基因（gap、pol、env）以及 6 个调节基因（vif、vdr、tat、rev、vpu、nef），表达病毒复制、组装和成熟过程中重要的蛋白和酶，其中 gap、pol、env 蛋白最为重要，与病毒 RNA 一起表达于成熟病毒颗粒。

### （四）HIV-1 的感染和致病机制

**1. HIV 在人体细胞内的感染过程** HIV-1 感染人体后，选择性的吸附于易感细胞的 CD4 受体上，病毒包膜蛋白与 CD4 受体和趋化因子受体（CXCR4 或 CCR5）相互作用，在趋化因子受体的帮助下进入宿主细胞。HIV-1 进入人体后，在 24～48 小时内到达局部淋巴结，约 5 天在外周血中可以检测到病毒成分。

**2. 致病机制** HIV-1 包膜蛋白插入细胞或病毒出芽释放导致细胞膜通透性增加，产生渗透性溶解。病毒子代基因组 RNA 与病毒蛋白装配成核衣壳核心，从细胞膜出芽释放时获得细胞膜组成完整的子代病毒，继续侵染其他健康细胞。由于机体的免疫系统不能完全清除病毒，形成慢性感染。随着体内病毒负荷的增加，CD4 T 淋巴细胞被大量消耗，导致感染者发生免疫缺陷，引起中枢神经系统、肺、肠及其他器官感染，并增加各种机会性感染和继发性恶性肿瘤发生几率。

### （五）宿主抗 HIV 免疫反应

抗 HIV 免疫反应包括固有免疫（非特异性免疫）和特异性免疫反应。固有免疫是对病原体感染的第一道防线，固有免疫细胞包括树突细胞、自然杀伤细胞和 γδ T 细胞。这些细胞在感染初期主要发挥效应细胞作用，后期则在适应性免疫应答中发挥调节作用。特异性免疫包括特异性体液免疫和特异性细胞免疫，免疫系统主要通过针对 HIV 蛋白的各种特异性抗体、特异性 CD4 T 淋巴细胞免疫反应，以及细胞毒性 T 细胞直接杀伤作用或分泌细胞因子（如肿瘤坏死因子、干扰素等），抑制病毒复制。

### （六）HIV 病毒的适应性、逃逸途径以及耐药机制

HIV 的一个显著特点是具有高度的变异性，病毒在逆转录过程中复制水平高（$10^9$颗粒/天；150～300 复制周期/年），DNA 合成的错误率高（$3\times10^{-5}$突变/核苷酸/复制周期），重组率高，并且能整合到宿主基因组中逃避机体的免疫监视。据估计，感染个体的病毒多样性平均每年增加 1%。HIV 的多样性和高度的变异性使得病毒可以快速适应宿主环境，这也是 HIV 在宿主免疫和药物选择压力下得以存活的基础，成为病毒难以根本清除和疫苗研发的障碍。

### （七）艾滋病的治疗

**1. 抗病毒治疗** 目前被美国 FDA 批准的有五类抗逆转录病毒药物：①核苷/核苷酸逆转录酶抑制剂（nucleoside reverse transcriptase inhibitors，NRTI），如齐多夫定（Zidovudine）、司他夫定（Stavudine）和拉米夫定（Lamivudine）；②非核苷酸逆转录酶抑制剂（NNRTI），如尼维尔平（Nevirapine）和迪维尔丁（Delavirdine）；③蛋白酶抑制剂，如沙奎那韦（Saquinavir）；④整合酶抑制剂，如拉替拉韦（Raltegravir）、埃替拉韦（Elvitegravir）；⑤病毒与细胞融合的抑制剂，如恩夫韦肽（Enfuvirtide）。自 1987 年齐多夫定问世，单一 NRT1 治疗对 HIV 的复制起到一定的抑制作用，但是几乎 100% 的服药者在治疗 12 周后出现病毒载量的反弹。90 年代中期使用 2 种 NRTIs 联合治疗，可延长作用时间，但是仍不能维持长期疗效。90 年代中后期应用三药联合疗法（鸡尾酒疗法），大多数患者的血浆 HIV-RNA 可在 16～24 周内降至低于 50kb/ml，并可维持。联合治疗不仅能抑制病毒的产生，降低免疫激活程度，也可以重建病原体特异性的免疫系统。随着血浆内 HIV-RNA 迅速减少，CD4 T 细胞

数量和功能迅速恢复。

**2. 免疫治疗** 通过免疫治疗重建免疫功能，出现免疫代偿，由此来控制 HIV 发展。通过重建免疫功能控制机会性感染以及恶性肿瘤的发生。免疫调节治疗药物有免疫增强剂，如异丙肌苷，该药可促进 γ-干扰素（IFN-γ）及白细胞介素-2（IL-2）产生，提高 CD4 T 细胞的活性。

**3. 基因治疗** 2007 年，被称为"柏林病人"的蒂莫西·布朗（Timothy Brown）为治疗白血病进行了骨髓移植，与此同时他体内的 HIV 病毒也被彻底清除，停止使用抗 HIV 药物后，仍未复发，他成为人类历史上唯一被治愈的 HIV 感染病例。

随着 RNA 干扰、基因编辑等分子生物学技术的出现和发展，基于基因或核酸的治疗方法，包括反义（antisense）药物、短干扰 RNA（short interfering RNA，siRNA）、短发卡 RNA（short hairpin RNA，shRNA）、RNA 诱饵（RNA decoy）、核酸酶、基因编辑等，可以阻止病毒入侵，干扰病毒核酸复制、基因转录、表达及翻译后修饰等各个环节，无论作为独立的疗法还是作为辅助治疗方案，都显示出良好的发展前景。通过基因治疗或基因编辑的方法，可以改变人体 CD4 T 细胞，获得对 HIV 感染的抗性或清除潜伏的前病毒 DNA，有望能彻底清除病人体内的 HIV 病毒。

**4. 疫苗治疗** 自从艾滋病被发现以来，研发有效的疫苗一直以来是这个领域的研究热点。在确认 HIV 和 SIV 是人和猴艾滋病的病原体后，感染 SIV 或 SHIV 嵌合体恒河猴模型被相继开发，用以检验疫苗的免疫原性和保护性。到目前为止，有多个单独或联合的候选 HIV 疫苗已进入人体实验阶段。由于 HIV 病毒的基因多样性和可变性，目前尚未研制出有效的疫苗。

## 二、治疗艾滋病药物临床前药效学研究设计

### （一）抗 HIV 药物在分子水平的筛选和研究方法

**1. 抑制病毒与细胞受体相互作用** HIV 病毒进攻靶细胞时，病毒表面的 gp120 首先与细胞表面的特异性受体 CD4 发生结合，从而附着并进入靶细胞，因此抑制病毒受体相互作用是抗 HIV 药物的重要靶点。

酶联免疫吸附法（enzyme-linked immunosorbent assay，ELISA）是以微孔板为基础，从而判断化合物是否影响 gp120 与 CD4 结合的一种高通量筛选方法，通过将纯化的 CD4 或 HIV gp120 蛋白包被至孔板上，然后加入不同浓度待测化合物，最后再加入 gp120 蛋白或 CD4，评价相应蛋白的结合量。ELISA 方法的优点是操作简单、快速、无放射性污染，并可实现高通量筛选。

**2. 抑制 HIV 发生细胞膜融合的蛋白活性** gp120 首先与靶细胞膜表面受体 CD4 结合后，随后与膜表面辅助受体（CCR5 或 CXCR4）结合，从而触发 gp120/gp41 复合体发生构象变化，促使 gp41 暴露、起始病毒与细胞膜融合过程。因此 gp41 是发生病毒-细胞膜的关键蛋白，抑制该蛋白活性可对病毒进入细胞产生阻断作用。

应用荧光共振能量转移法以 gp41 为检测目标，筛选化合物的活性及验证药物的作用机制。该方法是以含有 gp41 NHR 口袋形成区的多肽为靶点，以连有荧光基团与靶点肽匹配的 C 多肽为探针，加入不同浓度的抑制剂与探针竞争性结合该 gp41 口袋形成区多肽，对荧光强度变化进行定量检测。当化合物与靶点发生特异性结合，，探针从竞争性结合位点解离，引起荧光强度升高，根据变化量可定量确定被测化合物与靶点的结合强度。

**3. 抑制 HIV 感染细胞的辅助受体 CCR5** 趋化因子受体是 HIV 病毒感染细胞所必需的辅助受体，通过与 gp120-CD4 复合体相互作用，促使病毒外壳蛋白 gp41 的构象发生变化，病毒外壳锚定于细胞膜表面，进而完成病毒与靶细胞的融合。目前，趋化因子受体 CCR5 和 CXCR4 已成为热门的药物靶点，应用较为广泛的筛选技术包括：受体配体结合法、GTPγS 结合法、$Ca^{2+}$ 内流检测法、报告基因法、微生理测定法、cAMP 检测法等，下面重点介绍两种操作简便、应用较为广泛的方法。

抽滤式 GTPγS 结合实验：该实验的原理依赖于 GPCR 的信号传导过程，当膜外的配体作用于 GPCR 时，GPCR 的膜内部分与 G 蛋白相互结合，激活 G 蛋白。被激活的 G 蛋白的 α 亚基与胞浆内的 GTP 相结合，进行下游信号传导，当 GTP 被水解为 GDP 时，信号传导终止。GTPγS 是 GTP 的类似物，它可与被活化的 α 亚基结合但不能被水解，GTPγS 不可逆地结合在 α 亚基上。因此，可以在体外使用［$^{35}S$］GTPγS 标记被活化的 G 蛋白来反

映受体被激活的情况。这类实验中游离的 G 蛋白结合的［$^{35}$S］GTPγS 可以使用滤膜抽滤的方法分离出去，故称之为抽滤式 GTPγS 实验。抽滤式［$^{35}$S］GTPγS 结合实验技术成熟、可靠性高，在 GPCR 的功能性研究和针对 GPCR 为靶点的药物筛选中应用十分广泛，该实验的主要缺点是只能应用于 $G_{i/o}$偶联的 GPCR 类型的药物筛选中。

钙内流检测实验：CCR5 作为 G 蛋白偶联受体超家族（G protein-coupled receptors，GPCRs）成员的细胞膜蛋白，是 HIV-1 入侵机体细胞的主要辅助受体之一。$Ca^{2+}$是 GPCR 信号通路中重要的第二信使，在细胞内参与了广泛的生理活动，通过 $Ca^{2+}$敏感的荧光染料检测细胞内 $Ca^{2+}$浓度的变化，从而间接反映细胞内 GPCR 激活的水平。该实验方法操作简便，可实现实时高通量检测。

**4. 抑制 HIV 逆转录酶活性**　逆转录酶（reverse transcriptase，RT）在 HIV 的生命周期中发挥着至关重要的作用，成为目前最成功的 AIDS 治疗靶点之一。核苷类 RT 抑制剂以三磷酸化形式与 RT 竞争结合底物，从而抑制 RT 活性，而非核苷类 MRT 抑制剂（NNRTIs）则直接作用于 RT。

RT 活性的体外测定以寡核苷酸 poly（rA）-oligo（dT）或 poly（rC）-oligo（dG）为引物，在不同浓度化合物存在时，检测同位素或非同位素标记的核苷酸掺入率，计算化合物对 RT 的抑制程度。化合物对 RT 的抑制作用表示方式有 2 种：①计算出“抑制常数”，或称为“解离常数”（$K_i$，inhibitory constant or dissociation constant），表观 $K_i$ 为抑制 50% 最大酶促反应时的化合物浓度，$K_i$ 值越低，表明该化合物抑制作用越强。②以不含化合物的反应孔为对照，计算酶活性抑制达 50% 或 90% 时的化合物浓度，即 $EC_{50}$或 $EC_{90}$，同时通过化合物产生 50% 的细胞致死毒性时的浓度（$CC_{50}$）计算出治疗指数（$TI = CC_{50}/EC_{50}$），用以判断该化合物是否具有抗 HIV 的生物学活性。

**5. 抑制 HIV 蛋白酶活性**　HIV 蛋白酶（protease，PR）是一种逆转录病毒天冬氨酰蛋白酶，HIV 的前体蛋白在蛋白酶的作用下分解成各种有活性的功能蛋白，对 HIV 的生命周期至关重要。因此，HIV 蛋白酶活性位点的突变或其活性的抑制，将影响 HIV 的复制和感染其他细胞的能力，使得 HIV 蛋白酶成为药物研究的热门靶点之一。目前可运用计算机模拟技术，分析 HIV 酶活性位点和药物的相互作用，高通量筛选潜在的活性药物结构。

HIV 蛋白水解酶活性的体外测定以多肽 Ac-Arg-Ala-Ser-Gln-Asn-Tyr-Pro-Va1-Va1-$NH_2$ 或 Ac-Ser-Gln-Asn-Tyr-Pro-Va1-Va1-$NH_2$ 为底物，当不同浓度的化合物存在时，以 HPLC 分析 PR 的多肽的产物，用以评价化合物对 PR 活性的抑制程度。

**6. 抑制 HIV 整合酶活性**　HIV 整合酶（integrase，IN）是 HIV 病毒所特有的并且在其复制时可以将病毒 DNA 整合到宿主染色体中，以 HIV 整合酶为靶点，可以有效避免对宿主的细胞毒效应。目前可用于筛选 HIV 整合酶抑制剂的方法有：酶联免疫吸附法、时间分辨荧光法（time resolved fluoroimmunoassay，TRFIA）、纳米均相时间分辨荧光免疫分析技术（alphaScreen）以及荧光共振能量转移（fluorescence resonance energy transfer，FRET）。

以整合酶抑制剂抑制 3′端加工活性为例，应用 TRFIA 筛选待测化合物的活性：，将合成的一段 HIV-1 LTR 的 U5 端 DNA 序列的 3′ 端标记生物素，然后包被于微孔板中，加入待测化合物孵育，再加入整合酶进行 3′端加工反应后，通过洗涤去除剪切的生物素标记的核苷酸，然后加入亲和素偶联的 Eu（SA-Eu），SA-Eu 可结合未剪切的生物素标记的底物序列，通过时间分辨荧光计检测荧光信号。

**7. 抑制 HIV 衣壳蛋白的形成**　HIV 衣壳蛋白是由大约 1500 个 CA 蛋白形成的多聚体组装而成的圆锥形的“富勒烯”型衣壳。HIV 病毒将基因组和重要的病毒蛋白包裹于衣壳蛋白中，病毒衣壳的组装和稳定性均会影响 HIV-1 病毒分子的自我复制和感染性，而衣壳蛋白形成稳定的结构需要较为严苛的条件，因此衣壳蛋白成为潜在的药物作用靶点。

较为传统的筛选 HIV 衣壳蛋白抑制剂的方法为测定 HIV p24 抗原的水平。p24 蛋白是构成 HIV 衣壳蛋白的核心成分，并且具有特异性。因此测定含有不同浓度的化合物和不含待测化合物 HIV 感染细胞培养孔中培养上清的 HIV p24 抗原含量，是判断药物抑制 HIV 衣壳蛋白的重要指标之一。目前，针对 HIV 衣壳蛋白靶点的新型筛选方法包括：非同位素标记非均相筛选法、临近闪烁分析法、均相时间分辨荧光法和放大化学发光接近均相检测等。

### （二）抗 HIV 药物在细胞水平的筛选和研究方法

HIV 在体内外能感染人 T 淋巴细胞、单核巨噬细胞和神经细胞。在不同的细胞类型中，化合物表现出不同的抗 HIV 活性和其非特异性细胞毒性。实验中常用细胞系：人 T 淋巴细胞系 MT-4 细胞、人 T 淋巴细胞系 C8166 细胞、HIV 慢性感染 T 淋巴细胞系 H9 细胞、人外周血单核细胞（peripheral blood mononuclear cell，PBMC）。由于 HIV 感染不同的细胞系会产生不同的细胞毒性，HIV 感染细胞模型分为急性感染模型和慢性感染模型。

**1. HIV 急性感染细胞模型** HIV 感染人 T 淋巴细胞 MT-4 细胞、C8166 细胞会产生细胞溶解效应或产生大的合胞体细胞和膨胀化效应致细胞病变死亡，此为急性感染模型。用 MTT 等方法测定存活细胞，酶标仪测定吸光度值。将不同浓度的待测化合物与被感染细胞共培养，通过检测活细胞数量变化，评价化合物的抗 HIV 活性。设置未感染阴性对照细胞和感染细胞阳性对照，计算出 $EC_{50}$、$EC_{90}$、$CC_{50}$和 TI。

这种筛选方法具有高通量、简便、客观、稳定和自动化等优点，但对作用于 HIV 复制周期某些靶点的化合物较不敏感，化合物自身颜色会对吸光度值（$A$）的读数造成干扰。

**2. HIV 慢性感染细胞模型** HIV 感染 T 淋巴细胞系 H9 细胞不产生细胞病变效应，形成慢性感染。将不同浓度的待测化合物与被感染的细胞共培养，通过测定培养体系中 HIV p24 抗原含量和逆转录酶的活性，判断化合物的抗 HIV 活性。该方法客观、方便、敏感、可定量，但价格较昂贵。

### （三）抗 HIV 药物在动物模型上的药效学研究设计

构建动物模型是进行疾病的发病机制、药物治疗和疫苗研究的必需条件之一，艾滋病免疫动物模型在艾滋病治疗药物的研究中占有重要地位。

**1. 天然慢病毒感染动物模型** 慢病毒属是反转录病毒科下的一个属，包括 8 种能够感染人和脊椎动物的病毒，例如马传染性贫血病毒（equine infectious anemia virus，EIAV）、牛免疫缺陷病毒（bovine immunodeficiency-like virus，BIV）、山羊内皮素关节炎脑炎病毒（caprine arthritis-encephalitis virus，CAEV）、猫免疫缺陷病毒（feline immunodeficiency virus，FIV）、SIV 以及 HIV。

在非灵长类慢病毒中，猫免疫缺陷病毒（FIV）所导致的免疫缺陷与 HIV 相似，FIV 与 HIV 在构造及核苷酸的序列上具有相关性，且 FIV RT 对多种核苷酸逆转录酶抑制剂高度敏感，因此可用于 NRTIs 类药物的药效学研究。FIV 与 HIV 同属慢病毒属，病毒的编码基因具有一定的同源性，并共享了部分宿主限制因子，因此在 HIV 基因治疗领域，猫免疫缺陷模型广泛用于评估 HIV 基因治疗效果以及宿主限制因子抗病毒的潜力，如研究者将猕猴来源的编码 HIV 宿主限制因子的 TRIMCyp 基因导入猫体内观察到转基因猫获得了抗 FIV 复制的能力。这一项研究成果也有助于不断完善和改造 FIV/猫模型，使之更适于 HIV 研究。

非人灵长类动物基因序列与人类高度相似，是研究 HIV 感染较为理想的动物模型。SIV 是一种可感染至少 40 种非洲灵长类动物的逆转录病毒。虽然 SIV 在其天然宿主体内有较高水平的病毒拷贝，大多数情况下不具有致病性。但感染了 SIV 的亚洲或印度普通猕猴，则会在后期发展为猴艾滋病（SAIDS）。研究证实 HIV-1 和 HIV-2 衍生自感染黑猩猩的 SIVcpz 株和白顶白眉猴体内发现的 SIVsmm 株。当野生黑猩猩感染 SIVcpz 后，其感染特性与人类 AIDS 相似，出现 CD4 T 淋巴细胞数量减少、CD4 T 淋巴细胞功能障碍、异常免疫激活等症状。黑猩猩作为与人类亲缘关系最近的宿主，曾被广泛的用作艾滋病毒研究的动物模型，但是出于动物保护的原因，已不再用于 HIV 模型。目前常用于 HIV 模型研究的非人灵长类动物为恒河猴、食蟹猴和猪尾猴等。

由于 HIV-1 与 SIV 在基因结构上存在差异，SIV 感染非人灵长类动物模型并不能完全模拟 HIV-1 的致病过程以及研究抗 HIV 药物在人体内的药动学，通过分子生物学技术构建了一种新型重组嵌合体病毒（chimeric simian/human immunodeficency virus，SHIV），该嵌合病毒是以 SIV 为骨架，基本保持了 SIV 的生物学特性，又携带 HIV-1 的部分致病抗原，因此对非人灵长类动物较为易感。目前它主要作为攻击毒株被广泛应用于 SHIV/恒河猴模型的研究。SHIV 感染恒河猴在 2～4 周内引起 CD4 T 淋巴细胞数量快速减少，并伴随体重下降及发生机会感染，产生 AIDS 样症状。

**2. 艾滋病小鼠模型** 小动物模型具有易于获得、价格便宜、便于操作等优势，现已开发多种小动物模型用于 HIV 研究。通过表达 HIV 致病作用的关键受体（CD4、CCR5 或 CXCR4）、转录因子、核相关因子以及关键蛋白，可构建 HIV 病毒易感的转基因小鼠。除此之外，体内携带功能性的人类基因、细胞或组织的人源化小鼠，能够克服由动物细胞表达的病毒复制过程抑制性蛋白（如 BST-2、SAMHD-1、TRIM5）所造成的 HIV 感染受阻，提高 HIV 感染动物细胞的效率。

（1）C. B17-SCID/SCID 小鼠　人源化小鼠模型的一个重要突破是在 C. B17 小鼠中发现了 Prkdcscid 突变，该突变引起严重的联合免疫缺陷（severe combined immune deficiency，SCID）。携带这种突变的小鼠缺乏功能性的 T 淋巴细胞和 B 淋巴细胞，可进行人源的细胞或组织移植，建立人源免疫系统进行 HIV-1 感染研究。

（2）SCID-hu-PBL 嵌合小鼠/SCID-hu-Thy/Liv 嵌合小鼠　在 SCID 小鼠体内重建人免疫系统的方法有两种：①采用人的成熟或未成熟的淋巴细胞，包括外周血淋巴细胞（peripheral blood lymphocyte，PBL）、骨髓细胞、脾脏或腹腔淋巴结的淋巴细胞，腹腔注射小鼠获得 SCID-hu-PBL 嵌合小鼠，该模型被广泛应用于 HIV Env 糖蛋白、HIV 的发生路径以及应用单克隆抗体进行被动免疫等研究。②采用多谱系造血作用的主要器官胎肝组织与婴儿胸腺组织，进行小鼠肾包膜下移植，获得 SCID-hu-Thy/Liv 嵌合小鼠，该模型可用于验证 HIV-1 Env 糖蛋白单克隆抗体的治疗作用、基于 Env 疫苗的保护作用及致敏树突细胞抗 HIV-1 感染的作用。

这些早期的模型具有一定局限性，由于小鼠体内留存有功能性的巨噬细胞，NK 细胞可以提高补体的活性，小鼠衰老的过程中自发产生大量的 T 淋巴细胞和 B 淋巴细胞，会对移植物产生排异反应，导致人源淋巴细胞在小鼠体内的数量和功能受到影响，不适用于 HIV-1 病毒黏膜途径传播的研究。

（3）Non-obese diabetic-SCID 和 Non-obese diabetic-SCID-IL2Rγnull 模型　人源化小鼠模型的另一个里程碑式的突破是非肥胖糖尿病（non obese diabetic，NOD）-SCID 小鼠模型的建立。非肥胖糖尿病小鼠是一种被广泛应用的自身免疫性 1 型糖尿病。将 SCID 突变基因导入到 NOD 小鼠获得 NOD/SCID 小鼠，该模型具有 T 和 B 淋巴细胞联合免疫缺陷、NK 细胞活性低下、无循环补体、巨噬细胞和抗原提呈细胞功能缺失等特性，非特异性和特异性的多重免疫缺陷确保人源造血干细胞（hematopoietic stem cell，HSC）在小鼠体内的存活、扩增及功能。

尽管小鼠体内 NK 细胞活性低下，但残留的 NK 细胞仍可限制移植的 HSCs 细胞功能。在 NOD/SCID 小鼠的遗传背景下，靶向敲除 IL-2 受体 gamma 链（IL2Rγnull），阻断 IL-15 和 IL-17 信号传导，阻滞 NK 细胞发育成熟，引起 T、B 淋巴细胞及功能性自然杀伤细胞的严重免疫缺陷，是目前免疫缺陷程度最高、最适合人源异种移植的受体小鼠，该模型已成功用于新型治疗策略和药物研究中。

（4）重组激活基因 $2^{-/-}$-IL2rγ$^{-/-}$ 小鼠　重组激活基因 $2^{-/-}$-IL2rγ$^{-/-}$ 小鼠模型与 NOD/SCID 小鼠模型相似，将编码免疫球蛋白和 T 细胞受体基因重排的 RAG 基因靶向突变。RAG 基因编码两种重组激活蛋白 RAG-1 和 RAG-2，其中 RAG-2 基因突变后将导致缺乏功能性的 T 淋巴细胞和 B 淋巴细胞。将 RAG-2 基因缺失的小鼠与靶向敲除 IL-2γ 链（IL2Rγnull）的小鼠杂交，获得新型免疫抑制小鼠模型，相对于 Non-obese diabetic-SCID-IL2Rγnull 模型，具有更高的辐射耐受性。

## 三、实例

### 依曲韦林抗 HIV-1 病毒治疗作用

**1. 药物特性**　依曲韦林（Etravirine）化学名为 4-[[6-氨基-5-溴-2-[(4-氰基苯基)氨基]嘧啶-4-基]-氧基]-3，5-二甲基苄腈，代号为 TMC125，主要经肝药酶 CYP3A4、CYP2C9 和 CYP2C19 代谢，其主要代谢产物的药理活性比原形药至少低 90%。2008 年 1 月经美国 FDA 批准上市的新一代非核苷类逆转录酶抑制剂（non-nucleoside reverse transcriptase inhibitors，NNRTIs），目前已成为高效抗逆转录病毒治疗（highly active anti-retroviral therapy，HAART）药物的重要组分之一。

**2. 研究目的**　明确依曲韦林的抗病毒活性。

**3. 研究思路**　体外药物抗病毒活性研究最好选取不同种类的临床原代分离病毒株，实验室耐药菌株感染人原代 PBMCs 病毒培养体系，定量实验确定药物的半数有效浓度（medianeffectiveconcentration，$EC_{50}$）；测定药物的抗病毒活性和细胞毒性（median cytotoxic concentration，$CC_{50}$），确定药物的治疗指数（therapeutic index，TI）；由于血清蛋白对很多药物具有屏蔽作用，因此血浆结合度高的药物要考察血浆对药物抗病毒活性的影响；寻找合适的已上市抗 HIV 药物作为阳性对照，推荐进行联合用药研究。此外，美国食品药品监督管理局（FDA）的指导原则中还要求：当研究中发现药物的抗病毒活性比预期值更高时，说明药物可能具有预料之外的作用机制，须针对此进行研究。

**4. 细胞模型和病毒株选择** MT-4 细胞是人类 T 淋巴母细胞样细胞，对 HIV 感染高度敏感，可以快速产生明显的细胞病变效应，培养于含有 10% 胎牛血清（fetal bovine serum，FBS）和抗生素的 RPMI-1640 培养基，并在 37℃、5% $CO_2$的潮湿培养箱中培养；PBMCs 是从 HIV 阴性供体纯化，并培养于含 15% 人 AB 型血清的 RPMI-1640 培养基中；原代人单核细胞/巨噬细胞（M/Ms）从 PBMCs 中分离。

从临床样本中分离出 25 种 HIV-1 原代菌株，其中 22 株来自 M 组，3 株来自 O 组，包括不同亚型和不同嗜性的病毒株。HIV-1 突变株：HIV-1 BAL、HIV-1 LAI。

HIV-1 和 HIV-2 原代病毒株在 MT-4 细胞中培养，突变株 HIV-1 BAL、HIV-1 LAI 在原代人单核细胞/巨噬细胞中培养。

**5. 机制研究** 以奈韦拉平（Nevirapine）、地拉韦啶（Delavirdine）和依法维恩（Efavirenz）为阳性对照药，以平均每个细胞感染病毒的活性单位数较高的 HIV-1 LAI 感染 MT4-LTR-EGFP 细胞，冰上孵育 30 分钟。4℃下洗涤两次以除去未吸附的病毒，然后转移至 37℃同步感染。从感染后 1 小时开始，将待测化合物在不同时间点平行加入培养物中。24 小时后，检查培养物的荧光，并测试上清液的 p24 浓度。应用 ELISA 和临近闪烁分析法（scintillation proximity assay，SPA）测定化合物对逆转录酶的 RNA 依赖 DNA 聚合酶活性和 RNase H 活性的影响，

通过在 HIV-1 LAI 感染后的不同时间点加入化合物检测化合物失效时间确定了化合物 TMZ125 直接作用于 HIV 的逆转录酶，阻断其 RNA 依赖的 DNA 聚合酶活性及 DNA 依赖的 DNA 聚合酶活性，而对人的 αDNA、βDNA、γ DNA 聚合酶不造成影响。共结晶和分子模拟实验表明，TMC125 是一种具有柔性结构的分子，能以多种构象结合到 HIV-1 逆转录酶的非核苷类逆转录酶抑制剂结合口袋区。这种柔性结构使得 TMC125 能够结合多个不同的构象变形体。可能由于 TMC125 的这种结构特性，增强了它和 HIV-1 的逆转录酶结合效率，包括其他非核苷逆转录酶抑制剂的耐药株逆转录酶。

**6. 细胞毒性测定** 采用 MTT 比色法检测化合物对 MT-4 细胞的毒性作用，将 $4\times10^5$个/ml 细胞悬液接种到含有 5 倍稀释化合物的 96 孔细胞培养板上，每个稀释度 3 个重复孔，同时设置不含药物的对照和阳性药物对照，培养 3 天后，酶标仪测定吸光度值，计算半数细胞毒性浓度值 $CC_{50}$。

**7. 抗病毒活性研究** 以奈韦拉平（Nevirapine）、地拉韦啶（Delavirdine）和依法维恩（Efavirenz）为阳性对照药，运用 MTT 比色法检测 TMC125 对 HIV-1 实验室耐药株、定点突变株以及临床样本衍生的重组病毒株的抗病毒活性。MTT 比色法是检测细胞增殖活力的一种简便准确的方法，其原理为活细胞线粒体中的琥珀酸脱氢酶能使外源性 MTT 还原为不溶于水的蓝紫色结晶甲臜（formazan）并沉积在细胞中，而死亡的细胞无此功能。二甲基亚砜（dimethyl sulfoxide，DMSO）能溶解细胞中的甲臜，用酶联免疫分析仪测定其吸光度，可间接反映活细胞数量。在一定细胞数量范围内，结晶形成的量与细胞数成正比。MT-4 淋巴细胞悬液 $3\times10^5$/孔接种于 96 孔板，同时加入不同浓度梯度的化合物，另设只含有相应病毒和 MT4 细胞的阴性对照及培养液本底对照（空白对照），总体积为 200μl。37℃、5% $CO_2$培养箱中培养 5 天。结束培养前 4 小时加入浓度为 5mg/ml 的 MTT 溶液。至培养结束，吸弃上清，每孔加入 200μl DMSO 溶解紫色结晶，于酶标仪 570nm 处测定 OD 值。计算药物的半数有效浓度 $EC_{50}$或 90% 有效浓度 $EC_{90}$及治疗指数（therapeutic index，TI）。

检测 TMC125 在 PBMCs 中对 25 种临床分离株的抗病毒活性，将来自 HIV 阴性健康供体的 PBMCs 细胞悬液以 $1\times10^5$/孔接种于 96 孔板，培养液含 15% 人 AB 型血清，同时加入不同浓度梯度的待测化合物。以平均每个细胞感染病毒的活性单位数 0.1% $CCID_{50}$（$CCID_{50}$为半数细胞感染浓度）为标准感染病毒。感染 7 天后，测定 HIV p24 抗原和 RT 活性，评价 TMC125 对 HIV 复制的影响。

对 HBV、HCV、HSV-1、HSV-2、人类冠状病毒等进行 TCM125 的抗病毒活性检测发现，TMC125 特异性抑制 HIV-1 感染细胞，而对其他病毒感染无效。

**8. 代谢稳定性研究** 将人肝微粒体试样与 TMC125 在 37℃下孵育 5 分钟。TMC125 溶于辅助因子溶液（1mg

葡萄糖-6-磷酸/ml，1mg $MgCl_2 \cdot 0.6H_2O$/ml，和0.5U葡萄糖-6-磷酸脱氢酶/ml溶于0.5mol/L磷酸盐缓冲液［pH 7.4］）调整终浓度为30μmol/L。然后加入含有1.25mg/ml NADP缓冲液（1.15% KCl在0.01mol/L磷酸盐缓冲液［pH7.4］中）引发反应。37℃恒温振荡孵育15分钟、30分钟和120分钟后，加入等体积的二甲基亚砜终止反应。液相色谱-质谱（LC-MS）方法测量反应混合物中的残余母体化合物确定TMC125的代谢程度。

**9. 血清蛋白结合研究**　用HIV-1 LAI感染MT4细胞，以平均每个细胞感染病毒的活性单位数为0.1%至1% $CCID_{50}$/细胞为标准感染病毒。感染1小时后，用含10%胎牛血清的培养液洗涤细胞以除去未吸附的病毒，10% FBS培养液中加入1mg/ml 1-酸糖蛋白、45mg/ml人血清白蛋白或50%人血清。然后将感染后的MT-4细胞悬液接种于含有不同浓度梯度的TMC125的96孔板中。5~6天后，通过细胞活力测定法计算$EC_{50}$。

**10. 体外联合用药抗病毒活性研究**　将TMC125与已获批准上市的非核苷类/核苷类逆转录酶抑制剂、HIV蛋白酶抑制剂、HIV整合酶抑制剂等联合用药，采用荧光素酶活性检测方法、p24抗原含量测定等方法评估TMC125的抗病毒活性。以齐多夫定-齐多夫定和齐多夫定-Emivirine为对照组，分别设置3∶1、1∶1和1∶3三个药物浓度比例，每种组合测试9次，计算$EC_{50}$和药物的组合指数（combination index，CI）。当平均CI＜0.8时，药物组合评分为协同作用，当平均CI＞1.2时，药物组合评分为拮抗作用，平均CI在0.8~1.2之间，药物组合评分为累积效应。

**11. 体外耐药性研究**　分别检测TMC125的耐药性及与其他药物的交叉耐药。在耐药性研究中，选用多种不同的实验耐药株和临床分离耐药株，比较不同NNRTIs的耐药性。用高感染复数（multiplicity of infection，MOI）的耐药株感染细胞，不同浓度梯度稀释药物，检测药物的抗病毒活性。或者采用低MOI的病毒感染细胞并增加药物的浓度，在不同药物浓度选择压力下分离出TMC125的耐药突变株，再检测TM125对抗耐药突变株的活性，通过DNA测序等分析耐药株的突变位点，获得其基因型。HIV病毒对一种药物产生耐药性后，该突变株往往对同一类的抗病毒药物会产生交叉耐药性，选择野生型病毒株为对照，对临床分离的耐药株及诱导耐药株进行交叉耐药研究。

## 第二节　治疗乙型病毒性肝炎药物的药理学研究

### 一、概述

乙型病毒性肝炎是由乙型肝炎病毒（hepatitis B virus，HBV）导致的一种世界范围内肝病。乙型肝炎病毒（HBV）造成全球约3.5亿例慢性感染和每年超过100万人死亡，其中大多数是由于终末期肝病和肝癌造成。在慢性感染的背景下，HBV可引起广泛的疾病，如肝炎、纤维化、肝硬化和肝细胞癌。HBV的自然感染过程是多变的，95%以上急性感染的成年人完全和自发地从感染中恢复，而大多数由母婴垂直传播造成的新生儿感染会变为持续性感染。虽然决定急慢性HBV感染疾病结局的因素还不完全清楚，但许多研究表明它们与宿主的免疫状态有关。

#### （一）HBV病毒结构与生命周期

乙肝病毒在分类学上属于嗜肝DNA病毒属，在感染者血清中主要以三种形式存在：直径约22nm的小球形颗粒以及直径约22nm的管状颗粒，这两种颗粒均由与病毒包膜相同的脂蛋白（即乙型肝炎表面抗原，HBsAg）组成，不含核酸，无传染性。完整的HBV颗粒，也称Dane颗粒，为直径约42nm的大球形颗粒，包含一个外壳和一个核心颗粒，外壳由脂多糖及蛋白质组成，糖蛋白的主要成分为乙肝表面抗原（hepatitis B surface antigen，HBsAg），包括HBV外膜小蛋白抗原（small hepatitis B surface antigen，SHBsAg）、中蛋白抗原（middle hepatitis B surface antigen，MHBsAg）及大蛋白抗原（large hepatitis B surface antigen，LHBsAg），分别含S结构域、前S2结构域及前S1结构域。核心颗粒是正20面体结构，直径27~35nm，由乙肝核心抗原（hepatitis B core antigen，HBcAg）包裹松弛环状不完整双链DNA（relaxed circular DNA，rcDNA）及结合在其负链5′端的DNA聚合酶组成，rcDNA 长约 3.2kb，分子中两条链均是不闭合的，负链含有乙肝病毒基因组的全长基因，在 5′起始端与 3′末端之间有一缺口；正链长度可变，3′末端不固定，为负链长度的 50%～100%，与 5′端有较大的缺口，全长负链包含四个部分重叠的可读框：表面蛋白（S）编码区域、核心蛋白（C）编码区域、聚合酶（P）编码区域、X 基因区域以及三个上游区域——preC、preS1、preS2，这四个可读框可翻译为 7 种蛋白，即 SHBsAg、MHBsAg 及 LHBsAg、核心蛋白 C、聚合酶 P、X 蛋白、e 抗原（hepatitis B e antigen，HBeAg）。

HBV 病毒粒子通过包膜上 LHB 蛋白的 preS1 结构域与肝细胞表面硫酸肝素蛋白多糖（heparan sulfate proteoglycans，HSPGs）的弱相互作用与肝细胞结合，宿主细胞表面的牛磺胆酸钠共转运多肽（taurocholate cotransporting polypeptide，NTCP）是 HBV 进入的受体，它允许 HBV 病毒粒子通过网格蛋白介导的内吞通过细胞膜。经内吞作用后，核衣壳从病毒包膜中释放出来，转运到细胞核。在细胞核中，rcDNA 的 5′端 flap 结构被 flap 内切酶 1（flap-endonuclease 1，FEN1）切割，由宿主 DNA 聚合酶 κ 和 DNA 连接酶 1/3 修复缺口，从而形成完整的共价闭合双链环状 DNA（covalently closed circular DNA，cccDNA）。HBV cccDNA 作为病毒 RNA 转录的模板，可转录出四种长度的 mRNA：①0.7kb RNA 编码 HBx，具有多种调节功能，并且可通过招募染色体修饰酶至 HBV 微染色体来调控 cccDNA 的转录；②2.4/2.1kb mRNA 编码三种长度的病毒表面蛋白；③3.5kb precore RNA 编码 HBV e 抗原（HBeAg），一种分泌蛋白，同时也是 HBV 感染的重要的血清学标志；④3.5kb 的前基因组 RNA（pregenomic RNA，pgRNA），包含 DR1、ε signal 以及 poly-A tail，可作为 90kDa 的 HBV 聚合酶 HBV Pol 以及 21kDa 的核心蛋白翻译的模板。pgRNA 与 HBV Pol 可被包裹进核心颗粒内，壳体化的 pgRNA 可逆转录形成 HBV rcDNA 负链，再利用 HBV Pol 的 RNase H 活性移除 pgRNA 从而合成 rcDNA 正链。新形成的核心颗粒可被转移至内质网或高尔基体内加工分泌出胞起始新一轮感染，或重新进入细胞核内，以补充 cccDNA 池。而一些不成熟的核心颗粒，例如不含病毒核酸，或包含不完整的 HBV RNA/DNA 片段，可形成核心颗粒-抗体复合物（core particle-antibody complex，CAC）或包装成病毒样的颗粒，也可从肝细胞中被分泌。

### （二）抗乙肝病毒药物研究进展

活跃的病毒复制状态被认为是慢性乙肝转化为肝硬化和肝癌的最为重要的影响因素。因此，对乙肝病人进行干预治疗的首要任务是降低病毒的复制能力。在临床治疗策略上，首先以抑制病毒复制为目标，降低病毒 DNA 复制水平，进而减轻乙肝病毒引起的肝脏疾病；而最终目标是彻底清除乙肝病毒，阻止向肝硬化方向发展。对于代偿性的慢性乙肝病人，抗病毒治疗的观察指标主要是病毒 DNA 的复制水平、血清转氨酶（ALT）的高低、血清中 HBs/HBe 抗原水平以及慢性肝细胞损伤的组织学评价。目前 FDA 批准的用于治疗乙肝病毒的药物主要分为免疫调节剂和核苷类似物两大类。

1985 年，干扰素（IFN-α）作为首个 FDA 批准上市的抗 HBV 药物被用于乙肝病毒感染的治疗。干扰素 α 是具有抗病毒和免疫调节的细胞因子，有双重治疗功效。它结合于细胞表面干扰素 α 受体，诱导细胞表达多种光谱抗病毒蛋白来抑制病毒感染、复制和运输过程，也可通过增强细胞毒杀伤作用，刺激自然杀伤细胞的活化。但每周三次注射干扰素治疗 4～6 个月后，通常只有 30%～40% 的病人能观察到体内病毒复制水平的降低。免疫能力低下或是病毒 DNA 含量较高的病人通常对干扰素治疗没有反应性。Peg-IFN-α（13）是经聚乙烯乙二醇化的 IFN-α 分子，使得药物进入人体后干扰素缓慢释放，以增加干扰素的半衰期，同时也提高了药物在组织内的分布，延长了给药的间隔时间，避免一周多次注射。尽管目前干扰素对慢性乙肝病毒感染的临床治疗效果不错，但高昂的医疗费用、潜在的毒副作用和停药后反弹仍然困扰着干扰素类药物的应用。

核苷类似物主要是通过抑制病毒多聚酶活性来达到降低病毒复制的目的。通常核苷类似物在细胞内被细胞激酶代谢为三磷酸的形式，与自然核苷竞争性地结合于 HBV DNA 负链，从而抑制病毒 DNA 聚合酶活性，阻断 HBV DNA 的合成。同时，也可抑制逆转录酶活性，阻断 HBV 逆转录过程。核苷类似物在抗病毒治疗中临床疗效明显，起效快且口服生物利用度好，抑制病毒复制的同时还可以改善组织学病变。核苷类药物在 HBV 临床治疗过程中疗效较明显，但由于其长期给药易造成病毒耐药突变株产生，因而也是目前乙肝治疗所面临的主要问题之一。且核苷类药物对于病毒持续反复的根本即 cccDNA 无作用，因此其无法彻底清除患者体内的病毒，只可通过长期服药压制病毒复制。

### （三）慢性 HBV 感染的分期

围产期和婴幼儿时期，由于免疫系统还未发育成熟，因此相较于成年人来说感染 HBV 的几率更高，分别有 90%、20%~30% 会发展成慢性感染。基于病毒与宿主的关系，婴幼儿时期的 HBV 感染自然史可被划分为四个阶段：免疫耐受期、免疫清除期、低（非）复制期、再活化期。

**1. 免疫耐受期**　该阶段的特征为，出现 HBeAg，血清中高水平的 HBV DNA，血清丙氨酸氨基转移酶（alanine aminotransferase，ALT）正常或轻度升高，肝脏无明显异常或出现少量纤维化。在围产期感染的患者中，免疫耐受期一般可持续 10~30 年，而幼儿或成年时期感染者的耐受期通常是短暂或不存在。

**2. 免疫清除期**　经过一段时间的 HBeAg 阳性可变期，宿主对病毒的免疫耐受状态被打破，免疫系统对感染的肝细胞会进行攻击。该免疫活性阶段的特征是 HBV-DNA 超过 20000IU/ml（$10^5$copies/ml），显著升高的 ALT 水平，以及出现肝坏死性炎症。幼儿晚期、青少年期或成人获得性慢性感染的乙肝患者，通常在免疫活跃期，血清出现适度升高的 ALT、中度或重度的坏死性炎症并伴有不同程度的肝活检纤维化。

**3. 低（非）复制期**　免疫活跃期的重要结果是发生 HBeAg 到 anti-HBe 的血清学转化。标志着过渡到第三阶段的特征是，出现 HBeAg 阴性和抗-HBe 阳性，低或不能检测到 HBV DNA［血清中低于 2000IU/ml（$10^4$copies/ml）］，持续正常的血清 ALT 水平，以及肝组织学无炎症或少量的纤维化。

**4. 再活化期**　由于肝脏中病毒 ccc DNA 的存在，少量不活跃的 HBsAg 阳性携带者会自发，或由于免疫耐受触发，最终发展为乙肝病毒的再活化。病毒复制状态的重新激活，可能是由于野生型病毒株的重新激活从而转为 HBeAg 阳性状态，或者病毒更频繁地发生变异，产生复制能力更强的突变株，以此来阻止 HBeAg 的表达。该再活化阶段的特点是：HBeAg 阴性，抗 HBeAg 阳性，血清中 HBV DNA 达到 2000~2000000IU/ml（$10^4$~$10^8$copies/ml），ALT 水平的升高，轻度或严重的肝纤维化。随着中和抗体抗 HBs 的产生，不活跃的 HBsAg 携带者可能会出现 HBsAg 转阴，但 PCR 和肝活检仍能检测到低水平的 HBV DNA。免疫抑制阶段的患者，如果后续接受癌症化疗或器官移植，会出现病毒的再活化。

### （四）HBV 基因分型

已有 8 种 HBV 基因型被确认具有明显的地理分布和种族的强相关性，不同的基因型也可能影响干扰素抗病毒治疗的疗效。

非洲主要是基因型 A（尤其是 A1 和 A3 亚型），在美洲白人、非洲裔美国人，主要是通过性传播而导致乙肝感染。基因型 A（亚型 A2）在西欧国家发现。基因型 B 和 C 主要是在亚洲传播，这一部分主要是通过母婴传播导致。基因型 C 以及 A、B 在北美也比较常见。B 基因型有两种亚型，即 Ba 和 Bj。基因型 Ba 是 B 和 C 基因重组的结果，在许多亚洲国家都有报道，通常它与更高的肝癌和肝硬化风险相关，而基因型 Bj，只在日本发现，没有发现其与基因型 C 重组。基因型 B 和 C 都与高 HBeAg 阳性紧密相关，基因型 C 具有更高的侵袭性，导致肝癌和肝纤维化的比例更高，且其 HBeAg 阳性的时间持续更长，围产期传播的风险更高。基因型 D 主要分布在地中海盆地、中东和中亚地区，通常表现为 HBeAg 阴性的肝纤维化和肝癌。基因型 E 主要存在于非洲，此基因型出现 HBeAg 阳性的比例要高于基因型 A，并且围产期传播的风险更高。基因型 F 与阿拉斯加儿童肝细胞癌高发病率相关。基因型 H 目前对其研究很少，基因型 G 通常是以与基因型 A 重组的形式被发现。

### （五）HBV 治愈定义

大多数的 HBV 感染者需要长期或终身服药。作用于 HBV 入胞、组装、分泌以及免疫调控的药物也正在被开发中。这些被研究的用于治疗慢性乙型肝炎的新化合物，也需要对其治疗的有效性和安全性进行标准化评估，并定义新的或额外的终点，以指导临床试验。新的治疗药物治疗的终点是没有病毒学反弹，也没有肝疾病的继续发展的风险。但实现完全的治愈，例如完全清除宿主中的病毒是难以实现的，因为 HBV DNA 会整合入宿主基因组，即使是急性 HBV 恢复的患者，也可以从他的肝脏中检测到 cccDNA，这也可以解释当这些已恢复的患者处于免疫抑制状态时，又会出现病毒的再活化。

因此，目前对于 HBV 治疗定义了三个治愈。①完全治愈，指乙肝患者在治疗后血清中检测不到 HBsAg，

HBV DNA 被彻底清除，包括肝中 cccDNA 以及整合的 HBV DNA。但就目前的治疗手段而言，HBV 完全治愈是一项很艰巨的任务。②功能性治愈，即在完成一段有限时间的治疗后，血清中持续的检测不到 HBsAg 和 HBV DNA，伴有或不伴有抗 HBs 抗体的血清转化，消除残留的肝损伤，肝细胞癌的风险降低。近几年各国指南都把功能性治愈作为一种最满意的乙肝治疗目标，但目前的药物治疗可以达到这种治愈的比例则不超过 10%。③部分治愈，指停药后 HBV DNA 持续检测不到，但 HBsAg 仍可以检测到。

## 二、治疗乙型病毒性肝炎药物临床前药效学研究设计

治疗乙型病毒性肝炎新药的临床前药效学研究包括细胞模型评价、整体动物模型评价和分子机制研究。

### （一）在细胞模型上药效学研究设计

**1. 细胞及细胞模型的选择** 目前乙肝病毒细胞体系主要分为以下几类：人原代肝细胞、肝细胞样细胞系（hepatocyte-like cells，HLCs）、HepaRG 细胞系、HepAD38 细胞系及其衍生细胞系、NTCP 高表达细胞系以及 HBV 基因组瞬时转染细胞系。

其中人原代肝细胞，在体外培养时，细胞会很快去分化，因而导致失去肝特异性功能以及 HBV 易感性，因此并不常用；HepaRG 不管如何控制培养条件，病毒的感染率都很低，也不常用；HLCs 基于其生理背景，在一定程度上可作为 HBV 感染的研究平台，受限范围较大，因此也并不常用。抗 HBV 药物筛选的体外细胞模型主要是 HepG2. 2. 15 细胞，该模型是抗 HBV 药物筛选和药效评价的最常用和首选模型。

（1）HepG2. 2. 15 细胞系 1987 年由西奈山医学院的研究人员以 HepG2 细胞为母细胞构建。通过转染了两对头尾相接的的 HBV 质粒载体，可以稳定表达 HBV 基因组，并可以分泌完整病毒颗粒和抗原，是永生化的细胞系。

（2）HepAD38 细胞系及其衍生细胞系 HepAD38 是一种受四环素调控的细胞系。将四环素启动子与一个拷贝的血清型 ayw 的 HBV pgRNA 的 cDNA 连接起来的质粒转染 HepG2 细胞形成。一旦移除四环素，细胞将会表达 pgRNA、cccDNA，以及病毒颗粒。基于以上，它可以用来研究调控病毒复制的因素以及大规模抗病毒药物的筛选。由于 cccDNA 是病毒生命周期中至关重要的部分，为了检测表面蛋白对 cccDNA 的作用，将包含 pgRNA 全基因且大于一倍的 HBV 基因组的基因连接 tet-cmv 启动子，整合进 HepG2 染色体 DNA 中，并通过一系列点突变，建立两个新的细胞系。

HepDES19 为 HBeAg 表达缺陷，HepDES19 为 HBeAg 和 HBsAg 合成基因同时缺陷。当向培养液中加入四环素时，产生的 HBeAg 全部来源于新形成的 cccDNA，所以可以通过 HBeAg 的表达情况来判断 cccDNA 的状态，用于药物对 HBV cccDNA 药效作用的评价。

进一步，通过在 precore 的开放阅读框中插入 HA 标签建立 HepBHAe82 细胞系，通过用抗 - HA 和抗 - HBe 共同检测 HBeAg 的表达，提高实验的特异性。

（3）NTCP 高表达细胞系 牛磺胆汁酸钠共转运多肽（NTCP）作为 HBV 感染的功能性受体。由于常用的肝癌源细胞系表面受体数量较低，导致感染率低，所以将表达人类 NTCP 的质粒转染 Huh7、HepG2 以及 HepaRG 细胞系，从而分别建立 Huh7-NTCP、hepG2-NTCP、HepaRG-NTCP。这些过表达 NTCP 的细胞系被认为能有效感染病毒，产生复制中间体，用于阻断 HBV 感染的药物的药效作用的评价。

（4）HBV 基因组瞬时转染细胞系 HepG2 细胞系是比较经典的肝癌细胞系、来源于 15 岁美国白种人男孩的肝癌组织 B. knowles 的上皮细胞，对 G418 有一定的抗性。当转染含 HBV 的 pDolTHBV-1 质粒时，可高表达 HBV 的 DNA 以及病毒颗粒。主要特点是可以大规模培养，用于研究 HBV 基因表达、抗原分析。

Huh7 细胞来源于 1982 年的一位 57 岁日本男性的肝癌组织上皮细胞。类似于 HepG2 细胞，相比更易于培养，且转染效率更高，瞬时转染 HBV 表达质粒后上清中可收获 $10^6$~ $10^7$ copies/ml 的病毒颗粒。缺点是该细胞未被 ATCC 收录，市面上存在不少亚克隆，来源不单一，导致不同实验室的来源不同的 Huh7 细胞株产生的结果很可能无法直接比较。

AML12 细胞来源于过表达 TGF-α 的转基因小鼠肝脏中的一条肝细胞系，具有典型的肝细胞特征，需转染含

HBV 质粒细胞 AML 细胞才能表达高水平的血清 mRNA。

（5）其他细胞系　HepG2H1.3 细胞系含有 1.3 拷贝数的整个 HBV 基因组，使用 HBV 自身的启动子，永恒表达 HBV，适合用于 HBV 相关功能基因（组）的研究。

AML12HBV10 细胞系为永生化小鼠肝细胞衍生的稳定细胞系，用表达四环素（tetracycline，Tet）-响应性转录激活因子（tetracycline transcriptional activator，tTA）的质粒 pTet-off 和质粒 pTREHBVDES（含有 HBV）共转染 AML12 细胞，得到的一组具有最高 HBV 复制水平的细胞系，命名为 AML12HBV10。

**2. 检测方法**　通过转染使其表达外源基因，进而进行 MTT 试验、实时荧光定量 PCR（quantitative real-time PCR，qPCR）、蛋白质印迹法（Western blot）、Southern blot 印记杂交技术、ELISA、诺瑟杂交（northern blot）等。

转染是指用外源的遗传物质导入到真核细胞的过程，可用于研究基因表达对细胞水平的作用。无论是 DNA、质粒还是各种 RNA（mRNA、siRNA 或 microRNA），这些外源的核酸均需要穿过细胞膜才能进入细胞内，常规转染技术可分为瞬时转染和稳定转染两大类。

瞬时转染主要用于短期实验，主要目的是瞬时表达，研究基因敲除、基因产物的短期表达或基因沉默等。采用瞬时转染方法从而获得 HBV 基因短期高表达。通常在转染后的 24～96 小时内可收获细胞，进而进行相关的核心蛋白变化实验以及检测 HBV DNA 或 RNA 等。因为外源基因得以表达的时间只有几天，它不会整合到宿主细胞染色体基因组中，存在游离的载体上，因而也不会复制，最后转染质粒会因细胞的分裂最后逐渐丢失而止。

稳定转染主要用于长期实验。研究长期基因表达、长期外源蛋白表达、大规模的蛋白合成、长期药理学研究探索、药物筛选、基因治疗等。细胞采用稳定转染方法，HBV 基因能够整合到宿主细胞染色体基因组中，从而可以复制，而传代的细胞也同样表达 HBV 基因，由此形成稳定表达 HBV 病毒的细胞系。

MTT 试验：MTT 试验主要检测不同化合物浓度对细胞的毒性作用。收集培养完成的细胞上清，加入 MTT 以及 MTT 溶解液，只有活细胞线粒体中的琥珀酸脱氢酶能使外源性 MTT 还原为蓝紫色结晶甲臜，呈色反应即代表活细胞的数量。

qPCR：实时荧光定量 PCR 技术主要是定量检测 HBV DNA 的含量，是指在 PCR 反应体系中加入荧光基团，利用荧光信号积累实时监测整个 PCR 进程，最后通过标准曲线对未知模板进行定量分析的方法。

ELISA：ELISA 通过显色反应指示抗原-抗体反应的标记技术，检测病毒的 HBeAg、HBsAg 等其他抗原；将酶作为标记物，通过显色反应来指示抗原和抗体的反应。分为直接法和间接法。将抗原或抗体结合于某种固相载体上，再加入待测抗原或抗体与之结合，最后加入酶反应的底物，出现的颜色差异即代表了抗原或抗体的含量。

Northern blot 杂交：主要检测 HBV RNA。是一项用于检测 RNA 的技术，在变性琼脂糖凝胶中将 RNA 分子分开后，将其转移至硝酸纤维素膜或尼龙膜上，用放射性同位素标记或酶标记 RNA 探针与待测的 RNA 进行杂交。杂交 RNA 的大小和 RNA 量可通过放射性自显影来显示。

Western blot：Western blot 检测 HBV 蛋白、研究其作用机制等。是通过琼脂糖凝胶电泳将蛋白质转移到膜上，以固相载体上的蛋白质或多肽作为抗原，与对应的抗体起免疫反应，再与酶或同位素标记的第二抗体起反应，经过底物显色或放射自显影以检测表达的蛋白。

Southern blot 印记杂交技术：主要是定性检测 HBV DNA 变化。包括两个主要过程：一是将待测定核酸分子通过一定的方法转移并结合到一定的固相支持物（硝酸纤维素膜或尼龙膜）上，即印迹；二是固定于膜上的核酸与同位素标记的探针在一定的温度和离子强度下退火，即分子杂交过程。

**3. 体外评价指标**

（1）药物对野生型病毒株的抑制作用　Korba 等于 1992 年建立了一套应用 HepG2.2.15 细胞系评价药物抗 HBV 作用的标准化方案，以药物对半数细胞毒性浓度（$CC_{50}$）、半数有效浓度（$EC_{50}$）和选择指数（SI）作为评价药效的定量指标，这一方案已被广泛应用于抗 HBV 药物的筛选和评价。具体方法是将 HepG2.2.15 细胞接种在细胞培养板中，待生长至贴壁状态（约 24 小时）。在含 10% 胎牛血清的 MEM 培养液中，用不同浓度的受试化合物与之共培养。第四天更换含相同浓度受试化合物的新鲜培养液，第八天收集细胞培养板中的培养上清和细胞。上清用 qPCR 检测分泌到培养上清中的 HBV 数量。细胞用 Southern blot 法检测细胞质内 HBV 核壳体中 HBV

DNA 的含量，再利用对照组 HBV DNA 含量计算出药物的 $EC_{50}$ 和 $EC_{90}$。其他可用于药物药效评价的细胞系：HepDES19 细胞系可用于药物对 HBV cccDNA 药效作用的评价；过表达 NTCP 的细胞系 Huh-NTCP、HepG2-NTCP、HepaRG-NTCP 用于阻断 HBV 感染的药物的药效作用的评价。

（2）药物对核苷耐药型病毒株的抑制作用　目前批准上市的抗 HBV 的药物有普通干扰素 α、聚乙二醇化干扰素 α、拉米夫定、阿德福韦酯、恩替卡韦、替比夫定、替诺福韦酯等。因核苷类似物抑制病毒复制能力强，其在临床上的应用治疗越来越广泛，但容易使 DNA 发生突变，进而出现的耐药率也越来越高。而耐药分为表型耐药、基因型耐药、病毒学耐药、临床耐药以及交叉耐药。在治疗前，检测病人对哪种药物具有较大的耐药性，根据检测结果，再制定治疗方案，这样可提高乙肝病毒治疗效率。

拉米夫定（lamivudine，3TC）是胞嘧啶核苷类似物，其结合位点位于 HBV 开放读架的 P 基因的 YMDD 区中，能够抑制 DNA 聚合酶活性，出现的耐药位点与 YMDD 发生突变有关，YMDD 可发生 YVDD 和 YIDD 变异，rtM552V/I、rtL528M、rtV173L、rt173L、rtL180M、rtM204V 等的耐药株，从而失去抑制复制作用。而且，YMDD 变异株对其他核苷酸类似物产生耐药作用，对恩替卡韦部分交叉耐药；另一耐药株 rt181T/V 对阿德福韦酯耐药。

阿德福韦酯（adefovir dipivoxil，ADV）是一种腺嘌呤核苷类似物，抑制 DNA 多聚酶和逆转录酶从而抑制病毒复制。其耐药突变位点：发生 rtN236I 或者 rtA181V 变异，但多次研究发现阿德福韦酯对拉米夫定耐药株具有较大的抗病毒作用。

恩替卡韦（entecavir，ETV）是鸟嘌呤核苷类似物，对 HBVDNA 的抑制作用极强，是目前效果最好的抗 HBV 核苷类似物，对 HBV DNA 多聚酶、逆转录形成以及 DNA 链合成都有抑制作用。其与拉米夫定耐药株（rtL180M 或 rtM204V）具有交叉耐药，还有逆转录酶上 B 区的 T184G、S202G/I，以及 D 区的 M250V。

替比夫定（telbivudine，LdT）是胸腺嘧啶脱氧核苷类似物，对 HBVDNA 聚合酶有抑制作用。其耐药突变位点：HBVDNA 聚合酶上 rtM204I 变异或者 rtL180M + rtM204V 双变异。

替诺福韦酯（tenofovir disoproxil fumarate，TDF）是一种新型核苷酸类逆转录酶抑制剂，是阿德福韦酯的衍生物，但抗病毒能力比阿德福韦酯强，目前尚未发现临床耐药突变。

通过细胞培养或者动物实验，进行药物对上述核苷耐药突变株的相关数据例如 $EC_{50}$ 或 $CC_{50}$ 的测定分析。

（3）联合用药　出现耐药情况，通常有四种方法处理：停止该抗病毒药的使用；继续该抗病毒药的使用；改用另一种抗病毒药使用；加用另一种抗病毒药使用。目前前两种方法可能会加重病情故不宜采用，主要使用后两种方法。用另一种抗病毒药较容易，故主要探讨联合用药。

联合用药优于单一治疗，在艾滋病治疗方面取得较好的效果，2007 年 Keeffe 正式提出联合用药这一方法，但联合用药在 HBV 感染治疗上，还处于一个摸索的阶段。受试药物与干扰素类或者核苷类似物联合用药，结果与单药相比。指标包括是否提高 e 抗原抑制率和 DNA 抑制率，是否可提高病毒学应答率，生化反应率和 HBsAg 丢失率，以判断是否能达到联合用药的效果。

### （二）在动物模型上药效学研究设计

目前用于乙肝病毒研究的动物模型主要分为这几类：黑猩猩模型、树鼩模型、HBV 相关小鼠模型和与 HBV 相似的其他嗜肝病毒动物模型。

**1. 黑猩猩模型**　黑猩猩是与人类在遗传学上最接近的灵长类动物，黑猩猩 HBV 感染模型是目前唯一的 HBV 自然感染模型，是药物疗效评价的重要模型。它们作为非人类宿主，对于 HBV 具有易感性以及会产生强烈的免疫应答，这与人类的自然感染历史十分相近。研究中发现黑猩猩对人乙型肝炎病毒的四种亚型（adw、adr、ayw、ayr）HBsAg 阳性血清都可成功获得感染，并在黑猩猩的血清中检测出与接种物相同亚型的 HBsAg，其中以 adr 亚型的致病性较强。感染后多表现为自限性肝炎、血清 ALT 水平升高，肝脏显示急性病毒性肝炎的典型组织病理学变化。

黑猩猩模型也被用来评估 HBV 疫苗的安全性与有效性。GS-9620、Toll 样受体 7 的激动剂，可以通过形成肝脏中 $CD8^+$T 细胞和 B 细胞积累，从而消除感染的肝细胞，来达到降低黑猩猩体内 HBV 病毒滴度。但是由于伦理以及模型使用的高成本也限制着其用于抗病毒试验的研究。

**2. 树鼩模型** 树鼩是一种与灵长类动物亲缘很近的小动物，通过对中国树鼩的全基因组测序后发现，其神经、免疫和代谢系统与人类相似。到目前为止，树鼩作为唯一非灵长类动物被认为可以自然感染 HBV 病毒，并且相比于人原代肝细胞，树鼩原代肝细胞获取更加容易，因此一直以来也被用于 HBV 研究。NTCP 受体作为 HBV 进入细胞的必需的受体，也在树鼩模型中被发现。虽然 HBV 感染能够导致新生树鼩产生慢性及包括纤维化在内的肝病变，但其体内感染效率较低，且用树鼩模型无法进行免疫反应及乙肝致病机制的研究。

**3. HBV 相关小鼠模型**

（1）腺病毒和腺相关病毒介导的 HBV 小鼠模型 基于腺病毒和腺相关病毒的 HBV 转导模型，可有效地在具有免疫能力的小鼠中，将具有复制能力的 HBV 基因组转入肝细胞。rAAV8-1.3HBV 是一种携带 HBV 超全长基因组的重组 AAV8 病毒，可以感染免疫功能正常的小鼠，也可感染人鼠嵌合型小鼠模型，操作简便，经尾静脉注射即可成功制模。研究表明，该模型造模成功率高，低至 4E + 9vg/只剂量的重组病毒即可使 C57BL/6 和 BALB/c 两种品系的小鼠100%成模，所有小鼠均在感染后 14 天血清中 HBsAg 转阳。均一性和稳定性好，注射相同剂量的 rAAV8-1.3HBV，小鼠血清中可持续检测到 HBsAg 和 HBeAg 以及 HBV DNA 水平高低相近，持续 1 年以上；有良好的量效关系，血清中 HBsAg 和 HBeAg 的表达水平以及 HBV DNA 水平与 rAAV8-1.3HBV 的用量（1E + 9vg/只 ~ 1E + 12vg/只）呈正相关，HBV 动物模型血清中 HBsAg 和 HBeAg 的水平以及 HBV DNA 水平可按实验需求进行控制；适用范围广，可尝试在不同动物包括非人灵长类动物中建立 HBV 动物模型。目前此模型被应用于 HBV 药物评价和筛查的研究。

（2）高压水动力注射 HBV 感染小鼠模型 水动力学转染是一种相对简单有效安全可以向肝细胞中转移的方法。通过尾静脉在短时间内以水动力注射的方式向小鼠体内注入大量裸 HBV DNA，可以有效地将外源基因转入肝细胞。病毒血症在注射 6 天后达到峰值，之后快速下降，需要注意的是，质粒背景、小鼠品系和性别都会影响 HBV 在小鼠体内的复制时间。将 10μg 腺病毒相关病毒载体（adenovirus associated viral vector，pAAV）-HBV1.2 质粒采用高压水动力法通过尾静脉注入 C57BL/6 小鼠体内。连续 5 周观察小鼠血清中的 HBsAg、HBV DNA 等表达情况，并利用该模型评价受试药物的抗病毒效果。评价指标包括小鼠血清中 HBV 的抗原及病毒颗粒水平；肝组织病理学观察（HE 染色）不同程度肝细胞炎性改变；肝组织免疫组化检测肝细胞中 HBsAg 和 HBcAg 表达。该动物模型可用于分析急性 HBV 复制期间的免疫反应，阐明体内不同 HBV 基因型及突变体的生物学特性，并评估抗病毒化合物的体内药效。

（3）嵌合小鼠模型 利用转基因技术，在免疫缺陷小鼠肝脏特异表达一种细胞毒性蛋白，使小鼠肝细胞坏死。再将人的肝脏细胞移植到这些小鼠体内，人的肝细胞最高可以达到鼠肝细胞的50%。是可以进行 HBV 体内感染的小鼠模型。该模型可用于评估抗病毒药物的效果，但免疫系统缺陷，不能进行免疫介导的病毒清除和肝炎免疫病理机制的研究。

uPA 小鼠模型：1990 年，Brinster 团队开发了一种转基因小鼠，该转基因小鼠携带由小鼠白蛋白增强子/启动子控制的尿激酶型纤溶酶原激活子（urokinase plasminogen activator，uPA）基因。uPA 基因在肝脏的过度表达会导致血浆中 uPA 水平升高以及低纤维蛋白原血症，从而导致新生小鼠出现亚急性肝功能衰竭，而这种功能性肝脏缺陷使移植入的肝细胞具有生长优势。另外，将具有遗传免疫缺陷的小鼠与 uPA 小鼠杂交产生的 uPA/RAG2 小鼠模型，可成功植入人肝细胞，虽然 HBV 不能感染小鼠肝细胞，但整合进去的人肝细胞可建立 HBV 感染。

FRG 小鼠模型：采用 FRG（$Fah^{-/-}$/$Rag2^{-/-}$/$Il2\gamma g^{-/-}$）小鼠构建嵌合小鼠模型，可随意诱导肝衰竭。在这个模型中，缺乏延胡索酸乙酰乙酸水解酶（Fah）、重组活化基因 2（Rag2）和 IL-2 受体（IL-2γR），Fah 缺乏症可导致小鼠肝衰竭，缺乏 Rag2 和 IL-2γg 会导致体内的 T、B 淋巴细胞不能发育成熟，造成的免疫缺陷环境为异种肝细胞移植创造了有利的条件。在 FRG 小鼠体内移植人肝细胞，可以支持 HBV 和 HCV 的感染。

（4）全人源化小鼠模型 全人源化小鼠模型是具人免疫系统的人源化小鼠，应用于 HIV、EBV 病毒感染性疾病的研究。将人类造血干细胞和肝祖细胞注射入 HLA-A2 上 A2/NSG［NOD. Cg-Prkdc（scid）Il2rg（tm1Wjl）/SzJ］新生免疫缺陷小鼠中，能够在小鼠体内建立较为完善的人免疫系统，再诱导小鼠肝细胞特异性表达 Caspase

8 发生凋亡，植入的人胎肝细胞代偿性增生。这种具有人类免疫系统和人类肝细胞的全人源化小鼠模型，称为 A2/NSG-hu HSC/Hep mice。这种模型缺乏 NK 细胞和 T/B 淋巴细胞，且由于在新生小鼠肝脏中注入 $CD34^+$ 人造血干细胞，小鼠具有人免疫系统。该小鼠模型支持 HBV 长期感染、抗 HBV 人类免疫应答以及 HBV 诱导的包括肝炎和纤维化在内的肝脏疾病，可以实现 HBV 体内自然感染，用于研究人免疫系统的抗病毒反应及导致肝脏疾病的免疫病理机制。

（5）转基因小鼠模型　通过转基因技术将完整的病毒基因或单个病毒基因片段在小鼠肝脏表达，产生 HBV 转基因小鼠。HBV 不感染小鼠，由于 HBV 的 DNA 被稳定地整合进小鼠的基因组中，小鼠肝细胞中不会产生 cccDNA，病毒在小鼠内没有完整的复制周期，也没有病毒感染肝脏细胞的过程，不自然发病。小鼠对病毒抗原处于耐受状态，而不产生乙型肝炎病变。利用不同的转基因小鼠模型可模拟人感染 HBV 的疾病进程，研究免疫细胞和免疫分子的作用。还可将 HBV 转基因小鼠与不同基因敲除小鼠交配，以研究不同基因在慢性肝炎肝纤维化、肝癌发生发展中的作用。

**4. 与 HBV 相似的其他嗜肝病毒动物模型**

（1）土拨鼠肝炎模型　土拨鼠属于啮齿类动物，在生物学上与人类有近似性。土拨鼠是土拨鼠肝炎病毒（woodchuck hepatitis virus，WHV）的自然宿主。土拨鼠 WHV 与人 HBV 同属正嗜肝 DNA 病毒属，有 70% 的同源性。慢性感染 WHV 的土拨鼠在其生长过程中发生的病理变化表现与人类感染 HBV 的病理变化很相似，再在感染后 1 ~ 3 年几乎 100% 发生原发性肝细胞性肝癌。因此，土拨鼠动物模型是良好的研究人类 HBV 病毒的动物模型，应用其评价抗 HBV 药物效果不仅可评价其抗病毒作用，也可用于研究其抑制病毒复制对肝癌发生和发展的作用。

（2）鸭乙型肝炎模型　鸭乙型肝炎病毒（duck hepatitis B virus，DHBV）属禽嗜肝病毒属。DHBV 在病毒颗粒的形态结构、基因结构和复制机制等方面与 HBV 相似，可在体外感染原代鸭肝细胞，也可感染雏鸭和成年鸭。鸭易于饲养、来源丰富，因此被广泛应用于抗 HBV 药物的研究工作。在评价抗 HBV 药物药效时多采用 DHBV 自然感染鸭或者 DHBV 实验感染雏鸭，给药剂量和疗程因药物不同而不同，一般治疗 10 天至数周。用于评价药物抗病毒作用的病毒学指标包括血清 DHBV DNA 和 DHBsAg 水平、肝组织 DHBV DNA 复制中间体和 cccDNA 水平，以及肝细胞中病毒抗原的表达水平。但因为禽类与人的亲缘关系较远，在应用鸭乙型肝炎模型评价抗 HBV 药物药效时应注意药物的代谢在两者上的差别。另外，DHBV 和 HBV 也存在一定差别，可能会影响研究结果的实际应用。

## （三）分子机制研究

**1. anti-cccDNA**　cccDNA 是乙肝病毒持续感染的关键因素，目前慢性乙型肝炎的临床治疗仅能最大限度地长期抑制 HBV 复制，而不能达到完全清除的目的。因为一旦停止治疗，患者肝脏细胞核中的 cccDNA 就会重新活化，启动 HBV 复制。cccDNA 主要以微小染色体的形式存在于肝细胞内，且其半衰期很长。只要还存在于肝细胞中，cccDNA 的复制就不会停止，并与病毒蛋白装配成新的完整 HBV，以芽生的方式再感染健康的肝细胞，而这是导致乙肝复发的根本原因。因此彻底清除 HBV 最直接的办法是，沉默或是消除感染的肝细胞中附加或是整合的 HBV 基因组。

急性乙型肝炎病毒清除是由 CD8 阳性细胞毒性 T 淋巴细胞（cytotoxic T lymphocyte，CTL）介导的，CTL 可以直接杀死感染细胞，或通过分泌抗病毒细胞因子，以非溶细胞抑制 HBV 基因表达和复制。相反，CTL 介导的清除慢性乙型肝炎病毒 cccDNA 池包括分泌干扰素-α 和淋巴毒素-β，能够诱导已感染细胞中的级联信号，上调 APOBEC 3A 和 APOBEC 3B，二者为胞嘧啶脱氨酶，可使 cccDNA 发生突变，从而能够被 DAN 酶识别并降解。

基因编辑技术，包括锌指核酸酶（zinc-finger nucleases，ZFNs），转录激活物样效应核酸酶（tranion activator-like effector nucleases，TALENs），以及常间回文重复序列丛集（cluster regularly interspaced short palindromic repeats，CRISPR）-相关系统 9 蛋白（associated system 9 proteins，Cas9）等都可以对受到感染的哺乳动物肝细胞进行基因组编辑，从中删除 HBV DNA，并且靶向切割 HBV cccDNA 的一些特异位点。例如 CRISPR/Cas9 技术在培养细胞以及小鼠模型中可以有效破坏 HBV 基因结构。尽管在临床前研究中，该技术可以具有克服抑制 HBV 感染的能力，但其仍需要应对重大挑战，确保病毒靶点的特异性以及将基因编辑序列高效地传递给病毒感染细胞尤为重要。另一个有趣的问题是宿主染色体中整合的 HBV DNA 在 HBV 反弹中所起的作用，因此，未来治疗慢性 HBV 感染的抗病毒药物方案很可能需要使用包括 CRISPR/Cas9 衍生物的组合。

**2. 病毒入侵抑制剂** 表达在肝细胞上的 NTCP 已被确定为 HBV 进入的关键性的功能性受体，而 HBsAg 的 pre-S1 区域能够结合 NTCP，促进病毒与受体复合物的内吞，因而靶向 NTCP 抑制病毒进入，被认为是一种很有前途的治疗方案。

Myrcludex-B 是肉豆蔻酰化合成的包含 47 个氨基酸的多肽，与病毒大表面蛋白的 preS1 结构相同。Myrcludex-B 在皮摩尔浓度下抑制 HBV 和 HDV 在 HepaRG 和人原代肝细胞中的感染。此外，Myrcludex-B 还可预防 HBV 在 uPA/SCID 小鼠中的肝内传播。另外研究证实，Myrcludex-B 在健康志愿者中耐受性良好，对 HBV 和 HDV 感染具有抗病毒功效。该药物目前正作为联合疗法进行Ⅱ期临床试验。

**3. 衣壳蛋白抑制剂** 乙肝核心抗原（蛋白）在感染的肝细胞中以独特的四级结构存在，HBV 核衣壳（capsid）的形成始于 HBcAg 二聚体与 HBV Pol 和 pgRNA 复合物结合，时间和调控都非常精确，因此任何破坏都可能对病毒复制造成毁灭性的破坏，由于其在病毒生命周期中起着极其重要的作用，所以作用于核衣壳组装/去组装的一类的小分子核心蛋白变构调节剂（core protein allosteric modulators，CpAMs）作为新颖的 HBV 药物开发靶点已成为研发热点。包括异芳基二氢嘧啶和磺胺基苯并酰胺，已经被发现可以变构调节核心蛋白结构，改变核心蛋白组装途径和动力学，导致产生缺乏 pgRNA 和病毒 DNA 聚合酶的不规则形状的核心蛋白聚集物或“空”衣壳。

第一个作为核心蛋白组装的变构抑制剂进入临床试验的化合物是 NVR 3-778 和 GLS-4。HBV 核衣壳组装调控剂 NVR 3-778 在 HBV 感染的人源化小鼠模型中可以使血清 HBV DNA 持续下降，且没有证据表明 HBV 基因组核心编码的核苷酸变化可能与耐药性有关。

**4. 激活免疫通路** 慢性乙型肝炎患者表现出非常弱的 HBV T 细胞应答，缺乏抗 HBsAb。基于这一观察，认为要实现慢性乙型肝炎药物治疗后的持续病毒学应答，需要同时阻断病毒复制和恢复免疫应答。目前正在研究的对抗慢性 HBV 感染的免疫调节剂包括固有免疫反应的助推剂［例如 Toll 样受体（Toll-like receptor，TLR）激动剂或免疫检查点抑制剂］，以及恢复适应性免疫的制剂（如治疗性疫苗和工程 T 细胞）。

一些 TLR 激动剂正在临床试验中。如 GS-9620，是一种选择性且具有口服活性的 TLR-7 的激动剂，在临床前试验中，能显著降低黑猩猩模型和土拨鼠模型血清和肝脏中 HBV 病毒滴度，并且促进肝脏中 CD8 阳性 T 细胞和 B 细胞积聚，从而抑制病毒复制。

慢性病毒感染如 HIV、HCV 或 HBV，以及各种癌症都会导致免疫抑制。近年来癌症免疫治疗的成功［例如在黑色素瘤和高肾瘤中使用抗程序性细胞死亡蛋白-1（programmed cell death protein，PD-1）抗体］为开发免疫调节剂提供了新的策略，这些免疫调节剂也可能成为治疗乙肝的重要组成部分。表达于 T 细胞表面的 PD-1 属于受体共刺激分子 CD28 家族，通过与抗原提呈细胞表面的 PD-L1 相互作用，对 T 细胞的活化和功能产生抑制作用。临床研究证明，慢性 HBV 感染患者 PBMC 中的 HBV 特异性 CD8 T 细胞 PD-1 表达高度上调，而 PD-1 表达水平与病毒血症呈正相关；体外阻断慢性乙型肝炎（chronic hepatitis B，CHB）患者免疫细胞 PD-1/PD-L1 相互作用可恢复 CD8 及 CD4 T 细胞增殖能力和细胞因子的产生（IFN -γ 和 IL-2），表明 PD-1/PD-L1 通路在慢性乙型肝炎病毒感染中对 T 细胞功能衰竭起着关键作用。另外，慢性乙肝患者肝内 HBV 特异性 CD8 T 细胞表达 PD-1 水平高于外周血淋巴细胞，体外对肝细胞采用抗 PD-1 单抗处理的作用强于对外周血淋巴细胞的作用，提示阻断 PD-1 后，肝内 HBV 特异性 T 细胞功能恢复较好，因此抗 PD-1 治疗可以作为抗慢性 HBV 感染的理想手段。

**5. HBV 聚合酶抑制剂** 恩替卡韦和替诺福韦是目前治疗 HBV 感染的推荐药物，同属于竞争性抑制 HBV-DNA 聚合酶的核苷类药物，同时替诺福韦还被证实能对 HIV 逆转录酶产生有效抑制作用，因此也是目前被广泛使用的抗逆转录病毒药物之一。恩替卡韦和替诺福韦均是每天口服给药一次，但恩替卡韦对于拉米夫定治疗耐药的慢性乙肝患者的疗效甚微。替诺福韦安全性好，所产生的肾毒性较小，48 周的临床治疗中没有明显的患者耐药。因此，替诺福韦适用于普通及产生耐药性的乙肝患者。

作为替诺福韦的前药，富马酸替诺福韦二酯（tenofovir disoproxil fumarate，TDF）的使用可能会造成肾小管病变，甚至是肾功能不全。而另一种替诺福韦前药，替诺福韦艾拉酚胺（tenofovir alafenamide，TAF），具有更高的肝内细胞浓度和更低的血浆药物水平，且与TDF相比，TAF治疗后肾异常和骨质减少的发生率更低。

目前正在开发具有更高的抗病毒活性以及安全性的新一代的核苷类似物前药，包括CMX-157、AGX-1009、besifovir和lagociclovir。

**6. 反义核酸** 一旦HBV病毒进入肝细胞中，rcDNA即通过逆转录补齐修复形成为cccDNA，cccDNA被组蛋白包裹，形成类似于染色体结构的微小体，受组蛋白乙酰化/甲基化表观遗传控制，cccDNA是产生所有病毒RNA转录（包括基因组前RNA）的唯一模板。

RNA干扰（RNA interference，RNAi）是一种进化保守机制，通过双链RNA（dsRNA）降解mRNA或阻断特定基因的翻译途径来抑制基因表达。在RNAi过程中，外源性（如病毒RNA）或内源性（如microRNA）dsRNA被称为Dicer的核糖核酸酶处理切割成21～23个核苷酸大小的RNA片段，并组装成RNA诱导的沉默复合物，结合靶标RNA，识别和切割目标mRNA。一些新的分子传递系统，如纳米颗粒和糖偶联物，使RNAi寡核苷酸在细胞渗透方面变得更加有效。靶向HBV RNA是一项非常有效的措施，因为所有的HBV开放阅读框均使用相同的聚腺苷酸化3末端，可以抑制病毒的转录体。一些HBV RNAi分子已经进入临床试验中，包括ARC-250、ARB-1467和ALN-HBV等。ARB-1467是一种RNAi疗法，在临床前试验中，该药物能降低所有的病毒抗原水平，也能够降低cccDNA以及其他DNA水平。在Ⅱ期临床试验中，研究人员发现，单次治疗能显著减少血清中的HBsAg水平，多次治疗则能起到额外的效果。

## 三、实例

### 恩替卡韦抗乙肝病毒的研究

恩替卡韦（Entecavir，ETV）片，在体内能从多个环节抑制乙肝病毒的复制，从而达到抗乙肝病毒、治疗乙肝的作用。其主要成分恩替卡韦是环戊酰鸟苷类似物，化学名称为2-氨基-9-[（1*S*,3*R*,4*S*）-4-羟基-3-羟甲基-2-亚甲基环戊基]-1,9-二氢-6H-嘌呤-6-酮一水合物。这个药物对于乙肝治疗作用明确、耐药率低，是目前最好的乙肝抗病毒药物之一。适用于病毒复制活跃、血清转氨酶ALT持续升高或肝脏组织学显示有活动性病变的慢性成人乙型肝炎的治疗。推荐剂量是16岁以上患者口服恩替卡韦，每天一次，每次0.5mg。拉米夫定治疗时病毒血症或出现拉米夫定耐药突变的患者为每天一次，每次1.0mg（0.5mg两片）。

完整的药物非临床病毒学研究包括细胞毒性、在细胞和动物水平上的抗病毒活性、体外联合用药评估和作用机制。

**1. 细胞毒性** 细胞毒性分析得出ETV的$CC_{50}$值为30～114μmol/L，选择性指数>8000（$CC_{50}$值/$IC_{50}$值）。细胞DNA聚合酶α、β、γ和ε在体外反应中将恩替卡韦掺入DNA中，但其速率远低于dGTP，并且在约10000倍高于抑制HBV聚合酶所需的浓度下，ETV对细胞DNA聚合酶的抑制作用很弱。在高达300μmol/L的ETV浓度下，线粒体DNA聚合酶γ在体外没有受到抑制，表明聚合酶γ对ETV没有明显的识别。这些结果表明，ETV在临床相关浓度下不太可能显著抑制细胞聚合酶。

**2. 在细胞模型上药效学研究**

（1）细胞模型的选择 HBV稳定转染的人肝细胞系HepG2.2.15，HBV基因组瞬时转染细胞系包括HepG2细胞系和Huh7细胞系。

（2）检测方法和评价指标

1）恩替卡韦对野生型病毒株的抑制作用：恩替卡韦在HBV稳定转染的人肝细胞系HepG2.2.15中显示了优越的抗HBV活性，平均$IC_{50}$值为3.75nmol/L。

在短暂转染的Huh7肝细胞和HepG2细胞中，恩替卡韦的$IC_{50}$值分别为0.36nmol/L和3.6nmol/L。恩替卡韦对乙型肝炎病毒具有特异性，对单纯疱疹病毒（HSV-1）、水痘带状疱疹病毒（VZV）、人巨细胞病毒（HCMV）、HIV-1和流感病毒的抗病毒活性很小，其$IC_{50}$值在890nmol/L（HIV-1rf）和47μmol/L（VZV）之间。

2）恩替卡韦对核苷耐药型病毒株的抑制作用：细胞培养研究表明，具有拉米夫定耐药突变rtM204V/I、

rtL180M、rtL80V/I 和 rtV173L 的病毒对恩替卡韦的交叉抗性为 5～30 倍。在拉米夫定耐药突变 rtL180M 和 rtM204V 病毒株上增加 rtT184、rtS202 和 rtM250 位置上的突变，导致对恩替卡韦的敏感性降低 38～2000 倍。含有阿德福韦耐药突变 rtN236T 或 rtA181V 的 HBV 突变株仍然对恩替卡韦敏感（分别比野生型病毒株变化 0.3 倍和 1.1 倍）。

3）药物联合用药：在 HBV 复制试验中，ETV 的抗病毒活性不受 HIV 核苷逆转录酶抑制剂（nucleoside reverse transcriptase inhibitors，NRTIs）阿巴卡韦（abacavir）、地丹诺辛（didanosine）、拉米夫定（lamivudine）、司他夫定（stavudine）、替诺福韦（tenofovir）或齐多夫定（zidovudine）存在的影响。ETV 对这 6 种 NRTIs 的抗-HIV 活性均无抑制作用。这些结果表明，ETV 与 HIV NRTIS 联合用药不会降低对 HBV 或 HIV 的抗病毒活性。

**3. 在动物模型上药效学研究**

（1）动物模型的选择　土拨鼠肝炎（WHV）模型和鸭乙型肝炎（DHBV）模型。

（2）检测方法和评价指标

1）土拨鼠肝炎（WHV）模型：ETV 表现出对慢性 WHV 感染的土拨鼠 WHV DNA 复制的活性。ETV 剂量为 0.02～0.5mg/kg，每天一次，连续灌胃给药 4 周后，土拨鼠血清 WHV DNA 水平降低 2～3log10。在随后的 12 周的研究中，通过 qPCR 方法检测，在 0.1mg/kg ETV 每日一次灌胃给药方案中的所有土拨鼠血清 WHV DNA 降低至检测限以下水平（<200 拷贝/ml）。

2）鸭乙型肝炎（DHBV）模型：在 DHBV 感染的小鸭中，用剂量为 1mg/kg 的 ETV 灌胃治疗雏鸭 21 天后，用 qPCR 方法检测，结果显示恩替卡韦治疗组 6 只鸭的血清 DHBV DNA 全部降低至检测限以下水平。

**4. 机制研究**　恩替卡韦能有效抑制 HBV 复制是通过对 HBV 聚合酶的 3 种不同酶活性的抑制作用实现的，包括 HBV-DNA 聚合酶的启动、RNA 依赖的 DNA 酶活性进行的 HBV-DNA 负链逆转录、DNA 依赖的 DNA 酶活性进行的 HBV-DNA 正链合成。恩替卡韦是一种竞争性的 dGTP 抑制剂，作为细胞聚合酶的非强制性链终止剂，导致 1～5 碱基后链终止。恩替卡韦的 $K_i$ 范围为 1.2～2.6nmol/L，dGTP 的 $K_m$ 值范围为 8.4～13.3nmol/L，其 $K_i/K_m$ 比值为 0.1，如此低（<1）的 $K_i/K_m$ 比值，说明与天然底物相比，HBV 聚合酶更易识别恩替卡韦，并证实恩替卡韦是一种有效的 HBV 聚合酶抑制剂。

## 第三节　治疗丙型病毒性肝炎药物的药理学研究

### 一、概述

丙型肝炎病毒（hepatitis C virus，HCV）是属于黄病毒属的正链 RNA 病毒。目前全球大约有 1.85 亿人（约占全球人口的 3%）感染 HCV 或携带 HCV。最初的 HCV 病毒感染大多为急性感染，急性感染可能造成肝炎、黄疸，以及突然暴发的肝功能衰竭等症状。多数情况下，HCV 的感染不会表现出明显的症状，并且可以在人体中潜伏三、四十年之久。此外由于人种和病毒基因型的不同，感染的患者会出现不同的症状，包括肝纤维化、肝硬化和肝癌等。其中肝硬化会导致肝腹水（ascites）、肝性脑疾病（enthephalopathy）、静脉曲张出血（variceal bleeding）等一系列末期的肝脏类疾病和肝功能衰竭；而肝癌除上述症状外，还会出现体重减轻、高热、黄疸等症状，并且肝癌更常出现于肝硬化的患者。

丙型病毒性肝炎（丙肝）的传播主要通过血液传播、性传播和母婴传播等。由于我国未加强对血液制品的管制，20 世纪 90 年代之前主要通过输血及输血相关制品传播，之后将丙肝抗体检测引入了献血者的筛查后，经输血传播丙肝已经明显减少。近年来新发现的丙肝感染集中在共用注射器、男同性恋以及 HIV 感染者中。

HCV 为 RNA 病毒，由于其 RNA 聚合酶 NS5B 自我校对功能的缺失，加上 HCV 在体内的高复制率，这些都导致 HCV 极高的遗传变异率。HCV 可以分为七种基因型，其中每种基因型大约有 30% 的序列差异；每种基因型又可以进一步分为多种亚型（1a、1b、2a、2b 等），每种亚型大约有 20% 的序列差异。HCV 基因组的多样性以及宿主本身的差异，如人种差异、遗传背景、肥胖因素、性别、年龄等，使得丙肝的治疗变得比较复杂。

HCV 的直径为 50～80nm，以一种脂病毒颗粒（lipoviroparticles）的形式存在。在宿主中，由于病毒颗粒常与低密度脂蛋白（low density lipoprotein，LDL）以及极低密度脂蛋白（very-low density lipoprotein，VLDL）结合，从而具有多样的形状以及不同的密度，而不是经典的二十面体结构。病毒颗粒的外层为脂质双分子层，脂质双分子层上镶嵌有 HCV 的包膜蛋白 E1 和 E2。病毒的核壳体包裹在脂质双分子层中，由核心蛋白 Core 和单链 RNA 组成。

HCV 基因组为一条全长约为 9.6kb 的正链 RNA，5′和 3′端为一段非翻译区域（untranslated regions，UTRs），开放阅读框架插入其中（open reading frame，ORF）。HCV 基因组通过自身携带的内部核糖体进入位点（internal ribosome entry site，IRES）被宿主核糖体识别后翻译成一条多肽链。生成的多肽链在胞内的内切酶、病毒自身编码的蛋白酶，以及一系列辅因子等的共同作用下生成核心蛋白 Core、包膜蛋白 E1 和 E2 等结构蛋白（structural proteins），以及 P7、NS2、NS3、NS4A、NS4B、NS5A 和 NS5B 等非结构蛋白（nonstructural protein，NS）。

HCV 的生命周期大致可分为病毒吸附入胞，脱壳释放基因组，基因组复制以及病毒颗粒的包装与释放。首先，病毒颗粒通过 LDL 受体和糖胺聚糖以较低的亲和力吸附于细胞表面，随后包膜蛋白 E1 和 E2 与细胞膜上的清道夫受体-BI（scavenger receptor-BI，SGR-BI）和 CD81 结合，介导病毒的入胞。紧密结合蛋白（claudin）、闭合蛋白（occludin）以及网格蛋白（clathrin）也参与病毒入胞的早期阶段。

病毒入胞后，在酸性条件下开始发生膜融合，释放出病毒核壳体，随后核壳体中的 RNA 也被释放进胞质中，HCV 开始翻译复制。翻译起始于内质网附近，胞内的核糖体通过结合 HCV RNA 5′端的 UTR 区域内的 IRES 位点，介导翻译起始生成一条多肽链。生成的多肽链被胞内一些蛋白酶，包括信号肽酶（signalase）、信号肽肽酶（signal peptide peptidase）以及 NS3-NS4A 切割，形成十个 HCV 蛋白。HCV RNA 的复制发生于膜质网（membranous web，MW）上，由 NS4B 和 NS5A 诱导形成。NS5B 以正链 RNA 为模板合成负链 RNA，然后再以此负链 RNA 为模板合成更多的正链 RNA，NS3 负责将 RNA 双链解开，新合成的正链 RNA 参与合成新的病毒颗粒，或是用于翻译成病毒的蛋白。

病毒的包装与释放和宿主细胞脂质的代谢相关联，涉及一系列结构和非结构蛋白与宿主因子的相互作用。经过一系列切割处理后，成熟的核心蛋白 Core 在二脂酰甘油酰基转移酶（diacylglycerol acyltransferase-1，DGAT1）的帮助下从内质网转移至胞质中的脂滴（lipid droplets，LDs）中，NS5A 同样参与其中，最终促进核壳体的形成。新合成的 HCV RNA 如何从合成的部位运送到核壳体中并且参与病毒的最终包装目前还不清楚，但有证据表明病毒颗粒的包装场所和 RNA 的复制场所十分靠近，并且在 NS2 的作用下，P7、NS3、NS5A 都促进病毒的包装。病毒包装完成后，利用细胞的 VLDL 通路经高尔基体分泌出胞。

对于病毒生命周期的相关研究推动了 HCV 抗病毒药物的发展。目前，除了干扰素治疗外，直接针对病毒的药物（direct-acting antiviral agents，DAA）也已经应用到 HCV 治疗中，主要包括以下的三大类：NS3/NS4A 蛋白酶抑制剂、NS5A 抑制剂以及 NS5B 聚合酶抑制剂，后两类也可以进一步分为核苷类抑制剂和非核苷类抑制剂。

## 二、治疗丙型病毒性肝炎药物临床前药效学研究设计

抗 HCV 新药的临床前药效学研究主要包括体内动物模型上和体外细胞及无细胞模型上的药物药效学和作用机制研究。由于目前没有 HCV 病毒自发感染性小鼠动物模型，因此其临床前药效学研究主要通过体外实验模型进行研究。在体内动物实验，主要在黑猩猩和特殊建立的小鼠动物模型上开展，而前者受制于实验条件的限制较少使用。

### （一）抗丙型肝炎病毒药物药效评价的体外模型

目前用于抗 HCV 药物及化合物的临床前研究的体外模型主要包括 HCV 病毒酶的无细胞体外模型和 Huh7 细胞培养模型中 HCV 复制的体外模型，在 HCV 病毒酶的体外无细胞模型中又以病毒蛋白酶的体外无细胞模型应用最为广泛。

**1. HCV 病毒酶的体外无细胞模型** NS3/4A 丝氨酸蛋白酶、NS3 解旋酶和 NS5B 依赖 RNA 的 RNA 聚合酶为 HCV 复制所必需，是抗 HCV 药物作用的理想靶点。利用基因工程和蛋白质工程将这几种病毒蛋白表达、分离、

纯化，然后通过测定酶分子的活性来筛选抑制剂抗 HCV 药物。目前筛选到的多种抑制剂已被证明在 Huh7 细胞培养模型中对 HCV 的复制有抑制作用。这充分证明了从筛选 HCV 蛋白酶抑制剂入手是抗 HCV 药物研究的一条可行途径。同时对病毒蛋白酶和抑制剂的复合物的 X 射线晶体衍射结构分析已经完成，在其指导下靶向性设计的抗 HCV 化合物取得了飞跃性的进展，已有多个抗 HCV 药物上市。

**2. Huh7 细胞上的 HCV 感染复制模型** 应用细胞培养筛选抗病毒药物可以同时评价药物的抗病毒作用和细胞毒性，有利于尽早的确认高效低毒的先导化合物。此外，该模型也是研究药物作用机制、确定药物作用靶点的必需模型。目前，Huh7 及其亚细胞株是唯一能支持 HCV 复制并产生活病毒的细胞株，包括 HCV 亚基因复制子、全基因复制子和 HCV 假病毒。细胞模型广泛应用于 HCV 复制和体外感染研究，以及抗 HCV 药物的筛选和药效评价。

### （二）抗丙型肝炎病毒药物药效评价的体内动物模型

在动物体内评价药物对 HCV 复制的抑制作用是抗 HCV 药物临床前研究所必需的步骤，但由于 HCV 同 HBV 一样仅可以感染黑猩猩，因此一般考虑用相关动物病毒感染模型或人源化小鼠模型替代。目前抗 HCV 药物评价的动物模型并不成熟。理想的 HCV 感染动物模型的标准是与人类感染 HCV 相似的过程和反应，具有可重复性、可靠性和可控性，而且具有经济可行性及符合伦理学要求。黑猩猩模型虽然是较为理想的动物模型，但各种条件限制了其推广；树鼩模型多用于 HCV 受体方面的研究；人源化转基因小鼠模型和人鼠嵌合肝模型给 HCV 感染的研究带来了新突破，但是这些模型与人类感染 HCV 的过程、免疫应答方面差异很大。

**1. 黑猩猩 HCV 感染模型** 黑猩猩是与人类血缘最近的高级灵长类动物，与人类的基因组相似程度约为 98%。黑猩猩作为 HCV 感染动物模型的启示来源于 1989 年 Choo 等通过分子克隆技术从黑猩猩血清中提取并鉴定出来 HCV。此研究证实了 HCV 可以感染黑猩猩。研究者陆续将黑猩猩作为研究对象，应用 HCV 感染黑猩猩，建立黑猩猩感染模型。1997 年 Kolykhalov 等将 HCV 全长基因组 cDNA 克隆，体外转录制备 RNA，并转染 Huh7 细胞制备病毒上清液。将病毒液注射入黑猩猩体内，检测 ALT、GGT 水平。研究发现 HCV 全长基因组克隆体外转录制备的 RNA 可以在培养细胞中产生 HCV 病毒颗粒并感染黑猩猩，被感染的黑猩猩体内 ALT、GGT 水平明显高于将部分片段转录后制备的 RNA。此外，对感染的黑猩猩血清进行 RT-PCR 检测，发现全基因转录组 HCV RNA 阳性，而对照组 HCV RNA 阴性，这是黑猩猩作为 HCV 感染动物模型的一项新突破，为 HCV 感染的致病机制提供了良好的基础。目前关于黑猩猩作为 HCV 感染动物模型的最新应用是预防性和治疗性疫苗的研究。

**2. 树鼩 HCV 感染模型** 树鼩是一种生长于热带和亚热带的小型哺乳动物，在我国主要分布于西南地区，东南亚地区亦有分布。目前已被证实，树鼩可以感染多种人类病毒，包括单纯疱疹病毒、轮状病毒和 HBV 等。树鼩作为 HCV 感染动物模型源于 1997 年国内学者对 HCV 感染成年树鼩的实验研究。该实验通过给成年树鼩接种 HCV RNA 阳性血清并持续观察 30 周，发现 HCV RNA 呈间歇性阳性，ALT 水平升高并晚于病毒血症的出现，且持续时间较短，经 HE 染色、免疫组化染色及电镜观察均提示肝脏发生轻微损害。国内其他学者 1998 年应用同样的方法观察树鼩的感染率，得出与前研究类似的结论。虽然树鼩可以被 HCV 感染，但是感染率较低，这限制了其作为动物模型研究 HCV 的发病机制。2011 年科学家通过克隆表达树鼩 CD81、清道夫受体 B 族 Ⅰ 型（SR-B Ⅰ）、紧密连接蛋白 1 和跨膜蛋白基因，证实这些受体是辅助 HCV 假病毒颗粒（HCVpp）或细胞培养病毒（HCVcc）进入树鼩细胞体内的关键成分。此外，该研究发现树鼩 CD81 和 SR-BI 均表现出与 HCV E2 包膜蛋白高度的亲和力，而与人 CD81 相比，树鼩表现出更强的结合力，从而加快 HCVpp 感染细胞的速度。受体分子结构间的微小差异，不仅有利于深入研究人类 HCV 入侵机制，而且对靶向治疗 HCV 抗病毒药物的研发至关重要。

**3. HCV 小鼠模型** 小鼠作为动物模型的研究优点：动物来源丰富、成本低廉；小鼠实验操作简便、研究方法多样、遗传背景清楚。但自然状态下小鼠并不能被 HCV 感染，于是通过转基因和肝细胞移植等技术对小鼠进行改造，获得人们所需求的小鼠模型。目前较为成熟是人源化转基因小鼠模型和人鼠嵌合肝模型。

（1）人源化转基因小鼠模型 人源化转基因小鼠模型的代表是人源宿主因子转基因小鼠模型，又称为表达人源

HCV 受体的转基因小鼠模型，是将 HCV 感染必需的人源宿主因子通过转基因技术移入小鼠基因组内，构建 HCV 感染小鼠模型。

（2）人鼠嵌合肝模型　该模型的特点：采用过表达尿激酶型纤溶酶原激活基因（uPA）的 SCID 小鼠；将人肝细胞移植入 uPA-SCID 小鼠体内，形成人鼠嵌合肝模型。此模型的优势是 HCV 感染该小鼠，病毒可以持续复制。

（3）其他小鼠模型　除了以上两类小鼠模型外，通过转基因技术将编码 HCV 的蛋白序列或全基因片段整合到小鼠基因组，建立表达 HCV 基因片段的转基因小鼠。

经过多年的努力，目前已建立了可以应用的抗 HCV 药物筛选和体内外药效评价模型体系，但尚不完善。依然没有一种完全理想的动物模型，能够模拟 HCV 病毒自然感染人的全过程。在细胞培养模型中，细胞株的表达并不稳定，而且随着传代次数的增加其主要抗原的表达水平逐渐下降，甚至消失。所以，要着力于寻求建立病毒自然感染的动物模型，进行病毒分子生物学、免疫学的研究，并加强病毒附着、侵入及整合到肝细胞基因组机制的研究。

## 三、实例

### 口服型选择性丙型肝炎病毒 NS3-4A 丝氨酸蛋白酶抑制剂 VX-950 的临床前研究

VX-950 即特拉匹韦（Telaprevir），系 2011 年 5 月在美国上市的第一代 DAA 小分子抗 HCV 药物，以 Incivek 和 Incivo 品牌销售，是由 Vertex Pharmaceuticals 和 Johnson & Johnson 共同开发的丙型肝炎的药物。它是一类被称为蛋白酶抑制剂的抗病毒药物的成员。具体而言 HCV 病毒基因组编码 4 种病毒酶：NS2/3 半胱氨酸蛋白酶、NS3/4A 丝氨酸蛋白酶、NS3 RNA 解旋酶和 NS5B RNA 依赖性 RNA 聚合酶。这 4 种酶对于 HCV 复制或感染都是必需的。而 VX-950 是 HCV NS3/4A 蛋白酶的选择性 α-酮酰胺抑制剂，VX-950 具有羰基，认为 VX-950 与 HCV NS3/4A 丝氨酸蛋白酶的结合至少在 2 个阶段发生。在第一阶段，VX-950 与 HCV 蛋白酶结合较弱，形成了一种瞬态碰撞复合物。然后，弱碰撞复合物的缓慢重排导致形成更紧密结合的共价复合物。在 HCV 蛋白酶 Ser139 和 VX-950 的酮-羰基之间形成共价键。此外，蛋白酶的两个主链酰胺基（Gly137 和 Ser139）与 VX-950 的酰胺羰基之间形成 2 个氢键。在酶测定实验中，VX-950 对基因型 1 和 2 的 HCV NS3 · 4A 蛋白酶显示出相似的效力，并且对基因型 3 蛋白酶的活性较低。综上所述，VX-950 通过对 NS3/4A 蛋白酶的抑制从而抑制 HCV 的复制。

**1. 体外药效学研究模型选择**

（1）VX-950 抑制复制子　细胞中的 HCV RNA 复制利用反向遗传学操作建立 HCV 病毒亚基因组 cDNA 质粒，保留病毒非结构蛋白同时删除并替换病毒结构蛋白，造成病毒亚基因组能够在细胞中稳定复制，同时剥夺其产生子代病毒及感染能力。这种 HCV 亚基因组复制子细胞株被广泛用于 HCV 抗病毒化合物的体外药效学研究中。

将携带 Con1 株的自主复制的亚基因组 HCV 复制子的 Huh7 细胞在 DMEM 中培养，培养液含有 10% 热灭活的胎牛血清（FBS）、2mmol/L L-谷氨酰胺和非必需氨基酸、0. 25mg/ml G418。亚基因组 HCV 复制子还编码新霉素磷酸转移酶，其允许在 G418 存在下 HCV 复制子阴性 Huh7 细胞上含有 HCV 复制子的 Huh7 细胞的选择性生长。在 HCV Con1 亚基因组复制子中测定复制子细胞中 HCV RNA 水平降低 50%（$IC_{50}$）或 90%（$IC_{90}$）或细胞存活率降低 50%（$CC_{50}$）的 VX-950 浓度。简言之，将复制子细胞与含有 2% FBS 和 0. 5% DMSO（不含 G418）的 DMEM 中稀释的化合物在 37℃ 温育。使用 RNeasy-96 试剂盒（QIAGEN，Valencia，CA）提取总细胞 RNA，并定量、实时、多重逆转录-PCR（QRT-PCR 或 Taqman）测定 HCV RNA 的拷贝数。

结果表明 VX-950 抑制病毒亚基因组功能的 $IC_{50}$ 值为 354nmol/L ± 35nmol/L（$n=3$），$IC_{90}$ 为 830nmol/L ± 190nmol/L（$n=3$）。孵育 72 小时后，VX-950 的 $IC_{50}$ 为 210nmol/L。

（2）VX-950 在人肝细胞中的作用　由于难以获得合适的起始组织以及对合适的培养条件的不确定性，有关人肝细胞体外感染系统的报道较少。为了解决这些限制，使用原代人胎肝细胞和激素限定的培养基建立了体外感染系统。这些原代人类胎儿肝细胞可以存活 28 天。在用 HCV 基因型 1a 患者的血清感染的人胎肝细胞培养物中，VX-950 以浓度依赖性方式降低 HCV RNA 水平。在没有 HCV 血清的对照孔中未检测到 HCV RNA。显微镜观察培养物并未发现由于感染或用 VX-950 孵育导致的细胞形态的总体变化。VX-950 的 $IC_{50}$ 值为 280nmol/L。

**2. 体内药效学研究模型选择** 基于 HCV 基因型 1b 药物的临床前研究中，采用了一种特殊的小鼠动物模型，用于研究药物 VX-950 在小鼠体内对 HCV 病毒蛋白酶 NS3/4A 的药效学作用。该模型通过腺相关病毒（adeno-associated virus，AAV）在小鼠体内表达 HCV 病毒 NS3/4A 病毒蛋白酶以及一个受该病毒蛋白酶活性调控的分泌性碱性磷酸酯酶报告基因，通过检测动物血液中报告基因的活性来评价药物 VX-950 在体内对 HCV 病毒蛋白酶 NS3/4A 的体内药效学作用。

该动物模型首选构建 HCV cDNA 片段，以 Met 密码子起始，His 标签（SHHHHHHAM），HCV NS3 蛋白的全长（631 个氨基酸）、HCV NS4A 蛋白的全长（54 个残基）和 HCV NS4B 蛋白 6 个氨基酸（ASHLPY）的 N 末端。使用来自 pYes2-NS3-4A 质粒和 pSEAP2 的 PCR 将该 HCV cDNA 片段与全长分泌的胎盘碱性磷酸酶（secreted alkaline phos-phatase，SEAP）基因融合，然后进行亚克隆。进入腺病毒表达载体 pAdenovirus，产生 pAd-WT-HCVpro-SEAP。通过相同的 PCR 和亚克隆方法产生 pAd-MT-HCVpro-SEAP，使用含有 Ser139-to-Ala 突变的 pYes2/NS3-4A 质粒。在 Lipofectamine 2000 存在下，通过 pAdenovirus 质粒 pAd-WT-HCVpro-SEAP 或 pAd-MT-HCVpro-SEAP 转染 HEK293 细胞来包装腺病毒。通过氯化铯密度梯度离心和脱盐来纯化重组腺病毒。用 Centriprep YM-50 过滤器渗滤。使用腺病毒快速滴度试剂盒测定重组腺病毒的滴度。

通过口服法用 VX-950 或单独的载体给予 6 周龄 SCID 小鼠（20g）。给药后 2 小时，小鼠尾静脉注射重组腺病毒（Ad-WT-HCVpro-SEAP 或 Ad-MT-HCVpro-SEAP）。用异氟烷麻醉小鼠，在不同时间点通过眼眶取血或在最终时间点通过心脏穿刺收集血液样品。用蒸馏水将小鼠血清稀释 5 倍，并使用 Phospha-Light 检测系统和 Tropix TR717 微孔板发光计测量血清中 SEAP 的活性。对于药动学分析，在每个时间点从 3 只小鼠单剂量给药后 1 小时或 12 小时收集血液和肝脏样品，并在分析前储存在 -80℃。将小鼠肝脏样品与 2 倍体积（体积/重量）的 2mol/L 甲酸混合，均质化，并在分析前储存在 -80℃。使用 LC/MS/MS 系统分析样品。

**3. 实验设计与结果分析** 两组 SCID 小鼠（每组 6 只动物）分别给每只小鼠通过尾静脉注射 $5\times10^9$ IFU 的重组腺病毒、Ad-WT-HCVpro-SEAP 或 Ad-MT-HCVpro-SEAP。在注射 24 小时后，注射 Ad-WT-HCVpro-SEAP 的 6 只小鼠组的平均血清 SEAP 活性为 $5.12\times10^7\pm1.16\times10^7$ 相对光单位（relative light unit，RLU）/ml 血清，与注射 Ad-MT-HCVpro-SEAP 组（$9.32\times10^5\pm0.77\times10^5$ RLU/ml 血清）相比，SEAP 活性高 55 倍，比没有注射的对照组高 70 倍（$7.30\times10^5\pm0.93\times10^5$ RLU/ml 血清）。这些结果表明，升高的血清 SEAP 活性与 HCV NS3-4A 丝氨酸蛋白酶的活性相关，其切割 WT-HCVpro-SEAP 融合蛋白并允许将 SEAP 蛋白分泌到血液循环中。

接下来，检测 VX-950 在这些小鼠中抑制 HCV 蛋白酶依赖性裂解的能力和随后从肝脏分泌 SEAP 到血液中的能力。五组 6 周龄 SCID 小鼠（每组 6 只）尾静脉注射 $10^9$ IFU 重组腺病毒 Ad-WT-HCVpro-SEAP。每组小鼠以下列剂量之一两次口服 VX-950：10mg/kg、25mg/kg、75mg/kg、150mg/kg 或 300mg/kg。在腺病毒注射前 2 小时给予第一次 VX-950 剂量，在注射后 10 小时给予第二次剂量。另外一组 10 只小鼠单独给予载体。在注射后 24 小时收集血清样品，并且将每个 VX-950 给药组中的 SEAP 活性与载体组的 SEAP 活性进行比较。结果发现 10mg/kg 和 25mg/kg VX-950 给药后，与对照组相比，SEAP 活性明显下降。这说明 VX-950 能够抑制小鼠肝脏中 HCV NS3·4A 蛋白酶活性，抑制剪切和 SEAP 向血循环的分泌。

VX-950 在小鼠模型中药动学与药效学的研究：在 10mg/kg、25mg/kg、50mg/kg、75mg/kg、150mg/kg 或 300mg/kg 的 VX-950 单次口服剂量给药后 1 小时和 12 小时测量肝脏和血浆中 VX-950 的浓度，收集肝脏和血浆样品并进行 LC/MS/MS 分析。结果发现，肝脏和血浆中给药 1 小时后 VX-950 暴露量随着剂量依赖性的增加。在测试的最低剂量（10mg/kg）下，口服给药后 1 小时小鼠肝脏中 VX-950 的水平为 $3.86\mu g/kg\pm0.18\mu g/g$。当肝脏密度为 $1\mu g/ml$ 时，给药 1 小时后肝脏中 VX-950 的浓度为 $5.68\mu mol/L\pm0.27\mu mol/L$，比血浆中的 VX-950 高出约 6 倍（$0.94\mu mol/L\pm0.09\mu mol/L$）。

（左建平　何世君　杨　莉）

# 参考文献


[1]Françoise BS. The early years of HIV research:integrating clinical and basic research[J]. Nature Medicine,2003,9(7):844-846.

[2]张旋,杨柳萌,郑永唐. HIV-1 整合酶抑制剂体外筛选方法研究进展[J]. 中国药理学通报,2013,29(1):14-17.

[3]郑永唐. 抗 HIV 药物的体外筛选和研究方法[J]. 中国新药杂志,2002(8):596-600.

[4]Pincus SH. Models of HIV infection utilizing transgenic and reconstituted immunodeficient mice[J]. Drug Discovery Today Disease Models,2004,1(1):49-56.

[5]ParkSH,RehermannB. Immune responses to HCV and other hepatitis viruses[J]. Immunity,2014,40 (1):13-24.

[6]Oh IS,Park SH. Immune-mediated Liver Injury in Hepatitis B Virus Infection[J]. Immune network,2015,15 (4):191-198.

[7]Negro F. Management of chronic hepatitis B:an update[J]. Swiss Med Wkly,2011,141:13264.

[8]Yang L,Liu F,Tong X,et al. Treatment of Chronic Hepatitis B Virus Infection Using Small Molecule Modulators of Nucleocapsid Assembly:Recent Advances and Perspectives[J]. ACS Infect Dis,2019,5(5):713-724.

[9]LaniniS,PisapiaR,Capobianchi MR,et al. Global epidemiology of viral hepatitis and national needs for complete control [J]. Expert Rev Anti Infect Ther,2018,6(8):625-639.

[10]Lok AS,Zoulim F,Dusheiko G,et al. Hepatitis B cure:From discovery to regulatory approval[J]. Hepatology,2017,66(4):1296-1313.

[11]Fung J,Lai C,Seto W,et al. Emerging drugs for the treatment of hepatitis B[J]. Expert OpinEmerg Drugs,2016,21:183-193.

[12]Terrault N,Bzowej N,Chang K,et al. American Association for the Study of Liver Diseases. AASLD guidelines for treatment of chronic hepatitis B[J]. Hepatology,2016,63:261-283.

[13]Thrift AP,El-Serag HB,Kanwal F. Global epidemiology and burden of HCV infection and HCV-related disease[J]. Nat Rev Gastroenterol Hepatol,2017,14(2):122-132.

[14]Pol S,Vallet-Pichard A,Hermine O. Extrahepatic cancers and chronic HCV infection[J]. Nat Rev Gastroenterol Hepatol,2018,15(5):283-290.

[15]Spengler U. Direct antiviral agents (DAAs) - A new age in the treatment of hepatitis C virus infection[J]. Pharmacol Ther,2018,183:118-126.

[16]Yang CM,Yoon JC,Park JH,et al. Hepatitis C virus impairs natural killer cell activity via viral serine protease NS3[J]. PLoS One,2017,12(4):e0175793.

[17]Banadyga L,Dolan MA,Ebihara H. Rodent-adapted filoviruses and the molecular basis of pathogenesis[J]. J Mol Biol,2016,428:3449-3466.

[18]Adney DR,Brown VR,Porter SM,et al. Inoculation of Goats,Sheep,and Horses with MERS-CoV Does Not Result in Productive Viral Shedding[J]. Viruses,2016,8:230.

[19]Wang M,Hu Z. Bats as animal reservoirs for the SARS coronavirus:hypothesis proved after 10 years of virus hunting[J]. Virol Sin,2013,28:315-317.

[20]Chi WY,Hon CC,Shi M,et al. Phylogenetic perspectives on the epidemiology and origins of SARS and SARS-like coronaviruses[J]. Infect Genet Evol,2009,9:1185.

# 第二十章

# 治疗内分泌系统疾病药物的药理学研究

## 第一节　治疗糖尿病药物的药理学研究

### 一、概述

糖尿病（diabetes mellitus，diabetes）是一组由于胰岛素分泌缺陷及（或）其生物效应降低（胰岛素抵抗）引起的以高血糖为主要特征的慢性、全身代谢性疾病。糖尿病的诊断以静脉血浆血糖为标准，空腹血糖（FPG）≥7.0mmol/L（126mg/dl）、口服糖耐量试验（OGTT）2 小时血糖≥11.1mmol/L（200mg/dl）或随机血糖≥11.1mmol/L（200mg/dl）。在我国，医生在作出诊断时往往要结合临床症状加以考虑，如果有临床症状，一次空腹或餐后血糖达到上述糖尿病诊断标准，就可以判定为糖尿病。如果完全没有临床症状，需要空腹和餐后血糖同时达到上述标准，才可判定为糖尿病。

糖尿病在全世界广泛流行，患病率逐年增高。据统计，2017 年全球有 4.51 亿（18～99 岁）糖尿病患者，预计到 2045 年这一数字将增至 6.93 亿；此外，约有 3.74 亿人患有糖耐量受损，约 2130 万妇女在怀孕期间受到某种形式高血糖的影响。糖尿病是“富贵病”的说法近年来也被推翻，因为全球 60% 以上的糖尿病患者多来自于发展中国家，我国 2013 年糖尿病患病率为 10.9%，有 35.7% 的人处于糖尿病前期，且呈逐年增多的态势。不论是哪一种糖尿病，如果不进行治疗或治疗方法不当，均会引发许多并发症。一般并发症有视力模糊、头痛、肌肉无力、伤口愈合缓慢及皮肤瘙痒等。急性并发症包括糖尿病酮酸血症与高渗透压高血糖非酮酸性昏迷；严重的长期并发症则包括心血管疾病、脑卒中、慢性肾脏病、糖尿病足，以及视网膜病变等。另外，流行病学研究表明，糖尿病患者更容易患恶性肿瘤，但其发病机制尚不完全清楚。因此糖尿病已成为继心脑血管疾病、原发性恶性肿瘤之后第三位严重危害人类健康的疾病，大多数糖尿病患者最终均因并发症而死亡。据估计，2017 年全球约有 500 万 20～99 岁年龄段的人死于糖尿病，所有糖尿病患者医疗支出约为 8500 亿美元，已造成了巨大的社会、财政和卫生系统负担。

### 二、糖尿病分类及治疗药物

WHO 将糖尿病分为 1 型糖尿病（type 1 diabetes mellitus，T1D）、2 型糖尿病（type 2 diabetes mellitus，T2D）、妊娠期糖尿病（gestational diabetes mellitus，GDM）和特殊类型糖尿病。妊娠期糖尿病患者过去没有糖尿病史，但在怀孕期间血糖高于正常值，此病可能导致胎儿发育畸形、胎儿宫内窘迫、新生儿低血糖、巨大儿以及难产或者死产等并发症。特殊类型糖尿病包括胰岛 β 细胞基因缺陷、遗传性胰岛素抵抗、胰脏疾病、内分泌失调、化学或药物等导致的糖尿病。所有糖尿病发病人群中，T2D 占 90% 以上，其余主要为 T1D，因此，本章主要关注 T1D 和 T2D 的药理学研究方法。

T1D 也称胰岛素依赖型糖尿病（insulin-dependent diabetes mellitus，IDDM），是一种由复杂的遗传、环境等因素所引起的 T 细胞介导的以胰腺 β 细胞损伤为主要特征的自身免疫性疾病，大多在婴儿至青少年时期发病。

患者会出现急性体重减轻，在一些严重的情况下会出现酮症酸中毒和昏迷，还可导致多种并发症，如神经病变、肾病和视网膜病变等。长久以来，T1D 的治疗主要靠胰岛素。许多针对 T1D 的新药或疗法也一直在开发中，比如利用治疗 T2D 的药物治疗 T1D，被批准的有普兰林肽（pramlintide）针剂（美国，2005）和达格列净（dapagliflozin）口服剂（欧盟，2019）。其他治疗方法，例如将健康的胰岛细胞（来自于捐赠人或医用猪）移植到 T1D 患者体内（肝脏、皮下等），也为治疗药物控制不佳的 T1D 患者开辟了新的治疗途径。

T2D 又被称为非胰岛素依赖型糖尿病（noninsulin-dependent diabetes mellitus，NIDDM）或成人型糖尿病，是由于遗传和环境因素相互作用产生的一种复杂、渐进性的内分泌和代谢疾病，患者具有不同程度的胰岛素抵抗、胰腺 β 细胞和 α 细胞功能障碍，以及其他内分泌紊乱。T2D 的症状有“三多一少”，即多尿、多饮、多食、体重明显减轻，但也有 50% 以上的 T2D 患者没有任何症状或仅有部分并发症，发病隐匿。超重和肥胖是胰岛素抵抗的主要诱发因素，胰岛素抵抗源于胰岛素受体水平和下游信号通路缺陷，当 β 细胞不能分泌足够的胰岛素克服胰岛素抵抗时，就会出现 T2D。高血糖是 T2D 的基本生化特征，可引起氧化应激，激活炎症信号通路，造成内皮细胞功能障碍，并引起微血管并发症、大血管疾病等。因此，控制血糖可延缓糖尿病相关并发症的发病或减轻其严重程度，尤其是视网膜病变、肾病、神经病变和心血管疾病等，甚至降低死亡率。T2D 的主要治疗目标是使血糖水平达到正常或接近正常。改变生活方式，包括控制饮食、减肥和体育锻炼等会起到一定作用，但是绝大多数病人还是要使用降糖药和胰岛素。目前临床上的主要降血糖药包括双胍类（biguanides）、磺脲类（sulfonylureas）、噻唑烷二酮类（thiazolidinediones，TZDs）、α-葡萄糖苷酶抑制剂（α-glucosidase inhibitor）、餐时血糖调节剂瑞格列奈（repaglinide）、胰高血糖素样肽-1 类似物（GLP-1 analogue）、二肽基肽酶-Ⅳ抑制剂（DPP-Ⅳ inhibitor）、醋酸普兰林肽（pramlintide acetate）等。近年来一些新型药物被批准上市，包括钠-葡萄糖共转运蛋白（sodium glucose cotransporter，SGLT）抑制剂等。

目前尽管有多种不同作用的降糖药物可供使用，但逆转疾病进程和恢复正常的血糖稳态几乎不可能，这些药物也存在不同类别、不同程度的副作用，因此，加强对糖尿病的研究并开发相关药物仍然十分必要。

## 三、治疗糖尿病药物临床前药效学研究设计

治疗糖尿病新药的临床前药理学研究主要包括体外细胞或类器官模型、动物模型药效学研究和体内外药物作用机制研究。

### （一）在细胞模型上的药理学研究设计

目前国内外抗糖尿病药物的筛选以及药物降糖的作用机制研究中，仍以动物模型为主，但其存在实验周期长、实验繁琐复杂、费用高等问题，糖尿病体外细胞模型是研究人员十分需要的。随着技术的进步，新的模型也层出不穷，其大规模应用是该领域未来发展的方向。细胞模型相关的研究周期短，能设计更高通量的研究，能去除某些自然条件下不可能或不易排除的因素，为药物的快速研发创造了条件。另外，细胞模型还能用于高通量药物效应及毒性筛选、作用机制研究及细胞功能、受体及细胞因子之间的相互作用研究等领域。

**1. 胰岛细胞模型** 胰岛内具有分泌功能的细胞共 4 种，分别是 α 细胞、β 细胞、δ 细胞及 PP 细胞。其中 β 细胞占 60%～70%，主要分泌胰岛素。各种原因所引起的胰岛 β 细胞受损均可导致胰岛素分泌不足，因此，建立体外胰岛细胞受损模型对于研究糖尿病具体发病机制至关重要。国内外早在 20 世纪 90 年代初就开展了糖尿病细胞模型的研究，其中以胰岛培养模型应用最为广泛。目前，用于体外胰岛功能研究的细胞模型系统主要有三大类：第一类是动物胰岛组织分离的胰岛细胞的原代培养；第二类是由胰岛 β 细胞瘤直接克隆产生的胰岛细胞系；第三类是人胰岛淀粉样多肽（human islet amyloid polypeptide，hIAPP）转基因小鼠的胰岛细胞。

（1）原代培养的胰岛细胞 原代培养的胰岛细胞生物学特征与体内生理状态相似，是一种研究药物对胰岛细胞功能及毒性的作用，探讨糖尿病病因及防治的较理想的细胞模型。目前，主要通过胶原酶分级消化鼠胰腺获取胰岛细胞，单层培养法进行培养。该方法操作简便、易行，且费用较少；但分离过程中需严格控制消化时间、温度及酸碱度，且胰腺来源较少，细胞产量低，同时存在被成纤维细胞污染的风险。

（2）胰岛细胞系 目前所有已建立的 β 细胞系均来源于致命性放射线的照射或某种致癌基因表达的动物胰

岛素瘤，主要包括大鼠胰岛素瘤（rat insulinoma，RIN）细胞系、仓鼠胰岛细胞系、小鼠胰岛素瘤（mouse insulinoma，MIN）细胞系、βTC 细胞系、βHC 细胞系、βTC-tet 细胞系等。

RIN 细胞系源于可移植的胰岛细胞瘤，但其仍有一定的致瘤性，常用的有 RIN-m5F 和 INS-1。RIN-m5F 是 RIN-m 的亚克隆，可分泌较多的胰岛素，但其同时还分泌生长抑素和胰高血糖素，利用 30mmol/L 葡萄糖培养 48 小时可建立细胞损伤模型。INS-1 是在 RIN 系的基础上经 2-巯基乙醇诱导培养而来，其表型较稳定，不分泌胰高血糖素、生长抑素及胰多肽，且对葡萄糖刺激和氧化应激损伤高度敏感，因此是研究氧自由基、β 细胞生长、存活因子、细胞毒性及细胞功能的理想模型。将 INS-1E 细胞置于高糖培养基中培养，可致细胞胰岛素 mRNA 合成及胰岛素分泌显著降低，且细胞的形态无明显改变，也可通过 12mmol/L 四氧嘧啶诱导建立稳定的胰岛细胞损伤模型。

仓鼠胰岛细胞系是由分离的叙利亚仓鼠胰岛细胞转染 SV40 病毒得到的，其中胰岛素含量最高的亚系为 HIT-T15（hamster islet transformed-tioguanine resistant clone 15），它保留了正常胰岛素分泌功能，且对葡萄糖及其他促泌物的反应阈值较低，是进一步研究分泌系统生化反应的重要工具。但它同时分泌胰高血糖素，且在培养过程中对葡萄糖及其他促分泌物的反应会逐渐减弱。

MIN 细胞系是从转基因小鼠胰腺发生的胰岛细胞瘤中建立的，常用的细胞株为 MIN 6。MIN 6 在高糖刺激下胰岛素分泌明显增加，且分泌量以及反应曲线均类似于正常胰岛细胞，因此可以用于葡萄糖刺激 β 细胞胰岛素分泌的机制以及基因水平调控的研究。其缺点是需要 15% FBS 培养，在培养过程中对葡萄糖及其他促分泌物的反应会逐渐减弱。

βTC 细胞系来源于大鼠胰岛素启动子控制下表达 SV40 T 抗原的转基因小鼠胰岛瘤细胞，能分泌胰岛素，可维持分化特性约 50 代。其中 βTC7 的胰岛素分泌量较高，葡萄糖刺激的胰岛素分泌（glucose stimulated insulin secretion，GSIS）试验中对葡萄糖的剂量依赖性与正常胰岛相似。βTC 细胞系保留了正常的 GSIS 反应能力及完整的葡萄糖信号转导通路，是研究 β 细胞 GSIS 机制的理想细胞类型，但在体外培养过程中，其 GSIS 反应能力会逐渐衰减，40 代以后完全丧失。βHC 细胞可表达两种类型的谷氨酸脱羧酶（glutamate decarboxylase，GAD），水平接近正常胰岛细胞，适用于 T1D 自身免疫抗体和 β 细胞自身免疫损伤的研究。βTC-tet 细胞系来源于四环素基因调控系统控制下表达 SV40 T 抗原的转基因小鼠，可保持正常的 GSIS 反应超过 60 代。随着培养时间的延长，己糖激酶活性逐渐增加，但是可通过加入四环素来逆转。

由于上述细胞及胰岛细胞系存在的各种不足和应用局限，研究者通过基因技术对细胞进行永生化和可逆性永生化方面的改造，建立了理想的细胞模型，获得的细胞既有无限增殖潜能，又保持正常胰岛 β 细胞重要功能特征，也可用于研究胰岛素分泌机制、抗糖尿病药物筛选、糖尿病病因和治疗等。目前功能良好、状态稳定的有两种细胞系，分别是 NAKT-15 和 BRIN-BD11。前者是利用含有 SV40 Tag 和 hTERT cDNAs 重组逆转录病毒载体转染人胰岛 β 细胞，成功建立的人胰岛 β 细胞系。后者是通过电融合法将 NEDH 大鼠胰岛 β 细胞和 RIN-m5F 细胞进行杂交融合而建立的功能良好的细胞系，可持续稳定传代超过 50 代，胰岛素分泌能力及 GSIS 反应能力均明显强于 RIN-m5F 细胞，并高水平表达葡萄糖转运蛋白-2（glucose transporter 2，GLUT-2），与大鼠正常胰岛 β 细胞极其相似，是研究胰岛素分泌的良好模型。动物体内实验结果证实 BRIN-BD11 能有效控制血糖，与正常人胰岛 β 细胞相比，该细胞系分泌出的胰岛素量较少，但胞内胰岛素含量却无明显差异，可能是胞内胰岛素颗粒转运和释放存在缺陷所致。

**2. 胰岛素抵抗细胞模型** 胰岛素抵抗是指机体靶器官对胰岛素的敏感性降低，导致胰岛素相对分泌不足、糖代谢作用紊乱的病理过程，是糖尿病病因之一。机体内对胰岛素敏感的主要作用部位是肝脏和外周组织（脂肪、肌肉），当二者失衡时，在整体水平上，相应的一个或多个部位会表现出一系列的病症；在细胞水平上，则表现为细胞表面胰岛素受体数目减少和（或）受体功能损坏。目前，实验室评价胰岛素抵抗主要是通过对细胞膜表面胰岛素受体数目、亲和力、结合率等进行测定。如受体放射分析法测定高、低亲和力膜胰岛素受体数目和亲和力常数，Nishimura 法测定胰岛素受体结合率等。近 20 年来，国内外学者已经建立了数种较为成熟的体外胰岛素抵抗模型，用于体外筛选药物和营养物质及对其分子机制的研究，并且获得许多研究成果。

（1）肝脏细胞胰岛素抵抗模型 肝脏是体内物质代谢的中心，也是胰岛素受体最密集的器官之一，对胰岛素非常敏感。由于肝脏细胞数量较多、再生能力强、易获取，因此，被广泛运用于胰岛素抵抗模型的建立。目前使用的肝细胞模型大多来源于动物原代肝细胞、人肝癌细胞系 HepG2 和永生化人正常肝细胞系 LO2。

HepG2 细胞来源于人肝胚胎瘤，与肝细胞表型极为相似，既保留了大部分肝细胞生物学特性和代谢特点，又便于体外培养，并且操作简单方便。研究显示利用高浓度游离脂肪酸或 1μmol/L 的地塞米松持续作用于 HepG2 细胞即可产生胰岛素抵抗，可能是由于胰岛素信号分子发生泛素化后，引起相关蛋白酶体的降解所导致。LO2 细胞是人正常肝细胞株，基本保留了人肝细胞的结构和功能，既具有持久的增殖能力，又无成瘤性，因此，从理论上来说，适用范围比肝肿瘤细胞模型更广。近年来，有人将 LO2 人肝细胞与多孔壳聚糖微载体共培养，结果获得的肝细胞具有高密度与高活力，这类肝细胞也可以作为胰岛素抵抗研究模型。

（2）原代大鼠肝细胞模型　原代肝细胞便于人为控制培养条件，具有肝脏的所有特异性功能，因此能精确模仿体内代谢情况，可用于酶诱导、抑制研究、药物筛选等。肝细胞的分离方法主要包括非灌流法和灌流法。前者具有操作简单、时间短，不需要复杂的仪器等优点，但是获取率和成活率都比较低。后者目前应用最为广泛的是原位胶原酶灌流法，此法所获取的细胞纯度和成活率高，还能分离肝实质细胞和肝非实质细胞，但操作流程较复杂、所需时间长、易污染、成本高。因此，有研究者采用多点穿刺灌注消化分离人肝脏细胞，综合了前两者的优点。需要注意的是，原代细胞在每次实验之前均需从肝组织中分离出来，培养条件较苛刻，且随着时间的延长，细胞活力、结构形态及功能发生变化，基因表达异常。因此，严格的肝组织分离、合适的细胞培养方法及适宜的细胞外基质是成功建立体外原代肝细胞模型的基础。

（3）脂肪细胞胰岛素抵抗模型　脂肪组织是机体主要能量储存器官，且具有内分泌功能。现在许多研究认为脂肪组织尤其是内脏脂肪是胰岛素抵抗产生的始发部位。因此建立脂肪细胞体外模型对于研究胰岛素抵抗产生的发病机制具有重要意义。国内外用于建立胰岛素抵抗模型的脂肪细胞包括人和动物脂肪原代细胞、分化成熟的小鼠前脂肪细胞（3T3-L1）。但前者均需用胶原酶将脂肪细胞从脂肪组织中分离出来，而分离出来的脂肪细胞难以维持，无法进行时间较长的实验研究。目前应用较多的脂肪细胞模型是 3T3-L1 前脂肪细胞，该细胞是从 Swiss3T3-L1 小鼠胚胎的中胚层多能干细胞中分离克隆获得的，具有分化为成熟脂肪细胞表型的潜力。目前国内外比较公认的诱导方法为异丁基甲基黄嘌呤 + 地塞米松 + 胰岛素诱导前脂肪细胞变为成熟的脂肪细胞，再利用高糖 + 胰岛素或 1μmol/L 地塞米松刺激即可产生胰岛素抵抗。

（4）肌细胞胰岛素抵抗模型　目前国内外建立的肌细胞模型包括人原代肌肉细胞、大鼠原代肌细胞、大鼠成肌细胞系（L6）、小鼠成肌细胞系等。不同类型的细胞在同种诱导因素下出现胰岛素抵抗的时间、程度不完全一样。由于骨骼肌是机体内消耗葡萄糖的主要器官之一，在胰岛素刺激下，骨骼肌约消耗所有肌细胞转运葡萄糖总量的75%，因此骨骼肌细胞被认为是建立胰岛素抵抗的最佳模型。成肌细胞是分化成熟的骨骼肌细胞，不可传代，但培养简便，因此可以更好的模拟体内环境，L6 成肌细胞模型是目前比较常用的骨骼肌胰岛素抵抗模型，可通过地塞米松或胰岛素联合棕榈酸诱导建立胰岛素抵抗模型。

**3. 三维（3D）细胞培养**　在体外将细胞与具有三维结构的材料共同培养，构成三维的细胞-载体复合物，使细胞能够呈空间立体方式迁移、生长，以期更好的模拟体内生长模式。目前培养系统较为完善的是动力性三维细胞培养，既能够保留体内细胞微环境的物质结构基础和功能，又能体现细胞培养的直观性及条件的可控性。主要应用于组织形成、血管生长、器官再生移植、肿瘤生物学、新药筛选和毒理实验等研究领域。开发人胰岛细胞 3D 球体并用于糖尿病研究也具有可行性。比如利用基因修饰的 β 细胞系（INS-1832/13）使其形成了3Dβ-细胞球体，与人胰岛 3D 细胞球体相比，3Dβ 细胞对葡萄糖更敏感，当暴露于胰岛素分泌抑制剂（硝苯地平和二氮嗪）时，两组的反应相似，说明 3Dβ 细胞系球体是一种理想的抗糖尿病药物研究模型。同时，还可以通过生物发光成像对 3D 培养细胞分泌的蛋白质进行可视化。有研究者通过在离体大鼠胰岛和大鼠胰腺 β 细胞系球体中表达胰岛素与 Gaussia 荧光素酶（insulin-GLase）的融合蛋白，并建立稳定表达该蛋白的大鼠 INS-1E 细胞系亚克隆，命名为 iGL，insulin-GLase 融合蛋白作为报告基因，可将 3D 培养细胞胰岛素分泌可视化。此外，通过光度计测定 iGL 细胞分泌 Gaussia 荧光素酶的量，可间接测定胰岛素分泌量，这一方法可定量显示 iGL 细胞同步分泌胰岛素的量，比免疫分析操作更方便。因此，利用 iGL 细胞系结合生物发光成像的方法，可用于实时研究 3D 培养细胞的胰岛素分泌，在抗糖尿病药物的研究中有很高价值。

**4. 人源胰岛类器官**　类器官（organoids）是一种通过干细胞自组织方式形成的多细胞三维复杂结构，它能够在体外模拟人源组织器官的特定结构和功能，为发育生物学、再生医学、疾病研究和药物筛选等提供一种全新的模型，被认为是近年来生命科学领域的一项重大技术突破。体外构建人源胰岛类器官对于糖尿病替代疗法、疾病机制研究和药物开发等具有重要意义。以人诱导多能干细胞（hiPSC）为来源，将前沿器官芯片技术与干细胞自组装原理结合，在多层阵列设计的可灌注芯片上对 hiPSC 进行 3D 动态培养，其胚层可定向分化形成胰岛组织，该组织可在体外模拟胰岛发育过程，包含 α 和 β 细胞等多种细胞类型，具有良好的胰岛素分泌和糖刺激响应特性，是具有近生理结构与功能特点的胰岛类器官。该技术为组织器官制造和糖尿病研究等提供了新的思路和平台，相信在不久的将来，胰岛类器官将在糖尿病病因和药物研发中占据重要地位。

### （二）在动物模型上的药理学研究设计

除细胞模型外，目前使用最多的为动物模型。虽然不同物种之间的血糖稳态在进化过程中具有保守性，但主要使用的是啮齿类动物，大型动物（如猪、猫、犬和灵长类动物）可用于特定研究。这些模型可分为自发模型、诱导模型和转基因模型，需要根据研究目的或药物的性质来选择不同的模型，对于机制不明的药物，还应多选择几种模型研究。因为没有任何单一动物模型表现出人类糖尿病的所有特征。另外，T1D 和 T2D 常用动物模型也有差异，需要区别对待。因此，有必要全方位了解各种可用的糖尿病动物模型，包括其发病机制、应用领域、优缺点、注意事项等。

**1. T1D 动物模型**　T1D 的关键病理学特征是免疫细胞浸润胰岛引起的胰岛炎，最终导致 β 细胞死亡。另一个特征是存在自身抗体，如胰岛抗原 2、谷氨酸脱羧酶和锌转运蛋白 8。因此，T1D 的动物模型最好是通过复制自身免疫过程或利用其他方式大幅度减少 β 细胞的数量或（和）破坏其功能实现。常用的 T1D 啮齿动物模型及其主要特征见表 20－1－1。

**表 20－1－1　常用 T1D 啮齿动物模型及其主要特征**

| 模型名称 | 发病方式 | 发病时间 | 免疫细胞是否参与 | 是否有助理解药物机制 | 在预防研究中是否有用 |
|---|---|---|---|---|---|
| 低剂量 STZ 多次 | 诱导 | 几天内 | 是 | 部分 | 部分 |
| 高剂量 STZ 单次 | 诱导 | 几天内 | 否 | 否 | 否 |
| 四氧嘧啶 | 诱导 | 几天内 | 否 | 否 | 否 |
| NOD 小鼠 | 自发 | 12～30 周 | 是 | 是 | 是 |
| BB 大鼠 | 自发 | 8～16 周 | 是 | 是 | 是 |
| Lew. 1AR1－iddm 大鼠 | 自发 | 约 8 周 | 是 | 是 | 是 |
| KDP 大鼠 | 自发 | 约 8 周 | 是 | 是 | 是 |
| 秋田鼠 | 自发 | 约 4 周 | 否 | 部分 | 否 |

（1）化合物诱导的 T1D 模型　化合物诱导的 T1D 模型的优点是造模成功率高、可预测性强，相比自发性动物模型成本低、可控性也更强，因此，应用极广，是研究糖尿病药物药效的首选模型。最常用的两种诱导糖尿病的化合物是四氧嘧啶和链脲霉素（STZ），两者都是葡萄糖类似物，会与葡萄糖竞争结合 β 细胞中的 GLUT-2。虽然它们有不同的下游机制，但最终均导致胰岛内 β 细胞几乎完全损坏，致使胰岛素分泌严重不足，在 1 周内导致高血糖和体重减轻，从而重现 T1D 的主要症状。主要用于作用机制不依赖于 β 细胞的治疗方法、胰岛移植和新胰岛素形成的研究。一些研究者建议在给药前禁食以到达更好的成模效果。需要注意的是，肾脏、肝脏和小肠中也含有 GLUT-2 转运体，虽然对这些毒素比胰腺有更强的耐受能力，但是使用中也需控制好剂量，以免对这些器官产生毒副作用。另外，四氧嘧啶或 STZ 给药造模成功后，有时会发生 β 细胞再生，应在研究中加以考虑，实施适当的控制或研究设计，以排除内源性 β 细胞再生的可能性。

1）四氧嘧啶：四氧嘧啶是尿酸的一种嘧啶衍生物，由 Brugnaletti 于 1818 年首次发现，1943 年有研究者在四氧嘧啶治疗的家兔中发现胰岛坏死，这种化合物首次被认为具有糖尿病诱导作用。此后即被用在动物实验中诱导 T1D。四氧嘧啶在37℃下半衰期仅为 1.5 分钟，但是它会对胰岛 β 细胞产生持续的损害，从体内清除后仍可长时间作用。其机制主要是四氧嘧啶能在细胞中产生高度反应性自由基，如超氧化物，它可引起 β 细胞 DNA 断裂并产生毒性作用；超氧化物还可以形成氢过氧化物，引起 β 细胞内钙离子浓度激增，从而导致胰岛素水平也急剧升高，对 β 细胞造成损害。此外，四氧嘧啶对含有 –SH 的基团有很高的亲和力，能特异性结合 β 细胞内的葡萄糖传感器分子——葡萄糖激酶，使其失活最终阻碍葡萄糖刺激的胰岛素分泌。应注意的是，四氧嘧啶的致糖尿病剂量范围相当窄，即使稍微过量也可能导致肾毒性。小鼠的剂量范围为 50～200mg/kg，大鼠的剂量范围为 40～200mg/kg，建立一个稳定的糖尿病家兔模型可用 100mg/kg 的剂量。

四氧嘧啶引起的血糖反应分三个时相，开始血糖升高，持续约 2 小时，继而因 β 细胞残存的胰岛素释放引起低血糖约 6 小时，12 小时后开始维持持久的高血糖。四氧嘧啶制备小鼠糖尿病模型的影响因素很多，包括剂量、给药途径、给药次数及小鼠体重等。有研究显示，四氧嘧啶致小鼠高血糖模型最佳条件为：雌性小鼠禁食 16 小时后腹腔注射 200mg/kg，3 天后可获得血糖值在 15～30mmol/L 的模型小鼠。用四氧嘧啶造大鼠糖尿病模型，可选体重 190～240g 的雄性 Wistar 大鼠，在光照时间 10 小时以上的条件下饲养，第 1 天腹腔注射 120mg/kg，第 2 天 100mg/kg，成模率很高；此外，未禁食情况下静脉注射≥40mg/kg 的四氧嘧啶也可成功诱导大鼠糖尿病模型。

2）STZ：STZ 化学名称为氨基葡萄糖-亚硝基脲，是一种天然的葡萄糖类似物，由来源于土壤的细菌无色链霉菌产生，通过和 GLUT-2 结合进入细胞。STZ 对胰岛 β 细胞的破坏是多因素的，它可以在细胞内聚集造成 DNA 的烷基化抑制其合成，导致 β 细胞死亡；此外，STZ 本身是一氧化氮供体，可以直接影响 DNA 并造成损伤；它还和四氧嘧啶一样，会引起自由基大量产生，最终通过破坏线粒体中的 ATP 产生而导致氢过氧化物酶和羟基诱导的 DNA 损伤；这种损伤还会导致 DNA 修复酶 PARP（poly ADP-ribose polymerase）的激活，进一步降低细胞内的 $NAD^+$ 和线粒体中的可用 ATP，最终导致 β 细胞的胰岛素合成和分泌减少；葡萄糖的积累还会激活 PKC（protein kinase C）通路，增加下游糖基化产物，进一步引起细胞氧化应激、DNA 损伤、细胞凋亡和坏死。这种对 β 细胞的毒性会导致胰岛素释放的减少，随后血糖水平升高。

由于 STZ 易受潮，称量时很容易接触到空气中潮气，其受潮 30 分钟后会失效，因此要尽量避免反复称量，第一次使用本品可根据估算的单次用量分装（操作环境、盛装容器、分装工具必须保证干燥）。分装后用封口膜密封瓶口。用铝箔纸或锡箔纸避光包好，放入干燥罐内（含干燥剂），–20℃冻存。STZ 需要溶于 pH4.5 的枸橼酸盐缓冲液中，每次必须现配现用，以达到最大效果。单次高剂量注射的剂量范围为 100～300mg/kg，多次低剂量注射的剂量范围为 30～80mg/kg，注射时速度要快。研究显示，年龄和性别等因素对模型的成功率影响很大，周龄小的雄性啮齿动物更易成模。如果动物体重过高，比如当大鼠超过 300g 或小鼠超过 35g，对 STZ 的耐药性就会加强，成模率随之降低。雌性动物成模率差，而且可能会比雄性死亡率高。因此，一般应按照体重选择动物，推荐大鼠 170～200g，小鼠 17～22g，适应性喂养 1～2 周后空腹注射 STZ，成模率相对理想。STZ 作用 3 天后就能使小鼠出现糖尿病症状，几周之后会产生与糖尿病相关的慢性并发症。还应注意的是，STZ 可引起淋巴细胞减少，调节性 T 细胞相对增加，因此不适用于有关胰腺和胰岛移植免疫耐受的研究。与四氧嘧啶相比，STZ 对胰岛 β 细胞之外器官的毒性稍低，特别是对肝脏和肾脏的毒性小，并且具有较大的治疗窗口，是诱导糖尿病的最佳化合物。

可通过单次高剂量 STZ 的注射建立 T1D 模型。根据品系和性别的不同，大鼠的单次高剂量 STZ 范围为 35～65mg/kg，小鼠的单次高剂量 STZ 范围为 100～300mg/kg。最新数据显示，STZ 单次高剂量处理在数小时内诱发大鼠糖尿病，且无低血糖迹象。小鼠或大鼠连续 4 天或 5 天多次低剂量注射 STZ（20～40mg/kg，取决于不同的品系）也可诱导 T1D。STZ 注射首先会导致胰岛炎，这种炎症反应很可能是通过 NF-κB 依赖性途径发生，因为阻断该途径会降低模型的成功率；随后会发生胰岛巨噬细胞浸润，导致细胞因子介导的损伤和 β 细胞死亡。该模型不同于人类的 T1D，不依赖 T 细胞和 B 细胞，因此研究者应谨慎解释该模型的结果，最好将该模型与自发性 β 细胞破坏的自身免疫模型一起使用。

（2）自发性自身免疫 T1D 模型　在一些啮齿动物品系中发现了自发性自身免疫性糖尿病，将这些品系的小鼠进一步近亲繁殖，可得到T1D发病率相对较高的品系。常用的有以下几类。

1）非肥胖糖尿病（nonobese diabetic，NOD）小鼠：T1D最常用的自身免疫模型是NOD小鼠。这一品系最初是由一组易发白内障的JCL:ICR小鼠通过近亲繁殖而成。NOD小鼠糖尿病发病急且重，发病后如不治疗发病鼠的尿糖可高达1500～2000mg/L，且通常由于酮血症在1个月内死亡。在疾病的进展过程中，T淋巴细胞是浸润胰岛的主要细胞，其他细胞如巨噬细胞、树突细胞、NK细胞和B淋巴细胞也参与其中，这些免疫细胞通过复杂的相互作用破坏β细胞并导致明显的糖尿病症状。已证明一些基因位点在NOD小鼠和人类糖尿病发展中非常重要，尤其是主要组织相容性复合体（major histocompatibility complex，MHC），是T1D易感性最有力的遗传预测因子，其他遗传预测因子包括细胞毒性T淋巴细胞相关蛋白4（CTLA-4）等。在酶系方面，NOD小鼠表现出与临床上胰岛素依赖型糖尿病患者相似的特征，即糖降解酶系统如葡萄糖激酶、丙酮酸激酶等活性下降，葡萄糖生成酶如葡萄糖六磷酸酶、丙酮酸羧激酶活性增加；肝组织中的转氨酶、乳酸脱氢酶、支链氨基酸以及肾脏组织中的β-N-乙酰氨基葡萄糖苷酶、α-葡萄糖苷酶、α-甘露糖苷酶等活性也均降低。NOD小鼠发病后也可引起其唾液腺某些功能的改变，如淀粉酶活性下降，胰岛素、类胰岛素生长因子Ⅰ和Ⅱ含量降低等。然而，NOD小鼠和人类的T1D之间仍然存在一些差异，比如，有许多在NOD小鼠中发现的易感位点对人类T1D的发展没有影响，可见NOD小鼠模型仅有部分T1D患者特征。尽管如此，NOD小鼠仍被广泛使用，并且是研究T1D复杂机制和开发相关药物的一种重要模型。现已开发出使用NOD小鼠的新实验模型，包括人源化和基因改造的NOD小鼠，这些模型更接近人类糖尿病，已显示良好的应用潜力。

需要注意的是，作为自发性非肥胖糖尿病小鼠，其发病年龄和发病率有着较为明显的性别差异；雌性小鼠在出生2～4周内、雄性小鼠在5～7周内出现严重的胰岛炎；30周龄时的糖尿病发病率雌鼠为85%，雄鼠约为37%。为了提高模型成功率，可利用某些药物使NOD鼠的糖尿病发病时间提前，发病率提高，如环磷酰胺可使NOD小鼠的糖尿病发病率在3周内高达60%。另外，不同环境条件下肠道微生物群和其他未知因素的影响，NOD小鼠发病后的糖尿病症状受饲养环境、健康状况及饲料等变化的影响较大，因此，利用该模型实验时需要严格控制条件。

2）生物繁殖（bio breeder，BB）大鼠：BB大鼠是从自发性自身免疫性糖尿病的Wistar大鼠群体中培育而来的，是T1D的良好模型；包括近交系BBDP/Wor和远交系BBdp，以及一种称为BB-DR的BB系大鼠。BB大鼠糖尿病的发病与自身免疫性毁坏胰岛β细胞引发胰岛炎和胰岛素缺乏有关，主要涉及B细胞、树突细胞、巨噬细胞、NK细胞和T细胞直接浸润胰岛，并在明显糖尿病形成前2～3周导致胰岛炎，可产生非常严重的糖尿病。与NOD小鼠相比，BB大鼠发生胰岛炎之前不会出现胰岛周围炎症，发病机制在病理学上接近于人，因此是胰岛炎研究的良好选择。与NOD小鼠和人类一样，BB大鼠对糖尿病的易感性与MHCⅡ类基因座有关。BB大鼠通常在8～16周龄发生糖尿病（90%在12周龄内发病），数日后就可出现严重的高血糖、低胰岛素和酮血症。不同性别之间发病情况没有差异，但是饲养条件对发病率影响较大。给予免疫抑制剂、切除新生鼠胸腺等方法可预防糖尿病的发生，说明自身免疫参与发病过程。总体来说，BB大鼠具有可预测的糖尿病发生规律，一直是研究与糖尿病早期阶段相关的血清因子的动物模型。在研究针对疾病进展的新疗法方面也是可用的。然而，有研究表明，BB大鼠体内淋巴细胞减少，且CD4和CD8 T细胞大量减少。从这个角度来看，BB大鼠的发病机制与人类也有所不同，使用该模型时要考虑这一因素。

3）Lew. 1AR1-iddm大鼠：Lew. 1AR1-iddm大鼠来源于具有确定的MHC单倍型的同源Lewis大鼠品系，该单倍型可自发为糖尿病。参与的细胞主要包括CD4和CD8淋巴细胞、巨噬细胞、NK细胞和B细胞。该品系最初的糖尿病发病率为20%，但随后的近亲繁殖使该品系糖尿病发病率增加到了80%。雌雄大鼠都在8～9周出现明显的糖尿病症状，发病率相同，并在糖尿病发作前1周左右出现胰岛炎。与其他1型自身免疫性糖尿病小鼠模型相比，Lew. 1AR1-iddm大鼠在除胰腺的其他器官中不存在自身免疫异常。另外，与BB大鼠不同的是，它不存在淋巴细胞减少症。

4）Komeda糖尿病易感大鼠：Komeda糖尿病易感（Komeda diabetes-prone，KDP）大鼠是从Long Evans Tokushima Lean品系中选择性培育而成，包括糖尿病发生率高的亚系KDP和无糖尿病对照亚系KND。KDP大鼠会发生严重胰岛炎导致的胰岛β细胞丢失，在出生8周左右出现典型的T1D症状，包括多尿、高血糖和体重减轻，与T1D的其他啮齿动物自身免疫模型相似，大约80%的KDP大鼠在17周龄全部发病。尽管它们不像BB大鼠淋巴细胞减少，但它们的唾液和泪腺表现出自身免疫性疾病迹象。与其他啮齿动物模型和人类一样，MHC Ⅱ在KDP大鼠自身免疫性疾病发病机制中的作用已明确，因此，该模型得到广泛的应用，主要用来研究T1D的遗传敏感性。

（3）非自身免疫性自发糖尿病模型　非自身免疫性自发糖尿病模型目前常用的只有一种——秋田鼠，也称为ins2小鼠或MODY4小鼠，来源于C57BL/6的一个小鼠品系。与人类不同，它们有两个胰岛素基因：ins1和ins2，其中ins2基因的自发突变会导致早发糖尿病。这种突变是常染色体显性错义突变，它阻止胰岛素的A链和B链之间形成一种关键的二硫键，导致胰岛素蛋白的折叠错误，然后聚集在扩大的内质网（endoplasmic reticulum，ER）中，大约是原胰岛素大小的2倍，由于ER内的降解能力有限，这种蛋白积累最终导致ER应激和β细胞凋亡。秋田鼠在出生4周内就出现高血糖、胰岛素缺乏、多饮和多尿等症状。但是存在性别差异，雄性小鼠会出现严重的高血糖症，而雌性小鼠症状不明显，可能由于雌激素在这一过程中有一定的保护作用，而雄性小鼠缺乏粒化β细胞，且其内源性β细胞不能再生，需要注射胰岛素才能存活，对胰岛素敏感。因此，该类小鼠，特别是雄鼠可作为T1D和胰岛移植研究的理想模型。

（4）病毒诱导的T1D模型　病毒已被证明与一些T1D的发病有关，因此，病毒诱导的T1D模型已被开发用于重现病毒感染导致的直接或间接β细胞破坏，同时用于研究相关机制或开发药物。目前使用的病毒有多种，包括柯萨奇B病毒、脑心肌炎病毒和Kilham大鼠病毒等，但是该模型的应用不广。例如选用DBA2雌性小鼠，皮下接种脑心肌炎病毒M型变异株，4~7天后出现明显的高血糖，伴有血中及胰腺中胰岛素含量降低。其高血糖为特发性，伴有明显低胰岛素血症。在某些小鼠中可自然缓解，但糖耐量异常及高血糖在恢复期中仍将存在。

（5）T1D大动物模型　有些T1D研究宜采用大动物模型，因为大动物具有与人类更相似的胰岛。大型动物模型中的自发性糖尿病相对少见，而且发病不可预测，因此通常使用胰腺切除术或用STZ化学消融β细胞造模。

1）胰腺切除术：是最早的糖尿病动物模型建立方法。一般选用较大的实验动物，如犬和家兔等，其次用大鼠。1890年，Mehring和Minkowski报道，犬胰腺被切除后，出现多尿、多饮、多食和严重的糖尿病现象。通过手术切除实验动物较易切除的胰腺钩突及体尾部，然后局部或全身应用胰腺β细胞毒性药物，以破坏残留胰腺的β细胞，使其丧失功能造成实验动物体内胰岛素缺乏，从而诱发实验动物出现糖尿病的临床症状。全部切除胰腺，可制成无胰性糖尿病动物模型，需补充外源性胰岛素，但会引起高血糖，并可致酮症酸中毒和死亡，故一般主张切除75%~90%的胰腺。胰腺的全部或部分切除的同时保存胰十二指肠动脉吻合弓，连续两天血糖值超过正常水平或进行葡萄糖耐量试验时，120分钟血糖值仍未恢复到注射前水平即基本可判定为造模成功。

胰腺切除术是一种可靠的诱发高血糖方法，其机制是全部或大部分切除胰腺后，导致胰岛β细胞退变、衰竭而引起永久性的糖尿病。目前已经利用该方法成功建立猪、犬和灵长类动物的T1D模型。但是，这是一种可导致各种副作用的侵入性手术，对技术和实验条件的要求较高，使用这类模型时还应特别注意动物伦理问题。

2）β细胞化学消融法：大动物体内β细胞的化学消融法造模，主要用STZ破坏猪或灵长类动物的胰腺β细胞实现。灵长类动物对STZ非常敏感，给予灵长类动物（如恒河猴）低剂量的STZ多次处理，可成功检测到高血糖和胰岛素自身抗体，几乎可模拟人类T1D的发生过程，因此，该模型是一种很有价值的临床前测试工具。猪体内的GLUT-2表达较低，对STZ的敏感性较低，增加STZ剂量又可能导致肾和肝毒性，因此，一些研究者采用部分胰腺切除术与低剂量STZ诱导相结合的方式构建猪T1D模型。

（6）人源化T1D动物模型　从动物模型中得到的实验结果往往不一定适用于人类，而且事实证明大多数在动物模型中验证有效的治疗方法，在临床上却不成功。基于这些原因，人源化小鼠模型已越来越多地应用于人类疾病发病机制和治疗效果的研究中。人源化小鼠是指具有人的细胞、组织、器官或者是表达人类基因的小鼠，它能够在很多方面直接反映人的生理和病理学特征。在过去二十年间，为缩小物种间的差异以及在活体条件下对人类疾病进行研究，已经建立了多种人源化小鼠模型。其中最先进的是具有人类免疫系统和造血系统的人源化小鼠模型，该模型是利用人白细胞抗原（human leukocyte antigen，HLA）基因HLA-DQ8转基因NSG小鼠和HLA-DQ8阳性的人胚胎标本建立了具有HLA-DQ8背景的人源化小鼠；以此为基础，通过回输自体来源的胰岛素抗原人自身反应性 CD4 T 阳性细胞，成功攻击小鼠胰岛组织导致胰岛破坏、血糖上升等症状，建立了 T1D 人源化小鼠模型。尽管建模相对复杂，并且是在啮齿类动物上建立的，存在一定的局限性，但这仍是检测临床治疗效果的有效动物模型。

（7）T1D 动物模型的选择　对各种不同的 T1D 动物模型，需要根据研究目的合理选择（表 20－1－2）。如果研究旨在了解药物对糖尿病的治疗作用可优先选择四氧嘧啶或大剂量 STZ 诱导的小鼠或大鼠模型，同时利用自身免疫性模型进行研究。如果是研究药物对 T1D 的预防作用，一般首选自身免疫性模型如 NOD 小鼠、BB 大鼠、Lew. 1AR1 大鼠和 KDP 大鼠。实际上，目前很多关于 T1D 的药效学研究主要聚焦于对高血糖症发生的成功预防上，因为逆转明显高血糖症的研究少有成功。在临床上，T1D 主要通过外源性补充胰岛素来治疗，而且效果很好，所以，自身免疫性动物模型也用于研究某种药物联合胰岛素是否能起协同治疗作用。研究药物对 β 细胞损伤的保护作用，既可以用自身免疫性动物模型，也可以用低剂量 STZ 诱导的小鼠或大鼠模型，雄性秋田鼠不会发生 β 细胞再生，也是这种情况下的理想模型。

总之，在实验设计时需要根据实验目的合理选择模型，不同的模型由于成模机制不同，反过来也有助于药物的作用机制研究。

**表 20－1－2　T1D 动物模型的选择**

| 研究目的 | 最常用模型 | 主要特点 |
|---|---|---|
| 药物对糖尿病的治疗作用 | 四氧嘧啶或大剂量 STZ 诱导的小鼠或大鼠、秋田鼠、NOD 小鼠 | 高血糖，β 细胞的实质性减少 |
| 药物对 T1D 预防作用 | NOD 小鼠、BB 大鼠、Lew. 1AR1 大鼠、KDP 大鼠 | 高血糖，定向于 β 细胞的自身免疫 |
| 药物对 β 细胞损伤的保护作用 | NOD 小鼠、BB 大鼠、Lew. 1AR 1 大鼠、KDP 大鼠、低剂量 STZ 诱导的小鼠或大鼠、秋田鼠 | 高血糖，β 细胞受损 |

**2. T2D 动物模型**　T2D 是由于 β 细胞不能完全补偿胰岛素抵抗，导致胰岛素相对缺乏和高血糖。该疾病具有很强的遗传性，但后天因素包括生活方式等在疾病发展中也起着重要作用。T2D 的发病率随着全球肥胖症的流行而迅速增加，肥胖症是该疾病公认的主要危险因素之一。因此，许多 T2D 模型动物首先是肥胖的，有助于了解肥胖诱导的胰岛素抵抗及其效应。糖耐量受损通常是由 β 细胞的胰岛素敏感性降低引起，在这一阶段，通常可见一些明显的 β 细胞补偿，如果此时进行干预可以预防显性 T2D 的发生。因此，糖耐量受损的动物模型也是 T2D 研究的重要模型。当 β 细胞功能和（或）质量受损到胰岛素生产不足以补偿胰岛素抵抗时，人类和动物模型均会出现明显的糖尿病，所以，模拟 β 细胞功能不全，包括破坏 β 细胞功能和（或）降低其数量均是常用的 T2D 造模方法。T2D 最常用的啮齿动物模型见表 20－1－3。

**表 20－1－3　T2D 啮齿动物模型及其关键特征**

| 类型 | 举例 | 肥胖 | 胰岛表型 |
|---|---|---|---|
| 单基因肥胖模型 | $Lep^{ob/ob}$小鼠 | √ | 背景依赖：C57BL/6（补偿），C57BL/KS（补偿不足） |
| | $Lep^{db/db}$小鼠 | √ | 初始补偿，随后 β 细胞质量减少，严重程度取决于背景，类似 $Lep^{ob/ob}$小鼠 |
| | Zucker 糖尿病肥胖大鼠 | √ | β 细胞补偿不足 |
| 多基因肥胖模型 | KK-Ay 小鼠 | √ | 部分 β 细胞补偿 |
| | OLETF 大鼠 | √ | 进行性 β 细胞变性 |
| | NZO 小鼠 | √ | β 细胞减少 |
| | TallyHo/Jng 小鼠 | √ | 部分 β 细胞补偿 |
| 饮食诱导模型 | 高脂肪喂养 | √ | 部分 β 细胞补偿 |
| | 高脂肪/高蔗糖喂养 | √ | 部分 β 细胞补偿 |
| | 嗜沙肥鼠 | √ | 进行性 β 细胞变性 |

续表

| 类型 | 举例 | 肥胖 | 胰岛表型 |
|---|---|---|---|
| 计划育种模型 | Goto-Kakizaki（GK）大鼠 | × | β 细胞量或功能受损 |
| | NoncNZO10/Ltj 小鼠 | √ | 初始补偿，随后 β 细胞减少 |
| | Zucker 糖尿病肥胖大鼠 | √ | 初始代偿，随后 β 细胞功能下降 |
| | UC Davis 2 型糖尿病大鼠 | √ | 初始代偿，随后 β 细胞功能下降 |
| | 胰岛淀粉样多肽大鼠/小鼠 | × | 淀粉样沉积物导致 β 细胞变性 |
| β 细胞功能不全模型 | STZ 诱导的新生大鼠 | × | 耗竭然后大量再生 |
| | 胰腺损伤模型 | × | 耗竭然后大量再生 |
| | 高脂饮食 + STZ | √ | 初始补偿，然后 β 细胞减少 |

（1）遗传性肥胖模型　如上所述，肥胖诱导的胰岛素抵抗是 T2D 的主要危险因素，是许多动物模型的基础。肥胖可分为单基因模型、多基因模型和饮食诱导模型。

1）单基因模型：遗传肥胖的小鼠品系多是单基因的，即单个基因自然或人为操纵引起突变而造成肥胖。虽然单基因突变不是导致人类肥胖的主要原因，但在啮齿类动物模型中可用来获得 T2D 一些主要特征，比如胰岛素抵抗和葡萄糖不耐受。$Lep^{ob/ob}$和 $Lep^{db/db}$小鼠是两种最常用的单基因小鼠模型，它们都存在编码瘦素基因的隐性突变造成的瘦素信号通路异常，从而引起食欲亢进，并导致肥胖。

$Lep^{ob/ob}$小鼠从出生开始体重迅速增加，2～4 周龄时，肥胖表型开始变得明显。这与小鼠的高胰岛素血症和葡萄糖不耐受有关，尽管它们体内 β 细胞增加以补偿胰岛素抵抗，但是并没有 β 细胞功能障碍；然而，$Lep^{ob/ob}$小鼠糖尿病的表型通常相对温和，并且持续时间短暂，血糖浓度在 3～5 个月后达到峰值，随后下降。此外，这些小鼠有多种其他异常，包括代谢率降低、体温失调、高脂血症和不孕。还应注意的是，它们会自主减少能量消耗和体力活动。与 T2D 的其他动物模型一样，$Lep^{ob/ob}$小鼠糖尿病表型的严重性有背景依赖性，其中 C57BLKS/J 背景的小鼠有更严重的糖尿病表型。

$Lep^{db/db}$小鼠是由于一个常染色体隐性突变导致异常的 mRNA 剪接，造成瘦素受体功能异常，最终引起肥胖表型。与 $Lep^{ob/ob}$小鼠相似，会导致过度进食和肥胖，还伴随高胰岛素血症、β 细胞功能障碍和严重的高血糖症。其中 C57BL/KS 背景的小鼠糖尿病程度更严重，还可发展为酮症，可能和该品系小鼠 β 细胞补偿能力差有关。

Zucker 肥胖大鼠也有一个突变的瘦素受体，导致出生后 4 周大量进食和肥胖。这种大鼠只是糖耐量受损而不是明显的糖尿病。Zucker 糖尿病脂肪（Zucker diabetes fat，ZDF）大鼠是 Zucker 肥胖大鼠的亚型，尽管比 Zucker 肥胖大鼠的肥胖程度低，但这些大鼠的 β 细胞更少，因此无法补偿严重的胰岛素抵抗，雄鼠在 8～10 周龄时出现明显的糖尿病，雌鼠一般不发生明显的糖尿病，但高脂饮食可诱发糖尿病。

2）多基因模型：肥胖有多种不同的多基因小鼠模型，能更准确地反映人类疾病特征。这些模型的缺点是没有野生型对照，但是可以用来研究肥胖和葡萄糖不耐症之间的关系。肥胖的多基因小鼠模型包括 KK-Ay 小鼠、OLETF 大鼠、新西兰肥胖（New Zealand obese，NZO）小鼠和 TALLYHO/JNG 小鼠。

KK 小鼠是高瘦素、轻度肥胖小鼠，有以重度胰岛素抵抗和高胰岛素血症为特征的糖耐量受损，小鼠体内可见胰岛素含量增加和胰岛肥大的 β 细胞代偿。在该品系的小鼠中引入 Ay 基因，成为 KK-Ay 亚系，KK-Ay 亚系具有更严重的高胰岛素血症和更明显糖尿病症状。

OLETF（OTSUKA Long-evans TOKUSIMA）大鼠由 Long-evans 大鼠种群中的自发性糖尿病大鼠选择性育种而来，其特征为轻度肥胖、高胰岛素血症和迟发型高血糖症，发生在 18 周龄后。雄性更明显，还伴有胰岛进行性退化后。

NZO 小鼠由于食欲亢进而肥胖，很可能是因为瘦素通过血脑屏障转运存在缺陷，因为这些小鼠有高瘦素血症，且对外周血中给予的瘦素抵抗，但对中枢给予的瘦素有反应。作为胰岛素抵抗的结果，它们有高胰岛素血症。且随着年龄的增长糖耐量受损加重，大约一半的雄性会发展为显性糖尿病。在有明显糖尿病的雄性小鼠中，

β 细胞显著减少。NZO 小鼠还可用来建立碳水化合物诱导的糖尿病模型，在该模型中，小鼠从 3 周龄开始无碳水化合物饮食（饲料含有 30.2% 脂肪和 26.4% 蛋白质），18 周后变胖，随后喂食高碳水化合物饲料，16 天内即可诱导成为高血糖模型。

TALLYHO/JNG 小鼠由 Theiler 小鼠种群中高血糖小鼠选择性育种而来。具有人类肥胖症患者的常见特征，包括血浆三酰甘油、胆固醇和游离脂肪酸升高。雄性小鼠会在 10～14 周龄出现高血糖，而雌性小鼠不会出现明显的糖尿病症状。

（2）饮食诱导的肥胖和糖尿病模型　通过给啮齿类动物喂食高脂肪、高能量食物是诱导啮齿类动物肥胖的另一种方法，也反映了人类肥胖导致的糖尿病相关机制。饮食诱导基因敲除或转基因小鼠，可确定感兴趣的基因是否可通过影响胰岛功能来适应肥胖环境的能力；此外，可以通过孕期饮食诱导获得后代血糖稳态畸变的子代小鼠模型。正常的食物通常包括大约 11% 的脂肪、63% 的碳水化合物和 26% 的蛋白质（按热量计算），如果改为高脂肪饮食（脂肪含量大约 58%），最快可在开始饮食后 1 周内观察到体重增加，但通常需要更长的时间诱导显著的体重增加（8 周或更长时间）。体重增加与胰岛素抵抗和异常的葡萄糖代谢有关，但通常不会发展成 T2D。应该注意的是，不同品系的大鼠和小鼠对饮食诱导肥胖的敏感性不同，因此在开始研究前应谨慎选择品系。C57BL/6 小鼠品系在喂食高脂饲料时容易发生肥胖和轻度高血糖，是该模型的首选。经常使用的是 Sprague Dawley（SD）和 Wistar 品系大鼠。

高脂高糖饮食也可用于诱导啮齿类动物血糖稳态异常。例如，添加猪油和蔗糖的饲料可诱导 SD 大鼠在第 30 天体重增加。到第 56 天，肥胖、胰岛素抵抗和高血糖症状明显。这种高脂肪和高糖饮食的组合被认为是最接近于在过去几十年中导致人类肥胖的饮食。应该注意的是，该饮食中总体热量摄入增加但可能导致蛋白质摄入缺乏，机制研究中应考虑。

嗜沙肥鼠（psammomys obesus）在其天然沙漠栖息地以低热量植被为食，精瘦，但在实验室环境中，喂食标准饲料时，会出现肥胖、高胰岛素血症，最终出现高血糖症。由于该类小鼠对过量营养的适应性较差，因此可作为“节俭基因效应”的模型。这一模型可以解释一些发展中国家从营养匮乏到丰富的快速演变导致的糖尿病流行。沙鼠从正常血糖到糖尿病有四个不同的阶段。A 期为正常血糖和正常胰岛素水平，B 期为正常血糖和高胰岛素血症，C 期为高血糖和高胰岛素血症，D 期为高血糖和胰岛素减少。可通过饮食限制预防 A 期至 C 期的进展，但 D 期的特征为 β 细胞耗损，且不可恢复。这些病理生理变化反映了一些人类糖尿病患者疾病的进展，并反映了营养过剩和随后 β 细胞适应失败的过程。

（3）产前饮食诱导模型　代谢性疾病起源于胚胎发育期已在人类中得到证实。例如，对荷兰冬季饥荒刚结束时出生的儿童研究表明，成年后糖耐量受损的发生率增加。此外，宫内营养供应不当也会导致后期 T2D 发病率增加，说明宫内营养供应很重要，营养匮乏或过度供应均可导致成年后葡萄糖稳态紊乱，所以可以通过产前饮食控制诱导小鼠或大鼠 T2D 模型。比如采用低蛋白饮食（8% 而非 20%）喂养妊娠期大鼠，使其产下体重较轻的生长受限子代，这些子代出生后有一个快速生长期，胰岛素敏感性增强，但成年后发生胰岛素抵抗，在后期会出现 T2D 症状。妊娠期间的蛋白质限制也会影响后代的胰岛，以及胰岛素敏感组织，如肝脏、脂肪和肌肉。该方法诱导的新生大鼠的胰岛比对照大鼠小，并且具有较高水平的细胞凋亡，出生后如果高脂饮食会继续加剧糖尿病的进展。另外，高脂喂养导致妊娠期大鼠营养过剩，也会造成后代成年期血糖稳态受损和肥胖概率增加；随后即造成高胰岛素血症和糖耐量受损，以及 β 细胞功能受损，或者直接通过影响 β 细胞的发育导致 T2D。

（4）计划育种或基因工程模型　尽管多种糖尿病模型由自发性糖尿病啮齿类动物的近亲繁殖而来，但也有一些较新的模型是通过有计划的育种或基因工程获得具有 T2D 特征的品系。比如通过对糖耐量轻度受损的正常 Wistar 大鼠进行选育繁殖可建立非肥胖的 T2D Goto-Kakizaki（GK）大鼠品系，与肥胖模型相比，胰岛素抵抗不是 GK 大鼠高血糖症的主要引发因素，其血糖稳态异常主要是由于胰岛素反应不足。GK 大鼠各品系之间还有些差异，斯德哥尔摩和达拉斯保存的品系存在胰岛素分泌缺陷，而巴黎保存的大鼠 β 细胞减少 60%。此外，GK 大鼠巴黎群中的胰岛出现炎症和纤维化迹象，与 T2D 患者胰岛的一些特征类似。

NoncNZO10/Ltj 小鼠是在 Jackson 实验室从两种不同 NZO 品系的糖尿病小鼠与高空腹血糖的非肥胖非糖尿病小鼠品系（NON/Lt）杂合后代中选育而来。该模型的特征是从 8 周龄开始出现明显的肝脏和骨骼肌胰岛素抵抗，从12周龄左右出现高血糖。虽然最初胰岛重量会增加以补偿胰岛素抵抗，但随后β细胞丢失导致显性糖尿病。

UC Davis T2D大鼠（UCD-T2D大鼠）是通过将ZDF大鼠与SD大鼠对高脂饲料诱导的肥胖易感亚系杂合而得到的。其特征为成年期肥胖、胰岛素抵抗和糖耐量受损，最终由于β细胞耗竭导致糖尿病，雄性和雌性均可发生糖尿病。有人认为该模型精确模拟了人类T2D的疾病进展。

Zucker糖尿病SD（Zuckerdiabetes Sprague Dawley，ZDSD）大鼠品系对高脂饲料诱导的肥胖易感，通过ZDF大鼠与SD大鼠的一个亚系杂交后选育成系。与ZDF大鼠相比，该品系保留了功能性瘦素信号通路，当喂食特定饲料（如Purina 5008chow）时，体重增加，同时胰岛素敏感性降低。ZDSD大鼠β细胞的功能有初始补偿，但不影响疾病进展；不同个体出现糖尿病明显症状的时间有所不同，但至少有一半在21周龄时出现显性糖尿病症状。

（5）淀粉样蛋白沉积模型　T2D的一个特征是淀粉样蛋白在胰岛中沉积，导致结构和功能的改变。淀粉样蛋白来源于胰岛淀粉样多肽（islet amyloid polypeptide，IAPP），然而，啮齿类动物中的IAPP不具有淀粉样蛋白原性，因此不会聚集形成组织病理学纤维。因此，建立表达人IAPP的啮齿类动物模型，才能研究糖尿病相关人类胰岛淀粉样蛋白沉积的机制。目前已经有hIAPP转基因大鼠模型，该模型会发生胰岛淀粉样蛋白沉积，且由于细胞凋亡率增加β细胞会减少60%，5～10月龄即出现糖尿病。另有hIAPP转基因小鼠，胰岛素启动子下表达的hIAPP也会导致人淀粉样蛋白沉积在胰岛内，引起毒性，使胰岛素分泌功能受损，随后β细胞量减少，导致糖尿病。

（6）STZ诱导的β细胞受损模型　β细胞在T2D发生中的作用越来越重要，即使在严重胰岛素抵抗的状态下，如果β细胞能够代偿，糖尿病就不会发生。尽管β细胞不能代偿胰岛素抵抗是T2D模型的特征，但在诱导模型中关注β细胞的功能和数量十分必要，这使得研究可以在更具体的时间范围内进行。β细胞数量和功能降低的动物模型也是临床前T2D研究的重要模型。

给新生大鼠（2日龄以内）注射STZ即可诱导β细胞不足的模型。注射后几天就会发生高血糖，随后β细胞再生，并在10天内恢复至正常血糖水平。然而，再生过程不足以满足生长期大鼠的代谢需求，到6周龄时大鼠由于β细胞数量和功能不足，再次出现高血糖症。尽管在该模型中也存在胰岛素抵抗，胰岛素不足被认为是由β细胞功能障碍和β细胞数量减少共同引起的。另一种人工减少β细胞的方法是进行部分胰腺切除术。这可以在小鼠或大鼠中进行，切除胰腺的百分比通常在60%到90%之间。与新生鼠使用STZ一样，这种模型可以研究β细胞减少的影响及其再生的机制。

利用高脂喂养结合STZ诱导也能获得相应大鼠模型。该模型旨在通过饮食诱导胰岛素抵抗和减少β细胞数量模拟T2D的自然发生过程和代谢特征。在许多研究中已经使用低剂量STZ来建模，主要是使用SD或Wistar大鼠。如利用高脂肪饲料喂养体重240～280g、7周龄的SD大鼠2周，与对照喂养的大鼠相比，葡萄糖耐受正常，但表现出胰岛素抵抗和高胰岛素血症。随后将这些大鼠禁食并给予单剂量50mg/kg的STZ，即可诱导高血糖模型。该模型的一个潜在争议是β细胞减少的程度是否符合T2D特征，因为如果β细胞减少过多，则更像肥胖的T1D模型。还要考虑高脂喂养开始的年龄、喂养的时间和STZ的剂量不同，可能导致模型的不同代谢特征。低剂量的STZ诱导是目前的主流。

此外，选取4～5周龄、体重16～20g的小鼠，高脂饲料喂养4～6周（体重达30～35g），可诱发出胰岛素抵抗。接着通过腹腔注射STZ，第1天50mg/kg，第2～7天25mg/kg，期间每天监测血糖和体重，至血糖浓度高于250mg/dl，也可诱导高血糖小鼠模型。

（7）T2D大动物模型　一些较大的动物会自发患上T2D，比如猫在中年时患糖尿病，与肥胖和胰岛素抵抗有关。与人类糖尿病最显著的相似性是淀粉样蛋白在胰岛中的沉积，会导致β细胞损失，从而发展成为糖尿病。与猫不同，犬不会自发产生T2D，但是可以通过高脂肪饲喂结合STZ诱导犬T2D模型。猪与人类在解剖和代谢上有相似性，对动脉粥样硬化也具有易感性，是研究T2D心血管并发症的合适模型。多种不同的猪品系通过单纯高脂肪喂养或高脂肪喂养结合化学诱导的β细胞减少，可导致血糖稳态不同程度的异常并诱发糖尿病。非人类灵长类动物也会自发患上T2D，也可以通过肥胖诱导的胰岛素抵抗和胰岛淀粉样蛋白沉积导致的β细胞功能和质量受损成模，该类模型与人类糖尿病有最多相似之处，是研究 T2D 的发病机制和药物干预最有用的模型。

（8）T2D 动物模型的选择　与治疗 T1D 一样，很多研究更倾向于阻止 T2D 的发生，而不是逆转疾病。在试验新疗法时，动物模型的选择取决于药物的机制也可反映药物的作用机制：它是否通过提高胰岛素敏感性起作用，或对 β 细胞功能和（或）数量有积极作用。T2D 是由多种不同的遗传和环境因素引起的疾病，尽管很多模型具有某些人类 T2D 的特征，但单一的动物模型并不能再现人类 T2D 的所有特征。药理研究中动物模型的选择取决于研究目的是聚焦于疾病的哪一特定方面，需要综合考虑。比如胰岛素抵抗是许多肥胖模型的关键组成部分，也能反映糖尿病的早期特征，在早期糖尿病研究中使用肥胖模型是合适的。但需要注意的是，一些胰岛素抵抗模型往往表现出高胰岛素血症，对胰岛素分泌有积极作用的药物用于该模型甚至有加重病情的作用。总的来说，研究者需要全方位了解不同动物模型的机制，根据实验需要选择合适的模型进行研究。表 20－1－4 概述了不同药理机制研究需要选择的 T2D 模型。

**表 20－1－4　T2D 啮齿动物模型的选择**

| 研究目的 | 最常用模型 | 主要特征 |
|---|---|---|
| 研究药物对胰岛素抵抗的作用 | 高脂喂养小鼠或大鼠<br>$Lep^{ob/ob}$ 小鼠<br>$Lep^{db/db}$ 小鼠<br>ZDF 大鼠<br>NZO 小鼠<br>KK-Ay 小鼠<br>TallHo/Jng 小鼠<br>OLETF 大鼠<br>胰岛素信号通路关键蛋白转基因小鼠 | 胰岛素抵抗<br>糖耐量受损 |
| 研究药物对 β 细胞补偿的作用 | GK 大鼠<br>STZ 诱导的新生糖尿病大鼠<br>胰腺切除后的大鼠 | β 细胞数量和（或）功能降低 |
| 研究药物对 T2D 的治疗或预防作用 | β 细胞复制或胰岛素分泌改变的转基因小鼠<br>高脂高糖喂养的小鼠或大鼠<br>STZ 诱导的新生糖尿病大鼠 | 高血糖、胰岛素抵抗、β 细胞补偿受损 |

**3. 糖尿病斑马鱼模型**　斑马鱼在脂肪代谢、脂肪生物学、胰腺结构和葡萄糖稳态中具有进化保守性，是一个很好的研究代谢疾病的模型。斑马鱼胰腺的形态发生和基本细胞结构与哺乳动物胰腺相似，具有外分泌和内分泌两个部分。内分泌室由分泌胰高血糖素的 α 细胞、产生胰岛素的 β 细胞、产生生长抑素的 δ 细胞、产生生长激素释放肽的 ε 细胞和产生胰多肽的 PP 细胞组成，且这些细胞的排列方式与小鼠胰岛相似。斑马鱼内分泌胰腺发育的信号通路和机制与哺乳动物具有高度同源性。除胰腺外，参与葡萄糖稳态的其他器官系统（包括大脑、肝脏、脂肪细胞组织和骨骼肌）的发育和功能在进化上也是保守的，这些特点使斑马鱼成为胰腺相关疾病研究的良好模型。

将斑马鱼放在葡萄糖溶液中浸泡是一种应用最广泛的建模方法。将成年斑马鱼每隔一天交替浸入 0% 和 2% 的葡萄糖溶液中 28～30 天，或暴露于 2% 葡萄糖溶液中 14 天，即可诱导糖尿病表型，包括血糖水平升高和对外源性胰岛素的反应受损，类似于 6 周龄高半乳糖食物饲喂后的小鼠。幼年斑马鱼也能通过暴露于葡萄糖溶液中达到持续高血糖，其中 4～11 个月的斑马鱼比 1～3 岁的斑马鱼成模率更高。

靶向损伤 β 细胞也可构建糖尿病斑马鱼模型。在显微镜下，切除胰岛细胞特异表达 GFP 斑马鱼的胰腺是可行的，但这种方法在技术上很困难，并不常用。常用的是化学诱导法，在成年斑马鱼腹腔注射 STZ 可导致空腹血糖升高和胰岛素水平降低。在 4 周内共 6 次给予 STZ 可诱导稳定的高血糖和糖尿病并发症，包括视网膜病变、肾病和鳍再生受损。利用四氧嘧啶可以选择性地杀死幼年斑马鱼的 β 细胞，也能用于造模。由于斑马鱼具有显著的再生能力，使用该模型需要注意的是一旦不用化合物处理，β 细胞数量和功能就会恢复。

在啮齿类动物模型中，高脂肪饮食会导致肥胖和 T2D，在斑马鱼中，高脂饲料也会很快导致胰岛素抵抗、空腹血糖升高和葡萄糖耐量受损，因此斑马鱼是很好的研究胰岛素抵抗及 T2D 的模型。此外，还可通过在斑马鱼骨骼肌中转基因表达人源胰岛素样生长因子 1 受体建立胰岛素抵抗模型，与野生型鱼类相比，这些鱼类早在 3 个月大时空腹血糖就显著升高，并且由于过度进食而肥胖。还可通过使用 CRISPR/CAS9 技术对肝脏胰岛素受体的特异性破坏构建胰岛素抵抗模型。利用斑马鱼模型还可研究糖尿病并发症，例如，长期浸泡在葡萄糖溶液中的幼年或成年斑马鱼被用于模拟慢性高血糖症及其造成的视网膜病变以及骨代谢变化。总而言之，斑马鱼用于糖尿病的研究具有巨大的优势。

**4. 合理选择模型的重要性** T1D 和 T2D 有许多不同的动物模型，每个模型都有其优点，但没有一个模型能完全模拟人类糖尿病的病理生理学特征。因此，应了解现有模型的局限性及其优缺点，同时采用多个动物模型进行研究。

另外，还应根据受试药物的药理作用特点选择不同的试验方案，能够促进胰岛 β 细胞分泌胰岛素，应测定血清胰岛素水平，可以选择正常动物但不能选择化学制剂诱发的高血糖动物模型进行试验；有葡萄糖水解酶抑制剂作用的药物应进行淀粉或蔗糖等双糖的糖耐量试验；有胰岛素增敏作用，则应观察与胰岛素合用的增效作用。药效学研究也可结合体内试验结果进行一些糖尿病的离体试验，如分离、培养脂肪细胞、胰岛细胞以及利用一些细胞模型进行有关糖代谢的试验。在阳性药选择上，应选择作用机制明确的化学药物，注意阳性对照药的合理性。如正常动物及某些自发性高血糖动物可选用磺酰脲类；化学制剂诱导的高血糖模型可选用双胍类，有葡萄糖水解酶抑制剂作用的应选择葡萄糖水解酶抑制剂作为对照药物。总之，应结合受试药物的作用特点、拟定适应证制备合适的动物模型，选择合理的观察指标，充分探讨、论证其有效性，才能为临床研究提供有效性依据，这也是临床前药效学试验的最终目的。为达到这一目的所进行的所有依据充分的、有客观参考价值的研究工作都是有意义的。

### （三）药效评价指标及药物作用机制研究

**1. 一般性指标**

（1）糖尿病时会导致动物摄食量、饮水量增加和血清葡萄糖、胆固醇、三酰甘油、游离脂肪酸、糖化血红蛋白、乳酸分泌增高，而血清胰岛素、红细胞胰岛素受体最大亲和力、糖耐量降低。测定上述指标可反映实验动物是否产生高血糖或患糖尿病。

（2）其他生化和免疫学指标 可应用 ELISA 测定 TNF-α、INF-γ、IL-4 等细胞因子和免疫球蛋白 IgE（反映细胞凋亡情况）；还可测定内皮素和 NO（反映氧自由基产生情况）、Ang-Ⅱ及其 1 型受体 mRNA 水平（反映血管变化及间接反映氧自由基产生情况）、胰岛素样生长因子-1（IGF-1）和瘦素（了解胰岛素的分泌，间接反映氧自由基情况）、糖基化产物（反映体内氧化应激和糖基化反应情况）、苯丙氨酸羟化酶（反映糖异生的快慢）、谷氨酸脱羧酶抗体（该抗体阳性，表明细胞自身免疫性破坏）、胰岛素抗体（抗体阳性，说明胰岛素分泌不足）、C 肽（反映胰岛 β 细胞的功能）等。

**2. T1D 药效评价指标**

（1）血糖浓度和体重 不管是药物的预防还是治疗研究，最重要的检测指标都是血糖浓度。同时，对体重和进食的监控也很重要，因为如果动物不进食，血糖浓度也会下降。体重的增加应与血糖浓度的降低相结合评判高血糖状态的改善。在啮齿类动物中，血糖浓度的正常范围还没有严格的界定，小鼠的血糖浓度往往比大鼠和人类高。在 T1D 的啮齿动物模型中，血糖浓度大于 300mg/dl（16.7mmol/L）通常被定义为糖尿病，也使用 400mg/dl（22.2mmol/L）或更高的血糖浓度。确定动物何时痊愈更为困难，最保守的标准是血糖浓度稳定在 200mg/dl（11.1mmol/L）以下，也有研究使用低于 300mg/dl（16.7mmol/L）的标准。实际可以将血糖浓度在 200～300mg/dl（11.1～16.7mmol/L）的小鼠视为无糖尿病，但也不是完全健康的状态。通常情况下，应通过数天的血糖测量确认“糖尿病”或“健康”状态，以排除单个波动产生错误结论。还应注意不同动物品系之间的血糖浓度不同，而且还和测量的时间有关。如果使用夜间活动的动物如大鼠或小鼠，血糖浓度测量的时间尤其重要，因为它们白天的血糖浓度低于夜间，这种变化在 T1D 模型中更明显。所以血糖浓度应尽可能在每天的同一时间点测量。一种可植入的装置由一个葡萄糖传感器引线、一个基准引线和装置主体组成，将该装置的葡萄糖传感器电极插入实验动物股动脉的一条分支，可实现血糖的实时和连续检测，但该设备对于日常使用来说相当昂贵且具有侵入性。

（2）胰岛炎评分　胰岛炎评分是为了预防胰岛自身免疫攻击而设计，研究结束后制作胰腺组织切片，根据免疫渗透的程度对炎症反应进行 0～3 分的评分。评分必须采用双盲法，最好由两名研究人员在不知情的情况下对每个样本进行独立评分。另外，还可以通过荧光活化细胞分类法分析浸润细胞的表型。

（3）免疫细胞表型与自身抗体反应　为了表征自身免疫攻击期间的免疫反应，外周血、脾脏或淋巴结的细胞可通过荧光激活细胞分类法进行分析。此外，血清中的自身抗体可通过酶联免疫吸附实验（ELISA）、放射结合测定或电化学发光法测定。免疫细胞分泌产物，如细胞因子，可通过酶联免疫斑点法测量。

（4）排除内源性 β 细胞再生　在化学诱导的 β 细胞损伤模型中，内源性 β 细胞的再生可能会影响结果的客观性，因此应排除这种可能性。可通过胰腺的胰岛素染色或在研究结束时测量胰腺的胰岛素含量完成。

**3. T2D 药效评价指标**

（1）葡萄糖耐量试验　葡萄糖耐量试验是一种葡萄糖负荷试验，用以了解胰岛 β 细胞功能和机体对血糖的调节能力，是诊断糖尿病的确诊试验，广泛应用于临床实践中，对于处于其他疾病急性期的患者，可能需要重复进行以明确糖尿病的诊断。口服葡萄糖耐量试验，是指给成人口服 75g 无水葡萄糖，儿童按每千克体重 1.75g 计算，总量不超过 75g，然后测其血糖变化，观察病人耐受葡萄糖的能力，是目前公认的诊断糖尿病的金标准，在血糖异常增高但尚未达到糖尿病诊断标准时，为明确是否为糖尿病时可以采用该试验。在 T2D 的人和动物模型中，随机血糖浓度如果接近正常值或只是稍微升高，可以进一步进行葡萄糖耐量试验以研究受刺激条件下的血糖稳态。动物通常在给予葡萄糖负荷前禁食，以确定基础血糖浓度。葡萄糖可经腹腔、静脉或口服灌胃给药，剂量通常为 1～2g/kg。在正常的非糖尿病小鼠中，血糖通常在 15～30 分钟达到峰值，120 分钟恢复到正常水平。在动物模型中，糖耐量受损和糖尿病的定义有两种，一种是如果葡萄糖耐受性明显比对照组差，即为“受损”；另一种是糖耐量受损是指在规定的时间段（通常 2 小时）内无法清除血液中的高浓度葡萄糖（通常约 2g/kg）。

（2）血清胰岛素浓度　测量血液中胰岛素的浓度有助于确定 β 细胞功能是否受损。通常将葡萄糖注入禁食的模型动物以刺激 β 细胞，并在注射前和早期（在最初的 5 分钟内）及随后的时间点（约 30 分钟）中测定血清中的胰岛素。应使用敏感的分析方法，如 ELISA，可以在微量的血液中测量胰岛素准确的浓度，而微量血液很容易获得。

（3）胰岛素抵抗检测　胰岛素抵抗的测量可通过胰岛素耐受试验进行。通常将动物禁食 6 小时，注射胰岛素后的 60～90 分钟内测量血糖，以确定动物对胰岛素的反应。胰岛素敏感性的一个更公认的测量方法是正常血糖胰岛素钳夹技术，但由于该技术具有侵入性、技术要求很高，通常需要对动物进行麻醉。

（4）胰腺组织学检测　实验结束后研究胰岛组织学通常是必要的。可以研究胰岛和（或）β 细胞的大小和数量，以及胰岛形态。在 T2D 的早期阶段，胰岛可能比对照组大，而在晚期，β 细胞数量和功能可能会下降。β 细胞增殖率可通过在研究结束前给动物注射 Brdu 或使用增殖标记物（如 ki67）确定。用刚果红染色淀粉样原纤维，可以研究大鼠和 hIAPP 转基因小鼠胰岛淀粉样蛋白沉积的形态。STZ 型糖尿病可见胰腺外分泌大量灶状或散在的单核细胞，胰岛细胞空泡使胰岛呈空虚状态，胰岛毛细血管扩张、充血、胰岛细胞减少。而四氧嘧啶诱导的糖尿病则见部分胰岛形状不规则，边缘不整齐，胰岛 β 细胞排列紊乱，个别胰岛只剩下几个细胞环绕在胰岛周围，亦可见不规则花环状等各种形态；有的胰岛内 β 细胞所剩无几，几乎呈空泡状，仅能辨认其轮廓。自发性糖尿病模型病理切片主要观察胰岛淋巴细胞浸润程度并进行分级评分，每只动物至少记数 15 个胰岛。激素性糖尿病早期可见胰岛 β 细胞肥大，晚期 β 细胞产生空泡和变性。病毒性糖尿病出现胰岛 β 细胞脱颗粒、坏死。免疫性糖尿病则出现胰岛炎，未见明显 β 细胞坏死。

（5）胰岛功能检测　在实验结束时，可以使用胶原酶消化技术从胰腺中分离出胰岛，用于研究葡萄糖诱导的胰岛素分泌。还可以测量其他参数，如葡萄糖氧化率和胰岛素生物合成，可以在标准化条件下对 β 细胞的功能进行详细研究。

通过对这些指标的检测，既可以得出药物作用效果，还能对其作用机制进行归纳。并在此基础上进一步通过分子生物学实验检测相关病理标本中的一些蛋白及其所在的信号通路，从而阐述药物的作用机制。

总之，人类糖尿病是一种常见病、多发病，其发病机制也较为复杂，在药理学研究中要考虑全面。随着实验动物科学的不断发展，应该建立符合临床发病机制、更经济、重复率高的模型，并根据不同的动物模型采用对应的、严格的组织病理、生化和生理观察正确判断药物的疗效，从而推动糖尿病发病机制及有效防治研究。

## 四、实例

### 卡格列净对高脂饲料及STZ诱导的糖尿病小鼠治疗作用及机制研究

**1. 药物特性** 卡格列净（Canagliflozin，CANA）商品名为Invokana，于2013年获FDA批准，该药为每天口服一次的降糖药，是选择性SGLT2抑制剂，也是首个在美国和欧洲获批的该类型糖尿病治疗药物。可用于二甲双胍单用血糖控制不佳的患者。SGLT2参与肾脏中约90%的葡萄糖重吸收，该类药物通过阻断肾脏对血糖的重吸收并增加尿液中血糖的含量，降低机体血糖水平。与非糖尿病人群相比，T2D患者的肾脏能够重吸收大量的葡萄糖进入血液，因此，CANA主要用于治疗成年患者的T2D，不适用于治疗T1D或糖尿病酮症酸中毒。在9项涉及超过10285例T2D患者的临床试验中，CANA可有效改善T2D患者的糖化血红蛋白和空腹血糖水平。

**2. 研究目的** 明确CANA对高脂饮食-STZ诱导糖尿病小鼠的治疗作用，并研究其作用机制

**3. 模型选择和动物选择** T2D的临床特征是胰岛素抵抗和一定程度的β细胞衰竭。通过给小鼠喂食高脂肪食物是诱导肥胖和胰岛素抵抗的一种常用方法，该模型也反映了人类肥胖诱导糖尿病的过程。STZ可选择性的破坏胰岛β细胞，高脂饮食联合STZ诱导糖尿病的模型，致死率低，有许多与T2D相似的特征，例如稳定的高血糖、葡萄糖不耐受以及体内和体外葡萄糖刺激的胰岛素分泌显著改变等。C57BL/6小鼠品系在喂食高脂饲料时容易发生肥胖和轻度高血糖，因此是该模型的首选。另外，相对于大鼠和其他动物模型，小鼠成本低、成模快、实验周期短、易操作。在本研究中，利用高脂饲料诱导胰岛素抵抗，再用低剂量STZ诱导中度胰岛素缺乏，成功获得中度高血糖（250～350mg/dl）且体重减轻很少的模型小鼠。

**4. 研究方法** 11周龄雄性C57BL/6NTac小鼠，已接受高脂饲料（60%脂肪的啮齿动物饲料）喂养5周。购买后在12小时光照/黑暗循环中饲养，自由进食和饮水，继续饲喂相同的高脂饲料5周。接着通过腹腔注射STZ：第1天50mg/kg，第2～7天25mg/kg。在STZ处理期间每天监测血糖和体重；血糖浓度高于250mg/dl的小鼠视为糖尿病。

将糖尿病小鼠随机分为5个治疗组：溶剂对照组（$n=10$），CANA低剂量、中剂量和高剂量组（$n=10$/组）或胰岛素治疗组（$n=10$）。溶剂对照组为0.5%羟丙基甲基纤维素溶液，CANA浓度分别为7.5mg/kg、15mg/kg和30mg/kg；对于胰岛素治疗组采用皮下植入胰岛素胶囊，以在数周内缓慢释放胰岛素（0.1U/d），观察期过长可更换胰岛素胶囊。溶剂对照和CANA组都是每天灌胃给药，总共给药6周。

STZ注射液的配置：称取2.1g枸橼酸（$M_w$：210.14）加入双蒸水100ml充分溶解配成A液；称取2.94g枸橼酸钠（$M_w$：294.10）加入双蒸水100ml充分溶解配成B液；将A、B液按比例混合（1∶1.32，也有按1∶1），pH计测定并调节pH为4.2～4.5，如果pH值偏酸用枸橼酸钠（或双蒸水）调整，偏碱则用枸橼酸调整。STZ使用枸橼酸缓冲液配制，STZ在此pH范围内药效最佳，最好现用现配，充分溶解后用0.22μm或0.45μm滤膜过滤除菌除杂，30分钟内注射完毕，推注速度快，更容易形成高血糖；推注速度慢，相对危险性较低。常规操作中多要求快速注射。

饲养条件控制：糖尿病小鼠造模后的饲养是关键。饮水量不足最容易造成鼠间互相厮杀、啃食同类或死亡，一定要提供足量的饮用水，可在常规饲养笼上再加一个水瓶，还应加入足量的饲料。糖尿病大鼠尿量多、垫料潮湿，需要勤换垫料，糖尿病鼠较其他鼠还更易出现感染，特别是泌尿道感染和腹腔感染。腹腔注射、皮下注射及采血测血糖等侵入性操作前后，要注意消毒工作。如每次采血测血糖后可用四环素（或金霉素眼药膏）局部涂抹处理伤口预防感染。在造模后24小时内为防止胰岛细胞破坏后胰岛素大量释放导致的低血糖而亡，可在STZ注射后给予含有0.5%葡萄糖饮水。

成模标准：STZ注射后，明显血糖水平波动呈现3个时相，一时性高血糖（1～2小时）、短暂低血糖（6～10小时）、持续高血糖（>72小时），建议持续观察。即使成模后也要持续检测血糖，建议检测点：10天、2

周、3~4 周、5 周，以明确血糖变化。模型不达标者，稳定后补注 STZ（以 10~20mg/kg 腹腔注射，根据实际情况选择合适剂量）也可以成模。或者待血糖恢复正常后再按常规剂量注射。但想要达到理想的效果，往往是恢复到正常状态下重新造模。经过 1 周的糖尿病模型诱导发展，选择表现为尿糖和高血糖的中度糖尿病小鼠进行实验。

**5. 评价指标**

（1）体重、空腹血糖、口服葡萄糖耐量测定　STZ-高脂饮食诱导模型诱发的糖尿病主要是由于自由基产生过多而引起氧化应激，同时自由基损伤胰岛 β 细胞，造成胰岛素缺乏，最终导致肝脏产生更多葡萄糖，并降低周围组织中葡萄糖的利用率。葡萄糖耐量受损反映了肝糖原异生现象，以及餐后从血液中摄取葡萄糖到骨骼肌的减少，能有效反映葡萄糖调节的早期异常，是胰岛素抵抗状态的标志，可预测大血管和小血管并发症。口服葡萄糖耐量测定：在小鼠给予 2g/kg 的葡萄糖溶液后，每隔 30 分钟、60 分钟、90 分钟和 120 分钟采集血液样本。所有血样均用 EDTA 采集，以邻甲苯胺法测定血糖。实验期间，监测小鼠体重、血糖水平、食物和用水量。另外，观察皮肤、眼睛、呼吸系统、自主神经系统和中枢神经系统，每天检查病情和行为变化。

（2）血红蛋白、糖化血红蛋白测定　持续性高血糖会导致血红蛋白的糖基化形成糖化血红蛋白，糖化血红蛋白的浓度被视为糖尿病相关并发症诊断和预后的关键指标。测定血红蛋白和糖基化血红蛋白，其比值提示糖尿病的进展情况。在 STZ-高脂饮食诱导的糖尿病大鼠中观察到糖化血红蛋白水平增加意味着高血糖导致的氧化应激和糖化血红蛋白导致的广泛损害机制被激活。在药物治疗前、治疗后第 3 周和第 6 周采集用于血浆三酰甘油、胆固醇和脂蛋白分析的血样。

（3）血浆胰岛素、血浆蛋白测定　分离血浆，并使用 RIA 分析试剂盒测定胰岛素。胰岛素缺乏导致蛋白质分解代谢增加，以骨骼肌中最为明显，多种蛋白分解导致尿氮大量流失。使用 Lowry 等人的方法测定血浆蛋白。

（4）血尿素、血尿酸、血清肌酐测定　尿素是蛋白质分解代谢的主要最终产物。STZ-高脂饮食诱导模型中尿素氮的积累可能是由于肝脏和血浆蛋白的增强分解所致。尿酸是主要的内源性水溶性抗氧化剂之一，是嘌呤代谢的终产物。血尿酸水平升高可能是机体通过增加内源性抗氧化剂（例如尿酸）的抗自由基氧化保护机制。肌酐是磷酸肌酸分解的副产物，是肌肉中的储能化合物。血清肌酐浓度受饮食组成、肌肉质量、性别和肾脏排泄能力等的影响。肌酐的升高通常与血尿素氮的增加同时发生，可能由于肾功能损害加剧。

（5）血清 AST、ALT 和 ALP 活性测定　肝脏是胰岛素清除和炎性细胞因子产生的主要部位，在维持空腹和餐后血糖浓度方面发挥重要作用。胰岛素抵抗状态下，多糖代谢增加，葡萄糖和游离脂肪酸的产生增加。过量游离脂肪酸通过细胞膜损伤、线粒体功能障碍、代谢调节等途径，对肝细胞产生毒性损害作用。

测定血清中氨基转移酶，如血清谷草转氨酶（AST）和血清谷丙转氨酶（ALT），即为衡量泄漏到循环中的细胞内肝酶浓度。STZ 的肝毒性作用导致 ALT、AST 和血清碱性磷酸酶（ALP）从细胞质渗漏到血流中。血清中 AST 和 ALT 活性可以作为肝细胞损伤的标志物。ALP 可作为胆汁功能和胆汁淤积的标志物。ALT、AST 和 ALP 基因转录被胰岛素抑制，因此，这些酶的升高可能不是单纯细胞损伤，同时表明胰岛素信号受损。在处理第 2 周和第 5 周采集血浆样本（先经尾静脉注射肝素），检测组织脂蛋白脂肪酶活性、三酰甘油、总胆固醇和脂蛋白谱。实验结束时，将小鼠禁食一夜，麻醉后处死。分离血清，脏器取材，保存于 -80℃冰箱备用。

**6. 机制研究**

（1）利用结构生物学和药物化学的方法证明 CANA 是 SGLT2 抑制剂，可抑制 SGLT2 蛋白转运葡萄糖的功能。在体内可通过血糖、尿糖浓度检测，再进行肾小管葡萄糖最大重吸收量试验，证明 CANA 使肾小管中的葡萄糖不能顺利重吸收进入血液而随尿液排出，从而降低血糖浓度。此外，可利用分子生物学方法在细胞或者小鼠水平将 SGLT2 基因敲低或敲除，设计实验检测其糖转运功能，和正常对照组对比，如果其作用消失可进一步证明 CANA 通过抑制 SGLT2 发挥降血糖作用。

（2）通过检测血糖、血浆胰岛素、血浆总胆固醇和三酰甘油水平，发现 CANA 治疗组糖尿病小鼠血糖较模型组显著降低，血浆胰岛素和总胆固醇水平升高，三酰甘油不变，说明 CANA 可能促进未受损胰岛 β 细胞释放胰岛素，逆转糖尿病小鼠糖耐量损害。

（3）通过检测糖化血红蛋白的水平，发现 CANA 可显著降低糖化血红蛋白的水平，进一步检测氧化损伤标志物如 ROS、蛋白激酶 C 等，发现 CANA 处理组相比模型组显著降低，说明 CANA 可预防糖尿病小鼠糖基化反应引起的氧化损伤。

（4）通过检测脂蛋白脂酶活性和高密度脂蛋白胆固醇水平，证实 CANA 可通过降低血浆和心脏的脂蛋白脂酶活性维持高密度脂蛋白胆固醇水平，从而维持血糖稳态。

**7. 实验结果和疗效判断** 略。

（向　明　童擎一）

# 第二节　治疗甲状腺疾病药物的药理学研究

## 一、概述

甲状腺是人体内重要的内分泌腺，腺体内含有许多大小不等的腺泡。甲状腺通过合成和分泌甲状腺激素来调节机体生理反应，包括促进发育生长、控制能量使用的速度、提高基础代谢率、促进蛋白质合成及提高神经系统的兴奋性等。甲状腺激素主要包括三碘甲状腺原氨酸（3,5,3′-triiodothyronine，T3），四碘甲状腺原氨酸（又称甲状腺素，thyroxine,3,5,3′,5′-tetraiodothyronine，T4）和极少量逆-T3（3,3′,5′-T3，rT3），其中 T3 生物学作用快而强，T4 作用弱而慢。甲状腺激素在细胞内与其受体结合，诱导靶基因转录而发挥效应。甲状腺激素产生经过合成、贮存、碘化、重吸收、分解和释放六个过程，包括甲状腺滤泡上皮细胞从血液中摄取氨基酸，在粗面内质网合成甲状腺球蛋白前体，在高尔基复合体浓缩形成分泌颗粒，再以胞吐方式排放到滤泡腔内贮存。血液中碘被滤泡上皮细胞摄取，经过氧化物酶作用活化后，进入滤泡腔与甲状腺球蛋白（thyroglobulin，TG）结合，形成碘化甲状腺球蛋白。在腺垂体分泌的促甲状腺激素（thyroid stimulating hormone，TSH）作用下，碘化甲状腺球蛋白被水解酶分解形成 T4 和少量 T3，并释放进入血液。T4 和 T3 合成和释放受到下丘脑-垂体-甲状腺调节环路调控。生理情况下，在中枢神经系统调控下，下丘脑释放促甲状激素释放激素（thyrotropin releasing hormone，TRH）调节和促进腺垂体分泌 TSH，TSH 刺激甲状腺细胞分泌 T4 和 T3 进入血液。当血液中 T4 和 T3 浓度增高后，通过负反馈作用，抑制腺垂体 TSH 合成和释放，降低腺垂体对 TRH 的反应性，使 TSH 分泌减少。当血中 T4 和 T3 浓度降低时，对腺垂体负反馈作用减弱，TSH 分泌增加，促使 T4 和 T3 分泌增加。下丘脑-腺垂体-甲状腺轴系统维持外周血 T4、T3 在一个相对恒定的生理水平。

甲状腺功能亢进症（简称甲亢）是一种临床常见的内分泌系统疾病，由甲状腺组织增生、功能亢进、产生和分泌甲状激素过多所引起的一组临床综合征。甲亢主要病因包括弥漫性毒性甲状腺肿（也称 Graves 病）、炎性甲亢（桥本甲亢、亚急性甲状腺炎、无痛性甲状腺炎和产后甲状腺炎）、药物性甲亢（左甲状腺素钠和碘所致甲亢）等。临床上 85% 以上甲亢由 Graves 病引起。Graves 病患者表现为易激动、多言多动、失眠、紧张、思想不集中、焦虑烦躁、怕热、多汗，还常有心动过速、心悸、食欲亢进，但体重下降，疲乏无力等高代谢综合征特征。实验室检查可见血总 T4、总 T3、游离 T4（FT4）和游离 T3（FT3）升高，甲状腺刺激抗体（thyroid stimulating antibodies，TSAb）、抗甲状腺球蛋白抗体（thyroglobulin antibodies，TGAb）和抗甲状腺微粒体抗体（thyroid microsome antibodies，TMAb）呈现阳性。超声波检查多见患者甲状腺弥漫性肿大。根据中华医学会《中国甲状腺疾病诊治指南》诊断标准，患者若出现临床甲亢症状和体征，甲状腺弥漫性肿大（触诊和 B 超证实），血清 TSH 浓度降低，甲状腺激素浓度升高，促甲状腺激素受体抗体（thyrotrophic receptors antibodies，TRAb）阳性即可确诊。

Graves 甲亢通常甲状腺呈现左右对称的弥漫性肿大，组织病理学特征表现为滤泡上皮过度增生，有大小不等的滤泡组成的小叶结构，小型滤泡内腔缩小且胶质减少。此外，过度增生上皮常常排列成乳头状或锯齿状结构，细胞为高柱状。间质多呈轻度纤维化并伴有淋巴细胞浸润。Graves 甲亢病因至今尚不确定，可能与遗传因素、精神创伤以及免疫系统紊乱等多因素有关。一般认为免疫系统异常，活化 T 淋巴细胞对甲状腺内的抗原发生致敏反应，刺激B淋巴细胞，合成针对这些抗原的抗体，该抗体与TSH受体的胞外结构域结合，引起甲状腺增生，合成并释放大量甲状腺激素，最终导致甲状腺功能异常。

自身免疫性甲状腺炎是一类累及甲状腺的异质性疾病，甲状腺功能可正常、可亢进、可减退，有时在病程中三种状态均可发生，部分患者最终发展为永久性甲减。自身免疫性甲状腺炎可分为桥本甲状腺炎（即慢性淋巴细胞性甲状腺炎）、无痛性甲状腺炎和萎缩性甲状腺炎等。桥本甲状腺炎多见于中年女性，发病隐匿，早期无特殊表现，中后期表现为甲状腺肿，体积为正常甲状腺的2～3倍，但表面光滑，无压痛感。患者初期甲状腺功能正常，病程中出现甲亢，继而功能正常、甲减等。实验室检查可见T3、T4水平下降，TSH水平升高，甲状腺过氧化物酶抗体（thyroid peroxidase antibody，TPOAb）和TGAb阳性。甲状腺穿刺可发现大量淋巴细胞浸润。超声检查可见甲状腺弥漫性肿大或甲状腺结节。桥本甲状腺炎确诊标准包括甲状腺弥漫性肿大、质坚韧、表面不平或有结节，TPOAb、TGAb阳性，TSH水平升高，甲状腺扫描有不规则浓聚和稀疏。组织病理学特征表现为腺体大多呈弥漫性肿大，切面均匀呈分叶状，无坏死或钙化。早期甲状腺腺泡上皮呈炎症性破坏、基膜断裂，后期甲状腺明显萎缩，腺泡变小和数目减少，空腔中含极少胶样物质，间质各处有大量浆细胞和淋巴细胞浸润及淋巴滤泡形成。桥本甲状腺炎病因至今不明，可能与遗传因素和自身免疫因素有关。一般认为具有遗传易感性的个体在环境因素下，产生针对甲状腺自身抗原的CD4 T细胞，可进一步刺激自身反应性B细胞活化，募集针对甲状腺抗原的自身抗体，这些抗体通过依赖的细胞毒作用直接杀伤甲状腺细胞，因此细胞免疫和体液免疫均参与桥本甲状腺炎的发病机制。

## 二、治疗甲状腺疾病药物

目前治疗Graves甲亢的药物主要是小分子化学药物，以硫脲嘧啶类和咪唑类为主，最常用者有丙硫氧嘧啶和甲巯咪唑。其他化学药品如硫氰酸盐过氯酸钾，因效果不及硫脲类，且可引起肾病和再生障碍性贫血，故不用于治疗。锂化合物虽可阻滞TSH和TRAb对甲状腺的作用，但可导致肾性尿崩症、精神抑制等严重不良反应而不常使用。硫脲嘧啶类和咪唑类主要药理作用在于阻断甲状腺内过氧化酶系，抑制碘离子转化为活性碘，从而抑制甲状腺激素的合成，但对已经合成的甲状腺激素及其释放无影响，因此该类药物服用数天后方可见药物疗效。甲巯咪唑的血浆半衰期长于丙硫氧嘧啶，两者治疗甲亢均有明显效果，但甲巯咪唑临床症状控制快，TSH恢复至正常水平快。该类药物的不良反应较大，患者耐受性不高，存在造血系统损害、药物性肝损害、过敏反应、肾病综合征与支气管哮喘等不良反应，用于妊娠期妇女有致畸作用，此外停药后复发率高。

目前桥本甲状腺炎治疗方式主要是对症治疗。甲状腺功能正常者无需特殊治疗。甲状腺功能亢进患者可采用小剂量的硫脲嘧啶类和咪唑类抗甲亢药物，不良反应主要有皮肤瘙痒和皮疹、白细胞减少、粒细胞缺乏、再生障碍性贫血、胃肠道反应、关节痛、头痛、脉管炎和红斑狼疮样综合征等。甲状腺功能低下使用甲状腺激素制剂替代治疗，不良反应较少，但超量后可出现心动过速、心悸、心律不齐、心绞痛、头痛、肌肉无力和痉挛、潮红、发热、呕吐、震颤、坐立不安、失眠、多汗、体重下降和腹泻等。此外，对于病情发展迅速者，如出现甲状腺肿大、甲状腺疼痛可以使用糖皮质激素进行短期治疗。雷公藤总苷单用或者联合甲状腺激素可以用于治疗桥本甲状腺炎，对疾病炎症免疫反应具有抑制作用，能降低患者体内抗体水平，使上皮滤泡细胞退化减少。雷公藤总苷使用可能会导致皮肤瘙痒、发红等黏膜过敏反应，恶心、呕吐、腹痛、腹泻等消化道不良反应和生殖系统不良反应。

## 三、治疗甲状腺疾病药物临床前药效学研究设计

治疗甲状腺性疾病药物的药效学研究主要包括整体动物模型治疗作用研究和体外药物作用机制研究。

### （一）在动物模型上的药理学研究设计

实验动物模型对研究疾病发病机制，探讨药物的作用效果及作用机制尤为重要。目前用于研究甲状腺疾病及抗甲状腺疾病药物的动物模型主要是啮齿类动物，也有使用其他动物（如鸡、犬和灵长类动物）用于特

定研究。这些模型分为自发模型、诱导模型和转基因模型。在模型的选择上，一般遵循的原则：自发模型优于诱导模型、成模率和重复性应该较高且模型的发病机制以及病理表现应尽可能与临床患者保持一致、模型的评价指标应与患者临床表现和疗效评价方法相一致。对于研究特定的抗甲状腺药物，除了上述原则外，还应根据研究目的和药物本身的属性来选择动物模型。此外，对于作用机制尚不清楚的药物来说，可选择多个模型来研究。

**1. 甲状腺功能亢进动物模型** 临床上85%以上甲亢患者都是由Graves病诱发形成的，因此Graves甲亢模型是用于治疗甲亢药物评价的主要模型。目前Graves甲亢动物模型主要包括细胞免疫小鼠模型、编码真核表达载体免疫小鼠模型、表达TSH受体腺病毒免疫小鼠模型、转基因动物模型和Graves眼病模型等。这些模型在发病机制上不尽相同，模型评价和应用各有特点，在实际研究工作中可以根据研究侧重点需要选择合适的模型。

（1）诱导模型制备方法

1）细胞免疫小鼠模型：该模型选用AKR/N（H-2k）或BALB/c小鼠为实验动物，选用能够稳定表达主要组织相容性复合体Ⅱ（major histocompatibility complex Ⅱ，MHC-Ⅱ）类分子和人类TSH受体的载体细胞，如成纤维细胞、B细胞和树突细胞。通过对小鼠腹腔注射转染人TSH受体cDNA及MHC-Ⅱ类分子的细胞，每隔2周免疫一次，共计6次。该模型制备方法能诱导90%小鼠体内产生TRAb，15%~20%小鼠甲状腺激素水平升高、部分小鼠血清中出现较高水平的TSAb，甲状腺呈弥漫性肿大伴有组织增生，同时出现甲状腺毒症，但无明显免疫细胞浸润。在此基础上，经过技术改良能取得更好的甲亢模型制备效果。在上述方案基础上，联合使用Th2免疫佐剂（百日咳毒素），可以使甲状腺功能亢进的发病率达到50%，实验动物发病时间提前到第9周；联合使用明矾和百日咳毒素能将实验动物Graves甲亢发病率提高到70%。此外，向BALB/c小鼠体内注射人源或鼠源TSH受体cDNA转染的M12细胞和HEK293，在免疫佐剂霍乱毒素B协助下，能诱导100%小鼠甲状腺激素水平升高，组织病理学特征不仅有甲状腺肿大还伴有炎性淋巴细胞浸润。该类模型特征在于高水平甲状腺激素和阳性TSAb，组织病理学特征与人类实验室指标评价基本一致，是目前评价治疗Graves甲亢药物的公认模型之一。该类模型制备关键步骤在于表达MHC-Ⅱ类分子和TSH受体载体细胞、免疫佐剂的制备和使用。

2）表达TSH受体的腺病毒免疫小鼠模型：TSAb可以促进甲状腺滤泡上皮细胞分泌T4，此作用不受垂体-甲状腺轴的负反馈调控，因此采用TSH受体抗原主动免疫诱导TSAb产生可以诱发建立Graves疾病模型。表达TSH受体的腺病毒免疫分为表达全长TSH受体的腺病毒免疫和表达TSH受体-A亚单位的腺病毒免疫两种。以编码TSH受体全长的腺病毒为载体，采用肌内注射，3周免疫1次，共3次。8周后55%雌性和33%雄性BALB/c小鼠诱导出甲状腺功能亢进，部分小鼠甲状腺激素水平明显升高并伴有阳性TSAb。此外该模型制备方法还可以诱导84%雌性和56%的雄性BALB/c小鼠出现甲状腺刺激性阻断性抗体阳性。虽然该模型组织病理学表现出甲状腺肿大和上皮细胞组织增生，但无明显的炎性细胞浸润等现象，与人类Graves疾病组织病理学尚存在一定的区别。不同品系小鼠对表达TSH受体的腺病毒免疫表现出不同的易感性，因此该类模型制备成败主要与所选的动物品系遗传背景有关，不宜选用CBA/J、DBA/1J和SJL/J等品系实验小鼠。选用具有BALB/c遗传背景B细胞缺陷小鼠制备模型，采用TSH受体腺病毒免疫后未产生TSH受体抗体和甲亢，提示B淋巴细胞参与了该模型的免疫反应。该模型适合用于评价作用于免疫细胞，特别是作用于B淋巴细胞的Graves甲亢治疗药物的疗效评价和机制研究。

3）编码真核表达载体免疫小鼠：该方法通过将TSH受体cDNA克隆到真核表达载体中，将载体注射（通常采用腹腔注射或肌内注射）到动物体内，感染宿主细胞，诱导建立模型。通过对远交系实验小鼠（NMRI小鼠）肌内注射100μg含有TSH受体cDNA的真核载体，第4周和第8周分别重复1次，此法可诱导100%的实验小鼠产生TRAb，24%雌性实验小鼠产生TSAb，75%雌性实验小鼠产生甲状腺刺激性阻断性抗体，雌性小鼠甲亢发生率为24%。该模型组织病理学表现甲状腺肿大伴有淋巴细胞浸润，同时还能呈现出甲状腺炎和Graves眼病一些变化，如眼外肌水肿和纤维性变化、肥大细胞和巨噬细胞在组织浸润。在此模型制备方案基础上，选用TSH受体289（A亚单位）cDNA克隆到真核表达载体，在BALB/c小鼠股二头肌注射50μg含TSH受体289 cDNA的真核载体，3周注射1次，连续4次，并在注射部位两侧插入一对电极针，每次注射后给予3次脉冲及3次相反极性脉冲，有79.2%～95.7%小鼠被诱导出甲状腺功能亢进并伴有血清T4水平升高，TSAb最后一次免疫后的小鼠体内持续存在达8个月。该类动物模型制备流程简单，体内抗体存留时间较长，组织病理学除了具有人类Graves甲亢常见病理特征之外，还表现出Graves眼病一些组织病理学特征，适合用于长时间Graves病治疗给药的疗效评价，也适用于Graves病治疗药物对并发症眼病的疗效评价。

（2）转基因动物模型　诱导模型小鼠虽然有甲亢临床表现，但体内免疫应答反应是暂时性的，持续时间较短，对于起效较慢的治疗Graves病药物评价有限。Graves甲亢转基因模型目前已报道有TSAb转基因动物模型。该模型通过将TSAb基因导入到C57BL/6J小鼠的受精卵中，约68%转基因小鼠在出生后12～20周自发出现血清T4水平升高、TSH水平降低、甲状腺组织碘摄取率增高等一系列甲亢表现。TSAb转基因C57BL/6J小鼠模型在发育过程中伴随自身免疫反应，该反应可以进行传代，但TSAb活性非常弱。此外TSAb和甲亢症状只在一部分小鼠身上出现，而不是发生在所有小鼠身上，并且对于传代是否会导致Graves甲亢发生率降低还有待研究。该模型适用于作用慢的Graves病治疗药物的疗效评价。

（3）药物诱导甲亢模型　该模型通过外源性给予甲状腺激素和抗甲状腺药物诱导模型动物体内甲状腺激素水平升高。造模常用药物包括左甲状腺素钠或甲状素，造模方式包括灌胃、肌内注射和皮下注射等。模型动物可以选择大鼠（Sprague-Dawley大鼠、Wistar albino大鼠等）和小鼠（C57BL/6小鼠、ICR小鼠等）。造模方法为实验动物每天腹腔注射、口服或肌内注射一定剂量左甲状腺素，造模时程长短与甲状腺素给药剂量高低有关，通常在2～4周内可诱导模型动物出现甲亢临床表现。药源性甲亢模型具有造模方法简单、模型制备快速、经济、成功率较高等特点。此模型通过外源性甲状腺激素补充增加T3、T4水平，反馈性抑制下丘脑分泌TSH。但TSH分泌减少又会抑制甲状腺上皮细胞的正常分化增生，进而造成甲状腺萎缩，这种现象与临床绝大部分甲亢患者病理生理过程相反，因此该模型是模拟症状造模。此外，此模型动物被诱导出甲亢临床表现时，仍然需要持续给予甲状腺激素以维持其高甲状腺激素状态，否则会自行缓解恢复正常水平。药源性动物模型是药物疗效初步评价的首选模型，不仅适用于治疗甲亢药物疗效的初步评价，也适用于生物活性分子和活性化合物抗甲亢活性的初步快速筛选，但此模型不适用于治疗甲亢药物的作用机制的研究。

**2. 自身免疫性甲状腺炎模型**　目前比较成熟的实验性自身免疫性甲状腺炎模型制备方法包括异源性甲状腺抗原免疫法、脾细胞体外活化移植诱导法、高碘联合甲状腺抗原诱导法和自发性甲状腺炎模型。模型评价标准主要包括血清学检查高水平的甲状腺自身抗体和病理学检查甲状腺组织不同程度的淋巴细胞浸润，并按其严重程度分级量化评价，这些模型在评价和应用中各有特点，在实际研究工作中可以根据研究目的需要选择合适的模型。

（1）异源性甲状腺抗原免疫法　TG占甲状腺总蛋白75%～80%，与自身免疫性甲状腺炎关系密切。异源性甲状腺抗原免疫法制备自身免疫性甲状腺炎模型基本步骤包括在弗氏完全佐剂联合TG进行皮下注射，每周1次，注射1～2次。初次免疫2周后，采用弗氏不完全佐剂联合TG进行背部皮下、颈部皮下等部位注射，每周1次，连续2～4次。该方法首次免疫后约15天即可诱发模型动物产生TGAb、TPOAb、TMAb等甲状腺自身抗体，激活免疫反应，诱导甲状腺组织呈现不同程度淋巴细胞浸润，破坏甲状腺滤泡细胞，最终导致甲状腺炎的发生。异源性TG主要选用猪TG、鼠TG、牛TG。实验动物选择上，以雌性鼠科动物诱导为主，可选择拥有MHC、$H\text{-}2^k$和$H\text{-}2^s$基因遗传背景的鼠类，包括Lewis大鼠、BB大鼠、TA-1、NOD、CBA/J、BALB/C等小鼠品系均为易感品系，也可以利用正常小鼠或大鼠来制备模型，具有经济、简单等优势，该模型是目前评价治疗自身免疫性甲状腺药物的公认模型之一。

（2）脾细胞体外活化移植诱导法　通过小鼠来源的TG和弗氏佐剂活化小鼠体内的脾细胞，取出转移到同源受体小鼠，可诱导产生自身免疫性甲状腺炎临床表现。该模型主要特点是诱导产生肉芽肿性甲状腺炎，其组织病理学免疫细胞浸润程度约在接受活化脾细胞第20天后达到最大，是研究药物对亚急性甲状腺炎疗效的重要模型。

（3）高碘联合甲状腺抗原诱导法　碘是诱发自免性甲状腺炎的重要致病因素，过量碘摄入可诱发和加重易感动物自身免疫性甲状腺炎发生和发展。不同剂量慢性碘过量诱导易感型小鼠时，可引起甲状腺肿，随时间延长可引起甲状腺功能的改变，但单用碘造模成功率较低。该模型在异源性甲状腺抗原免疫法的基础上增加模型动物碘的摄入以加重甲状腺炎症免疫反应。该模型是评价治疗自身免疫性甲状腺药物的最常见和公认模型之一。

（4）自发性甲状腺炎模型　该模型利用某些特殊品系小鼠具有自发形成自身免疫性甲状腺炎的易感遗传背景，在一些外界因素干预情况下会自发出现自身免疫性甲状腺炎。甲状腺细胞表面表达 MHC-Ⅱ类分子 $H-2^k$、$I-A^k$ 和 Dk 的 NOD. H-2h4 小鼠，饮用含有 0.05% 碘化钠（相当于成人每日摄碘量 1000 倍）饮用水 8~10 周后，接近 100% 的小鼠可以发展为自身免疫性甲状腺炎。该模型甲状腺组织的慢性炎症反应在 12~16 周达到高峰。在没有碘参与下，甲状腺炎的发生率为 60%~70%。该模型组织病理学与桥本甲状腺炎相似，表现为甲状腺中 CD4 T 细胞和 CD8 T 细胞、B 细胞以及单核细胞大量浸润。自发性甲状腺炎模型具有模型成功率高、实验简便，但对实验动物具有较高要求。NOD. H-2h4 小鼠购价昂贵，需要特殊饲养环境，实验成本相对较高。该模型可以用于评价治疗自身免疫性甲状腺的药物。

### （二）药物剂量和给药途径设计及阳性对照药的选择

**1. 药物剂量设计**　对于实验药物，应参考已有临床前、临床文献参考资料。若无相关资料可供参考，在探索实验剂量时，应从小剂量开始摸索。动物整体实验按照 2 倍或者 3.16 倍进行递增。初始探索小剂量如未出现疗效和任何不良反应，可以按照 2 倍、3.3 倍、5 倍递增，直至达到预期治疗剂量。摸索出最小有效剂量后，可按照等比关系进行递增，同时注意考察药物的量效关系和最大药效剂量。按照实验目的不同，药物剂量选用也不同，一般来说，进行拮抗实验时，药物剂量应略高一些，进行协同实验时，药物剂量应略低一些。

**2. 给药途径设计**　一般来说，药物给药方式选择应根据实验药物性质来考虑，例如小分子药物宜采取灌胃注射等方式，大分子生物制剂（抗体、融合蛋白等）应采取非口服给药方式。目前抗甲状腺药物的研发主要以小分子化合物为主，无论是全合成的小分子化合物还是从天然药物中提取的具有活性的有效小分子在上述动物模型的主要给药方式均为灌胃给药。此外，应用于治疗甲状腺疾病的生物制剂则需通过非口服方式。ATX-GD-59 是一种生物制剂，在Ⅰ期临床试验用于治疗 Graves 患者的给药途径为皮下注射。

**3. 量效时效设计**　通过药效学实验确定量效关系，量效关系应获得最小有效量、半数有效量、最大效应量。在确定药效学实验剂量前，一般应有预试验，明确最小有效量、最大有效量，据此确定量效曲线的剂量设计。正式试验时，在最小有效量、最大有效量之间插入 1~3 个剂量点。在实验中需要观察给药后不同时间的药效，以确定时效关系。

**4. 阳性对照药选择与设计原则**　通常，药效学研究的阳性药应首选临床治疗公认的药物，另外还需要根据所选模型特点、药物理化性质、药理作用特点、药动学特点及给药方式选择合适或者相近的阳性对照药。临床治疗 Graves 病药物主要是硫脲类药物，包括甲硫氧嘧啶、丙硫氧嘧啶、甲巯咪唑、卡比马唑等。甲巯咪唑血浆半衰期为 4~6 小时，可每天单次给药。相比丙硫氧嘧啶，甲巯咪唑组临床症状控制快、依从性好、停药早、肝功能损害小、整体疗效较好，因此对于小分子化学药物可以首先考虑甲巯咪唑为阳性药。因临床上尚无已上市的生物制剂用于治疗 Graves 病，因此对于生物制剂药效学评价可以考虑使用甲巯咪唑，或文献报道的具有疗效的生物制剂。桥本甲状腺炎根据病情严重程度可给予糖皮质激素或者小剂量的抗甲状腺药物。亚急性甲状腺炎主要是采用对症治疗，减轻炎症反应和缓解疼痛，症状明显者宜采用非甾体类抗炎药或雷公藤多苷片等缓解症状，较严重患者可用皮质类固醇。因此小分子化学药物治疗亚急性甲状腺炎可考虑使用非甾体类抗炎药或激素类药物，小分子植物提取物及其活性分子可以考虑使用雷公藤多苷片作为阳性对照药。

### （三）主要观察指标与检测方法选择

**1. 甲状腺功能亢进模型指标选择**　甲亢患者临床表现为机体进食增加、胃肠活动增强、便次增多、机体耗能增多、患者体重减少和产热增多怕热。此外，患者还会出现心悸、心动过速、失眠、情绪易激动等交感神经兴奋现象。甲亢实验室指标包括高水平的 T3、T4、FT3、FT4 等。甲亢多数以 Graves 病为诱因形成，因此常常伴随自身抗体 TGAb 和 TPOAb 升高。Graves 病患者由于甲状腺上皮滤泡细胞产生了一种刺激甲状腺功能的免疫球蛋白，所以临床检验 TRAb 阳性。因此根据患者临床表现、实验室指标、免疫学指标等可选择以下指标作为动物模型的观察指标。

(1) 一般情况评价 发生甲亢时，模型动物精神状况、活动情况、毛色光泽会出现明显的异常改变，主要表现在烦躁不安、易激怒等精神活动的变化；模型动物的自发活动会出现明显的增加；此外由于体内甲状腺激素水平的增加，会导致动物基础代谢率升高，可引起体温升高，摄水量和摄食量的增加，但体重增速降低，可导致心率升高、耐缺氧能力的降低，测定上述指标可反映实验动物是否产生甲亢临床表现。在给药干预后的不同时期点，分别对大鼠行为活动、反应状况、皮毛色泽、大小便情况、体质量、食量、饮水量及体温等方面指标进行检测和观察。模型大鼠体征指标可采用热症模型体征评分标准进行量化，自主活动评价可采用小动物自主活动测定仪，动物心率测量可以利用多道生理信号仪分析检测（表 20-2-1）。

**表 20-2-1 模型表现量化评分表**

| 体征指标 | 0 分 | 1 分 | 2 分 | 3 分 |
|---|---|---|---|---|
| 肛温 | 无变化 | 升高 0.1～0.2℃ | 升高 0.3～0.4℃ | 升高 0.5℃以上 |
| 体质量 | 无变化 | 降低 0～10g | 降低 10～20g | 降低 20g 以上 |
| 大便 | 无变化 | 干燥，量少 | 干燥程度加重 | 量多，粪便坚硬 |
| 小便 | 无变化 | 黄色，量多 | 黄色，量少 | 小便赤短 |
| 行为活动 | 无变化 | 动作敏捷 | 坐立不安 | 震颤痉挛 |
| 饮水量 | 无变化 | 升高较轻 | 升高中等 | 升高较大 |

(2) 生化指标 给药过程中或者给药结束后，采用摘眼球（小鼠）或者眼底静脉丛取血（大鼠）方式收集血液，抗凝静置后，收集血浆，ELISA 法检测 T3、T4、FT3、FT4 和 TSH 的水平。针对 Graves 动物模型，可通过放射免疫法测量外周血 TRAb、TGAb、TMAb 水平。此外，还可以通过放射免疫法测量模型动物脱碘酶（Ⅰ型脱碘酶：ID1，Ⅱ型脱碘酶：ID2，Ⅲ型脱碘酶：ID3）的活性，反映机体中甲状腺激素相互转化反应过程，其中 ID1 和 ID2 通过外环脱碘催化 T4 转化为 T3，ID1 和 ID3 可以经内环脱碘作用催化 T4 形成不具生物活性 rT3，ID1 和 ID3 可以催化 T3 内环脱碘失去生物学活性，生成 T2。ID3 是甲状腺激素代谢过程的主要作用酶，加强甲状腺激素的代谢，降低 T3 水平。

(3) 免疫和氧化应激指标 通过流式细胞术检测模型动物外周血和脾脏初始 T 细胞（$CD4^+CD62L^+$）、活化的 T 细胞（$CD4^+CD25^+$，$CD4^+CD69^+$）、Th1 细胞（$CD4^+IFN\text{-}\gamma^+T\text{-}bet^+$）、Th2 细胞（$CD4^+IL\text{-}4^+GATA^+$）、Th17 细胞（$CD4^+IL\text{-}17^+ROR\gamma t^+$）、Treg 细胞（$CD4^+CD25^+Foxp3^+$）亚群比例；成熟 B 细胞（$CD19^+IgM^+IgD^+$）、浆细胞（$CD19^+CD138^+PCA\text{-}1^+$）、记忆 B 细胞（$CD19^+CD27^+$）和 Breg 细胞（$CD1dhiCD5^+CD19^+$ Bregs）亚群比例。通过 ELISA、CBA、蛋白芯片、PCR、免疫组化等方法检测血清和甲状腺组织中细胞因子，包括 Th1 细胞分泌的 IFN-γ、IL-2、Th2 细胞产生的 IL-4、IL-5、IL-9、IL-10 和 IL-13，Th17 细胞产生的 IL-17、IL-21、IL-22、TNF-α 等表征出机体的炎症免疫反应水平，也可以通过检测外周血的超氧物歧化酶、谷胱甘肽、过氧化氢酶、丙二醛等反映出机体的氧化应激状态。

(4) 组织病理学 给药结束后，处死实验动物，取出甲状腺，利用游标卡尺测量甲状腺组织中间部位的厚度。甲状腺石蜡切片，进行 HE 染色，观察组织病理学改变，包括甲状腺滤泡、滤泡间质和上皮细胞。正常甲状腺组织滤泡上皮细胞呈扁平状，排列整齐，滤泡中充满均匀、有较深的红色胶质，滤泡间质无充血。模型组则表现增生样改变，包括滤泡体积明显增大、大小不规则，上皮细胞呈立方状或高柱状，滤泡间质有血管浸润，滤泡腔内胶质染色较淡，可在光学显微镜下测量滤泡内膜上皮厚度、滤泡平均直径，对组织病理学改变进行量化分析。此外，也可以在透射电镜下观察甲状腺组织超微结构变化，包括细胞核核膜是否有凹陷、内质网形态是否有扩张、细胞线粒体数目是否正常等，以此评价药物对甲状腺组织形态和细胞超微结构的影响。

**2. 自身免疫性甲状腺炎模型指标选择** 自身免疫性甲状腺炎是一类累及甲状腺的异质性疾病，由于其病因不同，临床表现及预后差异较大，其中甲状腺功能可表现为正常、亢进、减退，有时病程中三种功能异常均可发生，部分患者最终发展为永久性甲减。按该类疾病患者临床表现、实验室检查可参照下述指标对药物治疗效果进行评价。

（1）一般情况评价　给药干预后，对大鼠行为活动、反应状况、皮毛色泽、大小便情况、体质量、食量、饮水量等方面进行观察和分析。

（2）生化指标　在给药干预后，收集动物外周血，分离血清，采用放射免疫等方法测定血清 T3、T4、FT3、FT4、TGAb、TMAb、TPOAb 水平。

（3）免疫学指标　采用流式细胞术检测外周血以及脾脏中免疫细胞亚群及活化情况：包括初始 T 细胞（$CD4^+CD62L^+$）、活化 T 细胞（$CD4^+CD25^+$，$CD4^+CD69^+$）、Th1 细胞（$CD4^+IFN\text{-}\gamma^+T\text{-}bet^+$）、Th2 细胞（$CD4^+IL\text{-}4^+GATA^+$）、Th17 细胞（$CD4^+IL\text{-}17^+ROR\gamma t^+$）、Treg 细胞（$CD4^+CD25^+Foxp3^+$）亚群比例，脾细胞 CD11c 树突细胞表面标志分子 CD80、CD86 及 MHC-Ⅱ类分子的表达水平；采用免疫组化法检测甲状腺组织中免疫细胞浸润情况等。用 ELISA、CBA、蛋白芯片、PCR、免疫组化等方法检测血清或者甲状腺组织中细胞因子，包括 IL-1、IL-6、IL-8、TNF-α，Th1 细胞分泌的 IFN-γ、IL-2，Th2 细胞产生的 IL-4、IL-5、IL-9、IL-10 和 IL-13，Th17 细胞产生的 IL-17、IL-21、IL-22。

（4）组织病理学　甲状腺组织石蜡切片，进行 HE 染色，观察组织病理学改变并根据炎症细胞浸润程度进行分级评分（共 6 级）。其中 1～5 级认定为自免性甲状腺炎，统计分析甲状腺炎发病率和评分数。评分标准：0 分：正常，无明显炎症细胞浸润；1 分：炎症细胞在两个或多个甲状腺滤泡间聚集；2 分：一个或两个炎症细胞病灶可达一个甲状腺滤泡大小；3 分：10%～40% 的甲状腺组织被炎症细胞取代；4 分：40%～80% 的甲状腺组织被炎症细胞取代；5 分：>80% 的甲状腺组织被炎症细胞取代。

（5）组织凋亡分析　自身免疫性甲状腺炎早期有大量淋巴细胞浸润，甲状腺滤泡逐渐被破坏，使甲状腺功能减退。取中性甲醛固定甲状腺组织，常规切片，切片采用链霉菌抗生素蛋白过氧化物酶法进行免疫组化染色，可检测分析甲状腺组织凋亡相关蛋白（Fas、FasL、Bcl-2 家族蛋白，活化的 Caspase-3、Caspase-8、Caspase-9 等）的表达情况，也可以使用蛋白免疫印迹法对甲状腺组织凋亡蛋白进行半定量分析。

### （四）体外药物作用机制研究

治疗甲状腺疾病药物药理学研究中，经常采用体外细胞模型研究药物的作用机制。一般情况下在细胞生长到 70%～80% 且处于对数生长期时加入药物，药物浓度可以参考相关文献资料，也可以数量级递增进行体外摸索，一般来说，根据药物药动学过程以及药物在甲状腺组织中的分布浓度进行设计，可在 $10^{-5}$～$10^{-9}$ mol/L 浓度范围内进行初步摸索，然后根据实验结果对药物浓度进行调整。药物作用时间一般选择 24～72 小时，具体时间需要根据甲状腺细胞和免疫细胞生长特性进行选择，如果细胞增殖能力较强，在所选时间内达到生长的平台期，则不适合评价细胞功能。因此针对不同药物、不同的细胞种类，需要调整细胞密度和观察时间。

**1. 甲状腺滤泡细胞**　甲状腺滤泡由单层排列的甲状腺滤泡上皮细胞构成，滤泡上皮细胞的形态和滤泡内液体的量与其功能状态密切相关。当甲状腺功能旺盛时，在多种诱因的作用下，上皮细胞变高呈柱状，可见细胞分裂现象，大量合成和分泌甲状腺激素，也可以分泌各种细胞因子参与甲状腺疾病病理生理过程。体外可用胶原酶-胰蛋白酶消化法分离培养原代甲状腺上皮细胞，也可选用人来源的甲状腺滤泡细胞株 Nthy-ori-3-1 或大鼠来源的滤泡细胞株 FRTL-5 进行体外实验。体外刺激剂通常选用 TSAb 的单克隆抗体 M22、Ki-18 或炎性细胞因子，也可以是含碘的无机盐（碘化钠）。在体外实验设计中给予不同浓度的药物与细胞进行共培养，以正常动物或者正常人的滤泡细胞为对照。

甲状腺滤泡上皮细胞具有增殖活性，在 Graves 病和桥本甲状腺炎中，由于上皮细胞的增殖和凋亡平衡被打破，导致甲状腺激素释放增多和减少，进而引起甲亢和甲减现象。体外药物作用后可以通过 MTT 或者 CCK8 法检测细胞增殖情况，通过流式细胞术（Annexin V 法、TUNEL 法）、荧光显微镜和共聚焦显微镜（Hoechst 33342、Hoechst 33258、DAPI 等 DNA 特异性染料）对细胞凋亡水平进行分析和观察。甲状腺滤泡上皮细胞除了分泌甲状腺激素外，还可以分泌多种酶，球蛋白以及细胞因子，包括 TG、甲状腺过氧化物酶、IL-1、IL-6、IL-8、TNF-α 等，可用 ELISA、CBA、蛋白芯片等方法检测培养上清液中细胞因子、酶和球蛋白的水平，评估甲状腺滤泡细胞的分泌能力，可用于评估药物对甲状腺滤泡增殖、凋亡、分泌的影响。另外还可以用免疫荧光、WB、PCR 等方法检测细胞内相关信号通路蛋白表达、受体信号分子等。

**2. 免疫细胞** Graves 病和自身免疫性甲状腺炎都是一种器官特异性自身免疫性疾病，其发病机制涉及细胞免疫和体液免疫。目前已知 T 细胞免疫表型、Th 亚群功能失衡（包括 Th1/Th2 比例失衡、Th17/Treg 比例失衡）与病程发生与发展密切相关。滤泡辅助性 T 细胞通过分泌 IL-21，诱导 B 细胞增殖、分化，产生抗体。目前公认 Graves 病的免疫学机制为活化的 T 淋巴细胞辅助特异 B 淋巴细胞产生异质性 TRAb，该抗体与 TSH 受体胞外结构域结合，引起甲状腺增生，合成并释放大量甲状腺激素，其中多种细胞因子作为免疫调节剂、免疫效应分子等参与了这一过程，对疾病发生、发展、预后起重要作用。甲状腺炎是以 Th1 介导为主的细胞免疫反应，通过促进甲状腺上皮细胞凋亡，形成甲减。

体外实验可以从外周血通过磁珠分选或流式分选的方法分离获得 T 细胞，以正常动物淋巴细胞或者模型动物未用药物处理的淋巴细胞为对照组，药物干预时间一般选用 24～72 小时，经过药物干预后，利用 MTT 或者 CCK8 检测刀豆蛋白 A（或 PHA）刺激下 T 细胞增殖水平，以 ELISA、CBA、蛋白芯片等方法检测培养上清中细胞因子水平（IFN-γ、IL-2、IL-4、IL-5、IL-10、IL-17、IL-21、IL-22 和 TNF-α 等），评估 T 淋巴细胞分泌能力。利用流式细胞术检测 T 细胞表面分子 CD62L、CD25、CD69 等表达，评估 T 细胞活化情况，也可利用 $CD3^+CD4^+Ror\gamma t^+$、$CD3^+CD4^+Tbet^+$、$CD3^+CD4^+GATA3^+$、$CD4^+CD25^+Foxp3^+$ 等分子标记采用流式细胞术分析 Th 细胞亚群平衡情况，上述指标可以评价药物对免疫反应的调控作用。

### （五）药物疗效指标的选择与评价

充分参考疾病临床疗效评价标准，以此为基础制定相应模型疗效判断标准。Graves 甲亢治疗药物临床疗效评价标准主要有甲亢症状（性情急躁、容易激动、失眠、两手颤动、怕热、多汗、皮肤潮湿、食欲亢进但却消瘦、体重减轻、心悸等）是否消失、外周血 FT3、FT4、TSH 是否恢复至正常数值、甲状腺抗体是否是阴性、甲状腺大小是否恢复至正常水平。动物实验药效指标应至少根据上述临床指标进行定量分析。对于桥本甲状腺炎等自身免疫性甲状腺炎，疾病早期仅表现为 TPOAb 阳性，没有明显临床症状，在病程晚期出现具有甲状腺功能减退的表现。实验室指标血清 T4、T3 早期正常，TSH 升高；后期血清 T4 下降，T3 正常或下降，TSH 升高。组织病理具有典型的中度弥漫性淋巴细胞浸润，同时可有淋巴滤泡形成、浆细胞浸润与甲腺滤泡破裂。因此该类模型评价标准应以组织病理学结合血清特异性抗体为主要评价指标。除此之外，对上述动物模型免疫细胞功能、细胞因子等水平的考察可以评价药物对模型动物免疫反应的作用。

（王 春 魏 伟）

## 第三节 治疗垂体性疾病药物的药理学研究

### 一、概述

从影响垂体功能的角度，垂体性疾病大致可分为三类：垂体功能亢进、垂体功能减退及无功能的垂体病变。垂体功能亢进的相关疾病主要包括泌乳素瘤（prolactinoma）、肢端肥大症、库欣病、Nelson 综合征、垂体性甲亢及垂体反馈瘤（feedback tumor）；垂体功能减退的相关疾病主要包括生长激素缺乏、促性腺激素缺乏、其他垂体促激素缺乏及抗利尿激素缺乏。而无功能的垂体病变主要指其他类的垂体肿瘤。

垂体功能亢进类疾病中，泌乳素瘤是临床上最普遍的垂体功能性肿瘤。生育年龄的妇女是常发病人群，主要临床特征表现为闭经、月经紊乱、溢乳、高泌乳素血症及不育。也可少见于男性人群中，临床特征为阳萎、不育。由于泌乳素瘤大部分是微腺瘤，所以通常不会导致压迫症状及视力的损害，但是对于病程相对较长的患者也能发展为大泌乳素瘤。针对无蝶鞍增大的微腺瘤，临床上通常首选多巴胺能兴奋剂治疗。临床上常用的多巴胺能兴奋剂溴隐亭（bromocriptine）对泌乳素瘤的治疗效果已经被得到证实，一般用药数月后能使80%~90%患者的血泌乳素（prolactin）下降至正常水平，同时溢乳症状消失，对于大部分的女性患者而言其月经症状恢复正常，同时能排卵受孕。而男性患者的阳萎症状消失，同时血浆睾酮恢复正常水平。连续用药（至少4个月以上）后可使瘤体缩小。但是溴隐亭的主要缺点是一旦停药后会出现反跳现象，表现为停止用药2个月以上出现血泌乳素水平再次升高及瘤体体积又增大的现象，所以需要让患者维持长期治疗的信心。

溴隐亭是麦角生物碱，它与血浆蛋白结合密切，在肝内代谢，结构与多巴胺相似。溴隐亭直接结合于多巴胺受体，抑制泌乳素的释放。应用正离子发射断层照相术观察垂体泌乳素瘤，可见瘤内$^{14}C$标记的溴隐亭，从而证实本药与肿瘤存在高度的亲合力。溴隐亭在用药几小时内使血清泌乳素浓度迅速下降，数天至数周后可使泌乳素瘤的体积缩小。若停止药物治疗，肿瘤随后会再次增大。有研究人员观察到泌乳素瘤术前应用溴隐亭治疗组与未用溴隐亭治疗组相比较，前者的肿瘤组织中粗面内质网和高尔基器数量均较后者减少。此外，溴隐亭可减少泌乳素的信使RNA，继而使蛋白合成减少。故认为溴隐亭有抑制泌乳素合成和分泌的作用，但不能直接杀伤瘤细胞。临床已经证实口服溴隐亭2.5mg能使血液泌乳素下降持续8~12小时。服药后3小时血浆药物浓度达高峰，服药后7小时下降至最低点，11小时后消失。溴隐亭对泌乳素微腺癌及大泌乳素瘤均有降低血清乳素水平及缩小肿瘤的作用，但以手术加药物或手术加放疗合并治疗的效果更好为好。微腺瘤病人给予溴隐亭5~7.5mg/d可使约80%病人在6~8周内恢复月经，70%~90%病人停止乳溢，40%~80%病人腺癌缩小。但有极少病人对该药不敏感，增大剂量依然无效。根据文献经验，泌乳素微腺癌病人使用溴隐亭2.5~5mg/d，约3/4病人可达预期效果。故建议应按个体情况先从小剂量开始使用，如疗效满意则不必遵循7.5~15mg/d的常规量，此法减少副作用的发生并有利于长期服用。其他临床上治疗泌乳素瘤的药物还包括溢乳亭（pergolide或pergolidemesylate）、Cu32085（mesulergin）、CV-205-50218-alplpha-amineergolines、lisuride、tergaride、CQP201-403和carbergoline等药物。除药物单独治疗外，其他的治疗方法还包括药物与手术联合治疗及药物与放射联合治疗。

肢端肥大症在临床上也归类于常见的垂体亢进相关疾病，大部分可由垂体生长激素（growth hormone，GH）分泌腺瘤引发，同时下丘脑的原发性分泌GH释放激素（growth hormone-releasing hormone，GHRH）增多也能引发该疾病。临床上用于治疗肢端肥大症的主要方法包括药物治疗、手术治疗以及放射治疗。目前常用的治疗肢端肥大症的药物包括3类：生长抑素类似物、多巴胺激动剂以及生长激素受体拮抗剂。下丘脑分泌的生长抑素可抑制垂体生长激素的分泌。生长抑素类似物（somatostatinanalogues，SSA）较之生长抑素对生长抑素受体SST2具有更高的亲和力，通过模拟生长抑素的生理作用从而降低生长激素水平。SSA通常用于以下情况：①作为单药治疗方案和术后辅助治疗的首选药物。SSA在大约70%的患者中可将生长激素降低至与年龄、性别相匹配的正常范围内。在不同研究中，SSA可使22%~100%的患者肿瘤体积缩小超过20%；②作为手术前治疗药物。一些肢端肥大症患者由于心脏肥大或心脏射血分数（ejection fraction，EF%）极低以致不能安全耐受全麻手术。这些患者术前应用SSA可改善心脏收缩功能、提高EF%，从而改善手术耐受能力。目前SSA主要包括：奥曲肽、兰瑞肽和帕瑞肽。奥曲肽可以降低部分肢端肥大症患者的血清生长激素并改善症状。目前常用于肢端肥大症药物治疗的奥曲肽是麦角衍生物卡麦角林（cabergoline，CAB），卡麦角林是一种麦角碱衍生物，曾用于治疗帕金森症和高泌乳素血症，与溴隐亭相比卡麦角林更加有效而且能够更好地被耐受。但一些研究发现CAB的临床实验结果变动范围较大，故而CAB用于治疗肢端肥大症的潜在价值尚未被充分认识。有研究发现在150例单用CAB治疗肢端肥大症的患者中，其中48%患者生长激素降至正常范围。目前CAB更多用于肢端肥大症的联合药物治疗方案，研究表明患者对CAB治疗的反应和治疗前泌乳素水平无关，但垂体肿瘤放疗史可以增加患者对CAB的敏感度。奥曲肽口服给药方便，但激素控制率不高、副作用较常见且对肿瘤体积控制不良，故而未得到广泛的使用。目前肢端肥大症的治疗手段较为多样，但仍有一部分肢端肥大症患者未能获得良好的治疗效果。上述三类药物作用机制不同，当单类药物方案治疗肢端肥大症不能达到满意效果时，将其中两类或以上的药物联用，可从临床控制、肿瘤体积控制等方面取得更好的效果及治疗效益/成本比。

库欣病是由于分泌促肾上腺皮质激素（adrenocorticotropic hormone，ACTH）的垂体腺瘤［少数可为下丘脑分泌促性腺激素释放激素（gonadotropin-releasing hormone，GRH）］异常而引起的皮质醇增多为主要症状的疾病。垂体病变大部分来源于不含有神经组织的微腺瘤，小部分则来源于中叶同时含有神经组织的微腺瘤。因为瘤体体积较小，所以蝶鞍摄片基本没有扩大的现象，但仍有少数患者可出现蝶鞍明显扩大现象，严重的可出现神经压迫症状。肾上腺皮质的病理改变主要表现为弥漫性增生，部分呈结节性增生。结节性增生与垂体有关，但也有研究认为可能是肾上腺的原发性病变，证据是血中促肾上腺皮质激素水平偏低；临床上对于库欣病的治疗策略首选手术治疗，次之是放射治疗，最后再考虑药物治疗。若库欣病患者肾上腺切除后，发现肾上腺皮质功能呈减退状态而此时又未能及时的给予合理而有效的皮质激素替代抑制治疗，会导致原来的垂体微腺瘤瘤体进一步增大，同时血中促肾上腺皮质激素水平急剧升高，出现色素沉着严重者可导致视野缺损。还伴有颅内高压等压迫症状、尿崩症等症候群，临床上称为 Nelson 综合征。此综合征通常在患者进行肾上腺手术后 1.5～10 年内出现，发病率为 10%～28%。虽然经蝶手术是其一线治疗方式，但仍有相当部分库欣病患者术后持续存在高皮质醇血症，或肿瘤再次复发，所以临床上仍需要有效的药物治疗。库欣病的药物治疗包括垂体靶向治疗药物、肾上腺阻断剂和糖皮质激素受体拮抗剂。有研究表明生长抑素受体亚型 5（sst5）和多巴胺受体亚型 2（D2）常与促肾上腺皮质激素腺体共表达。采用帕瑞肽和卡麦角林的垂体靶向治疗分别作用于 sst5 和 D2 受体，对 25%～30% 的库欣病患者有效。肾上腺阻断药物可通过抑制类固醇合成酶的活性起作用。糖皮质激素受体拮抗剂米非司酮可改善多数库欣病患者的临床和代谢症状。但是上述每种药物均具有显著的副作用，不利于长期治疗。中至重度皮质醇增多患者需要药物联合治疗，以尽量恢复皮质醇正常化，但是不同患者需要个体化治疗方案。

垂体分泌促甲状腺激素（thyroid stimulating hormone，TSH）过多会导致垂体性甲亢。垂体性甲亢也可以由垂体促甲状腺激素腺瘤（多为微腺瘤）或者下丘脑促甲状腺激素释放激素（thyrotropin-releasing hormone，TRH）分泌紊乱导致垂体促甲状腺激素细胞的增生引起。临床上对于垂体性甲亢的诊断依据是：①血中的促甲状腺激素升高同时不易受到甲状腺激素的抑制；②有甲亢的临床与实验室依据；③有垂体肿瘤的证据且在肿瘤内检测含有大量的促甲状腺激素；④垂体肿瘤根治后，甲亢症状随之消失。对于垂体性甲亢的治疗临床上应首选经蝶窦显微手术，同时在手术前应给予患者抗甲状腺药物控制甲亢症状，针对手术后复发者可采用放射治疗同时采用甲状腺次全切除术。而对于手术有禁忌证者应坚持长期使用抗甲状腺药物并联合溴隐亭治疗。抗甲状腺药物主要包括他巴唑、免疫抑制剂（包括地塞米松、环孢霉素、烟酰胺、雷公藤多苷等）、胺碘丙酸钠、锉盐、血管紧张素转化酶抑制剂、生长抑素及其衍生物等。但是，不同患者对于不同药物的反应个体差异较大，这提示不同患者的治疗方案需要个体化分析。

引起生长激素缺乏有多种原因，故应先诊断然后再对因治疗。在多数儿童中，由于生长激素的缺乏造成发育障碍最普遍的原因为特发性生长激素缺乏症，针对此类患儿要及时补充生长激素进行治疗。对于生长激素缺乏的患儿若同时有垂体其他促激素缺乏如促肾上腺皮质激素及促性腺激素的缺乏，在给予肾上腺皮质激素时剂量不宜过多（补充过多会影响生长激素的疗效）。使用生长激素使身材达到理想高度后应考虑对性激素的补充，随着患儿的年龄进入青春期阶段，性激素使用过早可加速骨骺的闭合，并且会引起生长激素治疗无效。在特发性生长激素缺乏的患儿中，部分是由于下丘脑促性腺激素释放激素（growth hormone-releasing hormone，GRH）的分泌不足造成的，因此可考虑使用人工合成的下丘脑促性腺激素释放激素进行治疗。而促性腺激素的缺乏通常表现为垂体病变，其病变主要由于下丘脑促性腺激素释放激素的缺乏引起。临床上对于此症传统的治疗为男性采用睾丸酮制剂，而女性则用己烯雌酚-黄体酮进行周期性治疗，若同时给予促性腺激素（如绒毛膜促性腺素）疗效通常更佳，可增加促进排卵受孕的几率。其他垂体促激素的缺乏还包含促肾上腺皮质激素缺乏及促甲状腺激素缺乏。促肾上腺皮质激素的缺乏通常与其他垂体促激素缺乏并存。促肾上腺皮质激素缺乏主要表现为肾上腺皮质功能减退，故治疗仍以补充肾上腺皮质激素为主要手段。临床上促甲状腺激素缺乏的治疗策略仍然为采用甲状腺激素，而对于有促肾上腺皮质激素缺乏的患者应该同时或提前给予肾上腺皮质激素。抗利尿激素缺乏的临床表现主要为尿崩症，其病因有多种，所以应先查明病因然后对因治疗。对于病因不明的特发性尿崩症现有的研究认为与患者的自身免疫有关。针对尿崩症的治疗应该根据患者抗利尿素的缺乏程度而设定。对于不完全性尿崩症（抗利尿素部分缺乏）可采用双克、安妥明、卡马西平、氯磺丙脲等进行治疗，为了防止诱发低血糖的发生，同时伴有垂体前叶功能减退症的尿崩症患者则不宜给予氯磺丙脲。对于完全性尿崩症（抗利尿素绝对缺乏）需给予抗利尿素替代治疗，例如长效鞣酸垂体加压素肌内注射等。现阶段人工合成的加压素 1-脱氨基-8-右旋精氨酸血管加压素是临床上治疗尿崩症的最佳制剂。

无功能的垂体肿瘤主要表现为嫌色细胞瘤，理论上应首选手术治疗及放射治疗。对于手术或放射治疗有禁忌证者可选择使用溴隐亭，但药物剂量较大。坚持长期用药也可使瘤体缩小（一般需1年以上）。而对于垂体功能减退的患者应选用相应的激素进行替代治疗。

## 二、治疗垂体性疾病药物临床前药效学研究设计

本节讨论的垂体性疾病主要包括垂体泌乳素瘤、肢端肥大症、库欣病及垂体性甲亢，针对这些垂体相关性疾病新药的临床前研究主要包括利用相关体内动物模型及体外细胞模型所进行的药理学研究。

### （一）动物及动物模型选择

**1. 垂体泌乳素瘤相关动物模型**

（1）转基因D2多巴胺受体缺陷小鼠模型（Drd2 KO小鼠，B6;129S2-Drd2tm1low，JAX编号#003190） 在Drd2 KO小鼠中，多巴胺受体（D2L和D2S）的两种亚型都是无功能的。由于缺乏多巴胺能抑制，雌性小鼠会发展为乳营养增生状态。使用8个月龄的动物，此时来自Drd2 KO雌性小鼠的垂体增生，能作为垂体泌乳素瘤的前期小鼠模型。

（2）过表达hCGβ亚基的转基因小鼠模型（hCGβ小鼠） 此小鼠在人泛素C启动子（hCGβ）的控制下过表达hCGβ亚基，属于FVB/N背景。hCGβ雄性是可育的，具有正常的精子但血清FSH水平和睾丸大小减少。雌性小鼠出现性早熟，卵巢类固醇生成增加及出现不育状态，并在6个月龄时发展为泌乳素瘤，9～10个月龄时发展为乳腺肿瘤。并且在6个月龄时，来自hCGβ雌性小鼠的垂体出现增生。

（3）雌激素刺激大鼠模型 外源雌激素刺激大鼠是垂体乳营养增生和高泌乳素血症的公认模型。将成年雌性Sprague-Dawley（SD）大鼠（3个月龄，250g ± 30g）皮下植入20mg沉淀的己烯雌酚（diethylstilbestrol，DES）。该过程在麻醉下进行（50mg/kg氯胺酮，10mg/kg甲苯噻嗪，腹腔注射）。分为两组，第一组在DES处理4周后，通过断头术对动物实施安乐死。第二组每天通过阴道涂片监测，在发情期中实施安乐死。两组大鼠均在安乐死后立即切除垂体前叶腺进行后续相关检测。

（4）17β-雌二醇刺激雌性大鼠建立泌乳素瘤模型 将4周龄雌性Fischer-344大鼠（60～70g）饲养在受控的光照（从上午7点到下午7点开灯）和温度（20～25℃）条件下，正常提供水和食物。1周后，在所有大鼠适应环境后，进行卵巢切除术，排除内源性雌激素刺激。手术后青霉素肌内给药3天。在手术和伤口愈合后1周，使用以下方案对动物进行慢性雌激素治疗：利用渗透泵将含有15mg的17β-雌二醇在50%（*V/V*）甘油/50%（*V/V*）二甲基亚砜溶液从皮下植入以诱导泌乳素瘤。对照动物植入仅含有载体的泵。

（5）GH3泌乳素瘤细胞系移植模型 将泌乳素瘤细胞GH3细胞接种到Wistar Furth大鼠背部皮下构建GH3泌乳素瘤细胞系移植模型。在无菌条件下从脑下垂体上切除肿瘤，用磷酸盐缓冲液清洗后，切成直径1mm的碎片，加入缓冲盐水中在37℃下利用含0.1%胰蛋白酶消化15分钟，经机械分散为单细胞悬液，将细胞吸取到巴斯德吸管中，机械分散后离心，用缓冲液冲洗两次，然后将$1\times10^6$细胞皮下注射到10周龄的Wistar Furth大鼠的背部侧翼皮下。Wistar Furth大鼠按标准的大鼠饲料喂养，直到大鼠死亡后，切除脑下垂体，检查是否有肿瘤存在，与正常腺组织相比，可以通过其深粉红色的颜色来初步确定。常规苏木素和曙红染色的组织学表现与腺瘤相似，处于有丝分裂相的细胞少。取血用于测定泌乳素和生长激素的浓度。

（6）HMGA2过表达导致混合生长激素/泌乳素细胞垂体腺瘤模型 将含有CMV启动子和鼠HMGA2cDNA的片段NruI-PvuII显微注射到B6C3F2小鼠的受精卵中，然后将其转移到假孕雌性的输卵管中。获得转基因原代小鼠并与C57BL/6J野生型小鼠杂交以建立转基因系。使用CMV片段作为探针，通过来自F1子代的尾部DNA的Southern印迹分析鉴定转基因的种系传递。使用构建体特异性引物，通过半定量RT-PCR在不同组织中评估HMGA2转基因的表达水平。

（7）可移植性肿瘤（spontaneous mammotrpoic or prolactin tumor in wistar，SMtTW）模型 从28月龄雌性Wistar Furth大鼠中摘除2例自发性泌乳素瘤，采用肾包膜下连续传代法，并对同一血缘关系的雌性大鼠进行皮下移植。将这些可移植性肿瘤命名为SMtTW，肾包膜下传代成功率100%，皮下传代成功率20%。通过放射免

疫检测及免疫化学测定泌乳素、生长激素及促肾上腺皮质激素，结果显示肿瘤只分泌泌乳素。移植3~5月后检测泌乳素肿瘤分泌物，8个月时血浆泌乳素值>5000ng/ml（正常值为15.2ng/ml），而此时血浆生长激素和促肾上腺皮质激素水平基本正常。与原发肿瘤一样，移植瘤是良性的，主要表现为生长缓慢、颗粒稀疏、分化良好，并伴有胞吐作用。溴隐亭对SMtTW的分泌和生长有抑制作用。根据对人泌乳素瘤的认识，大鼠移植性泌乳素瘤被认为是一种更接近人类病理的动物模型，比自发的大鼠泌乳素瘤更容易使用。移植过程简述如下：随机抽取血浆泌乳素水平较高的17月龄到30月龄的雌性大鼠，在无菌条件下切除原发肿瘤和移植瘤，切成细块（大小2mm×2mm×2mm，重量约为5mg），移植至雌性宿主大鼠左腿皮肤和（或）肾包膜下。所有移植自原位自发泌乳素瘤的肿瘤称为SMtTW。在SMtTW第4代，约移植4个月左右，选取16例雌性大鼠在2个月内每日注射2-溴麦角亭10mg/kg。16只未接受治疗的雌性大鼠作为对照。分别于移植前和溴隐亭作用后进行泌乳素测定。移植6个月后处死全部动物用于后续检测。

（8）可移植性纯泌乳素分泌肿瘤7315b移植模型　将成年雌性大鼠（3~4个月龄）饲养在受控的温度（20℃）和光照（14小时光照：10小时黑暗）条件下，并提供标准食物和水。通过移植肿瘤细胞7315b在实验大鼠中诱导高泌乳素血症。接种前将已形成的肿瘤组织切成极小块，重悬于9% NaCl（*W/V*）溶液中。随后将0.4ml肿瘤重悬液皮下注射入实验动物的颈背侧皮下。10天后，注射部位可见直径为±0~5cm的肿块。接种后3~4周肿瘤直径为4~5cm。

**2. 库欣病相关动物模型**

（1）垂体和肾上腺依赖性库欣病（CS）症状的犬类模型　招募有临床症状、生化证据或诊断为CS的犬。所有的犬需在兽医医学中心接受初步评估，包括全面的体检、全血细胞计数、血清生化指标和尿液分析。如果在初步评估后仍怀疑CS存在，则进行ACTH刺激试验或低剂量地塞米松抑制试验（LDDST）进行确认。对确诊为CS的犬进行完整的腹部超声检查，并测量内源性ACTH浓度，以确定疾病的病因是起源于垂体还是肾上腺，如果内源性ACTH浓度正常或增加（>9pmol/L；参考区间6.7~25.0pmol/L），超声观察肾上腺近似对称、正常至增大，则将犬归类为垂体依赖性CS。如果检测到内源性ACTH浓度下降（<4pmol/L），并且超声观察到一个不规则增大的肾上腺和对侧萎缩的肾上腺，则将犬归类为肾上腺依赖性CS。所有的犬在研究开始后1周内接受ACTH刺激测试作为基线。所有参加药物试验的犬均需确保药物耐受良好。犬主人需详细记录用药情况和任何观察到的临床变化或对标准化用药的不利影响。每周对所有犬只进行体格检查和实验室CS指标评估，直至研究完成。

（2）皮质醇增生的大鼠CS模型　在氯胺酮（150mg/kg）和甲苯噻嗪（18mg/kg）麻醉的情况下，给10周龄雄性Sprague-Dawley大鼠植入含有载体、ACTH（40ng/d）或地塞米松（10μg/d）的渗透性微型泵，并持续监测大鼠4周体重和血压。

（3）促肾上腺皮质激素释放激素（CRH）转基因小鼠［CRH-Tg，C57BL/6-Tg（Crh）227.1Pbl/J；Stock# 003210］模型　将CRH-Tg（半合子）雄鼠与该种群的C57Bl/6雌鼠进行2~3代繁殖，以产生足够的CRH雄鼠，并保留相应的野生型同窝小鼠对照。通过基因组检测验证CRH幼鼠的C57Bl/6背景。所产生的CRH幼鼠与C57Bl/6雌性亲本应具有99%的背景相似性。按照JAX实验室的实验程序对幼鼠进行基因分型。将小鼠安置在一个无致病菌、温度可控、光/暗循环周期为10小时/14小时的设施中。给所有小鼠喂食Teklad 2016标准饮食。将雄性（13~14周龄）CRH-Tg和野生型同窝对照小鼠在光照周期稳定后同一时间段内实施安乐死。将腓肠肌和肱骨标本在液氮中快速冷冻。在含有5μl 0.5mol/L EDTA的导管中收集外周血，并通过离心分离血浆。采用双盲法进行microCT、三点弯曲和组织形态学分析。

**3. 肢端肥大症相关动物模型**

（1）猫自发的肢端心肌病模型　招募进组的猫均需接受收缩压测量（多普勒技术）、超声心动图检查和静脉穿刺。同时进行血液采样用于临床检测，由兽医或在兽医监督下使用标准化设备（超声机）和方案进行超声心动图检查。测量值取3次连续心动周期的平均值，将数据与其他详细信息（年龄、性别、品种等）一起输入电子数据库。从血液样品测量循环浓度的IGF-1、雌三醇和总T4。在研究完成后，储存残留样品并进行心脏生物标志物（包括NTproBNP及心肌肌钙蛋白Ⅰ）相关检测。

（2）大鼠肢端肥大症模型　在大鼠皮下植入GH分泌型GC细胞系形成瘤体。携带GC肿瘤的大鼠会产生类似人类肢端肥大症的特征，包括巨人症和内脏肿大。具体操作简述如下：在 9 周龄雌性 Wistar Furth 大鼠的侧腹皮下注射$1\times10^7$个 GC 细胞（溶于 0.3ml PBS），从而引起 GC 肿瘤形成。对照组大鼠只注射 PBS。切除肿瘤前，便用氯胺酮盐酸盐（40mg/kg；ip）及甲苯噻嗪（8mg/kg；im）麻醉大鼠。研究终点定义为任何组（肿瘤切除组、原初肿瘤组或 PBS 组）达到 50% 生存的时间。从这些动物获得垂体和肿瘤样品用于随后组织学、免疫组织化学和定量实时 PCR 分析。

（3）生长激素转基因大鼠模型　首先从自然交配的雌性大鼠收获受精大鼠卵的原核，然后将与小鼠乳清酸性蛋白的启动子区融合的人 GH（hGH）基因的编码区显微注射到原核，从而产生 GH-转基因（GM-TG）选择 TG 雄性大鼠及相应的对照雄性同窝小鼠（每种基因型 $n=6\sim8$ 只）用于后续实验。

（4）外源性 IGF-1 给药构建肢端肥大症样大鼠模型　实验动物为 10 周龄雄性 Wistar 大鼠，在研究开始时平均体重 220g（范围 200～240g）。将它们在 23℃ 的受控环境中单独饲养 8 周，12 小时光照：12 小时黑暗循环并自由饮食。将 12 只大鼠分成两组：用人重组 IGF-1（IGF-1 组）处理的实验组和对照组。持续 4 周，通过植入渗透微型泵，向大鼠皮下输注溶解于生理盐水的 IGF-1（640mg/d）。对照组大鼠用同样的方法单独注射生理盐水。在 14 周移除泵后，将所有大鼠再饲养 4 周。在进行泵植入和移除的手术时，需要在乙醚局部麻醉（2% 利多卡因）的条件下进行，以消除动物的痛苦。每周一次获得每只大鼠的数据（IGF-1 血清水平、体重等），共持续 8 周。

（5）过表达生长激素的转基因兔肢端肥大症模型　转基因兔子由显微镜下注射 PEPCK/bGH 嵌合基因，该嵌合基因包含在 PEPCK 启动子的 -450～73bp 片段控制下的 bGH 基因。交配后 19 小时，将供体新西兰杂交兔输卵管冲洗干净，收集受精卵，将约 23pl（10ng/ml）的 DNA 溶液注入受精卵原核。注射的受精卵通过假孕兔输卵管的 fimbrial 端（每侧约 10 个受精卵）转移。受精后第 4 天，用核酸内切酶消化 10mg 耳朵组织的 DNA，用 Southern blot 法检测动物是否存在转基因。印迹与整个 PEPCK/bGH 嵌合基因进行杂交，用［a-32P］dCTP 标记（3000Ci/mmol）。

（6）过表达人 GHRH 基因转基因小鼠模型　本实验采用 765 2 Tg（Mt-1，GHRF）Bri 11 品系小鼠为背景鼠。这些转基因雄性小鼠与 C57BL/6 雌性小鼠交配。应用放射免疫法检测 2 月龄转基因小鼠子代血清 GH 和 hGHRH 水平，从而确定模型的建立。

**4. 垂体性甲亢动物模型**

（1）TRb 敲除小鼠　利用 C57BL/6 背景的小鼠制备 TRb 敲除小鼠（$Thrb^{-/-}$）。与缺少一个 THRB 基因等位基因的人类一样，杂合的 $THRB^{+/-}$ 小鼠的表型与 $THRB^{+/+}$ 小鼠难以区分。此模型利用 $Thrb^{+/-}$ 成年雄性小鼠（60～80 天），小鼠接受每日腹腔注射低剂量（0.2μg）L-T3/100g，连续 4 天。第四次注射大约 18 个小时后，在获得血液之前 15 分钟再次腹腔注射 0.280μg。将血清分离冷冻后，测定对照组及 L-T3 处理组中 TSH 浓度。并对所有动物进行总 T4、T3、rT3 基线测量。同时对未处理组和经过 L-T3 处理组小鼠的垂体前叶、下丘脑和大脑皮质进行解剖和采集，用于后续研究。

（2）鲤鱼（鲤属）模型　鲤鱼全雄性 E4R3R8 等基因品系，体重 40～50g，饲养于 150L 的水箱中，循环过滤自来水的温度维持在 22.8℃，并维持 16 小时的光照：8 小时黑暗的循环。模型组第一天腹腔注射 10mg T4（溶于 0.9% 氯化钠），之后每隔两天腹腔注射 T4 注射 1mg，共持续 2 周。对照组鱼只注射生理盐水。在注射最后一针后当天取样。取样时利用 0.1% 的 2-苯氧乙醇对鱼进行深度麻醉，采用肝素化 23 号针从尾侧血管穿刺采集混合动脉和静脉血。用脊髓横断处死鱼，切除脑垂体、下丘脑、视前区，解剖头肾。全血离心（15 分钟，15000$g$，4℃）取血浆，待进一步分析。测定垂体腺中垂体激素含量及 POMC、PC1、CRH-R1、CRH-R2mRNA 水平。其余组织立即冷冻在干冰中，并储存在 -80℃ 准备后续检测。

（3）诱导性新生期甲状腺功能亢进大鼠　本研究使用重约 6 克的 Wistar 新生雄性大鼠。每窝大约由 8 只大鼠组成，随机分为两组：对照组及 T3 处理组（Hyper）。各组于出生第一天（P1）开始建模，具体过程简述如下：对照组大鼠注射 9% NaCl，T3 处理组大鼠注射 T3（4mg/100g），从出生后第 1 天开始，每注射 5、15、30 天，分别命名为 Hyper5、Hyper15、Hyper30 组。在不同的时间点称重并处死大鼠。快速切除垂体，提取 RNA。采用 RIA 方法收集血样，利用无碘甲状腺素大鼠血清中不同浓度 T3 或 T4 制备的标准曲线，对血清中 T3 和 T4 的浓度进行测定。

（4）人甲状腺功能亢进组织移植至裸鼠的实验模型　采用成年纯合子裸鼠建模。移植手术前，将一部分甲状腺组织快速冷冻在液氮及固定在10%中性福尔马林中进行后续研究。将每一个切除的甲状腺组织植入2～3只小鼠皮下，大小约为$1cm^2$，厚度为2mm。移植组织在第12天被摘除。移植组织能在长时间内维持稳定的人甲状腺功能亢进组织形态学和功能特征。

### （二）体外细胞模型的药理学研究设计

**1. 泌乳素瘤细胞体外实验**

（1）人源原代泌乳素瘤细胞的分离和培养　在超净台内，用DF12培养液清洗瘤组织，置于含抗生素小瓶中剪碎至糊状，加入胰蛋白酶、胶原酶及DNA酶37℃水浴振摇消化。加小牛血清，用200目滤网过滤，离心弃上清，加DF12培养液，轻轻吹起细胞，离心弃上清，加含胎牛血清的DF12培养液，轻轻吹起细胞，调整细胞含量为$5\times10^5$/ml，并接种于细胞培养板用于后续体外培养及实验。

（2）大鼠原代泌乳素瘤细胞的分离和培养　待证实大鼠体内泌乳素瘤形成后，断头处死大鼠，无菌条件下取出垂体瘤，用0.2%胶原酶于37℃消化30分钟，得到瘤细胞悬液。用0.25%台盼蓝溶液染色证实该处理可获得超过95%的存活细胞。待酶解消化完全后，过滤去除未消化组织，离心（1000r/min）去除消化液，培养基洗涤、重悬细胞。然后，按$0.75\times10^6$/ml细胞接种于24孔培养板中。

（3）大鼠垂体泌乳素腺瘤细胞MMQ的培养　MMQ细胞来源于大鼠垂体泌乳素腺瘤细胞，使用含有的胎牛血清、马血清及青/链霉素混合液的F-12K培养基培养，将MMQ细胞接种于培养瓶后置于37℃、5% $CO_2$、饱和湿度的细胞培养箱中体外培养用于后续实验。

（4）泌乳素瘤细胞体外实验的主要测定指标　MTT试验测定细胞活力；CCK-8实验测定细胞增殖能力；PKC蛋白活性检测；cAMP和cGMP的检测；流式细胞术测定细胞周期；TUNEL法测定细胞凋亡。

**2. 肢端肥大症的体外细胞模型**

（1）人源原代细胞　肢端肥大症患者的垂体瘤组织经蝶手术取出后，病理染色验证肿瘤组织的存在。在无菌条件下采用机械刮取法加胶原酶消化分离肿瘤细胞，收集细胞悬液，离心洗涤细胞。每一培养瓶内种植$1\times10^6$个细胞，并加含10%小牛血清的1640培养液10ml（pH7.2～7.4）置于37℃、含5% $CO_2$的培养箱中培养。每隔2天换50%的培养基以维持细胞生长所需营养。

（2）大鼠垂体瘤的GH3细胞系　培养条件为Ham's F-10培养基，内含2mmol/L谷氨酰胺、100U/ml链霉素、100U/ml青霉素以及灭活的15%马血清和2.5%胎牛血清。置于37℃，含5% $CO_2$的培养箱中正常培养。

（3）肢端肥大症的体外细胞模型的主要检测指标　收集细胞培养液，用RIA法测定GH，ELISA法测定PR，制备涂片HE染色光镜观察，同时取培养前后的原代肿瘤细胞进行电镜观察。

**3. 库欣病体外模型**

（1）小鼠垂体瘤细胞AtT-20细胞　该细胞于含有10%胎牛血清的DMEM/F12培养基中培育，培养基中均含有浓度为100U/ml的青霉素及链霉素。所有培养基均置于37℃、5% $CO_2$培养箱中，待细胞增殖至对数生长期时用于后续实验研究。

（2）促肾上腺皮质激素垂体腺瘤原代细胞　利用手术切除的人类促皮质素腺瘤获得新鲜肿瘤组织分离原代细胞用于体外培养。对肿瘤碎片进行机械分散和酶消化处理，肿瘤细胞在37℃、5% $CO_2$、1ml DMEM培养基中培养。以细胞被铺在24孔板中为例，每孔细胞数为$2\times10^5$个。每个实验需要重复3次。

（3）库欣病体外模型的主要检测指标　ELISA法测定促肾上腺皮质激素含量；MTS法测定细胞增殖活力；流式细胞术检测细胞凋亡；ELISA法检测活性ACTH水平；实时荧光定量PCR测定ACTH等基因表达。

## 三、实例

二甲双胍联合溴隐亭抑制垂体泌乳素瘤细胞和异种移植物的生长和泌乳素分泌

**1. 药物特性**　二甲双胍是一种糖尿病药物，可以激活AMP激活蛋白激酶（AMPK），具有抗癌功效。溴隐亭是泌乳素瘤的传统治疗药物，但是泌乳素瘤病人存在对溴隐亭耐药的现象。

**2. 研究目的** 二甲双胍联合溴隐亭抑制垂体泌乳素瘤生长的作用及相关机制。

**3. 动物选择和模型选择**

体外实验：大鼠 MMQ 细胞、GH3 细胞、MMQ 细胞在 37℃、5% $CO_2$的湿化培养箱中，用添加有 2.5% 胎牛血清、15% 马血清、100U/ml 青霉素和 100U/ml 链霉素的 F12 培养基中培养。在相同条件下以 F10 为培养基培养 GH3 细胞。

体内实验：选择 6 周龄的 BALB/c 雌性裸鼠构建泌乳素瘤皮下抑制模型。将 100μl MMQ 细胞或 GH3 细胞（$2\times10^7$/ml）与 100μl 基底膜基质混合，混合物被注射到裸鼠的右腹股沟中。统计肿瘤体积，体积（$mm^3$）= 长 × 宽$^2$ ×0.5。5 周后，处死裸鼠。分离新生瘤体，眼眶取血进行泌乳素分析。

**4. 实验分组**

体外实验：分成为对照组，溴隐亭单独给药组［10mmol/L，溶于二甲基亚砜（DMSO）］，溴隐亭 + 二甲双胍联合给药组［10mmol/L，溶于二甲基亚砜（DMSO）；100mmol/L，溶于水］。处理组和对照组在 37℃、5% $CO_2$ 的加湿培养箱中培养 24 小时。

体内实验：当肿瘤体积达到约 50$mm^3$大小时，将小鼠随机分为四组：A 组（对照组，用 200μl 盐水处理），B 组（仅 400mg 溴隐亭/kg），C 组（仅 500mg 二甲双胍/kg）和 D 组（400mg 溴隐亭/kg + 500mg 二甲双胍/kg）。每周记录每个药物组（$n=8$）的肿瘤生长情况。

**5. 给药途径、给药剂量和给药时间**

体外实验：二甲双胍（100mmol/L，溶于水）和溴隐亭［10mmol/L，溶于二甲基亚砜（DMSO）］直接细胞给药，水和 DMSO 作为溶剂对照组。

体内实验：灌胃给药（对照组用 200μl 盐水处理；单独溴隐亭给药组 400mg 溴隐亭/kg；单独二甲双胍给药组 500mg 二甲双胍/kg；联合给药组 400mg 溴隐亭/kg + 500mg 二甲双胍/kg）。

**6. 评价指标**

（1）体外实验评价指标

1）EDU 检测分析细胞增殖能力。

2）CCK-8 法测定细胞活力。

3）Annexin V 法测定细胞凋亡。

4）ELISA 法测定细胞上清液中泌乳素表达。

5）Western blot 法在溴隐亭敏感和耐药泌乳素瘤病人肿瘤组织中检测 D2R、AMPK 蛋白和磷酸化蛋白 AMPK（p-AMPK）的表达。

6）qPCR 及 Western blot 法检测人泌乳素瘤样本中的 ER（ERα 和 ERβ）水平。

（2）体内实验评价指标

1）测定裸鼠泌乳素瘤细胞抑制肿瘤生长曲线（游标卡尺测量大小）。

2）小鼠血清中泌乳素水平（ELISA 法）。

3）新生肿瘤组织中 ER（ERα 和 ERβ）、D2R、AMPK 蛋白及磷酸化蛋白 AMPK（p-AMPK）的表达（免疫组化法）。

**7. 机制研究** 垂体腺瘤占所有颅内肿瘤的 10%~15%，泌乳素瘤是功能性垂体腺瘤中最常见的一种，每 100 万人中约有 100 例。目前，多巴胺激动剂如溴隐亭是治疗泌乳素瘤的主要药物，具有控制肿瘤大小和降低泌乳素水平的功能。据报道，在 80%~90% 的病例中溴隐亭能使泌乳素水平正常化，并在约 70% 的病例中溴隐亭可减小肿瘤大小。但是也存在 10%~20% 病人对溴隐亭耐药的现象。此研究将溴隐亭耐药定义为在至少 3 个月内服用 15mg/d 的溴隐亭后，未能使泌乳素水平正常化或≥肿瘤大小减少 50%。关于溴隐亭的抗性机制，尽管 D2R 的表达减少被认为是主要因素，但具体的分子机制尚不清楚。

有报道 AMPK 通路介导多种癌细胞类型的增殖或凋亡，包括非小细胞肺癌、胶质母细胞瘤、乳腺癌，这意味着 AMPK 在肿瘤细胞存活中具有复杂作用。根据癌症类型的不同，AMPK 可以作为癌蛋白或肿瘤抑制因子发挥作用。据报道，AMPK 的激活抑制了哺乳动物雷帕霉素（mTOR）的靶点，而 mTOR 通路的抑制将减少泌乳素瘤细胞自噬依赖性死亡。值得注意的是，AMPK 可以被 AMP 模拟的 5-氨基咪唑-4-羧酰胺核苷（AICAR），和 MET 激活。后者是一种广泛应用于 2 型糖尿病的治疗药物。MET 的功能主要与其对细胞能量代谢的活性有关。通过抑制线粒体呼吸链中的复合体Ⅰ，MET 产生细胞能量应激，从而激活 AMPK，越来越多的证据支持这种药物的抗癌作用。

本研究的科学假说为 AMPK 通路是泌乳素瘤的潜在治疗靶点，MET 联合溴隐亭是泌乳素瘤的潜在治疗方法。为了确定 AMPK 通路是否影响泌乳素瘤的发展，本研究测定了人原发性泌乳素瘤样品中 AMPK 磷酸化，并以敏感 MMQ 细胞和溴隐亭耐药 GH3 细胞及它们的异种移植物为模型研究了 AMPK 激动剂 MET 的作用及相应的下游效应。

**8. 实验结果和疗效判断** 略。

（涂佳杰 魏 伟）

# 第四节 治疗痛风药物的药理学研究

## 一、概述

痛风是嘌呤代谢紊乱、尿酸排泄障碍所致血尿酸增高的一组异质性疾病。临床表现为高尿酸血症和尿酸盐结晶沉积所致的急、慢性关节炎反复发作，并可累及肾脏，严重者出现肾功能不全。急性痛风性关节炎（gouty arthritis，GA）是痛风最常见的首发症状，疼痛剧烈，有明显的红、肿、热、痛炎症反应及活动障碍。GA 发作时，尿酸盐沉积在关节囊、滑膜、软骨、骨质等关节组织，刺激关节而引起的关节滑膜及周围组织病损和炎症反应。在此过程中尿酸盐晶体作用于中性粒细胞、滑膜细胞、T 细胞、单核细胞、巨噬细胞、血小板，释放多种炎症介质，如炎性细胞因子、组胺、前列腺素、血小板活化因子、微血管增渗酶等。

GA 常有家族和遗传因素，有区域和种族差别，是 40 岁以上男性的常见病。在西方发达国家，痛风的患病率高达 1.4%～3.9%，男女患病率之比为（2.9～3.6）∶1。近年来中国痛风的患病率也大幅提高，沿海等地流行病学资料显示痛风患病率为 0.15%～1.14%。

痛风的病因相对明确，它与血尿酸（serum uric acid，sUA）水平的升高明确相关。研究发现，在无症状的高尿酸血症（hyperuricemia，HUA）人群中，sUA 大于 9mg/dl（536μmol/L）组痛风的年发病率为 4.9%，尿酸 7～9mg/dl（417～536μmol/L）组年发病率为 0.5%，7mg/dl（417μmol/L）以下组仅为 0.1%。将痛风患者 sUA 降至 6mg/dl（357μmol/L）以下，痛风发作与关节内尿酸钠（monosodium urate，MSU）的沉积均可减少。尿酸是嘌呤代谢过程中的产物，人类在进化过程中出现基因的突变，导致不能产生尿酸酶，故尿酸无法转化为可溶性的终产物尿囊素。正常情况下 70% 的尿酸来自体内的新陈代谢，30% 来自饮食，通过循环系统最终大部分由肾脏排出，少部分从消化道排出，该途径上任何环节出现问题，都可能导致 HUA。由于尿酸在血液中的饱和度仅为 0.404mol/L，当 sUA 超过这一浓度就可析出产生 MSU，晶体沉积在组织中，诱发一系列炎症反应，从而导致痛风的急性发作。

痛风在早期阶段往往仅表现为间断发作的急性关节炎。以单关节受累为主，其中以第一跖趾关节最为常见。关节肿痛通常持续 7～10 天，可自发或通过药物缓解，在间歇期无任何症状。而随着痛风病程的延长，发作次数、累及关节数目逐渐增多，间歇期也开始出现关节症状。同时关节或皮肤软组织中有痛风石形成，关节出现毁损甚至致残。肾脏也出现肾结石、慢性肾损伤等表现，最终可能发展为慢性肾功能衰竭。

目前有多种痛风诊断的指南和推荐意见，其中以 1977 年美国风湿病学会（American College of Rheumatology，ACR）制定的急性痛风性关节炎分类标准应用最为广泛。随着现代影像学技术的快速发展和临床试验的广泛开展，该标准已不能满足临床和研究的需求。最近 ACR 和欧洲抗风湿联盟（European League Against Rheumatism，

EULAR）协作制定了痛风诊断的新标准，使痛风诊断标准更好地为临床科研工作服务，2015 年 ACR 和 EULAR 共同提出了新的痛风分类标准，见表 20－4－1。

**表 20－4－1　2015 年美国风湿病学会/欧洲抗风湿联盟制定的痛风分类标准**

| 类别评分 | | |
|---|---|---|
| 第一步：纳入标准（仅当符合此条时才适用于此分类标准） | 至少 1 次外周关节或滑囊发作肿胀、疼痛或触痛 | |
| 第二步：充分标准（符合诊断痛风） | 在有症状发作过的关节滑液或痛风石中发现 MSU 结晶 | |
| 第三步：评分标准（不符合充分标准时） | | |
| 1. 症状发作时受累关节类型为踝关节或足中段（未累及第一跖趾关节） | | 1 |
| 2. 症状发作的特征符合 1 项 | | 1 |
| （1）受累关节发红；（2）受累关节不能耐受触摸或按压；（3）符合 2 项 | | 2 |
| 行走困难或受累关节障碍符合 3 项 | | 3 |
| 3. 症状发作的时间进程 | 1 次典型发作 | 1 |
| 至少符合 2 项，无论是否抗炎治疗；（1）疼痛在 24 小时内达高峰；（2）症状在 14 天内缓解；（3）发作间期症状完全缓解反复典型发作 | | 2 |
| 4. 痛风石的临床证据有 | | 4 |
| 位于透明皮肤下有干的或白垩状的皮下结节，通常上覆血管，典型好发部位为关节、耳朵、鹰嘴滑囊、指腹、肌腱（如跟腱） | | |
| 5. 血尿酸（由尿酸酶法检测）<4mg/dl（<0.24mmol/L） | | －4 |
| 理想状态下应在患者未服降尿酸药物且在急性发作 >4 周后（即发作间期），进行检测，如有可能，上述情况需复测，记录取高值 | 6～8mg/dl（0.36～0.48mmol/L） | 2 |
| | 8～10mg/dl（0.36～0.48mmol/L） | 3 |
| | ≥10mg/dl（0.48≥mmol/L） | 4 |
| 6. 曾有症状发作的关节滑液分析　MSU 阴性 | | －2 |
| 7. 在曾有症状的关节或滑囊发现尿酸盐沉积的影像学证据有（任一种）超声证实“双边征”或 DETC 证实尿酸盐沉积 | | 4 |
| 8. 痛风相关关节损伤的影像学证据有 X 线证实手和（或）足至少 1 处关节侵蚀 | | 4 |

MSU：单钠尿酸盐；DECT：双源 CT；无相关检查结果或尿酸水平在≥4mg/dl 且<6mg/dl（≥0.24mmol/L 且<0.36mmol/L）均记为 0 分，总分≥8 分即可诊断痛风。

## 二、治疗痛风的药物

**1. 治疗高尿酸血症的药物**

（1）抑制尿酸生成的药物　该类药物是通过抑制黄嘌呤氧化酶，阻断次黄嘌呤向黄嘌呤和尿酸转化，从而降低血尿酸浓度，减少尿酸盐在关节及其周围组织沉积达到抑制痛风发作的治疗作用。别嘌呤醇是治疗高尿酸血症的重要药物，对别嘌呤-鸟嘌呤磷酸核酸转移酶缺乏导致的高尿酸血症有良好的治疗作用。由于别嘌呤醇的过敏反应及对肾脏功能的损伤，它的应用受到了一定的限制。非布索坦作为一种新的黄嘌呤氧化酶抑制剂，它既能抑制氧化型黄嘌呤氧化酶又能抑制还原型黄嘌呤氧化酶，从而减少尿酸的生成，降低血清中尿酸的浓度，对痛风有显著治疗作用，耐受性好，不良反应小。

（2）促进尿酸排泄的药物　代表药物有丙磺舒、苯溴马隆、硫氧唑酮等。此类药物主要通过抑制肾小管中尿酸的重吸收，增加尿酸的排出，从而降低血中尿酸的水平。苯溴马隆能明显降低病人血浆中尿酸的浓度，增加尿酸的排泄，对痛风治疗有显著疗效。然而，此类药物会引起尿酸盐晶体在尿路的沉积从而导致肾绞痛、肾结石、肾功能损害等不良反应。

（3）尿酸酶类药物　尿酸氧化酶能催化尿酸形成水溶性好、易被肾脏排泄的尿囊素，人类体内缺乏尿酸酶无法实现这种转化，容易发生高尿酸血症或痛风，通过补充尿酸氧化酶是治疗高尿酸血症的又一策略。拉布立酶是一种黄曲霉尿酸酶，对高尿酸血症有显著治疗作用，但由于其容易引起超敏反应、价格昂贵，因此其临床使用受到了限制。

**2. 治疗痛风急性发作的药物**

（1）秋水仙碱　秋水仙碱是从秋水仙的球茎和种子中提取的一种生物碱，是治疗痛风常用的药物。秋水仙碱主要与微管蛋白结合形成二聚体阻止有丝分裂纺锤体形成，阻止趋化因子的释放，使多形核白细胞的游动、趋化、黏附及吞噬活动降低，从而达到抗炎镇痛、治疗痛风的目的。秋水仙碱较高的浓度能够抑制巨噬细胞中由 MSU 晶体激活的 NALP3 炎症体活性，减少 IL-1β 的释放，减轻炎症反应。秋水仙碱的治疗剂量与中毒剂量接近，容易引起恶心、呕吐、腹泻、肝细胞坏死等不良反应。

（2）非甾体抗炎药　非甾体抗炎药是治疗急性痛风的首选药物，这类药物主要是通过抑制环氧化酶的活性而发挥抗炎作用。传统的非甾体抗炎药主要有吲哚美辛、萘普生、舒林酸等，它们能引起胃肠道出血穿孔、肾脏损伤等多方面的不良反应，减少这些不良反应成为研发这类新药的目标。

（3）糖皮质激素和促肾上腺皮质激素　当病人不能耐受非甾体抗炎药和秋水仙碱，或对这两类药物有禁忌或用后无效时，可使用糖皮质激素和促肾上腺皮质激素治疗来缓解痛风的急性发作，这类药物全身给药效果良好，但容易引起肾脏疾病、胃肠道溃疡和出血、皮肤炎症等不良反应，同时容易出现停药后的反跳现象，故该药不宜长期使用。

（4）IL-1 抑制剂　IL-1 抑制剂是一类靶向于细胞因子 IL-1 的制剂，包括 IL-1 受体拮抗剂（IL-1Ra）、IL-1 受体拮抗剂-IL-1β 嵌合体（IL-1Ra-IL-1β）、重组可溶性 IL-1 受体、IL-1α 单克隆抗体、IL-1β 单克隆抗体等。IL-1 在急性痛风发作的过程中起了重要作用，MSU 诱导关节组织巨噬细胞分泌产生 IL-1β，IL-1β 诱导巨噬细胞释放 TNF-α、IL-6 等炎性介质产生炎症反应，因此 IL-1 拮抗剂能用于急性痛风的治疗。此类药物适用于一些不能耐受传统的抗痛风药的人群，但是价格较高。

## 三、治疗痛风药物临床前药效学研究设计

### （一）常见痛风动物模型及特点

**1. MSU 结晶诱导痛风性关节炎模型**　痛风性关节炎的炎症介质是 MSU 沉积于局部关节组织引起的炎症反应，故直接注射 MSU 溶液于模型动物的关节腔内造成痛风性关节炎是最直接的方法。常用的有尿酸盐结晶诱导的大鼠足跖及踝关节肿胀模型、大鼠背部皮下气泡模型。关节内注射 MSU 溶液导致急性关节炎病变，MSU 结晶与巨噬细胞相互作用促成短暂的炎症反应，引起不同程度地膜软化，产生氧自由基，释放溶酶体酶、PGE2、白三烯和 IL-1。采用 MSU 0.2ml 注射入大鼠踝关节的方法，制备急性痛风性关节炎的动物模型，是目前研究药物治疗痛风常用的、易于操作且稳定性好的动物模型。

（1）MSU 结晶诱导大鼠急性足跖肿胀模型　制备 MSU 结晶，大鼠右足垫皮内注射 MSU 结晶混悬液致炎，间隔 3 天用游标尺测量足垫厚度定量评价，72 小时后测血清酸性磷酸酶、组织蛋白酶-D、葡萄糖苷酸酶、N-乙酰氨基葡糖酶活性和蛋白含量。该法为筛选痛风药物抗炎作用的常用方法之一，模型稳定，易于操作。

（2）MSU 结晶诱导大鼠急性痛风性踝、膝关节炎模型　制备 MSU 结晶，临用前将 MSU 晶体用 PBS 配成所需浓度。大鼠麻醉后选右踝关节外侧后方为穿刺点，针口斜面朝前上方与胫骨成45°角穿入踝关节腔，注入 MSU 的 PBS 溶液，以关节囊对侧鼓起为注入标准，诱导急性关节炎模型。关节炎程度与 MSU 存在剂量依赖关系，较符合人类急性关节炎的发病规律，且该方法简单、快速、成功率高。

（3）MSU 结晶诱导兔急性痛风性踝关节炎模型　健康成年新西兰大白兔，雄性，体重 2～3kg。静脉麻醉后，然后将双下肢膝关节周围剃毛，于关节的止中或侧位进针注射 MSU，通过髌上韧带刺入兔膝关节腔，制备模型。该法为筛选痛风药物抗炎作用的常用方法之一，模型稳定，但细胞计数差异较大。

（4）MSU 结晶诱导大鼠急性痛风性滑膜炎模型　痛风性结节形成是慢性痛风性关节炎的重要表现与特征，鼠气泡模型可以模拟痛风性关节炎。大鼠麻醉后背区剃毛，皮下注入 10ml 灭菌空气形成气囊，每 2～3 天重复注射以维持气囊胀大，第 6 天气囊内注入 MSU 15mg。药物治疗组则于致炎 24 小时后气囊内注入药物，定时处死观察各项指标。此模型非自发状态下产生，为痛风局部关节表现模拟的模型，只适用于局部关节表现的观察，不适用于观察血尿酸代谢影响的研究。

**2. 高尿酸血症动物模型**

（1）小鼠高尿酸血症模型　雄性昆明种小鼠，采用尿酸酶抑制剂氧嗪酸钾盐为化学诱导剂，对小鼠静脉注射（混悬于 0.8% 羧甲基纤维素钠溶液），抑制小鼠体内尿酸分解，造成急性小鼠高尿酸血症模型。该方法灵敏

简便、重复性好，但形成的高尿酸血症模型仅能维持5小时，存在时效性；该模型使用较为普遍。

（2）鸡、鹌鹑高尿酸血症痛风性关节炎模型　100日龄罗曼蛋鸡，在产蛋前提前给予产蛋高峰期饲料，底料为玉米粉，补充鱼粉、骨粉致蛋白质含量大于20%、含钙量大于4%，每只鸡每日控制进水100ml以内，约7天后可见蛋鸡出现精神不振，羽毛松乱脱落，喜卧、食欲减退或绝食、逐渐消瘦衰弱、闭眼发呆，粪便有大量白色尿酸盐，腿无光泽，关节肿大为正常的1～1.5倍，抽取其翅静脉血，分离血清，检测血尿酸在80mg/L以上，大于正常时的30～50mg/L，跗踝关节周径明显增大，跗踝关节腔滑液涂片的白细胞显著升高，表明该模型已出现鸡痛风性关节炎。解剖病鸡可见皮下组织、关节面、关节腔表面覆盖一层白石灰样的尿酸盐。由于禽类的嘌呤代谢终产物是尿酸，故该模型形成的高尿酸血症模型较为稳定，但该模型动物为禽类，体内代谢与哺乳类动物差异较大，且饲养和给药有一定困难。

### （二）药物剂量和给药途径设计及阳性对照药的选择

**1. 药物剂量设计**　确定最适给药剂量时，由小剂量开始。在离体器官或体外细胞实验时按照3倍或10倍浓度递增，在整体动物时一般按照2倍剂量递增。剂量选择的依据，常用下面几种方法：①参考已有的临床前、临床文献资料，根据不同物种间剂量换算关系，推算剂量。②根据预期量进行设计：动物给药时，应用初始剂量之后，若没有发现疗效，也未发现任何不良反应，可继续按照2倍、3.3倍、5倍递增，2～4次可达到预期量，以后每次递增30%～50%。③根据$LD_{50}$设计：先采用急性毒性实验$LD_{50}$的1/10～1/20开始试验，根据上述剂量间隔设计方法，找到有效剂量，从而设置高、中、低三个剂量。

**2. 给药途径设计**　上述动物模型（小鼠、大鼠、兔）的给药方式主要有灌胃、静脉注射、腹腔注射等，除尿酸酶及IL-1受体拮抗剂类药物外，大多数抗痛风药物采用灌胃给药，根据药物特点选择与拟临床给药途径一致的给药方式。

**3. 量效时效设计**　通过药效学试验确定量效关系，量效关系要能确定最小有效量、半数有效量和最大效应量。在确定药效学试验剂量前，一般要有预试验，明确最小有效量、最大有效量，据此确定量效曲线的剂量设计。正式试验时，在最小有效量、最大有效量之间插入1～3个剂量点。时效关系需要考虑半衰期等药动学参数与最低有效浓度的相互关系。

**4. 阳性对照药设计**　阳性药的选择，以临床常用药物为首选，需要注意的是选择与实验药物机制相近的临床常用药物，此外注意阳性对照药不仅对痛风患者有效，对痛风动物模型也需有效。

### （三）整体药效学研究

药物对实验动物模型药效学研究是临床前研究的重要内容，是药物临床研究的前提和基础。治疗痛风药物整体药效学研究常用的模型包括MSU结晶致大鼠急性痛风性踝关节炎模型、MSU结晶致大鼠皮下气囊急性痛风性滑膜炎、醋酸所致小鼠扭体反应等。

**1. MSU结晶致大鼠急性痛风性踝关节炎模型**　研究受试药物对MSU结晶致大鼠急性痛风性踝关节炎的治疗作用。实验动物一般选用雄性SD大鼠（180g+20g），材料选用MSU结晶及受试药。

（1）模型的建立、分组及给药

1）制备MSU结晶，将1mol/L的NaOH 5ml和MSU 800mg加入155ml去热原注射用水煮沸溶解，自然降温，调节pH至7.0，溶液呈乳白色后立即离心，将上清反复离心至晶体不再析出，4℃冷却1小时后离心收集晶体。临用前将MSU晶体用PBS配成所需浓度。

2）大鼠麻醉后选右踝关节外侧后方为穿刺点，针口斜面朝前上方与胫骨成45°角穿入踝关节腔，注入MSU的PBS溶液50μl（含1mg MSU），以关节囊对侧鼓起为注入标准，诱导急性关节炎模型。对照组则注射等量PBS。

3）大鼠随机分组，即正常组、模型组、受试药物和阳性对照组吲哚美辛（9mg/kg，ig，qd×5），每组10只。根据受试药物特点，给予适当的给药方式、剂量、疗程。

（2）检测指标　关节炎指数、关节肿胀、足爪压痛指数、关节功能障碍（对前三项的综合评价）、血清尿酸水平、血清和关节液炎性细胞因子水平、踝关节病理、踝关节洗液中嗜中性粒白细胞计数。

**2. MSU结晶致大鼠皮下气囊急性痛风性滑膜炎模型**　观察受试药物对MSU结晶致大鼠皮下气囊急性痛风性滑膜炎的影响，常选用雄性SD大鼠（180g+20g），材料选用MSU结晶及受试药。

（1）模型的建立、分组及给药

1）大鼠MSU结晶皮下气囊模型的复制。SD大鼠麻醉后背区剃毛，皮下注入10ml灭菌空气形成气囊，每2~3天重复注射以维持气囊胀大，第6天气囊内注入MSU 15mg。药物治疗组则于致炎24小时后气囊内注入药物，定时处死，观察各项指标。

2）SD大鼠，随机分组，每组10~12只，即正常组、模型组、受试药各剂量组和阳性对照组秋水仙碱（0.4mg/kg，ig，qd×5）。根据受试药物特点，给予适当的给药方式、剂量、疗程。

（2）检测指标　吸取气囊液，嗜中性粒细胞计数，同时计算每个高倍镜视野无MSU结晶和吞噬结晶的百分率；血清尿酸水平、血清及囊液炎性细胞因子水平；切取气囊组织制备组织切片，用偏振光检查未染色的MSU结晶，测定气囊内层细胞的数量、血管数和炎症细胞作半定量积分。所有组织学特性分等级，最低值为0，最高值为4，用五铬染色分析气囊膜连接组织的成分。

**3. 醋酸所致小鼠扭体反应**　研究受试药物对炎症疼痛的影响，一般选用雄性昆明种小鼠（18~22g），醋酸及受试药。

（1）模型的建立、分组及给药　对每只小鼠腹腔注射0.7%的冰醋酸溶液0.2ml，实验分组：昆明种小鼠随机分组，即正常组、模型组、受试药各剂量组和阳性对照组醋氯芬酸（9mg/kg，ig，qd×5）。根据受试药物特点，给予适当的给药方式、剂量、疗程。

（2）检测指标　对每只小鼠腹腔注射0.7%的冰醋酸溶液0.2ml，并立即观察记录小鼠在20分钟内发生扭体反应（腹部内凹、伸展后肢、臀部抬高）的次数。

$$镇痛百分率(\%)=[(对照组扭体次数-给药组扭体次数)/对照组扭体次数]\times 100\%$$

## （四）体外药物作用机制研究

**1. 黄嘌呤氧化酶模型**　黄嘌呤氧化酶（xanthine oxidase，XO）是药物降尿酸作用的重要靶点。次黄嘌呤经XO氧化生成黄嘌呤，XO又将黄嘌呤氧化生成尿酸，并伴有·$O_2^-$的产生，所以抑制XO的活性是降低尿酸的重要方式。检测药物对XO的抑制作用方法较多，包括紫外分光光度法、硝基四氮唑蓝法、液相质谱法等。利用带有酶动力学分析软件的紫外分光光度计，在适宜条件下，黄嘌呤经XO氧化生成尿酸，尿酸在290nm处有特征吸收峰，以每分钟290nm处吸光度的增加来计算酶活性，评价药物对XO的抑制能力。基于以十二烷基硫酸钠（sodium dodecyl sulfate，SDS）为终止剂的XO测定方法加以改进，以硝基四氮唑蓝法测定XO活性。原理是黄嘌呤或次黄嘌呤被XO氧化的过程中产生·$O_2^-$，后者与四氮唑蓝反应生成有色化合物甲臜，以甲臜在可见分光光度计534nm处的吸光度，来衡量药物对黄嘌呤或次黄嘌呤氧化的抑制作用。该方法操作简单、快速、方便，可广泛用于黄嘌呤氧化酶抑制剂的筛选。

液相质谱方法也被用来建立并分析药物对XO的抑制作用。运用UPLC-TQ-MS的分析方法，在XO体系中加入WST-1来反映·$O_2^-$的含量，以检测对XO的抑制作用和·$O_2^-$清除作用。该法快速、准确可靠，并排除了假阳性结果，在分析天然化合物的XO抑制活性和·$O_2^-$清除能力方面具有很好的利用价值。

利用一种基于固定化金属亲和色谱的新方法结合超滤-超高效液相色谱-质谱，可用于筛选混合物中能够结合XO的配体。使用固定化黄嘌呤氧化酶微柱（IXOM）和高效液相色谱-二极管阵列检测器-串联质谱进行筛选和鉴定XO抑制剂，HPLC系统通过四端口切换阀和六端口注射阀，将流出物从IXOM转移到HPLC接口，通过C18柱收集色谱图。该方法应适用于从各种混合物中快速有效地筛选相关的活性化合物。其他的分析方法，如基于电流分析生物传感器的检测方法，化学发光测定法，用于监测内皮细胞内XO活性的方法，均能有效的对XO抑制剂进行筛选。其中，主要以XO催化黄嘌呤或次黄嘌呤生成尿酸为理论基础，进行研究和检测。

**2. 细胞模型**

（1）内皮细胞　人脐静脉血管内皮细胞（human umbilical vein endothelial cells，HUVECs）常被用来作为MSU诱导的体外急性痛风模型，主要原因是黄嘌呤在血管内皮细胞中具有高水平的表达。另外，MSU刺激滑膜细胞、单核巨噬细胞和中性粒细胞产生 IL-1β、IL-6、TNF-α 和单核细胞趋化因子等，而这些炎症因子能够诱导血管细胞黏附分子-1、细胞间黏附分子-1 和 E-selectin 的表达，并促进中性粒细胞在 HUVEC 上的黏附。黏附分子的相互作用是炎症损伤过程的一个重要特征，增强中性粒细胞和内皮细胞之间的黏附作用是急性痛风发生的重要过程。MSU 诱导 HUVEC 细胞的体外急性痛风模型已经广泛应用于对药物的评价和筛选中，适合体外的高通量的筛选，并具有经济、简便的优势。

（2）单核/巨噬细胞　单核/巨噬细胞与 MSU 晶体的相互作用是急性痛风启动的主要环节。MSU 晶体首先直接与滑膜细胞及单核/巨噬细胞反应，进而趋化中性粒细胞，并发生爆发式级联扩增反应。常驻巨噬细胞在炎症启动阶段发挥重要作用。在体内，MSU 晶体诱发炎症时，炎性因子的生成发生在单核细胞和中性粒细胞浸润之前，常驻巨噬细胞缺乏可显著降低中性粒细胞浸润和炎症因子产生，故炎症早期，是常驻巨噬细胞介导了炎性细胞因子的产生及中性粒细胞的浸润，而非浸润的单核细胞或中性粒细胞。MSU 晶体通过 Toll 样受体途径和 NALP3 炎性体激活单核巨噬细胞。单核巨噬细胞的细胞膜表面存在 TLR2 和 TLR4，可以识别细胞外的 MSU 晶体，并诱导 IL-1β 前体的转录。TLRs 是先天免疫系统的重要组成部分，该受体是决定 MSU 晶体沉积引起痛风性关节炎的主要因素。

浸润的单核细胞在体内分化为炎症型 M1 样巨噬细胞而非保护性巨噬细胞，经 MSU 晶体再刺激时，可产生 IL-1β、干扰素 α、IL-6、单核细胞趋化蛋白 2、中性粒细胞趋化因子等细胞因子，诱导细胞浸润。MSU 晶体与常驻巨噬细胞相互作用触发炎症，并诱导中性粒细胞和单核细胞浸润，扩大炎症反应。

MSU 诱导的体外急性痛风模型可应用到对药物的评价和筛选中，适合体外的筛选，并具有简便、有效的优势。

（3）滑膜细胞　关节滑膜细胞主要分为滑膜巨噬细胞和成纤维样滑膜细胞，前者具有吞噬并降解和清除关节腔内颗粒物质及细胞碎片合成并释放溶解酶和分泌 IL-1、TNF-α 等功能，后者被认为是滑膜特征性细胞则能合成和分泌前列腺素、透明质酸、胶原蛋白、基质金属蛋白酶及 IL-6 等细胞因子。用 MSU 刺激滑膜细胞，促进滑膜细胞分泌的炎性因子增多，利用 MSU 刺激滑膜细胞制备体外急性痛风性关节炎滑膜模型，在评价治疗这类疾病药物的作用机制方面有重要意义。

（4）多形核中性粒细胞　活化的多形核中性粒细胞（polymorphonuclear neutrophil，PMN）通过释放颗粒蛋白和染色质共同形成胞外纤维结构，与细菌结合后降解毒力因子及杀伤细菌，这种胞外纤维结构就称之为中性粒细胞胞外诱捕网（neutrophil extracellular traps，NETs）。关节腔内形成的 MSU 晶体可以激活参与炎症反应的 PMN，诱导其形成 NETs。过程如下：①MSU 晶体与聚集在炎症部位的 PMN 接触一定时间后，细胞内的 NADPH 氧化酶催化“呼吸爆发”产生大量活性氧（reactive oxygen species，ROS）；②ROS 激活肽基精氨酸脱亚胺酶 4（peptidylarginine deiminase 4，PAD4）介导染色质解聚。PAD4 可以使组蛋白脱亚胺瓜氨酸化（瓜氨酸化修饰：精氨酸-瓜氨酸），组蛋白与 DNA 之间的相互作用减弱，核染色质解聚；③PMN 特有的中性粒细胞弹性蛋白酶（neutrophii elastase，NE）、髓过氧化物酶（myelopemxidase，MPO）由嗜天青颗粒释放并进入细胞核，促进核染色质的进一步展开；④解聚的核染色质进入细胞内液被胞质蛋白及颗粒蛋白修饰，随后释放于细胞外环境发挥其生理或病理作用。

因此，PMN 在炎症部位的趋化、聚集，是痛风发生发展的关键环节，评价药物对 PMN 的趋化、聚集的抑制作用，是体外筛选药物的重要方法。

1）受试药物对小鼠和人多形核白细胞趋化性的影响

材料：通常选用 18～22g 小鼠，采集人外周血，受试药及常见对照药（秋水仙碱）。

方法：①制备多形核白细胞悬液；②制备趋化因子；③培养板和滤膜的制备；④下层分隔培养孔内填充用 RPMI-1640 培养液稀释的趋化液（400μl/孔）。用酶标仪测定 660nm 处各培养孔的吸收度。另外对下层培养孔中的白细胞数量进行计数。

测定指标：计算白细胞迁移率；培养板中白细胞计数。

2）受试药物对小鼠甲酰基-L-蛋氨酰-L-亮氨酰-L-苯丙氨酸（fMLP）诱导的多形核白细胞聚集的影响

基本原理：fMLP 能诱导多形核白细胞的聚集，观察受试药物对白细胞聚集的影响，反映其抑制痛风炎细胞浸润的能力。

材料：一般选用18～22g小鼠，受试药及对照药（秋水仙碱）。

方法：①多形核白细胞悬液的制备：将10ml 6%酪蛋白酸钠注入小鼠的腹腔中，17小时后收集渗出液。腹腔细胞用Geys平衡盐溶液洗两次，重新悬浮为终浓度为$1.5\times10^{7}$/ml的细胞悬液。②受试药和对照药溶解于Geys平衡盐溶液中。fMLP溶解于二甲基亚砜中，并用Geys平衡盐溶解稀释为终浓度为$10^{-7}$mol。多形核白细胞与实验药物预孵育10分钟后加入fMLP，用聚集仪测定多形核白细胞的聚集性。

结果：以透光度来表示。未给药组的平均峰值设置为100%。

（5）T淋巴细胞　外周血CD4 T细胞亚群在不同的条件下可分化为辅助性T细胞，包括Th1细胞、Th2细胞、Th17细胞及调节性T细胞（regulatory T，Treg cells），其中Th17细胞和Treg细胞与痛风的发病密切相关。急性期痛风患者外周血中Th17细胞增多，Treg细胞减少，表明Th17细胞/Treg细胞比例失衡在痛风急性发作过程中具有重要的作用。除此之外，还有IL-17，它主要是由活化的Th17细胞分泌并参与炎症性免疫应答的促炎因子，可以通过促进释放促炎因子瀑布式级联放大炎症反应，进而招募中性粒细胞聚集，导致多种细胞进一步释放炎性因子。体外可以从外周血或者脾脏通过磁珠分选或者流式分选的方法分离获得T细胞。利用ELISA、CBA、蛋白芯片等方法检测培养上清中细胞因子水平（IFN-γ、IL-2、IL-4、IL-10、IL-17等），评估细胞的分泌能力。可以通过MTT、CCK8、BrdU、CFSE等方法检测细胞的活力和增殖能力，流式细胞术检测T细胞表面分子的表达，评估T细胞的活化情况；也可以将T细胞与多形核白细胞等进行共培养，探讨细胞间的相互作用及药物的影响。

（6）B淋巴细胞/浆细胞　B淋巴细胞激活后分化为浆细胞，浆细胞分泌产生免疫球蛋白。痛风急性发作患者的血清免疫球蛋白明显高于高尿酸血症和健康受试者，表明B淋巴细胞在痛风急性发作期被激活，产生免疫球蛋白介导疾病进程，提示适应性免疫也参与了痛风急性发作的过程，并且可能是其发病机制之一。体外可以用LPS刺激脾脏细胞，可以通过MTT、CCK8、BrdU、CFSE等方法检测细胞的活力和增殖能力；用流式细胞术检测B细胞表面分子的表达，评估B细胞的活化情况；也可以从外周血或者脾脏通过磁珠分选或者流式分选的方法分离获得B细胞，探讨细胞间的相互作用及药物的影响。

**3. 受体及信号分子**

（1）NOD样受体及信号　MSU与巨噬细胞相互作用激活NOD样受体家族NLRP3（NACHT、LRR and PYD domains-containing protein 3，NLRP3）炎症小体，进而产生一系列炎症因子，如IL-1β、IL-6、IL-8和TNF-α。有研究表明仅暴露于MSU晶体的单核细胞/巨噬细胞诱导IL-8的释放，而不诱导IL-1β的释放，IL-1β的产生需要来自患有炎性关节炎患者的滑膜和MSU晶体同时存在。因此，评价药物对MSU诱导的单核/巨噬细胞的作用及机制，可从该信号通路考虑，观测对IL-1β、IL-6、IL-8和TNF-α等细胞因子的影响。同时，也应考虑与滑膜细胞的共培养，细胞之间的相互作用更能反映炎性关节中复杂的内环境因素，探讨药物对该信号通路的影响及机制。

（2）趋化因子及其受体信号　炎细胞的迁移、浸润是痛风炎性关节炎的重要特征，趋化因子是趋化炎细胞的重要介质。趋化因子根据分子氨酸残基的位置不同，可分为CXC、CC、C、CX3C四类，CXC趋化因子是其重要成员之一，参与机体炎性反应和损伤修复的过程。IL-8是嗜中性粒细胞趋化性细胞因子，是CXC趋化因子之一。IL-8促进表达特定CXC受体CXCR1和CXCR2的嗜中性粒细胞的聚集和活化。最近已经证明，急性痛风发作时，IL-8在嗜中性粒细胞的聚集过程中发挥重要的作用。在CXCR2敲除小鼠和抗IL-8抗体治疗的小鼠中发现，MSU晶体诱导的急性炎症嗜中性粒细胞聚集减弱。如果受试药物可能通过抑制炎细胞的迁移、浸润发挥治疗作用，可以探讨其对趋化因子的表达及受体下游信号的影响，揭示其作用机制。对于痛风而言，对中性粒细胞的趋化、聚集的影响是需要首先考虑的。

（3）Toll样受体及其信号　Toll样受体（toll like receptors，TLRs）是固有免疫系统中一类重要的模式识别受体，广泛参与病原相关分子模式（pathogen-asssociated molecular pattens，PAMPs）的识别及内源性危险信号相关分子模式（damage-associated molecular patterns，DAMPs）的感知，产生相应的炎症及免疫应答反应。Toll样受体可介导NLRP3炎症小体的产生，如TLR2以及长链游离脂肪酸、TLR4介导炎性介质及IL-1的产生。在TLR4信号通路中，TLR4识别作为DAMPs的MSU，并激活其信号通路，释放下游的IL-1β等促炎因子；TLR2具有细胞质Toll/白细胞介素（IL）-1受体（IL-1R）结构域，其参与下游信号通路的激活，最终诱导IL-1β信使RNA（mRNA）的表达，从而导致机体出现急性炎症反应。鉴于MSU可以直接激活Toll样受体，因此在使用MSU作为刺激的整体或细胞模型中，Toll样受体及其信号是最常探讨的信号通路，评价受试药物对该信号通路的影响，可以较好的解释受试药物药效学的发挥及作用机制。

（4）嘌呤受体及其信号　嘌呤受体（purinergic ligand-gated ion channel 7 receptor，P2X7R）是ATP门控的离子通道，其对二价阳离子有较强选择性，参与细胞信号转导、细胞毒以及诱导细胞凋亡的过程。P2X7R和三磷酸腺苷（ATP）受体是IL-1加工和释放的关键因素，ATP激活的P2X7R是NLRP3炎症小体激活的最强刺激之一。因此，P2X7受体信号激活导致IL-1成熟和释放的机制可能参与痛风的发病。此外，P2X7R的基因多态性引起免疫细胞功能障碍，可能导致痛风的发生。如果药物可以影响这些配体或受体，或者影响配体与受体的结合，或者直接影响受体后信号分子，则可以通过检测这些受体及受体后信号，评估药物的作用。

（5）其他G蛋白偶联受体及信号　G蛋白偶联受体为七次跨膜蛋白，除前文提到的部分趋化因子受体外，其受体还包括前列腺素受体、肾上腺素受体、血管紧张素受体等，它们在免疫系统和炎症调节中有重要作用，可能与痛风的发生、发展密切相关。G蛋白偶联受体典型的信号通路有Gα-AC-cAMP-PKA，Gq-PLC-IP3/DAG-PKC通路等。G蛋白偶联受体激酶（G protein-coupled receptor kinases，GRK）可介导G蛋白偶联受体快速失敏，也参与ERK、PI3K、Akt的活化调控。如果药物可以影响这些配体或受体，或者影响配体与受体的结合，或者直接影响受体后信号分子，则可以通过检测这些受体及受体后信号，评估药物的作用。

此外，痛风性关节炎滑液中的蛋白质及脂质成分也是探讨痛风机制的重要研究方向。关节滑液中单独存在MSU晶体并不能诱导IL-1β的生成，关节滑液中还存在有蛋白质、脂质等成分，将关节滑液中蛋白质和脂质成分分离，分别与MSU晶体相互作用，关节滑液中的蛋白质成分对MSU晶体诱导巨噬细胞IL-1β的释放起着至关重要的作用，脂质成分并不能与MSU晶体作用刺激产生IL-1β。滑液中的蛋白质成分可能与硫酸软骨素的表达相关。如果药物可以影响滑液中的蛋白质成分硫酸软骨素的表达，从而影响IL-1β的释放，可以评估药物的作用及部分机制。

### （五）药物疗效指标的选择与评价

**1. 血尿酸水平**　药物对痛风患者或高尿酸血症动物模型的疗效，可采用血尿酸降低率评估其有效性，血尿酸降低率=（治疗前尿酸水平－治疗后尿酸水平）/治疗前尿酸水平。显效：血尿酸恢复正常或较治疗前明显下降>20%，有效：血尿酸较前下降>10%而<20%，无效：治疗后无显著变化（<10%）。

**2. 关节功能及炎症指标评价**

（1）关节功能障碍指数的评价　0级：双足正常步态，均可着陆；1级：足轻度跛行，着地减轻，足趾未展开；2级：足屈曲，趾背着地，明显跛行。

（2）关节肿胀数　每只足趾计1个踝关节和5个指（趾）关节，每只鼠最多24个关节肿胀。

（3）关节肿胀度　致炎前（d0）用足容积测量仪测量大鼠后足（非致炎侧）容积，致炎后某一时间与致炎前足容积的差值即为该时大鼠的足爪肿胀度（Δml=致炎后足容积－致炎前足容积）。

（4）关节炎指数　每只足趾按下列标准评分：0=正常；1=踝关节出现红斑和轻微肿胀；2=踝关节到跖关节或掌关节出现红斑和轻微肿胀；3=踝关节到跖趾关节或掌关节出现红斑和中度肿胀；4=踝关节到趾关节出现红斑和重度肿胀。最大评分为16分，佐剂性关节炎除去致炎侧，最大评分为12分。

（5）关节压痛　使用压痛测定仪给动物足爪施加连续递增的压力，当其后足缩回时，由显示器上读出所加的压力数值为痛阈。致炎前测得的压力值为基础痛阈，致炎后某一时间测得的压力值为该时的痛阈。

（6）关节病理评分　关节组织病理形态学改变，根据炎细胞的浸润、纤维组织的增生、滑膜细胞的增生评分：0=正常；1=散在炎细胞浸润、少量纤维组织增生、滑膜细胞单层；2=较密集的炎细胞浸润、中等纤维组织增生、滑膜细胞达双层；3=大量炎细胞浸润、大量纤维组织增生、滑膜细胞达3层或以上。

以上指标的疗效判断标准可参考第十三章第一节治疗类风湿关节炎药物的药理学研究，痛风性关节炎模型的$ICPA_{25}$定义为：压痛阳性足爪数和关节肿胀数至少减少25%，并且以下2项中至少1项得到25%的改善：关节功能障碍，关节炎指数；$ICPA_{50}$和$ICPA_{75}$指上述指标得到50%或75%的改善。致炎后足爪在某一时间的痛阈大于基础痛阈定义为压痛阳性，关节肿胀数、关节炎指数等的定义如上所述。除根据$ICPA_{25}$/$ICPA_{50}$/$ICPA_{75}$标准进行药物疗效判断以外，还可以对关节功能障碍、关节肿胀数、关节肿胀度、关节炎指数、关节压痛、关节X线评分、关节超声评分、关节病理学评分等进行组间显著性检验。

**3. MSU结晶的变化**　影像学方法是评估尿酸盐结晶的重要方法，目前国内外有关影像学方法评估尿酸盐结晶的方法有很多，包括X线、超声、CT、MRI及DECT，但除了超声和DECT，大部分仅用于痛风的临床研究阶段。

对比治疗前后图像，治疗后尿酸盐结晶数目较治疗前减少，记-1分，较前增多，记1分；治疗后尿酸盐结晶大小较前缩小，记-1分，大小较前增大记1分。半定量分析方法评估尿酸盐结晶是痛风疗效检测的理想方法，其可以多方位、多角度、直观、无创显示尿酸盐结晶及其分布范围，充分显示检测部位尿酸盐结晶的沉积，可以直观、方便地评估治疗痛风的效果。

## 四、实例

### 重组人IL-1受体拮抗剂（rhIL-1Ra）治疗痛风的药效学及部分机制研究

**1. 体内研究**

（1）IL-1Ra对MSU结晶致大鼠急性痛风性踝关节炎的治疗作用

1）目的：明确IL-1Ra对MSU结晶致大鼠急性痛风性踝关节炎的治疗作用。

2）材料：实验动物选用雄性SD大鼠（180g+20g），MSU结晶，受试药IL-1Ra。

3）MSU结晶致大鼠急性痛风性踝关节炎的建立、分组及给药：具体造模方法同研究内容部分。SD大鼠，随机分为7组，每组10~12只，即正常组、模型组、IL-1Ra三个剂量组（6mg/kg、12mg/kg、24mg/kg）和两个阳性对照组吲哚美辛（9mg/kg，ig，qd×5），anakinra（12mg/kg）。IL-1Ra和anakinra在致炎后皮下注射给药，每天一次，共5天。

4）检测指标：关节炎指数、关节肿胀、足爪压痛、关节功能障碍、血清尿酸水平、血清和关节液IL-1水平、血清和关节液IL-8水平、踝关节病理、踝关节积液中嗜中性粒细胞计数。

（2）IL-1Ra对MSU结晶致大鼠皮下气囊急性痛风性滑膜炎的影响

1）目的：明确IL-1Ra对MSU结晶致大鼠皮下气囊急性痛风性滑膜炎的治疗作用。

2）材料：实验动物选择雄性SD大鼠（180g+20g），MSU结晶及受试药IL-1Ra。

3）MSU结晶致大鼠皮下气囊急性痛风性滑膜炎模型的建立、分组及给药：大鼠MSU结晶皮下气囊模型的复制。具体方法同研究内容部分。SD大鼠，随机分为7组，每组10~12只，即正常组、模型组、IL-1Ra三个剂量组（6mg/kg、12mg/kg、24mg/kg）和两个阳性对照组吲哚美辛（9mg/kg，ig，qd×5），anakinra（12mg/kg）。IL-1Ra和anakinra在致炎后皮下注射给药，每天一次，共5天。

4）检测指标：吸取气囊液，检测嗜中性粒细胞计数；计算每个高倍镜视野无MSU结晶和吞噬结晶的百分率；血清尿酸水平；血清及囊液IL-1水平；血清及囊液IL-8水平。

切取气囊组织制备组织切片，用偏振光检查未染色的MSU结晶，测定气囊内层细胞的数量、血管数和炎症细胞作半定量积分。所有组织学特性分等级，最低值为0，最高值为4，用五铬染色分析气囊膜连接组织的成分。

（3）IL-1Ra对醋酸所致小鼠扭体反应的影响

1）目的：明确IL-1Ra对炎症疼痛的治疗作用。

2）材料：实验动物选择雄性昆明种小鼠，18~22g，醋酸及受试药IL-1Ra。

3）模型的制备、分组及给药：对每只小鼠腹腔注射0.7%的冰醋酸溶0.2ml。实验分组：小鼠，随机分为6组，即模型组、IL-1Ra三个剂量组（9mg/kg、18mg/kg、36mg/kg）和两个阳性对照组醋氯芬酸（13.5mg/kg，ig，qd×5），anakinra（18mg/kg）。每组15只。IL-1Ra和anakinra在致炎后皮下注射给药，每天一次，共5天。

4）检测指标：观察记录小鼠在20分钟内发生扭体反应（腹部内凹、伸展后肢、臀部抬高）的次数。

镇痛百分率(%)=[(对照组扭体次数-给药组扭体次数)/对照组扭体次数]×100%

**2. 体外研究**

（1）IL-1Ra对小鼠和人多形核白细胞趋化性的影响

基本原理：白细胞聚集是机体防御机制的一个重要方面。趋化因子能吸引白细胞至感染或炎症部位。

1）目的：明确IL-Ra对小鼠和人多形核白细胞趋化性的抑制作用

2）材料：实验动物选择小鼠，18~22g，取人外周血；受试药IL-1Ra及对照药秋水仙碱和anakinra。

3）方法：具体方法同研究内容部分。

（2）IL-1Ra对小鼠fMLP诱导的多形核白细胞聚集的影响

基本原理：甲酰基-L-蛋氨酰-L-亮氨酰-L-苯丙氨酸（fMLP）能诱导多形核白细胞的聚集。

1）目的：明确IL-1Ra对小鼠fMLP诱导的多形核白细胞聚集的影响。

2）材料：实验动物选择小鼠，18~22g；受试药IL-1Ra及对照药秋水仙碱和anakinra。

3）方法：具体方法同研究内容部分。

体外实验部分可选择MSU刺激的巨噬细胞或滑膜细胞模型，观察药物对细胞模型中细胞增殖的影响、分泌细胞因子的影响，并探讨对相关信号通路的作用。可参考体外实验及机制研究部分。

（吴华勋　魏　伟）

# 第五节　减肥药物的药理学研究

## 一、概述

### （一）肥胖的定义

肥胖症（obesity）是目前公认的困扰发达国家和发展中国家的一大流行病。不仅会增加慢性疾病的患病率还增加了经济资源的消耗。在过去30年里，全球超重（$25kg/m^2 \leqslant$体重指数BMI$\leqslant 30kg/m^2$）和肥胖（BMI$\geqslant 30kg/m^2$）的患病率上升了27%以上，使受影响的人数达到约21亿。而且在肌肉质量较低的人群中，BMI正常18.5~24.9$kg/m^2$者也可能超重。因此，一些权威人士提倡使用男性体内脂肪>25%或女性体内脂肪>33%来定义肥胖。世界卫生组织的数据显示，超重和肥胖是全球死亡的第五大风险。由于超重或肥胖，每年至少有280万成年人死亡。肥胖是心血管和脑血管疾病（心脏病和脑卒中）、2型糖尿病、肌肉骨骼疾病和某些癌症的主要危险因素。在极端情况下，肥胖可能会使预期寿命缩短6~14岁。体重是食物摄入（热量摄入）和能量消耗（能量输出）之间的平衡，当能量输入在长时间内大于能量输出时会发生肥胖。人类肥胖症的病因通常由于摄入高脂肪、盐和糖的食物增加，且伴随久坐的生活方式。针对肥胖个体的减肥策略包括减少能量输入和增加能量输出的饮食和运动。然而，节食通常会增加对食物的渴望，并且对于大多数肥胖患者而言，完成减肥所需的运动量是不实际的。因此，对于生活方式的干预很少能成功减肥，经常最终导致体重恢复。现在人们普遍认为，需要用比饮食和运动更严格的干预来控制肥胖。减肥手术（胃束带或旁路手术）可以产生显著和持续的体重减轻，但存在健康风险。另一种方法是通过减肥药物结合饮食控制和运动增加达到体重减轻的目的。

### （二）肥胖的病理特征及发病机制

过度肥胖常伴随时间缓慢发展，呈现长期的正能量平衡。与骨骼肌、肝脏和其他器官组织的体积增加协同出现的是脂肪组织中脂质（主要是三酰甘油）增加，过量的脂质会分布至许多身体隔室中。内脏脂肪堆积比皮下脂肪更隐蔽且更具危害性。例如：肥胖患者中常见的高血压可能是肾脏被脂肪组织包围受压而引起的血压升高；肥胖常伴有咽软组织增加，导致睡眠期间阻塞气道，引起阻塞性睡眠呼吸暂停；过量脂肪同时会增加关节负荷，使肥胖成为骨关节炎发展的风险因素；腹腔内压力增加可导致胃食管反流病、Barrett 食管和食管腺癌风险增高。

脂肪细胞的分布和数量可影响其合成脂肪因子和激素的速率。脂肪组织内脂肪细胞和巨噬细胞过度分泌促炎的脂肪因子和细胞因子，所以某些肥胖者会引发低级别全身性炎症。脂肪细胞内三酰甘油的水解会释放游离脂肪酸，导致肥胖患者的血浆游离脂肪酸水平通常较高。许多超重或肥胖患者中存在游离脂肪酸水平的升高、炎症细胞因子和非脂肪组织中的脂质中间产物引起胰岛素信号受损以及胰岛素抵抗状态。

肥胖的发病机制包括以下几个方面：

**1. 环境因素**　现代肥胖症的流行在很大程度上是由环境因素造成的，在过去的几十年中，人均食物的供给和食用增多尤其是高能食品的风靡，加上运动减少、睡眠不足等原因导致能量过多摄入和体重增加。

**2. 遗传因素**　即使在共同的环境中，也只有小部分人会发胖，这是潜在遗传机制导致的。到目前为止，基因关联研究已经确定了多个基因位点分别涉及单基因和多基因导致的肥胖。其中包括瘦素（leptin）和黑素皮质素受体 4（melanocortin four receptor，MC4R）缺乏，这些受体主要在下丘脑表达，并参与调节体内能量稳态的神经回路。MC4R 基因突变是目前单基因型肥胖的最常见原因，在重度肥胖儿童中占 2%~5%。

**3. 中枢调控与能量平衡失调**　体内营养物质能量的吸收、储备和利用是一个非常复杂的平衡系统，所以才能保持相对恒定的能量储备和体重。下丘脑弓状核内的两组神经元可被循环系统内的神经肽激素抑制或兴奋，通过调节食物摄入和能量消耗控制能量平衡。经中枢控制食物摄入和体重的经典观点认为：能量平衡是由中枢与直接参与体重调节的外周器官（如胃肠道、脂肪组织、胰腺及其他器官内的微生物和细胞）之间的相互作用引起的。下丘脑以外的大脑区域可通过感受信号输入、认知过程、进食产生的享乐效应、记忆和注意力等对能量平衡进行调节。所以如果下丘脑内侧受到损坏可刺激体重调定点，造成食欲亢进，最终形成肥胖。中枢神经系统损坏所导致的肥胖，常伴有副交感神经系统活动增加及交感神经活动下降，自主神经的这些改变导致能耗减少、胰岛素分泌增加，故可引起体重快速增长。

**4. 其他因素**　近来研究报道肥胖的产生机制还与脂肪组织中白色脂肪组织、棕色脂肪组织及肠道菌群等有关。目前认为脂肪组织主要包括两种类型：白色脂肪组织和棕色脂肪组织。白色脂肪主要以三酰甘油的形式储存机体摄取的能量，当热量摄入超出脂肪细胞的存储能力时，机体就会产生肥胖。与白色脂肪不同，棕色脂肪主要通过氧化脂肪酸消耗能量。白色脂肪一方面通过非颤抖性产热维持动物体温，另一方面可以消耗机体过剩的能量，维持能量平衡。基于棕色脂肪在消耗能量方面的作用，激活棕色脂肪活性可以增加肥胖患者的能量消耗，达到减肥和改善代谢的作用。已证明棕色脂肪产生的脂肪因子能够对代谢产生有益作用。棕色脂肪衍生的脂肪因子可促使脂肪干细胞分化成米色脂肪，米色脂肪可诱导机体产热，增加能量消耗并最终减少脂肪组成和体重。因此，关于棕色脂肪及米色脂肪的研究已经成为目前肥胖研究的热点。也有些研究正在帮助区分由饮食引起的肥胖机制和那些可能与微生物群有关的机制。例如，将小鼠减肥模型（胃旁路手术）中的微生物群移植到无菌小鼠体内，结果显著减轻了体重。动物和人类研究结果表明，肥胖人群中的微生物群可更有效地获取能量，并可能操纵宿主基因功能，导致肥胖增加、炎症反应加重、代谢内毒素血症和代谢功能障碍。微生物群对体重的改变具有潜在影响，并可能成为解决全球肥胖流行的研究方向。

有研究表明维生素 D 水平的低下与肥胖密切相关。从考虑肥胖因素的一方面来看，那些很少或没有晒太阳的肥胖患者，由于久坐不动的生活方式，减少户外活动，导致维生素 D 封存在脂肪组织内，以及肥胖患者大量脂肪中摄入或经皮合成的维生素 $D_3$ 的体积稀释，可能是导致维生素 D 水平低下的一些主要因素。另一方面，维生素 $D_3$ 受体和负责维生素 $D_3$ 代谢的酶在脂肪细胞中的表达，通过调节脂肪细胞分化和脂质代谢，在低维生素 D 状态和肥胖发生过程中发挥作用。

### （三）治疗肥胖症的药物

肥胖治疗的策略包括生活方式干预、药物治疗和减肥手术。肥胖护理的基础原则在于改变生活方式，包括饮食、身体活动和行为改变疗法。达到可持续性体重减轻目的的最重要策略是减少热量摄入，同时增加和维持体力活动。然而生活方式的改变往往并不能提供持久的减肥效果。为了更加积极的治疗肥胖，美国国立卫生研究院国家心肺血液研究所建议：对于改变生活方式治疗 6 个月后不能明显改善的，BMI > $30kg/m^2$ 或 BMI >

27kg/m$^2$伴随体重相关并发症的患者的可考虑用减肥药物治疗。减肥新药的研发必须保证安全和疗效并重。

美国食品药品监督管理局（FDA）提出减肥药的疗效评价标准：①减肥药和安慰剂服用1年后，两组受试者的体重减轻差异应不小于5%。②药物治疗组中体重减轻5%以上的受试者比例不少于35%，并且其比例应是安慰剂组的2倍。患者总体重的下降将会是生活方式改变和药物治疗的结合；当减肥药物与生活方式干预相结合时，减重效果更为理想。通常将基线体重减轻5%~10%定义为中度减重，因为其在改善与肥胖相关的代谢性危险因素和伴发疾病方面具有临床意义。减重5%即可改善胰岛β细胞功能以及肝脏和骨骼肌对胰岛素的敏感性，更大幅度的相对减重会分级改善关键脂肪组织失调。不同个体对减肥药物的反应差别很大，有些人会减轻很多体重，而有些人则仅减轻很少的体重。所有减肥药物应优先使用最低有效剂量，如果患者使用最大耐受剂量3~4个月内未减轻4%~5%体重，则应停止治疗。除了奥利司他，所有减肥药物都禁止在怀孕期间使用。

患者和医生应该理解肥胖是一种需要长期治疗的慢性疾病。肥胖症的药物治疗基本原则不仅是减轻体重还包括改善与肥胖相关的并发症，如高血糖、高血脂和心脏病，以及降低死亡率。在2012年之前，FDA批准长期使用的减肥药是西布曲明（sibutramine，1997年批准）和奥利司他（orlistat，1999年批准）。西布曲明作为中枢神经系统的食欲抑制剂，由于其具有严重心血管风险于2010年在美国、欧洲和中国等国市场停售，如今仅剩下奥利司他仍在市场上销售。美国在2012年以后批准了新的治疗肥胖的药物包括芬特明-托吡酯复方、氯卡色林（lorcaserin）、安非他酮-纳曲酮复方片剂和利拉鲁肽3.0（liraglutide）。

**1. 奥利司他** 奥利司他是一种强效和长效的特异性胃肠道脂肪酶抑制剂。脂肪酶是界面活性酶，可将胃肠道内的三酰甘油水解成极性更强的消化产物，特别是脂肪酸和一酰甘油。一旦被消化，脂质就会以混合胶束和其他胶体物质的形式迅速被小肠上皮衬里吸收。奥利司他通过抑制脂肪酶而直接阻断人体对食物中脂肪的吸收，在治疗剂量下（通常高脂肪含量的膳食为120mg），可阻止大约30%的摄入脂肪不被脂肪酶消化，并从体内排出，是相对安全的减肥药。Alli是奥利司他作为每日3次60mg的低剂量药品，以被批准在美国作为非处方药使用。奥利司他作为减肥和保养的辅助手段，在治疗的第一年体重会有明显减轻，但第二年体重会出现一定程度反弹。并且服用奥利司他的受试者的血清维生素D、维生素E和β-胡萝卜素水平显著降低，所以建议口服多种维生素补充剂辅助治疗。除了促进体重减轻和保持体重外，奥利司他还可以改善胰岛素敏感性并降低血糖、总胆固醇、三酰甘油和载脂蛋白B等水平。奥利司他的胃肠道副作用包括脂肪/油性粪便、粪便紧迫、油性斑点、排便增加和大便失禁等。这些症状通常是轻度至中度，并且可随药物持续使用时间延长而逐渐减轻。

**2. 芬特明-托吡酯复方** 芬特明-托吡酯复方控释片是2012年获得美国FDA批准的减肥药。芬特明可通过增加去甲肾上腺素的释放并降低其对下丘脑核的摄取来减少食物摄入达到减肥的目的。它还可作为肾上腺素能激动剂，激活交感神经系统并增加静息能量消耗。托吡酯是治疗癫痫和预防偏头痛的药物，可通过促进味觉厌恶和减少热量摄入来减轻体重。芬特明-托吡酯不推荐用于有明显心脏病史的患者，如冠心病和未控制的高血压。

**3. 氯卡色林** 氯卡色林是选择性5-羟色胺（5-hydroxytryptamine，5-HT）受体激动剂，在2012年被FDA批准作为长期治疗肥胖药物。在几种5-HT受体亚型中，氯卡色林高选择性结合5-HT$_{2C}$受体。它通过与下丘脑中的抑制食欲的阿黑皮素原（proopiomalocortin，POMC）神经元上的5-HT$_{2C}$受体结合来降低食欲，增强饱腹感。服用氯卡色林的患者中最常见的不良反应包括头痛、头晕、乏力、恶心、口干和便秘，可能危及生命的副作用是5-HT综合征。

**4. 安非他酮-纳曲酮复方** 安非他酮-纳曲酮复方片剂于2014年9月被美国FDA批准用于减肥。安非他酮是一个氨基酮类的抗抑郁药物，用于治疗抑郁症及季节性情绪失调，其主要作用机制是作为多巴胺和去甲肾上腺素的再摄取抑制剂，通过对多巴胺和去甲肾上腺素等再摄取的抑制作用促进中枢黑素皮质素通路的激活。激活后通过兴奋下丘脑腹内侧的饱食中枢，产生饱食的感觉，同时产生中枢神经系统的兴奋作用，增加机体代谢、减轻体重。另一成分纳曲酮是阿片受体拮抗剂，可减少安非他酮激活的神经元的自身抑制性负反馈调节，从而实现持续的体重减轻。安非他酮-纳曲酮最常见的不良反应包括恶心、呕吐、便秘、头痛、头晕、失眠和口干。FDA建议监测患者是否出现自杀念头或有自杀行为的出现。对于未控制的高血压、癫痫病史、贪食症或神经性厌食症病史以及需要麻醉剂控制疼痛的患者，应避免使用。

**5. 利拉鲁肽** 2014年12月美国FDA批准利拉鲁肽上市。利拉鲁肽是人胰高血糖素样肽-1（glucagon-like peptide-1，GLP-1）受体激动剂，最初用于治疗糖尿病。利拉鲁肽3.0mg/d可抑制食物摄入和主观饥饿感并延迟胃排空。利拉鲁肽不良反应主要是胃肠道反应，如恶心、呕吐和腹痛。

**6. 其他药物**　除此以外针对治疗肥胖以外的病症的药物，也有减轻体重的功效。如非典型的抗抑郁药安非他酮，降糖药二甲双胍和醋酸普兰林肽，抗癫痫药托吡酯和唑尼沙胺均可用于减重的辅助治疗。

## 二、减肥药物临床前药效学研究设计

### （一）减肥药物作用靶点分类

肥胖是由热量摄入和能量消耗之间的不平衡引起的异常和过多的脂肪积累造成。体重控制涉及激素、代谢和神经通路调节的复杂机制。减肥药物研究需要有效地了解可能调节食物摄入、能量平衡和体脂肪量的因素和机制。目前的减肥药物作用靶点主要从两个不同的方面考虑。第一是中枢控制，第二是在能量稳态中具有相关作用的外周器官，例如脂肪组织和胃肠道。

**1. 大脑作为开发减肥药物的靶标**　大脑在食欲调节和体重控制中的作用是众所周知的。因此，靶向中枢神经系统的治疗药物可能成为最有前途的减肥药。神经递质可影响中枢神经系统对食物摄入和能量消耗的调节。食欲由下丘脑腹内侧的饱中枢与下丘脑外侧区的摄食中枢调节。神经药理学研究证明，靶向下丘脑中的三种单胺受体系统，即去甲肾上腺素能、多巴胺能和5-HT能系统可以引起摄食行为的改变。多巴胺激活奖赏和愉悦的大脑中枢，影响食物的摄入。阿片肽的信号传导导致食物和阿片类激动剂的快乐成分诱导可口食物的摄入。因此靶向调节这些递质在下丘脑的合成、释放与再摄取的药物成为对抗肥胖的最有希望的疗法之一。如安非他酮-纳曲酮复方片剂中的安非他酮是去甲肾上腺素和多巴胺再摄取抑制剂。安非他酮可促进中枢去甲肾上腺素和多巴胺的释放，阻断神经末梢对去甲肾上腺素再摄取，增加突触间隙的去甲肾上腺素和多巴胺的含量，从而产生中枢交感神经系统的兴奋作用，抑制觅食行为，减少食物摄入，最终减轻体重。另外激动特异性中枢5-HT受体也是减轻体重的有效药理学方法。5-HT为中枢神经系统中重要的抑制性递质，通过对下丘脑外侧区及腹内侧核饱中枢的作用，使患者产生饱感，减少进食。针对5-HT受体的第一批药物是芬氟拉明和右芬氟拉明。芬氟拉明等可刺激5-HT的释放，并抑制其再摄取，提高突触间隙5-HT的含量，从而抑制食欲，减轻体重。为了避免和减轻同时激动$5\text{-HT}_{2B}$导致的心血管系统不良反应，可高选择性与仅在大脑中表达的$5\text{-HT}_{2C}$结合的受体激动剂氯卡色林问世，为研发高选择性靶向治疗的减肥药提供了新的方向。在中枢水平涉及能量平衡调节的另一系统是内源性大麻素系统。大麻素受体1型（cannabinoid receptor type 1，CB1）激动剂可促进摄入美味的食物。相反，大麻素受体的拮抗剂可通过提高中枢水平的瘦素敏感性诱导体重减轻。

**2. 脂肪组织作为开发减肥药物的靶标**　经常被认为是脂质储库的脂肪组织作为参与能量稳态调节的内分泌器官而受到越来越多的关注。脂肪组织中的众多生物活性因子称为脂肪因子。脂肪因子在肥胖症中失调，它们可通过控制食物摄入、脂肪分布、胰岛素敏感性和能量消耗参与能量平衡的调节。脂肪因子已成为肥胖的潜在生物标志物和药物治疗新靶点。这些脂肪因子包括瘦素、脂联素（adiponectin，APN）、二肽基肽酶-4（DPP-4）、BMP-7、肿瘤坏死因子α（TNF-α）和内脏脂肪组织来源的丝氨酸蛋白酶抑制剂（vaspin）等。这些脂肪细胞因子，多数在大脑的作用是增加能量消耗，并导致体重减轻。瘦素是由脂肪细胞分泌的蛋白类激素，它是机体调控体重的重要脂肪因子。瘦素可通过作用于下丘脑的代谢调节中枢激活PI3K信号通路，增加机体对葡萄糖的摄取利用，同时发挥抑制食欲、减少能量摄取、增加能量消耗、抑制脂肪合成的功能。脂联素参与调节葡萄糖水平以及脂肪酸分解。脂肪因子在机体食欲、饱感、能量消耗、内皮功能、血压、胰岛素敏感性、脂肪生成、脂肪分布和胰岛素分泌的调节中发挥重要作用，是在肥胖相关代谢性疾病治疗中有潜力的新靶点。尽管近年来基于脂肪因子的治疗研究在一些动物和临床实验中取得很多进展，包括减重、改善胰岛素抵抗及降糖作用，但由于对脂肪因子作用机制认识的不足及临床证据的缺乏，该方面临床应用还受制约。因此，进一步加强中枢神经系统和脂肪组织之间相互作用及其影响的新型脂肪因子的相关研究，寻找能够维持稳定和持续减轻体重的治疗靶标，是减肥药物研究的新策略。

**3. 胃肠道作为开发减肥药物的靶标**　胃肠道细胞可分泌超过30种肽对摄入的食物做出反应。这些肽通过与参与体重调节的长效激素如瘦素和胰岛素相互作用而促进饥饿或饱腹感，以维持能量稳态。因此参与控制能量稳态的胃肠道衍生肽最近获得了较多的关注。在这些肽中，研究最多的包括 GLP-1、缩胆囊素（cholecystokinin，CCK）、胃泌酸调节素、肽 YY（peptide tyrosine tyrosine，PYY）和肠抑素等。GLP-1 是餐后主要由远端小肠和结肠 L 细胞释放的。人类 GLP-1 可减少热量摄入、胃排空率和能量消耗。饥饿素（ghrelin）可与 GLP-1 相互制约，共同调节食物的摄入。利拉鲁肽作为 GLP-1 类似物，可激动 GLP-1 受体达到抑制食欲的作用。大麻素系统中特别是大麻素受体 CB1，已成为阐明肥胖病理及开发减肥新药的新目标。但是，大麻素系统不仅存在于中枢系统层面。研究发现参与代谢调节的主要外周器官如脂肪组织、肝脏、内分泌胰腺和骨骼肌都是大麻素作用的靶标。关于胃内大麻素系统最新研究表明，该系统的任何调节机制都可能与胃-脑通讯和能量平衡控制的调节有关。

目前观点认为能量平衡是由中枢神经系统与直接参与体重调节的外周器官（例如胃肠道和脂肪组织）之间的相互作用引起的。此观点指导未来减肥药物的研究策略逐步发展为从作用于与脑和外周相通的主要途径来寻找药物治疗靶点。虽然任何一种减肥药物都可能影响控制食物摄入和能量消耗的一种或几种系统，但单一药物一般不能成为持久有效的肥胖症治疗方法。因此，未来治疗肥胖的策略可能为通过几种不同机制发挥有效降低体重的作用。

### （二）阳性对照药

奥利司他是一种强效和长效的特异性胃肠道脂肪酶抑制剂，因为其安全性高、副作用小一直存在于市场上，可作为评价药物治疗肥胖的理想阳性药。西布曲明是一种选择性去甲肾上腺素/5-HT 再摄取抑制剂，虽然已经撤市，但是也可作为评价药物疗效的阳性药。

### （三）肥胖动物模型概述

**1. 模型动物物种及性别选择** 大鼠和小鼠是用于评估药物对食物摄入和能量平衡影响的主要实验动物。它们体积小、容易获得、使用经济、易于操作，并且可以轻松测量体重、食物及水的摄入量。它们也是具有复杂消化系统的杂食动物，控制食物摄入的许多中枢和外周机制与人类相似。尽管与人类存在一些生理差异及昼夜节律差异，啮齿类动物还是作为减肥药药理学实验的最佳选择。物种的选择取决于诸如实验成本（通常选择小鼠更经济）、测试药物的成本和可用性（小鼠使用数量更少），以及要求在转基因或敲除动物中进行研究（小鼠是遗传操作的首选）等。需注意雄性和雌性大鼠存在性别差异，通常利用雄性大鼠进行急性肥胖模型研究，以规避雌性发情周期引起的食物摄入量变化，长期实验研究中雌雄动物均可。

肥胖动物模型需注意包括对摄入以及体脂、血浆、瘦素、胰岛素和葡萄糖以及其他相关参数的评估。通常与安慰剂相比，体重减轻 >5% 超过 1 年是评价抗肥胖药物的主要疗效终点。最常用的肥胖动物模型有瘦素缺乏的 ob/ob 小鼠、瘦素受体缺陷的 db/db 小鼠、Zucker 大鼠、黑素皮质素受体 4 缺陷动物和饮食诱导肥胖（diet-induced obesity，DIO）等模型。特定实验模型的选择取决于特殊的研究的目标。例如，DIO 小鼠模型被认为比大多数转基因模型更能模拟人类的普通肥胖状况，而且是测试药效的最佳选择。转基因模型或具有自发突变的模型可用于探索特定分子靶点和通路在食物摄入生理中的作用，评估未来的减肥治疗方案，以确定其在体内是否涉及特定的靶点或通路。一些单基因突变肥胖模型是通过突变瘦素能-黑素皮质素能通路的某个基因，或者利用多基因变异的疾病模型，都可以用来作为筛选减肥药物的药理活性的动物模型。除此以外还有化学药剂、药物诱导模型、外科手术模型等常用的几种减肥药物药理实验模型。

**2. 瘦素、瘦素受体及信号相关基因改造动物模型** 大脑下丘脑瘦素信号通路缺陷的动物会发展成病态肥胖的表型。这些模型包括缺乏瘦素和（或）由于瘦素受体突变或极端瘦素耐药性而对瘦素不敏感的动物。突变可以自发形成（$Lep^{ob}/Lep^{ob}$小鼠）也可通过基因工程改造。

（1）ob/ob 小鼠（$Lep^{ob}/Lep^{ob}$小鼠，“肥胖”小鼠） 目前，ob 基因（即瘦素基因）也是肥胖研究中关注最多的基因之一。ob 基因的单基因自发突变阻止了生物活性瘦素的分泌（因为瘦蛋白合成提前终止）。瘦素主要在白色脂肪细胞中合成，其分泌量与储存的三酰甘油的量成正比。在罕见的人类肥胖病例中也观察到瘦素缺乏症。从表型上看，瘦素的缺乏导致明显的早发性肥胖，其特征在于暴饮暴食、能量消耗减少和体温过低。$Lep^{ob}/Lep^{ob}$小鼠是不能生育的。$Lep^{ob}/Lep^{ob}$小鼠中的肥胖是少数几种可以通过外源性瘦素有效治疗的肥胖形式之一。瘦素可以使 $Lep^{ob}/Lep^{ob}$小鼠中所有已知的表型缺陷正常化，包括肥胖、代谢综合征和生殖功能。

（2）db/db 小鼠（“糖尿病”小鼠）　瘦素受体缺陷的“db/db”小鼠，也称为 $Lep^{db}/Lep^{db}$ 小鼠，在表型上与 $Lep^{ob}/Lep^{ob}$ 小鼠相似，因为其高血糖、高尿糖、多尿的表现与糖尿病患者相似，也称为“糖尿病”小鼠。$Lep^{db}/Lep^{db}$ 小鼠的特征还在于食欲过盛和能量消耗减少，导致明显的早发性肥胖。此类模型小鼠由于生长激素缺乏表现为不育。与 $Lep^{ob}/Lep^{ob}$ 小鼠的主要区别在于对瘦素的显著抗性，因为 $Lep^{db}/Lep^{db}$ 小鼠具有（自发）突变的瘦素受体。$Lep^{db}/Lep^{db}$ 小鼠患有病态肥胖但其瘦素水平显著升高，具有胰岛素抵抗并发展为糖尿病，该模型小鼠经常用于研究 2 型糖尿病样综合征。

（3）s/s 小鼠　s/s 小鼠是一种更特异的瘦素受体缺陷的基因工程动物模型。相比 $Lep^{db}/Lep^{db}$ 小鼠的缺陷导致广义瘦素受体功能障碍，s/s 小鼠标志为转录因子 STAT3 的突变，这是瘦素受体信号通路的关键组成部分，调节瘦素对能量稳态的影响。位于 Tyr 1138 位点的氨基酸酪氨酸对瘦素激活这一途径至关重要。用编码丝氨酸残基的等位基因（Ser1138，而不是 Tyr1138）特异性地替换小鼠瘦素受体编码基因，会破坏 STAT3 信号。与 $Lep^{db}/Lep^{db}$ 小鼠相比，纯合子（s/s）小鼠具有超强食欲且肥胖，但具有可育性、正常体长和较低的血糖。s/s 小鼠还可产生与 $Lep^{db}/Lep^{db}$ 小鼠类似的严重胰岛素抵抗。

（4）瘦素受体缺陷大鼠　类似于 $Lep^{db}/Lep^{db}$ 小鼠，瘦素抵抗性肥胖的几种大鼠模型的瘦素受体也发生了突变，如 Zucker 大鼠、ZDF 大鼠和 Koletsky 大鼠。Zucker 大鼠分为瘦型和胖型。瘦型 Zucker 大鼠的基因型为 Fa/Fa 或 Fa/fa，能够正常表达瘦素受体，而肥胖型 Zucker 大鼠的基因型为 fa/fa，不能表达正常的瘦素受体。肥胖型 Zucker 大鼠是研究肥胖基因的常用实验动物，并在研究过程中将瘦型 Zucker 大鼠作为对照动物。Zucker 肥胖大鼠具有食欲旺盛、肥胖、胰岛素抵抗、高血脂和高血压等表现，类似人的非胰岛素依赖型糖尿病。该类动物模型广泛用于能量代谢调节机制的研究，也可用于糖尿病并发症、代谢综合征等研究。

（5）阿黑皮素原基因敲除小鼠　下丘脑弓状核中表达阿黑皮素原的神经元是瘦素的直接作用靶点。阿黑皮素原是几个生物活性肽的前体，如 α 黑素细胞刺激素（α-melanocyte-stimulating hormone，αMSH）。在大脑中，αMSH 是一种有效的食欲减退神经肽，通过激活下丘脑和其他地方的室旁核中的黑素皮质素受体（MC3R 和 MC4R）来减少进食并增加能量消耗。缺乏阿黑皮素原（$POMC^{-/-}$）的转基因小鼠很容易发展为肥胖小鼠。

（6）黑素皮质素受体转基因动物模型　黑素皮质素受体 4 亚型参与控制食物摄入，一般由瘦素激活，可以抑制进食，降低脂肪能量储备能力。当 MC4R 发生突变会缺乏饱腹感而不断进食。通过靶向敲除使 MC4R 特异性失活，可导致暴饮暴食和病态肥胖。基因突变动物模型可用于阐明特定基因在脂肪细胞的增殖和分化方面所发挥的关键作用。尤其是 $MC4^{-/-}$ 小鼠也有高胰岛素血症、高血糖和高瘦素血症。与许多其他肥胖模型相反，$MC4^{-/-}$ 小鼠的循环皮质酮水平没有升高，对瘦素、αMSH 刺激作用无反应。MC4R 的类似突变常被认为是人类肥胖最常见的遗传原因。另一种 MC 受体亚型 MC3R 的靶向失活也会产生肥胖表型。该综合征的特征是相对轻微的体重增加，但后期脂肪积累明显增加。同时将 MC3R 和 MC4R 双重敲除可导致小鼠体重增加超过单基因敲除小鼠。

**3. 其他基因工程动物模型**

（1）肾上腺皮质激素释放因子转基因动物　肾上腺皮质激素释放因子是下丘脑-垂体-肾上腺轴的主要驱动因子，由下丘脑室旁核合成。肾上腺皮质激素释放因子神经元的激活导致血浆促肾上腺皮质激素和皮质酮水平升高。肾上腺皮质激素释放因子转基因小鼠表现为躯干肥胖，伴有肌肉萎缩、皮肤变薄和脱毛发。因此，该小鼠模型是与高肾上腺皮质综合征（如 Cushing 综合征）状态相关的肥胖模型。

（2）葡萄糖转运蛋白亚型 4 转基因动物　葡萄糖转运蛋白亚型 4（glucose transporter 4，GLUT4）是经胰岛素刺激后，葡萄糖在脂肪组织、骨骼肌等组织转运的主要转运体。肥胖常与脂肪组织中 GLUT4 的表达增强有关，提示 GLUT4 参与肥胖的病理生理学。在白色脂肪组织或棕色脂肪组织中过表达 GLUT4 的转基因小鼠发展为早发性肥胖，可能是由于胰岛素刺激的葡萄糖转运增加，从而增加了脂肪生成的营养基质。这些小鼠的脂肪细胞数量显著增加，但细胞体积没有增加，所以这些小鼠常被用来研究肥胖发展过程中的脂肪细胞复制和分化。

（3）黑色素集中激素（melanin concentrating hormone）转基因动物　虽然黑色素集中激素在控制饮食和体重方面的生理作用尚不清楚，但中枢给药可增加大鼠和小鼠的食量。过度表达黑色素集中激素的转基因小鼠会食欲旺盛并发展为肥胖。且肥胖与高胰岛素血症和胰岛素抵抗有关。

（4）$\beta_3$ 肾上腺素能受体敲除动物　$\beta_3$ 肾上腺素能受体主要表达在白色脂肪组织和棕色脂肪组织中。鼠类缺乏 $\beta_3$ 肾上腺素能受体表现为中度肥胖，且雌性小鼠表现更明显。在摄入量不变的前提下，$\beta_3$ 肾上腺素能受体缺陷肥胖小鼠依然会发展为肥胖，由交感神经系统活动降低以及褐色脂肪组织的活性减少导致。

（5）新西兰肥胖小鼠　在多基因模型中，通过同时刺激多个基因以获得疾病模型。该种小鼠本身肥胖并且患有严重的2型糖尿病。在新西兰肥胖小鼠中发现了许多有利于肥胖和高血糖发生的遗传易感性位点，与其肥胖性状是多基因遗传有关。

**4. 高热量饮食诱导的肥胖模型**　与其他模型相比，饮食诱导的肥胖模型较常用于筛选治疗肥胖药物。该模型的形成机制是给予高脂饮食导致动物热量摄入过剩，从而发展成肥胖。诱发肥胖形成的饲料有三种：一是高碳水化合物饲料用蔗糖代替饲料中淀粉作为功能物质；二是“自助餐”饲料，利用同时向动物提供几种甚至十几种人类食品供动物选择，但该模型的食物摄入量不易控制，难以标准化；三是高脂饲料，饮食配方中含有丰富的胆固醇、脂肪、碳水化合物和蛋白质，有助于增加动物的体重并且还增加脂质水平，此类饲料最为常用。饮食诱导的肥胖可用于筛选研究减肥及降血脂活性的化合物。造模多选用雄性SD和Wistar大鼠。高能量食物饲养后，许多SD大鼠变得肥胖。SD大鼠用作一种多基因肥胖模型，其缺点是有部分大鼠的体重变化与低能量食物的对照组大鼠相似，此部分大鼠称为饮食抵抗。利用该模型可研究环境因素（饮食）对肥胖发生的作用及机制。此模型造模动物除了大鼠以外，还可选用小鼠、地鼠、豚鼠和家兔等。选用大鼠的优点是容易成模、操作简单、重复性好、并且取血量大。但大鼠与人类脂质代谢机制不同，造模尽量选用重量180g以上的大鼠可避免增加的体质量中脂肪比例较低的情况发生。

**5. 化学药剂诱导肥胖模型**　金硫葡萄糖和谷氨酸钠可用于诱导啮齿类动物形成肥胖。在成年小鼠中，可通过给予单次腹膜内注射金硫葡萄糖（30～40mg/kg）诱导肥胖。饱中枢下丘脑腹内侧核（ventromedial hypothalamus，VMH）产生坏死反应，由坏死产生的病变引起摄入过多并形成肥胖。目前主要认为在VMH存在特殊的葡萄糖受体细胞，这些细胞参与食物摄入的调节。金硫葡萄糖可与葡萄糖竞争性的与葡萄糖特异性受体结合。金硫葡萄糖诱导肥胖动物主要特点是肥胖、多食、体重增加，三酰甘油和胆固醇水平升高等。

在谷氨酸钠诱导的肥胖模型中，新生雄性Wistar大鼠或雄性Charles River小鼠连续5天注射2g/kg谷氨酸钠，并在4周龄时断奶。监测大鼠接下来六个月的病理变化。谷氨酸钠显示出剂量依赖性与下丘脑-垂体轴失控的相关病理改变，包括活动减退、肥胖、食欲减退、青春期延迟、卵巢重量减少和血清激素水平升高等。谷氨酸钠可对新生大鼠VMH和弓状核产生破坏，从而导致大鼠肥胖。

**6. 药物诱发肥胖模型**　体重增加是许多广泛使用的药物的常见副作用，尤其是抗抑郁药物和抗精神病药物。许多接受治疗的患者体重增加并严重影响药物依从性，引起一些代谢性疾病。对体重增加相关的机制知之甚少，许多药物会干扰中枢食欲调节神经递质，也可能产生抗胆碱能和镇静作用，最终导致能量消耗的变化。在使用抗抑郁药或抗精神病药治疗的患者中，有一些可能诱发肥胖的机制：降低5-羟色胺能和多巴胺能活性，线粒体的β-氧化脂肪酸受损和底物氧化的其他变化，交感神经系统活动减少，能量消耗减少，导致口干并增加饮料摄入和下丘脑瘦素的活性改变。常用的诱导肥胖的药物包括抗精神病药氯氮平、三环类抗抑郁药和雌性激素等。

**7. 手术实验模型**

（1）下丘脑腹内侧病变（VMH病变）　最早的啮齿类动物诱发肥胖模型之一是采用手术切除下丘脑中VMH病变的大鼠，该病变可导致食欲亢进、体重增加和肥胖。虽然VMH损伤导致肥胖的确切原因尚不清楚，但交感神经系统（减少）和副交感神经系统（增加）的变化导致了该综合征，部分原因可能是活动量减少和昼夜节律的紊乱导致的能量消耗减少。食欲过盛的原因可能是由于POMC神经元的破坏，也可能是由下丘脑弓状核内产生脑源性神经营养因子的神经元破坏所致。VMH受损的大鼠体内基线和营养刺激的胰岛素水平都较高，胰高血糖素降低。

（2）卵巢切除术　女性人群的临床前研究表明，卵巢切除术（手术切除卵巢）会引起激素水平陡然下降。雌激素水平等激素水平的降低会导致肥胖及其代谢后遗症。利用手术的方法将雌鼠的双侧卵巢切除，可导致激素分泌的变化而引起肥胖，该模型较好的模拟了女性绝经后体内低激素水平。

## （四）减肥药物研究的检测指标

肥胖的主要因素是食物的摄入量，食物的摄入量增加与体重增加正相关。定期评估食物和水的摄入量随体重、体重指数的变化可能给出初步数据。测定体内总胆固醇、高密度脂蛋白胆固醇、低密度脂蛋白胆固醇、三酰甘油、脂肪酸合成酶、脂肪组织重量、代谢酶表达水平等可用于检测体内代谢变化。此外，对自主活动量、$\beta_3$ 肾上腺素能受体和瘦素等的评价可为减肥药理活性研究提供数据支持。肥胖动物模型建模成功是减肥药效评价的基础，但判断肥胖模型的标准并不完全统一，不同课题组可能采用不同的体重超重标准来界定肥胖动物。体重不能客观全面的反映体成分的改变，如果单一使用体重作为判断的标准，会存在一定误差。判断肥胖模型的常用指标中，最常用的是体重、BMI、Lee 指数、内脏脂肪含量、脂肪细胞的形态、血脂四项。BMI、Lee 指数、脂肪百分比可以更为准确的反映动物体内脂肪的堆积情况，结合脂肪细胞大小、血糖、血脂四项、胰岛素抵抗等指标可以更加全面、准确的评估动物的肥胖和糖脂代谢紊乱状况。

**1. 肥胖指标测定**　每天定时称量小鼠食物摄入量、体重、水摄入量的变化。给药期间注意观察小鼠精神状态、外表体征有无异常。给药结束后解剖小鼠，取下丘脑、心、肝、脾、肾、肾周围脂肪、皮下脂肪称量它们的重量，计算它们各自的 Lee 指数、脂/体比、肥胖率以及脏器指数。

（1）Lee 指数 = $\sqrt[3]{体重（g）}\times 10^3$/体长（cm）。

体长的测定方法：将皮尺拉直固定于水平桌面的边缘，将大鼠/小鼠从笼内取出后轻放于桌面上，调整其体位并使其身体呈舒展状态紧贴于固定好的皮尺上，通过皮尺上的刻度读出大鼠/小鼠鼻尖至肛门的长度即为体长。将测得的体重和体长数值代入以上计算公式，即得 Lee 指数。

（2）脂体比（%）= 腹腔脂肪湿重/体重 × 100%。

（3）肥胖率 =（造模组体重 − 正常对照组体重）/正常对照组体重。

（4）脏器指数 = 脏器重量/体重 × 100。

**2. 血清生化指标测定、腹膜内葡萄糖耐量实验和胰岛素耐量实验**　分离小鼠血清，采用全自动生化分析仪检测血脂四项（总胆固醇、高密度脂蛋白胆固醇、低密度脂蛋白胆固醇和三酰甘油）。对于葡萄糖耐量实验，给动物（如小鼠）口服或腹膜内注射 1g/kg 的葡萄糖。对于胰岛素耐量实验，给小鼠注射 0.75 单位/kg 常规人胰岛素。在葡萄糖或胰岛素注射之前和之后 30 分钟、60 分钟、90 分钟和 120 分钟收集血液样品。利用血糖测量仪测量血浆葡萄糖浓度，通过小鼠胰岛素 ELISA 试剂盒定量胰岛素血浆水平。

**3. 脂肪组织及主要脏器苏木精-伊红染色（HE 染色）**　取动物脏器周围白色脂肪组织，称重后固定于 4% 多聚甲醛中 48 小时。梯度酒精脱水，石蜡包埋、切片、染色。显微镜下观察并拍照，利用软件进行脂肪细胞体积分析。取动物肝脏、心脏、肾脏、脾组织、子宫、卵巢等脏器做 HE 染色，观察各脏器病理改变。

**4. 油红 O 染色**　将肝脏组织在冷冻切片机（12μm 厚切片）上急速冷冻切片。将切片风干 30 分钟，然后在 4℃的 10% 福尔马林中固定 5 分钟，在蒸馏水中漂洗三次，并置于无水丙二醇中 5 分钟。接着将切片在 60℃下在油红 O 溶液中染色 8 分钟，在 85% 丙二醇中漂洗 5 分钟，随后在蒸馏水中漂洗。在 Gill 苏木精溶液中进行复染。将切片用水性封固剂固定，显微镜观察。

**5. 身体成分分析**　利用专为动物设计的软件，采用双能 X 线吸收仪和 Prodigy Advance 扫描仪测量动物的体脂和非脂质质量。

**6. 间接量热法**　使用间接量热计测量实验动物全身氧消耗。将实验动物置于具备活动检测器的量热室中，所有研究均在光周期中进行。在测量氧消耗之前，可以喂食，在测量氧气消耗期间，不可喂食。给药前 2.5 ~ 3 小时每 10 分钟测量氧气消耗和走动活动等的基础值。然后打开腔室并通过口服灌胃给药。在给药后的 1 ~ 6 小时内每 10 分钟测量耗氧量和走动活动。计算在给药前和给药后的静息耗氧量。

**7. 体外实验**

（1）脂肪细胞分化　利用小鼠胚胎前脂肪细胞 3T3-L1 研究药物对脂肪细胞分化的影响。在诱导 3T3-L1 细胞分化后，体外给予待测药物，培养结束后检测分析分化后细胞的功能。在诱导脂肪细胞分化后，使用油红 O 测量细胞脂质积累。

（2）油红 O 染色　分化 6 天后，将完全分化的 3T3-L1 脂肪细胞用含 10% 福尔马林的 PBS 室温固定 1 小时，

PBS 洗 3 次，过滤过的油红 O 染色 1 小时。用蒸馏水冲洗细胞 3 次后，在显微镜下观察染色细胞，采用 100% 异丙醇萃取细胞内油红 O，使用分光光度计测定 520nm 处的吸光度。

（3）细胞内三酰甘油量化分析　细胞内三酰甘油的含量可以使用三酰甘油定量试剂盒来测定，PBS 冲洗细胞 3 次后，用脂质萃取液提取细胞，缓慢加热至 90℃，加热 30 分钟，室温离心 10 分钟，去除不溶性细胞碎片，采用酶比色法测定上清液中三酰甘油的浓度，用分光光度计测定 570nm 处的吸光度。

## 三、实例

### 螺旋霉素对高脂肪饮食诱导的肥胖小鼠的减肥作用及机制研究

**1. 药物特性**　螺旋霉素是大环内酯类抗生素，其活性成分为链霉菌产生的一组混合物，对革兰阳性菌和部分革兰阴性菌有较好的抗菌作用，并对弓形虫、支原体、隐孢子虫也有一定作用。它主要是通过抑制微生物的蛋白质合成而起作用，具有较长的抗生素后效应。口服后由肠道迅速吸收，2～3 小时血药浓度达高峰值，维持有效浓度 4～6 小时。可通过血脑屏障进入脑脊液，胆汁中药物浓度最高，与血浆蛋白结合率为 27%，主要从胆汁排泄。螺旋霉素可通过降低细胞内脂质积累而显著抑制脂肪细胞前分化。

**2. 研究目的**　明确螺旋霉素对高脂肪饮食诱导的肥胖小鼠的治疗作用，并研究其作用机制。

**3. 模型选择和动物选择**　肥胖的特征是脂肪组织中脂肪细胞的数量和大小的增加。脂肪细胞以三酰甘油的形式储存多余的能量，并以甘油和脂肪酸的形式释放能量。因此，脂肪细胞功能的改变与代谢紊乱有关。许多研究表明，一些代谢紊乱可能通过抑制脂肪生成和调节脂肪细胞功能来治疗或预防。脂肪的形成伴随脂肪组织的形态和生化变化。通过给小鼠喂食高脂肪、高能量食物是诱导肥胖的一种常用方法，本实验动物模型选用高脂肪饮食诱导的肥胖模型（属于 DIO 模型），该模型也可模拟人类肥胖的过程。C57BL/6 小鼠品系在喂食高脂饲料时容易发生肥胖，因此 C57BL/6 小鼠是该模型动物的首选。另外，相对于大鼠和其他动物模型，小鼠成本低、成模快、实验周期短、易操作。

**4. 造模方法、实验分组、给药途径、给药剂量和给药时间**　将 40 只 6 周龄雄性 C57BL/6 小鼠安置在受控的环境中（25℃ ±1℃，50% 相对湿度），12 小时光照和黑暗切换，自由进食和饮水。适应 1 周后，小鼠随机分为 5 组，每组平均体重相同，并按以下方法喂养特定的食物：正常饮食组（对照组，20% 蛋白质，70% 碳水化合物，10% 脂肪）；高脂肪饮食组（HFD，20% 蛋白质，20% 碳水化合物，60% 脂肪）。4 周后，当 HFD 喂养的小鼠与正常饮食喂养的小鼠相比明显肥胖时，开始给药。将 HFD 喂养的肥胖小鼠分为 HFD（模型组）、HFD + 螺旋霉素（25mg/kg 或 50mg/kg）、HFD + 奥利司他（50mg/kg，阳性对照药组）等给药组，将螺旋霉素或奥利司他溶于 0.5% 羧甲基纤维素中，口服灌胃给药 8 周，每天 1 次。正常对照组小鼠口服灌胃等体积 0.5% CMC。每周测量 3 次食物摄入量和体重。实验结束时，所有动物禁食过夜，$CO_2$ 窒息处死。取后腔静脉血样，制备血浆进行生化分析和瘦素水平检测。手术切下皮下脂肪、附睾脂肪、肠系膜脂肪和肝脏，称重，并立即冷冻在液氮罐中。

**5. 评价指标**

（1）肥胖指标测定　每天定时称量小鼠食物摄入量、体重、水摄入量的变化。给药期间注意观察小鼠精神状态、外表体征有无异常。计算各组小鼠的 Lee 指数、脂/体比、肥胖率以及脏器指数，观察各组之间差异。

（2）生化分析　采用化学分析仪测定血浆三酰甘油、总胆固醇、高密度脂蛋白、低密度脂蛋白、谷氨酰胺-草酰乙酸转氨酶、谷氨酰基转移酶水平。使用小鼠瘦素的 ELISA 试剂盒按照制造商的说明测定血浆瘦素水平。

（3）组织学染色　附睾脂肪组织和肝脏切片固定于 10% 福尔马林中，脱水，石蜡包埋。脂肪组织和肝脏切片经 HE 染色后进行形态学检查。

**6. 机制研究**　可以利用体外实验进行机制研究，观察螺旋霉素对小鼠胚胎前脂肪细胞 3T3-L1 细胞分化的影响，观察螺旋霉素是否通过降低细胞内脂质积累而显著抑制脂肪细胞前分化。利用分子生物学技术（免疫印迹、实时定量 PCR 等）观察螺旋霉素对脂肪生成主要调节因子的表达（PPARγ、C/EBPα、SREBP1c）以及它们下游的目标基因（FAS、aP2、GLUT4）表达的影响。

（吴育晶　魏　伟）

## 参考文献


[1] Cheng H, Jia WP. Diabetes in China: Epidemiology and Genetic Risk Factors and Their Clinical Utility in Personalized Medication [J]. Diabetes, 2018, 67: 3-11.

[2] Burns SM, Vetere A, Walpita D, et al. High-Throughput Luminescent Reporter of Insulin Secretion for Discovering Regulators of Pancreatic Beta-Cell Function [J]. Cell Metabolism, 2015, 21: 126-137.

[3] Kleinert M, Clemmensen C, Hofmann SM, et al. Animal models of obesity and diabetes mellitus [J]. Nature Reviews Endocrinology, 2018, 14: 140-162.

[4] King A, James Bowe J. Animal models for diabetes: Understanding the pathogenesis andfinding new treatments [J]. Biochemical Pharmacology, 2016; 99: 1-10.

[5] Yu T, Sungelo MJ, Goldberg IJ. Streptozotocin-Treated High Fat Fed Mice: A New Type 2 Diabetes Model Used to Study Canagliflozin-Induced Alterations in Lipids and Lipoproteins [J]. Hormone and Metabolic Research, 2017, 49(05): 400-406.

[6] 魏伟，吴希美，李元建．药理实验方法学．第4版．北京：人民卫生出版社，2010.

[7] Nagayama Y, Nakahara M, Abiru N. Animal models of Graves' disease and Graves' orbitopathy [J]. CurrOpin Endocrinol Diabetes Obes, 2015, 22(5): 381-386.

[8] Wiesweg B, Johnson KT, Eckstein AK, et al. Current insights into animal models of Graves' disease and orbitopathy [J]. HormMetab Res, 2013, 45(8): 549-555.

[9] Kahaly GJ, Bartalena L, Hegedüs L, et al. 2018 European Thyroid Association Guideline for the Management of Graves' Hyperthyroidism [J]. Eur Thyroid J, 2018, 7(4): 167-186.

[10] Caturegli P, De Remigis A, Rose NR. Hashimoto thyroiditis: clinical and diagnostic criteria [J]. Autoimmun Rev, 2014, 13(4-5): 391-397.

[11] Lawton N. Management of Pituitary Disease [J]. Minerva Med, 2016, 41(3): 314-315.

[12] Webb SM, Crespo I, Santos A, et al. Quality of life tools for the management of pituitary disease [J]. Eur J Endocrinol, 2017, 177(1): R13-R26.

[13] Cushman LJ, Camper SA. Molecular basis of pituitary dysfunction in mouse and human [J]. Mamm Genome, 2001, 12(7): 485-494.

[14] Mullis PE. Transcription factors in pituitary development [J]. Mol Cell Endocrinol, 2001, 185(1-2): 1-16.

[15] Kargi AY, Merriam GR. Diagnosis and treatment of growth hormone deficiency in adults [J]. Nat Rev Endocrinol, 2013, 9(6): 335-345.

[16] Kang L, Miao MS, Liu HJ, et al. Analysis of animal models based on clinical symptoms of gout [J]. Zhongguo Zhong Yao Za Zhi, 2018, 43(22): 4547-4552.

[17] Schlesinger N. The safety of treatment options available for gout [J]. Expert Opin Drug Saf, 2017, 16(4): 429-436.

[18] Hügle T, Krenn V. Histopathophysiology of Gout [J]. Ther Umsch, 2016, 73(3): 137-140.

[19] Dumusc A, So A. Interleukin-1 as a therapeutic target in gout [J]. Curr Opin Rheumatol, 2015, 27(2): 156-163.

[20] Srivastava G, Apovian C. Future Pharmacotherapy for Obesity: New Anti-obesity Drugs on the Horizon [J]. Curr Obes Rep, 2018, 7(2): 147-161.

[21] Vickers SP, Jackson HC, Cheetham SC. The utility of animal models to evaluate novel anti-obesity agents [J]. Br J Pharmacol, 2011, 164(4): 1248-1262.

[22] Narayanaswami V, Dwoskin LP. Obesity: Current and potential pharmacotherapeutics and targets [J]. Pharmacol Ther, 2017, 170: 116-147.

[23] Bessesen DH, Van Gaal LF. Progress and challenges in anti-obesity pharmacotherapy [J]. Lancet Diabetes Endocrinol, 2018, 6(3): 237-248.

[24] Kim MO, Ryu HW, Choi JH, et al. Anti-Obesity Effects of Spiramycin In Vitro and In Vivo [J]. PLoS One, 2016, 11(7): e0158-632.

第二十一章

# 治疗运动系统疾病药物的药理学研究

## 第一节　治疗骨关节炎药物的药理学研究

### 一、概述

骨关节炎（osteoarthritis，OA）是一种严重影响患者生活质量的关节退行性疾病，好发于中老年人群，发病率高，65岁以上的人群50%以上为OA患者，随着我国人口老龄化的进展，OA的发病率还有逐渐上升的趋势。OA是由多种因素引起关节软骨纤维化、皲裂、溃疡、脱失而导致的以关节疼痛为主要表现的退行性疾病。病因尚不明确，其发生与年龄、肥胖、炎症、创伤及遗传因素等有关。病理特点为关节软骨变性破坏、软骨下骨硬化或囊性变、关节边缘骨质增生、滑膜病变、关节囊挛缩、韧带松弛或挛缩、肌肉萎缩无力等。

原发性OA多发生于中老年人群，与遗传和体质因素有一定的关系。继发性OA可发生于青壮年，继发于创伤、炎症、关节不稳定、积累性劳损或先天性疾病等，累及部位包括膝、髋、踝、手和脊柱（颈椎、腰椎）等关节。OA可导致关节疼痛、畸形与活动功能障碍，进而增加心血管事件的发生率及全因死亡率。尤其是症状性膝关节OA，研究认为可导致全因死亡率增加近1倍。

OA主要临床表现为：①关节疼痛及压痛：关节疼痛及压痛是OA最为常见的临床表现，发生率为36.8%~60.7%；疼痛在各个关节均可出现，其中以髋、膝及指间关节最为常见。疼痛常与天气变化有关，寒冷、潮湿环境均可加重疼痛。OA晚期可以出现持续性疼痛或夜间痛。关节局部可有压痛，在伴有关节肿胀时尤其明显。②关节活动受限：常见于髋、膝关节。初期表现为晨僵，持续几至十几分钟，极少超过30分钟，活动后可缓解；中期可出现关节绞锁；晚期关节活动受限加重，最终导致残疾。③关节畸形：关节肿大以指间关节OA最为常见且明显，可出现Heberden结节和Bouchard结节。膝关节因骨赘形成或滑膜炎症积液也可以造成关节肿大。④有骨摩擦音（感）：常见于膝关节OA。由于关节软骨破坏，关节面不平整，活动时可以出现骨摩擦音（感）。⑤肌肉萎缩：常见于膝关节OA。关节疼痛和活动能力下降可以导致受累关节周围肌肉萎缩，关节无力。

OA临床诊断的“金标准”为X线检查，表现为受累关节非对称性关节间隙变窄，软骨下骨硬化和（或）囊性变，关节边缘骨赘形成。部分患者可有不同程度的关节肿胀，关节内可见游离体，甚至关节变形。临床还采用MRI、CT技术用于OA的鉴别诊断。MRI技术可检测受累关节的软骨厚度、软骨缺损情况、骨髓水肿、半月板损伤及变性、关节积液及腘窝囊肿等；CT可进一步确认受累关节间隙狭窄、软骨下骨硬化、囊性变和骨赘增生等改变。OA患者血常规、蛋白电泳、免疫复合物及血清补体等指标一般在正常范围内。若患者同时有滑膜炎症，可出现C反应蛋白（C-reactive protein，CRP）和红细胞沉降率（erythrocyte sedimentation rate，ESR）轻度增高。髋关节骨关节炎、膝关节骨关节炎和指间关节骨关节炎临床诊断标准见表21-1-1、表21-1-2和表21-1-3。表21-1-4为骨关节炎Kellgren & Lawrence分级。

**表 21－1－1　髋关节骨关节炎的诊断标准**

| 序号 | 症状、实验室或 X 线检查结果 |
| --- | --- |
| 1 | 近 1 个月内反复的髋关节疼痛 |
| 2 | 红细胞沉降率≤20mm/h |
| 3 | X 线片示骨赘形成，髋臼边缘增生 |
| 4 | X 线片示髋关节间隙变窄 |

注：满足诊断标准 1＋2＋3 条或 1＋3＋4 条，可诊断髋关节骨关节炎。

**表 21－1－2　膝关节骨关节炎的诊断标准**

| 序号 | 症状或体征 |
| --- | --- |
| 1 | 近 1 个月内反复的膝关节疼痛 |
| 2 | X 线片（站立位或负重位）示关节间隙变窄、软骨下骨硬化和（或）囊性变、关节边缘骨赘形成 |
| 3 | 年龄≥50 岁 |
| 4 | 晨僵时间≤30 分钟 |
| 5 | 活动时有骨摩擦音（感） |

注：满足诊断标准 1＋（2、3、4、5 条中的任意 2 条）可诊断膝关节骨关节炎。

**表 21－1－3　指间关节骨关节炎的诊断标准**

| 序号 | 症状或体征 |
| --- | --- |
| 1 | 指间关节疼痛、发酸、发僵 |
| 2 | 10 个指间关节中有骨性膨大的关节≥2 个 |
| 3 | 远端指间关节骨性膨大≥2 个 |
| 4 | 掌指关节肿胀＜3 个 |
| 5 | 10 个指间关节中有畸形的关节≥1 个 |

注：满足诊断标准 1＋（2、3、4、5 条中的任意 3 条）可诊断指间关节骨关节炎；10 个指间关节为双侧示、中指远端及近端指间关节、双侧第一腕掌关节。

**表 21－1－4　Kellgren & Lawrence 分级**

| 分级 | 描述 |
| --- | --- |
| 0 级 | 无改变（正常） |
| Ⅰ级 | 轻微骨赘 |
| Ⅱ级 | 明显骨赘，但未累及关节间隙 |
| Ⅲ级 | 关节间隙中度狭窄 |
| Ⅳ级 | 关节间隙明显变窄，软骨下骨硬化 |

《骨关节炎诊疗指南（2018 年版）》指出，OA 的主要治疗目的是缓解疼痛，延缓疾病进展，矫正畸形，改善或恢复关节功能，提高患者生活质量，应根据患者个体情况实行阶梯化、个体化治疗。治疗方法包括基础治疗（患者教育、运动治疗、物理治疗、行动支持治疗等）、药物治疗和手术治疗等。

由于 OA 是一种慢性退行性疾病，目前临床仍然缺乏有效的、能逆转病情的药物，治疗采用以改善临床症状的药物为主。临床应用的主要药物包括：①非甾体抗炎药物（nonsteroidal anti-inflammatory drugs，NSAIDs）是 OA 患者缓解疼痛、改善关节功能最常用的药物。包括扶他林、布洛芬、塞来昔布等局部外用或全身应用药物。②镇痛药物：对 NSAIDs 类药物治疗无效或不耐受者，可使用非 NSAIDs 类药物、阿片类镇痛剂。③关节腔注射药物：糖皮质激素可迅速起效，短期缓解疼痛效果显著，但反复多次应用会对关节软骨产生不良影响；玻璃酸钠可改善关节功能，缓解疼痛，安全性较高，可减少镇痛药物用量，对早、中期 OA 患者有效；医用几丁糖可以促进软骨细胞外基质的合成，降低炎症反应，调节软骨细胞代谢可有效缓解疼痛，改善关节功能；生长因子和富血小板血浆可改善局部炎症反应，并可参与关节内组织修复及再生，其作用机制及长期疗效尚需进一步研究。④缓解 OA 症状的慢作用药物：包括双醋瑞因、氨基葡萄糖等，该类药物对 OA 的临床疗效尚存争议。⑤抗焦虑药物：可应用于长期持续疼痛的 OA 患者，尤其是对 NSAIDs 类药物不敏感的患者，可在短期内达到缓解疼痛、改善关节功能的目的。

## 二、治疗骨关节炎药物临床前药效学研究设计

### （一）在动物模型上药效学研究设计方法

**1. 动物模型的选择** 目前 OA 的动物模型来源主要有两类：大型动物（犬、山羊、绵羊、猪和马）在解剖学和生物力学上与人类更相似，可提供更多临床数据，但其饲养条件、护理成本及伦理审查等方面要求较高；小型动物（小鼠、大鼠、兔和豚鼠等）因动物来源、质量控制、饲养条件、手术操作、基因操纵等方面优势明显，常用于 OA 模型制备。以下简单介绍目前常用的 OA 动物模型制作方法。

（1）前交叉韧带横断膝骨关节炎（knee osteoarthritis，KOA）模型　膝前交叉韧带横断法（anterior cruciate ligament transection，ACLT）即 ACLT 法，此法仅横断前交叉韧带，与人的前交叉韧带断裂相似，手术简便易行，其主要机制是破坏膝关节稳定性，使其应力集中，能引起进行性的软骨侵蚀、纤维性颤动及骨赘的形成。该模型犬的前交叉韧带切断手术可以通过侧面切口进行横切，也可打开关节腔进行。两种方法均可导致形态学和生化学改变。

1）诱导方法

动物：成年犬或兔。

手术方法：先用 30mg/kg 戊巴比妥钠静脉注射麻醉犬，并持续吸入 1% 乙氟烷、1L/min $N_2O$ 和 2L/min $O_2$。膝关节处剃毛、消毒，将其固定于 90°弯曲位置。将解剖刀片从中间插进关节间隙，使其在前交叉韧带的斜后面，与髌韧带的侧面平行。转动刀片，切断前交叉韧带，取出刀片，关闭伤口。假手术组同样操作不切断前交叉韧带。模型动物前交叉韧带切断后 8~12 周可见纤颤和软骨的侵蚀，胫骨平台的侵蚀性改变比股骨髁更加明显。同时观察到的组织学改变为异染性着色缺少，出现表面裂纹及细胞克隆。此时已发生明显的骨赘和软骨下硬化，蛋白聚糖含量和总软骨厚度似乎还维持在稳定状态。后期，可发生严重的软骨变薄和缺失。

2）模型主要特点

Ⅰ. 模型成型时间较长，需 8~12 周。

Ⅱ. 该模型的软骨损伤表现近似于 OA 的早期或中期改变。

Ⅲ. 硫酸盐氨基葡萄糖制剂、注射用玻璃酸钠制剂可有效改善该模型 OA 表现，而低剂量泼尼松没有作用。

Ⅳ. 模型制备方法简单，注意防止感染。

（2）兔 Hulth 模型　Hulth 法是 KOA 手术造模的经典方法，自 Anders Hulth 1970 年创立以来受到广大研究者的认同和采用。其软骨退行性改变、病程进展以及形态学变化与人 KOA 极其相似，是 KOA 研究的最理想模型。

1）诱导方法

动物：兔

手术方法：经耳缘静脉注射 3% 戊巴比妥钠（1ml/kg）对兔进行全身麻醉，无菌条件下行膝内侧髌骨旁切口，仔细解剖内侧副韧带，切断并切除内侧副韧带长约 0.5cm；打开关节腔，切除内侧半月板。行抽屉试验确认前交叉韧带已完全断裂，生理盐水冲洗后复位髌骨，用 4-0 丝线缝合关节囊和皮肤。假手术组兔在上述相同条件下切开皮肤和关节腔，不做韧带和半月板切除，然后缝合关节腔和皮肤。术后肌注 40 万单位青霉素，连续 3 天，以防膝关节感染。有研究于术后 15 天、30 天、90 天、120 天观察其组织学切片发现，从前期出现细胞排列紊乱和细胞团簇到后期出现软骨表层纤维化，裂隙直达深层，骨赘形成，软骨退行性变一直在持续进展，这种方法引起的软骨退化性改变发展较慢，且引起的形态学改变与人类骨关节炎的类型相似。该模型于术后 3 周即可观察到Ⅱ型胶原蛋白降解（Ⅱ型胶原蛋白主要由软骨细胞产生）。

2）模型特点

Ⅰ. 该模型成模时间较短，3 周即可见软骨退行性改变，6 周左右即可观察到骨赘形成、软骨侵蚀和缺损、关节滑膜增厚、软骨下骨硬化等病理改变。

Ⅱ. 该模型的损伤过程类似创伤性关节炎损伤，常用于模拟此种类型 OA 研究。

Ⅲ. 如果于术后 1 周开始每天强迫兔活动 30 分钟至 1 小时，可进一步加剧兔膝关节损伤，缩短造模时间。

（3）木瓜凝乳蛋白酶诱导的软骨降解模型　木瓜凝乳蛋白酶是一种蛋白水解酶，可溶解关节软骨基质，释放硫酸软骨素，并除去软骨细胞膜上有丝分裂抑制因子。兔膝关节内注射木瓜凝乳蛋白酶能导致软骨的降解及蛋白聚糖的迅速缺失。注射后不久出现的短暂炎症在 1～2 天后减退。软骨损害的严重度和可逆性可被不同的方法所改变。

1）诱导方法

动物：新西兰兔，2～4 月龄，体重 2.5kg 左右，持续吸入 4% 乙氟烷、3L/min $N_2O$、1.8L/min $O_2$ 进行麻醉。双膝关节处剃毛，用 70% 乙醇消毒。

致炎：18mg 木瓜凝乳蛋白酶溶解于 1ml 0.9% NaCl 中，并加入 50mg L-半胱氨酸，制剂在无菌条件下经过 0.22μm 滤器过滤。用无菌注射器从外侧面注入关节间隙，每个关节一次注射 0.1ml（含 1.8mg 木瓜凝乳蛋白酶），通常在 8～12 天后引起蛋白聚糖的缺乏，软骨干重降约 40%。每次实验动物 2～4 只，若为口服给药，则一个膝关节注射木瓜凝乳蛋白酶溶液，对侧膝关节注射 0.9% NaCl 作为阴性对照；若为关节内给药（5～10 天内关节给药 1～5 次，每次 0.1ml；对侧关节给予溶媒对照），则两个膝关节均注射木瓜凝乳蛋白酶溶液，注射到关节的酶的体积一定要相等。

检测：10～14 天后处死动物，取关节承重部位指定区域的关节软骨进行组织学检查和蛋白多糖含量的测定。

2）组织学检查：指定区域全部厚度的关节软骨用 3% 水合氯醛溶液固定，石蜡包埋。常规用番红 O/坚牢绿或用甲苯胺蓝染色。

3）蛋白多糖含量测定：采用二甲基亚甲蓝（DMMB）法。取出样本后立即测定其湿重。60℃ 干燥 3 天后测定其干重。将样本放于 1ml 缓冲液（500ml 双蒸水中含 20mmol/L 磷酸氢二钠，1mmol/L EDTA，2mmol/L 二硫苏糖醇，pH6.8）中浸泡过夜，加入 10μl 番木瓜酶（溶解于 0.05mol/L 醋酸钠中），60℃ 孵育 6 小时。在 96 孔培养板中加入 10μl 标准品（鲨鱼硫酸软骨素 C 溶解于上述缓冲液中，浓度范围为 100～200μg/ml）和 10μl 样本溶液。加入 200μl DMMB，1 分钟后，用分光光度计测定 690nm/540nm 处的吸光度。DMMB 的配制方法：16mg DMMB 溶解于 2ml 甲醇中，加入 400ml 双蒸水、9.6ml 1mol/L HCl、3.04g 甘氨酸、2.36g NaCl，搅拌加温直至溶解，最后加入蒸馏水中使其终体积为 1000ml（pH3.0）。结果以 μg 软骨素/mg 软骨干重表示。

4）模型特点

Ⅰ. 对关节软骨的组织学改变进行评价，注意观察早期病理改变，将变性方面（如缺少番红着色）和修复方面（如发生细胞周围着色）区分开来。蛋白聚糖含量可用实验侧膝关节和对照组膝关节的蛋白聚糖含量的百分数表示，也可比较木瓜凝乳蛋白酶处理组和未处理组的差异。选择软骨干重作为基值较湿重合理，因为模型中软骨含水量可发生改变。

Ⅱ. 玻璃酸钠制剂对该模型具有修复作用，而 NSAIDs 无作用。

Ⅲ. 造模时间短。

（4）Ⅱ型胶原酶诱导的大鼠 OA 模型　胶原蛋白水解酶能特异性地水解天然胶原蛋白，而不损伤其他蛋白质和组织胶原。胶原蛋白酶法诱导的关节软骨和滑膜的变性程度与酶的剂量呈正相关。

1）诱导方法

动物：SD 大鼠，250～300g。

致炎：分别于第一天和第四天给每只动物关节腔注射Ⅱ型胶原酶 500U/50μl，即可建立 OA 模型。第二次注射Ⅱ型胶原酶 7 天后可见膝关节骨质硬化、关节表面粗糙、关节间隙狭窄和骨赘形成。

2）模型特点

Ⅰ. 关节腔内注射胶原酶可诱导兔关节软骨发生类似人 KOA 的改变，其机制可能与促进软骨中胶原直接水解和关节组织炎症反应有关。

Ⅱ. 本方法简便、周期短。

Ⅲ. 也可以采用该方法建立兔 OA 模型。

（5）关节固定法诱导兔 KOA 模型

1）诱导方法：去后肢膝关节周围（上下 10cm）毛发，用纱布缠绕包裹后利用夹板或者石膏持续固定膝关节呈伸直位4~6周，膝关节内便会开始发生软骨变化，进而产生进行性KOA，固定7周以上，可使关节明显挛缩，并伴有严重的KOA改变。固定2周后，关节软骨出现早期退变改变，固定4周后可见软骨退变达中度，7周后可见重度退变，并随着造模时间的推移各组间的Mankin评分显著增加。该模型最早由Videman研究出来，也称Videman造模法。

2）模型特点

Ⅰ. 固定兔膝关节会引发退行性关节疾病，与人类所见的晚期OA相似。

Ⅱ. 关节固定法所引起的KOA模型严重程度与固定时间呈正相关。

Ⅲ. 关节固定法造成的KOA模型，无手术损伤及关节内注射，方法简单易行。注意夹板或石膏固定松紧度，过紧易导致下肢坏死、皮肤溃烂甚至感染；过松易脱落需及时调整。

（6）STR/1N小鼠自发性OA模型　STR/1N自发性OA模型的优点为OA逐渐发展，从软骨表面侵蚀及纤颤到骨赘形成，软骨下骨质改变，最后引起骨质致密化。在此过程中，仅有间歇性炎症发生，这同人OA相似，不受任何干扰。

1）诱导方法：选用10周龄小鼠，在缓慢转动的圆筒内训练行走，记录每只鼠的平均行走时间。选择中等活性的小鼠进入实验。

2）模型特点

Ⅰ. 平均行走时间随年龄和疾病的发展而减少，因此在治疗过程中应每周记录。膝关节胫骨中间坪处可见显著的软骨纤颤和缺失。

Ⅱ. OA的发生率和疾病的严重度存在差异。

Ⅲ. STR/1N小鼠雄性较雌性更早发生OA，持续时间亦长于雌性。不限食，另能发展为肥胖症。

Ⅳ. 适合于较长时间全身给药实验。

（7）兔膝关节软骨缺损模型　OA发生常伴有软骨损伤或丢失，该模型可用于评价药物对关节软骨修复的功能。

1）诱导方法：选用新西兰兔，以氯胺酮注射液（25.0mg/kg）配合速眠新Ⅱ注射液（4.0mg/kg）经左后肢肌注给药麻醉动物，待动物麻醉后，对动物右后肢膝关节部位剃毛，碘伏消毒，铺手术布。对兔右侧膝关节髌骨及韧带内侧进行纵向切口，髌骨上侧约1.5cm，长约2.5cm，依次切开皮肤、皮下组织和关节囊，保持所有韧带完整性，向外侧翻开髌骨及韧带，膝关节90°弯曲，暴露膝关节股骨端，检查膝关节腔有无积液或粘连，关节软骨平坦、色泽正常后，用直径4.2mm钻头在膝关节屈曲90°时髌骨所对应股骨内、外侧髁间关节面中部钻出直径4.2mm、深3mm的关节软骨缺损区（以可见软骨下骨渗血为标准）。缺损部位用生理盐水冲洗清组织碎屑和血块后，使用负压吸引器清除创口污物，清理后不作其他处理。将髌骨复位后，用无损伤缝合线依次缝合肌肉和皮肤切口。术后肌注14万U青霉素钠防止感染，2次/天，连续7天；同时每天使用碘伏对手术创面进行表面消毒，2次/天，连续7天。实验结束后检测新生软骨的厚度和组织病理，以评价药物对软骨的修复能力。

2）模型特点：该模型用于评价药物对软骨组织的修复作用，与OA病理机制无直接关系。

**2. 给药途径的选择**　OA的给药方式分关节腔局部给药和全身给药两种方式。关节腔局部给药一般选择为膝关节注射。全身给药按照临床拟给药途径给药，采用灌胃法、肌内注射或静脉注射；静脉给药制剂尽量通过静脉注射途径给药，大鼠、小鼠多次给药如果为每日给药可采用腹腔注射途径替代，如果是单次给药或者间隔时间2天以上应静脉注射。

**3. 给药剂量的确定**

（1）设计药物剂量时，应查阅该药物的有关文献或者相关资料，参照药物的半数致死量（$LD_{50}$）值、最大耐受量（MTD）值以及文献中相似药物的用量等作为剂量设计依据。

（2）通过预试验估计剂量　不论以何种方法选择的给药剂量均应通过预试验进一步确定合理的剂量范围，并按等比级数分为两个以上剂量组。

（3）OA模型的给药常采用膝关节腔注射给药，其给药容量受关节腔大小限制。大鼠膝关节给药容积一般不超过50μl，兔膝关节一般为600~800μl（根据体重最大不超过1000μl）。

**4. 给药时间的选择**　OA 动物模型的成模时间一般需要 6~8 周，当可观察到动物膝关节骨赘形成、关节间隙变窄时，可作为治疗用药的起始时间。给药结束时间与药物的作用机制、阳性药物的选择有关，应至少超过阳性药物的起效时间。给药间隔需根据药动学特点选择合理间隔，或根据临床给药时间间隔而定。

**5. 对照组的设立**　实验应设立阴性对照组（空白对照或假手术对照组）和阳性对照组。阴性对照组动物给予等容量生理盐水或药物溶媒。阳性对照药可选择原创药或标准工具药，给药途径应与阳性对照药临床给药途径相同。选择阳性对照药除考虑治疗效果外，还应充分考虑待评价药物的可能作用机制。

**6. 检测指标**

（1）总体观察

1）每天观察动物的基本活动及日常行为改变。

2）每日重点观察 OA 模型动物膝关节局部肿胀、行走等情况。

3）每周用软尺记录膝关节周径或用游标卡尺记录关节直径。

（2）膝关节面评分（Pelletier 评分）　处死动物后，解剖膝关节，肉眼观察关节积液和滑膜增生情况。在手术显微镜下观察大体标本股骨内、外踝及胫骨内、外侧平台软骨表面退变情况，按 Pelletier 大体评分标准进行评分：

0 分，关节面完整，色泽如常；

1 分，关节面粗糙，有小的裂隙且色泽灰暗；

2 分，关节面糜烂，软骨缺损深达软骨表层或中层；

3 分，关节面溃疡形成，缺损深达软骨深层；

4 分，软骨剥脱，软骨下骨质暴露。

（3）X 线检查　X 线检查作为临床明确 OA 诊断的“金标准”，是首选的影像学检查。通过 X 线检查既可判断 OA 模型的成型情况，也能反映药物的疗效（图 21－1－1）。

以舒泰 50（替来他明和唑拉西泮 1：1 的混合物，4.5mg/kg）肌内注射麻醉动物，拍摄兔膝关节的正侧位片。从关节周围软组织肿胀情况、关节间隙、关节面的变化及有无骨赘形成来观察两侧膝关节的变化，进行影像学评分，每只动物评分最高为 9 分。

评分标准：

1）动物关节间隙从宽到窄分别记 0 分、1 分、2 分。

2）胫骨骨赘形成情况：以胫骨骨赘形成的大小和数量从轻到重分别记 0 分、1 分、2 分、3 分。

3）股骨内侧髁骨赘形成情况：以股骨内侧髁骨赘形成的大小从轻到重分别记 0 分、1 分、2 分、3 分。

4）腓肠豆骨骨赘形成情况：豆骨有骨赘形成记 1 分，无骨赘形成为 0 分。

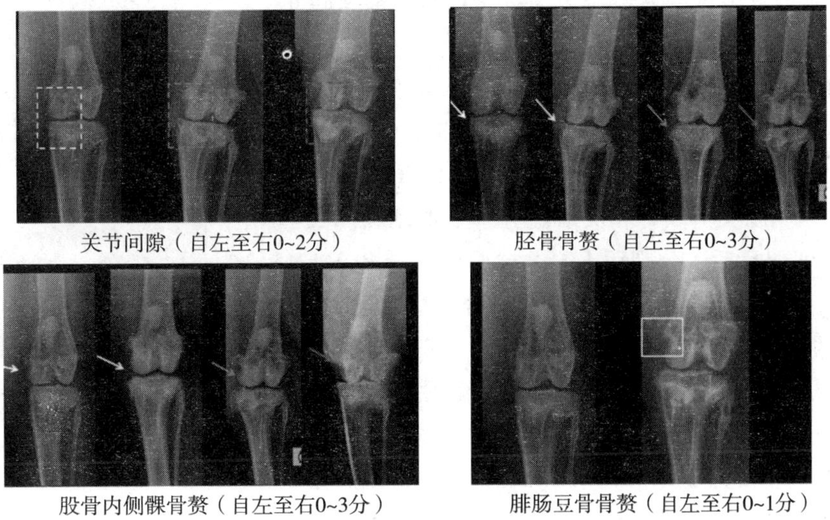


**图 21－1－1　膝关节 X 线检查及评分方法**

（4）病理学检查　取股骨内髁关节面，用体积分数10%的甲醛溶液固定48小时，快速脱钙液脱钙2天，石蜡纵向包埋。将股骨内髁关节面标本纵向平分为4个区域（图21－1－2），取中间2个区域的软骨组织制作5mm厚切片。切片经逐级脱蜡、脱水，用番红染色剂染色15分钟，以去离子水轻柔洗片3次，晾干，再用中性树胶封片。

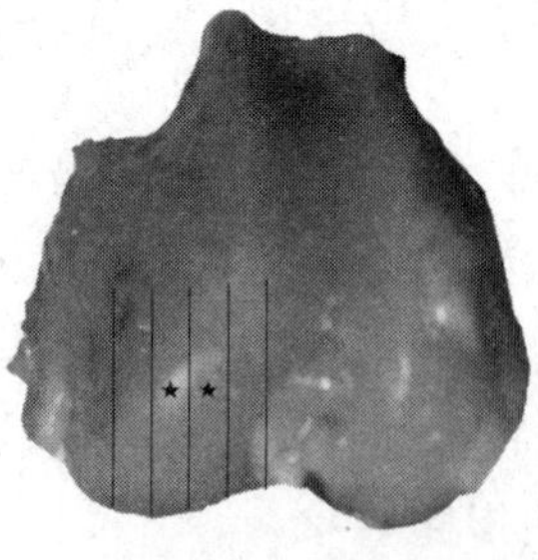

图21－1－2　取股骨内侧髁★号区域软骨切片进行组织学观察

由独立的观察者根据Mankin评分标准对软骨切片进行组织学评分（表21－1－5），每份标本的最终得分为两个区域软骨切片评分的平均值。

表21－1－5　Mankin软骨评分标准

| 指标及描述 | 分值 | 指标及描述 | 分值 |
|---|---|---|---|
| 软骨结构 | | 番红染色 | |
| 正常 | 0 | 正常 | 0 |
| 软骨表面不规则 | 1 | 轻度减退 | 1 |
| 软骨血管翳生成 | 2 | 中度减退 | 2 |
| 裂隙达软骨移行层 | 3 | 严重减退 | 3 |
| 裂隙达软骨放射层 | 4 | 不着色 | 4 |
| 裂隙达软骨钙化层 | 5 | 潮线完整性 | |
| 软骨全层破坏 | 6 | 完整 | 0 |
| 软骨细胞 | | 血管长入 | 1 |
| 正常 | 0 | | |
| 软骨细胞增多 | 1 | | |
| 软骨细胞克隆 | 2 | | |
| 软骨细胞减少 | 3 | | |

将软骨厚度定义为从软骨表面到钙化软骨与软骨下骨交界线的距离（图21－1－3）。每份标本取中间2个区域病理切片各一张，选取切片中软骨退变最为严重的部分（即软骨厚度最薄的部分）测量软骨厚度。每份标本软骨厚度的最终得分为2个区域软骨厚度的平均值。软骨厚度的测量全部由独立的观察者实施。

（5）关节液活性物质检测　以一定体积生理盐水冲洗关节获得关节冲洗液，2000r/min离心10分钟，收集上清，以ELISA试剂盒或蛋白芯片法检测上清中活性物质（IL-1、TNF-α、MMPs、TIMP-1等）。

（6）免疫组化法检测膝关节软骨相关活性分子　取动物膝关节经脱钙、石蜡纵向包埋切片后，分别用EDTA抗原修复液和3% $H_2O_2$进行抗原修复并阻断内源性过氧化物的干扰，一抗4℃孵育过夜，PBS洗涤三遍后滴加生物素，二抗室温孵育25分钟，染色、封片后在光镜下观察。染色结果用Image J软件分析量化。利用免疫组织化学方法可观察药物对软骨基质金属蛋白酶（MMP）-13、金属蛋白酶组织抑制因子（TIMP-1）、Ⅱ型胶原（colⅡ）、解聚蛋白样金属蛋白酶（ADAMTS）-4、ADAMTS-5、骨保护素（OPG）、核激活因子受体配体（RANKL）、SOX9等在膝关节中的表达。

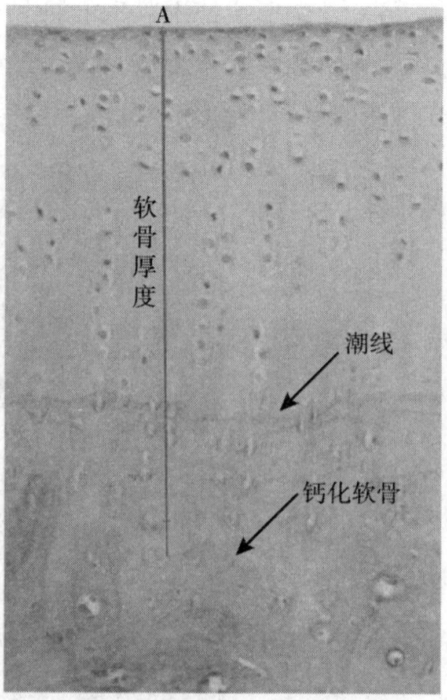


图21－1－3　软骨厚度测量

A点为软骨退变最明显处，从A点到钙化软骨与软骨下骨交界线的距离为软骨厚度

### （二）体外研究设计方法

OA 的病理特点主要表现为关节软骨变性破坏、软骨下骨硬化或囊性变、关节边缘骨质增生、滑膜病变，以及关节囊挛缩、韧带松弛或挛缩、肌肉萎缩无力等。在关节局部，主要累及软骨细胞、滑膜细胞数量或功能的异常改变，以及一些淋巴细胞的浸润。体外建立组织或细胞模型，考察药物对软骨组织或细胞、滑膜细胞功能的影响，有利于阐明药物的作用特点和机制。

**1. 药物体外对人 OA 软骨组织的保护作用** 经知情同意，无菌取临床 OA 手术病人捐献的关节软骨组织，剪成直径约 6mm、厚约 1mm 的组织块，置于含 10% 胎牛血清的 DMEM 培养液的 24 孔板中，37℃、5% $CO_2$ 培养 48 小时。

在软骨组织块中加入 10ng/ml IL-1β 培养 96 小时后，分别加入不同浓度的实验药物、阳性对照药物、溶媒对照，每组设 3 个复孔，37℃、5% $CO_2$ 继续培养 72 小时。分别收集组织块和培养上清。

（1）软骨组织病理学检测　取一半组织培养块，置 10% 福尔马林固定，石蜡切片，行苏木精-伊红染色或番红 O-固绿染色（safranin O-fastgreen）。观察药物对软骨组织中软骨细胞、软骨结构等的影响。

（2）软骨组织中黏多糖（GAG）含量的检测　取另一半组织培养块，立即测定其湿重，60℃ 干燥 3 天后测定其干重。

采用 DMMB（1,9-二甲基二亚基蓝）法检测 GAG 含量。将干燥后的组织样本放于 1ml PBS 缓冲液（500ml 双蒸水中含 20mmol/L 磷酸氢二钠，1mmol/L EDTA，2mmol/L 二硫苏糖醇 pH6.8）中浸泡过夜。加入 10μl 番木瓜酶液（取 18mg 番木瓜酶溶解于 1ml 0.05mol/L 乙酸钠溶液，混匀，在无菌条件下经过 0.22μm 滤器过滤。冰箱 4℃ 保存），60℃ 孵育 6 小时。在 96 孔培养板中加入 10μl 标准品（在 PBS 缓冲液 10ml 中加入 2mg 鲨鱼硫酸软骨素，即为标准溶液。浓度范围为 100～200μg/ml）及 10μl 样本溶液。加入 20μl DMMB 溶液。1 分钟后，以 PBS 作为空白对照调零，用酶标仪在 690nm 处测定各样品孔的吸光度（$A$），从软骨素标准曲线上查出待测样品的浓度。结果以每 mg 软骨干重的软骨素含量（μg/mg）表示。

注意：在正式实验前应开展预实验，建议当黏多糖下降 10%～20% 时，选取该培养时段的组织开展上述实验。

**2. 药物体外对软骨细胞功能的影响**

（1）软骨细胞的分离和培养　无菌取动物软骨，切成 0.3cm×0.3cm×0.1cm 大小，PBS 冲洗 3 遍，0.25% 胰蛋白酶预消化 30 分钟，以 0.15% 的Ⅳ型胶原酶消化 8～12 小时，过滤、离心、洗涤、计数。以含 10% FBS 的 DMEM 培养液重悬，按 $2.0\times10^4$ cells/$cm^2$ 的密度接种于培养皿，于 37℃、5% $CO_2$、100% 饱和湿度条件下培养。48 小时后首次换液，待细胞生长近 80% 融合后，以 0.25% 胰蛋白酶 +0.02% EDTA 消化收集，进行原代及传代细胞培养，甲苯胺蓝染色鉴定。

（2）软骨细胞直径检测　激光共聚焦扫描显微镜检测细胞直径，将 10ml 原代软骨细胞及其培养液置于激光共聚焦扫描显微镜专用培养皿中，观察软骨细胞均匀贴壁后，对软骨细胞进行直径测量。

（3）软骨细胞特征因子基因检测　Trizol 法提取总 RNA，Q-PCR 检测 ColⅡ、Aggrecan、Sox 9 和 Runx2 的基因表达。

（4）软骨细胞增殖检测　软骨细胞接种于 96 孔板内，加入不同浓度的实验药物、阳性药物或溶媒，在 37℃、体积分数为 5% 的 $CO_2$ 饱和湿度培养箱中培养 72 小时。终止培养后，每孔加入 10μl CCK-8 试剂，继续反应 3 小时，培养终止后于酶标仪读取 $A_{450}$ 值，结果以 3 个复孔的均值表示。

（5）软骨细胞凋亡检测　软骨细胞接种于 96 孔板内，加入不同浓度的实验药物、阳性药物或溶媒，在 37℃、体积分数为 5% 的 $CO_2$ 饱和湿度培养箱中培养 72 小时。终止培养后离心收集软骨细胞，多聚甲醛固定后，加入 TritonX-100，室温孵育 5 分钟，离心弃上清，加入 TUNNEL 反应液，孵育 60 分钟后离心收集并重悬细胞，进行流式细胞仪检测。

**3. 药物体外对成纤维样滑膜细胞功能的影响** 常规组织块贴壁法培养动物成纤维样滑膜细胞（FLS），CCK

法检测增殖反应。收集各组细胞培养上清，-20℃保存，蛋白芯片法检测IL-1β、TNF-α、$PGE_2$、IL-6、RANKL、OPG、MMP13、TIMP-1的水平。

## 三、实例

### 长效玻璃酸钠（代号LE-HA）治疗骨性关节炎的临床前药效评价方案

**1. 实验药物** 注射用玻璃酸钠（hyaluronic acid，HA）是一种无色澄明的黏稠水性注射液，可覆盖和保护关节组织、改善润滑功能、通过渗入变性的软骨抑制软骨的变性变化并改善变性软骨中的软骨代谢，还可通过抑制滑膜上疼痛介质的作用而具有缓解疼痛的效果。中华医学会风湿病学分会2010年《骨关节炎诊断及治疗指南》中建议：HA对减轻关节疼痛、增加关节活动度、保护软骨均有效，治疗效果可持续数月，对轻、中度OA具有良好的效果。由于大多数HA产品的半衰期较短，推荐的临床给药方案一般为每周注射1次，5周为1个疗程，6~12个月后可重复治疗。

LE-HA由玻璃酸钠和交联玻璃酸钠组成，属于玻璃酸钠第二代产品，其物质基础为内源性的HA，具有良好的生物相容性。该产品先通过化学的方法将部分玻璃酸钠交联成凝胶，再以一定的比例将交联和非交联玻璃酸钠组合而成，从而延长了玻璃酸钠在体内的降解时间。第一代玻璃酸钠产品为每周注射1次（2~3ml），连续注射5次，LE-HA拟通过单次关节腔注射观察该药物对OA模型兔的治疗作用。

**2. 实验目的** 明确受试品LE-HA对动物KOA的疗效及部分机制，为临床LE-HA治疗KOA提供实验依据。

**3. 设计思路** 实验以体内外结合研究明确LE-HA对兔KOA的治疗作用及其相关机制，分别选用兔Hulth模型、兔膝关节固定（Videman）模型以及OA患者软骨组织进行评价。

**4. 体内实验**

（1）分组与给药方法 为观察LE-HA的剂量效应，体内实验拟设置LE-HA三个不同剂量实验药物组（5.0mg/ml、8.0mg/ml、11.0mg/ml，即1.3mg/kg、2.1mg/kg、2.9mg/kg，给药1次）；阳性对照药选择HA（20mg/ml，即5.3mg/kg，每周1次，给药5次）。考虑LE-HA可能代谢时间长的优势，实验设置了LE-HA多次给药组（10mg/ml即1.3mg/kg，每周1次，给药5次），以明确单次给药与多次给药的作用效果差异。另外，由于在美国已上市一种第二代玻璃酸钠长效制剂（HYLAN G-F20，Hylan），实验增设了一个阳性对照组（HylanG，8.0mg/ml即2.1mg/kg，给药1次）。实验另设模型组、假手术组和正常对照组。

每只动物于患侧关节腔注射等容量药物（0.8ml），不足部分以溶媒补充。

所有动物于造模成功后1周开始给药，给药后第6周处死动物。

（2）模型制备

1）兔Hulth模型（详见前文介绍），即切断膝关节前交叉韧带、内侧半月板及内侧副韧带6周成模。

2）采用Videman造模法（详见前文介绍），即将兔膝关节用管型石膏固定于伸直位8周造模。

（3）指标检测

1）大体观察：①每天观察动物的基本活动及日常行为改变。②每日重点观察OA模型动物膝关节局部肿胀、行走等情况。③每周用软尺记录膝关节周径或用游标卡尺记录关节直径。

2）膝关节面评分（Pelletier评分）：处死动物后，解剖膝关节，肉眼观察关节积液和滑膜增生情况。在手术显微镜下观察大体标本股骨内、外髁及胫骨内、外侧平台软骨表面退变情况，按Pelletier大体评分标准进行评分（详见前文介绍）。

3）X线检查：以舒泰（4.5mg/kg）肌内注射麻醉动物，拍摄兔膝关节的正侧位片。从关节周围软组织肿胀情况、关节间隙、关节面的变化及有无骨赘形成来观察两侧膝关节的变化，进行影像学评分（评分标准详见前文介绍），每只动物评分最高为9分。

4）病理学检查：取股骨内髁关节面，甲醛溶液，脱钙，石蜡纵向包埋。取股骨内髁关节面中间区域的软骨组织制作切片，番红染色，观察药物对关节软骨结构、软骨细胞、潮线完整性、软骨厚度的影响并进行病理评分（评分标准见表21－1－5）。

5）关节液活性物质检测：以一定体积生理盐水冲洗关节获得关节冲洗液，2000r/min离心10分钟，收集上清，以ELISA试剂盒或蛋白芯片法检测上清中活性物质（IL-1、TNF-α、MMPs、TIMP-1等）。

6）免疫组化法检测膝关节软骨相关活性分子：取动物膝关节经脱钙、石蜡纵向包埋切片后，分别用EDTA抗原修复液和3% $H_2O_2$进行抗原修复并阻断内源性过氧化物的干扰，一抗孵育4℃过夜，PBS洗涤三遍后滴加生物素，二抗室温孵育25分钟，染色、封片后在光镜下观察。染色结果用Image J软件分析量化。利用免疫组织化学方法可观察药物对软骨基质金属蛋白酶（MMP）-13、金属蛋白酶组织抑制因子（TIMP-1）、Ⅱ型胶原（col Ⅱ）、解聚蛋白样金属蛋白酶（ADAMTS）-4、ADAMTS-5、骨保护素（OPG）、核激活因子受体配体（RANKL）、SOX9等在膝关节中的表达。

**5. LE-HA体外给药对人软骨细胞的作用**

（1）LE-HA体外给药对人软骨组织的保护作用

1）预实验：经知情同意，无菌将临床骨关节炎手术病人捐献的关节软骨组织剪成直径约6mm、厚约1mm的组织块，置于含10%胎牛血清的DMEM培养液的24孔板中，加入10ng/ml IL-1β，37℃、5% $CO_2$培养3～6天，观察IL-1β对软骨组织黏多糖的降解作用。当黏多糖下降10%～20%时，选取该培养时段的组织进行实验。

2）在软骨组织块中加入10ng/ml IL-1β培养96小时后，分别加入LE-HA实验药、HylanG、HA及相应溶媒，每组设3个复孔，37℃、5% $CO_2$继续培养72小时。分别收集组织块和培养上清。

3）软骨组织病理学检测：取一半组织培养块，置10%福尔马林固定，石蜡切片，行苏木精-伊红染色及番红O-固绿（safranin O-fastgreen）染色。观察HA制剂对软骨组织结构、软骨细胞等的影响。

4）软骨组织黏多糖（GAG）水平的检测：采用DMMB（1,9-二甲基二亚基蓝）法。取另一半组织培养块后立即测定其湿重。60℃干燥3天后测定其干重。将样本放于1ml PBS缓冲液（500ml双蒸水中含20mmol/L磷酸氢二钠，1mmol/L EDTA，2mmol/L二硫苏糖醇pH6.8）中浸泡过夜。加入10μl番木瓜酶液（取18mg番木瓜酶溶解于1ml 0.05mol/L乙酸钠溶液，混匀，在无菌条件下经过0.22μm滤器过滤。冰箱4℃保存），60℃孵育6小时。在96孔培养板中加入10μl标准品（在PBS缓冲液10ml中加入2mg鲨鱼硫酸软骨素，即为标准溶液。浓度范围为100～200μg/ml）及10μl样本溶液。加入20μl DMMB溶液。1分钟后，以PBS作为空白对照调零，用酶标仪在690nm处测定各样品孔的吸光度（*A*），从软骨素标准曲线上查出待测样品的浓度。结果以每mg软骨干重的软骨素含量（μg/mg）表示。

5）细胞活性物质检测：收集培养上清，蛋白芯片法测上清中TNF-α、$PGE_2$、OPG、RANKL、MMP1、MMP3、MMP13和TIMP-1水平。

（2）流式细胞术检测LE-HA对OA患者软骨细胞凋亡的影响　制备软骨细胞悬液，将每毫升含$10^6$个细胞悬液加入24孔板中，过夜，细胞贴壁，加入不同浓度的实验药物和对照药物，用IL-1β（10ng/ml）刺激48小时，弃去上清，用培养液制备细胞悬液，计数。

1）将各组软骨细胞稀释成每毫升含$10^6$个细胞悬液，分别吸入EP管中，300*g*×10分钟离心，弃去上清。

2）EP管中分别加入1ml 1×Binding Buffer，300*g*×10分钟离心清洗细胞，弃去上清。

3）EP管中分别加入100μl 1×Binding Buffer，重悬细胞，加入10μl Annexin V-FITC，避光孵育15分钟。

4）EP管中分别加入1ml 1×Binding Buffer，300*g*×10分钟离心清洗细胞，弃去上清，用500μl 1×Binding Buffer再次重悬细胞，加入5μl PI。

5）流式细胞仪检测。

（3）CCK-8法检测LE-HA对OA患者软骨细胞增殖的影响　制备软骨细胞，将第二代软骨细胞用于增殖实验。用5%培养液制备细胞悬液，计数，稀释成每毫升含$10^6$个细胞悬液，吸取100μl细胞悬液加入96孔板中，过夜，细胞充分贴壁，弃去培养上清，加入不同浓度的实验药物和对照药，分别于24小时、48小时和72小时时每孔加入10μl CCK-8试剂，避光孵育1～4小时，待上清液颜色为橙黄色，用酶标仪测定450nm处吸光度OD值。

（严尚学　魏　伟）

# 第二节　治疗骨质疏松药物的药理学研究

## 一、概述

### （一）骨质疏松的定义

骨质疏松症（osteoporosis，OP）是指人体的骨从坚硬变成松脆的过程，当骨骼松脆达到一定的程度时，就叫作“骨质疏松症”，世界卫生组织关于骨质疏松症的定义是：骨质疏松症是一种以骨量低下、骨微结构破坏、导致骨脆性增加、易发生骨折为特征的全身性骨病。2001 年 NIH 提出骨质疏松症是以骨强度下降、骨折风险性增加为特征的骨骼系统疾病，该病可发生于不同性别和任何年龄，但多见于绝经后妇女和老年男性。骨质疏松症分为原发性和继发性两大类，原发性骨质疏松症又分为绝经后骨质疏松症（Ⅰ型）、老年性骨质疏松症（Ⅱ型）和特发性骨质疏松症（包括青少年型）三类。绝经后骨质疏松症一般发生在妇女绝经后 5～10 年内；老年性骨质疏松症一般指老人 70 岁后发生的骨质疏松，而特发性骨质疏松症主要发生在青少年，没有明确的病因。骨质疏松症是一个具有显著病理生理、社会心理和经济后果的健康问题，骨质疏松症的严重后果是发生骨质疏松性骨折（或叫脆性骨折），这是由于骨强度下降，在受到轻微创伤或日常活动中即可发生的骨折。骨质疏松性骨折大大增加了老年人的病残率和死亡率。

### （二）骨质疏松症的发病机制

关于骨质疏松的发病机制，是一个很复杂、很深奥的科学问题，目前认为骨质疏松的病因学和发病机制与衰老因素、激素调控、遗传因素、细胞因子、营养状况、物理因素等有关。目前关于骨质疏松症的发病机制，主要从四个层次进行研究，第一层次是人体整体，主要探讨人体自然衰老与疾病对骨骼的影响；第二层次是细胞层次，主要是探讨与骨形成有关的成骨细胞、破骨细胞及其他相关的重要细胞对骨骼形成、代谢更新与衰老的影响，第三层次是探讨人体激素及相关的细胞因子对骨细胞和骨骼形成的影响，第四层次是探讨遗传基因及相关基因对骨骼的影响。这四个层次的研究是相互独立的但又是相互联系的，各有各的理论与发现，也有不同的观点，读者可以根据不同层次的研究目标，查询这几个层次研究方面的最新进展，进行深入的学习与探讨。

骨质疏松药理学实验研究重点聚焦在骨细胞，骨细胞的成长、代谢与衰老与人体密切相关。人体所有的激素、细胞因子以及基因都是围绕骨细胞的成长、代谢与更新而发挥作用的，骨组织的形成、丢失、更新及重建，也是通过骨细胞的生长代谢实现的，“骨塑建和骨重建学说”是目前公认的骨骼形成学说，如此对应“骨重建失衡学说”也是目前骨质疏松发病机制的重要学说；该学说的主要观点简介如下：

骨塑建和骨重建学说认为，从出生到儿童期骨发育停止之前，骨组织经历了生长及塑建过程，形成了支撑整个人体的骨骼，而在成年期人体的骨组织还在不断地进行以骨吸收为启动和骨重建为更新的骨重建。新生的骨质一经塑建，这种骨吸收启动的骨质破坏和更新过程就开始了，儿童生长期的骨塑建特征是，骨表面在组织间隙单方向运动，引起骨几何形状、大小及所含骨量的改变，达到一定的外部形态及内外直径，直到骨成熟为止。在骨塑建阶段，骨量是不断增加的，这阶段在人类 18～20 岁。但成年期的骨重建与骨塑建不同，骨重建仅仅是骨的转换，不能改变骨构筑、大小及骨量。骨重建的过程是一个有序的活动，最先是激活（activation），随之出现骨吸收（resorption），最后为骨形成（formation），简称 ARF 现象。这一过程依赖一个行使相应功能的细胞群组成的基本多细胞单位（basic multicellular units，BMU）来完成。这些细胞群包括破骨细胞（osteoclast，OC）、成骨细胞（osteoblast，OB）、骨细胞（osteocyte）、骨祖细胞（osteoprogenitor cells）和骨衬细胞（bonelining cells）。BMU 呈周期性活动，包括破骨细胞激活及骨吸收过程、成骨细胞激活及骨形成过程，两者互成耦联。

整个骨转换率取决于破骨细胞的激活率。

目前认为骨重建的过程（图 21－2－1）包括：①破骨前体细胞向裸露的骨表面迁移，分化和融合成成熟的破骨细胞。②成熟的破骨细胞（具有吸收功能的多核巨细胞）与骨表面接触，开始吸收骨组织，骨组织被吸收后在骨表面形成 Howship 陷窝。③由破骨细胞介导的成骨细胞成熟过程的偶联期。在此过程中，成骨前体细胞开始增殖、分化和成熟，启动了骨形成的过程，在正常骨代谢时，骨形成在骨吸收完成后 1～2 周才开始。④骨形成期，成骨细胞在破骨细胞吸收的骨表面上出现，首先分泌一层黏合剂而形成黏合线，然后成骨细胞开始分泌类骨质带。⑤类骨质分泌后，其中的胶原纤维相互交联，并在连接处形成孔腔结构而接受矿物质的沉积和结晶。当破骨细胞激活频率过高或其吸收功能过强时，就容易导致骨量丢失，产生骨质疏松。⑥此外，当成骨细胞功能受到抑制，钙等矿物质丢失过多或吸收减少，也都将影响骨形成的过程而导致骨质疏松。

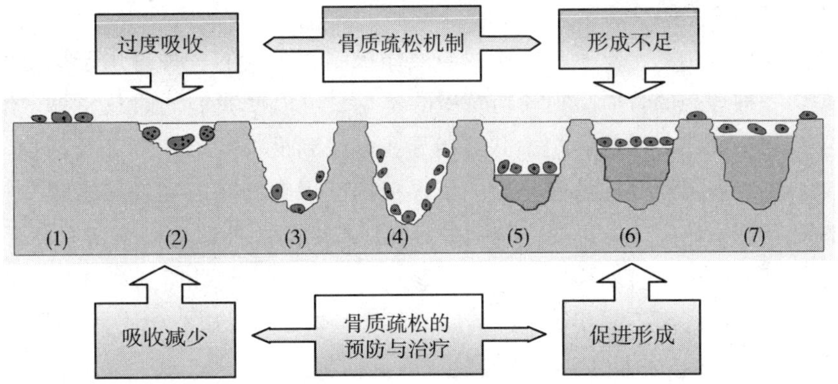


**图 21－2－1　骨重建过程**

（1）破骨前体细胞静止于骨小梁表面；（2）成熟的破骨细胞开始挖一个大概 20μm 的洞形成 Howship 陷窝；（3）单核/巨噬细胞重吸收骨组织形成一个 60μm 的洞；（4）成骨细胞前体向吸收洞底部募集；（5）成骨细胞分泌新基质；（6）继续分泌基质，并开始钙化；（7）新基质矿化完成，骨组织已恢复到静止状态

根据骨质疏松的骨重建失衡学说，骨质疏松症主要是由于破骨细胞激活频率过高或其吸收功能过强时，导致骨量丢失造成的，此外，当成骨细胞功能受到抑制，钙等矿物质丢失过多或吸收减少，也可影响骨形成的过程而导致骨质疏松。目前防治骨质疏松的药物主要分为三类，即抑制骨吸收药（antiresorptive drugs）、促进骨形成药（bone-forming drugs）和促进骨矿化药（mineralization drugs）三类。抑制骨吸收的药物包括双膦酸盐（bisphosphonates）、降钙素（calcitonin）、雌激素（estrogen）、依普黄酮（iprioavone）等；刺激骨形成的药物包括氟制剂、甲状旁腺激素（parathyroid hormone）和同化类固醇（anabolic hormone）等。钙剂、维生素 D（vitamin D）及其活性代谢物可促进骨的矿化，对抑制骨的吸收、促进骨的形成也起作用。目前在临床应用中，以双膦酸盐、降钙素和雌激素为常用。

近年来，氧化应激反应在骨质疏松中的作用受到重视，绝经后骨质疏松患者，由于雌激素水平开始下降，容易激活体内的氧化应激反应，是绝经后骨质疏松的重要原因，活性氧常见类型包括：超氧阴离子（$O^{2-}$）、过氧化氢（$H_2O_2$）等。氧化应激反应能加速骨细胞凋亡，造成骨重建失衡，增加骨折发生率。研究表明，叉头框蛋白 O（FOXO）转录因子能抑制超氧化物表达水平，降低机体内的氧化应激反应，防止骨量丢失。氧化应激可使机体的炎症因子升高，炎症因子多数能促进破骨细胞的形成与分化，能增强其骨吸收能力，打破骨形成与骨吸收平衡，导致骨量降低，增加骨质疏松的发生率。体内炎症因子是绝经后妇女骨密度下降的重要原因。此外，骨髓间充质干细胞异常分化也对骨质疏松的发生起到重要的作用，该细胞多来源于中胚层，具备自我分化能力，能向成骨细胞、脂肪细胞分化，其分化方向在维持骨稳态环境中有着重要作用。该细胞向脂肪细胞分化，可降低成骨细胞数量，导致骨重建发生失衡。雌激素对骨髓间充质干细胞分化成为成骨细胞有促进作用，对其向脂肪细胞的分化过程起抑制作用，在转录水平，Runx2 是骨髓间充质干细胞向成骨细胞分化的重要条件，该基因缺失的小鼠骨骼几乎不能骨化，无法存活。NF-κB 对骨髓间充质干细胞的成骨分化起到抑制作用，抑制体内

NF-κB，可以使骨质疏松的小鼠减少骨量丢失，恢复部分骨量。还有，肠道菌群在骨质疏松中的作用也引起研究者的注意，肠道菌群是人体内最大的微生态系统，肠道内含有多种细菌，且不同的细菌能相互作用，共同形成相对稳定的生态环境。研究表明，肠道有益菌群能影响机体免疫功能，促进成骨细胞的生成。但是，有害菌群则能增加代谢性疾病发生率。有研究报道肠道菌群紊乱能影响机体内T淋巴细胞表达水平，增加肿瘤坏死因子-α（TNF-α）、NF-κB受体活化因子配体（RANKL）水平，加速骨吸收。而应用有益菌可使小鼠体内TNF-α等炎症因子水平降低，破骨细胞活性减弱，改善骨微结构，提高骨量。因此，加强机体肠道菌群控制、改善有助于重建成骨细胞与破骨细胞之间的平衡，降低骨质疏松发生率。

## 二、抗骨质疏松症药物临床前药效学研究设计

### （一）骨质疏松的动物模型概述

药理学骨质疏松的动物模型是基于骨质疏松病因与发病机制而设计的一种可用于探讨解决该疾病的药物或者治疗方案的动物模型，一种理想的骨质疏松动物模型的建立，可以使我们同时从整体、细胞、激素及基因四个层次观察和评价各类药物对骨质疏松的影响，并可指导我们找到最佳的治疗方案及药物。由于骨质疏松的病因和发病机制十分复杂，有些病因至今还没有完全明了，根据已了解的病因和发病机制，建立恰当的骨质疏松动物模型，对于骨质疏松药理学研究十分重要，特别是对寻找有效的抗骨质疏松新药有非常重要的意义，因此，理想的能反映骨质疏松病理特征的实验动物模型，可为诊断、预防、治疗骨质疏松症提供有益的帮助，而不恰当的模型可导致错误的结论，最终因不能获得正确的结论而将医学或药学研究引入歧途。

目前可用于骨质疏松实验研究的动物主要有大鼠、小鼠、兔、羊、犬、猪、灵长类动物（除人类外）等。它们在实验研究中均有各自的优缺点。应根据研究目的，选择尽可能再现人类骨质疏松的状态，且重复性好，经济而有效，能满足实验技术要求的动物模型。美国FDA对抗骨质疏松药物的动物试验指南中推荐使用两种或两种以上的动物品种，包括去势（OVX）大鼠及一种非啮齿类动物。小动物模型（啮齿类）用于筛选，大动物模型用于观察骨皮质转换，进一步证实筛选的结果。同时强调在选择动物模型时应注意合适的品系、年龄、试验设计和方法，还须注意可靠性、重复性、可行性以及仪器设备费用等有关的因素。

### （二）骨质疏松动物模型介绍及药理学研究选择

人类骨质疏松症主要是由于衰老进程（妇女绝经、老年退行性病变）、内分泌紊乱与疾病、营养不良及药物诱发等因素而引起。我们可以模拟这些因素选择实验动物（如小鼠、大鼠、兔、犬、猪、羊、猴、狒狒等）制造骨质疏松实验模型，虽然和人类渐进的、慢性的、多因素的骨代谢综合征骨质疏松有一定差别，但对药物的研究和筛选仍是很重要的手段。

目前常用的是去卵巢骨质疏松动物模型，这个模型是国内外研究者比较公认的评价模型，此外，还有去睾丸骨质疏松动物模型、糖皮质激素性骨质疏松动物模型、维甲酸致骨质疏松动物模型、D-半乳糖致衰老性骨质疏松动物模型、糖尿病性骨质疏松动物模型、甲亢性骨质疏松动物模型、环磷酰胺性动物模型、低钙饲养致骨质疏松动物模型、肝硬化及乙醇中毒型动物模型、废用性骨质疏松模型等。

验证抗骨质疏松症新药的药理学研究应选择什么样的动物模型呢？从药理学角度来说，新药发现一般来自两个途径，一是实验发现途径，二是临床观察途径。

**1. 实验发现途径**　是指通过对骨细胞（包括成骨细胞、破骨细胞及骨髓基质细胞）生长的调控观察，包括对细胞通道及基因的调控，获得的相关物质信息，从而选择这些物质作为新药进行动物实验，这种途径得到的物质，一般采用去卵巢的动物模型比较好，因为该模型是目前国际通用的，该模型是一种由于去卵巢后雌激素缺乏导致破骨细胞激活频率过高，骨吸收功能过强导致骨量减少，同时，成骨细胞被激活，骨合成也加快，但由于骨吸收功能超过了骨形成，骨重建失衡而最终出现骨质疏松，这也称为骨高转化型骨质疏松模型，这种动物模型一般要选择8月龄以上的大白鼠，去卵巢后3个月才能形成骨质疏松符合条件的模型。但该模型建模周期长，实验药物用量也大，一般要给药3～6个月，因此，对许多新发现的物质，特别是来源比较困难的物质，

不宜采用这个模型，可以根据治疗目标选择后面介绍的其他动物模型。

**2. 临床观察途径**　这种途径多数都是中药及其有效成分或者中药复方，这些中药及其有效成分或者中药复方来源比较丰富，可以用去卵巢的动物模型进行研究，同时，选择雌激素或者其他抗骨质疏松西药做对照，就可以很好地对这些药物进行药效学评价。应用该方法对许多中药进行研究，先后证明蛇床子、淫羊藿、黄芪、人参、丹参、何首乌等中药及其复方有明显的抗骨质疏松作用，而且，与阳性对照药的作用相似。大多数中药都是通过促进成骨细胞的成骨功能而发挥预防骨质疏松作用的，去卵巢动物模型是属于高转化型的动物模型，其特点是动物的骨吸收加快、骨形成也加快，许多中药用这种模型就很难证明其“促进骨形成”的作用，也会有许多阴性的结果，导致我们放弃进一步研究。为此，建立几个以“抑制骨形成”为主的低转化骨质疏松动物模型，如糖皮质激素骨质疏松动物模型、环磷酰胺致骨质疏松动物模型、D-半乳糖致骨质疏松动物模型等，用这些动物模型评价中药，可以发现很多具有促进骨形成的中药及其复方，对中药、中药复方或者中药有效部位群或者单体成分的研究，可以先从这些抑制骨形成为主的动物模型开始。

### （三）骨质疏松药物研究的阳性药物选择

进行抗骨质疏松的药效学研究，特别是观察新的物质是否有抗骨质疏松作用，一定要选择已经在临床应用的药物进行对照比较，选择去卵巢动物模型，应该选择雌激素类药物作为阳性对照药，选择去睾丸骨质疏松动物模型，就要选用雄激素或者同化激素类药物，选择低钙饲养致骨质疏松动物模型，就要选择补充钙和维生素D；选择糖皮质激素性骨质疏松动物模型、环磷酰胺性动物模型、维甲酸致骨质疏松动物模型、D-半乳糖致衰老性骨质疏松动物模型等，就要根据实验药物的治疗目标，相应从促进骨形成药中选择，也可以从具有抑制骨吸收和促进骨形成两种作用的药物中选择。这些药物的用量应该以人体治疗骨质疏松的每天用量为标准，折算为实验动物的每天用量，根据不同的动物模型，这些对照药物与实验药物给药一般都要2~3个月，有些还要更长。

### （四）骨质疏松研究的主要观察检测指标

**1. 骨组织形态计量学**　骨组织形态计量学（bone histomorphometry）是基于骨质疏松的细胞和组织学形态改变导致功能改变而进行的一门体视学定量研究技术。该技术通过应用数学和几何的方法，对骨组织水平的质（骨结构）和量（骨量）等形态学变化的相当部位进行形态计量学观察，可以对骨建造和骨重建两个过程，特别是实验药物对骨的吸收过程和骨的形成过程进行客观科学的评价，了解药物作用于骨代谢的哪一个环节、作用与作用机制，是骨质疏松防治药物药效试验的非常重要评价指标。美国FDA对骨质疏松新药研究的药效学指南指出，确定药效的定量指标，必须提供骨组织形态计量学参数，从参数中提供该新药的作用机制和作用环节（骨重建的骨吸收或骨形成功能），是新药申报不可缺少的资料。因此，骨组织形态计量学技术是骨质疏松防治药物药效试验的重要手段。

骨组织形态计量技术可以测量骨二维结构，骨的二维结构包括骨的静态特性（static parameters）和骨的动态特性（dynamic parameters），骨组织形态计量学技术可以计算骨组织的静态参数，对骨组织水平的质（骨结构）和量（骨量）等进行客观评价。同时依靠荧光标记技术和细胞染色技术，还可以测量骨组织形态的细胞动态水平并通过计算公式计算骨的动态参数，骨的动态参数包括成骨面积的大小、骨矿沉积速率、成骨速率、骨单位的激活频率、骨转换的速率、骨吸收时间、成骨时间和骨重建时间等。这些动态参数可以帮助我们探讨药物如何作用于骨的主要部位（松质骨或密质骨），在组织水平上如何影响骨的特性，包括影响骨的数量和骨的质量，以及骨的结构的变化，在细胞水平上如何影响骨的功能性细胞的特性，包括破骨细胞和成骨细胞功能变化等。近年，还可以通过该技术进一步研究药物对骨髓基质干细胞、骨髓的脂肪细胞和造血细胞的作用，探讨这些细胞与骨质疏松的关系。获得这些骨组织计量学的动态参数和静态参数，对系统了解试验药物对骨的药理作用及其作用原理是十分重要的。

**2. 骨影像学检测**　骨影像学检测主要是应用Micro-CT测量仪进行检测，该仪器的成像原理是采用微焦点X线球管作为射线来源，发射出锥形的X射线束，从物体的各个方向透射过去，探测器接收射线信号，根据不同部位的密度不同，形成不同的灰度，最后通过计算机软件进行分析计算，把各个角度的成像信息重建成一个立体的三维容积图像。该仪器可以检测活体动物，也可以检测骨头的离体骨标本，对骨的三维影像研究可以采用动物的离体骨标本，除尽肌肉和附着组织，放入 Micro-CT 仪，对骨骼的不同部位进行 X 射线扫描。应用 viva CT40 测量仪选择扫描参数：图像矩阵为 2048 × 2048，整合时间为 200ms，能量/强度为 70kVp，114μA，8W，以 0°旋转进行扫描。扫描完成后，选取距生长板远端 1.0mm、层厚 2.0mm 的骨组织为松质骨感兴趣区域（region of interest，ROI）行三维重建，以最低阈值为 150 提取图像信息。定量分析使用 SCANCO Medical AG 软件，分析参数。

骨影像学检测在骨研究领域的应用逐渐推广，精度高的仪器对骨量的各项指标的评价由于统计了“三维”空间的数据，比骨形态计量学的“二维”空间的数据更加可信，但由于不能直接对骨细胞进行观察，无法获得骨细胞动态变化等数据，要了解骨细胞的动态变化及其作用机制，还需要采用骨形态计量学来评价。

**3. 骨生物力学检测** 骨生物力学是以工程力学为基础，研究骨组织在外界作用下的力学特性和骨在受力后的生物学效应，骨作为一种生物力学的材料，具有其特有的力学特性，研究骨的力学性质，主要研究骨在受到刺激、压缩、剪切等外力作用下，所表现出来的结构力学和材料力学的特性及相关力学指标。骨的生物力学的性能可以通过专门的仪器设备进行检测，检测结果以骨的生物力学参数来表示，实验室主要是通过压缩试验和弯曲试验来进行检测。

（1）压缩试验 常用于松质骨力学特性的测试，在测定松质骨压力特性时，可采用制备游离或非游离的松质骨小样本进行压力实验，压缩试验常选用大鼠的腰椎骨进行检测，检测可以获得最大的压缩载荷，屈服和破坏时的应变、应力以及弹性模量，骨强度，最大硬度和破坏时的最大能量吸收等指标。最大压缩载荷直接反映松质骨骨小梁的骨质、结构的连续性，皮质骨的强度、骨的横截面积的大小等，是对骨质量的综合反应。

（2）弯曲试验 用于对骨干密质骨的力学性能的测试，在大鼠实验中应用非常广泛，往往选取大鼠的股骨、胫骨进行检测，弯曲试验，包括对完整的骨干或从骨干取材后密质骨条状样本三点弯曲或完整骨干的四点弯曲试验两种。该试验可以得到典型的载荷变形曲线，根据这个曲线可以得到不同点的桡度和载荷，并且通过计算机可以算出大鼠骨的结构力学指标，包括最大载荷、最大桡度、弹性载荷、骨结构硬度及骨结构韧性。

## 三、实例

### 黄芪果糖合剂对去睾丸加 D-半乳糖模型小鼠肌肉与骨骼的影响

**1. 研究背景** 骨骼和肌肉是哺乳动物中最大的两种组织，随着年龄的增长，特别是老年期，骨骼和肌肉会逐步减少、丢失，衰老时的特征就是骨质疏松和肌肉萎缩。肌肉作为骨骼的毗邻组织，对骨骼的生长发育发挥着重要的作用，两者的变化是相互影响的，随着年龄增长，肌肉骨骼系统经历了不可避免的生理变化，在质量、几何结构和成分方面的变化逐渐损害其功能，并互相促进病理状态的发生，即骨质疏松症和肌肉减少症，两者合称“脆弱综合征”。

临床对肌肉减少与骨质疏松的预防措施为补充下述几种物质：①营养物质：包括维生素 D、抗氧化剂（抗坏血酸和 α-生育酚）、膳食蛋白质等；②具有突出的抗氧化作用的中药黄芪等；③与维持生命活动所需能量密切相关的糖类。

近年来，氧化应激已被认为是老年骨质疏松与肌肉减少症的一个重要的发病机制，中药黄芪显著的抗氧化应激作用受到了重视，被认为具有预防骨质疏松与肌肉减少的双重作用。

**2. 研究目的** 建立一个骨质疏松与肌肉萎缩共存的动物模型，用肌肉组织病理学和骨形态计量学等评价方法，观察建模后小鼠中肌肉与骨骼的变化，评价动物模型是否成功。

同时探讨黄芪、果糖及由黄芪和果糖组成的复合制剂对去睾丸加 D-半乳糖模型小鼠的肌肉减少症及骨质疏松症有无防治作用。

**3. 动物模型选择** 男性骨质疏松与肌肉减少的发生与雄性激素的减少有关，去睾丸可以明显影响小鼠体内睾酮的正常水平，破骨细胞上存在雄激素受体，雄激素对破骨细胞有直接的作用，雄激素下降后，破骨细胞的活性增加，骨吸收增加，另外肌肉蛋白的合成也会减少。但是考虑年龄因素，老年人的骨量丢失与肌肉减少是衰老与性激素分泌下降的双重影响，单纯的激素水平变化无法很好的代表老年人骨质疏松症与肌肉减少症的发生过程。D-半乳糖由于其特殊的代谢途径，可使机体产生大量过氧化物，过氧化物的堆积会对机体产生损伤，可以加速小鼠的各个器官脏器的衰老，从而发生亚急性衰老的现象，是常用的衰老模型。去睾丸加 D-半乳糖可以很好模拟老年男性骨质疏松与肌肉减少的生理病理变化，用于观察或评价抗肌肉减少性骨质疏松药物的疗效。本研究中采用雄性昆明小鼠进行去睾丸加 D-半乳糖造模，实验结果提示去睾丸加 D-半乳糖可以使雄性昆明小鼠发生明显的骨质疏松症与肌肉减少症，且该模型明显，造模时间较短，成功率高。因此，去睾丸加 D-半乳糖可以很好模拟老年男性骨质疏松与肌肉减少的生理病理变化。

**4. 造模方法、实验分组、给药途径、给药剂量和给药时间**

（1）动物选择和模型选择　采用SPF级雄性昆明小鼠，4周龄，体重18～22g，雄性昆明小鼠60只，对雄性小鼠进行双侧去睾丸手术，同时加 D-半乳糖干预，建立老年骨质疏松与肌肉萎缩模型。

（2）给药分组情况　①假手术对照组（Sham）：小鼠按 10ml/(kg·d) 灌胃给予生理盐水，同时按 10ml/(kg·d) 皮下注射生理盐水。②去睾丸 + D-半乳糖模型组（ORX + D）：每天背部皮下注射 250mg/(kg·d) D-半乳糖，连续 12 周，并按 10ml/(kg·d) 灌胃给予生理盐水。③模型 + 骨化三醇对照组（Cal）：按 0.076μg/(kg·d) 灌胃给予骨化三醇混悬液，每天背部皮下注射 250mg/(kg·d) D-半乳糖，连续 12 周。④模型 + 果糖（Fru）：小鼠按 1.2g/(kg·d) 灌胃给予 12% 的果糖溶液，每天背部皮下注射 250mg/(kg·d) D-半乳糖，连续 12 周。⑤模型 + 黄芪组（Ast）：实验时，小鼠按含黄芪生药量 5g/(kg·d) 灌胃黄芪水提液，每天背部皮下注射 250mg/(kg·d) D-半乳糖，连续 12 周。⑥模型 + 黄芪果糖制剂组（AFP）：按含黄芪生药量 5g/(kg·d) 灌胃黄芪果糖制剂溶液，每天背部皮下注射 250mg/(kg·d) D-半乳糖，连续 12 周。

**5. 经验总结**　本实验最重要的是造模，因需要对小鼠进行去睾丸手术，手术前应严格消毒手术操作台，以及手术环境，所有手术器械应通过高压蒸汽灭菌方可使用，以降低小鼠术后的感染死亡，同时把握好麻醉药的剂量，尽量减少动物的痛苦，减少动物挣扎，有利于手术的顺利进行，手术后小鼠很容易感染死亡，故术后应每天用碘伏消毒伤口，勤换垫料，保持饲养环境洁净，密切观察小鼠的术后动态，有死亡的小鼠应及时清理并消毒笼具，以免感染其他小鼠。手术后第三天即可给药，皮下注射 D-半乳糖时应隔天更换注射部位，以免产生皮肤结缔组织硬化，皮下注射后按揉注射部位，促进药物吸收。实验过程中应仔细观察小鼠的毛发，当模型组小鼠出现脱毛、胡须减少、精神萎靡、懒惰等情况时，提示造模成功。

**6. 评价指标**

（1）骨组织的荧光标记与骨组织的动态计量　成骨细胞在骨生长、骨转换的骨代谢过程中，参与骨基质的形成与骨矿化过程，通过骨组织的荧光标记可以观察此动态过程，骨矿化过程是骨基质钙矿化过程，因此任何能与钙结合且具有荧光的物质均可以用于标记。钙黄绿素（calcein）是常用的荧光标记物，一般在动物实验结束前的第 14、13 天与第 4、3 天前皮下注射钙黄绿素，两次标记时间间隔一般为 10 天，即可在骨表面形成双荧光标记，在荧光显微镜下可以观察到沉积在骨表面的荧光标记，根据荧光标记周长百分率或两次以上荧光标记之间的距离来计算骨形成的情况，见图 21-2-2。

（2）双前肢肌力检测　大量的研究表明，骨质疏松的预防不能只聚焦于骨骼，还应该从其与周围组织的关系之间探讨毗邻组织对骨骼的影响，肌肉作为骨骼的毗邻组织，其性能的好坏直接影响骨骼的功能。有研究发现，握力显示与前臂和上肢骨密度有很强的正相关。在实验结束前 2 天，进行双前肢肌力检测，运用 Chatillon 拉力计测量，每只小鼠双前肢抓扣在检测网架上，使小鼠与检测网架平行，水平往后拉动小鼠使其双前肢发力抓紧网架，如此平行测量 5 次，取平均值作为该小鼠的最终肌力。

（3）骨生物力学检测　骨生物力学是以工程力学为基础，研究骨组织在外界作用下的力学特性和骨受力后的生物学效应，可用于评价骨组织的抗外力与强硬度。常用的有压缩试验和弯曲试验，标本为完整骨干或腰椎骨，该试验可以得到典型的载荷-变形曲线，根据曲线可以计算出骨骼的结构力学指标，包括最大载荷、断裂载荷、弹性载荷、刚度，从而对骨骼的力学性能做出评价。三点弯曲测试对右侧股骨进行测试时，将保存于70%乙醇溶液中的骨组织标本上附着的多余组织剔除干净，置于MTS试验机上，采用858 MiniBionix型材料测试系统检测（三点弯曲）和分析标本的生物力学各项指标，具体试验过程如下：将右侧股骨置于MTS试验机上，采用压头尺寸：直径1mm；跨距（L）：5mm；加载速度：0.01mm/s。计算机直接给出不同时间点的挠度（mm）和载荷（N），得到典型的载荷-变形曲线，然后根据图中的数据计算出骨的结构力学指标，包括最大载荷、断裂载荷、弹性载荷、刚度。见图21－2－3。

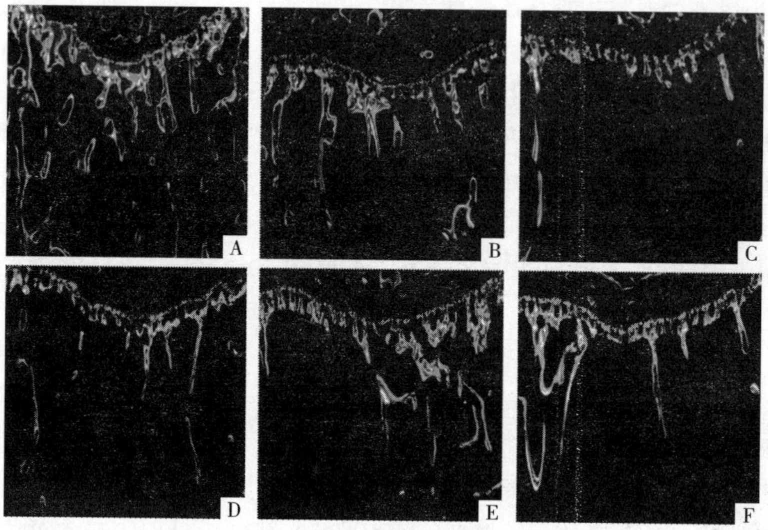


**图21－2－2　胫骨上段干骺端生长板纵向生长荧光标光标记的变化图**
**（不脱钙骨组织8μm切片荧光照片，×400）**

A：Sham；B：ORX＋D；C：Cal；D：Fru；E：Ast；F：AFP

Sham组小鼠胫骨上段骺端生长板荧光标记明亮，且骨小梁荧光标记多。ORX＋D模型组小鼠的胫骨上段生长板荧光标记较弱，生长板纵向荧光间距减少。与ORX＋D模型组比较，Ast组小鼠的胫骨上段生长板纵向荧光间距有所增加；AFP组小鼠的胫骨上段生长板荧光标记强烈、完整、清晰，生长板纵向荧光间距明显增加，骨小梁荧光标记数量较多

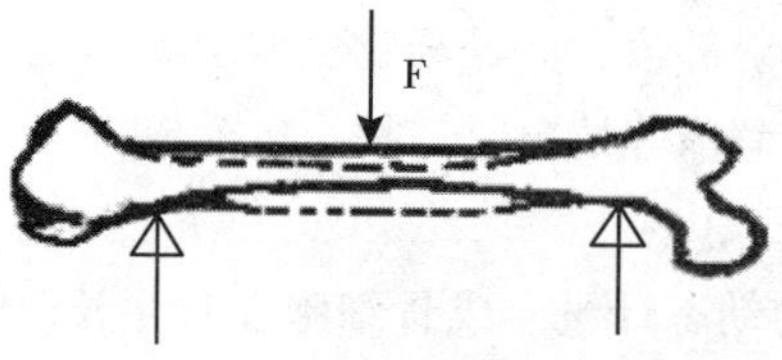


**图21－2－3　股骨三点弯曲实验示意图**

（4）三维形态计量学　显微CT（micro-CT）采用锥形X射线束通过计算机处理可使骨组织的三维整体结构重建，可以直接获得骨组织三维形态计量学参数，以及更多立体信息。常用的主要参数有连接密度（connectivity density，Conn. D.）、结构模型指数（structure model index，SMI）、体积骨密度（volume bone mineral density，VBMD）、骨体积分数（bonevolume/tissue volume，BV/TV）、骨小梁数量（trabecularnumber，Tb. N）、骨小梁厚度（trabecular thickness，Tb. Th）、骨小梁分离度（trabecularseparation，Tb. Sp）等。实验过程：将小鼠左侧股骨除尽肌肉和附着组织，放入Micro-CT仪，对股骨干骺端进行X射线扫描。viva CT40选择扫描参数：图像矩阵为2048×2048，整合时间为200ms，能量/强度为70kVp，114μA，8W，以0°旋转进行扫描。扫描完成后，选取距

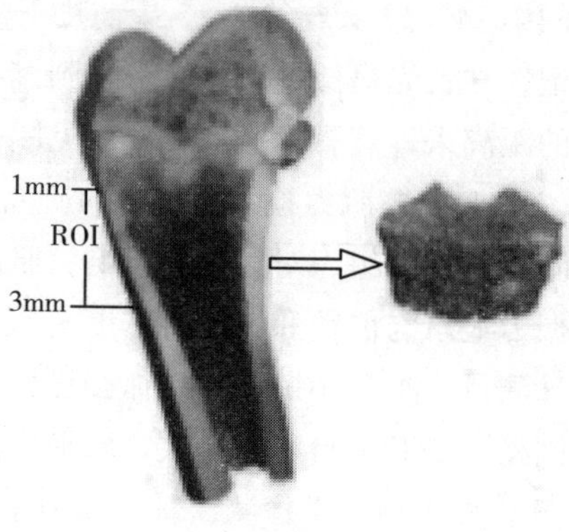


**图21－2－4　股骨感兴趣区域**
**（region of interest，ROI）**

生长板远端 1.0mm、层厚 2.0mm 的骨组织为 ROI 行三维重建，以最低阈值为 150 提取图像信息。定量分析使用 SCANCOMedical AG 软件，分析参数。见图 21－2－5、图 21－2－6。

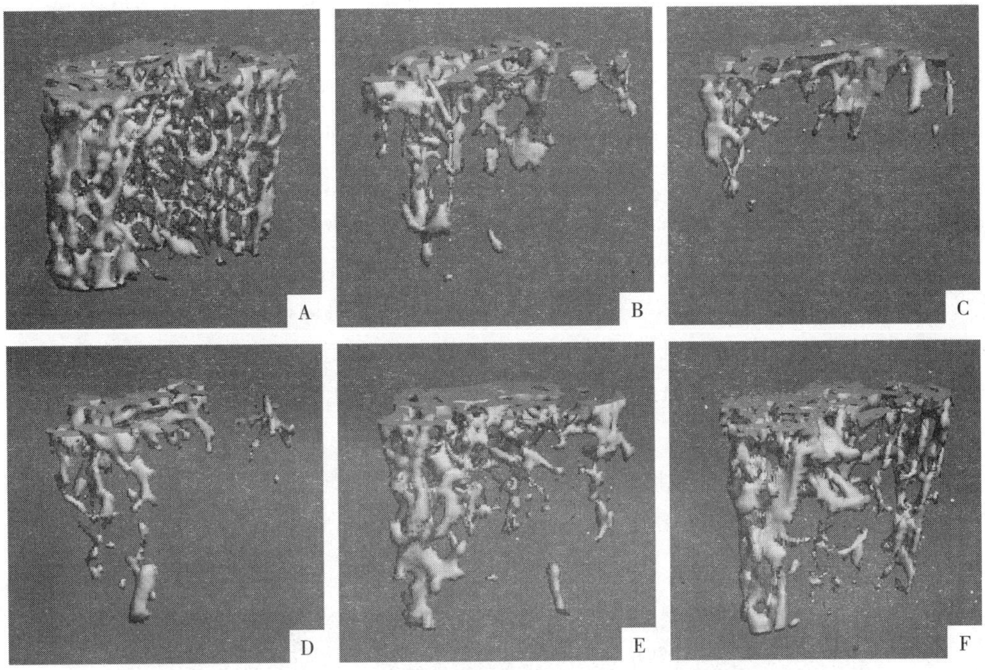


**图 21－2－5　各组小鼠 Micro-CT 三维结果分割图**

A：Sham；B：ORX＋D；C：Cal；D：Fru；E：Ast；F：AFP

与 Sham 组比较，ORX＋D 模型组小鼠股骨微观结果严重缺损，骨小梁数量严重减少。

与ORX＋D 模型组比较，Ast 组、AFP 组小鼠的股骨微观结果较为完整，骨小梁数量较多

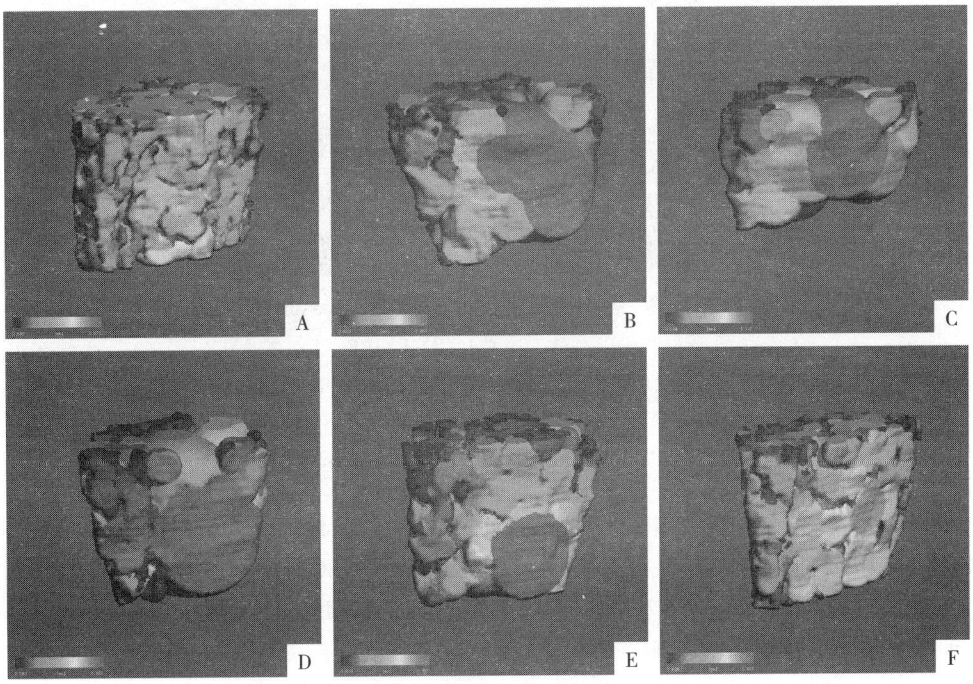


**图 21－2－6　各组小鼠 Micro-CT 三维空腔图**

A：Sham；B：ORX＋D；C：Cal；D：Fru；E：Ast；F：AFP

可见骨小梁分离度逐渐增大，与 Sham 组比较，ORX＋D 模型组小鼠骨小梁分离度明显增大。

与 ROX＋D 模型组比较，APF 组小鼠股骨骨小梁分离度较小

（5）二维形态计量学　骨组织二维形态计量学技术可以测量骨的静态特性与动态特性，静态参数可以对骨组织结构与骨量等进行客观的评价。动态参数可以测量骨形成与骨吸收的动态情况，动态参数包括：荧光周长百分数（% L. Pm）、矿化沉积率（MAR）、骨形成率（BFR/BS）、骨形成率（BFR/BV）、骨形成率（BFR/TV）等。静态参数包括：骨小梁面积百分数（% Tb. Ar）、骨小梁厚度（Tb. Th）、骨小梁数目（Tb. N）等。制备胫骨不脱钙骨组织硬包埋切片，用半自动图像分析系统，按照国际骨形态计量参数测量的定义和计算标准，对胫骨上段矢状面骨骺线下次级松质骨进行测量。测量范围：从生长板往下用标记笔画1mm（避开初级海绵体），再在1mm处往下画3mm。见图21－2－7。

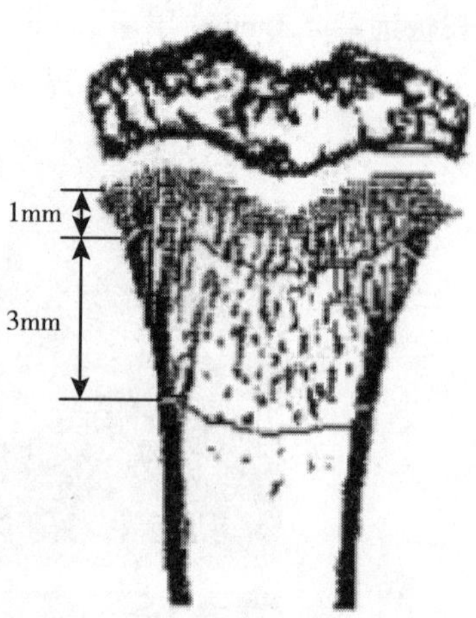


**图21－2－7　胫骨上段测量范围**

（6）腓肠肌石蜡包埋切片染色　肌原纤维的组成成分直接影响肌肉的生物学功能。研究发现，当机体衰老时，肌原纤维出现相应的老化改变。肌肉减少时，肌细胞数量减少，与此同时胶原纤维等结缔组织会大量增生，穿插于肌细胞之间，使肌肉的结构发生变化，最终影响肌肉组织的质量或性能。胶原纤维增生越多，肌细胞数量越少，肌肉组织性能就会明显下降。取腓肠肌进行常规石蜡包埋切片，切片用masson染色，可使胶原纤维染成蓝紫色，最后纤维镜拍片，用Image Pro Plus 6.0软件对视野中蓝紫色胶原纤维的面积百分比进行统计。见图21－2－8。

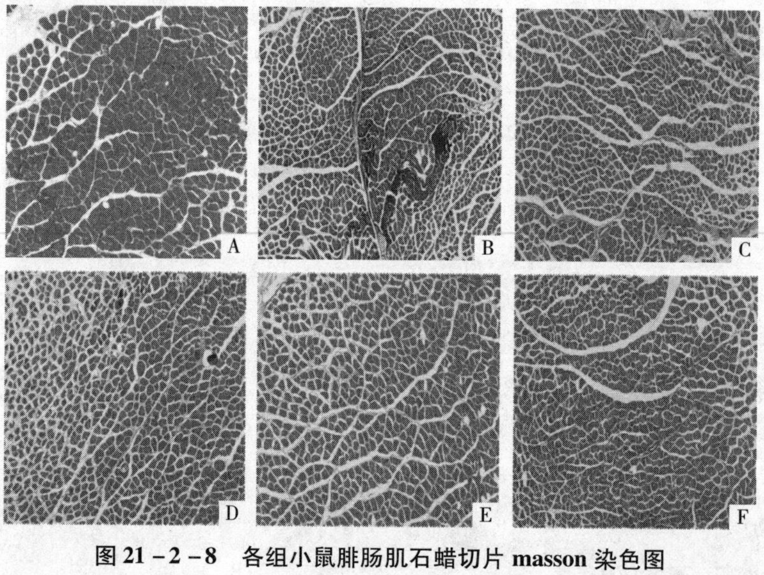


**图21－2－8　各组小鼠腓肠肌石蜡切片masson染色图**

A：Sham；B：ORX＋D；C：Cal；D：Fru；E：Ast；F：AFP

Sham组小鼠腓肠肌横切面可见，肌细胞结构饱满清晰，染色均一，只有极少量胶原纤维。ORX＋D模型组小鼠肌纤维胶原纤维大量增生，且穿插于肌细胞之间。Fru组、Ast组与AFP组小鼠肌纤维横截面，胶原纤维增生减少

（7）肌肉匀浆中$Na^+$，$K^+$-ATP酶活力检测　$Na^+$，$K^+$-ATP酶，又称钠泵，是维持细胞内外$Na^+$、$K^+$浓度平衡的重要膜蛋白酶，在正常非运动状态下，肌细胞膜上也会将少量漏入的$Na^+$泵出细胞同时将外出的$K^+$摄入细胞。当由于衰老或其他原因导致体内自由基增多时，引起骨骼肌细胞膜脂质过氧化反应，大量$K^+$外流，细胞内外$Na^+$、$K^+$浓度失衡，为了维持细胞内外$Na^+$、$K^+$浓度的平衡，从而激发$Na^+$，$K^+$-ATP酶的活力，使外漏的$K^+$重新摄入到细胞内，从而维持细胞内外$Na^+$、$K^+$浓度的平衡。取股四头肌，剔除附着结缔组织，按常规组织匀浆技术进行匀浆，匀浆后分离上清液，采用$Na^+$，$K^+$-ATP酶试剂盒检测匀浆组织液中$Na^+$，$K^+$-ATP酶的活力。

（8）血清生化指标检测　随着年龄的增长，由于体内激素水平的变化，会发生一定程度的脂质代谢紊乱，导致血清脂质水平增高，主要表现为T-CHO、LDL升高以及HDL降低，使血液黏稠度增加，而脂质代谢与骨骼

肌系统的微循环有密切的关系，当血清脂质水平升高时，脂质容易在骨微循环中形成栓子，使脂质沉积在骨内，导致脂肪细胞增生、骨骼脂肪性变性坏死，与此同时体脂率上升，瘦肌比例下降，直接影响肌肉的性能与品质。采取眼球取血的方法，分离收集血清，用于脂质代谢指标用试剂盒的检测。

（吴 铁 梁美婷）

## 参考文献


[1]中华医学会骨科学分会关节外科学组．骨关节炎诊治指南(2018 年版)[J]．中华骨科杂志,2018,38(12):705-716.

[2]魏伟,吴希美,李元建．药理实验方法学[M]．第 4 版．北京:人民卫生出版社,2010.

[3]Liu Q,Niu J,Huang J,et al. Knee osteoarthritis and all-causemortality:the Wuchuan Osteoarthritis Study[J]. Osteoarthritis Cartilage, 2015,23(7):1154-1157.

[4]Kikuchi T,Sakuta T,Yamaguchi T. Intra-articular injection of collagenase induces experimental osteoarthritis in mature rabbits[J]. Osteoarthritis Cartilage,1998,6(3):177-186.

[5]Pelletier JP,Jovanovic D,Fernandes JC,et al. Reduced progression of experimental osteoarthritis in vivo by selective inhibition of in-dueihle nitric oxide synthase[J]. Arthritis Rheum,1998,41(7):1275-1286.

[6]Mankin HJ,Dorfman H,Lippiello L,et al. Biochemical and metabolic abnormalities in articular cartilage from osteoarthritic human hips. II. Correlation of morphology with biochemical and metabolic data[J]. J Bone Joint Surg Am,1971,53(3):523-537.

[7]Li P,Raitcheva D,Hawes M,et al. Hylan G-F 20maintains cartilage integrity and decreases osteophyte formation in osteoarthritis through both anabolic and anti-catabolic mechanisms[J]. Osteoarthritis and Cartilage,2012,20:1336-1346.

[8]Ma N,Wang T,Bie L,et al. Comparison of the effects of exercise with chondroitin sulfate on knee osteoarthritis in rabbits [J]. Journal of Orthopaedic Surgery and Research,2018,13( 1) :16.

[9]崔燎,吴铁．骨质疏松药理学动物实验与图谱[M]．北京:科学出版社,2011.

[10]黄宏兴,吴青,李跃华,等．肌肉、骨骼与骨质疏松专家共识[J]．中国骨质疏松杂志,2016,22(10):1221-1229.

[11]Tarantino U,Piccirilli E,Fantini M,et al. Sarcopenia and fragility fractures:molecular and clinical evidence of the bone-muscle interaction[J]. JBone Joint Surg Am,2015,97(5):429-437.

[12]Ferrucci L,Baroni M,Ranchelli A,et al. Interaction between bone and muscle in older persons with mobility limitations [J]. Curr Pharm Design,2014,20(19):3178-3197.

[13] Yin Y, Lu L, Wang D, et al. Astragalus polysaccharide inhibits autophagy and apoptosis from peroxide-induced injury in C2C12myoblasts[J]. Cell Biochem Biophys,2015,73(2):433-439.

# 第二十二章

# 治疗罕见病药物的药理学研究

罕见病发病率极低，根据世界卫生组织的定义，罕见病为患病人数占总人口的0.65‰～1‰的疾病。目前国际确认的罕见病约占人类疾病的10%，其中约80%是由于基因缺陷所导致，其他致病原因可能与细菌和病毒感染、过敏或退行性疾病有关。世界各国根据本国具体情况，对罕见病的认定标准也存在一定的差异。美国规定罕见病是指每年患病人数少于20万人（约占总人口的0.75‰）的疾病；日本规定为患病人数少于5万人（约占总人口的0.4‰）的疾病；澳大利亚规定为患病人数少于2000人（约占总人口的0.1‰）的疾病；欧盟规定为患病率低于0.5‰的疾病。目前我国尚未对罕见病作出明确的定义，现在已知的罕见病种类有6000～8000种，并且以大约每周有5种罕见病被报道的比例增长。常见的罕见病包括脊髓性肌萎缩症、进行性肌营养不良、肌萎缩侧索硬化症、成骨不全症、血友病、白化病、马方综合征等。多数罕见病为慢性、严重性疾病，常危及生命，严重影响生活质量、生命预期较短。

"孤儿药"是指用于预防、诊断、治疗罕见病的药物。对制药企业来说，"孤儿药"上市后，由于罕见病患病人数少，市场需求小，而且"孤儿药"研发成本高，造成投入与回报的巨大差距，直接影响制药企业对"孤儿药"的研究开发。此外，罕见病的发病机制多不清楚，发病原因复杂，这些均给"孤儿药"研制和开发带来较大的困难，而且罕见病患病人数的限制使得"孤儿药"研发过程中的临床试验难以进行，从药物研发到推向市场周期长，这些都直接关系罕见病患者能否得到急需药物和及时治疗。

## 第一节　治疗脊髓性肌萎缩症药物的药理学研究

### 一、概述

脊髓性肌萎缩症（spinal muscular atrophies，SMA）是一种罕见的遗传性疾病，通常表现在幼儿身上。SMA发病率约为10000例新生婴儿中出现一个。在国内，预计有数千名SMA患者。SMA同时影响男性和女性婴儿及儿童。SMA于1891年被Werdnig和Hoffmann分别报道。致病原因是患者运动神经元存活基因1（survival motor neuron 1，SMN1）发生突变。SMA病理学特征是脊髓前角运动神经元退化。临床症状主要表现为进行性、对称性肢体肌肉无力和萎缩，且近端肌肉发病率高于远端肌肉，与上肢相比，下肢肌肉更易受累，深部的腱反射常减弱甚至消失。

SMN基因定位于运动神经元5q11.2－13.3，5q SMA是该病最常见的形式，约占所有SMA病例的95%。人类染色体组中SMN基因有多个拷贝：一个SMN1（端粒侧SMN）和多个SMN2（着丝粒侧SMN）。SMN1基因的全长转录物可以编码含有294个氨基酸的功能稳定的全长SMN蛋白。而SMN2较SMN1在基因编码区存在一个碱基的差异（840C＞T），可致SMN2上7号外显子选择性剪切，转录时外显子7被跳过，形成一个截短的mRNA异构体"Δ7 SMN"，编码不具有生物功能并快速降解的"截短蛋白质"。SMN蛋白对于运动神经元的维持至关重要。SMA的严重程度与患者SMN蛋白的数量有关。目前认为，SMN1基因改变导致SMN蛋白的缺失是SMA发病的根本原因，而SMN2基因的拷贝数目和剪接效率则与疾病的严重程度有关。

SMN蛋白分子量是32kDa，普遍存在于各种体细胞的细胞浆和细胞核中，尤其在脊髓运动神经元中高度表达。SMN 蛋白调节核糖核蛋白（ribonucleoprotein，RNP）复合物的生物合成。SMN 调节小核核糖核酸（small nuclear RNA，snRNA）与 Sm 蛋白结合，随后引导 RNA-蛋白复合物从细胞质至细胞核。在细胞核中，新形成的小核 RNP（small nuclear RNPs，snRNP）在核腔体内成熟，然后进入核斑点，被招募到活跃的剪接体中。SMN 蛋白在 SMA 发病机制中发挥核心作用，维持神经元内环境平衡，SMN 缺失会影响肌动蛋白动力学、泛素稳态、线粒体功能和内吞作用等。当 SMN 表达降至病理水平时，SMN-前纤维蛋白相互作用减少而导致前纤维蛋白-Rho 相关蛋白激酶复合物形成增加，进一步引起 Ras 同源基因家族的激活（如 RhoA、轴突的负调节生长因子）。

根据发病年龄和疾病表现，临床上将 SMA 分为 5 种类型，见表 22－1－1。0 型，不常见，发生于母体子宫内，表现为胎动减少。Ⅰ型，也称为 Werdnig-Hoffmann 病，其中婴儿型 SMA（infantile-onset SMA）是最严重和最常见的一种，患儿甚至连抬头、吞咽、呼吸等基本动作都会出现困难，这类症状可能在患儿 6 月龄甚至一出生就会出现，是造成婴儿死亡的一种重要遗传因素。SMA-Ⅰ型患者产生的 SMN 蛋白很少，无法在没有支撑的情况下坐着，如果没有呼吸支持将于两岁之内死亡。Ⅱ型，在 6 个月至 2 岁的儿童中诊断，导致运动发育延迟或未能达到运动里程碑。患有Ⅲ型的儿童，通常在 3 岁之前被诊断出来，有时甚至在十几岁时才被诊断出来，能够学会走路，但随着成长会有行动不便。这种类型也称为幼年 SMA 或 Kugelberg-Welander 病。SMA-Ⅱ型和 SMA-Ⅲ型患者则可以产生较多的 SMN 蛋白，其症状相对较轻，但仍会影响患者生活。Ⅳ型是罕见的，症状通常在 35 岁以后开始出现。

**表 22－1－1　5 种脊髓性肌萎缩的发病特点**

| 类型 | 发病时间 | 临床表现 | 存活时间 |
|---|---|---|---|
| 0 型 | 不常见，发生于母体子宫内 | 表现为胎动减少 | 如不采取治疗措施，常于 1 岁内死亡，为最严重的一种类型 |
| Ⅰ型 | 6 个月内发病 | 不能独坐，且由于严重肌张力减退及对称性肌无力导致无法支撑自己头部 | 通常于 2 岁内死于吸入性肺炎，为严重型。随着呼吸系统疾病管理体系及支持疗法的完善，Ⅰ型患者的平均存活时间有了显著提升，但尚无从本质上改善患者的肌力 |
| Ⅱ型 | 6～18 个月时发病 | 能独坐，但不能独立行走，伴有关节挛缩和脊柱后突，随着病情进展需要呼吸机维持呼吸 | 常可存活至 4 岁以后 |
| Ⅲ型 | 大于 18 个月时发病 | 能独坐和独立行走，生存基本不受影响，可选择轮椅或者行走，伴有脊柱侧突和骨质疏松，为轻型 | 常可存活至成人期 |
| Ⅳ型 | 大于 30 岁发病 | 能独坐和独立行走，无消化系统和呼吸系统症状，为成人型 | 对寿命无影响 |

## 二、治疗脊髓性肌萎缩症药物

SMA 已经进入基因药物治疗、新生儿筛查、孕妇携带者筛查的全面防治时期。SMN 水平降低是 SMA 发病的主要原因，因此目前主要开发增加全长 SMN 蛋白水平的治疗药物。这些药物包括反义寡核苷酸（antisense oligonucleotides，ASO）和靶向 SMN2 的小分子，以及用于恢复 SMN 蛋白的基因疗法。ASO 是一种合成的核苷酸短链，可以选择性地结合目标 RNA 并调节基因表达。目前美国 FDA 批准的用于治疗 SMA 的药物包括靶向 SMN 蛋白药物——诺西那生（Nusinersen）和靶向 SMN 基因治疗药物——Zolgensma（AVXS-101）。此外还有许多药物正处于临床研究和临床前研究阶段，如 SMN2 拼接修饰小分子药物（RG7916 和 LMI070）、神经保护药物（Olesoxime）、肌肉增强药物（CK-107 和 SRK-015）等。

### （一）靶向 SMN 蛋白药物——诺西那生

诺西那生是一种改良的 18-ASO，已被欧洲、加拿大、日本、澳大利亚和美国批准用于治疗 SMA。诺西那生可以增加 SMA 患者完整长度 SMN 蛋白的数量。作为临床急需用药，诺西那生钠注射液获得国家药品监督管理局优先审评审批程序，于 2019 年 2 月在中国获批成为首个也是唯一一个治疗 SMA 药物。诺西那生钠注射液适用于婴儿、儿童和成人 SMA。目前全球超过 40 个国家和地区的 6600 余例 SMA 患者接受诺西那生钠注射液治疗，治疗时间最长达 6 年。诺西那生钠注射液用于治疗因 SMN1 基因（位于染色体 5q）突变或缺失，造成 SMN 蛋白缺乏，进而引起 SMA 的患者。通过结合 SMN2 前 mRNA 上外显子 7 下游内含子中调节基序起作用，从而阻止不均一核糖核蛋白 A1（heterogeneous nuclear ribonucleoprotein A1，hnRNPA1）结合，促进包含外显子 7 的转录翻译，从而增加全长 SMN 2mRNA 以及随后的全长 SMN 蛋白数量。

诺西那生临床初始剂量是 12mg，间隔 14 天分别鞘内注射三次，30 天后再第四次注射加载剂量，之后每四个月注射一次以维持血药浓度。鞘内注射后，诺西那生从脑脊液（cerebrospinal fluid，CSF）贯穿整个中枢神经系统，包括运动神经元、胶质细胞和血管内皮细胞。在 CSF 中可检测包含外显子 7 的 SMN 蛋白增加。诺西那生在 CSF 中平均消除半衰期为 135 ~ 177 天，血浆中平均消除半衰期为 63 ~ 87 天，表明诺西那生可以长期存在于中枢神经系统和周围组织。诺西那生钠注射液的临床研究证明了其治疗各类型 SMA 患者的有效性和安全性，包括运动发育的显著改善和婴儿死亡风险的降低。首次服药时年龄不超过 6 周的婴儿，更早接受治疗将持续获得运动功能改善，并实现与正常婴儿发育相一致。诺西那生具有良好的获益风险比，其最常见的不良反应是呼吸道感染和便秘。严重不良反应为肺不张。诺西那生给药后出现凝血异常和血小板减少，包括急性重度血小板减少，可能增加出血并发症的风险。诺西那生由肾脏排泄，有肾毒性风险。

### （二）靶向 SMN 基因治疗药物——Zolgensma（AVXS-101）

Zolgensma 是美国 FDA 于 2019 年 5 月批准的基因治疗新药，是 FDA 批准用于治疗 SMA 的首个基因药物。Zolgensma 获 FDA 快速审评和优选审评审批程序，并被授予孤儿药地位。Zolgensma 用于治疗 2 岁以下儿童 SMA。Zolgensma 是一种以腺相关病毒为载体、以 SMA 突变基因为靶向的基因治疗药，是提高 SMN 蛋白水平的一个更直接方法。Zolgensma 直接通过腺相关病毒载体向患者体内的目标运动神经元递送全功能的人 SMN 基因，介导 Smn1 基因诱导脊髓中 SMN 广泛表达，能够大幅改善 SMA。在 SMA 小鼠模型中，Zolgensma 显著提高 SMA 小鼠生存率。在灵长类动物中，Zolgensma 有效穿过血脑屏障，在中枢神经系统、脊髓运动神经元、背根神经节神经元和胶质细胞、肝脏、心脏和骨骼肌中广泛表达。临床研究发现，Ⅰ型 SMA 患者（两份 SMN2 拷贝）静脉注射单剂量自身免疫腺相关病毒血清型来评价 Zolgensma 的安全性和有效性。两组患者分别接受 $6.7 \times 10^{13}$ vg/kg 或 $2.0 \times 10^{14}$ vg/kg 的治疗剂量。Zolgensma 可改善生存率和运动功能，如保持头部控制、无辅助坐姿和口服喂养等。

Zolgensma 只需通过静脉注射用药 1 次即可使患儿的运动神经元 SMN 蛋白实现表达，改善患儿肌肉运动功能，提高 SMA 患儿生存率。Zolgensma 的用药剂量取决于患儿的体重。Zolgensma 最常见的毒副作用是肝酶水平升高和呕吐。其说明书带有加黑框的警示性文字，提醒使用 Zolgensma 可能会引起急性肝脏损伤。用药之前就已经存在肝损害的患者可能会加大发生严重肝损伤风险。因此，患者在用药之前应进行肝功能检查，用药后也要对肝功能进行监测，为期至少 3 个月。对于正在服用类固醇激素药（剂量达到免疫抑制效果）的患者，Zolgensma 的禁忌证还包括某些疫苗的使用。

### （三）SMN2 拼接修饰小分子药物——Branaplam（LMI070）和 Risdiplam（RG7916）

SMN2 拼接修饰小分子药物促进 SMN2 基因表达全长 SMN 蛋白。目前有两种口服小分子药物进入早期临床试验阶段，即 Branaplam（LMI070）和 Risdiplam（RG7916）。口服 Branaplam 和 Risdiplam 后可透过血-脑屏障，避免反复腰椎穿刺鞘内注射的不便，成为目前研究的热点。SMA 小鼠模型初步研究表明，灌胃小分子 Branaplam 和 Risdiplam 可有效增加全长 Smn2 mRNA 和 SMN2 蛋白，改善运动功能，保护神经肌肉系统免于退化，小鼠存活率增加。Branaplam 可延长脊髓性肌萎缩症模型小鼠预期寿命，并可提高功能性 SMN 蛋白表达水平。Branaplam 临床每周给药一次，用药疗程 13 周和 13 个月，分别评价其安全性和耐受性，结果表明 Branaplam 改善运动功能。Risdiplam Ⅰ期临床试验已完成，并进入Ⅱ期临床试验。一项开放性试验，年龄在 1 ~ 7 个月的Ⅰ型 SMA 患者、Ⅱ型和Ⅲ型 SMA 患者服用 Risdiplam，结果表明 Risdiplam 对各型 SMA 患者均有一定疗效。两个或更多 SMN2 拷贝的 SMA 患者每天口服 Risdiplam，全长 SMN2 mRNA 水平增加。

### （四）神经保护药物——奥索肟（Olesoxime，TRO19622）

Olesoxime 是胆固醇类化合物，是一种神经保护因子。细胞培养和动物实验发现，Olesoxime 直接作用于线粒体膜，通过阻止线粒体释放促凋亡因子并维持能量产生，保护线粒体功能，防止应激条件下线粒体过度通透性，进而达到神经保护作用。在随机、双盲、安慰剂对照的Ⅱ期临床试验中，对年龄在 3 ~ 25 岁的Ⅱ型和非卧床Ⅲ型 SMA 患者评估 Olesoxime 的疗效。每天口服 10mg/kg 剂量，疗程 24 个月，结果表明 Olesoxime 能够维持运动功能。Olesoxime 常见的不良反应是呕吐、咳嗽、发热和鼻咽炎。

### （五）肌肉增强药物——Reldesemtiv（CK-2127107）和SRK-015

肌肉激活药物Reldesemtiv是美国Cytokinetics公司和日本Astellas公司合作研发的二代快速骨骼肌肌钙蛋白激活药，可以减缓骨骼肌纤维中肌钙蛋白复合体释放钙离子的速度，使肌节对钙敏感，改善神经肌肉功能、肌肉无力和肌肉疲劳，从而增强骨骼肌收缩力。美国FDA批准Reldesemtiv作为孤儿药用于治疗SMA。动物实验表明，Reldesemtiv可增强SMA小鼠骨骼肌对神经刺激的反应力，可降低骨骼肌的疲劳性，同时具有钙敏化作用。在Ⅱ期临床试验中，70例SMA Ⅱ型、SMA Ⅲ型和SMA Ⅳ型患者，随机分为Reldesemtiv高剂量（450mg/次、3次/天）、低剂量（150mg/次、3次/天）和安慰剂治疗，结果显示，Reldesemtiv高剂量组和低剂量组患者6分钟步行测验（6-minutes walking test，6MWT）步行距离和最大呼气压（maximum expiratory pressure，MEP）增加，且症状改善程度与药物剂量呈正相关；与安慰剂组相比，治疗4周和8周后，高剂量组增加6MWT测验步行距离具有统计学意义。

SRK-015是肌生长抑制素Myostatin活化的选择性抑制剂。Myostatin是生长因子TGF-β超家族成员，主要在骨骼肌细胞中表达。Myostatin基因的缺失与肌肉质量和强度增加有关，参与介导各种限制肌肉生长的消耗性疾病，可导致肌肉萎缩症。SRK-015通过在超细胞水平抑制肌生长抑制素Myostatin的降解功能，阻碍蛋白酶分解，使更多肌肉生长，可增加健康小鼠的肌肉质量和力量。SRK-015有望成为能逆转或防止SMA患者肌肉萎缩的肌肉靶向治疗方法。临床前研究显示SRK-015改善了SMA小鼠的肌肉功能，SRK-015目前已进入SMA临床试验。SRK-015获得孤儿药认定，对SMA患者来说，是一种新的希望。

## 三、治疗脊髓性肌萎缩症药物临床前药效学研究设计

### （一）动物模型

目前已经构建了一些动物模型，如小鼠SMA模型、斑马鱼SMA模型、猪SMA模型等。

**1. 小鼠SMA模型**　常见小鼠SMA模型及其特点见表22-1-2所示。与人类不同的是，小鼠只含有一个SMN基因，即Smn1。小鼠中Smn1纯合敲除早期，胚胎囊胚形成期间细胞会大量死亡，导致致死性胚胎。但杂合子动物（$Smn^{+/-}$）没有形成典型的SMA表型，小鼠中的SMA表型需要损失正常Smn水平的85%左右。在SMN 1基因纯合子断裂背景下，通过基因打靶或转基因表达人SMN 2的不同拷贝，可建立小鼠SMA模型。不同小鼠重度（Ⅰ型）、中度（Ⅱ型）和轻度（Ⅲ型）SMA表型的表现与SMN表达水平直接相关。

**表22-1-2　常见小鼠SMA模型及其特点**

| 常用名 | Jackson编号 | SMA类型 | 致死率 | 基因型 | 表型 |
|---|---|---|---|---|---|
| 靶向Smn1突变 | 006214 | 严重（Ⅰ型） | 胚胎致死 | $Smn1^{-/-}$ | Smn1基因的外显子2被新霉素破坏，lacZ基因与破坏的外显子2的前40个核苷酸融合 |
| Burghes严重模型 | 005024 | 严重（Ⅰ型） | 死产或4~6天 | $Smn1^{-/-}$；$SMN2^{tg/tg}$ | 出生体重低，哺乳和运动减少，四肢颤抖，呼吸困难 |
| Δ7mouse小鼠 | 005025 | 中度（Ⅱ型） | 平均存活期为13天 | $Smn1^{-/-}$；$SMN2^{tg/tg}$；$SMN\Delta7^{tg/tg}$ | 使用最广泛的模型。到出生后第5天，出现肌肉无力的迹象，并逐渐变得更加明显，步态异常，后肢颤抖，有跌倒的倾向。第9天时严重的NMJ缺陷和超过50%的脊髓运动神经元丢失 |
| Hung-Li小鼠 | 005058 | 中度（Ⅱ型） | 平均存活期为13天 | $Smn1^{hung-/-}$；$SMN2Hung^{tg/-}$ | 转基因小鼠半合子和靶向突变小鼠纯合子的表型与Δ7 SMA小鼠相似。由于该模型仅包含两个基因修饰等位基因，因此特别适用于与其他携带潜在疾病修饰靶向突变或转基因的小鼠杂交 |
| A2G小鼠 | 005026 | 温和（Ⅲ型） | 缩短寿命（不到1年） | $Smn1^{-/-}$；$SMN2^{tg/tg}$；SMN1A2G | 体重减轻、活动减弱、肌肉无力、运动轴突萌芽和缺失、肌肉萎缩和肌电图异常 |
|  | 008206 | 非常温和（Ⅳ型） | 无 | $Smn1^{-/-}$；SMN2（566） | 纯合子小鼠有16个SMN2拷贝，无SMA表型，尾巴又短又粗 |

目前应用最广泛的 SMA 模型有 $Smn1^{-/-}$、$SMN2^{tg/tg}$、$SMN\Delta7^{tg/tg}$、$Smn1^{hung-/-}$、$SMN2^{Hungtg/tg}$。几种模型的平均寿命约为 13 天，并且表现出类似于Ⅱ型 SMA 患者的症状和神经病理学。Hung Li 实验室建立了第一个中度的Ⅱ型 SMA 模型，在 $smn1^{hung}$空突变体的基础上，引入了一个编码全长 smn2（$smn2^{hung}$）的转基因。$Smn2^{Hung}$转基因的半合子动物和 Smn1 靶向突变的杂合动物的杂交产生转基因的半合子、纯合或野生型的后代。携带不同拷贝转基因的小鼠表现出疾病的不同严重程度，因此该模型能够在同一窝内产生严重的、中度的或轻微的 SMA 表型。来自该模型的转基因半合子和靶向 $Smn1^{hung-/-}$、$SMN2^{Hungtg/-}$突变纯合子小鼠与 Δ7 SMA 小鼠的中度Ⅱ型具有非常相似的表型。由于 SMA 模型只有两个基因修饰的等位基因，因此特别适合于与携带潜在疾病的小鼠杂交，从而产生复合突变小鼠。

Monani 等人成功建立了 $Smn1^{-/-}$ $SMN2^{tg/tg}$小鼠，该基因小鼠表达编码全长的 SMN2，小鼠出生后 5 天左右死亡，运动神经元丢失 40%，表现为严重的Ⅰ型 SMA。当添加另一个编码缺乏外显子 7 的人 SMN2 cDNA（smnΔ7）的转基因，得到的 $SMN^{-/-}$ $SMN2^{tg/tg}$ $SMN\Delta7^{tg/tg}$小鼠，作为常用的Ⅱ型 SMA 小鼠。

遗传背景对 Δ7 SMA 小鼠的生存起关键作用。当回交到完全同源的 C57BL/6J 遗传背景时，Δ7SMA 小鼠表现出更为严重的表型，表明每一种小鼠品系都有独特背景的等位基因，这些等位基因可能与突变或转基因的表达相互作用并改变其表达。当 SMNΔ7 转基因被一个 SMN1 A2G 错义突变所取代时，产生了一个新的小鼠模型（$Smn1^{-/-}$ $SMN2^{tg/tg}$ SMN1 A2G）。该表型小鼠表现出轻微的Ⅲ型 SMA，其特征是运动轴突的萌发和缺失、肌肉萎缩和肌电图异常。此外，当将高拷贝数 SMN2 转基因 SMN2（566）掺入 Smn1 敲除小鼠中时，所得小鼠品系［$Smn1^{-/-}$ SMN2（566）］表达 16 个拷贝的纯合子 SMN2 转基因，增加的 SMN2 拷贝使小鼠 SMA 表型症状明显减轻。

SMA 小鼠模型评价指标包括：步态分析、运动功能测试（倾斜测试、轮跑测试、RotaRod 维护测试和着陆脚伸展测试）、腰脊髓前角中神经元数量和神经元密度（100～200、200～400 和 >400$\mu m^2$）、双侧坐骨神经电生理、耳形态分析、扶正时间和存活率等。

**2. 斑马鱼 SMA 模型** 斑马鱼（Danio rerio）是用于神经遗传学研究的优秀生物模型。斑马鱼具有良好表征的运动神经元回路和相对简单的神经肌肉组织，非常适合神经肌肉缺陷和运动神经元疾病机制研究。斑马鱼胚胎的光学透明度提供了运动神经元的可及性，可以在体内操作用于成像、电生理学和运动行为研究。斑马鱼脊髓原代运动神经元常被用来研究轴突形态、蛋白质聚集和神经肌肉连接形成的变化，这些变化与 SMA 的发病机制密切相关。采用转录激活因子样效应核酸酶（transcription activator-like effector nucleases，TALEN）或CRISPR-Cas 介导的基因敲除，在目的基因进行突变，建立斑马鱼 SMA 模型。向一到四个细胞阶段的胚胎注射 SMN 靶向吗啡寡聚体，通过结合 mRNA 或 pre-mRNA 来产生短暂的基因敲除，从而干扰翻译或剪接。斑马鱼中反义吗啡寡聚核苷酸的敲除表现为 60% Smn 减少，运动神经元缺陷，运动轴突的截断和异位分支。在幼龄敲低的斑马鱼中，SMN 水平与人 SMA 患者 SMN 水平相似。

斑马鱼 SMA 模型评价指标包括测试运动行为和评价运动神经元细胞。测试运动行为是检测每次游泳的距离、游泳半周期的数量和游泳半周期的体曲率的平均变化等。运动神经元细胞的评价主要分析神经元细胞核 SMN 表达、细胞内氧化应激活性氧产生以及细胞死亡等。

**3. 猪 SMA 模型** 猪是一种大型哺乳动物，也常用作评价治疗 SMA 药物的动物之一。通过鞘内注射 SMN1 的 shRNA。SMN 在运动神经元中被敲低至 SMA 水平。在 SMA 猪的运动神经元或脊髓中，全长 SMN mRNA 的敲低范围为 75%～80%。通过给予药物干预，并进行电生理测量和病理检查以此达到评价药物疗效的目的。

幼猪 SMA 模型建立是在出生后第 5 天持续吸入 5% 异氟烷的氧气面罩麻醉下，向小脑池中注射 scAAV9-shRNA。连接 1ml 注射器并给予造影剂碘海醇（Omnipaque）以确认向脑脊髓液注射。在针固定的同时取出注射器，将含有 Omnipaque 和 scAAV9 病毒混合物的 3ml 注射器连接到针上。注射后，通过脊柱针冲洗约 0.25ml 的 Omnipaque 以确保试剂的完全递送。在整个注射过程中使用 X 射线透视图收集图像。在出生后第 33～36 天再次使用如上方法加强注射一次，但用 0.15mg 的间羟异丁肾上腺素诱导麻醉。注射 scAAV9 载体的所有动物在初始注射后使用免疫抑制剂他克莫司 0.1mg/kg 和骁悉 25mg/kg 治疗 1 周或治疗直至第二次注射。

猪 SMA 模型建立注意事项和评价指标：首先注意麻醉过程中要维持体温，并监测心电图和呼吸频率。其次要以缓慢和恒定的速率注射病毒混合物。猪 SMA 模型评价指标同小鼠 SMA 模型评价指标，如观察运动状态，对相关指标进行记录评分。

### （二）药物剂量设计、给药方式及阳性对照药的选择

药物剂量要根据不同药物、不同动物种属的反应性来设计。在整体动物模型上进行药效学评价应至少设计高、中、低 3 个剂量。如 Nusinersen 治疗小鼠 SMA，一般药物剂量为 25mg/kg、50mg/kg、100mg/kg 三组剂量。在治疗猪 SMA 实验中可设计 5mg/kg、10mg/kg、20mg/kg 三组剂量。Olesoxime 临床用药剂量是 10mg/kg，可换算小鼠剂量。

给药途径原则上应与临床拟用途径一致，不同类别的药物给药途径也不同。靶向 SMN2 剪接的小分子药物 RG7916 和 LMI070 临床采用口服给药，在 SMA 小鼠模型实验中要采用灌胃给药。靶向 SMN 基因治疗药物 Zolgensma 静脉注射给药。

靶向 SMN 蛋白治疗药物 Nusinersen 采用鞘内注射给药等。阳性对照药选择不仅临床对 SMA 患者有效，对 SMA 动物模型也必须有效。但是由于 SMA 目前临床使用的药物极少，在动物模型实验中，可以不设计阳性对照药，或者选择已经上市的药物，如选择已上市的 Nusinersen 或 Zolgensma 作为阳性对照药。

### （三）主要观察指标选择与测定

**1. 在小鼠 SMA 模型进行药物药理学研究的观察指标选择与测定**

（1）步态分析　使用 DigiGait 系统（小鼠专用）进行的高速腹侧平面视频记录用于生成数字爪印，从中确定步态指数。

（2）运动功能测试　通过检测倾斜测试、轮跑测试、RotaRod 维护测试和着陆脚伸展测试四组功能来评估小鼠的运动功能。

（3）病理研究　评价前角中神经元和神经元密度的数量。

（4）电生理研究　利用计算机系统对记录到的肌肉信号和刺激仪直接发出的刺激信号进行分析。

（5）耳形态分析　从出生后第 50 天至 96 天检查小鼠并测定耳朵完整性。

（6）肝肾功能试验　分析小鼠血清中谷草转氨酶（clutamic-oxalacetic transaminase，GOT）、谷氨酸丙酮酸转氨酶（glutamic-pyruvic transaminase，GPT）、血尿素氮（blood urea nitrogen，BUN）和肌酐（creatinine，Cre）的水平。

（7）扶正时间　为小鼠在背部放置朝下后翻身所需时间，取 2 次检测的平均值（最长 30 秒）。体重下降 30% 且无法自行改善的小鼠实施安乐死。

（8）存活率　出生后第一天开始。每日监测存活和体重增加情况，并与未经治疗小鼠的中位生存期进行比较。

（9）SMA 脑组织中 SMN 等水平　采用 LC/MS/MS 分析脑组织上清中 SMN 水平，或采用免疫组化、Western-blotting 测定脑组织 SMN 水平。

**2. 在 SMA 斑马鱼模型进行药物药理学研究的观察指标选择与测定**

（1）运动功能指标　包括游泳移动的距离、游泳半周期的数量和游泳半周期体曲率的平均变化。可以采用 Motionpro 高速摄像机对每只幼龄斑马鱼提取游泳和转动动作的运动细节，进行体曲自动分析。然后，软件根据定义的运动参数对每个运动进行分类，分析游泳移动的距离、游泳半周期的数量和每个游泳半周期的体曲率的平均变化，来评估运动功能。

（2）运动神经元细胞核 SMN 表达　采用免疫组化、Western blot、激光共聚焦分析核 SMN 表达情况。

（3）运动神经元细胞内氧化应激活性氧　用细胞活性氧检测试剂盒检测细胞活性氧。

（4）运动神经元细胞死亡　采用脱氧核糖核苷酸末端转移酶介导的缺口末端标记法（TdT-mediated dUTP nick-end labeling，TUNEL）染色试验检测细胞核 DNA 断裂，以分析运动神经元细胞死亡情况。

**3. 在猪 SMA 模型进行药物药理学研究的观察指标选择与测定**

（1）神经传导和肌电图　在刺激坐骨神经期间从左后肢记录坐骨神经复合肌肉动作电位（compound muscle

action potential, CMAP）和运动神经元评估（motor unit number estimation, MUNE）。采用肌电图检查自发性活动是否异常。通过识别具有单个肌纤维动作电位源和规则放电率特征的自发电位，判断每只肌肉中是否存在纤维性颤动电位。

（2）运动神经元和运动轴突定量　使用甲酚紫对运动神经元进行染色，在光学显微镜手动计数运动神经元，并对轴突数目进行统计分析。

（3）脊髓中SMN的表达　采用Western blot、QT-PCR分别检测脊髓组织中SMN蛋白表达水平和基因转录水平；采用免疫荧光检测脊髓中SMN蛋白表达。

### （四）体外药物作用机制研究

上述小鼠模型和其他活体模型在一定程度上可以评价药物疗效和药理作用。为了更好的阐明和揭示药物作用机制，在药理学研究中，经常要采用体外细胞模型研究药物的作用分子机制。干细胞技术为研究运动神经元中的病理机制提供新的技术手段，也扩展了运动神经元疾病研究中可用的细胞模型范围。目前常用的细胞模型如下：

**1. 诱导多能干细胞培养和脊髓运动神经元分化**　在体外通过人工诱导将诱导的多能干细胞（induced pluripotent stem cells, IPSC）分化为脊髓运动神经元，进行药物相关作用机制研究。IPSC衍生的运动神经元可以从其中基因型匹配的个体与SMA表型不一致的家族产生，用于SMA病理学和药物作用机制研究。但IPSC存在不足，包括所衍生的细胞群的异质性，以及从整个有机体中其他组织中分离出来的细胞在培养中的局限性。尽管如此，IPSC模型将为疾病机制研究、药物靶标发现提供有效的手段。

**2. 胚胎干细胞诱导分化为神经元**　通过诱导将严重型SMA小鼠胚胎干细胞分化为运动神经元。用于SMA病理学和药物作用机制研究。

**3. 病毒转染等手段建立SMN1缺失细胞**　通过Epstein-Barr病毒转化纯化建立SMN1缺失的SMA患者人淋巴母细胞系。用于SMA病理学和药物作用机制研究。

### （五）药物疗效指标的选择与评价

药物疗效指标的选择一定要紧密结合临床，选择与临床疗效相关的指标，才能够客观、科学评价药物疗效和药理学特点。药物疗效指标包括主要指标和次要指标。在治疗SMA药物疗效评价中，终点指标存活率是疗效的主要指标，还要评价次要指标。

**1. 存活率**　用药疗程结束后，通过检测用药组和对照组小鼠存活和体重增加情况，计算小鼠的中位生存期，来评价药物疗效。

**2. 改善临床表现**　包括药物对扶正时间和运动功能的影响。

（1）扶正时间　用药疗程结束后，测定为小鼠在背部放置朝下后翻身所需时间，取2次试验的平均值（最长30秒），来比较分析用药组对扶正时间的影响。

（2）运动功能　用药疗程结束后，进行倾斜测试、轮跑测试、RotaRod维护测试和着陆脚伸展测试，来评价药物对小鼠运动功能的影响。

**3. 次要指标**

（1）脊髓病理学　腰脊髓病理切片，观察脊髓组织神经元、大细胞核、突出的核仁和尼氏体，计算前角中神经元（仅显示细胞核的神经元）和神经元密度的数量，分100～200$\mu m^2$、200～400$\mu m^2$和>400$\mu m^2$三级评分，评价药物对组织病理的影响。

（2）肌肉动作电位　刺激双侧坐骨神经，记录腓肠肌动作电位，左右腓肠肌的结果取平均值。来评价药物对小鼠肌肉运动的影响。

（3）耳形态变化　从出生后第50至96天，测定耳朵完整性。耳朵形态的严重程度被指定为从0到4的分数，0表示最严重的完整性丧失。评分为4表示正常的耳朵形态；3表示尖端为红色；2表示紫色和黑色，表示坏死；1表示外耳损失一半。得分为0表示几乎所有外耳都丢失了。来评价药物对小鼠耳形态的影响。

（4）脑组织SMN表达变化　通过免疫印迹、激光共聚焦、免疫组化等分析各给药小鼠中SMN等相关蛋白质表达情况，阐明药物作用机制。

## 四、实例

### 诺西那生（Nusinersen）对小鼠 SMA 的治疗作用及机制

**1. 药物特性**　诺西那生是一种改良的18-聚体反义寡核苷酸，已被欧洲、加拿大、日本、澳大利亚和美国批准用于治疗所有类型的SMA。诺西那生可以增加SMA患者完整长度SMN蛋白的数量。作为临床急需用药，诺西那生钠注射液获得国家药品监督管理局优先审评审批程序，于2019年2月在中国获批成为首个和唯一一个治疗SMA药物。诺西那生通过结合SMN2前mRNA上外显子7下游内含子中调节基序起作用，从而阻止不均一核糖核蛋白A1（heterogeneous nuclear ribonucleoprotein A1，hnRNPA1）结合，促进包含外显子7的转录翻译，从而增加全长SMN 2mRNA以及随后的全长SMN蛋白数量。

**2. 研究目的**　通过建立小鼠SMA模型评价Nusinersen对小鼠SMA的治疗作用，在体外通过细胞模型研究Nusinersen对运动神经的保护作用，并阐明其作用机制。

**3. 研究设计思路**　建立小鼠SMA模型，给予不同剂量的Nusinersen对小鼠SMA进行治疗，分析小鼠存活率、运动状况、相关蛋白水平表达、组织病理，评价Nusinersen对小鼠SMA的治疗作用。在体外通过诱导将多能干细胞和胚胎干细胞分化为脊髓运动神经元，在细胞水平研究Nusinersen对缺失SMN蛋白的脊髓运动神经元的保护作用，并阐明其相关作用机制。

**4. 动物选择和模型选择**　SMA小鼠模型：SMNΔ7SMA从雄性和雌性携带者小鼠［（$SMN2^{+/+}$；$SMN\Delta7^{+/+}$；$mSmn^{+/-}$）获自美国Jackson实验室］产生SMNΔ7SMA雄性小鼠（$SMN2^{+/+}$；$SMN\Delta7^{+/+}$；$mSmn^{-/-}$）。

**5. 实验分组、给药途径、给药剂量和给药时间**　将Δ7SMA小鼠随机分成5组（模型组、25mg/kg组、50mg/kg组、100mg/kg组、200mg/kg组），每组10～12只，鞘内注射给药，7天给药一次，共用药6次。每日观察小鼠运动状态，对相关指标进行记录评分。

**6. 评价指标**

（1）步态分析　使用DigiGait系统（小鼠专用）进行的高速腹侧平面视频记录数字爪印，从中确定步态指数。DigiGait以底面向上的视角对动物在跑带上的步态进行自动识别与分析。高速数字摄像机以120～150帧的速度捕获图像，从下方拍摄行走中的动物，软件自动识别老鼠头部、尾部以及四肢，识别动物脚爪底部的颜色，生成“数字爪印”和动态的步态信号，形成爪部相对于跑带位置的实时记录。鼠的最大步行速度通过以2cm/s开始行走并确认动物能够维持该速度至少5秒来确定。使用5秒阈值记录每一速度和递增速度。每只小鼠以不同的步行速度拍摄视频，捕捉每种速度至少15步的步态分析。每周捕获一次视频。

（2）运动功能测试　通过测试四组功能来评估小鼠的运动功能，包括倾斜测试、轮跑测试、RotaRod维护测试和着陆脚伸展测试。

1）倾斜测试：将小鼠放在干净、干燥的木头平台上，该平台可从0°倾斜至90°。记录小鼠能保持5秒的最大倾斜度。

2）轮跑测试：将小鼠置于直径13cm、宽度4.5cm的圆笼中，经过短暂的训练后，计算小鼠每分钟跑的圈数。连续测试2次，选两次较好的测试结果，取平均值。

3）RotaRod维护测试：横杆（直径3.5cm）的滚动速率以8周/分钟的速度加速。经过短暂训练，将小鼠放在旋转杆上连续加速运转。自动记录每只小鼠留在杆上的时间。如果小鼠在杆上停留超过300秒，即停止测试。每只小鼠测试五次，选较好的两个结果，取平均值。

4）着陆足扩散：将小鼠保持在水平位置，背部向上。在背部上方约30cm处，使小鼠掉落，并标记每个后肢在着陆时的位置。测量两个后肢标记之间的距离，每只小鼠连续测试五次，选最好的两次结果，计算平均距离。

（3）扶正时间　小鼠在背部放置朝下后翻身所需时间，记录2次，取平均值（最长30秒）。

（4）存活率　出生后第一天开始每日监测存活和体重增加情况，体重下降30%且无法自行改善的小鼠实施安乐死，与未经治疗的小鼠中位生存期进行比较。

（5）脊髓病理　在处死小鼠后，迅速取出腰脊髓，室温下在10%中性缓冲福尔马林中固定过夜，连续脱水，石蜡包埋。横向切割脊髓，厚度为7μm，HE染色。光学显微镜观察神经元、大细胞核、突出的核仁和尼氏体。计算前角中神经元和神经元密度数量，分 100～200μm² 、200～400μm² 和 >400μm² 三级评分。

（6）肌肉电生理　用 60mg/kg 戊巴比妥腹腔麻醉小鼠。在坐骨神经切口周围暴露小鼠双侧坐骨神经。在腓肠肌内侧插入一个活动记录双极针电极，脉冲宽度为 0.1ms，阴极位于坐骨神经远端切口水平，通过刺激隔离单元、恒流单元和双极电极传递，利用计算机系统对记录到的肌肉信号和刺激仪直接发出的刺激信号进行分析。信号被放大 50 倍。双相波形显示记录的为复合肌肉动作电位。记录双相波的峰间振幅，左右腓肠肌的结果取平均值。

（7）耳形态分析　从出生后第 50 至 96 天，测定小鼠耳朵完整性。耳朵形态的严重程度被指定为从 0 到 4 的分数，0 表示最严重的完整性丧失。评分为 4 表示正常的耳朵形态，3 表示尖端为红色，2 表示紫色和黑色，表示坏死，1 表示外耳损失一半。得分为 0 表示几乎所有外耳都丢失了。

（8）脑组织中 SMN 水平分析　免疫印迹分析、激光共聚焦、免疫组化等分析各给药小鼠中 SMN 蛋白表达。

**7. 机制研究**

（1）细胞模型　诱导多能干细胞（induced pluripotent stem cells，iPSC）、多能干细胞和胚胎干细胞。

（2）细胞定向诱导分化为运动神经元细胞的方法　见图 22－1－1。

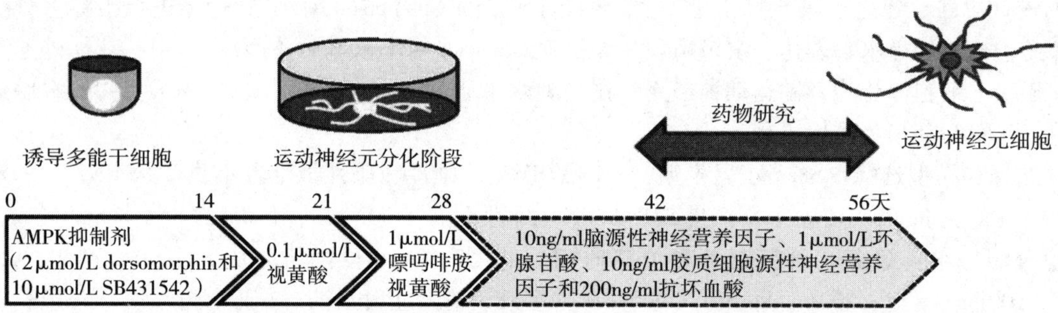


**图 22－1－1　iPSC 分化为脊髓运动神经元的方法**

1）诱导多能干细胞培养和脊髓运动神经元分化：用添加 4ng/ml 碱性成纤维细胞生长因子和 500U/ml 青霉素/链霉素的灵长类 ES 细胞培养基培养 iPSC 细胞株。37℃下在 5% $CO_2$ 中培养并每 7 天传代一次。对于诱导iPSC 分化的脊髓运动神经元，将 5000 个单个 iPSC 置于含有 DMEM/F12、5% 血清和 500U/ml 青霉素/链霉素的初级分化培养基中，其中含有 2μmol/L 的 Dorsomorphin（AMPK 抑制剂）、10μmol/L SB431542 和 10μmol/L Rhoassociated 卷曲螺旋形成激酶抑制剂（Y-27632）。3 天后，将培养基更换为具有 2μmol/L 的 Dorsomorphin 和 10μmol/L SB431542 的初级分化培养基。然后将神经前体细胞在含有 DMEM/F12、1% $N_2$ 补充物和补充有 0.1μmol/L 视黄酸的 500U/ml PS 的第二分化培养基中培养。将细胞在含有 1μmol/L 嘌吗啡胺和 0.1μmol/L RA 的第二分化培养基中培养 7 天。最后，在补充的第二分化培养基中培养所产生的脊髓运动神经元，所述第二分化培养基含有 10ng/ml 脑源性神经营养因子、10ng/ml 神经胶质细胞系衍生的神经营养因子、1μmol/L 环腺苷一磷酸和 200ng/ml 抗坏血酸。在所有分化阶段，每 2 或 3 天更换培养基。

检测指标如下：

共聚焦显微镜等分析核 SMN 表达。

Western blot 检测相关蛋白表达（Caspase-3、ERK、JNK、P38）。

细胞活性氧检测法：用细胞活性氧检测试剂盒检测细胞活性氧。用 PBS 洗涤后，使用胰蛋白酶收获细胞团块，并在 37℃下用 20μmol/L DCFDA 孵育 30 分钟。通过 488nm 激光激发 DCF 并在 535nm 处检测，并确定活性氧物质产生细胞的比率。

MitoSOX 红色荧光测定细胞内氧化应激活性氧（ROS）：使用 MitoSOX™红色线粒体超氧化物指示剂进行活细胞成像，以检测线粒体超氧化物。用 PBS 洗涤接种的细胞后，将细胞与 5μmol/L MitoSOX 在 37℃黑暗环境中孵育 10 分钟。然后用 PBS 洗涤接种的细胞 3 次，使用 BIOREVO BZ-9000 测量 MitoSOX 阳性区域。

脱氧核苷酸末端转移酶（TdT）介导的 dUTP 缺口末端标记法（TUNEL）染色试验：TUNEL 染色是细胞死亡检测方案。用 PBS 洗涤后，4℃ 4% 多聚甲醛固定 20 分钟，再用 PBS 洗涤，室温下用 0.1% Tritonx-100 渗透液（0.1% 枸橼酸钠）孵育 1 小时。用 PBS 洗涤两次后，将细胞与荧光素标记的末端脱氧核糖核苷酸转移酶在 37℃温育 1 小时。然后在室温下用 PBS 洗涤细胞 3 次。通过 BIOREVO BZ-9000 检测荧光素标记的 TUNEL 阳性细胞。

2）胚胎干细胞诱导分化为神经元：将严重 SMA 小鼠胚胎干细胞分化为运动神经元。采用蛋白质组学和蛋白质印迹分析方法，将成纤维细胞饲养层上的胚胎干细胞用 0.25% 胰蛋白酶/EDTA 消化，并铺在 0.1% 明胶包被的组织培养瓶上。将成纤维细胞重新附着在培养瓶上，然后收集漂浮的 ES 细胞群。将约 $2 \times 10^6$ 个细胞接种到含有 10ml 神经分化引发培养基的 100mm 培养皿中，DMEM 培养基补充 15% FBS、1% MEM 非必需氨基酸、1% 谷氨酰胺-Ⅰ补充剂、1% 青霉素/链霉素、1mmol/L 单硫代甘油、50ng/ml 头蛋白、20ng/ml β 成纤维细胞生长因子和 20ng/ml 的成纤维细胞生长因子 8 用于胚状体的形成。每天更换培养基。两天后，将聚集的 EBS 重新悬浮在含有 10% 敲除血清替代物的运动神经元分化培养基中（1% N-2 补充剂、1% ITS-B 补充剂、1% 抗坏血酸、1% 青霉素/链霉素、0.1mmol/L β-巯基乙醇、0.5% 谷氨酸-Ⅰ、30% D-葡萄、20μg/ml 肝素、50μg/ml 纤维连接蛋白、1μmol/L 维生素 A 酸、1μmol/L 平滑肌激动剂）。用维生素 A 酸和平滑肌激动剂诱导 5 天后，收集胚状体，用磷酸盐缓冲盐水洗涤，然后将其解离。通过细胞过滤器去除解离的胚状体细胞聚集体。然后将单细胞悬浮于补充有 10ng/ml 脑源性神经营养（细胞诱向）因子、胶质细胞源性的神经营养因子、亲胆碱能神经元因子和神经营养因子-3 的神经元分化培养基中。

3）病毒转染建立 SMN1 缺失细胞：通过 Epstein-Barr 病毒转化纯化建立 SMN1 缺失的 SMA 患者人淋巴母细胞系，在 2mmol/L L-谷氨酰胺、10% 胎牛血清、100 单位/ml 青霉素和 100μg/ml 链霉素的 RPMI-1640 培养基中于 37℃ 在含有 5% $CO_2$ 的环境中培养。

检测指标如下：

共聚焦显微镜等分析核 SMN 表达。

Western blot 检测相关蛋白表达（Caspase-3、ERK、JNK、P38）。

细胞活性氧检测法：用细胞活性氧检测试剂盒检测细胞活性氧。用 PBS 洗涤后，使用胰蛋白酶收获细胞团块，并在 37℃ 下用 20μmol/L DCFDA 孵育 30 分钟。通过 488nm 激光激发 DCF 并在 535nm 处检测，确定活性氧物质产生细胞的比率。

细胞内氧化应激活性氧（ROS）MitoSOX 红色荧光测定：使用 MitoSOX™ 红色线粒体超氧化物指示剂进行活细胞成像，以检测线粒体超氧化物。用 PBS 洗涤接种的细胞后，将细胞与 5μmol/L MitoSOX 在 37℃ 黑暗环境中孵育 10 分钟。然后用 PBS 洗涤接种的细胞 3 次，使用 BIOREVO BZ-9000 测量 MitoSOX 阳性区域。

TUNEL 染色试验：TUNEL 染色是细胞死亡检测方案。用 PBS 洗涤后，4℃ 4% 多聚甲醛固定 20 分钟，再用 PBS 洗涤，室温下用 0.1% Tritonx-100 渗透液（0.1% 枸橼酸钠）孵育 1 小时。用 PBS 洗涤两次后，将细胞与荧光素标记的末端脱氧核糖核苷酸转移酶在 37℃ 温育 1 小时。然后在室温下用 PBS 洗涤细胞 3 次。通过 BIOREVO BZ-9000 检测荧光素标记的 TUNEL 阳性细胞。

**8. 注意事项**

（1）实验所用 SMA 小鼠应予以基因分型鉴定。

（2）鞘内注射应注意溶剂介质等渗，推注过程应缓慢进行。

（3）麻醉过程应注意维持动物体温等。

**9. 实验结果和疗效判断**　略。

（张玲玲　张贤政　魏　伟）

## 第二节　治疗进行性肌营养不良药物的药理学研究

### 一、概述

进行性肌营养不良根据临床表现和基因缺陷的不同，临床分为先天性肌营养不良、Duchenne 肌营养不良

(Duchenne muscular dystrophy, DMD)、Becker 肌营养不良 (Becker muscular dystrophy, BMD)、肢带型肌营养不良等类型。其中，DMD 和 BMD 是最常见的临床类型，二者均是由肌萎缩蛋白 (dystrophin) 基因缺陷所导致的 X 连锁隐性遗传性退行性病，发病率分别约为 0.02% 和 0.005%。该病病理特点是进行性肌肉变性、无力和肌肉萎缩。临床表现为早期生长发育轻度延迟，患儿会走路后常见上楼和蹲起费力，多数患儿在 5 岁症状明显而得以确诊，未经治疗时肌力逐渐下降，约十几岁后丧失行走能力而依赖轮椅生活。随着年龄增长，呼吸、骨骼、心脏并发症逐渐出现，平均死亡年龄约 19 岁，8~14 岁失去步行能力，最终多因呼吸系统疾病和心肌病而死亡。

Dystrophin 是一种连接细胞骨架、肌动蛋白、丝和其他蛋白的蛋白质，由 β-dystroglcan 连接在肌膜上，既可以将细胞骨架与基底层相连，也可以介导信号通路，对于维持正常肌肉功能必不可少。Dystrophin 与糖蛋白组成复合物，提供细胞骨架和细胞外基质之间的联系，并起到“减震器”的作用，使肌膜能够在肌肉收缩施加机械应力时保持结构完整性。Dystrophin 基因突变包括基因缺失、重排及点突变。缺失后的分子重排产生移码突变，导致整个阅读框发生根本变化，产生新的终止密码，使抗肌萎缩蛋白的翻译过程提前结束，从而产生一个高度短缩、没有核心功能区（半胱氨酸富含区和 C 端区）的异常蛋白质，这种异常蛋白不具有形成完整细胞骨架的功能，临床表型为 DMD。如果分子重排是以整码形式移位，则阅读框不变，产生的蛋白仅是长度变化，而主要功能区域未改变，临床表型则为 BMD。小鼠中敲除肌营养不良蛋白聚糖 (dystroglycan) 可导致胚胎致死，dystroglycan 的糖基化缺陷削弱了与细胞外基质的相互作用，导致先天性肌营养不良。Dystrophin 蛋白缺失会导致一系列病理改变，如钙稳态的扰动、氧化应激、炎症反应、肌肉纤维变性、蛋白酶活化等。

## 二、治疗进行性肌营养不良的药物

在过去几十年，学术界和医药企业都探索了相当多的治疗 DMD 药物。目前，许多新的药物正在开发中，其中 Ataluren 与 Eteplirsen 分别已获得欧洲药品管理局和美国 FDA 的批准用于治疗 DMD，还有一批药物正处于临床前和临床研究之中。

### （一）抑制无义突变并允许表达过早终止密码子——Ataluren（PTC124）

10%~15% 的 DMD 是由点突变引起的，特异性序列（UAA、UAG 或 UGA）的不适当表达导致过早终止密码子。终止密码子反过来导致肌营养不良蛋白的合成停滞。Ataluren 是一种口服药物，与核糖体 RNA 亚基结合并损害过早终止密码子的识别，旨在克服终止密码子突变，从而翻译和产生修饰的肌营养不良蛋白。Ataluren 安全且耐受性良好。过早终止密码子突变的 174 名 DMD 男孩，接受（40mg/d）Ataluren 治疗，48 周的双盲安慰剂对照研究显示，患者 6 分钟步行测试略有改善。自 2014 年 8 月 Ataluren 已获得欧洲药品管理局的批准用于治疗 DMD。第Ⅲ阶段扩展研究和第Ⅱ阶段早期研究试验正在进行中。涉及其他无义突变抑制剂的临床试验也正在计划中。

### （二）外显子跳跃疗法——Eteplirsen

外显子跳跃疗法是使用合成的反义寡核苷酸（antisense nucleotides aso, ASO）序列在 dystrophin 基因的前 mRNA 剪接过程中诱导指定外显子发生跳跃，导致阅读框架的恢复和内部截短蛋白的产生，类似于 BMD 中所见的肌营养不良蛋白表达。Etepilersen 是专为外显子 51 跳跃而设计的氨基磷酸酯吗啉代寡聚物，可通过跳跃外显子 51 来修正突变。在一项为期 24 周的双盲安慰剂对照试验中，12 名患有 DMD 的男孩（年龄为 7~12 岁）在每周 30~50mg/kg 的剂量范围内进行了一项开放的研究，大多数受试者的步行能力有显著改善，产生和恢复了营养不良蛋白相关蛋白复合物。进行长达 3 年的持续治疗和随访，患者活动功能持续稳定，没有明显的治疗相关副作用。Etepilersen 于 2016 年 9 月获得美国 FDA 批准用治疗 DMD。

### （三）增加代偿蛋白表达——AAV-Minidystrophin 与 SMTC 1100

在临床前疾病模型以及 DMD 患者的临床研究中探索基因疗法，通过使用腺相关病毒（adeno-associated virus, AAV）构建 AAV-Minidystrophin 肌营养不良蛋白表达载体，AAV-Minidystrophin 临床前研究显示可以改善 *mdx* 小鼠骨骼肌和心脏功能。AAV 载体也用于递送反义 RNA，以允许外显子跳跃和肌营养不良蛋白表达的恢复。肌内注射 AAV 递送肌营养不良蛋白，Ⅰ期研究已证明肌营养不良蛋白可与小基因整合。然而，也观察到肌营养不良蛋白T细胞免疫，提示恢复肌营养不良蛋白治疗的潜在并发症。

另一种弥补dystrophin缺失的方法是上调抗肌萎缩蛋白（utrophin）。utrophin在结构上与dystrophin相似，并维持许多营养不良蛋白间的相互作用。在正常成熟纤维中，utrophin仅存在于神经肌肉接头附近，在发育或再生肌细胞中分布广泛。对*mdx*小鼠的研究表明，utrophin的表达可以弥补dystrophin的缺失，改善疾病病理。SMTC 1100是一种优化的小分子转录因子激活剂。用SMTC 1100治疗*mdx*小鼠，可以增加营养蛋白、改善体内肌肉功能，并使肌肉组织病理学正常化。SMTC1100已完成Ⅰ期临床研究。

### （四）缓解钙毒性——硝苯地平与小分子RyR稳定剂S48168/ARM210

钙稳态失调在DMD病理中的作用已得到充分证实。目前已经开发出钙稳态正常化的药物。L-型钙通道抑制剂硝苯地平降低营养不良肌管中的静息钙浓度并改善*mdx*小鼠肌肉功能。氧化、亚硝基化和磷酸化的兰尼碱受体（ryanodine receptor，RyR）介导营养不良骨骼肌纤维和心肌细胞中肌浆网钙泄漏。小分子RyR稳定剂S107治疗*mdx*小鼠，使骨骼肌纤维和营养不良心肌细胞的钙稳态正常化，提高自发活动、改善肌肉功能和肌肉组织病理学、防止异丙肾上腺素引起的心律失常。另一种RyR稳定剂——S48168/ARM210在*mdx*小鼠模型上也表现出良好的治疗效果。

### （五）抗氧化剂——$CoQ_{10}$合成类似物艾地苯酮

氧化应激在DMD病理生理学中起着重要作用，抗氧化剂N-乙酰半胱氨酸改善*mdx*小鼠肌肉组织病理学，减少蛋白质硫醇氧化。抗氧化剂辅酶$Q_{10}$（coenzyme $Q_{10}$，$CoQ_{10}$）是氧化磷酸化电子传递链的一个组成部分。临床试验证明$CoQ_{10}$显著改善DMD患者定量肌肉测试评分。$CoQ_{10}$合成类似物艾地苯醌治疗*mdx*小鼠模型，结果表明艾地苯酮可改善心脏舒张功能障碍，抵抗β肾上腺素能激动剂多巴酚丁胺的作用，增加自愿活动。在Ⅱ期临床研究中，艾地苯酮治疗可改善收缩期径向应变峰值和呼吸功能等指标。

### （六）甾体抗炎药物——伐莫洛酮

糖皮质激素是目前延缓DMD进展的最有效治疗方法。然而由于其副作用较大限制了糖皮质激素在DMD中的治疗。伐莫洛酮（vamorolone）是糖皮质激素类似物，是一种治疗DMD的新型化合物，能够保护DMD患者肌肉功能，延长患者行走时间。有效抑制NF-κB途径。伐莫洛酮由于缺乏糖皮质激素响应元件（glucocorticoid responsive element，GRE）反式激活活性，而具有激素的治疗效果，但是没有激素的严重副作用。伐莫洛酮可以改善*mdx*小鼠肌肉功能，减轻炎症，但对*mdx*小鼠体重、骨生长和心脏纤维化无影响。

### （七）非甾体抗炎药物——Edasalonexent（CAT-1004）

Edasalonexent（CAT-1004）是水杨酸盐和二十二碳六烯酸的共轭物，抑制活化的NF-κB，是潜在的DMD治疗药物。临床前动物实验显示CAT-1004能够减缓肌肉的退化，促进肌肉的再生，提高实验动物的肌肉功能。CAT-1004能够减缓4～7岁DMD患者肌肉功能退化速度。目前CAT-1004已被美国FDA和欧洲药品管理局授予罕见病治疗药物，列在儿科罕见病研究项目中。

### （八）抑制TGF-β信号转导抗纤维药物

肌纤维化是由结缔组织替代肌纤维所致的肌营养不良标志之一。TGF-β抑制肌细胞再生和向成熟肌纤维分化，促进肌细胞向纤维细胞分化。血管紧张素转换酶（angiotensin converting enzyme，ACE）抑制剂培哚普利和依那普利抑制TGF-β信号转导，减少DMD中的纤维化，对维持DMD患者心脏功能和延长寿命均有一定疗效。酪氨酸激酶抑制剂伊马替尼也抑制TGF-β通路，可减轻*mdx*小鼠膈肌纤维化，改善骨骼肌功能。常山酮（halofuginone）阻断TGF-β介导的Smad3活化和胶原合成。Halofuginone可减少*mdx*小鼠骨骼肌、膈肌和心脏中的胶原沉积，并改善骨骼肌和心脏功能，目前正在DMD患者中进行Ⅱ期试验。

### （九）PDE 5抑制剂——己酮可可碱、西地那非和他达拉非

磷酸二酯酶5（phosphodiesterase 5，PDE5）抑制剂可通过血管舒张作用来缓解DMD功能性缺血。非选择性PDE抑制剂己酮可可碱治疗*mdx*小鼠，可改善骨骼肌功能、降低氧化应激，并使钙稳态正常化。用选择性PDE5

抑制剂西地那非治疗 *mdx* 小鼠，可改善膈肌功能，减少纤维化。另一种选择性 PDE5 抑制剂——他达拉非，也可改善肌肉组织病理学，并减少 *mdx* 小鼠收缩诱导的肌纤维损伤。西地那非和他达拉非均可减少 DMD 患者运动诱导的肌肉缺血。

### （十）肌肉生长和再生促进剂——肌肉生长抑制素抗体与胰岛素生长因子 1

增强肌肉生长和再生是治疗肌营养不良有力的方法。肌肉生长抑制素是 TGF-β 超家族的成员，是肌肉生长的负调节因子。肌肉生长抑制素中和抗体可促进骨骼肌生长、改善肌力，并改善 *mdx* 小鼠膈肌组织病理学。目前正在进行Ⅱ期临床试验。胰岛素生长因子 1（insulin growth factor 1，IGF-1）是肌细胞增殖和分化的正调节剂。IGF-1 可改善 *mdx* 小鼠肌肉功能并使肌纤维电生理正常化。曲古抑菌素 A（trichostatin A，TSA）对组蛋白脱乙酰酶（inhibition of histone deacetylase，HDAC）具有抑制作用，可以促进 *mdx* 小鼠肌肉再生并减少 *mdx* 小鼠骨骼肌纤维化和脂肪沉积。HDAC 抑制剂 Givinostat 可增加肌肉生长、改善骨骼肌组织病理学以及 *mdx* 小鼠的运动耐力。Givinostat 目前正在Ⅱ期临床试验中。

## 三、治疗进行性肌营养不良药物临床前药效学研究设计

### （一）动物模型的建立

已经在小鼠、犬、斑马鱼、猫等动物中建立 DMD 模型。其中应用最广泛的是小鼠 *mdx* 模型。肌肉营养不良金毛犬模型是最接近人类 DMD 病理的动物模型。

**1. 肌营养不良蛋白缺陷小鼠——小鼠 *mdx* 模型** 20 世纪 80 年代初在 C57BL/10 SCSN 小鼠中发现血清肌酸激酶（serum creatine kinase，CK）升高，同时伴有肌肉组织病变特征。*mdx* 小鼠基因突变是外显子 23 中的无义点突变（C 突变为 T），终止了全长肌营养不良蛋白表达。尽管 *mdx* 小鼠缺乏肌营养不良蛋白，但其症状非常轻微，寿命仅缩短约 25%。而患有 DMD 的临床患者寿命减少了约 75%。*mdx* 骨骼肌疾病有几个不同的阶段。在前 2 周，*mdx* 肌肉与正常小鼠无明显区别。在 3～6 周之间，肌肉出现坏死。随后，由于肌肉具有强大的再生能力，大多数骨骼肌进入相对稳定阶段。在这个阶段，*mdx* 肢体肌肉常常变得肥大。然而膈肌却表现出逐渐恶化，出现与临床患者类似表现。在小鼠 15 个月后，会发生肌肉萎缩、脊柱侧凸和心力衰竭等严重营养不良。

1989 年成功培育出 4 种化学变异（chemical variant，CV）*mdx* 种群。用诱变剂 N-乙基-N-亚硝基脲在 C57BL/6 背景上产生的小鼠，将其命名为 $mdx^{2cv}$、$mdx^{3cv}$、$mdx^{4cv}$ 和 $mdx^{5cv}$。每种小鼠都带有不同的点突变。虽然这些小鼠的总体发病情况与 *mdx* 小鼠类似，但都有其独特的特点。具体来说，$mdx^{3cv}$ 小鼠仍然表达一种近 5% 全长度的 dystrophin 蛋白。$mdx^{5cv}$ 小鼠骨骼肌表型更为严重。在 $mdx^{4cv}$ 和 $mdx^{5cv}$ 小鼠中，可逆型纤维很少出现。

采用基因工程技术产生其他几种小鼠肌营养不良蛋白缺陷品系（*Dup2*、*MD-null*、*Dp71-null*、*mdx52* 和 *mdxβgeo*）。免疫缺陷的 *mdx* 小鼠是已经与免疫缺陷背景杂交的肌营养不良蛋白缺失小鼠。这些小鼠可用于研究细胞或基因治疗，而没有宿主免疫应答的复合作用。除了常用的 *mdx* 裸鼠和 *scid-mdx* 小鼠外，最近还开发了几种新品系（*NSG-mdx4cv*、*Rag2-IL2rb-Dmd-* 和 *W41mdx*），这些新的品系携带其他的基因突变，进一步损害免疫系统。

**2. 双基因敲除 DMD 表型小鼠模型** 肌营养不良蛋白缺乏小鼠表现出较轻的临床表现，可能是由于补偿机制的上调。消除 *mdx* 小鼠的代偿机制或通过基因编辑手段，可以构建重型小鼠 DMD 营养不良模型。肌营养不良蛋白的主要功能是通过将细胞外基质（extracellular matrix，ECM）与细胞骨架交联来加强肌纤维膜。另外两种蛋白质，utrophin 和 $\alpha_7\beta_1$-integrin 具有与 dystrophin 相同的功能，并且在 *mdx* 小鼠中表达上调。*mdx* 小鼠中 utrophin 和 $\alpha_7$-integrin 的基因敲除分别产生 utrophin/dystrophin 和 integrin/dystrophin 双敲除（double-knockout，dko）小鼠。这些 dko 小鼠明显小于单基因缺失的双亲，并且表现出更严重的肌肉疾病，通常出生后不久过早死亡。utrophin 杂合子 *mdx* 小鼠可能是极端 dko 小鼠和轻度受影响的 *mdx* 小鼠之间的中间模型。

两种不同的方法可减少 *mdx* 小鼠的肌肉再生。Megeney 等人从 *mdx* 小鼠中消除 MyoD（一种主要的肌源性调节因子）。由此产生的 MyoD/dystrophin 双突变小鼠表现出明显的肌肉病变、扩张型心肌病和过早死亡。与正常肌肉相比，DMD 肌肉端粒长度减少。小鼠肌源性干细胞端粒长度较长是造成小鼠肌肉再生能力较高的原因之

一。端粒酶 RNA（telomerase RNA，mTR）是维持端粒长度所必需的。为了减少肌营养不良蛋白缺失小鼠的端粒长度，Sacco 等用 mTR-null 小鼠杂交 *mdx*$^{4cv}$小鼠。这些 mTR/*mdx* 双突变小鼠表现出更严重的肌肉萎缩和心脏缺陷，寿命减少到约 12 个月。

编码胞苷一磷酸唾液酸羟化酶（cytidine monophosphate sialic acid hydroxylase，Cmah）的基因在人类中失活，但在小鼠中具有活性。Cmah 将细胞表面唾液酸 N-乙酰神经氨酸（nacetylneuraminic acid，Neu5Ac）转化为 N-羟乙酰神经氨酸（N-glycolylneuraminic acid，Neu5Gc）。基因敲除 Cmah 使小鼠细胞表面聚糖谱人源化。Cmah 缺陷的 *mdx* 小鼠表现出更严重的表型，更接近人类疾病。

dko 小鼠疾病进展加速为研制肌营养不良药物提供了一个极佳的模型，不仅可以更快地从实验治疗中获得结果，而且可以确认药物是否确实能够改善临床相关表现和延长寿命，但也存在重要的局限性。与患有 DMD 的人不同，dko 小鼠不仅在肌营养不良蛋白基因中携带突变基因，而且携带另一基因突变，并且大多数 dko 小鼠难以繁殖。

小鼠 *mdx* 模型评价方法：

（1）自主活动能力评估　自主活动被认为是肌肉功能的指标。通常在装有不可见红外光束的盒子中小鼠自主活动。自主车轮运行实验也是评价自主活动能力的方法。小鼠笼中放置一个运行轮，行驶轮传感器记录车轮转数，因此可以连续跟踪自主活动。

（2）肌肉功能评估　前肢或后肢握力是最广泛使用的方法之一。使用连接到力传感器的水平杆或栅格在3~5 次连续实验期间记录最大或平均夹紧力，将握力与体重标准化。另一个常见的测试是跑步机运动能力，被认为是整体肌肉功能的量度。记录由疲惫而停止之前的总距离，肌营养不良的小鼠表现出减少长时间跑步的能力。

（3）离体肌肉功能评价　小鼠处死后立即隔离肌肉，连接到力传感器，并记录电刺激后产生的力。最常用的是外侧趾长伸肌（extensor digitorum longus，EDL）和比目鱼肌。在营养不良小鼠观察到特定肌肉力减少。

（4）呼吸系统损伤测定　营养不良动物中存在呼吸功能受损，采用全身体积描记系统测定呼吸系统损伤情况。*mdx* 小鼠显示潮气量、吸气峰值流量和呼气峰值流量减少，呼吸缺陷在 *mdx*/utrophin$^{+/-}$小鼠中更明显。

（5）组织病理学分析　与正常成熟纤维相比，在营养不良阶段，*mdx* 小鼠显示退化和再生肌纤维，细胞核位于肌膜附近。由于持续退化和再生，*mdx* 小鼠肌纤维直径变化比野生型小鼠大得多，膈肌受影响最大。采用胶原染色染料如 Masson 三色染色来检测和定量纤维化。使用伊文思蓝染料也是评估肌肉病理的方法，该染料只渗透到肌膜完整性受损的营养不良纤维。

**3. 肌萎缩蛋白缺陷犬模型**　犬 X 连锁肌营养不良症模型的建立已有 50 多年历史。一般来说，杜氏肌营养不良犬（canine duchenne muscular dystrophy，cDMD）模型临床表现比 *mdx* 严重，因此，cDMD 被认为是人类 DMD 较好的模型。肌萎缩蛋白基因突变已经在 9 个 cDMD 品种中定位。在肌营养不良骑士查理王犬（内含子 50）、肌营养不良金毛猎犬（内含子 6）和肌营养不良罗威纳犬（外显子 52）三个品种中都发现了点突变。

肌营养不良金毛犬（golden retriever muscular dystrophy，GRMD）是第一个也是最广泛使用的 cDMD 模型。该模型与 DMD 男孩的临床表现非常相似。3~6 月龄的 GRMD 模型病程进展特别快。金毛猎犬的一年大致相当于人类的20 年。因此，0~3 个月、3~6 个月、6~9 个月和 9~12 个月的 GRMD 年龄在逻辑上对应于 DMD 的 0~5 岁、5~10 岁、10~15 岁和 15~20 岁。肢体无力和运动不耐受开始于 2~3 月龄（类似于人类 3~5 岁）。肌肉萎缩、关节挛缩、流涎、吞咽困难、步态异常和心脏受累症状在 6~10 个月明显，病程进展进入相对稳定期。死亡通常发生在 3 岁左右（寿命缩短约 75%）。除了临床症状相似性，cDMD 犬也具有与临床患者类似的组织学损伤，如肢体肌肉纤维化是一个显著的病理特征。然而 cDMD 犬也有自身的疾病特征。20%~30% 的 cDMD 幼犬在出生后 2 周内可能由于膈肌衰竭而死亡。生长迟缓是另一种特异性表现。正常和受累 cDMD 幼犬出生时体重相似。在 1 个月和 6 个月时，受累幼犬的体重分别仅达到正常的约 80% 和约 60%。总体而言，cDMD 犬与 DMD 患者具有许多共同特征，并成为临床前基因治疗研究的优秀模型。

GRMD 模型评价指标主要包括姿势对称、跗骨法向角、腕关节正常角、膝关节移动痉挛僵硬、骨盆平衡、体位张力、肌肉挛缩、站立、跨越障碍、食物恐惧等。每项指标根据临床表现进行评分，见表 22-2-1。得分越高，病情越严重，最高分 20 分。0~6 分表示轻微，7~13 分表示病情中等程度，14~20 分表示病情严重。肌营养不良小鼠、犬和临床患者严重程度的比较，见表 22-2-2。

表 22-2-1　GRMD 模型评分

| 参数 | 评分 | | |
|---|---|---|---|
| | 0 | 1 | 2 |
| 1. 姿势对称 | 对称 | 轻微的不对称：脊柱前弯 | 高度不对称：脊柱前凸和尾部抬高 |
| 2. 跗骨法向角增大 | 无 | 轻微的 | 严重（在跗骨上行走） |
| 3. 腕关节正常角增大（掌部移行） | 无 | 轻微的 | 严重（在腕骨上行走） |
| 4. 膝关节移动痉挛僵硬 | 膝关节正常 | 轻微僵硬 | 与短肢相关的严重膝关节僵硬 |
| 5. 骨盆平衡 | 正常 | 变弱 | 无 |
| 6. 体位张力（肌肉触诊和检查） | 正常 | 张力减退 | 松弛 |
| 7. 肌肉挛缩 | 无 | 减少运动范围 | 挛缩限制被动运动范围 |
| 8. 站立 | 正常 | 能力下降 | 不能独立站立 |
| 9. 跨越障碍 | 正常 | 减弱 | 不能跳跃 |
| 10. 食物恐惧 | 吃正常的干粮 | 吃流食 | 吞咽困难 |

最高分 20 分：根据得分表型表征：0~6 分：轻微；7~13 分：温和；14~20 分：严重。

表 22-2-2　肌营养不良小鼠、犬和临床患者严重程度的比较

| | 小鼠 | 犬 | 人 |
|---|---|---|---|
| 出生体重 | 正常 | 正常 | 正常 |
| 成年体重 | ≥正常 | <正常 | <正常 |
| 临床表现 | 轻度、非进行性 | 严重的、进行性 | 严重的、渐进的 |
| 寿命 | 缩短 25% | 缩短 75% | 缩短 75% |
| 新生儿死亡 | 罕见 | 约 25% 的个体 | 罕见 |
| 发病年龄 | 15 个月后 | 出生后 3 个月 | 2~4 岁 |
| 丧失行走能力 | 罕见 | 不常见 | 常见于青少年早期 |
| 肌肉萎缩 | 15 个月后 | 进行性 | 进行性 |
| 心电图异常 | 常见 | 常见 | 常见 |
| 心肌病 | 20 月龄后，扩张（雌），肥厚（雄） | 在出生后 6 个月可用超声心动图检测到 | 16 岁发病明显 |
| 认知与中枢神经系统缺陷 | 轻度 | — | 影响 1/3 的患者 |
| 组织病理学 | | | |
| 出生时 | 极小 | 极小 | 极小 |
| 急性坏死 | 2~6 周 | 无 | 无 |
| 肢体肌肉纤维化 | 成年极少出现 | 广泛、进行性 | 广泛、进行性 |
| 肌肉再生 | 强 | 弱 | 弱 |

**4. 猫模型**　猫的肌萎缩蛋白缺乏导致肥厚性猫肌营养不良症（hypertrophic feline muscular dystrophy, HFMD）。与 *mdx* 病理学相似，HFMD 猫的骨骼肌经历了反复的变性和再生循环，但没有发展成具有 DMD 和 GRMD 特征的衰弱性纤维化。HFMD 肌肉最显著的特征之一是肌肥大，最终可导致致命的食管阻塞和肾衰竭。

**5. 斑马鱼模型**　因为具有较高的骨骼肌含量，并表达具有相似膜定位的人肌营养不良糖蛋白复合物（dystrophin glycoprotein complex，DGC），斑马鱼常作为研究肌病的模型。此外，斑马鱼很容易通过基因和化学方法进行基因突变，使用破坏特定 mRNA 转录物翻译的寡核苷酸类似物建立肌营养不良蛋白缺陷斑马鱼。该模型具有不稳定的、形态弯曲的和较低活性的 DGC，是良好肌营养不良非哺乳类动物模型。

斑马鱼具有肌肉折射偏振光的特点。偏振光在特定的肌肉突变体中出现撕裂和紊乱。可以使用双折射来检测肌肉缺陷，其特点是折射光强度总体下降，表明肌肉撕裂。*mdx* 斑马鱼模型评价指标如下：

（1）肌肉结构 采用双折射测定法，通过立体显微镜观察斑马鱼 *dmd* 模型骨骼肌组织，斑马鱼骨骼肌组织在偏振光下显示明亮，但肌肉缺陷的斑马鱼由于肌纤维解体、脱离或退化，在双折射中显示黑暗。使用软件分析立体显微镜拍摄的肌肉双折射图像的平均像素强度。

（2）运动功能 自发性胚胎卷曲和幼虫触摸诱发逃逸反应是评价运动功能的两种直接方法。应用视频监控技术对 RyR 突变斑马鱼幼体的运动功能进行评估，以测量游泳速度和游程。将斑马鱼放置在力传感器上，测量整个骨骼肌收缩特性多个参数。整个幼虫肌肉电生理记录可以评估肌肉功能，也可以分析离体肌肉功能，通过测量电生理对培养的离体肌纤维进行肌肉功能分析。

（3）骨骼肌病理 通过免疫细胞化学、组织学和电子显微镜观察斑马鱼肌病模型中肌肉纤维和肌节结构缺陷。用转基因 *acta1a*：*gfp* 或用免疫细胞化学标记肌肉肌球蛋白，能显示营养不良斑马鱼的肌肉损伤。伊凡思蓝染料是一种仅进入细胞膜受损的重要染色剂，可以显示营养不良斑马鱼的肌膜损伤。

### （二）药物剂量设计、给药方式及阳性对照药的选择

药物剂量设计根据不同药物、不同动物种属的反应性而不同。在整体动物模型上进行药效学评价应至少设计高、中、低 3 个剂量。如 Ataluren 临床治疗 DMD 患者剂量是 40mg，根据常用实验动物及人的体表面积比例进行剂量换算，m*dx* 小鼠治疗剂量一般设计为 12.5mg/kg、25mg/kg、50mg/kg 三组剂量。治疗 cDMD 犬可设计 3mg/kg、6mg/kg、12mg/kg 三组剂量。

给药途径原则上应与临床拟用途径一致，不同类别的药物给药途径也不同。如依替来生（eteplirsen）在 *mdx* 小鼠中采用肌内注射给药，每周给药一次。Ataluren 是一种口服生物可利用药物，在 *mdx* 小鼠中可采用灌胃给药。阳性对照药不仅临床对 DMD 患者有效，对 DMD 动物模型也必须有效。但是由于 DMD 目前临床使用的药物极少，在动物模型实验中，可以不设计阳性对照药，或者选择已经上市的药物，如选择已上市的 Ataluren 作为阳性对照药。

### （三）主要观察指标选择与测定

**1. 在小鼠 *mdx* 模型进行药物药理学研究的观察指标选择与测定**

（1）评估自主活动能力 自主活动被认为是肌肉功能的指标，通常在装有不可见红外光束的盒子中小鼠自主活动。自主车轮运行实验也是评价自主活动能力的方法。小鼠笼中放置一个运行轮，行驶轮传感器记录车轮转数，因此可以连续跟踪自主活动。

（2）评估肌肉功能 将前肢或后肢连接到力传感器的水平杆或栅格，3～5 次连续测试，记录最大或平均夹紧力。

（3）跑步能力测试 测试小鼠在跑步机上的跑步能力，被认为是衡量整体肌肉功能的方法。记录由疲惫而停止之前的总距离，营养不良的小鼠表现出差的长时间跑步能力。

（4）评价离体肌肉功能 小鼠处死后立即隔离外侧趾长伸肌肌肉和比目鱼肌，连接到力传感器，并记录电刺激后产生的力。营养不良小鼠观察到特定肌肉力减少。

（5）测定呼吸系统损伤 采用全身体积描记系统测定呼吸系统损伤情况。*mdx* 小鼠显示潮气量、吸气峰值流量和呼气峰值流量减少，呼吸缺陷在 *mdx*/utrophin$^{+/-}$小鼠中更明显。

（6）体重 每周测定小鼠体重，比较药物对体重的影响。

（7）寿命 每天观察小鼠的状态和全身表现，记录生存时间，比较药物对小鼠寿命的影响。

（8）观察组织病理学 采用胶原染色染料如 Masson 三色染色来检测和定量纤维化。伊文思蓝染料只渗透到肌膜完整性受损的营养不良纤维，可使用该染料评估肌肉病理。

**2. 在 cDMD 犬模型进行药物药理学研究的观察指标选择与测定**

（1）临床表现评分 对姿势对称、跗骨法向角、腕关节正常角、膝关节移动痉挛僵硬、骨盆平衡、体位张力、肌肉挛缩、站立、跨越障碍、食物恐惧等临床表现进行分级评分，见表 22－2－2。得分越高，病情越严重，最高分 20 分。

（2）体重 每周测定 cDMD 犬体重，比较药物对体重的影响。

（3）寿命　每天观察 cDMD 犬的状态和全身表现，记录生存时间，比较药物对 cDMD 犬寿命的影响。

（4）心电图　在动物放松及安静的状态下，剪掉四肢内侧放置电极部位的毛，用酒精棉或生理盐水棉球擦拭，涂抹少许电极膏后，把电极夹上。全部电极安置稳妥后，观察心电图情况，待心电图基线稳定后，在心电图纸上记录 10～20 个峰的心电图。动物喘息严重应轻闭其口，颤抖严重时应用手抚触动物胸壁，避免动物运动、电干扰产生不准确的心电图。

（5）肌肉病理　方法同小鼠。

**3. 在 *mdx* 斑马鱼进行药物药理学研究的观察指标选择与测定**

（1）肌肉结构　采用双折射测定法，通过立体显微镜观察斑马鱼 *dmd* 模型骨骼肌组织，斑马鱼骨骼肌组织在偏振光下显示明亮，但肌肉缺陷的斑马鱼由于肌纤维解体、脱离或退化，在双折射中显示黑暗。使用软件分析立体显微镜拍摄的肌肉双折射图像的平均像素强度。

（2）运动功能　应用视频监控技术对 RyR 突变斑马鱼幼体的运动功能进行评估，以测量游泳速度和游程。

（3）肌肉电生理　将斑马鱼放置在力传感器上，电生理记录整个骨骼肌收缩特性多个参数，可以评估肌肉功能，也可以对培养的离体肌纤维测量电生理，进行肌肉功能分析。

（4）骨骼肌病理　伊凡思蓝染料是一种仅进入细胞膜受损的重要染色剂，可以显示营养不良斑马鱼的肌膜损伤。

## （四）药物体外机制研究

体内药理学实验通常在整体动物进行研究，为了更好的阐明和揭示药物作用机制，可采用体外细胞模型，研究药物的作用分子机制。开发更准确的体外骨骼肌模型被认为是深入了解肌肉生理学、疾病进化和评价新药临床治疗作用的理想模式。

**1. 体外骨骼肌模型**

（1）原发性肌纤维　来自 *mdx* 小鼠的肌纤维被广泛用于研究疾病病理学分子机制。在大多数情况下，使用小而窄的腿部肌肉，例如 EDL 或屈指屈肌（flexor digitorum brevis，FDB）。狭窄的肌肉使 ECM 降解酶更容易穿透，从而分离单个肌肉纤维。早期研究发现 *mdx* 肌纤维中机械敏感钙通道的活性增加，*mdx* 小鼠肌肉纤维中的静息钙浓度也升高，且与肌肉损伤程度呈正相关。对 EDL 和 FDB 纤维中肌纤维形态的详细研究发现，异常肌纤维随年龄增长而增加。虽然没有观察到细胞质钙浓度的增加，但在高渗刺激下，钙火花（局部自发钙释放）增加。即使在没有渗透压刺激的情况下，由于 RyR 泄漏，*mdx* EDL 纤维中也观察到钙火花的增加。通过使用低亲和力钙染料来探测横纹肌内质网（sarcoplasmic reticulum，SR）钙含量，进一步证实了营养不良肌肉的 SR 泄漏增加的观察结果。

（2）原发性心肌细胞　在从营养不良小鼠中分离的心肌细胞中观察到钙稳态受损。SR 钙含量减少和钙火花的高发生率归因于在营养不良心肌细胞中氧化、磷酸化和亚硝酸化泄漏 RyR。钙/钙调素依赖性蛋白激酶Ⅱ（calcium/calmodulin-dependent kinase Ⅱ，CaMKⅡ）与导致营养不良心肌细胞 RyR 磷酸化增加的激酶有关。增加的 NADPH 氧化酶 2（NADPH oxidase-2，NOX-2）水平有助于氧化应激和 SR 钙泄漏。在营养不良的心肌细胞中过表达的诱导型 NOS（inducible NOS，iNOS）也可能通过介导 RyR 亚硝基化而导致疾病病理学发生。研究发现 CaMKⅡ和 NOX-2 的小分子抑制剂以及 RyR 稳定剂可以使营养不良的心肌细胞中的钙稳态正常化。

（3）营养不良的成肌细胞和肌管　成肌细胞是一种体外模型系统，与终末分化的肌纤维相比，成肌细胞可以提高检测的灵活性和吞吐量。从新生儿分离的成肌细胞在高血清浓度的情况下继续分裂，但在低血清浓度下在肌纤维样多核肌管中分化。与肌纤维相似，由营养不良小鼠和 DMD 患者制备的肌管细胞内钙浓度升高。肌营养不良肌纤维和心肌细胞中也发现 RyR 介导的钙泄漏和 iNOS 水平升高。在干扰素-γ 的调控下，H-2K$^{b}$-tsA58 转基因小鼠可产生永生化营养不良的成肌细胞。这些永生化的营养不良性成肌细胞的分化是通过转移到非耐受温度和耐受干扰素 γ 而实现的。永生化营养不良性成肌细胞可用来筛选 ASO 外显子跳跃药物。

（4）C2C12 细胞系　C2C12 成肌细胞样细胞在低血清浓度下分化成肌管。虽然 C2C12 成肌细胞不是营养不良细胞，但其为有针对性的筛选工作提供了一个肌肉细胞环境。O'Leary 等人构建一种稳定的 C2C12 细胞系表达的一种框架外的人 dystrophin 外显子 50-GFP 融合结构，用于在 HEK293 细胞中筛选 ASO 药物，使用荧光素酶鉴定外显子是否发生跳跃。已经在 C2C12 肌管筛选过程中发现的几种鸟嘌呤类似物，并在 *mdx* 小鼠体内证实了其活性。Dantrolene 作用机制被认为涉及靶向 RyR，也被发现在使用稳定表达人 dystrophin 外显子 50 融合的 GFP 构建体的 C2C12 成肌细胞筛选过程中增强 ASO 介导的外显子跳跃。此外 Dantrolene 在体内增加 ASO 介导的外显子跳跃并与亚治疗水平的 ASO 协同作用以改善 *mdx* 小鼠的肌肉功能。在人 utrophin 启动子控制下稳定表达荧光素酶的 C2C12 细胞用于筛选化学文库以获得增强 utrophin 表达的分子。

（5）营养不良诱导的多能干细胞　人胚胎干细胞（embryonic stem cells，ESC）具有分化成体内任何类型的细胞或组织的潜力，包括骨骼肌细胞和心肌细胞。已经开发了用于将 iPSC 分化成骨骼肌细胞的方法，并且已经改进了分化方案，以使得能够使用 iPSC 衍生的营养不良肌管进行药物研究。DMD 患者的 iPSC 也被分化为营养不良的心肌细胞，在原发性营养不良肌纤维和心肌细胞中观察到静息胞浆钙水平升高。

获取病理特异性 iPSC 只是模拟疾病的第一步。iPSC 需要分化为骨骼肌祖细胞（skeletal muscle progenitor cells，SMPC）（卫星样细胞）和肌纤维细胞，用于研究肌肉发育和特定 MD 的退化。最初，使用关键肌源性因子过表达（如 PAX7、PAX3、MYOD1 等）将胚胎干细胞或诱导多能干细胞分化为骨骼肌纤维（图 22－2－1）。

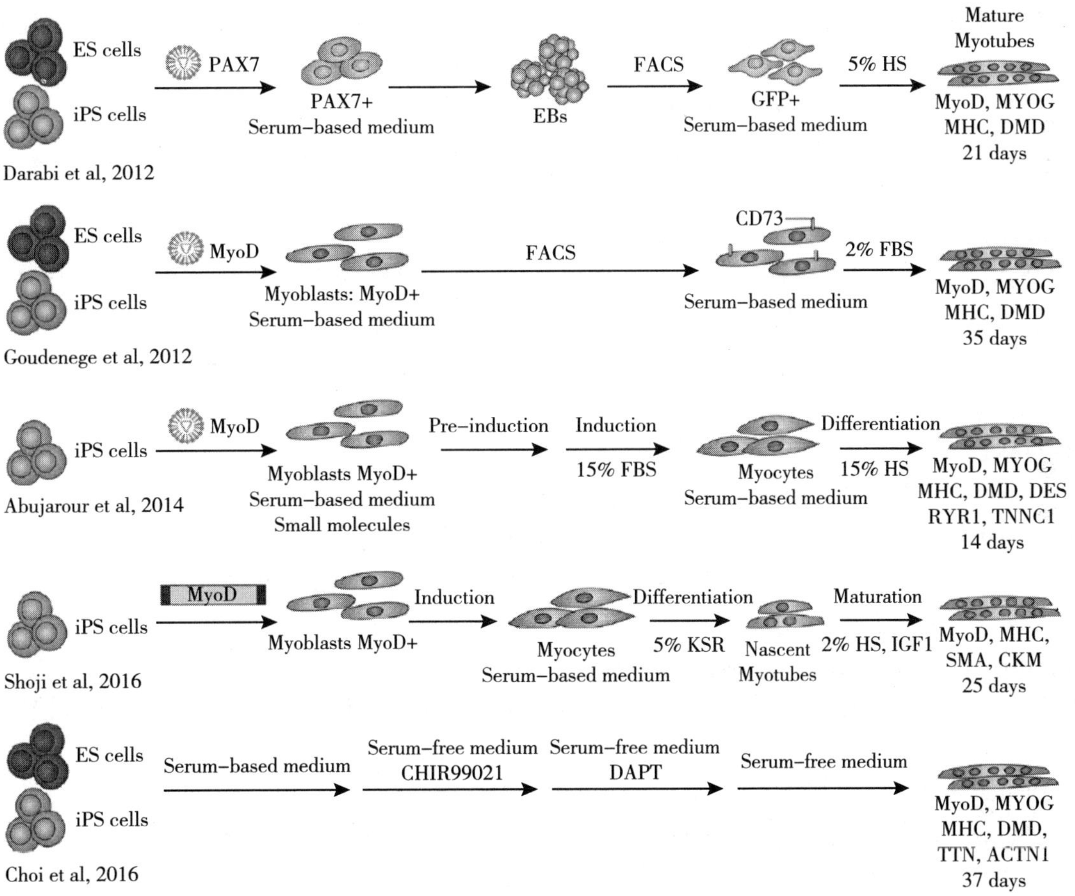


**图 22－2－1　常见诱导多能干细胞与胚胎干细胞肌管分化方法**

EB，拟胚体；CHIR99021，糖原合酶激酶抑制剂；FACS，荧光激活细胞分选系统；DAPT，γ-分泌酶复合物抑制剂；KSR，敲除血清替代物；HS，马血清；IGF-1，肥大诱导因子胰岛素样生长因子 1

**2. 细胞模型评价指标**

（1）Dystrophin 的转录以及蛋白表达　使用 RT-PCR、免疫荧光、Western Blot 等方法检测经不同药物进行干预后细胞 dystrophin 的转录以及蛋白表达情况。

（2）外显子跳跃效率　RT-PCR 分析外显子跳跃效率。提取不同药物干预后的 RNA，然后进行 PCR 扩增。对 PCR 产物进行 1% 琼脂糖凝胶电泳，电泳 30 分钟后，用紫外透射仪或类似系统观察条带。拍摄凝胶的图片，然后使用 Image J 来量化非跳跃的和跳跃的条带灰度值。

跃率：[跳跃条带的强度/（跳跃条带强度＋非跳跃条带强度）] ×100%

肌浆网 $Ca^{2+}$ 水平检测　将药物干预处理后细胞加入 $Ca^{2+}$ 荧光探针 Fluo-488 和 $Ca^{2+}$ 荧光指示剂（AAT），在37℃下孵育30分钟。在12V、50ms间隔和0.2Hz单相条件下，用多电极电场进行1分钟电刺激，$Ca^{2+}$ 水平。

（4）CK 水平检测　吸取药物干预处理后细胞培养基上清，2000$g$ 离心10分钟，采用酶联免疫吸附试剂盒检测 CK 水平，评价药物对 CK 的影响。

## 四、实例

### 依替来生对小鼠 DMD 的治疗作用及机制研究

**1. 药物特性**　依替来生（Eteplirsen）是 ASO 药物，是靶向外显子51跳跃而设计的氨基磷酸酯吗啉代寡聚物。旨在 dystrophin 基因的前信使 RNA 剪接过程中诱导指定外显子发生跳跃，这导致阅读框架的恢复和内部截短蛋白质的产生，类似于 BMD 中 dystrophin 的表达。Eteplirsen 于2016年9月美国 FDA 批准上市。Eteplirsen 通过在缺陷基因变异中特异性地跳过外显子51来恢复 DMD 的翻译阅读框架，表达 dystrophin，缓解肌营养不良的症状。

**2. 研究目的**　明确依替来生对小鼠 DMD 的治疗作用，并研究其作用机制。

**3. 动物选择和模型选择**　dystrophin$^{-/-}$utrophin$^{+/-}$小鼠，5～6周龄，购自 Jackson 实验室。C57BL/6 小鼠，5～6周龄，作为对照组，购自南京模式动物中心。所有小鼠在20～25℃，12小时光照、12小时黑暗循环环境，无特定病原体的条件下饲养，并随意喂食和饮水。

**4. 实验分组、给药途径、给药剂量和给药时间**　每组10只，分为空白组、10mg/kg 组、50mg/kg 组、250mg/kg 组、500mg/kg 组；C57BL/6 小鼠作对照。动物麻醉下（用4%异氟醚和100%氧气混合），肌内注射给药（注射体积为40μl，其中溶解介质为生理盐水），通常注射于胫骨前肌，每周给药一次，用药6周。每天观察小鼠体重，并记录注射前后体重。后麻醉处死小鼠，收集血清、分离肌肉组织留存。

**5. 评价指标**

（1）dystrophin 外显子跳跃　dystrophin 外显子在 *mdx* 小鼠体内的跳跃是体内反义治疗的关键。该指标评价主要涉及 dystrophin 的表达水平、肌肉组织病理学评价和功能检测。

1）dystrophin 转录测定：分离肌肉、器官采用 RNA 提取和 RT-PCR 技术分析肌营养不良蛋白外显子的跳跃性。

2）测定 dystrophin 蛋白表达：分离肌肉、器官，进行冷冻切片，免疫组化检测肌萎缩蛋白，免疫荧光法检测肌纤维坏死。分离肌肉、器官，提取蛋白质，采用 Western Blot 检测外显子跳跃率、准确性以及 dystrophin 表达。

（2）肌肉组织病理学　苏木精和伊红染色用于组织病理学研究，Masson 用于胶原蛋白的染色。

（3）功能检测　包括握力测试、跑步机试验、超声心动图和心脏血液动力学检查。

1）握力测试：由水平前肢计和角度后肢计组成的哥伦布器械握力计是为测量小鼠前肢和后肢的握力而设计的。在每次测量之前，必须将仪表重置为零。前肢和后肢都需要测量5次。

2）跑步机试验：在跑步机上进行跑步测试。使用水平平面以7cm/s 的速度在电网中以0.2mA 电流适应5分钟。小鼠休息10分钟。将小鼠放回水平平面的跑步机上，以1cm/30s 的速度将速度从7增加到25cm/s，刺激电流为0.2mA。使小鼠持续奔跑，直到动物（在电击网格上连续停留10秒或在1分钟内与网格频繁接触）疲劳为止。立即从跑步机上取下小鼠。记录肌肉功能分析的运行时间和距离。

3）超声心动图：通过小动物超声系统进行心脏功能超声心动图检查。将小鼠麻醉（4%异氟烷与100%氧气混合）置于电刺激器平台上，用电极凝胶将鼠爪连接在心电图监护仪上，将带有凝胶的直肠探针放入小鼠直肠并将其粘贴到平台上以监测小鼠体温。检查心率时确保动物在整个超声心动图检查时处于麻醉状态。超声探头与超声凝胶接触。对心脏功能的长轴、短轴 M 模和长轴 B 模进行二维图像分析。

4）心脏血液动力学检查：从早期报告来看，超声心动图显示野生型和 *mdx* 小鼠的心功能无显著差异。然而，多巴酚丁胺应激下的非生存性血流动力学分析可以显示 *mdx* 小鼠有明显的心脏功能障碍，并且对显示心脏功能的治疗效果很敏感。小鼠麻醉下，将带有凝胶的直肠探针放入小鼠直肠并将其粘贴到平台上以监测小鼠体温。切开中线颈部皮肤，露出气管和颈静脉。避免损伤颈动脉和迷走神经。气管插管，切开腹部和横膈膜，露出腹部和心脏。轻轻打开心包，在心尖用28-G针头插入一个穿刺孔。高保真微压计管进入左心室。调整导管的位置以获得矩形压力容积回路。稳定15分钟，然后收集基线压力-体积回路数据。分析血流动力学参数，包括心率（HR）、心输出量、左心室（LV）收缩末期血压量、左心室舒张末期容积、左心室收缩末期压力、左心室舒张末期压力、动脉弹性、最大升压速率（dp/dt max）和最大降压速率（dp/dt min）。

5）血清肌酸激酶水平：收集血清，测定血清肌酸激酶。

**6. 注意事项**

（1）在整个注射过程中，需要维持小鼠麻醉。在无出血的情况下，将针头导入胫骨前肌肌肉的中间，将注射溶液轻轻推入。注射后，缓慢拉出针以避免泄漏。

（2）为了测定血清肌酸激酶及其他血清成分，应避免溶血和长期储存。

（3）对于 dystrophin 免疫组织化学，在最初浸泡于 PBS 中的整个过程中，切片一直保持在湿室中。

（4）所有抗体通常储存在20℃条件下，小等份试样应保持在4℃条件进行常规使用，以避免反复冻融。

（5）RNA 酶污染通常是 RT-PCR 失败的主要问题。因此，从材料和试剂制备到 RNA 提取 RT-PCR 的整个过程应小心，以避免 RNA 酶污染。有时需要嵌套的 PCR 来检测有限的外显子跳跃效率。

（6）在抓握强度试验中，应允许小鼠在正确的方向上完全抓住电表网，每次用相同的功率在同一方向上拉动，以减少变化。

（7）在握力试验、跑步机试验和终止试验之间应至少间隔2周，使每次试验对其他试验结果的影响最小。

（8）跑步机实验时，应注意避免对动物造成伤害。

（9）超声心动图和心脏血流动力学检测中，必须仔细监测心率、体温和麻醉情况。

**7. 体外机制研究**

（1）实验材料　细胞系，永生化健康和 DMD 患者来源的肌肉细胞；生长培养基 DMEM/F-12（L-谷氨酰胺和15mmol/L HEPES）含骨骼肌细胞生长培养基、20%胎牛血清、50μg/ml 青霉素和50μg/ml 链霉素；分化培养基含有2%马血清的 DMEM/F-12（L-谷氨酸和15mmol/L HEPES）、1×ITS（Sigma）、50U 青霉素和50μg/ml 链霉素；内切-转运体转染试剂（基因工具）；待测试剂磷酸二酰胺吗啉代低聚物（phosphorodiamidate morpholino oligomer，PMO）ASO，通常储存在1mmol/L 原液中（基因工具）：外显子跳跃 ASO 可以针对外显子剪接增强子（exonic splicing enhancers，ESE）或目标前 mRNA 中的剪接位点进行设计。

（2）实验方法　永生化肌细胞的培养及 ASO 的转染。

1）取处于对数生长期的永生化 DMD 患者衍生的肌肉细胞铺板，细胞密度约为 $2\times10^4/cm^2$，在37℃和5% $CO_2$ 下培养。培养永生化的健康肌肉细胞作为对照组。

2）当细胞密度生长至80%~90%时，用分化培养基替换生长培养基。

3）在分化后3天，用6μmol/L 的 Endoporter 转染试剂将 Eteplirsen 转染细胞。

4）48小时后提取 RNA 和蛋白质。

（3）评价指标

1）RT-PCR 和外显子跳跃效率分析：转染48小时后提取不同浓度 Eteplirsen 转染组与正常对照组细胞的 RNA，然后进行 PCR 扩增。对 PCR 产物进行1%琼脂糖凝胶电泳，电泳30分钟后，用紫外透射仪或类似系统观察条带。拍摄凝胶的图片，然后使用 Image J 来量化非跳跃的和跳跃的条带灰度值。

使用如下公式计算跳跃率：

$$\text{跳跃率}=[\text{跳跃条带的强度}/(\text{跳跃条带强度}+\text{非跳跃条带强度})]\times100\%$$

2）免疫印迹法半定量 Dystrophin 水平：转染48小时后提取不同浓度 Eteplirsen 转染组与正常对照组细胞的蛋白，70℃煮10分钟，加入1×上样缓冲液，进行 SDS-PAGE 电泳，将进入凝胶的蛋白转移到 PVDF 膜上，封闭后孵育 Dystrophin 抗体过夜，次日孵育对应二抗，使用化学发光显现印迹成像系统进行曝光成像。使用 Image J，量化所有样品观察到的 Dystrophin 条带的强度。使用健康对照组 Dystrophin 作为基准，量化 Eteplirsen 转染的细胞中 Dystrophin 恢复量。

3）$Ca^{2+}$ 水平检测：在转染的 48 小时后，将培养的细胞加入 Fluo-488、荧光 $Ca^{2+}$ 指示剂（AAT Bioquest）并在 37℃ 下孵育 30 分钟。通过电刺激检测 $Ca^{2+}$ 并使用成像板读数器 FDSS/μCELL 系统进行分析。用多电极的电场刺激，在 12V、50ms 间隔和 0.2Hz 单相条件下进行 1 分钟的电刺激。采样率设定为 30ms，用 LED 激发光源将荧光激发波长设定为 480nm。使用发射滤波器将发射波长设定为 540nm，并使用电子倍增 CCD 摄像机检测，刺激和检测均在 37℃ 下进行。

4）CK 水平检测：转染 Eteplirsen 48 小时后，弃掉培养上清，用无酚红的高葡萄糖 DMEM 洗涤细胞，37℃ 孵育 2 小时，收集上清，使用 ELISA 试剂盒检测 CK 水平。

（张玲玲　张贤政　魏　伟）

## 第三节　治疗肌萎缩性脊髓侧索硬化症药物的药理学研究

### 一、概述

肌萎缩性脊髓侧索硬化症（amyotrophic lateral sclerosis，ALS），俗称渐冻症，是一种以脊髓、脑干、皮层运动神经元选择性变性为主要特点的神经系统疾病。平均发病年龄为 20～50 岁，病程 2～5 年，每 10 万人中有1～6 人患病。根据发病特征可将 ALS 分为家族性 ALS（familial ALS，fALS）和散发性 ALS（sporadic ALS，sALS）。ALS 主要的临床表现为进行性肌无力和肌肉萎缩，从而引起瘫痪，最终常因呼吸衰竭导致死亡。ALS 发病机制是多因素的，包括铜锌离子超氧化物歧化酶 1（Cu/Zn superoxide dismutase 1，SOD1）突变、谷氨酸兴奋性中毒、自由基生成、氧化应激、生长因子营养支持缺陷、线粒体功能障碍、细胞内聚合物积累、轴突运输缺陷、胶质细胞功能改变、RNA 代谢异常等。

#### （一）基因突变

70%～80% 的 fALS 源于基因突变，如 SOD1 基因、反式激活应答 DNA 结合蛋白（transactive response DNA-binding protein-43，TDP43）基因、肉瘤融合（fused in sarcoma，FUS）基因、染色体 9 开放阅读框 72（chromosome 9 open reading frame 72，C9ORF72）基因等突变所致。约 2% sALS 与 SOD1 基因突变有关。SOD1 定位于 21q21.2—q22.2 号染色体上，人 SOD1 G93A 突变体（SOD1 G93A）是最常见的基因突变形式。SOD1 基因编码突变被认为是 ALS 最常见的病因，SOD1 错折叠和错折叠蛋白的聚集最终导致神经退行性改变。表达突变 SOD1 的转基因小鼠临床及病理表现与人类 ALS 表现相似，是研究 ALS 病理机制和治疗药物公认的模型。在 G93A 突变的人 SOD1 转基因小鼠脊髓中，神经元性一氧化氮合酶（NOS）表达增加，导致局部 NO 自由基浓度增加，超氧化物和 NO 可以产生过氧化腈自由基，使蛋白质亚硝化导致神经纤维丝损伤和运动神经元细胞死亡。FUS 基因突变是 ALS 早期病变的主要原因，参与运动神经元的丢失，突变 FUS 可损害运动神经元。

#### （二）氧化应激

正常情况下人体自由基的产生与清除平衡，当自由基产生过多或机体抗氧化功能下降，则会造成自由基在体内大量堆积，产生毒性。神经细胞代谢高度需氧，最容易受到自由基攻击，发生变性坏死。脂褐素是与氧化应激和衰老相关的蛋白，通过参与氧化应激引起神经丝损伤，导致神经丝积聚，研究发现衰老相关的神经丝交联发生在 ALS 的早期阶段。核因子 E2 相关因子 2（Nuclear factor erythroid 2-related factor，Nrf2）具有抗氧化应激作用，能够保护神经退行性疾病。在两个 ALS 小鼠模型中过度表达 Nrf2 的杂交小鼠显示 ALS 发病时间显著延迟，ALS 小鼠存活时间延长。

### （三）线粒体功能障碍

线粒体 RNA 缺陷是导致生物能量障碍的重要原因。sALS 患者的肝脏和前角细胞中，均发现线粒体异常。线粒体 DNA 损伤的一个标志是细胞色素 c 氧化酶活性降低。多种线粒体 DNA 缺失的 ALS 患者中脊髓细胞色素 c 氧化酶缺乏。此外，神经元营养生长因子缺陷、蛋白聚集体、神经微丝集结、轴突运输受损、病毒感染、环境因素等均参与 ALS 发病进程。ALS 患者神经营养因子水平降低，SOD1 转基因小鼠血管内皮生长因子（vascular endothelial growth factor，VEGF）基因缺失。蛋白质错误折叠和蛋白质聚集是 ALS 的已知特征。动物实验表明神经微丝轻链基因（神经微丝 L）点突变时，可致 ALS 样病理改变。

## 二、治疗肌萎缩性脊髓侧索硬化症的药物

已经上市治疗 ALS 的药物主要包括利鲁唑（riluzole）和依达拉奉（edaravone）。正处于临床研究阶段的药物主要有普拉克索（dexpramipexole）、arimoclomol 等。间充质干细胞治疗 ALS 也显示一定疗效。

### （一）已上市治疗 ALS 的药物

**1. 利鲁唑**　于 1995 年首次被 FDA 批准用于治疗 ALS。利鲁唑能抑制突触前谷氨酸释放，阻断兴奋性氨基酸与其受体结合。利鲁唑抑制电压依赖性钠通道开放，阻滞甲基-D-天冬氨酸受体，抑制 γ-氨基丁酸的摄取，激活神经元中 AMP 活化蛋白激酶，以及刺激星形胶质细胞中的神经生长因子和脑源性神经营养因子。ALS 患者持续服用利鲁唑可延长生存中值。利鲁唑降低了钠离子电流，抑制了 ALS 肌管中去极化刺激引起的肌动电位。Ⅰ期、Ⅱ期、Ⅲ期和Ⅳ期临床随机对照试验显示口服利鲁唑（100mg/d）可以延长生存期，可使 ALS 患者的生命延长 2～3 个月。利鲁唑耐受性较好，但是价格昂贵限制了其在 ALS 患者的使用。利鲁唑常见不良反应有无力、恶心、胃肠道不适、肝功能异常。因此，服药期间需检测肝功能。

**2. 依达拉奉**　依达拉奉一种自由基清除剂，2015 年在日本被批准上市用于治疗 ALS，2017 年被 FDA 批准上市用于治疗 ALS。Ⅱ期临床试验结果显示治疗组（60mg/d）可以延缓 ALS 患者疾病进展，具有良好的耐受性。Ⅲ期临床试验结果显示，伊达拉奉（30mg/100ml）静脉滴注可降低 ALS 患者高水平的总血浆游离脂肪酸，清除 ALS 患者的过氧亚硝酸盐，增加血浆血尿酸。

### （二）临床研究阶段的药物

**1. 普拉克索**　普拉克索是小分子的线粒体功能调节剂，其右旋对映体右旋普拉克索（KNS-760704）可改善线粒体功能，对应激下的神经元细胞具有保护作用。Ⅰ期临床研究右旋普拉克索的安全性、耐受性和药动学特征，发现高脂肪、高热量膳食对右旋普拉克索吸收没有影响。单次递增剂量和多剂量的 PK 特征是线性的，84%～90% 的药物作为母体药物在尿液中被消除。Ⅱ期和Ⅲ期临床研究显示，普拉克索（50mg/d、150mg/d 和 300mg/d）治疗 ALS 患者 12 周或 24 周，具有较高安全性和良好耐受性。普拉克索能够提高 ALS 评分量表（ALS functional rating scale，ALSFRS-R）中肌肉功能评分值，而改善肌肉功能和降低死亡率。高剂量普拉克索疗效显著优于低剂量。

**2. ISIS 333611**　ISIS 333611 是 ISIS 制药公司研发的反义寡核苷酸的 SOD1 抑制剂，用于治疗 ALS。ISIS 333611 可降低 G93A 大鼠模型脊髓组织中 SOD1 mRNA 和蛋白水平，并延长大鼠生存期。在 32 例患者的临床研究中，发现 ISIS 333611 治疗 ALS 安全性高，且耐受性良好。目前，该药正在临床试验研究中。

### （三）临床前研究药物

奥利索西靶向线粒体，能够结合线粒体膜外蛋白、电压依赖性阴离子通道和转运蛋白，在多种神经毒性或细胞毒性模型中抑制凋亡因子的释放，显示出神经保护和神经再生特性。在 ALS 模型 SOD1 G93A 小鼠中，奥利索西治疗延长了运动功能的维持时间，延迟了临床疾病的发生，延长了生存期，改善神经肌肉连接去神经化和运动神经元死亡相关的活动，并减弱了星形胶质细胞和小胶质细胞的激活。

## 三、治疗肌萎缩性脊髓侧索硬化症药物临床前药效学研究设计

治疗 ALS 新药的临床前药效学研究主要包括整体动物模型治疗作用研究、体外细胞模型和药物作用机制研究。

## （一）动物模型的研究设计

**1. SOD1 G93A 小鼠 ALS 模型** 目前美国 Jackson 实验室能够构建该小鼠模型。同源 C57BL/6 背景的雄性 ALS 转基因小鼠携带人突变 SOD1 基因（SOD1 G93A 小鼠），于出生后 6 周与野生型成年雌鼠按 1∶3 合笼杂交，新生鼠参照 Jackson 实验室基因鉴定方案进行鼠尾 DNA 基因型鉴定，选取 SOD1 G93A 转基因小鼠。小鼠饲养在恒温恒湿的无菌隔离室中，食物、水、垫料等均为无菌条件。

**2. SOD1 G93A 大鼠 ALS 模型** 目前美国 Taconic 公司能够建立该大鼠模型，主要采用 Sprague-Dawley 系 SOD1 G93A$^{-/+}$半合子转基因大鼠与野生型鼠杂交，其产生的子代阳性鼠与远亲的野生鼠交配，根据鼠尾鉴定 SOD1 基因型，选取 SOD1 G93A 转基因大鼠。大鼠饲养在恒温恒湿的无菌环境中，食物、水、垫料等均为无菌条件。

**3. SOD1 H46R 大鼠 ALS 模型** H46R SOD1 转基因大鼠模型由日本静冈市 SLC 公司建立。采用 H46R SOD1 转基因大鼠雌雄各 1 只。将 H46R 基因半合子转基因大鼠与野生型 SD 大鼠杂交。利用鼠尾 DNA 聚合酶链反应对转基因后代进行基因分型，选取 H46R SOD1 转基因大鼠。在整个实验期间，所有的大鼠都可以自由获得食物和水。与 G93A 转基因大鼠相比，H46R 转基因大鼠成年后出现症状，进展缓慢，表型的变异性较小。

**4. 散发性 ALS 样小鼠模型** 摇摆小鼠是散发性 ALS 样模型，由日本东邦大学实验室建立。在同源 C57BL/6J 小鼠品系中，摇摆小鼠（Wobbler，wr）突变是自发发生的一种常染色体隐性突变。原品系与高育性品系（NFR/N）杂交。摇摆小鼠（wr/wr）及其正常产仔（wr$^{-/+}$或 wr$^{+/+}$）小鼠实验时体重为 6～8g。摇摆小鼠在 3～4 周时开始出现身体颤抖，并被诊断为 ALS 症状性发作。

## （二）药效评价实验

**1. 给药途径的选择** 药物的给药途径一般要求与临床给药途径一致。目前 ALS 药物利鲁唑和依达拉奉在临床上分别是通过口服和静脉滴注给药，因此在实验中一般通过灌胃法、腹腔注射法和静脉滴注法给药。如果药物为固体剂型时，可直接将药物混入饲料或饮水中让动物服下。液体剂型 ALS 药物，实验中需腹腔注射或静脉滴注。

**2. 给药剂量的确定** 药物对于某种动物的治疗剂量来自实践经验。首先应该查阅药物的有关文献，如果查到同种类动物用药的记录文献，则可以直接试用文献中的剂量。如果查不到可参考的治疗剂量时，需要根据药物的急性毒性实验结果和代谢动力学实验结果进行推算。比如，如果知道药物致死量（半数致死量 $LD_{50}$或最低致死剂量），可先用 1/5～1/3 的致死量进行预实验摸索。如果查不到待试动物的剂量，但知道其他动物的剂量或人用剂量，则可按单位体重占体表面积的比值来进行换算。

**3. 给药时间的选择** ALS 药物一般需要长达 4 周左右连续给药，可在造模前预防给药，也可在模型建立后给药。给药间隔一般根据临床给药时间间隔而定，一般可采用每日一次给药。个别长效药物可根据药动学特点间隔数日给药一次。

**4. 对照组的设立** 一般用生理盐水作为阴性对照或空白对照。阳性对照药可选择原创药或标准工具药，阳性对照药的选择应该是对 ALS 模型有效，例如抗 ALS 药物可选择利鲁唑和依达拉奉等作为阳性对照药。

**5. 评价指标与测定**

（1）SOD1 G93A 动物模型行为学评价

1）SOD1 G93A 小鼠 ALS 评分标准 分 5 个等级，ALS 发病前期，小鼠出生 60～70 天，无明显运动功能变化，评分为 4 分；发病期，小鼠出生 100～120 天，开始出现体重减轻、悬尾下肢出现震颤，评分为 3 分；双下肢屈曲，出现步态异常等表现，评分为 2 分；至少一侧后肢瘫痪，爬行时出现拖曳现象，评分等级 1 分；终末期，小鼠出生 130～150 天，出现体重明显减轻、小鼠四肢均受累、双下肢瘫痪、当侧躺或仰卧时，30 秒不能自行翻身、呼吸急促，评分为 0 分。

2）SOD1 G93A 大鼠 ALS 评分标准 分 4 个等级，SOD1 基因阳性鼠在出生后平均 108 天时开始出现四肢运动异常，步态异常或前后肢虚弱，评分为 3 分；从后肢发病，表现为一侧发生运动障碍、后肢拖行现象，评分为 2 分；至少一侧后肢瘫痪，另一侧也发生运动障碍，爬行时出现拖曳现象，评分等级 1 分；疾病末期出现明显背弓、上肢无法正常行走、头不能抬起、最后身体不能在 30 秒内翻正，发病鼠从症状初期至末期时间平均为

14.8天，生存期平均是122.8天，评分为0分。

（2）散发性ALS动物模型行为学评分标准　前肢畸形，爪子萎缩为1级评分；足趾卷曲数为2级评分；腕卷曲程度为3级评分；前肢向胸部弯曲为4级评分。双前肢的拉力测量如前所述。评估指标从治疗前开始到治疗结束每周进行一次。实验研究人员需每天监测小鼠的身体状况。摇摆小鼠没有后肢畸形，因而在运动或获取食物和水方面没有任何困难。

（3）后足反射测试　提起鼠尾部，悬空鼠。四肢伸展评分如下：0分为四肢完全伸展（正常）；1分为单肢弯曲；2分为两肢弯曲；3分为三肢弯曲；4分为四肢弯曲。测试从17周龄开始，每周进行三次。后足反射测试评价动物反射功能。

（4）着陆足迹测试　鼠后脚上涂有印版墨水，然后用双手从背后按住动物，身体平行于着陆点，从大约30cm的高度，以一个着陆足迹距离的记录形式落下。着陆足迹距离定义为在足跟印记间测量的后足之间的距离。从17周开始，每周进行一次测试。着陆足迹测试评价动物运动功能。

（5）旋转棒试验　将动物置于一个直径9cm、宽8cm的旋转棒上，以5转/分的速度向前旋转，测量动物在下落前停留在杆子上的最长时间。在出现ALS症状前，每周对动物进行两次或三次训练，选择在圆筒上停留5分钟时间以上的动物进行实验。从17周开始，每周进行一次测量。旋转棒试验评价动物协调运动能力。

（6）斜板试验　将该动物向上放置在设置为55°、50°、45°、40°、35°或30°的倾斜板上，确定该动物能够保持5秒或更长时间不打滑的角度。测试从55°开始。从第二次试验开始，测试从动物在前一次试验中耐受的最大角度的梯度设置开始。从17周龄开始每周进行一次测试。斜板试验评价动物肌肉力量。

（7）神经电生理指标检测　戊巴比妥钠动物腹腔注射麻醉，将刺激电极置于体表坐骨神经切迹并给予超强刺激，同芯针状记录电极刺于足部肌肉，分析传导波型。将记录电极分别刺于动物的右前肢肱三头肌和右后肢股二头肌，静息状态下记录肌电图变化。

（8）肌肉病理变化　股二头肌的苏木精-伊红染色，取新鲜组织股二头肌，液氮速冻、固定剂固定后进行冰冻切片，将样片进行以下处理：苏木精染色、盐酸乙醇脱色、氨水返蓝、曙红染色、乙醇分色、二甲苯透明后行中性树胶封固、观察。

（9）中枢神经组织的病理变化　神经细胞尼氏染色，取大鼠脊髓及脑放入4%多聚甲醛4℃保存过夜，30%蔗糖溶液4℃沉降24～48小时，OCT包埋组织行冰冻切片，70%乙醇脱脂4小时，自来水冲洗后0.1%焦油紫染液常温下染色10分钟，流水冲洗，95%乙醇分色至合适，100%乙醇脱水、二甲苯透明，中性树脂封固，观察。

（10）血清代谢产物及细胞因子测定　ELISA法检测总血浆游离脂肪酸、组织氧化损伤的血浆标志物、血尿酸、TNF-α、cAMP、IL-2/4/6/8等关键指标及TNF-α mRNA表达。动物断头处死，取腰髓及胸髓，迅速放入液氮冷冻后置－80℃保存。用ELISA检测总血浆游离脂肪酸、组织氧化损伤的血浆标志物、血尿酸、TNF-α、cAMP、IL-2/4/6/8等表达。

（11）关键分子表达测定　RT-PCR检测组织内TNF-α mRNA等表达：动物断头处死，取腰髓及胸髓，利用RT-PCR法检测组织内TNF-α mRNA的含量。Western blot和免疫组化检测Notch 2、MMPs、Nrf2、TBK1蛋白的表达。

（12）$Nrf2^+/GFAP^+$细胞、$HO\text{-}1^+/GFAP^+$细胞观察　免疫荧光双重标记$Nrf2^+/GFAP^+$细胞、$HO\text{-}1^+/GFAP^+$细胞，荧光显微镜分别观察$Nrf2^+/GFAP^+$细胞、$HO\text{-}1^+/GFAP^+$细胞并拍摄图片。

通过这些指标的检测，既可以得出药物作用的效果，还能对其作用机制进行归纳。并在此基础上进一步通过分子生物学实验检测相关病理标本中的一些蛋白及其所在的信号通路，从而阐述药物的作用机制。

### （三）体外ALS细胞实验设计及药物机制研究

**1. ALS脊髓模型**　采用8日龄SD乳鼠。将麻醉处死的SD乳鼠快速在酒精、碘酒中浸泡，迅速断头，无菌条件下快速分离、取出整条脊髓，解剖显微镜下分离并剪断腰段脊髓的神经根，用Mcllwian组织切片机切成350μm厚的薄片，将腰段脊髓切片转移到GBSS溶液中分离，6孔培养板内每孔放入1ml MS培养液，并放置Millicell-CM insert，用吸管将脊髓片移至insert膜上，每个insert上放5片，吸去insert膜表面多余液体后，放入$CO_2$

培养箱（37℃，5% $CO_2$，95%空气）培养，建立体外 ALS 脊髓模型。

**2. SOD1-G93A 基因的 ALS 细胞模型** 选取鼠神经元细胞（NSC-34 细胞），进行细胞转染。转染前一天将细胞以 $2\times10^6$/孔密度接种于 60mm 培养皿中，次日于转染前各皿换成 5ml 的无抗生素、无血清的 DMEM 培养基。应用 PCR 法获得 SOD1 基因，将测序正确的 PCR 产物克隆至 pcDNA3.1(－)真核表达载体中，构建成 SOD1-pcDNA3.1(－)质粒和 SOD1 突变蛋白表达（G93A）质粒，转化重组质粒至感受态大肠杆菌 DH5α，阳性克隆进行 PCR、酶切及 DNA 测序验证。将 NSC-34 细胞分为：pcDNA3.1(－)载体空质粒组、SOD1-pcDNA3.1(－)质粒组和 SOD1-G93A-pcDNA3.1(－)质粒组，分别借助转染试剂，将 pcDNA3.1(－)载体空质粒、SOD1-pcDNA3.1(－)质粒和 SOD1-G93A-pcDNA3.1(－)质粒各 4μg 转染入细胞，另设置正常 NSC-34 细胞组作为空白对照。通过测序确定：pcDNA3.1(－)载体空质粒、SOD1-pcDNA3.1(－)质粒和 SOD1-G93A-pcDNA3.1(－)质粒被构建成功。荧光显微镜下可观察转染效率并验证 ALS 细胞模型的建立。

**3. 给药方案的选择** 通常分正常对照组（不加药物和刺激剂），模型组（不加药物，只加刺激剂）和若干给药组（加入不同浓度的药物，并加刺激剂）。可在 ALS 细胞模型建立后加入药物，观察药物对细胞的作用。选择合适的给药浓度需要在实践中获得。首先应该查阅体外细胞模型建立实验的有关文献，如果查到同种用药的记录文献，则可以直接试用文献中的药物浓度。如果查不到可参考的药物浓度时，但知道人用剂量，可根据浓度换算后再根据量效和时效关系，选择较合适的药物浓度。

**4. 给药时间的选择** 细胞实验给药时间一般为 12～48 小时。

**5. 体外实验药物机制研究**

（1）细胞高内涵法检测细胞增殖情况，将细胞种植于 96 孔板中，每孔约 $1\times10^6$ 个细胞。加入培养液，于 5% $CO_2$，37℃培养箱孵育一定时间。细胞培养 48 小时，用生理盐水清洗细胞 2 遍，每孔加 50μl 的 Hoechst 33342（10mg/L）避光染色 10 分钟后弃去，加入 PBS 后用高内涵细胞成像系统拍照，每孔拍摄 16 张图片，可以完整记录整孔细胞。细胞数量分析：测量视野中最大和最小的细胞核直径，设定软件识别细胞的直径范围，挑选荧光最强和最弱的细胞，测量荧光强度值，减去背景荧光强度，设定荧光强度的检测范围，通过调整此两个参数圈出所有细胞，选择模块分析细胞总数，将结果导出至 Excel 表格。对最后结果进行统计分析。

（2）流式细胞术检测细胞中 SOD1 的百分比，调整细胞浓度为 $10^6$ 数量级，每管加 100μl 细胞悬液，分别加入适量的 SOD1-FITC 抗体；4℃避光放置 30 分钟，加 PBS 洗涤，弃上清，调整细胞悬液约 200μl，流式细胞仪检测细胞中 SOD1 的百分比。

（3）RT-PCR 法检测转染 SOD1 细胞的 mRNA 含量，取 ALS 脊髓器官或细胞，设计 SOD1 引物，按照 RT-PCR 试剂盒进行测定。

（4）免疫组化法检测 ALS 脊髓腹角 α 运动神经元及相关蛋白包括 SOD1、MMPs 和 TBK1 等的表达。

（5）免疫荧光法检测 ALS 细胞中 SOD1 和 Bcl-2 的表达。

（6）留取细胞上清，按照 ELISA 试剂盒测定上清中 TNF-α、cAMP、IL-2/4/6/8 等相关指标。

（7）Western blot 法检测 MMPs、Nrf2 等相关蛋白的表达以及 Nrf2/ARE 下游信号通路表达情况。

## 四、间充质干细胞对肌萎缩性脊髓侧索硬化症的治疗作用

间充质干细胞（mesenchymal stem cell，MSC）是一类具有多向分化潜能、低免疫原性细胞，且具有很强免疫调节的功能，参与天然免疫和获得性免疫过程。MSC 可以保护运动神经元，分化为多种神经细胞，调节免疫细胞作用和减少中枢神经系统炎症反应。MSC 在临床前 ALS 模型中，成功延迟疾病的起始、提高运动功能并增加存活率，因此多个临床试验用 MSC 治疗 ALS。MSC 主要分为脐带干细胞（umbilical cord stem cell，UBC）和骨髓源性的 MSC。在 SOD1 G93A 大鼠中，UBC 脑室注射后，病情进展延缓，使其存活率提高 10%。球后注射 UBC 可提高血管内皮生长因子和成纤维细胞生长因子表达，促进星形胶质细胞系分化以产生更多的保护性生长因子，从而改善运动神经元微环境；球后移植同时可改善神经肌肉传递。静脉 UBC 给药可延迟病程进展 15%，诱发抗炎效应，降低小胶质细胞激活并增加大鼠 20%～25% 存活率。骨髓源性的 MSC 相对容易获取，其多种途径治疗方式包括自体 MSC 静脉注射、鞘内给药、脑内和脊髓内移植等。接受骨髓源性 MSC 脊髓内移植的 SOD1 G93A 大鼠治疗对控制神经炎症、星

形纤维增生和小胶质细胞激活效果良好。ALS 患者脊髓内移植自体 MSC，发现患者未见明显的不良反应如呼吸衰竭或死亡，证明体外扩增 MSC 并移植入骨髓是安全可耐受的。Deda 等将自体骨髓间充质干细胞移植到 13 例 ALS 患者的 C1～C2 区域。在 1 年随访期内，9 例患者症状缓解，1 例患者病情稳定，3 例患者死于肺部感染和心肌梗死，证明 MSC 移植治疗 ALS 是安全有效的。Martinez 等研究向 ALS 病人移植自体 MSC，结果发现移植 6 个月后锥体束表现出各向异性改善，证明自体 MSC 移植治疗 ALS 的安全性和可行性。

### （一）MSC 的治疗机制

MSC 在治疗 ALS 中的作用是多方面的，通过细胞替换、释放生长因子、免疫调节、抗炎作用、有效的归巢以及外泌体分泌等的共同作用。细胞替代治疗 ALS 有两个潜在目标，分别是用新的功能性的运动神经元直接替代退化的运动神经元；或是提供支持胶质细胞以保护和支持运动神经元。MSC 能改善 ALS 的症状，其中部分原因是由于 MSC 能分泌正常神经元和神经修复中发挥多种作用的神经营养因子，如胶质细胞来源的神经营养因子（glial-cell derived neurotrophic factor，GDNF）、VEGF、毛状神经营养因子和胰岛素样生长因子（insulin-like growth factor，IGF）。

炎症和免疫反应在 ALS 疾病过程中发挥重要作用。在症状开始前和疾病的整个过程中均在中枢神经系统内外观察到免疫细胞形态、数量的改变。MSC 表现出多种免疫调节作用，MSC 降低 B 细胞、T 细胞和 NK 细胞的增殖，并且减慢 DC 细胞的成熟。MSC 也通过减少 B 细胞产生抗体，减少或抑制 DC 和 T 细胞活化，抑制 NK 分泌细胞因子调节免疫细胞的功能。在中枢神经系统中，MSC 显示出向炎症区域移动，并减少炎症反应。

此外，MSC 可以渗透到不同的损伤组织，如缺血性脑损伤、心肌梗死和急性肾衰竭。MSC 表达一些趋化因子受体，包括 CCR1、CCR4、CCR7、CCR9、CCR10、CXCR1、CXCR3、CXCR4、CXCR5 和 CX3CR1 等。MSC 的有效归巢受 3 种分子的控制，包括趋化因子（CXCR4、CXCL12、CCR2）、黏附分子（如整合素）和基质金属蛋白酶（MMP-2）。在心肌梗死小鼠模型中移植 CXCR4 转染的 MSC 能有效改善小鼠心肌梗死症状。而且体内和体外分析 MSC 表明，P 选择素、血管细胞黏附蛋白-1 和极迟蛋白-4 是 MSC 与内皮细胞相互作用的重要因子。另外向炎症性肠病小鼠中注射血管细胞黏附蛋白-1 转染的 MSC，与 MSC 相比，促进 MSC 向炎症部位的归巢。

在中枢神经系统中，外泌体具有抗神经炎症的作用，MSC 具有分泌外泌体的能力。脂肪间充质干细胞（adipose derived stem cell，ADSC）的神经保护和神经再生作用，是通过释放外泌体而发挥旁分泌作用。MSC 来源的外泌体通过 miRNA，如 miR-494 可以增强肌细胞和血管细胞生成并诱导肌肉再生。因此，MSC 来源的外泌体是治疗 ALS 有前途的方法之一。

### （二）药效评价及药物作用机制研究

**1. 分组**　动物通常分为正常组、模型组和 MSC 若干给药治疗组。

**2. 细胞注射数量的确定**　首先应该查阅该药的有关文献，如果已有同种类动物细胞注射数量的文献，则可以直接参考文献中的细胞注射数量。MSC 的一般细胞注射数量为 $5\times10^6$～$1\times10^6$ 个细胞（每只鼠）。

**3. 细胞注射途径的确定**　MSC 的注射途径一般要求与临床给药途径一致。目前 MSC 治疗 ALS 动物模型大多数采取脑室注射方式给药。

**4. 治疗时间的选择**　MSC 的治疗时间分别设为 2 周、3 周和 4 周，观察 MSC 对 ALS 的治疗作用。治疗间隔一般根据临床给药时间间隔而定，MSC 的治疗间隔数日给药一次，具体给药间隔还需实践经验。

**5. 对照组的设立**　一般正常鼠作为阴性对照或正常组。同时正常组同剂量注射 PBS 或生理盐水。阳性对照组的设定应该是阳性对照药必须对 ALS 模型有效，例如抗 ALS 药物可选择利鲁唑和依达拉奉等作为阳性对照药。

**6. 评价指标**　分别从动物行为学评价标准、后足反射测试、着陆足迹测试、旋转棒试验、斜板试验、神经电生理指标检测评价 MSC 对 ALS 鼠的治疗作用。

**7. 检测指标**

（1）肌肉和中枢神经组织病理。

（2）流式细胞术检测血浆及脾脏中 B 细胞亚群、T 细胞亚群及 DC 亚群的百分含量。

（3）CCK 法检测小鼠脾脏 T、B 淋巴细胞增殖反应。

（4）ELISA 法检测总血浆游离脂肪酸、组织氧化损伤的血浆标志物、血尿酸、TNF-α、cAMP、IL-2/4/6/8、VEGF、GDNF 和 IGF 表达。

（5）RT-PCR 检测组织内 TNF-α mRNA 等表达。

（6）Western blot 检测 Notch2、MMPs、Nrf2、TBK1、CXCR4、CXCL12 和 CCR2 蛋白的表达。

（7）免疫组织化学检测 Notch2、MMPs、Nrf2、TBK1、CXCR4、CXCL12 和 CCR2 蛋白，免疫荧光检测$Nrf2^+$/$GFAP^+$细胞、$HO\text{-}1^+$/$GFAP^+$细胞表达。

通过这些指标的检测，既可以得出药物作用的效果，还能对其作用机制进行归纳。并在此基础上进一步通过分子生物学实验检测相关病理标本中的一些蛋白及其所在的信号通路，从而阐述药物的作用机制。

## 五、实例

### 依达拉奉对 ALS 小鼠的治疗作用及机制研究

**1. 药物特性** 依达拉奉是一抗氧化剂，通过清除自由基可对神经系统疾病具有治疗潜力。依达拉奉的抗氧化机制可能是通过增加前列环素的生成，降低花生四烯酸的脂氧合酶代谢，抑制四氧嘧啶诱导的脂质过氧化和淬灭活性氧，保护神经元、内皮细胞和心肌细胞等各种细胞，防止活性氧的损伤。

**2. 研究目的** 研究依达拉奉对小鼠 ALS 的治疗作用及作用机制。观察依达拉奉对小鼠肌肉运动功能的影响。观察依达拉奉是否减轻前肢畸形，是否减轻前肢肌无力和挛缩；能否增加肱二头肌重量，抑制肱二头肌失神经萎缩。通过该研究可以发现依达拉奉能够明显改善肌肉运动功能和肌肉力量。

**3. 模型选择** 同源 C57BL/6 背景的雄性 ALS 转基因小鼠携带人突变 SOD1 基因（SOD1 G93A）小鼠，于出生后 6 周与野生型成年雌鼠按 1∶3 合笼杂交，新生鼠参照 Jackson 实验室基因鉴定方案鉴定鼠尾 DNA 基因型，选取 SOD1 G93A 转基因小鼠。建议选用雄性小鼠，除非实验有特殊要求。

**4. 实验分组** SOD1 G93A 小鼠模型构建成功后，随机选取成年 SOD1 G93A 转基因鼠，每组 6 只，实验动物分为 6 组，分别为非转基因组、SOD1 G93A 转基因组、依达拉奉（2.5mg/kg）组、依达拉奉（5mg/kg）组、依达拉奉（10mg/kg）组、依达拉奉（20mg/kg）组。

**5. 给药途径、给药剂量和给药时间** 按上述分组，具体给药方法如下。

（1）正常非转基因组 C57BL/6 小鼠，正常饲料喂养，每天按 0.1ml/20g 腹腔注射生理盐水，隔天 1 次，连续 4 周。

（2）SOD1 G93A 转基因模型组 C57BL/6 背景的雄性 ALS 转基因小鼠，正常饲料喂养，每天按 0.1ml/20g 腹腔注射生理盐水，隔天 1 次，连续 4 周。

（3）依达拉奉不同剂量组 C57BL/6 背景的雄性 ALS 转基因小鼠，正常饲料喂养，依达拉奉（2.5mg/kg、5mg/kg、10mg/kg 和 20mg/kg）均按每天 0.1ml/20g 腹腔注射依达拉奉，隔天 1 次，连续 4 周；治疗在 8~9 周时结束。

**6. 评价指标**

（1）SOD1 G93A 小鼠 ALS 评分标准

评分等级 4 分：ALS 发病前期，小鼠出生 60~70 天，无明显运动功能变化。

评分等级 3 分：发病期，小鼠出生 100~120 天，开始出现体重减轻、悬尾下肢出现震颤。

评分等级 2 分：双下肢屈曲，出现步态异常等表现。

评分等级 1 分：至少一侧后肢瘫痪，爬行时出现拖曳现象。

评分等级 0 分：终末期，小鼠出生 130~150 天，出现体重明显减轻、小鼠四肢均受累、双下肢瘫痪、当侧躺或仰卧 30 秒不能自行翻身、呼吸急促。

（2）神经电生理检测 动物腹腔注射戊巴比妥钠麻醉，将刺激电极置于体表坐骨神经切迹并给予超强刺激，同芯针状记录电极刺于足部肌肉，分析传导波型。将记录电极分别刺于动物的右前肢肱三头肌和右后肢股二头肌，静息状态下记录肌电图变化。

（3）肌肉萎缩检测

1）股二头肌的苏木精-伊红染色　取新鲜组织股二头肌，液氮速冻、固定剂固定后进行冰冻切片，将样片进行以下处理：切片置于苏木精染液5分钟；自来水冲洗1～2分钟返蓝；在0.5%盐酸酒精中分化5～10秒钟；氨溶液或60℃热水返蓝；自来水冲洗1～2分钟；伊红染液2～3分钟；逐级酒精脱水：90%、95%、100%、100%，每步2分钟；二甲苯透明2次；中性树胶封固。

2）Gomori三色（MGT）染色　切片置于苏木精染色10～20分钟；自来水冲洗5分钟；放入37℃的Gomori三色染液10～20分钟孵育（水浴箱）；0.2%冰醋酸快速冲洗10秒；自来水流水冲洗5分钟左右；逐级酒精脱水、二甲苯透明，中性树胶封固。

（4）中枢神经组织病理检查　将大鼠经4%多聚甲醛灌注固定后，取脊髓及脑放入4%多聚甲醛4℃保存过夜，30%蔗糖溶液4℃沉降24～48小时，聚乙二醇和聚乙烯醇水溶性混合物（optimal cutting temperature compound，OCT）包埋组织行冰冻切片，70%乙醇脱脂4小时，自来水冲洗后0.1%焦油紫染液常温下染色10分钟，流水冲洗，95%乙醇分色至合适，100%乙醇脱水、二甲苯透明，中性树脂封固，观察。

（5）免疫组织化学1号常染色体的TARDBP（transactive response DNA binding protein gene，TDP-43）及SOD1染色检查　厚度为7μm恒冷切片须吹干，室温干燥后入4℃丙酮中固定10分钟，PBS缓冲液洗，5分钟×3次，用3% $H_2O_2$ 孵育5～10分钟，消除内源性过氧化物酶的活性；PBS缓冲液洗，5分钟×3次，除去PBS液，每张切片加1滴或50μl（浓度1∶500）的第一抗体［兔抗人-TARDBP（SOD1）抗体］，室温下孵育60分钟或4℃过夜。PBS冲洗，除去PBS液，每张切片滴加1滴或50μl即用型Max Vision™试剂，室温下孵育10～15分钟，PBS冲洗，3分钟×3次，除去PBS液，每张切片滴加2滴或100μl新鲜配制的DAB，显微镜下观察3～5分钟，自来水冲洗，苏木素复染，PBS或自来水冲洗返蓝；酒精梯度脱水干燥，中性树胶封固。观察TDP-43表达情况。

（6）ELISA法检测TNF-α、cAMP、IL-2/4/6/8　动物断头处死，取腰髓及胸髓，碾磨组织，取组织上清液。用ELISA检测TNF-α、cAMP、IL-2/4/6/8等表达。

（7）Western blot检测Notch2、MMPs、Nrf2、TBK1蛋白的表达　使用RIPA裂解液提取各组实验动物脊髓组织总蛋白，BCA法测定蛋白浓度，取30μg蛋白样品进行聚丙烯酰胺凝胶电泳，并将分离的蛋白转移至PVDF膜，用封闭液（10%脱脂奶粉/TBST）室温封闭1小时，分别加入兔/鼠源多克隆抗体（1∶1000）、GAPDH（1∶2000）一抗，4℃孵育过夜，TBST漂洗3次，加入辣根过氧化物酶标记山羊抗兔/鼠IgG抗体（1∶5000）室温孵育1小时，TBST漂洗3次，加入ECL进行发光反应，暗室X胶片显影。

（8）免疫荧光双重检测 $Nrf2^+/GFAP^+$ 细胞、$HO\text{-}1^+/GFAP^+$ 细胞表达　选取实验动物脊髓腰段冰冻切片室温复温干燥60分钟，滴加0.3% Triton X-100和10%正常山羊血清，37℃孵育分钟。小心吸去封闭液分别滴加兔/鼠GFAP抗体（1∶500）与兔抗Nrf2（1∶100）混合一抗或鼠抗GFAP抗体（1∶500）与兔抗HO-1（1∶500）混合一抗，湿盒中4℃孵育过夜。滴加Cy3标记的羊抗兔IgG（1∶400）及Alexa Fluor-488标记的羊抗小鼠IgG（1∶400）混合二抗，37℃避光孵育1小时。滴加Hoechest33258（1∶1000）染核，室温避光孵育10分钟。每次反应后PBS浸洗5分钟×3次。以防淬灭封片剂封固，荧光显微镜下分别观察荧光反应并拍摄图片。

综上，通过以上动物实验，阐明依达拉奉对ALS鼠的治疗作用。

**7. 依达拉奉作用机制研究**

（1）依达拉奉对免疫细胞功能的影响　流式细胞术检测ALS小鼠外周血中B细胞和T细胞分化和活化亚群百分比，观察依达拉奉是否影响ALS小鼠外周血中B细胞和T细胞的功能。

（2）依达拉奉对超氧化物酶SOD1的影响　SOD1基因编码突变被认为是ALS最常见的病因，SOD1错折叠和错折叠蛋白的聚集最终导致神经退行性改变。观察依达拉奉是否影响SOD1的表达。

（3）依达拉奉对TDP-43蛋白的影响　在正常情况下，TDP-43在胞浆内合成后转变为成熟而稳定的多肽，成熟的TDP-43将会有大部分转运至核内，与DNA结合，发挥调节转录、选择性剪接、参与mRNA的修饰等作用，并起到稳定mRNA的作用。在生理状态下，TDP-43多肽经历翻译后修饰，包括磷酸化和泛素化，最后通过蛋白酶体通路被降解。在ALS的病理性包涵体中检测到致病性的泛素化病理蛋白TDP-43。依达拉奉可能通过影响 ALS 小鼠 TDP-43 蛋白的磷酸化和泛素化从而达到治疗作用。

（4）依达拉奉对 Notch2、Nrf2 及下游信号蛋白的影响　通过检测 Notch2、MMPs、Nrf2、TBK1 等表达水平，ELISA 检测 TNF-α、cAMP、IL-2/4/6/8 等关键指标表达，考察依达拉奉对 Notch2、Nrf2 及下游信号蛋白的影响。

（5）体外研究依达拉奉对 SOD1-G93A 基因的 ALS 细胞功能的影响　SOD1-G93A 基因的 ALS 细胞模型建立。小鼠神经细胞（NSC-34 细胞）在含 10% 胎牛血清的 RPMI 1640 培养基中生长。每 3 天以 0.05% 胰酶消化，按 1∶3 的比例传代。细胞生长条件为 37℃，5% $CO_2$中通气培养。进行细胞转染时，转染前一天将细胞以 $2\times10^6$/孔密度接种于 60mm 培养皿中，次日于转染前各皿换成 5ml 的无抗生素、无血清的 MEM 培养基。应用 PCR 法获得 SOD1 基因，将测序正确的 PCR 产物克隆至 pcDNA3.1(－)真核表达载体中，构建成 SOD1-pcDNA3.1(－)质粒和 SOD1 突变蛋白表达（G93A）质粒，转化重组质粒至感受态大肠杆菌 DH5α，阳性克隆进行 PCR、酶切及 DNA 测序验证。将 NSC-34 细胞分为：pcDNA3.1(－)载体空质粒组、SOD1-pcDNA3.1(－)质粒组和 SOD1-G93A-pcDNA3.1(－)质粒组，分别借助转染试剂，将 pcDNA3.1(－)载体空质粒、SOD1-pcDNA3.1(－)质粒和 SOD1-G93A-pcDNA3.1(－)质粒各 4μg 转染入细胞，另设置正常 NSC-34 细胞组作为对照。转染试剂与质粒的量按照 2μl 试剂/μg 质粒比例混合，混匀后室温静置 40 分钟，后加入培养细胞中，3 小时后将含转染试剂的培养基吸出，换成含血清的完全培养基。通过测序确定：pcDNA3.1(－)载体空质粒、SOD1-pcDNA3.1(－)质粒和 SOD1-G93A-pcDNA3.1(－)质粒被构建成功。荧光显微镜下可观察转染效率并验证 ALS 细胞模型的建立。

培养转染的 SOD1-G93A-pcDNA3.1(－)质粒 NSC-34 细胞，细胞（浓度 $5\times10^6$/ml）分别接种在 96 孔板和 24 孔板，与不同浓度的依达拉奉（0.1μmol/L、1μmol/L、10μmol/L、100μmol/L、500μmol/L）孵育。各组分别培养 1 周、2 周、4 周和 6 周，采用细胞高内涵技术测定 96 孔板细胞增殖反应。收集 24 孔板细胞和细胞上清液。Western blot 法检测 MMPs、Nrf2 等相关蛋白的表达以及 Nrf2/ARE 下游信号通路表达。ELISA 法检测细胞上清液 TNF-α、cAMP、IL-2/4/6/8 的水平。

（张玲玲　疏金玲　魏　伟）

# 参考文献

[1] Abera MB, Xiao J, Nofziger J, et al. ML372 blocks SMN ubiquitination and improves spinal muscular atrophy pathology in mice[J]. Jci Insight, 2016, 1(19): e88427.

[2] Patten SA, Armstrong GA, Lissouba A, et al. Fishing for causes and cures of motor neuron disorders[J]. Disease Models & Mechanisms, 2014, 7(7): 799-809.

[3] Duque SI, Arnold WD, Odermatt P, et al. A large animal model of spinal muscular atrophy and correction of phenotype [J]. Annals of Neurology, 2015, 77(3): 399-414.

[4] Edens BM, Ajroud-Driss S, Ma L, et al. Molecular mechanisms and animal models of spinal muscular atrophy[J]. Biochimica et Biophysica Acta (BBA)-Molecular Basis of Disease, 2015, 1852(4): 685-692.

[5] Shorrock H K, Gillingwater T H, Groen E J N. Overview of Current Drugs and Molecules in Development for Spinal Muscular Atrophy Therapy[J]. Drugs, 2018, 78(9630): 293-305.

[6] Miyatake S, Shimizu-Motohashi Y, Takeda S, et al. Anti-inflammatory drugs for Duchenne muscular dystrophy: focus on skeletal muscle-releasing factors[J]. Drug design, development and therapy, 2016, 10(1): 2745-2758.

[7] Reinig AM, Mirzaei S, Berlau DJ. Advances in the Treatment of Duchenne Muscular Dystrophy: New and Emerging Pharmacotherapies [J]. Pharmacotherapy, 2017, 37 (4): 492-499.

[8] McGreevy JW, Hakim CH, McIntosh MA, et al. Animal models of Duchenne muscular dystrophy: from basic mechanisms to gene therapy[J]. Disease Models & Mechanisms, 2015, 8(3): 195-213.

[9] Blat Y, Blat S. Drug Discovery of Therapies for Duchenne Muscular Dystrophy [J]. Journal of Biomolecular Screening, 2015: 1087057115586535.

[10] Manning J, Kulbida R, Rai P, et al. Amitriptyline is efficacious in ameliorating muscle inflammation and depressive symptoms in the

mdx mouse model of Duchenne muscular dystrophy[J]. Experimental Physiology, 2014, 99(10)1370-1386.

[11] Ryan N J. Ataluren: First Global Approval[J]. Drugs, 2014, 74(14): 1709-1714.

[12] McGreevy JW, Hakim CH, McIntosh MA, et al. Animal models of Duchenne muscular dystrophy: from basic mechanisms to gene therapy[J]. Disease Models & Mechanisms, 2015, 8(3): 195-213.

[13] Wu B, Wang M, Shah S, et al. In Vivo Evaluation of Dystrophin Exon Skipping in mdx Mice[J]. Methods in molecular biology (Clifton, N. J.), 2018, 1828: 231-247.

[14] Mah J K. An Overview of Recent Therapeutics Advances for Duchenne Muscular Dystrophy[J]. Methods in molecular biology (Clifton, N. J.), 2018, 1687: 3-17.

[15] Valko K, Ciesla L. Amyotrophic lateral sclerosis[J]. Progress in medicinal chemistry, 2019, 58: 63-117.

[16] Deflorio C, Onesti E, Lauro C, et al. Partial block by riluzole of muscle sodium channels in myotubes from amyotrophic lateral sclerosis patients[J]. Neurology research international, 2014, 2014: 946073.

[17] Nagase M, Yamamoto Y, Miyazaki Y, et al. Increased oxidative stress in patients with amyotrophic lateral sclerosis and the effect of edaravone administration[J]. Redox report: communications in free radical research, 2016, 21(3): 104-112.

[18] Cudkowicz M, Bozik ME, Ingersoll EW, et al. The effects of dexpramipexole (KNS-760704) in individuals with amyotrophic lateral sclerosis[J]. Nature medicine, 2011, 17: 1652-1656.

[19] Sunyach C, Michaud M, Arnoux T, et al. Olesoxime delays muscle denervation, astrogliosis, microglial activation and motoneuron death in an ALS mouse model[J]. Neuropharmacology, 2012, 62: 2346-2352.

[20] Lenglet T, Lacomblez L, Abitbol JL, et al. A phase II-III trial of olesoxime in subjects with amyotrophic lateral sclerosis [J]. European journal of neurology, 2014, 21(3): 529-536.

[21] Ikeda K, Iwasaki Y. Edaravone, a free radical scavenger, delayed symptomatic and pathological progression of motor neuron disease in the wobbler mouse[J]. PLoS One, 2015, 10(10): e0140316.

[22] 王亚君，李一佳. 间充质干细胞治疗肌萎缩性脊髓侧索硬化症：治疗潜能及机制[J]. 中国生物化学与分子生物学报, 2017, 33(6): 564-571.

[23] Bigini P, Veglianese P, Andriolo G, et al. Intracerebroventricular administration of human umbilical cord blood cells delays disease progression in two murine models of motor neuron degeneration[J]. Rejuvenation research, 2011, 14(6): 623-639.

第二十三章

# 治疗眼科疾病药物的药理学研究

本章通过讨论常用眼科疾病实验动物的眼部解剖和生理学、眼科检查方法、药物在视网膜的药动学方法等向眼科医生、药理学家、毒理学家以及相关的研究人员介绍眼科药理学研究的正确方法，并以治疗青光眼药物的药理学研究方法为例介绍如何正确设计和进行眼科药物研究。

## 第一节　眼科疾病实验动物的眼部解剖生理学

### 一、概述

对于疾病实验动物的研究促进和提高了人和动物的医疗水平和生活质量。动物被用来了解疾病的过程，研发新的医疗方法，确保药物的安全性以及对环境可能造成的危害。然而，认识到要尽量少使用动物，只用于了解复杂的结构和功能和诸如像眼睛这样的错综复杂的生物系统是非常重要的。研究人员一定要谨记任何使用动物进行的生物医学研究都要本着 3R 原则进行。3R 原则包括替代（replacement）即提倡使用离体方法或计算机方法代替动物进行实验，减少（reduction）即提倡通过优化实验设计降低实验误差来减少使用的动物数量，优化（refinement）即提倡通过改进实验设计而减少或取代使用动物和减少或消除动物的痛苦。选择合适的实验动物将极大的提高实验设计的科学性并在多方面帮助研究人员通过降低变异和提高实验结果的可信性来减少动物的使用量。要想选择最合适的模型，必须了解不同动物种属之间的差异性，疾病在动物模型中的过程并懂得所用动物与原始靶动物（人或动物）之间的差别。此外，考虑到治疗途径，如果想把治疗方法或药动学转化应用于人，选择正确的实验动物就更为至关重要。本节的目的是通过介绍常用眼科疾病实验动物的眼部解剖和生理的区别来帮助实验者在设计实验时选择合适的实验动物。

### 二、常用实验动物的眼部解剖和生理学

眼科研究最常用的实验动物包括小鼠、大鼠、豚鼠、兔、猫、犬、猪和非人灵长类（non-human primate，NHP）。表 23－1－1 列举了这些动物的中英文名称及其种属名。

表 23－1－1　眼科常用实验动物的中英文名称及其种属名

| 中文 | 英文 | 属名 |
|---|---|---|
| 小鼠 | Mice/mouse | Mus musculus |
| 大鼠 | Rats | Rattus rattus |
| 豚鼠 | Guinea pigs | Cavia porcellus |
| 兔 | Rabbits | Oryctolagus cuniculus |
| 猫 | Cats | Felis catus |
| 犬 | Dogs | Canis lupus familiaris |
| 猪 | Pigs | Sus scrofa domesticus |
| 食蟹猴 | Cynomolgus macaque monkeys | Macaca fascicularis |
| 恒河猴 | Rhesus macaque monkeys | Macaca mulatta |

### (一) 眼球大小

了解各种动物眼部解剖的不同对选择合适的眼科实验动物非常重要。在选用时，特别是用于药动学研究时，眼球的大小是一个重要因素。表23－1－2列举了常用眼科实验动物的眼球大小。

**表23－1－2 眼科常用成年实验动物眼球测量值**

| | 小鼠 | 大鼠 | 豚鼠 | 兔 | 猫 | 犬 | 猪 | 非人灵长类 |
|---|---|---|---|---|---|---|---|---|
| 眼轴（mm） | 3.3 | 5.6 | 8.7 | 13.8～17.1 | 20.9±0.5 | 20.0±0.1 | 23.9±0.1<br>小型猪＜19mm | 食蟹猴17.2±0.7 |
| 角膜厚度（μm） | 90.8 | 159±15 | 227.9±14.1 | 356.1±14.3 | 578±64 | 562±6 | 666 | 543 |
| 前房深度（mm） | 0.71±0.02 | 4.6 | 1.31±0.01 | 2.8 | 5.1±0.3 | 3.8±0.1 | 2.13±0.22 | 食蟹猴2.8±0.3<br>恒河猴3.35 |
| 房水容积（μl） | 4.4～5.9 | 13.6 | － | 287 | 810 | 770 | 229±11<br>小型猪210±41 | 食蟹猴90～110 |
| 晶体厚度（mm） | 1.56 | 3.3 | 3.59±0.15 | 3.55 | 7.77±0.2 | 6.7±1 | 7.5～8.14 | 食蟹猴<br>3.18±0.15 |
| 玻璃体厚度（mm） | 0.59～0.71 | 1.4～1.5 | 3.76±0.15 | 7.1±0.45 | 7.8 | 8.5±0.6 | | 食蟹猴<br>11.25±0.51 |
| 玻璃体容积（μl） | 5.3 | 13.4～13.6 | － | 1060 | 2500 | 1700±86 | 小型猪2000～2700 | 食蟹猴<br>1800～2000 |
| 中心视网膜厚度（μm） | 186.9±15.1[c] | 193～220[d] | 140[d] | 194.3±7.7[c] | 182±11[c] | 198.7±9.6[e] | 293±13[c] | 270～290[e] |

注：a. 超声波测厚仪；b. 光学显微镜；c. 光学相干断层扫描（OCT）；d. 直接测量视网膜铺片；e. 谱域光学相干断层扫描（SD-OCT）。

### (二) 眼部解剖和生理

在为眼科实验选择合适的动物模型时的另一个重要的因素是了解常用实验动物的眼部解剖和生理学方面各自的特点。此处将按前后顺序介绍动物眼部解剖和生理方面知识。

**1. 眼眶/泪腺（orbit/lacrimal gland）** 常用实验动物的眼眶结构差异很大。某些动物，如啮齿类，眼球外凸，眼眶对眼球的保护最少，而其他动物如犬、猪和NHP都有很深的眼眶，为眼球提供很好的保护作用。另外，还要注意各种动物泪腺的数量、位置和类型的不同（表23－1－3）。在哺乳动物中存在3套泪腺：①眼眶泪腺，位于眼球颞上方，有多条分泌管开口于外上方结膜囊；②瞬膜泪腺，位于鼻下方与瞬膜相连；③下泪腺，位于腹侧，通常位于眼球后下方，通过单一的分泌管通往结膜囊外侧。眼眶泪腺存在于人、犬、猪和兔。在啮齿类动物下泪腺还包括眶下泪腺（图23－1－1）。有些哺乳动物还有不同于瞬膜泪腺的哈氏腺（harderian gland），这是一种由瞬膜腺延展到眼眶的腺外组织。哈氏腺深处于框内比第三眼睑上的腺体大很多。其分泌产物参与构成眼表面的脂质和磷脂。由哈氏腺分泌的脂质参与泪膜的形成，可能对经眼表面给药的药动学有重要影响。请参见后面关于泪液成分的介绍。

**表23－1－3 常用眼科实验动物的眼眶、泪腺和第三眼睑**

| | 小鼠 | 大鼠 | 豚鼠 | 兔 | 猫 | 犬 | 猪 | 非人灵长类 |
|---|---|---|---|---|---|---|---|---|
| 眼眶类型 | 浅，不完整 | 浅，不完整 | 浅，不完整 | 浅，不完整 | 深，不完整 | 深，不完整 | 深，不完整 | 深，完整 |
| 泪腺 | 眶下（眶外） | 眶下（眶外） | 眶下（眶外） | 泪腺，眶下（眶内） | 泪腺，瞬膜腺 | 泪腺，瞬膜腺 | 泪腺，瞬膜腺 | 泪腺，(颞上) |
| 哈氏腺 | 眶内 | 眶内 | 眶内 | 眶内 | 无 | 无 | 无 | 无 |
| 第三眼睑 | 有 | 有 | 有 | 有 | 有 | 有 | 有 | 无 |

哈氏腺（harderian gland，HG）位于鼻侧和球后，在许多种属动物哈氏腺占据了眼眶的大部分。瞬膜腺（gland of the nictitans，GNM）位于鼻侧参与组成瞬膜的泪腺。泪腺（lacrimal gland，LG）位于颞上通过5~6条管道开口于结膜表面。与之相对，眶下泪腺（infraorbital lacrimal gland，ILG）位于眶内腹侧（ILG-I）或颞侧的眶外腹侧（ILG-E）。

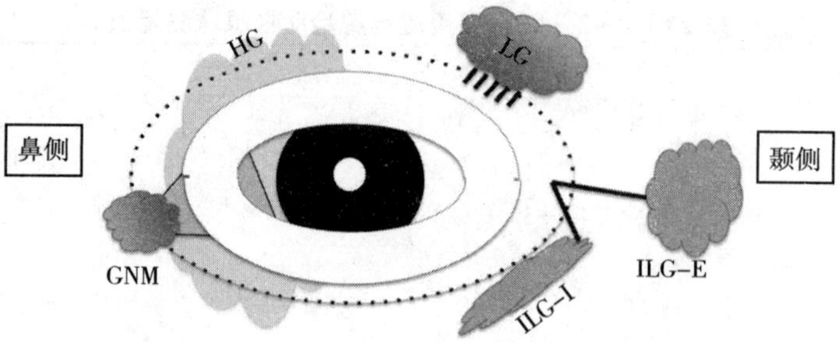


图23－1－1　哺乳动物主要眼眶腺体的相对位置

**2. 眼睑/第三眼睑（eyelids/third eyelid）和瞬目频率（blink rate）**　动物之间有关眼睑解剖和功能的主要结构区别是是否存在第三眼睑。在多数有第三眼睑的动物中，眼睑的运动通常是被动的，往往是在眼球的后缩（眼外肌收缩）或者交感神经张力降低时发生。第三眼睑的存在有时会增加眼科检查和眼局部给药的难度，例如会增加放置角膜接触镜的难度和缩短其在眼表面安放的时间。动物正常瞬目频率差别很大（表23－1－4）。知晓正常瞬目频率对于评估药物对眼的刺激（频率增加）很重要，特别是瞬目时间延长，是观察眼刺激的重要指标。

**表23－1－4　眼科常用实验动物平均眨眼次数**

| | 小鼠 | 大鼠 | 豚鼠 | 兔 | 猫 | 犬 | 猪 | 非人灵长类 |
|---|---|---|---|---|---|---|---|---|
| 眨眼次数/时间 | 1/5分钟 | 1/5分钟 | 1/4~10分钟 | 1/6分钟 | 1/18秒 | 1/10~20秒 | 1/20~30秒 | 1/6秒 |

**3. 泪膜（tear film）**　泪液的成分在有无炎症，或是否有哈氏腺的情况下都有很大不同。一般来说，泪膜由脂类（一般由睑板腺产生），黏液（一般由结膜的杯状细胞或眼眶泪腺产生）和水分（大部分由泪腺和结膜中的副腺体产生）组成。表23－1－5列举了各类实验动物正常眼泪液的常见组成成分。在最近的一个评估兔、犬和小鼠的睑板腺脂类的研究中，小鼠和犬的睑板腺脂类的生化分析结果比兔更接近人。

**表23－1－5　正常泪膜成分**

| 泪液成分 | 小鼠 | 大鼠 | 豚鼠 | 兔 | 猫 | 犬 | 猪 | 非人灵长类 |
|---|---|---|---|---|---|---|---|---|
| 乳铁蛋白 | 存在 | 存在 | 600ng/ml | 存在 | 存在 | 存在 | – | 恒河猴存在 |
| 表皮生长因子 | 79.3±7 | 存在 | – | 存在 | – | | | – |
| 运载脂蛋白（VEGP） | 不存在 | 存在 | 不存在 | 二型性[a] 雄159.8±7.8 雌127.6±8.5 （3.0 ± 0.7）μg/ml | 未测出 | 存在 | 存在 | 恒河猴存在 |
| 溶菌酶 | – | – | – | | – | 低浓度 | – | 高浓度 |
| 分泌型IgA | 20μg/ml | 200μg/ml | 不存在 | 存在 | 存在 | 25.3±1.9mg/dl | – | 食蟹猴 9.5mg/dl |
| 黏蛋白（MUC5AC） | 存在 | 存在 | | 存在 | | 存在 | | |
| 睑板腺脂质 | 主要成分：WE，CE，OAHFA主要双亲分子 | – | – | 主要成分：DiHL-酯类，DiAD，OAHFA主要双亲分子 | – | （179±60）MU[b] 主要成分：WE，CE，OAHFA主要双亲分子 | – | – |

CE：胆固醇脂，WE：蜡酯，OAHFA：（酰基团）-ω-羟基脂肪酸。DiHL：酯类，DiAD：二酰化二醇。

a. Units：Western blots的密度分析，b. MU：油脂单位。

**4. 角膜（cornea）**　多数实验室动物的角膜由角膜上皮、角膜实质层、Descemet 膜和角膜内皮细胞组成。Descemet 膜是角膜内皮细胞的基底膜随年龄而增厚。角膜实质的组成主要是胶原纤维、角膜细胞，神经和黏多糖。角膜胶原纤维呈宽带状（亦称薄板）平行于角膜表面排列。用超声波，角膜共焦显微镜，或光学相干断层扫描（optical coherence tomography，OCT）等方法测量的角膜厚度和角膜内皮计数列于表 23－1－6。角膜周边部略厚于中心部，角膜厚度随年龄而增加。

**表 23－1－6　眼科常用实验动物的角膜参数**

| | 小鼠 | 大鼠 | 豚鼠 | 兔 | 猫 | 犬 | 猪 | 非人灵长类 |
|---|---|---|---|---|---|---|---|---|
| 角膜中央厚度（μm） | a120 ±6<br>e122 ~137f | a170 ±5<br>SD 大鼠<br>k151 ±15 | b227.9 | a354 ±6，b407 ±20<br>g385<br>新西兰白兔 K 334 ±30 雌<br>青紫蓝兔 K 390 ±36 雄 | b578<br>a545<br>a592<br>h600 | a550<br>a585<br>b562<br>h535 | b666 | c543，a580<br>恒河猴 K483 ±29<br>食蟹猴 K449 ±27 |
| 角膜中央上皮厚度（μm） | e44. 6 ±1. 7<br>e37. 1 ~46. 8f | – | b45. 5 | i45. 8 ±2. 2 | c38<br>h60 | h55 | – | c26 |
| 中央基质厚度（μm） | e115. 9 ±5. 4<br>e80. 5 ~90. 8f | e88 | b163. 69<br>c270 | c250 | h540 | h480 | – | – |
| Descemet 膜中央厚度（μm） | e2. 17 ±0. 3 | e3. 5 | b3. 96<br>e13 | e5. 6 | – | 10 –15 | | 西非低地大猩猩<br>c7. 5 |
| 内皮细胞计数（细胞/m²） | a2875<br>c2282 ~3060<br>k2115 ±232 C57<br>k2475 ±275BALBc | a2242<br>SD 大鼠<br>k3386 ±171 | a2352 | a3233<br>新西兰白兔 K2784 ±249<br>青紫蓝兔 k2456 ±272 雄 | a2731<br>a2846<br>j2530 | a2818<br>a3175 | | 恒河猴<br>j2959 ~3128<br>k3393 ±584<br>食蟹猴 K3964 ±443 |

a. 活体共焦显微镜，b. 超声波角膜厚度测量，c. 光学显微镜（内皮细胞计数：视网膜铺片茜素红 S 染色），d. 猴实验，e. 透射电镜，f. 实验小鼠：129/SVJ、C57BL/6、BALB/C，g. AS-OCT，h. SD-OCT，i. 超高分辨率 OCT，j. 角膜内皮显微镜，k. HRT3（Mean ±SD）。

**5. 前房和房水（anterior chamber/aqueous humor）**　房水的组成在不同的种系间也有区别，在炎症时区别更大。表 23－1－7 列举了常用实验动物正常眼房水组成成分。

**表 23－1－7　眼科常用实验动物的房水成分**

| 房水成分 | 小鼠 | 大鼠 | 豚鼠 | 兔 | 猫 | 犬 | 猪 | 非人灵长类 |
|---|---|---|---|---|---|---|---|---|
| 钾⁺（mEq/L） | | | | 6 | 4. 4 | 5. 0 | 3. 6 | 3. 9 ±0. 1 |
| 钠⁺（mEq/L） | | | | 136. 9 | 158. 5 | 149. 4 | 131. 3 | 152. 3 ±4. 2 |
| 氯⁻（mEq/L） | | | | 103. 4 | | 124. 8 | 106. 8 | 124. 8 ±1. 0 |
| 碳酸氢根⁻（mEq/L） | | | | 33. 6 | 30. 4 | | | 22. 5 ±1. 7 |
| 磷（mg/dl） | | | | 0. 89 | 0. 48 | 0. 53 | | 1. 3 ±0. 1 |
| 葡萄糖（μmol/ml） | | | | 6. 9 | 4. 55 | 5. 11 | | 2. 9 |
| 总蛋白（mg/dl） | 22 | 100 | | 25. 9 | 50 | 36. 4 | 10. 6 | 33. 3 ±2. 6 |
| pH | | | | 7. 58 | | | | 7. 49 |
| 钙（μmol/L or mEq/L） | | | | 1. 7（μmol/L） | 2. 7（mEq/L） | 2. 9（mEq/L） | | 2. 5（μmol/L） |
| 镁（mg/dl） | | | | 0. 8 | | | | 1. 9 ±0. 1 |
| 维生素 C（mmol/L） | | 0 ~0. 09 | 0. 75 ~1. 03 | 1. 06 ~1. 7 | 0. 1 | 0. 55 | 0. 57 | 1. 18 |
| 乳酸（μmol/L） | | | | 9. 9 | | | | 4. 3 |
| 尿素氮（μmol/L） | | | | 6. 3 | 5. 16 | 7. 45 | | 6. 1 |
| 过氧化氢（μmol/L） | – | 9 | 47 | 59 | 4. 9 | 9 | | 27 |

**6. 虹膜角膜夹角（iridocorneal angle）** 在多数动物种属中供房水流出的前房角都相似地包括滤帘、睫状裂（ciliary cleft）和房水收集静脉。然而，常用于眼科研究的动物中只有啮齿类和非人灵长类（猴）有巩膜静脉窦（Schlemm's canal）。而且，巩膜突和睫状肌的大小和显著性在动物种属间是不同的（图 23－1－2）。一般来说，相比啮齿类和有蹄类动物，灵长类有更大的睫状肌结构（较高的屈光调节能力）。某些抗青光眼药物如缩瞳剂通过收缩睫状肌牵拉巩膜突而开放虹膜角膜夹角促进房水外流的作用，在仅有较小睫状肌的动物就显得微弱。详见第四节相关内容。

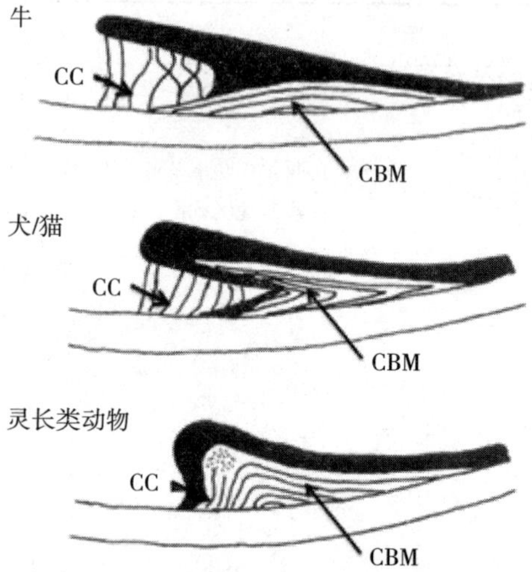


**图 23－1－2　牛、犬或猫和灵长类哺乳动物的虹膜角膜角的睫状肌（CBM）的比较**

睫状肌的发育在灵长类动物中最为明显，在有蹄类动物（即牛）中最不明显。
睫状裂（CC）的大小则是相反的，在牛中最明显

**7. 晶状体（lens）** 常用实验动物晶状体的大小，以及在眼球内所占的比例差异巨大。最典型的是啮齿类的晶状体占据眼内很大部分，使其玻璃体腔显得很小。这种相对巨大的晶状体和狭小的玻璃体腔增加了对啮齿类动物进行玻璃体腔注射的难度，并容易造成晶状体的损伤和毒性反应。详见表 23－1－2 晶状体厚度。

**8. 玻璃体（vitreous body）** 玻璃体的区别是其容积的大小和结构的坚固性（表 23－1－2）。多数实验室选用的较年轻动物，具有良好的玻璃体胶原结构。这样的结构与高龄动物退变和脱水收缩的玻璃体有很大的不同。在较年轻动物玻璃体因为精细的胶原纤维呈现胶冻样结构。但是，在老年动物胶原纤维逐渐凝集造成玻璃体液化。在进行玻璃体注射时特别是观察供试品在玻璃体内的分布和毒理实验时这些容积的大小和年龄的不同影响应在考虑之列。

**9. 视网膜/视神经（retina/optic nerve）** 视网膜的解剖在常用实验动物中存在一些重要的区别包括视网膜厚度，视网膜血管形态，锥体和杆体细胞的密度以及黄斑区神经节细胞的密度。人类的视网膜厚度在 190～260μm（表 23－1－2）。在所有种系，视网膜周边区的神经节细胞少于中心区，周边区的视敏度亦远低于中心区。在视觉条纹区（视神经上方）和中央区或黄斑区（均位于视神经颞侧）神经节细胞和锥体细胞密度都增高，从而提供最敏锐的视觉功能。根据视网膜血管的形态和分布的范围不同，常用实验动物的视网膜血管形态可以分为：

（1）全血管视网膜（holangiotic retina） 视网膜含有丛状血管，遍布广泛的视网膜光敏感区域，如灵长类、啮齿类、猫、犬（图 23－1－3）。

（2）限血管视网膜（merangiotic retina） 视网膜血管仅分布于视网膜限定区域，如兔的视网膜血管局限于视乳头两侧的水平带状区并散布来自视神经的有髓神经纤维（图 23－1－4）。

（3）无血管视网膜（anangiotic retina） 视网膜血管仅见于视盘盘沿附近，其余视网膜为无血管区，如豚鼠的视网膜血管局限于视乳头周围部分（图 23－1－5、表 23－1－8）。

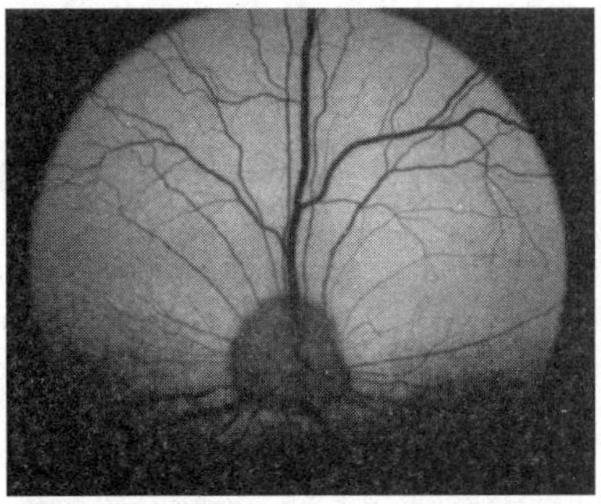

**图 23-1-3　比格犬的眼底照片**

视网膜血管的全血管视网膜（holangiotic retina）分布模式。
这种血管模式存在于犬、猫、猪和灵长类动物，
其特点是血管延伸到整个视网膜的光敏部分

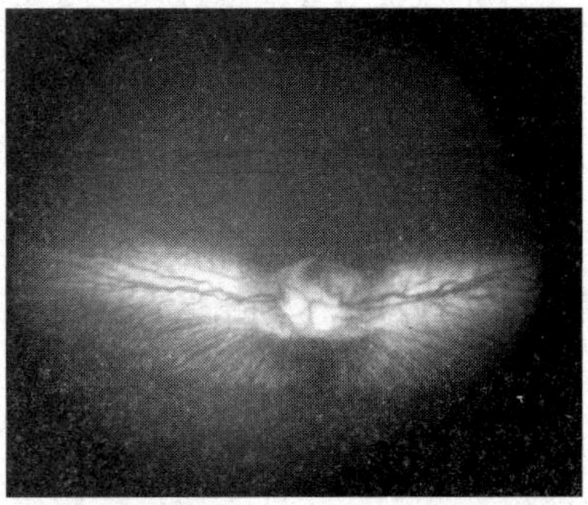

**图 23-1-4　兔眼底照片**

视网膜血管的限血管视网膜（merangiotic retina）分布模式。
这种血管模式的特点是视网膜血管限定于与视神经的
无髓鞘神经纤维的分布区域相重合的水平带上

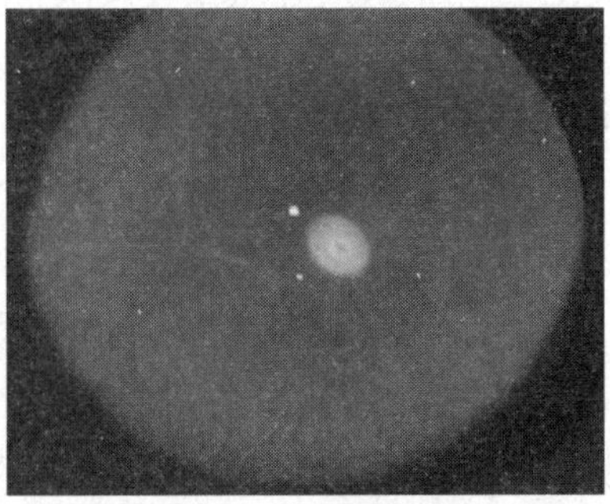

**图 23-1-5　正常豚鼠眼底照片**

无视网膜血管（anangiotic）的视网膜眼底

**表 23-1-8　眼科常用实验动物的视网膜解剖**

| | 小鼠 | 大鼠 | 豚鼠 | 兔 | 猫 | 犬 | 猪 | 非人灵长类 |
|---|---|---|---|---|---|---|---|---|
| 视网膜厚度（μm） | 186.9±15.1 | 192.7~220 | 140 | | 250 | | | 293±13 |
| 锥体密度区 | 视觉条纹 | 视觉条纹 | 视觉条纹 | 视觉条纹 | 区域中心（颞侧） | 区域中心（颞侧） | 视觉条纹 | 黄斑/中心凹 |
| 视网膜血管图形 | 全血管 | 全血管 | 无血管 | 限血管 | 全血管 | 全血管 | 全血管 | 全血管 |
| 血管供应 | 后睫状动脉 | 后睫状动脉 | | 后睫状动脉 | 后短睫状动脉 | 后短睫状动脉 | | 视网膜中央动脉 |

## 三、动物模型选择

### （一）机理学实验与药理学/药动学实验的动物模型

当进行全身毒理实验时，各类实验动物的眼睛可用于评估眼部毒理反应。而当用眼病模型进行药效学实验时，需要面对两个独立的重要问题或目标。首先是供试品在疾病模型中的药效如何。为此通常使用大鼠、小鼠等啮齿类动物通过常规给药途径如口服、皮下或腹腔注射来测试。这些实验还可用以探寻发病机制、病源与药物作用机制，因此种类繁多的试剂和基因重组的小鼠和大鼠是主要资源。除此之外，剂量的确定（即剂量范围实验）通常也在这些首轮实验中完成。

第二个目标是确定适当的药效剂量能否到达眼内的靶组织以及所采用的给药途径和频率是否适用于临床。这些实验将确定特殊给药途径的药动学和药效学，通常先在正常眼，然后在疾病模型眼反复测试最佳剂量和给药途径。为使第二阶段的实验对临床有指导意义，此阶段的动物模型的眼解剖必须与终点应用种属相似，假如是人，使用犬、猪或猴眼将是最合适的。最后，当选择合适的动物模型时，靶组织和疾病状态必须配以最佳的

给药途径，这对药动学、毒理学和药效学实验至关重要。

**（二）眼科疾病的诱导模型和自发模型**

当为评审眼部药动学、药效学和毒理学而评估活体眼组织时，通常使用正常动物，动物个体间的一致性越高个体差异越小，从而提高实验的统计学功效。这些动物是为生物医学实验的目的而繁殖的，如啮齿类动物即使基因背景不完全相符也十分相像。

为确定药物对眼病的作用，无论是诱导还是自发的眼病动物模型常被用于实验中。如果诱导的眼病动物模型与靶疾病的临床表现和病理相似，则该诱导的眼病模型就是最合理的。诱导的眼病可用于疗效实验，有时也可用于病原实验，如角膜擦伤和感染性角膜炎模型、内毒素诱导的色素膜炎模型、青光眼模型和激光诱导的脉络膜新生血管模型。一般来讲，改进的眼病模型将有助于病原学研究或可用于临床疗效评价。基因重组的眼病模型已在这方面提供了大量的例证。

研究自发性眼病可对某一特定眼病和治疗结果提供高水平的信息，由于更接近临床疾病，其实验结果往往比诱导的动物模型更有说服力。这类例证包括比格犬的开角型青光眼、犬视网膜疾病、马的复发性色素膜炎和猴的糖尿病性白内障。

明确不同种系动物眼部解剖和生理的区别，了解动物模型与靶组织之间的关系是设计眼科药理学、毒理学和药效学实验时必须掌握的知识。例如，用小鼠来确定某药的眼局部给药的治疗剂量或对某一疾病的疗效，与治疗人眼疾病的滴眼剂实际没多大意义。在多数情况下，在与人有类似的眼解剖结构的大型动物如猪、犬、猴的实验成功会更有说服力。另外要注意的是应该选择有相似的视网膜解剖和血管结构的动物作为治疗视网膜疾病的动物模型。降低个体间差异、减少实验使用的动物数和增加实验的说服力是使用合适的动物模型要考虑的基本要点。在设计生物医学实验时严格遵守3R原则（替代、减少和优化）是每个研究人员的责任。

## 第二节　眼科检查

### 一、概述

本节主要介绍实验动物的眼科检查。因为所涉及的是实验动物而非宠物，与之相关者主要包括合同研究组织（contract research organization，CRO）和科研学术机构的实验人员。从事相关的眼科检查需要经过必要的专业学习，甚至需要有资质的眼科专业人员或兽医来进行。

眼科药理学涉及药物在眼表、眼内或全身施用的药理作用，还包括评估眼科设备（如隐形眼镜、人工晶体和降眼压植入物）对眼睛的影响。眼科检查能够提供详细的生命信息，并与临床观察、临床病理和组织病理学结合使用，以评估药效、药代以及潜在的毒性作用。实验人员必须熟悉药理学领域使用的动物种属和品种，知晓这些动物的眼部正常解剖和形态变化，了解与遗传或种属相关的异常表现，熟练使用所需的眼科设备，精通对各种动物的常规和特殊的眼科检查。

### 二、常规检查

在开始实验之前，实验人员应审查所有眼科程序，与项目负责人（study director，SD）讨论相关的问题或疑虑，然后在进行检查时遵循标准操作程序（standard operation procedure，SOP）。实验人员要参加并通过地方主管部门主持的资格考试，持实验动物上岗证或类似证书上岗。该证书是参与动物实验和进行动物眼科检查的基本资格。

眼科检查的项目可因所涉及的动物种类和实验研究的具体目标而异。然而，如果实验的目的是观察对任何眼组织可能产生的药理作用或不良影响，则受检眼必须要经过药物散瞳，检查必须包括对眼前节的裂隙灯显微镜检查，以及对后节的间接或直接眼底镜检查。而且上述检查必须在暗光环境中进行。

根据实验目的，检查还可以包括其他特殊项目。这些检查包括（但不限于）：角膜染色、角膜知觉、角膜厚度、眼压、眼底照相、视网膜荧光血管造影、光学相干断层扫描（optical coherence tomography，OCT）和视觉系统的电生理学评估。例如，视网膜电流图、多焦视网膜电流图、视觉诱发电位（visual evoked potential，VEP）等。根据动物的种属和检查项目的不同，检查中可能需要对动物进行镇静或全身麻醉。

对于药理和毒理实验中所用动物的常规眼科检查至少应包括裂隙灯显微镜和间接眼底镜检查（在有些实验室，间接眼底镜检查有时由眼底照相机检查所替代）。无论是何种动物，这两项技术对于准确和完整地检查眼睛的前节和后节至关重要。Bellhorn 通过比较发现，在 100 只用裂隙灯显微镜诊断的已知晶体有异常的大鼠中，仅使用直接眼底镜检查能发现 65/100 的异常，而间接眼科检查则只发现 35/100 的晶体病变。这两项检查必须包括对眼附属结构（眼睑和结膜）、前节（角膜、前房、虹膜和晶体）和后节（玻璃体和眼底）的评估。

眼科检查在散瞳后应在暗室中进行。常用的散瞳药是托品酰胺（tropicamide），啮齿类动物常用 0.5% 和大型哺乳动物常用 1%。一般至少需要 10～15 分钟才能达到散瞳效果，色素较重的眼睛需时可能稍长。散瞳效果的持续时间与眼内黑色素的含量直接相关。在白化啮齿动物中散瞳状态持续不超过 1 小时，而在犬或非人灵长类（non-human primate，NHP）动物散瞳的效果可以持续 3～5 小时。这些信息有助于实验人员掌握何时开始散瞳，以及一次可以给多少动物散瞳，后者取决于检查者在特定时间内可以检查动物的数量。

在一般眼科观察、裂隙灯显微镜和间接眼底检查时，对动物可以以手固定（啮齿动物、豚鼠、犬、兔、猪、猫），也可以使用镇静剂或麻醉剂（NHP）。对大鼠、小鼠可以手持呈送给检查者，并控制其头部。犬和兔的检查常在检查台上进行。对于兔，最好有毛巾垫在检查台上，这样可以减少它们的运动，并可能提供一些安慰。检查者的座位应略低于固定兔的台面，以便容易看到兔的视神经及其上方的视网膜血管。对于犬，检查者可以坐着或站着进行检查。由于灵长类动物被麻醉或使用大剂量镇静剂，则可以手控制或置于检查台上。如果是更广泛的检查，如电生理诊断测试或 OCT 检查，则各种属动物都需要镇定或麻醉。

其他的检查项目，如直接眼底镜检查、角膜染色、角膜厚度、眼压、荧光眼血管造影、眼前节或后节照相、电生理、超声波、OCT 等其他检查可根据实验需要选用。如果需要增加检查项目，则应考虑这些项目的执行顺序和散瞳的时间。例如，眼压（intraocular pressure，IOP）的测定应在散瞳之前进行。此外，如果在实验期间需要重复 IOP 测量，则应在一天中的同一时间点进行测量，以避免眼压的日间波动。在可能的情况下，角膜检查应在可引起角膜改变的对角膜有接触的检查（角膜测厚度、眼压）或使用角膜表面麻醉之前进行。如果眼科检查需要镇静药，则应合理安排综合给药、喂食、临床观察和临床病理采样的时间。最后，从动物福利考虑，应尽量在一日内进行多项检查和镇静麻醉多日反复检查之间进行优化安排。

通常通过纹身、耳标或微芯片来识别动物。在检查时，技术员必须认真核对动物号，向检查者和数据输入者准确报告。数据输入者必须核对受检动物和输入数据的一致性。在动物实验室，相关人员至少应该穿实验室外衣或手术服、鞋套和戴手套。根据实验的需要有时要穿戴隔离服、手术帽、口罩，必要时还需要呼吸器。当使用 NHP 时，所有人员要进行结核病的年度检测。

检查者必须熟悉受检物种眼睛的正常情况以及各个年龄和不同品种中常见的自发性异常。白化眼和有色素眼可能是对视网膜血管类型例如无血管（anangiotic）视网膜、限血管（merangiotic）视网膜和全血管（holangiotic）视网膜的一个影响因素。还应了解视网膜是否存在色素反光层（明毯层，tapetum），以及动物是否有黄斑中心凹。此外，必须熟悉所使用的检查技术、裂隙灯显微镜和间接眼底镜的类型、间接透镜的大小和屈光度，以及在一小时内可以检查的动物数量。兽医、眼科医生、SD 或同等技术人员的作用是进行预检，筛除不适合实验的动物，并建立基线数据库，用以和实验中、后期的结果对照比较。然后，根据实验设计和持续时间，对动物进行一次或多次检查直至实验结束。通常实验可根据持续的时间分为急性、亚急性、亚慢性和慢性。实验负责人必须根据所检查的物种、预检数据、化合物评估、进行的其他实验程序（麻醉、眼眶血液采集）和剂量组的数据来综合考虑并解释实验结果。

由于大多数实验室的实验涉及大量的动物，必须考虑组织配合和效率。一般来说，多数的犬、NHP、猪、猫科动物和兔的实验涉及40～60只动物，而大鼠和小鼠在一项实验中可能涉及更多只动物。单个检查者通常需要2～3名技术员配合固定动物以及1人输入数据。在一个超过100只动物的实验中需要1～2人提前给动物散瞳。为了提高效率，动物应该及时置于检查者的面前。检查者将检查结果口头报告给数据输入员，然后输入到计算机程序或记入纸质记录，以便以后进入计算机数据库。然后，在检查结束时检查者和数据输入员一起核对数据并签名。

当观察到眼科异常时，必须结合病变位置、形态、严重程度和诊断来描述它。比较规范的实验室利用标准化的条目、术语来记录临床观察所见。如Provantis®软件有一套预先输入的眼科术语，用于器官定位（如角膜、晶体、虹膜等）、临床体征诊断（如混浊、缺损、变性、出血等）、特定位置（皮质、核、视网膜明毯层、前节、后节等）和严重程度（轻、中、重）。有些CRO可能设有内部的在线或手动录入系统。检查者应熟悉各自实验室的记录系统和术语，在实验内和各次实验之间保持一致。当观察到异常时，各剂量组之间的相关性在评估病变的发生率和严重程度时非常重要，以利于分析与供试品的任何关联。虽然不提倡按给药剂量组对动物进行检查，以避免检查者对结果判定的主观影响，但由于动物的笼养方式以及数据的输入和收集系统的关系，在实际工作中很难避免这一点。

检查者还应有一个标准化的评分或评分方案，以区分异常所见的严重程度。通常采用轻度、中度和重度的分级方案。当对透明屈光间质（角膜、房水、晶体和玻璃体）使用这种分级时，轻度意味着病变不会阻碍对深处组织的可视性，中度意味着病变干扰但不全部阻碍对深处组织的可视性，重度意味着病变完全阻碍对深处组织的可视性（表23－2－1）。这和应用于白内障的术语早期、不成熟和成熟相似。对于病变受累的范围常用局限性、多灶性或弥散性等术语来描述。

**表23－2－1　角膜、房水、晶体和玻璃体混浊的裂隙灯显微镜检查评分标准**

| | 评分标准 |
|---|---|
| 0 | 无异常 |
| 1⁺ | 透明度降低。在弥散光下后节结构仍清晰可见 |
| 2⁺ | 中度失去透明度。弥散光下，后节结构模糊不清，但仍可被检查和分级 |
| 3⁺ | 严重失去透明度。弥散光下，后节结构不可见，无法评估 |

此分级系统基于经过改进的Hackett-McDonald评分系统。1级＝轻微或轻度；2级＝中度；3级＝明显、过度或严重。

对于涉及眼科局部用药或眼内植入设备的实验，常使用具有标准化评分标准的特定的更详细的裂隙灯显微检查方案。最常用的是改进的Hackett-McDonald评分系统（表23－2－2）。各单位可根据这一评分系统和各自实验的需要，有针对性的设计出使用方便的评分记录表格（表23－2－3）。此外，对于涉及玻璃体内注射或眼内手术的实验，可以使用色素膜炎命名标准（standardization of uveitis nomenclature，SUN）或改进的房水闪辉和细胞的评分标准（表23－2－4和表23－2－5）。在计算前房细胞时，应注意色素细胞、白细胞或红细胞的类型。对于玻璃体内炎症和细胞的分级，可以使用美国国家眼科实验所（national eye institute，NEI）的评分系统（表23－2－6）。

**表23－2－2　改进的Hackett-McDonald评分系统的标准**

| 结膜充血 |
|---|
| 0＝正常。球结膜除了在角膜缘12点和6点钟位置（上下直肌附着处）无充血，睑、球结膜血管清晰可见 |
| 1＝充血呈鲜红色，以睑结膜为主，球结膜在角膜缘附近有局限性（下方4～7点钟和上方11～1点钟）充血 |
| 2＝充血呈明亮红色，以睑结膜为主，伴随球结膜充血超过角膜缘周围75%区域 |
| 3＝充血呈暗红色，涉及睑、球结膜，以及明显的睫状充血和结膜出血斑。出血斑通常沿瞬膜和上睑缘分布 |

续表

| |
|---|
| 结膜水肿 |
| 0 = 结膜组织正常或无肿胀<br>1 = 结膜肿胀高于正常但不引起眼睑外翻（上、下眼睑仍保持正常位置）；水肿一般开始于结膜囊下穹窿近内眦部，肉眼不易发现，常需裂隙灯检查<br>2 = 上下眼睑因结膜水肿失去正常闭合，常以上眼睑表现明显。在初始阶段，眼睑的错位从上眼睑的部分外翻开始。在此阶段，肿胀一般主要表现于上眼睑，尽管也存在于结膜囊下穹窿（最好用裂隙灯观察）<br>3 = 因结膜肿胀，上下眼睑表现为近同等程度的局部外翻。如果闭目时上下睑缘不能相碰，即可判定睑外翻<br>4 = 上睑比下睑外翻更明显。眼睑不能退缩并且很难看到角膜缘区域 |
| 结膜分泌物：分泌物是指存在于眼表或结膜囊内的灰白色的沉淀物，不应与存在于内眦部的少量透明、浓缩的黏液物质混淆，这些物质在使用动物之前可用棉签粘取去除 |
| 0 = 正常，无分泌物<br>1 = 分泌物超过正常存在于眼内侧的黏性物，但不存在于睑缘及睫毛。对于实验前即存在于内外眦尚未移除的少量分泌物可以忽略不计<br>2 = 分泌物明显，容易观察到，并蓄积于睑缘和睫毛周围<br>3 = 分泌物持续自睑裂溢出并浸润眼周毛发和皮肤 |
| 房水闪辉：通过比较裂隙灯光束穿过前房时观察到的 Tyndall 现象的强度进行评分。房水闪辉的存在是血-房水屏障破坏的证据 |
| 0 = 裂隙光通过前房时无可见光束（无 Tyndall 效应）<br>1 = 前房 Tyndall 光束难以识别，低于穿过晶体时光束的强度<br>2 = 前房 Tyndall 光束容易识别，与穿过晶体时裂隙光束强度相等<br>3 = 前房 Tyndall 光束很容易辨认；其强度高于通过晶体时的强度 |
| 瞳孔对光反射：瞳孔直径由虹膜内的放射状的瞳孔开大肌和环状的瞳孔括约肌所调控。由于肾上腺素刺激引起径向肌肉收缩可导致瞳孔散大，而由于胆碱能刺激引起括约肌收缩导致瞳孔缩小。由于眼科药物可以对这些神经通路产生潜在影响，因此在眼科检查中评估动物的光反射非常重要。使用裂隙灯的全照明依照以下标准进行评分 |
| 0 = 正常瞳孔反射<br>1 = 瞳孔反射迟钝<br>2 = 瞳孔固定，反应消失 |
| 虹膜受累：在以下定义中，采用虹膜一级、二级和三级血管分级以便于对虹膜受累的程度进行主观评分。充血愈重涉及的二级和三级血管愈多，受累虹膜的程度就愈高。评分范围为 0 ~ 4 |
| 0 = 正常，无任何虹膜血管充血。偶尔在 12 ~ 1 点和 6 ~ 7 点近瞳孔缘附近，有一直径 1 ~ 3mm 的小区域内有二级和三级血管轻度充盈<br>1 = 虹膜二级血管（但不是三级血管）轻度充血。充血通常是均匀的，但有时在 1 点钟或 6 点钟位置可能会更明显。如果充血限于 1 点钟或 6 点钟位置，则该区域三级血管必会明显充血<br>2 = 虹膜三级血管轻度充血，二级血管轻度到中度充血<br>3 = 虹膜二级和三级血管中度充血，虹膜基质轻度肿胀，虹膜表面可见轻度褶，3 点和 9 点钟附近常较明显<br>4 = 虹膜二级和三级血管明显充血伴有明显的虹膜基质水肿。虹膜表面呈皱折状；可能伴有前房出血 |
| 角膜混浊：评分方案评估角膜混浊的严重程度和涉及的范围 |
| 0 = 正常角膜。弥散光下角膜清澈透明。用窄裂隙光检查角膜时，上皮层和内皮层各呈现为一条灰色线条，上皮层更明亮，两条线之间的角膜实质层呈大理石样的灰色外观<br>1 = 角膜透明度部分丧失，易在弥散光下显现。用窄裂隙光可见只有角膜实质层的前半部分受累。后半部结构在弥散光下清晰可见<br>2 = 角膜透明度中度丧失。除了前节实质层受累外，混浊扩展到内皮层。实质层失去大理石样外观，变为均质白色。使用弥散光照时，后面结构仍清晰可见<br>3 = 角膜混浊涉及整个实质层。裂隙光下内皮表面仍然可见。然而，在弥散光下，后节结构隐现，检查者仍能勉强对闪辉、虹膜炎评分，仍能观察到瞳孔对光反射和晶体的变化<br>4 = 角膜混浊涉及整个实质层。裂隙光下难以辨认内皮层。弥散光下，角膜混浊使得无法对闪辉、虹膜炎评分，无法观察到瞳孔对光反射和晶体的变化 |
| 角膜混浊面积：混浊面积相对于角膜面积之比分为 5 个等级 |
| 0 = 正常角膜，没有混浊<br>1 = 1% ~ 25% 角膜面积有实质层混浊 |

续表

| |
|---|
| 2 = 26% ~ 50% 角膜面积有实质层混浊 |
| 3 = 51% ~ 75% 角膜面积有实质层混浊 |
| 4 = 76% ~ 100% 角膜面积有实质层混浊 |
| 角膜翳：角膜翳是角膜血管化或新生血管侵入到角膜实质层。血管来自角膜缘血管网。角膜翳分为3个等级 |
| 0 = 没有角膜翳 |
| 1 = 存在角膜血管化，但血管没有侵入整个角膜周长。局部的血管侵入不超过2mm |
| 2 = 环绕整个角膜的血管侵入，血管侵入等于或超过2mm |
| 角膜荧光染色：荧光染色的强度可分为0 ~ 4级。对于荧光染色的面积可用与角膜混浊相同的方式分为0 ~ 4级 |
| 0 = 角膜表面无荧光着色 |
| 1 = 角膜表面轻微的点状荧光着色。弥散光时，后节结构很容易看到（观察瞳孔缘的轮廓与没有荧光着色时无异） |
| 2 = 角膜表面中度局灶性荧光着色。弥散光时，后节结构仍清晰可见，尽管某些部位细节模糊 |
| 3 = 角膜表面明显荧光着色。着染可涉及角膜的较大部分。弥散光时，后节结构几乎看不到，但并未完全消失 |
| 4 = 极端的角膜荧光着色。弥散光时，看不到后节结构 |
| 晶体：在裂隙灯显微镜帮助下，可以通过直接照明法和后反光照明法轻松观察到晶体混浊的部位 |
| N（normal）= 晶体正常 |
| A（abnormal）= 应记录晶体混浊的部位和严重性 |

**表 23-2-3 根据“改进的 Hackett-McDonald 评分系统的标准”设计的检查评分**

Hackett-McDonald 评分记录表（Data recording sheet for a modified Hackett-McDonald scoring system）

专题号（Study No.）：________ 动物种系（Specie/Strain）：________ 房间号（Room No.）：________

荧光素钠试纸厂家（Fluorescein Manufacturer）：________ 批号（Lot No.）：________

仪器名称（Equipment）：________ 裂隙灯显微镜仪器型号（Model）：________

仪器编号（Equipment No.）：________ 检查日期（Inspection Date）：________

| | | | | | | | | | | | |
|---|---|---|---|---|---|---|---|---|---|---|---|
| 动物号（Animal ID） | | | | | | | | | | | |
| 性别（Sex） | | | | | | | | | | | |
| 观察时间（Observation Time） | | | | | | | | | | | |
| 眼别（Eye） | | OD | OS | OD | OS | OD | OS | OD | OS | OD | OS |
| 评分项（Scoring Sections） | 角膜混浊程度（Corneal Cloudiness Severity） | | | | | | | | | | |
| | 角膜混浊面积（Corneal Cloudiness Area） | | | | | | | | | | |
| | 角膜新生血管（Pannus） | | | | | | | | | | |
| | 结膜充血（Conjunctival Congestion） | | | | | | | | | | |
| | 结膜水肿（Conjunctiva Swelling） | | | | | | | | | | |
| | 结膜分泌物（Conjunctival Discharge） | | | | | | | | | | |
| | 前房闪辉（Aqueous Flare） | | | | | | | | | | |
| | 虹膜炎（Iritis） | | | | | | | | | | |
| | 瞳孔对光反射（Light Reflex） | | | | | | | | | | |
| | 晶状体（Lens） | | | | | | | | | | |
| | 角膜荧光染色程度（Fluorescein Staining Intensity） | | | | | | | | | | |
| | 角膜荧光染色面积（Fluorescein Staining Area） | | | | | | | | | | |

备注（Notes）：评分者在不被告知动物号的情况下评分，并由专人负责记录；“OD” = right eye，“OS” = left eye。

操作者（Operator）：

核对/记录者（Varified and Recorded by）：

表 23－2－4　基于 SUN 分级标准用裂隙灯显微镜以 1mm×1mm 的裂隙光束对房水内细胞的计数分级

| 分级 | 细胞数/视野 |
|---|---|
| 0 | <1 |
| 0.5+ | 1~5 |
| 1+ | 6~15 |
| 2+ | 16~25 |
| 3+ | 26~50 |
| 4+ | >50 |

细胞计数应在同一位置（通常是在前房中央）进行。

表 23－2－5　基于 SUN 分级标准用裂隙灯显微镜对房水闪辉的分级

| 分级 | 描述 |
|---|---|
| 0 | 无闪辉 |
| 1+ | 轻微的 |
| 2+ | 中度（虹膜和晶体清晰可见） |
| 3+ | 显著（虹膜和晶体的细节模糊不清） |
| 4+ | 重度（纤维蛋白渗出或浆样房水） |

表 23－2－6　美国国家眼科实验所（NEI）使用间接眼底镜对玻璃体炎症的分级方案

| 分级 | 描述 |
|---|---|
| 0 | 无病变 |
| 1+ | 后级部清晰可见 |
| 2+ | 后级部轻度模糊 |
| 3+ | 后级部非常模糊 |
| 4+ | 后级部细节几乎看不见 |
| 5+ | 眼底结构看不见 |

## （一）裂隙灯显微镜检查

裂隙灯显微镜用于眼前节，包括眼睑、结膜、第三眼睑、泪膜、角膜、前房、虹膜、晶体和前节玻璃体的检查。裂隙灯显微镜可通过不同强度、宽度、高度和颜色的光线对眼睛进行活体放大检查。对于实验室动物，用于常规检查的手持式裂隙灯便于携带、轻便，可在各种动物使用。选购时应考虑的主要参数包括：放大倍率、裂隙宽度、普通光和滤光片的光学效果、工作距离、电源（电池或接线）、重量、适用动物范围等。如果需要更好的检查效果或摄影功能，可以使用台式裂隙灯。台式裂隙灯显微镜提供更高质量的光学效果、放大倍率、裂隙光束的可变宽度和高度以及仪器的稳定状态，与便携式裂隙灯相比能显著提高检查灵敏度和诊断效果，并可配置摄影、房角镜或多面眼底镜以及角膜内皮镜等辅助设备，扩展出许多便携式裂隙灯所不具备的应用功能。然而，台式裂隙灯价格较贵、便携性低，难以用于大量动物或未镇静动物的检查。

裂隙灯显微镜有两个主要功能。首先，它提供的放大倍率，以便对眼睛进行较详细的检查（图 23－2－1）。其次，它利用裂隙原理，将光束变为狭缝，从而获得被检眼睛的光学切面（图 23－2－2）。以此能够对病变深度进行精确定位，还能看到在弥散光照下无法看到的细微变化，是眼科最常用的生物显微检查方法。裂隙光的方向可以改变，以便使用直接照明或背景反射光照明来观察不同的眼部结构，使检查人员能够发现和定位发生于眼前节的异常。例如，角膜的病变可发生于表面、基质或内皮；房水混浊可以由细胞、闪辉或出血所致；这些都是可以检测和可量化的。虹膜的完整性和可能由之前的炎症、外伤留下的痕迹（图23－2－3）。而晶体的病变则可定位于前节、后节、赤道部，并进一步区分囊性、皮质性或核性（图23－2－4）。

裂隙灯显微镜是检查眼前节的最重要的设备，检查者必须熟知其各项功能，熟练掌握使用方法，并对各类实验动物眼睛的正常结构和自发性损害有广泛的了解，才可能正确地解释临床所见。

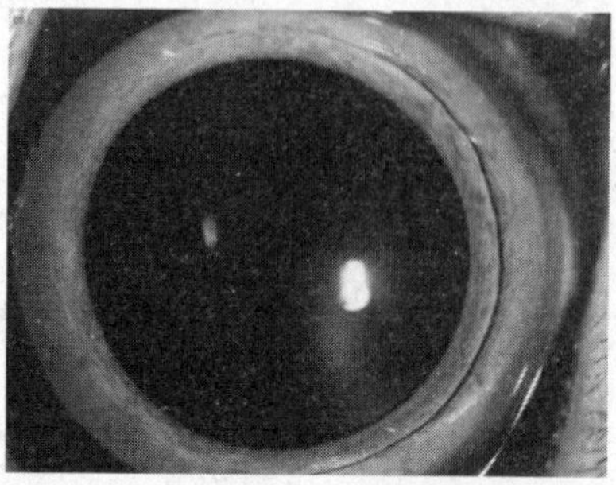

**图23－2－1　使用台式裂隙灯显微镜在弥散光下对散瞳后的正常食蟹猴眼前节进行检查（16×目镜）**

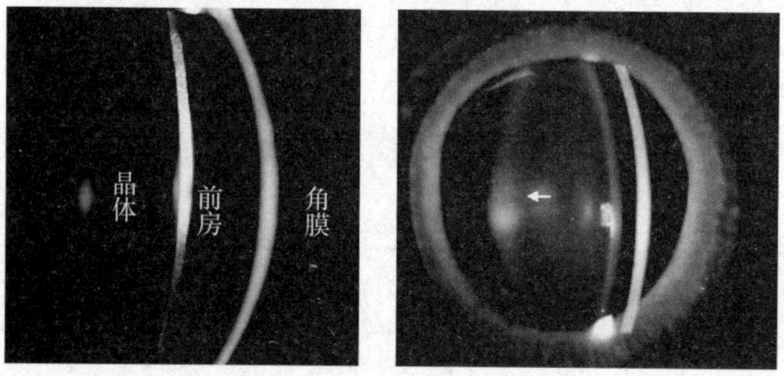


A　　B

**图23－2－2　使用裂隙光的光学切面技术对散瞳后的眼前节进行裂隙灯显微镜检查**

A. 食蟹猴眼前节；B. 新西兰白兔眼前节

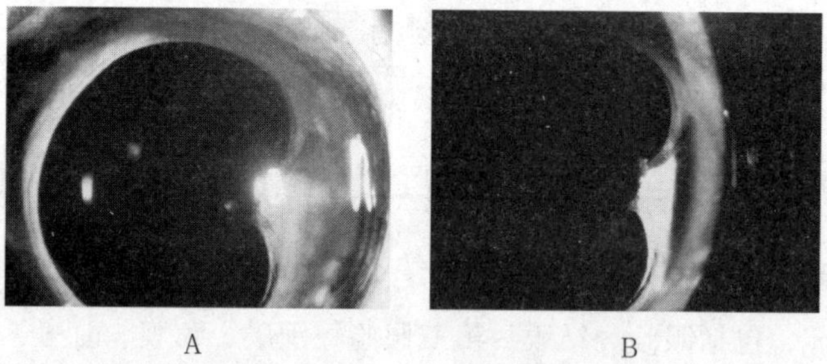

A　　B

**图23－2－3　食蟹猴瞳孔后粘连**

A. 裂隙灯弥散光下可见瞳孔在2：30～4：00后粘连，散瞳使瞳孔呈肾形；

B. 在宽裂隙光下显示虹膜在瞳孔缘处与晶体表面发生粘连

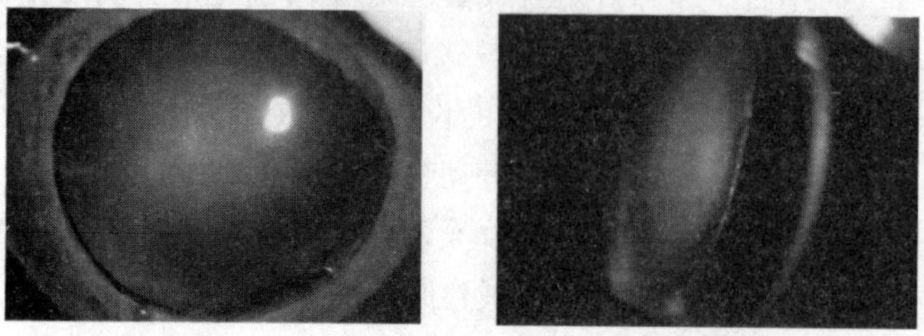

A　　B

**图23－2－4　在食蟹猴发现的核性白内障**

A. 弥散光下所见；B. 裂隙光下所见

### （二）间接/直接眼底镜检查

间接眼底镜检查是各类实验室动物中常规筛查眼睛后节的首选技术。间接眼底镜提供双眼、视野开阔的、倒置和反向的图像。间接眼底检查技术通过一具佩戴头部的照明和观察系统以及一个手持的放大镜提供广角全景图像，可以快速对整个眼后节进行检查。因此，可在较短的时间内较准确地检查评估更多的动物。选择间接眼底镜的头件应以轻便、舒适、易于单手操作为准。操作的简便性可以使检查者能在间接眼底镜和裂隙灯检查之间轻易转换。间接聚光镜的选择因受检动物和检查人员而异。一般来说，2.2 全视网膜镜（Pan Retinal）或 30 屈光度的透镜适用于大多数大动物的常规筛查，40 或 60 屈光度的透镜分别适用于大鼠和小鼠。为了在高倍下详细检查犬的眼底或灵长类动物的黄斑中心凹和视神经，建议在检查中增加 20 个屈光度（犬）或 15 个屈光度（猴）的透镜。也可采用直接眼底镜检查 NHP 的视神经乳头和黄斑中心凹，但鉴于其是单眼图像而且观察范围小，所以观察的效果不如间接眼底镜理想。此外，在进行直接眼底镜检查时，角膜、房水、晶体或玻璃体腔的任何不均匀性或混浊都将严重妨碍对后节的观察。

在进行间接眼底镜检查之前，需要用短效的散瞳剂散瞳。一般首选托比卡胺（tropicamide）（0.5%～1.0%）。使用间接眼底镜检查时，检查人员伸长手臂，将聚光镜置于角膜前。运用此技术可以检查后段玻璃体、视神经、视网膜血管、视网膜和脉络膜。此外，使用后反光照明法可以较容易地检测出屈光间质（角膜、房水、晶体或玻璃体）的混浊。此技术可用于对玻璃体炎症或混浊的评分（表 23－2－6）。鉴于实验室动物种类繁多，检查人员必须熟悉各种动物眼的正常解剖学和各物种间差异。视网膜血管会随不同物种呈现无血管（anangiotic）视网膜（豚鼠）、限血管（merangiotic）视网膜（兔）和全血管（holangiotic）视网膜（啮齿动物、犬、猪、灵长类动物）等变化。即使在同一物种的视网膜色素上皮和脉络膜也有白化、亚白化和色素动物的区别（小鼠、大鼠、兔）。一些物种，如犬，在上半部的脉络膜表面有一个反光色素层（tapetum lucidum，明毯）。反光层的色素有时会在浅色的或柠檬色的比格犬中缺失。最后，非人灵长类的视网膜有黄斑和中心凹，对这一区域要仔细检查以便发现有无异常。

其他评估视网膜的检查技术还包括荧光血管造影、OCT、共聚焦扫描激光眼底显微镜、眼底照相和视网膜电生理测试。当正确使用这些检查并结合使用时，可以提供视网膜横截面、3D 图像和生理功能的信息，这些可与随后的组织病理学检查相互关联及对应。

### （三）实验前筛查

在开始正式实验之前，应对所有实验动物进行眼科检查。这样做有两个目的，首先是筛除已有明显的或潜在的渐进性眼睛异常的动物，其次是建立基线，以便和随后的眼科检查进行比较。在预检时发现的异常案例，包括中度或重度的眼部异常，以及该实验要预防的或可能影响后期眼部观察的所有异常都应在实验开始前从实验动物中筛除。常见的包括白内障、眼内出血、色素膜炎以及其他可能会逐渐影响后续眼科检查的各种屈光间质的混浊。

常见的背景数据的异常因动物种属的不同而异，包括与运输过程相关的眼外伤、先天性胚胎残留物，如持续性瞳孔残膜（persistent pupillary membrane，PPM）和持续性玻璃体动脉残留（persistent hyaloid artery，PHA）以及与之相关的血液外漏、角膜混浊/营养不良、缺损（虹膜、晶体、脉络膜）、白内障、小视乳头、视神经发育不全和视网膜发育不良。PPM 和 PHA 常见于啮齿动物，较少见于比格犬。一般来说，如果它们导致角膜、晶体或玻璃体的混浊则应在预检时筛除。如果玻璃体动脉残留伴有血液外渗，也建议从预检时筛除。

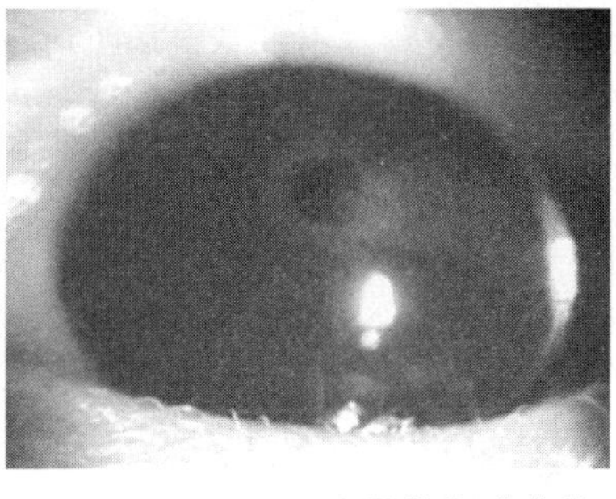

**图 23－2－5　BALB-c 小鼠的角膜营养不良（corneal dystrophy）**

总而言之，要尽量筛除有眼部异常的动物，特别是那些病变在实验期间可能会是渐进的动物。但有些异常是很常见的，如大鼠和小鼠的角膜营养不良（图 23－2－5）。角膜营养不良的患病率因大鼠的品种、年龄和性别而异。在 SD 大鼠，雄性比雌性更普遍，患病率会随着年龄的增长而增加，可以从 20% 到 50% 不等。在 Wistar 大鼠，角膜营养不良可以 >65%，而 Fisher 344 大鼠的患病率更可高达 100%。由于如此高的患病率，就难以把受影响的动物在预选时筛除。在其他物种，例如比格犬和荷兰兔也观察到角膜营养不良。还应指出，角膜营养不良等病变的发生概率和严重程度可由于干燥环境、使用镇定/麻醉剂、眼眶采血（orbital bleeding）、环境因素以及供试品本身而加剧。

### （四）物种特异性的眼科所见

实验人员必须熟悉每一动物物种的正常情况，以及该物种、动物年龄、繁殖/品种有哪些常见自发性异常。常见的实验室动物的物种包括小鼠、大鼠、豚鼠、猫、兔、犬、小型猪和非人灵长类（食蟹猴、恒河猴）。对于所检查的常见实验室物种，视网膜血管的类型包括无血管视网膜（豚鼠）、限血管视网膜（兔）和全血管视网膜（啮齿动物、猫科动物、犬、猪、灵长类动物）（图 23-2-6）。白化性与色素性眼睛是对临床观察以及对散瞳药或供试品作用反映的一个影响因素。存在瞬膜（第三眼睑）、数目、位置和类型、泪/眶腺体、位置和数量或泪孔、是否存在色素反光膜、视神经纤维的髓鞘、房水外流的解剖和生理学，以及动物是否具有黄斑中心凹，都应被了解和考虑。对于眼内手术或眼内给药，必须了解眼球的大小和眼内结构以及房水和玻璃体体积，以避免在手术过程中造成意外创伤。对于眼局部给药，必须知道结膜囊的容积和角膜前泪膜的容积。

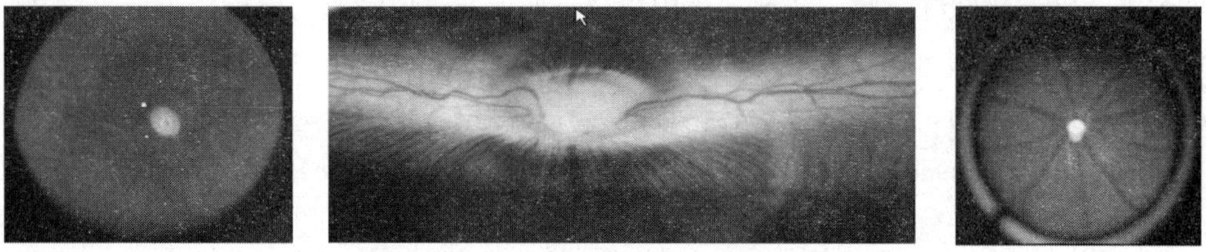

A　　　B　　　C

**图 23-2-6　视网膜血管的类型**

A. 豚鼠无血管视网膜；B. 荷兰兔限血管视网膜；C. Brown Norway 大鼠全血管视网膜

此外，必须了解检查、约束和保定动物的技术，是否需要镇定或麻醉，裂隙灯显微镜和间接眼底镜的类型，间接透镜的屈光力，以及在散瞳期间内可以检查的动物通量。检查者、项目负责人或责任技师的任务是通过预检，筛查不适于实验的动物，并建立背景数据库。然后，根据实验计划，在实验期间和实验结束时对动物进行一次或多次检查。根据实验持续的时间，可以分为急性、亚急性、亚慢性或慢性等。实验负责人必须根据所检查的物种、背景数据、供试品和各治疗组的检查结果来综合分析和解释实验结果。

**1. 比格犬**　比格犬与其他犬类动物一样，为大多数兽医及相关实验人员所熟悉并容易检查和判断异常。与品种相关的眼部异常可因不同的供应商而异，也常会与批次有关。例如，小视盘会在某一家供应商的比格犬中较为常见，但在其他供应商的比格犬中就很少见。这些在严格管控下繁殖生长的具有特定特征和眼部病变的比格犬可能与那些在门诊看到的宠物比格犬的流行程度是不同的。根据经验，第三眼睑脱垂、视网膜发育不良（皱褶）（图 23-2-7）、视神经小视盘/发育不良和早期的后皮质或前缝白内障是实验室比格犬中最常见的与品种相关的异常表现。这些与先前报告的 8~10 个月大的比格犬的眼科发现流行率相似（表 23-2-7）。在实验室中也观察到角膜营养不良。但是，角膜营养不良、白内障和视网膜退化也可因实验治疗所致。

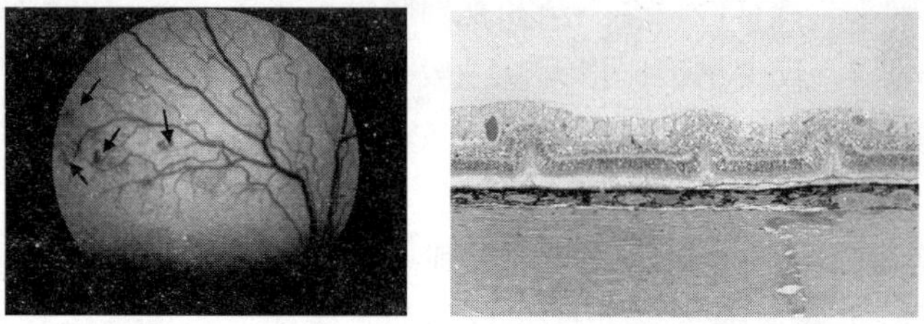

A　　　B

**图 23-2-7　比格犬的视网膜褶皱**

A. 预检时在比格犬眼底观察到的多个局灶性视网膜褶皱，它们显示为簇发的线性低反射区域，遮蔽了底层反光膜（箭头）；

B. 比格犬视网膜皱褶的组织病理学检查（H&E 染色，100×）

表 23-2-7　479 只 8~10 个月龄实验室比格犬发现的眼部异常汇总

| 异常所见 | 发现例数 | 发生率（%） |
|---|---|---|
| 泪腺脱垂 | 4 | 0.84 |
| 角膜混浊 | 7 | 1.46 |
| 瞳孔残膜 | 1 | 0.21 |
| 晶体皮质空泡/混浊 | 23 | 4.80 |
| 先天性晶体核性混浊 | 7 | 1.46 |
| 环周边晶体囊性混浊 | 1 | 0.21 |
| 先天性晶体后皮质缝 | 25 | 5.23 |
| 晶体后囊膜混浊 | 27 | 5.64 |
| 玻璃体动脉残留 | 15 | 3.13 |
| 明毯瘢痕/色素 | 13 | 2.71 |
| 先天性小视神经乳头 | 22 | 4.59 |

比格犬具有全血管视网膜。与大多数其他实验室动物不同，其在上半部脉络膜表面有反光色素膜层（明毯层）。这个反光色素膜层在性质上是细胞性的，位于眼底大脉络膜血管层和脉络膜毛细血管层之间。明毯的颜色是可变的，最常见的变化是蓝色、绿色、橙色和黄色。也有无明毯比格犬，通常是由于其颜色被稀释和（或）由于明毯细胞缺乏锥体。犬的明毯层含有高浓度的锌，因此在药理实验特别是毒理实验中，锌螯合剂可能导致缺锌性坏死和继发性视网膜病变。考虑这一点，可以使用无明毯比格犬。其他药物相关的晶体和视网膜的变化在比格犬中也有记述。

**2. 大鼠/小鼠**　一般来说，啮齿动物的常见自发性眼部病变包括小眼球、牛眼、角膜营养不良、角膜炎、有或无出血的 PHA、PPM、周边性前粘连、白内障（多是核性）、视网膜出血、缺损、视网膜血管的囊性动脉瘤、脉络膜和视神经缺损等。

一般来说，幼年动物更容易患 PHA 或 PPM。有报告，在 6 周龄时，PHA 的患病率可能高达 60%，但到 1 岁降至 17% 以下。据报告，在小鼠中，PHA 的患病率在 28%~32%，雌性患病率较高。在预检中，如果可能应剔除患有 PPM/PHA 以及相关出血（房水、玻璃体）的动物。偶尔也可见到虹膜前粘连、小眼球和前裂性异常等大鼠和小鼠的先天性眼部异常。

角膜营养不良（corneal dystrophy）是形容一种双侧性、非炎症遗传的、退行性障碍的专门术语。也有人使用角膜混浊或角膜结晶等欠特殊或更普通的术语。钙化性带状角膜病变一词也应用于在啮齿动物观察到的病变。临床上，角膜营养不良的病变通常表现为在鼻侧和睑裂缝中角膜呈细颗粒或线性混浊（图 23-2-5）。它们通常是双侧的。从组织学上讲，啮齿动物的角膜营养不良通常是角膜上皮基底膜和前实质层的组织缺陷导致矿物质和磷脂的局部沉积。虽然在预检中角膜营养不良很常见，但其患病率和严重性将随着年龄的增长而增加。角膜营养不良在大鼠中比小鼠更常见，因大鼠/小鼠的品种、性别、年龄以及运输和供应商的不同，其患病率、表现和严重程度各不相同，且在雄性中更为普遍，某些品种的患病率和严重程度随着年龄增长而增加，患病率从 5% 到 100% 不等。对此类病变的命名包括角膜营养不良、钙化角膜病、角膜混浊、角膜钙化和自发性角膜退化等。在大鼠，这类病变还可由于实验性角膜干燥（继发脱水、减少眨目、使用镇静或麻醉剂等）诱导产生。其严重程度随年龄增长而增加，它可以与继发性角膜炎（通常在鼻侧）相关，特别是 Fischer 344 大鼠。此外，麻醉、角膜暴露、角膜结膜干燥症、唾液泪腺炎、环境（灰尘、刺激物）和结膜炎等因素都可以引起继发性角膜炎。

在预检时还可能见到白内障，最常见的是核性的。它们可以是单侧的或双侧的，这些动物应尽量从实验中筛除。有时也可见后皮质白内障，通常与有或无出血的动脉残留有关。白内障也可能是自发的，与年龄有关，或继发于视网膜退变，或与创伤、麻醉或其他外部因素有关。获得性白内障也可能是给药相关毒性作用的结果。检查人员应始终注意动物在实验期间是否有过眼眶采血，特别是当白内障是单侧的，并且都发生在实验动物的同侧眼。低温、脱水、缺氧和某些药物（阿片剂、阿片类药物、苯丙氨酸）可在大鼠中引起可逆性晶体混浊。

预检中还可见到先天性牛眼和青光眼。一般此类异常都应在预检时筛除。

视网膜发育不良（retinal dysplasia）可见于大鼠，可为单侧或双侧。视网膜退化（retinal degeneration）可以是自发的，可与年龄、眶内采血、光毒性，或遗传有关。据报道，2 岁的 Wistar 大鼠的老年视网膜退化患病率可高达 10%。此外，视网膜退化可以是药物的毒性作用。还应注意结合受检动物的应激状态和保定方式来评估视网膜的“发白”。过度的缚束会导致貌似视网膜退化的表现。

随着大鼠年龄的增长，角膜、晶体和视网膜异常的患病率会增加，在 2 年的慢性实验中，约 50% 的实验动物可能会出现异常。角膜和晶体异常在雄性比雌性多见。

实验中，有时会通过眼眶采血（球后静脉窦放血）的方法采集静脉血。一般采用单侧（右侧）取血。眼眶采血可能导致严重的副作用，包括突眼、角膜破裂、暴露性角膜炎、视网膜退化、前房积血、白内障和眼球痨。这些并发症的发生率与操作者的技术直接相关。然而，并发症是频发的。在有眼科检查的实验中应该尽量避免使用。

如果啮齿动物实验需要全身麻醉，检查者可以预期角膜营养不良的恶化，以及白内障的形成。应注意塞拉嗪（xylazine）可能会诱发白内障。

血泪症的表现是红褐色眶周渗出物。眼部刺激、呼吸道感染、压力和唾液泪腺炎（冠状病毒）都可能导致血泪症。有时刺激可能因一些简单的改变而引起，例如把供试品混入饲料所致的饮食配方的变化。

（1）Sprague-Dawley（SD）大鼠　角膜营养不良常可影响 20%～50% 的动物。这一比例高于某些文献中报告的数据，很可能是由于这些报告中未使用裂隙灯显微镜。角膜营养不良在雄性中比雌性更普遍，并且随着年龄的增长而患病率增加。在 SD 大鼠，角膜营养不良的病变涉及纵向角膜，并在上皮下皮质中显示为细颗粒或结晶。基底膜营养不良和钙沉积可在组织学和超微结构上看到。一般变化比较温和，角膜炎并不常见，只有几周龄就可能发病而受到影响。

据报道，18%～21% 的 SD 大鼠在 101～134 周时出现晶体混浊。在 7～10 周龄的 SD 大鼠中还存在一种被称为线性视网膜病变的脉络膜视网膜异常，表现为视网膜脉络膜变性/萎缩、视网膜发育不良或脉络膜缺损。在组织学上，这种病变的特点是外层视网膜和脉络膜变薄。在 SD 大鼠中存在后节血管异常还包括视网膜囊状动脉瘤。在一项实验中，有 12% 的受检动物观察到此现象。

（2）Fisher 344 大鼠　角膜营养不良症在 Fisher 344 大鼠中的发生率极高。如果不使用裂隙灯显微镜进行检验则漏检率很高。与 SD 大鼠相比，Fisher 344 大鼠的病变数量更多。随着年龄增长，Fisher 344 大鼠角膜营养不良严重评分的发生率将增加，角膜炎、角膜血管化和角膜溃疡的发生可能与角膜营养不良有关。除了角膜营养不良，有报告发现，受影响的大鼠同时有其他器官的基底膜改变。在组织学上角膜变化的特点是角膜基底膜增厚、破碎和矿化。这些病变也被认为与发生在角膜缘的炎症相关，这可能是角膜炎和血管化的前期表现。随着 Fisher 344 大鼠角膜营养不良的恶化，临床表现为混浊范围和密度增加。随着营养不良的病变逐步占据空间，表层上皮会升高。组织学上，覆盖严重营养不良区域的上皮会变薄和角化，提示这一区域存在刺激。正是这种空间的占据和异物效应加上角膜上皮基底膜的中断导致了角膜血管化和角膜炎。在某些情况下，营养不良甚至会导致表面覆盖的角膜上皮缺失，下面的基底膜甚至角膜实质暴露。雄性的严重程度会更甚。

（3）Wistar 大鼠　角膜营养不良症是由角膜上皮基底膜的细胞外钙磷沉积所致，可以影响 65% 的 Wistar 大鼠。在一项临床检查中，40/43 名雄性和 26/29 名雌性存在睑裂间角膜混浊。另一项裂隙灯显微镜检查发现，在 1 岁龄 Wistar 大鼠中 5 例（占 13%），及 2 岁龄 Wistar 大鼠中 30 例（占 48%），有晶体水裂。同一实验还发现，在 2 岁龄雄雌 Wistar 大鼠中，皮质/核性晶体混浊约占 20%，后囊混浊高达 37 例（67%）。据报道，2 岁 Wistar 大鼠的老年视网膜退化患病率可能高达 10%。

**3. 兔**　兔长期被用于眼科药理学的药效、毒理学实验中的局部刺激实验、角膜接触镜评估、眼内植入器材的生物相容性、玻璃体注射，以及全身毒性等实验中。在实验中最常用的是新西兰白兔（New Zealand white，NZW）和美国荷兰带兔（Dutch belted，DB）。大多数兔在常规眼科检查中是正常的。兔的眼睛可能是白化的或有色素的，有单一的鼻泪点、限血管视网膜眼底和较深的视盘生理杯，以及被称为髓性放射线的有髓视神经纤维。

散在的先天性和自发性异常还包括泪囊炎、假性翼状胬肉和球结膜过度生长（图 23－2－8）、角膜营养不良、青光眼、溢泪、白内障和视神经缺损。角膜营养不良可能与饮食饲料有关。在DB兔和NZW兔的角膜营养不良症中，观察到角膜基底膜变厚、上覆的角膜上皮变薄和结构紊乱。在渡边（Watanabe）兔，角膜脂肪沉积可能与脂质代谢异常有关，特别是在喂食高脂肪饮食时。先天性青光眼和相关的牛眼见于NZW兔，由于前房角发育不良，IOP从1~3月龄开始升高，最终发展为牛眼。

**4. NHP动物**　在过去近20年中，在药理和毒理学实验中使用NHP变得越来越普遍，最常见的是食蟹猴（cynomolgus）和恒河猴（rhesus）。NHP的眼部解剖结构与人非常相似，如房水经过施氏管（Schlemm's canal）流出、发育完好的屈光调节能力、视网膜中央动脉、黄斑中心凹为基础的视敏度和色觉。与其他物种一样，其色素在眼底的分布可能存在差异，检查人员需要熟悉这些差异。

为了安全起见，对NHP的眼科检查一般是在给予短效全身麻醉剂（如氯胺酮）和散瞳下进行。检查人员通常要戴手套、口罩和鞋套，穿隔离衣、手术服。建议除在动物麻醉后或检查眼睛时都要佩戴护目镜。

在NHP中，创伤性病变最为常见，包括眼睑撕裂和角膜瘢痕。此外，还可见到创伤性白内障和视网膜瘢痕。点状的虹膜痣并不少见，可视为正常。在一项对2100只野生捕获的食蟹猴的检查中，在167只动物（7.95%）有185项异常发现，其中大多数涉及后节。后节病变主要是脉络膜视网膜瘢痕。其他的发现包括青光眼、黄斑变性和白内障。

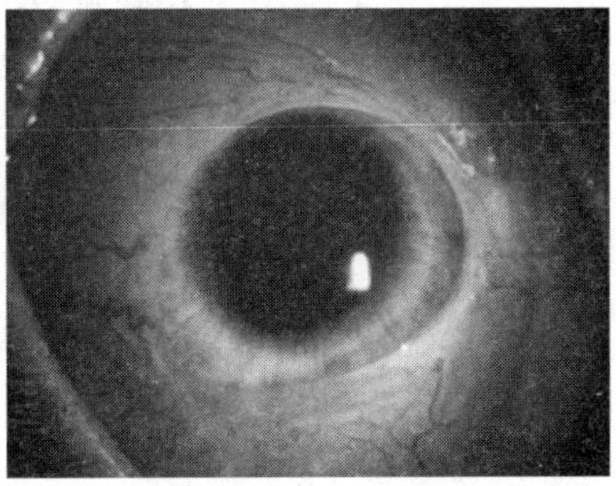

**图23-2-8　新西兰兔球结膜过度生长**

## 三、其他眼科诊断方法

有许多非侵入性的眼科诊断方法可以提供眼前、后节的组织结构和功能信息。下面将讨论一些常见的诊断方法。

### （一）眼压测量（tonometry）

有关眼压测量以及相关的技术设备详见本章第四节中详细介绍。

### （二）角膜厚度测量（pachymetry）

角膜厚度测量一般是通过专门设计的接触式超声波进行，但也可以通过高分辨率超声波、OCT或前节型共焦激光断层扫描仪获得。角膜厚度的测量可以检测出难以被裂隙灯显微镜发现的如轻度角膜水肿的微细的临床变化。角膜厚度因动物物种而异，同时，同一角膜因区域的不同而有中心薄于周边的特点。由于有区域的变化，所以每次测量必须在角膜的同一区域进行，通常是在每个时间点测量中心区。

### （三）角膜荧光染色（fluorescein staining）

角膜荧光染色常用于涉及局部眼科用药、隐形眼镜评估的实验，以及使用改良的Hackett-McDonald评分系统的其他实验。荧光素是一种水溶性染料，可由亲水的角膜实质组织（但不是角膜上皮）所保留，可用于评估角膜上皮的缺损和泪膜。操作时，先将市售的荧光素纸条用无菌盐水湿润，拉开下眼睑，轻涂在眼球下方，注意不要碰触角膜。然后轻轻地通过盐水的滴灌重力（而非直接冲洗）排去多余的荧光。然后用裂隙灯显微镜上的钴蓝滤光片激发荧光并检查眼表面的任何荧光残留（图23-2-9）。

### （四）影像记录（photographic documentation）

眼科影像可用于证明某个区域（如眼底）正常与否，或监测病变的进展。在实验期间的不同时间的影像可用于比较，以准确判定异常是静态的还是渐进的。由于影像记录增加了额外的时间、成本和动物压力，因此并非所有实验都需要进行影像记录。可在实验协议中作为一个选项，用于记录观察的病变或有可能发生的异常，如用于眼内植入物或玻璃体注射的实验。

影像记录可分为眼外和眼内两种。眼外影像记录可以用带微距镜头的单反数码相机或带有屈光器设置的数字摄像机进行。便携式手持眼底相机可用于眼外、眼前节和后节眼底影像记录，适用于为大多数常规实验室动物进行影像记录，也适用于间接眼底影像记录和啮齿动物的眼底影像记录。

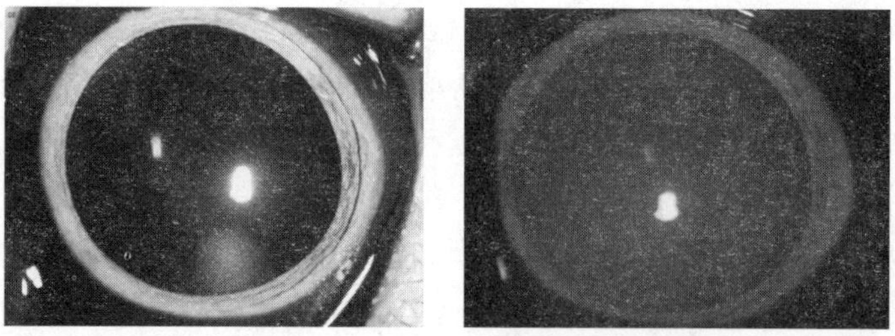

A　　B

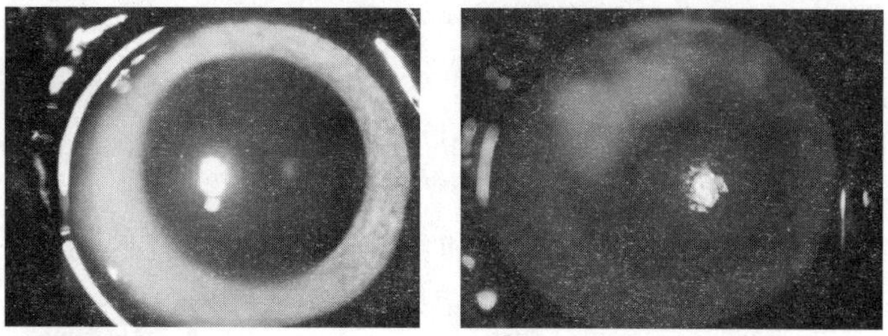

C　　D

**图 23-2-9　食蟹猴角膜荧光染色**

A. 正常角膜；B. 荧光染色后角膜表面无荧光着色；C. 角膜表面粗糙失去光泽；
D. 荧光染色后角膜表面云团状荧光着色，显示角膜上皮损伤的区域

眼底影像记录的优点是除了可以用存储的记录来比较可能的与实验相关发现，当需要时还可以获得另一位检查者的独立审查。拍照时，应对所有图像的放大倍数和照明设置进行标准化。此外，对眼睛的影像记录应按照先右后左的顺序（国际惯例）进行，所有照片都应附有动物身份的识别照片，并应作为 SOP 的一部分保留照片日志。

### （五）荧光血管造影（fluorescein angiography）

荧光血管造影用于评估眼动静脉血管的完整性。虽然它最常用于检查视网膜和脉络膜血管，但也可用于检查虹膜血管。最常用于药理和毒理学实验，以评估化合物对新血管化的影响。在各种实验室动物中最常用的是 10% 荧光素，但有时也使用吲哚氰绿（indocyanine green）。

荧光眼血管造影技术需要镇静或麻醉以及散瞳。静脉注射可激活的荧光素，并按时序摄取相应组织（视网膜、脉络膜、虹膜）的图像。与注射荧光素相关的并发症包括外溢、组织刺激、呕吐和其他过敏反应。国内外生产的多款台式眼底相机配有激发滤波器（490nm）和阻隔滤波器（520～520nm）能够连续快速拍照。在注射之前，可获得基础彩色图像，然后每 20 秒拍摄一次连续的黑白图像。当荧光素钠充盈脉络膜视网膜血管时，进入血管充盈的各个阶段，包括前动脉期、视网膜动脉期、毛细管期、静脉早期、静脉晚期和再循环期（图 23-2-10）。荧光血管造影中可发现的异常表现包括血管异常（动脉瘤、新生血管化）、阻塞的荧光、荧光泄漏、荧光不足和高荧光。

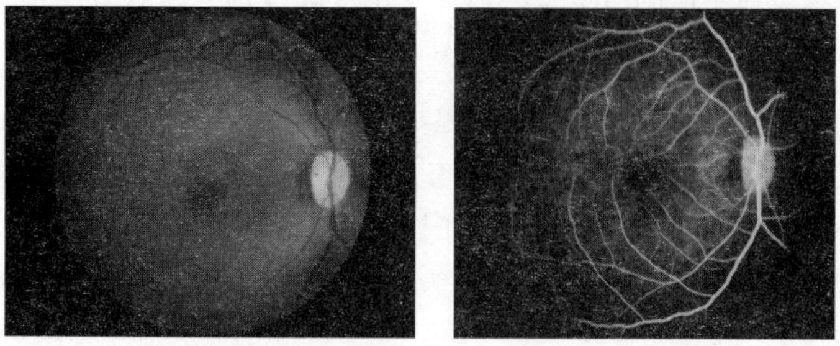

A　　B

**图 23-2-10　食蟹猴眼底血管荧光造影**

A. 眼底照；B. 眼底血管荧光造影

### （六）视网膜电图/视觉诱发电位（electroretinography，ERG/VEP）

取决于药理学或毒理学实验中视觉系统可能受影响的特定方面，有多种电生理学测试可用于评估视网膜和视觉通路的功能状态。视网膜电图（ERG）是测量视网膜在受到光刺激时产生的电位。标准的ERG是一种通过对全视网膜的光刺激提供的有关整个视网膜的信息，包括视网膜色素上皮、光感受体和视网膜内层的整体反应。对于局部视网膜的评估，可采用多焦点视网膜电图（multifocal ERG，mfERG）。对黄斑神经节细胞的评估，可采用模式视网膜电图（pattern ERG，PERG）。对视网膜到视觉皮层的整个视路的评估，可采用VEP技术。在这些测试中，全ERG是临床前药理和毒理检测最常用的。ERG是一种非侵入性可以反复评估视网膜功能的方法，结合间接眼底镜和组织学的检查，可以对视网膜的解剖学和功能做出综合评估。

ERG应在散瞳后以标准化方式进行。已有的为人和犬制定的ERG标准操作规程，可作为实验设计指南。进行全视网膜ERG的相关条件，包括室内照明、暗适应、闪光强度、频率、使用的镇定或麻醉剂及其剂量必须持续一致。

### （七）OCT

OCT是一种高分辨率、非侵入性成像技术，利用光的特性可对眼组织（如视网膜和视神经）捕获微米分辨率的3D图像。OCT技术于约15年前被发明以来已广泛融入临床实践，并愈加受到眼科医生的欢迎。OCT的最新迭代是光谱域（spectral domain）或称傅里叶域（fourier domain）的SD-OCT技术。SD-OCT技术可同时测量光谱中多个波长的反射光，因此称为光谱域。SD-OCT技术的速度比传统的时域（time domain）TD-OCT技术快100倍，每秒可采集4万个A扫描。扫描速度和数量的增加可转化为更高的分辨率。此外，通过可替换的镜头，OCT还可以用于眼前节的成像。

与其他先进的成像技术检查一样，动物需要散瞳、镇静或麻醉。当OCT成像时，可以看到视网膜各层，并测量其厚度，以便随时间的推移对视网膜各层进行定量和对照评估。还可以分别测量视盘和视杯的面积、杯径、盘径和盘缘面积等重要指标。与超声生物显微镜（ultrasound biomicroscopy，UBM）相比，OCT可以对眼前节进行非接触性评估，提供角膜、前房、虹膜和前房角等结构的信息。它还能提供比UBM更高的纵向分辨率。

选购OCT时请综合考虑价位、设备所需空间、培训和操作的难易性、设备是否可以自动执行特定操作、软件的可靠性和特殊分析功能、图像采集的速度和数据分析的时间、维护的难易度和是否需要经常更新、是否有内置的摄像机，甚至是否可以升级或加配造影和血流检测等功能。对于眼科动物实验室来说，OCT相机的灵活性也是一个不容忽视的重要因素。因为OCT都是为临床病人设计的，多数OCT相机都只能沿水平和高低方向移动。反省少数OCT相机可以做3D移动，在采集动物影像时具有方便操作的优点。

### （八）角膜内皮显微镜（specular microscopy）

角膜内皮显微镜提供非侵入性的活体角膜内皮细胞成像，可以使用接触或非接触方式进行。影像可用来对角膜内皮细胞进行形态学评估，并可量化计数每平方毫米内的细胞数。正常角膜内皮细胞呈六边形有规律的排列，可以计算细胞密度、多形性和多样性。由于细胞计数因动物的年龄和角膜区域的不同而异，因此必须使用同龄动物和检查中心角膜来标准化这些变量。该方法必须镇静或麻醉动物才能获得准确和理想的图像，并且可以使用自动化系统来简化技术。美国FDA已经制定了用于人类临床试验的角膜内皮显微镜指南，这些指南可以供临床前实验设计参考。

### （九）共聚焦显微镜（confocal microscopy）

活体共聚焦显微镜是一种非侵入性的用于活组织的显微成像方法，它几乎可以对任何具有增加立体空间分辨率和图像对比度的材料进行光学切片。它可以在超高放大倍率（630×）下对眼睛进行活体的实时三维影像检查，从而在细胞水平上解析解剖细节。共聚焦显微镜已被应用于各种实验室动物，包括大鼠、小鼠、豚鼠、兔、犬、NHP的角膜成像。共聚焦显微镜可在角膜各层组织（角膜上皮细胞层、上皮基底膜、角膜实质层包括神经纤维和实质层细胞、Descemet膜和内皮细胞层）的细胞水平上提供角膜结构的详细图像。共聚焦显微镜还可在隐形眼镜的实验中用于评估角膜和角膜厚度，在毒性实验中用于评估角膜实质层细胞或角膜内皮细胞，或监测伤口愈合。

### （十）共聚焦扫描激光眼科显微镜（confocal scanning laser ophthalmoscopy，cSLO）

cSLO 是一种眼科成像技术，它使用激光而不是白炽光照射视网膜。与传统眼底摄影相比，使用 cSLO 的优点包括可提高图像质量、聚焦深度小、抑制散射光、通过减少光刺激改善患者舒适度，以及具有 3D 成像、摄像功能，还可对散瞳欠佳的患者进行有效的成像。cSLO 已逐步被越来越多的应用于眼科动物实验。当与 SD-OCT 结合使用时，该组合可以对视网膜表面和横截面成像。

### （十一）超声和超声生物显微镜（ultrasound and UBM）

传统的眼超声使用频率为 7.5～20MHz，可用于整个眼球和眼眶成像。UBM 利用更高的频率（35～50MHz）对眼睛的前节，特别是角膜、前房角、虹膜、睫状体和晶体进行成像。可用于测量角膜厚度，记录和监测前房角、睫状裂、房角开放的距离和前房深度等在各种药物实验和屈光调节实验中的变化。

## 第三节　视网膜药物动力学评价方法

### 一、概述

欲使眼科药物到达相应的作用部位并达到足够的治疗水平面临着许多挑战。长期以来，眼科药物的主要给药途径一直是眼局部应用。但是，眼局部给药受到与制剂相关的限制，例如给药体积和与眼睛的敏感性相关的赋形剂的限制，更有到达眼后段及视网膜所存在的困难。随着眼科药物研发领域不断增长的需求，需要准确评估药物在眼睛的吸收、分布、代谢和排泄（absorption，distribution，metabolism，excretion，ADME）的情况。本节侧重介绍采集和测量视网膜中的药物水平所需的技术。

因为眼组织血管在性质上类似于血脑屏障（blood-brain barrier，BBB），所以存在若干挑战药物递送的难点。血视网膜屏障（blood-retina barrier，BRB）构成眼睛中的微血管单元并具有选择性的渗透性，因此限制了有机化合物进入视网膜。视网膜血管通过紧密的结合部在很大程度上防止了对化合物的细胞旁摄取。此外，在视网膜中有若干类似于 BBB 中的外排转运体主要负责从视网膜中去除化合物。由于这种选择性的渗透性和高度活性的外排能力的存在，阻碍了用于治疗和预防包括青光眼和黄斑变性等主要眼病的口服药物的发展。用于眼药输送的 ADME 分析可检查视网膜、视神经和脑内视路中的各种转运和代谢。以下方法涵盖用磷酸盐缓冲液灌注后从实验啮齿动物中采集这些组织。对非固定组织（无血制品）进行液相色谱-串联质谱法（liquid chromatography-tandem mass spectrometry，LC-MS/MS）或高压液相色谱法（high performance liquid chromatography，HPLC）等下游分析。

### 二、材料和方法

要分析药物的眼内浓度，关键是准确地解剖获取相关组织。摘出眼睛之后，从眼杯中分离视网膜，同时，解剖摘取视束和上丘脑，以分析药物在这些组织的分布情况。图 23-3-1 显示组织采集的主要步骤。

#### （一）材料

1. 带管件和 18G 或 25G 针头的蠕动泵，用于磷酸盐缓冲溶液（phosphate buffer saline，PBS）的灌注。
2. 直剪刀，用于修剪筋膜、脂肪、肌肉。
3. 止血钳，用于钳夹胸骨剑突。
4. 截骨剪，用于去除头部。
5. 带齿弯血管钳，用于摘取眼球和视神经。
6. 无齿直镊和 45°无齿弯镊，用于采集晶体和视网膜。
7. 弯剪，用于摘取眼球。

8. 小弹簧剪，用于采集角膜。

9. 咬骨钳，用于脑解剖。

## （二）方法

### 1. 心脏灌注

（1）准备 0.1mol/L 的 PBS（pH 7.4）。

（2）清洗蠕动泵，然后用 PBS 充盈输液管件，排去空气。将针头（25G 用于小鼠，18G 用于大鼠）固定于输液管末端。将针头置入暴露的心脏，全身灌注 PBS 以排净血液。

（3）通过注射或吸入给动物过量的麻醉剂。

（4）一旦膈膜在心跳停止之前停止收缩，用直剪刀在胸廓下方经皮肤做一水平切口，然后剪开下方的筋膜并暴露胸骨剑突。

（5）一手用止血钳夹住胸骨剑突部并拉起前肋骨弓，以便另一只手用剪刀穿过隔膜。这样可以避免剪刀误伤心脏。

（6）垂直向上切断多根肋骨直至颈部，以充分露出心脏。以血管钳夹住胸腔肋骨扇置于旁边台面以使胸腔开放。

（7）用剪刀切开右心耳。

（8）用钳子夹住心脏，将泵针插入心尖即左心室。

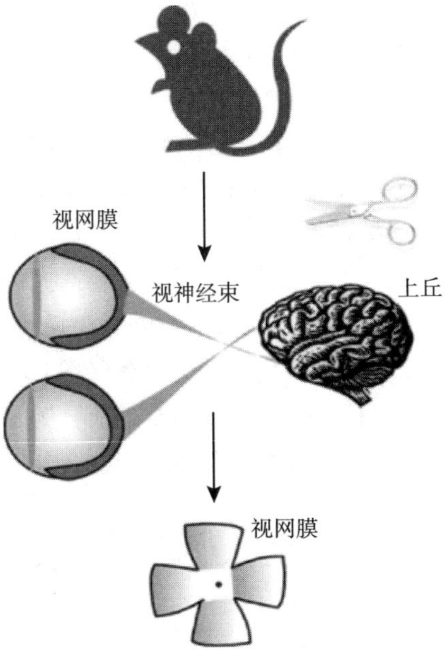


**图 23－3－1　采集视网膜和脑组织的主要步骤**

（9）打开泵。监控泵管避免气泡输入心脏。

（10）小鼠的血容量为 77～80μl/g；大鼠的血容量为 55～70ml/kg。PBS 的灌注量至少要达到血容量的两倍。肝脏是血液充分注入的器官，在 PBS 灌注时驱逐血液离开肝脏，一旦肝脏灌洗干净即可停止灌洗。表 23－3－1 提供了啮齿动物血容量的常用计算值。

**表 23－3－1　啮齿动物的血容量**

| 小鼠 | | 大鼠 | |
|---|---|---|---|
| 体重（g） | 血量（ml） | 体重（g） | 血量（ml） |
| 20 | 1.6 | 250 | 17.5 |
| 25 | 2.0 | 300 | 21 |
| 30 | 2.6 | 400 | 28 |

### 2. 视网膜和视神经采集

（1）用截骨剪自颈部剪下动物头。

（2）用有齿弯镊摘取眼球。用镊子按下眼窝上方和下方组织，使眼睛突出于眶外。

（3）在眼球后关闭弯镊向上拉起眼球，用弯剪将眼球和视神经从眶内取出。

（4）把眼睛夹在镊子里，同时用弹簧剪刀沿角膜缘剪除角膜。

（5）虹膜往往随角膜一起切除。使用镊子取出晶体。

（6）用戴手套的指尖或无菌表面将眼杯压在平坦的表面（此处要防止交叉污染），钳夹眼球背面并轻轻上下按压。此操作将使视网膜从眼杯中缓慢分离，以便收集。将分离的完整视网膜置于 PBS 中或待进一步分析处理。

（7）取出视网膜后，自眼杯剪下视神经并放入 PBS 做进一步解剖或待进一步分析处理。

（8）要取出大脑，用直剪将头皮从颈部到鼻子剪开。

（9）剥开头皮以暴露头骨。用直剪刀去除脑干周围肌肉。

（10）用咬骨钳去除近颅底的椎骨，然后切掉小脑周围的外壳。

（11）继续用咬骨钳（大鼠）或强力的直剪（小鼠），沿着中线分裂脑壳并分置两侧，露出大脑。继续去除颅骨头直到完全暴露大脑顶部。

（12）如欲取完整大脑，用闭合的剪刀或组织分离铲将脑组织从剩余的硬膜组织完整的分离开并取出，剪断在颅底脑干至小脑的三叉神经束等组织。

（13）如欲单纯摘取上丘脑，用闭合的剪刀把脑皮层从其后缘向前推以便暴露结构。用剪刀或手术刀将上丘脑从下丘（前）和顶叶/小脑（后）0.5~1.0mm 深处切下。

**3. 药物分析** 使用几种标准分析方法对组织中的药物水平进行分析。分析方法的选择取决于设备的适用范围以及所测试化合物的化学性质。对于复杂的组织基质，在开始完整的研究之前，必须先建立可靠的提取和定量的方法。一般来说，分析的主要选择包括 HPLC 或 LC-MS/MS 技术。后者通常更敏感，而且不受化合物在紫外线范围内吸收或具有荧光特性的能力的影响。

下面将介绍典型的分析流程（图 23-3-2）。第一步是确定在 HPLC 或 LC-MS/MS 系统上进行分析需要哪些条件。用于柱色谱的常规注意事项，例如选择正常相或 C-18 反相柱。溶剂系统应设计为优化柱中的分离，并且通常是甲醇、乙酰乙酸酯和水的组合。与传统的 HPLC 系统相比，LC-MS/MS 系统的优点是采用电喷方法。

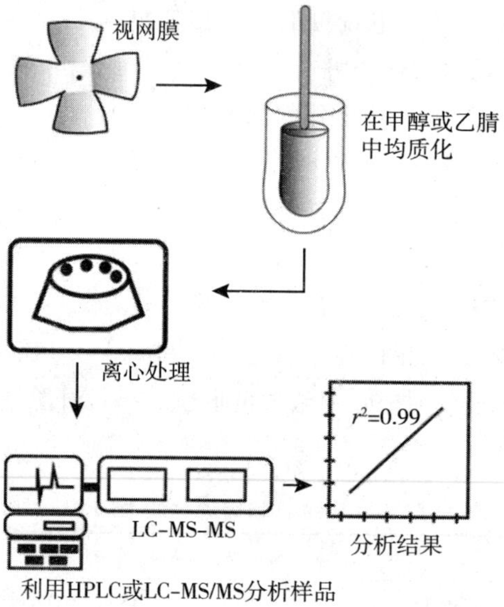


**图 23-3-2 针对组织中的药物水平进行分析的流程**

获取组织后，在有机溶剂中均匀提取药物。建立正确检测药物浓度的方法后，对组织提取物进行分析，确定药物在组织制剂中的浓度

在电喷雾中，当柱中的化合物存留过多或有来自基质的明显干扰时，样品可以直接引入 MS/MS 系统。其他必须要优化的参数包括校准线性度以及确定量化的下限。在这些条件下，数日的比较性评估可深入了解分析系统的总体可变性。

用于提取药物的基质对精确测量药物浓度起着重要作用。例如，血清和大脑有不同的脂质成分，这将影响其提取以及可能干扰药物提取和检测。因此，通常有必要评估从这些被研究的不同基质的回收率。在开发方法阶段，小鼠血清便于方法的开发和评估基质效应。使用不同批次的鼠血清有利于质量的控制和方法的可重复性。如果该方法被用于监管审批目的，则后期的方法尝试非常重要。

为实验选择的内部标准在确定萃取过程的准确性方面起着一定的作用。作为标准操作，选择结构上与被分析物相似的化合物，这样它们在 HPLC 柱上有相似的保留时间。类似的溶解度特性可确保与分析中的药物同时提取。内部标准的作用是验证提取的程度以及规范化。

从组织中提取药物步骤：

（1）材料　组织研磨器，甲醇或醋酸酯，PBS pH 7.4，微离心管，桌面离心机。

（2）方法　将组织放入组织研磨器中。加入 1 份 PBS 和适量内部标准液，使组织完全匀浆化，无可见组织块。加入 2 份醋酸酯或甲醇，搅拌均匀。将混合物转移到离心管中。在室温或 4℃（如果药物不耐热）10000*g* 离心 10 分钟。将有机相转移到清洁管中。向 HPLC 或 LC-MS/MS 中注入适量或使用电喷雾方法检测。

**4. 转运器（transporters）**　BRB 的血管中存在几个转运器。这些转运器对药物、毒素、代谢物和营养物等底物的流入和排出起着重要的作用。表 23－3－2 中为 BRB 中常见的转运器及其主要代谢物。为达到检测药物的目的，有几种方法可用于测量特定转运器的底物的亲和力。最简单的形式是放射性标记某一已知的对特定转运器具有高度亲和力的底物。在这种情况下，其与新药的竞争将显示潜在的相互作用。这类研究可以在体外使用细胞系，例如 TR-iBRB2 细胞或使用颈动脉单次注射法。此外，可以使用 LC-MS/MS 仪器进行这类实验。

**表 23－3－2　BRB 中常见的转运器及其主要代谢物**

| 转运器 | 常用名 | 主要底物 | 转运方向 |
|---|---|---|---|
| ABCB1 | PGP/MDR1 | 亲脂药有机阳离子 | 外流 |
| ABCC3 | MRP4 | 有机阳离子 | 外流 |
| ABCG2 | BCRP/MTX | 有机阳离子 | 外流 |
| SLC2A1 | GLUT1 | D-葡萄糖 | 内流 |
| SLC5A6 | SMVT | 生物素；辅酶 R | 内流 |
| SLC6A6 | TAUT | 牛磺酸，氨基乙磺酸 | 内流 |
| SLC6A8 | CRT | 肌酸，肌肉素 | 内流 |
| SLC6A9 | GLyT | 甘氨酸 | 内流 |
| SLC7A1 | CAT1 | L-精氨酸 | 内流 |
| SLC7A5 | LAT1 | L-亮氨酸 | 内流 |
| SLC7A11 | xCT | L-半胱胺酸/L-谷氨酰胺 | 内流 |
| SLC16A1 | MCT1 | L-乳酸 | 内流 |
| SLC19A1 | RFC1 | 甲基-4-氢叶酸钙 | 内流 |
| SLC22A5 | OCTN2 | L-肉碱 | 内流 |
| SLC22A8 | OAT3 | 有机阳离子 | 外流 |
| SLC29A2 | ENT2 | 核苷 | 内流 |
| SLC38A2 | ATA2/SNAT2 | L-脯氨酸/L-丙氨酸 | 外流 |
| SLO1A4 | OATP1A4/oatp2 | 有机阳离子 | 外流 |

# 第四节　治疗青光眼药物的药理学研究

## 一、概述

青光眼（glaucoma）是一组以视神经进行性损伤、视野和视力进行性损害、眼压（intraocular pressure，IOP）升高或正常为特征的疾病。这种损伤在动物的自发性青光眼中几乎都被认为是由于异常增高的 IOP 所造成的。然而，人类青光眼性视神经病变和 IOP 的关系显得要复杂得多。其他如容易变形的筛板、神经节细胞（retina ganglion cell，RGC）轴突穿出巩膜的部分，以及灌注视神经的血管改变等危险因素也可能在疾病的过程中起到更重要的作用（图 23－4－1）。因此，有些人可能会表现出轻微的 IOP 增高但没有青光眼性神经损伤和视力损害，即所谓“非青光眼性高眼压”。这可能是由于巩膜筛板对因视神经纤维（RGC 的轴突）通过时的扭曲变形所产生的压力有更好的可塑性或牵就性，或者是由于即使在 IOP 增高的情况下视神经仍保持良好的血液灌注。相反，有约 1/3 的患者尽管其 IOP 处在正常范围以内，却出现了青光眼性视神经和视力的损伤，即所谓“正常眼压性青光眼”。这可能与较为坚韧的巩膜筛板或者是缺乏灌注的视神经有关。涉及 RGC 死亡的其他因素还包括由于轴浆流受损所致的神经生长因子缺乏，因一氧化氮合成酶活性增高引起的过氧化氢毒性作用，免疫介导的神经损伤和氧化应激作用。另外，死亡的 RGC 可能会释放介质引起附近正常 RGC 凋亡的恶性循环。因为 IOP 是目前唯一的可以通过药物改变的临床危险因素，所以绝大多数的抗青光眼药物的研究实际是对降 IOP 药物的研究。然而，随着人们对青光眼性视神经病变背后的病因机制认识的提高，旨在预防 RGC 死亡，或者刺激 RGC 再生的其他药物靶标大量出现。

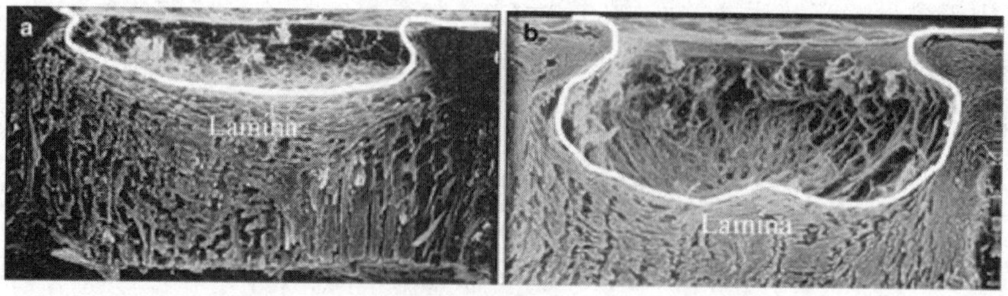


A　　　　　　　　　　B

**图 23-4-1　扫描电镜显示经过胰蛋白酶消化的正常人（A）和晚期青光眼者（B）的视神经乳头**

青光眼的视神经筛板呈杯状变性扭曲，导致穿过这个区域的视神经纤维受损

## 二、青光眼类型

因发病原因不同，青光眼可分为原发性和继发性两大类。继发性青光眼，由于眼内其他结构的异常而导致房水外流受损，很少作为抗青光眼药物的研究对象。例如，炎症产物、红细胞、肿瘤细胞、脱位的晶体、瞳孔闭锁等因素造成的房水外流的阻塞。原发性青光眼则是由于前房角或者滤帘的异常所致。通过用房角镜检查虹膜角膜角，可把青光眼进一步分为开角和闭角两种类型。人类原发性开角型青光眼（primary open angle glaucoma，POAG）是由于房水经滤帘外流的通道受损所引起的长期慢性的 IOP 异常升高，也是多数抗青光眼药物治疗的对象。世界上大约有 7 千万人罹患此病，其发病率随着年龄增长而上升、可因种族不同而不同。在 70 岁以上人口中，白种人为 6%，黑种人为 16%，亚裔为 3%。高发病率使青光眼成为继白内障之后世界上第二大致盲病因。在发达国家中有大约 50% 的青光眼患者未被诊断，部分原因是由于 POAG 患者的 IOP 是无痛性地慢性增高，且症状不明显。推测在世界范围内每十名患者中有九名未被诊断。降低 IOP 已被证明是行之有效的治疗方法并使部分患者的视力得以保留。总的来讲，尽管目前抗青光眼药是有效的，并且通过联合用药或者配合手术可达到有效的降 IOP 效果，但是这些措施都不是直接针对造成房水外流受损的滤帘组织的。以上情况构成了研发抗青光眼新药的动力。

## 三、眼压和眼压实验技术

### （一）房水和房水外流

房水是由睫状突毛细血管的非色素上皮细胞产生或睫状体血液渗出的充满在眼前、后房内的一种透明清澈液体。人的房水每分钟的产量为 2～3μl，约相当于前房容量的 1/100。由于其含有较高浓度的葡萄糖和抗坏血酸，供应角膜和晶体必要营养，并可将这些组织的代谢产物运走，这对维持角膜和晶体的正常生理功能，保持其透明性，起着十分重要的作用。

房水的产生和排出不仅受到眼前节的解剖结构的影响，而且与大量的内源性物质包括神经介质、前列腺素、蛋白质、脂类和蛋白聚糖有关。由于很多的因素会影响房水的产生和排出，故而难以找到单一的途径以及通过单一的药物来降低所有患者的 IOP。

大部分的房水（80%～90%）是由睫状体通过耗能的主动分泌产生的，少量房水可通过被动扩散和滤出形成。房水通过传统通道（滤帘）和非传统通道（色素巩膜腔）自眼排出。在传统通道，房水通过后房、瞳孔进入前房，再通过虹膜角膜角进入海绵状的滤帘（图 23-4-2）。经滤帘滤过之后，房水通过滤帘的内皮细胞间隙呈放射状方向进入无红细胞的收集血管再经过巩膜上腔静脉或巩膜静脉丛，最终进入体循环系统。嵌入滤帘的睫状体平滑肌纤维的收缩可以扩大滤帘间隙增加房水外流。在非传统通道，房水通过虹膜根部和睫状肌间隙到达睫状体周围间隙（睫状体与巩膜之间）或者脉络膜周围间隙（脉络膜与巩膜之间）。房水从这些部位通过巩膜进入眼眶。在多数动物种属房水的大部分（马 50%、犬 85%、猫 97%）是通过传统途径流出眼睛的。房水产生和外流各因素的关系可由以下公式表达：

内流 = 外流

生成率 = 跨外流通道的压力梯度 × 液体排出易度 + 色素膜巩膜外流

$$F = (P_i - P_e) \times C + U$$

式中，$F$ 为房水形成率（μl/min）；$P_i$ 为 IOP（mmHg）；$P_e$ 为巩膜上静脉压力（mmHg）；$C$ 为房水流出系数[μl/(min · mmHg)]；$U$ 为色素膜巩膜外流（独立的压力）

虽然这个等式因受到一些假设条件限制做了简化，但也能体现房水动力学的各个组成部分以及抗青光眼药物改变 IOP 途径之间的整体关系。已开发出直接测量或者估计上述各种组成部分的方法，这些方法为确定降 IOP 药物的作用机制奠定了基础。

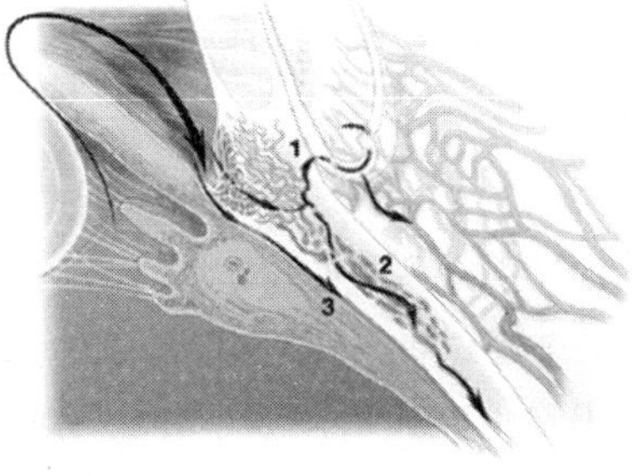


**图 23－4－2　犬的房水流出途径**

其他种属动物可兹类比。房水产生于睫状突，流入后房，并经过瞳孔进入前房。从前房，可能流入滤帘，进入房角房水丛，并被内向引导到更表浅的巩膜上腔静脉（1）或向后进入巩膜静脉丛和涡状静脉系统（2），或房水穿过睫状肌组织间隙进入脉络膜上腔，经巩膜扩散（色素膜巩膜流出途径）进入眼眶（3）

## （二）IOP 测量

直接测量 IOP 的唯一方法是通过前房穿刺用一条充水的管子把穿刺针连接到另一端经过校对的压力转换器上。这是一种侵入性的，通常是一次性的实验方法。在活体动物进行实验如果操作不慎，容易引起一些人为的假象包括炎症可能阻塞针头和混淆结果，这些都使穿刺方法不适合在需要连续观察 IOP 的临床或动物 IOP 实验中使用。而非侵入性 IOP 测量法则常被用于各类动物的 IOP 实验中。

然而，非侵入性 IOP 测量法并非测量 IOP 而是测量眼球壁（角膜）的状态，利用该组织的机械特征估计实际 IOP。在这类测量中存在一些固有的误差，这类眼压计多数是以人眼校准的，故而往往低估了动物的实际 IOP。只要这种低估在一定的 IOP 范围内是线性的（可以通过与压力计对比而确定），则这种仪器在检测降压药疗效时仍然是有用的（图 23－4－3）。由于这种线性关系，一般情况不需要把眼压计测量值换算成压力计所测的实际值。了解由不同的眼压计、动物种属和检测者所建立的 IOP 正常值可能会有很大的差异也很重要。即不要把用某一个眼压计、在某一种动物、由某一名检查者所测出的 IOP，与使用不同的眼压计、在不同种属，或由另一名检测者所测得的 IOP 进行比较。

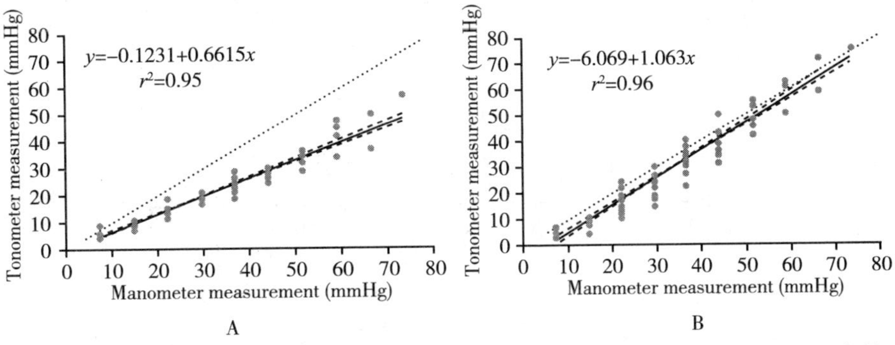


**图 23－4－3　Tono-Pen XL 压平式眼压计（A）和 TonoVet 反弹式眼压计（B）与正常犬眼中的压力计的比较**

两个眼压计所测结果都与真实眼压呈线性关系，可以用于青光眼的药效研究。

但是，Tono Vet 反弹式眼压计比 Tono-PenXL 眼压计更接近真实的眼压目前广为使用的眼压计主要有压平式（applanation）和反弹式（rebound）两类。以 Tono-Pen、Pneumatonometer、Perkins 和 Goldmanntonometers 为代表的压平式眼压计的工作原理，是基于能使球体表面任何部分压平（平整）所需的力与球体内部压力乘以被压平的面积成正比例的原理而设计的。但是，这个假设是基于球体是正圆、可塑、极薄、表面干燥的前提。仔细选择欲压平的部位，角膜表面的阻力大致可以抵消泪膜表面张力对压力计头部的作用。然而，对所有压平式眼压计来说，即使是兽用的，压平的部位也是按照人眼角膜特征而选择的。种属之间在角膜厚度、泪膜的黏稠度，以及角膜被压平的比例等方面存在很大的区别。例如，兔、食蟹猴和犬的角膜平均厚度分别为 333.6μm ± 30.2μm，448.5μm ± 27.0μm 和 540.0μm ± 30.6μm。此外用压平式眼压计测量 IOP 可能受可以改变泪膜黏稠度的药物诸如眼膏、凝胶、眼表麻醉剂，或用房角镜、三面镜等检查的黏性凝胶的影响。

从机械性来讲，Tono-Pen 的压力感应端是一个稍微突出的柱状金属头，其周围是用于克服角膜阻力达到曲变的非感应金属环面。这个感应金属头外面包有一个一次性乳胶套，可在两个动物之间更换。Tono-Pen 于 20 世纪 80 年代上市，基于此设计原理，之后又有 Tono-Pen II、Tono-Pen XL、Tono-Pen Vet、Tono-Pen Avia 和 Tono-Pen Avia Vet 等型号上市。简单地讲就是以一个小巧的手持变形测量器的感应顶端和非感应外环在压平局部角膜时产生电子信号。电压的变化被放大，数字化，并经过一个微处理器用识别算法来分析。3～6 个可接受的波形被平均后（可听到一滴声）以 mmHg 表示的 IOP 数值就显示在液晶显示屏上。变异系数也以 5%、10%、20%，或 > 20% 的形式表达。只有变异系数≤10% 才应考虑测量的 IOP 是有效的。这些型号的区别主要是电池的大小和除平均值之外是否显示单次测量值。兽用型（Tono-Pen Vet）与人用型（Tono-Pen XL）基本只是外观颜色的区别。Tono-Pen 的所有型号都是通过重力校准的。但是，对于使用者来说很难通过外部手段验证眼压计内部的校正程序是否正常工作。一般来讲，Tono-Pen 眼压计在兔、犬、猴等多数动物趋于低估实际 IOP。而且，Tono-Pen 眼压计与真实 IOP 之间的线性相关关系的范围较窄。在兔眼的压力验证实验中，这一线性关系在 10～35mmHg 之间。

气动式压平眼压计（Pneumotonometer）采用硅胶膜下的气体中心柱作为感应装置。因压平导致圆柱内气压的变化通过打印纸记录或 LCD 屏幕显示出来。此设备存在若干变量有时需要与眼接触较长时间（5 秒），使操作在尚未充分适应 IOP 测量的动物中较为困难。其感应头与角膜的接触面积（直径 5.0mm）大于 Tono-Pen（直径 1.0mm）或者 TonoVet（更小），有可能在测量 IOP 时对眼表造成损伤。但是，每次使用前的精确度验证可以通过使用水柱计完成，简便易行。由于硅胶膜比较贵，使得眼压计在两个动物之间或者给药眼与溶酶眼之间的清洁灭菌较为不便，更换又较麻烦。在实际应用中可以通过轻轻沾一下浸泡 70% 酒精的纱布完成清洁。通过先测对照眼后测给药眼的 IOP 可以最大限度的减少交叉污染检测药的概率。

一般来说，气动式眼压计趋于低估犬的 IOP。在兔，当 IOP 在 0～30mmHg 之间时难以测到线性曲线。而在 NHP 动物中当 IOP 在 10～60mmHg 之间时所测 IOP 与实际 IOP 相当接近（图 23－4－4）。

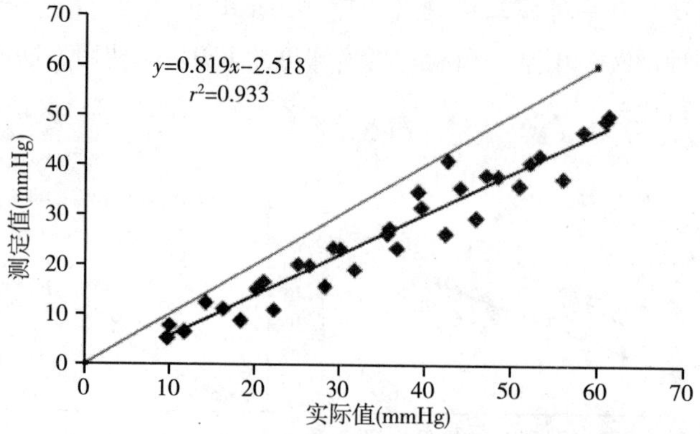


**图 23－4－4　气动式压平眼压计对正常食蟹猴眼中压力的测量值与实际眼压之间的线性关系**

Perkins 式眼压计是一种基于 Goldmann 压平眼压计设计的且广泛应用于临床的便携式眼压计。使用该眼压计与其他的压平式眼压计不同之处是接触到角膜之后，检查者手调一个张力弹簧直到两个绿色半圆精准的形成一个正圆。虽然在 IOP 实验中 Perkins 式眼压计对猫、犬、兔的测量值比 Tono-Pen 眼压计测量值更接近于真实 IOP；但学习掌握过程它比其他眼压计要花费更长时间，它也会低估兔的 IOP。获取精准的 IOP 还需要动物的高度配合。在 IOP 实验中其测量的 IOP 值与回弹式眼压计测量结果相似，而后者的使用更为方便。在实践中，用 Perkins 眼压计在清醒的猫和犬测得的 IOP 值与用 Tono-Pen 眼压计测得值无统计学差异。由于其感应头是反复使用，动物组间有交叉感染的可能。

回弹式或者压陷式（induction/impact）眼压计是于 2004 年上市的用于测量啮齿动物 IOP 的仪器。这类眼压计的基本工作原理是通过一根可更换的探针靠电磁推进接触角膜表面并回弹。探针移动的各个参数所对应的 IOP 被用于建立对特定种属的校正曲线。TonoLab 对小鼠和大鼠的校正曲线做了优化。TonoVet 则对不同动物建有三个独立的内部校正曲线（猫、犬 = d，马 = h 和其他动物 = p）。探针很轻（0.027g）故在测量 IOP 时可以不用表面麻醉剂。这样可以避免在眼局部抗青光眼药物实验中可能会引起的混淆。在测 IOP 时获取六个 IOP 数值，被内部平均后显示平均值并显示代表所使用的种属校正曲线的字母。回弹式眼压计还可以提示诸如标准差过大、探针移动异常和接触偏斜等各类操作异常。探针相对便宜而且容易更换。在使用中，探针细小，每次使用只有不足于 0.0002g 的泪液或更少的供试品黏于探针上。现有的眼压计中，用 TonoVet “d” 模式测量猴、犬、猫的 IOP 最接近其真实压力，但是，与Tono-Pen 和气动眼压计一样，“d” 模式低估兔眼 IOP。TonoVet 比 TonoPen 测量的 IOP 波动小，更易在对比实验中检测出组间有统计学意义的显著性差异。

### （三）连续 IOP 测量

连续 IOP 测量能够对非麻醉动物的日间 IOP 变化有更详细的了解。它还可以帮助确定供试品是否对一天中的眼压波动特别是 IOP 峰值有影响。青光眼患者的临床观察通常只能依赖于门诊时间获得的单次 IOP 测量值，但是大多数青光眼患者的 IOP 峰值可能是在门诊时间以外阶段。此时的 IOP 高峰期或许对眼睛是最具伤害性的而且往往由于测量次数过少而被漏诊。

### （四）IOP 测量时需考虑的其他因素

准确和可重复的 IOP 测量是成功进行抗青光眼药物实验的关键。以下一些可变因素如果处理不当就可能使一个药效实验失去意义。

**1. 与眼压计相关的因素**　除了前面提到的，每个眼压计都有大约 2mmHg 的系统误差。与其他很多仪器一样，即使是同一型号的眼压计，有时也会给出不同的测量结果。虽然一般认为对每眼取三次 IOP 的平均数会更可靠，但这种做法并不一定会使数据更精确，特别是某些眼压计已经采集多个测量产生单一表达的数据时。例如 Tono-Pen 和许多其他眼压计潜在的对 IOP 的误估并非呈正态分布，而是倾向于高估真实的压力。这说明三次 IOP 的平均值可能反而强化了 IOP 的误差。

**2. 与测量者相关的因素**　与在 IOP 测量中存在仪器之间的差异一样，在测量者之间也有不同。这种不同可以导致数 mmHg 乃至更多的区别，可能不仅存在个体间的技术差异而且还由于动物对不同测量者的适应性的不同所致。因此，理想的状态是由一个有经验的测量者完成整个测量。同样重要的是测量者要避免压迫颈静脉或眼睑以保证仪器干净地接触角膜并且了解可能影响 IOP 的因素（眼球回缩、眼球过度的转动、喘息、偏离角膜中央或斜向接触角膜和 TonoVet 非平行于地面等）。动物对眼压计的适应可能很快消失，在长期 IOP 实验中要定期进行 IOP 测量以便保持动物对 IOP 测量的适应性。例如，在一个 3 个月或 6 个月长的药效实验中，如果每 4 周才测一次 IOP，动物的适应性可能会丧失，IOP 值波动会变大。虽然可以因不同的测量者、种属和时间长度等因素而异，每周测量 2 ~ 3 次 IOP 对多数种属的动物效果最好，因此动物可以适应操作过程甚至某种程度上适应所使用的仪器。

（1）对眼睑的操作　对眼睑的操作可以引起明显的 IOP 变化。在测量 IOP 时应避免使用开睑器，避免手指对眼球施压。

（2）压迫外颈静脉　IOP 测量时常发生因项圈压迫外颈静脉影响准确性的情况。所以，对必须佩戴项圈的动物（如犬或猴）要注意避免项圈的压迫。

（3）偏中心测量　在测量 IOP 时，由于角膜中心厚度和旁中心厚度不同，应尽量使眼压计接触角膜中心以避免因角膜厚度不同造成的误差，且保持测量的一致性。由于 TonoVet 眼压计的探针必须保持和地面平行以避免地心引力对探针加速和减速的影响，TonoVet 对于偏中心测量是最易受影响的。

（4）药性散瞳　用 Tropicamide 或其他散瞳药散瞳可对 IOP 产生不同程度的影响。提醒人们在抗青光眼药效学研究中散瞳前应测量 IOP，或在实验中观察记录供试品对瞳孔和 IOP 的影响。知晓某些眼局部散瞳剂可能会造成眼表干燥（抗胆碱能药），或具有结膜血管收缩作用（肾上腺素受体激动剂）从而改变供试品的药动学也同样重要。这些药物可能也会引起其他全身指标如心率、血压和心电图等的改变。

（5）表面麻醉　眼表麻醉剂如丙美卡因（proparacaine）可短暂减少泪液分泌、改变角膜厚度、角膜上皮细胞贴附和角膜对局部药的渗透。眼表滴用丁卡因（tetracaine）可在正常 IOP 兔或灌水诱导的高眼压兔引起 IOP 下降。在短时间（数小时至一天）内反复使用局部麻醉药，可导致眼表刺激、角膜上皮干燥脱落和荧光着色。很少有人认真调查表面麻醉剂对眼表（药物渗透的主要屏障）产生的这些破坏作用的后果，但是这些副作用在临床前安全、药效，特别是在 ADME 的实验中不应该被忽视。如果在给供试品之后很快就给予局部表麻剂可能稀释供试药物，降低供试品药效。这种表面麻醉剂的混合效应可以通过减量或者稀释弱化。使用回弹式眼压计如 TonoVet 时，不需要表面麻醉剂。

（6）诊断性凝胶和人工泪液　用于角膜保湿的人工泪液，房角镜或其他接触检查后残留的甲基纤维素溶液都会对 Tono-Pen 和 TonoVet 的测量有明显影响。残留的甲基纤维素会使 Tono-Pen 测量的 IOP 值被高估，这可能与泪膜黏性增加有关。在某些动物，残余的凝胶会造成仪器测量产生误差或者根本测量不到 IOP。因为房角镜等检查会迫使更多的房水外流而改变 IOP，所以应在这类检查之前先测量 IOP。反复多次测量 IOP 或者供试品的刺激可产生眼部分泌物并升高泪膜黏稠度而影响 IOP 结果。

**3. 与动物有关的因素**

（1）日间 IOP 变化　由于 IOP 的日间变化，控制饲养室内照明周期很重要。一般来说，夜行动物如大鼠、猫和兔白天的 IOP 偏低而夜间 IOP 升高，而多数日行动物如犬、猴和人早晨 IOP 处于高峰，日间逐渐下降。在昼夜节律中 IOP 的升高是由于经滤帘流出的房水减少所致。某些种属的房水生成和色素膜巩膜通道外流也随时间而有变化。如果控制不当，这种变化特别是在犬和猴中有时甚至出现统计学差异，误当作轻度的药效而被错误地采用。例如，犬的 IOP 峰值（大约早上 7 点）和低值（下午）大约相差 20%，而兔 IOP 在入夜时开始升高甚至改变 6.4～16.6mmHg。当遇到惊吓、远途运输或麻醉时，兔需要 10～14 天来调整昼夜节律。动物通常在确定昼夜节律之后才适应周围环境。另外由于不同批次动物的日间 IOP 峰值可能有很大区别，在有些动物批次甚至还出现与预期相反的现象。因此，建立每批动物日间 IOP 曲线而不是完全依赖之前发表的正常值是非常重要的。

（2）动物操作因素　许多实验证明测量 IOP 需要一个恒稳安静的环境。以兔为例，许多因素诸如瞬目、更换房间、更换兔盒、暴露于异常环境的刺激（听觉、视觉、触觉、嗅觉或温度觉）等均可引起 IOP 短暂的升高，有时需几小时才能恢复到正常水平。如果动物抵抗眼压计或者没有适应实验室环境其 IOP 变化幅度可能更大。上述因素可以引起兔的 IOP 改变也可能会对其他种属产生类似影响。

（3）年龄对 IOP 的影响　动物成年后 IOP 常会变低。因此，在以雏兔开始的长期实验中，IOP 可因为动物进入成年随着时间而逐渐下降。

（4）角膜厚度的改变　Tono-Pen 和 TonoVet 的 IOP 测量受角膜厚度变化的影响较大，正常眼如此，角膜明显异常眼受影响更大。角膜中央厚度增加容易造成高估 IOP。角膜水肿和其他因抗青光眼药物引起的角膜毒副作用可能会明显改变各类眼压计的 IOP 测量值。

## 四、药效实验设计中的注意事项

### （一）药效实验设计

IOP 药效实验应该按照眼生理实验而非毒理或耐受性实验来设计。必须避免把大量的 ADME 或眼耐受性/毒理等终端指标，如采血（可以破坏对眼压计的适应性）、荧光染色、散瞳检查、瞳孔测量、角膜敏感度、角膜厚度、角膜内皮镜、前节光学相干断层扫描、电生理和眼底照相等加入到 IOP 药效实验中。除少数外，多数间接的指标都会影响 IOP 测量。因而，任何间接指标的增加都必须以充分了解其对实验药的降 IOP 效果会有何种影响为前提。在抗青光眼药效实验设计时其他应考虑的因素：①选择最合适的种属；②确定群体中非敏感动物的比例；③使用正常 IOP 还是青光眼动物；④包括哪些间接指标（如果必要）；⑤单眼或双眼给药。

### （二）动物种属选择

选择合适的动物种属是抗青光眼药物实验设计中最重要的因素之一。基本要求是该种属具有靶受体而且其生理学通道需能引导出相应的反应。种属间在价格、可及性及对饲养和搬运的要求等方面的显著差异，对于更快更好地开展实验和性价比等都是需要慎重考虑的重要因素。例如，某些种属如兔和犬容易饲养、容易获得、容易适应眼压计，而猫、猪和 NHP 则不同。在如此复杂的系统内某些种属（如猴，有时还有大鼠、小鼠）对镇静剂或全身麻醉剂的使用可能会引至更多的变量，有时这种难以预测的形式可能最终会使实验的可靠性受到质疑。

如果一个种属对已知抗青光眼药物无反应，则需确定这是不是种属特异性所导致的以及人类是否有相似的反应。有很多实例表明对人有降 IOP 效果的药物，在一个或多个动物种属不产生有意义的改变。在新药研发方面有种现象很普遍，即在人类可能很有效的抗青光眼药特别是创新类药物，在对各类动物的受体和反应性尚不甚了解的情况下在动物的初筛实验时即被贸然淘汰了。人类和动物之间缺乏相关联的例子不少，如拉坦前列素（latanoprost）在兔和猫缺乏降压效果，但在犬和 NHP 却有明显的降压作用；噻吗洛尔（timolol）只在犬有一定的降压效果。抗青光眼药物在动物中的毒理反应情况可能也与人不同。

假如在选择实验动物的种属时没有充分的资料可参考，可以从以下三方面来考虑：①基于靶受体在不同种属的分布和浓度，选择一个与人最接近的开始；②用 2～3 只不同种属动物做预实验确定哪个种属的降压效果最好；③用 NHP 实验，因为 NHP 的实验结果通常是最接近于人的。即使有大量文献做参考，选择最佳的试验物种可能仍不容易。例如，猫对 $PGF_{2\alpha}$ 的母体化合物反应甚好，但是对其许多衍生物包括目前用于临床的市售药反应微弱或无效。鉴于此种现象，不要随便放弃在动物中有效且耐受性好的化合物，直到确认对人无效为止。

在选择实验种属时另一个应该考虑的因素是眼内容大小的区别（角膜、前房、晶体和玻璃体容积等），这也可能会对供试品的 PK 和 ADME 有较大的影响。例如，小鼠眼局部给药仅需要通过 0.097mm 厚的角膜和 3.3mm 深度到达视网膜，而在人眼则要穿过 0.567mm 厚的角膜再经过 23.9mm 深度才能到达视网膜。因此，由于眼内结构存在的相对或绝对的区别，在啮齿类动物所能达到的药物治疗水平可能难以转换到人眼。表 23－4－1 罗列了多个种属动物眼内结构的正常值。在抗青光眼药效实验设计时，对某些种属特异性的考虑将在后面讨论。

**表 23－4－1　跨种系眼部选择性参数**

| | 眼轴 (mm) | 角膜厚度 (μm) | 角膜直径（水平/垂直）(mm) | 前房深度 (mm) | 前房容积 (μl) | 晶体厚度 (mm) | 玻璃体腔深度 (mm) | 玻璃体容积 (ml) |
|---|---|---|---|---|---|---|---|---|
| 人 | 23.92 | 567 | 11.75/10.55 | 3.03 | 150 | 4.0 | 16.32 | 4.0 |
| 食蟹猴 | 17.92 | 452 | 9.8 | 3.24 | 130 | 2.98 | 11.30 | 3.2 |
| 猫 | 22.3 | 567 | 16.5/16.2 | 4.52 | 820 | 8.5 | 8.13 | 3.5* |
| 犬 | 20.8 | 538 | 13～17/12～16 | 4.29 | 790 | 7.85 | 10.02 | 3.2 |
| 兔 | 18.1 | 366 | 13.4/13.0 | 2.9 | 310 | 7.9 | 6.20 | 1.5 |
| 猪 | 23.9 | 877 | 14.9/12.4 | 2.7 | 220 | 7.4 | 11.9* | 2.67 |
| 大鼠 | 5.98 | 170 | 5.1* | 0.87 | 11* | 3.87 | 1.51 | 0.020 |
| 小鼠 | 3.38 | 97 | 3.15* | 0.4 | 5.9 | 2.0 | 0.60 | 0.010* |

*估值。

**1. NHP**　食蟹猴（*Cynomolgus macaque*）和恒河猴（*Rhesus macaque*）已被深入的研究和广泛使用。它们的系统发育和与人的同源性使之成为用于实验的最佳动物种属，而且它们对抗青光眼药物的反应与人之间有紧密的关联。与人相似，猴对多数类别的抗青光眼药物包括肾上腺素能药物、胆碱能药物、β 受体阻断剂、碳酸酐酶抑制剂、前列腺素、Rho 激酶抑制剂、5-羟色胺 2 受体兴奋剂、褪黑激素类似物、维生素 D 类似物、大麻和能改变肌动蛋白细胞支架的药物都有反应。然而，猴与人之间也存在重要的区别，包括较小的角膜和体型，后者可能会影响药动学、AMDE 和局部滴眼的抗青光眼药物引起的全身性毒理反应。

由于动物的性情暴躁，对猴的 IOP 测量传统上是在氯胺酮（ketamine）轻度麻醉下进行的，但是麻醉会明显地影响 IOP。在慢性实验中反复麻醉可以影响正常食、水的摄入，导致脱水、体重减轻和 IOP 改变。猴是可以通过训练在清醒状态进行 IOP 测量的，但这需要具有经验的技术人员的专注投入，训练一般需要数周到数月时间。训练开始的年龄越早越易，且雌性易于雄性，雄性在青春期后变得强壮并更有进攻性。其他影响用猴做抗青光眼药效实验的负面因素还包括费用高、获得受限、易冲动、伦理、维持所需的特殊饲养条件以及它们可能携带对人类可能致命的疾病（如结核和 B 型疱疹病毒）。

**2. 猫（*Felis catus*）** 有大量关于猫科动物眼和眼附属器的自主神经系统支配相关的文献，特别是与自主运动机制药物的相关文献。通常在兽医文献里还有一套适度的有关它们对抗青光眼药物的反应性的数据。虽然 IOP 降低的幅度一般小于猴和犬，猫对很多类别的抗青光眼药物有反应，包括肾上腺素能类药物、胆碱能类药物、β 受体阻断剂（反应微弱）、碳酸酐酶抑制剂和某些类型的前列腺素。但是正常猫由于缺乏 FP 受体所以对市售 $PGF_{2\alpha}$ 衍生物无反应。它们的利爪和性情也使得在实验时对它们的操控和适应 IOP 实验比犬和兔困难。另外，在多数实验中 IOP 在一天中趋向升高，这种变化可能掩盖发生在下午的与药物相关的降压作用（如果这些数值对比药前在早上测量的 IOP）。它们的大角膜、竖向的裂隙样瞳孔和相对小的体重同样可能导致药动学、ADME，以及眼局部给药后的全身毒理的表现与难以准确地代表人的情况。例如，眼局部给予 $\alpha_2$ 受体兴奋剂阿拉可乐定（apraclonidine）常引起猫呕吐，这大概是由于全身系统与脑内化学受体激发区发生作用，而这在犬和人并不常见。

**3. 犬（*Canis lupus familiaris*）** 具有易得和容易驯化的特点，相比除兔以外所有实验室动物，对人的攻击性较小。实验室 Marshall 株比格犬对操控特别顺从。犬的眼睛相对大可以在无麻醉或催眠的情况下测量 IOP，而且对多数类别的抗青光眼药物包括肾上腺素能类药物、胆碱能类药物、β 受体阻断剂、碳酸酐酶抑制剂、前列腺素和大麻类都有反应。然而，它们的角膜和前房比人更大，比饲养兔需要更大的场地，需要持续地适应实验环境和训化以便适应 IOP 测量和昼夜曲线的变化（IOP 在日间趋于逐渐下降）。如果没有相应的对照，日间趋于逐渐下降的 IOP 变化可能会被误以为是药效。与猫类相似，抗青光眼药物在犬的作用机制并不总是与人相似，特别是对瞳孔的作用。例如，阿拉可乐定扩大犬瞳孔而拉坦前列素缩瞳，这两个药均不引起人的瞳孔变化。

**4. 兔（*Oryctolagus cuniculus*）** 这个相对温顺的种属有一对大眼睛和大量的文献资料。对其 IOP 测量不需要镇静或麻醉而且经常可以由一人完成。但是与人眼相比，它们在生理和解剖方面有很多的区别包括相对少的泪液分泌、对眼部刺激有较高的敏感性、较薄的角巩膜使眼球硬度降低、薄弱的血房水屏障、较大的晶体、不同的视网膜血液供应和自然深陷的视盘。而白化兔可能会改变那些对色素亲和性强的药物的药动学和药效学。薄角膜可使眼压计低估实际 IOP，眼球壁的低硬度使得对因操作动物挤压眼睑或动物为躲避眼压计碰触角膜而退缩眼球等引起 IOP 升高等人为因素特别敏感。这些因素再加上某些可引起憋气造成心率、血压快速改变的不适的因素都可以引起 IOP 快速变化，甚至可在一分钟内变化 3～5mmHg。兔 IOP 还可以在正常的操作程序（如测量 IOP、转移笼子或实验后恢复饮水）后升高。兔的 IOP 还有明显的昼夜曲线，同日间 IOP 相比，夜间 IOP 可以升高 6.4～16.6mmHg。作为动物对周围环境适应程度的指标，这个曲线在经历如运输、紧张或麻醉后常需要 1～2 周才能重新恢复。IOP 在晚上升高主要是由于房水外流降低。多数抗青光眼药物包括肾上腺素能类药物、胆碱能类药物、β 受体阻断剂、碳酸酐酶抑制剂、Rho 激酶抑制剂、褪黑激素类似物、某些大麻类似物、5-羟色胺 2 受体兴奋剂和前列腺素类似物对兔都有效，尽管对后两类药的反应差异较大。

**5. 啮齿类（Rodents）药物** 大、小鼠，尤其是基因改造或基因敲除的啮齿类动物，已被广泛用于青光眼科研，特别是用于概念验证实验或调查 IOP 升高的病理生理学反应。它们相对廉价和对饲养条件要求较低允许开展较大规模的实验。但是，啮齿类动物和人类之间存在本质性差异，不仅各部分眼组织在解剖学上的差异会影响药动学、ADME 和全身毒理，而且还有生理学方面的不同。在反应性方面，不同株之间也存在实质性的区别。

在大、小鼠中的白化性和在不同株小鼠中的视网膜退行性病变之间都有明显的区别。由于眼睛太小、对身体和头部保定时外力对 IOP 的影响，是否使用镇静剂、眼压计和操作中的技术性误差等因素都是影响准确测量啮齿类 IOP 的不利因素，加上之前提到的其他原因，啮齿类动物降 IOP 药效实验通常不被用于 FDA 审报新药的主要研究。

### （三）药效应答

动物在给药后产生降 IOP 效果的百分比是 IOP 药效实验设计、确定剂量和效果反应曲线，或者对比相关药物并确定先导化合物时要考虑的另一个重要因素。之所以重要是因为受体类型和分布不仅因种属而异，在同一种属中的不同个体也存在差异，这个信息为取得组间 IOP 显著性差异而决定实验样本大小起相当重要的作用。不论是由于偶然还是种属的原因，实验中若含有大量不应答（或称不敏感）的动物将无法了解供试品对人类是否有效。例如，犬对拉坦前列腺素（latanoprost）的应答率（以 IOP 降低 15% 计）大约是 89%，而对噻马洛尔（timolol）的反应率则为 0～20%。而人在用药 3 个月之后对拉坦前列腺素的应答率大约是 82%，对噻马洛尔是 74%。在食蟹猴的 IOP 实验中 72% 对拉坦前列腺素有应答而另外 28% 则毫无反应。

人们经常只选用应答者进行实验，这样就可以只比较不同剂量、剂型、同族元素的药效。如果供试品与市售药紧密相关，或者是母体化合物的衍生物，实验可能会用市售药或母体化合物来分析推测动物应答性的趋势，但这并不是万无一失的方法。例如 $PGF_{2\alpha}$降低猫的正常 IOP，但是对市售的 $PGF_{2\alpha}$衍生物则无效。市售 $PGF_{2\alpha}$类似物 talfluprost 可以降低猴 IOP，但是有些猴对 $PGF_{2\alpha}$密切相关的类似物拉坦前列腺素却不应答。某个种属对真正的新化合物的不反应率经常是经实验获得。当反复或长期暴露于某个或某几个供试品时，定期地用母化合物或标准化合物进行单剂量药效实验以检验是否发生快速耐药反应也是非常重要的。

### （四）正常 IOP 还是高 IOP 模型

另一个需要考虑的问题是使用正常 IOP 还是高 IOP 模型。正常 IOP 动物的优点主要是易得性，可迅速开展实验，护理少，费用低，以及一旦在正常眼中出现降压效果就易于在青光眼患者中获得更强的降压效果。但是，正常 IOP 动物因有完整的房水动力学和代偿性的房水排出路径，其降压效果往往不太明显。而且相对于高 IOP 模型，其较低的基础 IOP 使得降压空间有限。为了避免这一弱点，有些研究者只使用 IOP 值处于正常值范围高端的动物做实验。这两个因素增加了在特定的动物种属中较弱的药效可能会被眼压计内在的 2mmHg 系统误差抵消的可能。此外，在使用正常 IOP 动物的实验中需要克服无损的房水动力学，常会高估青光眼患者需要的临床治疗剂量。因此，在重要的临床前毒理和安全实验设计中，通常建议设计中包括低于正常动物（甚至正常人）达到最高疗效所需的剂量水平。

高 IOP 模型眼内受到破坏的房水动力学对房水生成或外流的变化有放大作用，从而放大了 IOP 的下降及提高了检测的敏感性。另外，这些模型的静态 IOP 值较高，使其在数据分析时容易查出大于眼压计自身的 2mmHg “噪音”的降 IOP 作用。但是，高 IOP 模型较难维持，建立费时、费用昂贵。另外，没有哪一个单一的模型能够完全模仿人类青光眼疾病而且每个模型都有缺点。例如，激光光凝小梁网使滤帘瘢痕化的模型对于通过增加滤帘房水外流的药可能不是一个好的选择。多数实验性高 IOP 模型在造模后 IOP 逐日快速地变化，使一般时长为数小时至整日的实验很难顺利完成。所有这些因素使得高 IOP 模型通常仅被用于以下情况，如当降 IOP 药物在正常 IOP 模型中效果不显，为了概念验证，探究作用机制时；或在一个弱响应种属中筛选一系列供试品以确定可能的新药时。

### （五）自发性与实验性高 IOP 模型

至今，已有一些遗传性自发性青光眼被报告，其中包括新西兰兔、比格犬、暹罗猫、恒河猴、转基因小鼠和大鼠。虽然这些模型对于研究青光眼起因的各种病理生理学特征非常重要，但在市场上很难买到而且数量有限。因此，相对于自发性模型，多数抗青光眼药效学研究还是通过 NHP 动物或兔的实验性高 IOP 模型完成的。虽然也有大、小鼠的实验性高 IOP 模型，但是它们多被用于青光眼病因学方面对特定分子或细胞水平改变的研究。以下是对常用于抗青光眼药效学研究的实验性高 IOP 模型的简单介绍。

**1. 灵长类高 IOP 模型** 由二极管激光或氩激光光凝小梁网的灵长类模型已详细介绍。一般是单侧眼激光造模，对侧眼作正常对照。按照实验目的需求，可以对滤帘做 360°完全性光凝而引起相当于正常 IOP 2～2.5 倍的持续性 IOP 升高，在高 IOP 的作用下可在较短的时间内（2～3 个月）引起进行性 RGC 凋亡和视神经萎缩等典型的晚期青光眼表现，适合用于神经保护的药效学和青光眼病变机制的研究。或对滤帘做 330°不完全性光凝而引起相当于正常 IOP 1.5～2.0 倍的持续性 IOP 升高。这类中度的慢性持续性 IOP 升高可以维持数年甚至余生，适合反复用于药效学实验。由于猴在临床转化医学方面的重要性，这种激光猴小梁网引起的慢性高 IOP 模型曾被国际大型眼科专业药企视为抗青光眼药临床前药效实验的金模型而长期使用。为了减轻激光引起的眼内炎性反应，可以把光凝过程分成 2～3 次完成，间隔数周的多次激光治疗即可以极大改善动物的耐受性，也可使升压幅度更可控。在开展此模型的多数实验室，由于经验所限，造模后会遇到治疗眼对激光反应不一致（有的升压、有的不变、有的甚至降压）、升压幅度的可控性低、日间 IOP 浮动大等现象。IOP 测量应在经过接受眼压计的行为学训练的清醒动物中进行。由于激光对正常的血房水屏障造成的破坏，此模型眼不适合用于药动学或者局部给药的分布研究。鉴于这些特征，再加上耗费以及造模所需的时间使得该慢性高 IOP 模型最适合用于药效、剂型、浓度或相关的化合物筛选实验。两个药物实验之间的清洗时间取决于实验药物的排出率、给药次数和给药周期。如果是数日或数次给药的实验，一般需要1～2 周的清洗时间。其他猴实验性高 IOP 模型包括前房注射微球阻塞小梁网或者注射凝固的自体红细胞。由于 IOP 在升高期间变异大且持续时间短（1～3 周），所以使用有限。

**2. 兔高 IOP 模型** 在已知的兔高 IOP 模型中以下这些使用较广。兔的高 IOP 模型有通过改变眼内渗透压使 IOP 短暂升高数小时的急性模型或者更持久些的 IOP 升高（虽然趋于不稳定）的慢性模型。

（1）玻璃体腔注射高渗盐水 玻璃体腔内注射 0.1ml 5% 氯化钠吸取水分进入玻璃体引起短时间的 IOP 尖峰。使用该模型时，常在注射盐水造模之前给予供试品，IOP 时间为 0（注射前）、0.5 小时、1 小时、1.5 小时、3 小时和 5 小时（注射后）。IOP 随着溶质的吸收在几小时后逐渐恢复正常。药效基于供试品对 IOP 增高的抑制力而非降低基础 IOP 的能力。

（2）水负荷 是一个因眼内渗透压改变引起短暂 IOP 尖峰的模型。禁食、水 24 小时后，经过食管插管经口向胃内注水（60～70ml/kg）。有些实验是在麻醉动物中完成的，有些则在清醒状态下完成。多数研究人员把水温加热到 37℃以防止冷水造成的体温下降，后者可引起一系列生理指标的改变。IOP 一般可增加约 15mmHg 达到低段 30mmHg，峰值发生在注水后 20～30 分钟并可持续 2～3 小时。使用此模型时，一般在注水之前给予供试品，根据供试品的药动学特征确定采集 IOP 的间隔时间。有些实验在初次注水 4～5 小时以后再次注水。常用 IOP 时间点是注水前 30 分钟，注水后的第 1 小时内每 5～10 分钟，第 2 小时每 15 分钟，再之后可以拉大时间间隔。药效的评判是观察供试品是否能够压制 IOP 峰值而不是从初始 IOP 的基础上的降压效果。

（3）高糖注射 经耳静脉快速推注（通常大于 20 秒）5% 葡萄糖水（15ml/kg）也会造成短暂性 IOP 尖峰。如经口注水，这类低渗液降低血液渗透压导致水分转移到眼内。因为不是通过胃肠道快速吸收大量的水而达到 IOP 尖峰，所以此法比经口注水更易于达到效果。如同水负荷一样，IOP 通常比初始水平增高两倍使尖峰发生在静脉推注后大约 30 分钟。IOP 值通常在 50～135 分钟后回到初始水平。通常供试品是在造模前给予，IOP 时间点是 0（给药前）和推注后每 15～30 分钟的时间间隔，直到 IOP 回到初始水平。药效的评价是观察供试品抑制 IOP 尖峰的能力而不是在初始值的基础上的降压效果。

（4）糖皮质激素诱导的高 IOP 糖皮质激素可以通过改变小梁网的生化环境导致房水外流阻力增加而在某些个体引起 IOP 升高。在此模型中 IOP 升高要远慢于之前介绍的几个渗透压的模型。虽然模型背后的理念已经很好地建立，但研究者们在某些问题上仍然各持己见尚无一个主导观点。此类模型由于诱导 IOP 升高慢、应答率不一致等，多被用于青光眼病变机制方面的研究，很少被用于药效学评价。但对于个别需要全身给药，且作用迟缓，可能具有一定的降 IOP 效果的药物，在对其进行药效学评价时可能具有一定的应用价值。

（5）眼内注射 α-糜蛋白酶 单次后房注射 α-糜蛋白酶（α-chymotrypsin）可造成 IOP 的经年慢性升高。IOP 一般升高到 30～40mmHg，偶尔也会高于 50mmHg。对 IOP 升高的确切机制尚不清楚（确定模型对某一有特殊作用机制的药物的适应性是很重要的），但是可能与被溶解的晶体悬韧带、炎症残渣，或虹膜周边部前粘连而阻塞滤帘有关。其他研究认为IOP升高是由血房水屏障的破坏使房水产生率增加1.5倍所致。

与糖皮质激素诱导的模型相比，这类模型的内眼损伤和术后并发症较重，炎症护理难度大。由于该模型常见角膜水肿（会影响IOP测量）。因此该模型在抗青光眼药效评价方面应用有限。

## 五、设计药效实验时的其他考虑

**1. 其他生物标记**　虽然ADME实验的结果通常表明供试品是否真正入眼，在某些情况下另外的生物指标可以用来确认药理活性药物是否到达眼组织。瞳孔大小和结膜充血等次级生物指标有时可以很容易的被观察到。

**2. 单眼与双眼**　在药效实验中一个常见的问题就是单眼还是双眼给药。意见的双方可能都有道理，但必须了解什么是比照值。当实验动物较少的时候，要了解药物吸收到全身系统后可能造成对侧眼IOP降低，这样当进行双眼间对比时，治疗眼的降压值很可能由于对侧眼IOP也有一定程度的降低而被弱化。在小动物中由全身系统介导的降压作用包括对猫单眼给噻马洛尔和阿拉可乐定，对猴单眼给阿片兴奋剂都可引起双眼IOP下降。一般来说，在早期药效实验中应该设立一个单一的比照组，接受溶酶，供试品应该对治疗组动物单眼给药。这样就可以检测出对侧眼IOP有无降低，避免由此产生的误判（即单眼给药后引起的双眼IOP降低）。在后续实验中可以与临床一致通过双眼给药或通过增大系统暴露剂量来测试药物对对侧IOP的影响。通常为了达到统计学的目的，在药效学实验中应该以动物数量而非眼的数量为准。在双眼给药的实验中，由双眼得来的数据应先算出个体在该时间点的IOP平均值（以此避免测量者自身对左右眼测量时的系统误差）再纳入组内进行统计。

## 六、药效实验的阶段

在药效学实验中有几个不同的阶段：

### （一）驯化期

根据动物种属和群体，这个阶段通常持续数日或数周。犬、猴和大鼠需要完全地适应整个IOP过程是十分重要的。因为动物的IOP可以随着对环境和操作的适应而逐渐降低。这种降低的程度甚至会超过高效降IOP药的效果，所以绝不能被低估。兔也必须通过驯化使之适应操作过程，但是它们比其他种属调整得快。在治疗期间如果对照组出现IOP降低通常是缺乏充分的适应训练所致，对治疗组的数据应该谨慎处置。动物应该适应整个操作过程包括房间、桌子、表面麻醉剂滴眼、眼压计接近、碰触眼睛和实验结束时的奖励。适应训练通常以使动物适应实验室开始，不测量IOP，使动物适应保定盒、试验台、实验椅（猴），还必须配以动物喜欢的特殊食物。通常雌性动物比雄性动物适应得快。实验室要安静，不可有其他动物同处一室，不要有音乐和非实验人员，那样会分散动物注意力。临近房间的其他活动如清洗、更换笼具，以及其他的活动对这些动物都会造成影响。一旦动物适应了实验室环境，就可以使它们逐步适应滴眼表面麻醉剂（可能有短暂刺痛）、眼压计和测量IOP等操作。在有多时间点测量IOP的实验中，适应过程应该模仿给药阶段的操作包括频率和间隔时间。充分的适应训练可以通过观察日间IOP变化或者注意在数日期间内的固定时间段的IOP的稳定性来判别。对于高IOP模型来说，这种适应最好发生在诱导高IOP之前。

### （二）给药前期

一旦动物适应了实验环境，给药前期收集的IOP数据即可用于统计分析。应该比照给药期的设计，在每日的同一时间采集基础IOP，并依照给药期的期限采集1～3天的基础IOP。了解什么是正确的基础IOP值也十分重要。对于短期实验来说，通常是在给药前期采集的，但是对于长期实验（数周或数月），IOP可能在这段时间中发生变化。这可能是由于季节的变化、发情期、生理发育，或动物对不喜欢的事情（如麻醉、采血，或对眼表麻醉剂、供试品出现药物超敏反应）建立了逆反行为。虽然文献中很少论及这些，眼压计的精准性可能在一段时间后会出现偏差或者受保护的眼压计头出现误差使得IOP读数有轻微的不一致（如Tono-Pen厂家所描述）。因此对于长期IOP实验，与对照组做比较可能比与给药前期的IOP做比较更恰当。

### （三）给药期

给药阶段通常持续数小时到数日，但是偶尔会是一年或更久时间。如果给药期持续数周而且是在清醒动物采集 IOP，继续适应性训练以确保动物保持对操作过程的熟悉是十分重要的。最好整个实验都由同一个人来测量 IOP。如果供试品是高效降 IOP 药，降压效果可能在给药数小时后就很明显。因此，许多筛药实验只是侧重观察给药后数小时到 1～2 天的反应。然而，即使在这个时限内药效不明显，并不意味着该药无效，特别是作用机制复杂的改变细胞代谢的药物。另外，最大药效可能不会在最初几日显现，而是达到稳定的浓度后才出现。另一方面，快速耐药现象也可能很快发生。为了了解这些可能性，通常会设计一个多日给药的实验。以此，可以在通过一个或多个间隔采集到一个完整的 IOP 曲线，包括给药前期、给药期第 1 天和最后 1 天。通常在干预日，测量 IOP 2～4 次。统计学方面，治疗眼可以与作为当前对照的对侧眼比较、与给药前 IOP 比较（确认充分的适应）或与另外的对照组比较（假如存在对侧眼效应）。有人试图通过繁杂的实验设计来一次性地比较多种浓度、多种剂型，或多个相关的化合物，不断地使同一组动物暴露于各种浓度、剂型或是同族元素，之前的暴露可能会加强或减弱之后的反应性。因此，理想的方法是随机的分配动物进入对照组或者治疗组并同时评价所有排列。要注意的是，进行这种大通量的同期比较即令人生畏又会使漏掉给药的风险随之增加。

**（四）恢复期或清洗期**

由于获取动物，同时动物适应测量的过程过长，以及了解它们对供试品的敏感性有关的费用过高，人们倾向于重复使用同一组动物对比不同的浓度、剂型，或相关的化合物。药物自体内所需的清洗时间有很大不同，可以是数小时到数周甚至更久。供试品的药动学和药效期对于确定清洗期有重要作用。前列腺素和 rho-酶抑制剂改变复杂的代谢途径例如细胞外基质或细胞支架物质，常需要 2～6 周的清洗期，而 β 受体阻断剂则需 1～2 周。多数情况下，IOP 回到初始水平是药物清洗干净的指征。在恢复期有时也需要注意评估可能存在滞后出现的药效。

## 七、抗青光眼药物毒理实验设计注意事项

虽然毒理学实验的设计在本章多处被论及，但是抗青光眼药物毒理实验还是应有一些独特的考虑。由于毒理学设计中所引入的大量的混淆变量和毒理实验中常用的超剂量药物浓度，因此要避免利用毒理实验收集降 IOP 数据。降低 IOP 不应该作为毒理学实验主要终端指标，但是也需要测量 IOP 用来证明毒理学实验没有使 IOP 出现异常改变。鉴于发现 IOP 改变并不难，所以不需要在给药前期和给药期检查 IOP。另外，毒理实验所需的大量的可能会引起困惑的终端指标常会造成对 IOP 的干扰，甚至遮盖应有的药效，使人不能确定药物是否有效。

抗青光眼药物的毒理实验中需要考虑的终端指标包括 Hackett-McDonald 或 McDonald Shaddock 眼刺激评分（包括荧光染色和散瞳）、角膜厚度、前节 OCT 评价角膜厚度、前节形态学、非接触角膜内皮镜测量角膜厚度和评估角膜内皮的变化、前房角镜、视网膜电生理来分析药物对视网膜的作用、心电图和血压变化、大范围的毒代动力学样本和眼及其他器官的组织学。

（李和平）

## 参考文献

[1] Brian C Gilger, EA, Jacklyn HS. Selection of Appropriate Animal Models in Ocular Research: Ocular Anatomy and Physiology of Common Animal Models[J]. Ocular Pharmacology and Toxicology, 2014, ISSN 1557-2153: 7-34.

[2] Munger RJ, Collins M. Assessing Ocular Toxicity Potential: Basic Theory and Techniques[M]. New York: Humana, 2013: 23-52.

[3] Bellhorn R. Laboratory Animal Ophthalmology[M]. 2nd ed. Philadelphia PA: Lea &Febiger, 1991: 656-679.

[4] Williams DL. Laboratory Animal Ophthalmology[M]. 5th ed. Ames IA: Wiley, 2013: 1692-1724.

[5] Hackett RB, McDonald TO. Ophthalmic Toxicology and Assessing Ocular Irritation[M]. 5th ed. Washington DC: Hemisphere Publishing Corp, 1996: 749-815.

[6] Munger RJ. Veterinary Ophthalmology in Laboratory Animal Studies[J]. Vet Ophthalmol, 2002, 5: 167-175.

[7] Jabs DA, Nussenblatt RB, Rosenbaum JT. Standardization of Uveitis Nomenclature for Reporting Clinical Data. Results of the First In-

ternational Workshop[J]. Am J Ophthalmol,2005,140:509-516.

[8]Nussenblatt RB,Palestine AG,Chan CC. Standardization of Vitreal Inflammatory Activity in Intermediate and Posterior Uveitis[J]. Ophthalmology,1985,92:467-471.

[9]Bellhorn RW. A Survey of Ocular Findings in Eight- to Ten-month-old Beagles[J]. J Am Vet Med Assoc,1974,164:1114-1116.

[10]Kuno H,Usui T,Eydelloth RS. Spontaneous Ophthalmic Lesions in Young Sprague-Dawley Rats[J]. J Vet Med Sci/Jpn Soc Vet Sci,1991,53:607-614.

[11]Vezina M. Comparative Ocular Anatomy in Commonly Used Laboratory Animals[M]. New York:Humana,2013:1-21.

[12]Nork TM,Rasmussen CA,Christian BJ. Emerging Imaging Technologies for Assessing Ocular Toxicity in Laboratory Animals[M]. New York:Humana,2013:53-121.

[13]Gabriele ML,Wollstein G,Ishikawa H. Optical Coherence Tomography:History,Current Status,and Laboratory work [J]. Investig Ophthalmol Vis Sci,2011;52:2425-2436.

[14]McCarey BE,Edelhauser HF,Lynn MJ. Review of Corneal Endothelial Specular Microscopy for FDA Clinical Trials of Refractive Procedures,Surgical Devices,and New Intraocular Drugs and Solutions[J]. Cornea,2008,27:1-16.

[15]Molokhia SA,Thomas SC,Garff KJ. Anterior Eye Segment Drug Delivery Systems:Current Treatments and Future Challenges[J]. J Ocul Pharm Therap,2013,29 (2):92-105.

[16]Thrimawithana TR,Young S,Bunt CR. Drug Delivery to the Posterior Segment of the Eye[J]. Drug Discov Today,2011,16 (5-6):270-277.

[17]Zhang K,Zhang L,Weinreb RN. Ophthalmic Drug Discovery:Novel Targets and Mechanisms for Retinal Diseases and Glaucoma[J]. Nat Rev Drug Discov,2012,11(7):541-559.

[18]Hosoya K,Tachikawa M. The Inner Blood-retinal Barrier:Molecular Structure and Transport Biology[J]. Adv Exp Med Biol,2012,763:85-104.

[19]Kubo Y,Hosoya K. Inner Blood-retinal Barrier Transporters:Relevance to Diabetic Retinopathy[M]. Tech:Croatia,2012:91-108.

[20]Downs JC,Roberts MD,Sigel IA. Glaucomatous Cupping of the Lamina Cribrosa:Areview of the Evidence for Active Progressive Remodeling as a Mechanism[J]. Exp Eye Res,2011,93(2):133-140.

[21]Tsai S,Miller PE,Strule C. Topical Application of 0.005% Latanoprost Increasesepiscleral Venous Pressure in Normal Dogs [J]. Vet Ophthalmol,2012,15 (suppl 1):71-78.

[22]Goring C,Coonan RTI,States FC. Comparison of the Use of New Handheld Tonometers and Established Applanation Tonometers in Dogs[J]. Am J Vet Res,2006,67:134-144.